第3版

医学检验
项目选择与临床应用

主　编　王兰兰　石运莹

副主编　李贵星　蔡蓓　谢轶

编　者　(以姓氏笔画为序)

干　伟	马　莹	王　军	王　霞	王兰兰	王远芳
王旻晋	王婷婷	牛　倩	毛志刚	石运莹	叶远馨
付　阳	代　波	白杨娟	刘　雅	刘超男	江　虹
安云飞	安振梅	严　琳	苏真珍	巫丽娟	李　壹
李冬冬	李贵星	李潇涵	杨　欢	杨　滨	肖玉玲
吴思颖	何　詠	余　江	邹远高	应斌武	宋兴勃
宋昊岚	张　玫	张　蕾	张为利	张君龙	张春莹
陈　捷	武永康	苗　强	罗政莲	罗俐梅	罗通行
周　易	周　娟	周　静	周汶静	周燕虹	郑　沁
赵珍珍	赵艳华	胡　静	钟慧钰	贺　勇	秦　莉
聂　鑫	贾成瑶	高雪丹	唐江涛	唐思诗	陶传敏
陶昕彤	黄亨建	黄卓春	黄春妍	黄曦悦	康　梅
梁珊珊	彭　武	蒋能刚	粟　军	曾婷婷	谢　轶
蔡　蓓	谭　斌	戴鑫华	魏　彬	魏曾珍	

人民卫生出版社

·北　京·

版权所有，侵权必究！

图书在版编目（CIP）数据

医学检验项目选择与临床应用 / 王兰兰，石运莹主编 . —3 版 . —北京：人民卫生出版社，2023.9
ISBN 978-7-117-35367-0

Ⅰ. ①医…　Ⅱ. ①王…②石…　Ⅲ. ①医学检验
Ⅳ. ①R446

中国国家版本馆 CIP 数据核字（2023）第 184526 号

人卫智网	www.ipmph.com	医学教育、学术、考试、健康，购书智慧智能综合服务平台
人卫官网	www.pmph.com	人卫官方资讯发布平台

医学检验项目选择与临床应用
Yixue Jianyan Xiangmu Xuanze yu Linchuang Yingyong
第 3 版

主　　编：王兰兰　石运莹
出版发行：人民卫生出版社（中继线 010-59780011）
地　　址：北京市朝阳区潘家园南里 19 号
邮　　编：100021
E - mail：pmph @ pmph.com
购书热线：010-59787592　010-59787584　010-65264830
印　　刷：北京盛通印刷股份有限公司
经　　销：新华书店
开　　本：889 × 1194　1/16　印张：59
字　　数：1869 千字
版　　次：2010 年 3 月第 1 版　　2023 年 9 月第 3 版
印　　次：2023 年 11 月第 1 次印刷
标准书号：ISBN 978-7-117-35367-0
定　　价：258.00 元
打击盗版举报电话：010-59787491　E-mail：WQ @ pmph.com
质量问题联系电话：010-59787234　E-mail：zhiliang @ pmph.com
数字融合服务电话：4001118166　E-mail：zengzhi @ pmph.com

前　言

　　《医学检验项目选择与临床应用》一书是以临床检验为主要思路,在疾病类型和检验路径双方知识结构互补的基础上,针对临床常见疾病或症状的诊断需求与治疗后疗效评估,对如何选择各种实验室检查,如何解释实验室结果进行叙述,给出了简洁的实验室检查工作路径图和如何选择初筛实验与确诊实验。希望能帮助年轻医生与检验技师快速掌握实验思维,正确选择临床检验项目及解读检查结果。该书的第1版、第2版出版后均受到广大临床医务人员、临床检验人员和医学检验学生的好评。本书第3版仍紧密结合检验医学的发展,在第2版25章的基础上增加为32章,在修订更新原有章节内容的同时,新增了血液系统恶性肿瘤的实验诊断、常见病毒感染性疾病与实验诊断、常见感染性疾病与实验诊断、炎性标志物的实验室检测、代谢性骨病与实验诊断、恶性淋巴细胞增生性疾病与实验诊断、药物代谢相关基因的分子诊断等7章内容,同时,跟随医学科学的发展与进步,在有些章节中增加了一些比较成熟的新知识点的介绍。本书在每章最后一节的病例分析中增加了常见典型病例与疑难病例的诊断分析,希望通过对病例的学习,能更好地帮助大家快速掌握检验医学的知识结构与实际应用,搭建检验与临床沟通的桥梁。同时也特别希望本书的内容能对基层医务工作者和社区卫生中心的医生与检验人员在掌握检验项目的应用原则与结果分析上有所帮助。

　　为便于临床实践中对医学检验项目进行快速选择和正确的应用,《医学检验项目选择与临床应用》第3版仍同步出版与其配套的《医学检验项目选择与临床应用路径手册》第2版,方便大家选择与携带。

　　本书由我科具有丰富临床检验项目应用与结果分析经验的高级检验技师、检验医师、部分青年员工共同编写完成,同时也邀请临床医生从临床角度分析了检验路径与临床诊治的关联性。本书的编写内容汇集了集体的智慧与经验,在此,向辛勤付出的全体参编者以及文稿整理、校对过程中做了大量工作的同事们致以衷心的感谢。由于医学知识与技术的快速发展与更新,在本书的编写过程中难免存在不足之处,真诚地希望各位前辈与同行在应用中提出宝贵意见,以便今后修订时不断完善。

王兰兰　石运莹

四川大学华西临床医学院 / 华西医院

2023 年 5 月

目　　录

第一章

贫血的实验诊断

红细胞疾病是泛指红细胞数量、形态、性能、组分的变化引起机体发生的相关异常。红细胞疾病可分为红细胞数量减少性疾病(贫血)和红细胞数量增加性疾病(红细胞增多症)。本章主要介绍贫血的实验诊断,红细胞增多症见骨髓增殖性疾病。贫血的诊断包括疾病的确定和疾病病因或性质的明确。血常规、网织红细胞、骨髓涂片等实验室检查对疾病的诊断及病因的明确有重要价值。

第一节 贫 血 概 论

贫血(anemia)是由多种原因引起的外周血单位容积内血红蛋白(hemoglobin,Hb)浓度、红细胞(red blood cell,RBC)计数及血细胞比容(hematocrit,Hct)低于相同年龄、性别及地域人群参考范围下限的一种症状。贫血是最常见的临床症状之一,既可以是原发于造血器官的疾病,也可以是某些系统疾病的表现。由于贫血可影响机体全身器官和组织,其所导致的临床症状和体征可涉及全身各系统。贫血的正确诊断需要综合分析临床症状、体征和各种实验室检查才能获得。而实验室检查在疾病诊断、病因学研究、治疗决策和评价中起重要作用。诊断贫血常应用的实验室检查有血细胞分析检查、红细胞形态观察、网织红细胞计数、骨髓细胞形态学及病理组织学检查等。其诊断应包括三个重要步骤:①确定有无贫血及贫血的严重程度;②贫血的类型;③查明贫血的原因或原发病。

一、实验室分析路径

实验室分析路径见图 1-1。

1. 确定有无贫血及贫血的严重程度 在确定有无贫血时,Hb 和 Hct 为最常用的诊断指标,诊断标准见表 1-1。

血红蛋白值受长期生活地区海拔高度的影响,并随海拔高度上升,在 1 000m 以上海拔地区生活半年以上人群应进行血红蛋白校正(表 1-2)。

根据血红蛋白浓度,成人贫血的程度可划分为 4 级。轻度为相应组别 Hb 参考值下限至 91g/L,症状轻微;中度为 60~90g/L,体力劳动时心慌气短;重度为 31~60g/L,休息时感心慌气短;极重度为 ≤30g/L,常合并贫血性心脏病。

2. 贫血的类型确定 贫血基于不同的临床特点有不同的分类,主要有按细胞形态学变化、骨髓增生程度和按病因及发病机制进行的分类(表 1-3)。红细胞形态学分类法能对贫血的诊断提供线索,是最常进行和有实用价值的分类方法;病因及发病机制分类法对贫血的病因和发病机制有所分析,利于对贫血的诊断和治疗。随着实验技术的进展及对贫血发病机制的进一步了解,贫血的分类将更趋完善。

1

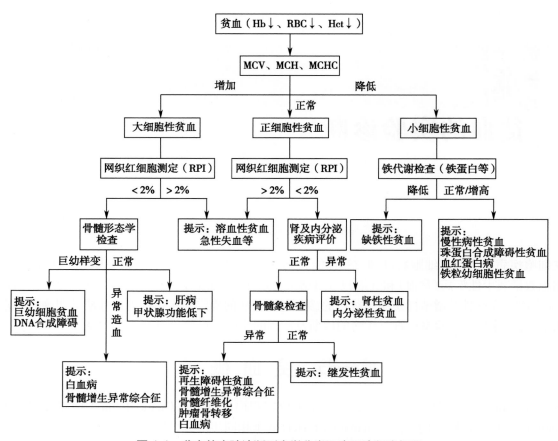

图 1-1　贫血的实验诊断形态学分类及病因诊断路径图

MCV：红细胞平均体积；MCH：红细胞平均血红蛋白量；MCHC：红细胞平均血红蛋白浓度

表 1-1　贫血的诊断标准(适用于海拔 1 000m 以下,结合我国卫生行业标准及各地区正常参考值制订)

项目	Hb(g/L)	Hct	RBC(×10^{12}/L)
成年男性	<130	<0.40	<4.3
成年女性	<115(孕妇低于 110)	<0.35	<3.8
<28 天	<145		
28 天~<6 个月	<97	<0.28	<3.3
6 个月~<6 岁			<4.0
6 个月~<1 岁	<97	<0.30	
1 岁~<2 岁	<107	<0.32	
2 岁~<6 岁	<112	<0.34	
6 岁~<13 岁	<118	<0.36	<4.0
13~18 岁男性	<129	<0.39	<4.5
13~18 岁女性	<114	<0.36	<4.1

表 1-2　不同海拔高度人群血红蛋白和血细胞比容的校正值

海拔高度	血红蛋白校正值 g/L	血细胞比容校正值
<1 000	+0	+0
1 000~	+2	+0.005
1 500~	+5	+0.015
2 000~	+8	+0.025
2 500~	+13	+0.040
3 000~	+19	+0.060
3 500~	+27	+0.085
4 000~	+35	+0.110
4 500~	+45	+0.140

表 1-3　贫血的分类

贫血分类方法	贫血类型	分类依据
按照形态学类型分类	正常细胞性贫血 小细胞低色素性贫血 单纯小细胞性贫血 大细胞性贫血	外周血检测
按照骨髓造血反应的类型分类	增生性贫血 增生不良性贫血 骨髓红系成熟障碍性贫血	网织红细胞计数 骨髓涂片检测
按照贫血的病因及发病机制分类	骨髓生成减少 红细胞破坏过多 红细胞丢失增加	病因及发病机制

根据红细胞形态学指标红细胞平均体积(mean corpuscular volume,MCV)、红细胞平均血红蛋白量(mean corpuscular hemoglobin,MCH)、红细胞平均血红蛋白浓度(mean corpuscular hemoglobin concentration,MCHC)划分的贫血类型是最常用的(表 1-4)分类方法,可对进一步的病因诊断提供准备和诊断方向。Bessman 于 1983 年提出了 MCV 和红细胞体积分布宽度(red blood cell distribution width,RDW)对贫血的形态学分类方法(表 1-5)。

表 1-4　贫血的红细胞形态学分类(MCV、MCH、MCHC 分类法)

贫血形态学类型	MCV(fl)	MCH(pg)	MCHC(g/L)	常见疾病举例
大细胞性贫血	>100	>34	320~360	DNA 合成障碍性贫血,骨髓增生异常综合征
正常细胞性贫血	80~100	27~34	320~360	急性失血,双相性贫血,部分再生障碍性贫血,白血病
单纯小细胞性贫血	<80	<27	320~360	慢性炎症性贫血,尿毒症
小细胞低色素性贫血	<80	<27	<320	缺铁性贫血,慢性失血,地中海贫血

表 1-5　贫血的红细胞形态学分类(MCV、RDW 分类法)

贫血类型	MCV	RDW	常见疾病举例
小细胞均一性贫血	减低	正常	慢性病,轻型地中海贫血
小细胞不均一性贫血	减低	增加	缺铁性贫血,HbS 病
正常细胞均一性贫血	正常	正常	急性失血,某些慢性病,骨髓浸润,部分再生障碍性贫血
正常细胞不均一性贫血	正常	增加	早期缺铁性贫血,双相性贫血,部分铁粒幼细胞性贫血
大细胞均一性贫血	增加	正常	部分再生障碍性贫血,MDS
大细胞不均一性贫血	增加	增加	巨幼细胞性贫血,部分溶血性贫血

3. 查明引起贫血的原因或原发病　贫血的诊断以查明贫血的性质和病因最为重要,在确定贫血存在及其程度之后,贫血的诊断思路为分析各项实验室检查结果确定贫血的类型,同时,紧密结合临床资料,进行综合分析,确定进一步的检查,寻找贫血病因。表 1-6 为常见贫血的病因分类。

表 1-6　贫血的病因分类

红细胞	引起贫血的原因	常见疾病
红细胞 生成减少	骨髓造血功能障碍	
	干细胞增殖分化障碍	骨髓增生异常综合征、再生障碍性贫血、单纯红细胞再生障碍性贫血等
	骨髓被异常组织侵害	骨髓病性贫血(白血病、骨髓瘤、癌转移、骨髓纤维化等)
	骨髓造血功能低下	继发性贫血(肾病、肝病、感染性疾病、内分泌疾病等)
	造血物质缺乏或利用障碍	
	铁缺乏和铁利用障碍	缺铁性贫血、铁粒幼细胞性贫血等
	维生素 B_{12} 或叶酸缺乏	巨幼细胞贫血等
红细胞 破坏过多	红细胞内在缺陷	
	膜异常	阵发性睡眠性血红蛋白尿症 遗传性椭圆形红细胞增多症 遗传性球形红细胞增多症等
	酶异常	葡萄糖 -6- 磷酸脱氢酶(G6PD)缺乏症、丙酮酸激酶缺乏症等
	Hb 异常	地中海贫血,异常血红蛋白病,不稳定血红蛋白病
	红细胞外在缺陷	
	免疫因素	自身免疫性,药物诱发,新生儿同种免疫性,血型不合输血等
	非免疫因素	微血管病性溶血性贫血、脾功能亢进 化学、物理、生物因素致溶血
	其他	脾功能亢进
红细胞 丢失过多		急性失血性贫血
		慢性失血性贫血

二、相关实验

贫血的诊断过程是在详细了解患者病史和仔细的体格检查的基础上,先进行血液学的一般检查,根据检查结果,分析确定贫血的类型,结合临床资料,得出初步的诊断意见和明确进一步的检查方向,然后有的放矢地选择最直接、最有效、最有价值、最经济的病因检查项目及项目组合和检验步骤。贫血的诊断所涉及的相关实验主要有以下几种。

1. 全血细胞计数（complete blood cell count，CBC） 目前多使用血细胞分析仪对血液中的有形成分（红细胞、白细胞和血小板）的数量和质量进行检测。红细胞主要检测的相关项目有：红细胞计数（成年男性：4.3×10^{12}/L~5.8×10^{12}/L，成年女性：3.8×10^{12}/L~5.1×10^{12}/L）；血红蛋白测定（成年男性 130~175g/L，成年女性 115~150g/L）；血细胞比容测定（成年男性 0.4~0.5，成年女性 0.35~0.45）；红细胞平均指数（MCV 82~100fL、MCH 27~34pg、MCHC 316~354g/L）；红细胞体积分布宽度及红细胞形态检查。

2. 网织红细胞（reticulocyte，Ret） 为外周血内尚未完全成熟的红细胞。即可用网织红细胞数占红细胞的百分率进行相对计数，也可检测网织红细胞的绝对计数，成年人网织红细胞比例 0.005~0.015、绝对数（24~84）$\times 10^9$/L。检测网织红细胞荧光强度（fluorescent reticulocyte，FR），其高荧光强度（HFR）、中荧光强度（MFR）和低荧光强度（LMR）的结果可判断其成熟程度。网织红细胞成熟指数（reticulocyte mature index，RMI）是定量表达外周血中网织红细胞相对成熟度，指全部网织红细胞中高 RNA 含量细胞的相对比例。网织红细胞生成指数（reticulocyte production index，RPI）代表网织红细胞的生成相当于正常人的多少倍，用以评价造血系统对贫血状态的反应，是对网织红细胞计数的校正。生成指数正常值为1，升高不够或减少表明骨髓增生低下或红细胞系成熟障碍，溶血性贫血时网织红细胞明显增多，生成指数多大于2。

3. 骨髓细胞学检查 骨髓有核细胞的增生程度特别是红系的增生情况，各系统细胞的数量和形态学检测，骨髓铁染色是贫血诊断常用的检查。

三、结果判断与分析

（一）首选实验

血细胞分析检测 可进行贫血的确诊；用于贫血的形态学分类；是贫血诊断的初选实验。本实验只能提供临床诊断的线索，需进一步选择相关实验进行疾病确诊。

红细胞计数、血红蛋白浓度和血细胞比容是诊断贫血（表 1-1）及判断贫血程度的检测指标。但应注意，海拔在 3 500m 以上的高原地区占我国面积六分之一，其贫血诊断标准应注意进行校正。同时在贫血的诊断中不可忽视血液浓缩和血液稀释对诊断的影响。

红细胞平均指数（MCV、MCH、MCHC）及红细胞体积分布宽度（RDW-CV、RDW-SD）可进行贫血的形态学分类。临床据外周血检测结果进行分类：Wintrobe 根据外周血红细胞的三项平均指数（MCV、MCH、MCHC）的检测结果对贫血进行了分类。本分类方法可用以推测贫血的病因，特别是对小细胞低色素性贫血和大细胞性贫血的病因可能帮助较大，但使用的均是平均值指标，为进一步进行贫血的分类，Bessman 提出了 MCV 和 RDW 对贫血的形态学分类方法。同时，通过对镜下红细胞形态的观察，当某类异常形态较多出现时对贫血的疾病诊断也有重要提示作用，如出现小细胞低色素性红细胞常见的疾病有缺铁性贫血、地中海贫血；大红细胞常见于巨幼细胞贫血、溶血后贫血、骨髓纤维化；球形红细胞常见于遗传性球形红细胞增多症、自身免疫性溶血性贫血、微血管病性溶血性贫血；靶形红细胞常见于珠蛋白生成障碍性贫血；泪滴形红细胞伴有有核红细胞常见于骨髓纤维化、骨髓病性贫血、巨幼细胞贫血；红细胞缗钱状排列常见于多发性骨髓瘤、巨球蛋白血症、冷凝集素综合征及其他球蛋白增多性疾病。

（二）次选实验

1. 网织红细胞 网织红细胞计数的相对值或绝对值，网织红细胞成熟指数及网织红细胞荧光强度测定是反映骨髓红细胞造血功能的重要指标。在贫血的诊断和鉴别诊断中起重要作用。RMI 增高是红细胞减少的早期指征，贫血早期当网织红细胞计数正常时，RMI 已增高。网织红细胞计数和网织红细胞成熟指数联合可鉴别贫血。

2. 骨髓象检查 对患者进行骨髓涂片检测，根据骨髓有核细胞增生程度及形态学特征可对贫血进行分类：①增生性贫血：多见于溶血性贫血、失血性贫血、缺铁性贫血；②增生不良性贫血：多见于再生障碍性贫血、纯红细胞再生障碍性贫血；③骨髓红系成熟障碍性贫血（红细胞无效性生成）：见于巨幼细胞贫血、

MDS 和慢性疾病性贫血。本实验可作为某些贫血疾病的确诊性实验,多在诊断困难时,进行骨髓象检测,但其为有创检查,许多贫血诊断可用 Ret 初步进行骨髓增生程度的判断。

(三) 各类贫血实验室诊断常用检测

根据骨髓增生程度和临床资料判断患者贫血的可能原因,选择适用的实验室检查(表 1-7),进行最后诊断。

表 1-7　根据骨髓增生程度进行贫血诊断的主要实验室检测

贫血的可能原因	选择的实验室检测
骨髓增生不良性贫血	
骨髓再生障碍	血细胞分析检查、骨髓象检查、骨髓活检
骨髓发育不良	骨髓象检查、骨髓活检、骨髓铁染色
急性白血病	骨髓象检查、流式细胞术免疫分型、免疫组化染色
骨髓纤维化	骨髓活检
造血物质缺乏或利用障碍性贫血	
铁缺乏	血清铁、TIBC、铁蛋白、sTfR、骨髓铁染色
叶酸缺乏	红细胞叶酸水平、血清叶酸水平、骨髓象检查
维生素 B_{12} 缺乏	血清维生素 B_{12} 水平、尿甲基丙二酸水平、Schilling 实验
溶血性贫血	
地中海贫血	血红蛋白电泳、珠蛋白 DNA 分析、珠蛋白链合成比例、基因检测
镰状细胞病	血红蛋白电泳
自身免疫性贫血	抗人球蛋白实验、红细胞表面抗原定量、冷凝集素实验
同种异源免疫性溶血	抗人球蛋白实验、红细胞放散液抗体特异性分析
红细胞酶异常	G6PD 测定、特异性酶(如丙酮酸激酶)测定
血红蛋白病	热变性实验、异丙醇沉淀实验、血红蛋白电泳
阵发性睡眠性血红蛋白尿	酸溶血、糖溶血、CD55 和 CD59 计量分析
遗传性球形 / 椭圆形红细胞症	形态学分析、DNA 序列检测
机械性损伤	病史、体格检查、尿常规、DIC 筛检

可选择针对性的实验室检测项目,进行贫血的筛查、确诊和鉴别诊断。但贫血的病因有时很明显,有时很隐匿。对暂时因实验方法及诊断条件等原因不能明确诊断者,可在保证患者安全的前提下,实施某些诊断性治疗,如疑诊为缺铁性贫血患者给予铁剂治疗,并观察疗效。

第二节　小细胞性贫血

小细胞性贫血分为小细胞低色素性贫血和单纯小细胞性贫血,临床多见及不易鉴别诊断的为小细胞低色素性贫血,其主要包括缺铁性贫血、地中海贫血、铁粒幼细胞性贫血和慢性病贫血。缺铁性贫血是最为常见的小细胞低色素性贫血,根据铁蛋白、血清铁、总铁结合力等反映体内铁缺乏的实验室指标可对其进行初步的实验室诊断。血红蛋白电泳等检测异常血红蛋白存在的项目和红细胞的形态分析等可进一步对小细胞低色素性贫血进行鉴别。

一、实验室分析路径

实验室分析路径见图 1-2。

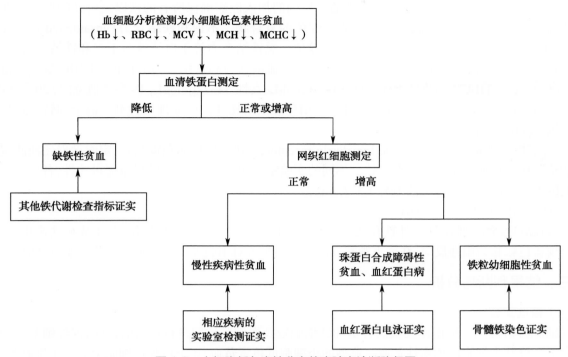

图 1-2 小细胞低色素性贫血的实验室诊断路径图

二、相关实验

小细胞低色素性贫血主要包括缺铁性贫血、地中海贫血、铁粒幼细胞性贫血和慢性病贫血,而缺铁是最常见的病因。疾病的诊断首先应确定是否贫血,贫血性质是否系缺铁性。实验室检测不仅提供贫血的诊断依据还应包括病因的寻找。

1. 血细胞分析　红细胞计数及红细胞形态检查。

2. 网织红细胞检查　网织红细胞绝对及相对计数。

3. 外周血网织红细胞血红蛋白含量(reticulocyte hemoglobin content,CHr)　目前一些血细胞分析仪可以通过直接测定或公式推算检测网织红细胞内血红蛋白的含量。

4. 铁代谢检查　正常人体内约 62% 的铁为血红蛋白铁,31% 为储存铁(包括铁蛋白和含铁血黄素);转运铁仅占 0.1%,但是最活跃的部分。进入体内的铁主要在十二指肠和空肠上段的黏膜与转铁蛋白(transferrin,TF)结合,再与肠黏膜上的受体结合,而进入细胞内,最后穿过细胞膜进入毛细血管网。进入血浆中的铁与转铁蛋白结合后被运输至骨髓及各组织中,结合了 Fe^{3+} 的转铁蛋白在幼红细胞和网织红细胞表面与转铁蛋白受体(transferrin receptor,TfR)结合通过胞饮作用进入细胞内参与血红素的合成。铁以铁蛋白和含铁血黄素的形式贮存于骨髓、肝、脾的单核-吞噬细胞和血浆中。正常情况下,铁的摄入、利用和排泄靠自身进行动态的调节与平衡,任何因素破坏了这个动态平衡就会发生代谢紊乱。

(1)血清铁蛋白(serum ferritin,SF):血清铁蛋白含量能准确反映体内储存铁的情况,与骨髓铁染色结果有良好的相关性。一般采用电化学发光免疫法检测铁蛋白值。成年男性(20~60 岁)30~400ng/mL,成年女性(17~60 岁)13~150ng/mL,小儿低于成人;青春期至中年,男性高于女性。

(2)血清铁(serum iron,SI):血清铁以 Fe^{3+} 形式与转铁蛋白(transferrin,TF)结合存在,降低介质的 pH 及加入还原剂(如抗坏血酸、羟胺盐酸盐等)使 Fe^{3+} 还原为 Fe^{2+},则转铁蛋白对铁离子的亲和力减低而解离,解离出的 Fe^{2+} 与显色剂反应生成有色络合物,分光光度计比色,计算出血清铁的含量。成年男性

7

$11.6\sim31.3\mu mol/L$，女性 $9.0\sim30.4\mu mol/L$。

（3）总铁结合力（total iron-binding capacity，TIBC）及转铁蛋白饱和度（transferrin saturation，TSAT）：在碱性缓冲液（含有已知浓度的铁的还原剂）中加入标本，使转铁蛋白的可以利用的铁结合位点得以饱和。显色试剂只与 Fe^{2+} 发生反应，因此，铁的还原剂的加入能够确保所有的铁以三价铁的形式存在。多余的未结合的二价铁与显色试剂反应形成品红色的复合物。不饱和铁结合力（unsaturated iron-binding capacity，UIBC）等于加入的铁的量与剩余量的差值。总铁结合力等于血清铁与不饱和铁结合力的总和。转铁蛋白饱和度又称铁饱和度（iron saturation，IS），为血清铁与总铁结合力的比值。UIBC 参考值范围为 $25.1\sim51.9\mu mol/L$；TIBC 参考值范围：男性 $50\sim77\mu mol/L$、女性 $54\sim77\mu mol/L$；IS 参考值范围：$20\%\sim55\%$。

（4）血清转铁蛋白（serum transferrin，TF）：应用免疫散射比浊法的原理可检测血清中的转铁蛋白。参考值范围：$28.6\sim51.9\mu mol/L$。

（5）可溶性转铁蛋白受体（soluble transferrin receptor，sTfR）：应用酶免疫测定、定时散射比浊测定等免疫方法检测血清或血浆中转铁蛋白受体。不同的实验室应用方法不同，其结果也无可比性，各实验室应建立不同的参考范围。正常参考范围为 $1.3\sim3.3mg/L$。

5. 血红蛋白电泳　见本章第五节。

6. 骨髓铁染色　骨髓细胞外铁和幼红细胞内铁颗粒与酸性亚铁氰化钾作用，生成亚铁氰化铁，呈蓝色。出现蓝色颗粒为阳性反应，在镜下观察其出现的多少可对细胞外铁分级和对铁粒幼细胞分型。

三、结果判断与分析

（一）首选实验

血细胞分析检测　根据血红蛋白含量和红细胞数及血细胞比容进行贫血的诊断，据红细胞的相关平均指数下降诊断小细胞低色素性贫血。典型的小细胞低色素贫血，镜下可见红细胞形态以小细胞为主，中心浅染区扩大，甚至呈环形。地中海贫血时多见靶形红细胞。

（二）次选实验

1. 铁代谢检查　在小细胞低色素贫血中铁代谢检查在诊断和鉴别诊断中起重要作用，缺铁性贫血时相关检测结果如下：①骨髓铁染色：缺铁性贫血患者骨髓单核 - 吞噬细胞系统的储存铁缺乏，即细胞外铁阴性。细胞内铁明显减少或缺如，且颗粒小着色淡。本法是诊断缺铁性贫血的一种直接而可靠的方法。②血清铁蛋白、红细胞碱性铁蛋白（erythrocyte alkaline ferritin，EF）：血清铁蛋白含量能准确反映体内储存铁的情况，与骨髓铁染色结果有良好的相关性。SF 的减少只发生于铁缺乏症，且在铁缺乏早期就出现异常，是诊断缺铁性贫血敏感的方法。缺铁性贫血时 $SF<14\mu g/L$（女性 $<10\mu g/L$）。但 SF 为急性时相反应蛋白在急性炎症、肝病时可反应性增高影响检测结果的判断。EF 是幼红细胞合成血红蛋白后残留的微量铁蛋白，缺铁性贫血时减低，对缺铁性贫血的敏感性低于 SF，但较少受某些疾病因素的影响。③血清铁（SI）、总铁结合力（TIBC）及转铁蛋白饱和度（TSAT）：缺铁性贫血患者 SI 明显减少，TIBC 增高，TS 减低。SI、TS 受生理、病理因素影响较大，其敏感性和特异性均低于 SF。TIBC 较为稳定，但反映储存铁变化的敏感性低于 SF。④血清可溶性转铁蛋白受体（sTfR）：sTfR 是细胞膜上转铁蛋白受体的一个片段，血清中 sTfR 的浓度大致与机体总的转铁蛋白受体的量成比例，所以其浓度增高与红细胞生成所需的铁缺乏一致，是一种可靠的反映红细胞内缺铁的指标。缺铁性红细胞生成时，sTfR 大于 $8mg/L$。铁粒幼细胞性贫血时铁代谢的各项检测结果与缺铁性贫血明显不同，血清铁（SI）、血清铁蛋白（SF）、转铁蛋白饱和度（TS）均明显增高，TS 甚至达到饱和；血清总铁结合力（TIBC）正常或减低。各项铁代谢指标同时检测，对各类小细胞性贫血的鉴别诊断较有价值，见表 1-8。

2. 骨髓象　小细胞性贫血多为骨髓增生性贫血，主要以红系增生为主。缺铁性贫血（iron deficiency anemia，IDA）时增生的红系细胞以中、晚幼红为主，表现为"核老质幼"的核质发育不平衡改变。铁粒幼细胞性贫血时可见病态造血。骨髓象检查不一定在诊断时需要，但当与其他疾病鉴别（如铁粒幼细胞性贫血与红白血病早期鉴别）和诊断困难时亦需进行。骨髓铁染色对铁粒幼细胞性贫血的诊断和缺铁性贫血的确诊均有重要意义（表 1-7），铁粒幼细胞性贫血时细胞外铁和细胞内铁均明显增加，环形铁粒幼红细胞占 15% 以上,有时可高达 30%~90%,并可见含有铁颗粒的成熟红细胞,缺铁性贫血时细胞外铁和细胞内铁均减少或缺乏。

表 1-8 小细胞性贫血的实验室特征

疾病	SF	SI	TS	sTfR	骨髓铁	血液学发现
缺铁性贫血	降低	降低 / 正常	降低	增高	降低	MCV、MCH 降低
地中海贫血	正常 / 增高	增高 / 正常	正常 / 增高	增高	增高 / 正常	MCV、MCH 降低 Ret 增高、靶形 RBC
慢性感染性贫血	增高	降低 / 正常	降低 / 正常	正常	正常 / 增高	MCV、MCH 正常 / 降低
铁粒幼细胞性贫血	增高	增高	增高	降低	增高	MCV、MCH 降低 铁粒幼细胞增高

3. 网织红细胞检测 网织红细胞是反映骨髓红细胞造血功能的重要指标,在仅有铁蛋白、转铁蛋白结果可疑的小细胞贫血时可鉴别慢性炎症性疾病和血红蛋白病引起的溶血性贫血。外周血网织红细胞血红蛋白含量的减低对铁缺乏的诊断灵敏性和特异性均较高,对铁缺乏的筛检和缺铁性贫血的诊断的作用均优于传统的血细胞分析检测指标。

4. 血红蛋白电泳 当小细胞性贫血除外铁缺乏时,血红蛋白的分析对地中海贫血和血红蛋白病进行诊断和分型非常重要(见本章第五节)。

(三)常见疾病的实验室诊断标准

缺铁性贫血 是因机体铁的需要量增加或 / 和铁吸收减少使体内储存铁耗尽而缺乏,又未得到足够的补充,导致合成血红蛋白的铁不足而引起的贫血。诊断常采用检测指标联合检查,以提高诊断的准确率。"血液病诊断及疗效标准"参考国内文献综合的标准如下:

(1)缺铁性贫血的诊断标准[中华医学会血液学分会红细胞疾病(贫血)学组 2018 年版铁缺乏症和缺铁性贫血诊治和预防多学科专家共识]:①小细胞低色素性贫血,男性 Hb<120g/L,女性 Hb<110g/L,孕妇<100g/L;MCV<80fL,MCH<27pg,MCHC<0.32;红细胞形态呈低色素性表现;②有明确的缺铁病因和临床表现;③血清铁蛋白<14μg/L;④血清(血浆)铁<8.95μmol/L(50μg/dL),总铁结合力>64.44μmol/L;⑤转铁蛋白饱和度<0.15;⑥骨髓铁染色显示骨髓小粒可染铁消失,铁粒幼细胞<15%;⑦红细胞游离原卟啉(FEP)>0.9μmol/L(全血),或血液锌原卟啉(ZPP)>0.9μmol/L(全血),或 FEP/Hb>4.5μg/gHb;;⑧血清可溶性转铁蛋白受体(sTfR)浓度>26.5nmol/L(2.25mg/L)(R & D systems);⑨铁剂治疗有效。符合第①条和②~⑨条中任何两条以上者可诊断为缺铁性贫血。

(2)储铁缺乏的诊断标准:储铁缺乏(ID)包括两种情况:①绝对性铁缺乏,即机体铁储备低,其诊断标准为血清铁蛋白≤30μg/L 且 / 或转铁蛋白饱和度<20%;②功能性铁缺乏,吞噬细胞和网状内皮细胞释放铁的功能下降,导致铁相对不足。诊断标准为血清铁蛋白 30~100μg/L 且 / 或转铁蛋白饱和度<20%。

(3)缺铁性红细胞生成的诊断标准:符合储铁缺乏的诊断标准,同时有以下任何一条符合者即可诊断。①转铁蛋白饱和度<0.15;②红细胞游离原卟啉>0.9μmol/L(50μg/dL)(全血)或血液锌原卟啉>0.96μmol/L(60μg/dL)(全血),或 FEP/Hb>4.5μg/gHb;③骨髓铁染色显示骨髓小粒可染铁消失,铁粒幼红细胞<15%;④血清可溶性转铁蛋白受体浓度>26.5nmol/L(2.25mg/L)(R & D systems)。

(4)非单纯性缺铁性贫血的诊断标准:具有合并症的缺铁性贫血,即同时合并有感染、炎症、肿瘤或肝脏疾病等慢性病贫血时,缺铁的诊断指标血清铁、总铁结合力、血清铁蛋白、FEP 及 ZPP 等参数因合并症的存在将受到影响,不能正确反映缺铁。非单纯性缺铁性贫血除应符合贫血的诊断标准外,尚应符合以下任何一条:①红细胞内碱性铁蛋白(<6.5ag/RBC);②血清可溶性转铁蛋白受体浓度>26.5nmol/L(2.25mg/L)(R & D systems);③骨髓铁染色显示骨髓小粒可染铁消失;④铁剂治疗有效。

WHO 制定的缺铁诊断标准:①血清铁<8.95μmol/L(50μg/dL)。②转铁蛋白饱和度<0.15。③血清铁蛋白<12μg/L。④红细胞游离原卟啉>1.26μmol/L(70μg/dL)。

（5）铁粒幼细胞性贫血的诊断依据：小细胞低色素或呈双相性贫血，骨髓红系明显增生，细胞内、外铁明显增多，并伴有大量环形铁粒幼细胞出现；血清铁蛋白、血清铁、转铁蛋白饱和度增高，总铁结合力下降。诊断为铁粒幼细胞贫血后，还需结合患者的病史和临床表现区分其临床类型。

（6）地中海贫血：见本章第五节。

第三节 正细胞性贫血

红细胞形态无明显改变的贫血常见的有再生障碍性贫血、继发性贫血、急性失血等，根据网织红细胞计数、全血细胞分析、骨髓象检测可对各类正细胞正色素性贫血进行初步鉴别，急性失血可有明显的临床表现和体征，网织红细胞明显增加且生成指数大于 2 多为溶血性贫血，除外溶血性贫血的正细胞正色素性贫血的实验室诊断步骤如下。

一、实验室分析路径

实验室分析路径见图 1-3。

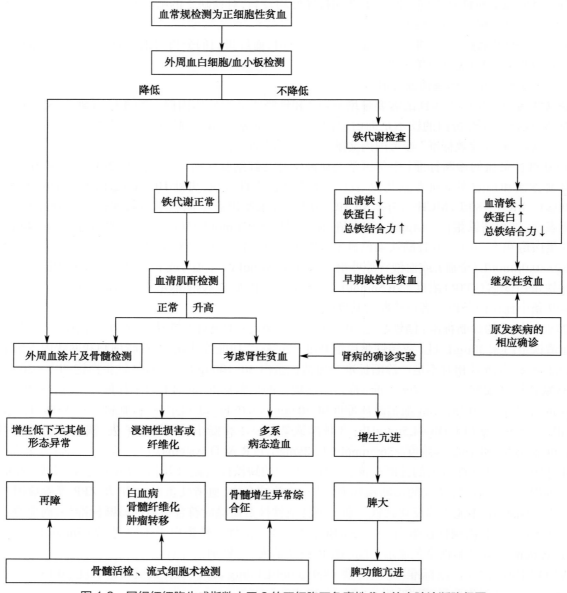

图 1-3 网织红细胞生成指数小于 2 的正细胞正色素性贫血的实验诊断路径图

二、相关实验

正细胞性贫血主要包括红细胞的 MCV、MCH、MCHC 正常的各类贫血,故其实验室检测主要应进行血细胞分析以判断其红细胞的数量及形态特征,同时应检测骨髓造血情况,帮助临床进行疾病的诊断。为寻找病因还应进行可能的原发病检测。

1. 血细胞分析　红细胞计数及红细胞形态检查。

2. 网织红细胞检查　网织红细胞绝对及相对计数。

3. 骨髓涂片及骨髓活检　骨髓细胞分类计数及骨髓小粒造血细胞增生程度评估对再生障碍性贫血有确诊意义,结合骨髓活检可提高诊断符合率。骨髓病性贫血进行骨髓涂片和活检可查见异常细胞和某些与原发病有关的骨髓改变。

4. 原发病的相关检测　慢性肾病、肝脏疾病、内分泌疾病、恶性肿瘤、风湿病等均可导致正细胞性贫血,故需进行相关的实验室检查以明确病因。

三、结果判断与分析

(一) 首选实验

1. 血细胞分析检测　再生障碍性贫血以全血细胞减少,网织红细胞绝对减低为特征。各类白细胞减少,其中以中性粒细胞减少尤为明显,而淋巴细胞比例相对增多。血小板不仅数量减少,而且体积小和颗粒减少。其他正细胞性贫血白细胞和血小板的变化不一,多与原发病有关。

2. 网织红细胞　正细胞贫血时网织红细胞增加多为急性出血或溶血,网织红细胞正常或减低多为慢性贫血或骨髓衰竭(Ret 多明显减少)。

(二) 次选实验

1. 骨髓象检查　骨髓检查是再生障碍性贫血及骨髓浸润性病变、病态造血等正细胞性贫血的疾病诊断及鉴别诊断的确诊实验。再生障碍性贫血的骨髓象多部位穿刺结果均显示三系增生不良或极度不良,有核细胞明显减少。造血细胞(粒系、红系、巨核系细胞)明显减少,早期幼稚细胞减少或不见,特别是巨核细胞减少。无明显的病态造血。非造血细胞(包括淋巴细胞、浆细胞、肥大细胞等)比例增高,大于 50%。如有骨髓小粒,染色后镜下为空网状结构或为一团纵横交错的纤维网,其中造血细胞极少,大多为非造血细胞或脂肪细胞。白血病、骨髓纤维化、脾功能亢进、骨髓增生异常综合征等骨髓象均有其相应的变化。

2. 骨髓活检　骨髓活检对再生障碍性贫血的诊断比骨髓涂片更有价值。骨髓增生减退,造血组织与脂肪组织容积比减低。造血细胞减少,非造血细胞比例增加,并可见间质水肿、出血甚至液性脂肪坏死。骨髓纤维化、MDS、白血病等骨髓活检有其相应特征,对诊断起决定性的作用。

(三) 常见疾病的实验室诊断标准

再生障碍性贫血(aplastic anemia,AA)　是一种骨髓造血衰竭综合征。目前认为 T 淋巴细胞异常活化、功能亢进造成骨髓损伤在原发性获得性 AA 发病机制中占主要地位,新近研究显示遗传背景在 AA 发病及进展中也可能发挥一定作用,如端粒酶基因突变,也有部分病例发现体细胞突变。先天性 AA 罕见,主要为范科尼贫血、先天性角化不良、先天性纯红细胞再生障碍、Shwachmann-Diamond 综合征等。绝大多数 AA 属获得性,是因物理、化学、生物及某些不明原因使骨髓造血组织减少导致骨髓造血功能衰竭,引起外周血全血细胞减少的一组造血干细胞疾病。原发性获得性再障诊断标准[中华医学会血液学分会红细胞疾病(贫血)学组 2017 年版《再生障碍性贫血诊断与治疗中国专家共识》]为:①血常规检查:全血细胞(包括网织红细胞)减少,淋巴细胞比例增高。至少符合以下三项中两项:HGB<100g/L;PLT<50×10^9/L;中性粒细胞绝对值(ANC)<1.5×10^9/L。②骨髓穿刺:多部位(不同平面)骨髓增生减低或重度减低;小粒空虚,非造血细胞(淋巴细胞、网状细胞、浆细胞、肥大细胞等)比例增高;巨核细胞明显减少或缺如;红系、粒系细胞均明显减少。③骨髓活检(髂骨):全切片增生减低,造血组织减少,脂肪组织和/或非造血细胞增多,网硬蛋白不增加,无异常细胞。④除外检查:必须除外先天性和其他获得性、继发性骨髓造血衰竭(BMF)。

再生障碍性贫血一旦确诊,应明确疾病严重程度,尽早治疗,其严重程度确定推荐使用 Camitta 标准。重型 AA 诊断标准:①骨髓细胞增生程度<正常的 25%;如≥正常的 25% 但<50%,则残存的造血细胞应<30%。②血常规:需具备下列三项中的两项:ANC<0.5×10^9/L;网织红细胞绝对值<20×10^9/L;PLT<20×10^9/L。③若 ANC<0.2×10^9/L 为极重型再障。非重型 AA 诊断标准:未达到重型标准的 AA。

第四节　大细胞性贫血

大细胞性贫血常见的有巨幼细胞贫血、骨髓增生异常综合征、某些急性失血、某些溶血性贫血、肝病和甲状腺功能低下等。根据网织红细胞计数和骨髓幼红细胞增生的情况,可对大细胞性贫血进行鉴别诊断。除外溶血性贫血的大细胞性贫血的检验步骤如下所示。

一、实验室分析路径

实验室分析路径见图 1-4。

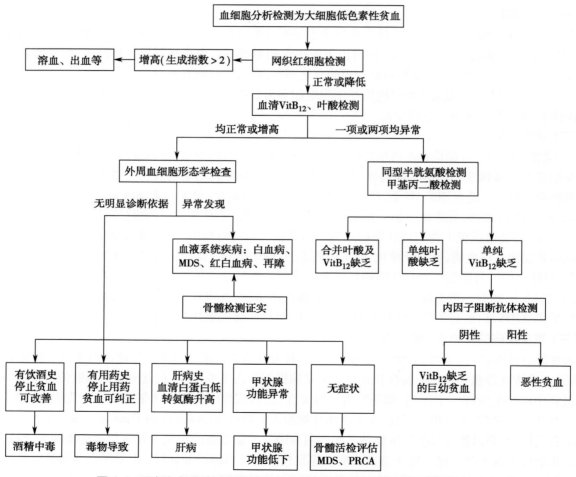

图 1-4　网织红细胞生成指数小于 2 的大细胞性贫血的实验室诊断路径图

二、相关实验

大细胞性贫血主要为叶酸和维生素 B_{12} 缺乏所引起的 DNA 合成障碍,影响到骨髓造血形成的贫血。故实验室相关检测主要为血细胞分析、骨髓象的形态学诊断和叶酸及维生素 B_{12} 相关检测的病因诊断。

1. 血细胞分析、骨髓象检测　患者骨髓中粒系、红系、巨核系三系细胞出现巨幼样变为其特征,外周血表现为大细胞性贫血并有中性粒细胞的核右移。

2. 叶酸缺乏的检测

(1)血清和红细胞叶酸测定：常用化学发光法检测，正常成年人血清叶酸大于11.81nmol/L。叶酸减少有助于诊断由于叶酸缺乏引起的巨幼细胞贫血，还可见于红细胞过度增生，叶酸利用增加(如溶血性贫血、骨髓增生性疾病)。

(2)组氨酸负荷实验：叶酸缺乏时，组氨酸转变为谷氨酸的过程受阻，代谢中间产物亚氨甲基谷氨酸产生增加，大量从尿中排出。灵敏性较高，阴性结果对排除诊断很有价值。

3. 维生素 B_{12} 缺乏的检测

(1)血清维生素 B_{12} 测定：多用化学发光法检测血清中的维生素 B_{12}，成人参考范围为133~675pmol/L。放射免疫法成人为148~660pmol/L。其检测对巨幼细胞贫血诊断及病因分析有重要价值。近年来由于质谱技术的发展，还出现了检测维生素 B_{12} 和甲基丙二酸(methylmalonic acid，MMA)的液相色谱串联质谱法(LC-MS/MS)，用于评估维生素 B_{12} 营养膳食摄入水平和临床细胞功能缺乏水平。MMA在人体内含量极少，是新陈代谢和能量产生所必需的物质。维生素 B_{12} 促进甲基丙二酰辅酶A(MMA的一种)向琥珀酰辅酶A的转化。如果维生素 B_{12} 缺乏，则血液和尿液中的MMA增加，对维生素 B_{12} 的早期不足和临界摄入状态评估具有较高的敏感性，同时很少受其他因素影响。美国国家健康和营养调查(NHANES)建议：在评估维生素 B_{12} 时，同时检测血清维生素 B_{12} 和血清(或血浆)MMA以便同时提供维生素 B_{12} 的循环和功能水平。

(2)血清维生素 B_{12} 吸收实验：给受检者口服放射性核素 ^{57}Co标记的维生素 B_{12} 0.5μg，2h后肌内注射未标记的维生素 B_{12} 1mg，收集24h尿测定 ^{57}Co排出量。正常人>7%，巨幼细胞贫血<7%，恶性贫血<5%。

(3)血清内因子阻断抗体测定：常用放射免疫法。维生素 B_{12} 要与胃壁细胞分泌的内因子(IF)形成复合物后才能吸收。内因子阻断抗体(intrinsic factor blocking antibody)通过阻断IF与维生素 B_{12} 的结合而影响维生素 B_{12} 的吸收。用 ^{57}Co标记的维生素 B_{12} 与血清中的IF结合，形成 ^{57}Co维生素 B_{12}-IF复合物；当存在内因子抗体时，形成的复合物量减少。内因子阻断抗体阳性：多见于由维生素 B_{12} 缺乏引起的巨幼细胞贫血、恶性贫血等疾病。在恶性贫血患者血清中的检出率为50%以上，可作为恶性贫血的筛选方法之一。

三、结果判断与分析

(一)首选实验

血细胞分析、骨髓象检查　形态学特征对巨幼细胞贫血有确定诊断的意义。

(1)血细胞分析检测：外周血细胞分析为本类疾病最重要的起始筛选实验，观察血涂片细胞形态对诊断很重要。血细胞分析中红细胞系统的改变与同时存在的中性粒细胞核右移，常可提示巨幼细胞贫血。巨幼细胞贫血血涂片上的红细胞形态大小明显不等，形态不规则，以椭圆形大红细胞多见，着色较深。异形红细胞增多，可见巨红细胞、点彩红细胞、Howell-Jolly小体及有核红细胞。网织红细胞绝对值减少。白细胞数正常或减低，中性粒细胞胞体偏大，核右移，分叶多者可达6~9叶以上，偶见中性巨杆和巨晚幼粒细胞。血小板数正常或减低，可见巨大血小板。

(2)骨髓象：骨髓增生明显活跃或活跃。巨幼细胞贫血以三系细胞均出现巨幼变为特征。红细胞系统明显增生，粒红比值减低或倒置。各阶段的巨幼红细胞出现，其比例常大于10%。可见核畸形、碎裂和多核巨幼红细胞。由于发育成熟受阻，原巨幼红细胞和早巨幼红细胞比例增高，有的病例可高达幼红细胞的50%。核分裂象和Howell-Jolly小体易见。胞核的形态和"核幼质老"的改变是识别巨幼样变的两大要点。粒细胞系统中性粒细胞自中幼阶段以后可见巨幼变，以巨晚幼粒和巨杆状核细胞多见。骨髓形态学检测对巨幼细胞贫血的诊断起决定性作用，特别是发现粒系细胞巨幼变，其对疾病的早期诊断和疑难病例的诊断更有价值。骨髓象检查可用于与其他全血细胞减少性疾病进行鉴别。

(二)次选实验

1. 叶酸缺乏的检验　①叶酸的测定(化学发光法)：一般认为血清中叶酸小于3ng/mL，红细胞叶酸小于100ng/mL为叶酸缺乏。因红细胞叶酸不受当时叶酸摄入情况的影响，能反映机体叶酸的总体水平及组织的叶酸水平,诊断价值更大。②脱氧尿嘧啶核苷酸抑制实验:不正常,可被叶酸纠正为叶酸缺乏,可被维生素 B_{12} 纠正为维生素 B_{12} 缺乏。③组氨酸负荷实验:叶酸缺乏时,组氨酸转变为谷氨酸的过程受阻,代谢中间产物亚氨甲基谷氨酸产生增加,大量从尿中排出。④血清同型半胱氨酸测定:血清同型半胱氨酸水平在钴胺缺乏和叶酸缺乏时均增高。

2. 维生素 B_{12} 缺乏的检验 ①血清维生素 B_{12} 测定(化学发光法):小于 100pg/mL 为缺乏。②甲基丙二酸测定:维生素 B_{12} 患者血清和尿中该物质含量增高(参考范围 70~270nmol/L)。③维生素 B_{12} 吸收实验(Schilling 实验):尿中排出量减低,本实验主要是对钴胺缺乏的病因诊断而不是诊断是否存在钴胺缺乏。如内因子缺乏,加入内因子可使结果正常。

3. 诊断性治疗实验 巨幼细胞贫血对治疗药物的反应很敏感,用药 48h 左右网织红细胞即开始增多,于 5~10d 达高峰。据此设计的实验简便易行,准确性较高,对不具备进行叶酸和维生素 B_{12} 测定的单位可用以判断叶酸缺乏还是维生素 B_{12} 缺乏。方法是给患者小剂量叶酸或维生素 B_{12} 7~10d。若 4~6d 后网织红细胞上升,应考虑相应的物质缺乏。

(三)常见疾病的实验室诊断标准

巨幼细胞贫血(megaloblastic anemia,MgA)是由维生素 B_{12} 或 / 和叶酸缺乏,使细胞 DNA 合成障碍,导致细胞核发育障碍所致的骨髓三系细胞核浆发育不平衡及无效造血性贫血,也称脱氧核苷酸合成障碍性贫血。其实验诊断如下:①大细胞性贫血;②白细胞和血小板可减少,中性分叶核细胞分叶过多;③骨髓呈巨幼细胞贫血形态改变;④血清叶酸和红细胞叶酸减少;⑤血清维生素 B_{12} 测定低于 75pmol/L(放免法),红细胞叶酸低于 227nmol/L(放免法);⑥血清维生素 B_{12} 测定低于 29.6pmol/L(放免法);⑦血清内因子阻断抗体阳性;⑧放射性维生素 B_{12} 吸收实验,24h 尿中排出量低于 4%,加内因子可恢复正常。具备一般慢性贫血症状和消化道症状及上述①、③或②、④者诊断为叶酸缺乏的巨幼细胞贫血;具备一般慢性贫血症状和神经系统症状及上述①、③或②、⑤者诊断为维生素 B_{12} 缺乏的巨幼细胞贫血;具备一般慢性贫血症状、消化道症状和神经系统症状,有①、③、⑥、⑦者怀疑恶性贫血,⑧为恶性贫血确诊实验。

第五节 溶血性贫血

溶血性贫血(hemolytic anemia,HA)是指由于某种原因导致红细胞病理性破坏增加,寿命缩短,骨髓代偿能力不能补偿所引起的一类贫血。溶血性贫血属于增生性贫血,骨髓对贫血的刺激有强大的代偿功能,可增加到正常的 6~8 倍,故本病是以红细胞的破坏增加和红细胞生成活跃同时并存为特征的一组疾病。

按溶血的场所分为血管内溶血(红细胞主要在血液循环中破坏)和血管外溶血(红细胞主要在组织巨噬细胞胞质中被破坏);根据发病机制将溶血性贫血分为遗传性和获得性两大类。血管内溶血多是由于红细胞内在缺陷,红细胞在血管内被直接破坏,血红蛋白进入血浆,临床以血红蛋白血症和血红蛋白尿为主要特征,遗传性多见。血管外溶血多由于外在溶血因素所致,红细胞被单核吞噬细胞系统破坏,血红蛋白不直接释放进入血浆而是通过色素代谢变成胆红素,临床上以高胆红素血症和肝、脾肿大为主要特征。遗传性溶血性贫血多由于红细胞内在的缺陷(包括膜、酶、血红蛋白合成异常)所致,而 G6PD 缺乏症当外在因素不存在时多不发病;获得性溶血性贫血多由红细胞外在缺陷(包括免疫因素、药物因素、生物因素、物理因素等)所致,但阵发性睡眠性血红蛋白尿症(paroxysmal nocturnal hemoglobinuria,PNH)例外,它是获得性的以红细胞内在缺陷为特征的溶血性疾病。

由于溶血性贫血是非常复杂的一类综合征,其病种繁多,发病机制和病因各异,对其进行诊断和鉴别诊断都较困难。一定要明确溶血的病种,通过实验室的检查可对不同的溶血性贫血进行诊断和鉴别诊断。免疫相关溶血性贫血(immune hemolytic anemia)的内容见第二十一章。

一、实验室分析路径

溶血性贫血可为红细胞内在缺陷和红细胞外在因素所致,按病因学分类可分为红细胞膜缺陷、红细胞酶缺陷、血红蛋白异常及红细胞外在缺陷等,实验室分析路径见图 1-5、图 1-6。

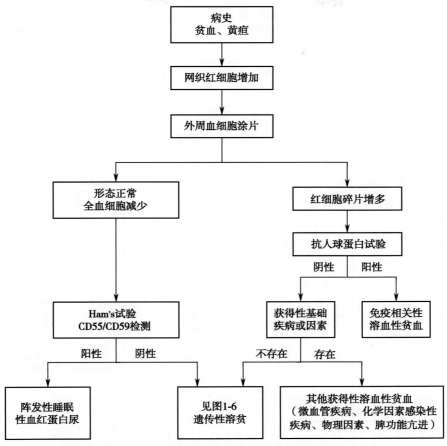

图 1-5　溶血性贫血的实验室诊断路径图

二、相关实验

溶血性贫血的血液学特征表现为骨髓造血活动的增强以及红细胞破坏的增加,诊断溶血性贫血的病因时应将全血细胞计数和后续的病因诊断实验结果进行分析,尤其是红细胞形态学检查,对溶血性贫血的鉴别诊断具有重要意义。溶血相关实验主要分为显示溶血的检测及红细胞膜、红细胞酶、血红蛋白异常的相关病因诊断实验等。

1. 显示溶血的相关检测

(1) 血浆游离血红蛋白检测:利用血红蛋白具有类过氧化物酶活性的特点,采用过氧化物酶法检测血浆游离血红蛋白(plasma free hemoglobin)。正常参考范围为 0~40mg/L。正常情况下,血浆中游离血红蛋白极微,且大部分与结合珠蛋白结合,仅有微量游离血红蛋白。血管内溶血性贫血时,血浆游离血红蛋白明显增高。

(2) 血清结合珠蛋白:血清结合珠蛋白(haptoglobin,Hp)可与血浆中游离的 Hb 结合形成复合物,此复合物在单核 - 吞噬细胞系统和肝内被消除。溶血时血浆中增加的游离血红蛋白与 Hp 结合,消耗血清中结合珠蛋白使其含量减少,测定血清中结合珠蛋白的含量可反映溶血的情况。临床上常用的检测 Hp 的方法有电泳法、比色法、速率散色比浊法等。电泳法正常参考范围(164 名健康成人的测定结果)为,血清 Hp 含量为(742±420)mg Hb/L。其中男 54 人,Hp 含量(742±360)mg Hb/L,女 110 人,Hp 含量(726±372)mg Hb/L。

(3) 血浆高铁血红素白蛋白检测:血浆中游离的血红蛋白可被氧化为高铁血红蛋白,再分解为珠蛋白和高铁血红素,后者先与血中的血红蛋白结合,血红蛋白消耗完后,高铁血红素与白蛋白结合形成高铁血红素白蛋白(methemalbumin)。正常人呈阴性,血管内溶血时,血浆中游离血红蛋白大量增加,血浆中可检测出高铁血红素白蛋白。

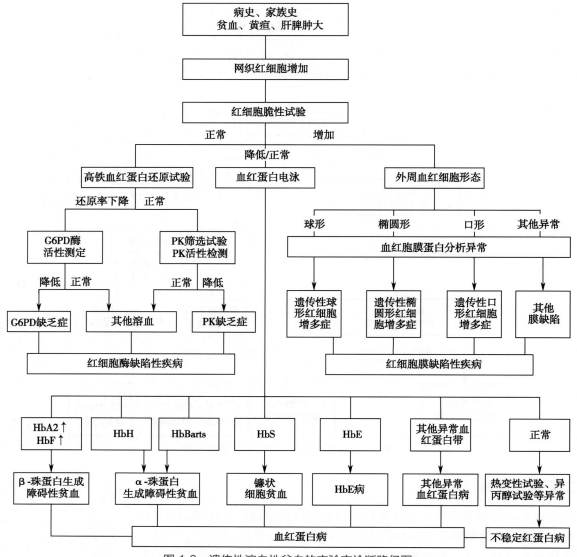

图 1-6 遗传性溶血性贫血的实验室诊断路径图

（4）尿含铁血黄素试验：又称 Rous 试验，当血红蛋白通过肾小球滤过时，部分铁离子以含铁血黄素的形式沉积于上皮细胞，并随尿液排出。正常人为阴性。慢性血管内溶血时本试验为阳性。

（5）红细胞形态：溶血性贫血患者外周血红细胞形态主要以裂红细胞增多为主，可见泪滴红细胞，椭圆形红细胞，球形红细胞、嗜碱性点彩红细胞等，异形红细胞比例可高达 50%。

2. 诊断红细胞膜缺陷的检测

（1）红细胞渗透脆性试验及渗透脆性孵育试验：本试验检测红细胞对不同浓度低渗盐溶液的抵抗力。红细胞抵抗力大小取决于红细胞表面积与体积的比值，比值愈小，红细胞抵抗低渗盐溶液的能力愈差，渗透脆性增加；反之抵抗力增大，渗透脆性减低。而经 24h 37℃孵育消耗红细胞的 ATP 和能量，再观察红细胞在不同浓度的低渗盐溶液中溶血情况为孵育后脆性。正常情况开始溶血：3.8~4.6g/L NaCl 溶液，完全溶血：2.8~3.2g/L NaCl 溶液。遗传性球形红细胞增多症、椭圆形红细胞增多症和部分自身免疫性溶血性贫血时渗透脆性增加，珠蛋白生成障碍性贫血、血红蛋白 C、D、E 病，低色素性贫血、阻塞性黄疸、脾切除术后等渗透脆性减低。

（2）红细胞膜三磷腺苷活性测定：Na^+-K^+-ATP 酶、Ca^{2+}-Mg^{2+}-ATP 酶和 Mg^{2+}-ATP 酶都是红细胞膜上的 ATP 酶。参考范围为：红细胞膜 Na^+-K^+-ATP 酶：$19.68 \pm 3.62\mu mol\ Pi \cdot gHb^{-1} \cdot 2h^{-1}$；$Ca^{2+}$-$Mg^{2+}$-ATP 酶：$142.22 \pm 13.50\mu mol\ Pi \cdot gHb^{-1} \cdot 2h^{-1}$。遗传性球形红细胞增多症时红细胞膜 Na^+-K^+-ATP 酶活性增加，

Ca^{2+}-Mg^{2+}-ATP 酶活性减低。蚕豆病时红细胞膜 Ca^{2+}-Mg^{2+}-ATP 酶活性减低。

(3)酸化甘油溶血试验:当红细胞膜蛋白及膜脂质有缺陷时,在 pH 6.85 的甘油缓冲液中比正常红细胞溶解速度快,导致红细胞悬液的吸光度降至 50% 的时间($AGLT_{50}$)明显缩短。正常人 $AGLT_{50}>290s$,遗传性球形红细胞增多症 $AGLT_{50}$ 明显缩短(25~15s)。自身免疫性溶血性贫血、肾衰竭、妊娠等 $AGLT_{50}$ 也可缩短。

(4)红细胞膜蛋白电泳分析:应用 SDS-PAGE 电泳对红细胞膜进行分析,根据样品中各蛋白相对分子质量的不同,分离得到红细胞膜蛋白的电泳图谱,从而可见各膜蛋白组分的百分率:区带 1、2(收缩蛋白)、区带 2.1(锚蛋白)、区带 3(阴离子通道)、区带 4.1、区带 4.2、区带 4.5(葡萄糖运转蛋白)、区带 4.9、区带 5(肌动蛋白)、区带 6(3-磷酸甘油醛脱氢酶)、区带 7 等。各种膜缺陷疾病如遗传球形红细胞增多症有收缩蛋白等含量减低或结构异常。某些血红蛋白病骨架蛋白等可明显异常。但红细胞膜蛋白电泳结果不够精确,仅局限于定性或半定量研究。

(5)高渗冷溶血试验:在高渗的条件下,温度骤降影响红细胞膜脂质的流动性,并累积膜磷脂和膜骨架蛋白的结合位点,从而导致红细胞破裂溶血。参考值 9mmol/L 或 12mmol/L 蔗糖:66.5%~74.1%;7mmol/L 蔗糖:0.1%~16.9%。增加见于遗传性球形红细胞增多症,降低见于珠蛋白生成障碍性贫血和异常血红蛋白病。自身免疫性贫血基本正常。

(6)红细胞膜蛋白基因检测:利用分子生物学技术检测遗传性红细胞膜缺陷与某个基因的相关性,或者检测膜蛋白基因的突变位点。遗传性球形红细胞增多症的突变位置多在 CpG 二核苷酸,缺失或插入。

3. 诊断红细胞酶缺陷的检测

(1)葡萄糖-6-磷酸脱氢酶(glucose 6 phosphate dehydrogenase,G6PD)缺乏的筛检试验:目前国内常用的有高铁血红蛋白还原试验、荧光斑点试验和变性珠蛋白生成试验。高铁血红蛋白还原试验敏感性高;荧光斑点试验特异性高,同时是国际血液学标准化委员会(ICSH)推荐的 G6PD 缺乏筛查方法。Heinz 包涵体试验主要在溶血期间呈阳性。上述筛检试验均不能准确检出女性红细胞 G6PD 缺乏的杂合子。

高铁血红蛋白还原试验:正常人外周血高铁血红蛋白还原率大于或等于 75%;脐血大于或等于 77%。G6PD 缺乏时,高铁血红蛋白还原率下降。蚕豆病和服用伯氨喹型药物导致的溶血性贫血等患者,还原率均可出现下降的结果。G6PD 中间缺乏值(杂合子)还原率为 31%~74%,脐血为 41%~76%;G6PD 严重缺乏值(纯合子)还原率小于或等于 30%,脐血小于 40%。其简便易行,但该试验耗时长,特异性较差。

荧光斑点试验:NADPH 在紫外线 260~340nm 照射发出绿色荧光,而 $NADP^+$ 无荧光。利用此试验可对高发区域人群或疑诊的新生儿进行筛查。正常 5~10min 斑点出现荧光,而 10min 斑点荧光最强。

变性珠蛋白小体生成试验:可作为 G6PD 缺乏的筛检试验之一,正常人<1%。而阳性细胞百分率大于 30% 有临床意义,G6PD 缺乏症常高于 45%,但含有不稳性血红蛋白的患者阳性细胞也大于 30%,还原型谷胱甘肽缺乏症也增高。

(2)G6PD 确诊实验:G6PD 活性定量检测能准确反映酶的活性。检测多应用 WHO 推荐的改良 Zinkham 法、国际血液学标准化委员会(ICSH)推荐的 Glok 与 McLean 法,Chapman-Dern 法和硝基四氮唑蓝定量法。由于 G6PD 杂合子患者酶活性的变化范围较宽,活性定量测定的方法对其检出率不高,可通过同时测定 G6PD/6PGD 比值的变化较敏感地反映 G6PD 的缺乏,提高杂合子的检出率。成人红细胞 G6PD 活性为 8~18U/g Hb。

(3)G6PD 基因检测:基因检测对于疾病的分子诊断、探讨 G6PD 结构与功能的关系以及完善人类遗传学资料有重要意义。目前编码 G6PD 的 DNA 一级分子结构已完全清楚,利用分子生物学技术可进行核苷酸序列分析。利用限制性内切酶研究 G6PD 基因片段长度多态性,对分析变异型很有帮助。目前中国人群发现 *G6PD* 基因 28 种变异型,*G1388A*、*G1376T* 和 *A95G* 是中国人常见的突变型。

(4)丙酮酸激酶筛检试验:红细胞自溶血试验阳性,加 ATP 可完全纠正,加葡萄糖不能纠正。丙酮酸激酶(pyruvate kinase,PK)荧光斑点试验,正常者 25min 内荧光消失,中等缺乏者(杂合子型)25~60min 荧光消失,严重缺乏者(纯合子型)60min 荧光仍不消失。

(5)丙酮酸激酶活性定量测定:在二磷酸腺苷(ADP)存在的条件下,催化磷酸烯醇式丙酮酸(PEP)转化成丙酮酸,后者在乳酸脱氢酶(LD)催化下转化为乳酸,同时使反应体系中还原型辅酶Ⅰ(NADH)氧化成 NAD^+。计算单位时间 NADH 减少量来求得 PK 活性。ISCH 推荐,正常参考区间为(15.0 ± 1.99)U/g Hb(Blume 法);中等缺乏者(杂合子型)为正常活性的 25%~35%,严重缺乏者(纯合子型)为正常活性的 25% 以下。

(6)ATP 测定:参考范围(4.32 ± 0.29)μmol/g Hb,PK 缺乏时低于正常 2 个标准差以上。

(7)PK 缺乏症患者的分子诊断:突变或缺失位点可位于外显子、内含子及启动子区域,一般是将所有外显子、内含子和 PK-LR 的红细胞特异性启动子区域进行 PCR 扩增后分别测序以发现突变位点所在。

4. 诊断血红蛋白异常的检测

(1)血红蛋白电泳:血红蛋白电泳(hemoglobin electrophoresis)包括醋酸纤维素薄膜电泳、等电聚焦法、聚丙烯酰胺凝胶电泳、毛细管电泳以及高效液相色谱法。

pH 8.6 TEB 缓冲液醋酸纤维膜电泳:正常血红蛋白电泳区带为:HbA>95%、HbF<2%、HbA₂ 为 1.0%~3.12%。pH 8.6 TEB 缓冲液适合于检出 HbA、HbA₂、HbS、HbC,但 HbF 不易与 HbA 分开,HbH 与 Hb Barts 不能分开和显示。故 pH 8.5 醋酸纤维薄膜电泳未分离出异常血红蛋白区带不能完全排除异常血红蛋白的存在,应用等电聚焦电泳、高效液相色谱等技术可提高检出率。

毛细管电泳:是一种以高压直流电场为驱动力,以样品中各组分的淌度(单位电场强度下的迁移速度)和分配行为的差异为根据的液相微分离分析技术。

聚丙烯酰胺凝胶电泳:血红蛋白液中加入裂解剂,使 Hb 分子空间结构破坏,裂解成多条肽链亚单位,通过聚丙烯酰胺凝胶电泳进行分离鉴别。参考值:正常血红蛋白裂解后出现 β、γ、δ、α 四条肽链,如在正常区域以外的区带出现条带,提示异常血红蛋白存在。

高效液相色谱法:以离子交换树脂为固定相,根据血红蛋白的理化性质不同,利用携带负电荷的层析柱和珠蛋白成分的电荷差异进行分离。

(2)抗碱血红蛋白检测:胎儿血红蛋白(HbF)具有比 HbA 更强的抗碱作用,将待检的血红蛋白液与一定量的 NaOH 溶液混合,以检测抗碱血红蛋白的浓度。此试验也称为碱变性试验,除 HbF 外,Hb Barts 和部分 HbH 也具有抗碱能力。参考值:成人 1.0%~3.1%,新生儿 55%~85%,2~4 个月后逐渐下降,1 岁左右接近成人水平。珠蛋白生成障碍性贫血时 HbF 增加,重型者达 30%~90%,中间型常为 5%~30%,轻型小于 5%。遗传性胎儿血红蛋白持续综合征患者,HbF 可高达 100%。HbF 相对增多可见于骨髓纤维化、白血病、浆细胞瘤等恶性疾病及再生障碍性贫血、PNH、卟啉病等。HbF 生理性增多,见于孕妇及新生儿。

(3)红细胞包涵体试验:红细胞包涵体试验(Heinz-body forming test)是检测不稳定血红蛋白易变性沉淀形成的包涵体,正常人为阴性结果。不同型的不稳定血红蛋白所需温育时间和形成包涵体的大小、形态、数量、分布可有不同。HbH 病时可见包涵体,也叫 HbH 包涵体。G6PD 缺乏或红细胞还原酶缺乏及化学物质中毒等红细胞中也可出现包涵体。本试验是不稳定血红蛋白特别是 HbH 诊断的筛选试验。正常 0~5%。

(4)异丙醇沉淀试验:因不稳定血红蛋白较正常血红蛋白更容易解裂,在异丙醇这种能减低血红蛋白分子内部的氢键的非极性溶剂中,不稳定血红蛋白的稳定性下降,比正常血红蛋白更快地沉淀。正常人脐血为阳性结果,新生儿出生 1 个月后逐渐开始转为阴性,6 个月后血红蛋白液为阴性。在 HbF、HbH、HbE 含量大于 4%、G6PD 缺乏、α-珠蛋白生成障碍性贫血时均可出现阳性结果。试验结果阳性只能说明存在不稳定血红蛋白。本试验易出现假阳性,特异性较差,是不稳定血红蛋白的筛选试验。

(5)热变性试验:也称为热不稳定试验(heat instability test),其根据不稳定血红蛋白比正常血红蛋白更容易遇热变性的特点,观察血红蛋白液在 50℃ 时是否出现沉淀,对不稳定血红蛋白进行筛检。热沉淀血红蛋白超过 5% 提示不稳定血红蛋白存在。

(6)血红蛋白分子生物学技术检测:应用基因探针、DNA 微阵列、限制性内切酶图谱分析、聚合酶链反应(PCR)、扩增不应突变系统技术、多重突变引物延伸扩增技术、反向斑点杂交、特异性寡核苷酸杂交等一系列分子生物学技术,可检测出异常血红蛋白基因的存在,明确基因型及基因的缺陷部位等。通过血红蛋白异常基因的检测,可在分子水平上进行血红蛋白病的诊断和研究,具有重要的临床诊断价值。

5. 阵发性睡眠性血红蛋白尿症的检测

(1) 酸化血清溶血试验:阵发性睡眠性血红蛋白尿症(PNH)患者体内红细胞有缺陷,对补体敏感性增加。酸化血清溶血试验(acidified-serum hemolysis test),也称微量 Ham's test,正常人为阴性,本试验阳性主要见于 PNH,某些自身免疫性溶血性贫血发作严重时可呈阳性。该检测特异性强,是 PNH 的确诊试验。

(2) 蔗糖溶血试验(sucrose hemolysis test):PNH 患者的红细胞膜有缺陷,在低离子强度的蔗糖溶液中对补体敏感性增强,经孵育,补体与红细胞膜结合加强,使补体敏感红细胞的膜造成缺损,结果导致蔗糖溶液通过缺损处进入红细胞内,引起渗透性溶血。正常人定性试验为阴性,定量试验溶血率<5%。本试验敏感性高,作为 PNH 的筛选试验,阴性可排除。蔗糖试验特异性较差,AA-PNH 综合征患者亦可阳性,白血病、骨髓硬化时可出现假阳性,部分自身免疫性溶血性贫血、巨幼细胞贫血、遗传性球形红细胞增多症患者可呈弱阳性,阳性需加做 Ham's 试验。

(3) CD55、CD59 检测:阵发性睡眠性血红蛋白尿(PNH)的发病机制是血液细胞膜表面糖化磷脂酰丝氨酸锚蛋白的缺失,可通过检测 CD55(退变加速因子)和 CD59(反应性溶血膜抑制物)这两种常见的血细胞表面锚蛋白相关抗原的表达情况,辅助诊断 PNH。正常人红细胞 CD55、CD59 及粒细胞 CD55、CD59 表现为单一阳性峰,低表达群应小于 3%。若在检测标本中发现有 CD55 或 CD59 低表达群的增多,支持 PNH 诊断。本试验是诊断 PNH 特异性高、敏感性强且可定量的检测方法。

(4) 蛇毒因子溶血试验(venom hemolysis test):多采用从眼镜蛇毒中提取的一种蛇毒因子(C3b),可通过旁路途径激活补体,PNH 患者的红细胞补体系统激活后,促使 PNH 补体敏感红细胞破坏、溶血。正常人溶血率<5%,溶血率>10% 为阳性。PNH Ⅲ型红细胞对蛇毒溶血试验敏感性最高,正常红细胞、PNH Ⅰ型和 PNH Ⅱ型等的红细胞均不发生溶血。本试验为 PNH 特异性试验,特异性比 Ham's 试验高,溶血度越高,说明 PNH Ⅲ型红细胞所占比例越多。

(5) 血细胞 Flaer 测定分析:嗜水气单胞菌的毒素能特异与细胞膜上 GPI 锚连蛋白结合,在膜上打孔致细胞破裂溶解。而 PNH 细胞缺乏 GPI 锚连蛋白抵抗毒素破坏,保持细胞完整。利用荧光素标记 Flaer 变异体,通过流式细胞术区分 GPI 阳性和阴性细胞。健康人 Flaer 呈 100% 阳性。目前采用 Flaer 联合 CD59 来检测 PNH,对于临床高度怀疑,CD55 和 CD59 检查不能确诊的病例,结合 Flaer 检查,可提高诊断。

三、结果判断与分析

(一) 首选试验

确定溶血性贫血存在的检验:依据病史,有贫血、黄疸,网织红细胞计数增加,考虑为溶血性贫血的可能。溶血性贫血的诊断主要应寻找的证据有:①红细胞寿命缩短或破坏过多:红细胞寿命测定明显缩短,血红蛋白浓度减低,异形红细胞较多出现,血中游离血红蛋白浓度增加,血清间接胆红素增加,尿胆原阳性,尿含铁血黄素试验阳性,血清乳酸脱氢酶活性增加等;②骨髓红细胞系统代偿性增生:网织红细胞明显增多,骨髓红系增生明显活跃,粒红比例缩小或倒置。

(二) 次选试验

确定溶血病因明确诊断的检验:依据病史找线索,并结合其临床资料有的放矢地选择筛选试验和确诊试验,对不同类型的溶血性贫血进行确诊。如遗传性溶血性贫血选择红细胞渗透脆性试验,自身溶血试验,红细胞酶缺陷的检出,血红蛋白电泳,异常血红蛋白的检测等;获得性溶血性贫血选择抗人球蛋白试验、冷凝集素试验、冷热溶血素试验、血清蛋白电泳等;药物所致溶血性贫血选择高铁血红蛋白检测、G6PD 筛选试验、包涵体试验和药物依赖性抗体检测等;机械性损伤所致溶血性贫血在血片可检出异常形态红细胞和各种红细胞碎片。

1. 红细胞膜缺陷溶血性贫血的检查 遗传性球形红细胞增多症血红蛋白和红细胞量正常或轻度减低,白细胞和血小板正常。血片中红细胞呈球形,大小比较均一,染色后细胞中央淡染区消失。网织红细胞增加。血涂片和阳性家族史有决定性诊断价值。红细胞渗透脆性增高,常于 5.2~7.2g/L 的低渗盐水开始溶解,4.0g/L 完全溶解,孵育后脆性更高,加葡萄糖或 ATP 能够纠正。80% 的患者红细胞膜电泳分析(SDS-PAGE 电泳)可发现异常。目前应用分子生物学技术如用单链构象多态性分析(SSCP)、聚合酶链反应(PCR)结合核苷酸测序等可检出膜蛋白基因的突变位点。

遗传性椭圆形红细胞增多症有轻重不等的贫血。血片中椭圆形红细胞的比例大于 25%。其形态呈椭圆形、卵圆形、棒状或腊肠形,红细胞横径与纵径之比小于 0.78,硬度增加。骨髓红细胞系统增生活跃为增生性贫血骨髓象。红细胞渗透脆性试验和自身溶血试验多增高。红细胞膜蛋白电泳分析及低离子强度非变性凝胶电泳膜收缩蛋白分析出现异常结果有助于膜分子病变的确定。

2. 红细胞酶缺陷性溶血性贫血的检查　红细胞 G6PD 缺陷症除遗传性非球形细胞溶血性贫血外,患者平时无明显异常改变,在诱因的作用下出现急性溶血时,有血管内溶血共同的实验室检测特征,而遗传性非球形细胞溶血性贫血具有慢性血管外溶血的实验室特征,红细胞形态一般无明显异常,可有少数异形或破碎的红细胞。G6PD 缺乏的筛检试验均为阳性结果,在筛检试验中以荧光斑点试验的特异性最高,高铁血红蛋白还原试验的敏感性最强,但均不能准确检出红细胞 G6PD 缺乏的杂合子。G6PD 活性定量检测能准确反映酶的活性,为 G6PD 缺陷症的确诊试验。通过同时测定 G6PD 和 6PGD 活性并计算 G6PD/6PGD 比值,可提高杂合子的检出率。

红细胞丙酮酸激酶缺陷症时红细胞自溶血试验阳性,加 ATP 可完全纠正,加葡萄糖不能纠正。PK 荧光斑点试验中等缺乏者(杂合子型)25~60min 荧光消失,严重缺乏者(纯合子型)60min 荧光仍不消失。酶活性定量检测,中等缺乏者(杂合子型)为正常活性的 25%~35%,严重缺乏者(纯合子型)为正常活性的 25% 以下。中间代谢产物测定可见 2,3-二磷酸甘油酸(2,3-DPG)、磷酸烯醇式丙酮酸(PEP)、2-磷酸甘油酸(2-PG)在 PK 缺乏时较正常增加 2 个标准差以上。

3. 珠蛋白生成障碍性贫血的检查

一般溶血的检查:贫血轻重不等,红细胞大小不均,靶形红细胞和异形红细胞增多,多大于 10%。进行溶血相关检测,红细胞脆性减低。珠蛋白生成障碍性贫血多为小细胞低色素性贫血,需与缺铁性贫血鉴别。

血红蛋白电泳:电泳技术无论是对珠蛋白肽链的结构异常还是肽链合成量的异常的诊断均有重要意义,选择适当的血红蛋白电泳技术可检测出各类异常血红蛋白及各血红蛋白成分的相对含量。各类珠蛋白生成障碍性贫血电泳结果见表 1-9。

表 1-9　各型珠蛋白生成障碍性贫血的血红蛋白电泳结果

类型	HbA$_2$	HbF	异常 Hb
A-珠蛋白生成障碍性贫血			
HbH 病	正常		HbH 5%~30%
Hb Barts 病	减低	正常	Hb Barts 大于 90%
B-珠蛋白生成障碍性贫血			
轻型	3.5%~7%	10%~30%	
重型	1%~5%	60%~98%	
βδ 混合型		100%	
HbE/β		15%~40%	HbE 60%~80%

基因诊断:珠蛋白生成障碍性贫血均有基因突变,体外珠蛋白比率分析、基因探针及限制性内切酶图谱法、聚合酶链反应(polymerase chain reaction,PCR)、特异性寡核苷酸杂交法等检测进行基因分析可用于疾病的诊断和分型及骨髓移植和基因治疗的研究。通过对外周血或脐血进行基因诊断,可确定是否患病及具体的分子缺陷类型。通过对绒毛细胞或羊水细胞进行 DNA 诊断,对胚胎脐血进行基因诊断可进行产前诊断以防止纯合子患儿的出生。A-珠蛋白生成障碍性贫血主要是 α-珠蛋白基因缺失或突变所致。通

过 Southern 印迹杂交分析和 PCR 方法检测其基因缺失。B-珠蛋白生成障碍性贫血主要为点突变型,是一组高度异质性的遗传性疾病,应用寡核苷酸探针杂交技术和 PCR-限制性内切酶酶解法可检测出已知的 β 珠蛋白生成障碍性贫血基因的突变。

4. 异常血红蛋白病的检查

镰状细胞贫血(HbS 病):血红蛋白减低(一般为 50~100g/L)。红细胞大小不均,可有小细胞、大细胞、裂红细胞、嗜多色红细胞、有核红细胞、靶形红细胞等。网织红细胞增加(常大于 10%)。红细胞镰变试验阳性,红细胞渗透脆性明显下降。血红蛋白电泳可见 HbS 带位于 HbA 和 HbA_2 间,结果显示 HbS 占 80% 以上,HbF 增至 2%~15%,HbA_2 正常,HbA 缺乏。

血红蛋白 E 病:多为小细胞低色素性轻度贫血。红细胞渗透脆性减低。血红蛋白电泳显示 HbE 占 75%~92%,HbE 的电泳特征为在 pH 8.6 或 8.8 时,HbE 移动速度较 HbC 稍快,与 HbA_2 完全相同,不能分开;pH 6.8 酸性凝胶电泳可与 HbC 和 HbA_2 区分。因 HbE 不稳定,异丙醇沉淀试验阳性和热变性试验弱阳性;变性珠蛋白小体检测阳性。

不稳定血红蛋白病:变性珠蛋白小体检查出现阳性结果对疾病诊断有重要意义,热变性试验和异丙醇沉淀试验为阳性,一般用异丙醇试验筛选,再做热变性试验和变性珠蛋白小体检查进行诊断。血红蛋白电泳仅有部分病例可分离出异常血红蛋白区带。通过分辨率高的聚丙烯酰胺凝胶电泳,不稳定血红蛋白和潜在异常血红蛋白可清晰分离。

5. 阵发性睡眠性血红蛋白尿症的检查

血细胞分析:贫血为几乎所有患者的表现,呈正色素性或低色素性贫血(尿中铁丢失过多时),网织红细胞增高,可见有核红细胞及红细胞碎片。白细胞和血小板多减少,半数患者为全血细胞减少。

骨髓象:半数以上的患者三系增生活跃,尤以红系造血旺盛。随病情变化表现不一,不同穿刺部位增生程度可明显差异,故增生低下者应注意穿刺部位,必要时做病理活检。

特殊溶血试验:尿含铁血黄素试验阳性为溶血存在的依据;热溶血试验、蔗糖溶血试验、酸化血清溶血试验阳性是补体敏感的红细胞存在的依据,蔗糖溶血试验是 PNH 的筛选试验,敏感但特异性较差。酸化血清溶血试验特异性高,多数患者为阳性,是诊断的重要依据。

流式细胞术检测:发现 GPI 锚连接蛋白(CD55 或 CD59)低表达的异常细胞群,支持 PNH 诊断。本试验是目前诊断 PNH 可定量的检测方法。

(三)常见疾病的实验室诊断

1. 遗传性球形红细胞增多症　主要实验室诊断标准为:有家族史,典型临床症状和实验室检查(外周血球形红细胞大于 10%、红细胞渗透脆性增加、MCHC 升高、Ret 增高),目前遗传性球形红细胞增多症无特异实验室检查,诊断时应结合病史、临床表现和实验室检查综合分析。应注意与自身免疫性溶血性贫血所致继发性球形细胞增多相鉴别,可做红细胞膜蛋白分析和组分定量,必要时采用基因序列分析的方法,寻找诊断依据和进行家系调查以鉴别诊断。

2. 红细胞 G6PD 缺乏症　G6PD 缺乏症是一种 X 连锁不完全显性遗传病,诊断依靠实验室检测红细胞 G6PD 活性的证据,临床表现及阳性家族史对诊断也非常重要。筛选试验中两项中度异常;或一项筛选试验中度异常加上 Heinz 小体生成试验阳性(有 40% 红细胞含 Heinz 小体,每个红细胞有 5 个以上 Heinz 小体)并排除其他溶血病因;或一项筛选试验中度异常,伴有明确的家族史;或一项筛检试验严重异常;或定量测定 G6PD 活性较正常平均值减低 40% 以上,均可确诊。并据不同发病情况对其进行临床分型。

3. 红细胞 PK 缺乏　①PK 荧光斑点试验结果为 PK 活性缺乏;②PK 活性定量测定为纯合子范围;③PK 活性定量测定为杂合子范围,伴有明显家族史和 2,3-DPG 两倍以上增高或中间代谢产物改变。符合以上三项中任何一项,支持 PK 缺乏的实验室诊断。遗传性红细胞 PK 缺乏症的诊断主要通过红细胞 PK 活性的测定进行诊断。在诊断时应注意与继发性 PK 缺乏进行鉴别并应考虑变异型的实验室诊断。

4. 珠蛋白生成障碍性贫血　珠蛋白生成障碍性贫血是由于基因缺陷导致血红蛋白中至少一种珠蛋

白合成缺乏或不足,引起的贫血或病理状态,是一组常染色体不完全显性遗传性疾病。根据缺乏的珠蛋白链的种类及缺乏程度给以命名和分类,珠蛋白生成障碍性贫血可分为 α-珠蛋白生成障碍性贫血、β-珠蛋白生成障碍性贫血、δ-珠蛋白生成障碍性贫血和 γ-珠蛋白生成障碍性贫血等。目前珠蛋白生成障碍性贫血的实验室检查主要包括血常规检测、血红蛋白电泳和定量分析、基因分析,而血红蛋白电泳的异常是确诊指标。

5. 不稳定血红蛋白病　证明不稳定血红蛋白的存在是诊断本病的主要依据。应用热变性试验、异丙醇试验和变性珠蛋白小体试验可进行不稳定血红蛋白的常规检查,再结合临床表现可进行诊断。做有关珠蛋白链的氨基酸组成分析,可确定不稳定血红蛋白异常的部位。

6. 阵发性睡眠性血红蛋白尿症　PNH 是一种因体细胞 PIG-A 基因突变导致的获得性造血干细胞克隆性疾病。PIG-A 基因突变导致血细胞膜上糖化磷脂酰肌醇(GPI)合成障碍,血细胞表面 GPI 锚连蛋白缺失,血细胞容易破坏而发生溶血。PNH 的诊断标准(结合 2013 年中华医学会血液学分会红细胞疾病(贫血)学组制定的《阵发性睡眠性血红蛋白尿症诊断与治疗中国专家共识》):临床表现符合 PNH 的特征,实验室检查结果如下具备①项或②项均可诊断,需与再生障碍性贫血、免疫性溶血性贫血和骨髓增生异常综合征等相鉴别。

①酸化血清溶血试验、糖溶血试验、蛇毒因子溶血试验、尿隐血(或尿含铁血黄素)试验等两项试验以上阳性,或一项试验阳性,但结果可靠有肯定的血管内溶血的直接或间接证据,并能除外其他溶血。

②流式细胞仪检查发现外周血中 CD59 或 CD55 阴性的中性粒细胞或红细胞大于 10%(5%~10% 为可疑)或气单胞菌溶素前体变异体检测阴性。

第六节　慢性病性贫血

慢性病性贫血(anemia of chronic disease,ACD)是指继发于慢性感染、炎症及恶性肿瘤的一组临床常见贫血,其发病率仅次于缺铁性贫血,临床以轻至中度的贫血常见,表现为红细胞寿命缩短、铁代谢障碍、炎症性细胞因子增多,炎症性免疫激活导致促红细胞生成素(erythropoietin,EPO)敏感性下降,干扰铁离子的释放与利用,以及骨髓对贫血的代偿性增生反应受抑。故 ACD 为一类储存铁足够但铁利用不良的贫血。慢性病性贫血常伴随下列基础疾病:①慢性感染:肺炎、肺脓肿、肺结核、慢性阻塞性肺疾病、亚急性感染性心内膜炎、骨髓炎、慢性尿路感染、盆腔炎、脑膜炎、慢性深部真菌病及艾滋病等;②慢性非感染性炎症性疾病:自身免疫性疾病如类风湿性关节炎、系统性红斑狼疮、风湿热、血管炎等以及严重外伤、烧伤等;③恶性肿瘤:癌症、淋巴瘤、白血病、骨髓瘤等。

一、实验室分析路径

实验室分析路径见图 1-7。

二、相关实验

慢性病性贫血的血液学特征表现为正细胞正色素性贫血,部分患者可表现为低色素或小细胞性贫血,实验室对慢性病性贫血的相关检查主要需要与缺铁性贫血(IDA)相鉴别,相关检查主要包括贫血相关实验、铁代谢相关实验以及细胞因子 EPO。

1. 贫血指标　ACD 患者血红蛋白的水平一般在 70~110g/L,多为正细胞正色素性贫血,有 30%~50% 的患者表现为小细胞低色素性贫血,多见于类风湿性关节炎患者和癌症患者,需与缺铁性贫血鉴别诊断。ACD 患者,临床上 MCHC 的降低常常先于 MCV 减小,而缺铁性贫血的患者 MCV 减小先于 MCHC 降低。红细胞大小不一与异型性在缺铁性贫血患者中显著,但 ACD 不显著。

2. 铁代谢指标　ACD 为一类储存铁足够但铁利用不良的贫血,在与缺铁性贫血鉴别诊断时,临床试验主要包括血清铁、总铁结合力、转铁蛋白饱和度、铁蛋白、可溶性转铁蛋白受体、骨髓铁染色以及单核巨噬细胞内贮存铁。具体检测详见本章第二节小细胞性贫血。

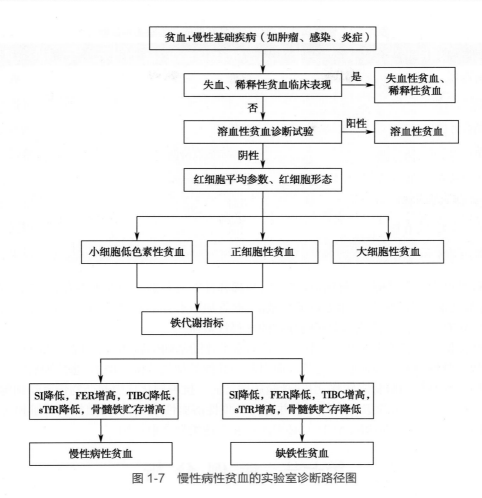

图 1-7　慢性病性贫血的实验室诊断路径图

3. 血清促红细胞生成素（EPO）　EPO 是肾脏和肝脏分泌的一种促进骨髓红细胞生成的激素样物质,一般在机体处于贫血和低氧状态时,根据组织对氧的需要,促红细胞生成素的分泌量将增加,但在肾性贫血时其含量则非常低。

三、结果判断与分析

ACD 多为轻～中度的贫血,常伴有慢性感染、炎症或肿瘤等基础疾病。贫血症状常常被感染、炎症的症状所掩盖,一般在基础疾病发病的 1~2 个月后出现,ACD 的严重程度与基础疾病的严重程度存在相关性,比如感染性疾病伴有持续的寒战、发热者,其贫血的程度比无明显全身症状者更重;恶性肿瘤伴有转移时,贫血的严重程度重于局部肿瘤患者,并且贫血程度的加重并不需要累及骨髓。目前,疾病常需要结合病史与实验室检测综合考虑其诊断。诊断依据有:①贫血常伴有基础性疾病(慢性感染、炎性反应、慢性肾病、慢性肝病、恶性肿瘤等);②红细胞形态:正细胞正色素性或小细胞低色素性贫血;③铁代谢异常:血清铁及总铁结合力降低,转铁蛋白饱和度正常或稍低,血清铁蛋白增高;④骨髓铁染色显示铁粒幼细胞减少,幼红细胞内铁颗粒减少,巨噬细胞内铁颗粒增多;⑤能够排除基础性疾病合并的症状性贫血,如营养性贫血、溶血性贫血、失血性贫血,缺铁性贫血等。

1. 与缺铁性贫血鉴别诊断　ACD 患者血清铁、总铁结合力均低于正常,转铁蛋白饱和度正常或稍低。SI 常常在损伤或感染发生后的很短时间里即可下降。转铁蛋白中度降低,其下降的速度比血清铁的下降速度慢。铁蛋白水平增高,骨髓细胞铁染色显示红细胞内铁减少,而在巨噬细胞内铁颗粒增多。因此,血清铁水平降低和铁粒幼细胞计数下降,但骨髓贮备铁增加是 ACD 的特征性表现。另外,单独 MCV 的减少程度对于缺铁性贫血和慢性病性贫血的鉴别具有一定价值,MCV<72fL 在 ACD 比较少见,而缺铁性贫血很常见。慢性病性贫血与缺铁性贫血的实验室鉴别诊断详见表 1-10。

表 1-10　慢性病性贫血与缺铁性贫血的实验室鉴别诊断

项目	慢性病性贫血	缺铁性贫血
血清铁（SI）	降低	降低
血清铁蛋白（SF）	增高	降低
总铁结合力（TIBC）	降低	增高
转铁蛋白饱和度（TS）	正常或轻度降低	降低
转铁蛋白受体（sTfR）	降低	增高
骨髓铁染色细胞外铁	增高	降低
单核巨噬细胞内贮存铁	增高	降低
铁粒幼红细胞	减少	减少

2. 与稀释性贫血鉴别诊断　慢性病性贫血需与稀释性贫血鉴别。如处于心力衰竭的患者，因为心衰时肾素 - 血管紧张素 - 醛固酮系统（RAA）系统激活，血管加压素分泌增加，产生水、钠潴留，引起稀释性贫血。所以诊断 ACD 时应注意排除基础疾病导致的稀释性贫血。

3. 与其他类型的贫血鉴别诊断　慢性病性贫血常常伴随基础疾病，但患者除了 ACD 以外，还可能因溶血、药物导致的骨髓抑制以及肿瘤侵犯骨髓而引起的其他类型的贫血。例如，恶性肿瘤贫血除慢性病贫血外，还可有因恶性肿瘤细胞骨髓转移，引起骨髓病性贫血。抗肿瘤化疗引起药物性巨幼细胞贫血和再生障碍性贫血。恶性肿瘤和结缔组织病都可合并自身免疫性溶血性贫血，结缔组织病肾脏损害致肾功能不全可引起肾性贫血等。因此在诊断 ACD 时必须注意和上述类型贫血鉴别。

第七节　病 例 分 析

病例 1（典型病例）

一般资料：

患者男性，19 岁，牙龈出血伴发热 2$^+$ 周。

体格检查：

贫血貌，牙龈出血伴发热、咳嗽、咳痰，皮肤有淤斑、淤点，无血尿史。

实验室检查：

1. 血细胞分析　RBC 2.15×10^{12}/L，HGB 65g/L，Hct 0.18，MCV 84.7fL，MCH 29.3pg，MCHC 346g/L，PLT 13×10^9/L，WBC 1.53×10^9/L。RET 5‰，WBC 分类为淋巴细胞占 99%，中性分叶核粒细胞占 1%。

2. 骨髓涂片学检查　骨髓增生低下，粒系减低占 28.5%，红系占 21.5%，淋巴细胞占 42%，浆细胞占 8%。巨核细胞数量少，多数产板减少。骨髓活检：增生低下，在脂肪背景上可见少数粒细胞、红细胞和淋巴细胞、浆细胞散在分布，巨核细胞未查见，网状纤维增生极低下，三系均低。

3. 流式细胞术　未见明显异常免疫表型粒细胞。

4. 酸溶血、糖溶血试验呈强阳性。

分析：

该患者最可能的诊断为再生障碍性贫血 - 睡眠性阵发性血红蛋白尿综合征（AA-PNH 综合征），因血细胞分析发现红细胞、血红蛋白、Hct、WBC 及 PLT 下降，网织红细胞也降低，WBC 分类以淋巴细胞为主，而 MCV、MCH、MCHC 均在正常参考值范围内。骨髓涂片学检查和骨髓活检均发现骨髓增生低下，分类也以淋巴细胞为主。符合再生障碍性贫血的形态学特点。酸溶血、糖溶血试验呈强阳性。符合 AA-PNH 综合征。通过以上分析和实验室诊断应进一步进行流式细胞术 CD55、CD59 检测，确定 PNH 克隆的存在。

诊断意见：

1. 急性重型再生障碍性贫血；2. AA-PNH 综合征。

病例 2（典型病例）

一般资料：

患者男性，25 岁，因夜间酱油色尿就诊。自述疲倦、嗜睡、乏力、周身不适。无特殊既往史和服药史。

体格检查：

无特殊。

实验室检查：

1. 血细胞分析　RBC 2.69×10^{12}/L，HGB 65g/L，Hct 0.24，MCV 90fL，MCH 24.2pg，MCHC 269g/L，PLT 255×10^9/L，WBC 6.17×10^9/L。RET 95.9‰，WBC 分类为中性分叶核粒细胞占 57.6%，淋巴细胞占 35.7%，单核细胞 6.3%，嗜酸性粒细胞 0.2%，嗜碱性粒细胞占 0.2%。

2. 尿液检查　尿液隐血 2+，尿胆原定性 +。

3. 生化及免疫检查　总胆红素 36.8μmol/L，直接胆红素 11.1μmol/L，间接胆红素 25.7μmol/L，乳酸脱氢酶 1582IU/L，结合珠蛋白 <58.3mg/L，血清铁 12.8μmol/L，总铁结合力 54.3μmol/L，血清铁饱和度 23.6%。

4. 酸溶血、糖溶血试验呈强阳性。

分析：

该患者最可能的诊断为睡眠性阵发性血红蛋白尿，因特征性的夜间酱油色尿，血细胞分析发现红细胞、血红蛋白、Hct 下降，网织红细胞明显增高，总胆红素和间接胆红素轻度升高，直接胆红素升高不明显，乳酸脱氢酶明显升高，结合珠蛋白明显下降，符合溶血性贫血的特点。酸溶血、糖溶血试验呈强阳性，符合 PNH。通过以上分析和实验室诊断应进一步进行流式细胞术 CD55、CD59 检测（图 1-8），确定 PNH 克隆的存在，明确 Ⅰ、Ⅱ、Ⅲ 型细胞的比例。

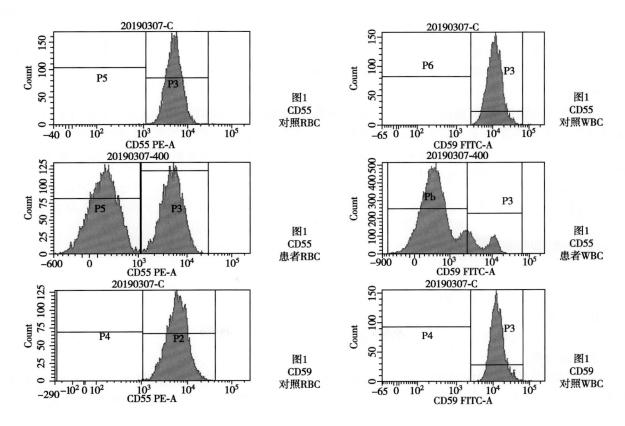

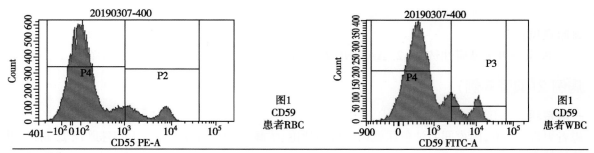

意见建议：
　　FCM分析，粒细胞CD55/CD59低表达群分别占86.5%和87.1%，红细胞CD55/CD59低表达群分别占56.6%和56.5%。
结论：
　　FCM分析，符合PNH，请结合临床。
目前本实验室检测下限为0.01%

图 1-8　患者流式细胞术检测 CD55、CD59 报告图

诊断意见：
睡眠性阵发性血红蛋白尿。

病例 3（典型病例）

一般资料：
患者男性，53 岁，体检发现血常规检测中 MCV 减低就诊。

体格检查：
无特殊。

实验室检查：
1. 血细胞分析　RBC 5.94×10^{12}/L，HGB 134g/L，Hct 0.43，MCV 71.9fL，MCH 22.6pg，MCHC 314g/L，PLT 115×10^9/L，WBC 6.93×10^9/L，RET 22‰。中性分叶核粒细胞51.4%，淋巴细胞39.2%，单核细胞5.6%，嗜酸性粒细胞3.7%，嗜碱性粒细胞0.1%。

2. 生化及免疫检查　总胆红素 49.1μmol/L，直接胆红素 14.9μmol/L，间接胆红素 34.2μmol/L，G6PD 3 609U/L。

3. 孵前及孵后红细胞渗透脆性均减低。

4. 碱性血红蛋白毛细管电泳检测　HbF 4.1%，HbA 89.9%，HbA$_2$ 6%。

分析：
该患者红细胞数增高，血红蛋白正常，MCV 减低，白细胞和血小板数量基本正常。总胆红素和间接胆红素轻度升高，直接胆红素升高不明显，符合溶血性贫血特点。G6PD 检测正常，可排除 G6PD 缺乏症，血红蛋白毛细管电泳出现 HbF 和 HbA$_2$ 升高，HbA$_2$>3.5%，提示 β 地中海贫血。通过以上分析和实验室诊断应进一步进行 β 地中海贫血基因检测。

诊断意见：
β 地中海贫血。

病例 4（典型病例）

一般资料：
患者女性，49 岁，进行性面色苍白、乏力、虚弱 2 个月。

体格检查：
体温正常，皮肤黏膜苍白，舌鲜红平滑，余无异常发现。

实验室检查：
1. 血细胞分析　RBC 1.35×10^{12}/L，HGB 61g/L，Hct 0.19，MCV 139.3fL，MCH 45.2pg，MCHC 324g/L，PLT 49×10^9/L，WBC 2.76×10^9/L，RET 49‰。中性分叶核粒细胞80.4%，淋巴细胞14.5%，单核细胞

2.9%,嗜酸性粒细胞 1.8%,嗜碱性粒细胞 0.4%。

2. 生化及免疫检查　总胆红素 49.1μmol/L,直接胆红素 14.9μmol/L,间接胆红素 34.2μmol/L。

3. 骨髓涂片学检查　骨髓增生明显活跃,粒系占 55.5%,部分细胞可见明显巨幼样变,易见胖杆状细胞,红系占 40%,各阶段细胞可见明显巨幼样改变,成熟红细胞大小不均,以大细胞为主。

4. 骨髓铁染色　细胞外铁 3+,铁粒幼细胞 0.72,铁蛋白 228ng/mL。

分析:

该患者最可能的诊断为巨幼细胞贫血。因血细胞分析发现红细胞、血红蛋白、Hct 下降,网织红细胞升高,同时 MCV、MCH 升高,符合大细胞性增生性贫血。同时骨髓铁染色和铁蛋白也显示患者不存在铁缺乏。骨髓涂片学检查发现骨髓增生明显活跃,红系增生,粒红两系均可见明显巨幼样变,符合巨幼细胞贫血。以上病例应进一步做查找贫血病因的相关检测。通过以上分析和实验室诊断应进一步进行维生素 B_{12} 和叶酸缺乏的相关检测,并进行病史和生活史的调查,以查找病因。

诊断意见:

巨幼细胞贫血。

病例 5(鉴别诊断病例)

一般资料:

患者男性,37 岁,食欲缺乏乏力头昏 1+ 年,加重半月余。患者 1 年前出现头晕、心慌,于外院诊断"缺铁性贫血",给予输血和二维亚铁口服治疗,血红蛋白恢复至 95g/L 后停药。近半个月头昏乏力加重,就诊。

体格检查:

神志清楚,慢性病容。中度贫血貌,精神差,皮肤巩膜轻度黄染,心肺未见异常,腹部平软,无腹壁静脉曲张,全腹柔软,无压痛及反跳痛,肝脾肋下未触及。其余查体无异常。

实验室检查:

1. 血常规　WBC 4.0×10^9/L,Hb 63g/L,MCV 80fL,HCT 12.1%,MCHC 341g/L,MCH 26.6pg,RDW 45.4%,PLT 91×10^9/L,网织红细胞计数 8‰。

2. 骨髓形态学检查　骨髓增生活跃,三系细胞均出现巨幼细胞样改变,考虑巨幼细胞性贫血。

3. 生化检查　总胆红素 37.8μmol/L,间接胆红素 26.3μmol/L,乳酸脱氢酶 2 408IU/L,血清铁 36μmol/L,血清铁蛋白 342ng/L(正常值: 40~300ng/L)。腹部 B 超:脾偏大。G6PD 酶活性: 6.0U。

分析:

患者中 - 重度贫血,外周血示正细胞性贫血,但骨髓检查考虑巨幼细胞性贫血,外周血表现和骨髓表现不一致,怀疑合并小细胞低色素性贫血。铁代谢指标正常,排除缺铁性贫血,考虑合并珠蛋白生成障碍性贫血。询问家族史,进一步做血红蛋白电泳和相关基因筛查试验,血红蛋白电泳: Hb A25.9%,HbF 11.0%。地中海贫血基因检测: β-28 基因杂合子。患者地中海基因检查阳性,为 β-28 基因杂合子,诊断珠蛋白生成障碍性贫血。本病血常规表现为正细胞性贫血,通过进一步的实验室检查,结果为小细胞性贫血和大细胞性贫血共存,以明确实验室诊断方向。

诊断意见:

β 地中海贫血合并巨幼细胞性贫血。

病例 6(疑难病例)

一般资料:

患者,男性,59 岁,次全胃切除术后 5 年,面色苍白,头晕、乏力 2 个月。

体格检查:

皮肤黏膜苍白,巩膜无黄染,浅表淋巴结未见肿大,心肺无明显异常。

实验室检查:

1. 血细胞分析　RBC 3.62×10^{12}/L,HGB 71g/L,Hct 0.26,MCV 71.3fL,MCH 19.6pg,MCHC 275g/L,

PLT 233×10^9/L,WBC 0.61×10^9/L。RET 9.5‰,WBC 分类为中性分叶核粒细胞占 34.5%,淋巴细胞占 47.5%,单核细胞 11%,嗜酸性粒细胞 4.9%,嗜碱性粒细胞占 1.6%。

2. 生化和免疫 总胆红素 8.8μmol/L,直接胆红素 3.5μmol/L,间接胆红素 5.3μmol/L,乳酸脱氢酶 237IU/L,羟丁酸脱氢酶 214IU/L,血清维生素 B_{12} 1 138pmol/L,血清叶酸 9.52ng/mL,促红细胞生成素>750mIU/mL,铁蛋白 10μg/L,血清铁 3.06μmol/L,总铁结合力 81.36μmol/L,转铁蛋白饱和度 7%。骨髓外铁:阴性。

3. 骨髓形态学检查 骨髓增生活跃,粒、红、巨核三系均有不同程度的造血异常表现,成熟红细胞大小不均,中心淡染区明显扩大。

4. 经铁剂治疗 3 个月后复查血常规 RBC 2.03×10^{12}/L,HGB 65g/L,Hct 0.20,MCV 96.1fL,MCH 32.0pg,MCHC 333g/L,PLT 121×10^9/L,WBC 0.52×10^9/L。

5. 骨髓细胞外铁 3+,大便隐血阴性。

分析:

该患者最可能的诊断为骨髓增生异常综合征。以上病例应进一步进行查找铁剂治疗后贫血病因的相关检测,包括骨髓细胞形态学、流式免疫分型、染色体和基因等相关检测。患者第一次就诊时有次全胃切除术病史,血细胞分析发现红细胞、血红蛋白、Hct 下降,网织红细胞正常,同时 MCV、MCH、MCHC 减低,符合小细胞低色素性贫血。此后还进行了进一步做查找贫血病因的相关检测,铁蛋白、血清铁、总铁结合力和转铁蛋白饱和度等检测均显示符合缺铁性贫血,血清 Vit B_{12}、血清叶酸、促红细胞生成素均符合缺铁性贫血。但缺铁性贫血并不能解释白细胞数量减低。在进行 3 个月的常规补铁治疗后患者仍然贫血,但是贫血类型已经变成正细胞性贫血,并且白细胞数量仍然很低;PLT 数量虽在正常范围内,但比初诊时下降,结合贫血患者时间已近半年,因而推断可能的贫血原因是 MDS。

诊断意见:

MDS 伴次全胃切除导致铁吸收不良引起的缺铁性贫血。

(曾婷婷 付阳 江虹)

参考文献

1. 王兰兰. 医学检验项目选择与临床应用. 2 版. 北京: 人民卫生出版社, 2013.
2. 尚红, 王毓三, 申子瑜. 全国临床检验操作规程. 4 版. 北京: 人民卫生出版社, 2015.
3. 中华人民共和国卫生部. 血细胞分析参考区间: WS/T 405-2012, 2012.
4. 中华人民共和国国家卫生和计划生育委员会. 人群贫血筛查方法: WS/T 441-2013, 2013.
5. 中华医学会血液学分会红细胞疾病 (贫血) 学组. 铁缺乏症和缺铁性贫血诊治和预防多学科专家共识. 中华医学杂志, 2018, 98 (28): 2233-2237.
6. 中华医学会血液学分会红细胞疾病 (贫血) 学组. 再生障碍性贫血诊断与治疗中国专家共识 (2017 年版). 中华血液学杂志, 2017, 38 (1): 1-5.
7. Narla J, Mohandas N. Red cell membrane disorders. Int J Lab Hematol, 2017, 39 (1): 47-52.
8. Rets A, Clayton AL, Christensen RD, et al. Molecular diagnostic update in hereditary hemolytic anemia and neonatal hyperbilirubinemia. Int J Lab Hematol, 2019, 41 Suppl 1: 95-101.
9. 中华医学会血液学分会红细胞疾病 (贫血) 学组. 阵发性睡眠性血红蛋白尿症诊断与治疗中国专家共识. 中华血液学杂志, 2013, 34 (3): 276-279.
10. 中华医学会儿科学分会血液学组. 重型 β 地中海贫血的诊断和治疗指南 (2017 年版). 中华儿科杂志, 2018, 56 (10): 724-729.

第二章

白细胞结果异常的实验诊断

血液是人体重要的组成部分,成人总的血容量平均约为 6L。其中约 45% 由红细胞、白细胞和血小板组成。白细胞是血液细胞的重要组成成分,包括粒细胞、单核细胞和淋巴细胞。在其增殖、分化、成熟和释放过程中,无论是其数量或质量的异常,都可导致疾病发生。本章所讨论的中性粒细胞异常增多或减少、淋巴细胞异常增多或减少、单核细胞异常增多或减少、嗜酸性粒细胞异常增多或减少,都有不同程度数量异常或质量异常。

正常人外周血白细胞总数为 $(3.5\sim9.5) \times 10^9/L$,包括中性粒细胞、单核细胞、淋巴细胞、嗜酸性粒细胞和嗜碱性粒细胞。通常以粒细胞为主,比例可达 50%~75%;次之为淋巴细胞,比例为 20%~40%;其他细胞比例都较低,如单核细胞为 3%~8%,嗜酸性粒细胞为 0.5%~5%,嗜碱性粒细胞为 0~1%。

中性粒细胞直径 10~15μm,胞体圆形,胞质量较丰富,内含许多细小、均匀、紫红色中性颗粒,依核分叶情况分中性分叶粒细胞(图 2-1A)和中性杆状粒细胞(图 2-1B),中性分叶粒细胞核呈分叶状,多分 2~5 叶,由染色质细丝相连接;中性杆状细胞,胞核弯曲成杆状、带状或腊肠样;染色质粗糙聚集,呈深紫红色。淋巴细胞直径 6~15μm,外周血中最常见的是小淋巴细胞(图 2-1C),核呈圆形,染色质粗糙,胞浆量少,染浅蓝或深蓝色。大淋巴细胞(图 2-1D),核浆比较小淋巴细胞低,染色质较小淋巴细胞稀疏,胞浆丰富、可含少许嗜苯胺蓝颗粒。单核细胞(图 2-1E)是外周血中体积最大的细胞。直径 15~22μm,核型多样:圆形、肾形、山形、卵圆形或分叶状,常伴有扭曲或折叠。染色质呈细网状排列,胞浆淡蓝或者灰蓝色,呈毛玻璃样不透明感强,内含有大量或者少量淡紫色或者紫色颗粒,常含有空泡。嗜酸性粒细胞(图 2-1F)直径 13~15μm,胞核常分 2 叶,呈眼镜状,胞浆充满有折光性、颗粒粗大、均匀分布的橘红色颗粒。嗜碱性粒细胞(图 2-1G)直径 10~12μm,较嗜酸性细胞小,细胞质着色不清,含数量较多、大小不一、排列杂乱的紫黑色颗粒,易覆盖于胞核上,而使胞核不清晰。

外周血白细胞检查是临床最基本和实验室最重要检验项目之一,临床上通常采用血细胞分析仪进行分析。血细胞分析仪的检测参数包括:白细胞计数和白细胞五分类(中性粒细胞、嗜酸性粒细胞、嗜碱性粒细胞、淋巴细胞、单核细胞),含百分率和绝对值。手工法分类和形态学检查常用于特定的情况,如仪器受干扰因素影响计数有误、检测超出仪器线性范围、仪器出现报警提示时。常见的白细胞计数干扰因素包括:冷球蛋白或冷纤维素蛋白,不恰当的抗凝或混合标本而形成的聚集血小板(PLT)或纤维蛋白原,EDTA诱导的血小板聚集和巨大血小板,聚集红细胞或缗钱状红细胞,难溶红细胞等。这些干扰因素会影响仪器白细胞散点异常,从而导致计数结果或分类比例错误。除了对干扰因素的报警,血细胞分析仪还能对某些结果异常进行报警,如血液中各类白细胞计数或比例异常、出现原始细胞或不成熟粒细胞、出现异常的淋巴细胞、出现有核红细胞等。当干扰发生或标本结果异常报警时,检验者需根据实验室复检规则流程进行白细胞手工计数或者白细胞形态观察。

白细胞结果异常实验室分析路径见图 2-2。

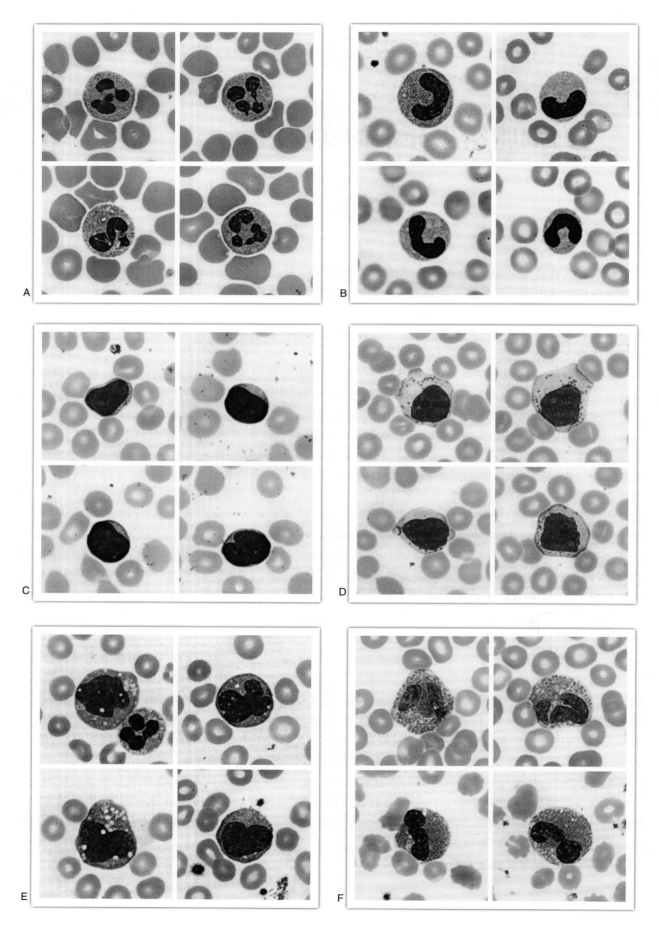

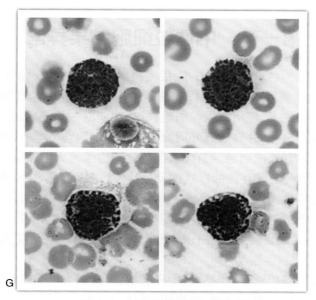

图 2-1　各种典型形态白细胞图

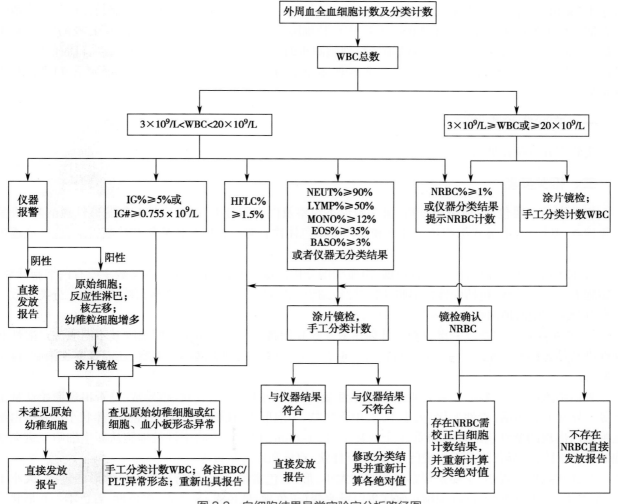

图 2-2　白细胞结果异常实验室分析路径图
HFLC：高荧光强光淋巴细胞；IG：未成熟粒细胞

第一节　中性粒细胞结果异常

正常人外周血白细胞总数为 $(3.5\sim9.5)\times10^9$/L,成人白细胞超过 10.0×10^9/L 为白细胞增多,中性粒细胞超过 7.0×10^9/L,为中性粒细胞增多,临床上以粒细胞增多最为常见。粒细胞起源于骨髓造血干细胞,在骨髓多种造血生长因子的调控下,经历原始粒细胞、早幼粒细胞、中幼粒细胞、晚幼粒细胞、杆状核粒细胞和分叶核粒细胞阶段而发育成熟,并释放到外周血液。根据细胞动力学的原理,目前将粒细胞分化、发育和成熟划分为干细胞池、分裂池、成熟池、贮存池、循环池和边缘池。中性晚幼粒细胞阶段开始,细胞失去有丝分裂能力,进入骨髓贮存池,贮存池的杆状核及分叶核粒细胞仅有 1/20 释放入外周血液,保存下来的细胞可以不断补充损耗及应急需要。释放入血液的粒细胞只有约 50% 运行于血液循环,构成循环池,另 50% 则附着于血管内壁而形成边缘池,临床上普遍应用的白细胞计数,实际上是循环池的粒细胞数量。正常情况下,边缘池及循环池之间保持着动态平衡,任何生理性或病理性因素,都可以打破这种平衡,反映在白细胞计数,则是计数值的大幅度波动。

多种因素可以引起中性粒细胞增多,如感染、物理和情绪刺激、炎症及组织坏死、肿瘤、代谢和内分泌紊乱、中毒和变态过敏反应、急性失血和溶血、血液病、其他如手术术后等,因此,确定中性粒细胞增多后,可依据相关实验室检查寻找原因。

成人白细胞低于 4.0×10^9/L 称白细胞减少(leukopenia),中性粒细胞绝对值成人低于 2.0×10^9/L,儿童低于 1.5×10^9/L 者称为中性粒细胞减少(neutropenia),是一组由各种原因引起的白细胞持续低于参考值的综合征。如果外周血白细胞低于 2.0×10^9/L,中性粒细胞绝对值严重减少,低于 0.5×10^9/L 或消失,称粒细胞缺乏(agranulocytosis)。当有严重的中性粒细胞减少时,会发生反复感染征象:如咽喉、口腔的感染,口腔溃疡、败血症等。粒细胞缺乏易发生严重感染,起病急骤,畏寒高热,乏力不适,肺、泌尿系、口咽部和皮肤是最常见感染部位。

一、实验室检查路径

实验室分析路径见图 2-3 和图 2-4。

二、相关实验

相关实验主要包括:血细胞分析、血细胞形态观察及白细胞分类计数、中性粒细胞碱性磷酸酶、骨髓涂片检查、基因检测、流式细胞免疫分型和遗传学染色体检查等。根据具体病例和诊断需求,选择或逐步进行。

1. 血细胞分析　包括多项参数数据,由血细胞分析仪得到,与白细胞相关的参数主要有白细胞计数,白细胞五项分类计数,包括中性粒细胞、嗜酸性粒细胞、嗜碱性粒细胞、淋巴细胞和单核细胞。分类计数一般有百分率和绝对值两种表示。

2. 血涂片形态观察及分类计数　外周血液经涂片制备、染色后,由于不同细胞其不同成分对酸性和碱性染料结合的程度不一,呈现出各自特有的形态特点。除了白细胞的形态观察,还需观察红细胞、血小板形态。

对白细胞的形态观察,主要是观察细胞毒性变化、棒状小体、核象变化、核异常、是否出现原始幼稚细胞等。异常形态包括:毒性变化(大小不均、中毒颗粒、空泡形态、杜勒小体、退行性变);棒状小体是指白细胞胞质内出现的紫红色细杆状物质,1 个或数个,长 $1\sim6\mu m$;核象标志着中性粒细胞从新生细胞至衰老细胞的发育阶段;核异常指是否出现巨多分叶、巨杆状、双核和环杆状核等。

对红细胞形态观察,主要是观察红细胞的大小、形状、色素量、内含物特征等。异常形态包括:大小不一(小红细胞、大红细胞、巨红细胞);血红蛋白量改变(正色素、低色素、高色素、多色性、着色不一);形状改变(球形、椭圆形、卵圆形、靶形、口形、泪滴形、棘形、镰形、缗钱状等);异常结构[嗜碱性点彩、豪焦小体、帕彭海姆小体(又称含铁小体)、卡波环等]。

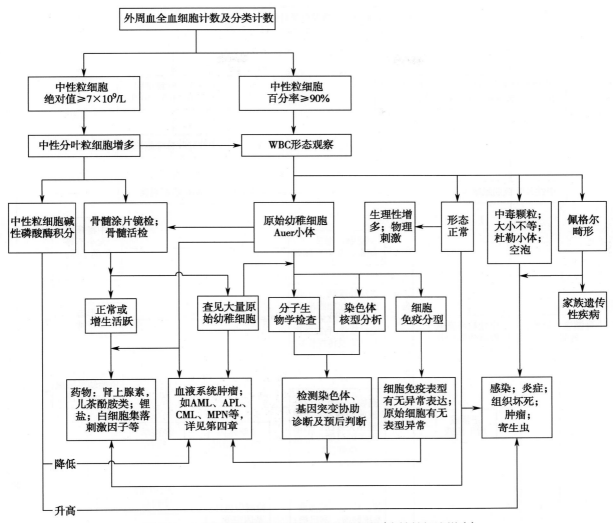

图 2-3　中性粒细胞结果异常实验诊断路径图（中性粒细胞增多）

对血小板的形态观察,主要有血小板的大小、形状、分布、颗粒、聚集状态等。异常形态包括小血小板、大血小板、巨大血小板、畸形血小板(逗点形、畸形等)、聚集状血小板等。

血细胞在涂片上的分布并非完全均匀,通常情况是单核细胞和多分叶粒细胞易分布在涂片的侧面和边缘;体积较大的原始细胞、肿瘤细胞易分布在涂片尾部;聚集的 PLT 易分布在侧缘或尾部区域。

3. 细胞化学染色　以细胞形态学为基础,结合运用化学反应原理对血细胞内的各种化学物质进行定性、定位、半定量分析的方法。与粒细胞增高有关的实验有中性粒细胞碱性磷酸酶染色。

4. 骨髓细胞形态检查　包括骨髓病理活检和骨髓涂片细胞形态检查。骨髓活检主要依赖组织病理学技术完成检测,是判断骨髓增生程度的最佳方法。骨髓涂片细胞形态检查,是将经瑞氏染色的骨髓片置显微镜下观察,如果取材良好,其骨髓颗粒的增生程度接近骨髓活检。判断增生程度分为 5 级:增生极度活跃(有核细胞显著增多);增生明显活跃(有核细胞量增多);增生活跃(有核细胞中等量);增生减低(有核细胞减少);增生极度减低(有核细胞显著减少)。根据细胞发育特点和形态特征,在显微镜下识别并分类有核细胞,得到各系细胞比例,计算粒红比值,并观察细胞形态是否有异常。

5. 遗传学检查　采用常规染色体核型分析及荧光原位杂交(FISH)技术检测克隆性染色体异常。骨髓标本在含小牛血清的培养液中于 37℃培养一定时间后,加入秋水仙素"阻留"中期细胞,经染色后观察染色体的数目、结构和形态。

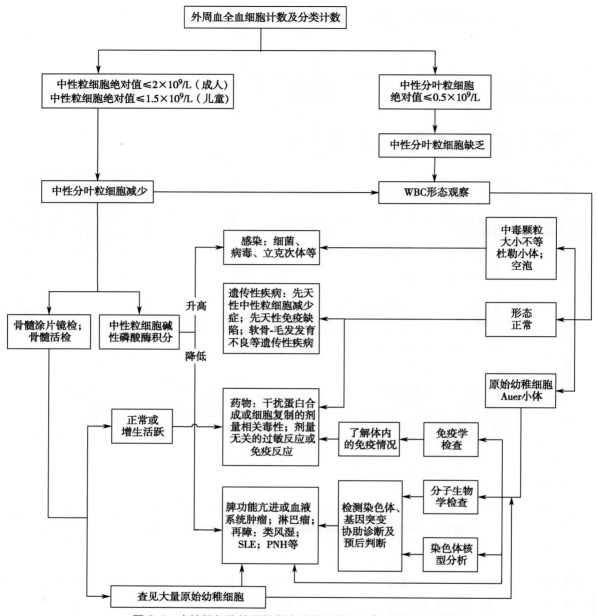

图 2-4 中性粒细胞结果异常实验诊断路径图（中性粒细胞减少）

6. 基因检测 基因存在于染色体上,其基本结构是 DNA 的双螺旋结构,是涉及某种蛋白质或酶的遗传上的基本功能单位。通过快速、敏感的 PCR 技术对融合基因进行定性或定量检测,通过 DNA 测序技术检测特定基因突变。

7. 细胞免疫分型 以流式细胞仪(flow cytometry,FCM)为工具,在单细胞水平上对大量细胞进行高速、灵敏、准确、多参数的定量分析。流式细胞仪运用光散射和荧光之基本原理观察各种细胞群和 / 或异常细胞群的分布特点,并专门分析每群细胞,包括细胞膜、细胞内各种抗原、受体、酶等成分的表达水平,从而判断其细胞系列、分化程度等。外周血或骨髓的流式细胞免疫表型分析是判断血细胞克隆性增生及分化程度的有效辅助诊断方法。

三、结果判断与分析

(一)首选实验

1. 血细胞分析 白细胞计数可以确定白细胞是否增高或减低,增高或减低的程度。根据血细胞分析仪检测过程对计数和形态学异常等的报警信息,结合实验室制定的相应复检规则,对筛查出的重点标本进行显微镜细胞形态学观察和分类计数。

白细胞计数可以确定白细胞是否增高或减低、增高或减低的程度,以及细胞类型构成状况。在某些情况下,仪器除了显示白细胞分类计数结果,还会提供发现幼稚粒细胞或原始细胞等信息的报警。根据这些对细胞计数或形态学异常的报警信息,实验室可制定相应的复检规则,对血细胞形态学观察及分类计数进行验证和审核。经复检规则筛查出来的标本,需进行严格的显微镜镜检观察和分类计数。由于白细胞数的生理性变化和波动较大,提倡多次血象检查反复确定。同时除白细胞结果外,还要注意红细胞、血小板的数量及各项血细胞参数是否有异常改变。强调重视进行血涂片镜检的白细胞分类计数和对白细胞及其他血细胞的形态变化观察。

2. 白细胞形态观察 通过观察中性粒细胞的形态,直接了解白细胞形态变化。大小不均是指细胞体积大小相差悬殊,常见于病程较长的化脓性感染。中毒颗粒是指中性粒细胞胞质中出现比正常颗粒粗大、大小不等、分布不均的紫黑色颗粒。含中毒颗粒的中性粒细胞越多,表示感染、中毒情况越严重。空泡是细胞发生脂肪变性或颗粒丢失的结果,常见于严重感染、败血症等。杜勒(Dohle)小体是指在中性粒细胞胞质边缘呈圆形、梨形或云雾状的蓝色斑块,常见于严重感染。退行性变是指细胞发生胞体肿大、结构模糊、边缘不清、核固缩、核溶解现象,常见于衰老或病变细胞。多分叶是指中性粒细胞核分5~9叶或更多,巨多分叶是指细胞体积巨大且分叶数量增多,常与细胞核发育异常相关,多见于巨幼细胞贫血、使用抗代谢药物和恶性血液疾病。Pelger-Huet畸形是指成熟中性粒细胞核呈杆状、肾形、眼镜形、哑铃形等,常表示核分叶能力减低,见于家族性粒细胞异常,也可继发于严重感染的核分叶能力减退。Auer小体是指白细胞胞质内出现的红色细杆状物质,可1条、多条或成捆存在,主要见于急性髓系白血病。

(二)次选实验

1. 细胞化学染色 中性粒细胞碱性磷酸酶(neutrophilic alkaline phosphatase,NAP)主要存在于中性成熟粒细胞(包括中性杆状核和分叶核粒细胞)中,不同疾病其NAP活性有变化。标本选用上,一般使用骨髓涂片,但如果白细胞总数高,也可选用外周血涂片。参考范围为:阳性率<40%,积分值30~130分。NAP积分增加,常见于细菌性感染、类白血病反应、再生障碍性贫血、某些增殖性疾病等。NAP积分减低,主要见于慢性粒细胞白血病(CML)慢性期、阵发性睡眠性血红蛋白血症、骨髓增生异常综合征等。因此,NAP对区分类白血病反应和CML非常重要。

2. 骨髓细胞形态检查 通过观察骨髓涂片,了解包括粒细胞、红细胞、巨核细胞、淋巴细胞、浆细胞、单核细胞系统的增生程度,了解各阶段细胞比例及细胞形态,了解有无原始细胞增高或异常细胞出现。

3. 染色体检查 中性粒细胞增多无特征性遗传学异常,当出现Ph'染色体时,应首先考虑慢性粒细胞白血病。

4. 基因检查 中性粒细胞增多无特征性基因异常,当出现BCR-ABL1融合基因阳性时,或JAK2、CARL、MPL等基因突变时,应首先考虑骨髓增殖性肿瘤。

5. 细胞免疫分型 常用的粒系发育相关抗体有:CD11b、CD13、CD15、CD16、CD33等,区分细胞发育阶段和成熟度,以此鉴别骨髓增生异常综合征(MDS)、骨髓增殖性肿瘤(MPN)等。

(三)中性粒细胞增多或减少的临床意义与评价

1. 中性粒细胞增多 源于血液系统的中性粒细胞增多,最多见于慢性粒细胞白血病(CML),其他有骨髓增生性肿瘤(MPN)、中性粒细胞白血病和镰状细胞性贫血等,详见第三章血液系统恶性肿瘤相关章节。继发性因素包括感染、炎症、吸烟、身心压力、无脾和药物等,常见的药物包括皮质类固醇、锂和外源性生长因子,如粒细胞集落刺激因子。某些重度中性粒细胞增多(通常伴有轻度贫血)可能与粒细胞集落刺激因子分泌和肿瘤(例如支气管癌)有关,但较罕见。中性粒细胞增多疾病与评价,见表2-1。

表 2-1　中性粒细胞增多疾病与评价

疾病/症状	意义/评价
生理性变化	新生儿增高,白细胞总数达$(15\sim30)\times10^9/L$,在 3~4d 后降低到 $10\times10^9/L$,以中性粒细胞为主。至 6~9d 逐渐下降与淋巴细胞大致相等,以后淋巴细胞逐渐增高,至 2~3 岁后又逐渐降低,而中性粒细胞逐渐升高,至 4~5 岁两者又基本相等,后逐渐增高至正常成人水平。日间变化可体现在活动和进食后增高,下午增高。剧烈运动、疼痛和情绪激动中性粒细胞亦显著升高,有时可高达 $35\times10^9/L$。妊娠、分娩因产伤、产痛、失血等刺激,可达 $35\times10^9/L$
细菌性感染	最常见的原因是化脓性球菌感染,如金黄色葡萄球菌、溶血性链球菌、肺炎链球菌等。因中性粒细胞增多而导致白细胞总数增高,常见杆状核和晚幼粒细胞增多,中性粒细胞可升至$(10\sim30)\times10^9/L$,甚至高达 $50\times10^9/L$,出现核左移和中毒颗粒、空泡等。急性感染伴脾肿大,如伤寒早期,中性粒细胞可轻度增高。严重感染者可发生类白反应,如败血症、粟粒性结核、严重溶血等,白细胞数$>25\times10^9/L$,外周血出现中幼粒、早幼粒,甚至原始细胞
真菌、寄生虫和病毒感染	轻度或中度白细胞增多,白细胞计数$>20\times10^9/L$。疾病早期出现中性粒细胞增多,而病毒感染常伴减少
慢性感染性疾病	中性粒细胞可增高 3 倍,如风湿热、风湿性关节炎、支气管炎、结肠炎、肾盂肾炎
代谢性疾病	多见于糖尿病、尿毒症昏迷、肝性脑病、急性痛风发作等
急性失血	出血后中性粒细胞增多,为早期诊断内出血重要指标之一。第 3~5d 可急剧增加达 $25\times10^9/L$,并出现血小板增多和贫血
恶性肿瘤	增多原因与肿瘤邻近组织的炎症反应、某些恶性肿瘤产生集落刺激因子刺激粒细胞增多有关,多数胃癌和肺癌常见增多,癌转移至肺和肝也增多
慢性粒细胞白血病	总数明显增高可达$(20\sim50)\times10^9/L$,甚至更高,出现异常核左移(可见原始细胞),嗜酸性和嗜碱性粒细胞增加
骨髓纤维化	总数明显增高达 $50\times10^9/L$,出现异常核左移(可见原始细胞),血片可见幼红、幼粒细胞(髓外造血)
真性红细胞增多症	中性粒细胞增生性增多,平均白细胞计数 $20\times10^9/L$,轻度核左移,NAP 积分可升高。出现特征性红细胞增多和血小板增多
脾切除等手术后	部分患者白细胞计数升高,中性粒细胞不成比例增加

2. 中性粒细胞减少　中性粒细胞减少依据减少程度可分为轻度(中性粒细胞绝对值 $1\sim2.0\times10^9/L$)、中度[中性粒细胞绝对值$(0.5\sim1.0)\times10^9/L$]和重度(中性粒细胞绝对值$<0.5\times10^9/L$)。对于中性粒细胞减少病例,首先应收集详细的病史资料,全面查体,对以往实验室检验结果进行动态分析,找出线索再逐步明确诊断。重点关注中性粒细胞减少的程度、发病的急性程度和有无伴随症状。一般情况下,无症状患者可表现为轻度中性粒细胞减少,其他各系正常,而中度、重度粒细胞减少会增加感染风险,并提示可能存在潜在的病理改变。特殊病例除外,如慢性特发性中性粒细胞减少患者,其外周血中性粒细胞接近为零,但并没有症状或感染风险增加。

急性程度有助于判断因中性粒细胞减少带来的风险。对于急性发作的中性粒细胞减少,了解近期发生的感染和近期服用药物是判断粒细胞减少原因的重要线索。如果是药物因素所致,应立即停药,可立即换用同属但化学结构不同的药物。某些疾病,如先天性粒细胞减少症、慢性特发性中性粒细胞减少、感染(特别是肝炎、HIV 感染及自身免疫性疾病),可引起慢性粒细胞减少。

造血系统肿瘤也可发生急性或者慢性粒细胞减少,同时常伴有其他系血细胞的减少、淋巴结肿大、发热、器官肿大或无症状体重减轻的症状,详见第三章血液系统恶性肿瘤相关章节。

中性粒细胞减少疾病与评价,见表 2-2。

表 2-2　中性粒细胞减少疾病与评价

疾病 / 症状	意义 / 评价
感染	病毒是中性粒细胞减少最常见原因,如 EB 病毒、HIV 病毒、细小病毒 B19 等,也见于革兰氏阴性杆菌(伤寒)及某些原虫感染。与病毒、细菌内毒素和异体蛋白使大量粒细胞转移至边缘池及抑制骨髓释放粒细胞有关,也与抗感染消耗增多有关
自身免疫性中性粒细胞减少	其诊断需要检测粒细胞特异抗体。原发性常由造血异常引起中性粒细胞减少,继发性常伴随原发疾病。70% 继发性患者见于成人,常伴自身免疫性疾病,如系统性红斑狼疮、特发性血小板减少性紫癜(ITP)、自身免疫性溶血性贫血、淋巴增殖性疾病。与机体可能存在白细胞自身抗体导致破坏增多有关
药物诱导性中性粒细胞减少	减少见于某些止痛药和抗炎药、抗生素、抗疟疾药、抗惊厥药、抗抑郁药、H_2- 阻制剂。典型的案例如急性再障
化疗与理化损伤	理化损伤见于放射线照射,苯、铅、汞中毒等。化疗药物或理化因素直接损伤造血干细胞,或抑制骨髓粒细胞有丝分裂、抑制造血,或通过抗原抗体复合物破坏白细胞,致中性粒细胞减少
脾功能亢进	与粒细胞被脾脏滞留、吞噬有关,也与脾脏产生某些体液因子抑制骨髓造血或加速血细胞破坏有关,多见于脾淋巴瘤、脾血管瘤、肝硬化、门静脉或脾静脉栓塞、心衰、类脂质沉积等疾病
血液系统疾病	与造血干细胞功能障碍、粒细胞增殖异常或营养缺乏导致骨髓粒细胞生成、成熟障碍或无效造血有关。多见于再障、阵发性睡眠性血红蛋白尿(PNH)、骨髓转移癌、巨幼细胞性贫血等
良性家族性中性粒细胞减少	一种常染色体非性联显性遗传疾病。早年发病,病程长,延续至儿童直至成年,有家族史,表现为白细胞正常或轻度减低,但中性粒细胞减低,而单核和淋巴细胞相对增高

第二节　淋巴细胞结果异常

　　淋巴细胞由骨髓多能造血干细胞分化为淋巴系干细胞后分化发育成熟而来,主要分为 T 细胞、B 细胞和自然杀伤细胞(natural killer cell,NK)三大类。它是人体的主要免疫细胞,观察其数量和形态变化,有助于了解机体的免疫功能状态。

　　正常人外周血白细胞中,淋巴细胞数量次于粒细胞,比例在 20%~40%,绝对值在 $(0.80~4.00) \times 10^9$/L。成年人淋巴细胞绝对值超过 4.0×10^9/L、4 岁以上儿童绝对值超过 7.2×10^9/L、4 岁以下儿童绝对值超过 9.0×10^9/L,称为淋巴细胞增多(lymphocytosis)。淋巴细胞增多按病因可分为生理性增多和病理性增多。

　　成年人淋巴细胞绝对值低于 1.0×10^9/L、2 岁以下儿童低于 3×10^9/L 称为淋巴细胞减少(lymphopenia)。淋巴细胞减少按病因可分为遗传性淋巴细胞减少、获得性淋巴细胞减少、医源性淋巴细胞减少以及自身免疫性相关的全身性疾病。此外,引起中性粒细胞显著增高的各种病因,均可导致淋巴细胞相对减少。当确定淋巴细胞增多或减少后,可依据相关实验室检查寻找原因。

一、实验室检查路径

　　实验室分析路径见图 2-5 和图 2-6。

二、相关实验

　　相关实验主要包括:血细胞分析、血涂片白细胞形态观察及分类计数、细胞化学染色、骨髓涂片检查、遗传学染色体检查、流式免疫分型和基因检测。根据具体病例和诊断需求,选择或逐步进行。

　　1. 血细胞分析　包括多项参数数据,由血细胞分析仪得到,与白细胞相关的参数主要有白细胞计数,白细胞五项分类计数,包括中性粒细胞、嗜酸性粒细胞、嗜碱性粒细胞、淋巴细胞和单核细胞。分类计数一般有百分率和绝对值两种表示。

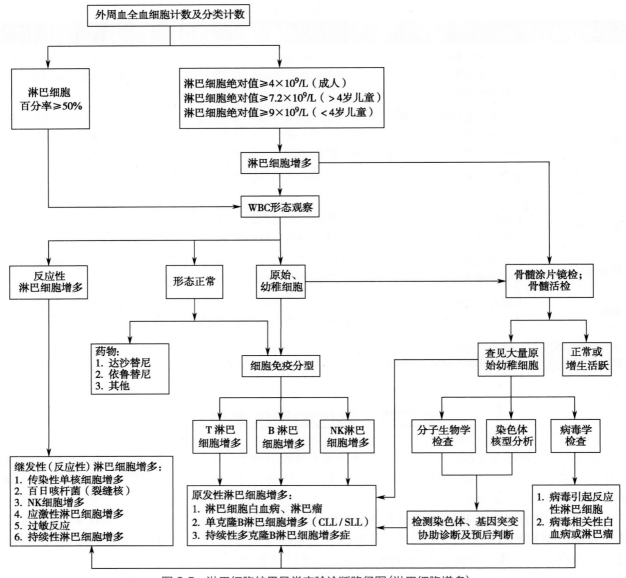

图 2-5　淋巴细胞结果异常实验诊断路径图(淋巴细胞增多)

2. 血涂片形态观察及分类计数　外周血液经涂片制备、染色后,由于不同细胞其不同成分对酸性和碱性染料结合的程度不一,呈现出各自特有的形态特点。除了白细胞的形态观察,还需观察红细胞、血小板形态。

淋巴细胞直径 6~15μm,胞体圆形或椭圆形;核圆、椭圆或肾形;染色质粗糙成块,呈深紫红色,核外缘光滑;胞浆量较少,呈透明、淡蓝色,内多无颗粒,大淋巴细胞可含少许粗大、不均匀的紫红色的颗粒。外周血中淋巴细胞的形态变化包括:反应性淋巴细胞(reactive lymphocyte)和卫星核淋巴细胞。反应性淋巴细胞,也称异型淋巴细胞(atypical lymphocyte),是指在病毒或过敏原等因素刺激下,淋巴细胞增生并发生的形态学改变,表现为胞体增大、胞质量增多、嗜碱性增强和细胞核的母细胞化。反应性淋巴细胞主要是T 细胞,少数为 B 细胞。根据形态学特征可分为 I 型(空泡型)、II 型(不规则型,单核型)和 III 型(幼稚型)。卫星核淋巴细胞,是指淋巴细胞主核旁有 1 个游离小核。其形成是由于染色体损伤,丧失着丝点的染色单体或片段,在有丝分裂末期进入子代的细胞遗传物质体系,而成了游离卫星核。

对于淋巴细胞增多或减少的病例,涂片上应重点观察淋巴细胞的大小、染色质致密程度、胞浆多少、核仁有无、胞质多少与着色等,确定是否存在反应性淋巴细胞、原始或幼稚淋巴细胞、异常淋巴细胞、浆细胞样淋巴细胞等。

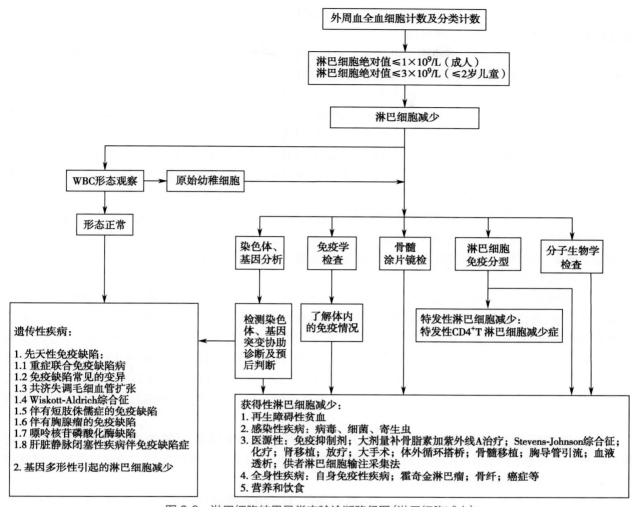

图 2-6　淋巴细胞结果异常实验诊断路径图(淋巴细胞减少)

红细胞和血小板的形态观察同本章第一节。

3. 细胞免疫分型　以流式细胞仪为工具,在单细胞水平上对大量细胞进行高速、灵敏、准确、多参数的定量分析。流式细胞仪运用光散射和荧光之基本原理观察各种细胞群和 / 或异常细胞群的分布特点,并专门分析每群细胞,包括细胞膜、细胞内各种抗原、受体、酶等成分的表达水平,从而判断其细胞系列、分化程度等。外周血或骨髓的流式细胞免疫表型分析是判断血细胞克隆性增生及分化程度的有效辅助诊断方法。

4. 骨髓细胞形态检查　将经瑞氏染色的骨髓涂片置显微镜下观察。根据有核细胞量的多少判断骨髓增生程度;根据细胞发育特点和形态特征,识别并分类有核细胞,得到各系细胞比例,计算粒红比值。

5. 细胞化学染色　以细胞形态学为基础,结合运用化学反应原理对血细胞内的各种化学物质进行定性、定位、半定量分析的方法。

6. 遗传学检查　采用常规染色体核型分析及荧光原位杂交(FISH)技术检测克隆性染色体异常。骨髓标本在含小牛血清的培养液中于 37℃培养一定时间后,加入秋水仙素"阻留"中期细胞,经染色后观察染色体的数目、结构和形态。

7. 基因检测　通过快速、敏感的 PCR 技术对融合基因进行定性或定量检测,通过 DNA 测序技术检测特定基因突变。

三、结果判断与分析

(一)首选实验

1. 血细胞分析　白细胞计数可以确定淋巴细胞是否增高或减低,增高或减低的程度。根据血细胞分析仪检测过程对计数和形态学异常等的报警信息,结合实验室制定的相应复检规则,对筛查出的重点标本进行显微镜细胞形态学观察和分类计数。

2. 白细胞分类计数和形态观察　可以确定白细胞增高或减低的严重程度,确定细胞类型构成情况。在病毒(如腺病毒、疱疹病毒等)、原虫感染,药物反应、结缔组织疾病、应激状态或过敏原等因素刺激下,淋巴细胞增生并发生形态变化,表现为胞体增大、胞质增多、嗜碱性增强、细胞核母细胞化,称为反应性淋巴。外周血的反应性淋巴主要是 T 淋巴细胞,少数为 B 细胞。常见的反应性淋巴细胞形态有三种:① Ⅰ 型(空泡型):又称泡沫型或浆细胞型,其特点为胞体较正常淋巴细胞稍大,多为圆形;核呈圆形、椭圆形、肾形或不规则形;染色质粗网状或不规则聚集粗糙块状;胞浆量较丰富,深蓝色,无颗粒,含有大小不等的空泡或呈泡沫状。② Ⅱ 型(不规则型,单核型):胞体较 Ⅰ 型细胞明显增大,外形不规则,似单核细胞;核圆形或不规则,染色质较细致;胞浆丰富,淡蓝或蓝色,着色不均匀,外缘深染蓝色,呈裙边样改变,可有少量嗜天青颗粒,一般无空泡。③ Ⅲ 型(幼稚型):胞体较大;核大呈圆形或椭圆形;染色质呈细致网状,可有 1~2 个假核仁;胞浆量少,呈深蓝色,多无颗粒,偶有小空泡。临床上反应性淋巴细胞增高最常见的疾病是传染性单核细胞增多症,也可见于病毒性肝炎、流行性出血热、湿疹等病毒性疾病和过敏性疾病。

（二）次选实验

1. 细胞免疫分型　淋巴细胞的形态和分类比例固然重要,但同时也要关注绝对值。某些淋巴增殖性疾病或淋巴瘤,其细胞形态并没有明显的异常,同成熟淋巴细胞具有极高的相似度,当形态学无法判断其来源及分化程度时,淋巴细胞免疫表型分析,是形态学观察的最有益补充,其免疫表型常有较明显改变和异常。T 淋巴系主要涉及的抗原有 CD3、CD7、CD2、CD1、CD4、CD5、CD8,常用 CD3、CD5、CD7。B 淋巴系主要涉及的抗原为 CD22、CD19、CD10、CD79a、CD20、CD24、Cyμ、SmIg,常用 CD10、CD19、CD22。NK淋巴细胞分化抗原为 CD16、CD56、CD57。从某种意义上说,淋巴细胞免疫分型较之于形态学识别和观察,优势更加明显。

2. 骨髓细胞形态检查　通过观察骨髓涂片,了解有核细胞增生程度,了解各系列、各阶段细胞比例,观察各种细胞形态,了解是否出现原始/幼稚淋巴细胞,或出现异常形态淋巴细胞。造血与淋巴组织肿瘤疾病详见第三章血液系统恶性肿瘤相关章节。

3. 细胞化学染色　过碘酸雪夫反应又称糖原染色,对正常各阶段粒细胞、单核细胞、淋巴细胞、巨核细胞和血小板都有程度不一的阳性反应,某些疾病状况下的原始、幼稚淋巴细胞和有核红细胞也呈阳性反应,因此,临床上主要应用糖原染色,帮助诊断急性淋巴细胞白血病、急性红白血病和骨髓增生异常综合征。标本通常选用骨髓片。但糖原染色受试剂等因素影响,易出现假阴性或假阳性,其诊断效能有限。

4. 基因检测　反应性淋巴细胞增多或减少无特征性基因异常,某些肿瘤性淋巴细胞增多可见特征性基因异常,如急性淋巴细胞白血病可见 BCR-ABL1 融合基因阳性。

（三）淋巴细胞增多和减少临床意义与评价

多种因素和疾病均可引起淋巴细胞增多或减少,淋巴细胞增多疾病与评价见表 2-3,淋巴细胞减少疾病与评价见表 2-4。

表 2-3　淋巴细胞增多疾病与评价

疾病/症状	意义/评价
生理性变化	午后和晚上比早晨高;新生儿增高
感染性疾病	典型急性细菌感染恢复期,某些病毒所致急性传染病,结核病恢复期或慢性期等
肿瘤性疾病	以原始和幼稚淋巴细胞增多为主见于 ALL,以成熟淋巴细胞增多为主见于 CLL、淋巴增殖性疾病
组织移植术后	排斥前期淋巴细胞绝对值增高,可作为监测组织或器官移植排斥反应指标
反应性淋巴细胞增多	多见于 EB 病毒感染的传染性单核细胞增多症,也可见于病毒性肝炎、流行性出血热和巨细胞病毒、艾滋病病毒、β-链球菌、梅毒螺旋体、弓形虫等感染
其他	再生障碍性贫血、粒细胞减少症及粒细胞缺乏症时淋巴细胞相对增高

表 2-4　淋巴细胞减少疾病与评价

疾病 / 症状	意义 / 评价
流行性感冒	疾病恢复期,出现典型的淋巴细胞减少
HIV 感染	可选择性地破坏 $CD4^+$ 细胞,导致 $CD4^+$ 细胞明显减少,$CD4^+/CD8^+$ 比例倒置
结核病	疾病早期淋巴细胞减少,伴 CD_4^+ 细胞明显减少,若治疗有效,淋巴细胞可恢复至正常
药物治疗	烷化剂(环磷酰胺等)可引起白细胞重度减少,伴淋巴细胞明显减低,治疗停止后,淋巴细胞减少可持续数年
放射治疗	可破坏淋巴细胞,每天低剂量放疗比每周 2 次大剂量放疗产生的破坏力更强
自身免疫性疾病	SLE、类风湿性关节炎、混合性结缔组织病、多发性肌炎等,因机体产生抗淋巴细胞抗体,致淋巴细胞破坏,数量减少
先天性免疫缺陷症	某些重症联合免疫缺陷症、运动性毛细血管扩张症、营养不良或锌缺乏,可引起不同程度的淋巴细胞减少

第三节　单核细胞结果异常

　　单核细胞来自骨髓多能造血干细胞分化的髓系干细胞和粒 - 单核系祖细胞。正常情况下,骨髓释放入外周血液的单核细胞是成熟的单核细胞,占白细胞总数的 3%~8%。在外周血液中单核细胞停留 3~6d,逸出血管进入组织或体腔内,再经 5~9d,发育为巨噬细胞,构成单核 - 巨噬系统的一部分,发挥其防御功能。

　　外周血单核细胞 $>0.8 \times 10^9/L$,为单核细胞增多(monocytosis)。单核细胞 $<0.2 \times 10^9/L$,为单核细胞减少。很少有单独导致单核细胞异常的疾病,这使得单核细胞疾病分类比较困难,但单核细胞减少症或单核细胞增多症的出现是相关疾病的重要诊断特征或导致患者生理功能异常的重要原因。如遗传性疾病如家族性噬血细胞性淋巴组织细胞增多症;炎症性疾病如感染性噬血细胞综合征;肿瘤性疾病如朗格罕细胞组织细胞增多症;贮积性疾病如 Gaucher 病;血液肿瘤疾病如急性粒单核细胞白血病或急性单核细胞白血病都会出现单核细胞数量与形态的改变。

一、实验室检查路径

　　实验室分析路径见图 2-7。

二、相关实验

　　1. 血细胞分析　包括多项参数数据,由血细胞分析仪得到,与白细胞相关的参数主要有白细胞计数,白细胞五项分类计数,包括中性粒细胞、嗜酸性粒细胞、嗜碱性粒细胞、淋巴细胞和单核细胞。分类计数一般有百分率和绝对值两种表示。

　　2. 血涂片形态观察及分类计数　外周血液经涂片制备、染色后,由于不同细胞其不同成分对酸性和碱性染料结合的程度不一,呈现出各自特有的形态特点。除了白细胞的形态观察,还需观察红细胞、血小板形态。

　　3. 骨髓细胞形态检查　将经瑞氏染色的骨髓涂片置显微镜下观察。根据有核细胞量的多少判断骨髓增生程度;根据细胞发育特点和形态特征,识别并分类有核细胞,得到各系细胞比例,计算粒红比值。

　　4. 细胞化学染色　以细胞形态学为基础,结合运用化学反应原理对血细胞内的各种化学物质进行定性、定位、半定量分析的方法。

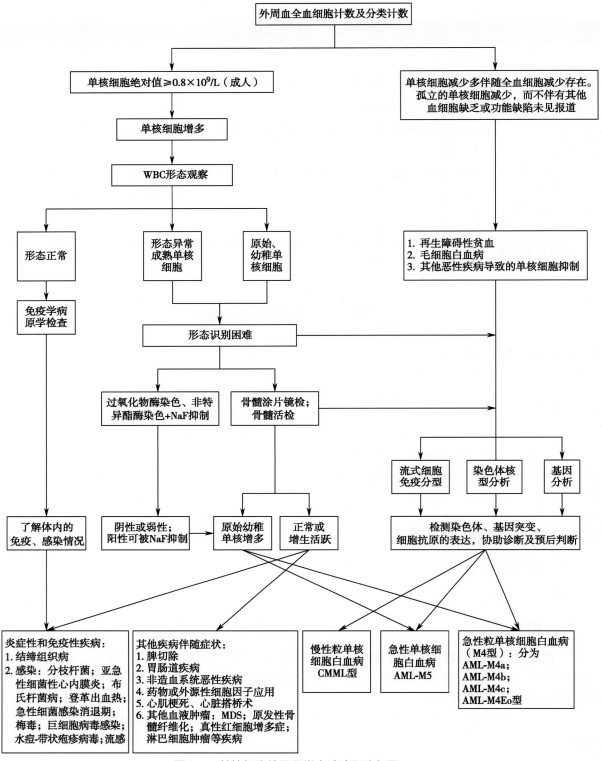

图 2-7　单核细胞结果异常实验诊断路径图

5. 细胞免疫分型　以流式细胞仪（FCM）为工具，在单细胞水平上对大量细胞进行高速、灵敏、准确、多参数的定量分析。流式细胞仪运用光散射和荧光之基本原理观察各种细胞群和／或异常细胞群的分布特点，并专门分析每群细胞，包括细胞膜、细胞内各种抗原、受体、酶等成分的表达水平，从而判断其细胞系列、分化程度等。外周血或骨髓的流式细胞免疫表型分析是判断血细胞克隆性增生及分化程度的有效辅助诊断方法。

单核细胞的表面有大量的蛋白抗原,可以用单克隆抗体来识别。这些抗原和抗体系根据分化群(CD)号码来区别。由于 CD 抗原表达于特定系列不同发育阶段的细胞上,其在细胞表面的获得和丢失在一定程度上可以反映细胞的来源、分化程度和功能状态。因此,可以通过单核细胞免疫表型的测定判断单核细胞的分化程度和功能。目前测定单核细胞免疫学分型主要采用流式细胞术来达到识别 CD 抗原的检测目的。本节主要涉及的抗体主要包括: CD11、CD13、CD14、CD15、CD33、CD34。

6. 遗传学检查　采用常规染色体核型分析及荧光原位杂交(FISH)技术检测克隆性染色体异常。骨髓标本在含小牛血清的培养液中于 37℃培养一定时间后,加入秋水仙素"阻留"中期细胞,经染色后观察染色体的数目、结构和形态。

7. 基因检测　通过快速、敏感的 PCR 技术对融合基因进行定性或定量检测,通过 DNA 测序技术检测特定基因突变。

三、结果判断与分析

(一) 首选实验

1. 血细胞分析　白细胞计数可以确定单核细胞是否增高或减低,增高或减低的程度。根据血细胞分析仪检测过程对计数和形态学异常等的报警信息,结合实验室制定的相应复检规则,对筛查出的重点标本进行显微镜细胞形态学观察和分类计数。多种因素和疾病都可能引起单核细胞增多,单核细胞增多的疾病与评价见表 2-5。单核细胞减少症与药物治疗有关,如肿瘤化疗、皮质类固醇、甲磺酸伊马替尼等,伴有单核细胞减少症的典型疾病是再生障碍性贫血和毛细胞性白血病。

表 2-5　单核细胞增多的疾病与评价

疾病 / 症状	意义 / 评价
生理性变化	儿童外周血单核细胞较成人稍高,平均为 9%; 2 周内新生儿可达 15% 或更多;妊娠及分娩,亦见单核细胞数量增多
感染性疾病	见于某些急性感染恢复期和慢性感染,如巨细胞病毒、疱疹病毒、结核分枝杆菌、布鲁杆菌等感染;见于亚急性细菌性心内膜炎、伤寒、严重浸润性和粟粒性肺结核等疾病
自身免疫性病	可见于 SLE、类风湿性关节炎、混合性结缔组织病、多发性肌炎、结节性动脉炎等疾病
血液系统肿瘤	急性单核细胞白血病、慢性粒 - 单核细胞白血病,淋巴瘤、多发性骨髓瘤、慢性淋巴细胞白血病、骨髓异常增生综合征等
其他恶性肿瘤	胃癌、肺癌、结肠癌、胰腺癌等实体肿瘤
胃肠道疾病	酒精性肝硬化、局限性回肠炎、溃疡性结肠炎、口角腹泻等
其他	化疗后骨髓恢复、骨髓移植后、粒细胞 - 巨噬细胞急落刺激因子治疗后不良药物反应、烷化剂等

2. 血涂片形态观察及分类计数　成熟单核细胞是外周血中体积最大、形态特征明显的白细胞,直径12~20μm,圆形或不规则,可见伪足;胞核不规则,呈扭曲、折叠状,或呈马蹄形、S 形、分叶形、笔架形等,染色质疏松,呈条索状,核仁消失;胞质量多,呈浅灰蓝色或略带红色,半透明如毛玻璃样,可见细小、分布均匀、灰尘样紫红色颗粒,常有空泡。反应性单核细胞增多症,外周血片可见单核细胞增多,包括成熟单核细胞和含有空泡的活化单核细胞。某些疾病除了关注单核细胞形态,还应留意血片中的不典型淋巴细胞,如单核细胞增多综合征。某些疾病,在骨髓或血片上,可以查见原始或幼稚单核细胞,如急性粒单核白血病或急性单核细胞白血病。而对慢性粒单核细胞白血病(CMML),外周血单核细胞增多为特征性改变,虽然增多的单核细胞是成熟单核,但常伴随轻度的形态改变,同时,多数病例有粒系发育异常(核分叶少或分叶异常、胞质颗粒异常)和红系发育异常(巨幼变)。

(二) 次选实验

1. 细胞免疫表型分析　当单核细胞形态特征不足以区分和判断其来源与分化程度时,或难以确定其性质为克隆性增生或反应性增生时,单核细胞的细胞免疫表型分析,就提供了强有力的证据和有益补充。单核细胞主要涉及的抗原有 CD4、CD11b、CD11c、CD14、CD16、CD36、CD64、HLA-DR 及溶酶菌,某些抗原的共表达有助于识别单核细胞。例如,借助 CD14、CD16 共表达情况对外周血单核细胞进行分型,对于慢性粒单核细胞白血病(CMML)的诊断具有重要意义。

2. 骨髓细胞形态检查　当外周血单核细胞增高或出现原始、幼稚单核细胞时,骨髓涂片检查非常必要。根据原始单核、幼稚单核和单核细胞的识别、分类,可以形态学初步诊断急性粒单核细胞白血病、急性单核细胞白血病和慢性粒单核细胞白血病。

3. 细胞化学染色　检测单核细胞可以选择酯酶染色,如 α- 丁酸萘酚酯酶或 α- 醋酸萘酚酯酶(加氟化物抑制)染色,单用或与萘酚 ASD- 氯醋酸酯酶合用,对鉴别单核细胞与原始 / 幼稚单核细胞、单核细胞与非单核细胞有一定帮助。标本可选择骨髓涂片或外周血。

4. 染色体及基因检查　单纯形态及分化程度正常的单核细胞数量增多时,一般不伴有染色体和基因的异常改变。某些单核细胞白血病时,如 AML-M4 常累及 11 号染色体,包括缺失和易位,易位以 t(9;11)(p21;q23)多见,可查见 MML-AF9 融合基因;AML-M4Eo 时常有非随机 16 号染色体异常,主要表现为 inv(16)、del(16)、t(16;16);AML-M5 时常见 t/del(11)(q23),可查见 MLLT3-MLL 融合基因和 MLL-ENL 融合基因。

第四节　嗜酸性粒细胞结果异常

嗜酸性粒细胞(eosinophil,E)起源于骨髓多能造血干细胞,为髓系干细胞分化而来的嗜酸性粒细胞祖细胞所产生。嗜酸性粒细胞集落形成因子主要由受抗原刺激的淋巴细胞产生,因此,嗜酸性粒细胞与人体免疫系统之间存在着密切联系。嗜酸性粒细胞主要存在于骨髓和组织中,外周血中量很少,仅占全身嗜酸性粒细胞总数的 1% 左右。正常人外周血中嗜酸性粒细胞占白细胞总数的 0.5%~5%(绝对值(0.05~0.50)× 10^9/L),当成年人外周血嗜酸性粒细胞超过 0.5×10^9/L 称为嗜酸性粒细胞增多(eosinophilia),依程度可分为 3 度:①轻度增多,0.5×10^9/L ≤ 绝对值<1.5×10^9/L;②中度增多,1.5×10^9/L ≤ 绝对值<5.0×10^9/L;③重度增多,绝对值>5.0×10^9/L。成人外周血嗜酸性粒细胞绝对值低于<0.05×10^9/L 称为嗜酸性粒细胞减少(eosinopenia),是一种不常见的检查结果,容易被临床忽视。

一、实验室分析路径

实验室分析路径见图 2-8。

二、相关实验

1. 血细胞分析　包括多项参数数据,由血细胞分析仪得到,与白细胞相关的参数主要有白细胞计数,白细胞五项分类计数,包括中性粒细胞、嗜酸性粒细胞、嗜碱性粒细胞、淋巴细胞和单核细胞。分类计数一般有百分率和绝对值两种表示。

2. 血涂片形态观察及分类计数　外周血液经涂片制备、染色后,由于不同细胞其不同成分对酸性和碱性染料结合的程度不一,呈现出各自特有的形态染色特点。除了白细胞的形态观察,还需观察红细胞、血小板形态。

3. 骨髓细胞形态检查　将经瑞氏染色的骨髓涂片置显微镜下观察。根据有核细胞量的多少判断骨髓增生程度;根据细胞发育特点和形态特征,识别并分类有核细胞,得到各系细胞比例,计算粒红比值。

三、结果判断与分析

(一)首选实验

1. 血细胞分析　细胞计数可以确定嗜酸性粒细胞是否增高或减低,增高或减低的程度。根据血细胞分析仪检测过程对计数和形态学异常等的报警信息,结合实验室制定的相应复检规则,对筛查出的重点标本进行显微镜细胞形态学观察和分类计数。多年使用血细胞分析仪的经验和体会,仪器在对嗜酸性粒细胞的计数和分类结果,与手工镜检分类的符合率较高。

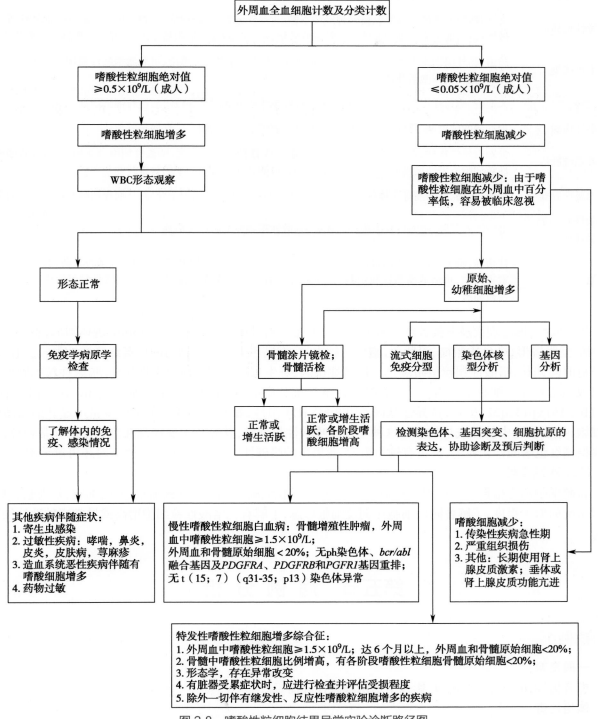

图 2-8　嗜酸性粒细胞结果异常实验诊断路径图

多种因素和疾病可引起嗜酸性粒细胞增多,如肿瘤性、反应性和特发性嗜酸性粒细胞增多综合征,但不管何种原因,持续性的嗜酸性粒细胞增多都有较为严重的临床后果,如血栓性疾病、器官损伤等。嗜酸性粒细胞增多的疾病和状况见表 2-6。

表 2-6　嗜酸性粒细胞增多的疾病与评价

疾病 / 症状	意义 / 评价
生理性变化	日间变化：健康人嗜酸性粒细胞早晨较低，夜间较高；上午波动大，下午较恒定，波动可达 40%
过敏性疾病	支气管哮喘、荨麻疹、风疹、血管神经性水肿、过敏性脉管炎、花粉病、食物过敏、药物过敏、血清病等过敏性疾病，通过肥大细胞和嗜碱性粒细胞致敏，释放嗜酸性粒细胞趋化因子，导致嗜酸性粒细胞增高
寄生虫感染	肠道、肠外组织寄生虫，如钩虫、蛔虫、血吸虫、肺吸虫等寄生虫感染，可刺激嗜酸性粒细胞趋化因子增多，与相应抗体激活补体，从而引起嗜酸性粒细胞增多
皮肤病	天疱疮、疱疹样皮炎、湿疹、银屑病、多形性红斑等皮肤病时可导致嗜酸性粒细胞增高
感染性疾病	猩红热的感染期、急性传染病的恢复期，可引起嗜酸性粒细胞反应性增多
血液系统肿瘤	骨髓增殖性疾病、恶性淋巴瘤、多发性骨髓瘤、慢性粒细胞白血病、嗜酸性细胞白血病，均可导致嗜酸性粒细胞原发性增高或者伴随性增高，同时，可能会伴随有形态学的异常改变
其他恶性肿瘤	肺癌、胃癌、结肠癌等实体肿瘤，也可能由淋巴细胞因子和肿瘤因子介导，从而导致嗜酸性粒细胞增多
嗜酸性粒细胞增多综合征	过敏性肉芽肿、嗜酸性粒细胞心内膜炎、弥散性嗜酸粒细胞性胶原病
其他	脾切除、脑垂体前叶功能减低症、肾上腺皮质功能减低症，应用 IL-2、GM-CSF、磺胺类药物、头孢青霉素等药物，可造成嗜酸性粒细胞清除减少；同时这些药物或细胞因子也可刺激骨髓释放更多地嗜酸性粒细胞

2. 血涂片形态观察及分类计数　嗜酸性粒细胞形态特征明显，直径约 13~15μm，胞体圆形，胞核多分 2 叶状，呈眼镜形，染色质粗糙、深紫色，胞质量较丰富，充满粗大、整齐、均匀的橘黄红嗜酸性颗粒。有时，因染色时间偏长，嗜酸性颗粒呈暗黑色。过敏性疾病、寄生虫感染和其他感染性疾病，嗜酸性粒细胞增多且以成熟嗜酸性粒细胞增多为主。而在某些血液系统肿瘤疾病，如急性髓系白血病伴 inv（16）(p13,q22) 或 t(16；16)(p13,q22) 患者，特异性基因 CBFβ/MYH11 阳性，骨髓或血液中可出现少量不成熟的嗜酸性粒细胞，如嗜酸性中幼粒或早幼粒。这种不成熟嗜酸性粒细胞，其异常主要体现在胞浆中的异常颗粒，即在典型橘红色嗜酸性颗粒上，覆盖有较为粗大、蓝黑色的嗜碱性颗粒，当颗粒过于密集时还可遮盖胞核。

（二）次选实验

骨髓细胞形态检查　通过观察骨髓涂片，了解包括粒细胞、红细胞、巨核细胞、淋巴细胞、浆细胞、单核细胞系统的增生程度，了解各阶段细胞比例及细胞形态，了解有无嗜酸性粒细胞增高或异常嗜酸性粒细胞出现。

第五节　病例分析

病例1

一般资料：
患者男性，65 岁，肺部包块，影像学提示肺恶性肿瘤。

体格检查：
T：36℃，P：82 次/min，R：20 次/min，BP：140/80mmHg。神志清楚，无病容，皮肤巩膜无黄染，双手色素不均匀，双手散在皮疹伴裂口，指尖、手背为主，全身浅表淋巴结未扪及肿大。心肺（−），肝、脾未扪及。腹部外形正常，全腹软，无压痛及反跳痛，腹部未触及包块。肾脏未触及。双下肢无水肿。

实验室检查：
1. 血细胞分析　RBC 3.76×10^{12}/L，HGB 121g/L，Hct 0.36，MCH 32.2pg，MCHC 308g/L，RDW-SD 53.9fL，

RDW-CV 16.5%，PLT 117×10⁹/L，WBC 61.56×10⁹/L。

2. 血涂片镜检 WBC 总数增多，WBC 分类以中性分叶粒细胞为主，占 83%，中性分叶粒细胞绝对值计数为 51.09×10⁹/L，中性中幼粒细胞占 3%，中性晚幼粒细胞占 4%，中性杆状核粒细胞占 7%，淋巴细胞占 3%。形态学观察中性粒细胞内颗粒增多增粗，部分胞质内可见明显中毒颗粒，偶见凋亡中性粒细胞。

3. 骨髓象检查 有核细胞增生极度活跃，粒红比例为 6.2∶1。原始细胞占 1%，粒细胞系早幼粒及以下阶段细胞均可查见，比例占 77.5%，以杆、分叶核为主，胞质内颗粒增多增粗。红系、巨核细胞系均未见明显异常，散在 PLT 易见，巨核细胞产 PLT 正常。

4. 细胞化学染色 NAP 阳性率 0.95，积分 202 分。

5. 染色体核型分析 核型分析结果为 46 XY，未查见异常染色。

6. 基因检测 常见髓系白血病基因检测 AML1/ETO 阴性；BCR/ABL 阴性；CBFβ-MYH11 阴性；DEK-CAN 阴性；MLL-AF9 阴性；NPM-MLF1 阴性；NPM-RARα 阴性；NuMA-RARα 阴性；F1P1L-RARα 阴性；PLZF-RARα 阴性；PML-RARα 阴性；PRK-RARα 阴性；STAT5b-RARα 阴性。

分析与诊断：

患者最可能的诊断是类白血病反应。血象中白细胞总数增多，未查见原始细胞，以中性分叶粒细胞为主，涂片镜检发现少量中、晚幼粒细胞，并可见中毒颗粒。骨髓细胞形态学检查提示：以粒系分叶、杆状核、晚幼粒为主，亦可见中毒颗粒。以上形态学信息提示并符合类白血病表现。类白血病反应的鉴别诊断主要是慢性粒细胞白血病（CML）。本病例中血涂片未查见原始细胞，骨髓涂片仅见 1% 原始细胞，NAP 阳性率和积分均明显升高，染色体核型正常，BCR-ABL 融合基因阴性，无肝脾肿大，据此基本可排除 CML。肺部包块穿刺细胞学病理检查，诊断肺小细胞肺癌。

最终诊断：

肺癌引起的类白血病反应。

病例 2

一般资料：

患者女性，40 岁，因发热、心慌、腹泻 4d 入院。2 个月前因患甲状腺功能亢进症，开始口服甲巯咪唑 10mg，每天 3 次；美托洛尔 12.5mg，每天 2 次治疗。于 4 天前开始发热，在当地诊所诊断为"感冒"，给予中西药物治疗未见好转，继而出现腹泻、腹痛，大便每天十余次，呈稀水样。体温 39⁺℃，不思饮食，心慌不宁，浑身乏力，精神萎靡。

体格检查：

神志清，精神差，皮肤及黏膜无黄染，突眼征（-），甲状腺Ⅱ°肿大，质韧，无杂音，心肺（-）。腹部平软，Murphy 征（+），脐周压痛（±），肠鸣音（7~10）次/min。

实验室检查：

1. 血细胞分析 RBC 5.27×10¹²/L，HGB 130g/L，WBC 0.4×10⁹/L，粒细胞 0.1×10⁹/L，PLT 141×10⁹/L。

2. 血涂片 中性粒细胞显著减少，淋巴细胞增多。

3. 电解质 K⁺ 2.61mmol/L，Na⁺ 123.5mmol/L，Ca²⁺ 1.74mmol/L。

分析与诊断：

本病例起病急骤、高热，有甲亢历史和服药史，腹泻并电解质紊乱，为较典型甲亢危象临床表现。粒细胞显著减低仅 0.4×10⁹/L，符合粒细胞缺乏诊断。进一步做甲状腺激素检测，T₃ 3.25nmol/L，T₄ 221.00nmol/L，TSH 0.09mIU/L，结果提示 T₃、T₄ 增高。甲亢危象患者一般会出现白细胞增高，结合患者的甲亢史和服用甲巯咪唑情况，考虑服药引起的粒细胞缺乏症。患者入院 60h 主诉胸闷，呼吸困难，心跳呼吸先后停止，抢救无效而死亡。

最终诊断：

药物引起白细胞减少症、粒细胞缺乏症。

病例 3

一般资料：

患者女性，20 岁，因"反复发热 10 天"入院。

体格检查：

T：37℃，P：85 次 /min，R：20 次 /min，BP：100/73mmHg。神志清楚，无病容，咽痛，皮肤巩膜无黄染，全身浅表淋巴结未扪及肿大。心肺（-），肝、脾未扪及。腹部外形正常，全腹软，无压痛及反跳痛，腹部未触及包块。肾脏未触及。双下肢无水肿。

实验室检查：

1. 血细胞分析　RBC 5.39×10^{12}/L，HGB 106g/L，Hct 0.33，MCH 19.7pg，MCHC 317g/L，RDW-SD 40.9，RDW-CV 18.9%，PLT 280×10^9/L，WBC 7.46×10^9/L。

2. 血涂片镜检　WBC 总数正常，WBC 分类示中性分叶粒细胞占 28%，淋巴细胞占 31%，单核细胞占 4%，嗜酸性粒细胞占 1%，嗜碱性粒细胞占 1%，反应性淋巴细胞占 35%。形态学观察显示反应性淋巴体积较正常淋巴大，多数为Ⅰ型和Ⅱ型。

3. 骨髓象检查　有核细胞增生活跃，粒红比例为 1.12：1。粒细胞系各阶段细胞均可查见，比例占 40.5%，以杆状和分叶细胞为主。淋巴细胞占 45%，主要为成熟淋巴细胞，约 15% 为反应性淋巴细胞。红系、巨核细胞系均未见明显异常，散在 PLT 易见，巨核细胞产 PLT 正常。

4. 染色体核型分析　核型分析结果为 46 XX，未查见异常染色体。

5. 基因检测　BCR/ABL 等基因均阴性。

6. 病毒学检查

项目	结果	单位	参考值
EB 病毒 DNA 实时荧光检测（EB-DNA）	3.14E+03	copies/mL	扩增阴性
巨细胞病毒抗体 IgM（化学发光法）	47.40	AU/mL	<22
风疹病毒抗体 IgM（化学发光法）	<10.00	AU/mL	<25
单疱病毒抗体Ⅰ/Ⅱ型 IgM（CLIA）	<0.50	Index	<1.1
弓形体抗体 IgM（化学发光法）	<3.00	AU/mL	<8
人巨细胞病毒实时荧光检测（CMV-DNA）	扩增阴性	copies/mL	扩增阴性

分析：

患者最可能的诊断是传染性单核细胞增多症。血象中白细胞总数正常，未查见原始细胞，中性分叶粒细胞占 28%，淋巴细胞比例增高占 66%。涂片镜检正常淋巴占 31%，反应性淋巴占 35%，以Ⅰ型和Ⅱ型为主。骨髓涂片反应性淋巴占 15%，染色体分析未见异常，未查见有诊断意义的基因阳性结果，初步排除血液系统肿瘤。

本病例中 EB 病毒 DNA 实时荧光检测 3.14E+03copies/mL，是 EB 病毒新近感染的重要证据。患者反复发热（最高体温 38.5℃），咽峡炎，血象中淋巴细胞比例增高达 66%，反应性淋巴细胞占 35%，肝脏轻度肿大，这些临床表现存在均符合传染性单核细胞增多症的诊断要点。

本病需与急性淋巴细胞白血病、传染性淋巴细胞增生症相鉴别。

最终诊断：

传染性单核细胞增多症。

病例 4

一般资料：

患者男，60 岁，因"肺癌术后 1$^+$ 年，放化疗后Ⅳ度骨髓抑制"入院。

体格检查：

T：36.5℃，P：120 次 /min，R：23 次 /min，BP：112/77mmHg。神志清楚，慢性病容，皮肤巩膜无黄染，全身浅表淋巴结未扪及肿大。心肺（–），肝、脾未扪及。腹部外形正常，全腹软，无压痛及反跳痛，腹部未触及包块。肾脏未触及。双下肢无水肿。

实验室检查：

1. 血细胞分析　入院后第 1 次血细胞分析结果：RBC 2.18×10^{12}/L，HGB 63g/L，Hct 0.18，PLT 29×10^9/L，WBC 0.69×10^9/L。第 2 次结果：RBC 2.51×10^{12}/L，HGB 68g/L，Hct 0.19，PLT 35×10^9/L，WBC 5.71×10^9/L。

2. 血涂片镜检　入院后第 1 次血涂片镜检提示 WBC 总数低，需查找多个高倍视野才发现 1 个有核细胞；WBC 分类示中性分叶粒细胞 16%，淋巴细胞 74%，单核细胞 2%，嗜酸性粒细胞 6%，嗜碱性粒细胞 2%。形态学观察细胞体积偏小，但总体分化发育未见明显异常。入院后第 2 次血涂片镜检，WBC 数量明显增高，高倍视野下有核细胞易见；WBC 分类示中性分叶粒细胞 15%，淋巴细胞 41%，中性杆状粒细胞 3%，单核细胞 28%，中性中幼粒细胞 4%，中性晚幼粒细胞 9%。对比两次血细胞分析结果，第 2 次较第 1 次 WBC 总数明显增高，出现中、晚幼粒细胞，且单核细胞数量明显增多，但细胞形态及分化发育未见明显异常。

分析与诊断：

患者诊断明确，为右肺上叶中分化鳞癌辅助化疗后术后（ypT4N1M0，ⅢA 期）复发；放化疗后骨髓抑制Ⅳ度。入院后血象检查，提示三系减低，以中性粒细胞和血小板减低更为明显，与放、化疗后骨髓抑制临床表现相符。与临床沟通知晓，患者给予了对症特比澳升血小板、惠尔血（粒细胞巨核细胞集落刺激因子）升白细胞、保护性隔离、增强免疫力等治疗。第 2 次为上述治疗后复查，血象提示 WBC 数量明显升高，但红细胞和血小板上升不够明显，可能为治疗时间较短，新生成红细胞、血小板未及时释放入外周血。中幼粒、晚幼粒细胞的出现，提示药物升白细胞有效。单核细胞增高可能为一过性、治疗相关性单核细胞升高，是机体对治疗药物的反应应答，提示治疗药物有效，且效果良好。

本病例第 1 次血象检查后，在使用粒细胞 - 巨核细胞集落刺激因子前，应注意与再生障碍性贫血、低 WBC 血症等进行鉴别诊断。同时，单核细胞的增高，还需与单核细胞相关的血液系统肿瘤相鉴别。

最终诊断：

药物诱导的单核细胞增多。

病例 5

一般资料：

患者，男性，28 岁，因"腹胀、皮肤及巩膜黄染 40^+ 天"入院，已住院 11 天。

体格检查：

T 36.7℃，P 103 次 /min，R 20 次 /min，BP 132/94mmHg。肝病面容，全身皮肤、巩膜黄染，未见肝掌及蜘蛛痣，双前臂内侧、胸腹壁可见散在皮下出血点，未见淤斑，腹部饱满，腹肌稍紧张，无压痛及反跳痛，腹部未触及包块，肝脏肋下未触及，脾脏肋下 2.5 横指，移动性浊音可疑阳性，双下肢无水肿。

实验室检查：

1. 血细胞分析　RBC 2.66×10^{12}/L，HGB 89g/L，Hct 0.28，MCH 33.5pg，MCHC 319g/L，RDW-SD 84.3fL，RDW-CV 22.4%，PLT 147×10^9/L，WBC 12.95×10^9/L。

2. 血涂片镜检　WBC 总数轻度增多，分类以中性分叶粒细胞为主占 54%（6.99×10^9/L），淋巴细胞 7%（0.91×10^9/L），中性杆状粒细胞 5%（0.65×10^9/L），单核细胞 15%（1.94×10^9/L），嗜酸性粒细胞 1%（0.13×10^9/L），早幼粒细胞 2%（0.26×10^9/L），中幼粒细胞 8%（1.04×10^9/L），晚幼粒细胞 8%（1.04×10^9/L）。镜检观察，中性粒细胞胞浆颗粒增多增粗。

3. 骨髓检查　有核细胞增生活跃，粒红比为 0.57∶1。粒系占 33%，各阶段细胞均见，形态未见明显异常。红系增高占 57.5%，除原红外其他阶段细胞均见，以中、晚幼红细胞为主。成熟红细胞大小基本均一，中心淡染区未见明显扩大。成熟淋巴细胞占 9.5%。阅全片见巨核细胞 87 个，散在血小板可见，未查见异常细胞。

4. 其他　临床沟通并调阅病历,患者住院期间三系降低,5 天前 RBC 1.99×10^{12}/L,HGB 65g/L,Hct 0.2L/L,MCH 32.7pg,MCHC 325g/L,RDW-SD 92.9fL,RDW-CV 25.3%,PLT 34×10^9/L,WBC 1.53×10^9/L。对症支持治疗输注同型血小板,同时给予特比澳(重组人血小板生成素注射液)15 000U/mL 每天一次皮下注射(升 PLT),巨和粒(重组人白介素 -11 注射液)1.5mg 每天一次皮下注射(升 PLT),聚乙二醇化重组粒细胞刺激因子注射液 3mg 每天一次皮下注射(升 WBC)。本次血象为用药后 5d 复查,PLT 和 WBC 均明显升高(PLT 147×10^9/L,WBC 12.95×10^9/L)。

分析与诊断:

最可能的诊断是药物引起白细胞升高。短时间内白细胞总数快速增多,并出现了幼稚粒细胞,结合患者治疗用药史,符合粒细胞集落刺激因子诱导的外周血白细胞升高的血象改变。

最终诊断:

药物引起 WBC 升高。

(毛志刚　粟　军)

▶ **参考文献**

1. 王兰兰. 医学检验项目选择与临床应用. 2 版. 北京: 人民卫生出版社, 2013.
2. Kenneth Kaushansky, Marshall A. Lichtman, Josef T. Prchal, et al. 威廉姆斯血液学. 9 版. 陈竺, 陈赛娟. 主译. 北京: 人民卫生出版社, 2018.
3. 刘成玉, 罗春丽. 临床检验基础. 5 版. 北京: 人民卫生出版社, 2012.
4. 许文荣, 王建中. 临床血液学检验. 5 版. 北京: 人民卫生出版社, 2012.
5. Oiane C. Farhi. 临床血液、骨髓细胞形态学-正常与病理特征. 岳保红, 关方霞, 赵杰, 主译. 西安: 第四军医大学出版社, 2014.

第三章

血液系统恶性肿瘤的实验诊断

　　血液系统恶性肿瘤主要是指造血系统与淋巴系统的肿瘤,其准确的诊断和分型是精准治疗的必要前提。本章讨论的血液系统恶性肿瘤主要包括骨髓增殖性肿瘤、骨髓增生异常综合征、骨髓增生异常综合征/骨髓增殖性肿瘤、急性白血病以及淋巴增殖性肿瘤。由于肿瘤病因的未知性和肿瘤特征的异质性,WHO分型需整合细胞形态学(Morphology)、免疫学(Immunology)、细胞遗传学(Cytogenetics)、分子生物学(Molecular biology),即MICM的实验室检查结果及患者的临床信息等来定义疾病实体。目前尚没有单一的"金标准"来诊断所有的血液系统恶性肿瘤,MICM中每一种检查手段的相对重要性因疾病种类而异,取决于目前对疾病的认知水平。

第一节　骨髓增殖性肿瘤

　　骨髓增殖性肿瘤(myeloproliferative neoplasms,MPNs)是指一组来源于造血干细胞的血液系统克隆性疾病,以骨髓中分化成熟相对正常的一系或多系髓系(如粒系、红系和巨核系)细胞持续性异常增殖为特征。反应性的髓系细胞增高已在本书第二章中进行讨论,本节主要讨论的骨髓增殖性肿瘤包括:BCR-ABL1阳性的慢性髓性白血病(chronic myeloid leukaemia,BCR-ABL1positive;CML,BCR-ABL1)、慢性中性粒细胞白血病(chronic neutrophilic leukaemia,CNL)、真性红细胞增多症(polycythaemiavera,PV)、原发性骨髓纤维化(primary myelofibrosis,PMF)、特发性血小板增多症(essential thrombocythaemia,ET)、慢性嗜酸性粒细胞白血病,非特指(chronic eosinophilic leukaemia,NOS;CEL,NOS)、骨髓增殖性肿瘤,未分类(myeloproliferative neoplasm,unclassifiable;MPN-U)。

　　MPNs主要发病年龄为50~70岁,所有亚型的总发病率每年为(6~10)/100 000。该病一般起病缓慢,初诊患者往往无症状或出现不典型表现如乏力、厌食、体重减轻、盗汗、贫血和肝脾肿大,由于其骨髓造血为有效造血,外周血常常表现出髓系一系或多系细胞(粒系、红系、血小板)的增高,甚至出现幼稚细胞。随着疾病进展,MPNs可转化为急性白血病或由于骨髓纤维化和无效造血导致骨髓衰竭。

　　髓系/淋巴肿瘤伴嗜酸性粒细胞增高和PDGFRA、PDGFRB、FGFR1重排或PCM1-JAK2作为一类单独的血液系统肿瘤,表现为淋巴肿瘤或急性髓性白血病的频率各异,但由于其某些亚型可表现为慢性骨髓增殖性肿瘤,需要与某些MPNs进行鉴别诊断,在本章节中会涉及一部分相关内容。

一、实验室分析路径

实验室分析路径见图3-1。

二、相关实验

　　1. 外周血细胞计数及涂片细胞形态学检查明确外周血红细胞计数、白细胞计数、血小板计数、血红蛋白浓度以及白细胞分类计数各组分所占比例及绝对值。外周血涂片细胞形态学检查是对外周血细胞计数及分类计数结果的验证和补充。新鲜外周血标本涂片后,瑞氏 - 吉姆萨染色,显微镜分类计数 200 个有核细胞,并同时观察白细胞是否存在形态异常,如中性粒细胞胞浆颗粒增多或减少、单核细胞形态观察等,成熟红细胞形态(如泪滴形红细胞)和血小板大小及颗粒也应同时观察评估。

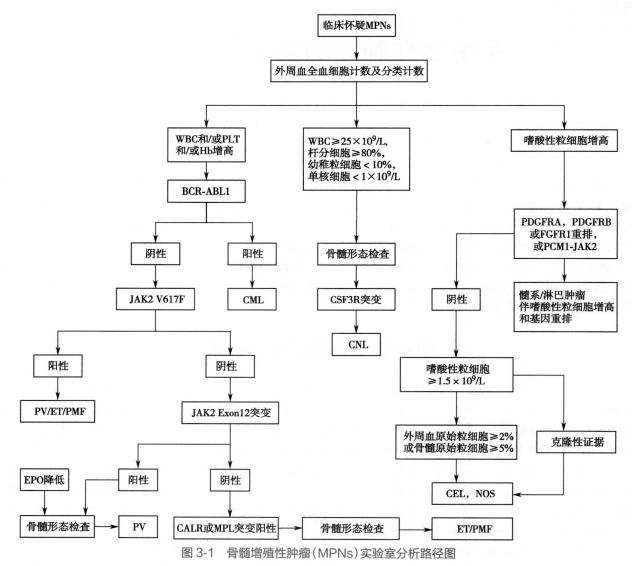

图 3-1　骨髓增殖性肿瘤(MPNs)实验室分析路径图

　　2. 细胞遗传学检查采用常规染色体核型分析及荧光原位杂交(FISH)技术检测克隆性染色体异常。

　　3. 分子生物学检查通过 PCR 技术对融合基因进行定性或定量检测,通过 DNA 测序技术检测特定基因突变。

　　4. 骨髓细胞形态学检查包括骨髓病理活检细胞形态检查及骨髓涂片细胞形态检查,主要判断骨髓的增生程度,分类计数 500 个有核细胞,计算各系髓系细胞(粒系、单核系、红系及巨核细胞)比例及分化发育阶段,观察细胞形态是否有异常。

　　5. 细胞化学染色以细胞形态学为基础,结合运用化学反应的原理对血细胞内的各种化学物质进行定性、定位、半定量分析的方法。协助了解血细胞的正常生理功能、诊断和鉴别诊断血液系统疾病。

　　6. 流式细胞免疫分型在骨髓增殖性肿瘤(MPNs)的诊断和鉴别诊断中作用有限,可辅助明确细胞来源及发育阶段,对于处于疾病进展及急变期的患者,可协助明确原始细胞系别来源。

　　7. 其他检查如促红细胞生成素(EPO)、乳酸脱氢酶(LDH)等检查,有助于 MPNs 的鉴别诊断。

三、结果判断与分析

根据外周血/骨髓等标本的细胞形态学、细胞遗传学和分子生物学检查特征,可以对多数的骨髓增殖性肿瘤(MPNs)进行诊断和分型,因此外周血细胞计数、细胞形态学、细胞遗传学和分子生物学检查是临床实验室诊断和预后监测 MPNs 的首选检测项目。细胞化学染色、流式细胞免疫分型及其他检查对部分特殊类型的 MPNs 的分型和预后评估具有一定的意义,有条件时应尽量送检。

(一) 首选实验

1. 外周血细胞计数及涂片细胞形态学检查

CML,BCR-ABL1:慢性期时,外周血白细胞增高至$(12\sim1\,000)\times10^9/L$,中位数为 $80\times10^9/L$(儿童高于成人,白细胞中位数可达 $250\times10^9/L$),以不同成熟阶段的中性粒细胞增高为主,无明显病态造血表现。原始细胞一般<2%(不超过10%),嗜酸性粒细胞及嗜碱性粒细胞常增高,但嗜碱性粒细胞<20%,单核细胞比例常<3%(除外某些少见的 p190 BCR-ABL1 病例,其单核细胞增高与 CMML 表现相似)。外周血血小板计数一般正常或增高,最高可达$\geqslant1\,000\times10^9/L$,少见血小板显著减少病例。CML 加速期时,其外周血检查主要表现为:治疗无效的进行性白细胞增高($>10\times10^9/L$);治疗无效的持续性血小板增高($>1\,000\times10^9/L$);与治疗无关的持续性血小板降低($<100\times10^9/L$);外周血嗜碱性粒细胞比例$\geqslant20\%$;外周血原始细胞 10%~19%。CML 急变期时,其外周血检查主要表现为原始细胞比例$\geqslant20\%$。

慢性中性粒细胞白血病(CNL):持续性外周血白细胞计数$\geqslant25\times10^9/L$,其中中性杆状核和中性分叶核粒细胞$\geqslant80\%$,中性前体细胞<10%,原始细胞难见,单核细胞$<1\times10^9/L$,粒系无明显异常造血表现。成熟红细胞和血小板形态正常。

真性红细胞增多症(PV):血红蛋白浓度增高,男性>16.5g/dL,女性>16.0g/dL;或血细胞比容(HCT)增高,男性 HCT>49%,女性 HCT>48%;或红细胞数量增多(>25%的红细胞计数平均预测值)。同时白细胞、血小板也常增高,表现出全血细胞增高,嗜碱性粒细胞少见,原始细胞难见。在 PV 的后期,红细胞生成逐渐减少,外周血红细胞开始逐渐正常甚至减少。据报道,疾病进展过程中,持续性白细胞增高与预后不良相关。

原发性骨髓纤维化(PMF):PMF 前期可见外周血白细胞和血小板增高。随着疾病的进展,在骨髓纤维化期,外周血涂片可见幼稚细胞和泪滴状红细胞。

特发性血小板增多症(ET):外周血血小板计数$\geqslant450\times10^9/L$,大小不等,可见不典型大血小板和巨大血小板,少数情况可见畸形血小板和少颗粒血小板。外周血白细胞计数和分类计数结果多数正常,也可见增高。红细胞呈正细胞正色素。幼稚细胞及泪滴形红细胞难见。

慢性嗜酸性粒细胞白血病,非特指(CEL,NOS):外周血嗜酸性粒细胞$\geqslant1.5\times10^9/L$,以成熟嗜酸性粒细胞为主,仅见少量嗜酸性前体细胞。可见不同程度嗜酸性粒细胞形态异常,包括颗粒稀少,胞浆空泡,核分叶过多或分叶减少,细胞体积增大,但以上形态改变在反应性嗜酸性粒细胞和肿瘤性嗜酸性粒细胞增高病例中都可能出现,所以形态学改变不能作为诊断 CEL,NOS 的依据。外周血中性粒细胞常常伴随增高,外周血原始细胞比例$\geqslant2\%$支持 CEL,NOS 的诊断。

2. 细胞遗传学检查

CML,BCR-ABL1:90%~95%的 CML 患者可见由 t(9;22)(q34;q11.2)形成的 Ph'染色体,Ph'染色体是一种比 G 组染色体还小的近端着丝粒染色体。CML,BCR-ABL1 加速期时,其细胞遗传学检查可见初诊时 Ph'阳性细胞出现额外的克隆性染色体异常(第二条 Ph'染色体,8 号染色体 3 体,17q 等臂染色体,19 号染色体 3 体)、复杂核型和 3q26.2 异常,或治疗期间 Ph'阳性细胞出现新的克隆性染色体异常。

慢性中性粒细胞白血病(CNL):90%的 CNL 染色体核型正常,报道的克隆性染色体核型可见 +8,+9,+21,del(7q),del(20q),del(11q)等。无 Ph'染色体和 BCR-ABL1 融合基因;无 PDGFRA、PDGFRB 或 FGFR1 重排,无 PCM1-JAK2 融合基因。

真性红细胞增多症(PV):最常见的重现性遗传学异常包括 +8、+9、del(20q)、del(13q)和 del(9p)等,其中 +8、+9 在部分病例可同时存在。无 Ph'染色体和 BCR-ABL1 融合基因。染色体异常虽然对 PV 无特征性诊断意义,但是对于疾病预后不良具有提示作用,80%~90% 的 PV 后期骨髓纤维化期可见染色体异常。

原发性骨髓纤维化(PMF):30% 的 PMF 可见染色体异常,最常见的异常是 del(20q),与 PMF 最相关但不具有诊断意义的染色体异常包括 del(13)(q12-22)或 der(6)t(1;6)(q21-23;p21.3)。无 Ph' 染色体和 BCR-ABL1 融合基因。

特发性血小板增多症(ET):5%~10% 的 ET 查见染色体异常,但均缺乏特异性。

慢性嗜酸性粒细胞白血病,非特指(CEL,NOS):无特征性细胞遗传学异常,无 Ph' 染色体和 BCR-ABL1 融合基因。

3. 分子生物学检查

CML,BCR-ABL1:所有的 CML 患者均可检测到 BCR-ABL1 融合基因阳性。尤其是对于常规细胞遗传学分析无法识别的隐性易位,可以通过 FISH 分析和 / 或 RT-PCR 检测到 BCR-ABL1 融合基因。因 BCR 基因断裂点的不同,可编码三种不同分子量的融合蛋白 P210、P190 和 P230。P210 是 CML 中最常见的融合基因蛋白,P230 多见于明显的中性粒细胞增多或伴血小板增多的 CML,P190 常见于 Ph' 阳性的急性淋巴细胞白血病(ALL)和少数 CML 患者。

慢性中性粒细胞白血病(CNL):与 CSF3R 突变强相关,常常伴随 SETBP1 或 ASXL1 突变,其中伴随 ASXL1 突变提示预后不良。极少数病例报道可见 *JAK2 V617F* 突变。

真性红细胞增多症(PV):95% 的 PV 可见 *JAK2 V617F* 突变,但 *JAK2 V617F* 突变并非 PV 所特有,其他类型的 MPNs、少部分(<5%)急性髓细胞白血病、骨髓增生异常综合征、慢性粒单核细胞白血病或其他髓系肿瘤都可能检测到 *JAK2 V617F* 突变。大约 3% 的 PV 可见 *JAK2 exon 12* 突变,一般以红细胞造血异常增生为主要表现。

原发性骨髓纤维化(PMF):50%~60% 的 PMF 可见 *JAK2 V617F* 突变,30% 的 PMF 可见 *CALR* 突变,8% 的 PMF 可见 *MPL* 突变,12% 的 PMF 显示 *JAK2 V617F*、*CALR*、*MPL* 突变均阴性。

特发性血小板增多症(ET):50%~60% 的 ET 可见 *JAK2 V617F* 突变,30% 的 ET 可见 *CALR* 突变,3% 的 ET 可见 *MPL* 突变,大约 12% 的 ET 显示 *JAK2 V617F*、*CALR*、*MPL* 突变均阴性。

慢性嗜酸性粒细胞白血病,非特指(CEL,NOS):无特征性分子生物学异常。无 PDGFRA、PDGFRB、FGFR1 重排或 PCM1-JAK2 融合基因。*TET2*、*ASXL1* 和 *DNMT3A* 突变可作为诊断 CEL,NOS 的克隆性证据,但是这些克隆性异常也存在于少数无血液系统疾病的老年人,所以对于老年患者,不能仅基于分子生物学异常诊断 CEL,NOS,一定要仔细排除反应性嗜酸性粒细胞增多的情况。

4. 骨髓形态学检查包括骨髓病理活检细胞形态检查及骨髓涂片细胞形态检查。

CML,BCR-ABL1:绝大多数 CML 可通过外周血检查及遗传学检查(Ph' 染色体和 / 或 BCR-ABL1 融合基因)结果进行诊断。骨髓涂片形态学检查对于评估疾病分期有重要意义。骨髓活检在大多数病例中为非必须检查,多用于外周血表现不典型或骨髓取材困难时。CML 慢性期时骨髓涂片特征主要表现为:增生明显活跃或极度活跃,骨髓渣充满造血细胞,以中性中幼、晚幼、杆状、分叶核粒细胞增高为主,无明显病态造血表现;嗜酸性粒细胞和 / 或嗜碱性粒细胞易见;骨髓中原始细胞<10%;巨核细胞体积偏小且核分叶减少,数量可正常或显著增加;可见假戈 - 谢细胞。CML 加速期时,骨髓涂片细胞学检查主要表现为骨髓原始细胞增高占 10%~19%。CML 急变期时,骨髓涂片细胞学检查主要表现为原始细胞比例 ≥20%。

慢性中性粒细胞白血病(CNL):骨髓活检显示骨髓增生明显活跃,以中性粒细胞增生为主,粒红比例可高达 ≥20∶1。原始粒细胞比例不高(<5%),中性中幼粒及其下阶段粒细胞比例增加。红系及巨核系可见增生,无明显异常造血表现。当可见明显异常造血表现时,应注意排除 BCR-ABL1 阴性的不典型慢性粒细胞白血病(atypical chronic myeloid leukaemia,aCML)。

真性红细胞增多症(PV):骨髓常见增生明显活跃,造血细胞增多,以红系前体细胞和巨核细胞数量增多最为显著。无明显异常造血表现。外周血或骨髓原始细胞 ≥10% 提示疾病进入加速期,原始细胞 ≥20% 提示进入急变期。

原发性骨髓纤维化(PMF)：PMF前期,骨髓细胞增生明显活跃,以中性粒细胞和不典型巨核细胞增多为主要特征,原始细胞少见。PMF骨髓巨核细胞形态具有一定特征性：大小不等,以大细胞为主,染色质聚集异常,核呈云朵状或气球状,易见裸核巨核细胞。PMF纤维化期,骨髓活检可见明显的网状蛋白或胶原纤维化,常伴有骨硬化。

特发性血小板增多症(ET)：骨髓活检显示巨核细胞显著增生,巨核细胞体积大,形态成熟,胞浆丰富,核分叶增多,呈"鹿角"状;粒系及红系细胞未见明显异常造血;罕见网状纤维增生。

慢性嗜酸性粒细胞白血病,非特指(CEL,NOS)：骨髓有核细胞增生活跃,嗜酸性粒细胞增高,嗜酸性粒细胞的发育成熟一般未见异常;易见夏科-雷登结晶;红系和巨核系造血未见异常;原始细胞比例增加至5%~19%支持CEL,NOS的诊断。大约1/3病例可见骨髓纤维化,但纤维化程度多数较轻。

(二) 次选实验

1. 细胞化学染色

CML,BCR-ABL1：中性粒细胞碱性磷酸酶积分(NAP)在CML的诊断和鉴别诊断中非常有意义。慢性期时,CML的NAP阳性率及积分明显减低甚至为0,治疗完全缓解后,NAP积分恢复正常,提示预后良好。

慢性中性粒细胞白血病(CNL)：中性粒细胞碱性磷酸酶积分(NAP)常增加,但也可见正常或降低,因此对于鉴别反应性中性粒细胞增高的意义不大。

慢性嗜酸性粒细胞白血病,非特指(CEL,NOS)：细胞化学染色可协助鉴别嗜酸性粒细胞,但非诊断所必需。值得注意的是,部分病例嗜酸性粒细胞颗粒减少可导致过氧化物酶含量减低,进而导致使用过氧化物酶染色技术进行分类的自动化血细胞分析仪白细胞分类结果不准确。

2. 流式细胞免疫分型

CML,BCR-ABL1：流式细胞免疫分型对诊断慢性期CML的意义有限,加速或急变期可协助鉴别原始细胞系别来源,其中大约70%病例为原始髓系细胞,20%~30%病例为原始淋巴细胞。

慢性中性粒细胞白血病(CNL)：流式细胞免疫分型对诊断CNL的意义十分有限,不作为常规检查。

慢性嗜酸性粒细胞白血病,非特指(CEL,NOS)：流式细胞免疫分型检测无特征性异常表型谱,但是对于鉴别诊断T细胞淋巴瘤导致的嗜酸性粒细胞增高有一定意义。

3. 其他检查

真性红细胞增多症(PV)：血清促红细胞生成素(EPO)水平低于正常参考值。

特发性血小板增多症(ET)：血清乳酸脱氢酶(LDH)水平高于正常参考值。

(郑　沁)

第二节　骨髓增生异常综合征

骨髓增生异常综合征(myelodysplastic syndromes,MDS)是一组异质性的克隆性造血干细胞疾病,其主要临床表现为髓系细胞无效造血导致外周血一系、两系或者全血细胞减少并伴发育异常,此种疾病有极高转化为急性白血病的可能。MDS多发生于老年人,男性多于女性,其临床表现及预后各亚型之间差异明显。大部分患者多有贫血、感染或者出血症状,一般临床较少出现肝、脾及淋巴结肿大。MDS发病机制尚不清楚,但普遍认为和干细胞基因异常、细胞周期的网络调控系统异常、造血微环境改变、机体免疫缺陷及环境中各种有害理化作用有关。

一、实验室分析路径

实验室分析路径见图3-2。

2016版WHO有关MDS诊断分型标准见表3-1。

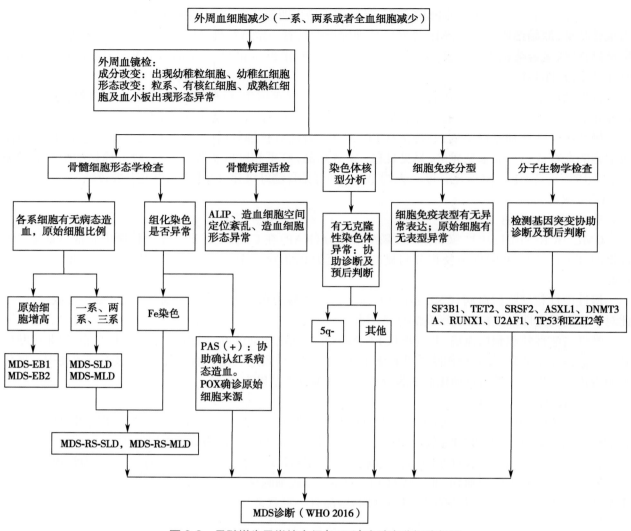

图 3-2　骨髓增生异常综合征(MDS)实验室分析路径图

表 3-1　2016 版 WHO MDS 分型诊断标准

MDS 亚型	细胞减少系统	病态造血系统	PB 和 BM 原始细胞比例	环形铁粒幼细胞	染色体异常
MDS 伴单系病态造血(MDS-SLD)	1 系或 2 系	1 系	PB<1%,BM<5% 无 Auer 小体	<15% 或<5% (有 SF3B1 突变时)	除外 del(5q)
MDS 伴多系病态造血(MDS-MLD)	1 系、2 系或 3 系	2 系或 3 系	PB<1%,BM<5% 无 Auer 小体	<15% 或<5% (有 SF3B1 突变时)	除外 del(5q)
MDS 伴环形铁粒幼细胞(MDS-RS)					
MDS-RS-SLD	1 系或 2 系	1 系	PB<1%,BM<5% 无 Auer 小体	≥15% 或≥5% (有 SF3B1 突变时)	除外 del(5q)
MDS-RS-MLD	1 系、2 系或 3 系	2 系或 3 系	PB<1%,BM<5% 无 Auer 小体	≥15% 或≥5% (有 SF3B1 突变时)	除外 del(5q)
MDS 伴孤立 del(5q)	1 系或 2 系	1 系、2 系或 3 系	PB<1%,BM<5% 无 Auer 小体	任何比例	仅有 del(5q),可以伴有 1 个其他异常(−7 或 del(7q)除外)

MDS 亚型	细胞减少系统	病态造血系统	PB 和 BM 原始细胞比例	环形铁粒幼细胞	染色体异常
MDS 伴原始细胞增多（MDS-EB）					
MDS-EB-1	1系、2系或3系	无、1系、2系或3系	2% ≤PB ≤4%，5%≤BM ≤9% 无 Auer 小体	任何比例	任何核型
MDS-EB-2	1系、2系或3系	无、1系、2系或3系	5% ≤PB ≤19%，10%≤BM ≤19% 或 有 Auer 小体	任何比例	任何核型
MDS,不能分类型（MDS-U）					
血中有 1% 的原始细胞	1系、2系或3系	1系、2系或3系	PB=1%，BM<5%，无 Auer 小体	任何比例	任何核型
单系病态造血并全血细胞减少	3系	1系	PB<1%，BM<5%，无 Auer 小体	任何比例	任何核型
细胞遗传学异常	1系、2系或3系	无	PB<1%，BM<5%，无 Auer 小体	<15%	有 MDS 的核型异常
儿童难治性血细胞减少症	1系、2系或3系	1系、2系或3系	PB<2%，BM<5%	无	任何核型

二、相关实验

相关实验主要包括：外周血细胞数量分析、外周血细胞形态观察及分类计数、细胞化学染色、骨髓细胞形态学检查、骨髓病理活检、细胞遗传学检查和基因突变检测结果。根据具体病例和诊断需求，选择相应项目进行检查。

1. 外周血细胞分析可得到多项有关患者外周血细胞数量的各种指标。

2. 血涂片形态观察及分类计数包括对镜下有核细胞、成熟红细胞及血小板形态进行观察，有无形态学改变，有无出现幼稚细胞及原始细胞。

3. 骨髓细胞形态学检查包括增生程度的判断；分类计数 500 个有核细胞，观察细胞数量的变化，如原始细胞比例；观察各系统各阶段细胞形态学变化，病态造血细胞比例及种类等。

4. 细胞化学染色用于协助诊断及细胞类别的鉴定。

5. 遗传学检查用于诊断及预后判断。

6. 基因检测对于 MDS 诊断及其预后评估有着极其重要的意义。

7. 骨髓细胞免疫分型可通过流式细胞检查判断细胞免疫表型的异常。

8. 骨髓病理活检协助观察病态造血及判断原始细胞比例高低。

三、结果判断与分析

(一) 首选实验

1. 外周血细胞分析　通过外周血细胞计数可获得的信息主要包括：患者是否出现血细胞减少、减少的种类和程度；患者成熟红细胞形态变化（大细胞性、小细胞性或者正细胞性）；血小板大小变化。

2. 外周血细胞分类计数及形态学观察　MDS 患者一般要求分类计数 200 个有核细胞，并计算其百分率。部分患者会出现幼红和 / 或幼粒现象，甚至出现原始细胞，而原始细胞比例高低直接影响到 MDS

分型诊断结果。在分类计数时观察所在视野细胞形态是否有改变,包括细胞大小、胞浆内容物、核染色质改变及核型变化,并对所观察的异常进行描述。

3. **骨髓细胞形态学检查**　其内容包括增生程度判定;分类计数 500 个有核细胞并计算其百分率;观察细胞形态是否有病态造血改变。

MDS 患者骨髓增生情况一般为增生活跃、明显活跃或者少部分极度活跃,偶尔也会有增生减低或者出现骨髓纤维化的情况。由于 MDS 患者原始细胞或者病态造血细胞所占百分率会影响到最终分型诊断,故要求分类计数 500 个有核细胞来提高准确率。骨髓原始细胞 ≥5% 但<20% 可诊断为 MDS 伴原始细胞过多型。判断某系病态造血要求出现形态改变细胞 ≥ 本系细胞 10%。常见 MDS 形态学异常见表 3-2。

表 3-2　常见 MDS 形态学异常

系统	病态造血表现
粒细胞系统	胞体减少或者增大(巨幼样变),分叶过少(假性 Pelger-Huët),分叶过多,胞质内颗粒减少及缺如,双核及多核,假性 Chediak-Higashi 颗粒,Auer 小体,Dohle Bodies 异常等
红细胞系统	核出芽,核间桥联,核碎裂,多核,巨幼样变,环形铁粒幼细胞增多,胞质空泡变性及 PAS 染色阳性反应等
巨核细胞系统	小巨核细胞及微小巨核细胞,巨核细胞核分叶过少,单圆及多圆巨核细胞等

4. **细胞化学染色**　细胞化学染色可以帮助鉴定原始细胞来源。POX 染色阳性提示髓系原始细胞(原始粒细胞、原始及幼稚单核细胞呈阳性反应,原始淋巴、原始红细胞及原始巨核细胞呈阴性反应)。PAS 染色可以帮助确定红系有核细胞是否有病态造血(红系有核细胞 PAS 染色阳性提示红系造血异常),PAS 还可以帮助判断原始细胞是原始巨核细胞还是原始粒细胞,前者呈阳性反应,后者一般呈阴性。铁染色可以帮助确诊环形铁粒幼细胞性贫血。

5. **遗传学检查**　遗传学检查对于 MDS 的诊断、临床治疗方案的选择及预后判断有着极其重要的意义。约有 50% 患者可检出克隆性染色体异常,MDS 伴孤立性 5q- 是其中一种独特类型,常见于老年女性,其临床表现为难治性大细胞性贫血,一般预后良好。伴有 17p- 的 MDS 预后较差,常常伴有 TP53 缺失、假性 Pelger-Huët 畸形及中性粒细胞胞浆内有空泡变性,最常见于治疗相关性 MDS。复杂核型(≥3 种异常)常常涉及 5 号和 / 或 7 号染色体异常,临床表现较差,预后不好。而孤立性 20q- 通常伴有红系及巨核细胞系统形态异常,3 号染色体异常常伴有巨核细胞数量增多。

6. **基因检查**　已经确认有 40 多种基因突变与 MDS 相关,包括信使 RNA 剪接、表观遗传学和染色质重塑、DNA 修复、信号转导、转录因子等重要基因编码因子的改变。有限数量基因的靶向测序可以在 80%~90% 的 MDS 患者中检测到突变,最常见的突变基因是 *SF3B1*、*TET2*、*SRSF2*、*ASXL1*、*DNMT3A*、*RUNX1*、*U2AF1*、*TP53* 和 *EZH2*。特定突变的数量和类型与疾病预后明显相关。如 *TP53* 一般和 MDS 侵袭性相关联,提示预后不良。*SF3B1* 与环形铁粒幼细胞增多有关,并且提示预后良好,当 *SF3B1* 基因突变阳性时,MDS 伴环形铁粒幼细胞增多(MDS-RS)诊断标准中环形铁粒幼细胞比例可以降低到 ≥5%。

(二) 次选实验

1. **骨髓流式细胞免疫分型**　流式细胞免疫分型对 MDS 的诊断意义有限,在原始细胞增高的情况下,可以帮助确定原始细胞系别来源;某些情况下,可以通过流式细胞免疫表型的异常表达来辅助判断某系细胞是否存在发育异常,如下阶段粒细胞 CD13/CD16 表达谱是否异常,或下阶段粒细胞是否错义表达 CD56 等。

2. **骨髓病理活检**　当骨髓取材存在稀释,或者患者伴有骨髓纤维化时可以协助确定骨髓增生程度及判断 MDS 患者骨髓是否伴有骨髓纤维化;可以借助 CD34 细胞免疫组化染色来精确判断原始细胞比例高低;可以精确反映 MDS 患者骨髓中未成熟前体细胞异常定位现象(ALIP);可以更好地观察巨核细胞形态是否异常。

(余 江)

第三节 骨髓增生异常综合征 / 骨髓增殖性肿瘤

骨髓增生异常综合征 / 骨髓增殖性肿瘤（myelodysplastic/myeloproliferative neoplasms，MDS/MPNs）是指一组来源于造血干细胞的血液系统克隆性疾病，在最初诊断时就具有支持 MDS 的临床、实验室和形态学特点，同时并存一些符合 MPNs 的相关特征。骨髓表现为髓系细胞一系或多系增生活跃，有效造血导致外周血一系或多系细胞增高，同时某些髓系细胞无效造血导致外周血一系或多系细胞减少。这类疾病主要包括：慢性粒单核细胞白血病（chronic myelomonocyticleukaemia，CMML）、不典型慢性粒细胞白血病伴 BCR-ABL1 阴性（atypical CML，BCR-ABL1-negative；aCML）、幼年型粒单核细胞白血病（juvenile myelomonocytic leukaemia，JMML）、MDS/MPN 伴环形铁粒幼细胞和血小板增多（MDS/MPN with ring sideroblasts and thrombocytosis，MDS/MPN-RS-T）、MDS/MPN，未分类（MDS/MPN，unclassifiable；MDS/MPN-U）。

肝脾肿大在 MDS/MPNs 中常见，但总体而言，这类肿瘤的临床表现和实验室检查结果差异较大，有些更多倾向 MDS 的特征，有些更多倾向 MPNs 的特征。MDS/MPNs 的诊断需详细了解病史，对于那些明确诊断过 MPNs 的患者，在化疗后或疾病发展的自然进程中出现病态造血和无效造血的情况，不应该诊断为 MDS/MPNs。

一、实验室分析路径

实验室分析路径见图 3-3。

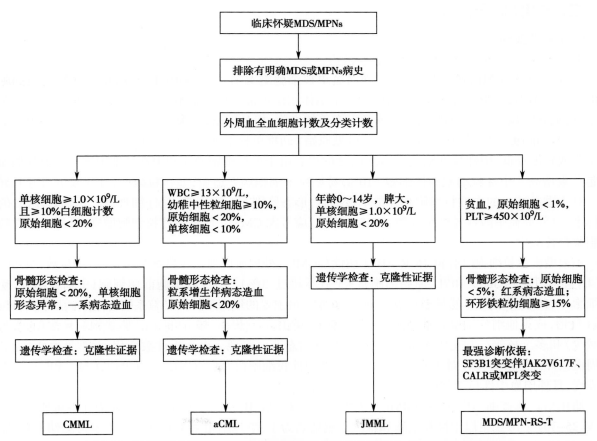

图 3-3 骨髓增生异常综合征 / 骨髓增殖性肿瘤（MDS/MPNs）实验室分析路径图

二、相关实验

1. 外周血细胞计数及涂片　细胞形态学检查明确外周血红细胞计数、白细胞计数、血小板计数、血红蛋白浓度，以及白细胞分类计数各组分所占比例及绝对值。外周血涂片细胞形态学检查是对外周血细胞计数及分类计数结果的验证和补充。新鲜外周血标本涂片后，瑞氏 - 吉姆萨染色，显微镜分类计数 200 个有核细胞，并同时观察白细胞是否存在形态异常，如中性粒细胞胞浆颗粒增多或减少、单核细胞形态观察等，成熟红细胞形态（如泪滴形红细胞）和血小板大小及颗粒也应同时观察评估。

2. 细胞遗传学检查　采用常规染色体核型分析及荧光原位杂交（FISH）技术检测克隆性染色体异常。

3. 分子生物学检查　通过 PCR 技术对融合基因进行定性或定量检测，通过 DNA 测序技术检测特定基因突变。

4. 骨髓细胞形态学检查　包括骨髓病理活检细胞形态检查及骨髓涂片细胞形态检查，主要判断骨髓的增生程度，分类计数 500 个有核细胞，计算各髓系细胞（粒系、单核系、红系及巨核细胞）比例及分化发育阶段，观察细胞形态是否有异常。MDS/MPNs 外周血和骨髓原始细胞应小于 20%。

5. 细胞化学染色　以细胞形态学为基础，结合运用化学反应的原理对血细胞内的各种化学物质进行定性、定位、半定量分析的方法。可协助了解血细胞的正常生理功能、诊断和鉴别诊断血液系统疾病。

6. 流式细胞免疫分型　流式细胞免疫分型在骨髓增生异常综合征 / 骨髓增殖性肿瘤（MDS/MPNs）的诊断和鉴别诊断中作用有限，可辅助明确细胞来源及发育阶段，对于处于疾病进展及急性期的患者，可协助明确原始细胞系别来源。

三、结果判断与分析

（一）首选实验

1. 外周血细胞计数及涂片细胞形态学检查

慢性粒单核细胞白血病（CMML）：外周血单核细胞绝对值 $\geqslant 1.0 \times 10^9$/L，同时单核细胞占白细胞总数的比例 $\geqslant 10\%$，以形态异常单核细胞为主，细胞体积比正常单核细胞稍大，可见异常的核分叶或染色质聚集，可见异常颗粒，此类细胞属于成熟的异常单核细胞，相对于原始 / 幼稚单核细胞而言，其染色质更聚集，核折叠凹陷更明显，灰蓝色胞浆量多。可见原始 / 幼稚单核细胞，但其比例应该<20%。白细胞计数一般正常或轻度降低，中性粒细胞减少，大约 1/2 的患者由于单核细胞增高和中性粒细胞增高导致外周血白细胞总数增高。中性粒细胞前体细胞<10%，易见粒系细胞病态造血，如颗粒减少、分叶减少或分叶异常等。对于颗粒减少的中性粒细胞和异常单核细胞，形态鉴别有一定困难，应仔细观察。达到 CMML 的诊断标准，且外周血嗜酸性粒细胞计数 $\geqslant 1.5 \times 10^9$/L，应考虑 CMML 伴嗜酸性粒细胞增高，可见嗜酸性粒细胞胞浆颗粒减少。

不典型慢性粒细胞白血病，BCR-ABL1 阴性（aCML）：外周血白细胞计数 $\geqslant 13 \times 10^9$/L，中位数（24~96）× 10^9/L，甚至可高达 300×10^9/L，原始细胞常 <5%（不超过 20%）。中性粒细胞前体细胞（中幼粒细胞，晚幼粒细胞）$\geqslant 10\%$，单核细胞易见但比例<10%。aCML 最主要的形态学特征是粒系病态造血：获得性 Pelger-Huët 畸形，或其他细胞核型异常，如核分叶过多伴染色质异常聚集、核分叶畸形、胞浆颗粒异常（通常为颗粒减少）和多个核等。常见中度贫血，红细胞可见病态造血表现。血小板计数变化大，常见血小板减少。外周血涂片细胞形态检查对于鉴别 aCML 和慢性中性粒细胞白血病（CNL）很有价值，CNL 无明显病态造血表现，且外周血中性粒细胞前体细胞比例<10%。

幼年型粒单核细胞白血病（JMML）：外周血标本对 JMML 的诊断最为重要。外周血白细胞增高［中位数（25~30）× 10^9/L］，以中性粒细胞和单核细胞增高为主，单核细胞 $\geqslant 1.0 \times 10^9$/L，粒系可见幼稚粒细胞，原始细胞常常 <5%（最高不超过 20%）。易见正细胞性贫血，有核红细胞易见，尤其是有 7 号染色体单体（monosomy 7）的患者。多数患者血小板减少。

MDS/MPN 伴环形铁粒幼细胞和血小板增多（MDS/MPN-RS-T）：外周血红细胞大小不均，呈大细胞正色素或正细胞正色素性贫血,可见双相型红细胞;原始细胞<1%;血小板≥450×10⁹/L,血小板大小不均,可见不典型大血小板或巨大血小板,可见畸形血小板及少颗粒血小板;白细胞计数多数正常,少数可见轻度增高。

2. 细胞遗传学检查

慢性粒单核细胞白血病(CMML):20%~40 CMML 患者可见克隆性细胞遗传学异常,最常见的包括 +8、-7 或 del(7q),但无诊断特异性。

不典型慢性粒细胞白血病,BCR-ABL1 阴性(aCML):80% 的 aCML 可见染色体核型异常,最常见的异常包括 +8、del(20q),13、14、17、19 和 12 号染色体异常也较为常见。

幼年型粒单核细胞白血病(JMML):大约 25% JMML 可见 7 号染色体单体(monosomy 7),65% JMML 患者核型正常。无 Ph' 染色体和 BCR-ABL1 融合基因。

MDS/MPN 伴环形铁粒幼细胞和血小板增多(MDS/MPN-RS-T):10% 患者可见染色体核型异常,但无诊断特异性。

3. 分子生物学检查 有 BCR-ABL1 融合基因,*PDGFRA*、*PDGFRB* 或 FGFR1 重排,或 PCM1-JAK2 融合基因的病例不应该归为 MDS/MPNs。表观调控相关的基因如 *TET2* 和 *ASXL1* 突变在 MDS/MPNs 中常见,可以作为存在克隆性的证据,但因其缺乏特异性,不能作为肿瘤诊断和分型的证据。

慢性粒单核细胞白血病(CMML):部分 CMML 患者可见体细胞突变,最常见的是 TET2(约 58% 患者可见)、SRSF2(46%)、ASXL1(40%)、RUNX1(15%)、NRAS(11%)、CBL(10%),其中 ASXL1 和 TET2 为表观遗传修饰酶突变,与 DNA 高甲基化相关,可用于 CMML 的预后评估。

不典型慢性粒细胞白血病,BCR-ABL1 阴性(aCML):JAK2 V617F 极少见,具有 MPNs 相关的突变(包括 JAK2、CALR 和 MPL 突变)可排除诊断 aCML。SETBP1 和 ETNK1 突变常见,CSF3R 突变少见(<10%)。无 BCR-ABL1 融合基因,无 PDGFRA、PDGFRB 或 FGFR1 重排,无 PCM1-JAK2 融合基因。

幼年型粒单核细胞白血病(JMML):部分 JMML 可见 RAS 信号传导通路异常。大约 85% 的患者可见以下分子生物学异常:cPTPN11、NRAS、KRAS、CBL 和 NF1 突变。

MDS/MPN 伴环形铁粒幼细胞和血小板增多(MDS/MPN-RS-T):60%~90% 的 MDS/MPN-RS-T 可见 SF3B1 突变。有 SF3B1 突变的患者约 60% 同时伴有 JAK2 V617F 突变,少数(<10%)患者同时伴有 CALR 或 MPL W515 突变。SF3B1 突变同时伴有 JAK2 V617F、CALR 或 MPL W515 突变,虽然不是诊断 MDS/MPN-RS-T 的必需条件,对于诊断、鉴别诊断和预后评估具有重要价值。

4. 骨髓细胞形态学检查

慢性粒单核细胞白血病(CMML):CMML 绝大多数增生活跃,少数增生低下。粒系增高是骨髓检查最重要的特征,也可见幼红细胞增高,单核细胞增高,但骨髓涂片上单核细胞形态识别较困难。细胞化学和免疫组化染色可协助鉴别单核系细胞和颗粒减少的粒系细胞。原始细胞<20%。对于取材困难或有纤维化倾向的患者,骨髓活检标本可用于鉴定单核细胞性质。多数 CMML 患者骨髓涂片细胞学可见粒细胞胞浆颗粒减少,红系病态造血(如巨幼样变,核型异常);80% 的 CMML 患者可见巨核系病态造血,如小巨核、巨核细胞核分叶减少等。

不典型慢性粒细胞白血病,BCR-ABL1 阴性(aCML):骨髓增生明显活跃,以中性粒细胞及其前体细胞增高为主,粒红比例常>10:1。粒系可见明显病态造血表现,如获得性 Pelger-Huët 畸形,或其他核型异常,包括核分叶过多伴染色质异常聚集、核分叶畸形、胞浆颗粒异常(通常为颗粒减少)和多个核等。大约 40% 病例可见红系病态造血。巨核细胞数量常常正常或增高,也可见减少,易见巨核细胞病态造血表现,如微小巨核和分叶减少的小巨核细胞。原始细胞易见但<20%。部分病例初诊时骨髓活检可见轻度纤维化。

幼年型粒单核细胞白血病(JMML):单独的骨髓检查结果不能用于诊断。骨髓涂片和骨髓活检显示有核细胞增生活跃,以粒细胞增生为主,单核细胞在骨髓中的增高不如外周血明显,一般占骨髓细胞的 5%~10%。原始细胞<20%,Auer 小体难见。病态造血表现常常不明显,某些患者可见粒系病态造血(如假 Pelger-Huët 畸形),幼红细胞可见类巨幼样变,巨核细胞数量减少但病态造血不明显。

　　MDS/MPN 伴环形铁粒幼细胞和血小板增多（MDS/MPN-RS-T）：骨髓红系增生，可见类巨幼样变等病态造血表现，环形铁粒幼细胞比例 ≥15%，原始细胞<5%，可见多系病态造血。巨核细胞数量增加，形态类似 BCR-ABL1 阴性的 MPNs。部分患者可见骨髓纤维化。

（二）次选实验

1. 细胞化学染色

　　慢性粒单核细胞白血病（CMML）：细胞化学染色可协助识别 CMML 中的异常单核细胞。外周血或骨髓涂片进行 α- 丁酸萘酚酯酶或 α- 醋酸萘酚酯酶（加氟化物抑制）染色，或同时联合氯乙酸 AS-D 萘酚酯酶（naphthol AS-D chloroacetate esterase，CAE）染色，对鉴别单核细胞与原始 / 幼稚单核细胞、单核细胞与非单核细胞非常有帮助。

　　不典型慢性粒细胞白血病，BCR-ABL1 阴性（aCML）：无特征性的细胞化学染色异常。NAP 积分可正常，减低或增高，因此对 aCML 和 CML 的鉴别诊断无帮助。

　　幼年型粒单核细胞白血病（JMML）：无特征性细胞化学染色异常。骨髓标本进行 α- 丁酸萘酚酯酶或 α- 醋酸萘酚酯酶（加氟化物抑制）染色，或同时联合氯乙酸 AS-D 萘酚酯酶（naphthol AS-D chloroacetate esterase，CAE）染色，以对单核细胞进行鉴别。

　　MDS/MPN 伴环形铁粒幼细胞和血小板增多（MDS/MPN-RS-T）：细胞内铁染色，可见环形铁粒幼细胞占幼红细胞比例 ≥15%。

2. 流式细胞免疫分型

　　慢性粒单核细胞白血病（CMML）：外周血或骨髓流式细胞免疫分型对区分反应性单核细胞增多症、CMML、急性单核细胞白血病有一定的价值。CMML 中的异常单核细胞常表达典型单核细胞抗原（如 CD13 和 CD33），差异表达 CD14、CD68 和 CD64，CD14 表达减弱提示单核细胞相对幼稚，可见 2 个或更多的异常表型，包括 CD56 表达增强，HLA-DR、CD13、CD11c、CD15、CD16、CD64 和 CD36 表达减弱。有文献报道，以单核细胞亚群 CD14++CD16– 比例 ≥94% 为阈值诊断 CMML 的特异性达到 100%，敏感性为90.4%。

（郑　沁）

第四节　急性白血病

　　急性白血病是一组来源于造血干细胞的具有高度异质性的造血系统恶性肿瘤，其特点为白血病细胞异常增生，分化成熟障碍，并伴有凋亡减少。白血病细胞有明显质和量的异常，使正常造血功能受抑制，并在骨髓、肝、脾、淋巴结等各脏器广泛浸润，外周血红细胞和血小板数减少，临床上出现不同程度的贫血、出血、发热、胸骨压痛、感染和浸润等症状，可危及生命。

一、实验室分析路径

　　实验室分析路径见图 3-4。
　　2016 版 WHO 急性白血病分型见表 3-3。

二、相关实验

　　从基本的外周血细胞计数、细胞形态检查，到骨髓细胞形态学检查及细胞化学染色，再到细胞遗传学分析及分子水平上的基因检测，白血病的实验室诊断项目多，方法、技术涉及面广，其目的旨在帮助正确的诊断、分型，并有助于治疗方案的选择和预后评估。

　　1. 外周血细胞计数及涂片细胞形态检查用于了解患者血细胞数量变化情况及有无异常细胞。

　　2. 骨髓检查根据形态特征初步判断细胞属性并分类计数白血病细胞比例，是白血病诊断和分型的必需条件之一。

　　3. 细胞化学染色帮助判断原始细胞类型及协助分型。

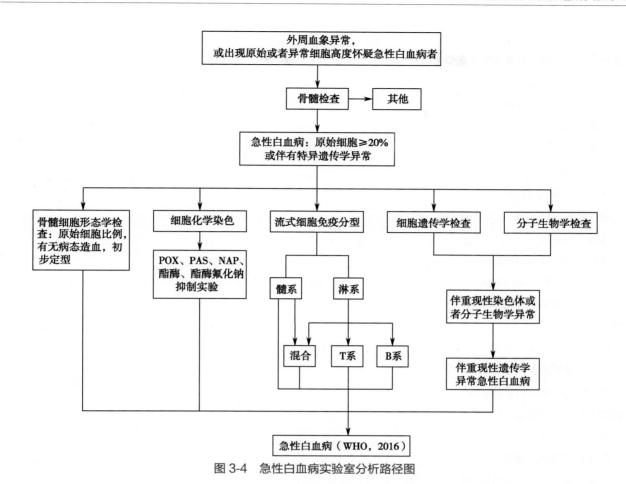

图 3-4 急性白血病实验室分析路径图

表 3-3 2016 版 WHO 急性白血病分型

急性髓细胞白血病和相关肿瘤

伴重现性遗传学异常急性髓细胞白血病（AML）

AML 伴平衡异位 / 倒置

　AML 伴 t(8；21)(q22；q22.1)；RUNX1-RUNX1T1

　AML 伴 inv(16)(p13.1q22)或 t(16；16)(p13.1；q22)；CBFB-MYH11

　APL 伴 PML-RARA

　AML 伴 t(9；11)(p21.3；q23.3；MLLT3-KMT2A

　AML 伴 t(6；9)(p23；q34.1)；DEK-NUP214

　AML 伴 inv(3)(q21.3q26.2)或 t(3；3)(q21.3；q26.2)；GATA2，MECOM

　AML(原始巨核细胞)伴 t(1；22)(p13.3；q13.3)；RBM15-MKL1

　AML 伴 BCR-ABL1

AML 伴基因突变

　AML 伴 *NPM1* 突变

　AML 伴 *CEBPA* 双等位基因突变

　AML 伴 *RUNX1* 突变

续表

急性髓系白血病伴骨髓增生异常相关改变

治疗相关髓系肿瘤

急性髓系白血病，非特指

　　AML 微分化型

　　AML 未成熟型

　　AML 伴成熟型

　　急性粒单细胞白血病

　　急性原始单核细胞 / 急性单核细胞白血病

　　纯红系白血病

　　急性原始巨核细胞白血病

　　急性嗜碱性粒细胞白血病

　　急性全髓增殖伴骨髓纤维化

髓系肉瘤

唐氏综合征相关髓系增殖

　　短暂性髓系造血异常

　　唐氏综合征相关髓系白血病

系列未明急性白血病

　　急性未分化型白血病

　　混合表型急性白血病

　　　　混合表型急性白血病伴 t(9；22)(q34.1；q11.2)；BCR-ABL1

　　　　混合表型急性白血病伴 t(v；11q23.3)；*KMT2A* 重排

　　　　混合表型急性白血病，B/ 髓混合，NOS

　　　　混合表型急性白血病，T/ 髓混合，NOS

　　急性白血病系列未明，NOS

前体淋巴细胞相关肿瘤

B 淋巴母细胞白血病 / 淋巴瘤，NOS

伴重现性遗传学异常的 B 淋巴母细胞白血病 / 淋巴瘤

　　B 淋巴母细胞白血病 / 淋巴瘤伴 t(9；22)(q34.1；q11.2)；BCR-ABL1

　　B 淋巴母细胞白血病 / 淋巴瘤伴 t(v；11q23.3)；*KMT2A* 重排

　　B 淋巴母细胞白血病 / 淋巴瘤伴 t(12；21)(p13.2；q22.1)；ETV6-RUNX1

　　B 淋巴母细胞白血病 / 淋巴瘤伴超二倍体核型染色体

　　B 淋巴母细胞白血病 / 淋巴瘤伴亚二倍体核型染色体

　　B 淋巴母细胞白血病 / 淋巴瘤伴 t(5；14)(q31.1；q32.3)；IGH/IL3

　　B 淋巴母细胞白血病 / 淋巴瘤伴 t(1；19)(q23；p13.3)；TCF3-PBX1

　　B 淋巴母细胞白血病 / 淋巴瘤，BCR-ABL1 样（暂定类型）

　　B 淋巴母细胞白血病 / 淋巴瘤伴 iAMP21（暂定类型）

T 淋巴母细胞白血病 / 淋巴瘤

　　早期 T 前体细胞淋巴母细胞白血病（ETP-ALL）

NK 细胞淋巴母细胞白血病 / 淋巴瘤

4. 细胞免疫分型确定原始细胞来源和发育阶段。

5. 细胞遗传学检查有无特定染色体异常,为分型、治疗方案选择及预后判断提供必要依据。

6. 分子生物学检测有无特定基因异常,为诊断、分型及预后判断提供依据。

7. 骨髓病理活检及免疫组化为诊断、分型提供重要依据。

三、结果判断与分析

1. **外周血细胞计数**　由外周血血细胞分析可以了解患者贫血与否、血小板减少程度及白细胞数量变化情况。

2. **外周血细胞分类计数及形态学观察**　当患者外周血出现原始(异常)细胞时,根据外周血涂片镜检可以初步判断患者是否可能是急性白血病。

3. **骨髓细胞形态学检查**　包括骨髓涂片细胞学检查、骨髓病理活检细胞学检查和免疫组化染色。其中骨髓涂片细胞学检查最为重要,包括增生程度判定;分类计数一定数量有核细胞并计算原始细胞百分比;对白血病细胞进行形态学观察初步确定其性质。

急性白血病患者骨髓增生程度一般为明显活跃或者极度活跃,偶尔也会有低增生性的情况出现。分类计数骨髓中原始细胞比例≥20% 即可诊断为急性白血病。部分患者如果出现特定的重现性遗传学异常,如 t(8;21)(q22;q22.1),inv(16)(p13.1q22) 和 PML-RARA,即使其原始细胞比例<20% 也要诊断为急性白血病。对于前驱型淋巴细胞肿瘤而言,若肿瘤性前驱淋巴细胞(原始、幼稚淋巴细胞)主要分布在淋巴组织,而骨髓、外周血中较少(<20%),应首先考虑淋巴瘤;若骨髓和/或外周血中肿瘤性前驱淋巴细胞≥20%,并能排除母细胞淋巴瘤骨髓浸润的可能,则诊断为急性淋巴细胞白血病(ALL)。具体分型诊断标准请参照 2016 版 WHO 关于急性白血病的诊断分型标准。

4. **细胞化学染色**　细胞化学染色可以帮助鉴别原始细胞来源。POX 染色阳性提示髓系原始细胞(原始粒细胞,原、幼单核细胞多呈阳性反应;分化不好的原始粒细胞、原始单核细胞、原始淋巴细胞、原始红细胞及原始巨核细胞呈阴性反应)。PAS 染色可以根据原始细胞阳性程度来判断原始细胞性质(原始粒、单核细胞呈弱阳性反应,阳性物质呈弥散细颗粒状,而原始淋巴细胞呈强阳性,阳性物质呈粗颗粒状及块状)。非特异性酯酶染色及氟化钠抑制实验可以帮助鉴别粒细胞系统和单核细胞系统(原始粒细胞及原幼单核细胞特异性酯酶染色均呈阳性反应,但氟化钠抑制实验时,原始粒细胞部分抑制,而原幼单核细胞被完全抑制)。

5. **流式细胞免疫表型分析**　白血病细胞免疫表型分析是白血病诊断和分型的重要指标,常用于白血病免疫分型的 CD 抗体,如表 3-4 所示。

表 3-4　白血病免疫分型常用抗体

	一线抗体	二线抗体
髓系	CD117、CD13、CD33、cMPO	CD14、CD15、CD11、CD61、CD41、CD42、CD71、CD36、CD235a(血型糖蛋白 A)
B 淋系	cCD22、CD22、CD19、CD10	CD20、Cyu、SmIg
T 淋系	cCD3、CD3、CD7、CD2	CD1a、CD4、CD5、CD8
非系列特异性	TdT(胞核)、CD34、HLA-DR	

部分 CD 标志具有较高的特异性,而部分具有较高的灵敏性,在使用中应合理组合。细胞免疫分型有助于急性髓系白血病系别和亚型的诊断,如 CD34、HLA-DR、CD38 和 CD117 是早期造血细胞的标志;CD14 是成熟单核细胞的标志;CD15、CD11b、CD16 是偏成熟粒细胞分化的标志。B 淋巴母细胞白血病表达 CD19、cCD22、cCD79a,并主要依据 CD10、TdT、cIg、sIg 分为四种亚型:早前 B- 急淋、普通 B- 急淋、前 B- 急淋、成熟 B- 急淋。T-ALL 细胞经常表达 TdT、cCD3 和 CD7,但仅有 cCD3 具有系列特异性,此外,该类细胞也会不同程度表达 CD1a、CD2、CD3、CD4、CD5、CD8。近年来,CD99 也被认为是 T 淋巴母细胞白

血病特异的标志之一。

6. 遗传学检查 遗传学检查对于急性白血病诊断,治疗方案的选择及预后评估有着极其重要的意义。部分类型染色体异常具有特异性和重现性,而另外一些染色体异常具有随机性。具有特异性和重现性染色体异常通常属于平衡性畸变,主要是易位或者倒位。急性髓系白血病中具有病理学意义的染色体平衡畸变检出率为 60%,且其中很多与具体亚型有关:如 t(15;17)(q22;q12)见于急性早幼粒细胞白血病,t(8;21)(q22;q22)见于急性髓细胞白血病伴成熟型;inv(16)(p13.1;q22)见于伴嗜酸性粒细胞增多的急性粒 - 单核细胞白血病。而非平衡畸变主要见于染色体数量丢失或者增加,或者结构上的缺失及增加,这些变异与白血病的亚型关联性不强。急性淋巴细胞白血病中具有病理学意义的染色体平衡型畸变检出率达到 66%,这些异常多累及 IgH 基因(B 细胞)或者 TCR 基因(T 细胞)。B-ALL 常见染色体异常包括 t(12;21)(p13;q22)和 t(1;19)(q23;q13.3),也可见于慢性粒细胞白血病中 Ph' 染色体相同的细胞遗传学异常即 t(9;22)(q34;q11.2)。T-ALL 常见染色体异常主要有 t(1;14)(p32;q11)、t(7;9)(q34;q32)、t(10;14)(q24;q11)、t(8;14)(q24;q11)等。

7. 急性白血病分子生物学检验 染色体平衡型畸变常常导致各种基因重排或者融合基因的形成,成为血液肿瘤的重现性分子标志,这些分子标志是白血病诊断指标、微小残留病变检测指标和靶向治疗的靶点。如 t(15;17)(q22;q12)形成的 PML-RARA 融合基因见于急性早幼粒细胞白血病;t(8;21)(q22;q22)形成的 RUNX1-RUNX1T1 融合基因见于急性髓细胞白血病伴成熟型;inv(16)(p13.1;q22)形成的 CBFβ-MYH11 见于伴嗜酸性粒细胞增多的急性粒 - 单核细胞白血病等。TCR 重排和 IgH 重排可作为淋巴细胞恶性增殖的指标,但不能区分类型。B 细胞性白血病可伴有重现性遗传学异常,但尚未发现 T 细胞性急性淋巴细胞白血病伴有某种特异的细胞与分子遗传学异常。

(余 江)

第五节 淋巴增殖性肿瘤

淋巴增殖性肿瘤(chronic lymphoproliferative diseases,LPDs)是指来源于不同发育阶段的淋巴细胞克隆性疾病。来源于原始淋巴细胞的肿瘤已在急性白血病一节中进行讨论,本节淋巴增殖性肿瘤指来源于成熟淋巴细胞的恶性病变,包括 B 淋巴细胞、T 淋巴细胞和 NK 细胞。按照分化发育特征,淋巴细胞可分为较多的功能亚群,来源于不同亚群的克隆性疾病其临床特征差异较大,因此这是一组高度异质性的疾病。常见累及骨髓或外周血的 LPDs 类型见表 3-5。

表 3-5 常见累及骨髓 / 外周血的 LPDs

B-LPDs	T-LPDs	NK-LPDs
慢性淋巴细胞白血病 / 小细胞淋巴瘤(CLL/SLL)	T 幼淋巴细胞白血病(T-PLL) T 大颗粒淋巴细胞白血病(T-LGLL)	惰性 NK 细胞增殖性疾病(CLPD-NK)
B 幼淋巴细胞白血病(B-PLL)	血管免疫母细胞淋巴瘤(AITL)	侵袭性 NK 细胞白血病(ANKL)
套细胞淋巴瘤(MCL)	肝脾 T 细胞淋巴瘤(HSTCL)	
边缘带淋巴瘤(MZL)	成人 T 细胞白血病(ATLL)	
毛细胞白血病(HCL)	外周 T 细胞淋巴瘤,非特指(PTCL,NOS)	
毛细胞白血病,变异型(HCL-v)		
淋巴浆细胞淋巴瘤(LPL)		
伯基特淋巴瘤(BL)		
滤泡淋巴瘤(FL)		
弥漫性大 B 细胞淋巴瘤(DLBCL)		
浆细胞肿瘤		

部分 LPDs 类型恶性程度极高,初发时即在骨髓、肝、脾、淋巴结等组织器官中呈弥漫性浸润并快速进展,如 BL、ANKL、T 细胞及 B 细胞 PLL;而 CLL/SLL、HCL、LPL、LGLL 等虽然在外周血或骨髓中呈弥漫性分布,但肿瘤细胞为惰性生长,较少累及淋巴结等其他组织;AITL、低度恶性的 FL、MCL 等淋巴结原发疾病在早期一般局限于淋巴结,在后期进展时则累及骨髓等其他组织;还有的淋巴细胞肿瘤来源于结外组织,且呈惰性表现,如结外黏膜相关淋巴组织边缘区淋巴瘤、皮下脂膜炎样 T 细胞淋巴瘤等,则在外周血、骨髓及淋巴结中均难以发现肿瘤细胞。浆细胞肿瘤可视为一类特殊的 B-LPDs,即 B 淋巴细胞分化终末期的克隆性病变。临床实验室检查的目的一方面是对原发于骨髓和外周血的 LPDs 进行诊断和分型,另一方面是了解已确诊 LPDs 的临床进展情况。

一、实验室分析路径

实验室分析路径见图 3-5。

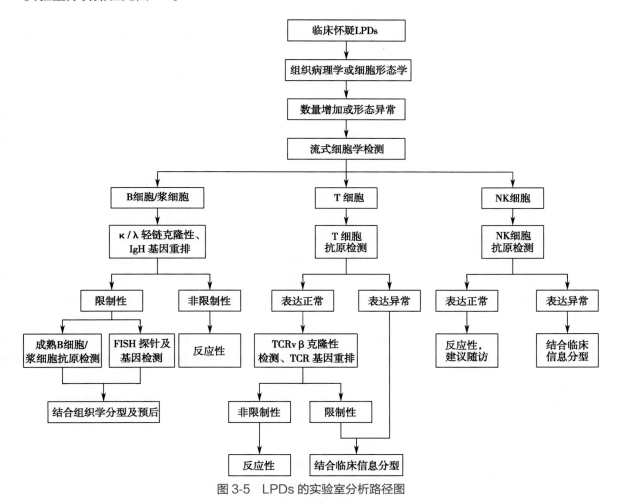

图 3-5 LPDs 的实验室分析路径图

二、相关实验

1. 外周血细胞分析 主要了解外周血中淋巴细胞数量,以及红细胞、血小板和粒细胞受疾病影响程度。

2. 细胞涂片形态学检查 淋巴细胞形态变化是诊断和分型的依据之一。在临床实验室进行的主要为外周血细胞涂片和骨髓细胞涂片形态学检查。按照受累组织,也可以进行淋巴结细针穿刺样本及胸腹水、脑脊液脱落细胞学检查。

3. 流式细胞学分析 是 LPDs 诊断和分型的重要依据,其目的是通过分析淋巴细胞相关抗原表达,了解淋巴细胞性质及其所对应的分化发育阶段。

4. 细胞遗传学检查 采用常规染色体核型检查及荧光原位杂交（FISH）技术检测克隆性染色体异常。部分 LPDs 具有特征性染色体变异。

5. 基因检测 通过 PCR 检测免疫球蛋白重链基因重排或 T 细胞受体基因重排，可判断 B 细胞或 T 细胞是否存在克隆性异常。通过 DNA 测序检测特定基因突变，可以为 LPDs 分型及预后提供依据。

6. 部分 LPDs 亚型与特定病毒感染高度相关，因此病毒血清学或 DNA 检测可作为分型诊断依据和治疗监测指标之一。

7. 血清蛋白电泳、免疫固定电泳、血清 β_2- 微球蛋白（β_2-MG）、乳酸脱氢酶（LDH）、可溶性白介素 2 受体（sIL2R）、尿酸等，有助于 LPDs 的鉴别诊断和疾病监测。

三、结果判断与分析

根据骨髓、外周血、胸腹水、淋巴结细针穿刺样本等的细胞形态学和免疫表型特征分析，可以对多数原发或侵及相应组织的 LPDs 进行诊断和分型，因此细胞形态学和流式细胞术是临床实验室分析 LPDs 的首选检测项目。细胞遗传学及基因突变特征对部分 LPDs 的分型和预后评估有重要意义，有条件时应尽量送检。

（一）首选实验

1. 外周血细胞分析 CLL/SLL、MCL、PLL、急性型 ATLL 及部分 MZL 表现为外周血白细胞增高，以成熟淋巴细胞为主；特别是 PLL，无论是 B-PLL 还是 T-PLL，其白细胞数均极度增高，可达 100×10^9/L 或更高，这也是诊断本病的重要依据之一。对于 CLL/SLL，目前定义为外周血中计算所得的单克隆性 B 淋巴细胞超过 5×10^9/L。对于 T 细胞或 NK 细胞来源 LGLL，WHO 目前定义为外周血中大颗粒淋巴细胞数量超过 2×10^9/L，但需注意临床上部分病例淋巴细胞数量并无明显升高。HCL 患者由于骨髓微环境改变导致骨髓纤维化，表现为全血细胞减少，包括单核细胞数量明显减少，但 HCL-v 外周血淋巴细胞增加。

淋巴瘤细胞侵犯骨髓时，可直接对正常造血细胞产生抑制而导致外周血一系或多系细胞减少。同时，由于肿瘤性淋巴细胞功能异常，还可通过免疫途径抑制正常造血。ANKL 及部分 DLBCL 可导致噬血细胞综合征，此时外周血表现为全血细胞极度减少。LGLL 的异常大颗粒淋巴细胞可损伤幼稚红细胞，因此正细胞正色素性贫血是其最常见的外周血表现，部分病例同时伴中性粒细胞减少或缺乏。部分 B 淋巴细胞、浆细胞肿瘤所分泌的异常免疫球蛋白可导致自身免疫性溶血性贫血，血细胞分析显示为贫血、网织红细胞增加，甚至查见有核红细胞；此外，AITL 所引发的免疫功能异常不但导致自身免疫性溶血性贫血及相应血象改变，还可导致嗜酸性粒细胞、淋巴细胞反应性增加。

2. 细胞形态学分析 在外周血及骨髓细胞涂片中，典型 CLL/SLL、MZL、MCL 及部分 FL 均表现为主要以成熟样小淋巴细胞增多，其形态与正常淋巴细胞相比较并无明显区别。除此以外，CLL/SLL 病例涂片中可见较多的涂抹细胞，伴极少量中等大小且可见核仁的幼稚样淋巴细胞。而 MCL 病例中幼稚样淋巴细胞比 CLL/SLL 更多见；少部分 MCL 向恶性程度更高的母细胞性转化，则以形态明显异常的幼稚样淋巴细胞为主，此时在形态上不易与 PLL 和急性淋巴细胞白血病相鉴别。

PLL、HCL、LPL 亦为成熟样淋巴细胞，但常具有特征性的细胞形态学改变。B 细胞或 T 细胞来源的 PLL 肿瘤细胞内常可见核仁，胞浆量较少呈淡蓝色。HCL 及 HCL-v 形态特征均为细胞表面有绒毛状突起，细胞中等大小，大量浅蓝色胞浆，染色质略显疏松，核仁模糊。而 LPL 的细胞成分同时包括小淋巴细胞、浆细胞样淋巴细胞和浆细胞，其淋巴细胞的胞浆量较多；由于伴发巨球蛋白血症，成熟红细胞可呈缗钱状排列。常见的浆细胞肿瘤如多发性骨髓瘤、浆细胞白血病，均具有典型的浆细胞形态特征而易于辨认，仅少数病例可能因保留较多淋巴细胞的特征，需借助其他方法与 LPL 相鉴别。

发生于外周血或骨髓中的 T 细胞和 NK 细胞来源 LPDs，最常见的是 T-LGLL 和 CLPD-NK，二者均表现为大颗粒淋巴细胞增加。这些细胞在形态上是典型的成熟淋巴细胞，但胞浆较丰富，瑞氏染色呈弱嗜碱性，部分细胞有伪足。多数细胞胞浆内含有粗大而分布稀疏的嗜天青颗粒，其本质为细胞毒性作用活性蛋白酶所组成的溶酶体。当继发单纯红细胞再生障碍性贫血时，骨髓中幼稚红细胞比例明显减低。

侵袭性淋巴细胞肿瘤的形态改变一般较为明显。BL 在疾病早期即可侵犯骨髓等全身组织器官，骨髓细胞涂片呈白血病样改变，肿瘤细胞中等偏大，染色质呈块状，可见核仁，胞浆深蓝色，其特征性改变是胞浆内可见圆形脂质空泡,较多时呈蜂窝状排列,并覆盖于胞核之上。需注意其形态特征不能与原始淋巴细胞来源的急性白血病相鉴别。ANKL、HSTCL 和 DLBCL 累及骨髓时,多数病例肿瘤细胞数量较少,但其形态异常明显,表现为细胞体积大,染色质疏松,核仁明显,有丰富的嗜碱性胞浆,常可见伪足。此外,由于伴发噬血细胞综合征,骨髓中还可查见吞噬各类造血细胞的活化组织细胞。

AITL 很难通过细胞形态学检查在骨髓或外周血中查见肿瘤性淋巴细胞,但本病由于继发免疫系统激活,骨髓及外周血中常可查见活化的变异淋巴细胞和数量增多的浆细胞。

3. 细胞免疫表型分析 在临床实验室,一般采用流式细胞仪和针对成熟淋巴细胞表面抗原的单克隆抗体进行免疫表型检测,以确定有无肿瘤性淋巴细胞及其所对应的大致分化阶段。骨髓及外周血常见类型 LPDs 的免疫表型特征见图 3-6。对于 B 淋巴细胞来源 LPDs,流式细胞分析的目的首先是通过免疫球蛋白轻链(κ、λ 轻链)检测确认 B 淋巴细胞是否为单克隆性(怀疑浆细胞疾病时需检测胞浆内免疫球蛋白轻链),然后再通过 B 淋巴细胞相关抗原表达情况进一步区分其亚型。常用免疫标志包括白细胞共同抗原 CD45,成熟 B 细胞相关抗原 CD19、CD20、CD22,生发中心抗原 CD10,以及 CD5、CD23、FMC7、CD11c、CD25、CD103、CD123、CD38、CD138 和 CD200 等辅助分型标志。B-LPDs 治疗后监测亦主要通过 κ、λ 轻链的限制性表达情况来判断是否残存肿瘤细胞。

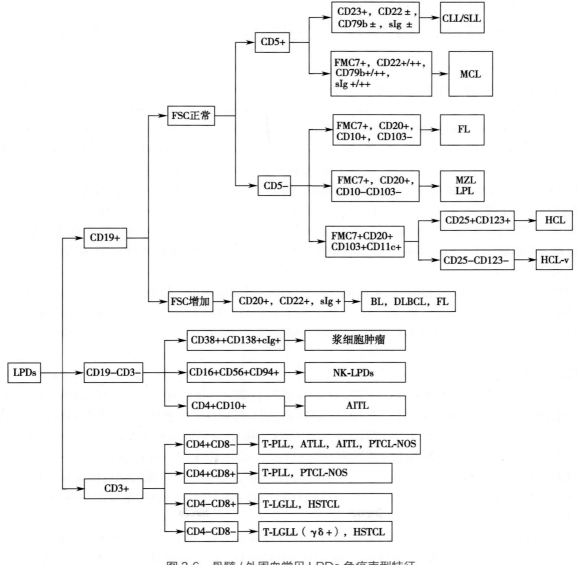

图 3-6 骨髓 / 外周血常见 LPDs 免疫表型特征

FSC:前向散射光

免疫分型对惰性 B-LPDs 的分型具有重要意义。常见的 CLL/SLL 具有典型的表型特征,目前仍使用 RMH 免疫标志积分系统辅助判断(表 3-6),积分越高越符合 CLL/SLL。CD5 阳性的 B-LPDs 主要包括 CLL 和 MCL,需注意二者鉴别。与 CLL/SLL 相反,MCL 表达 FMC7,不表达 CD23,且高表达 sIg、CD20、CD22。外周血和骨髓中 CD5 阴性的 B-LPDs 以 MZL 为主,其他包括 LPL、HCL 和浸润的 FL。这些病例多表达 FMC7,sIg、CD20、CD22 高表达。鉴别要点为 HCL 表达 CD103、CD25 和 CD11c,FL 表达 CD10,而 LPL 具有部分浆细胞特征(如表达 CD38)并可同时查见少量单克隆性浆细胞。浆细胞疾病较特有的免疫表型特征为高表达 CD38 且 CD138 阳性,部分病例表达 CD56;其 CD19、CD20、CD22、CD45 常为阴性,该特征可与 B 淋巴细胞相鉴别。

表 3-6 CLL/SLL 的 RMH 免疫标志积分系统

免疫标志	积分	
	1	0
CD5	阳性	阴性
CD23	阳性	阴性
FMC7	阴性	阳性
sIg	弱阳性	中等 / 强阳性
CD22/CD79b	弱阳性 / 阴性	中等 / 强阳性

对于三种常见的侵袭性 LPDs(DLBCL、高恶性 FL、BL),仅依据免疫表型难以进一步分型,需结合其他检查和临床特征。仅有的区别在于 DLBCL 可能表达 CD5,而 FL、BL 均为 CD5 阴性。

T 细胞和 NK 细胞来源 LPDs 的实验诊断主要依据 T/NK 细胞相关抗原表达变异。检测的抗原标志物包括 T 淋巴细胞常见标志 CD3、CD4、CD5、CD8、TCRαβ、TCRγδ,NK 细胞常见标志 CD16、CD56、CD94、CD159a、CD161,二者共有标志 CD2、CD7、CD57 等。如果出现明显的抗原表达异常,如 CD2、CD5 或 CD7 表达明显减弱或缺失,可判断为异常细胞。如果 T 淋巴细胞抗原表达改变不明显,可进一步加做 TCRβ 链恒定区 1(TRBC1)检测或 TCRβ 链可变区(TCR vβ)的家族成分表达分析来判断其克隆性,该检测可确定大部分 αβ 来源 T 细胞是否为单克隆性。对于 NK 细胞,目前尚未有较好的克隆性检测方法。T 细胞和 NK 细胞相关 LPDs 的进一步分型依据较复杂,单从免疫表型难以准确分型,需结合多种实验室检测结果及临床信息。

免疫表型分析还可以为 LPDs 的靶向治疗提供依据。目前应用最广泛的是 CD20 单抗治疗 B 细胞来源 LPDs,其前提是肿瘤细胞需表达 CD20。其次还包括 CD52 单抗治疗部分 T-LPDs 以及目前正在发展的 CXCR4 单抗、PD-1 单抗、CAR-T 细胞治疗多种淋巴细胞肿瘤,在进行这些治疗前均需检测靶抗原的表达情况。

(二)次选实验

1. 细胞遗传学检查 LPDs 的染色体变异并不少见,且部分异常具有分型特异性和预后价值,以涉及 14 号染色体的结构变异多见。t(11;14)(q13;q32)是 MCL 特征性的染色体异常,见于 95% 以上的 MCL 病例。t(14;18)(q32;q21)在 FL 中的阳性率可达 90%。BL 的染色体变异主要涉及 8 号染色体,其特征性遗传学标志是 t(8;14)(q24;q32),其次为 t(2;8)(p12;q24)、t(8;22)(q24;q11)。CLL/SLL 常见染色体异常为 del(13q14)(50%)、+12(20%)。在浆细胞疾病中,多发性骨髓瘤常见的染色体变异包括 t(11;14)(q13;q32)(16%)、t(4;14)(p16;q32)(15%)、t(14;16)(q32;q23)(5%)。FISH 是检测这些遗传学标志的首选方法。

有的 LPDs 具有多种染色体异常,但缺乏分型特异性或重现性,因此不能作为分型依据;其中部分异常对疾病预后有提示意义,如与 TP53 表达相关的 del(17p13)。在 T 细胞及 NK 细胞来源 LPDs 中,具有诊断价值的重现性染色体异常更为少见。

2. 基因检测 通过 PCR 方法分析免疫球蛋白重链（IgH）基因重排，是确定 B 淋巴细胞良恶性增生的手段之一，克隆性 IgH 基因重排仅见于 B 细胞肿瘤。由于其灵敏度较高，也可用于治疗后残留检测。TCR 重排检测是确定 T 淋巴细胞良恶性增生的手段之一，临床主要检测 TCRβ 和 TCRγ 两种基因。需要注意的是，在少部分 B-LPDs 病例中，TCR 克隆性重排检测亦为阳性。

前述染色体结构异常的相应融合基因产物，如 MCL 的 CCND1/IgH 融合基因、FL 的 BCL-2/IgH 融合基因、BL 的 MYC/IgH 融合基因，亦可通过 PCR 方法进行检测。

通过二代测序（NGS），已在 LPDs 中发现多种单基因突变，其中部分突变在 LPDs 特定亚型具有重现性，可用于疾病诊断。有诊断价值的基因突变包括 *BRAF V600E*、*MYD88 L265P*、*ROHA G17V*，分别用于 HCL、LPL 和 AITL 的辅助诊断。

3. 病毒学检测 部分 LPDs 的发生与特定病毒感染高度相关，以 EB 病毒相关淋巴细胞肿瘤最为常见，包括 BL、AITL、ANKL 以及儿童系统性 EBV+T/NK 细胞淋巴增殖性疾病，EB 病毒血清学检测及 DNA 定量检测结果可以作为疾病诊断的支持依据及疗效监测指标。ATLL 与 HTLV-I 感染高度相关，HTLV-I 血清学或 DNA 检测阳性是该病诊断的必备指标。

4. 其他检查 血清 LDH 和 β_2-MG 升高见于恶性程度较高的 LPDs，特别是 BL、ANKL 等高侵袭性淋巴瘤，CLL、MZL、LGLL 等惰性 LPDs 升高不明显；治疗有效的患者 LDH 和 β_2-MG 逐步降低。因此这两个指标可作为 LPDs 诊断的支持性依据和疗效监测指标。

血清蛋白电泳或免疫固定电泳查见单克隆免疫球蛋白或 κ/λ 轻链，是克隆性 B 细胞和浆细胞肿瘤的依据之一。浆细胞肿瘤产生的单克隆性免疫球蛋白以 IgG 和 IgA 型为主，而 B 细胞肿瘤产生的单克隆性免疫球蛋白以 IgM 型为主，特别是伴发巨球蛋白血症的 LPL，其血清 IgM 可超过 30mg/mL。除了 LPL，多数 B 细胞肿瘤难以在血清中查见单克隆免疫球蛋白。

对于伴发实体组织病变的淋巴细胞肿瘤，组织活检是非常重要的诊断和分型手段。此外，临床表现是淋巴细胞肿瘤分型必要的依据，特别是对于 T 淋巴细胞及 NK 细胞相关病变。

（蒋能刚）

第六节 病 例 分 析

病例1（典型病例）

一般资料：
患者男性，30 岁，10d 前自感心累气紧，3d 前皮肤淤点、淤斑就诊于我院急诊科。

体格检查：
T 36.3℃，R 20 次/min，P 84 次/min，BP 13/9kPa（1kPa=7.5mmHg），肝脾大，浅表淋巴结未扪及，皮肤黏膜无黄染。

实验室检查：
1. 血细胞分析 RBC 2.29×10^{12}/L，HGB 84g/L，PLT 27×52^9/L，WBC 63.1×10^9/L。

2. 血涂片 白细胞分类以原始细胞为主占 94%，原始细胞胞体大小不等，胞浆量多少不等，淡蓝色或者灰蓝色，胞核圆形或者类圆形，胞浆量少者，胞核规则圆形或者类圆形；胞浆量多者，胞核体积大，易见折叠、凹陷及扭曲。易见"杯口细胞"。

3. 骨髓检查 有核细胞增生明显活跃，单核细胞系统明显增生占 49%，以原始单核细胞为主占 42%，形态异常，胞体体积大，胞浆量多，染淡蓝色或蓝色，部分细胞胞浆内可见假契东颗粒，胞核圆形或类圆形，部分细胞可见折叠、凹陷及扭曲，易见"杯口细胞"。粒细胞系占 40%，均为原始粒细胞，胞体体积大小一致，胞浆量少，淡蓝色，胞核规则圆形或者类圆形，核仁 2~4 个，清楚或者模糊。红系受抑仅占 3.5%，形态基本正常。成熟红细胞形态大小基本正常。全片未查见巨核细胞，散在血小板少见。诊断意见：目前骨髓细胞形态学考虑急性粒单核细胞白血病，请结合组化、流式、染色体及基因检查结果（NPM1，FLT3-ITD

基因突变)考虑。

4. 细胞化学染色　原始细胞髓过氧化物酶染色(POX)呈阳性反应,阳性率12%;过碘酸-雪夫试验(PAS)原始细胞弱阳性,阳性率为11%;α-醋酸萘酚酯酶染色原始细胞呈阳性反应,阳性率为21%,氟化钠抑制实验抑制后阳性率为14%。

5. 细胞免疫分型结果　原始细胞群占有核细胞85%,表达CD34(部分阳性)、CD117(部分阳性)、HLA-DR、CD123、CD33、CD13、CD36(部分阳性)、CD64(部分阳性)、cMPO(部分阳性)和CD7(部分阳性),不表达CD14、CD15,不表达CD5、CD7、cCD3和CD19。

6. 染色体检查结果　46,XX。

7. 基因分析　查见 *NPM1* 突变及 *FLT3-ITD* 基因突变。

分析与诊断:

中年患者,起病急,外周血白细胞增高明显,血小板及血色素降低明显,人工镜检显示外周血存在大量原始细胞,原始细胞形态异常,"杯口细胞"易见,由于此类型细胞往往和髓系白血病相关,故形态学初步考虑为急性髓系白血病非急性早幼粒细胞型。骨髓细胞形态学检查显示有核细胞增生极度活跃,原始细胞比例占89%,有比较明显的两群细胞:原始粒细胞和原始单核细胞。POX染色阳性率为12%,初步考虑髓系白血病,PAS染色提示原始细胞弱阳性,急性淋巴细胞白血病可能性较小,非特异性酯酶染色阳性率21%,氟化钠抑制实验抑制后阳性率14%,抑制率小于50%,故考虑急性粒单核细胞白血病。流式细胞检测结果证实了形态学分型结果。细胞遗传学检查结果未发现异常,但是基因检查结果证实此患者同时存在 *NPM1* 突变及 *FLT3-ITD* 基因突变,这种基因突变和形态学存在大量"杯口细胞"相关。

诊断意见:

急性粒单核细胞白血病。

病例2(典型病例)

一般资料:

患者男性,62岁,体检发现白细胞升高。

体格检查:

神清,皮肤黏膜无出血,浅表淋巴结不大,心肺检查(-),肝、脾未扪及。

实验室检查:

1. 血细胞分析　RBC $4.37×10^{12}$/L,HGB 141g/L,Hct 0.45,MCV 102.7fL,PLT $168×10^9$/L,WBC $13.82×10^9$/L,中性粒细胞32%,淋巴细胞59%,单核细胞5%,嗜酸性粒细胞4%。

2. 血涂片　成熟淋巴细胞增多,形态未见明显异常。

3. 骨髓检查　有核细胞增生明显活跃,粒红比例2.3:1。淋巴细胞明显增生占67.5%,均为成熟样淋巴细胞,其细胞浆少,染色质致密,部分浓集成块呈龟背状,未见核仁,全片易见涂抹细胞。结论:考虑淋巴细胞增殖性疾病,请结合免疫分型。

4. 流式细胞免疫分型　淋巴细胞约占有核细胞的65%,其中B淋巴细胞约占71%,表达CD45、CD19、CD20(部分阳性)、CD22(弱阳性)、CD23(部分阳性)、CD200和CD5(部分阳性),限制性弱表达κ轻链,不表达CD10、CD38、CD103、FMC7和λ轻链。结论:克隆性B淋巴细胞增殖性疾病,考虑CLL/SLL。

分析与诊断:

CLL/SLL患者以老年男性为主,90%的患者在50岁以上发病。该病起病缓慢,常无自觉症状,仅因其他疾病就诊或体检时才发现外周血淋巴细胞升高,疾病进展至晚期可出现贫血、淋巴结长大等症状。本病例患者以成熟淋巴细胞增加为唯一异常表现,应排除有无CLL/SLL可能。骨髓细胞形态学符合惰性LPDs,应进一步分析淋巴细胞来源,并区分LPDs亚型。流式细胞分析显示为单克隆性B淋巴细胞增生,且符合典型CLL/SLL表型特征。患者无需进行特殊治疗,仅在门诊随访监测。进一步检查可通过流式细胞检测ZAP70表达,FISH检测del(17p),以辅助临床预测预后和进行危险度分层。

诊断意见：

慢性淋巴细胞白血病/小B细胞淋巴瘤（CLL/SLL）。

病例3（鉴别诊断病例）

一般资料：

患者男性，73岁，因全身乏力1⁺年，间断低热3个月，双下肢水肿入院。

体格检查：

T 37.3℃，R 20次/min，P 88次/min，BP 132/75mmHg，慢性病容，皮肤黏膜无黄染，心肺（-），双下肢轻度水肿，颈部及右侧腹股沟可触及数个大小不等的淋巴结，无触痛，活动度尚可。无巩膜黄染，无肝、脾肿大。

实验室检查：

1. 血细胞分析 RBC 4.15×10^{12}/L，HGB 126g/L，Hct 0.39，MCV 93.0fL，MCH 30.5pg，MCHC 326g/L，PLT 94×10^9/L，WBC 4.89×10^9/L，中性粒细胞61.5%，淋巴细胞34.7%，单核细胞2.0%，嗜酸性粒细胞1.8%。

2. 血清白蛋白19.6g/L，尿蛋白定性（3+），尿蛋白定量5.25g/24h；血清免疫球蛋白IgM 16 300mg/L，血清蛋白电泳查见M蛋白，免疫固定电泳查见IgM κ单克隆带。

3. 血涂片 成熟红细胞大小基本一致，中央淡染区未见明显扩大，部分红细胞呈缗钱状排列。

4. 骨髓检查 有核细胞增生活跃，粒红比例1.3:1。粒细胞占45%，各阶段细胞均查见；红系占32%，中晚幼红细胞为主，部分区域呈缗钱状排列；淋巴细胞占18%，部分细胞胞浆偏多；浆细胞占4%，部分成簇分布，查见个别偏大、偏幼稚浆细胞。

5. 骨髓流式细胞免疫分型 淋巴细胞约占有核细胞的21%，其中B淋巴细胞约占49%，表达CD19、CD20、CD22、FMC7（部分阳性）和CD38，限制性表达κ轻链，不表达CD5、CD10、CD23、CD103和λ轻链；浆细胞约占1.1%，表达CD38、CD138，限制性表达胞浆κ轻链，不表达CD10、CD19、CD20、CD56、HLA-DR和胞浆λ轻链。结论：①考虑克隆性B淋巴细胞增殖性疾病；②查见少许克隆性浆细胞。

6. 颈部淋巴结活检 镜下见淋巴结结构破坏，局部可见少量残留生发中心，淋巴结内可见大量浆细胞样淋巴细胞增生，细胞形态单一，免疫组化：CD19（+），CD20（+），CD79a（+），CD38（+），CD5（-），CD10（-），CD3（-），符合淋巴浆细胞淋巴瘤改变。

分析与诊断：

老年患者，以肾功损害和淋巴结肿大为主要表现。血清IgM明显增加（>10 000mg/L），血清蛋白电泳和免疫固定电泳均显示其为单克隆性免疫球蛋白，符合巨球蛋白血症诊断标准。骨髓细胞以单克隆性B细胞增生较明显，同时伴少量单克隆性浆细胞。巨球蛋白血症主要继发于淋巴浆细胞淋巴瘤，但也可发生于其他B细胞和浆细胞肿瘤。异常免疫球蛋白沉积导致肾损害多见于浆细胞疾病，但少部分巨球蛋白血症亦可导致肾损害。本例淋巴结活检显示为淋巴浆细胞淋巴瘤。进一步分析可检测MYD88 L265P突变加以证实。

鉴别诊断：

1. 其他类型惰性B细胞淋巴瘤 主要根据免疫表型特征进行鉴别，如慢性淋巴细胞白血病、套细胞淋巴瘤表达CD5，滤泡淋巴瘤表达CD10，毛细胞白血病表达CD103，或通过FISH检测特征性染色体结构异常。但对于边缘带来源B细胞淋巴瘤，单通过骨髓细胞形态学及免疫表型分析则难以与浆细胞样淋巴细胞进行明确区分；

2. 多发性骨髓瘤 骨髓浆细胞明显增生且形态异常，如查见大量幼稚浆细胞、双核/多核浆细胞。流式分析显示CD19、CD20等B细胞标志缺失。一般不伴发明显的单克隆性B淋巴细胞群，也很少累及淋巴结。

诊断意见：

淋巴浆细胞淋巴瘤，巨球蛋白血症（LPL/WM）。

病例 4（疑难病例）

一般资料：

患者男性，45 岁，油漆工，近一年面色苍白，皮肤瘀痕、淤斑，多次血细胞分析显示全血细胞减少。

体格检查：

T 36.3℃，R 20 次 /min，P 84 次 /min，BP 14/9kPa（1kPa=7.5mmHg），肝、脾及浅表淋巴结无明显肿大，皮肤黏膜无黄染。

实验室检查：

1. 血细胞分析　RBC 2.09×10^{12}/L，HGB 57g/L，Hct 0.20，MCV 96.2fL，MCH 27.3pg，MCHC 284g/L，RDW-CV 16.9%，PLT 14×10^9/L，WBC 2.1×10^9/L。

2. 血涂片　白细胞分类以中性粒细胞为主占 67%，晚幼粒细胞查见占 2%，有核红细胞 4 个 /100 个 WBC，形态未见明显异常。成熟红细胞明显大小不等，散在血小板可见，但偶见巨大血小板。

3. 骨髓检查　有核细胞增生明显活跃，粒红比例 0.86：1。粒细胞系统占 43%，各阶段细胞均见，部分中性粒细胞胞浆颗粒减少，查见部分中性分叶核粒细胞分叶过少（Pelger-Huët 畸形）等。红细胞系统明显增高占 50%，部分细胞可见巨幼样变：细胞体积大，核染色质疏松呈网状，典型"幼核老浆"表现，中、晚幼红细胞可见核碎裂、核出芽、花瓣样晚幼红细胞等。成熟红细胞明显大小不等，形态不整。巨核细胞可见小巨核细胞及淋巴样小巨核细胞。

4. 细胞化学染色　中性粒细胞碱性磷酸酶（NAP）阴性；过碘酸 - 雪夫试验（PAS）幼红细胞 6% 阳性；环形铁粒幼细胞 7%。

5. 细胞免疫分型结果　未见明显异常。

6. 染色体检查结果　47，XY，+8。

7. 基因分析　查见 SF3B1 基因突变。

分析与诊断：

中年患者，慢性病程，有长期毒物接触史，外周血细胞全血细胞长期减少，人工复片显示外周血有"幼红幼粒现象"，骨髓细胞形态学检查显示三系细胞均出现明显的造血异常，PAS 染色幼红细胞阳性反应提示红系存在病态造血，虽然环形铁粒幼细胞所占比例仅占 7%，但由于基因检查结果显示有 *SF3B1* 基因突变，染色体检查发现重现性染色体异常（+8），故其诊断应诊断为 MDS-RS-MLD。

诊断意见：

骨髓增生异常综合征（MDS-RS-MLD）。

病例 5（疑难病例）

一般资料：

患者女性，62 岁，面色苍白，头昏乏力 1^+ 个月就诊。

体格检查：

贫血貌，皮肤黏膜苍白，无巩膜黄染，肝、脾及浅表淋巴结无明显肿大。

实验室检查：

1. 血细胞分析　RBC 1.71×10^{12}/L，HGB 59g/L，Hct 0.18，MCV 104.7fL，MCH 34.5pg，MCHC 330g/L，RDW-CV17.9%，PLT 264×10^9/L，WBC4.07 $\times 10^9$/L，RET 计数 0.0159×10^{12}/L，RET 千分率 9.3‰。

2. 大便隐血（-），直接抗人球蛋白试验（-），蔗糖水试验（-），Ham 试验（-），血清 $VitB_{12}$ 浓度 291.00pg/mL，血清叶酸浓度 10.94ng/mL，血清铁 16.99μmol/L。

3. 血涂片　白细胞分类中性粒细胞占 57%，淋巴细胞占 36%，部分淋巴细胞胞浆较多，含少量嗜天青颗粒。成熟红细胞大小基本一致，中央淡染区未见明显扩大。

4. 骨髓检查　有核细胞增生活跃，粒红比例 8.9：1。粒细胞系统占 62%，各阶段细胞均见，形态未见明显异常。有核红细胞占 7%，以中、晚幼红细胞为主。淋巴细胞占 27%，部分淋巴细胞胞浆较多，可见伪足。

5. **流式细胞免疫分型** 淋巴细胞约占有核细胞24%,其中CD5弱阳性T淋巴细胞约占64%,表达CD2、CD3、CD7、CD8、CD11c、CD57(部分阳性)、CD38和TCRαβ,限制性表达TCRvβ7.1,不表达CD4、CD16、CD56。结论:克隆性T淋巴细胞增殖性疾病,表型符合大颗粒淋巴细胞。

分析与诊断:

老年患者,以贫血为主要表现,贫血性质为正细胞正色素性。根据实验室一般检查,可排除造血原料缺乏所导致的贫血和自身免疫性溶血性贫血。骨髓检查未见异常形态造血细胞,无MDS相关依据。因幼稚红细胞明显减少(<10%),可以考虑纯红再障。纯红再障可继发于胸腺瘤、感染、自身免疫性疾病及药物因素等,需明确病因以便于临床治疗。本病例淋巴细胞形态有一定改变,免疫表型分析显示具有杀伤活性的T淋巴细胞比例增加。通过T细胞受体β链分析,可进一步鉴别该细胞群为反应性改变还是单克隆性增生。本例为单克隆性T细胞来源LPDs,且由于异常活化的T淋巴细胞导致红系前体细胞免疫性损伤,因此患者以贫血为主要表现。临床处理以免疫抑制剂治疗为主。

诊断意见:

1. 大颗粒淋巴细胞白血病(T-LGLL);2. 纯红细胞再生障碍性贫血(PRCA)。

(余 江 蒋能刚)

▶ 参考文献

1. Selimoglu-Buet D, Wagner-Ballon O, Saada V, et al. Characteristic repartition of monocyte subsets as a diagnostic signature of chronic myelomonocytic leukemia. Blood, 2015, 125 (23): 3618-3626.

2. Kaushansky K, Lichtman MA, Prchal JT, et al. Williams Hematology. 9th ed. New York: McGraw-Hill Education, 2016.

3. Swerdlow SH, Campo E, Harris NL, et al. WHO Classification of tumours of haematopoietic and lymphoid tissues. 4th ed. Lyon: International Agency for Research on Cancer (IARC), 2017.

第四章

出血与血栓性疾病的实验诊断

出血性疾病是指由于各种原因导致机体止血、凝血、纤维蛋白溶解系统功能障碍或失常所引起的，以出血为主要表现的疾病、病理过程或症状。可以是原发性、先天性、遗传性的，也可继发于各种疾病（如肝脏病、尿毒症等），或作为一个病理过程成为并发症（如生理性分娩并发羊水栓塞），及疾病发展（如革兰氏阴性菌败血症、广泛转移性肿瘤）的表现。根据发病机制，出血性疾病可分为六大类：①血管因素引起的出血；②血小板因素引起的出血；③凝血因子异常所引起的出血；④病理性循环抗凝物质所致出血；⑤纤溶过强或亢进所引起的出血；⑥综合因素所致的出血。血栓性疾病已逐渐成为全球的重大健康问题，按照累及的血管系统分类可分为动脉系统血栓栓塞和静脉系统血栓栓塞，动脉系统血栓栓塞表现为受累血管支配的相应器官缺血，甚至坏死，及时的血管再灌注治疗可以挽救相应器官，也直接影响患者预后。静脉系统血栓栓塞包括肺栓塞和深静脉血栓（DVT），表现为受累静脉回流障碍，DVT 血栓脱落后表现为肺血管栓塞，重者可危及生命，需要在时间窗内给予再灌注治疗。目前血栓性疾病的诊断主要依赖血栓栓塞的临床表现和影像学诊断。结合影像学检查的 D- 二聚体定量检测可对深静脉血栓和肺栓塞进行排除诊断。实验室检查对血栓性疾病的病因诊断和抗栓治疗的监测发挥着至关重要的作用。

第一节　凝血功能障碍性疾病

正常的血管、血小板和凝血因子是保证止、凝血功能的必要条件。正常的抗凝血及纤溶功能是防止血栓形成所必需的。止、凝血功能障碍，或抗凝、纤溶过度是引起出血性疾病的基本原因。凝血功能障碍性疾病是由于先天或获得性原因导致患者止血、凝血及纤溶等机制缺陷或异常而引起的一组以自发性出血或轻度损伤后过度出血或出血不止为特征的疾病。血小板计数、出血时间测定可用于筛查血管性和血小板性出血性疾病；PT 可筛查外源性凝血途径因子的缺陷；APTT 可筛查内源性凝血途径因子缺陷。FXⅢ定性试验可筛查 FXⅢ 缺陷。

一、实验室分析路径

实验室分析路径见图 4-1。

二、相关实验

出血性疾病的诊断，应根据出血的临床表现有目的地选择相关实验检查，选择时应遵循先初筛试验再确诊试验的顺序。一期止血缺陷（血管壁和血小板异常所引起的止血功能的缺陷）常用筛检试验为 TBT，PLT，CRT；二期止血缺陷（凝血障碍和抗凝物质所引起的止血功能缺陷）常用筛检试验为 PT 及 APTT 试验。

1. 血小板（platelet，PLT）数量检测　血细胞分析中包括血小板计数。血小板计数有过数种方法，如：①以草酸铵稀释 - 相差显微镜法计数血小板；②电阻抗法测定 RBC/PLT 比率。但是，这些方法很难

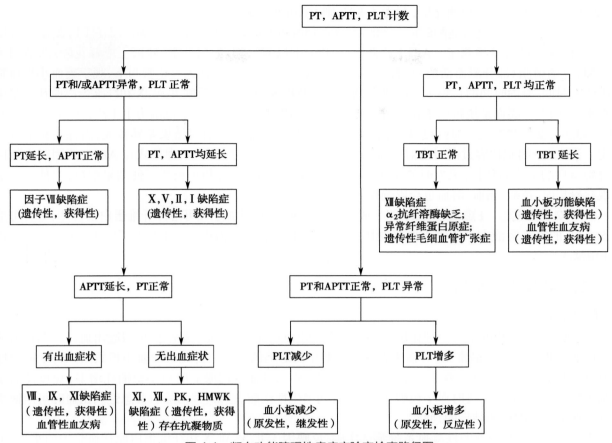

图 4-1　凝血功能障碍性疾病实验室检查路径图

成为准确的、精确的、可靠的血小板计数参考方法,原因有二:①血小板很难与细胞碎片、背景噪音鉴别;②大量红细胞,尤其是小红细胞,会干扰血小板计数。经法国、英国、美国、日本等 11 个实验室运用抗CD41 和抗 CD61 染色方法对血小板计数研究显示,流式细胞仪法的实验室内精度和实验室间精度很好。该法可以替代原来的颗粒计数法,尤其对于血小板计数减少的标本,测定结果的准确性很高,适用于自动血液分析仪的校准,也是 ICSH 推荐的参考方法。

2. 出血器测定出血时间(template bleeding time,TBT)　用出血时间测定器在前臂皮肤上造成一个标准创口,记录出血自然停止所需时间。此过程反映了皮肤毛细血管与血小板之间的作用,包括血小板黏附、激活、释放和聚集等反应。TBT 作为一期止血缺陷的筛检试验,反映血管壁和血小板的功能。TBT正常参考范围为 6.9 ± 2.1min。操作应注意避开血管、瘢痕、水肿、溃疡等部位;用滤纸吸取流出的血液时应避免与伤口接触,更不能挤压。

3. 血块收缩试验(clot retraction test,CRT)　血液完全凝固后,在血小板血栓收缩蛋白的作用下纤维蛋白网收缩,血清析出,血块缩小。观察血块收缩情况可筛查血小板功能。血小板无力症、重度血小板减少、低(无)纤维蛋白原血症、严重凝血障碍、异常球蛋白血症等情况下血块回缩减少;纤维蛋白原增高时血块回缩迟缓;血小板阿司匹林样缺陷、储藏池疾病及巨大血小板综合征血块回缩正常。

4. 血浆凝血酶原时间(prothrombin time,PT)测定　常用光学法、磁珠法进行该项测定。PT 检测是在待检血浆中加入过量的组织凝血活酶浸出液和钙离子,使凝血酶原转变为凝血酶,后者能使纤维蛋白原转变为纤维蛋白而使血浆凝固,凝固时间的长短不仅反映凝血酶原水平,也反映因子 V、Ⅶ、X 和纤维蛋白原在血浆中的水平,该试验为外源性凝血系统筛选试验。PT 测定正常参考范围为手工法:男性11~13.7s,女性 11~14.3s;仪器法:不同品牌仪器及试剂间结果差异较大,需各实验室自行制定。INR 依ISI 不同而异,一般在 1.0~2.0,凝血酶原时间比值(PTR)0.82~1.15(1.00 ± 0.05)。注意:血细胞比容(Hct)大于 55% 时,抗凝剂与血液的比例应按下式调整:抗凝剂量(mL)=(1-Hct)× 血液(mL)× 0.001 85;室温为 22~24℃时,应在 4h 内检测完毕;若为 4~8℃,则 PT 可能会缩短。

5. 血浆活化部分凝血活酶时间(activated partial thromboplastin time,APTT/PTT)测定 常用光学法、磁珠法进行该项测定。APTT 检测是在 37℃下以激活物(如白陶土、硅藻土或鞣花酸)激活因子 Ⅻ和Ⅺ,以脑磷脂(部分凝血活酶)代替血小板提供凝血的催化表面,在钙离子参与下,观察乏血小板血浆凝固所需时间,凝固时间的长短主要反映Ⅷ、Ⅸ、Ⅺ、Ⅻ、HMWK、PK,也可反映Ⅱ、Ⅴ、Ⅹ和纤维蛋白原在血浆中的水平,是内源性凝血系统较敏感和常用的筛选实验。APTT 测定正常参考范围为手工法:男性(37±3.3)s(31.5~43.5s),女性(37.5±2.8)s(32~43s);仪器法:不同品牌仪器及试剂间结果差异较大,需各实验室自行制定。注意:血细胞比容过高时应对抗凝比例进行相应调整(方法同 4.PT 中公式)。APTT 可因纤维蛋白聚合副蛋白的干扰而延长;采血时使用玻璃试管,可因凝血因子在分析前被激活使结果缩短;当使用光学法观察凝集时,黄疸、脂血、溶血也会影响检测结果。

6. FⅩⅢ定性试验 FⅩⅢ缺乏时,不能生成不溶性纤维蛋白,只能生成可溶性纤维蛋白聚合体,后者可溶于 5mol/L 的脲素溶液中。正常人血浆凝块放入 5mol/L 的脲素溶液中,24~48h 内不发生溶解;若溶解则为 FⅩⅢ缺乏。

三、结果判断与分析

(一) 首选实验

1. PLT 血小板的主要生理作用是参与正常的止血功能,血小板数量减低可引起出血。一期止血缺陷中以血小板数量异常最常见,对临床表现为一期止血缺陷的患者应首先检测血小板数量。再生障碍性贫血、放射病、急性白血病等疾病时血小板生成减少;弥散性血管内凝血时血小板消耗增多;免疫性血小板减少性紫癜、脾功能亢进时血小板破坏增多;骨髓增生性疾病、感染、脾切除后及急性大出血时可因血小板反应性增高影响检测结果的判断。

2. PT 该实验为外源性凝血系统筛选实验,反映因子Ⅱ、Ⅴ、Ⅶ、Ⅹ和纤维蛋白原在血浆中的水平,因此因子Ⅱ、Ⅴ、Ⅶ、Ⅹ缺乏症、低或无纤维蛋白原血症、DIC(凝血因子消耗阶段)、原发性纤溶症、维生素 K 缺乏症、严重肝脏疾病、抗凝物质增多等均可引起 PT 延长;先天性因子Ⅴ增多症、血栓前状态、DIC(凝血因子激活阶段)、口服避孕药时 PT 可缩短。

3. APTT 该实验是内源性凝血系统较敏感和常用的筛选实验,反映因子Ⅷ、Ⅸ、Ⅺ、Ⅻ、HMWK、PK、Ⅱ、Ⅴ、Ⅹ和纤维蛋白原在血浆中的水平。因此因子Ⅷ、Ⅸ、Ⅺ、Ⅻ、HMWK、PK、Ⅱ、Ⅴ、Ⅹ缺乏症、低或无纤维蛋白原血症、DIC(凝血因子消耗阶段)、原发性纤溶症、维生素 K 缺乏症、严重肝脏疾病、抗凝物质增多等可引起 APTT 延长;先天性因子Ⅴ、Ⅷ增多症、血栓前状态、DIC(凝血因子激活阶段)、血浆内混有血小板、口服避孕药等可引起 APTT 缩短。

(二) 次选实验

1. TBT 该实验反映血小板数量、质量及毛细血管的止血功能。对临床表现为一期止血缺陷,血小板数量正常的患者应进一步检测血小板质量及毛细血管止血功能和血管性血友病因子。血小板数量异常(如血小板减少和血小板增多症)、血小板质量缺陷(如先天性和获得性血小板病和血小板无力症)、某些凝血因子缺乏[如血管性血友病、低(无)纤维蛋白原血症]、血管疾病(遗传性出血性毛细血管扩张症)等可引起 TBT 延长;TBT 在某些严重的高凝状态和血栓形成时会缩短,从而可能影响检测结果的判断。

2. FⅩⅢ定性实验 FⅩⅢ作用下纤维蛋白单体交联形成稳定的纤维蛋白凝块,即不可溶性纤维蛋白。因此 FⅩⅢ缺乏时表现创伤后延迟性渗血。正常人血浆凝块放入 5mol/L 的脲素溶液中,24~48h 内不发生溶解;若溶解则提示为先天性或获得性 FⅩⅢ缺乏。

通过筛选实验可对出血性疾病进行初步判断,帮助临床进一步选择确诊实验(表 4-1)。

表 4-1   常见出血性疾病的筛选实验结果分析

主要疾病	PLT	TBT	PT	APTT
血管性紫癜	正常	正常或延长	正常	正常
血小板减少症(遗传性、获得性)	减少	延长	正常	正常
血小板功能异常性疾病	正常	延长	正常	正常
血管性血友病	正常	延长	正常	延长
内源性途径凝血异常	正常	正常	正常	延长
外源性途径凝血异常	正常	正常	延长	正常
多源或共同途径凝血异常	正常	正常	延长	延长
DIC	减少	延长	延长	延长

第二节 PT 延长 APTT 正常

PT 延长,APTT 正常常见于遗传性或获得性外源性凝血因子缺陷,包括服用抗凝药物、维生素 K 缺乏、肝病、遗传性或获得性Ⅶ缺陷等。

一、实验室分析路径

实验室分析路径见图 4-2。

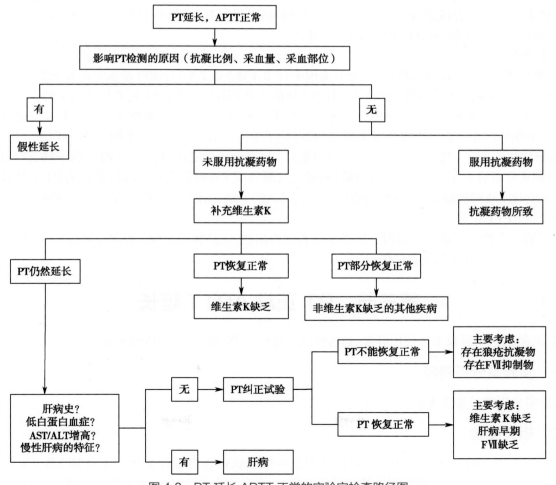

图 4-2 PT 延长 APTT 正常的实验室检查路径图

二、相关实验

实验室检查 APTT 正常而 PT 延长时,考虑遗传性或获得性外源性凝血因子(FⅦ)缺陷。遗传性 FⅦ 缺乏较少见,获得性 FⅦ 缺乏的原因包括口服抗凝药物、维生素 K 缺乏、肝脏疾病、FⅦ 抑制物和狼疮抗凝物存在,其鉴别诊断涉及以下实验。

1. PT 和 APTT 测定

2. PT 纠正试验(PT mixing study)　该试验可鉴别延长的 PT 是否为抗凝物质所致,属定性试验。低滴度的抗凝物质可因 1:1 混合血浆的稀释而使延长的 PT 被纠正,因此应进一步做正常血浆与受检血浆 1:4 的混合纠正试验,若低滴度的抗凝物质存在,则 1:4 的混合血浆不能纠正。

3. FⅦ 活性检测　该试验用一期法检测凝血因子的促凝活性。除Ⅶ因子外,其他所有因子都稳定且过量存在于所用试剂中,使用 PT 试剂测定凝固时间,凝固时间与待测凝血因子活性成反比。其结果以正常的百分率表示,FⅦ 正常参考范围通常在(103 ± 17.3)%。血栓前状态和血栓性疾病时因子活性增高,可能影响结果的判断。待检标本要及时检测,若不能及时检测,可放在 -20℃保存一个月,注意不可将血浆放在 2~8℃保存,因为在此温度范围内 FⅦ 会被激肽系统激活。

三、结果判断与分析

(一)首选实验

PT 及 APTT:排除分析前影响因素(如采血量、采血部位、Hct>55% 等),引起 PT 延长的最常见原因是早期肝脏疾病、口服抗凝药物和早期维生素 K 缺乏。其他原因有 DIC、FⅦ 缺乏、FⅦ 抑制物和狼疮抗凝物存在。通过询问病史可明确是否口服抗凝药物;若无相关服药史,应考虑维生素 K 缺乏或肝病早期。肝脏是许多凝血因子合成的场所,肝病早期或轻型肝病可以只有 PT 延长,APTT 对肝脏疾病的敏感性不及 PT。随着肝病的进展,可导致 PT、APTT 均延长。

(二)次选实验

1. 维生素 K 诊断性治疗试验　部分凝血因子(FⅡ、FⅦ、FⅨ、FⅩ)合成时需维生素 K 的参与。维生素 K 缺乏时,这些凝血因子的活性受到影响,其中 FⅦ 的半衰期较短,因此 PT 延长较 APTT 延长更早发生。维生素 K 缺乏进一步加重时,PT、APTT 均延长。维生素 K 治疗可鉴别肝脏疾病与维生素 K 缺乏,值得注意的是肝脏疾病时也可能发生维生素 K 缺乏,此时给予维生素 K 治疗,延长的 PT 可部分纠正。

2. PT 纠正试验　受检血浆与正常混合血浆(1:1)混合后测定该混合血浆 PT。因子缺乏时,延长的 PT 可以被正常混合血浆纠正,而抗凝物质(如狼疮抗凝物或 FⅦ 抑制物)存在时,延长的 PT 不能被纠正。狼疮抗凝物比 FⅦ 抑制物常见,多数狼疮抗凝物引起 APTT 延长,PT 延长或正常,少数狼疮抗凝物只引起 PT 延长,而 APTT 正常。

3. FⅦ 活性检测　遗传性Ⅶ因子缺乏症可表现为出血、无症状或血栓。检测 FⅦ 活性,可确定 FⅦ 减低的程度,为替代治疗及监测提供依据。

第三节　PT 正常 APTT 延长

PT 正常、APTT 延长常为使用肝素、遗传性或获得性Ⅷ、Ⅸ、Ⅺ、Ⅻ、PK、HMWK 缺陷所致。

一、实验室分析路径

实验室分析路径见图 4-3。

二、相关实验

实验室检查 APTT 延长而 PT 正常时,考虑遗传性或获得性内源性凝血因子(FⅧ、FⅨ、FⅪ、FⅫ、PK、HMWK)缺陷。最常见的遗传性因子缺陷是血友病 A、血友病 B 和 vWD。获得性内源性因子缺乏原因包括使用抗凝药物、因子抑制物和狼疮抗凝物存在,其鉴别诊断涉及以下实验。

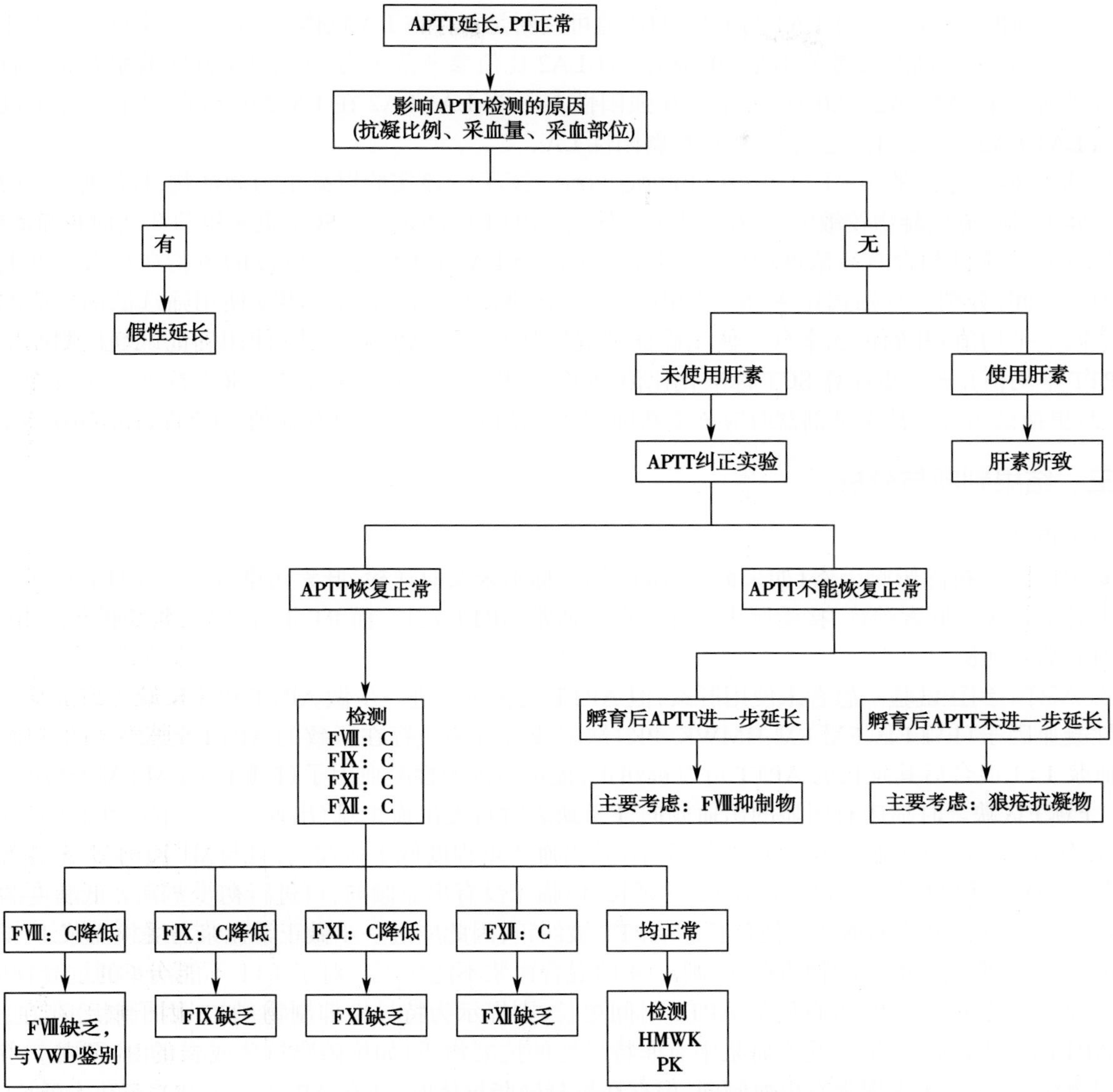

图 4-3 PT 正常 APTT 延长的实验室检查路径图

1. PT 和 APTT 测定

2. APTT 纠正试验(APTT mixing study) 该试验可鉴别患者血浆中有无抗凝物质及抗凝物质的类型。受检血浆与正常混合血浆(1:1)混合后即刻和 37℃孵育 2h 后分别测定该混合血浆 APTT,初步筛选延长的 APTT 是由于凝血因子缺乏或受检血浆中有特异性或非特异性抗凝物质存在所造成。一些少见的凝血因子抑制物,如 V 因子抑制物和凝血酶原抑制物存在时,孵育试验的时间可能不延长。10%~15%的抗磷脂抗体也可能使孵育试验的时间延长。

3. 凝血因子活性检测 常用一期法检测凝血因子的促凝活性。除待测凝血因子外,其他因子、脑磷脂及激活剂都稳定且过量存在于所用试剂中,使用 APTT 试剂测定凝固时间,凝固时间与待测凝血因子活性成反比。其结果以正常的百分率表示。血栓前状态和血栓性疾病,如静脉血栓形成、肾病综合征、妊娠高血压综合征和恶性肿瘤时凝血因子活性增高。

4. 稀释蝰蛇毒凝血时间试验(dilute Russell viper venom test,dRVVT) 狼疮抗凝物(LA 抗体)系抗磷脂抗体,能阻碍凝血因子与磷脂表面的结合,从而抑制依赖磷脂的凝血因子活性。蝰蛇毒能直接激活 X 因子导致血液凝固,但当存在 LA 抗体时,凝固时间延长。现多采用 LA 筛选试剂(LA1)和 LA 确诊试剂(LA2)联用,LA2 较 LA1 含有高浓度的磷脂,外源性磷脂与 LA 抗体结合,高浓度的磷脂在很大程度上可纠正凝血时间,通过计算 LA1 与 LA2 的比值可判断是否存在 LA 抗体。LA1 筛选实际的参考范围是 31~44s,LA2 确诊试剂的参考范围是 30~38s,LA1/LA2 比值参考范围为 <1.2。(不同实验室和试剂批号范围存在差异)当 LA1/LA2>2.0 时,提示存在强阳性 LA;当 LA1/LA2 在 1.5~2.0 之间,提示存在中度阳性 LA;当 LA1/LA2 在 1.2~1.5 之间,提示存在弱阳性 LA。

5. 基于硅土激活的 APTT(silica clotting time,SCT) 该实验以硅土为激活物,检测原理与 APTT 相同。硅土对狼疮抗凝物较敏感,当存在 LA 抗体时,APTT 时间延长。SCT 也采用筛选试剂和确证试剂,确证试剂较筛选试剂含有高浓度的磷脂,外源性磷脂与 LA 抗体结合,高浓度的磷脂在很大程度上可纠正 APTT 时间,分别计算筛选比率(S= 使用筛选试剂检测的患者 APTT 结果 / 使用筛选试剂检测的正常人的 APTT 平均值)和确证比率(C= 使用确证试剂检测的患者 APTT 结果 / 使用确证试剂检测的正常人的 APTT 平均值),进一步计算 SCT 标准化比值(S/C)判断是否存在 LA 抗体。SCT 标准化比值参考范围为 <1.2(更换试剂批号甚至试剂盒时应该重新确定参考范围)。SCT 标准化比值 >1.2 时提示存在 LA。

三、结果判断与分析

(一)首选实验

1. APTT 排除影响因素(如采血量、Hct 过高、标本未及时送检、肝素污染等)后,APTT 延长应首先考虑患者是否接受肝素治疗,接受肝素治疗的患者通常 APTT 延长,而 PT 正常,但大剂量肝素使用时,PT 和 APTT 都会延长。

2. APTT 纠正试验 患者未使用肝素,但 APTT 延长时应进一步做 APTT 纠正试验。该试验可鉴别内源性凝血因子(FⅧ、FⅨ、FⅪ、FⅫ、HMWK、PK)缺陷或抗凝物质存在所致的 APTT 延长。当正常血浆与受检血浆 1∶1 混合后其延长的 APTT 可以被纠正,提示为内源性凝血因子(FⅧ、FⅨ、FⅪ、FⅫ、HMWK、PK)缺陷。FⅧ、FⅨ 缺乏时临床有明显的出血倾向,FⅪ 缺乏时自发出血少见(出血多在纤溶活性高的部位,如口鼻、泌尿系统),严重出血多继发于创伤、手术,其出血严重程度低于血友病,且与Ⅺ因子水平无显著相关性;FⅫ、HMWK 和 PK 缺乏时虽有 APTT 的延长,但临床没有出血倾向,可进行初步鉴别。低滴度的抗凝物质可因 1∶1 混合血浆的稀释而使延长的 APTT 被纠正,因此应进一步做正常血浆与受检血浆 1∶4 的混合纠正试验,若低滴度的抗凝物质存在,则 1∶4 的混合血浆不能纠正。对于 1∶1 不能纠正的抗凝物质,建议做混合血浆的孵育试验,孵育后的 APTT 时间更长,则提示为特异性抑制物(如 FⅧ抑制物)存在;孵育后的 APTT 时间不变,则提示受检血浆中有非特异性的抗凝物质(如抗磷脂抗体或副蛋白)存在。当有因子抑制物存在时,临床表现常有出血倾向,但存在抗凝磷脂抗体时,通常 APTT 延长,PT 正常或延长,临床表现为无症状或易形成血栓。

(二)次选实验

1. 凝血因子活性检测 经 APTT 纠正试验证实,延长的 APTT 是由凝血因子缺乏所致时,通常先进行 FⅧ活性检测(因为 FⅧ缺乏最常见),FⅧ活性降低应进一步鉴别血友病与血管性血友病。FⅧ活性正常再进行 FⅨ活性检测,FⅨ活性正常则检测 FⅪ、FⅫ。临床没有明显出血倾向或 / 和 FⅧ、FⅨ、FⅪ、FⅫ活性均正常者,检测 PK、HMWK 活性。

2. 稀释蝰蛇毒凝血时间(dRVVT) APTT 纠正试验提示存在狼疮抗凝物时,可用 dRVVT 进一步证实。dRVVT 不经过 FⅦ、内源性接触因子和抗血友病因子,因此在血栓形成高风险的患者中,dRVVT 比 APTT 检出狼疮抗凝物的特异性更高,ISTH 认为其是检出 LA 的首选的方法。

3. 基于硅土激活的 APTT(SCT) 由于 LA 的异质性,一种 LA 检测试剂很难检测出所有的 LA,所以 ISTH 推荐应用两种不同凝固途径的试剂对 LA 进行检测(ISTH 推荐 SCT 作为筛选 LA 的第二选择),只要一种结果为阳性则提示存在 LA。

(三)常见疾病的诊断标准

1. 狼疮抗凝物存在 2012 年英国血液学标准委员会(The British Committee for Standards in Haematology,

BCSH)的指南文件中对狼疮抗凝物的诊断标准是：①磷脂依赖的凝血试验的检测时间延长。一般推荐选用两种不同方法的试验，如稀释蝰蛇毒时间(dRVVT)和LA敏感的APTT，以保证可以检测到低水平的狼疮抗凝物；②纠正实验提示存在抑制物，即患者血浆和正常血浆等量混合后，即时检测APTT提示不能纠正；③证明存在磷脂依赖的抑制物，额外添加不同浓度的磷脂，然后进行APTT、dRVVT或硅化凝血时间(SCT)试验。ISTH推荐同时使用dRVVT和SCT检测LA，只要一种结果为阳性则提示存在LA。

2. PK、HMWK缺乏的诊断　实验检测发现PK、HMWK活性降低可明确诊断。若不能进行以上因子活性检测，依据患者无临床出血史、PT正常APTT延长，延长的APTT可被正常混合血浆纠正且FⅧ、FⅨ、FⅪ、FⅫ活性正常，也可提示PK、HMWK缺乏。延长APTT试验的第一步温育时间(即加钙之前的时间)到10min，APTT明显缩短，提示PK缺乏症，若APTT无明显变化，则提示HMWK缺乏症。

3. 血友病诊断标准　血友病包括血友病A、血友病B。血友病A和血友病B的典型特点是男性发病，女性携带。两者的特征性表现均是出血倾向，但根据轻重的不同出血表现有所差异。实验室检查：血小板计数、出血时间，血小板功能筛查实验、PT正常；APTT延长能被正常血浆纠正(轻型患者APTT可正常)；血友病A的FⅧ：C降低，血友病B的FⅨ：C降低，其他凝血因子正常。

第四节　PT和APTT均延长

PT和APTT均延长常见于弥散性血管内凝血(DIC)、肝病、严重维生素K缺乏、共同途径凝血因子(FⅠ、FⅡ、FⅤ、FⅩ)缺乏、大剂量的肝素或口服抗凝药物的使用。

一、实验室分析路径

实验室分析路径图见图4-4。

二、相关实验

实验室检查PT、APTT同时延长时，考虑遗传性或获得性共同途径凝血因子(FⅠ、FⅡ、FⅤ、FⅩ)缺陷。遗传性共同途径凝血因子缺乏较少见，获得性原因包括大剂量抗凝药物的使用、严重维生素K缺乏、严重肝脏疾病、DIC(凝血因子消耗期)、部分异常纤维蛋白血症、因子抑制物和狼疮抗凝物存在，其鉴别诊断涉及以下实验：

1. PT和APTT测定

2. 肝功能检测　肝功能的检测包括血清酶学检查(如丙氨酸氨基转移酶ALT、天冬氨酸氨基转移酶AST、γ-谷氨酰基转移酶GGT等)、蛋白质合成功能检查(如总蛋白TP、白蛋白ALB、前白蛋白PA等)、血清胆汁酸、血清胆红素、肝纤维化相关检测(如Ⅲ型前胶原、Ⅳ型胶原、层连黏蛋白和透明质酸等)等检查。肝脏可合成凝血因子，当肝功能受损时，凝血因子合成障碍，严重时可导致PT、APTT延长。肝功能检测见相关章节。

3. 纤维蛋白原(fibrinogen，FIB)测定　FIB检测的方法有Clauss法、盐析法、热浊度法、免疫法和PT衍生法。Clauss法的精密度、准确度及与参考方法的相关性最好。其检测的原理为凝血酶将可溶性血浆纤维蛋白原转变成不溶性的纤维蛋白，在高浓度凝血酶及低浓度纤维蛋白原的条件下，血浆凝固时间由纤维蛋白原浓度决定，血浆凝血时间与纤维蛋白原浓度呈负相关。通过测定加入凝血酶后血浆凝固的时间可推算出待检测血浆纤维蛋白原的量。FIB正常参考范围为2.0~4.0g/L。FIB是急性时相反应蛋白，在很多疾病状态下都会升高，判定结果时应综合考虑。

4. D-二聚体(D-dimer)检测　D-二聚体是交联纤维蛋白的降解产物，是体内纤维蛋白形成并有降解发生的特异性分子标记物之一。可用ELISA法、快速ELISA法、免疫比浊法对其定量检测。免疫比浊法的原理是用抗D-二聚体单克隆抗体包被乳胶微粒，其与待检血浆中的D-二聚体特异地结合，发生凝集，从而使得反应体系中的浊度增加，吸光度增加。通过测定吸光度的变化可反映受检血浆中D-二聚体的含量。D- 二聚体水平以相当于起始纤维蛋白原单位（FEU）表示。一个 FEU 是指血浆中可检测水平的 D- 二聚体所对应纤维蛋白原的量。

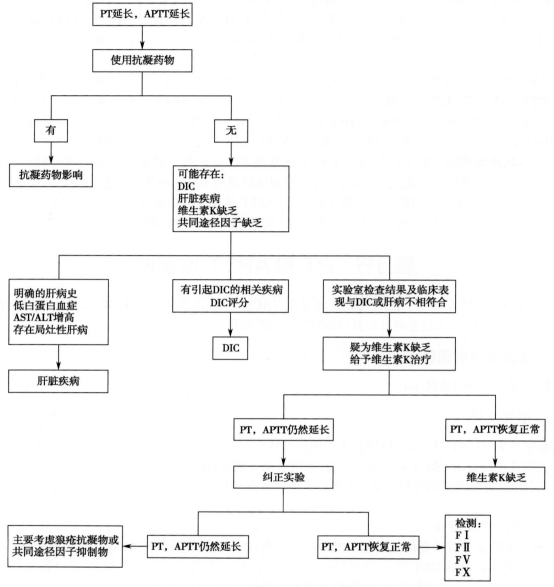

图 4-4 PT、APTT 均延长的实验室检查路径图

5. APTT 纠正试验
6. PT 纠正试验
7. 凝血因子活性检测
8. dRVVT 和 SCT 试验

三、结果判断与分析

（一）首选实验

1. PT 和 APTT 测定　排除影响 PT、APTT 检测的因素后，PT、APTT 均延长首先应考虑患者是否正在进行抗凝药物治疗。接受治疗剂量的肝素通常只有 APTT 会延长，接受治疗的口服抗凝药通常仅 PT 延长，但过量的肝素或口服抗凝药物会引起 PT、APTT 都延长。肝脏是绝大多数凝血因子合成的场所，严重的肝炎或肝硬化患者，维生素 K 依赖凝血因子（FⅡ、FⅦ、FⅨ、FⅩ）的合成降低，随着肝病的进展，FⅤ的合成

也会减少,进一步恶化还会导致纤维蛋白原的合成也减少。因此肝病的早期,只有 PT 会延长,随着疾病的进展,APTT 也会延长。APTT 对肝脏疾病的敏感性不及 PT,如果两者延长的时间不成比例,提示患者血浆中可能存在抗凝物质,需进一步鉴别。DIC 时由于凝血因子的消耗,PT、APTT 均延长。

2. 维生素 K 诊断性治疗试验　维生素 K 缺乏时,维生素 K 依赖的凝血因子(FⅡ、FⅦ、FⅨ、FX)的活性受到影响,由于 FⅦ的半衰期较短,因此 PT 延长较 APTT 延长更早发生。维生素 K 缺乏进一步加重时,PT、APTT 均延长。维生素 K 治疗可鉴别肝脏疾病与维生素 K 缺乏,值得注意的是肝脏疾病时也可能发生维生素 K 缺乏,此时给予维生素 K 治疗,延长的 PT 可部分纠正。应用维生素 K 治疗后 PT 能恢复正常的,可能是阻塞性黄疸或吸收不良;若维生素 K 不能纠正的,则应考虑肝实质性损害。

3. 肝功能检测　明确有无肝脏疾病。

(二) 次选实验

1. DIC 与严重肝病相鉴别的试验　肝病时凝血功能异常包括:PT 延长;APTT 延长;血小板减少(门静脉高压脾功能亢进所致);纤溶增加,FDP 增加(肝脏是抗纤溶酶合成和组织型纤溶酶原激活物清除的场所);出血时间延长;异常纤维蛋白原产生。严重肝疾病也会并发 DIC,此时血浆 FⅧ:C 一般低于50%,且 D- 二聚体明显增高。

2. FⅧ活性检测　由于 FⅧ不在肝脏合成,因此肝病时 FⅧ活性正常甚至因 FⅧ为急性时相反应蛋白而增高,在肝病与 DIC 难以鉴别时,FⅧ活性检测是有用的。DIC 时 FⅧ活性降低,而肝病时正常或增高。

3. 纤维蛋白原测定　患者血浆纤维蛋白原减低是 DIC 评分中的重要组成部分。但由于纤维蛋白原是急性时相反应蛋白,许多造成 DIC 的疾病均会引起纤维蛋白原的增高,因此单次纤维蛋白原水平检测对诊断 DIC 的意义不大,应连续检测,纤维蛋白原水平递减对 DIC 的诊断价值较大。

4. D- 二聚体检测　DIC 时 D- 二聚体水平通常在 2 000ng/mL 以上。D- 二聚体检测可用于鉴别 DIC 与严重肝病,DIC 时 D- 二聚体明显增高,严重肝病时 D- 二聚体正常或轻度增高。

5. PT 纠正试验和 APTT 纠正试验　排除抗凝药物、维生素 K 缺乏、肝病和 DIC 后,应考虑延长的PT 和 APTT 是否为抗凝物质存在的影响。若延长的 PT 和 APTT 可被 1:1 的正常血浆所纠正,提示共同途径凝血因子缺乏;不能纠正则提示抗凝物质存在。

6. 凝血因子活性检测　共同途径凝血因子中,FⅠ缺乏最常见,应先检测 FⅠ活性,FⅠ活性若正常再进一步检测 FV、FX、FⅡ活性是否正常。

7. dRVVT 和 SCT　不到 5% 的存在狼疮抗凝物的患者可能同时存在 PT 延长,这可能是由于狼疮抗凝物质干扰了 PT 试剂中的磷脂,特别是在使用重组组织因子或纯化磷脂的情况下,研究发现 Innovin 和 Thromborel R 的 PT 试剂对 LA 较敏感。使用 dRVVT 和 SCT 可帮助筛查以及确证有无狼疮抗凝物质存在。

(三) 常见疾病的诊断标准

DIC 诊断标准:中华医学会血液学分会建立了中国弥散性血管内凝血诊断积分系统(CDSS),利用该积分系统动态评分可进行 DIC 的诊断。该评分系统见表 4-2。

表 4-2　中国弥散性血管内凝血诊断积分系统(CDSS)

积分项	分数
存在导致 DIC 的原发病	2
临床表现	
不能用原发病解释的严重或多发出血倾向	1
不能用原发病解释的微循环障碍或休克	1
广泛性皮肤、黏膜栓塞,灶性缺血坏死、脱落及溃疡形成,不明原因的肺、肾、脑等脏器衰竭	1

积分项	分数
实验室指标	
血小板计数	
非恶性血液病	
$\geq 100 \times 10^9$/L	0
$\geq 80 \times 10^9$/L 且 $< 100 \times 10^9$/L	1
$< 80 \times 10^9$/L	2
24h 内下降 $\geq 50\%$	1
恶性血液病	
$< 50 \times 10^9$/L	1
24h 内下降 $\geq 50\%$	1
D- 二聚体	
<5mg/L	0
≥ 5mg/L 且 <9mg/L	2
≥ 9mg/L	3
PT 及 APTT 延长	
PT 延长 <3s 且 APTT 延长 <10s	0
PT 延长 ≥ 3s 或 APTT 延长 ≥ 10s	1
PT 延长 ≥ 6s	2
纤维蛋白原	
≥ 1.0g/L	0
<1.0g/L	1

注：非恶性血液病：每日计分 1 次，≥ 7 分时可诊断 DIC；恶性血液病：临床表现第一项不参与评分，每日计分 1 次，≥ 6 分时诊断 DIC

第五节 血 友 病

血友病是一组遗传性出血性疾病，其中包括血友病 A 和血友病 B。本组疾病是一组遗传性凝血活酶生成障碍所致的出血性疾病，在先天性出血性疾病中最为常见。实验室检查出血时间、血小板计数、PT 均正常，但 APTT 延长。APTT 纠正试验可鉴别遗传性凝血因子缺乏和抗凝物质存在所致的 APTT 延长。凝血因子活性检测可明确因子缺乏的程度以帮助血友病严重程度分型。vWF 抗原（vWF：Ag），vWF 胶原结合试验（vWF：CB）和 FⅧ结合分析（vWF：FⅧB）检测可对血友病 A 和血管性血友病进行鉴别。

一、实验室分析路径

实验室分析路径见图 4-5。

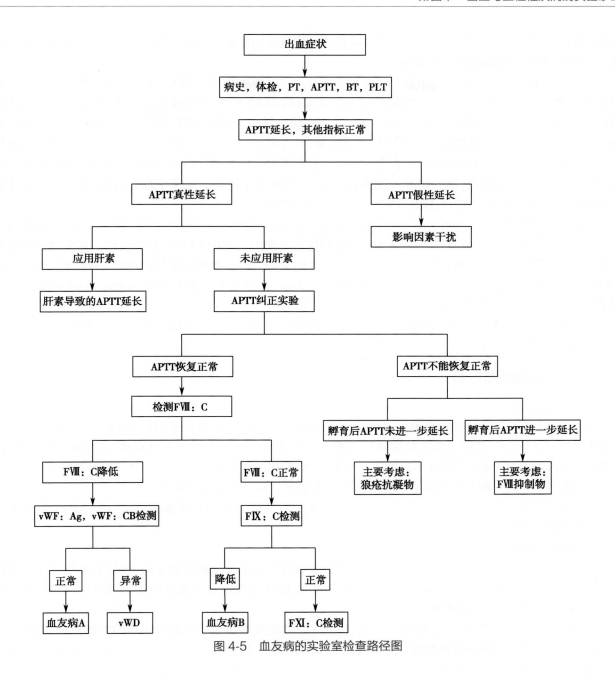

图 4-5　血友病的实验室检查路径图

二、相关实验

血友病的实验室诊断及鉴别诊断主要包括筛选试验、确诊试验和鉴别诊断试验。

1. 血浆凝血酶原时间（PT）测定
2. 血浆活化部分凝血活酶时间（APTT）测定
3. 出血器测定出血时间（TBT）
4. 血小板（PLT）数量检测
5. APTT 纠正试验
6. 凝血因子活性检测
7. dRVVT 和 SCT 试验
8. 血友病的基因诊断　利用分子生物学技术可对血友病进行直接基因诊断和间接基因诊断。直接诊断是找到导致疾病的基因缺陷；间接诊断是利用检测相应基因内、外特定位点的多态性，结合遗传连锁分析,确定受检个体是否带有含致病基因的染色体。通过基因诊断,可对患者家系成员中的相关女性及胎儿进行携带者和产前诊断的遗传咨询。

9. vWF 抗原(von Willebrand factor antigen,vWF：Ag)检测　是对 vWF 数量的检测。vWF：Ag 可用免疫电泳(Laurell 火箭电泳)、酶联免疫吸附试验(ELISA)、免疫放射测定法(IRMA)及免疫浊度法进行测定。免疫浊度法检测的原理是用抗 vWF 的单克隆抗体包被乳胶微粒,其与待检血浆中的 vWF 特异地结合,发生凝集,从而使得反应体系中的浊度增加,吸光度增加,通过测定吸光度的变化可反映受检血浆中 vWF 的含量。结果用正常对照的百分比表示,正常参考范围为 107.5%±29.6%。血浆 vWF 水平在运动、妊娠、月经时可能增高,这些情况可能掩盖中度的 vWF 水平降低。血浆中存在有类风湿因子、抗牛血清白蛋白抗体或抗鼠抗体时,可能使 vWF：Ag 水平假性增高。

10. vWF 胶原结合分析(von Willebrand factor collagen binding assay,vWF：CB)　vWF：CB 是同时检测 vWF 的数量和质量,反映 vWF 与胶原作用的能力。常用 ELISA 方法检测。其原理为用胶原包板,加入一定量的血浆 vWF 使其与胶原结合,多余的 vWF 洗去,再加入酶标记的抗 vWF 单抗显色测定 vWF 与胶原结合的能力。结果用正常对照的百分比表示,正常参考范围为 50%~400%,影响 vWF：Ag 的因素也会对 vWF：CB 造成相同的影响。

11. FⅧ结合分析(vWF：FⅧ B)　采用 ELISA 方法体外检测 vWF 结合外源性 FⅧ能力,用于鉴别 2N 型 vWD 和血友病 A。

三、结果判断与分析

(一)首选实验

1. PT 和 APTT　血友病患者由于缺乏内源性凝血途径中的凝血因子,其 APTT 延长,PT 正常。但对于轻型血友病患者,其因子活性轻度降低,APTT 可能正常。先天性因子Ⅴ增多症、血栓前状态、DIC 高凝期、血浆内混有血小板、口服避孕药可使 APTT 缩短,影响结果判断。

2. 血小板计数　血友病患者在未合并血小板数量异常时血小板通常正常。

3. TBT　血友病患者 TBT 正常,可与血管性血友病(vWD)患者初步鉴别(vWD 时 APTT 也可能延长,但其 TBT 也延长)。

(二)次选实验

1. APTT 纠正试验　该试验可帮助判断延长的 APTT 是由于内源性凝血因子缺陷、非特异性抗凝物或特异性抑制物存在所致。当有特异性抑制物存在时,临床表现常有出血倾向,但存在抗凝磷脂抗体时,临床表现为无症状或易形成血栓。

2. 凝血因子活性检测　当 APTT 纠正试验证实系内源性凝血因子缺陷所致 APTT 延长时,可进一步检测凝血因子活性以明确何种凝血因子缺陷及缺乏的程度。以血友病 A(FⅧ缺乏)最常见,通常首先进行 FⅧ：C 检测;FⅧ：C 正常再进行 FⅨ：C。如 FⅧ：C 异常,需进一步鉴别血友病 A 与 vWD。

3. dRVVT 和 SCT 试验　延长的 APTT 不能被纠正时,dRVVT 和 SCT 任一试验结果阳性均可提示狼疮抗凝物质存在。

(三)鉴别诊断实验

1. vWF：Ag 检测　该实验是对 vWF 抗原量的检测,不能检测 vWF 活性变化。vWF：Ag 水平降低对 1 型和 3 型 vWD 可诊断,但对 2 型 vWD 不能进行诊断。

2. 胶原结合分析(vWF：CB)　该项试验可同时检测 vWF 的数量和质量,反映 vWF 与胶原作用的能力。对于三种类型 vWD 的诊断,均能提供很好的信息。

3. FⅧ结合分析(vWF：FⅧ B)　vWF 上 D' 和 D3 结构域内 FⅧ结合位点的突变可损害 vWF 与 FⅧ结合的能力,导致 2N 型 vWD,表现为血浆 vWF：Ag,vWF：RCo 和 vWF：CB 通常是正常的,但 vWF：FⅧB、FⅧ：C 水平明显降低。该实验可帮助区分 2N 型 vWD 和血友病 A。

4. FⅪ活性检测(FⅪ：C)　当 APTT 纠正试验证实系内源性凝血因子缺陷所致 APTT 延长,且 FⅧ：C 和 FⅨ：C 正常时,可进行 FⅪ：C 检测,该实验可帮助诊断 FⅪ缺乏症。

（四）分子生物学检测

1. 血友病 A 的基因诊断　先测 FⅧ内含子 22 倒位和内含子 1 倒位,可检出约 50% 重型患者;再进行遗传连锁分析,检测 FⅧ基因内、外 8 个 STR 位点,包括 DXS15、DXS52、DXS9901、G6PD、DXS1073、DXS1108、F8civs22、F8civs13 及性别基因位点等,基本可得到明确诊断,不能诊断者可直接测序明确诊断。

2. 血友病 B 的基因诊断　通过遗传连锁分析,检测 FIX 基因外的 6 个 STR 位点,包括 DXS8094、DXS1211、DXS1192、DXS102、DXS8013、DXS1227 及性别基因位点,基本可得到明确诊断,不能诊断者可直接测序明确诊断。

（五）常见疾病的诊断和鉴别诊断

1. 血友病 A 的诊断　血友病是一种 X 染色体连锁的疾病,其典型特点是男性发病,女性携带。其特征性表现是出血倾向,轻型血友病患者(正常水平的 50%~40%)一般仅在外伤或手术后严重出血;中型(正常水平的 10%~5%)偶尔出现自发出血,轻微外伤或手术出血时间延长;重型患者(<正常水平的 1%)可发生关节或肌肉自发性出血。血友病 A 占所有血友病的 80%~85%,其实验室检查:血小板计数、出血时间,血小板功能筛查实验、PT 等均正常,APTT 延长(轻型患者 APTT 可正常)且可被正常混合血浆 1:1纠正;FⅧ:C 减低,但应注意与 vWD 鉴别。

2. 血友病 B 诊断　临床表现同血友病 A。实验室检查:血小板计数、出血时间,血小板功能筛查实验、PT、FⅧ:C 均正常,APTT 延长(轻型患者 APTT 可正常)且可被正常混合血浆 1:1 纠正,FIX:C减低。

3. F XI缺乏症诊断　不完全性常染色体隐性遗传;纯合子有出血倾向,杂合子可无出血症状;出血一般不严重,表现为鼻出血、月经过多,小手术后出血,关节、肌肉出血少见。实验室检查:血小板计数、出血时间,血小板功能筛查实验、PT 正常;APTT 延长能被正常血浆纠正;FⅧ:C、FIX:C 正常,FXI:C降低。

4. 血管性血友病的诊断　由于血浆中 von Willebrand 因子(vWF)数量和 / 或质量异常所致的一种出血性疾病。实验室检查:全血细胞计数、PT、血浆纤维蛋白原多正常,可伴有 TBT、APTT 延长,FⅧ:C 降低。vWF 抗原(vWF:Ag)和 vWF 瑞斯托霉素辅因子活性(vWF:RCo)降低。RIPA(瑞斯托霉素诱导的血小板聚集试验)、vWF 多聚体分析、vWF 胶原结合分析(vWF:CB)、FⅧ结合分析(vWF:FⅧB)有助于进一步分型。

第六节　血管性血友病

血管性血友病(von Willebrand disease,vWD)是由于血浆中 von Willebrand 因子(vWF)数量和 / 或质量异常所致的一种出血性疾病。该病可有 TBT、APTT 延长、FⅧ:C 降低,诊断时应与血友病 A 鉴别。全血细胞计数、APTT/PT、血浆纤维蛋白原测定是 vWD 诊断常用的筛选实验;vWF 抗原(vWF:Ag)、vWF 瑞斯托霉素辅因子活性(vWF:RCo)是 vWD 的诊断实验;同时检测 vWF 胶原结合试验(vWF:CB)、血浆 vWF 多聚体分析、瑞斯托霉素诱导的血小板聚集(RIPA)等有利于 vWD 分型诊断。

一、实验室分析路径

APTT 正常不能排除 vWD。多种因素(如焦虑、避孕药、怀孕、剧烈运动、针尖恐惧症等)会影响 vWF 的水平,所以应该保证最少两次结果一致以减少误诊。其诊断和分型实验室分析路径见图 4-6。

二、相关实验

vWF 在正常生理性止血中的作用一方面是在初期止血中作为桥梁介导血小板黏附于受损血管内皮下的胶原上,另一方面作为 FⅧ的载体,防止蛋白酶对 FⅧ的水解,因此,vWD 患者有初期止血功能障碍,同时也可出现二期止血功能障碍。实验室检测包括筛选试验、特异性试验和鉴别分型试验。分型试验对 vWD 的治疗、预防和基因咨询是必需的。

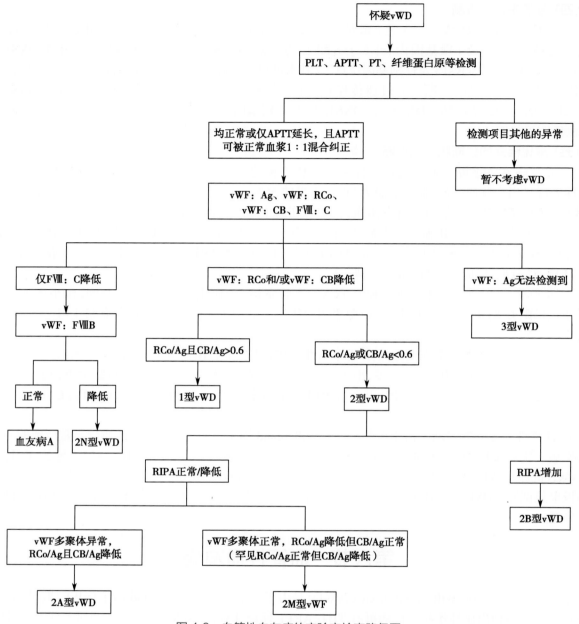

图 4-6　血管性血友病的实验室检查路径图

1. 血浆凝血酶原时间（PT）测定
2. 血浆活化部分凝血活酶时间（APTT）测定
3. 血小板（PLT）数量检测
4. 血浆纤维蛋白原（Fib）测定
5. vWF 抗原（vWF：Ag）检测
6. vWF 胶原结合分析（vWF：CB）检测
7. 凝血因子活性检测
8. FⅧ结合分析（vWF：FⅧ B）

9. 瑞斯托霉素诱导的血小板聚集试验（ristocetin induced platelet aggregation，RIPA）　在特定的搅拌条件下，向待检富血小板血浆中加入瑞斯托霉素，使血小板发生聚集，悬液的浊度随之下降，光电池将光浊度的信号转换为电讯号，在记录仪上记录下电讯号的变化。根据描记曲线予以计算血小板聚集的程度及速度。采血过程中应避免血小板激活，否则影响结果判定。各实验室根据使用的仪器、诱导剂及浓度建立参考范围。大部分 vWD 患者 RIPA 减低或缺如。

10. vWF 瑞斯托霉素辅因子(vWF Ristocetin cofactor,vWF: RCo)检测 向新鲜或甲醛固定的正常人血小板加入待检血浆和瑞斯托霉素,使血小板发生聚集,悬液的浊度随之下降,光电池将光浊度信号转换为电讯号,在记录仪上记录下电讯号的变化。根据描记曲线计算血小板聚集的程度可得到 vWF: RCo 的量。正常范围为 50%~150%(活性值)。大多数 vWD 患者 vWF: Rcof 降低。

11. vWF 多聚体分析 一般采用 SDS- 凝胶电泳分析。将患者血浆标本先进行 SDS 琼脂糖凝胶(1%~1.4%)电泳,然后用 ^{125}I 标记的抗 vWF 单抗进行反应,作放射自显影分析,不同相对分子质量的多聚物区带可明显地分开。本法在 vWD 的分型诊断中有较大的应用价值。

三、结果判断与分析

(一)首选实验

1. PT/APTT vWF 数量或功能障碍时,FⅧ活性丢失,患者 APTT 延长而 PT 正常,轻型 vWD 患者,APTT 可能正常。

2. 血小板计数 vWF 缺陷影响血小板功能而非数量,因此血小板计数和形态正常,以此可鉴别 vWD 与血小板减少引起的出血。

3. 血浆纤维蛋白原测定 vWF 缺陷并不影响纤维蛋白原,因此血浆纤维蛋白原含量多正常。

(二)次选实验

1. vWF: Ag 检测 该试验是 vWF 数量的检测,其水平在 1 型和 3 型 vWD 患者降低;在 2 型 vWD 患者可正常。

2. FⅧ: C 检测 vWF 数量或功能障碍时,其对 FⅧ的保护功能丧失,FⅧ活性丢失。在大多数严重的 vWD(包括严重的 1 型和 3 型)、2A 型和 2N 型 vWD,FⅧ: C 降低;轻型患者,FⅧ: C 也可以正常。

3. vWF 瑞斯托霉素辅因子(vWF: RCo)检测 瑞斯托霉素是一种在 vWF 存在时可诱导血小板发生聚集的抗生素,即 vWF 具有瑞斯托霉素辅因子的活性。因此,大多数 vWD 患者 vWF: RCo 降低(2N 型 vWD 除外)。

(三)鉴别试验

1. FⅧ结合分析(vWF: FⅧ B) vWF 上 FⅧ结合位点的突变可损害 vWF 与 FⅧ结合,导致 2N 型 vWD,表现为血浆 vWF: Ag,vWF: RCo 和 vWF: CB 通常正常,但 vWF: FⅧB、FⅧ: C 水平明显降低。该实验可用于区分 2N 型 vWD 和血友病 A。

2. vWF 多聚体分析 vWF 是由相同亚单位组成的一系列大小不等的多聚体,多聚化程度对 vWF 生物活性的具有重要意义,多聚化程度越高分子量越大,其生物活性越高。vWF 不同多聚体的缺乏表现为不同类型 vWD。

3. RIPA 瑞斯托霉素是一种在 vWF 存在时可诱导血小板发生聚集的抗生素,加入外源性瑞斯托霉素后评价血小板的聚集程度,可判断受检血浆中 vWF 的功能。大多数 vWD 患者 RIPA 降低或缺如,2B 型可增高。

4. 胶原结合分析(vWF: CB) 该实验检测 vWF 与胶原结合的能力,即同时检测 vWF 的数量和质量。在没有条件开展 vWF 多聚体分析的实验室,使用 vWF: Ag 与 vWF: CB 比值可对 vWD 进行分型诊断。不同分型实验对 vWD 诊断的效能不同(表 4-3)。

(四)vWD 的分型诊断

见表 4-4。

表 4-3　vWD 诊断分型试验的效能评价

试验名称	FⅧ：C	vWF：Ag	vWF：RCo	vWF：CB	Ag/RCo	Ag/CB	vWF 多聚体分析	血小板聚集功能
对 vWD 是否敏感	否	是	是	是	是	是	是	是
对 vWD 是否特异	否	是	是	是	是	是	是	是
是否功能检测	是	否	是	是	是	是	否	是
与数量是否相关	是	是	是	是	是	是	是	是
是否与检测者主观判断有关	否	否	否	否	否（当 vWF 量很低时有关）	否（当 vWF 量很低时有关）	是	是
试验的烦琐程度	++	++	+++	++	+	+	++++	++++
是否推荐用于 vWD 诊断	是	是	否	是	是	是	仅推荐在 vWD 分型中使用	仅推荐在 vWD 分型中使用

表 4-4　vWD 的分型

	1 型	2A 型	2B 型	2N 型	2M 型	3 型
APTT	延长 / 正常	延长 / 正常	正常 / 延长	延长 / 正常	正常 / 延长	延长
血小板数量	正常	正常	低 / 正常	正常	正常	正常
FⅧ：C	低 / 正常	低 / 正常	低 / 正常	明显减低	正常 / 低	显著减低（<20%）
vWF：Ag	低	低 / 正常	低 / 正常	正常 / 低	正常 / 低	缺如（<5%）
vWF：Rco	低（偶尔正常）	低（<30%）	低（偶尔正常）	正常 / 低	低 / 正常	缺如（<5%）
vWF：CB	低（偶尔正常）	很低（<15%）	低（<40%）	正常 / 低	低 / 正常	缺如（<5%）
vWF：RCo/vWF：Ag	正常	减低 / 正常	减低 / 正常	正常	减低 / 正常	—
vWF：CB/vWF：Ag	正常	减低	减低	正常	减低 / 正常	—
vWF 多聚体	类型正常，但量减少	缺乏大、中多聚体	缺乏大多聚体	正常	多聚体正常分布	缺如
RIPA（0.5mg/mL 瑞斯托霉素）	不聚集	不聚集	聚集	不聚集	不聚集	不聚集
RIPA（1.0mg/mL 瑞斯托霉素）	低 / 正常	显著减低	正常	正常	降低 / 正常	不聚集
RIPA（1.5mg/mL 瑞斯托霉素）	低 / 正常	低 / 正常	增高	正常	降低 / 正常	不聚集

第七节　弥散性血管内凝血与高纤溶状态

高纤溶状态包括原发性纤溶和继发性纤溶。原发性纤溶又称原发性纤维蛋白溶解症，临床上多见于重症肝病、恶性肿瘤、白血病、严重创伤或大手术和溶栓治疗等。继发性纤溶在临床上多见于血栓性疾病、弥散性血管内凝血等，尤以弥散性血管内凝血最为常见。

弥散性血管内凝血（disseminated intravascular coagulation，DIC）是在许多疾病基础上，致病因素损伤微血管体系，导致凝血活化，全身微血管血栓形成、凝血因子大量消耗并继发纤溶亢进，引起以出血及微循环衰竭为特征的临床综合征，是众多疾病复杂病理过程中的中间环节。凝血功能异常是 DIC 最常见的病理生理变化,血小板计数、血浆 FIB,PT,APTT,FDP,D- 二聚体和 3P 试验常被用作 DIC 诊断的基础实验。动态监测血小板数量、凝血功能、纤维蛋白原、FDP、D- 二聚体水平对 DIC 的诊断具有重要意义。

一、实验室分析路径

实验室分析路径见图 4-7。

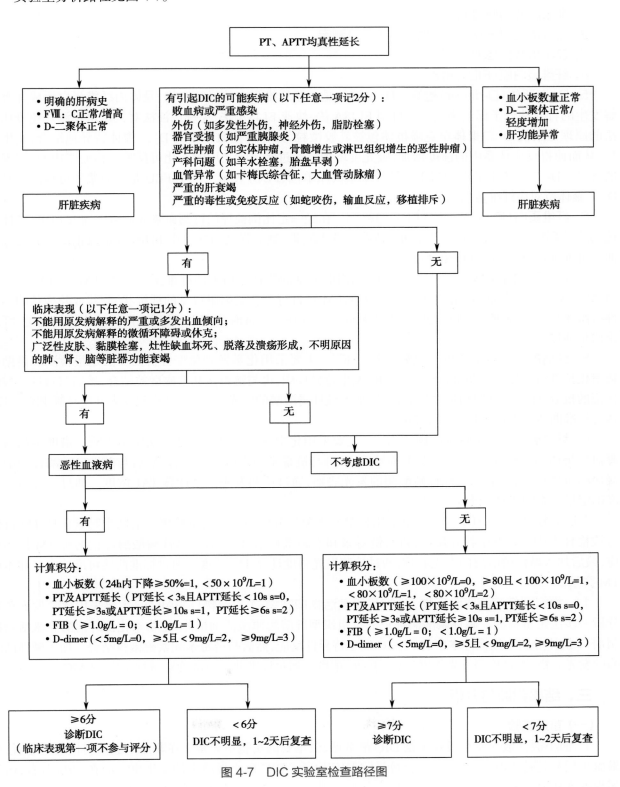

图 4-7　DIC 实验室检查路径图

二、相关实验

DIC 实验室检查的基本要求包括：①因多数 DIC 起病急，发展快，故除研究性质外，实验室检查力求简便快速，最好在 2h 内出具检测报告；②目前大多数 DIC 实验尚不具备诊断特异性，检测结果应密切结合临床；③DIC 不同阶段实验结果不同，应动态检测提高其诊断价值。

1. 血浆凝血酶原时间（PT）测定

2. 血浆活化部分凝血活酶时间（APTT）测定

3. 血小板数量检测

4. 纤维蛋白原（FIB）测定

5. D- 二聚体（D-dimer）检测　D- 二聚体是交联纤维蛋白的降解产物，是体内纤维蛋白形成并有降解发生的特异性分子标记物之一。可用 ELISA 法、快速 ELISA 法、免疫比浊法对其定量检测。免疫比浊法的原理是用抗 D- 二聚体单克隆抗体包被乳胶微粒，其与待检血浆中的 D- 二聚体特异地结合，发生凝集，从而使得反应体系中的浊度增加，吸光度增加。通过测定吸光度的变化可反映受检血浆中 D- 二聚体的含量。D- 二聚体水平以相当于起始纤维蛋白原单位（FEU）表示。一个 FEU 是指血浆中可检测水平的 D- 二聚体所对应纤维蛋白原的量。

6. 纤维蛋白（原）降解产物（FDPs）检测　在经一定比例稀释的待测血浆或血清中加入 FDPs 抗体包被的胶乳颗粒悬液，胶乳颗粒与 FDPs 结合后发生凝集，凝集强度与样本中 FDPs 含量成正比。通过标准曲线可准确定量样本中 FDPs 含量。

7. 鱼精蛋白副凝固试验（3P 试验）　利用低浓度的鱼精蛋白可使纤维蛋白单体（FM）从 FM 与 FDP（主要为 X 片段）形成的可溶性复合物中游离，FM 可自行聚合呈肉眼可见的纤维状、胶状或胶冻状的不溶性纤维蛋白丝的原理。反映 FDP 尤其是 X 碎片的存在。正常时为阴性，该试验阳性反应纤溶亢进，纤维蛋白单体增多。

8. 纤溶酶 -α_2 纤溶酶抑制物复合物（PIC）　主要采用化学发光免疫分析两步法定量检测。借助生物素化抗纤溶酶原抗体与被检样本中 PIC 发生特异反应，再与链霉亲和素磁微粒结合，然后与碱性磷酸酶标记的抗 α_2 纤溶酶抑制物抗体反应，最后加入碱性磷酸酶的发光底物，通过检测发光强度计算 PIC 浓度。通过标准曲线可准确定量样本中 PIC 含量。

9. 凝血酶 - 抗凝血酶复合物（TAT）　主要采用化学发光免疫分析两步法定量检测。借助生物素化凝血酶抗体与被检样本中 TAT 发生特异反应，再与链霉亲和素磁微粒结合，然后与碱性磷酸酶标记的抗凝血酶抗体反应，最后加入碱性磷酸酶的发光底物，通过检测发光强度计算 TAT 浓度。通过标准曲线可准确定量样本中 TAT 含量。

10. 血栓调节蛋白（TM）　主要采用化学发光免疫分析两步法定量检测。借助生物素化抗 TM 抗体与被检样本中 TM 发生特异反应，再与链霉亲和素磁微粒结合，然后与碱性磷酸酶标记的抗 TM 抗体反应，最后加入碱性磷酸酶的发光底物，通过检测发光强度计算 TM 浓度。通过标准曲线可准确定量样本中 TM 含量。

11. 组织型纤溶酶原激活物 / 纤溶酶原激活物抑制物 -1 复合物（t-PAIC）　主要采用化学发光免疫分析一步法定量检测。碱性磷酸酶标记的抗组织型纤溶酶原激活剂抗体、生物素化抗纤溶酶原激活物抑制剂 -1 抗体分别与被检样本中的 t-PAIC 发生特异性反应，然后与链霉亲和素磁微粒结合。加入碱性磷酸酶的发光底物，通过检测发光强度计算 t-PAIC 浓度。通过标准曲线可准确定量样本中 t-PAIC 含量。

三、结果判断与分析

（一）首选实验

1. 血小板计数　血小板减少是 DIC 最常见、最重要的实验室异常。在非血小板增多性疾病患者，如果血小板数超过 150×10^9/L，基本上可排除 DIC 诊断。DIC 血小板减少的发生率一般在 90% 左右，而且多为重度减少。

2. 凝血酶原时间（PT）检测　DIC 时凝血因子大量消耗及降解，PT 延长的发生率可高达 50%~60%。通常以较正常对照延长 3s 以上为异常。但 DIC 早期，血液处于高凝状态，PT 缩短亦有一定诊断意义，故需要动态监测。

3. 血浆活化部分凝血活酶时间（APTT）检测　DIC 时多种凝血因子消耗及降解，APTT 延长的发生率可达 50%~60%。一般认为比正常对照延长 10s 以上可有诊断意义。在 DIC 早期或慢性 DIC，APTT 可正常或由于凝血因子的激活或 FⅧ水平的升高而使得 APTT 缩短，因此连续检测更有意义。

4. 纤维蛋白原测定（FIB）　纤维蛋白原检测虽然在诊断 DIC 中的价值较大，但由于纤维蛋白原为急性时相反应蛋白，许多造成 DIC 的疾病均会引起纤维蛋白原的增高，所以 DIC 时，虽然纤维蛋白原被消耗，其含量仍可以保持在正常范围。因此单次的纤维蛋白原水平检测的意义不大，应连续检测，纤维蛋白原水平递减对 DIC 的诊断价值较大。

5. D- 二聚体检测　DIC 时 D- 二聚体水平通常在 2 000ng/mL 以上。但是由于检测试剂和实验室条件的差别，现在还没有一个统一的界值用于评价 DIC，在诊断 DIC 时各实验室应根据自身环境设定合适的范围。由于外伤、近期手术或静脉血栓时 D- 二聚体也会升高，因此不宜将其作为诊断 DIC 的独立指标。但是 D- 二聚体有助于 DIC 与其他血小板降低、凝血时间延长的疾病（如慢性肝病）区分。

（二）次选实验

1. 纤维蛋白（原）降解产物（FDPs）检测　DIC 时纤溶活性增加，造成 FDP 升高，但由于 FDP 检测不能区分交联纤维蛋白和纤维蛋白原降解产物，其特异性有限，且很多情况下，如创伤，近期手术、严重的肝肾疾病，均可以造成 FDP 增加。但是 FDP 有助于将 DIC 与其他血小板降低、凝血时间延长的疾病（如慢性肝病）区分开来。

2. 鱼精蛋白副凝固试验（3P 试验）　3P 试验可反映血浆 FDP 尤其是碎片 X 的存在，原发性和继发性纤溶亢进时其含量均可增高，其敏感性较低，假阴性较高，易漏诊。DIC 后期因纤溶亢进，纤维蛋白单体及纤维蛋白碎片 X（大分子 FDP）均被消耗，故此期 3P 试验多呈阴性。

3. 纤溶酶 - α_2 纤溶酶抑制物复合物（PIC）　纤溶酶是一种能降解纤维蛋白的蛋白水解酶，DIC 时机体内广泛形成微血栓，纤溶系统激活，作为纤溶系统中的重要成分—纤溶酶增加。但是纤溶酶半衰期短，体内不容易测定，根据纤溶酶生成后可迅速与 α_2 抗纤溶酶 1:1 结合形成复合物，可通过检测 PIC 直接反映纤溶酶的生成。纤溶激活程度因 DIC 基础疾病不同而有所差异，与 DIC 分型密切相关，在显性 DIC 中升高尤其明显。

4. 凝血酶抗凝血酶复合物（TAT）　抗凝血酶（AT）是由肝脏和内皮细胞合成的一种多功能的丝氨酸蛋白酶抑制物，其抗凝作用占体内总抗凝作用的 50%~60%，他可以抑制凝血酶活性，与凝血酶 1:1 结合形成复合物使其失活。TAT 可反映凝血酶的生成和凝血酶活性增高，可作为凝血酶生成的分子标志物，研究发现 TAT 在 DIC 的高凝期或非显性 DIC 中即有明显升高，且随着 DIC 发生发展，其异常高水平持续存在，提示患者预后不良。

5. 血栓调节蛋白（TM）　TM 大多出现在动脉、静脉、毛细血管和淋巴管的内皮细胞表面，主要作为凝血酶受体发挥凝血的生物功能，他能与凝血酶结合并降低凝血酶的凝血活性，也能激活蛋白 C 发挥抗凝作用。正常情况下，TM 稳定表达在膜表面和血浆中，当人体正常的内皮细胞发生病变或受损时，可引起 TM 表达、分泌异常、释放入血，从而引起膜表面和血浆中 TM 变化。故 TM 可作为内皮损伤的标志物。DIC 可导致机体内皮细胞广泛损伤，从而造成 TM 水平升高。一项中国人群的多中心前瞻性研究发现其预测 DIC 的 ROC（受试者工作曲线）下面积可达到 0.731，以 16.75TU/mL 为判断界值的敏感性为 64.8%，特异性为 76.9%。

6. 组织型纤溶酶原激活物 / 纤溶酶原激活物抑制物 -1 复合物（t-PAIC）　组织型纤溶酶原激活物抑制物 -1（PAI-1）是内源性纤溶酶原激活物（PA）的主要生理抑制剂，具有抑制纤维蛋白降解、促进纤维蛋白沉积于血管壁和刺激平滑肌细胞增生作用，可调节纤溶和凝血系统的平衡。血浆 PAI-1 水平升高与静脉血栓形成、肺血栓栓塞、动脉粥样硬化、冠心病、原发性高血压等相关。当内皮细胞受到损害时，t-PAIC 水平增高，因此动态监测 t-PAIC 对 DIC 的诊断及治疗疗效具有重要价值。单独使用 t-PAIC 诊断 DIC 的

ROC 曲线下面积较低,约为 0.650,但是联合使用 TAT、PIC、t-PAIC 和 TM 诊断 DIC 的 ROC 曲线下面积明显升高,约为 0.807,敏感性为 74.1%,特异性为 74.5%。

(三) DIC 与其他疾病鉴别的试验

1. FⅧ活性检测　由于 FⅧ不在肝脏合成,因此肝病时正常或因 FⅧ为急性时相反应蛋白而增高,而 DIC 时 FⅧ因消耗而活性降低。原发纤溶时 FⅧ减低不明显。

2. D-二聚体检测　该实验可鉴别 DIC 与严重肝病,DIC 时 D-二聚体明显增高,严重肝病和原发纤溶时 D-二聚体正常或轻微增加。

3. 血小板计数　原发纤溶时血小板计数通常正常,而 DIC 时血小板计数常减少。

常见出血性疾病的鉴别见表 4-5。

表 4-5　常见出血疾病的实验室指标特征

	PT	APTT	TT	FIB	血小板数量	D-二聚体
早期维生素 K 缺乏	轻微延长	正常	正常	正常	正常	正常
晚期维生素 K 缺乏	明显延长	延长	正常	正常	正常	正常
早期肝病	轻微延长	正常	正常	正常	正常	正常
晚期肝病	明显延长	延长	延长	降低	减少	轻微增加
轻度 DIC	正常	正常	延长	正常	正常	增高
严重 DIC	明显延长	明显延长	明显延长	明显降低	减少	明显增加
轻度原发纤溶	正常	正常	轻度延长	正常	正常	正常
重度原发纤溶	明显延长	明显延长	明显延长	明显降低	正常	正常

(四) DIC 常见的诊断标准

1. DIC 诊断与治疗中国专家共识　2017 年中华医学会血液学分会组织撰写的《弥散性血管内凝血诊断中国专家共识》中强调 DIC 诊断中,基础疾病和临床表现是两个很重要的部分,不可或缺,同时还需要结合实验室检查来综合评估。由于 DIC 是一个复杂和动态的病理变化过程,不能依靠单一的实验室检测指标及一次检查结果得出结论,需强调综合分析和动态检测。因此中华医学会血液学分会建立了中国弥散性血管内凝血诊断积分系统(CDSS),利用该积分系统动态评分将更有利于 DIC 的诊断(表 4-6)。

表 4-6　中国弥散性血管内凝血诊断积分系统(CDSS)

积分项	分数
存在导致 DIC 的原发病	2
临床表现	
不能用原发病解释的严重或多发出血倾向	1
不能用原发病解释的微循环障碍或休克	1
广泛性皮肤、黏膜栓塞,灶性缺血坏死、脱落及溃疡形成,不明原因的肺、肾、脑等脏器衰竭	1
实验室指标	
血小板计数	
非恶性血液病	
$\geqslant 100 \times 10^9/L$	0
$\geqslant 80 \times 10^9/L$ 且 $< 100 \times 10^9/L$	1
$< 80 \times 10^9/L$	2

续表

积分项	分数
24h 内下降 ≥ 50%	1
恶性血液病	
<50×10^9/L	1
24h 内下降 ≥ 50%	1
D- 二聚体	
<5mg/L	0
≥5mg/L 且 <9mg/L	2
≥9mg/L	3
PT 及 APTT 延长	
PT 延长 <3s 且 APTT 延长 <10s	0
PT 延长 ≥3s 或 APTT 延长 ≥10s	1
PT 延长 ≥6s	2
纤维蛋白原	
≥1.0g/L	0
<1.0g/L	1

注:非恶性血液病:每日计分 1 次,≥7 分时可诊断 DIC;恶性血液病:临床表现第一项不参与评分,每日计分 1 次,≥6 分时诊断 DIC。

2. 其他国际常用 DIC 诊断评分系统　目前国际血栓与止血协会(ISTH)提出使用 DIC 诊断评分系统进行诊断,ISTH 把 DIC 分为显性 DIC 和非显性 DIC,并分别给出了诊断标准。类似的国际上常用的还有日本卫生福利部的 JMHW 标准和日本急诊医学学会 JAAM 标准。

ISTH 提出的显性 DIC 积分首先应进行危险性评价,当患者存在易患 DIC 的基础疾病时,才进行结果评分。结果评分包括:①血小板计数(×10^9/L):>100 计 0 分,50~100 计 1 分,<50 计 2 分;②纤溶标志物(如 FDP、D-D 等):不升高计 0 分,中度升高计 2 分,明显升高计 3 分;③PT 延长(s):<3 计 0 分,≥3 且 <6 计 1 分,≥6 计 2 分;④FIB 水平(g/L):>1.0 计 0 分,≤1.0 计 1 分。ISTH 提出的非显性 DIC 计分诊断方案首先应进行危险性评价,当存在易患 DIC 的基础疾病时计 2 分,否则计 0 分。然后进行主要指标评分:①血小板计数(×10^9/L):>100 计 0 分,<100 计 1 分,持续增加减 1 分,保持稳定则为 0 分,持续减少加 1分;②可溶性纤维蛋白或 FDP:正常计 0 分,升高计 1 分,持续减少减 1 分,保持稳定则为 0 分,持续增加加 1 分;③PT 延长(s):<3 计 0 分,>3 计 1 分,持续减少减 1 分,保持稳定则为 0 分,持续增加加 1 分。最后考虑特殊指标:①抗凝血酶 AT:正常减 1 分,降低加 1 分;②蛋白 C:正常减 1 分,降低加 1 分;③TAT复合物:正常减 1 分,增加加 1 分;如有其他评价指标,则正常减 1 分,异常加 1 分。当总分 ≥5 分为显性DIC,需每日重复评分;<5 分建议考虑为非显性 DIC,每 1~2 天重复评分。

JMHW 诊断标准中有导致 DIC 的基础疾病计 1 分;有出血(非血液恶性肿瘤)计 1 分;有器官衰竭计1 分;血小板计数(非血液恶性肿瘤)(×10^9/L):80~120 计 1 分,50~80 计 2 分,≤50 计 3 分;纤维蛋白原降解产物 FDP(μg/mL):10~20 计 1 分,20~40 计 2 分,≥40 计 3 分;PT 比值(PT/ 正常人 PT):1.25~1.67计 1 分,≥1.67 计 2 分;FIB(g/L):1.0~1.5 计 1 分,≤1 计 2 分。对于患有血液系统恶性肿瘤者总分 ≥4分考虑 DIC,否则总分 ≥7 分考虑 DIC。

JAAM 诊断标准中:①SIRS 评分:≥3 分时计 2 分,0~2 分时计 0 分;②血小板计数(×10^9/L):<80 或24h 内下降超 50% 计 3 分,≥80 且 <120 或 24h 内下降超 30% 计 1 分,≥120 计 0 分;③PT 比值(PT/ 正常人 PT):≥1.2 计 1 分,<1.2 计 0 分;④FDP(mg/L):<10 计 0 分,≥10 且 <25 计 1 分,≥25 计 3 分。总

分≥5分考虑 DIC。

第八节 血小板功能异常性疾病

血小板在正常止血过程发挥着重要作用。血小板黏附、聚集、释放反应及其促进血液凝固功能是完成正常止血功能的基本因素,由于血小板黏附、聚集、释放、促凝活性缺陷,血小板结构改变或生物化学成分异常,引起血小板功能障碍而出血。此外,结缔组织异常、vWF 异常也可影响血小板功能。根据病因,可将血小板功能缺陷分为遗传性和获得性两种。

一、实验室分析路径

实验室分析路径见图 4-8。

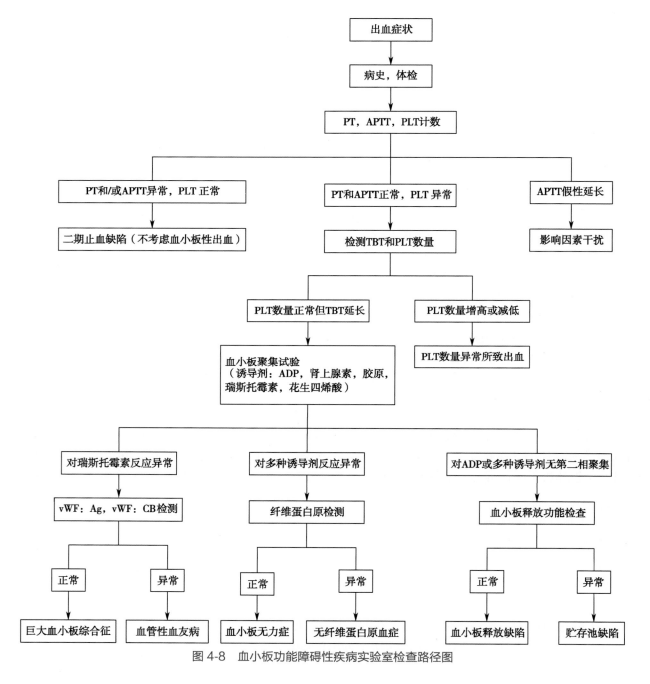

图 4-8 血小板功能障碍性疾病实验室检查路径图

二、相关实验

血小板黏附、聚集、释放、促凝功能涉及以下实验。血小板对不同诱导剂的聚集反应有助于血小板功能异常疾病的鉴别。

1. 血小板数量检测

2. 出血器测定出血时间（TBT）

3. 血块收缩试验（CRT）

4. 血小板聚集试验

5. 血小板释放功能　常用 ELISA 检测。用血小板释放物质（5-HT/β-TG/PF4/Fg/Fn）的抗体包被酶标板，释放物结合于酶标板上，加 OPD 发色基质液显色，显色的深浅与样品中释放物质含量成正比关系。

6. 纤维蛋白原（FIB）检测

7. vWF 抗原（vWF：Ag）检测

8. vWF 胶原结合分析（vWF：CB）检测

三、结果判断与分析

（一）首选实验

1. 血小板数量检测　血小板数量异常是一期止血缺陷最常见的原因，对临床表现为皮肤、黏膜淤点、淤斑的患者应首先检测血小板数量。

2. 出血器测定出血时间（TBT）　该实验反映血小板数量、质量及毛细血管的止血功能。该实验有助于对临床表现为一期止血缺陷，血小板数量正常的患者的血小板质量及毛细血管止血功能和血管性血友病因子筛查。

3. 血块收缩试验（CRT）　是血小板功能的初筛试验，其敏感性较差。血小板无力症时可见血块收缩减少，而血小板阿司匹林样缺陷、贮存池疾病及巨大血小板综合征血块回缩正常。

（二）次选实验

1. 血小板聚集试验　血小板聚集是血小板的主要功能之一。血小板在诱导剂的作用下激活，暴露其 GP Ⅱb/Ⅲa 的纤维蛋白原受体，血小板通过纤维蛋白相互黏附，即产生了血小板可逆的第一相聚集。血小板活化过程中将其颗粒内容物释放到细胞外的过程称为释放反应，释放反应中释放的物质或形成的物质导致了血小板不可逆的第二相聚集，完成血小板完整的聚集反应。不同诱导剂、同一诱导剂不同浓度对血小板的激活强度不同，因而会出现不同类型的聚集曲线。根据血小板对不同诱导剂产生的聚集反应，可对血小板功能障碍性疾病作出诊断见图 4-9。

2. 血小板释放试验　血小板活化过程中将其颗粒内容物释放到细胞外称为释放反应（releasing reaction）。大部分血小板的功能是通过释放反应时形成或释放的物质所产生的生物效应而得以实现的。几乎所有的诱导剂都可以引起释放反应，但不同的诱导剂甚至同一诱导剂不同浓度所引起的释放反应均可能不同。有的只引起 α 颗粒或致密颗粒释放，有的则可同时引起溶酶体内容物的释放。贮存池缺陷时血小板释放试验正常，血小板释放缺陷时释放试验异常。不同血小板功能异常症的实验检验结果见表 4-7。

3. 纤维蛋白原测定　血小板聚集依赖 GP Ⅱb/Ⅲa 与纤维蛋白原的相互作用，无纤维蛋白原时血小板聚集功能也表现异常。

4. vWF：Ag 和 vWF：CB 检测　vWF 缺陷时血小板对瑞斯托霉素诱导的血小板聚集反应异常，vWF：Ag 和 vWF：CB 检测可助于 vWD 的诊断。

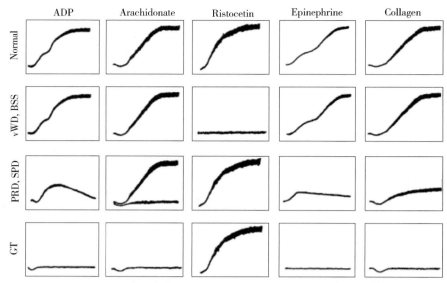

图 4-9　正常人与部分血小板功能缺陷症的血小板聚集曲线

BSS：Bernard-Soulier syndrome，又称巨大血小板综合征；vWD：血管性血友病；
SPD：storage pool disease，贮存池疾病；PRD：platelete release disease，血小板释放
疾病；GT：Glanzman thromboasthenia 血小板无力症；Arachidonate：花生四烯酸；
Ristocetin：瑞斯托霉素；Epinephrine：肾上腺素；Collagen：胶原

表 4-7　血小板功能异常症的实验室检验结果

	血小板无力症	巨大血小板综合征	致密颗粒缺陷症	α 颗粒缺陷症	PF₃ 缺乏症	血小板释放缺陷
TBT	延长	延长	延长 / 正常	正常 / 延长	正常 / 延长	延长
CRT	减低	正常	正常	正常	正常	正常
聚集反应（ADP）	无	正常	减低 / 无二相聚集		正常	减低
聚集反应（肾上腺素）	无	正常	减低 / 无二相聚集		正常	减低
聚集反应（花生四烯酸）	无	正常	减低 / 无二相聚集		正常	减低 / 正常
聚集反应（胶原）	无	正常	二相聚集减低		正常	减低
聚集反应（瑞斯托霉素）	正常	减低	正常		正常	正常
聚集反应（凝血酶）	无	正常	正常		正常	减低
释放反应（ATP）	减低	正常	减低	正常	正常	正常
释放反应（5-HT）	正常	正常	减低	正常	正常	正常
释放反应（PF4）	正常	正常	正常	减低	正常	正常
释放反应（β-TG）	正常	正常	正常	减低	正常	正常
释放反应（Fg）	减低	正常	正常	减低	正常	正常
释放反应（Fn）	正常	正常	正常	减低	正常	正常
GP Ⅱb/ Ⅲa	减低或质的异常	正常	正常	正常	正常	正常
GP Ⅰb	正常	减低	正常	正常	正常	正常
GP Ⅴ	正常	减低	正常	正常	正常	正常
GP Ⅸ	正常	减低	正常	正常	正常	正常

第九节　血栓性疾病

随着人口老龄化和生活方式的改变,血栓性疾病已逐渐成为全球性的重大健康问题,目前血栓性疾病的诊断主要依赖血栓栓塞的临床表现和影像学诊断。结合影像学检查的 D- 二聚体定量检测可对深静脉血栓和肺栓塞进行排除诊断。实验室检查对血栓性疾病的病因诊断发挥着至关重要的作用。

一、实验室分析路径

实验室分析路径见图 4-10。

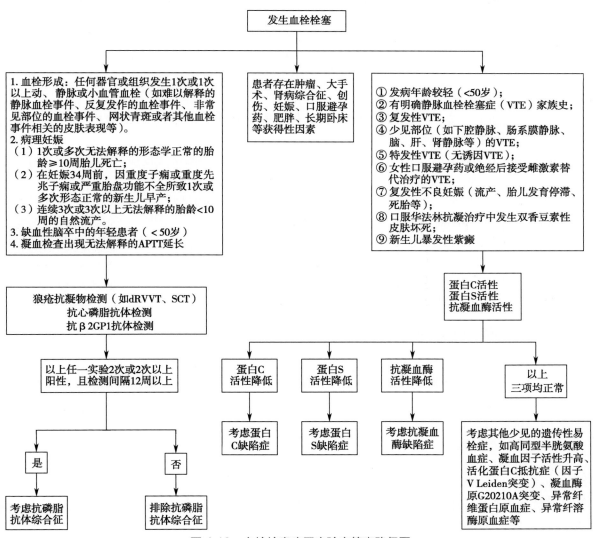

图 4-10　血栓栓塞病因实验室筛查路径图

二、相关实验

1. PT、APTT、TT 和纤维蛋白原测定

2. 抗凝血酶(AT)检测　样本中的抗凝血酶在肝素的参与下可使加入的外源性凝血酶失活,检测残余凝血酶催化的特定反应所引起的吸光度改变,可计算出样本中抗凝血酶的活性。

3. 蛋白 C(PC)检测　样本中的 PC 可被一种蛇毒活化因子激活为活化蛋白 C(PCa),采用动力学方法测量其催化的特定反应在 405nm 处吸光度的改变,可计算 PC 活性。

4. 游离蛋白 S(PS)检测　蝰蛇毒可通过激活凝血因子 X 启动凝血瀑布反应,在残余因子 Va 的作用下使凝血酶原转变为凝血酶,最终将纤维蛋白原转化为纤维蛋白。活化蛋白 C 可裂解 Va 形成片段。在此反应中,蛋白 S 作为加速反应的辅因子,导致标本凝血时间延长,并与蛋白 S 活性成正比。可定量检测血浆中蛋白 S 的活性。

5. dRVVT 和 SCT 试验

6. 抗心磷脂抗体(ACA)检测　采用直接化学发光技术的两步间接免疫法定量检测。样本中的抗心磷脂抗体与磁微粒上包被的心磷脂抗原反应形成复合物后,加入吖啶标记的抗人 Ig(GAM)形成抗原-抗体-二抗复合物。清洗后加入预激发液和激发液检测相对发光强度。抗心磷脂抗体的量和相对发光强度成正比。除检测总抗体含量外,也可分别检测 IgG、IgA 和 IgM 抗体。

7. 抗 β_2-糖蛋白 1(抗 β_2GP I)抗体检测　采用直接化学发光技术的两步间接免疫法定量检测。样本中的抗 β_2GP I 抗体与磁微粒上包被的 β_2GP I 抗原反应形成复合物后,加入吖啶标记的抗人 Ig(GAM)形成抗原-抗体-二抗复合物。清洗后加入预激发液和激发液检测相对发光强度。抗 β_2GP I 抗体的量和相对发光强度成正比。除检测总抗体含量外,也可分别检测 IgG、IgA 和 IgM 抗体。

8. 凝血因子活性检测

9. 因子 V Leiden 突变　提取细胞的 DNA 后,使用聚合酶链式反应(PCR)检测 FV 基因序列是否存在 Leiden 突变,也可使用基因测序的方法直接检测。

10. 凝血酶原 G20210A 突变　提取细胞的 DNA 后,使用聚合酶链式反应(PCR)检测凝血酶原基因序列是否存在 G20210 突变,也可使用基因测序的方法直接检测。

11. 血浆同型半胱氨酸(Hcy)检测　采用双抗夹心酶联免疫吸附试验(ELISA)检测。酶标仪检测的底物吸光度的变化与同型半胱氨酸的量呈正相关,可定量计算样本中 Hcy 浓度。

12. 纤溶酶原活性(PLG:A)检测　纤溶酶原与链激酶形成的复合物可催化特定底物反应使其吸光度发生变化,通过检测吸光度的升高,可计算纤溶酶原活性。

13. 基因检测　遗传性异常纤溶酶原血症、组织型纤溶酶原激活物(t-PA)缺陷症等为基因突变导致,可通过 PCR 进行检测,也可使用基因测序的方法直接检测。

三、结果判断与分析

(一)首选实验

1. dRVVT、SCT、抗心磷脂抗体和抗 β_2-糖蛋白 1 抗体　帮助确定抗磷脂抗体的存在。2012 年版《易栓症诊断中国专家共识》建议具有以下情况的患者接受抗磷脂抗体检测:

(1)无明确诱发因素的特发性 VTE。

(2)多次发生病理妊娠。

(3)年龄 <50 岁的缺血性脑卒中。

(4)血栓事件伴不能解释的血小板减少和/或体外依赖磷脂的凝血试验凝固时间延长。

抗磷脂抗体作为抗磷脂综合征的诊断条件之一,应至少一项抗磷脂抗体两次检测阳性,且两次检测最少间隔 12 周。口服抗凝药会导致狼疮抗凝物检测的假阳性。

2. 抗凝血酶(AT)检测　AT 是血浆中最重要的抗凝物质之一,是凝血酶和活化凝血因子 X 的天然抑制物,可抑制血栓形成。AT 基因突变会影响 AT 的抗凝功能导致血栓形成。在血栓的急性期可因抗凝蛋白消耗,出现抗凝蛋白水平的短暂下降,故不推荐在急性期进行抗凝蛋白活性水平的检测。肝素治疗会影响抗凝血酶活性,因此建议停用 24h 以上进行检测。此外,抗凝蛋白活性也易受生理性因素等影响,出现一过性降低,因此,一般不应仅凭一次实验室检测的结果诊断遗传性抗凝蛋白缺陷。

3. 蛋白 C(PC)、游离蛋白 S(PS)检测　蛋白 C 经凝血酶-血栓调节蛋白复合物激活后成为活化蛋白 C(APC),它可通过灭活活化凝血因子 V 和活化凝血因子 VIII、限制活化凝血因子 X 与血小板结合、增强纤维蛋白溶解和增加抗凝血酶与凝血酶结合等途径发挥抗凝作用。PC 基因突变可造成遗传性 PC 缺陷进而影响抗凝功能导致血栓形成。蛋白 S 是活化蛋白 C 的重要的辅因子,可增强 APC 对活化凝血因子 Ⅴ 和活化凝血因子 Ⅷ 的灭活。PS 基因突变可导致蛋白 C 抗凝系统的异常,导致血栓形成。在血栓的急性期可因抗凝蛋白消耗,出现抗凝蛋白水平的短暂下降,其水平降低虽不能诊断 PC、PS 缺乏,但结果正常可排除遗传性缺陷的可能。华法林治疗常伴有蛋白 C 和蛋白 S 活性水平的下降,因此应完成口服抗凝治疗,停用华法林至少 2 周后进行,若无法停止抗凝治疗,检测 PC、PS 的同时检测 FX 活性,若 PC/FX 或 PS/FX 小于 0.5,可初步考虑 PC 或 PS 缺乏。此外,抗凝蛋白活性也易受生理性因素等影响,妊娠、激素替代治疗、DIC、肝病、恶性肿瘤等会导致 PC 降低。

（二）次选实验

1. PT、APTT、TT 和纤维蛋白原测定　PT、APTT、TT 和纤维蛋白原测定是常规的凝血初筛实验,异常纤维蛋白原血症时 TT 可延长,纤维蛋白原活性（Clauss 法）明显降低,PT 演算法纤维蛋白原活性/Clauss 法纤维蛋白原活性>0.7;APTT 延长对于抗磷脂抗体的初筛具有一定意义。

2. 因子 Ⅴ Leiden 突变　指凝血 Ⅴ 因子基因 1691 位点突变,鸟嘌呤被腺苷酸取代（G-A）,使 Ⅴ 因子 506 位的精氨酸谷氨酸取代（Arg506Gln）,最终使活化蛋白 C（APC）对 Ⅴa 因子灭活作用明显减弱而造成血液高凝状态。携带因子 Ⅴ Leiden 突变的患者,凝血活性正常,但对活性蛋白 C 抗凝系统有抵抗作用,从而引起血液高凝状态。该种突变在高加索人种中发生率较高,亚洲携带率仅为 0.6%,但是应注意哈萨克、维吾尔等高加索血统的少数民族人群应注意除筛查前述抗凝蛋白外,还应检测因子 Ⅴ Leiden 突变。

3. 凝血酶原 G20210A 突变　凝血酶原基因在 mRNA 前体 3' 端末翻译区域末尾裂解位点或其附近,该位置鸟嘌呤突变为腺嘌呤,即为凝血酶原 G20210A 突变。突变后会上调 mRNA 及蛋白质表达水平,或使纤溶受抑,导致凝血酶原水平升高,凝血相对增强,血栓风险增加。该疾病在高加索人群中高发,但在我国人群的发生率<1%,但是应注意哈萨克、维吾尔等高加索血统的少数民族人群应注意除筛查前述抗凝蛋白外,还应检测凝血酶原 G20210A 突变。

4. 凝血因子活性检测　凝血因子 FⅧ∶C、FⅨ∶C,FⅪ∶C 水平可升高。

5. 血浆同型半胱氨酸（Hcy）检测　Hcy 主要为蛋氨酸脱甲基后生成的一种具有细胞毒性的含硫氨基酸。他可通过:①促进内皮素合成,抑制一氧化氮生成,促进一氧化氮分解代谢;②产生一系列活性氧（如超氧化物阴离子、过氧化氢等）和炎性因子等;③加快胶原纤维合成和弹力纤维降解,而导致血管内皮受损,血栓形成风险增加。导致 Hcy 水平升高的遗传因素主要是亚甲基四氢还原酶的变异,非遗传因素主要为体内叶酸和维生素 B_{12} 缺乏。

6. 纤溶酶原活性（PLG∶A）检测　PLG∶A 降低提示异常纤溶酶原血症,可根据实验室条件检测纤溶酶原抗原（PLG∶Ag）帮助分型。进一步可筛查是否存在 PLG 基因缺陷导致的遗传性异常纤溶酶原血症。异常纤溶酶原血症是一种常染色体显性遗传病,纤溶酶原活性降低,同时纤溶酶原抗原水平正常或降低,主要表现为静脉血栓反复发作。

7. 基因检测　可帮助诊断遗传性异常纤溶酶原血症、组织型纤溶酶原激活物（t-PA）缺陷症、异常纤维蛋白原血症等。

第十节　抗栓治疗的实验室监测

抗栓治疗包括抗血小板治疗和抗凝治疗,其目的是适当抑制血小板功能和抑制凝血活性,可使用血小板功能检测和对各种抗凝药物特异的、反映凝血因子活性为基础的试验进行监测,以达到治疗有效性和出血风险之间的平衡。血小板功能检测的试验种类较多,可根据各实验室的情况进行选择;口服维生素 K 拮抗剂时检测 PT,其 INR 值作为监测指标;普通肝素使用抗凝血酶、APTT 和抗 FⅩa 检测作为其监测指标;低相对分子质量肝素采用抗凝血酶和抗 FⅩa 检测作为其监测指标。无论何种类型肝素,剂量多少,都应监测血小板数量,以发现肝素诱发的血小板减少症。

一、实验室分析路径

　　抗栓治疗和肝素诱导的凝血障碍监测实验室路径见图 4-11 和图 4-12。值得注意的是每种临床指征下抑制血栓形成和出血风险之间的平衡关系,需临床研究来建立,即通过观察临床预后以设定最佳治疗区间,所以临床和实验室之间应充分合作,基于各个实验室可提供的监测项目的不同,针对特定的临床指征定义特异的抗栓治疗区间(路径图中提供的治疗区间仅供参考)。

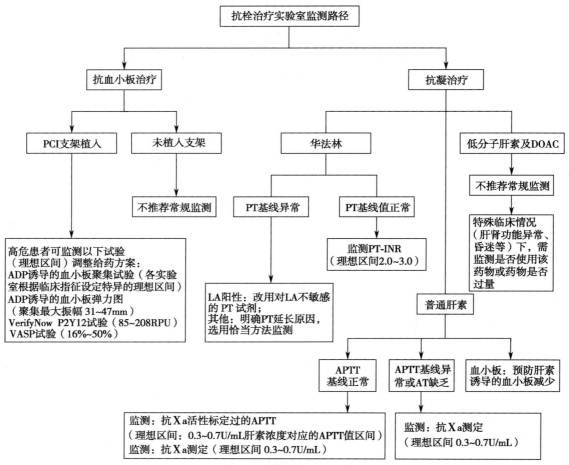

图 4-11　抗栓治疗后的实验室监测路径

PCI 为经皮冠状动脉介入;DOAC 为直接口服抗凝药物;PT 为凝血酶原时间;APTT 为部分凝血酶原时间;
ADP 为二磷酸腺苷;PT-INR 为凝血酶原时间国际标准化比值;VASP 为舒血管剂激活的磷蛋白

二、相关实验

　　不同种类药物的抗栓作用点不同,应根据其特点选择不同的检测试验,调整药物剂量以达到理想抗栓治疗区间。

　　1. 血浆凝血酶原时间、国际标准化比值(international normalization ratio,INR)测定　　INR=(患者 PT/ 正常人平均 PT)ISI,检测 PT 可由仪器自动计算得到 INR 值。

　　2. 血浆活化部分凝血活酶时间(APTT)测定

　　3. 抗凝血酶(AT)检测

　　4. 抗 F X a 试验　　可用毛细血管血、全血或血浆检测。普通肝素或低分子量肝素与 AT 形成复合物,加入过量的 X a 与之中和,用发色底物法测定剩余 X a,可推算出血中普通肝素或低分子量肝素的含量。引起血小板 4(肝素有力的抑制剂)的释放的因素均会造成错误结果,如使用玻璃容器,血样收集后未在 1h

内充分离心。

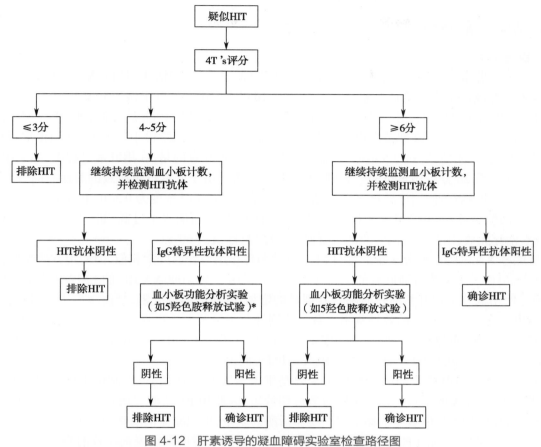

图 4-12　肝素诱导的凝血障碍实验室检查路径图

* 中度临床可能性(4T's 评分 4~5 分)患者,IgG 特异性抗体呈阳性可基本确诊。

有条件可联合血小板功能分析试验,以明确诊断

5. 血小板计数

6. 血小板聚集试验(PAgT)

7. ADP 诱导的血小板弹力图(TEG-platelet mapping,TEG-PM)　TEG 是一种可整体观察血凝块生成到纤维蛋白溶解的试验方法。ADP 诱导的血小板弹力图分别使用高岭土、ADP + 激活剂 F 和激活剂 F 激活以分别获得基础图形、ADP 图形和纤维蛋白原图,最终可计算得到 ADP 诱导的聚集最大振幅(MA_{ADP})。

8. VerifyNow 检测系统检测法　VerifyNow 是一种床旁血小板功能监测试验,采用全血分析模式直接检测血小板聚集功能,进而评价抗血小板药物的疗效。其监测氯吡格雷的试验结果以 P2Y12 反应单位(P2Y12 reaction unites,PRU)的形式报告。红细胞比容和血小板数量可能影响试验结果。

9. 血管扩张刺激磷蛋白磷酸化试验(VASP 试验)　多使用流式细胞术的方法测定全血标本中 ADP 特异性的 VASP,用以监测血小板的活化情况,结果以血小板反应指数(PRI)表示。

10. HIT 抗体检测　常用 ELISA 法检测混合抗体(IgG、IgA、IgM)和 IgG 特异性抗体。原理为将不同形式的血小板 4 因子包被,待检标本的血小板 4 因子抗体与其结合,再加入酶标记的单抗显色,其吸光度与待检标本的血小板 4 因子抗体量相关。不同的试剂盒其参考范围不同。

11. 5 羟色胺释放试验(5-hydroxy-tryptamine,5-HT)　常用荧光光度法进行检测,其原理是血小板从外周血中摄取 5 羟色胺,并贮存于致密颗粒,血液中 90% 的 5 羟色胺集中在致密颗粒内。当血小板活化时 5 羟色胺从致密颗粒释放到细胞外。血浆或血小板中的 5 羟色胺与邻苯二甲醛进行缩合反应,产

生荧光发色团。用荧光光度计进行测定,与同样处理的标准物比较,可求得5羟色胺含量。血浆中5羟色胺含量为54 ± 1.8ng/L,血小板中为603 ± 14ng/109血小板。

三、结果判断与分析

(一)首选实验

1. APTT　肝素与其辅因子抗凝血酶结合后能灭活凝血酶,中和活化的XIa、Xa、和IXa,从而延缓和阻止纤维蛋白形成。小剂量普通肝素(UFH)(5 000~10 000U/24h),可以不做实验室监测,但在应用中等以上UFH(>10 000U/24h)时,必须进行实验室监测。通常在应用肝素6h后检测,使APTT达到正常的APTT基线1.5~2.3倍为宜,在此范围内可获得最佳抗凝效果而出血风险最小。APTT达到正常对照的1.5倍时,定为肝素起效阈值,超过2.5倍时,出血概率增加。值得注意的是,在用肝素过程中,如采用静脉滴注者应停止滴注后2h方可做本试验。否则,不易判断是否是由于肝素过量所致的凝血时间延长。对于APTT基线延长的患者可使用抗活化X因子活性监测,治疗剂量下其浓度为0.3~0.7IU/mL。

2. 抗凝血酶(AT)检测　肝素的抗凝效果与AT有关,抗凝血酶水平过低(如<30%)可能导致肝素/低分子肝素治疗无效,因此建议同时监测抗凝血酶活性(目标值:>60%)。

3. 抗因子Xa试验　低分子量肝素(LMWH)的药理作用与普通肝素相似,但使用方法简便,效果优于普通肝素,出血发生率为普通肝素的1/3。因此,每天使用一剂5 000XaIU的LMWH皮下注射时,可不做监测。使用低分子量肝素治疗时随着其剂量的增加,凝血酶形成受阻,凝血酶生成时间延长,APTT延长,但这些检测结果与治疗的效果常不一致。监测低分子量肝素治疗唯一较好的方法是抗因子Xa试验。该法快速、可靠、重复性好。临床用药安全有效的血浓度范围是0.5~0.8IU/mL(给药后2~6h)。成人:治疗剂量:1.0~2.0IU/mL(每天一次)、0.5~1.0IU/mL(每天两次)。

4. INR测定　口服抗凝剂的药理作用主要是维生素K拮抗作用,可抑制维生素K依赖的凝血因子——F II、F VII、F IX、F X的活性。由于F VII的半衰期较短,因此用PT监测口服抗凝剂的量比APTT更敏感。PT检测凝血因子,其灵敏度依赖于组织凝血活酶的质量,组织凝血活酶来源不同、制备方法不同,使各实验室间及各批次试剂间PT测定结果差异较大,可比性差,对口服抗凝剂疗效的判断影响较大。ISI(international sensitivity index,ISI)是组织凝血活酶试剂国际敏感指数,ISI越小,组织凝血活酶试剂越敏感。INR=(患者PT/正常人平均PT)ISI,仪器检测PT自动计算报告INR值。使用INR结果可缩小各实验室PT测定技术和试剂的差异,使抗凝治疗监测中,各种PT结果具可比性。抗凝剂量应根据患者的个体反应和手术种类依所需达到的效果而调整。口服抗凝药物易受到多种药物、食物以及机体代谢水平的影响,产生协同或拮抗作用。

5. 血小板计数　肝素抗凝治疗的副作用之一是血小板减少,60%的患者发生于肝素使用后5~10天,30%的患者发生于24h内,少部分患者发生于3周内。无论肝素类型,剂量多少,建议在治疗前和治疗中作常规血小板计数,以发现肝素诱发的血小板减少症(heparin-induced thrombocytopenia,HIT)。对于接受肝素治疗而临床医生预测其HIT风险>1%的患者(表4-8),国外指南建议在用药4~14d内,至少每隔2~3d进行血小板数量监测;如已发现血小板下降,应增加检测频率至1~2次/d;对接受肝素治疗而临床医生预测HIT风险小<1%的患者,不建议进行多次血小板监测。对于正在接受肝素治疗或此前2周内曾接受肝素治疗的患者,当减少超过基线的50%以上应属于疑似HIT患者。

6. 血小板聚集试验(PAgT)　是检测血小板功能的试验之一,指南中不推荐使用血小板功能试验常规监测抗血小板治疗,对于经PCI植入支架的患者,存在不良临床预后高风险时,可考虑使用血小板功能试验指导抗血小板治疗。2019年《中国急性血栓性疾病抗栓治疗共识》中推荐ADP诱导的血小板聚集试验用于P2Y12抑制剂治疗监测,但并不推荐使用血小板功能试验对阿司匹林进行监测。由于该试验标准化程度有限,极大地限制了其临床应用。

7. ADP诱导的血小板弹力图(TEG-PM)　以ADP作为诱导剂的血小板图是一种可反映P2Y12受体拮抗剂抗血小板聚集效果的试验方法。但是其检测成本较高,一般认为ADP诱导的聚集最大振幅(MA_{ADP})的抗栓治疗理想区间是31~47mm。

表4-8 不同类型患者和肝素暴露情况下 HIT 发生率

患者类型(肝素暴露至少 4~6d)	HIT 发生率(%)
外科手术后患者	
肝素,预防剂量	1.0~5.0
肝素,治疗剂量	1.0~5.0
肝素,冲管	0.1~1.0
LMWH,预防或治疗剂量	0.1~1.0
心脏外科手术患者	1.0~3.0
内科患者	
癌症患者	1.0
肝素,预防或治疗剂量	0.1~1.0
LMWH,预防或治疗剂量	0.6
重症患者	0.4
肝素,冲管	<0.1
产科患者	<0.1

8. VerifyNow 检测系统检测法 当存在血小板高反应性时,PRU 水平升高。虽然该试验操作简便,但是试验成本过高,因此多数实验室均未采用。其抗栓治疗的理想区间多采用 85-208PRU。

9. VASP 试验 该试验能够特异性的反映 P2Y12 受体拮抗剂抑制血小板聚集的效果,有效抑制时 PRI 值处于低水平,如抑制效果差 PRI 则处于高水平。VASP 对患者的监测依从性要求较低,且对时间要求不高,即采血后在很长一段时间内结果稳定。但是该试验检测过程相对复杂且成本较高,因此制约了其普及应用。其抗栓治疗的理想区间现在多采用 16%~50%。

(二)次选实验

1. 血浆肝素水平测定 APTT 和肝素定量测定的结果不总是相关的,有研究发现两者的相关性仅为 57%。作为一个反映患者总体凝固水平的 APTT 试验,其结果常被以下几种情况影响:①肝素的存在(导致 APTT 延长);②患者本身的生物学差异(炎症状态下急性时相反应蛋白 FⅧ:C 和 FIB 水平升高,正在服用口服抗凝药、妊娠等)LA、Ⅻ缺乏时,APTT 延长,需抗凝治疗监测;③分析前因素的影响(样本的采集、离心时间的差异等);④分析中因素的影响(不同 APTT 试剂的使用、不同肝素浓度的检测方法、患者 AT 水平的差异等)。基于上述原因,血浆肝素水平的测定是对 APTT 结果的一个必要补充。血浆肝素的安全有效剂量范围是抗 Xa 0.3~0.7U/mL。

2. HIT 抗体检测 HIT 混合抗体检测诊断特异性较低,但敏感性很高,仅用于排除诊断;IgG 特异性抗体诊断的特异性高,在设定合理临界值的基础上,结合临床评估可实现诊断。

HIT 抗体检测的适应证包括:

(1)4T's 评分(表4-9)中得分大于等于 4 分的患者(不包括心脏外科手术患者)。

(2)心脏外科术后 5~14d 患者血小板计数降至基线 50% 或更低时,尤其伴血栓事件发生的患者。

结果评价如下:

(1)HIT 抗体检测呈阴性,可排除 HIT。

(2)中度临床可能性(4~5 分)患者,IgG 特异性抗体呈阳性,可基本确诊。

(3)高度临床可能性(6~8 分)患者,IgG 特异性抗体呈阳性,可确诊。

(4)心脏外科术前 HIT 抗体检测结果,不能预测术后血栓并发症或死亡风险。

表 4-9　4T's 评分

评估要素	2分	1分	0分
血小板减少的数量特征	同时具备下列两者： ①血小板减少>50% ②最低值≥20×10⁹/L	具备下列两者之一： ①血小板减少30%~50% ②最低值处于(10~19)×10⁹/L	具备下列两者之一： ①血小板减少不超过30% ②最低值<10×10⁹/L
血小板计数减少的时间特征	具备下列两者之一： ①使用肝素5~10d ②再次接触肝素≤1d(过去30d内曾接触肝素)	具备下列两者之一： ①使用肝素>10d ②使用肝素≤1d(过去30~100d内曾接触肝素)	使用肝素<5d(近期未接触肝素)
血栓形成的类型	新形成的静、动脉血栓；皮肤坏死；肝素负荷剂量后的急性全身反应	进展性或再发生的血栓形成，皮肤红斑；尚未证明的疑似血栓形成	无
其他导致血小板减少症的原因	没有	可能有	确定有

3. 血小板中 5 羟色胺含量检测　HIT 患者血小板受到激活，血小板内 5 羟色胺因释放降低可证实 HIT 的诊断。

第十一节　病例分析

病例 1（典型病例）

一般资料：

老年男性，拔牙 8h 后出现伤口渗血不止。无皮肤出血点，无血尿，既往无类似表现，亦无类似家族史。患者有风心病、房颤病史多年，长期服用多种治疗风心病药物，用药品种及剂量均不详。

实验室检查：

PT 和 APTT 延长，血小板，纤维蛋白原和肝功能正常。

分析：

以 PT，APTT 同时延长为出血原因的疾病状态通常有以下几种：特殊药物的使用（最常见是肝素或华法林的过量使用）、特殊物质的中毒（如鼠药）、严重的肝脏功能损害、DIC 等。首先，该病员肝功能正常，可排除肝病引起的凝血障碍，同时患者也无诱发 DIC 的基础疾病，DIC 得以排除。由于患者有心脏病病史，且长期服用多种治疗风心病药物（常用的有：抗凝药物华法林，抗血小板制剂阿司匹林，潘生丁等），故考虑患者为过量用药引起的 PT 和 APTT 延长。

诊断意见：

患者过量服用华法林引起凝血功能障碍。

病例 2（典型病例）

一般资料：

中年男性，因"乏力、腹胀伴皮肤巩膜黄染 1 个月"入院，B 超示肝脾大，中量腹水。20 年前患急性肝炎。

实验室检查：

血细胞分析提示三系轻度减低，肝功检查示双相性黄疸、白蛋白低、肝酶学增高，乙肝抗体检查提示"大三阳"。PT、APTT、TT 均延长，FIB 减低。进一步检查：FⅧ：C 正常，D-二聚体轻度增加。

分析：

该患者有明确的肝炎史，肝功能明显异常，血细胞分析三系轻度减低，符合脾功能亢进；PT、APTT、TT

的延长和 FIB 减低均是由于肝脏合成凝血因子障碍所致,此外,患者 FⅧ：C 正常,D- 二聚体轻度增加可帮助排除 DIC。

诊断意见：
患者为肝脏病性凝血功能障碍。

病例 3（典型病例）

一般资料：
青年女性,胆囊结石术前常规检查发现 APTT 延长。皮肤无淤斑,有月经过多史,其母也有月经过多史,均未进行治疗。

实验室检查：
血细胞分析正常,肝功能检测正常,多次复查 APTT 均轻度延长。进一步检查：该患者延长的 APTT 可被 1：1 混合的正常血浆纠正至正常,RIPA 降低,vWF：Ag 和 vWF：CB 均降低。

分析：
术前检查发现 APTT 延长,患者为女性,临床出血表现为一期止血障碍,且有家族史,疑诊血管性血友病(vWD)。APTT 纠正实验提示 APTT 可被正常血浆纠正,提示凝血因子缺乏,结合其阳性家族史,考虑为先天性。确诊试验发现 RIPA、vWF：Ag、vWF：CB 均降低,且 vWF：Ag/vWF：CB 约为 1。故可诊断为 1 型 vWD。

诊断意见：
1 型 vWD。

病例 4（典型病例）

一般资料：
青年女性,因"反复流产"至医院就诊。皮肤无淤斑,无月经过多史。

实验室检查：
血细胞分析正常,肝功检测正常,多次复查 PT 正常,APTT 均延长。进一步检查：该患者延长的 APTT 不能被正常混合血纠正,混合血浆孵育后的 APTT 时间未进一步延长。LA 检测阳性。

分析：
该患者筛选试验中只有 APTT 延长,考虑为先天性或获得性内源性凝血因子缺乏,但该患者延长的 APTT 不能被正常混合血纠正,初诊为抗凝物质存在。混合血浆孵育后的 APTT 未进一步延长,提示该抗凝物质为非特异性抗体,LA 阳性,提示患者为狼疮抗凝物导致的 APTT 延长。

诊断意见：
患者体内存在狼疮抗凝物。

病例 5（典型病例）

一般资料：
青年男性,以皮肤淤斑及牙龈出血就诊。

实验室检查：
血小板分析显示三系减低(血红蛋白 46g/L,白细胞 3×10^9/L,血小板 25×10^9/L)；肝功能正常；PT、APTT 延长,Fib 减低(PT 18s,APTT 60s,TT 24s,FIB 0.6g/L)。进一步检查：骨髓涂片学检查见异常早幼粒细胞,考虑 AML-M3；D- 二聚体 10mg/L FEU。

分析：
患者骨髓检查提示患有急性白血病,结合患者 PT、APTT、TT 均延长,提示凝血因子消耗过多,根据 CDSS 积分系统,患者计 7 分,考虑诊断 DIC。

诊断意见：

急性早幼粒细胞白血病诱发 DIC。

病例 6（典型病例）

一般资料：

男性患者，18 岁。因拔牙后出血不止入院。既往偶有皮肤淤斑现象，未就诊。无手术史。幼时曾患"风湿性关节炎"，无发热现象，以后曾间断复发，症状较轻，未就诊。未问出阳性家族史，关节无畸形。

实验室检查：

血小板 125×10^9/L。TBT 8min（正常），PT 12s（正常），APTT 62s（延长），TT 14s（正常）。进一步实验室检查：该患者延长的 APTT 可被正常混合血纠正至正常，FⅧ：C 为 14%，vWF：Ag，vWF：CBA 均正常。

分析：

该患者筛选试验中只有 APTT 延长，考虑为先天性或获得性内源性凝血因子缺乏，该患者延长的 APTT 可被正常混合血纠正至正常，考虑该凝血因子的缺乏为先天性。进一步检测，发现 FⅧ：C 为 14%，考虑血友病 A 或血管性血友病，vWF：Ag，vWF：CBA 均正常排除了血管性血友病。

轻型血友病一般关节、肌肉出血很少，也无关节畸形，多在创伤或手术后出血。患者幼时曾有"风湿性关节炎"，当时无发热，可能为血友病关节出血，因患者 FⅧ：C 为 14%，故关节出血症状很轻，未遗留关节畸形。

诊断意见：

血友病 A（轻型）。

病例 7（疑难病例）

一般资料：

老年男性，临床诊断：肠瘘，重症感染。入院后第 9 天因"便血"给予"巴曲亭"止血。

实验室检查：

入院后凝血功能检测和治疗用药情况如下表所示：

日期	PT	APTT	TT	FIB
入院				
D1	13.4	35.1	16.8	4.88
便血，给予"巴曲亭"止血				
D10	15.9	49.6	26.5	0.62
D11	17.3	57.6	26.3	0.55
停用"巴曲亭"				
D12	17.3	47.5	19.5	1.25
维生素 K 治疗				
D13	15.9	40.7	17.9	2.14

分析：

患者因为"便血"给予巴曲亭止血，用药后临床常规检测凝血功能，结果显示用药后第 2 天纤维蛋白原明显降低至 0.62g/L，第 3 天继续降低至 0.55g/L。"巴曲亭"（注射用矛头蝮蛇血凝酶）会消耗纤维蛋白原，因此临床用药后需要常规检测纤维蛋白原，若纤维蛋白原明显降低，临床应停用该药。停药后第 2 天，患者纤维蛋白原升至 1.25g/L，但 PT 和 APTT 仍较入院时明显延长。患者基础疾病为"肠瘘，重症感染"，使用大量抗生素抗感染治疗，同时患者基础疾病也导致饮食受限，影响维生素 K 的合成而导致维生素 K

依赖的凝血因子缺乏。临床给予维生素 K 肌内注射治疗,治疗后第 2 天 PT 和 APTT 缩短,提示维生素 K 诊断性治疗试验有效。

诊断意见:

"巴曲亭"导致的纤维蛋白原降低;维生素 K 依赖的凝血因子缺乏。

病例 8(鉴别病例)

一般资料:

男性患者,18 岁。因拔牙后出血不止入院。既往偶有皮肤淤斑、鼻出血现象,未就诊。无手术史。未问出阳性家族史,未发生过关节和肌肉出血。

实验室检查:

APTT 轻度延长(高出参考范围上限 2s),其余血小板、PT、APTT、TT 和 Fib 正常。进一步实验室检查:该患者延长的 APTT 可被正常混合血浆 1:1 纠正至正常,FⅧ:C 减低,vWF:Ag 正常,vWF:RCo 和 RIPA 降低。

分析:

该患者筛选试验中 APTT 轻度延长,且延长的 APTT 可被正常混合血纠正至正常,考虑 APTT 延长为凝血因子缺乏所致。进一步检测内源性凝血因子,发现 FⅧ:C 降低。对于 FⅧ:C 减低的患者,应注意鉴别血友病 A 和血管性血友病。进一步检测 vWF:Ag 正常,但不能排除血管性血友病,需进行 vWF 功能(vWF:RCo)检测,发现 vWF:RCo 减低,且 vWF:RCo/vWF:Ag 降低,RIPA 降低,考虑该患者诊断为 2 型血管性血友病。

诊断意见:

血管性血友病(2 型)。

(周　静　刘超男)

▶ 参考文献

1. 王兰兰. 医学检验项目选择与临床应用. 2 版. 北京: 人民卫生出版社, 2013.

2. 尚红, 王毓三, 申子瑜, 等. 全国临床检验操作规程. 4 版. 北京: 人民卫生出版社, 2015.

3. 中国医师协会风湿免疫科医师分会自身抗体检测专业委员会, 国家风湿病数据中心, 国家免疫疾病临床医学研究中心. 抗磷脂抗体检测的临床应用专家共识. 中华内科杂志, 2019, 58: 496-500.

4. 中华医学会血液学分会血栓与止血学组, 中国血友病协作组. 血友病诊断与治疗中国专家共识 (2017 年版). 中华血液学杂志, 2017, 38: 364-370.

5. 中华医学会血液学分会血栓与止血学组. 血管性血友病诊断与治疗中国专家共识 (2012 年版). 中华血液学杂志, 2012, 33: 980-981.

6. 中华医学会血液学分会血栓与止血学组. 弥散性血管内凝血诊断中国专家共识 (2017 年版). 中华血液学杂志, 2017, 38: 361-363.

7. 中国医师协会心血管内科医师分会血栓防治专业委员会,《中华医学杂志》编辑委员会. 肝素诱导的血小板减少症中国专家共识 (2017). 中华医学杂志, 2018, 98: 408-417.

8. 中华医学会血液学分会血栓与止血学组, 中国血友病协作组. 凝血因子Ⅷ/Ⅸ抑制物诊断与治疗中国指南 (2018 年版). 中华血液学杂志, 2018, 39: 793-799.

9. 中国医药教育协会, 急诊医学分会, 中华医学会急诊医学分会, 等. 中国急性血栓性疾病抗栓治疗共识. 中国急救医学杂志, 2019, 39: 501-532.

第五章

肾脏功能检查与肾脏疾病的实验诊断

肾脏是机体重要的器官之一，其主要功能是通过肾小球的滤过及肾小管的重吸收和分泌生成尿液，排泄代谢产物从而维持机体内水、电解质及酸碱平衡。肾脏具有内分泌功能，参与血压及钙磷代谢调节并促进红细胞生成。大多数早期肾脏疾病临床症状和体征不明显，不同肾功能试验可用于反映不同的肾脏功能，因此合理选择肾脏功能检查有助于相关疾病的早期诊断和治疗效果评价。

第一节　肾脏功能检查

肾脏的基本结构包括肾单位和肾血管。肾脏疾病的实验室检查包括：尿液常规检查、肾功能检查、尿液生化检查、肾脏免疫学检查及尿液微生物学检查等。其中肾功能检查包括肾小球滤过功能和肾小管及集合管的转运功能检查，肾血流量及内分泌功能目前临床应用较少。

一、实验室分析路径

实验室分析路径见图 5-1。

二、相关实验

任何涉及肾脏血流、肾小球的滤过功能、肾小管和集合管的重吸收和分泌功能改变的损伤都可能对肾结构和功能造成不同程度影响。临床医生可根据具体需要选择相应的实验。常规的肾功能检查包括肌酐、尿素、尿酸、半胱氨酸蛋白酶抑制剂 C、肾小球滤过率等。

（一）肾清除实验

肾清除实验是反映总体肾功能最直接、最敏感、最有用的指标。包括血肌酐、尿素、尿酸和半胱氨酸蛋白酶抑制剂 C 和肾清除率实验检查。

1. 血肌酐、血尿素测定

肌酐（creatinine，Cr）是肌肉中磷酸肌酸的代谢产物，主要从肾小球滤过，仅少量由近端小管排泌，不被肾小管重吸收，因此，血浆 Cr 浓度比较稳定，血 Cr 可作为肾滤过功能的指标。

肌酐常用碱性苦味酸法或酶法进行检测。苦味酸法较酶法特异性差，包括维生素 C、胆红素、血红蛋白、葡萄糖、丙酮、乙酰乙酸、α-酮酸、甘油三酯、蛋白质在内的多种物质等均能干扰该反应。

参考范围：男（20~59 岁）57~97μmol/L；男（60~79 岁）57~111μmol/L；女（20~59 岁）41~73μmol/L；女（60~79 岁）41~81μmol/L。

尿素（urea）是体内蛋白质代谢的终末产物。其浓度取决于机体蛋白摄入量、蛋白质分解代谢及肾脏排泄能力。尿素分子量小（60D），可自由通过肾小球滤过膜，约 50% 可被肾小管重吸收。在食物摄入及体内分解代谢稳定的情况下，血尿素可反映肾小球的滤过功能。尿素测定方法简便，是临床常用的肾功能指标。

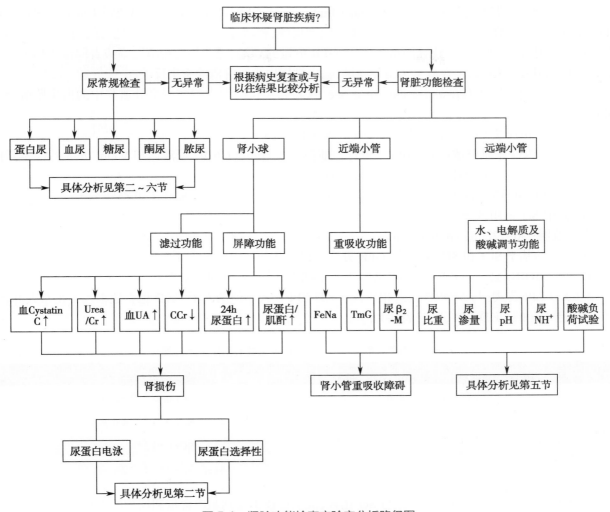

图 5-1　肾脏功能检查实验室分析路径图

血尿素测定标本常采用血清,测定方法常用脲酶法。血液中胆红素、血红蛋白、甘油三酯等可能会干扰该检测。

参考范围:男(20~59 岁)3.1~8.0mmol/L;男(60~79 岁)3.6~9.5mmol/L;女(20~59 岁)2.6~7.5mmol/L;女(60~79 岁)3.1~8.8mmol/L。

2. 血半胱氨酸蛋白酶抑制剂 C 测定　半胱氨酸蛋白酶抑制剂 C(cystatin C,CysC)属半胱氨酸蛋白酶抑制物 cystatin C 超家族,是非糖基化的低分子量碱性蛋白质,机体内几乎所有的有核细胞均能产生 cystatin C,且生成率恒定,不受慢性炎症影响,与人体肌肉量、代谢、年龄、性别无关。Cystatin C 完全由肾小球滤过并几乎全部被近端小管重吸收分解,因此血中浓度主要由肾小球滤过功能决定。由于其分子量小于肌酐,且带正电荷,因此能更灵敏早期反映肾小球滤过膜通透性。

常用测定方法为免疫比浊法。Cystatin C 在血清或血浆中较为稳定,且血清中胆红素、血红蛋白和脂等物质对测定均无干扰作用,因此适合临床常规应用。

参考范围:0.51~1.09mg/L。

3. 血尿酸测定　尿酸(uric acid,UA)是嘌呤类代谢的终末产物,主要从肾脏排泄。尿酸由肾小球滤过,原尿中的尿酸大多数被近端小管重吸收,而远端小管分泌排出尿酸,因此,血尿酸可反映肾小球滤过功能、肾小管重吸收及分泌功能。

常用测定方法为尿酸酶法。血液中胆红素、血红蛋白、甘油三酯、抗坏血酸等物质可能会干扰该反应。

参考范围:男性 240~490μmol/L;女性 160~380μmol/L。

4. 肾清除率 肾小球滤过率（glomerular filtration rate, GFR）是指单位时间内两肾生成的原尿量。现 GFR 多用某些内源性或外源性物质的肾血浆清除率反映，肾清除率表示肾脏在单位时间内（min）将多少量（mL）血浆中的某物质全部清除而由尿排出，GFR 测量的"金标准"是菊粉清除率或者同位素标记物的清除率，但因其操作烦琐、存在放射污染等问题，临床常用内生肌酐清除率来反映。

（1）内生肌酐清除率（creatinine clearance rate, CCr）指单位时间内把多少毫升血浆中的内生肌酐全部清除而由尿排出。

1）24 小时留尿法 CCr 计算公式：$Ccr = Ucr \times V \times 1.73 / (Scr \times A)$

注：式中 Ucr：尿肌酐浓度（μmol/L）；Scr：血肌酐浓度（μmol/L）；V：尿液体积 V（mL/min）；A：实际体表面积（m²）；1.73：75kg 健康成人标准体表面积（m²）。

2）基于 SCr 的 Cockcroft-Gault CCr 公式：$(140 - \text{年龄}) \times \text{体重} / (72 \times Scr) \times (0.85 \text{女性})$

注：式中 Scr 采用苦味酸法测定。

参考范围：$56 \sim 122 \text{mL} / (\text{min} \cdot 1.73\text{m}^2)$。

（2）常用的基于 SCr 和 SCysC 计算 GFR 方法有以下几种：

1）简化 MDRD 公式：$GFR = 186 \times (SCr)^{-1.154} \times (\text{年龄})^{-0.203} \times (0.742, \text{女性})$

2）CKD-EPI 公式：与 MDRD 公式相比较，CKD-EPI 公式不但纳入了 CKD 患者还纳入了正常人群。

a）基于 Scr 的 CKD-EPI 公式（表 5-1）：

表 5-1 中国人群使用的 CKD-EPI 公式（采用 SCr 计算）

性别	SCr	GFR 估算公式
女性	≤ 0.7	$144 \times (SCr/0.7)^{-0.329} \times 0.993^{\text{年龄}}$
	> 0.7	$144 \times (SCr/0.7)^{-1.209} \times 0.993^{\text{年龄}}$
男性	≤ 0.9	$141 \times (SCr/0.9)^{-0.411} \times 0.993^{\text{年龄}}$
	< 0.9	$141 \times (SCr/0.9)^{-1.209} \times 0.993^{\text{年龄}}$

b）基于 SCysC 的 CKD-EPI 公式：与 Scr 比较，SCysC 较少受到肌肉含量和饮食的影响。

$$133 \times (SCysC/0.8)^{K} \times (0.995)^{\text{年龄}} \times (0.932 \text{女性})$$

注：式中 SCysC：血半胱氨酸蛋白酶抑制剂 C（mg/dL）；K 值：SCysC ≤ 0.8 时为 −0.499，SCysC > 0.8 时为 −1.328。

c）基于 Scr 和 SCysC 的联合 CKD-EPI 公式（表 5-2）：

表 5-2 中国人群使用的 CKD-EPI 公式（联合 SCr 和 SCyC 计算）

性别	SCr	GFR 估算公式
女性	≤ 0.7	$130 \times (SCr/0.7)^{-0.248} \times (SCyC/0.8)^{K} \times 0.995^{\text{年龄}}$
	> 0.7	$130 \times (SCr/0.7)^{-0.601} \times (SCyC/0.8)^{K} \times 0.995^{\text{年龄}}$
男性	≤ 0.9	$135 \times (SCr/0.9)^{-0.207} \times (SCyC/0.8)^{K} \times 0.995^{\text{年龄}}$
	< 0.9	$135 \times (SCr/0.9)^{-0.601} \times (SCyC/0.8)^{K} \times 0.995^{\text{年龄}}$

注：K 值：SCysC ≤ 0.8 时为 −0.375，SCysC > 0.8 时为 −0.711；式中 Scr 血肌酐浓度（mg/dL），均采用酶法测定。

三种 CKD-EPI 公式比较无明显差异，但联合公式有更高精确性，能降低单独计算公式的假阳性率。除了以上三种 CKD-EPI 公式，还有针对中国糖尿病患者的修正 CKD-EPI 公式等。参考范围：成人 $56 \sim 122 \text{mL} / (\text{min} \cdot 1.73\text{m}^2)$。

3）FAS 公式：适用于全年龄段，而 MDRD 和 CKD-EPI 公式研究纳入的主要人群集中在 18 岁至 70 岁。

a）基于 Scr 的 FAS 公式：

$2 \leqslant$ 年龄 $\leqslant 40$ 时：$107.3/(Scr/Q_{Scr})$

年龄 >40 时：$0.988^{(年龄-40)} \times 107.3/(Scr/Q_{Scr})$

b）基于 SCysC 的 FAS 公式：

$2 \leqslant$ 年龄 $\leqslant 40$ 时：$107.3/(SCysC/Q_{SCysC})$

年龄 >40 时：$0.988^{(年龄-40)} \times 107.3/(SCysC/Q_{SCysC})$。

c）基于 Scr 和 SCysC 的联合 FAS 公式：

$2 \leqslant$ 年龄 $\leqslant 40$ 时：$107.3/[\alpha \times Scr/Q_{Scr}+(1-\alpha)SCysC/Q_{SCysC}]$

年龄 >40 时：$0.988^{(年龄-40)} \times 107.3/[\alpha \times Scr/Q_{Scr}+(1-\alpha)SCysC/Q_{SCysC}]$

注：Q_{Scr} 为血肌酐中位数值，年龄小于 20 岁的儿童和青少年根据年龄和身高中位数决定；年龄 $\geqslant 20$ 岁女性为 0.7mg/dL，男性为 0.9mg/dL；Q_{SCysC} 为血 CysC 归化数值；α 和 $1-\alpha$ 为 Scr/Q_{Scr} 和 $SCysC/Q_{SCysC}$ 所占权重。式中 Scr 血肌酐浓度（mg/dL），均采用酶法测定。SCysC 血 CysC 浓度（mg/dL），均采用免疫比浊法测定。

此外还有针对儿童的 Schwartz 公式和针对老年人（年龄大于 70 岁）的 BIS 公式，FAS 公式克服了不用年龄阶段公式转换的不连续性，成人 FAS 公式诊断效能与 CKD-EPI 公式相当，与儿童 Schwartz 公式和老人 BIS 公式比较有更高准确性。

（二）肾血流量测定

放射性核素（同位素）标记双肾动态显像能敏感反映肾的血流量，由于属于创伤性检测，在临床应用中受到一定的限制。放射性核素肾动态显像是静脉注射经肾小球滤过或肾小管分泌且不被肾小管重吸收的显像剂后，用单光子发射计算机体层摄影连续动态采集，获得反映血流灌注和显像剂排泄的全过程图像，能为临床提供分肾血供、肾实质功能、上尿路引流等方面的信息。

（三）肾小管和集合管功能检测（见本章第五节肾脏对水钠代谢及酸碱调节的检测）

三、结果判断与分析

（一）首选实验

肾小球滤过率（GFR）测定　GFR 用于评估肾小球滤过功能，并可以判断肾损害程度，是评估肾功能的最常用指标。根据国际改善全球肾脏病预后组织（KDIGO）制定的临床实践指南，慢性肾脏病（CKD）根据 GFR 共分为 5 期：GFR 90~120mL/（min·1.73m²）为 G1 期；GFR 60~89mL/（min·1.73m²）为 G2 期；GFR 45~59mL/（min·1.73m²）为 G3a 期；GFR 30~44mL/（min·1.73m²）为 G3b 期；GFR 15~29mL/（min·1.73m²）为 G4 期；GFR <15 mL/（min·1.73m²）为 G5 期（肾衰竭）。

（二）次选实验

1. 尿素（urea）、肌酐（Cr）及其比值测定　临床意义：

（1）血 urea、血 Cr 与 GFR 间的关系：呈负相关关系。当 GFR 下降到正常的 50% 以下时，血 urea 和血 Cr 开始迅速升高。血 urea 和血 Cr 明显高于正常时，常表明肾功能已严重损害。

（2）血 urea/血 Cr 比值：对鉴别肾前性、肾性、肾后性氮质血症有意义。血 urea/血 Cr（mg/dL）正常比值约为 20：1（毫克浓度）。①肾前性氮质血症：其比值升高而血 Cr 水平正常，严重时比值可高达 40：1；②肾性疾病：血 urea 和血 Cr 同时升高且血 urea 比血 Cr 升高更显著，其比值升高；③肾后性因素：因尿路梗阻引起 urea、Cr 排出受阻，血 urea 和血 Cr 同时升高，其比值变化不大。

2. 半胱氨酸蛋白酶抑制剂 C（cystatin C）测定　因肾脏是清除 cystatin C 的唯一器官，因此 cystatin C 是反映肾小球滤过功能较为理想的内源性指标，其浓度与 GFR 呈良好的线性关系，其敏感性高于血 Cr。有利于肾损害的早期诊断。

3. 血尿酸（UA）测定　临床意义：血 UA 升高：①肾功能减退时，血 UA 上升。②主要作为痛风诊断指标，嘌呤核苷酸代谢失调，血 UA 可明显升高。③核酸分解代谢增加，血 UA 增加，见于白血病、多发性骨髓瘤、恶性肿瘤等。④子痫。⑤其他，如：糖尿病、慢性铅中毒等。血 UA 降低与肾功能无关。

（王　霞）

第二节　蛋白尿的实验室检查

蛋白尿(proteinuria)是指尿液中蛋白定性试验呈阳性,或者定量试验>100mg/L 或>150mg/24h 尿。蛋白尿是肾脏疾病最常见表现之一,很多肾脏疾病在肾脏损害早期可出现蛋白尿,临床上可通过尿蛋白的含量、类型及分子量来了解肾脏病变的部位和损伤的程度。尿蛋白定性分析是一种简单和廉价的辅助诊断肾脏疾病的方法,不同类型尿蛋白的定量分析在肾脏疾病的早期诊断和治疗后评估中具有重要价值。

不同检测方法测定的与肾脏早期损伤的诊断指标包括:尿微量蛋白(包括尿微量白蛋白,尿转铁蛋白,尿 β_2 微球蛋白,尿 α_1- 微球蛋白,尿免疫球蛋白 G),肾损伤分子 -1(kidney injury molecule-1,KIM-1)、中性粒细胞明胶酶相关载脂蛋白(neutrophil gelatinase-associated lipocalin,NGAL)、视黄醇结合蛋白(retinol binding protein,RBP)、β 痕迹蛋白(beta trace protein,BTP);肾损伤原因分析的实验室检测指标包括:血清免疫球蛋白和轻链、游离轻链、单克隆免疫球蛋白(M 蛋白)、抗肾小球基底膜抗体、抗磷脂酶 A2 受体(PLA2R)抗体、抗中性粒细胞胞浆抗体、抗核抗体、抗双链 DNA 抗体、可提取核抗体谱和尿轻链等。本节主要围绕早期肾脏损伤诊断生物标志物的临床应用和免疫相关肾损伤病因分析的相关指标进行讲述。

一、实验室分析路径

根据尿液中检出蛋白的分子量特征可初步判断肾损伤程度,实验室分析路径见图 5-2A,其中对于早期肾损伤诊断路径见图 5-2B,肾损伤病因分析见路径图 5-2C。

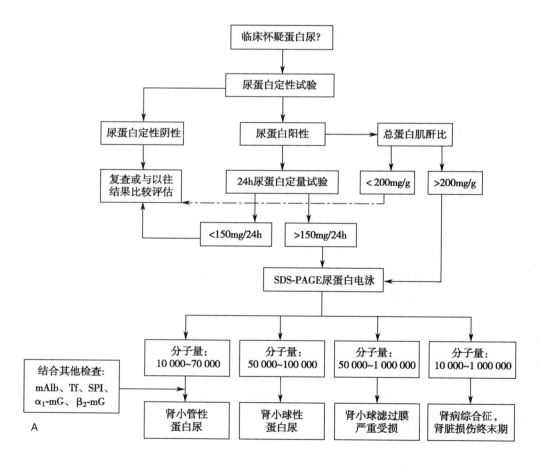

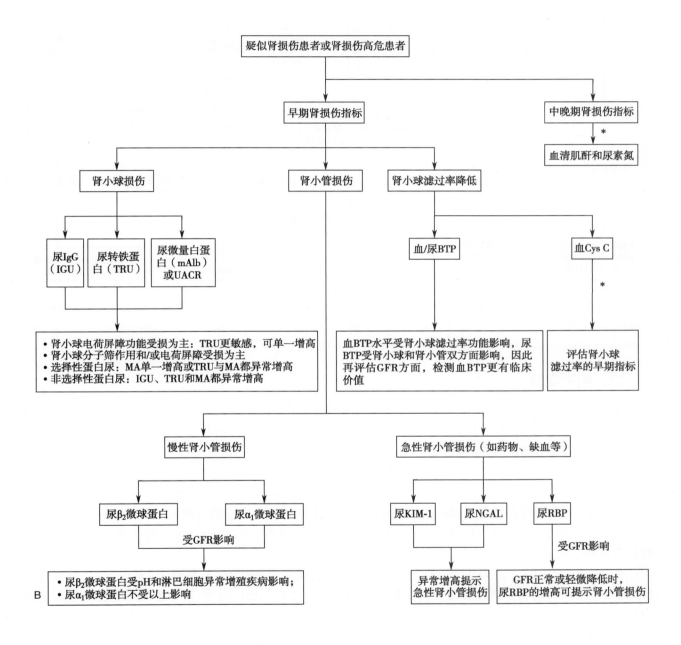

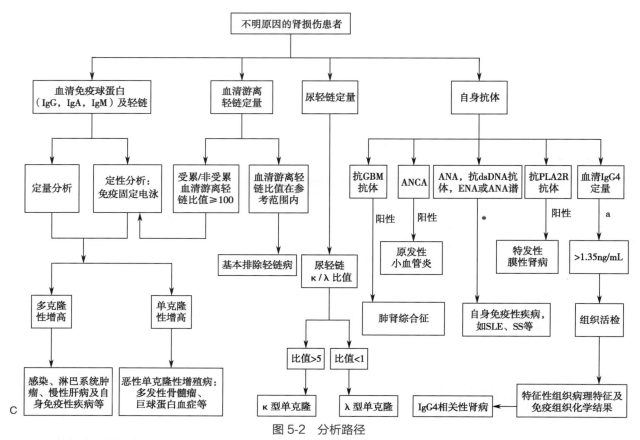

图 5-2　分析路径

A. 尿蛋白实验室分析路径图；B. 早期肾脏损伤诊断路径图；C. 常见肾脏损伤病因分析路径图。* 具体内容参见相关章节；a 该检测流程参见 2012 年 IgG4 相关疾病国际共识（Deshpande V, Zen Y, Chan J, et al. consensus statement on the pathology of IgG4-related disease. Mod Pathol, 2012, 25：1181-1192.）

二、相关实验

蛋白尿的病因多样，尿蛋白的定性、定量及来源的确定对于临床蛋白尿的诊断、病因分析和治疗评估有重要意义。实验室对尿蛋白的检查包括定性、定量分析及蛋白类型分析等。

（一）尿蛋白的定性和定量分析

1. 尿蛋白的定性检测　试纸条法，正常人尿蛋白定性检查为阴性，当尿液中蛋白质含量>0.1g/L 时，定性试验可呈阳性。

2. 24h 尿蛋白定量检测　24h 尿蛋白定量实验比定性试验更准确地反映每日排泄的尿蛋白量。如尿蛋白排出量增加，尿蛋白定性试验呈阳性反应或尿中蛋白质含量>150mg/24h 时称为蛋白尿，是肾脏疾病最常见的临床表现。

生化分析常用的方法为邻苯三酚红钼络合显色法，该法灵敏度高，显色稳定，对白蛋白、球蛋白反应基本一致，但易受表面活性剂及染料质量的影响。此外还有免疫比浊法、溴甲酚绿等方法测定尿蛋白含量。

参考范围：<150mg/24h。

3. 随机尿蛋白 / 肌酐比值（protein-to-creatinine ratio, PCR）测定　若收集 24h 尿存在困难可用随机尿测定尿蛋白 / 肌酐比值来替代 24h 尿蛋白定量检查。尿蛋白测定使用邻苯三酚红钼络合显色法，肌酐测定使用碱性苦味酸法或酶法。

参考范围：<0.045g/mmolCr（≤200mg/g）。

（二）肾小球损伤标记物

1. 尿微量白蛋白　正常情况下，尿中微量白蛋白<30mg/24h，常规尿蛋白定性试验为阴性。肾小球

损伤早期的尿微量白蛋白(microalbumin,mAlb)定量可表现为阳性(>15mg/L),而尿蛋白定量可表现为正常,因此,在反映早期肾损伤时尿 mAlb 的敏感性优于尿蛋白。微量白蛋白尿:指尿白蛋白含量介于30~300mg/24h 或 20~200μg/min。

常用检测方法为酶免疫法(EIA)或免疫散射比浊法。

参考范围:尿 mAlb 排出量<30mg/24h。

2. 随机尿白蛋白/肌酐比值(albumin-to-creatinine ratio,ACR)测定　若收集 24h 尿存在困难可用随机尿测定尿蛋白/肌酐比值来替代 24h 尿白蛋白定量检查。尿微量白蛋白测定使用酶免疫法或者免疫散射比浊法,肌酐测定使用碱性苦味酸法或酶法。

参考范围:随机尿 Alb/Cr 比值 17~250mg/g(男)和 25~355mg/g(女)。

3. 尿转铁蛋白(urine transferrin,TRU)　转铁蛋白(Tf)与 Alb 分子量及直径大小相似(Tf3.91nm,Alb3.60nm)。Tf 主要在肝内合成,其分子量为 76.5kD 与白蛋白(分子量 69kD)接近,分子大小相似,生理状态下两者因肾小球滤膜的分子筛和电荷屏障作用都很难通过肾小球,因此 TRU 含量很低。当肾小球损伤时,肾小球的电荷屏障和分子筛作用降低,由于 Tf(PI=5.9)的负电荷较 Alb(PI=4.7~4.9)更少,Tf 比 Alb 更易漏出,导致尿液中出现转铁蛋白。因此,TRU 单独升高可提示患者肾小球滤过膜的电荷屏障受损,通常可见于糖尿病肾病患者早期肾损伤。常用检测方法为酶免疫法(EIA)或免疫散射比浊法。

4. 尿免疫球蛋白 G(Urine Immunoglobulin G,IGU)　免疫球蛋白 G(IgG)的分子量(150kD)较大,生理情况下由于肾小球分子筛作用血清 IgG 无法通过肾小球,在尿液中为阴性。IGU 常用检测方法为免疫散射比浊法。当 IGU 含量超过参考范围时,提示肾小球功能严重受损,为非选择性蛋白尿,即肾小球滤过功能严重受损。当仅表现为尿 mAlb 与 TRU 异常增高时,提示为选择性蛋白尿。蛋白尿选择性可用选择性蛋白尿指数(selective proteinuria index,SPI)表示,其值可判断肾小球滤膜的屏障状况。SPI 是 IgG 肾清除值与转铁蛋白肾清除值或白蛋白肾清除值的比值 $\left(\dfrac{尿\ IgG/\ 血\ IgG}{尿\ Tf/\ 血\ Tf}或\dfrac{尿\ IgG/\ 血\ IgG}{尿\ Alb/\ 血\ Alb}\right)$。当 SPI<0.1 为高选择性蛋白尿,SPI>0.2 为非选择性蛋白尿,介于二者间则为中度选择性蛋白尿。

(三) 肾小管损伤标志物

肾小管损伤性标志物主要包括一些低分子量蛋白,他们是一组能自由通过肾小球滤过膜而在肾近曲小管全部被重吸收,可作为肾近曲小管受损的敏感标志性蛋白。肾小管损伤标志性蛋白对肾小管间质疾病的早期诊断和定位有较高的临床实用价值。但应注意,当某种低分子量蛋白血清水平增高超过肾小管重吸收能力时,尿中可出现其水平溢出性增加。近年来也发现某些小分子蛋白在肾损伤时由肾小管合成分泌,成为一类重要的肾小管损伤标志物。临床常用的肾小管损伤标志物包括 β_2- 微球蛋白、α_1- 微球蛋白、肾损伤分子 -1(KIM-1)、中性粒细胞明胶酶相关载脂蛋白(NGAL)、视黄醇结合蛋白(RBP)等。

1. β_2- 微球蛋白　β_2- 微球蛋白(β_2-microglobulin,β_2-mG)是一种低分子量(分子量 11.8kD)蛋白质,是 MHC Ⅰ类分子的 β 链,广泛存在于所有有核细胞的表面,特别是淋巴细胞和肿瘤细胞,并随细胞代谢而脱落至体液中,经肾小球滤过后在近曲小管几乎全部被重吸收,正常时尿中浓度很低。β_2-mG 在酸性尿中(pH≤5.5)极易分解破坏,因此,收集尿标本后应及时测定或加入碱性剂延长保存时间。尿 β_2-mG 的异常升高可能为肾小管损伤或因淋巴细胞异常增殖性疾病所致的溢出性高表达。尿 β_2-mG 测定多采用免疫散射比浊法。

2. α_1- 微球蛋白　α_1- 微球蛋白(α_1-microglobulin,α_1-mG)是肝细胞和淋巴细胞产生的小分子糖蛋白(分子量 26~33kD),产生较恒定,广泛分布于各类体液,可自由通过肾小球滤过膜,约 99% 被肾小管重吸收并分解。血清中 α_1-mG 可分为游离型和结合型,结合型主要是 α_1-mG 与血清 IgA 或白蛋白结合,正常情况下只有其游离形式能通过肾小球并由近曲小管细胞重吸收,因此在健康人尿 α_1-mG 主要为游离型,且含量较低。由于血液 α_1-mG 通过肾小球滤过膜后在肾小管重吸收,故其在尿中浓度的变化可反映肾小管重吸收功能的损伤程度。

尿 α_1-mG 常采用免疫散射比浊法定量测定,其检测结果不受 pH 值影响(α_1-mG 在 pH 4.0~8.0 范围内均稳定),晨尿、随机尿或 24h 尿均可用于检测。

3. 肾损伤分子-1（kidney injury molecule-1，KIM-1）　属Ⅰ型跨膜糖蛋白，是一种跨膜磷脂酰丝氨酸受体，分子量为38.7kD。正常肾组织不表达KIM-1，缺血、再灌注损伤和肾毒性因素均可导致受损的近端肾小管上皮中KIM-1明显上调，组织中高表达KIM-1蛋白可以基质金属蛋白酶（MMP）依赖的方式裂解脱落释放入尿液，导致尿KIM-1升高。目前尿液KIM-1被视为近端肾小管毒性损伤的理想标志物，美国食品药品监督管理局（FDA）已经批准KIM-1用于肾毒性评估，尿KIM-1升高多提示以肾小管损伤为主的急性肾损伤。检测方法包括酶联免疫吸附试验、免疫层析法等。

4. 中性粒细胞明胶酶相关载脂蛋白（neutrophil gelatinase associated lipocalin，NGAL）　是一种小分子量（25kD）的脂蛋白，主要表达于中性粒细胞、肾脏（近端/远端肾小管上皮细胞）、肺和大肠。肾脏在低氧、缺血再灌注损伤、药物毒性和细菌感染等情况下，血清和尿液NGAL水平可在损伤后2h内升高，其敏感性均优于血肌酐。由于血清中NGAL主要来自于中性粒细胞、巨噬细胞和其他免疫细胞，GFR降低可导致NGAL清除降低，导致血NGAL增高，因此，尿NGAL较血NGAL更特异提示肾小管损伤为主的急性肾损伤（AKI）。尿NGAL也被认为是急性肾小管损伤的生物标志物之一，且其表达具有AKI严重程度依赖性，可提示患者临床预后。但年龄、性别（女性）、尿路感染和肾功能受损（慢性肾脏疾病）等均可影响尿NGAL水平。

尿NGAL可在2~8℃稳定近48h，但血NGAL稳定性尚待研究。目前NGAL临床检测方法主要包括免疫层析法、免疫比浊法、速率色散比浊法、乳胶增强免疫比浊法等。胶乳增强免疫比浊法是近年来出现的一种较为稳定、准确的体液蛋白均相免疫比浊检测方法。但目前暂时无参考方法，检测缺乏标准化。由于NGAL有多个不同分子形式，因此抗体选择差异可影响免疫分析结果。

5. 尿视黄醇结合蛋白（retinol binding protein，RBP）　RBP是由肝细胞内质网合成的一种亲脂性蛋白质，分子量为21kD，通常采用散射比浊法或酶联免疫吸附试验检测。RBP可通过与血浆前白蛋白结合，参与维生素A转运。RBP经肾小球滤出，在近端肾小管重吸收及代谢，其表达受肾小球滤过功能、肾小管吸收能力影响。目前认为尿RBP可用于评估近端小管损伤，在GFR正常或轻微降低时，微弱的肾小管功能降低可导致尿液中RBP分泌增加，同时也可预示AKI结局。

6. β痕迹蛋白（beta trace protein，BTP）　也称为前列腺素D2合成酶（prostaglandin H2-D-isomerase，PGDS），是脂蛋白家族的糖蛋白，为分子量在23~29kD的小分子糖蛋白，其具有多种异构体。该蛋白最早主要从脑脊液中分离得到，作为脑脊液渗漏的标记物。在肾脏疾病中BTP被认为是评估GFR新的血清学标志物。血BTP能通过肾小球滤过，在肾小管完全重吸收，在肾小管损伤时，尿BTP可明显增加。同时，BTP不受急性时相反应影响，具有广泛范围的pH稳定性，目前其检测方法主要包括散射比浊法、ELISA和免疫荧光法，但检测缺乏标准化，不同方法之间，甚至同一方法不同实验室间都存在一定差异，方法标准化是BTP临床使用的重要基础。

（四）肾脏损伤相关免疫分子检测

1. 抗肾小球基底膜抗体（anti-glomerular basement membrane antibodies，anti-GBM Ab）　该抗体的靶抗原位于肾小球基底膜，主要为α_3（Ⅳ）链。目前可采用间接免疫荧光分析法或ELISA检测血清中的抗GBM抗体。抗GBM抗体阳性则提示患者可能患有肺出血-肾炎综合征（Goodpasture syndrome）或急进性肾小球肾炎（RPGN）Ⅰ型。监测血清抗GBM抗体水平可用于评价患者的疗效——随着患者症状好转该抗体水平下降。具体临床应用和实验室路径见相关章节。

2. 抗中性粒细胞胞浆抗体（anti-neutrophil cytoplasmic antibody，ANCA）　采用间接免疫荧光法或ELISA法可检测血清中ANCA的表达，并对ANCA的特异性抗体分类，为临床疾病的诊断提供确切的实验结果。正常人检测结果为阴性。因自身免疫引起的肾脏小血管损伤ANCA可呈阳性。主要见于坏死性新月体性肾小球肾炎（NCGN）、显微镜下多血管炎（MPA），也可见于结节性多动脉炎（PAN）、系统性红斑狼疮（SLE）、类风湿性关节炎（RA）、系统性硬化症（SSc）。具体临床应用和实验室路径见相关章节。

3. 抗核抗体（ANA）与可提取核抗原（ENA）抗体谱　ANA和ENA分别是自身免疫性疾病的筛查和确诊试验，因此对于出现了肾脏损伤的患者通过该实验可以评价肾脏损伤是否源于自身免疫病。如当肾损伤患者出现ANA阳性，抗dsDNA阳性，抗Sm抗体阳性时，可以明确该患者肾损伤继发于SLE。具体临床应用和实验室路径见相关章节。

4. 抗磷脂酶 A2 受体抗体　抗磷脂酶 A2 受体抗体是针对磷脂酶 A2 受体（phospholipase A2 receptor，PLA2R）的自身抗体，其是特发性膜性肾病（idiopathic membranous nephropathy，IMN）的特异性和致病抗体之一。PLA2R 属于 I 型跨细胞膜受体，是甘露糖受体家族（MR）4 个成员之一，分子量为 180kD，在人类肾脏（足细胞）、肺上皮细胞、胎盘中均有表达。抗 PLA2R 抗体与肾小球足细胞表面的 M 型 PLA2R 结合，沉积于肾脏导致肾小球滤过屏障的损伤。70%~80% 的特发性膜性肾病患者中存在抗 PLA2R 抗体，因此该抗体可作为 IMN 疾病诊断、监控和预测转归的新生物标志物，也可用于直接指导 IMN 患者个体化治疗方案选择。

抗 PLA2R 抗体主要检测方法包括免疫印迹法、间接免疫荧光法（IIF）和酶联免疫吸附试验（ELISA）。目前较为广泛的检测方法为 IIF，但该方法无法准确定量，结果易受主观因素影响。ELISA 则可准确定量，检测不需特殊仪器，连续检测可用于评估治疗效果及预后等。

5. IgG4　血清 IgG4 增高相关的 IgG4 相关肾病患者中可因肾组织中 IgG4+ 浆细胞浸润、组织病理呈现纤维化、闭塞性静脉炎等表现导致肾损伤。因此，对于不明原因肾损伤患者需要排除是否存在 IgG4 相关肾病。具体内容详见相关章节。

（五）肾损伤相关免疫球蛋白克隆性分析

尿蛋白定性或定量分析后，针对蛋白尿患者需要进一步明确尿蛋白的特性/类型，如区分蛋白特定及克隆性等。针对蛋白检测目的实验室选择不同方法，最常用的分析方法包括免疫比浊法、酶联免疫吸附试验、免疫印迹和免疫荧光法及免疫固定电泳等分析免疫球蛋白、轻链、肾小球和肾损伤生物标志蛋白和肾损伤相关各类自身抗体。

1. 免疫球蛋白定性分析　主要采用免疫固定电泳（immunofixation electrophoresis，IFE）分析免疫球蛋白的克隆性。基于区带电泳基础上采用针对 IgG、IgA、IgM 和 κ 链、λ 链的特异性抗体分析电泳区带特性，当出现致密条带，提示为相应的免疫球蛋白或轻链为单克隆性，且可判定单克隆性蛋白的重链和轻链类型；当出现弥散条带，提示免疫球蛋白为多克隆性。一般情况下，多克隆性免疫球蛋白为免疫球蛋白的良性增殖病，可见于感染，自身免疫病，肿瘤等，而单克隆性免疫球蛋白多提示患者可能存在恶性单克隆增殖性疾病，如多发性骨髓瘤，巨球蛋白血症和轻链病等。

2. 免疫球蛋白定量分析　免疫球蛋白定量分析结合定性分析可用于辅助评估肾损伤重要病因之———恶性免疫增殖病的发生。临床常采用免疫比浊法分析血清免疫球蛋白（IgG、IgA 和 IgM）和/或轻链（κ，λ）含量。血清免疫球蛋白及轻链含量增加可见于多克隆增殖性疾病或单克隆增殖性疾病，若定量结果表现为 IgG、IgA 和 IgM 中某一成分的单一性异常增加，而其他免疫球蛋白表达受抑，且轻链 κ/λ 比值异常增高或降低时，可高度提示患者存在恶性单克隆增殖性疾病，但需进一步进行结合血清免疫固定电泳结果分析后确定。

3. 尿轻链定量和定性分析　定量分析时，尿中 κ/λ 比值异常增高（比值>5）时，提示可能存在 κ 型单克隆免疫球蛋白；κ/λ 比值异常降低（比值<1）时，提示可能存在 λ 型单克隆免疫球蛋白，但需进一步进行结合血清或尿免疫球蛋白的定性分析明确是否存在单克隆蛋白。定性分析时，可通过尿免疫固定电泳，分析电泳条带的致密程度判定其克隆特征（判定方法同血清免疫固定电泳）。

4. 游离轻链定量分析　游离轻链定量分析被认为是多发性骨髓瘤（尤其是轻链病）辅助诊断的重要指标之一。游离轻链（free light chain，FLC）是未与重链组合，游离在循环系统中的轻链成分。由于其是不完全的免疫球蛋白片段，分子量小，经肾小球滤过及肾小管重吸收后进入尿液。生理情况下，骨髓和淋巴细胞每天产生约 500mg 游离轻链，通过肾小球病完全由近端肾小管代谢，尿液中不会出现 FLC。在免疫球蛋白异常增加的疾病或肾损伤患者，均可出现血或尿 κ 和/或 λ 游离轻链定量结果异常。经免疫固定电泳证实后的单克隆性游离轻链，属于 M 蛋白，可见于浆细胞病，其源于异常增殖单克隆性浆细胞，经肾脏漏出后即是本周蛋白（Bence-Jones protein）。目前常用免疫散射比浊法，利用针对轻链上隐蔽区位点的抗体特异性识别游离轻链。目前血清游离轻链定量分析（尤其是游离 κ/λ 比值结果）是国内国外浆细胞瘤或多发性骨髓瘤诊断标准之一，提出受累与非受累血清游离轻链比值≥100，且受累游离轻链水

平 ≥ 100mg/L 作为重要的实验室判断标准。由于尿游离轻链受肾功能影响大,因此认为浆细胞瘤患者血清游离轻链检测临床价值优于尿游离轻链检测。异常的血清 FLC 比值易见于轻链型多发性骨髓瘤和免疫球蛋白轻链淀粉样变性,随着治疗好转其比值趋于正常,因此,除了辅助诊断外,血清 FLC 定量同时可作为治疗后效果评估指标。另外在肾损伤、感染、自身免疫性疾病等患者可见到游离 κ 和 λ 水平均升高,但比值无明显变化,提示异常游离轻链增高可能为多克隆性,但是仍需要免疫固定电泳才能明确鉴定游离轻链是否为单克隆性(图 5-3)。

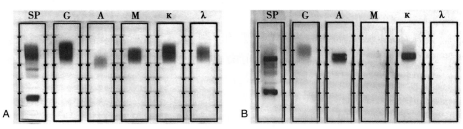

图 5-3　免疫固定电泳结果分析

A. IgG、IgA、IgM 和 κ 链、λ 链均为多克隆型;B. IgA 和 κ 链为单克隆型,即为 IgA-κ 型的多发性骨髓瘤

三、结果判断与分析

肾脏疾病的早期诊治是提高患者生活质量和延长寿命的有效手段。本节中对目前常用的早期肾损伤诊断指标、肾损伤类型判断指标进行了介绍。GFR 正常或轻微降低时,尿微量蛋白主要用于早期肾损伤辅助诊断,不同类型蛋白表现形式提示是否存在肾小球损伤、肾小管损伤或肾小球肾小管混合损伤、尿 KIM-1、尿 RBP 和尿 NGAL 是肾小管损伤为主的急性肾损伤的早期标志物;尿 BTP 和血 Cys C 是评估肾小球滤过率损伤的早期指标;而多种肾损伤相关自身抗体、血清免疫球蛋白与轻链等检测是明确肾损伤原因的重要实验室指标。

(一)首选实验

1. 定性实验(试纸条法)　该法简便、快速,对清蛋白敏感,目前广泛用于临床尿蛋白定性分析。

2. 24h 尿蛋白定量　增高提示肾小球损伤或其他类型的肾脏疾病。轻微蛋白尿(<500mg/24h:慢性肾盂肾炎、多囊肾、肾小管病变;中度蛋白尿(500~4 000mg/24h):急、慢性肾小球肾炎;重度蛋白尿(>4 000mg/24h):肾病综合征、狼疮性肾炎、淀粉样变性、肾静脉淤血、先兆子痫;无症状直立性蛋白尿约 1 000mg/24h。

3. 随机尿蛋白 / 肌酐比值测定　临床意义同 24h 尿蛋白定量。

4. 尿微量白蛋白　尿 mAlb 排出量持续 3 个月超出 30mg/24h,可作为糖尿病性肾病、高血压肾病、红斑狼疮等全身性疾病早期肾损害的敏感指标,与糖尿病肾病的发生发展、脑血管疾病发生密切相关。在尿蛋白一般定性、定量阳性前即可出现。运动后尿 mAlb 排出量可增加,采集尿标本时患者应处于安静状态。

5. 尿微量白蛋白 / 肌酐比值测定　《中国 2 型糖尿病防治指南(2017 年版)》中提出,尿微量白蛋白 / 尿肌酐比值(UACR)是早期诊断糖尿病肾病的推荐检测项目之一。因此,近年来认为 UACR 能更准确判断肾小球滤过功能,确保随机尿检测结果稳定,且指南认为采用随机尿测定 UACR 对肾小球损伤诊断价值与 24h 尿白蛋白定量相当。

(二)次选实验

1. 选择性蛋白尿指数(SPI)　SPI 为计算值,其需要定量检测 IGU、TRU、血转铁蛋白和血 IgG 水平后计算。目前临床上多采用 SPI 来推测蛋白尿病理类型、预测治疗反应和估计预后。如 SPI<0.1 为选择性蛋白尿,提示肾小球滤膜受损较轻,治疗反应和预后大多较好,常见于肾病综合征、膜性肾小球肾炎、局灶性肾小球肾炎等原发性肾小球轻微病变以及肾静脉血栓形成和淀粉样变等;SPI 介于 0.1~0.2 之间为中

度选择性蛋白尿；SPI>0.2 为非选择性蛋白尿,提示肾小球滤过膜受损严重,预后大多不良,常见于继发性肾小球疾病(如糖尿病肾病、系统性红斑狼疮等)。

2. 尿 α_1- 微球蛋白　尿 α_1-mG 升高与肾小球滤过膜通透性或肾小管重吸收功能有关,且肾小管对 α_1-mG 重吸收障碍先于 β_2-mG,故尿 α_1-mG 比尿 β_2-mG 更能反映早期肾小管损伤。

3. 尿 β_2- 微球蛋白　反映近端肾小管重吸收功能受损的灵敏而特异的指标:①主要用于肾小管损伤的监测:如肾小管间质性肾病、毒物或药物所致早期肾小管损伤,以及肾移植后急性排斥反应早期;②肾前性因素增高:因其合成亢进可使原尿中排出增多,超过肾小管重吸收能力,使尿中 β_2-mG 浓度增高,见于自身免疫病(如 SLE)、恶性肿瘤等。

4. 尿转铁蛋白　TRU 是反映肾小球滤膜损伤的灵敏指标。特别在肾早期损伤时,TRU 排出量增加。由于尿中 Tf 水平比 Alb 低,测定值离散度较大,且 Tf 在 pH ≤ 4 的酸性尿中易降解,因此糖尿病肾病的早期诊断和监测检查项目仍首选尿微量白蛋白。

5. 尿 KIM-1、尿 RBP 和尿 NGAL 检测　该三个指标主要用于评估急性肾小管损伤。目前认为尿液 KIM-1 在诊断 AKI 具有中等诊断效能,其 AUC 约 0.70。尿 NGAL 在诊断 AKI 的 AUC 为 0.72~0.82。AKI 时,尿 NGAL 的增加幅度远远高于血 NGAL,如血中 10 倍增高,尿液中则可达 100 倍增高,因此,认为尿 NGAL 是鉴别诊断急性肾前性灌注不足和 AKI 敏感的早期标志物。有研究认为尿 NGAL 水平大于 104ng/mL,提示肾损伤很可能是肾性 AKI,若尿 NGAL 水平低于 47ng/mL,提示肾性 AKI 的可能性较低。尿 RBP 是肾小管损伤的敏感标志物,其灵敏度略低于 β_2M。与 β_2M 不同,RBP 在酸性尿中稳定。尿 RBP 主要用于无 GFR 异常患者判断肾小管损伤,而尿 KIM-1 和尿 NGAL 含量不受 GFR 影响。

另外,KIM-1 不仅是肾小管损伤标志物,也具有免疫调节作用,在损伤早期 KIM-1 参与损伤肾小管修复,后期其在肾纤维化和慢性肾脏疾病进展中又具有重要作用。慢性肾病(CKD)患者中 NGAL 增加可反映残余肾功能。NGAL 浓度与血清肌酐、GFR 和蛋白尿明显相关,与 CKD 进展相关。在蛋白尿患者,NGAL 基线水平越高其 1 年内肾功能越差。NGAL 可预示非进展 CKD 疾病进展。尿 NGAL 是肾病严重程度和慢性肾病进展(如糖尿病肾病患者)的独立预测因子,反映肾小管损伤和炎症状态。尿 NGAL 还可以预示肾移植后移植物功能恢复延迟,其监测有助于帮助临床决策——早透析。

(三)肾损伤病因分析实验

肾损伤原因分析的实验室项目需要根据患者的临床表现等特征综合分析后选择,对于疑似诊断不确定,也可以同时进行多个指标分析。

1. 血 / 尿蛋白电泳　用于评估是否存在单克隆蛋白,鉴别诊断肾损伤是否源于恶性单克隆免疫球蛋白增殖病所致。血 / 尿蛋白电泳和 / 或免疫固定电泳均可明确是否存在单克隆球蛋白(M 蛋白),血清或尿免疫固定电泳可进一步明确 M 蛋白类型,对于轻链病或系统性淀粉样变性患者血清免疫固定电泳可能难于发现 M 蛋白,此时结合血清游离轻链定量和 / 或尿免疫固定电泳可增加 M 蛋白检出率,为判断肾损伤病因提供依据;血 / 尿蛋白电泳或免疫固定电泳动态监测通过对 M 蛋白分析能对恶行单克隆免疫球蛋白增殖性疾病相关肾损伤提供疗效评估。

2. 自身抗体检测　多种自身免疫性疾病是导致肾脏损伤的重要病因之一,常见的 SLE、原发性小血管炎和肺肾综合征通常都伴有肾脏损伤。基于自身抗体的抗原抗体复合物的肾脏沉积或免疫活化是自身免疫相关肾病的重要致病机制。因此通过检测外周特异性自身抗体可辅助判断肾损伤原因。目前涉及抗体主要包括抗肾小球基底膜抗体、抗中性粒细胞胞浆抗体、与 SLE 相关自身抗体及 IgG4 等,实验室结果正确的临床解读一定离不开患者临床表现等全方位信息进行解读,以便为临床提供准确、快速实验室信息,为临床诊疗决策提供依据。

(王霞　蔡蓓　石运莹)

第三节　血尿的实验室检查

正常的尿液中含有极少量的红细胞,尿液在显微镜下每个高倍视野可有红细胞 0~3 个,当尿中红细胞数量超过此数即为血尿。血尿包括镜下血尿(microscopic hematuria)和肉眼血尿(gross hematuria),是泌尿系统疾病最常见的症状之一。约 98% 血尿由泌尿系统疾病引起,如泌尿系统结石、泌尿系统感染、肾炎、泌尿系统肿瘤等,2% 的血尿由全身性疾病或泌尿系统邻近器官病变所致。血尿的实验室检查是肾脏和泌尿道疾病直接和早期指标。

一、实验室分析路径

实验室分析路径见图 5-4。

二、相关实验

疾病状态下,肾小球基底膜受损,使红细胞进入原尿中形成血尿。血尿是肾小球疾病常见的临床表现,多为持续或间歇发作的无痛性全程肉眼血尿或镜下血尿。如血尿伴有大量蛋白尿或 / 和管型(尤其是红细胞管型)多提示为肾小球源性血尿。实验室检查对于血尿的诊断具有重要的意义。

1. 尿血红蛋白定性试验 临床常用干化学试纸法:利用血红蛋白中的含铁血红素有类似过氧化物酶的作用,可将该供氢体中的氢转移给 H_2O_2 生成 H_2O,供氢体脱氢后生成发色基团,颜色深浅与血红蛋白含量呈正相关。

2. 尿显微镜检查 尿液中的正常红细胞呈双凹圆盘状,浅黄色,异常红细胞形态与泌尿系统基础疾病、尿 pH 值,尿渗透压以及在体外放置的时间有关。

3. 相差显微镜检查 相差显微镜用于鉴别红细胞的来源。

根据尿液红细胞形态将血尿分为三种:非均一性红细胞血尿、均一性红细胞血尿、混合性血尿。

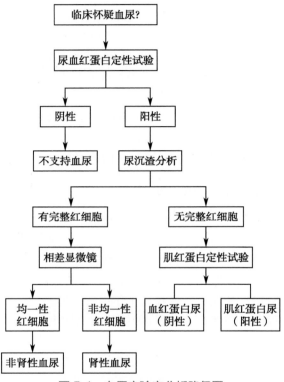

图 5-4 血尿实验室分析路径图

非均一性红细胞血尿为肾小球来源性血尿,因肾小球基底膜对红细胞的挤压损伤,红细胞大小不一,可见大红细胞、小红细胞、皱缩红细胞、棘形红细胞、环状红细胞、红细胞碎片等,临床常见于急慢性肾小球肾炎、肾盂肾炎、肾病综合征。均一性红细胞血尿为非小球性血尿,红细胞来源于肾小球以下的部位,红细胞未被挤压,其形态正常,临床常见于泌尿系统炎症、肿瘤、结核、结石、前列腺炎等。混合性血尿是指尿液中同时含有均一性和非均一性红细胞(图 5-5~ 图 5-7)。

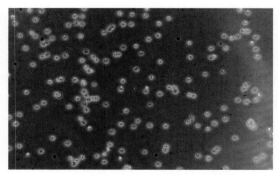

图 5-5 均一性血尿

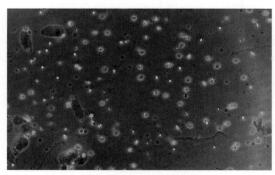

图 5-6 非均一性血尿

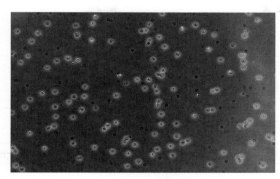

图 5-7　混合性血尿

4. 肌红蛋白定性实验　根据肌红蛋白可溶于 80% 硫酸铵溶液,而血红蛋白不溶的特性,在尿中加入 80% 硫酸铵,再进行血红蛋白定性试验,仍为阳性者为肌红蛋白尿。

三、结果判断与分析

(一)首选实验

尿血红蛋白定性实验　血红蛋白定性检测作为初筛实验,确定是否有血尿存在,无论血红蛋白尿、肌红蛋白尿或红细胞尿,该实验均呈阳性。

(二)次选实验

1. 尿显微镜检查　尿显微镜检查用于判断是否有红细胞存在,同时观察红细胞形态,鉴别是均一性红细胞血尿还是非均一性红细胞血尿。

2. 相差显微镜检查　目前常用相差显微镜来鉴别血尿的来源,若尿中主要为畸形红细胞则提示肾小球源性血尿。尿中红细胞呈正常形态,则多为非肾小球源性血尿。

3. 尿肌红蛋白定性实验　用于鉴别肌红蛋白及血红蛋白尿。

(付　阳)

第四节　尿常规检查

尿液是血液通过肾小球滤过、肾小管与集合管重吸收、肾小管分泌三个过程形成的代谢终产物,尿常规检查是运用理学、化学、显微镜以及自动化分析仪对尿液进行的检验,是临床上诊断泌尿系统疾病的便捷、必不可少的一项初步检查。尿常规检查包括理学检验、化学检验和有形成分显微镜镜检。尿常规检查可为临床泌尿系统疾病的诊断和疗效观察提供实验室依据。

一、实验室分析路径

实验室分析路径见图 5-8。

二、相关实验

尿常规检查是临床常规的一项检查,一般包括以下三项检查内容:尿液理学检查、尿液化学检查和尿有形成分检查。

(一)理学检验

1. 尿量　尿量(urine volume)一般指 24h 排出体外的尿总量,有时也指每小时排出体外的体积。尿量的多少主要取决于肾小球生成原尿的能力以及肾小管的浓缩与稀释功能,也受精神、饮水量、活动量、年龄、药物等因素影响,所以即使健康人 24h 尿量变化也大。

参考范围:成年人:1~2L/24h。儿童:按儿童每千克体重计排尿量,为成年人的 3~4 倍。

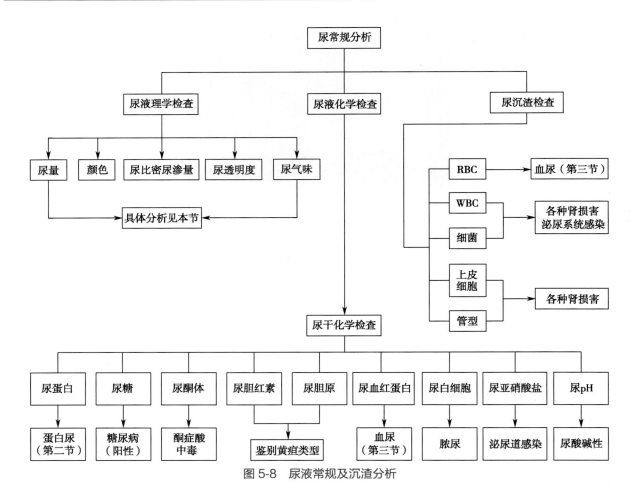

图 5-8 尿液常规及沉渣分析

2. 尿颜色和透明度 尿颜色和透明度是尿外观的物理性状,临床一般通过肉眼观察判断。正常尿液为淡黄色,当尿液中含有某些病理性代谢物质时,尿液的颜色呈现红色、深黄色、白色等特殊的变化。正常尿液清晰透明,含有少量上皮细胞,黏蛋白等物质,尿液的浑浊度与某些结晶、细胞数量、尿液酸碱度、温度有关。

参考范围:新鲜尿:淡黄色、清晰透明。

3. 气味 正常尿的气味由尿中挥发酸及酯类共同产生,具有微弱芳香气味,标本置放过久会导致尿素分解,产生氨臭味。食用葱、蒜、咖喱、韭菜,饮酒过多或服用某些药物可有特殊异味。

4. 尿比重 尿比重(specific gravity,SG)是指尿在 4℃条件下与同体积纯水重量之比,反映尿液中所含溶质浓度的指标。

检测方法有浮标法、化学试带法、折射计法、超声波法等,现多采用化学试带法进行测定,原理为多聚电解质离子解离法,其测定简便,不受高浓度葡萄糖、蛋白质等的影响,但精密度差,只用做初筛试验。

参考范围:随机尿:成人:1.003~1.040;新生儿:1.002~1.004。

晨尿:1.015~1.025。

5. 尿渗量 尿渗量(urine osmolality)是反映溶解在尿中具有渗透活性的全部溶质颗粒(分子或离子等)总数量的一种指标。尿渗量与尿中溶质颗粒的大小和电荷无关,与颗粒数量有关。尿渗量能较好地反映肾脏对溶质和水的相对排出速度,更确切地反映肾脏浓缩和稀释功能。

参考范围:600~1 000mOsm/(kg·H2O)。

(二)尿化学检查

1. 酸碱度 尿液酸碱度主要受尿液中 H^+、NH_4^+、HCO_3^- 的影响,通常用 pH 来表示,波动在 5.4~8.0 之间,是反映肾脏调节机体内环境体液酸碱平衡能力的重要指标之一。正常新鲜尿液常为弱酸性。

临床常采用试带法进行检测,原理为酸碱指示剂法,其操作简便,用于肾脏功能的初筛。

参考范围:正常饮食条件下,晨尿:5.5~7.0,平均 6.0;随机尿 4.6~8.0。

2. 尿蛋白质检查　尿液蛋白质含量大于 100mg/L 或 150mg/24h,尿液蛋白质定性实验呈阳性反应,称为蛋白尿(proteinuria)。检测方法有加热乙酸法、磺基水杨酸法和干化学法。临床现多采用尿液干化学分析仪进行检测,原理采用 pH 指示剂蛋白质误差法。

参考范围:阴性。

3. 尿糖检查　尿糖是指尿液中葡萄糖的含量,正常人尿液几乎不含或仅含微量葡萄糖,尿糖定性试验为阴性。当血糖浓度超过肾糖阈(>8.8mmol/L),尿液中出现葡萄糖,尿糖试验呈阳性,成为糖尿。但肾糖阈随肾小球滤过率和肾小管重吸收率变化而变化。临床现多采用尿液干化学分析仪进行定性检测,原理采用葡萄糖氧化酶法。

参考范围:阴性。

4. 尿酮体检查　酮体是脂肪氧化代谢的中间产物,健康人体中,酮体以 78% 乙酰乙酸、20% β- 羟丁酸及 2% 的丙酮存在于血液中。当糖代谢障碍、脂肪分解增高时,酮体产生速度超过组织利用,可出现酮血症(ketonemia),一旦酮体血浓度超过肾阈值,尿酮体定性试验呈阳性,形成酮尿(ketonuria)。临床现多采用尿液干化学分析仪进行检测,原理采用亚硝基铁氰化钠法。

参考范围:阴性。

5. 尿液胆红素检查　血中胆红素由三部分组成:结合胆红素、未结合胆红素和 δ- 胆红素。未结合胆红素不溶于水,不能通过肾小球滤过膜,结合胆红素溶解度高,可通过肾小球滤过膜进入原尿。当血中结合胆红素浓度超过肾阈值时,尿胆红素定性试验可呈阳性。尿液胆红素检测主要用于黄疸的诊断与鉴别诊断。临床现多采用尿液干化学分析仪进行检测,原理采用偶氮反应法。

参考范围:阴性。

6. 尿胆原和尿胆素检测　胆红素在体内进行"肝肠循环",进入肠道的结合胆红素在细菌的作用下逐步转化成为尿胆原和粪胆原,粪胆原从粪便排出形成粪便颜色。而大部分的尿胆原从肠道重吸收后经肝转化为结合胆红素再进行循环,小部分的胆素原进入血液由尿排出。无色的胆素原经空气氧化或光照后转变成黄色的尿胆素。临床标本必为新鲜尿液,以免尿胆原氧化成尿胆素。临床现多采用尿液干化学分析仪进行检测,尿胆原的检测原理采用醛反应法,尿胆素的检测原理是 Schleisinger 法。

参考范围:尿胆原:阴性或弱阳性;尿胆素:阴性。

7. 尿血红蛋白检查　尿液中的血红蛋白有 2 个来源:①血管内溶血:正常情况下,血液中仅有微量的游离血红蛋白(50mg/L),与结合珠蛋白形成复合物在单核巨噬细胞系统代谢,尿液中无游离血红蛋白。当血液中游离血红蛋白超过 1 000mg/L 时,可大量排入尿中,形成茶色或酱油色,隐血试验呈阳性。②肾脏和上尿路的出血:红细胞在低渗、高渗、酸性环境中溶血。临床现多采用尿液干化学分析仪进行检测,原理采用血红蛋白类过氧化物酶法。

参考范围:阴性。

8. 白细胞酯酶检查　正常情况下,尿液中含有仅少量的白细胞,定性试验为阴性。但在肾脏、泌尿系统感染时,尿液中含有大量的中性粒细胞,定性试验为阳性。临床现多采用尿液干化学分析仪进行检测,原理采用白细胞酯酶法。

参考范围:阴性。

9. 亚硝酸盐检查　尿中亚硝酸盐主要是病原微生物对尿硝酸盐的还原反应和体内的一氧化氮(NO)氧化而来。当尿液中具有硝酸盐还原酶的细菌增加时,尿液亚硝酸盐试验可呈现阳性。目前,尿亚硝酸盐检测是尿路感染的快速筛检试验,但阴性不能排除。临床现多采用尿液干化学分析仪进行检测,原理为硝酸盐还原法。

参考范围:阴性。

(三) 尿有形成分检查

1. 红细胞　尿液红细胞检查包括形态和定量检查。定量检查临床多采用尿沉渣分析仪,红细胞形态需结合显微镜分析。尿液红细胞形态与尿酸碱度、渗透量以及体外放置的时间有密切关系,尿液外观无色,但镜下大于 3 个 /HPF,称镜下血尿。根据尿液红细胞形态分为三种:非均一性红细胞血尿、均一性红细胞血尿、混合性血尿(具体形态分析见"结果判断和分析")。

参考范围:男<11 个 /μL,女<25 个 /μL;镜检<3 个 /HPF。

2. 白细胞 尿液白细胞检查包括形态和定量检查。定量检查临床多采用尿沉渣分析仪,白细胞形态需结合合显微镜分析。新鲜尿液中白细胞主要为中性粒细胞,可出现少量淋巴细胞和单核细胞。白细胞形态也受到尿酸碱度、渗透压及温度的影响,在低渗和碱性尿液中,胞体肿大,甚至溶解;在高渗酸性尿液中,细胞皱缩。闪光细胞(glitter cell)多见于急性肾盂肾炎;脓细胞(pus cell)多见于泌尿系统炎症。

参考范围:男<11 个 /μL,女<25 个 /μL;镜检<5 个 /HPF。

3. 上皮细胞 尿上皮细胞主要来源于肾小管、肾盂、肾盏、输尿管、膀胱及尿道等。尿中形态主要包括肾小管上皮细胞、移行上皮细胞和鳞状上皮细胞。肾小管上皮细胞来自远曲小管和近曲小管;移行上皮细胞主要来自于肾盂、输尿管、膀胱和尿道近膀胱段等处;鳞状上皮细胞主要来自输尿管下部、膀胱、尿道和阴道表层。尿液上皮细胞可按照组织学和形态学分类对泌尿系统病变进行定位。

参考范围:肾小管上皮细胞:无。移行上皮细胞:无或偶见。鳞状上皮细胞:少见。

4. 管型 管型是蛋白质、细胞及其崩解物在肾小管(远端小管)和集合管内凝固聚合而成的圆柱状结构物,是尿液有形成分中最具有诊断价值的病理成分之一。管型的形成有四个条件:原尿中清蛋白和 T-H 蛋白浓度、尿液缓慢流动且有局部性尿液淤积、尿浓缩和肾小管内环境酸化及有可供交替使用的肾单位。管型的种类包括:透明管型、颗粒管型、细胞管型、蜡样管型、宽大管型等。

参考范围:透明管型:偶见;颗粒管型:无;细胞管型:无;蜡样管型:无;宽大管型:无。

5. 结晶 结晶是由某些酸性产物与钙、镁、铵等离子结合生成各种无机盐及有机盐,通过肾小球滤过、肾小管重吸收及分泌,排入尿中形成的。结晶的形成与尿液中该物质的浓度、饱和度、pH、温度、结晶物质及其胶体物质浓度与溶解度相关。尿液中的结晶分为生理性结晶和病理性结晶,其中生理性的结晶多来自于食物和机体的代谢产物,又称代谢类结晶,如草酸钙结晶、尿酸结晶、磷酸盐类结晶、非结晶性尿酸盐等,一般无临床意义。病理性结晶是由于基础疾病或者药物代谢产生的,如胆红素结晶、胱氨酸结晶、胆固醇结晶、亮氨酸结晶、酪氨酸结晶、药物结晶等。

参考范围:少见。

6. 微生物 尿液中可存在细菌、真菌、寄生虫等病原微生物,尿沉渣分析仪可对细菌、似酵母样菌进行定量分析。尿液中的细菌有革兰氏阴性杆菌和革兰氏阳性球菌,以大肠埃希菌、链球菌、变形杆菌多见。健康人的尿液中可检出革兰氏阴性杆菌菌落计数小于 10^4/mL,多为污染,无临床意义,大于 10^5/mL 可考虑泌尿系统感染。而革兰氏阳性球菌菌落计数大于等于 10^4/mL 有临床诊断价值。正常尿液中无真菌,真菌呈椭圆形,可形成假菌丝,多见于女性尿液标本污染,糖尿病患者或碱性尿液。尿液中寄生虫的种类可见阴道毛滴虫、微丝蚴、埃及血吸虫等。

参考范围:细菌:<1 600 个 /μL(根据不同仪器参考值范围有差异);真菌:无;寄生虫:无。

三、结果判断与分析

(一)尿液理学检验结果分析

1. 尿量 其临床意义如下:

(1)多尿:指成人尿量>2 500mL/24h,儿童尿量>3 000mL/24h。饮水过多、咖啡、静脉输液、精神紧张等可引起生理性多尿。病理性多尿常见于内分泌疾病(如中枢性尿崩症、甲状旁腺功能亢进、原发性醛固酮增多症),肾脏疾病(慢性肾炎、慢性肾盂肾炎、慢性肾衰竭早期、急性肾衰竭多尿期),代谢性疾病(糖尿病),药物性多尿(利尿剂等药物)等。

(2)少尿:指成人 24h 尿量少于 400mL,或每小时尿量持续小于 17mL,儿童小于 300mL/24h,婴幼儿小于 200mL/24h。机体缺水或出汗过多等生理性情况引起生理性少尿,病理性少尿分为肾前性、肾性和肾后性。如各种原因造成肾血流量不足导致肾前性少尿;急性肾衰、慢性肾病、肾移植术后排斥反应等病理情况导致肾小球滤过率减低为肾性少尿；尿路梗阻、前列腺肥大等引起的肾后性少尿。

（3）无尿：成人尿量<100mL/24h 或 12h 无尿液排出称为无尿。肾受毒性物质损害，如汞、四氯化碳等，常引起急性肾小管坏死，可突然引起少尿及闭尿。

2. 颜色　正常尿液为黄色。病理因素或药物或食物引起尿液颜色改变，各种尿液颜色变化的原因分析见表 5-3。

表 5-3　病理因素或药物或食物引起尿液颜色改变

颜色	病理因素或药物或食物
深黄色尿	胆色素，呋喃妥因，酚噻嗪类，大黄，胡萝卜，维生素
乳白色尿	肾盂肾炎，膀胱炎，肾结核，丝虫病，精液污染等
绿色尿	铜绿假单胞菌感染，亚甲蓝，呋喃类药物，靛青红
无色	尿崩症，糖尿病，慢性间质性肾炎
棕褐色或黑色尿	严重烧伤，溶血性贫血，肾脏挤压伤，铁盐，呋喃类药物，磺胺类药物
红色尿	红细胞，血红蛋白，肌红蛋白，卟啉，磺溴酞钠，苯妥英，甜菜根

3. 气味　某些病理状况下，尿液可有特殊异味。如新鲜排出的尿液具有氨臭味，见于慢性膀胱炎、慢性尿潴留等；烂苹果味见于糖尿病酮症酸中毒；腐臭味见于泌尿道感染或晚期膀胱癌症；大蒜臭味见于有机磷中毒；"老鼠尿"样臭味见于苯丙酮尿症。

4. 比重　尿比重检查是临床估计肾脏浓缩稀释功能常用的指标。高密度尿见于急性肾小球肾炎、急性肾衰少尿期、肾前性少尿疾病（肝病、心功能不全、高热、脱水等）。低密度尿提示肾脏稀释浓缩功能严重受损。见于急性肾小管坏死、急性肾衰多尿期、慢性肾衰竭、肾小管间质疾病、尿崩症。

（二）尿化学检查结果分析

1. 尿液 pH　平均 6.0（5.0~7.0），影响尿液 pH 的因素见表 5-4。

表 5-4　常见影响尿液 pH 的因素

	酸性尿	碱性尿
食物	高蛋白饮食、维生素 C	蔬菜、水果等素食
生理活动	剧烈运动、饥饿、大量出汗	饭后碱潮
药物	氯化钾、氯化钙	碳酸氢钠等碳酸类药物
疾病	代谢性酸中毒、发热、糖尿病、尿酸盐结石	代谢性碱中毒、严重呕吐导致胃酸丢失、膀胱炎、碳酸盐结石
其他	尿液中含有酸性磷酸盐	尿液细菌污染、分解尿素

2. 蛋白质检查　见本章第二节。

3. 葡萄糖　尿糖检查主要用于糖尿病的筛查和病情判断的检测指标，但尿糖检查需结合血糖检查以提高诊断准确性。在临床上，糖尿可分为血糖增高性糖尿、血糖正常性糖尿以及其他糖尿。血糖升高性糖尿见于糖尿病、摄入性糖尿、应激性糖尿、内分泌糖尿（生长激素、甲状腺激素、肾上腺激素分泌过多所致的血糖增高）。血糖正常性糖尿见于家族性肾性糖尿、新生儿糖尿、妊娠末期尿糖。其他糖尿主要见于除葡萄糖之外的其他糖类的增高，如乳糖、半乳糖、果糖等，主要与哺乳期乳糖尿，肝功能障碍的果糖尿以及某些遗传代谢性疾病有关。

4. 酮体　尿液中酮体的检测与机体葡萄糖以及脂肪的代谢异常有关。酮尿常见于：①糖尿病酮症酸中毒（diabetic ketoacidosis，DKA）：DKA 时，糖利用减少，酮体生成增加，引起酸中毒或者昏迷；②非糖尿病性酮症患者可见于应激状态、剧烈运动、禁食过久、严重呕吐、感染性疾病、全身麻醉后等情况；③中毒，如氯仿、乙醚麻醉、磷中毒等；④降糖类药物的影响，其影响细胞呼吸作用，出现尿酮体阳性的现象。

5. 尿胆红素和尿胆原　尿液中结合胆红素的出现是肝脏疾病或胆道系统梗阻性损害的有力证据,主要用于黄疸类型的鉴别。溶血性/肝前性黄疸尿胆红素阴性,尿胆原强阳性。尿胆红素阳性常见于梗阻性黄疸、肝细胞性黄疸、先天性高胆红素血症。尿胆素原检查常结合血清胆红素及尿胆红素用于黄疸的诊断和鉴别诊断。鉴别诊断关系见表5-5。

表 5-5　不同黄疸类型时尿胆红素、尿胆素原的变化

黄疸类型	胆红素尿	尿胆原
溶血性黄疸/肝前性黄疸(IB↑)	阴性	强阳性
肝细胞性黄疸(TB 和 DB↑)	阳性	阳性
梗阻性/肝后性黄疸(DB↑)	强阳性	阴性

6. 血红蛋白　健康人尿液中无游离血红蛋白,尿液中血红蛋白阳性是血管内溶血的重要诊断证据。临床常见于:血型不符导致的急性溶血、大面积烧伤和大手术所致的红细胞大量破坏以及病毒感染、疟疾等病原微生物导致的红细胞破坏。

7. 白细胞酯酶　尿白细胞酯酶是尿液化学检查项目之一,阳性提示尿中存在中性粒细胞,主要用于泌尿系统感染的辅助诊断。而肾移植术后发生排斥反应,尿中以淋巴细胞增高为主,淋巴细胞不存在白细胞酯酶,故该检测阴性,提示白细胞酯酶检测需要与显微镜镜检结果相结合。

8. 亚硝酸盐　尿亚硝酸盐阳性提示尿液中存在具有硝酸盐还原酶的细菌,如大肠埃希菌等,但需注意的是阳性程度不与细菌数量呈正比。同时,亚硝酸盐影响因素较多,只有同时存在三个条件:①某些有特定能力进行硝酸盐-亚硝酸盐的转化的细菌;②尿液中存在硝酸盐;③尿液在膀胱中停留足够的细菌作用时间才能保证尿亚硝酸盐的阳性检出率,故阴性不能排除尿路感染,阳性也不能完全肯定泌尿系统感染,需结合白细胞酯酶、显微镜镜检结果综合分析。

（三）尿有形成分分析

1. 血尿　见本章第三节。

2. 白细胞尿　新鲜尿液中有极少量的白细胞,小于 5 个/HPF,以中性粒细胞为主。通常在尿路感染中出现大量白细胞,甚至脓细胞,各种泌尿系统器官炎症时均可出现,且可受邻近组织的影响,常见于肾盂肾炎、膀胱炎、女性阴道炎、宫颈炎和附件炎。而肾移植后排斥反应时、新月形肾小球肾炎、抗癌药物引起的间质性肾炎以淋巴细胞和单核细胞为主。

3. 上皮细胞　尿液中的上皮细胞应结合其性质和数量确定其临床意义。如肾小管上皮细胞常提示肾小管病变,见于急性肾小管肾炎、肾移植术后排斥反应、肾小管间质性炎症等;移行上皮细胞增多见于相应部位的炎症或坏死性病变,如膀胱炎可见大量大圆上皮细胞、肾盂肾炎可见尾形上皮细胞;鳞状上皮细胞增多见于尿道炎。

4. 微生物　见本章第八节相关内容。

5. 结晶　病理性的尿结晶具有不同的临床意义。具体临床意义如下:胆红素结晶见于胆汁淤积性黄疸;胱氨酸结晶见于肾结石、膀胱结石;亮氨酸和酪氨酸结晶见于严重肝损害、急性有机磷中毒;胆固醇结晶见于肾淀粉样病变、脂肪病变。

6. 管型　管型是指蛋白质、细胞以及细胞碎片在肾小管、集合管内的凝集物。碱性尿中不存在管型,所以宜采集清晨标本做检查。若有细胞管型或较多的颗粒管型与蛋白尿同时出现,则临床意义较大。健康人浓缩尿液偶见透明管型;细胞管型的出现提示肾脏的实质性病变,多见于肾小球肾炎、肾病综合征、肾小管坏死、肾移植术后排斥反应;颗粒管型中的颗粒来源于细胞的崩解物,以及血浆蛋白等,形成颗粒管型,临床意义同细胞管型;蜡样管型是细颗粒管型衍生而来,提示肾小管有严重病变,预后极差;宽大管型又称肾衰竭管型,提示肾功能不全。

（付　阳）

第五节　肾脏对水钠代谢及酸碱平衡调节的实验室检查

肾脏在泌尿过程中,肾小球滤过生成的原尿需经肾小管和集合管进行浓缩和稀释,最后形成终尿。浓缩和稀释过程包括重吸收和排泌。重吸收是肾小管上皮细胞将原尿中的水和某些溶质,部分或全部转运回血液的过程。肾小管和集合管的上皮细胞将摄入量超过机体需要的物质,如水、电解质等或血液中的某些物质转运到肾小管腔中排泌。从而精确调节体内水、电解质、酸碱平衡等,维持机体内环境质和量的相对稳定,保证生命活动的正常进行。

一、实验室分析路径

实验室分析路径见图 5-9。

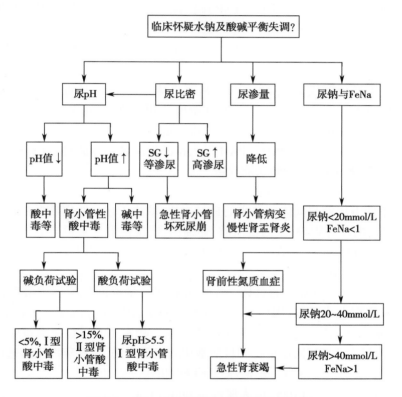

图 5-9　肾脏对水钠代谢及酸碱调节的检测

二、相关实验

肾脏对水钠代谢及酸碱平衡的调节主要涉及肾脏的肾小管和集合管,肾脏近端小管有重吸收和排泌功能,而远端小管和集合管主要参与机体尿液浓缩稀释。通过对肾小和集合管的功能进行检查,可以判断肾脏对水钠代谢及酸碱平衡的调节能力。

(一)肾小管重吸收功能检查

评价肾小管重吸收功能的主要方法包括尿中某物质排出量测定、排泄分数测定、重吸收率测定和最大重吸收量测定四类。

1. 尿钠与滤过钠排泄分数(FeNa)测定　检测肾小球滤过而未被肾小管重吸收的钠的百分率,可反映机体对血浆渗透压的调节能力,分别检测血清 Na、Cr 和尿 Na、Cr 浓度,按下式计算 FeNa:

$$FeNa(\%) = 尿钠排出量 / 滤过钠总量 = [(尿 Na/ 血 Na)/(尿 Cr/ 血 Cr)] \times 100\%$$

公式中尿 Na 和血 Na 的单位为 μ-mmol/L,尿 Cr 和血 Cr 单位为 mol/L。

参考范围：成人尿钠浓度<20mmol/L；FeNa=1%。

2. 肾小管葡萄糖最高重吸收率（TmG）　正常人尿糖阴性，肾小管对葡萄糖的重吸收存在极限，当原尿中葡萄糖浓度超过此极限时，多余的葡萄糖从尿中排出，此时葡萄糖重吸收量即肾小管葡萄糖最大重吸收量（tubular maximum reabsorption of glucose，TmG）。当静脉输注葡萄糖直至重吸收极限时，分别测定血浆葡萄糖（P_G）和尿葡萄糖（U_G）浓度，根据尿量（V）及菊粉清除率（C_{In}）计算 TmG。

$$TmG = 肾小球滤液中葡萄糖总量 - 尿中葡萄糖总量 = P_G \cdot C_{In} - U_G \cdot V$$

参考范围：成人男性为 300~440mg/min；成人女性为 250~300mg/min。

（二）肾小管排泌功能检查

评价肾小管排泌功能的物质有酚红（PSP）和对氨基马尿酸（PAH）。PAH 可较好地代表肾小管排泌功能，但操作麻烦，不适用于常规检查，仅用于研究性试验。

酚红是一种对人体无害的染料，注入体内后，约 94% 被近端小管上皮细胞主动排泌。试验时静脉注射 6g/L 的酚红 1mL，测定 2h 内酚红排泄量。PSP 排泌试验用于判断近端小管排泌功能。因其受肾血流量及其他肾外因素影响较大，对肾小管功能敏感性低。

参考范围：成人 15min>25%，120min>55%。儿童 15min 为 25%~45%，120min 为 60%~75%（2~8 岁），120min 为 50%~75%。

PAH 注入体内后，不经分解代谢，原型约 20% 从肾小球滤过，80% 从近端肾小管排泌，并且不被重吸收，其排泌量与血浆 PAH 水平呈正相关。血浆 PAH 浓度达到阈值（60mg/dL）后，肾脏对 PAH 的排泌量达到最大，不再随血液浓度升高而增加，即为 PAH 最大排泌量。

肾小管 PAH 最大排泌量（TmPAH）=PAH 最大排泌量 - 肾小球滤过量（菊粉清除率测定）

（三）肾小管和集合管水、电解质调节功能检查

1. 尿液浓缩稀释试验：尿比重与尿渗量

尿比重指在 4℃条件下尿液与同体积纯水的重量之比，取决于尿中溶解物质的浓度，与固体总量成正比。尿比重受机体饮水、出汗等影响，尿内蛋白质、葡萄糖、右旋糖酐含量也会干扰尿比重检测，每 100mL 尿液含 1g 蛋白质或葡萄糖时，尿比重值减去 0.003~0.004。尿比重检测时受尿液温度影响，一般来说温度每增加 3℃，尿比重值波动 0.001。

尿渗量则反映尿中各种溶质微粒的总数。尿比重和尿渗量都能反映尿中溶质的含量，尿渗量与溶质分子相对重量、微粒体积大小无关，因而尿渗量比尿比重更能反映肾浓缩和稀释能力。尿渗量主要受血浆精氨酸加压素分泌水平的影响，尿渗量大于血浆渗量。禁水 12h 后晨尿渗量应大于 700~800mOsm/(kg·H_2O)，尿渗量/血渗量大于 3。尿渗量检测目前常用冰点下降法，还有蒸汽压渗透压计算法。

$$渗量 = 溶液冰点下降的摄氏度 /1.858$$

参考范围：成人尿比重 1.015~1.025；成人尿渗量 600~1 000mOsm/(kg·H_2O)，尿尿渗量与血浆渗量之比为 3∶1~4∶1。

2. 自由水清除率（cH_2O）　cH_2O 指每分钟从血浆中清除至尿中的纯水量，与尿渗量比较能更准确反映肾脏在机体缺水状态下调节机体体液平衡的能力，更好地判断肾脏浓缩和稀释功能。急性肾小管坏死患者 cH_2O 值变化与其恢复程度有关。

$$cH_2O = 每小时尿量 \times (1- 尿渗量 / 血渗量)$$

参考范围：-25~-100mL/h。

（四）肾小管和集合管酸碱调节功能检查

1. 尿液 pH 检查　用于反映肾小管排酸能力。

2. 氯化铵负荷试验（酸负荷试验）　用于反映远端肾小管酸化功能，已有明显酸中毒和肝病患者不宜行此试验。给患者用酸性药物氯化铵，使机体产生急性代谢性酸中毒，增加肾小管排泌 H^+ 量，如肾小管泌 H^+ 产生氨和重吸收 HCO_3^- 发生障碍，尿液酸化受损，酸性物质不能排出。通过观察尿 pH 的变化，即可判断有无远端小管酸化功能障碍。试验方法：①氯化铵单剂量法：成人按体重（0.1g/kg）口服氯化铵，服药后第 3 小时开始每小时收集一次尿液，共 5 次，分别测定服药前后每份尿液 pH；②三天负荷法：成人按体重

（0.1g/kg）口服氯化铵，每天三次，连服三天，第三天开始收集尿液，每小时一次，测定每次尿的 pH。

参考范围：服用氯化铵 2h 后，至少一次尿 pH<5.5。

3. HCO_3^- 负荷试验（碱负荷试验）　用一定量的碱性药物碳酸氢盐，使尿液碱化，以增加肾小管重吸收 HCO_3^- 的负担。当近端小管受损时，其重吸收 HCO_3^- 功能减退。通过观察 HCO_3^- 的排泄分数，有助于近端小管酸中毒的诊断。实验方法：①口服法：根据患者酸中毒程度服用剂量每日为 1~10mmol/kg，每日逐渐加量，直至酸中毒被纠正。②静脉法：静脉注射 5% $NaHCO_3$ 500mL，速度为每分钟 4mL。每小时收集尿液一次并同时采血。

$$HCO_3^- 的排泄分数 = [(尿\ HCO_3^-/血\ HCO_3^-)/(尿\ Cr/血\ Cr)] \times 100\%$$

参考范围：正常人 ≤1%，几乎接近"0"；近端肾小管酸中毒（Ⅱ型）时常大于 15%，远端肾小管酸中毒（Ⅰ型）常小于 5%。

三、结果判断与分析

（一）首选实验

1. 尿钠与滤过钠排泄分数（FeNa）测定　因尿钠浓度受摄入量、滤过量及肾小管重吸收的影响，可有较大波动。当血钠不高或降低而尿钠增高时，表示肾小管受损，故尿钠和 FeNa 可作为估计肾小管坏死程度的指标，在鉴别急性肾衰竭和肾前性氮质血症时也有意义。在急性肾衰竭时，肾小管功能受损，不能很好地重吸收钠，但肾小球滤过功能正常，故尿钠浓度>40mmol/L，FeNa>1%。而肾前性氮质血症的肾小管没有损坏，但血容量不足，钠滤过量减少，并且肾小管最大限度地重吸收钠，以维持血容量，故尿钠浓度<20mmol/L，FeNa<1%；若尿钠在 20~40mmol/L 之间，则表明患者正在由肾前性氮质血症向急性肾衰竭发展。

2. 尿比重与尿渗量测定　尿渗量高于血浆渗量时为高渗尿，表示尿液浓缩；低于血浆渗量时为低渗尿，表示尿液已经稀释；等于血浆渗量时为等渗尿，表示肾脏浓缩功能受损。尿比重见本章第四节。

3. 尿 pH 测定　在肾小管酸中毒及某些肾脏疾病时，肾小管排酸能力可出现障碍，血液中磷酸盐、硫酸盐、有机酸滞留，导致肾性代谢性酸中毒，尿 pH 结果升高。

（二）次选实验

1. 肾小管葡萄糖最高重吸收率（TmG）　反映有功能的肾小管的质量和数量，降低见于肾小管上皮细胞损伤，其他如先天肾脏发育不全、部分肾小球闭塞。

2. PSP 排泌试验　120min 排出率降低，表明肾小管排泌功能损害；40%~50% 为轻度损害，25%~39% 为中度损害，10%~24% 为重度损害，<10% 为严重损害。PSP 排泌量增加见于低白蛋白血症、甲状腺功能亢进、肝胆疾病。

3. 氯化铵负荷试验　尿 pH>5.5 者为Ⅰ型肾小管酸中毒。

4. HCO_3^- 负荷试验　Ⅰ型肾小管酸中毒<5%；Ⅱ型肾小管酸中毒>15%；Ⅳ型肾小管酸中毒为 5%~15%。

5. TmPAH 排泌试验　肾脏炎症（急进性肾炎、慢性肾小球肾炎、肾动脉硬化及肾盂肾炎等）时降低，该试验方法烦琐，临床应用少。

（王　霞）

第六节　肾小球肾炎和肾病综合征的实验室检查

肾小球肾炎（glomerulonephritis，GN）是最常见的肾小球疾病，是我国引起终末期肾衰竭的主要原因。临床上肾小球肾炎可分为急性肾小球肾炎（acute glomerulonephritis，AGN）、急进性肾小球肾炎（rapidly progressive glomerulonephritis，RPGN）、慢性肾小球肾炎（chronic glomerulonephritis，CGN）以及无症状性血尿（asymptomatic hematuria）和/或蛋白尿（proteinuria）。

急性肾小球肾炎常见于儿童，是由不同病原微生物感染导致的一组以血尿、蛋白尿、水肿、高血压及不同程度肾损害为临床表现的肾脏疾病。以链球菌感染后肾小球肾炎常见。临床表现轻重不一，大部分呈自限性。

急进性肾小球肾炎是指在肾炎综合征(血尿、蛋白尿、水肿和高血压)基础上短期内出现少尿、无尿，肾功能急骤下降，短期内到达尿毒症的一组临床综合征。呼吸道感染，某些化学毒物和免疫因素与本病有关。肾活检表现为新月体肾炎。

慢性肾小球肾炎起病隐匿，病程缓慢进行性发展，以血尿、蛋白尿、高血压和水肿为临床表现，最终可发展为慢性肾衰竭。其发病机制主要与免疫炎症损伤有关，少数由急性肾炎发展而来。

无症状血尿和/或蛋白尿过去称为隐匿性肾小球肾炎，指无水肿、高血压及肾功能损害，仅表现为肾小球源性血尿和/或蛋白尿的一组肾小球疾病。该病肾脏病理改变较轻，预后较好，大部分患者是在体检或偶然情况下被发现。

肾病综合征(nephrotic syndrome，NS)是多种病因所致肾小球基底膜通透性增高，从而大量血浆蛋白由尿中丢失而导致的一种综合征，临床具有四大特点：①大量蛋白尿(>3.5g/d)；②低白蛋白血症(<30g/L)；③不同程度的水肿；④高脂血症。明确肾病综合征的病因对其治疗非常重要。临床常见的继发性原因有感染、风湿免疫系统疾病、肿瘤、代谢性疾病和药物等。

一、实验室分析路径

根据肾小球损伤速度和程度分为急性、急进性和慢性肾小球肾炎，具体实验室分析路径见图5-10A，图5-10B和图5-10C。无症状性血尿和/或蛋白尿实验室分析路径见图5-10D。

二、相关实验

肾小球肾炎和肾病综合征是肾脏疾病中常见的两种疾病，通过实验室检查，各型肾小球肾炎和肾病综合征可以得到临床诊断，但肾小球肾病的临床表现和实验室检查结果与其病理类型并无直接对应关系，特别是对于急进性肾小球肾炎、慢性肾小球肾炎和肾病综合征，往往需要肾活检进行免疫病理分型，才能进行针对性治疗。

1. 尿蛋白检测，包括尿白蛋白/肌酐、尿蛋白定性、尿蛋白/肌酐、24h尿蛋白定量检查(详见本章第二节)。
2. 尿血红蛋白定性试验、尿红细胞相差显微镜检查(详见本章第三节)。
3. 血生化(蛋白、肾功、血脂)检测(详见本章第一节和相关章节)。
4. 血常规、血沉检测。
5. 免疫学补体、抗体检查。

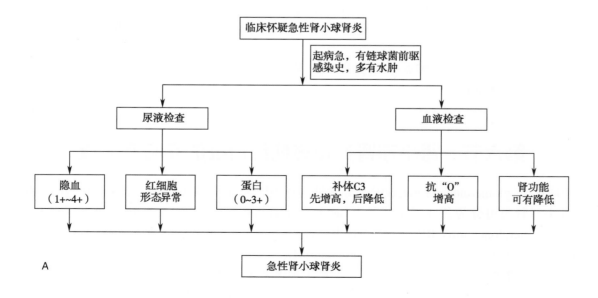

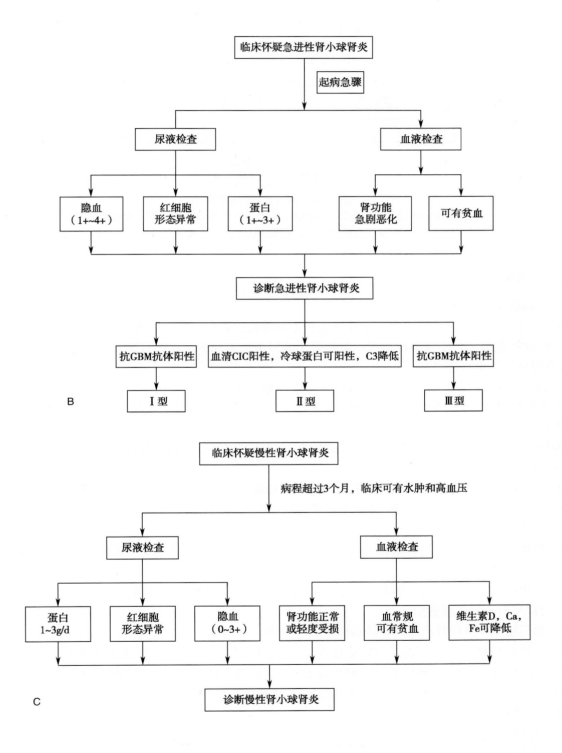

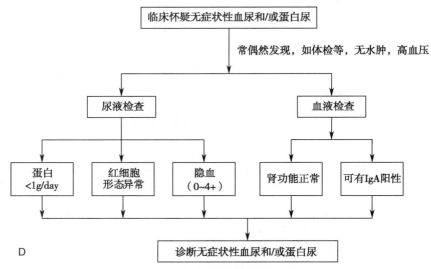

图 5-10　实验室分析路径图

A. 急性肾小球肾炎实验室分析路径图；B. 急进性肾小球肾炎实验室分析路径图；
C. 慢性肾小球肾炎实验室分析路径图；D. 无症状性血尿和或蛋白尿实验室分析路径图

三、结果判断与分析

（一）首选实验

1. 尿红细胞相差显微镜检查　尿红细胞相差显微镜检查对鉴别红细胞来源有重要意义。若尿中主要为变形红细胞提示肾小球源性血尿。急性肾小球肾炎患者几乎全部都有血尿，30% 的患者可出现肉眼血尿，有时可见红细胞管型。

2. 尿蛋白检查　尿蛋白是评估肾脏疾病进展的重要指标，尿白蛋白 / 肌酐、尿蛋白定性、尿蛋白 / 肌酐只需采集随机尿，可作为初筛实验。24h 尿蛋白定量为"金标准"，是决定是否进行肾活检以及调整用药的重要依据。尿蛋白<1.0g/24h 时对肾脏的危害较小，尿蛋白为 1.0~3.5g/24h 时对肾小管和肾间质造成一定的损伤，尿蛋白>3.5g/24h 为肾病综合征的特点，此时还会引起低白蛋白血症，患者出现水肿、高脂血症等多种代谢紊乱。

3. 肾功能检测　急性肾小球肾炎多有一过性肾功能下降；急进性肾小球肾炎短期内肾功能进行性恶化；慢性肾炎可有不同程度肾功能下降；无症状血尿和 / 或蛋白尿多无肾功改变。

（二）次选实验

1. 血脂检测　肾病综合征表现有高胆固醇血症和 / 或高甘油三酯血症，血清中 LDL、VLDL 及 HDL 升高。

2. 血常规检测　由于红细胞从尿中丢失以及随着肾功能的恶化，红细胞生成受影响，急慢性肾炎和肾病综合征可有不同程度贫血。

3. 血沉检测　急性肾小球肾炎活动期血沉可加快。

4. 补体和抗体检测　①血清 C3，总补体降低，并于 8 周内恢复对急性肾小球肾炎具有很大诊断意义；②抗 O（ASO）滴度升高提示近期有链球菌感染；③抗肾小球基底膜抗体阳性对 I 型急进性肾小球肾炎具有诊断意义；血循环免疫复合物阳性，血清 C3 降低对 II 型急进性肾小球肾炎具诊断意义；ANCA 阳性对 III 型急进性肾小球肾炎具诊断意义。

5. 肾活检电镜和免疫病理学检查　用于急性肾小球肾炎和急进性肾小球肾炎的鉴别和分型。

6. 肾活检光镜检查　用于原发性肾病综合征病理分型。

（干　伟）

第七节 急性肾损伤的实验室检查

急性肾损伤（acute kidney injury，AKI）以往称为急性肾衰竭（acute renal failure，ARF），是指由多种病因引起的肾功能在数小时至数天内快速下降，体内代谢废物迅速积累，水、电解质和酸碱平衡紊乱并由此产生各系统功能变化的临床综合征，危重患者死亡率达 30%~80%，存活者约 50% 遗留永久性肾功能减退。与 ARF 相比，AKI 更强调对这一综合征的早期诊断和早期治疗。AKI 按病因可分为：肾前性（肾血流灌注不足）、肾性（肾实质损伤）和肾后性（尿路梗阻）。肾性 AKI 以急性肾小管坏死（acute tubular necrosis，ATN）最为常见，约占 AKI 的 80%。ATN 临床分为起始期、维持期和恢复期三个阶段，早期诊断 AKI 并识别病因是逆转肾功能的关键。

一、实验室分析路径

实验室分析路径见图 5-11。

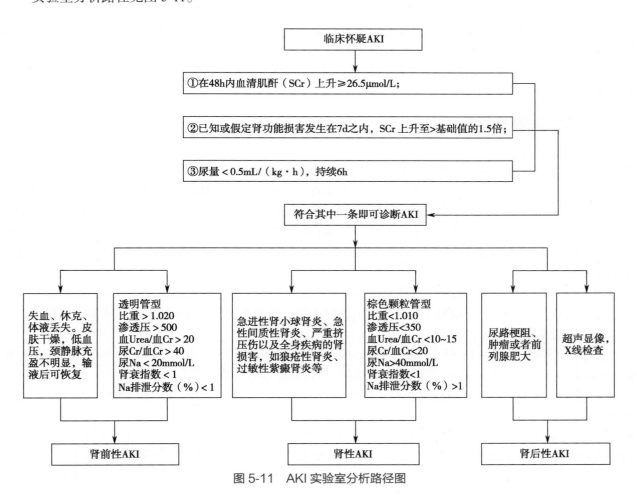

图 5-11 AKI 实验室分析路径图

二、相关实验

实验室检查结果对于急性肾损伤的诊断具有重要的价值，目前对 AKI 诊断的定义是参照 2012 年改善全球肾脏病预后组织（KDIGO）的 AKI 临床实践指南（图 5-11）。血清肌酐基线值定义为患者入院时或出现临床表现 1 周内的血清肌酐值。根据肌酐水平和尿量，可进一步对 AKI 进行分期。AKI 的分期标准见表 5-6。

表 5-6　AKI 的分期标准

分期	血清肌酐	尿量
1 期	增加 ≥ 26.5μmol/L 或增至基线值的 1.5~1.9 倍	<0.5mL/(kg·h),6~12h
2 期	增至基线值的 2.0~2.9 倍	<0.5mL/(kg·h),>12h
3 期	增至基线值的 3.0 倍以上;或绝对值 ≥354μmol/L;或开始肾脏替代治疗(RRT);或<18 岁的患者,eGFR 下降至 35mL/(1.73m²·min)	<0.3mL/(kg·h),>24h;或无尿,>12h

注:血清肌酐和尿量标准只要满足一项即可成立诊断

AKI 诊断和分期涉及的主要实验室检查包括:

1. 血清肌酐和 eGFR 检测　见本章第一节。如果患者缺少基线血清肌酐值,可参考 3 个月内(不超过 1 年)的血清肌酐值,如该数值仍无法获得,应在 24h 内重复检测血清肌酐以帮助 AKI 诊断。

2. 尿液检查　包括尿量、尿蛋白、尿比密、尿渗量、尿沉渣分析等。详见本章第二节至第四节。

3. 血电解质和 pH 检查　包括钠、钾、氯、磷、钙等。详见本章第五节和第七章。

4. 尿 KIM-1 检测　尿 KIM-1 升高是提示以肾小管损伤为主的急性肾损伤的重要标志。详见本章第二节。

5. 尿 NGAL 检测　尿 NGAL 升高是提示以肾小管损伤为主的急性肾损伤的重要标志。详见本章第二节。

三、结果判断与分析

(一) 首选实验

1. 血 Cr、urea 和 eGFR 检测　目前 AKI 主要依据血 Cr 的绝对值或相对值的变化进行诊断。血尿素 / 肌酐比值在鉴别肾前性和肾性 AKI 上有重要价值。但血肌酐为全身肌肉代谢产物,为功能性指标,非损伤性指标,影响因素较多,不够敏感,不是诊断 AKI 的最佳标志物。一些新型标志物,如 KIM-1、NGAL 以及白细胞介素(IL-18),这些标志物在早期诊断 AKI 中的价值已获临床认可。

2. 尿液检查　尿量的改变是诊断急性肾损伤的重要依据。尿液理化性质在鉴别肾前性和肾性 AKI 上有重要价值(图 5-11)。

3. 尿 KIM-1 检测　尿 KIM-1 升高是提示以肾小管损伤为主的急性肾损伤最新的实验室依据。

4. 尿 NGAL 检测　尿 KIM-1 升高是提示以肾小管损伤为主的急性肾损伤最新的实验室依据。

(二) 次选实验

1. 血电解质检查　由于 K^+ 排泄受阻,血清钾浓度升高,常大于 5.5mmol/L,血钾每天可上升 0.5mmol/L 以上。也可出现低钙、高磷、低钠、低氯、高镁血症等电解质紊乱。

2. 血 pH 检查　急性肾损伤常伴有代谢性酸中毒,血 pH 常低于 7.35,并伴有磷酸、硫酸及有机阴离子潴留所致血清阴离子间隙增大,血 HCO_3^- 下降。

诊断肾性 AKI 需除外肾前性和肾后性的原因。尿路超声可帮助排除尿路梗阻和慢性肾功能不全。确定为肾性后,还应鉴别是肾小球、肾血管或肾间质病变引起。必要时,肾活检是重要的诊断手段。

(干　伟)

第八节　慢性肾衰竭的实验室检查

慢性肾脏病(chronic kidney disease,CKD)是指肾脏结构和 / 或功能异常,包括肾脏病理、血、尿影像学异常或 eGFR 低于 60mL/(1.73m²·min)持续 3 个月或以上。慢性肾脏病已经成为全球公共健康问题,普通人群中 CKD 的患病率为 10%~14%。为早期识别和防治 CKD,2012 年改善全球肾脏病预后组织(KDIGO)指南将 CKD 进一步细化,通过 CKD 病因并依据 eGFR 将 CKD 分为 6 期(图 5-12)。

慢性肾衰竭（chronic renal failure, CRF）指发生在各种慢性肾脏疾病（慢性肾小球肾炎最常见，其次为小管间质性肾炎、糖尿病肾病等）基础上，肾功能进行性减退而至衰竭，临床表现为肾功能减退、代谢物潴留、水电解质紊乱和酸碱平衡失调，以及与之相关的各种内分泌功能紊乱。慢性肾衰竭代表慢性肾脏病中eGFR下降至失代偿期的患者，主要为CKD4~5期。

一、实验室分析路径

实验室分析路径见图5-12。

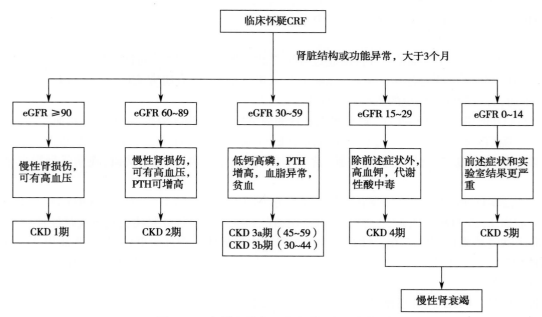

图 5-12　慢性肾功能不全实验室分析路径图

二、相关实验

慢性肾衰竭是各种肾脏疾病的终末期结果，eGFR是CKD分期的重要依据。

1. eGFR检测　见本章第一节。

2. 血清Cr和urea检测　见本章第一节。

3. 血清cystatin C检测　见本章第一节。

4. 电解质和酸碱平衡检测　见第七章。

三、结果判断与分析

（一）首选实验

1. 血清Cr和urea检测　血清Cr、urea和eGFR是诊断和评估肾功能的重要指标。但需注意，在伴有肌肉量增多（健身者、运动员等）或肌肉量减少（肌肉萎缩、肌少症等）的情况下，血清肌酐也会相应升高和降低，此时应结合患者的自身变化和其他指标评价肾功能。

2. eGFR检测　eGFR是诊断肾衰竭和分级的最主要指标。现临床常用MDRD或CKD-EPI公式计算估计的GFR，然而当eGFR大于$60mL/(1.73m^2 \cdot min)$时两者的准确性都受到影响，可能导致部分实际GFR大于60的个体被误归为CKD3a期。当基于肌酐计算出的eGFR介于$45~59mL/(1.73m^2 \cdot min)$之间时，KDIGO建议采用CysC计算eGFR以确定是否存在CKD。

3. 水、电解质紊乱

（1）水钠平衡：肾脏是调节水钠平衡的重要器官。大多数CRF患者因肾脏排钠过多常出现低钠血症。

(2)高钾血症：体内 K^+ 有 90% 以上从肾脏排泄，高血钾症是 CRF 晚期的一个特征。尿毒症酸中毒时，血浆 H^+ 向细胞内转移，K^+ 进入血浆；同时，远端小管中的 Na^+-H^+ 交换加强而抑制 Na^+-K^+ 交换，泌 K^+ 减少引起钾潴留。

(3)高磷血症和低钙血症：肾近端小管上皮细胞分泌的 1-α 羟化酶对 25-$(OH)_2D_3$ 的 1 位羟化，形成活性 1,25-$(OH)_2D_3$，能促进胃肠道和肾小管吸收钙；血磷浓度由肠道对磷的吸收及肾的排泄来调节。当肾功能减退时，可出现高磷和低钙血症。

(4)高镁血症：肾功能严重受损时，镁排出减少以及治疗镁制剂都可引起高镁血症。

4. 酸碱平衡紊乱及代谢性酸中毒　GFR 下降造成 H^+ 排泄障碍，酸性代谢物（urea、Cr 等）在体内蓄积，使血 HCO_3^- 下降，产生高 AG 的代谢性酸中毒。

（二）次选实验

1. 血 cystatin C　cystatin C 可自由通过肾小球滤过膜，几乎全部被近曲小管上皮细胞重吸收，尿中含量极微。在反映肾小球滤过功能方面，比血清肌酐更加敏感，且有研究表明，cystatin C 与 GFR 的相关性比肌酐密切，有可能取代传统的肌酐尿素检查。

2. 血促红细胞生成素（EPO）　肾衰竭患者肾间质细胞分泌 EPO 减少，引起肾性贫血。

3. 血常规和凝血功能检测　肾衰竭患者由于 EPO 减少及尿毒症毒素对骨髓红系造血功能的抑制作用，患者多有轻至中度贫血，同时伴有缺铁、营养不良、出血等因素，可加重贫血，晚期肾衰竭患者有出血倾向。

4. 血 1,25-$(OH)_2D_3$　肾近端小管上皮细胞分泌的 1-α 羟化酶不足，对 25-$(OH)_2D_3$ 的 1 位羟化出现障碍，引起血 1,25-$(OH)_2D_3$ 缺乏，引起钙磷代谢紊乱和继发性甲状旁腺功能亢进及肾性骨病。

5. 血甲状旁腺素（PTH）　在慢性肾功能受损患者中当机体出现高磷低钙时，会刺激甲状旁腺激素的分泌，PTH 促进骨钙代偿性入血，其结果会引起继发性甲状旁腺功能亢进，PTH 水平升高，出现因钙磷代谢紊乱的肾性骨病。

6. 血脂检测　CKD 患者心血管疾病发病率高，KDIGO 建议，大于 50 岁及高风险的年轻 CKD 患者，都应该常规进行降胆固醇治疗以预防心血管疾病。

7. 血 NT-proBNP 和肌钙蛋白检测　CKD 是冠心病和脑卒中的独立危险因素。由于肾脏清除功能下降，导致多种标志物在血液异常蓄积，建议 CKD 患者在诊断心脏疾病时，更强调这些标志物的动态变化。

（干　伟）

第九节　尿路感染的实验室检查

尿路感染（urinary tract infection，UTI），通常又称为泌尿系统感染，是病原微生物在泌尿系统中大量繁殖，引起泌尿系统各部分，包括肾脏、输尿管、膀胱和尿道感染的总称。它是人类最常见的感染之一，女性发病率高于男性，40%~50% 的女性一生当中都发生过尿路感染。严重的尿路感染如肾盂肾炎等，可引起脓毒症甚至感染性休克。尿路感染有三种分类方式：根据感染部位，可分为上尿路感染（包括肾盂肾炎、输尿管炎）和下尿路感染（包括膀胱炎、尿道炎）；根据患者有无基础疾病、尿路解剖和功能异常，可分为单纯性尿路感染和复杂性尿路感染；根据患者有无临床症状可分为有症状尿路感染和无症状性菌尿。尿路感染是否存在，其病原学诊断、药敏结果以及严重程度的判断，需要运用多项实验室检查。诊断尿路感染最直接的方式是进行尿液的检查，主要包括尿常规和尿培养，两者常结合分析。尿路感染时尿常规通常会出现白细胞增多、红细胞增多、尿蛋白阳性、亚硝酸盐阳性、白细胞酯酶阳性等，其中尿液白细胞>5 个 /HP 或白细胞 ≥ 10 个 /μL，对尿路感染的诊断意义最大。通过尿培养，获得病原菌的名称、菌落计数和药敏结果，是明确尿路感染病原学诊断和调整抗菌药物治疗的最重要的方法。除了尿液检查之外，对于有基础疾病的患者，应加做血常规、CRP、血沉等血液检查；怀疑脓毒症时还需进行 PCT、血培养等检查；对于反复发作的尿路感染或者怀疑有泌尿系统结构异常时，应进行影像学检查。本节主要讨论尿液的病原学检查。

一、实验室分析路径

实验室分析路径见图 5-13。

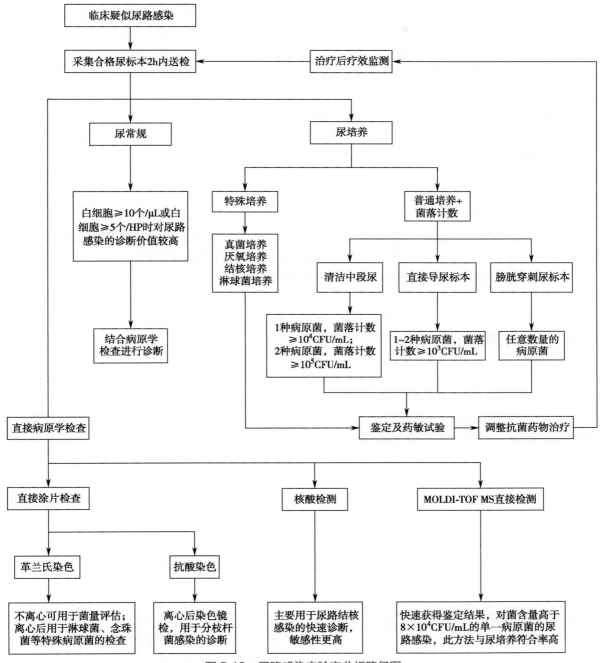

图 5-13 尿路感染实验室分析路径图

二、相关实验

尿液病原学检查的送检指征包括：典型尿路感染的症状、肉眼脓尿或血尿、尿常规异常、不明原因发热无其他局部症状、留置导尿管患者发热、膀胱排空功能受损、泌尿系统手术前、妊娠早期筛查等。尿标本采集的原则有四点：第一，尽量在抗生素使用之前采集，需注意的是这项原则主要针对初诊患者，对于用药后的复诊患者，通常是疗效不佳的患者，其尿培养主要目的是监测疗效和了解病原菌是否发生耐药性变化，可不做此要求；第二，应采用无菌带盖的广口容器进行采集，同时应避免尿液被防腐剂和消毒剂污染；第三，采集晨尿为最佳，晨尿的标准是尿液在膀胱中停留时间超过 4h，可使病原菌在尿液中更加富集，提高阳性率；第四，采集好的样本应立即送检，2h 内送达微生物实验室，以避免污染菌在尿液中大量繁殖而影响检测结果。

用于临床检测的尿标本主要有三种。第一种是清洁中段尿，这是最常用的采集方式，由患者自行留取。医护人员应对患者进行宣教：留取前用清水和肥皂或者清洁剂清洗外阴，并用干净纱布擦拭干，在排出前段尿之后，用广口无菌尿杯直接留取中间段尿液半杯。第二种是临时插管尿标本，临时插尿管后，用夹子钳夹插管 30min，消毒插管的取样端，用注射器抽吸尿标本，转至无菌尿杯中。应注意留置导尿管和导尿袋中的尿液易受到定植菌和环境微生物的污染，不能用于病原学检测。第三种是膀胱穿刺抽取尿标本，穿刺尿能有效避免污染，但由于其采集为有创操作，所以一般仅用于厌氧菌感染以及合格标本采集困难的患者。

（一）尿标本的直接病原学检查

1. 直接涂片检查　尿液标本不离心直接涂片进行革兰氏染色，可用于初步评估菌量。对于临床怀疑淋病奈瑟菌、念珠菌或结核分枝杆菌感染的标本，可用无菌吸管吸取尿液 5~10mL 置无菌试管中，3 000~4 000r/min 离心 30min，弃上清液，取沉渣涂片，革兰氏染色或抗酸染色后镜检。

2. 核酸检测　对怀疑结核分枝杆菌引起的尿路感染，可用 PCR 的方法对尿液进行检测，其敏感性优于直接涂片和结核培养。但需注意尿液中存在抑制扩增的物质，可能造成假阴性结果。

3. 质谱（MOLDI-TOF MS）直接检测　对于尿路感染的患者的尿标本，可使用 MOLDI-TOF MS 直接进行检测，只需数分钟即可获得鉴定结果，且质谱检出阳性的鉴定结果与传统培养鉴定结果的符合率在 90% 以上。应注意质谱方法对于尿液菌量低于 8×10^4CFU/mL 的标本，会出现漏检；如果尿液中存在两种以上的病原菌，可导致检测失败或仅检出一种病原菌。

（二）尿培养

1. 普通需氧培养　尿培养通常选用一个血平板和一个麦康凯平板（或中国蓝平板），血平板用于细菌计数，采用定量接种和连续划线，其他平板可采用分区划线以得到单个菌落。将收集标本的容器轻轻旋转混匀，用定量接种环或加样枪分别取尿液 1μL 或 10μL 接种至血平板和麦康凯平板（或中国蓝平板），进行连续划线和分区划线，置于 5% 二氧化碳孵箱，35~37℃培养 18~24h，对生长的菌落进行形态学判读和菌落计数。若培养 18~24h 无细菌生长，或菌落太细小不能进行辨认时，应将所有的培养基继续孵育至 48h 再进行观察。

2. 特殊培养　对怀疑有厌氧菌感染者应采用耻骨上膀胱穿刺采集标本，加种布氏血琼脂平板，置厌氧培养箱或厌氧发生罐（袋）中，35~37℃培养 48h 后观察结果，同时需接种普通需氧培养以协助判断结果。怀疑淋病奈瑟菌感染时应加种巧克力平板。怀疑真菌感染时应加种沙保弱平板，并培养至少 5d。怀疑分枝杆菌感染时无需做定量培养，可将标本离心后取尿沉渣进行分枝杆菌培养，以提高阳性率，培养时间延长至 42d。

三、结果判断与分析

（一）首选试验

1. 普通需氧培养　对于有意义的尿培养阳性结果应报告：细菌种属名称、菌落计数、抗菌药物敏感性试验结果。菌落计数的单位为菌落形成单位（CFU）/mL，代表每毫升尿液中的病原菌数量。计算时将平板上生长的菌落数乘以适当的换算倍数，接种量为 1μL 时乘以 1 000，接种量为 10μL 时乘以 100。在判读和报告尿培养结果时，对于不同的尿液采集方式、不同种类和数量的病原菌，处理和报告方式不尽相同。

（1）对于清洁中段尿，仅生长 1 种尿路感染病原菌，且菌落计数大于等于 10^4CFU/mL 时，应进行鉴定和药敏试验；生长 2 种可致尿路感染的病原菌，且菌落计数大于等于 10^5CFU/mL 的，应进行鉴定和药敏试验；生长 3 种或 3 种以上可致尿路感染的病原菌时，报告多种菌存在，考虑采样有污染，建议临床重新采集优质标本送检；上述未提及的其他情况，仅对生长的病原菌进行基本形态学报告，不再进行鉴定和药敏试验,但是对于用药后疗效不佳而复诊的患者,其菌量可能达不到上述标准,此时应视患者病情或与临床医生沟通后决定是否进行鉴定和药敏试验。

(2)对于临时导尿管标本,如果生长1~2种菌,且菌落计数大于等于10^3CFU/mL,应进行鉴定和药敏试验;生长3种或3种以上可致尿路感染的病原菌时,且菌落计数大于等于10^4CFU/mL,应联系临床医生后,决定是否进行进一步鉴定和药敏试验。

(3)对于膀胱穿刺的标本,由严格无菌操作获得,任意数量的病原菌都有意义,应当进行鉴定和药敏试验。

2. 特殊培养　在怀疑特殊类型的感染时加做。

(1)厌氧菌尿路感染常为混合感染,厌氧培养的结果判读应结合普通需氧培养来判断病原菌是厌氧菌、兼性厌氧菌或者需氧菌,报告厌氧菌的鉴定结果和β内酰胺酶结果,有条件的实验室报告厌氧菌药敏结果。

(2)淋球菌培养阳性应报告菌名和药敏结果。

(3)真菌培养阳性应报告真菌鉴定结果,根据菌量、尿常规结果和临床症状综合判断是否报告药敏结果。

(4)分枝杆菌培养阳性应报告分枝杆菌的鉴定结果,有条件的实验室报告分枝杆菌药敏结果。

3. 核酸检测　对怀疑结核分枝杆菌引起的尿路感染,核酸检测敏感性更高,检测速度快,可提升阳性率和缩短诊断时间。

(二)次选试验

1. 质谱(MOLDI-TOF MS)直接检测　对于菌量大于8×10^4CFU/mL的尿标本,质谱检测可快速提供病原菌的鉴定结果。但是其对于混合感染的鉴定能力有限,且不能给出药敏结果,需要结合培养结果进行综合解读。

2. 直接涂片检查　革兰氏染色镜检查见病原菌,应报告染色、形态和每油镜视野的病原菌数量。不离心尿标本每油镜视野下检出一个菌相当于$10^4 \sim 10^5$CUF/mL的菌量。抗酸染色阳性时应报告"查见抗酸染色阳性分枝杆菌",并报告半定量结果(1+~4+)。

(肖玉玲)

第十节　病 例 分 析

病例1

一般资料:

患者男性,44岁,发热2天,临床出现脱水和少尿。

体格检查:

脱水貌,血压高,心率缓慢。其他无异常。

实验室检查:

Na^+ 142mmol/L,K^+ 6.2mmol/L,Cl^- 115mmol/L,HCO_3^- 16.3mmol/L,urea 26.0mmol/L,Cr 154μmol/L,血渗透压 303mOsm/(kg·H_2O),尿渗量 627mOsm/(kg·H_2O)。

分析:

血清urea显著增加并伴随血清Cr中等程度的升高可能意味着肾前性急性肾损伤的存在。发热患者分解代谢过度能引起血清urea升高,且肾血流灌注不足,肾小球滤过减少,肾小管重吸收增加,使血尿素增高更明显。若因脱水引起肾前性AKI,则尿渗量将会大大升高,尿渗量为627mOsm/(kg·H_2O)支持该诊断。低血清重碳酸盐和高AG表明有代谢性酸中毒。酸中毒将引起钾从细胞内向细胞外转移。

诊断:

肾前性AKI伴高钾血症。

病例 2

一般资料：

患者女性,28 岁,入院前一周患上呼吸道感染,继而出现眼睑及双下肢水肿,尿中泡沫较多。入院尿常规：尿蛋白(++++)。

体格检查：

患者全身水肿,腹部重度移动浊音。

实验室检查：

TP 55.1g/L,Alb 16.0g/L,总胆固醇 10.4mmol/L,甘油三酯 3.2mmol/L,24 小时尿蛋白定量 6.13g/d。

分析：

典型"三高一低"表现支持肾病综合征的诊断。由于肾小球滤过膜通透性改变,蛋白质滤过增加,形成大量蛋白尿；大量蛋白尿导致低蛋白血症,特别是白蛋白下降,使血浆胶体渗透压下降,水和电解质由血管内外渗到组织间隙,加上继发性醛固酮分泌增加,抗利尿激素分泌增加。利钠因子减少等因素作用下,进一步加重水肿。高胆固醇血症的发生,主要的原因是肝代偿性合成增加,其次是脂蛋白分解代谢减少。

诊断：

肾病综合征。

病例 3

一般资料：

患者男性,29 岁,因乏力,夜尿增多半年入院。

体格检查：

血压 156/99mmHg,贫血貌,下肢水肿。端坐呼吸、颈静脉怒张、肺部干湿性啰音。

实验室检查：

Cr 251μmol/L,urea 30.2mmol/L,Na^+ 129mmol/L,K^+ 6.6mmol/L,TCO_2 13.1mmol/L。

分析：

患者尽管有多尿症状,但血 urea、Cr 水平均显著升高,为明显的氮质血症,同时伴高钾血症及代谢性酸中毒,提示肾功能严重损害。根据 CKD-EPI 公式可得 eGFR 为 28.67mL/(1.73m^2·min),根据病史及 2012 KDIGO 指南,属于慢性肾脏病 4 期(CKD 4 期),即慢性肾衰竭期。

诊断：

慢性肾脏病 4 期(CKD4)。

病例 4

一般资料：

患者男性,25 岁,身体健康,因单位体检发现镜下血尿(++),异形红细胞数>80%。此后半年内复查 2 次结果相同。

体格检查：

无特殊异常,血压 123/87mmHg。

实验室检查：

Cr 70μmol/L,urea 4.2mmol/L,Na^+ 140mmol/L,K^+ 4.6mmol/L,Alb 45.1g/L,尿蛋白 90mg/24h。

影像学检查：

泌尿系彩超未见异常。

分析：

该患者持续镜下血尿,以异形红细胞为主,说明来源于肾小球。该患者无蛋白尿、无高血压、无 GFR 下降,可初步判断为无症状性血尿,可 3~6 个月复查一次,如正常,支持诊断且预后良好,可继续随访。

诊断：

无症状性血尿。

病例 5

一般资料：

患者男性，63 岁，主诉"乏力，双下肢足背水肿 5^+ 个月，夜尿增多 2^+ 个月"。患者 5^+ 个月前无明显诱因出现乏力、双下肢和足背水肿，未给予重视，2^+ 个月前出现夜尿增多，1^+ 个月前曾于当地医院就诊，检查发现尿蛋白 +++，肌酐 316μmol/L，诊断为"慢性肾功能不全"，为进一步明确病因和诊治到我院就诊。

体格查体：

体温：36.5℃，脉搏：78 次 /min；呼吸：19 次 /min；血压：147/91mmHg。皮肤、淋巴结、心脏、胸部、腹部均正常，肝脾肾未触及。双下肢轻度水肿，其余未见异常。

实验室检查：

生化：尿素：18.30mmol/L ↑，肌酐：418.0μmol/L ↑，Cystatin C：3.25mg/L ↑，eGFR：9.19mL/(min·1.73m²) ↓，血 Ca：2.35mmol/L；尿常规：尿蛋白 +++，尿蛋白 / 尿肌酐：0.270g/mmol Cr ↑；血常规：HB 105g/L ↓，WBC：6.5×10^9/L，PLT：230×10^9/L，血清蛋白电泳结果：白蛋白：60.70%；α_1- 球蛋白：4.80% ↑；α_2- 球蛋白：15.60%；β_1- 球蛋白：5.10；β_2- 球蛋白：4.70；γ- 球蛋白：9.10 ↓。血清免疫球蛋白及轻链定量：IgG：6.50g/L ↓；IgA：413.00mg/L ↓；IgM：121.00mg/L ↓；κ 轻链：6.65g/L ↓；λ 轻链：1.81g/L ↓；血 κ/λ 比值：3.67 ↑。血清免疫固定电泳图谱：未见 M 蛋白。血清游离轻链定量：游离 κ 轻链：3 910.000mg/L ↑；游离 λ 轻链：43.800mg/L ↑；游离 κ/λ 比值：89.269 ↑。颈椎 MRI：颈椎退行性变，颈 5 轻微后移，颈椎各椎体骨质信号欠均匀，颈 6 椎体异常信号结节，不除外骨质破坏灶可能（图 5-14 和图 5-15）。

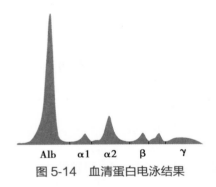

图 5-14　血清蛋白电泳结果

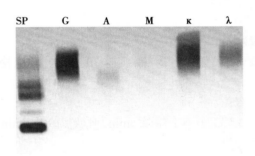

图 5-15　血清免疫固定电泳结果

分析 1：

患者为老年男性，表现为肾脏问题引起水肿，初步检查发现患者蛋白丢失严重，且结合影像学结果（可能存在骨质破坏），虽然患者未出现典型贫血、骨痛、高钙血症等其他特点，但仍需要进一步排除多发性骨髓瘤，因此需完善血清蛋白电泳、免疫球蛋白轻链定量及免疫固定电泳结果，以上项目结果显示患者血清中没有发现 M 蛋白，但血清游离轻链定量提示患者可能存在异常增殖的游离 κ 轻链，基于目前检验结果，提示需要进一步排除患者是否存在轻链型多发性骨髓瘤，因此进一步进行了骨髓相关检查和肾穿活检。

进一步完善检查项目结果：

肾穿结果：肾小球呈缺血性改变，部分小球球性硬化；见中度肾小管间质损伤；及急性肾小管损伤改变，间质局灶见结晶样物沉积。

骨髓组织活检：骨髓造血细胞增生尚可。

骨髓涂片：浆细胞增高占 7.5%，伴形态异常，其中幼稚细胞占 3%。

骨髓流式的淋巴细胞增殖病分析：考虑克隆性浆细胞病，限制性 Kappa 轻链表达（图 5-16）。

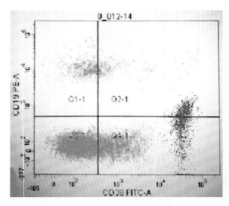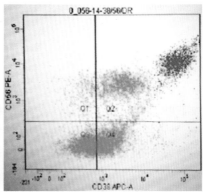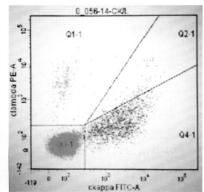

图 5-16　流式分析结果

分析 2：

根据骨髓流式结果和肾穿活检结果提示，目前基本可以确定患者是克隆行浆细胞病，但是尚未达到多发性骨髓瘤诊断标准，患者也可能是轻链型淀粉样沉积病，但明确诊断还需 M 蛋白的确定。此时应该进一步完善尿免疫固定电泳以帮助确诊，并通过免疫组化证实肾脏是否存在轻链沉积。

诊断意见：

1. 慢性肾功能不全失代偿期（CKD 3 期）。
2. 急性肾功能损伤（AKI 3 期，非少尿型）。
3. 克隆性浆细胞病（倾向多发性骨髓瘤）颈椎骨质破坏（随访）。
4. 肾小球缺血性改变，部分小球球性硬化并中度肾小管间质损伤。

病例 6

一般资料：

患者女性，73 岁，主诉"高血压 30$^+$ 年，骨质疏松 5$^+$ 年，糖尿病 20$^+$ 年"，因定期随访复诊到我院门诊就诊。

体格检查：

体温：36.5℃，脉搏：78 次 /min；呼吸：19 次 /min；血压：147/91mmHg。

实验室检查：

空腹血糖：7.5mmol/L ↑；糖化血红蛋白：14% ↑；尿微量白蛋白：8.31mg/L；尿转铁蛋白：3.41mg/L ↑；尿 α_1- 微球蛋白：10.90mg/L；尿免疫球蛋白 G：5.50mg/L；尿 β_2- 微球蛋白：1.46mg/L ↑；血清免疫球蛋白及轻链定量：IgG：18.30g/L ↑；IgA：2 860mg/L；IgM：849mg/L；κ 轻链：13.60g/L ↑；λ 轻链：6.85g/L ↑；血 κ/λ 比值：1.99；血 β_2 微球蛋白：3.85mg/L ↑。

分析：

患者为高血压和糖尿病的慢性患者，这类患者很容易出现肾脏损伤，因此在疾病的慢病管理中需要对肾功能进行监测。早期肾损伤的尿微量蛋白检测结果显示，患者出现了肾小球和肾小管的损伤，但是为什么同是肾小管损伤指标尿 α_1- 微球蛋白正常，而尿 β_2- 微球蛋白异常增高呢？进一步分析可知，尿 β_2- 微球蛋白水平可受到血 β_2 微球蛋白水平影响，而血 β_2 微球蛋白水平可在淋巴细胞增殖相关疾病中异常增高，本病例中患者出现了免疫球蛋白和血 β_2 微球蛋白水平增高，提示尿 β_2 微球蛋白增高可能受高水平血 β_2 微球蛋白影响。

最后诊断：

高血压、糖尿病、骨质疏松（可能存在早期肾小球损伤，需定期随访监测）。

病例 7

一般资料：

患者，男性，74 岁，主诉"发现肾功能异常 10⁺ 个月，乏力食欲缺乏伴腰痛不适 6⁺ 个月"。患者 10⁺ 个月前于当地医院就诊发现血肌酐 185μmol/L，当时未查明原因，6⁺ 个月前出现乏力、食欲缺乏、腰痛，再次于当地医院就诊，发现肌酐进一步升高达 222μmol/L，伴有贫血，下腹部影像学检查未发现异常，为进一步明确诊断和治疗于我院就诊。

体格检查：

体温：36.7℃，脉搏：88 次 /min，呼吸：18 次 /min，血压：133/75mmHg；查体：阴性。

实验室检查：

生化：肝功能正常；总蛋白：92.0g/L ↑，白蛋白：30.2g/L ↓，球蛋白：61.8g/L ↑，BUN：11.80mmol/L ↑，Crea：249.0μmol/L ↑，eGFR：21.11mL/(min·1.73m²) ↓；血 Ca：2.40mmol/L；尿常规：尿蛋白定性：+；24 小时尿蛋白量：0.74g/24h ↑；蛋白 / 尿肌酐：0.051g/mmol Cr ↑；血常规：RBC：2.54×10¹²/L ↓，HB：78g/L ↓，PLT：108×10⁹/L，WBC：3.54×10⁹/L；免疫学相关检查：血清 IgG4：61.100g/L ↑；血清游离 κ 轻链：490.000mg/L ↑，血清游离 λ 轻链：384.000mg/L ↑，比值：1.276；血清免疫固定电泳：未发现 M 蛋白（图 5-17）。

分析：

患者以明显肾功能不全就诊，由于为老年男性，因此，首先考虑排除高发疾病——多发性骨髓瘤。相关实验室结果显示，患者无高钙血症，血免疫固定电泳中未发现 M 蛋白，但是有中度贫血，异常增高血清 IgG4，因此，高度怀疑是否存在 IgG4 相关性肾病。

进一步肾活检病理结果：肾小球病变轻微，考虑为肾小管间质性肾炎，免疫组化显示：间质浸润浆细胞呈 κ（部分细胞 +），λ（部分细胞 +）IgG4（阳性细胞>30 个 /HPF），支持为 IgG4 相关性疾病累及肾脏。骨穿病理无明显多发性骨髓瘤证据。

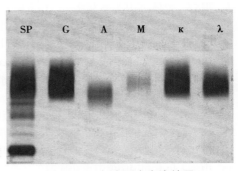

图 5-17　免疫固定电泳结果

X 线片显示：

颅骨、骨盆诸骨，双侧肩胛骨骨质疏松，轻度退变，未见确切骨质破坏征象。

最后诊断：

IgG4 相关性肾病。

病例 8

一般资料：

患儿女性，11 岁，半个月前曾因化脓性扁桃体发炎住院，肉眼血尿 2 天就诊。

体格检查：

T 36.5℃，BP 148/90mmHg，P80 次 /min，R18 次 /min，神志清楚，精神尚可，眼睑水肿，巩膜无黄染，心肺未见异常，腹部平软，无腹壁静脉曲张，肝脾肋下未触及，移动性浊音（−），双肾区无叩痛，双下肢凹性水肿。

实验室检查：

血细胞分析：RBC 4.94×10¹²/L，HGB 148g/L，PLT 115×10⁹/L，WBC 8.93×10⁹/L。中性分叶核细胞 78.4%，淋巴细胞 14.2%，单核细胞 5.6%，嗜酸性粒细胞 1.7%，嗜碱性粒细胞 0.1%。尿液检查：尿干化学隐血（+++），蛋白（+），尿沉渣 RBC +++/HP，WBC 15 个 /HP，红细胞管型 0~2/LP。生化和免疫：肝功能正常，BUN：8.4mmol/L，Scr：145μmol/L。血 IgG、IgM、IgA 正常，C3：0.48g/L，ASO：780IU/L。

分析：

患儿是链球菌感染两周后发生的血尿，水肿（眼睑、下肢），血压高（148/90mmHg），ASO 和血沉增高、肾功能受损、补体 C3 降低,符合链球菌感染后肾小球肾炎的诊断。链球菌感染后机体产生抗链球菌抗体,形成中等大小的免疫复合物沉积于肾小球毛细血管基底膜,引起机体超敏反应——激活补体释放过敏毒素,导致血小板凝集释放血管活性物质,红细胞通过肾小球基底膜,挤压变形形成非均一性血尿、同时蛋白质(非选择性蛋白尿)进入尿中。

最后诊断:

急性肾小球肾炎。

(王　霞　付　阳　肖玉玲　干　伟　李贵星　蔡　蓓　王兰兰)

▶ 参考文献

1. 王兰兰. 医学检验项目选择与临床应用. 2 版. 北京: 人民卫生出版社, 2013.

2. 王海燕. 肾脏病学. 北京: 人民卫生出版社, 2008.

3. 王吉耀. 实用内科学. 北京: 人民卫生出版社, 2017.

4. 府伟灵. 临床生物化学和生物化学检验. 北京: 人民卫生出版社, 2012.

5. 葛均波, 徐永健. 内科学. 北京: 人民卫生出版社, 2013.

6. 尹一兵, 倪培华. 临床生物化学检验技术. 北京: 人民卫生出版社, 2015.

7. 刘伏友, 孙林. 临床肾脏病学. 北京: 人民卫生出版社, 2019.

8. 王辉. 临床微生物学检验. 北京: 人民卫生出版社, 2015.

9. 周庭银. 临床微生物学诊断与图解. 上海: 上海科学技术出版社, 2012.

10. Burtis C A, Ashwood E R. Teitz　Fundamental of　Clinical Chemistry. 5th ed. W. B SAUNDERS COMPANY, 2006.

11. Lothar Thomas. 临床实验诊断学——实验结果的应用和评估. 吕元, 朱汉民, 沈霞, 等译. 上海: 上海科学技术出版社, 2004.

12. 陈灏珠. 实用内科学. 北京: 人民卫生出版社, 2020.

13. 徐克前, 李艳. 临床生物化学检验. 武汉: 华中科技大学出版社, 2014.

14. 王兰兰. 临床免疫学检验. 北京: 人民卫生出版社, 2017.

15. 中华人民共和国国家卫生和计划生育委员会. 临床常用生化检验项目参考区间第 5 部分: 血清尿素、肌酐: WS/T 404. 5—2015. 国家卫生计生委卫生和计划生育监督中心, 2015.

16. 中华医学会糖尿病学分会. 中国 2 型糖尿病防治指南 (2017 年版). 中华糖尿病杂志, 2018, 10 (1): 4-67.

第六章

肝脏功能异常疾病的实验诊断

肝脏是人体内最大的实质性器官,成人肝重 1.2~1.5kg,占体重的 2%;青少年肝脏占体重的 5%。肝脏有独特的结构、双重血液供应和重要的生理、生化及免疫功能。肝脏不仅参与机体内糖、脂、蛋白质、维生素和激素等物质的代谢,还具有分泌、排泄和生物转化等重要功能。当肝脏受到体内外各种致病因素的侵犯时,其功能和结构将受到不同程度的损害,从而引起相应物质代谢紊乱。通过对肝脏物质代谢功能、生物转化和解毒功能、内分泌与排泄功能的相关实验室指标进行检查,可以帮助了解肝脏的受损状况及肝脏功能的改变程度。肝脏功能检查主要通过对蛋白质代谢、糖代谢、脂质代谢、胆红素代谢、胆汁酸代谢等相关实验指标检测、肝脏酶学检测、肝纤维化及肝硬化标志物的检测、酒精性肝病的标志物检测、肝脏摄取与排泄功能检测等,分析这些指标与标志物的变化程度,可直接或间接评估肝脏的功能状态。临床生物化学指标的检测对肝胆疾病的诊断、鉴别诊断、预后判断、病程监测及疗效观察等都具有重要意义。

第一节　肝实质性病变与实验室检查

肝实质性病变是指由各种原因导致肝脏的实质细胞损伤,从而引起肝脏的合成、生物转化、分泌和排泄功能等受损的病理过程。肝实质性病变主要是由于病毒感染、乙醇、药物损伤所致。其诊断主要依靠肝功能检查、病原学分析及病史来进行。

一、实验室分析路径

实验室分析路径见图 6-1。

二、相关实验

当肝脏在各种病因(如病毒)破坏下,肝脏多种功能会受到损伤。肝实质病变可通过实验室检查进行确定。胆红素代谢涉及肝脏的摄取、转化和分泌等多种生物转化功能,当肝脏实质病变时,血清胆红素明显升高。蛋白质代谢涉及肝脏的合成功能,在肝实质病变时,肝脏的合成功能降低,因此,血清蛋白质水平明显降低。转氨酶存在于肝细胞内,当肝细胞受到损伤时,大量肝细胞内酶释放入血,因此,血清转氨酶明显升高。当肝实质病变时,尿二胆(尿胆红素和尿胆素)表现为阳性反应。其他实验室检查,如凝血酶原时间、纤维蛋白原等检查也会表现为异常。

用于反映肝脏实质细胞损伤的指标有血清胆红素、血清蛋白、血清转氨酶等。

1. 胆红素测定　血清总胆红素(total bilirubin,TB)包括非结合胆红素(unconnect bilirubin,UB)和结合胆红素(connect bilirubin,CB)两种。血清非结合胆红素主要来源于衰老的红细胞。衰老的红细胞经网状内皮系统破坏和分解后,形成不溶于水的胆红素,称为非结合胆红素,又称为间接胆红素(indirect bilirubin,IB)。该胆红素在血液中和清蛋白结合运输,胆红素被肝细胞摄取,经肝细胞表面受体识别转运到膜内,同时和清蛋白分离,在胞内由胞浆载体蛋白 Y 和 Z 携带至肝细胞微粒体内,胆红素经葡萄糖醛酸转移酶的催化,形成结合胆红素,又称为直接胆红素(direct bilirubin,DB)。结合胆红素由肝细胞分泌入毛细胆管,经胆道系统排入肠道。在肠道经细菌分解成胆素原,其中大部分随粪便排出,称为粪胆原。小部分胆素原经回肠下段或结肠重吸收,通过门静脉回到肝脏,转变为胆红素,再随胆汁排入肠道,这一过程称为胆素原的肠肝循环。被吸收回肝的小部分胆素原进入体循环经肾脏排出。

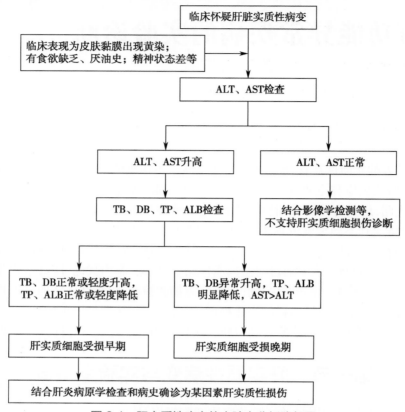

图 6-1　肝实质性病变的实验室分析路径图

　　胆红素测定用空腹血清,测定方法采用氧化酶法。溶血及脂血标本对实验结果产生影响,标本采集和标本处理时尽量避免溶血。另外,胆红素不稳定,遇光易分解,血清标本应及时分析,避免长期存放。

　　参考范围:TB:5.0~28.0μmol/L;DB:<8.8μmol/L。

　　2. 丙氨酸氨基转移酶测定　丙氨酸氨基转移酶(alanine aminotransferase,ALT)大量存在于肝脏细胞中,其次为肾、心、骨骼肌等。血清 ALT 活性升高,通常表示肝脏损伤。肝脏中此酶含量最高,所以当肝脏受到损伤时,大量的胞内酶释放入血液,血中该酶的含量升高。ALT 是目前临床中反映肝实质细胞受损最主要的酶。

　　ALT 测定使用空腹血清标本,测定方法为连续监测法。溶血及脂血标本对实验结果产生影响,标本采集及处理时尽量避免溶血。

　　参考范围:男性 9~50U/L,女性 7~40U/L。

　　3. 门冬氨酸氨基转移酶(AST)测定　门冬氨酸氨基转移酶(aspartate transaminase,AST)广泛存在于多种器官中,按含量多少顺序为心、肝、骨骼肌和肾等,肝中 70% 存在于肝细胞线粒体中。AST 有两种同工酶 ASTs 和 ASTm,分别存在于细胞质和线粒体。细胞轻度损伤时 ASTs 显著升高,而严重损伤时,则 ASTm 大量出现于血清中。正常血清中所含 AST 的同工酶主要为 ASTs,但在病理状态下,如细胞坏死,则血清中以 ASTm 为主。血清 AST 活性升高,多来自心肌或肝脏损伤;肾脏或胰腺细胞损伤时,也可出现很高的 AST 活性。

　　AST 也是反映肝实质细胞受损的细胞酶,但其特异性不如 ALT。AST 测定使用空腹血清标本,测定方法为连续监测法。由于红细胞内 AST 活性约为血清中的 10 倍,故溶血标本可使测定结果偏高。标本采集及处理时尽量避免溶血。剧烈的体力劳动,因骨骼肌细胞通透性增加,酶活力也增加。血清中 AST

活性相当稳定，在低温条件下可保存一周。

参考范围：男性 15~40U/L，女性 13~35U/L。

4. 血清总蛋白测定　血清总蛋白（total protein，TP）是血清中除水分外含量最高的一类大分子化合物。肝脏是血浆蛋白合成的重要部位。合成蛋白质的质与量可反映肝功能受损程度。当蛋白质合成降低时，血液循环中前清蛋白、清蛋白、α- 抗胰蛋白酶、纤维蛋白原、铜蓝蛋白、转铁蛋白、凝血酶等低分子量的蛋白质水平下降。肝脏对损伤、炎症的反应表现为正性急性时相反应蛋白合成增加，负性急性时相反应蛋白合成减少。血浆蛋白的改变与肝细胞受损的方式、严重程度、时间长短有关。

TP 测定使用空腹血清标本，测定方法常用双缩脲法。

参考范围：成人 65~85g/L，长期卧床者低 3~5g/L。新生儿含量较低，大约 1 年后达到正常成人水平。60 岁以上者约低 2g/L。

5. 血清清蛋白测定　清蛋白（albumin，ALB）由肝实质细胞合成，在血浆中其半衰期为 15~19d，是血浆中含量最多的蛋白质，占血浆总蛋白的 57%~68%。其合成率主要由血浆中清蛋白水平调节，并受食物中蛋白质含量的影响。各种细胞外液中均含微量的清蛋白，正常情况下肾小球滤过膜允许分子量小于 20~40kD 的蛋白顺利通过，因此肾小球滤过的原液中主要是小分子蛋白（如溶菌酶、β_2 微球蛋白等），白蛋白（分子量约 69kD）的含量很少。

清蛋白测定使用空腹血清标本，测定方法常用溴甲酚绿法。

参考范围：40~55g/L。

6. 总胆汁酸测定　胆汁酸（bile acids，BA）是胆固醇在肝脏分解代谢的产物，胆汁酸经肝脏分泌到胆汁中，并随胆汁排入肠腔。胆汁酸在肠腔经细菌作用后，95% 以上的胆汁酸被肠壁吸收经门静脉血重返肝脏利用。胆汁酸的生成和代谢与肝脏有十分密切的关系。当肝细胞发生病变，血清总胆汁酸（total bile acids，TBA）升高，因而血清 TBA 水平是反映肝实质损伤的一项重要指标。

血清 TBA 测定方法有高效液相色谱法、层析法、免疫法及酶法等。酶法包括酶循环法、酶耦联比色法。目前推荐 TBA 的检测方法为循环酶法。

参考范围：TBA<15.0μmol/L。

三、结果判断与分析

（一）首选实验

1. 血清丙氨酸氨基转移酶测定　ALT 在肝细胞中含量较多，且主要存在于肝细胞的胞浆中。当肝脏受损时，此酶可释放入血，致血中该酶活性浓度增加。临床应用主要有：①肝细胞损伤的灵敏指标：急性病毒性肝炎 ALT 阳性率为 80%~100%，肝炎恢复期，ALT 转入正常，但如果在 100U/L 左右波动或再度上升，为慢性活动性肝炎；重症肝炎或亚急性肝坏死时，再度上升的 ALT 在症状恶化的同时，酶活性反而降低，表明肝细胞坏死后增生不良，预后不佳。因此，监测 ALT 可以观察病情的发展，并作为预后判断的依据。②慢性活动性肝炎或脂肪肝：ALT 轻度增高（100~200U/L），或在正常范围，且 AST>ALT。肝硬化、肝癌时，ALT 有轻度或中度增高，提示可能并发肝细胞坏死，预后严重。其他原因引起的肝脏损害，如心功能不全时，肝淤血导致肝小叶中央带细胞的萎缩或坏死，可使 ALT、AST 明显升高；某些化学药物如异烟肼、氯丙嗪、苯巴比妥、四氯化碳、砷剂等可不同程度损害肝细胞，引起 ALT 升高。

应当注意的是：重症肝炎时由于大量肝细胞坏死，血中 ALT 逐渐下降，而胆红素却进行性升高，出现所谓"酶胆分离"现象，常是肝坏死的前兆。

心脏、骨骼肌等组织受损及其他肝胆疾病如胆石症、胆囊炎、肝癌和肝淤血时血清 ALT 水平也可升高。

2. 门冬氨酸氨基转移酶测定　临床 AST 测定主要用于诊断急性心肌梗死（AMI）、肝细胞及骨骼肌疾病。肝炎发病早期，由于肝 ALT 含量高，血清 ALT/AST>1，中晚期肝细胞出现坏死，胞内 ASTm 释放入血，表现为血清 AST>ALT。ALT 和 AST 持续升高，往往是反映慢性肝炎的指标。

（二）次选实验

1. 血清胆红素测定　胆红素测定是肝功能检测的常规项目，在所有的肝脏疾病情况下都会升高，肝实质细胞受损时 TB 和 DB 都会明显升高。但是,胆红素在肝前性和肝后性疾病情况下也会升高,因此,对黄疸的鉴别尤为重要。

临床意义:正常人血清胆红素浓度低于 17.1μmol/L。当总胆红素在 17.1~34.2μmol/L 时,无肉眼可见的黄疸,为隐性黄疸。当超过 34.2μmol/L 时,肉眼可见巩膜变黄。黄疸按病因可分为溶血性、肝实质细胞性和梗阻性黄疸;按病变部位可分为肝前性、肝细胞性和肝后性黄疸;按血中升高的胆红素的类型分为高未结合胆红素性黄疸及高结合胆红素性黄疸两类。

黄疸的类型及形成机制见表 6-1。

表 6-1　黄疸的类型及机制

黄疸类型	病因及机制
高未结合胆红素血症	
胆红素生成过多	溶血性因素
	先天性:红细胞膜、酶或血红蛋白的遗传性缺陷等
	后天性:血型不合输血、脾亢、疟疾及其他理化因素等
	非溶血性因素
	恶性贫血、珠蛋白生成障碍等引起的无效造血
胆红素转运障碍	右心充血性心力衰竭,门体分流等
肝细胞摄取障碍	药物竞争性抑制,脓毒症,Gilbert 综合征等
肝细胞储存障碍	载体蛋白被竞争性抑制,发热等
肝细胞结合障碍	新生儿生理性黄疸,药物,Grigler-Najjar 综合征等
高结合胆红素血症	
分泌受阻	肝细胞病变:肝炎、胆汁淤积(肝内)等
	Dubin-Johnson 综合征和 Rotor 综合征等
	药物(雌二醇)
排泄障碍	肝外梗阻:结石、癌肿、寄生虫、狭窄或闭锁等
	坏死性胆管炎
	肝内梗阻:药物、原发性胆汁性肝硬化、肿瘤、肉芽肿等

2. 血清总蛋白测定　血清总蛋白浓度降低反映蛋白合成减少或蛋白质丢失过多,如各种肝脏实质性疾病、肾病综合征、胃肠道疾病致吸收不良、严重烧伤、大出血等;长期营养不良及消耗增加,如肿瘤、结核、甲亢等。血清总蛋白升高见于多发性骨髓瘤、巨球蛋白血症、冷沉淀球蛋白血症等多克隆性或单克隆性免疫球蛋白病。多发性骨髓瘤患者血浆球蛋白超过 50g/L,总蛋白超过 100g/L。各种原因引起机体明显失水时,血液浓缩,总蛋白含量相对增高,临床称假性蛋白增多症。

3. 血清清蛋白测定　血清清蛋白浓度增高常见于机体严重失水血液浓缩而出现的假性清蛋白增多症,或者因治疗需要输入了过多的清蛋白,迄今尚未发现真性血清清蛋白浓度增高的疾病。

血清清蛋白浓度降低的原因与血清总蛋白浓度降低的原因相同,肝脏实质细胞受损时清蛋白合成减少、严重的吸收不良、消耗性疾病、腹水形成、肠道肿瘤及多种其他全身性疾病(如严重感染、多发性癌症、胶原病等),肾病时清蛋白可从尿中丢失。血清清蛋白如<20g/L,临床可出现水肿。妊娠期血清清蛋白可降低,但分娩后迅速恢复正常。血清清蛋白含量降低还见于罕见的先天性清蛋白缺乏病,由于清蛋白合成障碍,患者血清中几乎没有清蛋白,但不出现水肿。

4. 血清胆汁酸测定　肝细胞受到损伤时,肝脏对 TBA 代谢功能下降,血清 TBA 在不同阶段都增高,可见于急性肝炎、慢性肝炎、肝纤维化、乙醇性肝病、中毒性肝病、胆汁淤积等。急性肝炎时 TBA 显著增高,可以达到正常人水平的 10~100 倍,若持续不降者则常转化为慢性肝炎。因此,TBA 测定是反映肝实质损伤的一项指征。但需注意,胆汁酸不但参与脂质的消化吸收,而且维持胆汁中胆固醇的可溶性状态。

当胆汁酸代谢异常导致胆固醇性胆石形成,胆石形成阻塞加重胆汁酸的代谢异常,其阳性率亦明显高于其他肝功能指标。

(赵艳华　李贵星)

第二节　急性病毒性肝炎与实验室检查

急性病毒性肝炎是一种病毒感染全身,但主要侵犯肝脏的疾病。该病主要由肝炎病毒引起(甲、乙、丙、丁、戊型肝炎)。其他病毒感染(巨细胞病毒、疱疹病毒、柯萨奇病毒、腺病毒等)也可累及肝脏。甲型肝炎和戊型肝炎是自限性疾病,而丙型肝炎及乙型肝炎则可转变成慢性感染。急性病毒性肝炎分为急性黄疸型肝炎和急性无黄疸型肝炎。急性黄疸型肝炎多见于甲型肝炎和戊型肝炎,病程的阶段性较为明显。急性无黄疸型肝炎是一种轻型肝炎,可发生于任一型病毒性肝炎中,由于无黄疸不易被发现,因而成为重要的传染源。急性病毒性肝炎可能通过血液生化,病毒免疫学和分子生物学检查确诊。

一、实验室分析路径

实验室分析路径见图 6-2。

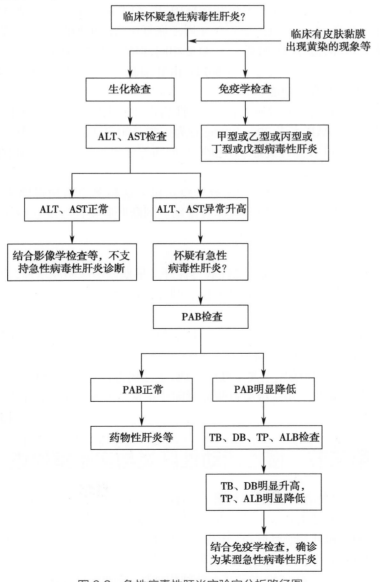

图 6-2　急性病毒性肝炎实验室分析路径图

二、相关实验

急性病毒性肝炎确诊主要依靠实验室检查。实验室检查主要包括肝功能检查和免疫学检查。肝功能检查的指标有胆红素、蛋白质、肝酶等。对于急性病毒性肝炎而言,由于肝炎病毒处于高度活跃期,对肝细胞损伤严重,实验室检查结果往往表现出异常变化。

1. 血清前清蛋白测定　前清蛋白(prealbumin,PAB)分子量54kD,由肝细胞合成,在电泳中显示在清蛋白前方,其半衰期很短,仅约12h。PAB的生理功能是作为组织修补材料和运载蛋白,可结合大约10%的 T_4 和 T_3,对 T_3 亲和力更大,还具有运载维生素A的作用。

PAB测定使用空腹血清标本,测定方法常用免疫透射比浊法。

参考范围:170~420mg/L。

2. HAV、HBV、HCV、HDV测定　见相关章节。

3. 其他实验室指标　测定见前述。

三、结果判断与分析

(一)首选实验

1. 血清酶　在众多的急性病毒性肝炎诊断指标中,以ALT最为常用。各型急性病毒性肝炎在黄疸出现前3周ALT即开始升高,直至黄疸消退后2~4周才恢复正常。重型肝炎患者若黄疸迅速加深而ALT反而下降,说明肝细胞大量坏死。AST的意义与ALT相同,但特异性较ALT低。

2. 血清前清蛋白测定　前清蛋白分子量54kD,由肝细胞合成,其半衰期很短,仅约12h,因此,PAB测定可敏感反映肝脏一天内的合成功能状态。

临床意义:①作为肝功能受损的敏感指标,在急性病毒性肝炎时其血清水平极度降低。②作为营养不良的指标,其评价标准是:PAB水平200~400mg/L为正常,100~150mg/L轻度缺乏,50~100mg/L中度缺乏,低于50mg/L严重缺乏。③在急性炎症、恶性肿瘤、创伤等任何急需合成蛋白质的情况下,血清PAB均迅速下降,PAB是负性急时相反应蛋白。

3. 肝炎病毒标记物的检测　用ELISA法或免疫定量方法检测血清病毒感染的类型。免疫学检查可确定病毒性肝炎的类型,对于医生的用药选择有帮助。判断肝脏受损程度和治疗效果主要依靠肝功能检查。

(二)次选实验

1. 血清胆红素测定和尿胆色素检查　急性病毒性肝炎早期尿中尿胆原增加,黄疸期尿胆红素和尿胆原均增加,淤胆型病毒性肝炎时尿胆红素呈强阳性而尿胆原可阴性。黄疸型病毒性肝炎血清TB和DB均升高,但前者幅度高于后者。

2. 血清蛋白质测定　由于病毒的损害处于急性期,短期内肝细胞合成功能下降,但是ALB的半衰期较长,因此,血清TP和ALB表现为轻度降低。

3. 凝血酶原时间测定　凝血酶原主要由肝脏合成,急性病毒性肝炎时凝血酶原时间长短与肝损害程度呈正相关。当凝血酶原活动度<40%或凝血酶原时间比正常对照延长1倍以上时提示肝损害严重。

(赵艳华　李贵星)

第三节　慢性活动性肝炎与实验室检查

慢性活动性肝炎,简称"慢活肝"。病毒性肝炎病程持续在半年以上者即为慢性肝炎,其中在我国乙型肝炎占绝大多数(80%),近年也有丙型肝炎。按病程、肝功能情况、免疫状态及病变等的不同将慢性肝炎分为持续性和活动性两种。慢性持续性肝炎:病程半年以上,肝功能正常或轻度损害。病理检查示肝小叶结构完整,肝细胞有点状或零星坏死,炎症局限于汇管区,纤维化程度轻。预后良好,很少发展成肝硬化。慢性活动性肝炎:病程一年以上,病理检查示肝小叶结构破坏、肝细胞呈碎屑状坏死;严重时呈桥状坏死,炎症细胞浸润除汇管区外并侵入肝实质,纤维化程度重。预后差,易发展成肝硬化。

一、实验室分析路径

实验室分析路径见图 6-3。

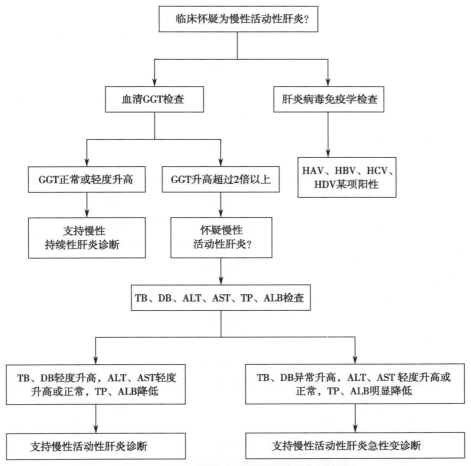

图 6-3　慢性活动性肝炎的实验室分析路径图

二、相关实验

慢性活动性肝炎表现为肝炎病毒对肝脏的慢性损伤。该疾病的确诊包括患者有长期的病毒感染史、体质虚弱、严重者可出现水肿和腹水。实验室检查包括肝功能检查和免疫学检查。肝功能检查的指标有 TB、DB、PAB、TP、ALB、ALT、AST、GGT。对于慢性病毒性肝炎而言,此时肝炎病毒处于低度活跃状态,慢性活动性肝炎对肝脏的损伤表现为慢性长期损伤过程。

1. 谷氨酰转肽酶测定　谷氨酰转肽酶(glutamyltranspetidase,GGT),是一种含巯基的线粒体酶。组织分布以肾脏含量最多,其次为胰、肺、肝等。血清中的 GGT 则主要来自肝胆系统,红细胞中几乎无 GGT,因此溶血对其测定影响不大。GGT 催化 γ- 谷氨酰基从谷胱甘肽或其他含 γ- 谷氨酰基物质中转移到另一肽或氨基酸分子上。

GGT 测定方法为连续监测法。标本要求:溶血标本血红蛋白在 500mg/L 以上可使 GGT 活性减低,轻度黄疸及脂血不干扰测定结果。血清中 GGT 的活力在室温或 4℃可稳定 7d,在冷冻状态下可稳定 2 个月。

参考范围:男性:10~60U/L;女性:7~45U/L。

2. 其他相关实验室指标检查　见前述。

三、结果判断与分析

(一) 首选实验

谷氨酰转肽酶测定　GGT 在反映慢性肝细胞损伤及其病变活动时较转氨酶敏感。GGT 存在于肝胆管上皮细胞微粒体中,当慢性肝病有活动性病变时,诱导微粒体 GGT 合成增加。在急性肝炎恢复期 ALT 活性已正常,如发现 GGT 活性持续升高,提示肝炎慢性化;慢性肝炎即使 ALT 正常,如 GGT 持续不降,在排除胆道疾病情况下,提示病变仍在活动;慢性持续性肝炎 GGT 轻度增高;慢性活动性肝炎 GGT 明显增高;肝细胞严重损伤,微粒体破坏时,GGT 合成减少,故重症肝炎晚期或肝硬化时 GGT 反而降低。

(二) 次选实验

1. 血清胆红素测定　血清胆红素(TB、DB)轻度升高。当慢性活动性肝炎转变为急性时,血清胆红素水平升高。

2. 血清转氨酶测定　由于长期慢性损伤,肝细胞被大量破坏,纤维增生,血清 ALT 和 AST 活性因肝细胞数量减少表现为轻度升高或正常。

3. 血清蛋白质测定　在慢性肝炎时,清蛋白降低明显、A/G 比值倒置,这是慢性肝炎的重要特性。血清蛋白可反映肝脏合成功能,代表肝的储备功能。γ- 球蛋白增高的程度可评价慢性肝病的演变及预后,慢性持续性肝炎的 γ- 球蛋白正常或基本正常,慢性活动性肝炎及早期肝硬化时 γ- 球蛋白呈轻、中度升高,若 γ- 球蛋白增高达 40% 时提示预后不佳。γ- 球蛋白增高的机制是库普弗细胞功能减退,不能清除血循环中内源性或肠源性抗原物质,后者刺激 B 细胞产生大量抗体,以致 γ- 球蛋白增高。

4. 其他实验检查　用 ELISA 法或电化学发光法检测血清病毒感染的类型。

确诊一个慢性活动性肝炎,实验室检查为必需条件,其他如病史、症状、体征三项只需两项即可,或肝活体组织检查符合慢性活动性肝炎的组织学改变者,皆可诊断为慢性活动性肝炎。

(三) 慢性活动性肝炎分型

由于慢性活动性肝炎临床表现多样复杂,慢性活动性肝炎可分为以下几种类型:

1. 隐匿型　有 5%~10% 急性乙型肝炎可转变为慢性活动性肝炎;约 90% 的慢性活动性肝炎患者可长期无症状。有部分出现明显症状时,通过肝功能检查发现异常及 HBsAg 阳性。

2. 反复发作型　病情稳定期与活动期波动较大,有症状与无症状交替出现,黄疸与转氨酶升高同无黄疸与转氨酶正常交替出现。经数次或反复恶化后病情或趋向静止、或向肝硬化发展。

3. 肝汁淤积型　少数慢活肝患者以高胆红素血症为突出的临床表现。自觉乏力、食欲缺乏、腹胀、皮肤瘙痒、大便颜色变浅等。血清 TB 达 171μmol/L 以上,ALT 中度升高,ALP 和 GGT 升高。

4. 肝功能衰竭型　患者持续性明显厌食、厌油、恶心、呕吐。肝功能急剧恶化,黄疸迅速上升达 171μmol/L 以上,凝血酶原活动度降低至小于 40%。血清清蛋白减少,总蛋白减少、白 / 球蛋白比倒置。出现腹水、皮肤黏膜或腔道出血如呕血、便血,终因肝性脑病、肝肾综合征等肝功能衰竭而死亡。

(赵艳华　李贵星)

第四节　急性肝坏死与实验室检查

急性肝坏死是由多种化学或生物学因素引起的以肝脏炎症和坏死病变为主的一组疾病。该病因为某些化学药物以及甲型或戊型肝炎病毒引起。一般表现为低热、食欲减退、恶心、呕吐、腹胀、便秘或腹泻。急性肝坏死可引起肾功能、消化功能、呼吸功能等下降,以及水电解质代谢紊乱。严重时,可因肝功能衰竭而死亡。

一、实验室分析路径

实验室分析路径见图 6-4。

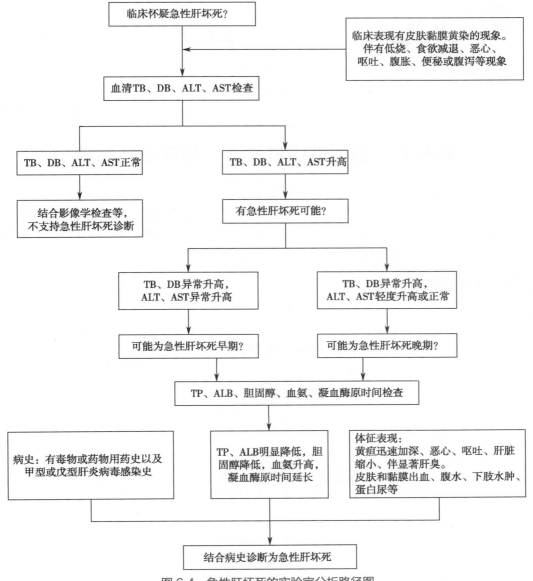

图 6-4　急性肝坏死的实验室分析路径图

二、相关实验

急性肝坏死是由于各种原因引起的急性黄疸性肝炎。主要表现为起病急,肝功能迅速显著减退。常规肝功能检查的指标有 TB、DB、TP、ALB、ALT、AST。实验室检查对于急性肝坏死的诊断有重要价值。

相关实验室检查项目见前述,血清胆固醇和凝血酶原时间检查见相关章节。

三、结果判断与分析

(一) 首选实验

1. 血清胆红素测定　在急性肝坏死的早期和中晚期,胆红素都表现会升高。因此,血清胆红素(TB、DB)迅速异常升高,而且表现为进行性升高,这是急性肝坏死的最大特点。

2. 血清转氨酶测定　对于急性肝坏死而言,血清转氨酶(ALT、AST)的异常变化是其另一个特点。在急性肝坏死的早期,由于肝细胞的大量破坏,胞内的酶释放进入血液,血中转氨酶浓度升高数十倍,有些患者可达上百倍。但是,随着急性肝坏死的进一步发展,大量的肝细胞已经被破坏,因此,血清中转氨酶浓度表现为急剧降低。血清转氨酶迅速异常升高随后急剧降低是急性肝坏死的又一特点。

（二）次选实验

1. 血清蛋白质测定　血清蛋白质（TP、ALB）在急性肝坏死表现为降低，其降低程度和肝坏死程度一致。

2. 其他指标测定　由于肝合成和转化功能受损，急性肝坏死患者可表现为血清胆固醇水平降低，血氨水平升高。严重者可因血氨水平升高引起肝性脑病。

（赵艳华　李贵星）

第五节　酒精性中毒性肝炎与实验室检查

酒精性中毒性肝炎由于长期持续过量饮酒引起的肝脏损害性病变。最初表现为肝细胞脂肪变性，进而可发展为肝炎、肝纤维化，最终导致肝硬化。其临床症状为：呕吐、腹痛、呕血、黑粪等。少部分患者可发生黄疸、肝功能衰竭和猝死。本病多见于男性，主要在于男性饮酒明显多于女性。对孕妇而言，饮酒量过多可影响胎儿的生长发育。乙醇的饮用量与肝硬化的发病率密切相关，通常饮酒量越高肝硬化的发病率也越高。

一、实验室分析路径

实验室分析路径见图 6-5。

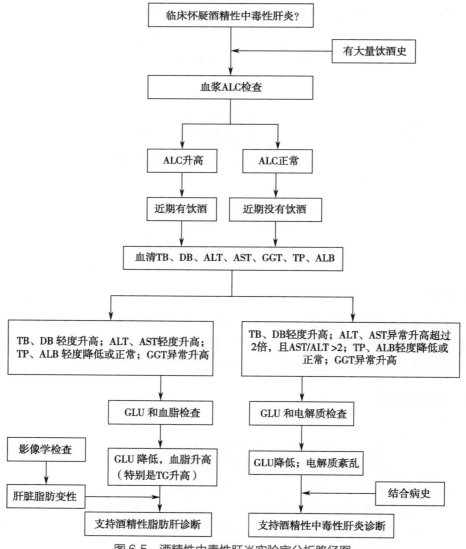

图 6-5　酒精性中毒性肝炎实验室分析路径图

二、相关实验

酒精性中毒性肝炎的发病在于乙醇对肝脏的慢性损伤,乙醇在体内代谢生成乙醛,乙醛活跃而且毒性大,损伤细胞膜并最终损伤细胞。乙醇是最常见的毒性物质,在诊断和治疗酒精中毒时对血液中乙醇浓度进行检测。急性乙醇中毒时,血液中乙醇浓度明显升高,肝功能表现为正常。长期嗜酒引起慢性酒精性中毒性肝炎,实验室检查表现为乙醇浓度轻度或中度升高。肝脏功能表现为血清 TB、DB 轻度升高;PAB 降低;TP、ALB 降低或明显降低;ALT、AST 增高或明显升高;GGT、ALP 中度升高或异常升高。

目前尚无对乙醇性肝病既高度敏感又特异的诊断标志物。许多指标可用于乙醇性肝病的检测,结合长期酗酒史及临床表现可以诊断乙醇性肝病。

血浆乙醇浓度检查　血浆乙醇(alcohol,ALC)检测方法有酶法、呼气法和气相层析法。血液乙醇浓度测定适用于自动化分析仪检测。呼气法属于乙醇测试筛选法,主要用于交通违规者。气相层析法:气相层析法是利用气相层析原理,测定血清或全血乙醇含量的方法,准确可靠,属于标准参考方法。

乙醇测定使用加盖的肝素抗凝血,目前临床测定方法常用酶法。

参考范围: <10mg/L。

相关实验室检查见前述。

三、结果判断与分析

(一) 首选实验

1. 血浆乙醇测定　在酒精性中毒性肝炎及酒精中毒时的诊断和治疗时需要对血液中酒精浓度进行检测。酒精性中毒性肝炎患者血浆 ALC 表现为高水平。已停止饮酒患者 ALC 水平可能不升高,但其有长期嗜酒史。

2. 血清谷氨酰转肽酶测定　GGT 与乙醇的摄取量有关,饮酒时,由于乙醇对肝细胞线粒体的诱导导致 GGT 活性升高,故对乙醇性中毒的判定有相当的价值。

(二) 次选实验

1. 血清转氨酶测定　乙醇性脂肪肝,AST 及 ALT 轻度升高,乙醇性肝炎时 AST 升高更明显,AST/ALT>2。

2. 其他　90% 酒精性中毒性肝炎患者血中出现转铁蛋白异质体(一种无糖基结合的转铁蛋白)。非特异性的检查有:高尿酸血症、高乳酸血症、高甘油三酯血症和低血糖等。

(赵艳华　李贵星)

第六节　胆道梗阻性黄疸与实验室检查

胆道梗阻性黄疸是临床常见的一种症状,涉及许多病因(如胆道结石、肿瘤等),主要表现为皮肤黏膜黄染的现象,是多种疾病的共同临床表现。胆道梗阻性黄疸的诊断主要依靠实验室检查和 B 超等影像学检查。

一、实验室分析路径

实验室分析路径见图 6-6。

二、相关实验

胆道梗阻性黄疸的主要病因是胆道结石,患者表现为严重黄疸,通过 B 超或磁共振等影像学检查发现胆道梗阻可确诊。实验室检查对于梗阻性黄疸的诊断具有重要的意义。相关实验室检查主要包括肝功能检测。

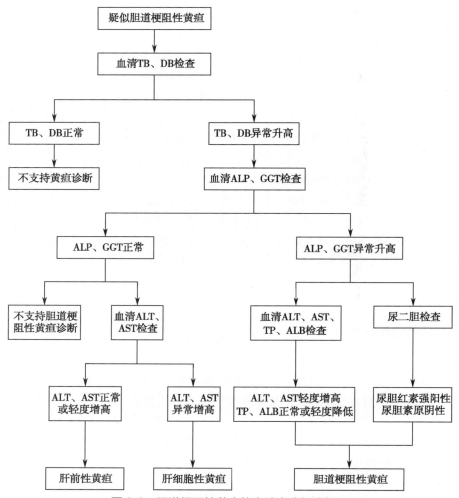

图 6-6 胆道梗阻性黄疸的实验室分析路径图

1. 碱性磷酸酶测定 碱性磷酸酶（alkaline phosphatase,ALP）是一种含锌的糖蛋白。在碱性环境中可以水解各种天然及人工合成的磷酸单酯化合物。ALP 广泛存在于各器官组织中,其含量以肝脏为最多,其次为肾脏、胎盘、小肠、骨骼等。血清中 ALP 主要来自肝脏和骨骼。生长期儿童血清内 ALP 大多数来自成骨母细胞和生长中的骨软骨细胞,少量来自肝。

ALP 测定使用空腹血清采用连续监测法。要求血清标本新鲜,25℃测定时,ALP 活性约增高 1%,若冷冻保存,标本复溶后 ALP 活性升高可达 30%。血清与肝素抗凝血浆测定结果一致,但 EDTA、草酸盐、柠檬酸盐等抗凝剂因能络合 Mg^{2+} 而抑制 ALP 活性,故不能使用。

参考范围:0~10 岁:140~420IU/L;11~16 岁:105~560IU/L;17~19 岁:45~125IU/L;男,>20 岁:51~160IU/L;女,20~49 岁:35~100IU/L;女,>50 岁:50~135IU/L。

2. GGT、血清胆红素及其他相关实验室检查 见前述。

三、结果判断与分析

（一）首选实验

1. 血清 ALP 测定 ALP 广泛分布于身体各器官,尤以肝脏、骨骼、肠上皮、白细胞含量较高。临床上测定 ALP 主要用于骨骼、肝胆系统疾病等的诊断和鉴别诊断,尤其是黄疸的鉴别诊断。急性肝炎包括病毒性肝炎和中毒性肝炎,ALP 增高达 2~5 倍,而肝硬化、胆石症和肿瘤引起的胆汁淤积,ALP 增高达 5~20 倍。90% 以上的肝外胆道阻塞患者血清 ALP 升高,升高的程度常和阻塞程度及病程成正比。如果血清中 ALP 持续低值,则阻塞性黄疸的可能性很小。若血清胆红素逐渐升高,而 ALP 不断下降表示病情恶化。

甲状腺功能亢进、恶性骨损伤、佝偻病、Paget 病、骨折、肢端肥大症所致骨损伤等,均引起 ALP 活性升高,尤其是骨 ALP 同工酶增高。骨 ALP、高分子 ALP 同工酶对恶性肿瘤骨转移或肝转移的阳性预示值较总 ALP 高。

在临床应用中,ALP 主要用于诊断肝胆和骨骼疾病。黄疸患者同时测定 ALP 与氨基转移酶活性有利于黄疸的鉴别诊断。氨基转移酶活性明显增高而 ALP 正常或轻度升高说明是肝性黄疸。ALP 明显升高,胆红素不高多为肝内局部性胆道阻塞,常见于肝癌。毛细胆管性肝炎,ALP 和氨基转移酶活力都明显升高。溶血性黄疸时 ALP 正常。

2. 血清 GGT 测定　GGT 在多种肝脏疾病时都会升高,如前述提到的慢性活动性肝炎等,在胆道梗阻时,反流的胆汁刺激胆管上皮细胞合成 GGT 增加释放入血从而表现为血清浓度升高。

在胆道梗阻时,GGT 和 ALP 同时异常升高是一个显著的标志。

3. 血清胆红素测定　胆道梗阻时显著的体征是黄疸,但是引起黄疸的原因很多,一方面要对黄疸加以鉴别,同时利用相关的实验检查做出诊断。

黄疸的鉴别可通过实验室检查,通过比较血、尿、粪中胆红素及其代谢产物异常改变,可对溶血性、肝细胞性和梗阻性黄疸三种类型加以鉴别诊断(表 6-2)。

表 6-2　三种类型黄疸的实验室鉴别诊断

类型	血液		尿液		粪便颜色
	未结合胆红素	结合胆红素	胆红素	胆素原	
正常	有	无或极微	阴性	阳性	棕黄色
溶血性黄疸	高度增加	正常或微增	阴性	显著增加	加深
肝细胞性黄疸	增加	增加	阳性	不定	变浅
梗阻性黄疸	不变或微增	高度增加	强阳性	减少或消失	变浅或白陶土色

对于引起高结合胆红素血症的肝细胞性黄疸和梗阻性黄疸,可联合应用反映胆道梗阻及肝细胞损伤的其他有关肝功能检验指标进一步加以鉴别(表 6-3)。

表 6-3　肝细胞性黄疸和梗阻性黄疸的鉴别

项目	肝细胞性黄疸	梗阻性黄疸
血清蛋白电泳图谱	Alb 减少,γ- 球蛋白↑	球蛋白明显↑
脂蛋白 -X	多为阴性	明显↑
血清酶学		
ALT	肝炎急性期↑	正常或增高
ALP	正常或轻度增高	明显升高
LAP	可增高	明显升高
GGT	可增高	明显升高
其他方面		
凝血酶原时间	延长,VitK 不能纠正	延长,VitK 可以纠正
胆固醇	降低,尤其 CHE 明显降低	增高
CA/CDCA	<1	>1

注:↑升高。

（二）次选实验

包括肝功能的其他指标,如血清蛋白和转氨酶的检查。这些实验指标在同一病种不同患者表现不一。

（聂　鑫　李贵星）

第七节　肝硬化与实验室检查

肝硬化(cirrhosis of the Liver)是各种原因所致的肝脏慢性、进行性、弥漫性改变。其特点是一种病因或数种病因反复、长期损伤肝细胞,导致肝细胞广泛变性和坏死。广泛的肝细胞变性坏死后,肝内结缔组织再生,出现纤维组织弥漫性增生。同时肝内肝细胞再生,形成再生结节,正常肝小叶结构和血管形成遭到破坏,形成假小叶。经过一个相当长的时期,肝脏逐渐发生变形,质地变硬而变成肝硬化。肝硬化是我国常见的消化系统疾病。

肝硬化的发病原因主要有:乙型、丙型、丁型病毒性肝炎;酒精中间代谢产物乙醛对肝脏的直接损害;血色病(hemochromatosis)、肝豆状核变性(hepato-lenticular degeneration)或称 Wilson 病等遗传性和代谢性疾病;肝脏淤血、慢性充血性心力衰竭、慢性缩窄性心包炎和各种病因引起的肝静脉阻塞;长期服用某些药物(如双醋酚酊、甲基多巴)或长期反复接触某些化学毒物等。

一、实验室分析路径

实验室分析路径见图 6-7。

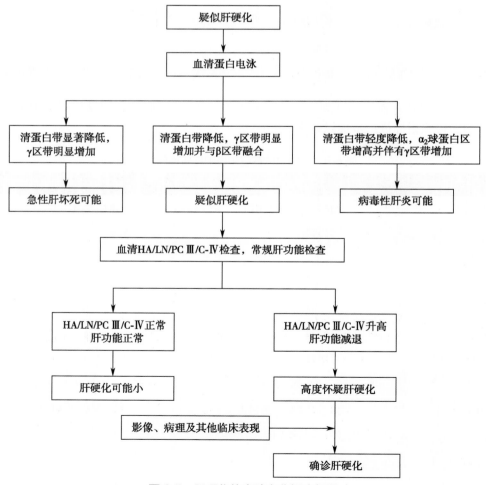

图 6-7　肝硬化的实验室分析路径图

二、相关实验

目前,肝硬化的确诊及疗效观察的金标准为肝组织活检,但由于该方法具有一定的损伤性并受穿刺部位的影响,其应用大大受限。目前临床常用的诊断依靠病史和实验室检查。肝硬化患者肝功能实验室检查表现为血清清蛋白减低,球蛋白增高,A/G 比值降低或倒置;血清胆红素明显升高;ALT 和 AST 轻度升高,当肝细胞坏死严重时,AST 活力常高于 ALT;此外,透明质酸(hyaluronic acid,HA)、层黏蛋白(laminin,LN)、Ⅲ型胶原前肽(propeptide of collagen,type Ⅲ,PC Ⅲ)及Ⅳ型胶原(collagen,type Ⅳ,C-Ⅳ)的联合测定,可评估肝间质纤维化的程度。

1. 血清蛋白电泳 血清蛋白电泳分析采用空腹血清标本,测定方法常用毛细管电泳或琼脂糖电泳。

参考范围:清蛋白 55.8%~66.1%;α_1- 球蛋白 2.9%~4.9%;α_2- 球蛋白 7.1%~1.8%;β_1- 球蛋白 4.7%~7.2%;β_2- 球蛋白 3.2%~6.5%;γ- 球蛋白 11.1%~18.8%。

2. 肝纤四项(HA、LN、PC Ⅲ 及 C-Ⅳ)联合测定 肝内皮细胞向间质细胞转化已被证实是肝纤维化发生的重要机制。HA 由间质细胞合成,因此血清 HA 可反映肝内皮细胞向间质细胞转化的程度,从而反映活动性肝纤维化,是预测肝硬化的良好指标。同时,肝纤维化时,肝星状细胞将被激活并转化为肌成纤维细胞样细胞,大量合成和分泌 LN、PC Ⅲ 及 C-Ⅳ 等间质成分。因此这四项指标联合检查可用于肝硬化高风险人群筛查,早期发现肝纤维化迹象并评估肝纤维化程度。其测定方法多采用放射免疫法或化学发光法。

参考范围(化学发光法):HA<106ng/mL,LN<133ng/mL,PC Ⅲ<17ng/mL,C-Ⅳ<98ng/mL。

3. 其他肝功能指标 见前述。

三、结果判断与分析

(一)首选实验

1. 血清蛋白电泳 血清蛋白电泳是临床上广泛用于肝硬化辅助诊断的指标之一。

临床意义:不同类型的疾病其血清蛋白电泳结果如下:

(1)肝脏疾病:①肝硬化:有典型的蛋白电泳图形,γ- 球蛋白明显增加,γ- 球蛋白和 β- 球蛋白连成一片不易分开,同时清蛋白降低;②急性肝坏死:清蛋白明显下降,球蛋白显著升高;③传染性肝炎:患者血清清蛋白轻度下降,α_2- 球蛋白增高并伴有 γ- 球蛋白增高。

(2)骨髓瘤:呈现特异的电泳图形,大多在 γ- 球蛋白区(个别在 β- 球蛋白区)出现一个尖峰,称为 M 蛋白。

(3)肾脏疾病:①肾病综合征:有特异的电泳图形,α- 球蛋白明显增加,β- 球蛋白轻度增高,清蛋白降低,γ- 球蛋白可能下降;②肾炎:急性肾炎时 α_2- 球蛋白可增高,有时合并 γ- 球蛋白轻度增高;慢性肾炎时常可见到 γ- 球蛋白中度增高。

(4)炎症、感染:在急性感染的发病初期,可见 α_1- 球蛋白或 α_2- 球蛋白增加;在慢性炎症或感染后期,可见 γ- 球蛋白增加。

(5)低 γ- 球蛋白血症或无 γ- 球蛋白血症:血清 γ- 球蛋白极度下降或缺乏。

2. 肝纤四项(HA、LN、PC Ⅲ 及 C-Ⅳ)联合测定 临床意义:HA 可较准确灵敏地反映肝内已生成的纤维量及肝细胞受损状况,有研究认为本指标较肝活检更能完整反映出病肝全貌,是肝纤维化和肝硬化的敏感指标。同时,HA 有助于估计肝病发展趋势,在急性肝炎→慢活肝→肝硬化发展中,血清 HA 逐步升高。LN 为基底膜中特有的非胶原性结构蛋白,与肝纤维化活动程度及门静脉压力呈正相关,慢活肝、肝硬化及原发性肝癌时明显增高,LN 也可以反映肝纤维化的进展与严重程度。另外,有研究表明,LN 水平越高,肝硬化患者的食管静脉曲张越明显。PC Ⅲ 反映肝内Ⅲ型胶原合成,血清含量与肝纤程度一致,并与血清 γ- 球蛋白水平明显相关。PC Ⅲ 与肝纤维化形成的活动程度密切相关,但无特异性,其他器官纤维化时,PC Ⅲ 也升高。C-Ⅳ 为构成基底膜主要成分,反映基底膜胶原更新率,含量增高可较灵敏反映出肝纤过程,在肝纤维化时出现最早,适合于肝纤维化的早期诊断。

(二) 次选实验

1. 血清蛋白测定　肝硬化患者早期 TP、ALB 可正常,中晚期出现降低,严重肝硬化患者出现 ALB 明显降低,并表现为清蛋白/球蛋白倒置。

2. 血清转氨酶测定　肝硬化患者早期 ALT、AST 升高,中晚期时由于肝细胞大量被破坏,纤维组织增生,其结果表现为正常。

3. 血清胆红素测定　对于肝硬化患者,高胆红素血症是一个典型的特征。肝硬化患者一直有高胆红素血症存在。如前述,需要同其他引起高胆红素血症的疾病相鉴别。

(聂　鑫　李贵星)

第八节　急性胰腺炎的相关酶学检查

急性胰腺炎(acute pancreatitis)是多种原因造成胰酶激活所致的胰腺组织的局部炎症反应,同时伴有其他器官功能改变。其临床症状轻重不一,轻者有胰腺水肿,表现为腹痛、恶心、呕吐等。重者胰腺发生坏死或出血,可出现休克和腹膜炎,病情凶险,死亡率高。本病好发年龄为 20~50 岁,女性较男性多见。病因最常见的有胆石症、胆道蛔虫、手术后遗症和外伤、高脂血症、病毒感染以及暴饮暴食、酗酒和中毒等。急性胰腺炎临床上分为水肿型和坏死型,后者发病急剧,死亡率很高。

一、实验室分析路径

实验室分析路径见图 6-8。

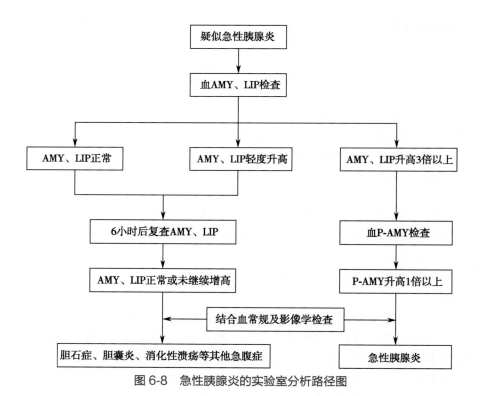

图 6-8　急性胰腺炎的实验室分析路径图

二、相关实验

急性胰腺炎时,患者胰淀粉酶(pancreatic amylase, P-AMY)溢出胰腺外,迅速进入血液,由尿排出,故其血、尿中淀粉酶(amylase, AMY)水平大为增加,是诊断本病的重要实验室检查项目。

1. 血清 AMY/P-AMY 测定　AMY 是能将多种糖化物,如淀粉、肝糖原等水解成糊精、麦芽糖和少量葡萄糖等产物的一组酶。人和动物只含 α-AMY。人 AMY 同工酶有两种,根据脏器来源的不同可以分为 P-AMY 和唾液淀粉酶。人体中胰腺含 AMY 最多,由胰泡细胞合成后通过胰管分泌入小肠,少量可进入血液循环;另外唾液腺也分泌 AMY 入口腔消化多糖。AMY 分子量较小,易由肾脏排出,半衰期很短,约 2h,所以病变时血清 AMY 增高持续时间很短。

测定方法:AMY 和 P-AMY 测定选用血清标本,临床多采用酶法进行测定。

参考范围:AMY:25~125IU/L;P-AMY:13~53IU/L。

2. 血清脂肪酶测定　脂肪酶(lipase,LIP)又称甘油酯酰水解酶或甘油三酯酶,是胰腺外分泌酶。LIP 可被巯基化合物、胆汁酸、Ca^{2+} 及辅脂肪酶等激活剂激活,而被重金属、丝氨酸所抑制。血清中 LIP 主要来自胰腺,少量来自胃肠黏膜。

测定方法:脂肪酶的测定选用血清标本,临床多采用酶法进行测定。

参考范围:13~60U/L。

三、结果判断与分析

1. 血清 AMY 测定　长时间以来,AMY 水平一直作为评价胰腺外分泌功能的一种辅助诊断指标。引起血清 AMY 活性增高有两个方面的原因:胰腺或腮腺组织损伤。由胰腺引起血清 AMY 增高的原因:①胰腺组织的炎症损伤使酶释放增加;②分泌过多;③胰腺等组织排泄受阻。

急性胰腺炎发病后,一般在临床症状出现 2~3h 即出现血清 AMY 升高,(也有延迟至 12h 后升高者),多在 12~24h 可达高峰,2~5d 恢复到正常。所以血清 AMY 活性测定是诊断急性胰腺炎的较好方法。由于急性胰腺炎血清 AMY 活性增高是一过性的,所以怀疑急性胰腺炎应及时抽血检查,否则易得出假阴性结果。有并发症或复发时血清 AMY 活性增高的时间延长。而测定 P-AMY 在诊断急性胰腺炎更有价值,因 P-AMY 是人淀粉酶同工酶的一种,具有组织特异性。

2. 血清 LIP 测定　正常人血清 LIP 含量极少,但在急性胰腺炎时,2~12h 血清 LIP 显著升高,24h 至峰值,48~72h 可能恢复正常,但随后又可持续升高 8~15d。由于血清 LIP 在急性胰腺炎时,活性升高的时间早,上升的幅度大,持续时间长,故其诊断价值优于 AMY。临床观察发现,凡血清 AMY 升高的病例,其 LIP 均升高;而 LIP 升高者 AMY 不一定升高。

因各种酶在急性胰腺炎发病时升高达峰值的时间和持续时间均不一致,所以根据患者腹痛发生的不同时间可以选择不同的实验。一般就诊较晚的患者推荐血清 LIP。此外,需注意的是,血清 AMY 与 LIP 的高低与病情程度无确切关联,部分患者的两种胰酶可不升高。

(聂　鑫　李贵星)

第九节　药物性肝病与实验室检查

药物性肝病(drug-induced liver disease)是指在使用一种或几种药物后,由药物本身或代谢产物所致的不同程度的肝脏损害,临床可表现为急性或慢性肝损伤。

当药物以各种剂型和给药途径进入机体后,在靶细胞发挥药理作用,或其中一部分被代谢转化,最终经肾脏从尿中或经肝胆从粪便中排出。药物的生物转化主要在肝脏进行,以肝细胞微粒体为主,其次是细胞可溶性部分,也有少数在线粒体内进行。另外也有少数在肝外进行。经过生物转化后,有的失去活性,有的药理活性不变,有的则变成了毒性较强的物质:例如扑热息痛经 N-羟化,还原后可与核酸结合引起蛋白质等生物高分子相结合,引起肝细胞坏死。药物性肝损害是指药物在治疗过程中,肝脏由于药物的毒性损害或对药物的过敏反应所致的疾病,也称为药物性肝炎。从药物方面看,中毒性肝损伤是由药物本身或其代谢产物对肝脏的毒性作用所引起的。药物通过细胞色素酶系作用产生有活性甚至是潜在细胞毒性的成分,进而引发肝脏损害;另一种情况则是患者过敏反应和遗传性药物代谢异常而引起肝脏损伤。

一、实验室分析路径

实验室分析路径见图 6-9。

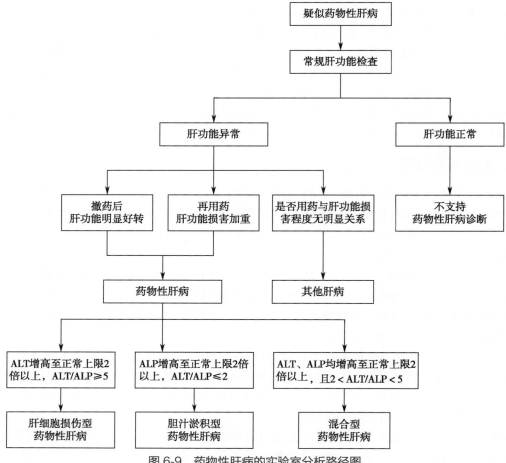

图 6-9 药物性肝病的实验室分析路径图

二、相关实验

药物性肝损害也称药源性肝病,由于药物的直接或间接作用,导致肝脏功能或结构的损害。临床上分为急性和慢性两类,临床上以急性药物性肝病最为常见,其病理损伤及临床特征可分为肝细胞型损伤、胆汁淤积型损伤及混合型损伤三类。慢性药物性肝病容易被忽略,病情更为严重,主要包括慢性肝炎、脂肪肝、磷脂沉积症、肝纤维化及肝硬化、胆汁淤积、硬化性胆管炎、肉芽肿性病变和肿瘤等。临床上用于评价药物性肝病的实验多采用常规的肝功能检查,其中首选 ALT 及 ALP 对药物性肝病进行诊断及分类。通过观察患者的用药史、撤药反应和再用药反应,结合实验室检查有肝细胞损伤及胆汁淤积的证据,药物性肝病不难诊断。

肝细胞损伤及胆汁淤积实验室检查指标如前述。

三、结果判断与分析

(一)首选实验

ALT、ALP 测定 肝细胞损伤型药物性肝病临床表现类似病毒性肝炎,血清 ALT 水平显著升高,其诊断标准为 ALT 上升至正常上限 2 倍以上或 ALT/ALP ≥ 5,常于停药 1~2 个月后恢复正常;胆汁淤积型药物性肝病主要表现为黄疸和瘙痒,ALP 水平的升高比 ALT 升高更早更明显,其诊断标准为 ALP>2 倍正常值上限,或 ALT/ALP≤2;混合型药物性肝病兼有肝细胞损伤和淤胆的表现,ALT 和 ALP 均大于 2 倍正常上限,且 ALT/ALP 比值介于 2~5。

(二) 次选实验

1. AST 测定　80% 的 AST 存在于线粒体,其升高反映肝细胞受损更为严重。
2. 胆红素测定　药物致肝细胞或胆管受损可引起胆红素升高。
3. GGT 检测　当肝内合成亢进或胆汁排出受阻时,血清 GGT 增高。

(聂　鑫　李贵星)

第十节　肝再生与实验室检查

大部分肝切除或肝损伤后,残肝细胞通过细胞增殖由基本不生长状态转变为快速生长状态,以补偿丢失、损伤的肝组织和恢复肝脏的生理功能的过程称为肝再生(liver regeneration,LR)。肝再生能力是决定肝损伤后是否恢复或活体肝移植手术是否成功的首要条件。因而,评价肝脏再生情况对肝损伤患者和活体肝移植供受者预后的判断有着重要作用。

一、实验室分析路径

实验室分析路径见图 6-10。

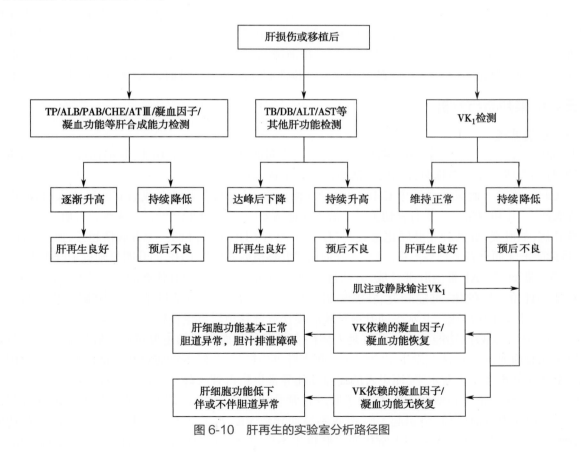

图 6-10　肝再生的实验室分析路径图

二、相关实验

目前,临床主要通过对患者一般状态的观察、肝脏影像学的检查和实验室指标的检测来评价肝损伤或移植后再生功能。肝再生良好时,肝脏各种功能逐渐增强甚至恢复正常。实验室检查主要包括肝脏合成功能检测和其他肝功能检测。肝再生检查结果多表现为肝脏合成的物质如血清蛋白质、凝血因子等水平逐渐升高,而胆红素和转氨酶等水平下降。

1. 血清总蛋白、白蛋白、前白蛋白测定如前述。

2. 血清胆碱酯酶测定　胆碱酯酶(cholinesterase,CHE)是由肝脏合成的一类催化酰基胆碱水解的酶类。人体主要有两种,即乙酰胆碱酯酶又称真性胆碱酯酶或胆碱酯酶 I 、丁酰胆碱酯酶又称假性胆碱酯酶或称拟乙酰胆碱酯酶或胆碱酯酶 II 。临床常规检查的胆碱酯酶即后者,其主要在肝脏合成后立即释放到血浆中,可反映肝脏合成功能。

测定方法:目前选用血清标本,丁酰硫代胆碱法进行测定。

参考范围:4 900~11 900U/L。

3. 抗凝血酶 III 测定　抗凝血酶 III (antithrombin III,AT III)是抗凝系统中最重要的成分,为一种多功能的丝氨酸蛋白酶抑制物,可抑制凝血酶生成。它由肝脏合成,可反映肝脏合成功能。

测定方法:发色底物法。

参考范围:75%~125%。

4. 凝血因子及凝血功能测定　纤维蛋白原、凝血酶原及凝血因子 V、VII、VIII、IX、X、XI、XII 都由肝脏合成,其水平高低可反映肝脏合成功能,因此,肝功能受损时凝血功能也将受到影响。凝血因子及凝血功能检测详见第四章“出血与血栓性疾病”。

5. 维生素 K_1 测定　维生素 K(Vitamin K,VK)也称凝血维生素,是凝血因子 II、VII、IX、X 在肝脏内合成必不可少的物质。维生素 K 是一种脂溶性维生素,有维生素 K_1、维生素 K_2 和维生素 K_3 三种形式。在人体内存在的维生素 K 主要是维生素 K_1 和维生素 K_2,各占 40%~50%。其中,维生素 K_1 主要来源于绿叶蔬菜、牛奶及肉等食物,VK_2 则通过肠道细菌合成。食物中的 VK_1 需在胆汁酸盐存在下,才能由消化道很好地吸收,当肝脏或胆管的原因导致胆汁产生或排泄障碍时,将影响 VK_1 吸收造成 VK 缺乏并引起凝血功能异常。因此,测定 VK_1 水平可反映肝脏合成并排泄胆汁的能力。目前,VK_1 测定多采用质谱分析。

三、结果判断与分析

(一)首选实验

1. 血清总蛋白、白蛋白、前白蛋白测定　蛋白质代谢涉及肝脏的合成功能,肝损伤或肝移植后再生良好时,肝脏的合成功能逐渐恢复,因此,血清蛋白质水平逐渐增高至正常。

2. CHE 测定　血浆或血清中 CHE 的含量甚微。由于 CHE 在肝脏合成后立即释放入血,故能反映肝脏合成速度,并和白蛋白生成有密切关系。故测定血清 CHE 可用作肝功能试验来评价肝脏合成功能。各种慢性肝病,如肝炎,肝脓肿和肝硬化患者,约有 50% 患者 CHE 活性降低。患者病情越差,血清 CHE 活性越低,持续降低无回升者多预后不良。反之,肝损伤或肝移植后若血清 CHE 回升明显则提示肝再生良好。

3. AT III 测定　AT III 由肝脏合成,其活性检测是临床上评估出凝血状态的良好指标,也可用于肝脏合成功能的评价。肝硬化、重症肝炎、肝癌晚期等肝脏疾病患者 AT III 活性常降低、其降低程度与疾病严重度相关,可伴发血栓形成。其水平回升可反映肝损伤或肝移植后再生良好。

4. 凝血因子及凝血功能测定　肝脏是人体内合成多种凝血因子的主要场所。肝病时可引起凝血因子缺乏造成凝血时间延长甚至发生出血倾向。而当肝再生良好时,随着肝脏合成功能的恢复,凝血因子水平将逐渐升高并恢复至正常水平,而患者的凝血功能异常也将得到改善。

5. VK_1 测定　消化道吸收 VK_1 依赖于肝脏正常合成并排泄胆汁,因肝脏或胆管的原因导致胆汁生成和/或向肠腔内排泄障碍,将引起 VK_1 吸收不良而导致 VK_1 水平低下。肝再生良好时,随着肝功能的恢复,绝大多数患者能实现 VK 的正常代谢。肝再生不良时,则有两种情况:一种是患者肝细胞功能基本正常,仅有胆道狭窄、感染等并发症,患者因胆汁排泄障碍而 VK_1 吸收不良,出现 VK_1 水平降低甚至缺乏,导致凝血功能紊乱,此时通过肌注或静脉输注纠正 VK_1 水平后,肝细胞则可利用 VK_1 正常合成凝血因子,纠正凝血功能;另一种是患者肝细胞功能不全,一方面肝细胞合成胆汁减少将影响 VK_1 吸收,另一方面肝细胞合成凝血因子的功能减弱,此时尽管采用肌注或静脉注射补充足量 VK_1 也将不能纠正患者凝血功能。因此,在治疗性补充 VK_1 时,结合 VK_1、凝血因子及患者凝血功能综合评估,还能对肝细胞和胆管的再生异常进行初步鉴别判断。

（二）次选实验

1. 血清胆红素测定 胆红素测定是肝功能检测的常规项目,在所有的肝脏疾病情况下都会升高,若肝损伤后恢复不良或肝移植术后发生排斥反应、不良并发症时,血清胆红素水平呈进行性增高,若肝损伤或肝移植后再生良好,血清胆红素则会在损伤或术后 3d 左右达某一峰值后逐渐下降。

2. 血清转氨酶测定 类似于血清胆红素变化,若肝损伤或移植后再生良好,血清转氨酶在损伤或术后 1d 左右达到峰值后逐渐下降。

（聂 鑫 李贵星）

第十一节 典型病例分析

病例 1

一般资料:

某成年女性,因黄疸、弥散性上腹痛和全身性瘙痒 2 周入院。尿液为暗褐色,粪便为灰白色并有恶臭。

体格检查:

黄疸,右肋部有触痛,肝大。

实验室检查:

血浆胆红素: 145μmol/L; ALP: 216U/L; ALT: 292U/L。尿胆原(−); 尿胆红素(++)。肝炎病毒分析:血抗 HAV IgM 为阳性。

分析与诊断:

该患者明显表现为肝脏功能障碍,因此 ALT 活性增加是因为肝细胞损伤引起。胆红素升高表明有黄疸存在。血浆 ALP 活性增加表明有肝内胆汁淤积存在。尿二胆的不同表现说明为肝性黄疸,结合抗 HAV IgM 阳性,结合病史该病例诊为传染性甲型肝炎。

病例 2

一般资料:

某成年女性,黄疸并有恶心表现,尤其是进食脂肪餐后,常有腹胀和不适。排泄恶臭而淡色的粪便和深褐色尿液。无既往病史,其男友是一个乙肝病毒携带者。

体格检查:

黄疸、肝大,有触痛,中等度腹水。

实验室检查:

血浆 Tbil: 625μmol/L; TP: 48.3g/L; Alb: 28.4g/L; ALP: 222U/L; ALT: 1 837U/L; PT: 16.9s; KPTT: 51.7s。尿液 Bil:(+++); Uro: ++。

讨论:

(1)血浆 ALT 活性和胆红素浓度明显增加,血浆 ALP 活性则为轻度增加,这提示肝细胞功能不良继发中度胆汁淤积。总蛋白水平降低主要是由于肝脏合成蛋白质减少,使清蛋白浓度降低所致。凝血时间延长与肝脏合成凝血因子减少有关。

(2)尿中出现胆红素表明存在高结合胆红素血症。尿胆原水平增加与肝功能低下有关。

最后诊断:急性传染性乙型肝炎。

病例 3

一般资料:

某成年男性,因皮肤、巩膜黄染 10 年,加重伴右上腹痛 15d 入院。体格检查:患者有黄疸、肝不大,无腹水。

实验室检查：

血浆 Tbil：625μmol/L；TP：72.5g/L；Alb：42.5g/L；ALT：64U/L；AST：55U/L；PT：16.9s；KPTT：34s。尿液 Bil：(-)；Uro：(+++)。

讨论：

该患者有明显的黄疸存在，但从实验室检查结果分析发现：该患者总蛋白和清蛋白水平正常，PT 和 APTT 正常，ALT 和 AST 在参考范围上限，表明该人肝功能正常，黄疸不是肝功能受损引起的。从尿二胆分析可以看出，该患者增高的胆红素为尿胆原，表明黄疸的来源是肝前性引起的。其可能原因是溶血引起的。

最后诊断：溶血性黄疸。

病例 4

一般资料：

某老年女性，2 周前出现皮肤黄染、瘙痒，伴食欲缺乏、乏力，小便黄。有胆囊结石 15 年，胆囊炎 2 年。

体格检查：

全身皮肤、巩膜黄染，皮肤瘙痒。B 超检查发现胆总管结石，胆囊萎缩。

实验室检查：

血浆 Tbil：625μmol/L；TP：62.5g/L；Alb：34.2g/L；ALT：126U/L；AST：98U/L；ALP：873U/L；GGT：457U/L。尿液 Bil：(+++)；Uro：(-)。

讨论：

该患者有明显的黄疸。从实验室检查结果发现：该患者总蛋白和清蛋白水平正常，ALT 和 AST 轻度升高，ALP 和 GGT 异常升高，从尿二胆分析可以发现尿胆红素明显升高，B 超检查发现胆囊结石。

最后诊断：肝后性黄疸。

病例 5

一般资料：

某女婴，出生 6 天。3 天前发现巩膜黄染，颜面、躯干也逐渐出现黄染。无发热，无咳嗽，无呕吐，无抽搐，尿便颜色较深，食欲尚好。

体格检查：

T：36℃，P：120 次 /min，R：42 次 /min，BP：85/53mmHg。发育良好，营养中等，哭声响亮，神志清楚。巩膜、颜面明显黄染，躯干及四肢可见黄染，颜色鲜亮，皮肤无水肿，无出血点及淤斑。顶枕部有一隆起包块，5cm×7cm 大小，边界清楚，未跨越颅缝，有弹性。前囟 1.5cm×1.5cm，张力不高。双肺呼吸音正常。心率 120 次 /min，节律规则。腹略饱满，脐部清洁干燥，肝脏于肋下 2cm，质软，缘锐，脾脏未触及。四肢肌力及肌张力正常。觅食反射、拥抱反射、握持反射存在。

实验室检查：

(1) 血常规：白细胞总数：2.0×10^9/L，中性粒细胞：55%，淋巴细胞：45%，血红蛋白：150g/L，网织红细胞：1%，血型"O"。

(2) 尿液分析：尿胆原阳性，尿胆红素阴性。

(3) 生化检查：血清总胆红素 205μmol/L；结合胆红素 22μmol/L。肝功能检查无异常。

(4) B 超示：肝、脾、胆囊无异常。

讨论：

高度怀疑新生儿生理性黄疸。新生儿生理性黄疸具有以下特点：①黄疸出现时间：在生后 2~3d 出现。②黄疸程度：属轻度到中度黄染，呈浅杏黄色或黄红色带有光泽，进展缓慢。③黄疸高峰时间：在生后 4~5d。④血清总胆红素值：足月儿一般不超过 205.2μmol/L 早产儿一般不超过 256.5μmol/L。⑤黄疸消退时间:一般在生后 7~10d,足月儿最长不超过 2 周;早产儿不超过 4 周。⑥伴随症状:除黄疸外,无贫血或肝脾肿大等症状,婴儿一般情况良好。早产儿的黄疸出现时间可能迟一些,程度可重一点,消退时间也可晚一些。新生儿生理性黄疸的胆红素值可因民族、地区、围产期产妇的情况以及新生儿个体情况而不同。

而具有下列条件之一者,应考虑为病理性黄疸:①黄疸在生后 24h 内出现。②总胆红素一般足月儿>205.2μmol/L,早产儿>256.5μmol/L。③黄疸进展迅速,总胆红素每 24h 升高的速度超过 86μmol/L。④结合胆红素>26μmol/L。⑤黄疸持续时间延长(足月儿超过 2 周;早产儿超过 4 周),或生理性黄疸消退后又复出现,或进行性加重。

新生儿病理性黄疸分类:①溶血性、肝前性黄疸:如先天性红细胞缺陷和)获得性红细胞缺陷。②肝细胞性、肝性黄疸:如新生儿肝脏酶系统的缺乏。常见的疾病有:各种感染(如脐炎、肺炎、败血症,还有脓疱疮、真菌感染、肠炎及其他呼吸道感染、新生儿肝炎综合征),母乳性黄疸。③阻塞性、肝后性黄疸:如新生儿期常见胆道阻塞及新生儿肝炎综合征。

最后诊断:
新生儿生理性黄疸。

病例 6

一般资料:

某中年女性,患原发胆汁性肝硬化,因逐渐恶化,精神错乱和倦睡一周入院,主诉小便失禁和排尿困难,未服药。

体格检查:

患者倦睡,定向力消失,当她伸出手臂时,可见典型的"肝掌",有肝红斑,指杵状变和蜘蛛痣,但未见临床型黄疸。

实验室检查:

血浆 urea:4.0mmol/L;Na^+:139.4mmol/L;K^+:1.72mmol/L;Cl^-:113.2mmol/L;TCO_2:12.3mmol/L;Tbil:30.3μmol/L;ALP:880U/L;AST:74U/L。 血液 Hb:136g/L(115~165g/L);WBC:15.2×10^9/L(4.0×10^9~11.0×10^9/L)。尿液:白细胞>100/mL;红细胞 0;细菌培养 10^5 个 /mL,革兰氏阴性杆菌。血气分析:pH:7.27;pCO_2:2.2kPa;pO_2:11.5kPa;HCO_3:8.0mmol/L。

讨论:

(1)患者血浆 ALP 活性明显增加和轻度高胆红素血症是原发胆汁性肝硬化的典型生化表现,并反映肝内胆汁淤积。肝细胞合成和释放 ALP 量的增加反映了胆汁流的局限性梗阻,血浆胆红素浓度增加是由于胆红素排入胆小管时受阻,使结合胆红素反流进入血液循环所致。在原发胆汁性肝硬化中,胆管树的分布通常是不协调的,残存的正常肝脏功能维持胆红素基本正常排泄,因此血浆胆红素浓度通常仅轻微升高。

(2)血浆 AST 活性也轻微升高。存在于肝细胞胞质和线粒体中的 AST,当肝细胞坏死时可释放入血浆,在原发胆汁性肝硬化时通常是中度升高。

(3)其他生化指标显示:本病例的生化检验结果提示明显的低血钾、低 TCO_2 和高氯血症。造成低血钾的原因很多,慢性低钾血症的最主要原因与代谢性中毒有关。本例患者同时存在血浆 TCO_2 浓度降低则提示是代谢性酸中毒,TCO_2 浓度太低则是由于代偿性呼吸性碱中毒。

最后诊断:
原发胆汁性肝硬化伴部分代偿的代谢性酸中毒。

病例 7

一般资料:

某成年女性,患剥脱性皮疹约 4 年。

体格检查：

皮肤轻度黄疸,肝不大。

实验室检查：

血浆 Tbil:54μmol/L;ALT:36U/L;ALP:613U/L。尿液 Bil:(++);Uro:(-)。

讨论：

患者实验室检查结果中尿液胆红素阳性提示血浆结合胆红素浓度升高,联系到 ALP 的升高,说明这是由肝胆管疾病患引起,而不是肝炎或溶血引起的肝前性高胆红素血症。可能的诊断包括:逆行胆管炎;胆结石;原发胆汁性肝硬化;胰头癌。

最后诊断：

原发胆汁性肝硬化。

病例 8

一般资料：

某中年未婚男子,被送到急诊室已处于半昏迷,他是酗酒者。

体格检查：

黄疸、腹部肿胀、肝大和腹水的证据,踝关节水肿。

实验室检查：

血浆 Cr:84μmol/L;urea:10.0mmol/L;Na$^+$:111mmol/L;K$^+$:4.6mmol/L;Tbil:166μmol/L;ALP:175U/L;AST:371U/L;Alb:24g/L;Glo:48g/L;TP:72g/L。

讨论：

(1)该患者的血浆钠离子浓度明显降低,血浆尿素轻度增加而肌酐浓度正常,提示是肾前性尿素血症。血浆 AST 活性和胆红素明显增加,而 ALP 活性增加较少,提示存在肝内胆汁淤积的肝细胞损伤。

(2)患者有水肿和腹水,血浆钠明显降低,低清蛋白血症使血浆胶体渗透压下降,从而使水从组织间向血管内的回流减少。这种回流减少一方面在组织形成水肿和腹水,另一方面则使血管内容量降低引起肾血流量减少,引发肾前性尿素血症。血管内容量不足还直接刺激 ADH 分泌以增强纯水的重吸收,因而引起稀释性低钠血症。低钠血症和血容量不足可刺激肾素和醛固酮的分泌,醛固酮促进钠从远曲小管的重吸收。

(3)低清蛋白血症可能是由于肝脏的合成减少,血浆球蛋白浓度增加很可能是由常见于肝脏疾病的多克隆 γ- 球蛋白的增加所致。肝硬化时,通常可见血浆 IgG 和 IgA 浓度增加。由于血浆 IgA 浓度增加,在血清蛋白电泳时可出现 β-γ 融接的特征性表现,即所谓宽 γ- 球蛋白带。

最后诊断：

失代偿性乙醇性肝病。

病例 9

一般资料：

某中年男性,在劳动中突发呕血,被送往医院。

体格检查：

消瘦,略有脱水,有许多龋齿,呼出气恶臭;肝脏触感坚硬和肿大,腹部膨胀,足部轻度水肿。有酗酒的既往史。

实验室检查：

血浆 ALT:145U/L;AST:198U/L;Tbil:55.6μmol/L;Dbil:17.4μmol/L;ALP:412U/L;GGT:283U/L;TP:55.8g/L;Alb:27.1g/L;Na$^+$:150.0mmol/L;K$^+$:3.10mmol/L;Cl$^-$:93.1mmol/L;TCO$_2$:29mmol/L。大便隐血(定性):(++)。

讨论：

在本病例中,呕血显然是由于体力劳动引起的。估计是由于劳动致血压升高时,膨胀和薄弱的食管静脉破裂所引起。食管静脉曲张常与肝病有关。体检有肝大而坚硬,且腹部膨胀。实验室检查发现患者血转氨酶活性升高,蛋白质浓度低下,胆红素浓度升高,伴有电解质代谢紊乱,且有酗酒史。

最后诊断:

酒精性肝硬化。

病例 10

一般资料:

某成年男性,因发现皮肤巩膜黄染 15 天,伴恶心、厌油、呕吐、食欲缺乏等不适。于院外检查 Tbil: 237.8μmol/L;Dbil: 167.4μmol/L;ALT: 2 093IU/L;AST: 2 245IU/L。未予治疗,直接转入另一家医院住院治疗。生化检查: Tbil: 352.4μmol/L;Dbil: 253.2μmol/L;ALT: 1 563IU/L;AST: 1 783IU/L;予保肝、退黄、降酶及人工肝治疗后无明显缓解,遂转入上级医院。

体格检查:

皮肤巩膜重度黄染,肝脏肋下未触及,无腹水。

实验室检查:

血浆 Tbil: 420.5μmol/L;Dbil: 308.5μmol/L;ALT: 69IU/L;AST: 69IU/L;PT: 17.8s;APTT: 7.3s;AFP: 257.7ng/mL;血氨: 66.2μmol/L。尿液: Bil(+++);Uro(-)。HBV DNA 1.24×10^8IU/mL;乙肝小三阳。

讨论:

该患者表现为肝功能明显异常,首次检查时,血浆 ALT、AST、Tbil、Dbil 异常升高,提示肝细胞受损严重,可能为急性肝坏死早期。但随着病情加重,大量肝细胞坏死,血中 ALT 和 AST 逐渐下降,而胆红素却进行性升高,出现所谓"胆酶分离"现象,提示为肝坏死的晚期。

最后诊断:

慢加急性肝功能衰竭。

病例 11

一般资料:

患者男性,23 岁,反复发热、咽痛 4^+ 个月入院。

体格检查:

皮肤、巩膜黄染。

实验室检查:

血清总胆红素 199.9μmol/L,直接胆红素 189.0μmol/L,ALT 70IU/L,AST 145IU/L,TP 48.5g/L,ALB 21.1g/L,ALP 1 055IU/L,GGT 484IU/L。

影像学检查:

鼻咽部包块,符合淋巴瘤征象,脾大,盆腔少量积液,其他部位未见明显异常。

病理诊断:

非霍奇金淋巴瘤,淋巴结外 NK/T 细胞淋巴瘤(鼻型,侵袭型)。

讨论:

(1)该患者皮肤、巩膜黄染,血清胆红素明显增高,以直接胆红素增高主,ALP 明显增高,肝功能轻度受损,符合梗阻性黄疸。

(2)患者已确诊鼻咽部淋巴瘤,但胆道影像学检查未见明显异常,可排除胆道结石和肿瘤转移引起的梗阻性黄疸。

(3)经病史询问发现该患者是确诊淋巴瘤后采用"培门冬酶 + 吉西他滨 + 奥沙利铂"化疗后开始出现肝功能损害,ALP 水平的升高明显,大于 2 倍正常值上限,且 ALT/ALP ≤ 2,符合胆汁淤积型药物性肝病诊断。

(4)该患者更换化疗药物 2 个月后肝功能逐渐恢复正常,确认黄疸是由药物引起。

最后诊断：

胆汁淤积型药物性肝病。

（赵艳华　聂　鑫　李贵星）

▶ 参考文献

1. 王兰兰. 医学检验项目选择与临床应用. 2 版. 北京: 人民卫生出版社, 2013.
2. Burtis C A, Ashwood E R. Teitz Fundamental of Clinical Chemistry. 5th ed. W. B SAUNDERS COMPANY, 2006.
3. 林果为, 王吉耀, 葛均波. 实用内科学. 15 版. 北京: 人民卫生出版社, 2017.
4. 涂植光. 临床检验生物化学. 北京: 高等教育出版社, 2006.
5. 周新, 府伟灵. 临床生物化学与检验. 4 版. 北京: 人民卫生出版社, 2008.
6. 尹一兵, 倪培华. 临床生物化学检验技术. 北京: 人民卫生出版社, 2015.
7. 葛均波, 徐永健, 王辰. 内科学. 9 版. 北京: 人民卫生出版社, 2018.
8. 尚红, 王兰兰, 尹一兵. 实验诊断学. 3 版. 北京: 人民卫生出版社, 2015.
9. 谢渭芬, 陈岳祥. 临床肝脏病学. 北京: 人民卫生出版社, 2012.
10. 周晓军, 张丽华. 肝脏诊断病理学. 南京: 江苏科学技术出版社, 2006.

第七章

心肌标志物与心脏疾病的实验诊断

心血管系统疾病是现代发达国家的主要疾病和死亡的主要原因之一。急性或慢性心血管系统疾病时均可出现心脏功能的明显改变,参与维持心脏生理功能的心肌细胞可因急性或慢性损伤而发生坏死,当心肌细胞坏死时,心肌组织内的某些蛋白分子或心肌酶会释放入血液循环,临床上将这些物质称为血清心肌标志物。心脏疾病的不同阶段,释放入血的心肌标志物类型和水平不尽相同,心肌标志物释放量与心肌损伤的严重程度密切相关。随着实验室检测能力与水平的提高,用于诊断心肌损伤和评价心脏功能的新的心肌标志物已被临床医学认可和用于临床诊断、疗效评价和预后评估。检测患者血清心肌标志物类型与浓度,在诊断急性或慢性心血管系统疾病及评估危险度分层中发挥了重要作用,动态分析心肌标志物的变化,可提示临床治疗效果并可作为判断患者预后的实验室辅助指标。正确选择和应用实验室指标,为临床诊断及评估提供咨询是本章的重点。

第一节　急性冠脉综合征的实验室检查

急性冠状动脉综合征(acute coronary syndrome,ACS)患者由于冠状动脉内不稳定的粥样硬化斑块破裂或糜烂继发新鲜血栓形成,导致冠状动脉血流受阻并可急剧加重,根据阻塞的部位、程度和持续时间不同,临床上可表现为不稳定型心绞痛(unstable angina,UA)、非 ST 段抬高性心肌梗死(non-ST-segment elevation myocardial infarction,NSTEMI)和 ST 段抬高性心肌梗死(ST-segment elevation myocardial infarction,STEMI)。STEMI 可通过心电图变化以及临床症状,心肌标志物浓度变化进行诊断,而 NSTEMI 与不稳定型心绞痛均无明显的心电图改变,两者的区别主要根据血中心肌标志物的测定。多数 ACS 患者在发病早期会出现急性胸前区疼痛,或以胃部不适作为主要临床表现,且有典型的心电图改变,约有 1/3 的 ACS 患者无明显胸痛症状,约有 40% 的患者心电图无明显缺血异常表现,此时实验室检查对于急性冠脉综合征患者的诊断和治疗效果监测有着重要意义。

一、实验室分析路径

实验室分析路径见图 7-1。

二、相关实验

1. 肌红蛋白检测　肌红蛋白(myoglobin,Mb)存在于横纹肌(心肌和骨骼肌)中,分子量为 17 800,属非心肌特异性,血液中肌红蛋白含量增加提示有横纹肌损伤,大量骨骼肌损伤时在尿液中可检测出肌红蛋白。心肌损伤早期,因其分子量小在外周血中可出现肌红蛋白(开始升高于 2~6h,6~12h 达峰),是敏感的心肌损伤早期标志物,由于其窗口期较短(1d),不能用于心肌损伤的回顾性诊断,但可用于心肌再梗死的诊断。由于肌红蛋白大量存在于骨骼肌中,当挤压综合征,甲状腺功能减退和电解质紊乱等疾病时,横纹肌细胞受损,肌红蛋白释放入血致其浓度升高。肌红蛋白经肾脏代谢清除,在肾衰竭患者也可见血 Mb 升高。

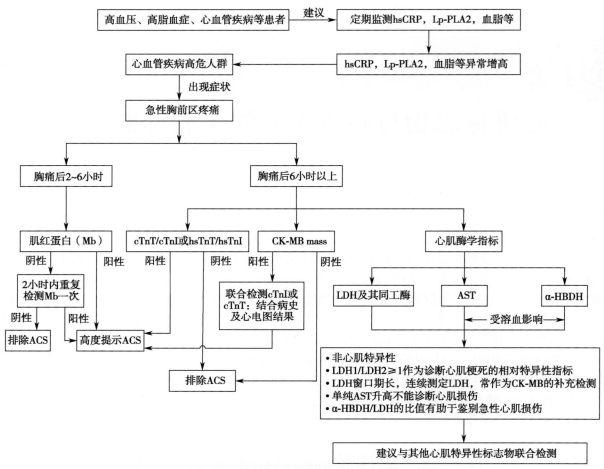

图 7-1　急性冠脉综合征（ACS）的实验室分析路径图

HsCRP：高敏 C 反应蛋白；Lp-PLA2：脂蛋白相关磷脂酶 A2；CK-MB mass：肌酸激酶同工酶质量；cTnT/cTnI：心肌钙蛋白 T/ 心肌钙蛋白 I；hsTnT/hsTnI：超敏肌钙蛋白 T/ 超敏肌钙蛋白 I；LDH：乳酸脱氢酶；AST：门冬氨酸氨基转移酶；α-HBDH：α- 羟丁酸脱氢酶

2. 肌酸激酶同工酶质量检测　肌酸激酶同工酶（CK-MB）主要存在于心肌细胞中，骨骼肌细胞中含量低。CK-MB 的分子量为 86 000，在心肌损伤早期即可出现于血中，于心肌损伤后 2~6h 开始升高，12~24h 达到峰值，窗口期较 Mb 长，约为 3d。CK-MB 质量（CK-MB mass）测定较 CK-MB 活性检测具有更高的敏感性和特异性，因此，目前认为 CK-MB mass 检测优于 CK-MB 活性分析。未开展 cTnI 或 cTnT 检测时，CK-MB mass 测定用于诊断 ACS 的敏感性和特异性接近肌钙蛋白。

3. 心肌钙蛋白 I/ 心肌钙蛋白 T 检测　肌钙蛋白主要存在于心肌肌原纤维细胞中，主要包括三个亚基：心肌钙蛋白 I（cardiac troponin I，cTnI）、心肌钙蛋白 T（cardiac troponin T，cTnT）和肌钙蛋白 C，是维持心肌纤维收缩与舒张的重要功能蛋。正常情况下，外周血中几乎没有肌钙蛋白，当心肌细胞因缺氧或其他因素引起细胞破损时而释放入血，肌钙蛋白 I 和肌钙蛋白 T 均具有相同的心肌特异性。cTnT 和 cTnI 的分子量分别为 37 000 和 22 500，在心肌损伤 3~8h 后其含量均开始升高，达峰时间均为 12~24h，cTnT 的窗口期（7~14d）较 cTnI（7~10d）长。两者的检测敏感性无差异，由于他们仅受心肌损伤影响，不受肾脏或骨骼肌影响，因此，他们是伴肌病或肾病时诊断心肌坏死的首选标志物。目前认为 cTnI 和 cTnT 对急性心肌梗死（acute myocardial infarction，AMI）、不稳定型心绞痛、围手术期心肌损伤等疾病的诊断、病情监测、疗效观察及预后评估都有较高的价值，特别是对微小的、小灶性心肌梗死的诊断具有重要价值。

超敏肌钙蛋白 I/ 超敏肌钙蛋白 T（high-sensitivity Troponin I/high-sensitivity Troponin T，hsTnI/hsTnT），其实质为肌钙蛋白 I 或肌钙蛋白 T，即检测更低浓度的肌钙蛋白 I 或肌钙蛋白 T。hsTnI 或 hsTnT 可有效检测微小心肌损伤所致的肌钙蛋白的微量改变，不仅可辅助诊断急性冠脉综合征，同时可用于评估患者预后。hsTnI 或 hsTnT 也可见于非 ACS 患者,如脓毒血症或严重感染、肾衰竭、心肌炎、心律不齐、急性或慢性心衰竭、肥大型心肌病、冠状动脉血管炎、冠状动脉痉挛、严重低血压或高血压、主动脉瓣疾病、急性或慢性呼吸道疾病、严重肺栓塞、肺动脉高压、心肌挫伤或心脏手术、心肌毒性药物等患者或健康者过度运动后均可出现增加。

4. 乳酸脱氢酶及其同工酶　乳酸脱氢酶(lactate dehydrogenase,LD 或 LDH)是无氧酵解中调节丙酮酸转化为乳酸的极重要的酶,广泛存在于肝脏、心脏、骨骼肌、肺、脾脏、脑、RBC、血小板等组织细胞的胞浆和线粒体中,其同工酶有五种。在诊断急性心肌梗死时,LDH 水平的升高常于发作后 6~10 小时,2~3 天达高峰,1~2 周恢复正常。如果连续测定 LDH,对于就诊较迟 CK 已经恢复正常的 AMI 患者有一定的参考价值,故临床上常作为 CK-MB 的补充检测。急性心肌梗死发作早期,血清中 LDH1 和 LDH2 活性均增高,但 LDH1 增高更早,更显著,导致 LDH1/LDH2 比值升高。因而 LDH1/LDH2 ≥ 1 作为诊断心肌梗死的相对特异性指标。因其广泛分布于各个组织中,故特异性不高。

5. 门冬氨酸氨基转移酶　门冬氨酸氨基转移酶(aspartate aminotransferase,AST)在心肌细胞中含量最高,所以当心肌细胞受到损伤时,大量的酶释放入血,使血清含量增加,临床可作为心肌梗死和心肌炎的辅助检查,但肝脏损害时其血清浓度也可升高。由于存在广泛,故不具备组织特异性,而且敏感性不高,故单纯 AST 升高不能诊断心肌损伤。心肌梗死发病 6~12h 显著升高,增高的程度可反映损害的程度,AST 活性峰值与梗死灶大小成正比,并在发作后 48h 达到最高值,3~5d 恢复正常。由于 AST 检测远不能满足尽早干预,恢复血流灌注的要求,当今医学界已不主张 AST 用于 AMI 诊断。目前认为,血清线粒体 AST(mAST)虽不能提高 AMI 的诊断特异性,但其水平能反映损伤严重程度,因此测定 mAST 对于判断预后有一定意义,特别是在推测死亡率方面较 CK-MB 更有价值。

6. α- 羟丁酸脱氢酶　α- 羟丁酸脱氢酶(alpha-hydroxybutyrate dehydrogenase,α-HBDH)主要存在于人的心肌、肾和红细胞中,以心肌组织含量最多,约为肝脏的 2 倍。α- 羟丁酸脱氢酶为非特异性酶,其测定是利用 α- 酮酸为底物所测得的乳酸脱氢酶(LDH)活性,由于 LDH 的 H 亚基对此底物的亲和力大,故用此酶活力代替含 H 亚基数多的 LDH1 和 LDH2 的活力。心肌梗死患者血清 α-HBDH 增高,发病后 12~18h 开始升高,2~3d 达峰值,持续 7~20d 后恢复正常。急性心肌损伤时,其活力升高,且 α-HBDH/LDH 的比值 ≥ 0.8。肝脏疾病患者 α-HBDH 也升高,但肝病时 α-HBDH/LDH<0.6,故当 LDH 升高而难于确定为心肌梗死或肝病时,测定 α-HBDH 有助于鉴别。需要注意的是该比值与各实验室的测定方法或测定条件有关,必须确立本实验室的比值。α-HBDH 在血中升高时间较迟,同工酶检测周期较长,特异性低,并且溶栓时多伴有溶血,因此,该指标不适合用于再灌注评估。

7. 高敏 C- 反应蛋白检测　高敏 C- 反应蛋白(high-sensitive C reaction protein,hs-CRP)是采用超敏感检测技术检测 CRP,能准确地反映低浓度时 CRP 的水平。CRP 是重要的急性相反应蛋白,也是心血管炎症病变的生物标志物。血清 hs-CRP 检测可独立预测不良心血管事件,包括心肌梗死、缺血性脑卒中和心脏猝死等。hsCRP 在 1~5mg/L 时与发生主要不良心血管事件(major adverse cardiovascular events,MACE)及死亡风险呈线性关系。研究提示在心梗患者,高水平 hsCRP(≥2mg/L)还与心梗患者临床表现和伴发合并症(如心力衰竭、外周血管疾病、脑卒中、心房颤动、糖尿病和类风湿性疾病)及增加患者死亡风险相关。hs-CRP 迅速上升反映了梗死区域内炎症反应的严重程度。与 hsCRP<2mg/L 相比,hsCRP ≥ 2mg/L 的心肌梗死(myocardial infarction,MI)患者死亡风险高出 1.42 倍,MACE 风险高出 1.28 倍。

8. 脂蛋白相关磷脂酶 A2 检测　脂蛋白相关磷脂酶 A2(Lipoprotein-associated Phospholipase A2,Lp-PLA2),近年来被认为是心血管事件的独立风险预测因子。Lp-PLA2 为丝氨酸酯酶,主要由巨噬细胞和单核细胞合成,其属于磷脂酶 A2 超家族,血浆中 80% Lp-PLA2 经载脂蛋白 B100 与低密度脂蛋白(LDL)结合,20% Lp-PLA2 通过载脂蛋白 A1 与高密度脂蛋白(HDL)结合。目前认为,Lp-PLA2 可水解氧化磷酸酯,生产氧化修饰的 LDL,释放前炎症和致动脉粥样硬化代谢物,因此,Lp-PLA2 可导致动脉粥样硬化和斑块破裂的发展,促进冠心病的发生。Lp-PLA2 不仅具有血管特异性,而且是冠心病和缺血性卒中的独立危险因素。国内外临床研究发现,无症状健康人群和代谢综合征、糖尿病以及心血管疾病患者若伴有高 Lp-PLA2 活性可预示心血管事件发生风险增加、死亡率增加。

三、结果判断与分析

诊断急性冠脉综合征检验项目的理想目标,能对胸痛发生 6h 内而又无明显心电图(ECG)变化的急性心肌损伤进行诊断,能早期判断对 AMI 患者进行溶栓治疗的再灌注效果,能用心肌标志物尽早判断每一位 AMI 患者的梗死程度与进展,监测有无再梗阻,能确定不稳型定心绞痛患者的高危险性。

有临床数据显示 AMI 后<60min 内得到治疗,死亡率为 1%;AMI 后 6h 才得到治疗,死亡率为 10%~20%;假定此呈线性关系,以此推论,AMI 后得到治疗的时间每延长 30min,死亡率将增加 1%;因此,早期快速诊断是减少死亡率的关键。

(一)首选实验

1. Mb　临床通常使用化学发光免疫分析法检测血清或血浆中 Mb 含量。患者在胸痛 2~4h 血清或血浆中 Mb 升高,提示患者很有可能发生急性心肌梗死。目前认为在胸痛后 2~12h 内检测 Mb 较 CK-MB mass 和 cTnT 均具有较高的阴性预测值(negative predictive value,NPV),即 Mb 阴性可排除急性心肌梗死。由于 Mb 的心肌特异性不高,最好联合检测血清或血浆 cTnT 或 cTnI 含量评价患者是否发生心肌损伤。用于早期诊断 AMI(发病 1.5~6h 内),胸痛后 2h 内连续 2 次动态检测 Mb 含量变化 ≥20ng/mL,可高度提示患者发生急性心肌梗死。胸痛发作 6h 内血中 Mb 水平升高具阳性预测价值。动态检测二次测定值无差异,具有 100% 阴性预测价值。

2. cTnI/cTnT 或 hsTnT/hsTnI　临床对血清或血浆心肌钙蛋白(cTn)的检测常采用化学发光法,临床怀疑急性心肌损伤患者,当 cTnI 或 cTnT:>0.15μg/L(微粒子化学发光法),高度提示存在心肌损伤。hsTnT 或 hsTnI 为高敏感性的心肌损伤指标,对微小面积心肌损伤能有效检测。当 hsTnT 或 hsTnI>14ng/L(电化学发光法),预示 ACS 风险,其测定值越高,预示发生 ACS 风险越大。

胸痛发生 6h 后的患者,直接选用 cTnI/cTnT 或 hsTnI/hsTnT 检测。血浆／血清中肌钙蛋白水平升高具有诊断特异性,其含量增加高度提示急性心肌梗死的发生,hsTnI/hsTnT 较 cTnI/cTnT 检测敏感性更高,能及时发现微小面积心肌坏死,实现及时的治疗。但肌钙蛋白在胸痛后 6h 内评价心肌损伤时,其敏感度较低;胸痛 6h 内若 hsTnT/hsTnI 检测结果为阴性,此时不能排除心肌损伤的发生,需在 3h 后再次测定 hsTnT/hsTnI,若结果阴性,提示心肌损伤可能性很小,结合患者症状等可进行临床的鉴别诊断。cTn 还是诊断不稳型定心绞痛,心脏创伤和心外科手术后伴有小面积心肌梗死最可靠的标志物,持续增高表明存在不可逆的心肌坏死。心梗后第 3~4d 的 cTn 测定值可用于辅助估计梗死面积,其水平高低与心肌梗死面积正相关。有研究发现,当患者表现为自身 hsTnT/hsTnI 基线水平升高,提示患者的心血管致死性和 5 年后心衰的发生率增加,但并不增加心肌梗死的发生;在非 ST 段抬高的心肌梗死患者,hsTnT 可较传统 TnT 更敏感的预测患者死亡率;在急性胸痛患者,hsTnI 浓度越高提示患者的 10 年死亡率和心梗发生率越高。

(二)次选实验

1. CK-MB mass　临床通常采用化学发光免疫分析法检测血清或血浆 CK-MB mass 水平。当患者 CK-MB mass 含量增加时,由于非心肌特异性,因此需要根据 CK-MB mass 升高水平结合患者心电图的变化及胸痛病史,或结合血清或血浆 cTnI 或 cTnT 检测结果判断综合判断患者是否发生心肌损伤。有骨骼肌损伤时 CK-MB mass 水平升高不能作为判断急性心肌损伤的指标。CK-Mb mass(蛋白浓度)在胸痛发作早期 6~7h 内的诊断敏感性同肌红蛋白。伴有 CK-Mb mass 水平增加的不稳型定心绞痛患者数月后心肌梗死的发生率和死亡率都明显高于 CK-Mb mass 正常的不稳型定心绞痛患者。

2. LDH 及其同工酶　目前主要采用连续监测法或比色法测定血清 LDH 水平。样本不能采用血浆,且避免溶血。乳酸脱氢酶催化乳酸氧化为丙酮酸为可逆反应,正反两个方向的反应均能测定。LDH 同工酶的测定方法有电泳法、离子交换柱层析法、免疫法、抑制法和酶切法。由于非心肌特异性,因此需要根据 LDH 及其同工酶升高水平结合患者心电图的变化及胸痛病史,或结合血清或血浆 cTnI 或 cTnT 检测结果综合判断患者是否发生心肌损伤。急性心肌梗死时,血清 LDH1 和 LDH2 显著升高,约 95% 病例的血清

LDH1 和 LDH2 比值大于 1,且 LDH1 升高早于 LDH 总活性升高。病毒性和风湿性心肌炎及克山病心肌损害等,患者的血清 LDH 同工酶的改变与心肌梗死相似。LDH1/LDH2 比值>1 还见于溶血性贫血、恶性贫血、镰形细胞性贫血、肾脏损伤、肾皮质梗塞、心肌损伤性疾病、瓣膜病等。

3. AST　目前主要采用免疫抑制法和酶水解法结合速率分析法测定血清中 AST 水平。因红细胞内 AST 含量为血清的 10 倍,溶血对其测定影响较大。由于非心肌特异性,因此需要根据 AST 升高水平结合患者心电图的变化及胸痛病史,或结合血清或血浆 cTnI 或 cTnT 检测结果综合判断患者是否发生心肌损伤。心肌炎、挤压综合征、肌肉损伤、肾炎及肺炎等也可引起血清 AST 活性升高。

4. α-HBDH　目前主要采用连续监测法或比色法测定血清 α-HBDH 水平。因红细胞内也含有 α-HBDH,溶血对其测定影响较大。由于非心肌特异性,因此需要根据 α-HBDH 升高水平结合患者心电图的变化及胸痛病史,或结合血清或血浆 cTnI 或 cTnT 检测结果综合判断患者是否发生心肌损伤。活动性风湿性心肌炎、急性病毒性心肌炎、溶血性贫血等,因 LDH1 增高,故 a-HBDH 亦增高。

AMI 发生时,心肌标志物水平随着时间进程呈现出特有的时相变化,在 AMI 时的标志物浓度时相变化见图 7-2。

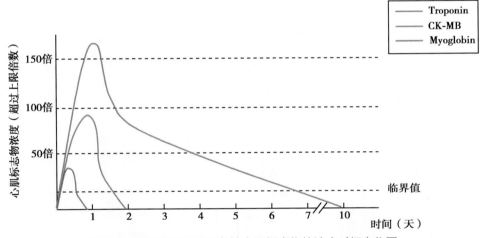

图 7-2　急性心肌梗死后急性心肌标志物的浓度时相变化图
Myoglobin:肌红蛋白;CK-MB:肌酸激酶同工酶;Troponin:心肌钙蛋白

总结心肌标志物的特点,Mb 是 ACS 心肌坏死早期诊断指标,但是由于其非心肌特异性,因此胸痛早期的连续监测及监测结果的动态增加对 ACS 的诊断具有一定价值。由于 Mb 在胸痛 2~12h 内检测具有较高的阴性预测值,因此 Mb 阴性可排除 ACS。同时,Mb 由于其窗口期短,可有效用于判断心肌再梗死的发生。CK-MB mass 也用于 ACS 的晚期诊断,但其心肌特异性低于肌钙蛋白,需要明确患者是否存在骨骼肌损伤,或与肌钙蛋白联合检测提高诊断特异性。cTnT 或 cTnI 具有心肌特异性,是急性心肌损伤中最理想的标志物。cTn 测定可用于辅助临床提高诊断心肌损伤的准确性和判断损伤程度,也可判断骨骼肌和心肌损伤同时损伤时心肌损伤程度。由于 cTn 窗口期较长,其也可用于 ACS 未及时就诊患者后期回顾性诊断。hsTnT 或 hsTnI 的检测可增强对心肌微小损伤的检出率,同时提高 ACS 诊断的敏感性。

治疗效果评估中,Mb、CK-MB mass 和 cTnT 或 cTnI 等均能有效评价溶栓治疗效果,溶栓治疗有效时心肌可出现心梗后的再灌注,再灌注可致血清或血浆中的心肌标志物水平陡然增加。肌钙蛋白也可在一定程度上反映心脏移植后的排斥反应状况,未发生排斥反应的心脏移植患者中,血中 cTnI 可较 cTnT 更快地恢复至参考范围。

ACS 发生后,心肌标志物水平变化及临床意义见图 7-3。

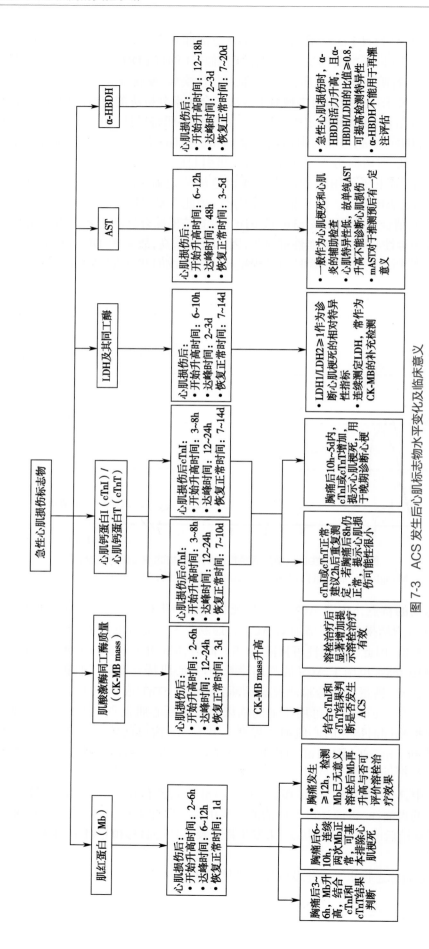

图 7-3　ACS 发生后心肌标志物水平变化及临床意义

（三）心血管事件预示指标

1. hs-CRP　目前主要采用乳胶增强免疫散射比浊法检测,也可通过免疫化学或 ELISA 测量血清或血浆中 hsCRP 水平,要求可检测到 ≤ 0.3mg/L 的 CRP。2009 年《美国国家临床生物化学研究院实验室医学实践指南:用于心血管疾病一级预防的新兴生物标志物》中指出 hsCRP 可作为一级预防风险评估的生物标志物,并与我国 2015 年颁布的卫生部行业标准《冠状动脉疾病和心力衰竭时心脏标志物检测与临床应用》中共同指出 hsCRP 用于心血管疾病危险性评估时,hs-CRP<1.0mg/L 为心血管疾病低危险性;1.0~3.0mg/L 为心血管疾病中度危险性,hs-CRP>3.0mg/L 为心血管疾病高度危险性。指南中推荐,如果 hs-CRP>10mg/L,表明可能存在其他炎症,应在其他炎症控制以后重新采集标本检测。建议采用两次(最好间隔两周)hs-CRP 检测平均值用于评估。

近 3 年来,欧洲临床实践中心和美国预防医学工作组对 hsCRP 心血管风险评估的应用价值提出了质疑——认为目前的证据不足以证明 hsCRP 在无症状成年人心血管疾病(CVD)发生和死亡的风险评估作用,认为前瞻性研究中发现单纯的生物学标志物如 hsCRP 等作为心血管事件风险评估指标可能价值较小,建立多因素相关的心血管疾病风险评估模型更有意义,将 hsCRP 水平加入现有的 CVD 风险评估模型,可提高 hsCRP 在心血管事件预示和危险再分层方面价值。因此,单一的 hs-CRP 对于心血管事件的评估有一定的局限性。

2. Lp-PLA2　目前 Lp-PLA2 检测主要包括质量和活性检测,主要采用发光免疫测定和酶联免疫吸附试验或酶促反应速率法。Lp-PLA2 水平与年龄无关,但有性别和种族差异,男性略高于女性,白种人高于黑种人。同时,调脂药物治疗可以降低 Lp-PLA2 质量和活性。我国 2015 年《脂蛋白相关磷脂酶 A2 临床应用中国专家建议》中推荐使用血清 Lp-PLA2 质量测定,但目前国内尚无有关 Lp-PLA2 的大规模人群研究,因此我国 Lp-PLA2 水平的正常范围尚有待进一步研究确认。国外研究建议 Lp-PLA2<200ng/mL 为正常水平,200~223ng/mL 为中度升高,≥223ng/mL 为高度升高。我国一项汉族人群小规模研究提示,Lp-PLA2 质量<174.12ng/mL 时,其对低危和高危冠心病患者的诊断灵敏度、特异性和准确度分别为93.4%、92.8% 和 97.0%。

Lp-PLA2 作为易损斑块的炎症标志物优于 hs-CRP。目前美国 FDA 已批准 Lp-PLA2 用于预测冠心病和缺血性卒中风险;《欧洲心脏病学会 2012 心血管疾病预防临床实践指南》建议:急性动脉粥样硬化血栓形成事件复发高风险患者可检测 Lp-PLA2 以进一步评估复发风险(Ⅱb/B)。2015 年我国《脂蛋白相关磷脂酶 A2 临床应用中国专家建议》提出 Lp-PLA2 可在传统心血管疾病危险因素评估的基础上进一步评估无症状心血管中、高危人群和动脉粥样硬化性心血管疾病中等危险的人群未来心血管疾病的风险,可更好预测他汀治疗且胆固醇控制较好的患者心血管病事件风险;是 ACS 和动脉粥样硬化性缺血性卒中患者远期风险评估指标。近年来研究提示,Lp-PLA2 活性检测方法学准确性较高,因此国内外更推荐使用 Lp-PLA2 活性检测预示心血管疾病。

第二节　溶栓治疗的实验室评价

心血管疾病大多数发病急、死亡率高,特别是发生急性心肌梗死后,其中大约有一半的患者死亡发生在到达医院之前。溶栓治疗是临床治疗急性心肌梗死患者常用的方法,发病 12h 内溶栓,每治疗 1 000 例患者可减少 21 例死亡。平均每提前一小时溶栓,可多挽救 1.6 人的生命,超过 12h 溶栓,不降低死亡率。溶栓治疗越早其远期预后越好。美国心脏病学会(AHA)关于急性心肌梗死治疗指南提示,溶栓治疗应争取在患者进入医院急诊科后 30min 内开始。主要采用链激酶类药物溶解血栓,恢复冠状动脉内血流,减少心肌细胞缺血损伤降低 AMI 病死率。检测血清或血浆中心肌损伤标志物肌红蛋白,肌酸激酶同工酶质量和肌钙蛋白均是评价溶栓治疗效果的最佳实验室指标,溶栓治疗效果的实验室评估对 AMI 患者的预后有良好的提示意义。

一、实验室分析路径

实验室分析路径见图 7-4。

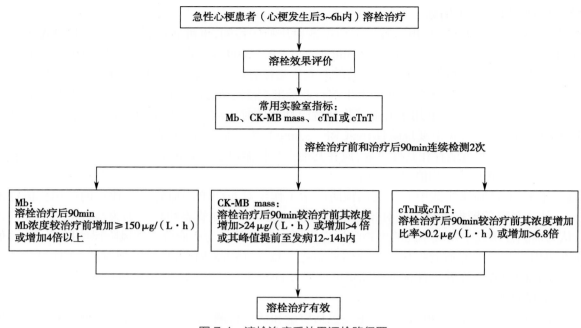

图 7-4　溶栓治疗后效果评价路径图

二、相关实验

具体内容参见本章第一节。

三、结果判断与分析

溶栓治疗后,血清或血浆标志物肌红蛋白、CK-MB mass 和 cTnI 或 cTnT 浓度可在短时间内由于心肌再灌注出现迅速增加。肌红蛋白、CK-MB mass 和 cTnI 或 cTnT 均是溶栓治疗效果评价的有效指标,其中 Mb 由于分子量最小入血最快,其溶栓治疗阴性预测值高于其他标志物,最适于鉴定溶栓治疗是否失败,评价所选择的治疗方案是否成功。

(一) 首选实验

1. Mb　由于 Mb 生物半衰期短,其血中浓度变化迅速,因此该指标可用于监测急性心梗溶栓治疗后是否再灌注成功。溶栓治疗后 Mb 出现快速陡峭升高,其变化速率大于或等于 $150\mu g/(L\cdot h)$,或溶栓治疗 90min 后增高 4 倍以上,提示再灌注成功。溶栓治疗有效时,梗死的血管可发生再灌注,患者血中 Mb 可较早地出现陡峭的增高峰,反之,若无 Mb 的增高峰,则可能提示溶栓治疗失败。

2. CK-MB mass　溶栓治疗 90min 后测血清或血浆 CK-MB mass 水平,若 CK-Mb mass 增加大于 $24\mu g/(L\cdot h)$ 或测定值大于 4 倍或其峰值提前至发病 12~14h 内,可提示心肌再灌注,溶栓治疗有效。

(二) 次选实验

cTn　溶栓后再灌注损伤可致 cTn 增加,溶栓治疗 90min 后肌钙蛋白的增加速度大于 $0.2\mu g/(L\cdot h)$ 或溶栓治疗后肌钙蛋白增高 6~8 倍以上,提示治疗有效,再灌注成功。

第三节　慢性心力衰竭的实验室检查

心力衰竭(heart failure)是一种复杂的临床综合征,因各种原因的初始心肌损伤引起心脏结构和功能的改变,逐渐导致心室泵血功能低下,心脏不能泵出足够的血液满足组织代谢的需要,或者在提高充盈压力后才能泵出组织代谢需要的相应血液。按照心力衰竭发展的速度可将心衰分为急性与慢性,慢性心力衰竭(chronic heart failure)是临床极为常见的危重症,是各种不同病因所致器质性心脏病的主要并发症。

我国慢性心力衰竭住院率占同期心血管疾病的20%,而死亡率占40%,随年龄增长发病率与死亡率显著增加。心钠素(cardiac natriuretic peptides,cNP)是心肌细胞产生的一种神经激素,其主要功能是增加尿/钠排泄,降低血管紧张素-醛固酮引起的血管收缩及血压升高。cNP主要分为心房利钠肽(ANP,大量储存于心房)、脑型利钠肽(BNP,主要储存和释放部位在心室)和C型利钠肽(CNP,主要储存在血管)三种。其中以BNP最稳定,近年来被作为心力衰竭的实验室诊断指标。其他心肌纤维化指标,如可溶性生长刺激表达基因2蛋白(sST2)、半乳糖凝集素3等也能预示心衰患者的再入院率和死亡率,同时可协同BNP指标提供预后评估价值。

一、实验室分析路径

实验室分析路径见图7-5。

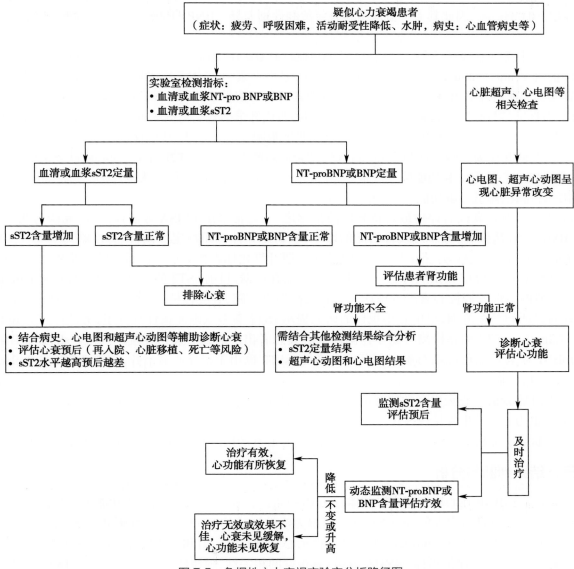

图 7-5　急慢性心力衰竭实验室分析路径图

二、相关实验

多项实验室常规检查有助于对心衰的诱因、诊断与鉴别诊断提供依据,指导治疗。血清或血浆脑型利钠肽或N末端前脑型利钠肽与左心室功能不全的程度呈正相关,是目前作为判定心衰严重程度的最新检测指标。对于临床疑似心衰患者通常进行血浆或血清脑型利钠肽或 N 末端前脑型利钠肽的定量检测。

1. 血清或血浆脑型利钠肽和 N 末端前脑型利钠肽检测 脑型利钠肽（brain natriuretic peptide，BNP）和 N 末端前脑型利钠肽（N terminal pro-brain natriuretic peptide，NT-proBNP）是由心室肌细胞合成，右心室容量负荷增加，室壁压力增加，心肌细胞损伤等因素是导致 BNP 或 NT-proBNP 代偿性分泌增加的主要原因。BNP 和 NT-proBNP 是 proBNP 的酶解产物，两者以等量的方式释放入血，并以 BNP 发挥生物学作用，主要参与扩张血管，维持血压动态平衡，促进尿钠排泄和利尿，拮抗肾素 - 血管紧张素 - 醛固酮系统等作用。NT-proBNP 和 BNP 的代谢方式不完全一致，分别以肾脏排泄或受体 - 配体途径代谢，NT-proBNP 的生物半衰期较 BNP 更长，因此其检测敏感性更高。

血清或血浆 NT-proBNP 的检测主要采用电化学发光免疫法、双抗体免疫荧光法、化学发光免疫法和微粒体增强酶联免疫荧光法等。体内 BNP 和 NT-proBNP 水平基本不受体位改变和日常活动的影响，且不存在日内波动和日间波动，因此其采血无需固定体位和时间要求。但血清或血浆 NT-proBNP 水平受患者年龄和性别影响，因此其参考值范围具有年龄和性别差异。BNP>100pg/mL 即可诊断心功能不全或心衰。

2. 生长刺激表达基因 2 蛋白（growth stimulation expressed gene 2，ST2） 也被称为白介素 -1 受体样蛋白 1（interleukin-1 receptor-like 1，IL1RL1），是白介素 -1 受体家族成员，1989 年被首次报道，2002 年被证实与心脏纤维化相关。ST2 蛋白有两种形式——可溶性 ST2（soluble ST2，sST2）和跨膜形式 ST2（ST2L），均直接参与心肌疾病病程。当心肌细胞和心肌成纤维细胞受到机械压力刺激时，ST2L 和 sST2 均增高，ST2L 与其特异性配体 IL-33 结合能抑制心肌细胞肥大和纤维化，从而保护心脏。心脏病理状态下 sST2 表达上调并作为诱骗受体与 IL-33 特异性结合后阻断 IL-33 与 ST2L 结合，使心肌缺乏足够的 IL-33 保护，进而发生心肌重塑和功能障碍。最终，在高水平 sST2 时，心脏承受更大的压力，进而会引起细胞坏死及组织纤维化，降低心脏功能，加速疾病病程。

sST2 是目前心衰预后评估最具特异性的指标之一，通常采用 ELISA 方法检测，研究认为几乎不受年龄、BMI、心衰病因、房颤、贫血、肾功能的影响，生物变异性低而稳定性高，但男性略高于女性。国内外多个心衰管理或心衰诊疗指南提出，sST2 作为心肌纤维化标志物不仅可预示住院率及死亡率，还可有助于心衰患者危险分层和预后评估。基于国内外现有证据，目前 sST2 的公认阈值设置在 35ng/mL，超过此临界值的急性或慢性心衰患者被认为具有更高的再入院、心脏移植、死亡等风险。目前国内尚无大规模数据验证的参考范围，单中心小规模的研究提示 sST2 参考范围需按性别分组，男性：<47.2μg/L，女性：<37.2μg/L。sST2 动态检测有助于预测住院心衰患者出院后因心衰再住院的风险。sST2 与 BNP 或 NT-ProBNP 联合检测可提高对疾病判断的准确性；sST2 也用于指导心衰治疗，调整 ACEI 或 β-blockers 等抗心衰药物的临床应用。

3. 血细胞分析 心衰患者常伴有贫血，贫血是加重心衰的因素之一，如果白细胞增加及有核左移提示有感染，也为心衰发生常见诱因。

4. 甲状腺功能检测 甲状腺功能亢进或减退均是心衰的病因和诱发加重的重要原因。

三、结果判断与分析

正常情况下 BNP 在心肌细胞内以前体（proBNP）形式存在，当心肌损伤或心功能不全时，心室压力增高，容积增大时，心肌细胞内的 proBNP 分子酶解为活性形式的 BNP 和非活性形式的 NT-proBNP，并释放入血。血液中 BNP 或 NT-proBNP 水平升高提示心衰时心室压力和容积增加，其含量均能反映心力衰竭的程度，且与心功能评价指标（NYHA 分级）有很好的相关性，随纽约心脏病协会（NYHA）心功分级增加而呈现指数性增加。2001 年和 2004 年欧洲心脏病协会（ESC）和美国临床生化科学院（NACB）均已将 BNP/NT-proBNP 的检测列入了"心衰诊断及治疗指南"和"心肌标志物的应用指南"。

（一）心力衰竭诊断

BNP 或 NT-proBNP 的检测可提高慢性心力衰竭诊断的准确性，慢性心衰患者无论有无临床症状其 BNP 或 NT-proBNP 水平均有明显升高，升高幅度与心衰严重程度呈正比。BNP 或 NT-proBNP 水平在心衰早期即可升高,因此 BNP 或 NT-proBNP 检测可用于无症状性心衰或心衰早期诊断的筛选指标。由于 BNP 或 NT-proBNP 检测的灵敏度(97%)和阴性预测值(96%)都非常高,因此 BNP 或 NT-proBNP 检测水平不高的疑似心衰患者基本上可排除心衰诊断。

(二)心力衰竭分级

由于 BNP 或 NT-proBNP 升高幅度与心衰严重程度呈正比,结合临床症状可根据 BNP 或 NT-proBNP 水平对心衰进行分级。美国 NYHA 关于心衰分级与对应的 BNP 与 NT-proBNP 水平见表 7-1,原则上 BNP 或 NT-proBNP 可作为预测慢性心力衰竭及严重程度的独立指标,但是在诊断心衰时必须结合临床。

表 7-1 NYHA 心衰分级与 BNP/NT-proBNP 水平相关性

NYHA 分级	临床表现	BNP（ng/L）	NT-proBNP*（nmol/L）
NYHA Ⅰ	正常运动时无症状	244 ± 286	0.265~1.219（0.725）
NYHA Ⅱ	体力活动轻度受限	389 ± 374	0.343~9.000（1.527）
NYHA Ⅲ	体力活动明显受限	640 ± 447	0.351~9.000（1.705）
NYHA Ⅳ	不能进行任何体力活动	817 ± 435	2.417~7.730（5.172）

注:* 为对数转换数据

(三)呼吸困难鉴别诊断

NT-proBNP 或 BNP 可用于鉴别诊断心源性或肺源性所致的急性呼吸困难,血清或血浆 NT-proBNP 或 BNP 的异常增高则高度提示呼吸困难可能为心衰所致,肺源性呼吸困难时 NT-proBNP 或 BNP 水平不会增高。

(四)心肌梗死后心功能监测与预后判断

在急性心梗患者,发病早期血清/血浆 BNP/NT-Pro-BNP 的水平均会显著升高,一周后达高峰,但此时患者不一定出现心衰表现,但连续监测患者血清或血浆 NT-proBNP 或 BNP 水平可协助监测心肌梗死患者的心功能状况和判断预后。

NT-proBNP 和 BNP 是目前心衰诊疗最常用的生物标志物,但肾功能、年龄、半衰期等因素会影响他们表达水平。近年来发现 sST2 不受上述因素影响,sST2 检测对心衰伴肾功能不全患者的心衰管理优于 NT-proBNP 或 BNP,但两者的联合应用在对心衰诊疗、危险分层、住院和死亡等事件的预测上具有更高价值。目前认为 sST2 和 BNP 或 NT-proBNP 在评价药物治疗效果上存在一定差异。BNP 或 NT-proBNP 反映的是一种急性状态,当心脏受到牵拉扩张时分泌显著增加,故在急性心衰和慢性心衰急性失代偿时,其可达到极高水平。sST2 反映的是一种慢性过程,与心肌纤维化的程度有关。心肌重构所致的心室肥大和心肌纤维化是心衰发生和发展的基本病理生理机制,因此,sST2 水平持续升高反映了心肌纤维化和心肌重构的持续进展。无论是急性心衰还是慢性心衰,sST2 水平越高,预示患者心肌纤维化越重,心衰越严重。

第四节　心脏外科手术治疗后的实验室评价

心脏外科手术所致的心肌损伤以及术后并发的微小心肌梗死均可影响手术患者的治疗效果,疾病的恢复或预后。为更好监测心脏外科手术治疗后患者的治疗效果,疾病情况和预后,临床通常可使用血清或血浆的心肌损伤标志物的监测对患者术前心功能状态、术后心肌损伤及其恢复状况进行评价。

一、实验室分析路径

实验室分析路径见图 7-6。

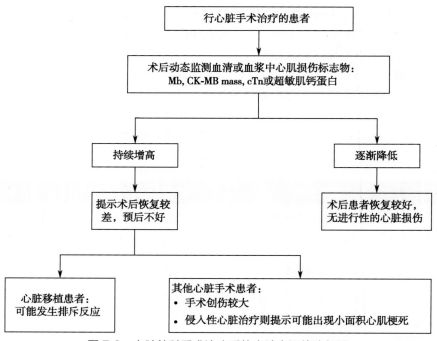

图 7-6　心脏外科手术治疗后的实验室评价路径图

二、相关实验

具体内容参见本章第一节。

三、结果判断与分析

心脏疾病进行外科手术治疗后,在观察到患者自主症状改善的同时,实验室指标的变化可客观的评价疗效。各种心肌损伤标志物的持续增高提示患者存在心肌损伤,手术治疗预后较差,对于心脏移植患者可能进一步提示排斥反应的发生,在侵入性心脏治疗中则可能提示小面积心肌梗死的发生。

肌红蛋白、CK-MB mass 和 cTnI 或 cTnT 检测方法同前,他们在评价心脏直视手术中心肌保护效果和心肌损伤严重程度时,cTnI 或 cTnT 不仅对诊断心肌损伤的特异、敏感性都明显优于 CK-MB mass 和肌红蛋白,而且可客观评估不同心肌保护方法效果,可有助于判断手术中心肌损伤的严重程度、评价治疗干预的有效性。cTnI 或 cTnT 水平特异性的升高于心脏术后,且其血清或血浆表达量与心脏损伤大小密切相关,创伤越大其含量越高。在微创冠脉搭桥术后 cTnI 基本没有升高,而在心脏换瓣术后可见其明显增加。在常温不停跳心内直视术后,若术后 12h 的 cTnI>10.00μg/L,可提示患者预后不佳。而 CK-MB mass 和肌红蛋白不具有心脏损伤特异性,在胸外科手术后仍会增加,且其表达含量与心脏创伤大小无关。

第五节　病例分析

病例 1(典型案例)

一般资料:

患者男性,68 岁,既往健康,因上腹持续性隐痛 7h 就诊。伴恶心,无呕吐、腹胀、腹泻等。无胸闷、胸痛、气短,无肩背疼痛。曾就诊于当地卫生所,未查心电图,诊断为"急性胃炎",给予肌注山莨菪碱(抗胆碱药)10mg,无缓解。

体格检查:

心肺听诊未见异常,腹平软,上腹轻度压痛,无反跳痛,肌紧张。

实验室检查：

CK：2 300IU/L，LDH：3 210IU/L，肌钙蛋白 T：19.3ng/L。

分析：

该患者最可能的诊断为急性心肌梗死，因为心肌酶结果和肌钙蛋白结果明显增高，进一步心电图结果显示：急性下壁心肌梗死。

最后诊断：

急性心肌梗死。

病例 2（典型案例）

一般资料：

患者男性，55 岁，因胸闷、胸骨后压榨性疼痛 3h 就诊，伴恶心，无呕吐、腹胀、腹泻等。无胸闷、胸痛、气短。心电图表现为 ST 段抬高。

体格检查：

急性痛苦面容，T 36.6℃，P 115 次/min，R 26 次/min，BP 140/90mmHg。

实验室检查：

	hsTnT (ng/L)	Mb (ng/mL)	CK-MB mass (ng/mL)	NT-proBNP (pg/mL)	AST (IU/mL)	CK (IU/mL)	LDH (IU/mL)
5月9日16:33	1 316	1 065	87.01	199	NA	NA	NA
5月10日6:19	9 716	233.5	292.3	NA	NA	NA	NA
5月10日17:04	6 709	83.7	106.7	727	290	2 573	1 668

注：NA：无相关数据

分析：

该患者最可能的诊断为急性心肌梗死，因为心肌酶结果和肌钙蛋白结果明显增高，且肌钙蛋白 T、肌红蛋白、CK-MB mass 的动态变化符合 AMI 的动态变化特点。

病例 3（典型案例）

一般资料：

患者男性，72 岁，因胸闷、气紧 10⁺ 天，伴活动耐力下降就诊，咳嗽无痰，无胸骨后撕裂样疼痛。心电图显示无 ST 段抬高。

体格检查：

呈痛苦面容，T 36.7℃，P 110 次/min，R 25 次/min，BP 135/90mmHg。入院后诊断亚急性心肌梗死，5.14 经桡动脉途径冠状动脉介入及支架植入。

实验室检查：

时间	5月5日 9:39	5月5日 14:06	5月6日 7:39	5月6日 17:47	5月8日	5月10日	5月13日	5月15日	5月17日	5月19日
hsTnT(ng/L)	575.7	621.4	656.2	719.6	807.3	635	284.5	169.3	NA	84.4
Mb(ng/mL)	37.62	40.34	48.01	51.72	51.16	38.27	36.42	37.41	NA	35.76
CK-MB mass(ng/mL)	2.88	2.6	3.55	3.23	1.9	2.11	1.58	3.26	NA	1.18
NT-proBNP(pg/mL)	8 193	NA	NA	9 649	11 552	15 987	13 553	20 151	22 125	17 660

注：NA：无相关数据

分析：

肌钙蛋白对于心梗晚期诊断价值优于肌红蛋白和 CK-MB mass。该患者心梗后出现了心肌损伤所致的心功能异常，在支架植入后心功能逐渐恢复。

病例 4（典型案例）

一般资料：

患者男性，58 岁，因胸痛、呼吸困难 4h 紧急就诊，患者 4h 前大便时突发胸痛、气紧、呼吸困难，无呕吐、腹胀、腹泻等，心电图无明显异常。

体格检查：

急性呈痛苦面容，T 36.8℃，P 110 次/min，R 27 次/min，BP 130/80mmHg。

实验室心肌标志物检查：

检测项目	5月9日	
	2：02	13：19
hsTnT（ng/L）	913.1	4 700
Mb（ng/mL）	1 371	598.6
CK-MB mass（ng/mL）	80.95	>300
NT-proBNP（pg/mL）	733	4 164

检测项目	4月15日	4月16日	4月20日	5月9日 2：02	5月9日 13：19	5月12日	5月14日
hsTnT（ng/L）	100.1	75	201	913.1	4 700	6 872	6 084

分析：

回顾病史，患者 4 月 14 日晚睡眠胸闷、憋醒，为胸骨中下段后憋闷感，当地医院冠脉造影术，显示多处狭窄，4 月 15 日入我院，4 月 17 日行 PTCA 及支架植入术，后出院；5 月 9 日大便时气紧、呼吸困难、端坐呼吸，入院，再次介入行支架植入。

结论：

hsTnT 可以预测再入院的风险。

病例 5（典型案例）

一般资料：

患者男性，66 岁，因车祸伤后 8⁺ 小时全身多处疼痛急诊就诊，患者 8⁺ 小时前因汽车撞伤致全身多处疼痛，到当地医院检查诊断为头皮撕脱伤，颅骨骨折、血胸，左足趾骨骨折。患者目前一般状况良好，精神差，受伤以来未解大小便，体重无明显变化。

体格检查：

T：36.9℃，P：80 次/min，R：22 次/min，BP：96/68mmHg。神志清楚，急性痛苦病容，皮肤、全身浅表淋巴结未见肿大。右肩压痛明显，胸廓挤压征（+）。

实验室检查：

Mb 930.7ng/mL，CK-MB mass 16.43ng/mL，hsTnT 11.1ng/L。

分析：

对于挤压伤、胸部外伤可能造成的心脏微小损伤，可通过 cTn 排查；在患者同时伴有肌肉损伤时，异常增高的 Mb 不能反映心脏损伤情况，此时需要选择心肌特异性指标，如肌钙蛋白。

病例 6（典型案例）

一般资料：

患者男性，56 岁，于 2h 前搬重物时突然感到胸骨后出现压榨性疼痛，休息并含硝酸甘油均不能缓解，伴大汗、恶心、呕吐两次，为胃内容物，二便正常。既往无高血压和心绞痛病史，无药物过敏史。心电图检查：STV1~5 升高，出现病理性 Q 波，T 波倒置和室性期前收缩。

实验室检查：

Mb 80ng/mL，CK-MB mass 10ng/mL，hsTnT 554ng/L。入院后进行溶栓治疗，治疗后 90min，抽血再查心肌标志物，结果为：Mb 423ng/mL，CK-MB mass 69ng/mL，hsTnT 4 021ng/L。

分析：

心肌标志物可用于溶栓治疗效果评价，溶栓 90min 后，若溶栓有效，则 Mb 应增加 $\geq$ 150ng/（mL·h）或增加 4 倍以上，或 CK-MB mass 应增加 $\geq$ 24ng/（mL·h）或增加 4 倍以上，或 hsTNT 应增加 $\geq$ 200ng/（L·h）或增加 6.8 倍以上。本病例结果显示患者溶栓治疗效果有效。

病例 7（典型案例）

一般资料：

患者男性，53 岁，因心悸胸闷 7d 入院。活动后气短，并有下肢水肿。

体格检查：

T 36.8℃，P 110 次/min，R 28 次/min，BP 100/60mmHg，急性痛苦病容。

实验室检查：

心肌酶谱示 CK-MB 160U/L，心电图示 Ⅱ、Ⅲ、aVF 导联出现坏死性 Q 波、ST 段呈弓背向上抬高。肌钙蛋白 22.8ng/mL，NT-proBNP 1 620pg/mL。

分析：

该患者最可能的诊断为急性心肌梗死，因为心肌酶结果和肌钙蛋白结果异常增高，心电图结果显示典型心梗改变，而 NT-proBNP 结果升高一方面可能源于心梗所致心肌损伤，另一方面提示可能存在急性心梗所致心衰，进一步的心动超声检查可以帮助明确。心动超声结果显示：左心室射血分数（1eft ventricular ejection fraction，LVEF）$\leq$ 40%，提示心室收缩功能减弱，可能伴有急性心肌梗死所致心衰。

最后诊断：

急性心肌梗死，急性心衰。

病例 8（疑难案例）

一般资料：

患者男性，22 岁，因胸痛 13 天入院。13 天前患者在跑步中突发心前区压榨性疼痛，向双上肢放射，伴有胸闷、气短、大汗淋漓，恶心、呕吐胃内容物，四肢无力、面色苍白，休息后症状持续 2 小时不缓解。1 年前有脑出血史。

体格检查：

体温 36.5℃，脉搏 80 次/min，呼吸 18 次/min，血压 110/80mmHg，颈静脉无怒张，双侧颈动脉未闻及杂音；双肺呼吸音清，未闻及啰音；心界不大，心律齐，心尖部闻及 2/6 级全收缩期杂音，无震颤及传导；腹软，剑突下轻压痛，肝脾不大，肠鸣音正常；双下肢无水肿，神经系统查体无异常发现。

实验室检查：

血细胞分析：白细胞（WBC）4.67×10⁹/L，中性粒细胞（Neu）69.1%，血红蛋白（Hb）138g/L，血小板（Plt）239×10⁹/L；尿常规（–）；肝肾功：丙氨酸氨基转移酶（ALT）41U/L，钾（K^+）3.3mmol/L，肌酐、尿素氮正常；血脂：总胆固醇（CHO）3.5mmol/L，甘油三酯（TG）1.31mmol/L，高密度脂蛋白胆固醇（HDL-C）0.69mmol/L，低密度脂蛋白胆固醇（LDL-C）2.34mmol/L，Lp-PLA2：98nmol/（min·mL），心肌酶正常，超敏

C- 反应蛋白（hsCRP）0.8mg/L，腹部 B 超（-）；ECG：Ⅱ、Ⅲ、aVF ST 段弓背向上抬高 0.1mV，V1~3 QS 型。

分析：

该患者最可能为运动后所致急性心肌缺血，因其胸痛特点和心电图表现符合，以上病例由于不是发作早期入院，故检测心肌酶学意义不大，肌红蛋白也无意义，应进一步检测肌钙蛋白，肌钙蛋白 I（cTnI）17ng/ml，诊断急性心肌梗死。冠状动脉粥样硬化性心脏病（冠心病）是急性心肌梗死最常见原因，但并非所有心肌梗死都由冠心病所致，患者没有任何冠心病危险因素，血脂正常排除了原发性家族性高脂血症。结合脑出血病史，病因上要考虑冠状动脉畸形或冠状动脉栓塞，因此需结合冠状动脉造影综合判断。

诊断意见：

急性心肌梗死，冠状动脉畸形？冠状动脉栓塞？

病例 9（鉴别诊断案例）

一般资料：

患者男性，74 岁，感冒数日，数小时前静卧休息时突然出现严重的呼吸困难，咳嗽，患者自吸支气管扩张剂给予治疗，但未见明显好转，迅速送医院急诊处理。患者既往有高血压、冠心病史及慢性阻塞性肺病史。

体格检查：

患者呈急性痛苦病容，口唇轻度发绀，浅表淋巴结未触及，巩膜不黄，颈软，颈静脉无怒张，平静呼吸时未闻及干性啰音。心界稍有增大，心音低钝，腹软，无压痛，肝脾肋下未及，双下肢无水肿。检查结果：心电图示：STV1~5 升高，QRSV1~5 呈 Qr 型，T 波倒置。

实验室检查：

血清 NT-proBNP：1 210pg/mL ［血清 NT-proBNP 参考值（≥51 岁男性)：≤227pg/mL ］。肌钙蛋白 I（cTnI）：12.65ng/mL（参考值：≤0.15ng/mL），胆固醇：8.75mmol/L，甘油三酯：10.3mmol/L，CRP：8.3mg/L，Lp-PLA2：218nmol/（min·mL)，sST2：96ng/mL（目前国内外公认临床决定水平：<35ng/mL)。

分析：

根据患者的症状和体征，提示需要鉴别诊断患者是慢性阻塞性肺病急发所致的呼吸困难，还是由于心源性问题导致的呼吸困难。因此应用 NT-proBNP 和 sST2 进行初步的鉴别诊断，结果显示患者两个指标均显著增高，结合 cTnI 和心电图结果（提示存在心肌梗死）高度提示患者可能存在急性心梗后的心衰，患者脂代谢异常结合高血压、冠心病等病史高度提示其是多种心血管疾病的高危人群。

最后诊断：

心梗后所致左心衰，应即时行溶栓和抗心衰治疗。

病例 10（典型案例）

一般资料：

患者男性，65 岁。风湿性心脏病史 20 年。近日感冒后出现胸闷、气促、夜间不能平卧，腹胀，双下肢水肿。

体格检查：

颈静脉怒张，肝颈静脉回流征阳性。双肺可闻及湿性啰音。心界向两侧扩大，心音低钝，心尖部可闻及 Ⅲ级舒张期隆隆样杂音。肝大，肋下三指。

实验室检查：

cTnI：0.20μg/L（参考值：≤0.15μg/L）；NT-proBNP：2 100pg/mL（参考值（≥51 岁男性)：≤227pg/mL）；sST2：83ng/mL（目前国内外公认临床决定水平：<35ng/mL)。

超声心动图检查：

二尖瓣口面积<0.1cm²；三尖瓣相对关闭不全，致其反流最大速度>3.0m/s，LVEF：40%。

分析：

本案例中患者患有风湿性心脏病，该病是心衰的重要诱因之一。由于二尖瓣狭窄，三尖瓣关闭不全，导致心脏在长期的非正常工作中发生心肌重建,心室重构,导致 sST2 和 NT-proBNP 异常增高,结合患者病史、症状及实验室结果高度提示患者是因风湿性心脏病所致全心衰(出现左心衰和右心衰相关症状),cTnI 的增高幅度较低,在心衰患者可能因心衰所致心肌损伤出现轻度升高,但是并不提示心肌缺血或梗死。可以通过 cTnI 的动态检测以及心电图结果进一步确认。

最后诊断:

风湿性心瓣膜病所致全心衰。

病例 11(疑难案例)

一般资料:

患者男性,56 岁,高血压史 5 年,糖尿病史 2 年,近 1 年来发现血脂增高,胆固醇:12.78mmol/L,甘油三酯:20mmol/L,且 Lp-PLA2 增高,最高时达 265nmol/(min·mL),hsCRP:6.3mg/L,在医生建议下近半年来一直服用他汀类药物降脂,患者 4 天前散步后突发心前区不适,于急诊科就诊。

体格检查:

T 36.8℃,P 98 次/min,R 24 次/min,BP 190/100mmHg。

实验室检查:

胸痛 5h 后,心电图正常,心肌酶谱示 Mb,CK-MB mass 和 hsTnT 均正常。胸痛 8h 后,再次复查心肌酶谱各指标,Mb 和 CK-MB mass 均正常,hsTnT 为 40ng/L。胆固醇:8.55mmol/L,甘油三酯:15mmol/L,Lp-PLA2:215nmol/(min·mL)。

分析:

该患者属于心血管疾病高危人群,长期以来的高血压和糖尿病史,导致血管自身问题和脂代谢紊乱,表现为高脂血症且伴有心血管危险因素 hsCRP 和 Lp-PLA2 异常提示该类人群因重视急性冠脉综合征等事件预防。此次患者可能因为运动后突发心肌缺血,但是心肌标志物的动态检测结果提示,患者尚未出现大面积的心肌坏死,但是略有增加的 hsTnT 提示医生注意患者发生心肌坏死,而敏感性较低的 Mb 和心肌坏死晚期指标 CK-MB mass 尚未出现异常。此结果提示医生需对患者及时进行治疗,防止进一步的大面积心肌坏死。同时,本次发病中血脂检测结果提示患者的血脂控制并不好,提示患者因进一步调整降脂治疗方式。

最后诊断:

心肌缺血,尚无大面积心肌坏死。

病例 12(典型案例)

一般资料:

患者女性,47 岁,因"胸闷,心慌 6^+ 个月"就诊入院。10 年前因链球菌感染曾确诊风湿性心脏病。

体格检查:

T 36.4℃;P 69 次/min;R 18 次/min;BP 120/90mmHg;心前区可听见心脏杂音。

实验室检查:

hsTnT:20ng/L(参考值:<14ng/L),胆固醇:3.75mmol/L,甘油三酯:1.3mmol/L,CRP:8.3mg/L,Lp-PLA 2:88nmol/(min·mL),sST2:92ng/mL(目前国内外公认临床决定水平:<35ng/mL)。血清 NT-proBNP:103pg/mL(参考值(≥51 岁男性):≤227pg/mL)。

心电图:无异常。

心脏彩超显示:风湿性心脏病联合瓣膜损害,主动脉瓣狭窄(轻度),反流(中-重度),二尖瓣狭窄(轻度)反流(轻度),三尖瓣反流(轻度),肺动脉瓣高压(轻度),左室收缩功能测值正常。

诊疗经过:

诊断为风湿性心脏病联合瓣膜损伤,建议行瓣膜置换术。患者于 7 月 20 日进行全麻下体外循环下行主动脉瓣人工机械瓣膜置换术,围手术期中对患者血清 hsTnT 检测分析。结果显示见下表。一周后患者恢复良好出院,并继续后期维持治疗。

检测项目	术前	术后					
	7月18日	7月21日 0:15	7月21日 8:04	7月21日 20:48	7月24日	7月26日	7月28日
hsTnT（ng/L）	<25	280	171.6	147.4	91.6	53.4	22.2

分析：

患者因风湿性心脏病导致最终心瓣膜损害，心瓣膜损伤所致心脏收缩舒张功能异常，长期的异常工作导致心肌重建，虽暂时未导致心衰，但是已经出现心肌重构相关 sST2 指标增高，心衰直接相关指标 NT-proBNP 正常。在明确了风湿性心脏病联合瓣膜损伤后，患者进行了瓣膜置换术，整个围手术期中血清 hsTnT 动态分析显示，在术后因为创伤性心肌损伤导致 hsTnT 一过性升高，随着时间延长，患者 hsTnT 的水平逐渐降低，在术后 8 天降至术前水平，提示肌钙蛋白不仅是心肌梗死的良好实验室指标，也是心脏手术过程中心肌损伤及恢复的监测指标。

案例总结：

hsTnT 能很好反映心脏手术后心肌恢复情况。

（魏 彬　蔡 蓓　王兰兰）

参考文献

1. 王兰兰. 医学检验项目选择与临床应用. 2 版. 北京: 人民卫生出版社, 2013.
2. 胡盛寿, 高润霖, 刘力生, 等. 《中国心血管病报告 2018》概要. 中国循环杂志, 2019, 34 (3): 209-220.
3. 中华人民共和国国家卫生和计划生育委员会. 冠状动脉疾病和心力衰竭时心脏标志物检测与临床应用: WS/T 462—2015, 2015.
4. 托马斯. 临床实验诊断学. 朱汉民, 等译. 上海: 上海科学技术出版社, 2004.
5. 中华医学会心血管病学分会, 中华心血管病杂志编辑委员会. 中国心力衰竭诊断和治疗指南 2014. 中华心血管病杂志, 2014, 42 (2): 98-122.
6. US Preventive Services Task Force, Curry SJ, Krist AH, et al. Risk assessment for cardiovascular disease with nontraditional risk factors: US Preventive Services Task Force Recommendation Statement. JAMA, 2018, 320 (3): 272-280.
7. French JK, White HD. Clinical implications of the new definition of myocardial infarction. Heart, 2004, 90 (1): 99-106.
8. 中国老年学学会心脑血管病专业委员会, 中国医师协会检验医师分会心脑血管病专家委员会. 脂蛋白相关磷脂酶 A2 临床应用专家建议. 心血管病杂志, 2015, 43 (10): 843846.
9. 张晓红, 刘向祎. 脂蛋白相关磷脂酶 A2 与心血管疾病的关系. 标记免疫分析与临床, 2019, 26 (5): 892-896.
10. 中华医学会心血管病学分会心力衰竭学组, 中国医师协会心力衰竭专业委员会, 中华心血管病杂志编辑委员会. 中国心力衰竭诊断和治疗指南 2018. 中华心力衰竭和心肌病杂志 (中英文), 2018, 2 (4): 196-225.

第八章

水、电解质与酸碱平衡紊乱的实验诊断

体液是机体重要的组成部分,包括水和溶解于其中的多种物质。体液中电解质主要的阳离子包括钠(Na^+)、钾(K^+)、钙(Ca^{2+})和镁(Mg^{2+}),主要的阴离子包括氯(Cl^-)、碳酸氢根(HCO_3^-)、磷酸根(HPO_4^{2-}、$H_2PO_4^-$)、硫酸根(SO_4^{2-})等,这些离子具有维持体液渗透压、酸碱平衡、保持体液正常分布的作用。在神经-内分泌系统的调控下,机体各部位之间进行的水、电解质和相关物质的交换平衡,是机体维持正常生理功能的重要保障。

机体水、钠代谢紊乱表现为体液的容量和渗透压的改变。包括总体水容量的减少或增多,以及水在细胞内外分布的变化。水平衡的紊乱往往伴随着钠、钾、氯电解质及酸碱平衡紊乱。临床常见的水电解质平衡紊乱类型包括低钠血症(hyponatremia)、高钠血症(hypernatremia)、低钾血症(hypokalemia)及高钾血症(hyperkalemia)。酸碱平衡紊乱是指体内酸性或碱性的物质产生过多,超出机体的代偿能力,或者肺和/或肾功能障碍使调节酸碱平衡的能力降低,使血浆中 HCO_3^- 与 H_2CO_3 的浓度及其比值超出正常范围。酸碱平衡紊乱是临床常见的一种疾病,根据产生的原因和临床表现,酸碱平衡紊乱可以分为代谢性酸中毒(metabolic acidosis)、呼吸性酸中毒(respiratory acidosis)、代谢性碱中毒(metabolic alkalosis)、呼吸性碱中毒(respiratory alkalosis)及混合性酸碱平衡紊乱多种类型。

第一节 低 钠 血 症

钠平衡通过细胞外液量和血浆钠的浓度进行调节。成人血清钠浓度为 135.0~145.0mmol/L,细胞内液中钠浓度仅为 10mmol/L 左右。血清中钠的浓度可由钠、水任一含量的变化而引起,临床上,钠平衡紊乱又常伴有水平衡紊乱,单纯性钠增多或减少较少见。根据血清中钠离子浓度高低将钠平衡紊乱分为低钠血症和高钠血症。

低钠血症(hyponatremia)是指血清钠离子浓度<135.0mmol/L 的一种常见水、钠代谢紊乱。1%~2% 的住院患者都有低钠血症。低钠血症可由水增多或钠减少引起,根据伴有细胞外液丢失水和钠比例的不同,以及血浆渗透压与低钠血症的关系,低钠血症又可分为:低渗性低钠血症(hypotonic hyponatremia),其特点是以失钠为主,血清钠离子浓度<135.0mmol/L,伴细胞外液量减少,血浆渗透压降低;高渗性低钠血症(hyperosmotic hyponatremia),其特点为失水为主,血清钠离子浓度<135.0mmol/L,多有重度高糖血症,血浆渗透压升高;等渗性低钠血症(isotonic hyponatremia)其特点为失水与失钠成等比例,血清钠离子浓度稍降低,血浆渗透压正常,细胞外液多呈等渗状态。

一、实验室分析路径

实验室分析路径见图 8-1。

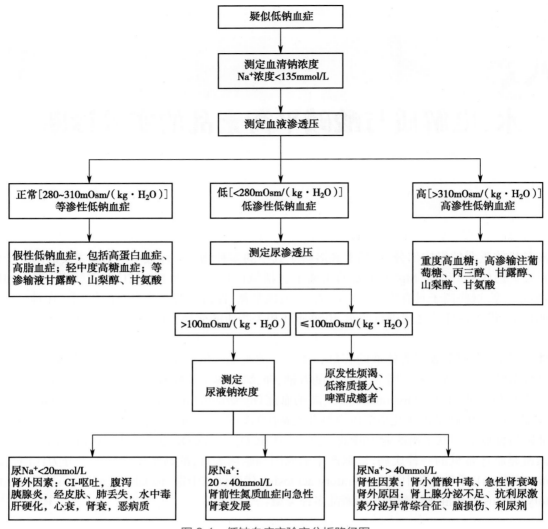

图 8-1　低钠血症实验室分析路径图

二、相关实验

低钠血症常伴有水紊乱,血清钠离子浓度<135.0mmol/L,常伴有血尿渗透压的变化。尿钠测定有助于鉴别肾性和肾外性失钠。实验室相关实验包括血清(尿液)Na$^+$浓度测定、血浆(尿液)渗透压、血清尿素、血清肌酐及血清蛋白等测定。

1. 血清(尿液)Na$^+$浓度测定　细胞外液与细胞内液的电解质浓度有较大的差异,细胞外液中阳离子以 Na$^+$ 为主,细胞内液阳离子主要是 K$^+$。因此,细胞外钠和细胞内钾的浓度决定体内水在细胞内外的分布。当钠和水的得失比例基本相当,只表现为细胞外液过量或不足,而细胞内液容量变化很小。Na$^+$ 排出的主要途径是肾脏、皮肤及消化道。一般情况下肾脏是 Na$^+$ 的主要排泄器官。肾脏根据身体钠含量的情况调节尿中排钠量。肾小管滤过的 Na$^+$ 有 95% 经肾小管再吸收:近端肾小管吸收约 65%,亨利氏管吸收25%,其余 10% 在远端肾小管与 K$^+$、H$^+$ 分泌相交换。皮肤对 Na$^+$ 的排泄主要是通过汗液排出,当大量出汗时,通过皮肤排出的 Na$^+$ 则大大增加。少量的 Na$^+$ 随粪便排出。

测定方法:离子选择电极法(ISE 法)是用离子选择电极对特定离子具有选择性响应的敏感膜,将离子活度转换成电位信号,在一定范围内,其电位与溶液中特定离子活度的对数呈线性关系,通过与已知离子浓度的溶液比较可求得未知溶液的离子活度,按其测定过程又分为直接测定法和间接测定法,目前大部分采用间接测定法,由于间接测定法将待测样本稀释后测定,所测离子活度更接近离子浓度。ISE 法具有标本用量少,快速准确,操作简便等优点。是目前所有方法中最为简便准确的方法。

参考范围：血清 Na^+ 135.0~145.0mmol/L；尿液 Na^+ 130~260mmol/24h（24h 定时尿）。

2. 血浆（尿液）渗透压测定　渗透压是度量各种体液，包括细胞内外体液中所含电解质和非电解质溶质总的颗粒（包括分子和离子）浓度变化的定量指标，通常用重量渗透摩尔浓度（osmolality）表示。在正常生理条件下，体液渗透压在神经、内分泌的调节下，与体温、pH 等因素一起构成人体维持组织细胞正常生命活动不可缺少的相对恒定的"内环境"。在病理状态下，体液渗透压的恒定将随着水电解质代谢紊乱的发生而改变，体液渗透压的异常是水电解质代谢紊乱的标志之一。Na^+ 是细胞外液中最重要的渗透活性颗粒，所以血 Na^+ 浓度的高低与渗透压的改变密切相关。渗透压平衡紊乱通常表现为高钠血症或低钠血症，主要影响细胞内液。细胞外液 Na^+ 浓度减小，细胞外液渗透压降低，水就会从细胞外液向渗透压正常但相对于细胞外液高渗的细胞内液转移，导致细胞水肿；反之，水则从细胞内液向细胞外液转移，导致细胞脱水。

测定方法：渗透压测定已成为研究水电解质代谢平衡与紊乱机制的一项重要手段。渗透压的测定，一般有沸点升高法、蒸汽压降低法、冰点下降法和半透膜法四种，其中，冰点下降法在临床上得到广泛应用。

参考范围：血浆渗透压 280~310mOsm/(kg·H_2O)；尿液渗透压 50~1 050mOsm/(kg·H_2O)。

3. 血清尿素、肌酐及白蛋白测定　见相关章节。

三、结果判断与分析

（一）首选实验

血清（尿液）Na^+ 浓度测定　血清 Na^+ 浓度的测定是诊断低钠血症的判断指标，也是实验室电解质常见的重要检测指标。尿 Na^+ 检测结果可辅助分析低渗性低钠血症的病因是肾性还是非肾性。

血钠降低临床上常见于：

胃肠道失钠：见于幽门梗阻、呕吐、腹泻、胃肠道、胆道、胰腺手术后造瘘、引流等都可丢失大量消化液而发生缺钠。

尿 Na^+ 排出增多：见于严重肾盂肾炎、肾小管严重损害、肾上腺皮质功能不全、糖尿病、应用利尿剂治疗等。

皮肤失 Na^+：大量出汗时，只补充水分而不补充食盐；大面积烧伤和创伤时，体液和钠从创口大量丢失，亦可引起低血钠。

抗利尿激素（ADH）过多：肾病综合征的低蛋白血症、肝硬化腹水、右心衰竭时有效血容量减低等均可引起抗利尿激素增多，血 Na^+ 被稀释。

（二）次选实验

1. 血浆（尿液）渗透压测定　血浆（尿液）渗透压对判断低钠血症的种类和原因具有重要的意义。

血浆渗透压降低表示体内水量的增加或溶质的减少，多见于心力衰竭、低蛋白血症、低钠血症、肾衰竭少尿期、低渗性脱水等；正常常见于高糖血症，假性低钠血症（高脂血症、高蛋白血症）；升高常见于中毒高糖血症合并脱水，高渗输注葡萄糖、甘露醇等。

尿液渗透压在寻找低渗性低钠血症原因时有重要意义。尿液渗透压若 ≤100mOsm/(kg·H_2O)，可见于原发性烦渴、低溶质摄入、啤酒成瘾者；若尿液渗透压>100mOsm/(kg·H_2O)，可根据尿钠水平进一步判断肾性和非肾性原因。

2. 血清尿素、血清肌酐及血清蛋白测定　血清尿素、肌酐、白蛋白检测结果可辅助鉴别低钠血症产生原因是否与肾脏功能损伤相关。

血清尿素、肌酐升高，白蛋白降低提示肾脏疾病的存在，如急性肾损伤、慢性肾脏病、肾病综合征；血清尿毒、肌酐及白蛋白降低提示可能存在体内水量的增加或尿素、肌酐、蛋白合成的减少，体内水量的增加可造成尿素、肌酐及蛋白的稀释，从而导致浓度的降低，可以鉴别诊断高容量性低钠血症。

第二节　高 钠 血 症

高钠血症（hypernatremia）是指血清钠离子浓度>145.0mmol/L 的一种水、钠代谢紊乱。0.2%~0.3% 的住院患者有高钠血症。高钠血症通常表现为高渗性。根据细胞外液量的变化分为：低容量性高钠血症

(hypovolemic hypernatrcmia)，其特征是以失水为主，血清钠离子浓度>145.0mmol/L，同时伴细胞内、外液容量减少；高容量性高钠血症(hypervolemic hypernatremia)其特征是血钠升高，伴血容量增多，常见盐摄入过多，原发性钠潴留；等容量性高钠血症(isovolemic hypernatremia)又称原发性高钠血症，其特征是血钠升高，不伴血容量的改变，见于有中枢神经系统损害的病史者。

一、实验室分析路径

实验室分析路径见图8-2。

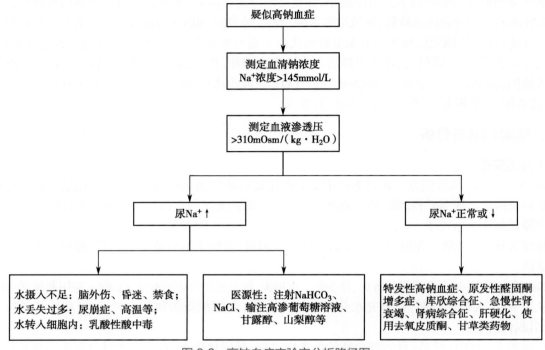

图8-2　高钠血症实验室分析路径图

二、相关实验

高钠血症的血清钠离子浓度>145.0mmol/L，常伴有血浆渗透压增高>310mOsm/(kg·H$_2$O)。实验室诊断的相关实验为血清(尿液)Na$^+$浓度测定、血浆(尿液)渗透压测定。

1. 血清(尿液)Na$^+$浓度测定　参见本节低钠血症。
2. 血浆(尿液)渗透压测定　参见本节低钠血症。

三、结果判断与分析

(一)首选实验

血清(尿液)Na$^+$浓度测定　血清Na$^+$浓度的测定是诊断高钠血症的判断指标，也是实验室电解质常见的重要检测指标。尿Na$^+$检测结果可辅助分析高钠血症的原因，如尿钠降低时，可能为肾排泄钠减少。

血清Na$^+$浓度大于145.0mmol/L为高钠血症，临床上常见于：

(1)水摄入不足：昏迷、拒食、消化道病变引起。饮水困难，脑外伤、脑血管意外等导致渴感中枢迟钝或渗透压感受器不敏感，原发性饮水过少症等均可引起水摄入不足导致高钠血症。

(2)水丢失过多：①经肾外丢失：高热、高温环境剧烈运动导致的大量出汗可引起水从皮肤大量丧失；喘息状态、过度换气、气管切开等可使水从呼吸道丢失过多；胃肠道渗透性水样腹泻也可造成本症，如果同时合并饮食障碍，情况可以严重恶化。②经肾丢失：主要由中枢性尿崩症、肾性尿崩症或应用大量渗透性利尿药引起。使用高渗葡萄糖溶液、甘露醇、山梨醇、尿素等脱水疗法致溶质性利尿。

（3）水转入细胞内：可见于剧烈运动、抽搐等后使由于上述原因造成细胞内小分子增多,渗透压增加,促使水进入细胞内,一般持续不长。乳酸性酸中毒时,糖原大量分解为小分子的乳酸,使细胞内渗透压过高,水转移到细胞内,也造成高钠血症。

（4）Na^+ 输入过多：常见于注射 $NaHCO_3$、过多输入高渗性 NaCl 等,患者多伴有严重血容量过多。

（5）肾排 Na^+ 减少：见于右心衰竭、肾病综合征、肝硬化腹水等肾前性少尿；急、慢性肾衰竭等肾性少尿；代谢性酸中毒、心肺复苏等补碱过多；老人或婴幼儿肾功能不良；库欣综合征、原发性醛固酮增多症等排钾保钠性疾病；使用去氧皮质酮、甘草类排钾保钠类药物等。

（二）次选实验

血浆（尿液）渗透压测定　高钠血症多伴有血浆渗透压的升高。尿液渗透压可辅助诊断肾脏排钠功能,如排钠增多时,可出现尿液渗透压的升高。

第三节　低钾血症

细胞内的阳离子主要是 K^+ 和 Mg^{2+}。钾是维持细胞新陈代谢、调节渗透压与酸碱平衡、保持神经肌肉分应激性和心肌正常功能的重要离子。细胞内钾离子为细胞外的 30~50 倍,细胞内外钾浓度的维持主要依靠细胞膜上的钠钾泵排钠保钾,因此,钠钾泵是维持细胞钾代谢平衡的主要因素。正常人血钾浓度为3.5~5.5mmol/L。钾平衡主要依靠肾的调节和钾的跨膜转移。根据血清钾离子浓度,临床钾平衡紊乱分为低钾血症和高钾血症。

低钾血症（hypokalemia）是指血清钾离子浓度低于 3.5mmol/L。血清钾降低,并不一定表示体内缺钾,只能表示细胞外液中钾的浓度降低,而全身缺钾时,多表现为细胞内钾的缺失或体内钾的总量减少,血清钾不一定降低。在临床上缺钾应结合病史和临床表现分析判断。

一、实验室分析路径

实验室分析路径见图 8-3。

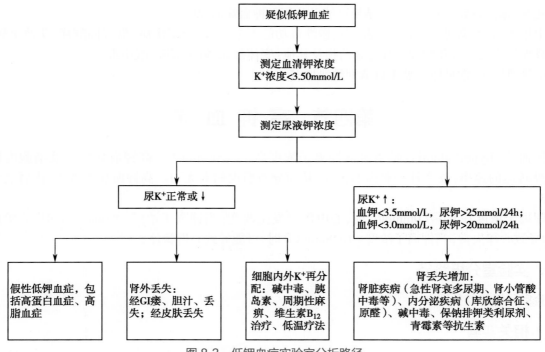

图 8-3　低钾血症实验室分析路径

二、相关实验

实验室诊断的相关实验主要为血清(尿液)钾浓度测定。尿钾测定有助于鉴别肾性和肾外性失钾。

血清(尿液)K^+浓度测定 人体钾全靠外界摄入,食物中的钾90%由小肠吸收。肾脏是排钾和调节钾平衡的主要器官,肾小球滤液中的钾先在近曲肾小管内被完全吸收,远曲肾小管细胞和集合管细胞再将过剩的钾分泌出来从尿排出,使钾在体内维持平衡。血清钾除通过肾脏进行调节外,跨细胞转移也是维持血清钾的重要调节机制,Na^+-K^+-ATP 酶即钠钾泵将钾逆浓度差摄入细胞内。

测定方法:目前实验室多采用离子选择电极法(ISE 法)测定 K^+。

参考范围:血清 K^+ 3.5~5.5mmol/L;尿液 K^+ 25~100mmol/24h。

三、结果判断与分析

(一) 首选实验

血清 K^+ 浓度测定 血清 K^+ 浓度的测定是诊断低钾血症的判断指标,也是实验室电解质常见的重要检测指标。

血清 K^+ 浓度降低于 3.5mmol/L 为低钾血症,临床上常见于:

(1)钾摄入量减少:如严重感染、慢性消耗疾病等长期食欲不振以及手术后禁食时间过长而又未注意补钾者。

(2)排泄增多:①肾损害:急性肾衰竭多尿期、肾小管性酸中毒、尿路梗阻解除后利尿、Iiddle 综合征(家族性低醛固酮血症);②内分泌疾病:原醛、库欣综合征、ACTH 异位肿瘤、肾上腺癌;③药物及其他:保钠排钾利尿药、甘露醇、山梨醇、甘草(肾上腺样作用)、碱中毒;④胃肠道失钾、经皮肤失钾。

(3)细胞外向细胞内转移:碱中毒时由于 K^+ 向细胞内转移;糖尿病患者使用胰岛素治疗时或以胰岛素加葡萄糖作为能量合剂使用时,刺激 Na^+-K^+-ATP 酶活性,K^+ 向细胞内转移。

(4)血浆稀释:大量输入无 K^+ 液体导致血清 K^+ 降低。

(5)假性低钾血症:高蛋白血症、高脂血症会产生电解质排斥效应,造成假性低钾。

(二) 次选实验

尿液 K^+ 浓度测定 尿 K^+ 检测结果可辅助分析低钾血症的原因。

尿中排泄减少,常见于:①肾损害:急、慢性肾功能不全;②内分泌疾病:低醛固酮症(艾迪生病、低肾素性低醛固酮症、21-羟化酶缺乏症);③药物及其他:安体舒通、氨苯蝶啶、酸中毒。

尿中排泄增多,常见原因见于血清钾排泄增多。

第四节 高 钾 血 症

高钾血症(hyperkalemia)是指血清钾离子浓度高于 5.5mmol/L。高钾血症会降低细胞内钾离子向细胞外转运的速率,改变神经肌肉的传导,从而导致肌肉软弱无力。高钾血症患者中,由肾衰引起的约占 2/3。

当钾离子浓度在 6.0~7.0mmol/L 时,心电图会发生改变;当钾离子浓度>8.0mmol/L 时,心脏传导障碍,从而导致心律失常;当钾离子浓度>10.0mmol/L 时,可能导致心搏骤停。

一、实验室分析路径

实验室分析路径见图 8-4。

二、相关实验

通常以血清钾离子浓度高于 5.5mmol/L 时称高血钾。实验室诊断的相关实验为血清钾浓度测定。

1. 血清 K^+ 浓度测定 参见本章低钾血症。

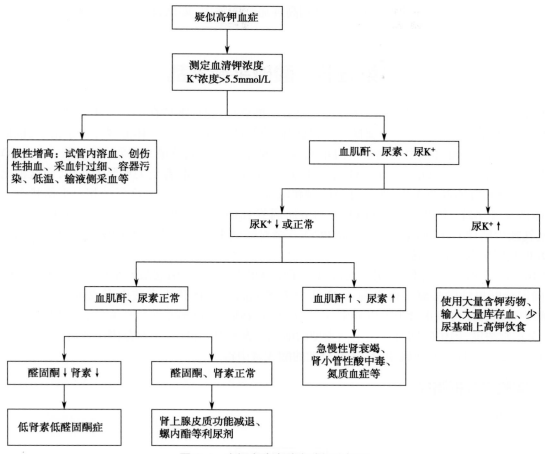

图 8-4　高钾血症实验室分析路径图

2. 尿 K$^+$ 浓度测定　参见本章低钾血症。

3. 血清肌酐、尿素　参见相关章节。

4. 肾素 - 血管紧张素 - 醛固酮系统的测定　具体内容见相关章节。

三、结果判断与分析

(一) 首选实验

血清 K$^+$ 浓度测定　血清 K$^+$ 浓度的测定是诊断高钾血症的判断指标，也是实验室电解质常见的重要检测指标。

血清 K$^+$ 浓度高于 5.5mmol/L 为高钾血症，临床上常见于：

(1) 排出障碍：肾性原因主要见于肾小球滤过率下降和肾小管排钾减少。包括急慢性肾衰竭、肾小管性酸中毒、氮质血症、肾上腺皮质功能减退症、低肾素低醛固酮症、螺内酯等保钾类利尿剂。

(2) 细胞内向细胞外转移：酸中毒、溶血性贫血、横纹肌破坏等。

(3) 药物及其他：使用大量含钾药物；少尿基础上，摄入高钾饮食；高渗性脱水时，由于血浆浓缩，血 K$^+$ 浓度也可升高；输入大量库存血。

(4) 假性高钾血症：试管内溶血、创伤性抽血、采血针过细、容器污染、低温、输液侧采血等。

(二) 次选实验

1. 尿 K$^+$ 浓度测定　尿 K$^+$ 检测结果可辅助分析高钾血症的原因，若增高，可能为肾脏功能正常时，代偿排出血液中多余的钾，若降低，可能为肾脏功能受损导致排钾减少。

2. 血清肌酐、尿素　血清尿素、肌酐的增高可提示肾功能受损，提示血清高钾血症可能由于肾功能受损排钾减少造成。

3. 血清醛固酮 醛固酮的检测有助于鉴别高钾血症的病因,如低肾素低醛固酮症时,醛固酮和肾素均会降低。

第五节 酸碱平衡紊乱

机体为了维持正常的生理代谢平衡,需要血液的酸碱度(pH)维持在 7.35~7.45。酸碱平衡的调节主要通过体液缓冲系统、肺、肾和离子交换调节,其中体液缓冲系统最敏感。体液缓冲体系很多,包括碳酸氢盐系统、磷酸盐系统、血红蛋白及血浆蛋白系统,以碳酸氢盐体系调节最为重要,$[HCO_3^-]/[H_2CO_3]$缓冲体系维持一定比例的$[HCO_3^-]$和$[H_2CO_3]$,对于维持血液的酸碱度起着至关重要的作用,而这种比例的恒定,又有赖于肺和肾的调节作用,即将过剩的酸和碱排出体外,使体内酸碱度保持相对平衡状态。肺调节稍晚于体液缓冲系统,主要通过对PCO_2的调节而调节H_2CO_3的浓度,换气增加使CO_2排出增多而降低PCO_2,换气减少则使CO_2排出减少而升高PCO_2。肾对酸碱平衡的调节速度最慢,主要通过对H^+的排泄和HCO_3^-的重吸收与合成完成。

体内酸或/和碱过多或不足,引起血液氢离子浓度的改变,均可引起酸碱平衡失常。根据 pH 异常与否即可确定诊断单纯的酸碱平衡失调。pH 低于 7.35 或高于 7.45 代表有酸中毒或碱中毒。但需注意酸中毒或碱中毒时,pH 可以正常也可以异常,因为人体具有强大的酸碱平衡代偿系统,可以存在代偿机制将 pH 调节至正常浓度,但中间同时存在不同类型的酸碱平衡紊乱。pH 在正常范围可能有三种情况:①正常的酸碱平衡;②代偿性的酸或碱中毒;③混合性的酸或碱中毒。

一、实验室分析路径

实验室分析路径见图 8-5。

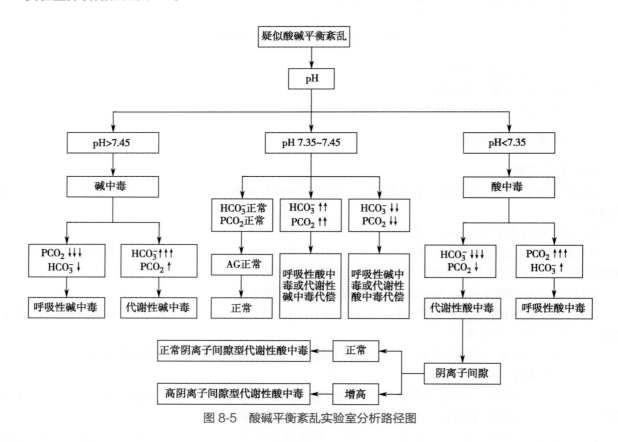

图 8-5 酸碱平衡紊乱实验室分析路径图

二、相关实验

血气一般是指血液中所含的 O_2 和 CO_2 气体。血气分析是评价患者呼吸、氧化及酸碱平衡状态的必要指标,已普遍应用于临床,对急、重症患者的监护和抢救尤为重要。血气分析实验室指标包括 pH、PCO_2、PO_2 及其他相关指标。目前,利用血气分析仪可直接测出 pH、PO_2、PCO_2 三项指标,再由此计算出其他酸碱平衡指标。

1. 血液的酸碱度(pH)测定 pH 是 H^+ 浓度的负对数值,HCO_3^- 与 H_2CO_3 的比值是决定血液 pH 的主要因素。HCO_3^- 与 H_2CO_3 两者任何一方改变均能影响 pH,且相互间可进行代偿性增高或减低补偿。如同时按比例增高或下降,其 pH 值不变。因此,pH 值应用存在局限性:①pH 值异常可表示存在酸中毒或碱中毒,但 pH 值正常亦不能排除存在酸碱失衡;②单凭 pH 不能区别是代谢性还是呼吸性酸碱平衡失调。

测定方法:血气分析仪中存在非气敏电极及气敏电极,非气敏电极测定 pH,气敏电极测定 PO_2 和 PCO_2,并由此推算一系列参数。血气分析仪包括电极(pH、PO_2、PCO_2)、进样室、CO_2 空气混合器、放大器元件、数字运算显示屏和打印机等部件,进行自动化分析,其所需样品少,检测速度快而准确。采样前患者应处于稳定状态,保持患者平静呼吸状态,并且通风状态也应稳定。告知患者采样步骤以避免引起不必要的紧张,患者的紧张可引起过度呼吸,通气过度是血气误差的一个主要原因,可使肺泡通气量增加,造成 PCO_2 降低、pH 增加、PO_2 增加。动脉血样本采集以桡动脉最为常用,采样前应先进行改良的 Allen's 测试以确定侧支循环是否充足。标本为肝素抗凝动脉血 2mL,密封,2~8℃送检。

参考范围:动脉血 pH 7.35~7.45;静脉血 pH 7.32~7.42。

2. 二氧化碳分压测定 二氧化碳分压(PCO_2)指血浆中物理溶解 CO_2 的压力。CO_2 的弥散能力较大,约为氧的 25 倍,血液 PCO_2 基本反映了肺泡 PCO_2 的平均值。PCO_2 代表酸碱平衡失调中的呼吸因素,它的改变可直接影响血液 pH 的改变。PCO_2 的升高或降低,有原发性和继发性两种原因所致。PCO_2 与 CO_2 的产生呈正比关系,它与肺泡通气量呈反比关系。

测定方法:参见血液的酸碱度(pH)测定方法。

参考范围:动脉血 PCO_2 35~45mmHg(4.67~6.00kPa)。

3. 氧分压测定 氧分压(PO_2)是指血浆中物理溶解的 O_2 所产生的压力。血液 PO_2 是判断机体是否缺氧的重要指标。

测定方法:参见血液的酸碱度(pH)测定方法。

参考范围:动脉血 PO_2 75~100mmHg(9.98~13.30kPa)。

4. 标准碳酸氢盐和实际碳酸氢盐 血浆标准碳酸氢盐(SB)指在标准条件下(37℃,PCO_2 40mmHg,Hb 充分氧合)测得的血浆 $[HCO_3^-]$,即呼吸功能完全正常条件下的 $[HCO_3^-]$,通常根据 pH 与 PCO_2 数据求得。血浆实际碳酸氢盐(AB)指血浆实际 $[HCO_3^-]$,即指"真正"血浆(未接触空气的血液在 37℃ 分离的血浆)所含 $[HCO_3^-]$。

参考范围:正常人 SB=AB 22~27mmol/L。

5. 二氧化碳总量 二氧化碳总量(total CO_2,TCO_2)指存在于血浆中各种形式的 CO_2 的总和。其中大部分(95%)是 HCO_3^- 结合形式,少量为物理溶解。还有少量是以碳酸、蛋白质氨基甲酸酯及 CO_3^{2-} 等形式存在。TCO_2 在体内受呼吸及代谢两方面因素影响,但主要受代谢因素影响,是判断代谢性酸、碱中毒的指标之一。

参考范围:动脉血 TCO_2 23~28mmol/L。

6. 缓冲碱 缓冲碱(buffer base,BB)指 1 升全血或血浆中所有结合 H^+ 的碱的总和,包括 HCO_3^-、Pr^-、Hb^- 和少量 HPO_4^{2-}。

参考范围:血浆 BBp 41~43mmol/L;全血 BBb 45~54mmol/L。

7. 碱剩余 碱剩余(base excess,BE)指在标准条件下,即 37℃ 时,一个标准大气压,PCO_2 为 40mmHg(5.32kPa),血红蛋白完全氧合,用酸或碱将一升血液的 pH 调整至 7.40,所需加入的酸碱量就是 BE。正常人 BE 值在 0 附近波动。

参考范围：BE　−3~+3mmol/L。

8. 阴离子间隙　阴离子间隙（anion gap，AG）指血清中所测定的阳离子总数与阴离子总数之差。其计算公式为 $AG(mmol/L) = Na^+ - [Cl^- + HCO_3^-]$。

参考范围：AG 8~16mmol/L。

三、结果判断与分析

（一）首选实验

1. 血液的酸碱度（pH）测定　pH 测定结果可表现为以下三种情况。

（1）pH 值正常：①正常人；②存在轻度酸碱平衡紊乱，但机体可以自动调节到正常水平，临床上称为代偿型酸、碱中毒；③存在强度相等的酸中毒和碱中毒，作用互相抵消，pH 值正常。

（2）pH 值升高：提示体内碱性物质过多，有超出机体调节能力的失代偿型碱中毒。

（3）pH 值降低：提示体内酸性物质过多，有超出机体调节能力的失代偿型酸中毒。

2. 二氧化碳分压（PCO_2）测定　PCO_2 测定主要用于分析肺的通气功能和酸碱失衡的原因。

（1）判断肺泡通气状态：PCO_2 升高表示肺泡通气量降低，PCO_2 降低则表示肺泡通气量增加，为肺泡通气过度。

（2）判断呼吸性酸碱失衡的性质：$PCO_2 < 35mmHg(4.65kPa)$ 提示通气过度，有呼吸性碱中毒存在。PCO_2 上升至 50mmHg（6.65kPa）以上提示正常的呼吸机制已不健全，体内有 CO_2 的滞留。

（3）判断代谢性酸碱失衡的代偿情况：在代谢性酸中毒时，若 PCO_2 下降，提示已通过呼吸进行代偿；代谢性碱中毒时，若 PCO_2 上升，亦提示已有代偿。

（4）判断呼吸衰竭类型。

3. 实际碳酸氢盐和标准碳酸氢盐（AB、SB）　其临床意义如下：

（1）[HCO_3^-]在正常范围：除正常的酸碱平衡外，急性呼吸性酸碱中毒早期，混合性酸碱中毒，如代偿性呼吸性酸中毒，代偿性呼吸性碱中毒 + 代谢性碱中毒。

（2）[HCO_3^-]减少：代谢性酸中毒、呼吸性碱中毒代偿期。呼吸性碱中毒 + 代谢性酸中毒时明显下降。

（3）[HCO_3^-]增高：代谢性碱中毒，呼吸性酸中毒代偿期。代谢性碱中毒合并呼吸性酸中毒时明显升高。

（4）[HCO_3^-]异常患者：AB 与 SB 这两个指标结合起来分析，在酸碱平衡鉴别诊断上有一定价值，但也受呼吸因素的影响而继发改变。

①AB=SB，且同时升高，表示代谢性碱中毒，一般无呼吸性因素存在。

②AB=SB，且同时降低，表示代谢性酸中毒，一般无呼吸性因素存在。

③AB＞SB，提示 CO_2 潴留，多见于通气功能不足所致呼吸性酸中毒。

④AB＜SB，提示 CO_2 排出过多，多见于通气过度所致呼吸性碱中毒。

（二）次选实验

1. 碱剩余（BE）　BE 为正值增加时，说明缓冲碱增加，为代谢性碱中毒；BE 为负值增加时，说明缓冲碱减少，为代谢性酸中毒。呼吸性酸碱中毒时，由于肾脏的代偿，也可使 BE 发生相应改变。由于在测定时排除了呼吸性因素的影响，只反映代谢因素的改变，与 SB 的意义大致相同，但因系反映总的缓冲碱的变化，故较 SB 更全面。

2. 阴离子间隙（AG）　指血液中未测定的阴离子量，通常以（$Na^+-Cl^--HCO_3^-$）表示。这是判断代谢性酸中毒的重要指标，对许多潜在的致命性疾病的诊断可提供重要线索。AG 是早期发现代谢性酸中毒合并代谢性碱中毒、慢性呼吸性酸中毒合并代谢性酸中毒、呼吸性碱中毒合并代谢性酸中毒、混合性代谢性酸中毒及三重性酸碱失衡的有用指标。应用 AG 指标时，应精确地测定血清电解质，排除实验误差对 AG 的影响。AG 增高提示有代谢性酸中毒存在，在混合性酸碱紊乱的患者，代谢性酸中毒可以被其他现象掩盖，通过 AG 值可以发现许多潜在的有价值的线索。

3. 缓冲碱（BB）　代谢性酸中毒时 BB 减少，代谢性碱中毒时 BB 增加。由于同时受呼吸因素、血浆蛋白及血红蛋白的影响，因此不能确切反映代谢变化，但 BB 比[HCO_3^-]值能更全面地反映体内中和酸的能力。

4. 二氧化碳总量（TCO_2） TCO_2 的临床意义如下：

（1）病理性增高：①代谢性碱中毒时，由于碱性物质产生过多或肾功能紊乱，使肾脏排出 HCO_3^- 减少，重吸收 HCO_3^- 增加，导致 TCO_2 升高，这是 TCO_2 升高的主要原因；②呼吸性酸中毒时，由于 CO_2 排出减少，也可使 TCO_2 增加；③代谢性碱中毒合并呼吸性酸中毒时，TCO_2 显著升高。

（2）病理性降低：①代谢性酸中毒时，由于酸性物质产生过多或肾功能紊乱，使肾脏排出 HCO_3^- 增加，重吸收 HCO_3^- 减少，导致 TCO_2 减低，这是 TCO_2 减低的主要原因；②呼吸性碱中毒时，由于 CO_2 排出过多，也可使 TCO_2 减低；③代谢性酸中毒合并呼吸性碱中毒时，TCO_2 明显减低。

第六节　病　例　分　析

病例 1

一般资料：

患者女性，72 岁，因发现昏迷在家遂被送入急诊科就诊。患高血压 20^+ 年，过去八个月服氯噻嗪治疗（500mg 每日 3 次）。

体格检查：

医院检查血压为 140/90mmHg，脉搏 82 次 /min，中度脱水，身体左侧麻痹（可能与脑血管病变有关）。

实验室检查：

血清生化结果：血清 Na^+ 128mmol/L、K^+ 2.4mmol/L、Cl^- 83mmol/L、HCO_3^- 36mmol/L、urea 11.6mmol/L、Crea 120μmol/L、血浆渗透压 265mOsm/（kg·H_2O）。

尿液生化结果：Na^+ 46mmol/L、K^+ 54mmol/L、Crea 140μmol/L、渗透压 638mOsm/（kg·H_2O）。

分析：

该患者入院时电解质 Na^+、K^+、Cl^- 均降低，血浆渗透压降低，存在电解质紊乱，结合体格检查的脱水体征，可初步判断为低渗性低钠血症，再结合其有使用利尿剂的药物史，Na^+ 46mmol/L，排钠增多，可能存在继发于利尿剂治疗引起的低钠血症。尿素、肌酐水平的升高可能因患者脱水导致浓缩而致，为确定肾功能是否受损应进一步进行肾功能相关检查。

最后诊断：

继发于利尿治疗的低钠血症伴脱水。

病例 2

一般资料：

患者男性，78 岁，因"三周前感到口渴和多尿，今日加重并昏迷 2h"入院。

体格检查：

皮肤干燥，弹性下降，中度到重度脱水，卧位血压 115/65mmHg，脉率 110 次 /min。对疼痛刺激没有反应，张力减退，腱反射降低。

实验室检查：

血清生化结果：Na^+ 156mmol/L、K^+ 4.6mmol/L、Cl^- 116mmol/L、HCO_3^- 25mmol/L、urea18.0mmol/L、Crea 170μmol/L、Glu 45mmol/L。血浆渗透压 385mOsm/（kg·H_2O）；尿液渗透压 448mOsm/（kg·H_2O）；尿液 Na^+ 25mmol/L。

影像学检查：

脑干出血。

分析：

该患者入院时已昏迷，体格检查皮肤弹性下降，中度到中度脱水，实验室检查表现为电解质紊乱，高钠血症,且血糖表现为重度高糖血症。高钠血症伴多尿可能由于:尿崩症,高血糖(糖尿病)或尿素血症(肾功衰)所致的渗透性利尿。血浆钠浓度反映高渗性脱水。尿液渗透压略高于血浆渗透压表明存在渗透性利尿。考虑由于高血糖导致高渗透间隙。严重脱水可能出现脑干出血的症状,脑干损伤又可导致下视丘脑与肾脏神经联系中断,导致远曲小管出现渗透性利尿。尿素、肌酐升高可提示该患者可能存在肾功能的损伤。

最后诊断:

高渗性糖尿病所致的高渗性脱水。

病例 3

一般资料:

患者男性,56 岁,因"车祸导致颅脑损伤"急诊入院。

体格检查:

急性面容,血压 115/80mmHg,脉搏 105 次 /min,头部有明显的撞击伤痕,无开放性颅脑损伤,左上肢桡骨骨折。

实验室检查:

血清生化结果:第一天 Na^+ 138mmol/L、K^+ 3.7mmol/L、Cl^- 104mmol/L、HCO_3^- 26mmol/L、Crea 120μmol/L;第二天 Na^+ 165mmol/L、K^+ 3.5mmol/L、Cl^- 126mmol/L、HCO_3^- 23mmol/L、Crea 140μmol/L、血浆渗透压 354mOsm/ $(kg \cdot H_2O)$;尿液生化结果(第二天):Na^+<5mmol/L、渗透压 124mOsm/$(kg \cdot H_2O)$。

分析:

该患者前后两天电解质变化较大,第二天生化结果显示存在电解质紊乱,高钠、高氯血症。生化结果表现为血浆高渗透压、高血钠、尿液渗透压下降。尿液渗透压远低于血浆渗透压,表明存在利尿,结合病史,因患者颅脑损伤,神经内分泌功能紊乱,抗利尿激素分泌和释放不足,导致尿崩症。

最后诊断:

典型的颅脑损伤性尿崩症。

病例 4

一般资料:

患者男性,51 岁,因"全身无力,精神不佳 10 天"入院。

体格检查:

精神较差,皮肤暗沉,弹性无明显降低,血压 110/93mmHg,脉搏 90 次 /min。

实验室检查:

血清生化结果:TP 65.6g/L、ALB 30.5g/L、urea 25.60mmol/L、Crea 310mmol/L、Cys-C 3.56mg/L、TG 1.34mmol/L、CHOL 6.02mmol/L、HDL-C 0.78mmol/L、LDL-C 4.98mmol/L、Na^+ 131.4mmol/L、K^+ 6.54mmol/L、Cl^- 94.9mmol/L。尿液检查结果:尿蛋白定性 ++,尿 ALB/Crea 234mg/g。

分析:

患者生化结果显示存在电解质紊乱,高钾血症。蛋白质降低、urea、Crea、Cys-C 升高,尿液蛋白定性 ++,尿 ALB/Crea 234mg/g,说明患者肾功能降低。血清 K^+ 升高可能系肾功能障碍导致肾脏排泄减少引起。

最后诊断:

电解质紊乱考虑肾功能障碍性高钾血症。

病例 5

一般资料:

患者女性,49 岁,因"血压升高 3^+ 年,低血钾 1^+ 个月"入院治疗。

体格检查:

体温 36.6℃,脉搏 80 次 /min,呼吸 19 次 /min,血压 177/85mmHg,BMI 22.6kg/m²,腰围 73cm,臀围

85cm。

实验室检查:

Na^+ 144.6mmol/L、K^+ 2.55mmol/L、Cl^- 97.7mmol/L。TG 2.72mmol/L、CHOL 5.91mmol/L。OGTT 示糖耐量异常。卧位醛固酮:肾素活性(ARR) 813.20ng/dL:ng/(mL·h),立位醛固酮:肾素活性(ARR) 323.53ng/dL:ng/(mL·h)。24h 尿 K^+ 52.89mmol/24h,Na^+ 145.4mmol/L。

分析:

该患者高血压低血钾,尿钾排泄增加,疑原发性醛固酮增多症。ARR 升高明显,加之 OGTT 糖耐量异常,可诊断为原发性醛固酮增多症。患者醛固酮分泌增加,使肾小管促进钠的重吸收和钾的排泄。虽然 24h 尿 Na^+ 和 K^+ 结果在正常范围内,但结合血钾可以看出排钾增多,排钠减少。除了醛固酮,糖皮质激素皮质醇也有促进肾小管保钠排钾的作用,因此,库欣综合征常也伴有低血钾。

最后诊断:

原发性醛固酮增多症引起的低钾血症。

病例 6

一般资料:

患者男性,50 岁,因"头昏 3 天,今日加重并昏迷"入院。糖尿病病史 15 年。

体格检查:

血压 90/50mmHg,脉搏 101 次/min,呼吸 28 次/min。

实验室检查:

血清生化结果:Glu 10.1mmol/l、urea 8.0mmol/L、Na^+ 160mmol/L、K^+ 5.0mmol/L、Cl^- 104mmol/L;尿:酮体(+++),糖(+++);血气分析结果:pH 7.14、PCO_2 30.52mmHg、PO_2 74.51mmHg、BE −18.0mmol/L、HCO_3^- −9.9mmol/L、AG 35mmol/L。

分析:

患者 pH 7.14,提示存在酸中毒,具有 15 年糖尿病史,且尿酮体及尿糖阳性,分析可能存在酮症酸中毒。发病原因为因患糖尿病所致脂代谢障碍,酮体大量堆积或酮血症、酮尿症,血中大量乙酰乙酸及 β-羟丁酸经血中 $[HCO_3^-]/[H_2CO_3]$ 缓冲,使 HCO_3^- 减少致使 $[HCO_3^-]/[H_2CO_3]$ 比值为<20/1,血 pH<7.35。机体通过肺加快呼吸,多排出缓冲酮体酸所产生的 CO_2,因此 PCO_2 降低,肾脏加快排出酮体酸盐,增加 HCO_3^- 的重吸收,尽管如此,患者仍出现失代偿型代谢性酸中毒,并因血糖未能及时进入细胞而堆积于血中,形成细胞外液的高渗状态,引起细胞内脱水尤以脑细胞脱水为重,外加 PO_2 偏低,从而造成神经症状乃至昏迷。患者还存在高钠血症,可能系酸中毒导致肾脏排 Na^+ 减少导致。

最后诊断:

代谢性酸中毒。

病例 7

一般资料:

患者男性,56 岁,因小肠克罗恩病入院,后于硬膜外麻醉做肠切除术。

体格检查:

术中因患者紧张、呼吸加快,每分钟 45 次,出现手足轻度发麻现象。

实验室检查:

血清生化结果:Na^+ 134mmol/L、K^+ 4.5mmol/L、Cl^- 96mmol/L、urea 5.6mmol/L,Crea 95μmol/L,Cys-C 1.01mg/L。血气分析结果:pH 7.52、PCO_2 30.07mmHg、PO_2 57.14mmHg、BE −1.2mmol/L、HCO_3^- 23.3mmol/L,AG 19.3mmol/L。

分析:

该患者 pH 7.52,提示存在碱中毒。临床体征得知患者手术中呼吸加快,排出过多的 CO_2,使血中 CO_2

减少。此时肾的代偿性调节起重要作用。肾小管产生 H^+ 减少，H^+-Na^+ 交换减弱，HCO_3^- 的回吸收减少而排出增多，肾保留较多的 Cl^-，以填充较少的 HCO_3^- 在阴离子平衡中的位置；氨排泌减少，尿酸度降低，代偿结果使 CO_2 保留于体内，血 HCO_3^- 相应减少，使 [HCO_3^-]/[H_2CO_3] 的比值尽量接近保持在 20/1，使血 pH 值也接近正常。尽管如此，患者血 pH 值仍是 7.51，表明其为失代偿型代谢性碱中毒，血 HCO_3^- 降低属继发性的代偿的结果。

最后诊断：

呼吸性碱中毒。

病例 8

一般资料：

患者女性，90 岁，因 "头部皮疹，头痛 2 天，加重伴呕吐 1 天" 入院。

体格检查：

体温 36.5℃，脉搏 69 次 /min，呼吸 19 次 /min，血压 120/89mmHg。皮肤弹性下降；右眼睑、眉弓处疱疹，手部抖动。余无特殊异常。

实验室检查：

血清生化结果：TP 81.4g/L、ALB 49.5g/L、GLU 6.63mmol/L、urea 5.7mmol/L、Crea 81μmol/L、Na^+ 119mmol/L、K^+ 3.10mmol/L、Cl^- 87.2mmol/L；血气分析结果：pH 7.51，PCO_2 43.0mmHg、PO_2 90.9mmHg，HCO_3^- 35.3mmol/L；血细胞分析：RBC 4.2×10^{12}/L、WBC 10.32×10^9/L、NEU% 80.2%、PLT 236×10^9/L。余无特殊异常。

影像学检查：

双肺少许炎症；脑萎缩，颅内多发小缺血灶，颅底大动脉钙化。

分析：

患者实验室指标提示低钠低钾低氯，代谢性碱中毒。生化指标无明显肾功能和肝功能指标异常，排除肾脏排钠排钾增多原因，结合临床病史，患者已呕吐 1 天，导致大量胃液丢失，胃液中含有大量水、电解质，特别是 H^+、Na^+ 和 Cl^-。一方面，胃液丢失过多，摄入不足，导致脱水体征及低钠低钾低氯；另一方面，胃液中含有大量 H^+ 及 Cl^-，H^+ 的大量减少，使肠液中的 HCO_3^- 未能被中和，HCO_3^- 被重吸收入血，使得血浆内 HCO_3^- 增高，引起代谢性碱中毒；Cl^- 丢失使肾近曲小管的 Cl^- 减少，机体为了维持离子平衡，在近曲小管代偿性地增加 HCO_3^- 重吸收，也会造成代谢性碱中毒；Na^+ 的减少也会使肾脏代偿性增加 Na^+ 的重吸收，而使交换的 K^+ 和 H^+ 排出增加；另外，碱中毒时，会造成细胞内外 K^+ 和 H^+ 的交换，细胞外 K^+ 向细胞内转移，细胞内 H^+ 向细胞外转移，导致细胞外 K^+ 减少造成低钾血症。

临床出现呕吐、腹泻等多会造成低渗性或等渗性失水，出现低钠低钾低氯紊乱及酸碱平衡紊乱。

最后诊断意见：

考虑呕吐引起胃肠道丢失水和电解质导致低钠低钾血症及代谢性碱中毒。

病例 9

一般资料：

患者男性，66 岁，因 "腹痛伴黑便 4 天" 入院。

体格检查：

体温 36.8℃，脉搏 120 次 /min，呼吸 25 次 /min，血压 126/80mmHg。皮肤巩膜无特殊，呼吸平稳，心脏、双肺无明显异常。触诊全腹膨隆，全腹压痛，无反跳痛。余无特殊异常。

实验室检查：

血清生化结果：TP 53.8g/L、ALB 30.8g/L、Glu 8.08mmol/L、urea 6.6mmol/L、Crea 89μmol/L、Na^+ 138.6mmol/L、K^+ 1.90mmol/L、Cl^- 99.0mmol/L、Ca（总钙）1.42mmol/L、Mg 0.68mmol/L、PO_4 1.32mmol/L、AMY 588U/L、PAMY 555U/L、LIP 647U/L；血气分析结果：pH 7.54，PCO_2 27.7mmHg、PO_2 63.4mmHg，HCO_3^- 23.1mmol/L、离子 Ca 0.56mmol/L；余无特殊异常。

腹部 B 超：

急性坏死性胰腺炎可能。

分析：

该患者诊断为急性坏死性胰腺炎，实验室指标提示存在明显的低蛋白血症、低钾血症、低钙血症、呼吸性碱中毒。电解质及酸碱平衡紊乱是胰腺炎常见的并发症。

患者发病 4 天，诊断为急性坏死性胰腺炎，禁食、禁水，造成水和电解质摄入过少，是造成低钾低钙低镁低磷的一方面原因；患者未进食，采用全胃肠外营养支持，K^+ 随葡萄糖和 / 或氨基酸转入细胞内参与糖原和 / 或蛋白质的合成，造成细胞外 K^+ 降低；急性坏死性胰腺炎会由于胰液外渗引起化学性腹膜炎，腹膜后间隙及腹腔内大量液体渗出，肠黏膜水肿及通透性增加，肠腔内大量液体积聚，造成血容量减少，水钠等比例丢失，造成等渗性脱水，因此实验室 Na^+ 未出现明显降低；明显的低钙血症是急性坏死性胰腺炎的特征性表现，早期钙常低于 1mmol/L，除了钙摄入减少外，可能原因为胰腺及周围组织坏死，溢出的酯酶将中性脂肪分解成甘油和脂肪酸，脂肪酸与离子结合形成不溶性的钙皂对钙产生消耗，另外，胰腺坏死导致降钙素大量释放入血，抑制了钙的释放，多方面引起低钙血症；低蛋白血症可能因为摄入不足，且机体处于高分解状态引起；pH 7.54，PCO_2 27.7mmHg，PO_2 63.4mmHg，结合腹部疼痛，呼吸每分钟 25 次，考虑患者存在呼吸性碱中毒，是急性胰腺炎酸碱平衡常见的类型，碱中毒时，K^+ 向细胞内转移，引起低钾血症加重。

最后诊断意见：

考虑急性坏死性胰腺炎导致重度低钾低钙血症及呼吸性碱中毒。

病例 10

一般资料：

患者男性，41 岁，5h 前在卤味小作坊工作时不小心掉进卤水池中，水温 90~100℃，被人救出后，同事认为涂抹食盐可治疗烫伤，于是将 2 包食用盐涂抹于全身，遂立即送入我院治疗。全身多处烫伤 95% TBSA，浅Ⅱ~Ⅲ度；低血容量性休克。

体格检查：

意识清楚，体温 36.6℃，脉搏 120 次 /min，血压 115/68mmHg，呼吸 16 次 /min，全身 90% 以上皆不同程度烫伤，创面红肿，头面部肿胀明显，散在水疱，部分剥脱，四肢末梢冰凉。自述创面疼痛、灼热，伴烦躁口渴明显。患者入院后 30min 出现精神兴奋、躁动的症状，1h 后嗜睡昏迷、呼之不应。

实验室检查：

血清生化结果：TP 45.0g/L、ALB 21.6g/L、Na^+158.1mmol/L、K^+ 5.27mmol/L、Cl^- 132.0mmol/L。血细胞分析：Hb 156g/L、HCT 0.462、WBC 8.45 × 10^9/L、PLT 166 × 10^9/L。

分析：

血液生化结果提示明显的高钠高氯血症，并出现明显的精神症状。患者全身体表面积 90% 以上烫伤，此时创面基底毛细血管扩张明显，通透性明显增加，一方面导致水分挥发丢失，出现血容量降低，另一方面以食盐涂抹创面，导致氯化钠快速吸收入血，出现高钠高氯血症，中枢神经细胞在高渗状态下脱水，大量细胞内水分渗出至细胞外，导致细胞功能异常，出现精神症状，再者，创面吸收大量的氯化钠后，组织间液处于高渗状态，血管内大量液体渗出，导致有效血容量明显减少，出现血压下降，休克症状。高钠血症是大面积烧伤患者常出现的电解质紊乱并发症，应密切关注电解质变化调整补液方案。

最后诊断意见：

考虑因大面积烫伤及创面高渗导致高钠高氯血症。

（贺 勇 黄亨建）

▶ 参考文献

1. 王兰兰. 医学检验项目选择与临床应用. 2 版. 北京: 人民卫生出版社, 2013.
2. 府伟灵, 徐克前. 临床生物化学检验. 5 版. 北京: 人民卫生出版社, 2013.
3. 葛均波, 徐永健. 内科学. 8 版. 北京: 人民卫生出版社, 2013.
4. 王辰, 王建安. 内科学. 3 版. 北京: 人民卫生出版社, 2015.
5. 王建枝, 钱睿哲. 病理生理学. 3 版. 北京: 人民卫生出版社, 2015.
6. 尹一兵, 倪培华. 临床生物化学检验技术. 北京: 人民卫生出版社, 2015.
7. 施秉银, 陈璐璐. 内分泌与代谢系统疾病. 北京: 人民卫生出版社, 2015.
8. 《老年患者低钠血症的诊治中国专家建议》写作组. 老年患者低钠血症的诊治中国专家建议. 中华老年医学杂志, 2016, 35 (8): 795-804.
9. 姜旭淦, 鞠少卿. 临床生化检验学. 北京: 科学出版社, 2020.

第九章

血管外体液检查的实验诊断

人体内含有大量液体,包括水分和其中溶解的物质,总称为体液。体液可分为两大部分:细胞内液和细胞外液。存在于细胞内的称为细胞内液,约占体重的40%,存在于细胞外的称为细胞外液。细胞外液的1/5为血浆,是存在于血管中的液体,细胞外液的4/5为组织液、淋巴液、脑脊液等血管外体液。体液各部分之间是彼此隔开的,但它们之间又相互联系。

第一节　浆膜腔积液检查

人体胸腔、腹腔和心包腔统称为浆膜腔(serous cavity)。正常情况下,浆膜腔内仅含有少量液体起润滑作用(如胸腔液<20mL,腹腔液<50mL,心包腔液为10~30mL),病理情况下,浆膜腔内大量液体潴留而形成浆膜腔积液(serous effusion)。积液因部位不同可分为胸腔积液、腹腔积液、心包腔积液。根据产生的原因及性质不同,将浆膜腔积液分为漏出液和渗出液。浆膜腔积液标本采集是临床医生通过胸腔、腹腔或心包腔穿刺术获得,抽取标本后应立即送检,以免细胞变性、破坏或出现凝块而影响结果。常规细胞学检查需用EDTA-K$_2$抗凝,生化标本可用肝素抗凝,留一管不加任何抗凝剂用于观察有无凝固现象。

一、实验室分析路径

实验室分析路径见图9-1。

二、相关实验

浆膜腔积液的实验室检查包括一般理学检查、化学检查、显微镜细胞学检查、微生物检查等。

1. 一般理学检查　包括量、颜色、透明度、比重、pH值、凝固性等。主要是通过肉眼或物理学的方法来判断。漏出液淡黄色、清晰透明、不易凝固,比重<1.015;渗出液黄色或其他颜色,呈不同程度浑浊,易凝固,比重>1.018。

2. 化学检查

(1)蛋白质测定

黏蛋白定性试验(Rivalta试验):黏蛋白是一种酸性糖蛋白,等电点为pH 3.0~5.0,在稀乙酸溶液中产生白色雾状沉淀,该试验可用于初步判断积液是漏出液还是渗出液。因球蛋白不溶于水且可呈云雾状浑浊,因此若积液中球蛋白含量增高,可引起假阳性;若细胞数目较多,应离心后取上清进行试验。参考值:漏出液阴性;渗出液阳性。

总蛋白测定:采用双缩脲法测定。积液蛋白电泳可对积液的蛋白组分进行分析。临床上腹水性质的鉴别是一个难点,传统区分方法是以积液总蛋白25g/L作为主要判断指标的分界点,但有许多交叉情况存在,鉴别的准确性较低。漏出液<25g/L,积液总蛋白/血清总蛋白<0.5;渗出液>30g/L,积液总蛋白/血清总蛋白>0.5;总蛋白在25~30g/L之间,则难以判断其性质(中间型积液)。肝硬化患者腹水中总蛋白值<25g/L,感染性、心源性和恶性肿瘤转移性积液中总蛋白值>25g/L。若肝硬化后腹水总蛋白浓度<15g/L,常提示预后较差。

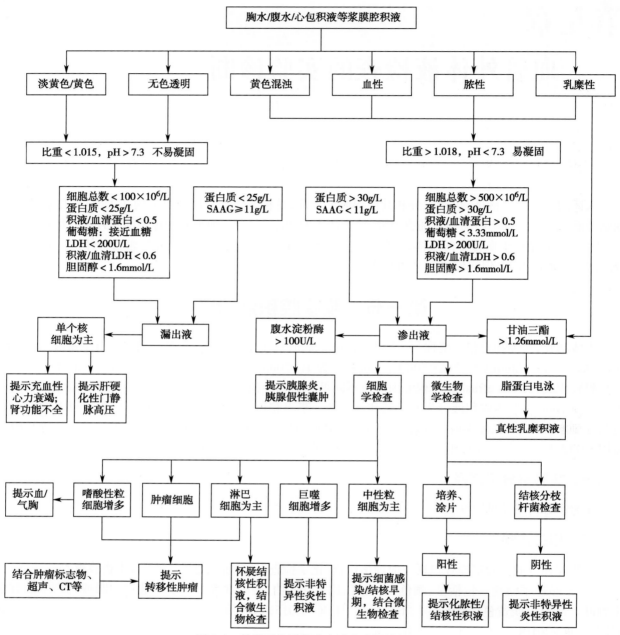

图 9-1　浆膜腔积液检查实验室分析路径图

SAAG:血清 - 腹水白蛋白梯度;LDH:乳酸脱氢酶

　　血清 - 腹水白蛋白梯度(serum-ascites albumin gradient,SAAG):是血清白蛋白与同日内测得的腹水白蛋白之间的差值(SAAG = 血清白蛋白 – 腹水白蛋白),反映了胶体渗透压 - 腹水流体静水压在腹水状态下达到的新平衡点。SAAG 与门脉压力有良好的直线关系,能较真实地反映门静脉压力。当 SAAG ≥ 11g/L 时为高梯度腹水,提示门脉高压所致,如肝硬化腹水;当 SAAG<11g/L 时为低梯度腹水,提示非门脉高压性腹水,如结核、肿瘤等。与总蛋白浓度不同,白蛋白梯度不会受到利尿剂治疗或穿刺术的影响。SAAG 对门脉高压性腹水病因诊断的准确率远远高于既往的渗出液和漏出液的分类,两者的诊断准确率分别为 92%~100%、55.6%~76%。SAAG 可使腹水分类更准确,但要注意该指标的影响因素,任何影响白蛋白检测的因素均会影响 SAAG,如乳糜性腹水、球蛋白过低或过高等。

（2）葡萄糖：检测原理为葡萄糖氧化酶法或己糖激酶法。漏出液：与血糖接近或略低；渗出液：低于血糖。化脓性积液葡萄糖因受细菌或炎症细胞的酵解作用而含量降低。若积液葡萄糖/血糖<0.5，常见于化脓性积液、结核性积液、恶性积液等。

（3）胆固醇、甘油三酯：检测原理为酶法，主要用于真性与假性乳糜积液的鉴别。真性乳糜积液胆固醇低于血清水平，甘油三酯高于血清水平，脂蛋白电泳的乳糜微粒区带明显。胆固醇>1.6mmol/L 多提示恶性积液，胆固醇<1.6mmol/L 多提示肝硬化积液，胆固醇增高的积液中还可能见到胆固醇结晶。甘油三酯>1.26mmol/L 常提示乳糜性积液，乳糜定性试验（苏丹Ⅲ染色）阳性；甘油三酯<0.56mmol/L 可排除乳糜性积液。

（4）乳酸脱氢酶（lactate dehydrogenase，LDH）：检测原理为酶速率法。主要用于鉴别漏出液与渗出液，良性与恶性积液。LDH 增高见于化脓性积液、恶性积液等，LDH 增高程度与感染程度相关。如果积液 LDH/血清 LDH>1.0，提示可能为恶性积液。漏出液 LDH<200U/L，积液 LDH/血清 LDH<0.6；渗出液 LDH>200U/L，积液 LDH/血清 LDH>0.6。

（5）腺苷脱氨酶（adenosine deaminase，ADA）：催化腺苷水解的核酸代谢酶，广泛分布于人体组织和细胞中，检测原理为比色法或紫外分光光度法。ADA 活性增高见于结核病、淋巴瘤、风湿性疾病等，尤其对结核性积液病因学诊断和疗效观察有重要价值，ADA>40U/L 应考虑结核性积液。

（6）淀粉酶（amylase，AMY）：多数胰腺炎所致的腹腔积液淀粉酶/血清淀粉酶>1.0，消化道穿孔所致腹腔积液或食管穿孔所致胸腔积液的淀粉酶也会升高。

3. 显微镜细胞学检查

（1）细胞计数与分类：采用传统光学显微镜计数方法或仪器法直接计数红细胞数和有核细胞数，并区别计数单个核白细胞与多形核中性粒细胞（polymorphonuclear neutrophils，PMN）。不管是使用全自动尿沉渣分析仪还是血细胞分析仪体液模式进行浆膜腔积液细胞计数，均不能代替人工方法。使用仪器进行计数前，需对仪器检测结果与人工结果进行比对，评价仪器性能。参考值：红细胞：无；漏出液有核细胞<$100×10^6$/L，渗出液有核细胞>$500×10^6$/L。

（2）细胞形态检查：在抽取浆膜腔积液后加 EDTA-K$_2$ 抗凝，低速离心沉淀，用沉淀物涂片做瑞氏、巴氏或 H-E 染色，油镜下观察细胞形态。一般漏出液以淋巴细胞和间皮细胞为主，渗出液中细胞成分较多，如中性粒细胞多见于化脓性炎症。如需查找肿瘤细胞应同时做其他染色，若查见异常细胞，应描述报告；如有其他成分（如微生物、未成熟粒细胞、结晶等），建议给出提示性报告。嗜酸性粒细胞大于10%常见于过敏性或寄生虫疾病、自身免疫性疾病、结核病或恶性肿瘤。出现淋巴细胞是长期充血性渗出、慢性炎症、结核病或恶性肿瘤的特征。

4. 病原生物学检查 包括直接涂片革兰氏染色，细菌（真菌）培养和鉴定，结核分枝杆菌涂片抗酸染色及培养，寄生虫检查等。30%~50% 伴细菌感染的患者可通过革兰氏染色检出病原体。细菌（真菌）培养阳性率亦不太高，自发性细菌性腹膜炎时阳性率不到 50%，使用抗生素会降低细菌培养阳性率，因此宜在抗生素应用前进行积液细菌培养，最好同时做厌氧菌培养。

5. 其他检查 包括肿瘤标志物，如癌胚抗原（CEA）、CA19-9；铁蛋白（ferritin）；急性时相反应蛋白（CRP）；细胞因子及受体水平测定，如白介素-6（IL-6）、白介素-2（IL-2）、肿瘤坏死因子 α（TNF-α）等，均对鉴别良、恶性积液有一定价值，对恶性病因引起的积液有较高的特异性。当积液 CEA>20μg/L，积液 CEA/血清 CEA>1.0 时，应高度怀疑恶性积液。另外，有研究显示，检测积液中 T 淋巴细胞亚群（CD3$^+$、CD4$^+$、CD8$^+$）的变化对鉴别良性和恶性浆膜腔积液有较好的临床应用价值。

三、结果判断与分析

（一）首选实验

1. 鉴别积液 漏出液、渗出液的鉴别是临床最基本的要求，因此有助于其鉴别的实验均需列于首选，如一般理学检查，蛋白定性、定量试验，葡萄糖，LDH，细胞计数与分类，细菌检查等。综合分析各项实验结果，进行积液漏出液、渗出液鉴别。

　　病理情况下浆膜腔积液可出现不同的颜色变化,其相关临床意义见表 9-1,浆膜腔积液漏出液和渗出液的产生机制及常见原因分析见表 9-2,漏出液与渗出液的实验室鉴别见表 9-3,细胞分类计数增高的临床意义见表 9-4,结核性积液与恶性积液的鉴别见表 9-5。

表 9-1　浆膜腔积液标本颜色及其临床意义

颜色	临床意义
红色	穿刺损伤、恶性肿瘤、结核病急性期、风湿性疾病等
黄色	各种原因引起的黄疸
绿色	铜绿假单胞菌感染
乳白色	化脓性感染,胸导管阻塞或破裂的乳糜积液
棕色	阿米巴脓肿破溃
黑色	曲霉菌感染

表 9-2　浆膜腔积液漏出液和渗出液的产生机制及常见原因

类型	发生机制	常见原因
漏出液	毛细血管流体静压增高	静脉回流受阻、充血性心衰和晚期肝硬化
	血浆胶体渗透压减低	血浆白蛋白浓度明显减低的各种疾病
	淋巴回流受阻	丝虫病、肿瘤压迫等所致的淋巴回流障碍
	水钠潴留	充血性心力衰竭、肝硬化和肾病综合征
渗出液	微生物毒素、缺氧以及炎性介质	结核性和细菌性感染
	血管活性物质增高、癌细胞浸润	转移性肺癌、乳腺癌、淋巴瘤、卵巢癌
	外伤、化学物质刺激	血液、胆汁、胰液和胃液等刺激,外伤

表 9-3　浆膜腔积液漏出液与渗出液的实验室鉴别

鉴别点	漏出液	渗出液
病因	非炎症性	炎症性、外伤、肿瘤或理化刺激
外观	淡黄色、草绿色,浆液性	不定,可为黄色、脓性、血性、乳糜性
透明度	清晰透明	浑浊
比重	<1.015	>1.018
pH	>7.3	<7.3
凝固性	不易凝固	易凝固
Rivalta 试验	阴性	阳性
蛋白质定量(g/L)	<25	>30
积液蛋白 / 血清蛋白比值	<0.5	>0.5
葡萄糖(mmol/L)	接近血糖	<3.33
LDH(U/L)	<200	>200
积液 LDH/ 血清 LDH	<0.6	>0.6

续表

鉴别点	漏出液	渗出液
细胞总数（×10⁶/L）	<100	>500
有核细胞分类	淋巴细胞为主,可见间皮细胞	炎症以中性粒细胞为主,慢性炎症或恶性肿瘤以淋巴细胞为主
细菌	无	有

表 9-4　浆膜腔积液细胞分类计数增高的临床意义

细胞类型	临床意义
中性粒细胞	化脓性积液、早期结核性积液、肺梗死
淋巴细胞	结核性积液,肿瘤、病毒、结缔组织疾病等
嗜酸性粒细胞	血胸和气胸、肺梗死、真菌或寄生虫感染、间皮瘤,过敏综合征
间皮细胞	主要见于漏出液,提示浆膜受刺激或损伤
异常细胞	见于恶性肿瘤、淋巴瘤、白血病侵犯等

表 9-5　结核性积液与恶性积液的鉴别

鉴别点	结核性	恶性
外观	黄色、血性	多为血性
ADA（U/L）	>40	<25
积液 ADA/ 血清 ADA	>1.0	<1.0
CEA（μg/L）	<5	>20
积液 CEA/ 血清 CEA	<1.0	>1.0
铁蛋白（μg/L）	<500	>1 000
LDH（U/L）	>200	>500
细菌	结核分枝杆菌	无
细胞	多为淋巴细胞	可见肿瘤细胞

2. 细胞学检查　当肿瘤侵犯胸壁、腹壁或直接暴露于浆膜腔积液中时,在积液中可以找到脱落的肿瘤细胞。对于血性积液应进行离心,排除由于穿刺损伤引起的假阳性,血性积液病因也可为结核性的,但以癌性较多见。在胸水、腹水或心包积液中找到癌细胞是确诊恶性积液的一种快速、可靠、经济的方法。积液细胞学检查找到癌细胞对诊断的特异性虽然高达 100%,但敏感性较低,且主观性强,主要依赖于镜检人员的经验。

提高敏感性的方法有:①反复多次抽取胸腔积液送检,每次送检量不少于 100mL。②提高分辨水平。积液中有脱落的间皮细胞,随脱落的时间长短会发生退行性改变或核异质改变,外伤等导致的胸腔积液或腹腔积液也会出现核异质细胞,应注意与恶性细胞进行鉴别。流式细胞分析与 DNA 定量分析、染色体等技术为恶性积液的诊断提供了一个新平台,可提高诊断恶性积液的敏感性。

（二）次选实验

1. ADA 活性检测　积液中的 ADA 活性,按其高低顺序可能的病因依次为:结核性、癌性、非炎性积液。此酶在结核性积液中活性显著高于其他原因所致积液,对结核性积液的诊断具有较高的特异性。结核性积液中 ADA 活性明显升高,而恶性积液中 ADA 活性常为低值。虽然仅有少数(10% 左右)结核性积液 ADA 活性升高不明显,但仍需引起临床注意,ADA 低活性并不能完全排除结核性积液。另外淋巴瘤细胞转移至浆膜腔积液时,积液 ADA 水平也会升高。

2. 淀粉酶检测　约 90% 急性胰腺炎患者、胰腺创伤等所致的积液中,淀粉酶含量可高达正常血清含量的 3 倍。淀粉酶可直接由肿瘤细胞合成,胸腔积液淀粉酶高于 300IU/L 者,多见于原发或继发胰腺癌。

3. 微生物学检查　脓性积液或有核细胞数量较多(常 $> 1\,000 \times 10^6$/L),分类以中性粒细胞为主,应注意查找细菌、真菌、结晶或坏死成分等。同时不可忽视寄生虫检查。

4. 其他检查　①癌胚抗原(CEA):恶性积液的非特异性指标,积液 CEA/ 血清 CEA>1.0 提示恶性可能,积液 CEA/ 血清 CEA<1.0 提示良性可能;②甲胎蛋白(AFP):积液 AFP 增高对原发性肝癌的诊断有重要辅助价值;③铁蛋白:$<500\mu$g/L 提示良性可能,$>1\,000\mu$g/L 提示恶性可能;④T 淋巴细胞亚群:由于恶性胸腔积液患者细胞免疫功能处于抑制状态,故其胸腔积液中 $CD8^+$ 细胞增高导致 $CD4^+$/$CD8^+$ 比值降低。因此,T 淋巴细胞亚群测定,对恶性胸腔积液的诊断及疗效评估有一定价值。

第二节　脑脊液检查

脑脊液(cerebrospinal fluid,CSF)是存在于脑室和蛛网膜下腔内的无色透明液体,主要由血液循环经脑脉络丛和脑内毛细血管内皮细胞滤过而形成的血浆超滤液,脑脊液充满脑室和蛛网膜下腔,包绕于脑和脊髓四周,起缓冲、调节颅内压力、营养等作用。血 - 脑脊液屏障具有选择性通透作用,防止血液中有害物质进入脑脊液中。

脑脊液由临床医生进行腰椎穿刺采集,必要时可从小脑延髓池或侧脑室穿刺获得,立即送检(一般不超过 1h)并及时检查。生理情况下,平均每日脑脊液生成量 400~500mL,成人脑脊液总量为 120~180mL,新生儿 10~60mL。正常脑脊液含有一定的细胞及化学成分,病理情况下,血 - 脑脊液屏障通透性增加,脑脊液成分可发生改变,通过对脑脊液成分的检查,可以帮助临床医生进行疾病诊断。脑脊液检查对神经系统疾病的诊断、鉴别诊断和预后判断有十分重要的意义。

一、实验室分析路径

实验室分析路径见图 9-2。

二、相关实验

1. 一般理学检查　包括颜色、透明度、比重、有无薄膜或凝块形成等。正常脑脊液为无色透明液体,新生儿可呈黄色。

2. 化学与免疫学检查

(1)蛋白质测定:①蛋白质定性试验(Pandy 试验):脑脊液中的蛋白质与苯酚结合,形成不溶性蛋白盐而出现白色浑浊或沉淀。操作方法为:取苯酚试剂 2~3mL 于小试管内,用吸管吸取 1~2 滴脑脊液滴入苯酚试剂,黑色背景下观察有无白色浑浊或沉淀出现。正常脑脊液蛋白定性试验:阴性。②蛋白质定量:采用比浊法或染料结合比色法等检测脑脊液蛋白质含量。脑脊液蛋白质含量明显低于血浆蛋白质含量,不同部位脑脊液蛋白含量也略有不同,腰椎穿刺:0.20~0.40g/L,小脑延髓池穿刺:0.10~0.25g/L,脑室穿刺:0.05~0.15g/L。

(2)葡萄糖测定:采用葡萄糖氧化酶法或己糖激酶法。正常参考值:腰椎穿刺:2.5~4.4mmol/L,小脑延髓池穿刺:2.8~4.2mmol/L,脑室穿刺:3.0~4.4mmol/L。

(3)氯化物测定:临床常用电极法。正常脑脊液氯化物可维持脑脊液和血浆渗透压的平衡,脑脊液中蛋白质含量低,氯化物含量高于血浆。参考值 120~130mmol/L。

(4)乳酸脱氢酶(LDH):检测原理为酶速率法。随年龄增长,脑脊液中 LDH 浓度逐渐降低。参考范围:<40U/L。

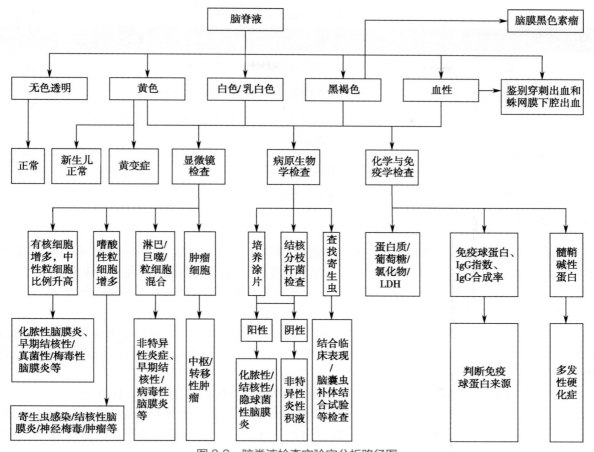

图 9-2 脑脊液检查实验室分析路径图

（5）免疫球蛋白：常用免疫散射比浊法。正常脑脊液中免疫球蛋白浓度极低。参考范围：IgG：10~40mg/L，IgA：0~6mg/L，IgM：<0.22mg/L，IgE 含量极低。

（6）髓鞘碱性蛋白（myelin basic protein，MBP）：是中枢髓鞘的主要蛋白质，酶联免疫吸附试验（ELISA）法或放射免疫法是常用的检测方法。正常参考范围：<4μg/L。

3. 显微镜检查

（1）细胞计数和分类：采用传统光学显微镜计数方法或仪器法直接计数红细胞数和有核细胞数，并区别计数单个核白细胞与多形核中性粒细胞（polymorphonuclear neutrophils，PMN）。正常脑脊液无红细胞，有核细胞参考值：成人$(0~8) \times 10^6/L$，儿童$(0~15) \times 10^6/L$，新生儿$(0~30) \times 10^6/L$。细胞分类多为淋巴细胞及单核-巨噬细胞，二者比例约为 7:3，有时可见内皮细胞，无中性粒细胞。

（2）细胞形态检查：推荐玻片离心沉淀法收集细胞，涂片染色后油镜下观察。重点观察脑脊液中性粒细胞、嗜酸性粒细胞、白血病细胞、肿瘤细胞等。

4. 病原生物学检查 离心浓缩后，细菌/真菌涂片、培养，抗酸染色查找结核分枝杆菌，注意查找有无寄生虫等。

三、结果判断与分析

1. 一般理学检查 病理情况下，脑脊液可呈不同颜色改变。脑脊液常见颜色变化及临床意义见表 9-6。脑脊液透明度与蛋白质含量、细胞、细菌数量等有关。脑脊液中蛋白质含量增高、白细胞数量增多、大量细菌或真菌等都可使其浑浊，结核性脑膜炎常呈毛玻璃样微浑，化脓性脑膜炎多呈明显浑浊。正常脑脊液放置 12~24h 后不形成薄膜、凝块或沉淀物；当蛋白质>10g/L 时，可出现凝块或沉淀物；结核性脑膜炎的脑脊液静置 12~24h 后出现薄膜，取此薄膜涂片查结核分枝杆菌，可提高阳性率；蛛网膜下腔梗阻的脑脊液呈黄色胶冻状。

表 9-6　脑脊液常见颜色变化及临床意义

颜色	临床意义
无色	正常脑脊液、病毒性脑膜炎、神经梅毒等
红色	穿刺损伤、蛛网膜下腔出血、脑室出血等
黄色	黄疸、椎管梗阻、出血、化脓性脑膜炎、结核性脑膜炎等
白色/乳白色	化脓性脑膜炎
黑褐色	脑膜黑色素瘤
绿色	铜绿假单胞菌感染

穿刺损伤性出血与蛛网膜下腔出血鉴别：蛛网膜下腔出血时，采集的三管脑脊液均为红色，各管红细胞计数无明显差别，离心后上清液呈黄色或淡红色，镜下多见皱缩红细胞或红细胞形态不完整；穿刺性出血时，第一管为血性，后两管逐渐变淡，离心后上清液透明，镜下红细胞形态完整且正常。

2. 显微镜检查　脑脊液中红细胞增多见于穿刺损伤或蛛网膜下腔出血；白细胞计数增高，中性粒细胞增多，常见于化脓性脑膜炎；真菌性脑膜炎可查见隐球菌；结核性脑膜炎患者的脑脊液中成熟淋巴细胞增多，可伴有反应性淋巴细胞、嗜酸性粒细胞和少量浆细胞出现；血液系统疾病累及中枢神经时，可在脑脊液中发现白血病细胞或淋巴瘤细胞；脑部原发肿瘤和转移性肿瘤时，均可在脑脊液中发现肿瘤细胞。

3. 病原生物学检查　革兰氏染色后查找细菌，墨汁染色查找真菌（隐球菌），抗酸染色查找结核分枝杆菌，细菌/真菌培养应选择适当的培养基和培养环境。脑脊液涂片可用于查找血吸虫卵、肺吸虫卵、弓形虫、阿米巴滋养体等，脑囊虫病患者可进行脑囊虫补体结合试验，神经梅毒诊断首选螺旋体荧光抗体吸收试验。

4. 化学与免疫学检查

(1) 蛋白质测定：CSF 蛋白质含量增加，提示患者血 - 脑脊液屏障通透性增加，常见于炎症、肿瘤、出血等疾病。正常 CSF 蛋白成分绝大部分为白蛋白，而球蛋白仅微量常小于 0.05g/L。蛋白商为 CSF 球蛋白/白蛋白的比例，增高提示球蛋白增高，见于神经梅毒、多发性硬化症等；降低提示白蛋白增高，见于化脓性脑膜炎、脑部肿瘤等。

(2) 葡萄糖测定：当中枢神经系统感染时，病原菌分解消耗葡萄糖，使 CSF 中的葡萄糖降低，化脓性脑膜炎患者的 CSF 葡萄糖下降最明显；病毒性脑膜炎患者 CSF 中葡萄糖多为正常；急性颅脑外伤、中毒等导致丘脑下部损伤，肾上腺素分泌促使血糖分解，CSF 葡萄糖增高。

(3) 氯化物测定：脑脊液中氯化物含量随血清氯化物的改变而变化。当脑脊液中蛋白质增高时，氯化物多下降，如化脓性、结核性、隐球菌性脑膜炎；低氯血症时，血氯降低，CSF 氯化物也降低；氯化物增高见于尿毒症、肾脏疾病、呼吸性碱中毒等患者。

(4) 乳酸脱氢酶 (LDH)：中枢神经系统病变，脑脊液中 LDH 增高。增高见于化脓性脑膜炎、脑血管疾病等；病毒性脑膜炎患者 LDH 正常或轻度增高；急性颅脑外伤时 LDH 正常；脑部肿瘤、脱髓鞘病进展期 LDH 升高，缓解期降低。

(5) 免疫球蛋白：正常脑脊液中免疫球蛋白浓度极低，主要是 IgG。IgG 增加见于多发性硬化症、结核性脑膜炎、梅毒性脑膜炎、亚急性硬化性全脑炎等；IgA、IgM 增高多见于化脓性脑膜炎。此外，还可计算 IgG 指数和 IgG 合成率。IgG 指数 =（脑脊液 IgG/ 脑脊液 Alb）/（血清 IgG/ 血清 Alb），用于排除血清 IgG 对脑脊液 IgG 水平的影响，判断脑脊液中 IgG 来源于中枢神经系统自身合成还是来源于血液。24h 鞘内 IgG 合成率反映中枢神经系统内部每日合成的 IgG 量。

(6) 髓鞘碱性蛋白 (myelin basic protein，MBP)：反映脑组织实质性损伤的标志，用于多发性硬化症病情活动的辅助诊断指标。

第三节　关节腔积液检查

正常关节腔分泌极少量滑膜液(synovial fluid,SF),当关节有炎症、损伤等病变时,滑膜液增多,称为关节腔积液(joint effusion)。关节腔积液包括肩关节、肘关节、手关节、髋关节、膝关节、足关节等处的积液。关节性炎症按不同致病因素可分为:化脓性关节炎、非化脓性关节炎、关节结核等。准确地进行关节腔积液检查对临床诊断、治疗有重要价值。

一、实验室分析路径

实验室分析路径见图 9-3。

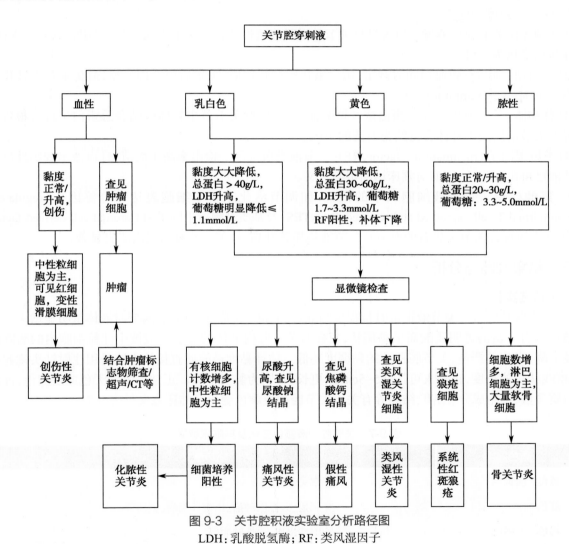

图 9-3　关节腔积液实验室分析路径图
LDH:乳酸脱氢酶;RF:类风湿因子

二、相关实验

关节腔积液各种检查中,除细菌学证据和结晶、特征性细胞外,其他检查项目对各型关节炎的诊断并无高度的特异性,因此诊断时需根据病史、查体、实验室检查和 X 线检查等进行综合分析。

1. 一般理学检查　包括量、颜色、透明度、黏稠度、有无凝块形成等。参考范围为: 0.1~2.0mL(经常不易抽出)、淡黄色或无色、透明清亮、高度黏稠、无凝块。

2. 显微镜检查

（1）有核细胞计数及分类计数、红细胞计数：正常情况下无红细胞；有核细胞极少，为(50~100)×10⁶/L。

（2）细胞学检查：正常关节液中，约 65% 为单核 - 巨噬细胞，中性粒细胞和淋巴细胞相近，分别约为15%~20%，偶见软骨细胞、滑膜细胞、组织细胞。此外，还可能查到肿瘤细胞、红斑狼疮细胞（中性粒细胞吞噬均匀体）、类风湿性关节炎细胞（类风湿性关节炎时，中性粒细胞胞浆内有颗粒状嗜碱性包涵物，可能由免疫复合物形成，当其与类风湿因子并存时，称为类风湿性关节炎细胞）以及结晶等。

（3）结晶：关节液标本中软骨素颗粒结晶可用于评价关节液质量，软骨素颗粒多，说明关节液质量良好。常见的病理性结晶有尿酸钠结晶、焦磷酸钙结晶、胆固醇结晶等。此外，少数情况下当药物浓度增高时，也会形成药物结晶。

3. 病原生物学检查　细菌 / 真菌涂片检查、抗酸染色查找结核分枝杆菌。

4. 化学与免疫学检查

（1）总蛋白：关节腔积液蛋白质含量是关节腔滑膜渗透性变化的一个表现。参考范围：11~22g/L；白蛋白与球蛋白之比为 4:1。

（2）葡萄糖：应与空腹血糖同时测定，用含氟化钠试管留取，采集后应立即送检，避免葡萄糖转化为乳糖。参考范围：3.3~5.3mmol/L。

（3）总补体：关节液中补体随蛋白浓度增减而改变，因此关节液中补体应结合总蛋白量进行报告。正常情况下关节滑膜液中补体含量约为血清的 10%。

（4）类风湿因子（rheumatoid factor, RF）：关节液类风湿因子检出率高于血清，且血液出现阳性反应之前关节液已可出现阳性，因而对临床诊断很有意义。

5. 其他检查　关节液细胞因子的检查，如调节活化正常 T 细胞表达和分泌因子（regulated on activation normal T cell expressed and secreted, RANTES）及基质细胞衍生因子 -1（stromal cell-derived factor-1, SDF-1），在类风湿性关节炎患者的血清及关节液均显著升高，且关节液升高比血清更显著。

三、结果判断与分析

（一）首选实验

1. 一般理学检查　关节液正常时量很少约 0.1~2.0mL，经常不易抽出，病变时液体量明显增多。关节腔内液体含有丰富的透明质酸而呈黏稠状，炎症时关节腔内液体的透明质酸被中性粒细胞内的酶降解而黏稠度下降，炎症越严重，关节腔积液的黏稠度越低。估计黏度最简便直接的方法是用注射针头挑起关节液，观察线状物的长度，正常人可达 2.5~5cm 或更长，否则为黏度下降。正常关节液无色或淡黄色，浑浊度与蛋白质含量、细胞成分、细菌、结晶等有关。关节腔积液颜色变化及临床意义见表 9-7。

表 9-7　关节腔积液颜色变化及其临床意义

颜色	临床意义
黄色 / 淡黄色	正常关节腔积液
红色	穿刺损伤、恶性肿瘤、出血性疾病、创伤等
褐色 / 黄褐色	陈旧性出血、恶性肿瘤等
乳白色	结核性、痛风、类风湿性关节炎、系统性红斑狼疮等
乳黄色 / 乳白色	化脓性感染
金黄色	胆固醇含量增高

2. 显微镜检查　是关节腔积液检查的重要内容。可以发现特征性的细胞（如类风湿性关节炎细胞、肿瘤细胞、狼疮细胞等）、结晶（如尿酸钠结晶、焦磷酸钙结晶）或病原体等，对临床诊断具有十分重要的价值。化脓性关节炎肉眼可见脓性液体，显微镜下可见大量中性粒细胞和脓细胞，并常可发现病原菌；淋巴

细胞增高见于类风湿性关节炎早期；嗜酸性粒细胞增高可见于风湿性关节炎、风湿热、寄生虫感染等；红斑狼疮细胞见于系统性红斑狼疮；类风湿性关节炎细胞见于类风湿性关节炎。另外，骨关节炎时涂片可发现大量正常软骨细胞，并可见具有特征性的多核软骨细胞，还常有多量的滑膜细胞和破骨细胞。关节腔积液中的结晶主要用于鉴别痛风和假性痛风，查见细针状的尿酸盐结晶提示痛风，棒状或菱形的焦磷酸钙结晶为假性痛风，见于软骨钙质沉着症。

3. 病原生物学检查　涂片可能发现病原菌，并对关节液进行细菌（真菌）培养、鉴定。常见的病原菌多为链球菌、葡萄球菌、淋病奈瑟球菌、大肠埃希菌等，厌氧菌少见。此外，不可忽视真菌性关节腔积液。

（二）次选实验

1. 蛋白质　化脓性、创伤性、类风湿性关节炎等患者的关节腔积液蛋白质含量增高，蛋白质高低可反映炎症程度。

2. 葡萄糖　测定应与空腹血糖同时进行。关节炎患者的关节腔积液葡萄糖含量与血清比较明显减少，高度提示化脓性关节炎，葡萄糖为致病菌消耗所致。

3. 类风湿因子（RF）　约 60% 的类风湿性关节炎患者的关节液 RF 呈阳性，阳性率较血清高，但并非特异性，结核性关节炎患者的关节腔积液 RF 也可呈阳性。

第四节　胃液检查

胃液（gastric juice）是由胃壁黏膜的主细胞、壁细胞和黏液细胞的分泌物组成，正常人每日分泌 1.5~2.5L，分泌量因食物成分及各种刺激因素影响可有差异。胃液为无色透明的稀薄液体，呈强酸性反应。胃液成分除水分、盐酸、胃蛋白酶原、内因子及胃脂肪酶外，还有黏液、电解质如钠、钾、钙、磷酸氢根等。胃液检查对于了解胃的分泌功能，胃、十二指肠相关疾病诊断和鉴别诊断有较好的实用价值。胃液检查的结果与胃液标本的采集密切相关，患者应在 24~72h 内停止服用影响测定结果的药物，检查前晚只能进食流质食物，检查前 12h 内不能进食或饮水，一般采用插胃管方式获取胃液。

一、实验室分析路径

实验室分析路径见图 9-4。

二、相关实验

胃液检查内容包括一般理学检查、化学与免疫学检查及显微镜检查等，其中化学检查尤其是胃酸分泌量测定在临床上应用广泛，有较大的实用价值。

1. 一般理学检查　包括量、颜色、pH 测定、气味、黏液、食物残渣等。

2. 胃酸分泌量测定

（1）基础胃液量：经 12h 空腹后的正常胃液量为 50mL 左右，在吞管成功后应用电动负压吸引器，以 4.0~6.67kPa 负压持续抽取 1h 所得胃液总量，称为基础胃液量，它更能代表标准状态下（清晨空腹未接受任何食物或药物等的刺激）胃的分泌功能，且具有定量的意义。

（2）基础胃酸排泌量（basal acid output，BAO）：测定基础胃液量，取其中 10mL 加 2.0g/L 酚红指示剂 3 滴，黄色表示有胃液存在，用 0.10mol/L 氢氧化钠溶液滴定至初现红色为止（即以 pH 7.0~7.4 为滴定终点）。计算出总酸的 mmol/L 量，结合 1h 胃液量算出基础胃酸排泌量，以 mmol/h 标示。

（3）最大胃酸排泌量（maximal acid output，MAO）：取注射五肽胃泌素后 1h 的 4 个胃液标本（BAO 测定后，五肽胃泌素按 6μg/kg 体重计算剂量，肌内注射，而后每 15min 收集一次胃液，共 4 次，分装于 4 个瓶中），以酚红为指示剂，用 0.10mol/L 氢氧化钠溶液分别测定每个胃液标本的可滴定盐酸，并计算每瓶胃液的胃酸分泌量，以 mmol/15min 表示，4 次胃酸分泌量之和即为最大胃酸排泌量，以 mmol/h 表示。

（4）高峰胃酸排泌量（pick acid output，PAO）：取上述 4 个胃液标本中最高二次胃酸分泌量之和乘以 2，即为高峰胃酸排泌量，以 mmol/h 表示。

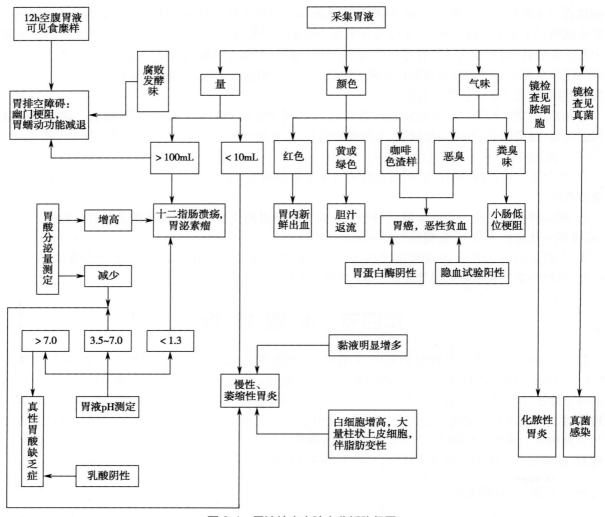

图 9-4　胃液检查实验室分析路径图

3. 显微镜检查　取胃液沉淀物少许置载玻片上,显微镜观察有无细胞、病原微生物及食物残渣等成分。

4. 其他检查　包括乳酸定性试验(参考范围为阴性)、隐血试验(参考范围为阴性)、胃蛋白酶测定(参考范围为 40~60U/ml)。

三、结果判断与分析

1. 一般理学检查

(1)正常基础胃液量为 10~100mL,正常空腹 12h 后胃液残余量约为 50mL,大于 100mL 为胃液增多,见于十二指肠溃疡、胃泌素瘤或胃排空障碍(如幽门梗阻、胃蠕动功能减退等);小于 10mL 为胃液减少,主要见于萎缩性胃炎或胃蠕动功能亢进等。

(2)正常空腹胃液颜色无色透明,不含血液与胆汁,无食物残渣。如含有相当量的黏液可呈稍浑浊的灰白色,若有胆汁反流则呈黄色或黄绿色浑浊,咖啡残渣样外观表示胃内有陈旧性出血,常见于溃疡病、胃癌及糜烂性胃炎等,如有少量鲜红血丝常为操作时损伤胃黏膜所致。

(3)酸碱度可用 pH 试纸或 pH 计测定。胃液 pH<1.3 时为酸度过高,见于十二指肠溃疡、胃泌素瘤、幽门梗阻、慢性胆囊炎等。pH 在 3.5~7.0 之间为胃酸减低,多见于胃癌、萎缩性胃炎、胃扩张、甲状腺功能亢进症等疾病。在 MAO 测定时,pH>7 可视为真性胃酸缺乏,常见于胃癌、恶性贫血及慢性萎缩性胃炎等。当测定 BAO、PAO 结果明显低于正常时,测定胃液 pH 值对判断真性胃酸缺乏更有意义。受试者精神状态、烟酒嗜好、便秘以及胃液采集方式等影响胃液酸度,解释结果时必须综合分析。

（4）正常胃液略带酸味,消化不良或胃排空障碍胃内有机酸潴留增多时,则有发酵味。晚期胃癌由于组织坏死,可有恶臭味,小肠低位梗阻时可有粪臭味。

（5）正常胃液内有少量分布均匀的黏液,当胃有炎症,尤其是慢性胃炎时黏液明显增多,使胃液黏稠度增大。胃液抽出后静置片刻,正常空腹胃液形成不很明显两层,上层为少量黏液,下层为无色透明的胃液层。12h 空腹后的胃液中应无食物残渣,病理情况下胃液层浑浊不清,当有胃排空障碍时,底层出现食物残渣,犹如三层。胃液增多是慢性胃炎的常见表现,若有食物残渣等出现,可见于胃癌、幽门梗阻等情况。

2. 胃酸分泌量测定

（1）BAO 反应无外来刺激情况下胃的分泌状态。参考范围:3.9±1.98mmol/L,男性略高于女性,年龄 50 岁以上者略低。胃溃疡患者 BAO 常无明显异常,十二指肠溃疡患者 BAO 可明显升高。若 BAO>15mmol/L,常可能提示存在胃泌素瘤。

（2）MAO 参考范围:3~23mmol/h。MAO 增高(>23mmol/h),应考虑十二指肠溃疡。BAO>15mmol/L,MAO>30mmol/h,BAO/MAO>0.6,高度提示胃泌素瘤。

（3）PAO 参考范围:20.6±8.37mmol/h。PAO<15mmol/h 而患十二指肠溃疡者罕见。PAO>40mmol/h,高度提示十二指肠溃疡有出血、穿孔等并发症发生。十二指肠溃疡手术后 BAO 及 PAO 均明显下降,如出现吻合口溃疡,则逐渐升高。

3. 显微镜检查 正常胃液镜检可见白细胞及扁平上皮细胞。若白细胞增多见于慢性胃炎,若出现脓细胞提示化脓性炎症。此外镜检时还应注意有无细菌、真菌孢子、寄生虫等。

4. 其他检查

（1）乳酸定性试验:正常参考范围为阴性。幽门梗阻、胃扩张时因食物潴留经细菌分解产生较多乳酸,可使乳酸定性试验出现阳性。胃癌患者胃液中除食物潴留酵解外,肿瘤细胞分解葡萄糖亦可致乳酸增多,乳酸定性试验阳性。当空腹胃液中 BAO 降低或 pH>3.5 时,应检查乳酸定性试验。

（2）隐血试验:正常胃液中不含血液,隐血试验阴性。急性胃炎、消化性溃疡、胃癌时会有不同程度的出血,导致隐血试验阳性。对于胃液呈咖啡色者应进行隐血检查,了解是否有陈旧性出血。因隐血试验灵敏度高,食管擦伤、牙龈出血吞咽后亦可导致阳性,故必须结合临床综合判断。此外,隐血试验方法学选择比较重要,一般使用化学法,免疫胶体金方法检测时要注意:出血过多时血红蛋白抗原过剩出现后带现象,免疫法隐血试验可能为假阴性;胃液中的消化酶或细菌分解血红蛋白,使其免疫原性消失或减弱,可能出现假阴性。

（3）正常人面包试餐后胃液中胃蛋白酶的参考范围为:40~60U/ml。胃蛋白酶分泌减少见于胃炎、慢性胃扩张、慢性十二指肠炎等。胃蛋白酶分泌缺如见于胃癌、恶性贫血等胃液中无游离酸者。

第五节　淋巴穿刺液检查

淋巴液(lymph fluid)来源于组织液,通过毛细淋巴管稍膨大的盲端吸收,其吸收的动力来源于组织液与毛细淋巴管内淋巴液之间的压力差,压力差升高则淋巴液产生的速度加快。组织液进入淋巴管即成为淋巴液,因而其成分与该处的组织液非常相近。其生理功能是淋巴液可以将组织液的蛋白质分子、不能被毛细血管重吸收的大分子物质以及组织中的红细胞和细菌等带回到血液中。淋巴系统也是胃肠道吸收营养物质的主要途径之一,具有运输脂肪以及其他营养物质、调节血浆和组织液之间的液体平衡等作用,由肠道吸收的脂肪的 80%~90% 都经由这一途径被输送入血。同时淋巴回流可调节体液平衡,具有防御和免疫功能。

正常成年人在安静状态下每小时大约有 120mL 的淋巴液进入血液循环。来自右侧头颈部、右臂和右胸部的约 20ml 的淋巴液经由右淋巴导管导入静脉,其余 100mL 的淋巴液都通过胸导管导入静脉。人体每天大约生成 2~4L 的淋巴液,大致相当于全身的血浆总量。如果体内的主要淋巴管被阻塞,则组织液中的蛋白质将积聚增多,组织液的胶体渗透压不断升高,进一步增加毛细血管液体的滤出,引起严重的组织水肿。

一、实验室分析路径

实验室分析路径见图9-5。

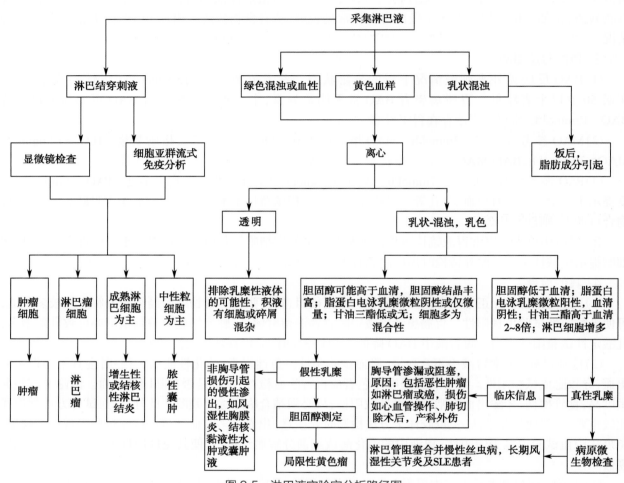

图9-5　淋巴液实验室分析路径图

二、相关实验

淋巴液为淡黄色液体,由血浆和小淋巴细胞构成。胃肠道淋巴管成分是乳糜的来源,餐后因其含脂肪成分呈乳状混浊外观;禁食时淋巴液清澈透明。乳糜性淋巴液可被肺和壁胸膜等重吸收。

1. 一般理学检查　包括量、颜色、气味等,外观检查需同时观察未离心标本及离心后上清液的颜色。

2. 化学检查　主要进行胆固醇、甘油三酯检测,但需同时测定血清胆固醇、甘油三酯浓度。另外,可做脂蛋白电泳,常用琼脂糖凝胶电泳观察有无乳糜微粒。

3. 显微镜检查　一般用沉淀物或细胞浓集后进行细胞形态学检查。淋巴结穿刺液可直接涂片染色进行显微镜检查。

三、结果判断与分析

1. 淋巴液的实验室检查　最重要的是鉴别真性乳糜性液体和假性乳糜性液体。积液胆固醇、甘油三酯和脂蛋白电泳的检查对鉴别有重要价值。乳糜性和假乳糜性液体的鉴别见表9-8。

表 9-8　乳糜性和假乳糜性淋巴液鉴别

检查项目	乳糜性液体	假乳糜性液体
外观	乳状,黄色,血性	乳状,绿色
胆固醇	低于血清值	可能高于血清值,胆固醇、胆固醇结晶丰富
脂蛋白电泳	确认实验:查到乳糜微粒 血清中无乳糜微粒	无或仅微量乳糜微粒
甘油三酯	比血清中水平高 2~8 倍	低于血清中水平或无
细胞(沉淀物或细胞浓集)	淋巴细胞增多,大小一致	多种细胞组成

2. 甘油三酯测定和脂蛋白电泳　适用于诊断乳糜性渗出液。甘油三酯>0.56mmol/L 提示乳糜性积液,需特别进行乳糜微粒的检查。乳糜性液体的甘油三酯浓度高于胆固醇浓度,同时血清中甘油三酯阴性,这是渗出液特别是肠外营养患者的渗出液的重要特征。非乳糜性渗出液的甘油三酯浓度<0.56mmol/L。假乳糜性渗出液发展慢而乳糜性渗出液常突然发生。另外,局限性黄色瘤患者的渗出液,因未酯化胆固醇的含量高和胸膜壁细胞的脂质降解,会导致假乳糜性渗出液呈乳状外观,应注意鉴别。

3. 显微镜检查　淋巴液细胞形态学十分重要。不管是细针穿刺的淋巴结液体还是引流的淋巴液,均应进行显微镜细胞学检查。正常淋巴液中以成熟淋巴细胞为主;若查见少量形态幼稚淋巴细胞和巨噬细胞,提示增生性淋巴结炎或结核性淋巴结炎;若查见大量幼稚淋巴细胞,提示淋巴瘤可能;查见异常细胞,提示转移性肿瘤细胞。细胞形态不好区分良恶性时,建议结合免疫标记分析。

第六节　支气管肺泡灌洗液检查

支气管肺泡灌洗术(bronchoalveolar lavage,BAL)是在纤维支气管镜检查的基础上进一步发展起来的新技术,是以纤支镜嵌入到肺段或亚段支气管水平,反复以无菌生理盐水灌洗、回收的一项技术,其回收液即为支气管肺泡灌洗液(bronchoalveolar lavage fluid,BALF)。BALF 中细胞组分和非细胞组分检查可为呼吸系统疾病的诊断提供强有利的证据。2017 年肺部感染性疾病支气管肺泡灌洗液病原检测中国专家共识指出了 BALF 检测的适应证,包括肺部感染和不明原因的肺部阴影。肺部感染的部位进行灌洗液细胞学检查和微生物学培养被认为是一种较特异的诊断方式。对 BALF 进行细胞学、生化和免疫学等一系列检测和分析,是研究肺部疾病的病因、发病机制、诊断、评价疗效和判断预后的一项手段。

一、实验室分析路径

实验室分析路径见图 9-6。

二、相关实验

由于肺泡灌洗液较黏稠,需要对采集到的 BALF 区分上清液和沉渣成分,常用的方法为离心和纱布过滤,但应注意纱布过滤可能在去除黏液的同时会损失部分细胞和其他成分(肺孢子菌可能黏附在黏液中)。分离后的上清液用于化学和免疫学等的检查,沉渣涂片进行细胞学和病原生物学检查。

1. 一般性状检查　BALF 的量用于计算灌洗液回收率,同时观察其颜色。

2. 显微镜检查　高倍镜下计数除上皮细胞以外的有核细胞和红细胞,根据灌洗液回收量计算回收细胞数。涂片瑞氏染色后观察 BALF 中细胞并分类计数,注意查找肿瘤细胞。

3. 细胞免疫分型　采用流式细胞免疫分型鉴定淋巴细胞亚群。

4. 病原生物学检查　涂片革兰氏染色、真菌特殊染色、抗酸染色,有助于检出细菌、真菌和分枝杆菌。六胺银染色可确认卡氏肺孢子菌包囊,由于六胺银染色复杂,实验室通常可用瑞氏染色筛选,用六胺银染色确证。怀疑感染应同时做 BALF 培养。BALF 的 GM 试验对早期快速诊断侵袭性肺曲霉病有重要临床价值,也是美国感染病学会(IDSA)和欧洲癌症研究和治疗侵袭性真菌病研究组(EORTC/MSG)推荐的诊断标准之一。

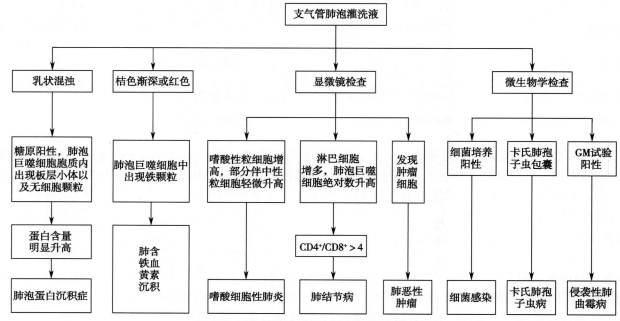

图 9-6　支气管肺泡灌洗液实验室分析路径图

GM 试验:半乳糖甘露醇聚糖抗原检测

5. 生化和免疫学检查　对 BALF 上清液中的非细胞成分,如总蛋白 / 白蛋白含量、免疫球蛋白、细胞因子等进行分析;还可以进行肿瘤标志物分析,包括神经元特异性烯醇化酶(NSE)、癌胚抗原(CEA)、细胞角蛋白片段 21-1(CYFRA21-1)、组织多肽特异性抗原(TPS)等。

三、结果判断与分析

1. 一般性状检查　BALF 的颜色变化与疾病相关,若 BALF 呈乳白色豆腐渣样,可见于肺泡蛋白沉积症和硅沉着病患者;肺出血 - 肾炎综合征患者的 BALF 为粉红色。

2. 显微镜检查　BALF 参考值:有核细胞$(90\sim260)\times10^6$/L,有核细胞分类中肺泡巨噬细胞>85%~ 96%,淋巴细胞占 6%~15%,中性粒细胞<3%,嗜酸性粒细胞<1%。若纤毛柱状上皮细胞数量>5%,提示灌洗液并非来自远端气道,标本质量欠佳;发现鳞状上皮细胞,提示标本被上呼吸道分泌物污染。BALF 中嗜酸性粒细胞比例增高,提示嗜酸性粒细胞肺病或有寄生虫感染;肺泡巨噬细胞中较多含铁血黄素颗粒提示肺含铁血黄素沉着症的可能;肺泡巨噬细胞中含碳素颗粒常见于硅沉着病、长期抽烟或长期接触其他粉尘的患者。

3. 细胞免疫分型　主要测定 $CD4^+$、$CD8^+$ 淋巴细胞比例。活动性肺结节病患者的 BALF 淋巴细胞增高>15%,$CD4^+$ 细胞明显增加,$CD4^+$/$D8^+$ 增高(正常<2.0)。非吸烟者与吸烟者支气管肺泡灌洗液淋巴细胞亚群也存在差异,参考范围见表 9-9。

表 9-9　非吸烟者与吸烟者支气管肺泡灌洗液淋巴细胞亚群参考范围

细胞类型	非吸烟者(%)	吸烟者(%)
T 细胞($CD3^+$)	70.3	69.2
$CD4^+$	44.7	32.2
$CD4^+$	20.7	29.2
$CD4^+$/$CD8^+$	2.6	1.6
B 细胞	3.2	6.4

4. 病原生物学检查 对查找肺部感染的原因十分重要,BALF 的 GM 试验作为非培养手段诊断侵袭性肺曲霉病的敏感性和特异性均较好。

5. 生化和免疫学检查 蛋白含量在诊断肺泡蛋白沉积症中有一定价值。在肺癌早期,肿瘤标志物量少时,在血清中难以检出,因此与炎症难以区别,而 BALF 是取自病变部位的支气管肺泡内,所以其内肿瘤标志物含量比血清出现早、浓度高,相对来说其检测结果对肺癌的早期诊断更有意义。随着肿瘤分期的升高,BALF 中肿瘤标志物也明显升高,提示肿瘤标志物含量与肿瘤负荷大小、肿瘤的浸润发展以及肿瘤的远处转移均有一定的关系,对肿瘤的分期、治疗与预后也有一定的临床意义。

第七节 病 例 分 析

病例 1(典型病例)

一般资料:

患者男性,43 岁,因肩背部疼痛 2 个月余,加重 20 天,发热半个月入院。病初为右肩部酸胀痛,不红肿,伴轻度畏寒,针灸后疼痛缓解。但以后疼痛逐渐加重,且有时感到剑突下及右下腹疼痛,入院前 1 个月开始食欲下降,体重逐渐减轻。17 年前患肝炎。

体格检查:

双腋下扪及黄豆和蚕豆大小淋巴结数个。肝区有压痛。

实验室检查:

腹水外观呈血性,显微镜细胞计数为:白细胞总数:$750 \times 10^6/L$,总蛋白:32g/L,血清 - 腹水白蛋白梯度:14g/L。血清碱性磷酸酶 5.5U/L,甲胎蛋白(−)。

其他辅助检查:

胸部 X 线透视右膈肌升高,运动稍受限,超声波检查肝大,肝内有多个小液平段,疑为胆囊疾患及多发性肝脓肿。肝穿未见癌细胞。

分析与诊断:

血清 - 腹水白蛋白梯度大于 11g/L,提示为门脉高压性腹水,总蛋白大于 30g/L 且白细胞总数较高,提示渗出液可能性大,腹水外观呈血性,综上恶性腹水可能性大。进一步建议临床进行病理细胞学检查及腹水肿瘤标志物检查。结果显示,腹水 CEA 显著升高,涂片发现癌细胞,X 线摄片两肺多数不等结节状阴影,考虑肺癌肝转移。

病例 2(典型病例)

一般资料:

患者女性,54 岁,自述有上呼吸道感染症状,后出现咳嗽、咳痰,呈阵发性加重,咳黄色脓痰,胸闷憋喘于活动后加重,伴恶心,痰中带血丝。

体格检查:

双侧颈部可触及肿大淋巴结,双肺呼吸音粗,心率 100 次 /min,心音低钝、遥远,腹平软,无压痛。

实验室检查:

血细胞分析:白细胞 $6 \times 10^9/L$,中性粒细胞 $1.5 \times 10^9/L$,总蛋白 45g/L,积液蛋白 / 血清蛋白比值 0.7,葡萄糖 2.16mmol/L,LDH 4 200U/L,有核细胞分类示 75% 为淋巴细胞。

其他辅助检查:

胸部 CT 示心包积液,B 超检查示心包积液量约 250mL。行心包积液抽液术,抽出约 170ml 积液,为酱油色血性液体。

分析与诊断:

根据以上资料,提示心包积液为渗出液。进一步检查:患者行胸部 CT 检查及肺部活检病理示:右肺癌,双侧颈部可触及大小 1.5cm 左右的肿大淋巴结,无压痛。显微镜细胞学检查发现癌细胞,考虑积液由肺癌引起。

病例 3(典型病例)

一般资料:

患者男性,26 岁,因"反复多关节肿痛 10 年"入院。患者 10 年前出现右足第一跖趾关节肿痛,诊断为"痛风"。之后逐渐出现双手关节、双侧肘关节、双足关节、双侧踝关节、双侧膝关节肿痛,间断口服止痛药及中药治疗,仍反复出现全身多关节肿痛。5 年前患者再次出现全身关节肿痛,疼痛剧烈,卧床休息近 11 个月(未下床)。之后患者行走需拄拐,右侧膝关节屈曲受限,并出现关节活动受限,4 个月前患者不能行走,全身多关节疼痛伴有双下肢乏力。

实验室检查:

血尿酸 620.0μmol/L,RF、CRP、ASO、CCP、AKA、结核抗体阴性;血常规、肝肾功能未见明显异常;右膝关节穿刺液(关节腔积液)常规:外观黄色、黏稠、浑浊,无凝块,有核细胞 $2\,200 \times 10^6$/L,红细胞 420×10^6/L,湿片镜检见大量尿酸钠结晶(图 9-7),涂片瑞氏染色后可见白细胞内吞噬尿酸钠结晶(图 9-8)。

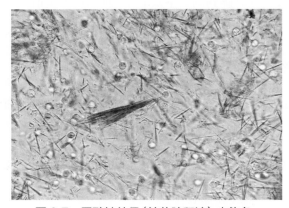

图 9-7　尿酸钠结晶(关节腔积液),未染色,×400

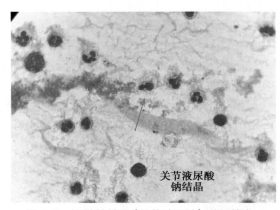

图 9-8　尿酸钠结晶(关节腔积液),瑞氏染色,×1 000

其他辅助检查:

双侧膝关节 X 线片:右侧股骨远端及双胫骨近端见团块状高密度影,其内见斑点状低密度灶,局部边界不清,膝关节周围软组织及髌上囊肿胀,右股骨外侧髁上缘软组织内见长径约为 2.9cm 的类圆形稍高密度影,双膝关节间隙变窄,多系双膝痛风骨关节病变伴右侧痛风石形成。

分析与诊断:

患者青年男性,起病缓,病程长。多关节肿痛 10 年,既往查尿酸升高,出现多关节畸形,活动受限。尿酸升高,诊断"痛风性关节炎"明确。关节腔积液中查见尿酸钠结晶,为明确诊断提供最直接快速的证据。

病例 4(鉴别诊断病例)

一般资料:

患者女性,58 岁,因"反复发热 1 个月余"住院。1 个月前伴咳嗽、咳痰,痰不多。给予抗生素治疗,治疗效果不佳,体温反复。

体格检查:

浅表淋巴结未扪及肿大,双肺呼吸音粗,左下肺呼吸音偏低,未闻及干湿啰音。心率 100 次/min,腹平软,无压痛。

实验室检查:

胸水常规:有核细胞 $6\,200 \times 10^6$/L,红细胞 $> 20\,000 \times 10^6$/L,有核细胞分类示中性粒细胞 8%,淋巴细

55%,巨噬细胞 35%,嗜酸性粒细胞 2%;总蛋白 44g/L,葡萄糖 4.45mmol/L,LDH 1 025U/L,ADA 108U/L。T-spot(−),PPD(−)。血常规:白细胞计数 4.5×10^9/L,红细胞计数 3.5×10^9/L,Hb 102g/L,PLT 85×10^9/L,白细胞分类淋巴细胞占 61%。

其他辅助检查:

胸部 CT 示:左下肺大片炎症,左侧胸腔积液伴邻近肺组织局限性膨胀不全。纵隔内淋巴结稍肿大。穿刺获血性胸腔积液。

分析与诊断:

根据以上资料,提示胸腔积液为渗出液。外周血和胸水中淋巴细胞比例偏高,ADA 升高,虽然 T-spot(−),PPD(−),仍不能排除结核可能,另外淋巴瘤患者的淋巴细胞比例升高,ADA 也会升高,因此两种疾病均不能排除。给予患者抗结核治疗 2 周,体温未见明显改善。进一步检查:行左肺肿块穿刺,病理考虑淋巴造血系统肿瘤,骨髓形态学和免疫组化考虑非霍奇金淋巴瘤。

病例 5(疑难病例)

一般资料:

患者男性,73 岁,因"胸闷、气紧 6+ 个月,加重 15+ 天"就诊。患者入院前 6+ 个月无明显诱因出现胸闷、气紧,活动后加重,伴双下肢对称性水肿,以膝关节以下、足踝尤甚,无咳嗽、咳痰、咯血、胸痛、胸闷、晕厥等不适。入院前 15+ 天患者再次出现上述症状,伴低热、盗汗,体温 37~38℃之间。

实验室检查:

胸水常规:外观血性、浑浊,有核细胞 900×10^6/L,红细胞 >$20 000 \times 10^6$/L,有核细胞形态学特点:全片查见较多疑似异常细胞,该类细胞体积偏大,胞浆丰富,着深蓝色,可见空泡,易见拖尾和瘤状突起,胞核大,核染色质疏松,可见核仁(图 9-9);胸水生化:总蛋白 35.8g/L,葡萄糖 0.76mmol/L,LDH 1 666U/L,ADA 66.5U/L。铁蛋白 1 634ng/mL,CA125 199U/mL,血常规、生化常规结果无异常。血气分析:酸碱度 7.486,氧分压 70.9mmHg,二氧化碳分压 33.5mmHg。

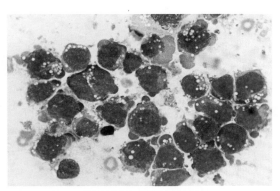

图 9-9　异常细胞(胸水),瑞氏染色,×1 000

其他辅助检查:

胸部 CT:双侧中 - 大量胸腔积液,双肺受压不张,双肺散在斑片影、条索影,小叶间隔增厚,考虑间质性肺病可能,部分趋向纤维化。

入院诊断:1. 双肺肺炎;2. 双侧胸腔积液;3. 低氧血症。

分析与诊断:

根据以上资料,胸腔积液为渗出液。胸水中查见较多疑似异常细胞,根据细胞形态,高度怀疑淋巴瘤细胞,因此建议胸水流式细胞免疫分型,流式结果为克隆性 B 淋巴细胞增殖性疾病,病理诊断为大 B 细胞淋巴瘤。

(张春莹　郑　沁)

▶ 参考文献

1. 王兰兰. 医学检验项目选择与临床应用. 2 版. 北京: 人民卫生出版社, 2013.

2. Lothar Thomas. 临床实验诊断学——实验结果的应用和评估. 吕元, 朱汉民, 沈霞, 等译. 上海: 上海科学技术出版社, 2004.

3. Eugene Braunwald. 心脏病学. 陈景珠, 译. 北京: 人民卫生出版社, 2000.

4. 吴在德, 吴肇汉. 外科学. 6 版. 北京: 人民卫生出版社, 2003.

5. 刘成玉. 临床检验基础. 北京: 中国医药科技出版社, 2004.

6. 吴茅, 邱莲女. 常规细胞学检验使用手册. 杭州: 浙江大学出版社, 2013.

7. 吴茅. 浆膜腔积液细胞图谱新解及病例分析. 北京: 人民卫生出版社, 2018.

8. 中华医学会呼吸病学分会. 肺部感染性疾病支气管肺泡灌洗病原体检测中国专家共识 (2017). 中华结核和呼吸杂志, 2017, 40 (8): 578-583.

9. 尚红, 王毓三, 申子瑜. 临床检验操作规程. 4 版. 北京: 人民卫生出版社, 2015.

第十章

内分泌功能与疾病的实验诊断

激素是机体内分泌细胞释放的高效能化学物质,经体液传送后,对其他细胞或器官的功能起促进或抑制的调节作用。内分泌学是研究机体内各内分泌腺、组织和细胞所分泌的激素及其功能的一门科学。内分泌疾病的诊断包括内分泌功能诊断、定位诊断和病因诊断三个方面。典型的与内分泌功能失衡相关的病例具有特殊的临床表现,对于疾病诊断可提供一定的线索,但是轻症或不典型病例因缺乏明显的症状和/或体征,早期识别并非易事,实验室检查结果是内分泌疾病诊断的重要依据,内分泌功能检测与临床症状结合分析才能正确识别疾病,并对症治疗。

第一节　甲状腺功能的实验室检查

甲状腺是人体内分泌腺体之一,其分泌的甲状腺激素是维持机体细胞生命活动的重要激素。常见的甲状腺功能异常疾病有甲状腺功能亢进症和甲状腺功能减退症。

一、实验室分析路径

实验室分析路径见图 10-1。

二、相关实验

甲状腺功能紊乱的实验室检查包括甲状腺功能状态、定位和病因学检查。制订合理的实验室诊断方案、病因分析方案及治疗监测方案,有效地利用实验室资源,正确解释、应用实验结果对甲状腺疾病早期、正确的诊断和治疗有十分重要的意义。

1. 促甲状腺激素　促甲状腺激素(thyroid stimulating hormone,TSH)由腺垂体分泌,一方面受下丘脑分泌的促甲状腺激素释放激素的促进影响,另一方面又受到 T_3、T_4 反馈性的抑制影响,二者互相调节,组成下丘脑 - 腺垂体 - 甲状腺轴。

目前临床多采用化学发光免疫分析法(CLIA)检测,CLIA 根据标记物的不同又可分为:直接化学发光免疫分析法、酶促化学发光免疫分析法、电化学发光免疫分析法(ECLIA)。

TSH 的检测经历了三代,第一代 TSH 测定的功能灵敏度为 1.0~2.0mIU/L,以放射免疫分析法(RIA)为代表,仅能区分正常甲状腺功能和甲状腺功能减退,但是无法区分甲亢和正常甲状腺功能。第二代 TSH 测定的功能灵敏度 0.1~0.2mIU/L,也称为敏感 TSH(sensitive TSH,s-TSH),以免疫放射法为代表,能区分正常人和轻度甲亢的 TSH 水平,但是不能区分明显的甲状腺功能亢进症患者及经过治疗后患者 TSH 在其功能灵敏度以下的 TSH 浓度。第三代 TSH 测定也称为超敏 TSH(ultrasensitive TSH,u-TSH),以化学发光法免疫分析法和时间分辨免疫荧光法为代表,u-TSH 的功能灵敏度为 0.01~0.02mIU/L,特异性高。对下丘脑 - 垂体正常者,TSH 的测定可以代替 TRH 兴奋试验以评估垂体被抑制的情况。

参考范围: 0.27~4.2mIU/L(ECLIA)。

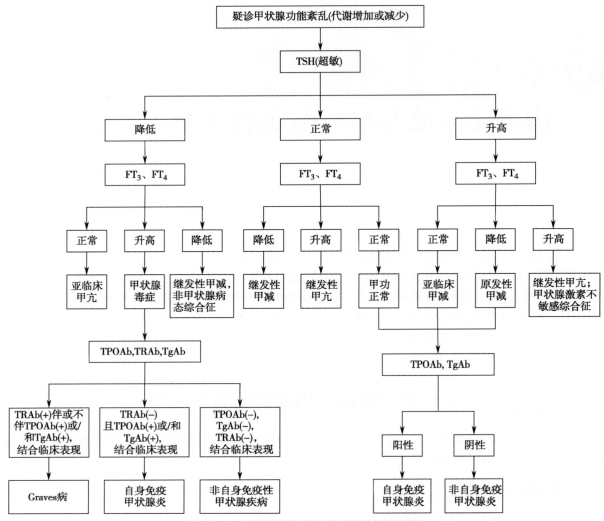

图 10-1 甲状腺功能紊乱实验室分析路径图

TPOAb：甲状腺过氧化物酶抗体；TgAb：甲状腺球蛋白抗体；TRAb：促甲状腺激素受体抗体

妊娠期特异性参考范围（ECLIA）：

妊娠早期：0.05~5.17mIU/L；妊娠中期：0.39~5.22mIU/L；妊娠晚期：0.60~6.84mIU/L（妊娠和产后甲状腺疾病诊治指南2012）。

2. 甲状腺素和三碘甲状腺原氨酸　血清中的甲状腺素（thyroxine，T_4）全部为甲状腺分泌而来，故 T_4 是反映甲状腺功能状态的较好指标。在正常情况下，血液中 T_4 约 99.98% 与特异的血浆蛋白结合，包括甲状腺结合球蛋白（thyroxine-binding globulin，TBG），占 60%~75%，甲状腺结合前白蛋白（占 15%~30%），以及白蛋白（占 10%），仅 0.02% 为游离状态。

三碘甲状腺原氨酸（triiodothyronine，T_3）是甲状腺激素的活性形式，80% 以上的 T_3 是在外周组织中通过 T_4 脱碘而成的，仅 15%~20% 由甲状腺直接分泌而来。血清中 99.7% 的 T_3 与 TBG 结合，约 0.3% 为游离状态，但 T_3 不与甲状腺激素转运蛋白结合。

结合型与游离型之和为总 T_4（TT_4）、总 T_3（TT_3）。

目前临床多采用化学发光免疫分析法（CLIA）检测。

参考范围：TT_3：1.3~3.1nmol/L（ECLIA）

　　　　　TT_4：62~164nmol/L（ECLIA）

3. 游离甲状腺素（free thyroxine，FT_4）、游离三碘甲状腺原氨酸（free triiodothyronine，FT_3）　不受 TBG 的影响，直接反映甲状腺的功能状态。

目前临床多采用化学发光免疫分析法（CLIA）检测。

参考范围：FT_3：3.6~7.5pmol/L（ECLIA）

　　　　　FT_4：12.0~22.0pmol/L（ECLIA）

妊娠期 FT4 特异性参考范围（ECLIA）：

妊娠早期：12.91~22.35pmol/L，妊娠中期：9.81~17.26pmol/L，妊娠晚期：9.12~15.71pmol/L（妊娠和产后甲状腺疾病诊治指南 2012）

4. 反 T_3　T_4 在外周组织中，除经 5'- 脱碘酶作用外环脱碘形成 T_3 外，还有 55% 左右的 T_4 在内环 5-脱碘形成反 T_3（reverse T_3，rT_3）。血清中测得的 rT_3 主要（95%~98%）由 T_4 脱碘而来，rT_3 无生物活性，rT_3 增加，T3 降低可以降低机体氧和能量的消耗，是机体一种自我保护机制。血清中 98% 的 rT_3 与 TBG 结合，故凡影响 TBG 的因素均可影响 rT_3 的浓度。

检测方法：CLIA、RIA。

参考范围：0.78~1.38nmol/L（CLIA）；

　　　　　0.31~0.98nmol/L（RIA）。

5. 促甲状腺素受体抗体（TSH receptor autoantibody，TRAb）　是自身免疫性甲状腺疾病患者体内产生的一种自身抗体，为多克隆抗体，包括甲状腺刺激性抗体（thyroid stimulating antibody，TSAb）、甲状腺功能抑制性抗体（thyroid function inhibitory，TFIAb）和甲状腺生长刺激免疫球蛋白（thyroid growth immunoglobulin，TGI）可与甲状腺受体结合产生不同的生物学效应。

检测方法：CLIA、RIA、生物分析法、ELISA 等。

参考范围：<1.75IU/L（ECLIA）。

6. 抗甲状腺球蛋白抗体（anti-thyroglobulin antibody，TgAb）和抗甲状腺过氧化物酶抗体（anti-thyroid peroxidase antibody，TPOAb）　TgAb、TPOAb 是两种主要的甲状腺自身免疫抗体，来源于甲状腺内的淋巴细胞，是分别针对甲状腺球蛋白、甲状腺过氧化物酶等抗原产生的自身免疫抗体。它们多存在于自身免疫性甲状腺疾病（autoimmune thyroid disease，AITD）患者，是机体局部免疫功能紊乱的标志。

检测方法：CLIA、RIA 等。

参考范围：TgAb：<115IU/mL（ECLIA）；

　　　　　TPOAb：<34IU/mL（ECLIA）。

7. 甲状腺球蛋白（thyroglobulin，Tg）　是甲状腺滤泡上皮分泌的糖蛋白，每个 Tg 经碘化后约有 2 个 T_4 和 0.5 个 T_3 分子，储存在滤泡腔中。血液循环中的 Tg 被肝脏的巨噬细胞清除。

检测方法：CLIA、RIA 等。

1994 年前欧共体基准局制定的 CRM-457 是国际甲状腺球蛋白测定的参考标准。但是由于使用抗体的差异，各个实验室之间的测定结果差异较大。当样本中的 Tg 的浓度过高时会出现钩状效应，测值偏低。TgAb 的存在也会干扰 Tg 的检测，所采用的方法不同，影响不同，即使使用单克隆抗体，这种干扰也不能排除。

参考范围：1.4~78μg/L（ECLIA）。

8. 促甲状腺激素释放激素（thyrotropin releasing hormone，TRH）兴奋试验

（1）方法：不必禁食，可活动。测定血 TSH 浓度作为基础浓度，静脉注射 TRH 400~600μg，之后15min、30min、60min、120min 分别抽血测定 TSH 浓度，并绘制出时间 -TSH 浓度曲线。结果：注射 TRH 后 20~30min TSH 的分泌达峰，峰值为 8.5~27.0mIU/L，若峰值在 60min 以后出现为延迟反应。

（2）影响因素：TRH 兴奋试验不受碘剂的影响。雌激素、茶碱、抗甲状腺药物可增强垂体对 TRH 的反应。皮质醇、左旋多巴可减弱垂体对 TRH 的反应。试验前应停用上述药物 2 周。

三、结果判断与分析

（一）首选实验

1. 血清 TSH　TSH 是目前评价甲状腺功能最常用、最可靠、最灵敏的检测项目。TSH 是诊断甲减

的最灵敏的指标,其使用价值与其他四项甲状腺功能指标相比依次为:TSH>FT$_4$>TT4>FT$_3$>TT$_3$。对早期甲亢诊断和预测复发的符合率依次为:TSH>FT$_3$>FT$_4$>TT$_3$>TT$_4$。目前 TSH 的测定已经基本可取代 TRH 兴奋试验和 T$_3$ 抑制试验。TSH 受睡眠,情绪影响,且存在昼夜节律,不应以单次结果进行判断,治疗监测患者应注意同一时间段采血检测。

2. 血清 TT$_3$、TT$_4$　测定 TT$_3$ 和 TT$_4$ 可以直接了解甲状腺功能,但是二者的水平受血中甲状腺结合球蛋白浓度的影响。

3. 血清 FT$_3$、FT$_4$　FT$_3$、FT$_4$ 在血中以游离状态存在,代表组织中甲状腺激素的水平,与机体代谢状态一致,并且不受甲状腺结合球蛋白的影响。用于判断甲状腺功能状态,监测治疗过程中病情变化。通常情况下 FT$_3$、FT$_4$ 与 TT$_3$、TT$_4$ 的变化一致。甲状腺功能亢进(简称甲亢)时 FT$_3$、FT$_4$、TT$_3$、TT$_4$ 升高,甲状腺功能减退(简称甲减)时 FT$_3$、FT$_4$、TT$_3$、TT$_4$ 降低。FT$_4$ 是诊断甲减的较灵敏的指标,价值优于 FT$_3$。在甲亢治疗过程中,FT$_3$ 是疗效观察的较好指标,价值优于 FT$_4$。

（二）次选实验

1. 血清 Tg　Tg 是预示肿瘤残留和复发的标志物,测定血清 Tg 的含量有助于预后判断和监测治疗效果。临床上对分化型甲状腺癌患者的随访发现,测定 Tg 含量诊断分化型甲状腺癌复发或转移有着较高的敏感性和特异性。但是 Tg 阴性不能排除复发或转移。亚急性甲状腺炎时,Tg 水平明显升高,炎症控制后,Tg 很快恢复正常。某些无痛性甲状腺炎患者的 Tg 水平可能持续性增高。由于结节性甲状腺肿有 Tg 水平的上升,在良性结节病中不能通过 Tg 的测定来筛查较少见的恶性肿瘤。

2. TgAb 和 TPOAb　流行病学调查显示人群中 TgAb 和 TPOAb 的阳性率分别为 3%~11.5% 和 10%~15%,随着年龄的增加两者的阳性率会增加,并且女性显著高于男性。桥本甲状腺炎患者 TgAb 和 TPOAb 的阳性率分别为 80%~90%、90~100%。Graves 病患者二者的阳性率分别为 50%~70%、50%~80%。

3. 促甲状腺素受体抗体　见本章第二节。

4. rT$_3$　rT$_3$ 主要用于观察甲状腺激素的外周代谢情况。甲亢时 TT$_4$ 升高,rT$_3$ 也升高;甲减时 TT$_4$ 降低,rT$_3$ 下降;TT$_3$ 和 / 或 TT$_4$ 下降,rT$_3$ 升高,或 rT$_3$/TT$_3$ 增高则支持非甲状腺病态综合征的诊断,可能是因为外周 5' 脱碘酶活性下降,造成其功能异常。

5. TRH 兴奋试验　TRH 由下丘脑合成,其作用是促进垂体合成和分泌 TSH。静脉注射 TRH 后,测定血中 TSH 浓度的变化,可以观察垂体对 TSH 的反应性并了解 TSH 的储备能力,本检查是研究下丘脑 - 垂体 - 甲状腺轴功能的重要方法。

（三）常见疾病的实验室诊断标准

1. 甲状腺性甲亢血清 TSH 降低,TT$_4$、FT$_4$、TT$_3$、FT$_3$ 增高。

2. 继发性甲亢血清 TSH 升高或正常,TT$_4$、FT$_4$、TT$_3$、FT$_3$ 升高。

3. 原发性甲减血清 TSH 增高,TT$_4$、FT$_4$、TT$_3$、FT$_3$ 降低。

4. 继发性甲减血清 TSH 降低或正常,TT$_4$、FT$_4$、TT$_3$、FT$_3$ 降低。

5. 亚临床甲亢血清 TSH 降低,TT$_4$、FT$_4$、TT$_3$、FT$_3$ 正常。

6. 亚临床甲减血清 TSH 增高,TT$_4$、FT$_4$、TT$_3$、FT$_3$ 正常。

（张　玫　安振梅）

第二节　甲状腺功能亢进与实验室检查

甲状腺功能亢进症(hyperthyroidism)简称甲亢,指由于各种原因引起的甲状腺自身功能亢进,甲状腺激素分泌过多导致的以代谢亢进和神经、循环、消化等系统兴奋性增高为主要表现的一组综合征。按病因可分为甲状腺性甲亢、垂体性甲亢、其他类型甲亢等。甲状腺性甲亢以 Graves 病(Graves disease,GD)最为常见。

一、实验室分析路径

实验室分析路径见图 10-2。

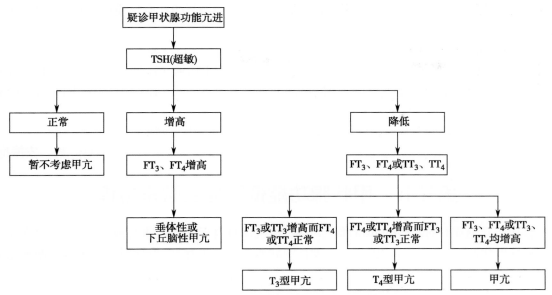

图 10-2 甲状腺功能亢进的实验室分析路径图

二、相关实验

见本章第一节。

三、结果判断与分析

(一)首选实验

1. 促甲状腺激素(TSH) 对早期甲亢诊断和预测复发的符合率依次为：TSH>FT$_3$>FT$_4$>TT$_3$>TT$_4$。

2. 血清 FT$_3$、FT$_4$、TT$_3$、TT$_4$ 在甲亢治疗过程中,FT$_3$、TT$_3$ 敏感性优于 FT$_4$、TT$_4$。

(二)次选实验

1. TRAb ①诊断 GD：未经治疗的 GD 患者,TSAb 检测的灵敏度(85%~100%)高于 TBII 检测(75%~96%)。②判定抗甲状腺药物治疗 GD 的疗效、预测复发：甲亢患者使用抗甲状腺药物后,TRAb 的滴度下降,说明治疗有效。目前认为 GD 经抗甲状腺药物治疗后,若 TRAb 持续阳性,对提示复发有一定的预测价值。③诊断 Graves 眼病(Graves ophthalmopathy,GO)：GO 与 GD 甲亢密切相关。TSAb 滴度可反映 GO 患者眼部病变程度,GO 患者 TSAb 明显高于非 GO 的 GD 患者,且严重者常有高滴度的 TSAb。④预测新生儿和哺乳儿甲状腺功能紊乱：妊娠妇女患 GD 时,母亲 TRAb 常为阳性,并能通过胎盘进入胎儿,引起新生儿甲亢。TRAb 最好在怀孕 3 个月时测定,妊娠中晚期 TRAb 的阳性率会降低。TRAb 能从乳汁中分泌,甲状腺功能正常,但是 TRAb 阳性的妇女若进行哺乳,也会导致婴幼儿甲亢。新生儿甲亢的 TRAb 来源于母体,非自身产生,随着时间的延长,TRAb 可自行降解,其甲亢症状也将逐渐缓解,所以不经治疗,大多在出生后 1~3 个月自行缓解,无复发。若新生儿有 GD,其 TRAb 可能持续性阳性,症状不能自行缓解。⑤检测 GD 患者亲属 GD 发病的倾向：由于 GD 有遗传倾向,GD 患者亲属中如测得 TRAb 或 TSAb 阳性者,以后有发展为明显的 GD 的可能。

2. TgAb 和 TPOAb 有 50%~90% 的 Graves 眼病患者伴有滴度不等的 TgAb 和 TPOAb,在持续高滴度的 TgAb 和 TPOAb 常预示日后发生自发性甲减的可能性较大。

3. 血清 rT$_3$ rT$_3$ 血中浓度的变化与 TT$_3$、TT$_4$ 维持一定比例,尤其与 T$_4$ 变化一致,可作为了解甲状腺功能的指标。甲亢初期或复发早期可仅有 rT$_3$ 升高。重症营养不良或某些全身性疾病时,rT$_3$ 明显升高,而 TT$_3$ 明显降低,为诊断非甲状腺病态综合征的重要指标。

4. TRH 兴奋试验 ①诊断甲亢：典型的甲亢患者甲状腺激素水平升高,抑制了垂体对 TRH 的反应,故甲亢患者对 TRH 兴奋试验无反应。但随着 sTSH 和 uTSH 的应用,此试验已少用于典型甲亢的诊断。

②甲亢缓解和复发的预测：在使用抗甲状腺药物治疗甲亢后，若对 TRH 有反应则提示下丘脑 - 垂体 - 甲状腺轴的功能可恢复，甲亢的复发性较小，目前少用。

（三）常见疾病的实验室诊断标准

血清中 FT_3、FT_4 或 TT_3、TT_4 增高，TSH 降低者符合甲亢，仅 FT_3 或 TT_3 增高而 FT_4 或 TT_4 正常可考虑为 T_3 型甲亢；仅 FT_4 或 TT_4 增高而 FT_3 或 TT_3 正常可考虑为 T_4 型甲亢；血 TSH 降低，FT_3、FT_4 正常，符合亚临床型甲亢的诊断。

轻微的甲状腺激素谱的变化应结合患者的原发病情况排除非甲状腺病态综合征的诊断。

（张 玫 安振梅）

第三节 甲状腺功能低下与实验室检查

甲状腺功能减退症（hypothyroidism）简称甲减，指机体自身甲状腺激素合成、分泌或生物学作用降低导致的全身性低代谢综合征。按病因分为原发性甲状腺功能减退症、继发性甲减和甲状腺激素不敏感综合征等。

一、实验室分析路径

实验室分析路径见图 10-3。

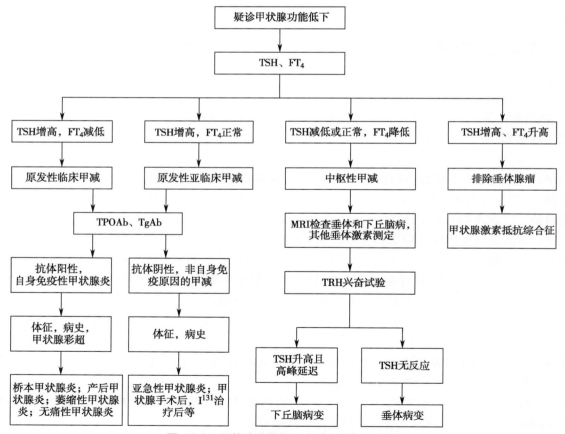

图 10-3 甲状腺功能低下实验室分析路径图

二、相关实验

见本章第一节。

三、结果判断与分析

(一)首选实验

1. TSH TSH 是诊断甲减的最灵敏的指标,其使用价值与其他四项甲状腺功能指标相比依次为:TSH>FT_4>TT_4>FT_3>TT_3。当 TSH 增高时,应加测 FT_3、FT_4、TPOAb、TgAb,以早期明确亚临床型甲减或自身免疫性甲状腺疾病(AITD)的诊断。TSH 也是新生儿甲减的主要筛查指标。

2. 血清 FT_3、FT_4 甲减患者一般两者均下降,轻型甲减、甲减初期多以 FT_4 下降为主,亚临床甲减 FT_3、FT_4 均正常。

3. TgAb 和 TPOAb TgAb 和 TPOAb 用于鉴别自身免疫性甲状腺疾病和非自身免疫性甲状腺病。不同类型的自身免疫性甲状腺病甲状腺受损程度不同,故可以通过 TgAb、TPOAb 滴度的不同加以判断。滴度高低的一般规律:桥本甲状腺炎>Graves 病>非自身免疫性甲状腺疾病。亚临床甲减的患者若存在 TgAb 和 TPOAb,预示着病因为 AITD,进展为临床型甲减的可能性较大。GD 患者若存在较高滴度的此两种抗体,预示发生自发性甲减的可能性较大。

(二)次选实验

1. 血清 TT_3、TT_4 较重甲减患者血 TT_3、TT_4 均降低,而轻型甲减的 TT_3 不一定下降,TT_4 较 TT_3 敏感。

2. TRH 兴奋试验 原发性甲减患者甲状腺激素水平降低,对 TRH 反应性增强。继发性甲减者,若病变在下丘脑呈延迟反应,若病变在垂体,多无反应。TRH 兴奋试验也可用于甲减患者的病情追踪观察。

(三)常见疾病的实验室诊断标准

血清 TSH 和 FT_4、TT_4 是诊断原发性甲减的第一线指标。TSH 升高、FT_4、TT_4 下降支持原发性甲减的诊断。临床上无甲减表现,但 TSH 升高,伴或不伴 FT_4 下降,一般可诊断为亚临床甲减。垂体性甲减的诊断标准是 TSH 降低或正常、FT_4、FT_3 下降。而下丘脑性甲减的诊断有赖于 TRH 兴奋试验。筛查新生儿甲减的标准与临床型甲减的诊断标准不同,其血清 TSH 的临界值一般定为 20mIU/L。

(张玫 安振梅)

第四节　肢端肥大症与实验室检查

肢端肥大症(acromegaly)一般是指由于生长激素(growth hormone,GH)持续过度分泌所引起的机体发育异常的一种疾病,过多分泌 GH 发生于骨骺愈合之前及之后分别称为巨人症和肢端肥大症。过量的 GH 多来源于垂体良性肿瘤。典型的临床表现为渐进性的骨骼生长,手足增大,皮肤增厚,颜面粗糙等。

一、实验室分析路径

实验室分析路径见图 10-4。

二、相关实验

肢端肥大症的诊断是在了解临床症状、体征的基础上针对性地选择相关指标进行检查。血清生长激素和胰岛素样生长因子水平是其实验室诊断的依据。

1. 生长激素 生长激素使骨及软骨的生长,从而使躯体增高。正常人 GH 呈脉冲式分泌,具有昼夜节律分泌特征,每日有 5~10 个分泌峰,GH 在血中半衰期为 20~25min,受进食、睡眠、运动、应激、代谢及生长发育影响,在运动、应激状态时,血 GH 值升高,其中以女性更明显,常用化学发光等免疫学方法检测。

2. 胰岛素样生长因子 -1 GH 的作用主要经胰岛素样生长因子 -1(insulin-like growth factor-1,IGF-1)介导完成,IGF-1 可促进体外培养的多种细胞增殖,促进蛋白质和 DNA 合成。机体许多组织细胞均能自分泌和旁分泌 IGF-1。正常人血清 IGF-1 水平随年龄、性别而变化。血 IGF-1 水平常见影响因素:

(1)年龄:青春期者血 IGF-1 较高,而轻度老年人肢端肥大症患者血 IGF-1 可在正常范围。

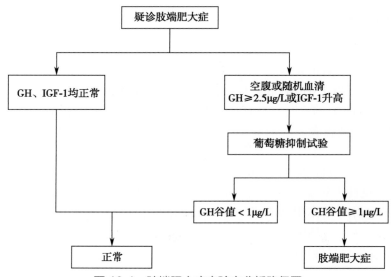

图 10-4　肢端肥大症实验室分析路径图

（2）糖尿病：控制不良的糖尿病患者，因为肝脏受刺激产生 IGF-1 增多，故血 IGF-1 升高。

（3）营养不良、饥饿及肝病时血 IGF-1 下降。

（4）妊娠妇女血 IGF-1 升高可达正常的 2~3 倍。常用化学发光法，酶联免疫等免疫学方法检测。

3. 口服葡萄糖抑制试验　口服葡萄糖抑制试验是临床确诊肢端肥大症和巨人症的最准确的试验。根据中华医学会内分泌学分会推荐：患者口服 75g 葡萄糖后，分别于服糖后 0min、30min、60min、90min、120min 采血测血糖和 GH。

4. IGF 结合蛋白 -3　IGF 结合蛋白 -3（insulin-like growth factor binding protein-3，IGFBP-3）是由 GH 和血 IGF-1 诱导产生，常用化学发光法检测，正常成人血 IGFBP-3 为 2~4mg/L。

三、结果判断与分析

（一）首选实验

1. 生长激素　肢端肥大症患者 GH 分泌昼夜节律消失，但仍保持脉冲式分泌，脉冲分泌峰频率增多 2~3 倍。肢端肥大症患者病情活动期血清 GH 水平持续升高，且不能被高糖所抑制，因此，肢端肥大症的诊断除空腹和随机的 GH 水平，还需要性高糖抑制实验。

2. IGF-1　血 IGF-1 半衰期长，24h 浓度变化小，不受采血时间、进餐、睾酮、地塞米松等的影响，是反映慢性 GH 过度分泌的最优指标。血 GH 与 IGF-1 呈对数关系，对于病情较轻者，血 GH 仅稍升高，但血 IGF-1 多明显增高。血 IGF-1 测定影响因素较多，取血后应及时分离，储存和转运应恰当，测定前应去除 IGF-1 结合蛋白，否则易出现假阳性或假阴性。血清 IGF-1 水平与肢端肥大患者病情活动的相关性较 GH 更密切。肢端肥大症患者活动期血清 IGF-1 水平升高。

（二）次选实验

1. 口服葡萄糖抑制试验　随机 GH 水平可能受血浆葡萄糖水平的影响，因此，肢端肥大症诊断不仅需要空腹或随机的 GH 水平，还需观察葡萄糖负荷后血清 GH 是否能被抑制到正常水平来判断。

2. IGFBP-3　在肢端肥大症活动期，血 IGFBP-3 升高。葡萄糖抑制试验中，指端肥大症患者血清 GH 和 IGF-1 水平被抑制，但 IGFBP-3 仍升高。在判断疾病是否在活动期以及手术疗效方面，血 IGFBP-3 比血 IGF-1 更有价值。肢端肥大症病情活动时血 IGFBP-3 常 >10mg/L。

（三）常见疾病的实验室诊断标准

1. 在没有应激情况下，空腹或随机血 GH<2.5μg/L 时可判断为 GH 正常；若 ≥2.5μg/L 时需进一步进行口服糖耐量试验进行确诊。肢端肥大症患者病情活动期血浆 GH 水平持续升高且不受高血糖水平所抑制。高糖抑制实验中：正常抑制时 OGTT 试验中血清 GH 谷值 <1μg/L。已确诊糖尿病患者可用 75g 馒头

餐代替 OGTT。建议采用的 GH 检测方法灵敏度 ≤ 0.05μg/L。

2. 血 IGF-1 高于同年龄、同性别正常人水平 2 个标准差,判断为血 IGF-1 升高。若患者临床上有肢端肥大,但血 IGF-1 正常,应怀疑有 IGF-1 结合蛋白缺乏、GH 分泌瘤栓塞、病情处于非活动期或为类肢端肥大症。

(何 詠 安振梅)

第五节 尿崩症与实验室检查

尿崩症(diabetes insipidus)是指精氨酸加压素(arginine vasopressin, AVP)[又称抗利尿激素(antidiuretic hormone, ADH)]缺乏,或肾脏对 ADH 不敏感导致肾小管重吸收水的功能障碍,从而引起的一组以多尿、烦渴、多饮、低比重尿和低渗尿为特征的综合征。由 ADH 缺乏引起者称为中枢性尿崩症,由肾脏对 ADH 不敏感引起者则称为肾性尿崩症。尿崩症可发生于任何年龄,但以青少年为多见。男性多于女性,男女比例约为 2:1。

一、实验室分析路径

实验室分析路径见图 10-5。

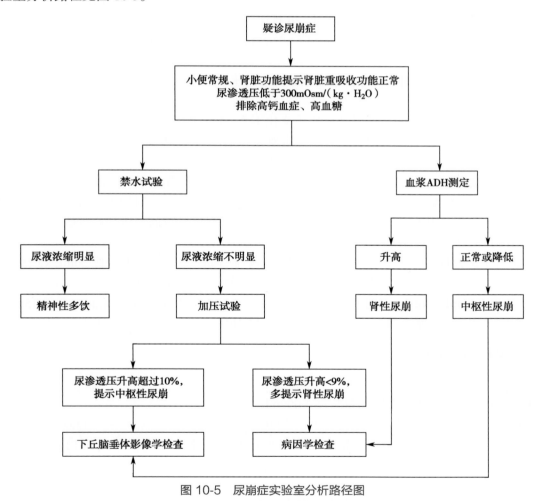

图 10-5 尿崩症实验室分析路径图

二、相关实验

尿崩症的诊断及病因判别需要在了解患者详细的病史、临床症状及体征的基础上进行实验室检查。

尿崩症确诊依赖实验室检查。

（一）24h 尿量

记录 24h 尿量。

（二）尿比重／渗透压

随机尿，立即检测。

（三）血肌酐、电解质及血渗透压

参见第八章和第十一章。

（三）抗利尿激素测定

抗利尿激素（ADH）是由下丘脑的室上核和室旁核的神经细胞分泌的 9 肽激素。正常人在随意饮水状况下血浆 ADH 基础值为 1.9~5.7pg/mL，禁水后可升高达 3~5 倍。

（四）动态／功能试验

1. 禁水试验　正常人禁止饮水一定时间后，体内水分减少，血浆渗透压升高，ADH 分泌增加而导致尿液浓缩，尿比重及尿渗透压升高，而尿崩症患者由于 ADH 缺乏或肾脏对 ADH 不敏感，尿液浓缩无明显变化。

方法：本试验须在严密观察下进行。患者在试验前 24h 停用抗利尿激素药物，试验当日零时起禁用茶、咖啡及烟酒。在禁水前先检测患者体重、血压、血电解质、血渗透压、尿量及尿比重或尿渗透压。禁水时间约 8~12h，期间每小时测定体重与血压，每 2h 排尿测定尿量、尿比重或渗透压，必要时测定血电解质及血渗透压。如患者体重下降>5%，或体重下降>3% 且血渗透压>300mOsm/（kg·H_2O），则必须立即停止试验并饮水。

2. 加压试验　禁水一定时间待尿液浓缩至最大渗透压而不能再上升后，再注射加压素。观察注射加压素后机体尿液浓缩情况的变化。

方法：当禁水试验中连续两次尿量及尿比重变化不大，尿渗透压相差<30mOsm/（kg·H_2O），且继续禁水尿渗透压不再增加时（已达到高峰平顶），即测定血浆渗透压，并皮下注射 ADH 5U。分别在注射后 1h 和 2h 测定尿量、尿比重、尿渗透压，必要时测定血渗透压及血电解质。

3. 高渗盐水试验　正常人静脉滴注高渗盐水后，血浆渗透压升高，ADH 大量释放，尿量明显减少，尿比重增加。尿崩症患者滴注高渗盐水后尿量不减少，尿比重不增加，但注射加压素后，中枢性尿崩患者尿量明显减少，尿比重明显升高，而肾性尿崩患者无明显变化。本试验对高血压与心脏病患者有一定危险，需要严密监控，目前已较少应用。

方法：患者于试验日零时后禁水 5~12h，同时禁茶、咖啡、烟酒。试验前 1h 内按 20mL/kg 饮水，并于首次饮水 30min 后排空膀胱，此后每 15min 留尿一次。如计算尿量>5mL/min，可继续该试验，否则应终止试验。留尿后以 0.25mL/（kg·min）的速度静脉滴注 2.5% 氯化钠溶液 45min，开始滴注后每 15min 留尿一次，共留尿 3 次。如滴注盐水后尿量不减，可静脉注射 ADH01U 继续观察尿量及尿比重或尿渗透压。

三、结果判断与分析

（一）首选实验

1. 24 小时尿量尿崩症患者 24h 尿量超过 3 000mL。
2. 尿比重／渗透压尿崩症患者尿比重常低于 1.005，尿渗透压<300mOsm/（kg·H_2O）。
3. 血肌酐、电解质及血渗透压　尿崩症患者的血肌酐一般都位于正常范围内，血渗透压通常>290mOsm/（kg·H_2O），血清钠升高。

（二）次选实验

1. 精氨酸加压素测定　肾性尿崩症患者血浆 ADH 基础值即显著升高，而中枢性尿崩症 ADH 基础值则显著降低，禁水后亦无显著变化。血浆 ADH 测定可以对体内 ADH 进行精确的定量分析。
2. 动态／功能试验

（1）禁水试验：正常人禁水后尿量明显减少，尿比重通常会超过 1.020，尿渗透压超过 800mOsm/（kg·H_2O），并不出现明显失水。而尿崩症患者禁水后尿量仍多,尿比重通常小于 1.010,尿渗透压不超过血浆渗透压。但部分症状较轻患者可能仍存在一定的 ADH 分泌或对 ADH 的反应性,因此尿比重可大于 1.015,但一般不超过 1.020。本法简单易行,但禁水后尿液最大浓缩能力除受 ADH 影响外,还取决于肾髓质的高渗状态,因此单纯依靠禁水后最大尿比重或尿渗透压来诊断尿崩症是不可靠的。

(2)加压试验:正常人禁水后体内已有大量 ADH 释放,注射外源性 ADH 不能使尿液进一步浓缩,因此禁水一定时间后注射加压素,非尿崩症患者尿渗透压升高幅度不大,一般不超过 5%。中枢性尿崩症患者因血中 ADH 绝对缺乏,故注射 ADH 后较注射前尿渗透压至少增加 9% 以上,增加程度与 ADH 缺乏程度相关,完全中枢性尿崩症患者尿渗透压一般可升高 50% 以上,部分性中枢性尿崩症患者尿渗透压升高幅度在 9%~50%。但肾性尿崩患者肾脏对 ADH 不敏感,故在禁水后尿液不能浓缩,注射加压素后仍无反应。精神性多饮与部分性尿崩症患者可能存在一定的交叉,需注意鉴别。本法简单可靠,但在禁水过程中患者可能出现严重脱水,因此必须在严密观察下进行。禁水 - 加压素试验结果解释见表 10-1。

表 10-1 禁水 - 加压素试验结果解释

尿渗透压[mOsm/(kg·H$_2$O)]		诊断
禁水后	注射加压素后	
>750	>750	正常 / 精神性多饮
<300	>750	中枢性尿崩症
<300	<300	肾性尿崩症
300~750	<750	部分性尿崩症 / 精神性多饮

(3)高渗盐水试验:中枢性尿崩症对高渗盐水反应不明显,但对血管加压素反应良好,肾性尿崩症对二者均无反应。正常人与精神性多饮对高渗盐水反应良好,尿比重及尿渗透压显著升高,尿比重一般大于 1.020,尿渗透压大于 750mOsm/(kg·H$_2$O)。

(三)常见疾病的实验室诊断标准

尿崩症患者常有尿量大量增加、高血钠、尿比重和尿渗透压降低;禁水试验后尿量仍多,尿比重通常小于 1.010,尿渗透压不超过血浆渗透压。中枢性尿崩症患者加压试验后较注射前尿渗透压至少增加 9% 以上。完全中枢性尿崩症患者尿渗透压一般可升高 50% 以上,部分性中枢性尿崩症患者尿渗透压升高幅度在 9%~50%;肾性尿崩症加压试验后,尿量、尿渗透压无反应。

(何訸 安振梅)

第六节 皮质醇增多症与实验室检查

皮质醇增多症又称库欣综合征(Cushing's syndrome,CS)是肾上腺皮质疾病中最常见的一种,由多种原因引起肾上腺皮质分泌过多的糖皮质激素(主要为皮质醇)所致。皮质醇增多症按病因可分为 ACTH 依赖性和非依赖性皮质醇增多症两大类。主要临床表现为满月脸,多血质面容,向心性肥胖,皮肤紫纹,痤疮,高血压和骨质疏松等。肾上腺的病变可为增生、腺瘤或癌。肾上腺皮质癌的发病年龄呈双峰分布:<5 岁和 50 岁左右两个高峰。

一、实验室分析路径

实验室分析路径见图 10-6。

二、相关实验

皮质醇增多症的诊断包括功能诊断和病因诊断,尽管部分皮质醇增多症患者有典型的临床症状和体征,但明确的诊断及病因分析要依靠实验室检查的支持。

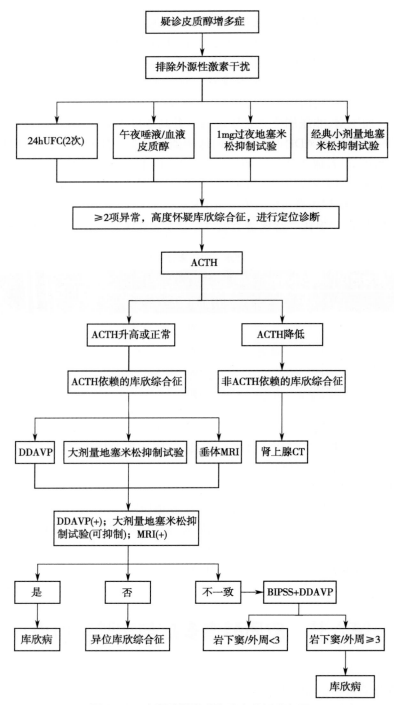

图 10-6　皮质醇增多症实验室分析路径图

1. 血皮质醇　皮质醇是肾上腺皮质分泌的一种类固醇激素,在生理状态下,89% 以上的循环血中的皮质醇与皮质类固醇结合球蛋白(corticosteroid binding globulin,CBG)和白蛋白相结合,其中大部分与 CBG 结合,皮质醇的降解主要在肝脏。

标本要求:血清或肝素、EDTA 或枸橼酸钠抗凝的血浆均可。用枸橼酸钠抗凝的血浆测定结果要比用肝素、EDTA 抗凝的血浆低 10% 左右。标本在室温下放置不宜超过 8h,2~8℃下放置不宜超过 48h。超过 48h 不能检测的标本应置 -20℃以下保存,避免反复冻融。

检测方法:CLIA、RIA、液相色谱 - 串联质谱法(LC-MS/MS)等。近年,国内医学实验室开始了 LC-MS/MS 检测技术的临床实践,主要用于类固醇激素的检测。LC-MS/MS 具有灵敏度高,特异性好,通量高的优点,应用前景广泛,但质谱仪价格昂贵,且需要实验室建立标准化的检测方法。

参考范围(ECLIA):上午 8 时:147.3~609.3nmol/L;下午 4 时:64~340nmol/L;午夜 12 时:≤165.6nmol/L。

2. 尿游离皮质醇标本要求用 24h 尿,量总体积(mL),再取混匀尿液约 20mL 准备用于萃取提纯,萃取剂一般选取二氯甲烷等有机溶剂。室温下放置不宜超过 8h,2~8℃下放置不宜超过 3d,标本禁用叠氮钠防腐。

检测方法为 CLIA、RIA 等。

参考范围(ECLIA):20.26~127.55μg/24h。

3. 尿 17- 羟皮质类固醇检测方法为比色法。标本:24h 尿。参考范围:成年男性 13.8~41.4μmol/24h,成年女性 11~28μmol/24h。

4. 尿 17- 酮皮质类固醇检测方法为化学显色法和气相色谱法。标本:24h 尿。参考范围:成年男性 28.5~61.8μmol/24h,成年女性 20.8~52.1μmol/24h。

5. 唾液皮质醇(Salivary Cortisol,SC)检测方法为 CLIA、RIA 等。标本收集当天受检者应戒烟,停用甘草制剂和咀嚼烟草;标本收集前 3h 不刷牙;禁饮禁食 15~20min,清水漱口后,静息,弃去第一口唾液,将唾液收集器中的棉棒置于舌下,待唾液自然流入,防止混入水、血和痰,使棉棒饱和。唾液标本在室温下可储存 7d,5℃下储存 3 个月,-20~-80℃下储存 1 年。室温下储存 1 个月,浓度降低 9.2%(95% 可信区间 3.8%~14.3%),冻融次数在 4 次以内并不影响其浓度。影响因素:使用皮质激素类药物如抑郁症患者、糖尿病患者、高血压患者及患牙龈炎、口腔溃疡、口腔有伤者。

6. 促肾上腺皮质激素(adreno-cortico-tropic-hormone,ACTH)是维持肾上腺正常形态和功能的重要激素。它的合成和分泌是垂体前叶在下丘脑促皮质素释放激素(CRH)的作用下,在腺垂体嗜碱性粒细胞内进行的。标本要求用血浆。血浆用塑料管分装,不应用玻璃试管。冰水送检,送检后立即检测。

检测方法为 CLIA、RIA 等。

参考范围(ECLIA):5~78ng/L。

7. 硫酸脱氢表雄酮测定　硫酸脱氢表雄酮(dehydroepiandrosterone sulfate,DHEA-S)主要来源于肾上腺皮质网状带,女性几乎全部来自肾上腺皮质,男性 95% 来源于肾上腺。DHEA-S 有极微弱的雄激素活性,几乎不显示任何的昼夜节律波动。

检测方法为 CLIA、RIA 等。

参考范围:见十二章第一节。

8. 动态 / 功能试验　小剂量地塞米松抑制试验、大剂量地塞米松抑制试验、DDAVP 试验、双侧岩下窦采血 +DDAVP 试验、CRH 兴奋试验。

9. 其他检测　血细胞分析、血电解质及血气分析和糖耐量试验等。

三、结果判断与分析

(一) 首选实验

1. 血皮质醇午夜血皮质醇水平波动在 280~740nmol/L,则诊断皮质醇增多症的特异性可达 98%。午夜血皮质醇水平易受各种应激因素影响,波动较大,疾病早期常在正常范围,假阴性多,单次测定意义不可靠。皮质醇增多症患者皮质醇的分泌通常失去正常的昼夜节律,即晨间分泌高于正常,低谷消失。因此午夜皮质醇的检测敏感性高于 8 : 00 和 16 : 00。影响因素:口服雌激素、避孕药,或妊娠、情绪紧张、疼痛、焦虑、抑郁等情况下血皮质醇水平往往增高。在使用泼尼松龙、甲泼尼龙或泼尼松治疗的患者会出现假性皮质醇升高。美替拉酮试验可导致 11- 脱氧皮质醇升高,由于交叉反应也可出现假性皮质醇升高。患 21- 羟基酶缺损的患者,体内 21- 脱氧皮质醇升高,因而可出现皮质醇升高。

2. ACTH　ACTH 的检测主要用于 ACTH 依赖性和非 ACTH 依赖性库欣综合征的鉴别诊断。ACTH 依赖性库欣综合征包括垂体性库欣综合征(又称库欣病)和异位 ACTH 综合征,二者均表现为 ACTH 和皮质醇同步升高,一般异位 ACTH 综合征患者 ACTH 水平较库欣病增高明显,但二者无明确界限。非 ACTH 依赖性库欣综合征 ACTH 水平则降低。

3. 小剂量地塞米松抑制试验　①1mg 地塞米松过夜抑制试验:午夜一次口服地塞米松 1mg,次晨

8 时测皮质醇。②标准小剂量地塞米松抑制试验：检查前留 24h UFC 或 8：00 血皮质醇作为对照，之后口服地塞米松，每次 0.5mg、6h/ 次，连续 2d，在服药得第二天收集 24h 尿测定尿游离皮质醇或服药 2d 后检测 8：00 皮质醇。

小剂量地塞米松抑制试验是确诊库欣综合征的经典方法，正常人血皮质醇抑制率超过 50%。单纯性肥胖者血皮质醇可偏高，小剂量地塞米松抑制试验后可同于正常人。库欣综合征患者垂体 ACTH 对皮质醇的负反馈作用有一定的抵抗性，肾上腺腺瘤患者皮质醇分泌呈自主性，小剂量地塞米松不能受抑，仍高出对照值 50% 以上。在使用免疫分析法检测时，地塞米松与皮质醇交叉反应较小，可忽略不计。由于患者对地塞米松得吸收和代谢状况不同会影响实验结果，1mg 地塞米松过夜抑制试验有较高的假阴性率，标准小剂量地塞米松相当于 4 倍的皮质醇生理分泌量，故标准小剂量地塞米松抑制试验较 1mg 地塞米松过夜抑制试验更为可靠。试验的结果往往与基础皮质醇的水平呈正相关，即基础皮质醇水平越低，抑制试验阴性率越高。部分药物如苯巴比妥、卡马西平和利福平等可通过诱导 CYP3A4 加速清除地塞米松导致假阳性，肝肾衰竭的患者地塞米松清除率降低可导致假阴性。

4. 唾液皮质醇　具有生物活性的游离皮质醇经唾液腺腺泡细胞扩散进入唾液，成为唾液皮质醇，能反映大约 70% 的血清游离皮质醇水平。皮质醇在血液和唾液中 5min 内就能迅速达到平衡。因其不受血清 CBG 变化的影响，一般认为唾液皮质醇能反映血中具有生物活性的游离皮质醇水平，并且其浓度不受唾液流速的影响。欧洲内分泌学会在 2008 年库欣综合征的诊断指南中推荐将午夜 SC 的检测作为 CS 的筛查指标之一。无论何种病因引起的库欣综合征其唾液皮质醇的高峰及低谷值都是明显升高的，且其昼夜节律往往消失。正常人群午夜唾液皮质醇水平多低于 3.0~4.0nmol/L。单纯性肥胖患者的午夜唾液皮质醇均值为 0.6~3.8nmol/L，而库欣综合征患者的均值为 22.7~89.8nmol/L。

（二）次选实验

1. 尿游离皮质醇　血皮质醇大部分与 CGB 结合，不具有生物活性，具有生物活性的血游离皮质醇可随尿排除，即尿游离皮质醇。测定尿液游离皮质醇比测定血中总皮质醇更能准确反映肾上腺皮质的分泌功能，是目前诊断皮质醇增多症最可靠指标，敏感性可达 95%。为提高测定的准确性，可连续测定 2~3d 后取平均值。24h 尿游离皮质醇正常上限波动范围在 80~120μg/24h。水平高于正常上限支持皮质醇增多症的诊断。异位 ACTH 综合征患 24h 尿游离皮质醇水平明显高于其他类型的患者。肾上腺皮质癌表现为皮质醇增多症者，90% 以上尿液游离皮质醇在 200μg/24h 以上，而正常人应低于 100μg/24h。

2. 尿 17- 羟皮质类固醇　17- 羟皮质类固醇为皮质醇的主要代谢产物，测定 24h 尿 17- 羟皮质类固醇排量可间接反映 24h 皮质醇的分泌情况，理论上优于单次血皮质醇测定。尿 17- 羟皮质类固醇增高主要见于各种原因所致的皮质醇增多症，尤以肾上腺皮质肿瘤增高最为显著，往往大于 70μmol/24h。肾上腺癌或异位 ACTH 综合征患者尿 17- 羟皮质类固醇，尿 17- 酮皮质类固醇往往非常高，尿 17- 羟皮质类固醇常大于 138μmol/24h，甚至高达 267μmol/24h，和 / 或尿 17- 酮皮质类固醇大于 174μmol/24h。单纯性肥胖者尿 17- 羟皮质类固醇也会高于正常值。一些肝酶诱导剂可加快可的松的代谢而不形成带有 Porter-Silber 色谱原的衍生物，导致假阴性结果。葡萄糖、果糖、维生素 C、尿酸、胆红素、丙酮以及某些药物如磺胺嘧啶、奎宁、肼屈嗪、司可巴比妥等也会产生 Porter-Silber 反应产物而对结果造成干扰（完成 Porter-Silber 颜色反应的 Porter-Silber 比色法是测定尿 17- 羟皮质类固醇的常用方法）。

3. 尿 17- 酮皮质类固醇　尿 17- 酮皮质类固醇是肾上腺皮质激素和雄激素的代谢产物，皮质醇增多症患者尿 17- 酮皮质类固醇增高，但由于受睾丸和卵巢内分泌功能的影响，尿 17- 酮皮质类固醇比尿 17- 羟皮质类固醇特异性差。当肾上腺癌伴或不伴皮质醇增多症时，其值较尿 17- 羟皮质类固醇增高显著，而肾上腺腺瘤却降低或正常。正常人和 ACTH 依赖性皮质醇增多症患者中，尿 17- 酮皮质类固醇排泄量是尿 17- 羟皮质类固醇的 1.5~2.0 倍。

4. 大剂量地塞米松抑制试验　①经典大剂量地塞米松抑制试验（3 日法）：检查前留 24h UFC 或 8：00 血皮质醇做对照，之后口服地塞米松，每次 2mg、6h/ 次，连续 2d，在服药得第二天收集 24 小时尿测定尿游离皮质醇或服药 2d 后检测 8：00 皮质醇。若下降到对照值的 50% 以下为经典大剂量地塞米松抑制试验被抑制，反之则为不被抑制。②过夜 8mg 地塞米松抑制试验：过夜 8mg 地塞米松抑制试验为简化的大剂量地塞米松抑制试验,即在午夜零点一次服用 8mg 地塞米松,次日晨血皮质醇降低 50% 以上为被抑制。目前仍作为鉴别 ACTH 依赖性皮质醇增多症病因的重要试验。如用药后相同时间点血皮质醇抑制程度达到或超过基础值的 50% 支持库欣病(垂体性 CS)的诊断。肾上腺肿瘤或异位 ACTH 综合征的患者多不能达到满意的抑制。该试验鉴别库欣病和异位 ACTH 综合征的敏感性为 60%~80%,特异性为 80%~90%。

5. CRH 兴奋试验 患者休息 2h 后,一次性静脉注射 CRH 1μg/kg 分别测定注射前,注射后 15min 时、30min、60min、90min、120min ACTH 和皮质醇的水平。正常反应为刺激后 ACTH 和皮质醇峰值 ≥ 基础值 100%。绝大部分库欣综合征患者在注射 CRH 后 ACTH 较基础上升 35% 以上,血皮质醇上升 20%,而异位 ACTH 综合征和肾上腺肿瘤者无反应。本试验可提高对 ACTH 依赖性皮质醇增多症的鉴别能力。

6. 1- 脱氨 -8 精氨酸血管加压素(DDAVP)试验 DDAVP 是一种长效的抗利尿激素类似物。研究显示它具有 CRH 样作用,可促进垂体 ACTH 肿瘤细胞分泌 ACTH。试验方法:患者安静平卧,早 8∶00 给予 DDAVP 静脉推注 10μg,在 0min、15min、30min、45min、60min、90min、120min 分别取血测定外周血 ACTH 水平,阳性判别标准为:最高点 ACTH 水平超过基础值 1.5 倍。

7. 双侧岩下窦取血(BIPSS)+DDAVP 试验 ACTH 依赖性库欣综合征患者如临床、生化、影像学检查结果不一致或难以鉴别病因。试验方法:经股静脉插管至双侧岩下窦,在双侧岩下窦和外周(股静脉)三个点同时取血测定 ACTH。然后经肘静脉推注 DDAVP 10μg,在注射 3min、5min、10min 分别取血测定以上 3 个位置的血 ACTH 水平。判别标准:基础状态下岩下窦 ACTH/ 外周 ACTH 比值 ≥ 2 或 DDAVP 兴奋试验后岩下窦 ACTH/ 外周 ACTH 比值 ≥ 3,提示垂体 ACTH 肿瘤,反之提示异位 ACTH 肿瘤。可采用催乳素校正来改良 IPSS 技术,减少 IPSS 假阴性结果。

8. DHEA-S 肾上腺皮质腺瘤的特征之一是不分泌雄激素,而腺瘤以外的肾上腺皮质随内源性 ACTH 分泌减少而趋于萎缩,血清 DHEA-S 低于 1μmol/L 时支持肾上腺皮质腺瘤的诊断。肾上腺癌往往合并雄激素高于其他类固醇,合成的雄激素以 DHEA-S 为主要代表,与其他肾上腺皮质类固醇相比,DHEA-S 浓度越高,越有理由怀疑肾上腺癌。

9. 血电解质及血气分析 几乎所有的异位 ACTH 综合征患者的血钾都偏低,通常 <3.0mmol/L。一些患者还伴有低钾性代谢性碱中毒。明显的低钾性碱中毒还常见于肾上腺癌。但约 10% 库欣综合征患者也有低钾血症,需结合其他检查加以鉴别。异位 ACTH 综合征患者血中 HCO_3^- 往往大于 30mmol/L。

(三)常见疾病的实验室诊断标准

皮质醇增多症实验室诊断包括:

1. 定性诊断 24h 尿皮质醇测定,午夜血液 / 唾液皮质醇测定、小剂量过夜地塞米松抑制试验和标准小剂量地塞米松抑制试验,4 项中 2 项及以上异常支持库欣综合征的诊断。

2. 定位诊断 包括 ACTH 测定、大剂量地塞米松抑制试验,ACTH 增高,大剂量地塞米松抑制试验被抑制支持库欣病的诊断,双侧岩下窦采血 +DDAVP 试验是鉴别库欣病和异位 ACTH 综合征的"金标准",但其技术难度高,需在有条件的中心进行。

(张 玫 安振梅)

第七节 原发性醛固酮增多症

原发性醛固酮增多症(primary aldosteronism,PA)简称原醛,是由于肾上腺皮质球状带发生病变,分泌过量的醛固酮,引起潴钠排钾,体液容量扩张致使人体内分泌代谢发生一系列紊乱的疾病。醛固酮腺瘤(aldosterone-producing adenoma,APA)和特发性醛固酮增多症(idiopathic hyperaldosteronism,IHA)(简称特醛),是最常见的两种亚型,分别占原醛的 70%~80% 及 10%~20%。其他亚型还包括:原发性肾上腺皮质增生(primary adrenal hyperplasia,PAH)、糖皮质激素可抑制性醛固酮增多症(glucocorticoid-remdiable aldosteronism,GRA)、分泌醛固酮的肾上腺皮质癌(aldosterone-secreting adrenocortical carcinoma)、家族性醛固酮增多症(familial hyperaldosteronism,FH)、异位醛固酮分泌腺瘤和癌(ectopic aldosterone-producing adenoma and carcinoma)。主要临床表现有:高血压、低血钾、肌力改变、心电图异常、肾脏浓缩功能下降。

另外还可出现糖耐量减低或糖尿病等。

一、实验室分析路径

实验室分析路径见图 10-7。

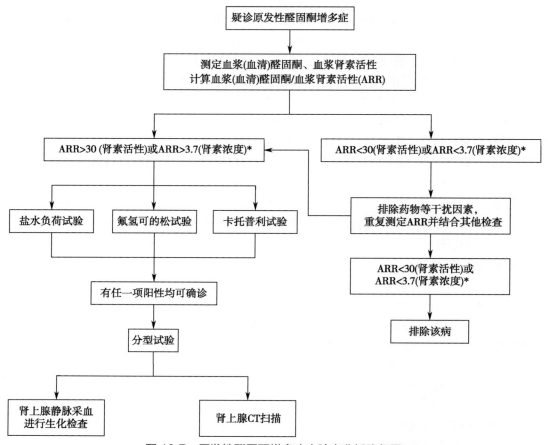

图 10-7　原发性醛固酮增多症实验室分析路径图

* 各实验室应根据实际情况建立自己实验室的切点值,当肾素活性和醛固酮浓度单位分别是 ng·mL^{-1}·h^{-1} 和 ng/dL 时,最常用的 ARR 切点为 30,当检测的肾素浓度和醛固酮浓度单位分别是 mU/L 和 ng/dL 时,最常用的 ARR 切点为 3.7

二、相关实验

实验室检查对原发性醛固酮增多症的诊断、鉴别诊断、治疗效果的判断都有十分重要的作用,下面介绍临床常用的筛查实验、确诊试验、分型试验。

1. 肾素 - 血管紧张素 - 醛固酮系统(renin-angiotensin-aldosterone system,RAAS)

试验方法:①卧床 8h 以上,于清晨 8 点采血 5ml,检测血肾素活性或肾素浓度、血管紧张素 Ⅱ、醛固酮水平。注意:如检测血肾素活性、血管紧张素 Ⅱ,采血管需采用 EDTA 抗凝并加盖、预冷,采血后立即置冰浴中,迅速分离血浆并加转化酶抑制剂,−20℃保存。如检测肾素浓度,采血管采用 EDTA 抗凝,常温采集并转运送检。醛固酮检测采用血清、血浆均可;②卧位采血后,站立 2~4h,然后静坐 5~15min 采血。

参考范围:

放射免疫分析法:

血浆肾素活性:卧位:0.05~0.8ng/mL/h

立位:0.56~2.79ng/mL/h

血管紧张素Ⅱ: 卧位: 28.2~52.2ng/L

立位: 29.0~71.6ng/L

血浆醛固酮: 卧位: 4.5~17.5ng/dL

立位: 9.8~27.5ng/dL

(醛固酮单位换算: 1ng/dL=27.7pmol/L)

化学发光法:

血浆肾素浓度: 卧位: 2.8~39.9μIU/mL

立位: 4.4~46.1μIU/mL

血浆醛固酮: 卧位: <3.0~23.6ng/dL

立位: <3.0~35.3ng/dL

注意事项及影响因素: 留取血标本前应停用肾上腺盐皮质激素受体拮抗剂(如螺内酯、依普利酮)和盐酸阿米洛利减量使用(<5mg/d)至少4周; β受体阻滞剂、血管紧张素受体阻滞剂、钙离子通道阻滞剂、血管紧张素转换酶抑制剂等也可影响肾素活性,故在采集标本前也应停用2周; α-受体拮抗剂对肾素-血管紧张素-醛固酮系统影响较小,行肾素-血管紧张素-醛固酮系统检查时可用来控制血压。低钾血症者原则上应在纠正血钾后留取血样标本。停用上述药物后应密切监测患者血压和血钾变化。在卧立位采血时,为便于分析,可同时采血查皮质醇,用以判别ACTH或应激对醛固酮的影响。

2. 血钾及24h尿钾的测定见第八章。

3. 血气分析、尿酸碱度测定见第八章。

4. 24h尿醛固酮试验方法 留取标本前应停用肾上腺盐皮质激素受体拮抗剂(如螺内酯、依普利酮)和盐酸阿米洛利减量使用(<5mg/d)至少6周,患者从前日清晨开始留取24h尿液,记录尿液总量。尿液样本在每100mL尿液中加入1g硼酸。检测前混合均匀。硼酸可以使尿液样本在2~8℃稳定5d,在-20℃稳定4周。样本可冻融3次。

参考范围(RIA): 普食: 1.0~8.0μg/24h; 低钠饮食: 7~26μg/24h。

5. 螺内酯(安体舒通)试验 螺内酯可阻滞醛固酮到达肾远曲小管对电解质的作用,从而纠正水盐代谢、降低血压,减轻患者症状。但尿中醛固酮的排出量仍明显升高。试验方法: 固定钠(150mmol/d)、钾(50mmol/d)摄入量,饮蒸馏水,不用牙膏刷牙,头三天为对照日。第四天起服螺内酯300mg/d。

6. 生理盐水抑制试验 试验前须卧床休息1h,4h静滴2L 0.9%生理盐水,试验在早上8:00—9:00开始,整个过程需监测血压和心率变化,在输注前及输注后分别采血测血浆肾素活性(浓度)、醛固酮、皮质醇及血钾。判别标准: 生理盐水抑制试验后血醛固酮>10ng/dL,支持原醛症诊断,<5ng/dL,排除原醛症。

7. 口服高钠试验 尽量纠正低血钾,高钠饮食(>6g/d或200mmol/d)连续3d后,测定24h尿钠、醛固酮量。

8. 氟氢可的松抑制试验 氟氢可的松有潴钠潴水作用,使血容量显著扩张,在正常情况下抑制肾素-血管紧张素系统,进而使醛固酮分泌减少。原醛时,醛固酮分泌呈自主性,不受血容量扩张抑制。对于重度高血压且不能有效控制者或近半年发生过心血管事件者均不宜进行。同时,氟氢可的松抑制试验可加重原醛患者的低血钾,故要积极补钾。试验方法: 停用所有影响检查结果的药物2周以上,利尿药则停用4周以上,予氟氢可的松0.1mg,每6小时一次,共4天,同时予高钠饮食(每日三餐分别补充30mmol/L),使尿钠达3mmol/kg,适度补钾,使血钾达4.0mmol/L。清晨10:00立位测定血肾素活性、醛固酮,7:00和10:00采血测皮质醇。

9. 卡托普利抑制试验 卡托普利是一种血管紧张素转化酶抑制剂,像正常人滴注盐水抑制肾素分泌一样,卡托普利可抑制正常人的血管紧张素Ⅰ向Ⅱ转换,从而减少醛固酮的分泌,降低血压。因此为避免盐水滴注试验时因血容量增加而加重病情的危险,可推荐采用卡托普利试验。试验方法: 立位1h以上,清晨空腹采血测定血肾素活性、醛固酮,然后口服卡托普利50mg,保持立位分别于服药后1h、2h测定血肾素活性(或浓度)、醛固酮、皮质醇。

10. 体位及呋塞米激发试验 正常人上午8时卧位到中午12时,血醛固酮水平下降,与血浆皮质醇下降相一致,如取立位则醛固酮水平上升,说明体位作用超过 ACTH 作用。试验方法:患者取仰卧位(至少静卧 2h),清晨 8 点采血测定基础血醛固酮,肌内注射呋塞米 40mg 或 0.7mg/kg,取直立位 2h 或 4h 后再次采血测定血醛固酮。

三、结果判断与分析

(一)首选实验

1. 肾素 - 血管紧张素 - 醛固酮系统　原醛的特征为低肾素、高醛固酮。血浆醛固酮与肾素的比值(ARR)是原醛筛查的主要指标,当醛固酮的单位为 ng/dL,血浆醛固酮与肾素活性比值最常用切点是 30;血浆醛固酮与肾素浓度的比值为 3.7。ARR 在原醛诊断的应用已越来越广泛,但对 ARR 在原醛筛查中的切点尚缺乏一致的意见。由于实验室间差异,切点值的选择应依照各自条件确定。

2. 血钾及 24h 尿钾的测定　普食、停用影响血钾的药物,采血时避免溶血。另外,因疾病早期低钾可为间歇性,且血钾易受饮食、运动等因素影响,故须多次检测。当血钾 <3.5mmol/L,尿钾 >25mmol/24h 或血钾 <3.0mmol/L,尿钾 >20mmol/24h 提示尿钾排泄增多。患者可呈持续性低血钾,也可表现为波动性。一般在 1.4~3.2mmol/L,也有一部分早期患者血钾在正常范围。低血钾、高尿钾是原醛的一个重要诊断线索。

3. 血气分析、尿酸碱度测定　动脉血气分析示血 pH 呈碱性,二氧化碳结合力正常或高于正常,提示代谢性碱中毒,但当病程长伴有肾功能损害时也常常被代偿。尿 pH 一般多呈中性或碱性。

(二)次选实验

1. 24h 尿醛固酮　尿液中有约 5% 为游离醛固酮,10% 为醛固酮 -18- 葡萄糖醛酸苷代谢物,约 45% 为 3α,5β- 四氢醛固酮代谢物。原醛患者尿醛固酮水平多大于 11μg/24h,在盐负荷下测定 24h 尿醛固酮水平,仅 7% 的原醛患者尿醛固酮测定值与原发性高血压组重叠。24h 尿醛固酮可避免由于体位因素导致的醛固酮的波动。

2. 钠负荷试验　钠负荷时,肾远曲小管钠离子浓度增加,对钠的重吸收随之增多,钠钾交换进一步加强,尿钾排泄增多,血钾降低。因此高钠试验可使原醛的症状和生化改变加重。由于盐负荷试验过程中会明显增加血管容量及心脏负荷,因此,试验过程中需严密监测血压、心率、呼吸等变化情况,禁止应用于合并心力衰竭患者,对于血钾已明显降低、肾功能不全、未控制的严重高血压患者不宜行此试验。该试验可分成以下两种方法。

(1)口服高钠试验:尿醛固酮 >12μg/24h 并且尿钠量 >200mmol/24h 可诊断为原醛,敏感性和特异性可达 96% 和 93%。中国居民营养与健康调查(2004)显示我国居民属于高盐饮食,不必进行此试验。

(2)生理盐水负荷试验:静脉滴注氯化钠后,血醛固酮水平仍在 10ng/dL 以上者,可诊断为原醛,5~10ng/dL 者为可疑,5ng/dL 以下者基本可排除原醛。注意:静脉盐负荷试验应在晨间进行,因为在肾素瘤和糖皮质激素可治性醛固酮增多症患者 ACTH 的昼夜分泌节律可能会影响醛固酮水平,从而导致假阴性结果;同时要求患者每次立位 10~15min 后取血。

3. 氟氢可的松抑制试验　氟氢可的松抑制试验是原醛的确诊手段,该试验是确诊原醛症最敏感的试验,但操作烦琐,所需时间较长。原醛患者立位血浆醛固酮 >6ng/dL 可确诊为原醛,需确保立位血浆肾素活性 >1μg/(L·h),皮质醇 10:00 浓度低于 7:30 浓度,以排除 ACTH 的影响。

4. 卡托普利抑制试验　在正常人及原发性高血压患者,血醛固酮可下降 30% 以上;原醛患者则不被抑制。

5. 体位及呋塞米激发试验　一般认为腺瘤患者醛固酮分泌有一定的自主性,不受肾素 - 血管紧张素的影响,取站立位后血醛固酮不上升;而特醛患者醛固酮分泌呈非自主性,且对肾素 - 血管紧张素的反应增强,在站立位时,血肾素的轻微升高即可使血醛固酮增多,血醛固酮水平较基础值上升 30% 以上。然而近来研究发现,部分腺瘤患者体位激发后醛固酮亦明显升高,因此目前认为体位激发后血醛固酮升高者不能排除腺瘤,而血醛固酮下降者可确诊腺瘤。

6. 螺内酯(安体舒通)试验　原醛患者,一般服药一周后,血钾上升,尿钾减少,血浆 CO_2 结合力下降、肌无力、麻木症状改善，夜尿减少，约半数患者血压有下降趋势。继续服药2~3周，多数患者血压可以下降、血钾基本恢复正常，碱中毒纠正，但对合并严重肾脏损害的原醛患者，血压下降可不明显。本试验可作为门诊原醛患者的筛选，但不能鉴别出原发性还是继发性醛固酮增多症。此外，因该药还拮抗其他盐皮质激素包括去氧皮质酮、皮质酮、氟氧皮质酮和皮质醇等，对失钾性肾病（肾炎或肾盂肾炎）患者，服螺内酯后不受影响，可作为与醛固酮增多症的鉴别依据之一。

7. 双侧肾上腺静脉采血（AVS）　多数人认为肾上腺静脉采血生化检查比肾上腺CT更具有优越性。肾上腺CT敏感性为78%，特异性为75%，易漏诊直径<1cm肿瘤，其易将无功能瘤诊断为醛固酮瘤。而AVS的敏感性为95%，特异性100%。AVS是区分有无功能，是否有优势侧分泌的最可靠最准确的方法。判别方法：肾上腺静脉与下腔静脉皮质醇比值≥2提示插管成功；优势侧醛固酮/皮质醇与非优势侧醛固酮/皮质醇比值≥2提示存在优势分泌；非优势侧醛固酮/皮质醇与下腔静脉醛固酮/皮质醇比值<1提示对侧被抑制。

（三）常见疾病的实验室诊断标准

原醛的特征为低肾素、高醛固酮。ARR是筛查原醛的重要指标，强调由于实验室间差异，切点值的选择应依照各自条件确定。再结合生理盐水负荷实验、卡托普利试验等进行确诊，双侧肾上腺静脉取血及影像学检查进行分型判断。

（张　玫　安振梅）

第八节　嗜铬细胞瘤与实验室检查

嗜铬细胞瘤（pheochromocytoma）是由神经嵴起源的嗜铬细胞肿瘤，大多来源于肾上腺髓质的嗜铬细胞。嗜铬细胞瘤可发生在任何年龄，其发病高峰为20~50岁，在初诊的高血压病患者中所占比例为0.1%~0.5%。嗜铬细胞主要合成和分泌儿茶酚胺（catecholamine，CA），包括肾上腺素（epinephrine）、去甲肾上腺素（norepinephrine）和多巴胺（dopamine，DA）。主要临床表现有高血压，其中阵发性占45%，持续性占50%，血压正常占5%，可有头痛、心悸、多汗三联征。

一、实验室分析路径

实验室分析路径见图10-8。

二、相关实验

由于部分嗜铬细胞瘤的发病具有"间歇性发作性"的特点。因此嗜铬细胞瘤的实验室检查强调时效性，症状发作时进行采样可增加检出的阳性率。

1. 总甲基肾上腺素类物质测定　总甲基肾上腺素类物质（metanephrines，MNs）包括甲氧基肾上腺素（metanephrine，MN）和去甲氧基肾上腺素（normetanephrine，NMN）分别是肾上腺素和去甲肾上腺素的中间代谢产物，与CA相比，MNs对嗜铬细胞瘤有更大的诊断价值。在血压增高，尤其是症状发作时采集更有意义。与MNs有关的检测指标主要有血MNs和尿总MNs。

（1）血浆游离甲氧基肾上腺素（MN）和去甲氧基肾上腺素（NMN）：清晨，空腹，平卧20min后采血，用肝素或EDTA抗凝，用4℃低温离心机离心，尽快分离血浆，-20℃以下保存。采用液相色谱串联质谱分析（LC-MS/MS）或液相色谱电化学法检测。

参考范围（LC-MS/MS）：MN：<62.96pg/mL；
　　　　　　　　　　NMN：<191.15pg/mL。

（2）尿MN和NMN及尿总MNs：在清洁的尿液收集容器中添加37%浓盐酸5mL，患者从前日清晨开始留取24h尿液，记录尿液总量，混匀后取20mL，保存于-20℃待测。采用高效液相色谱法检测（HPLC）。

参考范围（HPLC法）：尿MN：1.2~1.9μmol/L；
　　　　　　　　　　尿NMN：3.0~3.8μmol/L。

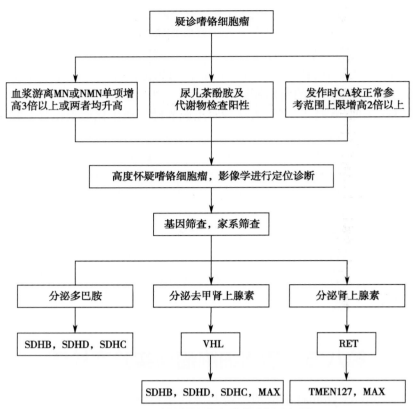

图 10-8　嗜铬细胞瘤实验室分析路径图

影响因素：①应避免应激、食用咖啡因类食物对 MNs 测定结果的影响；严重疾病患者在重症监护时可出现假阳性结果。②避免使用直接干扰检测方法的药物，如单胺氧化酶(MAO)抑制剂、三环类抗抑郁药、拟交感神经药等。选择性 α_1- 受体阻滞剂、利尿剂、血管紧张素转换酶抑制剂(ACEI)、血管紧张素受体阻断剂(ARB)及钙拮抗剂对血和尿 MNs 检测结果无明显影响。

2. 血 CA　方法：基础值测量可在清晨，空腹，平卧 20min 后采血，用肝素或 EDTA 抗凝，尽快在 4℃分离血浆，−20℃以下保存。血压增高，尤其是症状发作时采集更有意义，必要时可测量基础值。

参考范围(HPLC 法)：血肾上腺素：0.05~1.39nmol/L；

血去甲肾上腺素：0.51~3.26nmol/L。

影响因素：①应避免应激；②停用对尿 CA 测定结果有干扰的药物，如利尿剂、肾上腺受体阻滞剂、扩血管药、钙通道阻滞剂等；外源性拟交感药物及甲基多巴、左旋多巴亦可导致假阳性结果。

3. 尿 CA　在清洁的尿液收集容器中添加 37% 浓盐酸 5mL，患者从前日清晨开始留取 24h 尿液，记录尿液总量，混匀后留取 20mL，保存于 −20℃待测。同时应测定肌酐清除率来评估尿量是否足够。

参考范围(HPLC 法)：尿总 CA：519~890nmol/24h(100~150μg/24h)；

尿肾上腺素：0~103.8nmol/24h(0~20μg/24h)；

尿去甲肾上腺素：77.85~415.2nmol/24h(15~80μg/24h)。

注意事项：①正确收集 24h 尿至关重要：因为尿量对结果的影响很大，为考核留尿是否正确，建议同时测定尿肌酐，留尿的容器应为深色，且应加一定的酸以便酸化使 pH<3.0，最好将容器置于冰箱内。如果在非发作期，由于没有 CA 的过度分泌，因而测定值可能在正常范围内；阵发性高血压发作时，可测定发作后 3h 尿 CA 及其代谢产物并换算成 24h 的量，以提高阳性率。②食物和药物的影响：进食有荧光反应的食物和药物会影响尿 CA 测定，包括香蕉、巧克力、香草类食品、四环素、氯丙嗪、奎宁、水杨酸、B 族维生素等，可使尿 CA 增高；许多药物及可致血尿的药物也可使 CA 及其代谢产物的测定出现假阳性结果，如拟交感神经药物、L- 多巴、甲基多巴、吗啡、可乐定、柳氨苄心定、三环类抗忧郁药、乙醇、安非他明、含苯二氮草的镇静药及含对乙酰氨基酚的解热镇痛剂等。③各种病理和生理因素的影响：运动、过度刺激、精神

紧张、低血压、低血容量、低血糖可致交感神经和肾上腺髓质分泌 CA 增加而出现假阳性结果。充血性心力衰竭、肾性高血压、高去甲肾上腺素性高血压、脑卒中、颅内压增高、脓毒血症、倾倒综合征、睡眠呼吸暂停综合征、神经性厌食、肝功能不全、癌肿转移等也可致血或尿 CA 及其代谢产物的测定出现假阳性结果。重度肾功能不全患者因尿的收集不正确和尿量的不准确而致尿 CA 及其代谢产物测定的结果出现误差。

4. 尿 3- 甲氧基 -4 羟基苦杏仁酸　尿 3- 甲氧基 -4 羟基苦杏仁酸（vanillylmandelic acid，VMA）是 CA 的终末代谢产物，嗜铬细胞瘤时 CA 产生增多，进一步代谢为 VMA，最终经尿排出。

标本采集：在清洁的尿液收集容器中添加 37% 浓盐酸 5mL，患者从前日清晨开始留取 24h 尿液，记录尿液总量，混匀后留取 20mL，保存于 –20℃待测。

参考范围（均相酶免疫法）：≤ 12mg/24h。

5. 动态 / 功能试验　即激发试验和抑制试验，激发试验适用于疑为嗜铬细胞瘤的阵发性高血压病患者发作间歇期血压正常时，对持续性高血压（血压 >170/110mmHg）、已有血和尿 CA 及其代谢产物测定值大于正常 1~3 倍以上者禁做激发试验；抑制试验适用于持续性高血压、阵发性高血压发作期，或激发试验阳性的患者，当 BP>170/110mmHg 时执行。目前已很少使用。

6. 基因检测　约 50% 的嗜铬细胞瘤及副神经瘤（PPGL）患者存在基因突变，其中 35%~40% 为胚系突变，表现为家族遗传性并作为某些遗传性综合征的表现之一，突变频率依次为 SDHB（10.3%）、SDHD（8.9%）、VHL（7.3%）、RET（6.3%）、NF1（3.3%）；SDHC、SDHA、MAX 及 TMEM127 的突变频率 <2%；15%~25% 的患者存在肿瘤组织的体系突变，在散发性 PPGL 中的发生频率依次为 NF1（25%）、VHL（9%）、HIF2A（7%）、HRAS（6%）、RET（5%）和 MAX（3%）。部分散发性 PPGL 的发病机制尚不完全清楚。

三、结果判断与分析

（一）首选实验

1. 血浆游离甲氧基肾上腺素和去甲氧基肾上腺素　嗜铬细胞瘤患者血浆游离 MN 或 NMN 单项增高 3 倍以上或两者均升高，坐位 NMN 的参考上限是卧位的 2 倍，应使用同一体位的参考值来判断结果。

2. 尿 MN 和 NMN 及尿总 MNs　嗜铬细胞瘤患者尿 MN>530μg/24h 或尿 NMN>1 200μg/24h 或尿总 NMs>2.4mg/24h，应高度怀疑嗜铬细胞瘤，测定尿 MN 和 NMN 的敏感性和特异性较尿 CA 高。

3. 血 CA　嗜铬细胞瘤时血浆 CA 较正常参考范围上限增高 2 倍以上才有诊断意义。但血浆 CA 只代表采血时的水平，结果受环境、活动等因素影响大。根据血肾上腺素浓度来判别肿瘤部位的价值不大。

4. 尿 CA　正常人尿 CA 排泄率呈昼夜周期性变化，尿 CA>1 150nmol/24h（250μg/24h）即有诊断意义，CA 超过 270nmol/24h（50μg/24h）可提示肿瘤位于肾上腺内。

（二）次选实验

1. 尿 3- 甲氧基 -4 羟基苦杏仁酸　①嗜铬细胞瘤时，VMA 多大于 55μmol/24h，VMA 有较好的特异性，但敏感性较差，较小的肿瘤（50g 以下）主要释放没有代谢的儿茶酚胺，导致相对低的 VMA 水平，较大的肿瘤（50g 以上）主要释放代谢产物入血，尿中有较高的 VMA 水平。②部分肿瘤缺少儿茶酚胺代谢的酶，VMA 可在正常范围内。在相同的敏感性水平，血 FMNs 的特异性高于血尿 CA、尿 FMNs、尿 VMA；在相同的特异性水平，血 FMNs 的敏感性也高于血尿 CA、尿 FMNs、尿 VMA。③单胺氧化酶抑制剂或单胺氧化酶缺陷可致 VMA 下降，但尿 MNs 和血浆游离 MNs 相应增加。

2. 基因检测　推荐所有嗜铬细胞瘤的患者均应进行基因检测，可根据患者的肿瘤定位和儿茶酚胺生化表型选择不同类型的基因检测；对所有恶性嗜铬细胞瘤患者检测 SDHB 基因；对于有阳性家族史和遗传综合征表现的患者可以直接检测相应的致病基因突变。

3. 动态 / 功能试验　动态试验敏感性和特异性差，并有潜在风险，故不推荐使用。

（三）常见疾病的实验室诊断标准

总 MNs、血游离 MNs，或血儿茶酚胺和尿儿茶酚明显增高，大于正常高限 2~3 倍应考虑嗜铬细胞瘤的诊断；推荐所有患者进行基因检测。

（张 玫　安振梅）

第九节　肾上腺皮质功能减退症

肾上腺皮质功能减退症按照病因可分为原发性和继发性两大类。原发性肾上腺皮质功能减退症中最常见的是 Addison 病,是由于结核、肿瘤、自身免疫等原因破坏了双侧肾上腺皮质绝大部分而引起皮质激素分泌不足所致的疾病,临床上大多同时有肾上腺糖皮质激素(皮质醇)和盐皮质激素(醛固酮)分泌不足的表现。继发性是由于下丘脑或垂体等病变引起 ACTH 分泌不足所致。本病起病隐匿,初期症状轻、不典型,临床表现有虚弱无力、食欲减退、消瘦、低血压、直立性晕厥、女性腋毛和阴毛稀少或脱落等。

一、实验室分析路径

实验室分析路径见图 10-9。

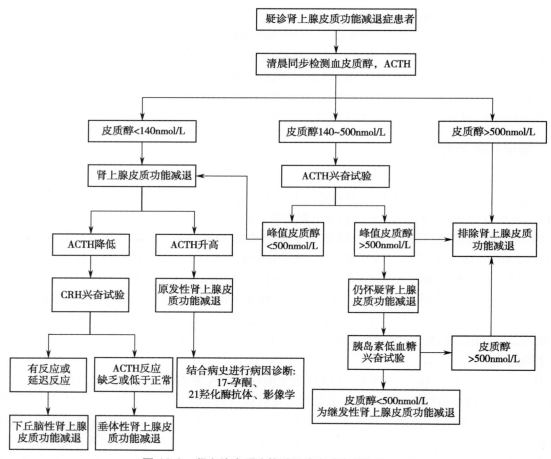

图 10-9　肾上腺皮质功能减退症实验室分析路径图

二、相关实验

1. 皮质醇、ACTH、24h 尿皮质醇、DHEA-S 检测参见本章第六节。

2. 肾素和醛固酮的检测参见本章第七节。

3. 17- 羟孕酮　17- 羟孕酮是在合成糖皮质激素和性类固醇过程中产生的一种 C-21 内源性孕激素,可在 17α- 羟化酶作用下由孕酮转化,或在 3β- 羟类固醇脱氢酶作用下由 17α- 羟孕烯醇酮转化,主要产生于肾上腺皮质,部分产生有性腺。检测方法为 RIA、ELISA、液相色谱 - 串联质谱法。

参考范围(ELISA):

男性：0.2~2.1ng/mL。

女性：卵泡期：0.1~0.8ng/mL；排卵期：0.3~1.4ng/mL；

黄体期：0.6~2.3ng/mL；绝经后：0.1~0.5ng/mL；

孕晚期：2.0~12.0ng/mL。

4. 21- 羟化酶抗体 21- 羟化酶自身抗体为肾上腺皮质自身抗体（ACA）的主要成分，是自身免疫性艾迪生病（Addison's disease）的标志性抗体，也可作为多内分泌腺自身免疫综合征诊断的参考指标。

检测方法为 RIA、ELISA。

参考范围（ELISA）：阴性 <45；阳性 ≥45。

5. 极长链脂肪酸（very long chain fatty acids，VLCFA） 静脉血 3mL，肝素抗凝，1h 内离心分离血浆，注意溶血会造成假阳性。

检测方法：液相色谱 - 串联质谱法。

参考范围：山萮酸：10.57~28.29mg/L；木焦油酸：9.94~28.26mg/L；

蜡酸：0~0.43mg/L。

6. 电解质及生化、血常规检查参见相应章节。

7. 结核和自身免疫相关检查如血沉、抗核抗体、PPD、ANA、ENA、dsDNA 等，参见相关章节。

8. 甲状腺功能检测参见本章第一节。

三、结果判断与分析

（一）首选实验

1. 皮质醇 清晨血皮质醇值 <140nmol/L 为肾上腺皮质功能减退症的诊断依据，而多次测定清晨血皮质醇其均值 <276nmol/L 则应进一步检查证实诊断；清晨血皮质醇 ≥500nmol/L 可排除本症，但目前尚无绝对可靠的鉴别分界值。但对于急性危重患者，基础血皮质醇值在正常范围则不能排除肾上腺皮质功能减退症。一次测定结果出现清晨血皮质醇值 <140nmol/L，可能是峰值提前所致，也可能是疾病、药物或异常睡眠类型引起昼夜节律改变所致，故通常需要重复测定。如在疾病状态（应激）下，有些患者皮质醇在正常范围内也应高度怀疑肾上腺皮质功能减退。

2. ACTH 测定血浆 ACTH 可鉴别原发性和继发性肾上腺皮质功能减退症。原发性肾上腺皮质功能减退症患者肾上腺皮质分泌皮质激素不足，其对下丘脑 - 垂体的负反馈抑制作用减弱，因而垂体分泌 ACTH 增加。血浆 ACTH 水平高于正常参考范围上限 2 倍支持原发性肾上腺功能的诊断。继发性肾上腺皮质功能减退症患者血浆 ACTH 浓度常低于正常低限。检测 ACTH 必须在糖皮质激素治疗之前或短效糖皮质激素治疗至少 24h 之后，因为糖皮质激素会负反馈抑制 ACTH 的分泌。

3. ACTH 兴奋试验 为诊断肾上腺皮质功能减退的"金标准"。

（1）快速 ACTH 兴奋试验：①方法：于晨 8 时采血测定血浆皮质醇基础浓度，并立即肌内注射或静脉注射 ACTH（成人及 ≥2 岁的儿童 250μg，<2 岁的儿童 125μg，婴儿 15μg/kg），30min 和 60min 后重复测定血浆皮质醇浓度。②临床诊断价值和评价：此试验为检查肾上腺皮质的储备功能。正常人注射 ACTH 30min 或 60min 后，血浆或血清皮质醇峰值高于 500nmol/L，注射 ACTH 60min 后血皮质醇的水平要高于 30min 后。原发性肾上腺皮质功能减退症患者，由于内源性 ACTH 已经最大限度地兴奋肾上腺分泌皮质醇，因此外源性 ACTH 不能进一步刺激皮质醇的分泌。而刺激后血浆或血清皮质醇峰值低于 500nmol/L，则支持肾上腺皮质功能减退症的诊断。血皮质醇基础值受昼夜周期节律的影响，而兴奋后的峰值却是趋于一致的，所以兴奋后血皮质醇的升高反应随基础水平不同而有所不同。

（2）连续性 ACTH 兴奋试验：①方法：第 1~2 天，收集 24h 尿测定 24h 尿游离皮质醇或尿 17- 羟皮质类固醇含量作为基础值，第 3~4 天每天以 ACTH 0.25mg 加入 5% 葡萄糖液 500mL 缓慢静脉滴注，持续 8h，同时每天收集 24h 尿测定 24h 尿游离皮质醇或 17- 羟皮质类固醇含量。②临床诊断价值和评价：原发性慢性肾上腺皮质功能减退症对任何浓度及任何方式的 ACTH 刺激均无反应或反应很低。如连续刺激后尿游离皮质醇或 17- 羟皮质类固醇反应低下，分别 <200μg/24h 或 <27.6μmol/24h，则支持原发性慢性肾上

腺皮质功能减退症。因为继发性肾上腺皮质功能减退时,肾上腺的可兴奋性下降,ACTH兴奋数天后,肾上腺的可兴奋性才重新开始增高,故尿游离皮质醇或尿17-羟皮质类固醇呈低反应或延迟反应。ACTH兴奋试验已被广泛运用,逐渐用于初次检查以鉴别原发性或继发性肾上腺皮质功能减退症。

4. 肾素和醛固酮　肾上腺皮质功能减退症患者血肾素水平常升高,伴血醛固酮和硫酸脱氢表雄酮(DHEA-S)水平减低。

(二)次选实验

1. 尿游离皮质醇　肾上腺皮质功能减退症尿游离皮质醇常降低,但是也可接近正常,因此,比较ACTH兴奋试验前后尿游离皮质醇的变化,对本病的诊断更有价值。

2. 17-羟孕酮　17-羟孕酮是诊断因21-羟化酶缺乏所引起的先天性肾上腺皮质增生症的主要手段,患者皮质醇降低,17-羟孕酮明显增高,约6%的成年多毛症女性有不同程度的21-羟化酶缺乏。17-羟孕酮的测定也用于分析男性和女性普通痤疮男性秃顶及一些不明原因的不育症。

3. 21-羟化酶抗体测定　用于原发性肾上腺皮质功能减退的病因诊断。排除先天性肾上腺皮质增生后,85%的PAI为自身免疫性,21-羟化酶自身抗体阳性支持自身免疫性肾上腺皮质功能减退。如果年轻患者合并甲状旁腺功能减退、念珠菌病、牙釉质发育不良、吸收不良综合征或卵巢功能早衰,需要考虑多发性自身免疫性内分泌病1型(APS-1)。21-羟化酶抗体阴性的肾上腺皮质功能不全:常见于儿童和老年人,前者常由于基因异常,后者常见病因为肾上腺的结核、出血、恶性肿瘤和药物因素。可进行肾上腺CT扫描以发现肿瘤或结核钙化。

4. 极长链脂肪酸(VLCFA)　21-羟化酶抗体阴性的肾上腺皮质功能不全,如为男性患者还需考虑肾上腺脑白质营养不良症。肾上腺脑白质营养不良症是一种罕见的X连锁隐性遗传病,以脑白质进行性脱髓鞘和肾上腺皮质功能减退为临床特征。特征性的生化异常是VLCFAs异常聚集,损害生物膜的稳定性。测定血VLCFAs有助于疾病诊断,表现为蜡酸(C26:0)的浓度明显升高,且蜡彩山箭酸(C22:0)和木焦油酸(C24:0)/山葡酸的浓度比值也升高。

5. DHEA-S　进行DHEA替代治疗的患者,应在服药前检测早晨血DHEAS水平(目标为正常范围中线)来监测DHEA替代效果。

6. 甲状腺功能检测　由于皮质醇对促甲状腺素(TSH)生成的抑制作用减弱,PAI患者常伴TSH水平升高,一般在4~10IU/L之间。

7. 电解质及生化血常规检查　90%患者有低钠血症,50%患者可出现高钾血症,但出现严重呕吐时反而出现低钾血症和碱中毒,因此低钠和高钾血症并不是可靠的诊断指标。患者可能出现贫血、血液嗜酸性粒细胞及淋巴细胞增多及肝脏转氨酶水平升高。儿童患者易发生低血糖,甚至出现低血糖痉挛。

8. 胰岛素低血糖试验　患者空腹过夜,上午8:00采血测ACTH、皮质醇后立即静脉注射胰岛素(RI)0.1U/kg,注射后30min、60min和90min采血测定ACTH、皮质醇和血糖。正常人注射胰岛素后血糖降至2.8mmol/L以下,ACTH升高达30pmol/L以上,皮质醇比对照值上升0.8倍以上,至少>600nmol/L。继发性肾上腺皮质醇减退者血ACTH和皮质醇不上升。

9. CRH兴奋试验　试验方法同本章第6节。正常反应为刺激后ACTH和皮质醇峰值≥原基础值100%,垂体性肾上腺皮质功能减退症刺激后ACTH和皮质醇上升不足。

(三)常见疾病的实验室诊断标准

实验室诊断肾上腺皮质功能减退症的"金标准"是ACTH兴奋试验,如果ACTH兴奋试验暂时不可行,可采用清晨皮质醇<140nmol/L(5μg/dL)结合ACTH水平测定作为初步诊断的提示,有条件再进行ACTH兴奋试验确诊。推荐测定血浆ACTH水平来确立原发性肾上腺皮质功能减退,血样可同时作为ACTH兴奋试验的基线样本,可与清晨皮质醇样本同时获取。有明确皮质醇缺乏的患者,血浆ACTH水平如果>2倍参考范围上限,则支持原发性肾上腺皮质功能减退的诊断。ACTH降低多支持继发性肾上腺皮质功能减退症的诊断。原发性肾上腺皮质功能减退的病因诊断则主要依赖17-羟孕酮、21-羟化酶抗体、极长链脂肪酸以及影像学检查。

(张　玫　安振梅)

第十节 病 例 分 析

病例1

一般资料：

患者女性，48 岁。因"心悸、多汗、体重下降 6 个月，畏光、流泪 1 个月"入院。6 个月前无明显诱因出现心悸、多汗，体重在半个月左右下降约 15kg，1 个月前出现畏光、流泪、复视。

体格检查：

血压 138/80mmHg，心率 90 次 /min。双眼上睑挛缩，双眼球结膜充血、水肿，双眼球前突，不能完全闭合，向内活动障碍，向上、下、外活动良好。双侧甲状腺Ⅱ度肿大，质软，无压痛，未扪及结节，双侧甲状腺上极能闻及翁鸣音。心肺腹无阳性体征，双下肢无黏液性水肿。

实验室检查：

甲状腺功能：TSH：0.02mIU/L，FT_3：10.5pmol/L，FT_4：50pmol/L，rT_3：1.0nmol/L，TGAb：80IU/L，TPOAb：20IU/mL；TRAb：65IU/L。

其他辅助检查：

甲状腺彩超：甲状腺呈弥漫性、对称性、均匀性肿大。

双眼眶 CT：双眼前突，多个眼外肌增粗，余未见异常。

分析：

该病员为中年女性，有典型的甲状腺功能亢进的临床表现，明显眼征，双侧甲状腺Ⅱ度肿大，并可闻及血管杂音。甲状腺 B 超提示"甲状腺弥漫肿大"，FT_3、FT_4、rT_3 升高提示甲亢，因为 TSH 受到抑制，故为原发（甲状腺）性甲亢。双眼眶 CT 符合 Graves 眼病的改变。TRAb 滴度升高支持 Graves 病。

最终诊断：

甲状腺功能亢进症，Graves 病，Graves 眼病Ⅳ级。

病例2

一般资料：

患者女性，56 岁。患者 2 个月前无明显诱因出现全身水肿，以双下肢明显，伴有怕冷、乏力、食欲缺乏、少言、懒动、便秘及体重增加（近 2 个月增加 3kg），曾至当地医院行肝肾功等检查均未见异常，后至我院门诊。

4^+ 年前患者曾诊断为"甲亢"，后服用他巴唑治疗后出现皮肤瘙痒及皮疹后改为服用丙硫氧嘧啶后仍存在瘙痒等过敏症状，遂行 ^{131}I 治疗，治疗后患者未再定期随访甲状腺功能。

体格检查：

甲状腺不大，心率 60 次 /min，面色偏黄，皮肤粗糙，双下肢轻度水肿。余查体未见异常。

实验室检查：

TSH：5.73mIU/L；FT3：3.20pmol/L；FT4：9.37pmol/L。

分析：

甲减是甲亢 ^{131}I 治疗的主要并发症，治疗后是否发生甲减与治疗剂量和个体对治疗的敏感性相关。有研究称治疗前 TGAb 等抗体滴度高，甲状腺质量小的患者容易出现甲减（本例患病后曾有对抗甲亢药物使用的过敏史，以提示其本身比较敏感，其余主诉及查体症状均符合甲减诊断）。

甲减的病因：①原发性甲状腺功能减退：获得性（桥本甲状腺炎、^{131}I 治疗后甲减、甲状腺切除等）；甲状腺激素合成障碍（缺碘导致的地方性甲状腺肿）；先天性。②继发性甲减垂体或下丘脑病变。

他巴唑和丙硫氧嘧啶均是抗甲状腺药物，其副作用是皮疹、皮肤瘙痒、白细胞减少症、粒细胞减少症、中毒性肝病等。

最终诊断：

甲亢 ^{131}I 治疗后甲减。

病例 3

一般资料：

患者女性，40 岁。因"颈部增粗、怕冷、脱发、乏力 1 年，加重伴双下肢水肿半年"入院。1 年前无明显诱因出现颈部增粗、怕冷、乏力、脱发，半年前上述症状加重伴双下肢水肿，睡眠增加，腹胀，大便干燥，声音也变低沉。

体格检查：

血压 120/80mmHg，心率 70 次/min。甲减面容，语音低沉。甲状腺Ⅲ度肿大，质韧，无触痛，未触及结节。心肺腹无阳性体征，双下肢非凹陷性水肿。

实验室检查：

甲状腺功能：TSH：>100mIU/L，FT$_3$：2pmol/L，FT$_4$：5.1pmol/L，rT$_3$：0.2nmol/L，TGAb：1 080IU/L，TPOAb：3 240IU/mL。血脂：TG 3.2mmol/L，CHOL 11.3mmol/L。

其他辅助检查：

甲状腺 B 超：双侧甲状腺回声欠均匀，腺体内无血流信号。

甲状腺针刺活检：大量淋巴细胞浸润，少量滤泡上皮细胞。

分析：

该患者为中年女性，病程 1 年。有较典型的甲状腺功能减退的临床表现，如怕冷、乏力、甲状腺功能减退面容等。因为 TSH 升高，FT$_3$、FT$_4$ 降低故为原发性甲减。TGAb 及 TPOAb 明显升高、甲状腺 B 超及甲状腺病理检查均支持病因为桥本甲状腺炎。

最终诊断：

原发性甲状腺功能减退症，桥本甲状腺炎。

病例 4

一般资料：

患者男性，43 岁。2 周前受凉后出现发热、咽痛及全身酸痛，自服"阿莫西林"等药物后上述症状未见明显缓解，1 周前患者出现颈部及耳部放射性疼痛，伴有心悸、出汗、双手颤抖等不适，并可触及右侧颈部一长条状包块，质硬，伴有触压痛，遂至我院门诊就诊。

体格检查：

右侧甲状腺右叶Ⅱ°肿大，右侧中叶可触及一大小约 2cm×1cm 包块，质较硬，表面光滑，活动可，随吞咽上下活动。甲状腺左侧叶无明显肿大，未及包块。颈部未触及长大淋巴结。

实验室检查：

血沉 83mm/h（<21mm/h），甲状腺摄 ^{131}I 率测定示甲状腺吸碘率明显降低。甲状腺功能结果：TSH：0.009mIU/L；FT$_3$：27.28pmol/L；FT$_4$：>100pmol/L；TgAb：8.6IU/mL；TPOAb：5.9IU/mL。

分析：

亚急性甲状腺炎常继发于病毒感染（如科萨奇病毒，腮腺炎病毒，流感病毒，腺病毒）后 1~3 周，夏秋发病往往较多。亚急性甲状腺炎多数发生在 30~50 岁女性，主要表现为颈部疼痛，多一侧甲状腺有触痛，并可出现发热，关节酸痛等全身炎症反应。亚急性甲状腺炎是一种自限性炎症，通常不需特殊治疗即可自行缓解。但患者应适当休息，同时可给予泼尼松或消炎镇痛类药物以减轻症状。

亚急性甲状腺炎甲状腺功能变化：①甲状腺毒症阶段（50%~75%）表现为患者血沉增快，血 FT$_3$，FT$_4$ 正常或轻度增高，TSH 正常或轻度降低；TgAb 和 TPOAb 阴性或水平很低。②甲减阶段约 25% 患者在甲状腺激素合成功能尚未恢复之前进入甲减阶段。③功能恢复期，多数患者可恢复正常，仅少数成为永久性甲减，病程 6~12 个月。

B 超可发现甲状腺体积增大,腺体内部病灶区呈低回声或不均匀融合,边界不清,形态不规则,并可有局限性钙化灶。

最终诊断:

亚急性甲状腺炎伴甲状腺毒症。

病例 5

一般资料:

患者男性,28 岁。因"体重增加伴面容改变 3⁺ 年,发现血糖升高 6 天"入院。入院前 3⁺ 年患者无明原因出现体重增加,3 年内增加 15kg,无食欲亢进,四肢瘦小,伴有面容改变,自觉头围增大(具体不详),眉弓、颧骨突出,舌宽大,且手掌、脚掌变厚,手指、足趾变粗,鞋子由原来的 41 码增至 43 码,无头痛、视野缺损、视物模糊等,未重视。6 天前,因"鼻窦炎"住县医院拟行手术,发现血糖高,空腹和三餐后 2h 血糖分别为 13.07mmol/L、23.21mmol/L、20.92mmol/L、20.21mmol/L,尿常规:Glu(+),CT:右侧上颌窦及双侧筛窦见大量软组织密度影,垂体窝突向蝶窦。

体格检查:

血压 140/84mmHg,身高:164cm,体重:83kg,BMI:30.86kg/m²,额部、颧骨突出,唇厚,舌宽大,心、肺、腹无阳性体征,双手粗厚,双足肥大。

实验室检查:

血浆 GH 葡萄糖抑制试验:0min、30min、60min、120min GH 分别为:29.66ng/mL、23.64ng/mL、17.32ng/mL、10.23ng/mL,IGF-1:76.5μg/L;OGTT:空腹血糖为 10.21mmol/L,餐后血糖为 20.32mmol/L。垂体前叶其他激素均正常。

其他辅助检查:

头部 MRI:垂体窝内结节影 0.8cm×0.8cm,垂体瘤。

分析:

本例患者有典型的肢端肥大症面容:头围增大、眉弓、颧骨突出,舌宽大,且手掌、脚掌变厚,手指、足趾变粗,并且伴有糖代谢的异常,血糖明显升高,血浆 IGF-Ⅰ明显高于正常水平,高糖抑制试验中,GH 最低值 10.23ng/mL,未被抑制。头颅 MRI:垂体窝内结节影 0.8cm×0.8cm,垂体瘤。

最终诊断:

肢端肥大症,垂体瘤,糖尿病。

病例 6

一般资料:

患者男性,27 岁。因"多饮、多尿 3⁺ 个月"入院。入院前 3⁺ 个月,患者无明显诱因口干、多饮、多尿,每天饮入量约为 70 000mL,喜冷饮,小便量与饮入量相当,饮水少时即感心慌、烦躁,饮水后缓解,无多食、易饥、消瘦,无头昏、头痛、视野缺损,无性欲减退等,查血糖正常。

体格检查:

脉搏 75 次/min,血压 100/70mmHg,发育正常。心、肺、腹均未见阳性体征。

实验室检查:

尿常规:尿比重:1.002。血电解质:Na⁺:145.2mmol/L,K⁺:4.3mmol/L,Ca²⁺:2.58mmol/L,Cl⁻:95.2mmol/L,Mg²⁺:1.12mmol/L。禁水-加压试验见表 10-2。甲状腺功能,性激素检查均正常。

其他辅助检查:

头颅 MRI:鞍内 T1 加权高信号块影,鞍内型颅咽管瘤?

分析:

本例患者以烦渴、多饮、多尿,24h 尿量达到 70 000mL 为主要临床表现,查血糖正常,尿比重 1.002,明显低于正常,血 Na⁺ 145.2mmol/L,偏高。禁水-加压试验结果显示:禁水后患者血渗透压可达 317mOsm/(kg·H₂O),大于

300mOsm/（kg·H$_2$O），予加压素后，尿渗透压由原来的 30mOsm/（kg·H$_2$O）增加到 483mOsm/（kg·H$_2$O），远远大于 50%，故诊断中枢性完全性尿崩症。头颅 MRI：鞍内型颅咽管瘤？术后病理：鞍内颅咽管瘤。

表 10-2　禁水 - 加压试验

时间	尿量 （mL）	尿渗透压 [mOsm/（kg·H$_2$O）]	血渗透压 [mOsm/（kg·H$_2$O）]	血 Na$^+$ （mmol/L）	体重 （kg）	血压 （mmHg）	脉搏 （次 /min）
6AM	720	30	285	143.9	46.0	100/65	68
7AM	700	33			45.5	90/60	64
8AM	700	50	288	144.3	44.5	110/70	68
9AM	610				44	94/66	68
10AM	640	130	299	145.6	43.5	88/50	67
11AM	300				43	88/50	72
12AM	350	198	303	146.4	43	90/70	66
1PM	280				43	88/70	68
2PM	300	186	301	147.5	43	70/58	72
3PM	250				43	80/60	68
4PM	200	291	317	148.9	42.5	70/40	80
5PM	50				42	60/40	62
6PM	50	483		149.7	42	90/60	89

注：4PM 给予加压素 5U，皮下注射。

最后诊断：

鞍内颅咽管瘤，完全性中枢性尿崩症。

病例 7

一般资料：

患者女性，20 岁。因"月经紊乱 6$^+$ 年，闭经 2 年，体重增加 2$^+$ 年"入院。6$^+$ 年前，患者无明原因出现月经周期紊乱，2$^+$ 年前出现闭经，且发现面部变圆，发际变低，躯干部肥胖，体重增加 8kg，伴乏力。

体格检查：

血压 104/84mmHg，身高 156cm，体重 63kg，BMI 25.89kg/m^2，满月脸，发际低，肩背部有脂肪垫，双大腿内侧见粗大紫纹，心、肺、腹均未见阳性体征，双下肢不肿。

实验室检查：

24h 尿游离皮质醇：482.7μg/24h，皮质醇生理波动及 1mg 地塞米松过夜抑制试验：PTC（8：00AM）321.9nmol/L，PTC（4：00PM）228.2nmol/L，PTC（12：00PM）326.7nmol/L，PTC（次晨 8：00AM）186.4nmol/L。ACTH：87.70mmol/L。8mg 地塞米松过夜抑制试验：PTC（8：00）263.9nmol/L，PTC（次晨 8：00）40.94nmol/L。睾酮：1.23ng/mL。OGTT：空腹血糖：7.8mmol/L，餐后血糖：12.3mmol/L。

血气：pH 7.415，二氧化碳分压：5.09kPa，全血碱剩余：4.2mmol/L，碳酸氢根浓度：26.4mmol/L，总二氧化碳：27.9mmol/L。血 K$^+$ 3.8mmol/L。

尿常规：pH 7.00，比重：1.015，尿糖（–），尿蛋白（–），酮体（–）。

其他辅助检查：

头颅 MRI：垂体左侧见大小约 0.8cm×0.6cm 的相对强化较低结节影，系垂体腺瘤可能，垂体柄增粗，稍偏右。

分析：

患者有向心性肥胖、满月脸、肩背部脂肪垫、紫纹、月经紊乱、失眠，糖代谢异常等库欣综合征的典型临床表现,筛查 24h 尿游离皮质醇大于正常值,皮质醇生理节律消失,1mg 地塞米松过夜抑制试验中,次日血皮质醇为 186.4nmol/L,大于前一日基础值的 50%,且大于 140nmol/L,显然未被抑制,库欣综合征诊断成立。进一步分型,查血浆 ACTH 在正常范围内,但是在高皮质醇血症的情况下,由于负反馈作用,ACTH 应当被抑制,低于正常值或处于正常低限,但此患者 ACTH 为 87.6ng/L,未被抑制;且 8mg 地塞米松过夜抑制试验中,次晨皮质醇为 40.94nmol/L,小于前一日基础值的 50%,说明被抑制,由此推测该患者病变位于垂体;头部 MRI:垂体左侧见大小约 0.8cm×0.6cm 的相对强化较低的结节影,系垂体微腺瘤可能,垂体柄增粗,稍偏右。病理:垂体微腺瘤,免疫组化:ACTH(+)。该患者 OGTT 结果支持糖尿病诊断。

最终诊断:

库欣综合征,垂体微腺瘤,糖尿病。

病例 8

一般资料:

患者男性,38 岁,因"发现血压升高 1 周,血钾低 3 天"入院。患者于 1 周前晚上无明显诱因觉头晕,不伴视物模糊、头痛呕吐、四肢乏力、呼吸急促,自动血压计测血压提示 205/140mmHg,3d 前当地医院查血钾示 2.0mmol/L,予氯化钾口服液补钾,予"硝苯地平缓释片、酒石酸美托洛尔"口服,血压未见明显下降,遂收治入院。

体格检查:

T:37.6℃,P:90 次/min,R:20 次/min,BP:193/135mmHg。神志清楚,急性病容,精神萎靡,皮肤巩膜无黄染,全身浅表淋巴结未扪及肿大。余无特殊。

实验室检查:

血钾:2.32mmol/L↓;血钠:145.1mmol/L;血氯:100.2mmol/L;血气:pH 7.512↑;全血碱剩余:6.0mmol/L↑;HCO_3^-:29.2mmol/L↑;补钾至正常,检测 PRA(卧位):0.73ng/(mL·h);ALD(卧位):132.2ng/dL;ARR:181.08ng/dL:ng/(mL·h)。

血压升高时三次复查血儿茶酚胺:正常。ACTH:27.3ng/L;PTC(8:00):560nmol/L。

卡托普利试验:用药前 ALD:48.03ng/dL,用药后 ALD:40.09ng/dL。

其他辅助检查:

肾上腺薄层增强 CT 示:右侧肾上腺见大小 1.1cm×0.8cm 的低密度结节,呈稍弱强化,腺瘤可能性大。

分析:

原发性醛固酮增多症是继发性高血压最常见的原因,以往认为其发病率约为 1%。但随着对此病认识及检查手段的提高,目前认为其在普通人群的发病率大于 2%,在一般高血压人群及抵抗性高血压人群的发病率分别为 13% 和 20%,其中 43% 为肾上腺腺瘤,57% 为特发性醛固酮增多。原发性醛固酮增多症是以高血压、低血钾、代谢性碱中毒、低血浆肾素活性和高血醛固酮为特征的疾病。有赖于临床与实验室检查来结合判断,原发性醛固酮增多症的实验室检查分为筛查试验、确诊试验和分型试验,本例患者筛查试验 ARR 增高,确诊试验卡托普利试验 ALD 不受抑制,提示为原发性醛固酮增多症,由于不同类型的原醛治疗手段不同,需要进一步分型试验,分型诊断有赖于 CT 检查和 AVS 检查。

最终诊断:

原发性醛固酮增多症,右肾上腺皮质腺瘤。

病例 9

一般资料:

患者男性,20 岁。因"左眼视物模糊 2⁺ 天,发现血压升高 5⁺ 小时"入院。2⁺ 天前患者无诱因突然出现左眼视物模糊,无头痛、头昏心悸、恶心、呕吐等。5⁺ 小时前于门诊发现血压高,测血压为 180/150mmHg,眼科检查发现"双侧眼底出血"。

体格检查：

血压 180/139mmHg，脉搏 76 次 /min，双肺呼吸音清，心律齐，心音有力，各瓣膜听诊区未闻及病理性杂音，腹部（−），双下肢不肿。

实验室检查：

两次血压高时（210/120mmHg、180/130mmHg）检测去甲肾上腺素分别为 3 340ng/L、4 976ng/L，均明显增高，肾上腺素均＜50ng/L。血压波动于 210/120~150/90mmHg 时，24h 尿多巴胺为 602.99μg/24h，去甲肾上腺素为＞2 228.6μg/24h，亦均明显增高，肾上腺素为 4.73μg/24h。醛固酮立卧位试验正常。

其他辅助检查：

心脏彩超：左室肥厚，左室收缩功能正常，舒张功能降低。

双侧肾上腺强化 CT 以及肾动脉成像检查：左肾上腺约 4.0cm × 5.0cm 大小的实性占位，非均匀强化，考虑为左肾上腺腺瘤？其他？右肾上腺大小、形态未见异常，双肾动脉未见狭窄。术后病理示：左肾上腺嗜铬细胞瘤。

分析：

嗜铬细胞瘤的诊断则需依据临床表现，结合生化及影像学的检查而得出。生化证据即肿瘤产生过多的儿茶酚胺，包括肾上腺素、去甲肾上腺素和多巴胺及其代谢产物。由于有时候嗜铬细胞瘤并没有分泌足够多的儿茶酚胺，没有造成高儿茶酚胺血症及产生典型临床症状，而且有时候肿瘤组织呈间歇性释放儿茶酚胺，其间歇期儿茶酚胺水平是正常的。

本例患者具有阵发性高血压发作，尚没有头痛、心悸、大汗等表现，血压高时检查到血、尿去甲肾上腺素均明显增高，肾上腺强化 CT 示：左肾上腺腺瘤？术后病理证实：左肾上腺嗜铬细胞瘤。

最终诊断：

左肾上腺嗜铬细胞瘤。

病例 10

一般资料：

患者男性，26 岁。因"乏力、食欲缺乏，皮肤变黑 2[+] 年，加重伴呕吐 1d"入院。患者于 2[+] 年前无明显诱因反复出现乏力、食欲缺乏，进食少、消瘦，时有恶心、呕吐及腹泻等，并发现皮肤逐渐变黑，毛发脱落、稀疏。易感冒，偶有盗汗，无发热、咳嗽、咯血等。1d 前，患者受凉后，乏力、食欲缺乏加重，伴有呕吐，呕吐物为胃内容物，非喷射性。既往史：6[+] 年前患肺结核，已经治愈。

体格检查：

体温 37.3℃，脉搏 69 次 /min，血压 95/60mmHg，身高 171cm，体重 56kg，BMI 19.15kg/m²，体形消瘦，发育正常，全身皮肤色素加深，尤以掌纹、乳晕明显，牙龈和口唇、舌缘见数个点状棕黑色色素沉着，眉毛、腋毛、阴毛稀疏。余查体未见异常。

实验室检查：

血细胞分析、肝肾功能正常，血 K⁺ 5.2mmol/L，Na⁺ 121.4mmol/L，Cl⁻ 98.4mmol/L，血皮质醇（8：00）：46.3nmol/L，ACTH：1 039.2ng/L，甲状腺功能、OGTT 均正常。血气：pH 7.35，二氧化碳分压：5.7kPa，全血碱剩余：−1.20mmol/L，碳酸氢根浓度：25.8mmol/L，总二氧化碳：24.6mmol/L。血浆肾素活性（卧位）：1.2ng/（ml·h），血管紧张素 Ⅱ（卧位）：50.9ng/L，醛固酮（卧位）：37.25ng/L。血清结核抗体试验（＋），PPD 皮试（＋）。

其他辅助检查：

胸片：左肺上叶陈旧性肺结核。

双肾上腺 CT：左肾上腺可见等密度类圆形阴影，约 7cm × 12cm 大小，密度均匀，边缘清楚，相同层面右侧肾上腺显示不清。增强扫描后，左侧肾上腺区肿块不均匀强化，其外后方可见低密度影，相同层面右肾上腺区可见点状不均匀强化，边缘模糊阴影，腹腔内未见肿大淋巴结，考虑肾上腺结核。

为明确病因，试验性抗结核治疗 2 周后，行后腹腔镜左肾上腺切除术，术中见左肾上腺与周围组织明显粘连,肿物无法完整切除,遂切除部分肿物送病理。

病理检查:未见正常肾上腺组织,见干酪样坏死及见数个肉芽肿,并于肉芽组织内见类上皮细胞,考虑结核病。

分析:

本例患者以乏力、食欲缺乏、皮肤发黑为主要临床表现,伴有恶心、呕吐、体重减轻。既往有肺结核病史。查体:血压 95/60mmHg,体形消瘦,有典型原发性肾上腺皮质功能减退表现。查血 K^+ 5.2mmol/L 偏高,Na^+ 121.4mmol/L 低于正常,血浆皮质醇(8:00AM):46.3nmol/L 明显降低,ACTH:1 039.2ng/L 远高于正常范围,考虑原发性肾上腺皮质功能减退症。肾素-醛固酮结果显示醛固酮低于正常,肾素活性增高,提示肾上腺球状带有受累。患者青年男性,有结核病史。胸片:左肺上叶陈旧性肺结核,血清结核抗体试验(+),PPD 皮试(+)等,均较支持肾上腺病变与结核有关。肾上腺 CT:考虑肾上腺结核。肾上腺组织病理考虑"结核病"。

最终诊断:

原发性肾上腺皮质功能减退症,双肾上腺结核,左肺陈旧性肺结核。

(张 玫 何 詠 安振梅)

▶ 参考文献

1. 王兰兰. 医学检验项目选择与临床应用. 2 版. 北京: 人民卫生出版社, 2013.
2. 中华医学会内分泌学分会. 成人甲状腺功能减退症诊治指南. 中华内分泌代谢杂志, 2017, 33 (2): 167-180.
3. 廖二元. 内分泌代谢病学. 3 版. 北京: 人民卫生出版社, 2012.
4. 中华医学会内分泌学分会, 中华医学会神经外科学分会, 中国垂体腺瘤协助组. 中国肢端肥大症诊治指南. 中国实用内科杂志, 2013, 33 (7): 519-524.
5. Melmed Shlomo, Bronstein Marcello D, Chanson Philippe, et al. A Consensus Statement on acromegaly therapeutic outcomes. Nat Rev Endocrinol, 2018, 14: 552-561.
6. Nieman LK, Biller BM, Findling JW, et al. Treatment of Cushing's Syndrome: An Endocrine Society Clinical Practice Guideline. J Clin Endocrinol Metab, 2015, 100 (8): 2807-2831.
7. Funder JW, Carey RM, Mantero F, et al. The Management of Primary Aldosteronism: Case Detection, Diagnosis, and Treatment: An Endocrine Society Clinical Practice Guideline. J Clin Endocrinol Metab, 2016, 101 (5): 1889-1916.
8. Lenders JW, Duh QY, Eisenhofer G, et al. Pheochromocytoma and Paraganglioma: An Endocrine Society Clinical Practice Guideline. J Clin Endocrinol Metab, 2014, 99 (6): 1915-1942.
9. Ross DS, Burch HB, Cooper DS, et al. 2016 American Thyroid Association Guidelines for Diagnosis and Management of Hyperthyroidism and Other Causes of Thyrotoxicosis. Thyroid, 2016, 26 (10): 1343-1421.

第十一章

代谢性疾病的实验诊断

新陈代谢是人体生命活动的基本形式,包括物质的合成代谢和分解代谢两个过程。通过新陈代谢,机体同环境之间不断进行物质交换和转化,体内物质也不断进行分解、利用与更新,为个体的生长、发育、生殖和维持内环境恒定提供物质与能量。中间代谢是指营养物质进入机体后在体内合成和分解代谢过程中的一系列化学反应,如某一环节出现功能障碍,则引起代谢性疾病。

第一节 糖 尿 病

糖尿病是由于胰岛素绝对或相对不足,而引起的以高血糖为特征,伴有脂肪、蛋白质、水电解质等代谢紊乱的代谢性疾病,分为 1 型糖尿病(type 1 diabetes mellitus,T1DM)、2 型糖尿病(type 2 diabetes mellitus,T2DM)、妊娠糖尿病(gestational diabetes mellitus,GDM)和特殊类型糖尿病。

一、实验室分析路径

实验室分析路径见图 11-1。

二、相关实验

糖尿病诊断的相关实验包括血糖、血糖调节物及与之相关的多个糖代谢紊乱指标的检测,且涉及糖尿病诊断、分型、并发症的判别及治疗效果评价。

1. 血糖 糖尿病最主要的表现为血液葡萄糖浓度异常。根据采血时间的不同分为:

(1)空腹血糖(fasting plasma glucose,FPG):空腹 8~12h 后采血所测定的血液葡萄糖浓度,为糖尿病最常检测的指标。

(2)餐后 2h 血糖:空腹 8~12h 后,5min 内口服 300mL 含 75g 无水葡萄糖的糖水,5min 内服完,从进食第一口开始计时,采集 2h 的血液所检测的血糖浓度。

(3)随机血糖(random blood glucose,RBG):任意时间采集血液测定的血糖浓度。

标本:血浆、血清。

血浆:使用添加氟化钠 - 草酸盐的灰头管采集血液,可抑制糖酵解,血糖水平在室温下可稳定 3d,如用于诊断建议检测血浆血糖。

血清:使用无任何抗凝剂的红头管采集的血液,如未及时分离血清,室温下会因糖酵解使葡萄糖以每小时 5%~7% 的速度下降,建议采血后 1h 内分离血清并及时检测。

检测方法:己糖激酶法(hexokinase,HK)、葡萄糖氧化酶法(glucose oxidase,GOD)。

方法学评价:HK 法准确性、特异性均较高,是血糖测定的参考方法。GOD 法准确度和精密度均可达到临床要求,是我国临床检验中心推荐的常规方法,但如血中存在大量还原性物质如维生素 C,谷胱甘肽等时,可导致结果假性偏低;

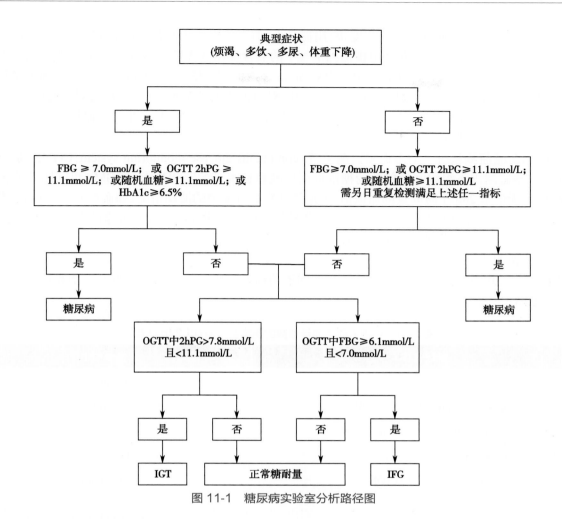

图 11-1　糖尿病实验室分析路径图

参考范围：空腹血浆血糖：3.9~6.1mmol/L；

餐后 2 小时血糖：3.3~7.8mmol/L。

2. 口服葡萄糖耐量试验（oral glucose tolerance test, OGTT）　经口服给予患者一定负荷的葡萄糖后，通过测定不同时间的血糖浓度，了解其血糖调节能力。

方法：WHO 推荐的标准 OGTT，禁食 8~10h 后，坐位采空腹血后 5min 内口服 300mL 含 75g 无水葡萄糖（如用 1 分子水葡萄糖则为 82.5g）的糖水，儿童以 1.75g/kg 体重计算，总量不超过 75g。从喝第一口糖水计时，服糖后 30min、60min、90min、120min（需要时可采集 180min，240min）采集血液检测血浆血糖。

注意事项：①试验前一晚餐后禁食，禁食时间大于 8h，不超过 16h；②试验前 3d 每日碳水化合物摄入量不少于 150g，且维持正常活动；③试验前停用影响 OGTT 的药物如避孕药、利尿剂、糖皮质激素、β 肾上腺能阻滞剂、苯妥英钠、烟酸 3~7d；④急性感染、创伤或其他应激情况下可出现暂时性的高血糖，建议应激过后进行复查诊断。

标本及检测方法同血糖。

3. 静脉葡萄糖耐量试验　将葡萄糖按 0.5g/kg 体重，配成 50% 的溶液，2~4min 内静脉注射完毕。注射前采血，然后从注射开始计时，每 30min 取血一次，共 2~3h，或分别于 3min，5min，10min，20min，30min，45min，60min，90min 采血检测血浆血糖。采血前注意事项同 OGTT，标本及检测方法同血糖。

4. 自我血糖监测　自我血糖监测（self-monitoring of blood glucose, SMBG）是指采用便携式血糖仪进行血糖检测，是糖尿病治疗过程中常用的检测手段。

标本：手指末梢血。

检测方法：葡萄糖氧化酶电极法，葡萄糖脱氢酶电极法。

方法学评价:便携式血糖仪检测速度快,用血量少,但末梢血糖比血浆血糖低 10%~12%,仅作为血糖监测,不可用于诊断。葡萄糖氧化酶电极法因空气中的氧含量比氢含量大得多,所以相较脱氢酶法而言试纸更容易受空气影响,一般试纸从容器中取出后 5min 之内使用完毕;葡萄糖脱氢酶电极法则不受氧气干扰,试纸易保存,开罐后可用到效期结束,但脱氢酶除对血液中的葡萄糖反应外,还会对血液中的麦芽糖、半乳糖、木糖产生反应,所以患者进食含上述糖类物质时用脱氢法测量容易产生假性血糖升高。

参考范围:空腹血糖:3.9~6.1mmol/L。

5. **动态血糖监测系统** 动态血糖监测系统(continuous glucose monitoring system,CGMS)是指通过葡萄糖感应器监测皮下组织间液的葡萄糖浓度而反映血糖水平的监测技术。CGMS 可间隔几分钟测定一次血糖,每天记录 288 个时间点的血糖值,可连续观察数日血糖的波动情况,如血糖的波动趋势、漂移幅度、频率、血糖曲线下面积、平均血糖、日间血糖变异等。可以提供连续、全面、可靠的全天血糖信息,了解血糖波动趋势,发现不易发现的高血糖和低血糖。

标本:皮下组织间液。

检测方法:利用葡萄糖感受器测定皮下组织间液葡萄糖浓度的电信号,然后转化为血糖值。

参考范围:见表 11-1。

表 11-1　中国人动态血糖参数的正常参考值(以 24h 计算)

参数名称	正常参考值
平均血糖水平	<6.6mmol/L
血糖 ≥ 7.8mmol/L 的时间百分率	<17%(4h)
血糖 ≤ 3.9mmol/L 的时间百分率	<12%(3h)
血糖水平标准差(SDBG)	<1.4mmol/L
平均血糖波动幅度(MAGE)	<3.9mmol/L

6. **尿糖** 正常人尿中葡萄糖极微量,无法测出,当血糖水平>10mmol/L 时,肾小管不能完全把滤过的葡萄糖重吸收,因而可在尿中测出糖。

标本:新鲜晨尿或随机尿。

检测方法:尿液干化学分析(定性)。

参考范围:阴性(定性)。

影响因素:尿液中含有还原性物质如维生素 C、水杨酸盐等时,可使结果偏低;尿液存放时间过长,可致尿糖水平降低;肾糖阈也会影响尿糖的结果,肾糖阈增加会使尿糖出现假阴性,肾糖阈降低会使尿糖出现假阳性。

7. **糖化血红蛋白** 糖化血红蛋白(glycated hemoglobin,GHb)是在长时间、高浓度血糖存在的条件下,血红蛋白与葡萄糖非酶促反应结合的产物。HbA1c 的糖基化位点是血红蛋白 β 链 N 末端缬氨酸残基,其生成是一个缓慢、不可逆的过程,生成量与血糖浓度、高血糖存在时间及红细胞寿命有关。

标本采集:添加 NAF- 草酸盐全血或 EDTA、肝素抗凝的全血。

检测方法:糖化血红蛋白测定方法包括:①根据电荷差异:离子交换层析法(如高效液相层析)、电泳法;②根据结构差异:亲和层析和免疫测定法;③化学分析技术:酶法;④质谱等。

参考范围:高效液相层析法(HPLC):4.5%~6.1%。

方法学评价:由于方法的不同,检测结果的可比性较差,美国糖尿病协会(ADA)建议需采用美国糖化血红蛋白标准化计划组织(NGSP)认证的方法,并与糖尿病控制和并发症研究(DCCT)的检测进行标化;测定结果以 HbA1c 占总的血红蛋白的百分比表示。

影响因素:影响红细胞寿命的疾病,如贫血、溶血等可使结果偏低,尿毒症患者尿素水平升高可使 HbA1c 假性升高,异常的糖化血红白可导致糖化血红蛋白偏高或偏低。

8. **糖化血清白蛋白** 糖化血清白蛋白(glycated albumin,GA)是葡萄糖与血清白蛋白发生非酶糖化反应的产物。

标本:血清。

检测方法:①根据电荷差异:阳离子交换层析法、电泳法;②根据糖化基团结构不同:亲和层析和免疫测定法;③化学分析技术:比色法、酶法。

参考范围:9%~14%(酶法)。

影响因素:严重影响白蛋白代谢的疾病,如肾病综合征、甲亢,在应用类固醇激素时可使GA降低;肝硬化、甲状腺功能减退患者可使GA增高。

9. **胰岛自身抗体** 1型糖尿病是遗传易感个体因自身抗原介导的免疫反应,引起胰岛细胞破坏的自身免疫疾病。

(1)谷氨酸脱羧酶抗体(glutamic acid decarboxylase autoantibodies,GAD-A):GAD是抑制性神经递质γ-氨基丁酸的合成酶,被认为是1型糖尿病自身免疫反应的关键始动靶抗原。

(2)胰岛细胞抗体(islet cell antibody,ICA):ICA是针对胰岛细胞内多种抗原的一组抗体,可引起胰岛β细胞功能的进行性减退。

(3)胰岛素自身抗体(insulin autoantibodies,IAA):胰岛素抗体有两种:一种在糖尿病的发病前就存在,是抗胰岛素自身抗体。另一种是因使用外源性胰岛素后产生。IAA不是糖尿病特异抗体,未治疗的糖尿病患者单纯IAA阳性不能作为DM的标志,仅表明有进展为糖尿病的免疫倾向。

(4)蛋白酪氨酸磷酸酶蛋白抗体(protein tyrosine phosphatase autoantibodies,IA-2A):IA-2A的抗原为ICA512的一个片段,主要存在于胰岛β细胞中。

标本:组织或血液。

检测方法:采用免疫学方法,组织样本可采用免疫荧光法、组织化学染色法、免疫沉淀化学法等;血液标本可采用化学发光法,酶联免疫法,放射免疫法等。

参考范围:阴性。

10. **胰岛素** 胰岛素(insulin)是由胰岛β细胞受内源性或外源性物质如葡萄糖、乳糖、核糖、精氨酸、胰高血糖素等的刺激而分泌的一种蛋白质激素。是降低血糖水平的唯一激素。

样本:血清。

检测方法:免疫法:包括电化学发光免疫分析(ECLIA)、化学发光免疫分析(CLIA)、放射免疫分析(RIA)、酶联免疫分析(EIA)。

胰岛素释放试验:常与OGTT试验同时进行,采集空腹及服糖后30min、60min、90min、120min(需要时可采集180min,240min)血液检测胰岛素。

参考范围:空腹胰岛素:1.5~15μU/mL(电化学发光免疫分析法)。

影响因素:红细胞内存在胰岛素降解酶,溶血使检测结果降低。

11. **C肽** C肽(C-peptide,C-P)由胰岛β细胞分泌,C肽与胰岛素以等摩尔数分泌入血,半衰期较胰岛素长,不受外源性胰岛素干扰且不与胰岛素抗体反应,故测定血液循环中C肽水平在使用外源性胰岛素或体内存在胰岛素抗体时,可真实反映β细胞功能。C肽释放试验常常与OGTT同时进行,采集空腹及服糖后30min、60min、90min、120min(需要时可采集180min,240min)血液检测C肽水平。

样本:血清。

检测方法:免疫法:包括电化学发光免疫分析(ECLIA)、化学发光免疫分析(CLIA)、放射免疫分析(RIA)、酶联免疫分析(EIA)。

参考范围:空腹C肽:0.48~0.78nmol/L(电化学发光免疫分析法)。

12. **胰岛素原** 胰岛素原(proinsulin,PI),人胰岛素原是C肽和胰岛素的前体,其生物活性仅为胰岛素的1%~10%,正常情况下仅少量PI(3%)进入血液循环。

标本:血清。

检测方法:多采用免疫学方法,包括:CLIA,RIA,ELISA等。

参考范围：1.11~6.9pmol/L。

13. 尿白蛋白　人体代谢正常情况下,尿中的白蛋白极少,如尿液中白蛋白升高,提示肾脏异常渗漏蛋白质。尿白蛋白是糖尿病肾病最早期的生化表现。

标本：晨尿、随机尿、24 小时尿液。

检测方法：免疫比浊法、放射免疫法、荧光免疫法等。

参考范围：尿 Alb/Cr：<30mg/g(免疫比浊法);

　　　　　尿 Alb 排泄率：10~20μg/min(免疫比浊法)。

影响因素：运动、感染、发热、慢性心功能不全、显著高血糖以及高血压均可使尿白蛋白排泄高于正常值。

三、结果判断与分析

(一) 首选实验

1. 空腹血糖,OGTT 2h 血糖,随机血糖,糖化血红蛋白是诊断糖尿病的主要依据(表 11-2)。

表 11-2　糖尿病的实验室诊断标准

	空腹血糖	OGTT 2h 血糖	随机血糖	HbA1c
糖尿病	≥7mmol/L 或	≥11.1mmol/L 或	≥11.1mmol/L	≥6.5%

(中国 2 型糖尿病防治指南,2020)

患者有典型糖尿病症状(多尿、烦渴多饮、难以解释的体重下降),并且一天当中任意时候血浆葡萄糖浓度 ≥11.1mmol/L,或者空腹血浆葡萄糖 ≥7.0mmol/L,或者 OGTT 2h 血浆葡萄糖浓度 ≥11.1mmol/L,或者 HbA1c≥6.5% 即可诊断糖尿病。症状不典型者,应在另一日重复测定以确诊(表 11-3)。

表 11-3　糖代谢状态分类

	空腹血糖	餐后 2h 血糖
正常糖耐量(NGR)	<6.1mmol/L　且	<7.8mmol/L
空腹血糖受损(IFG)	6.1~7mmol/L　且	<7.8mmol/L
糖耐量减退(IGT)	<7mmol/L　且	7.8~11mmol/L
糖尿病糖耐量(DM)	≥7mmol/L　或	≥11.1mmol/L

(WHO 糖尿病专家委员会报告,1999)

2. 口服葡萄糖耐量试验(OGTT)　主要用于诊断 GDM;诊断 IGT;有无法解释的肾脏、视网膜或神经病变,其随机血糖<7.8mmol/L,可用 OGTT 了解糖代谢情况(表 11-4)。

表 11-4　妊娠期糖尿病(GDM)的诊断标准(ADA)

时间点	血糖(mmol/L)
空腹	≥5.1
1h	≥10.0
2h	≥8.5

注：在妊娠 24~28 周用 75g 葡萄糖 OGTT 筛查妊娠糖尿病,3 个不同时间血糖中满足任何一点血糖值即可诊断妊娠糖尿病

3. 糖化血红蛋白　HbA1c 可反映近 6~8 周的血糖水平,可用于诊断糖尿病及监测糖尿病血糖控制情况。同时可评估糖尿病慢性并发症的发生与发展情况。中华医学会糖尿病分会建议有典型糖尿病症状加上 HbA1c≥6.5% 可诊断为糖尿病。ADA 建议糖尿病的治疗目标是 HbA1c<7%。亚太地区糖尿病政策

组建议 HbA1c 控制目标为<6.5%,国际糖尿病联盟(IDF)建议 HbA1c<6.5%。ADA 建议所有糖尿病患者均应常规测定 HbA1c,血糖控制稳定达标者每年至少测定 2 次,治疗方案变动或血糖未达标者,至少需要季度检测。

对于患有贫血和血红蛋白异常的患者,HbA1c 的结果不可靠。

（二）次选实验

1. 静脉葡萄糖耐量试验　对于胃肠功能吸收异常,不适合做 OGTT 者,可应用静脉葡萄糖耐量试验。正常人血糖高峰出现在注射完毕时,2h 内降至正常。如 2h 血糖>7.8mmol/L 为异常,但该试验不作为糖尿病诊断的方法。

2. 自我血糖监测　因其取血量少,检测快速、便携,用于血糖的自我监测,了解血糖控制情况,但不能用于诊断。

3. 动态血糖监测系统　CGMS 监测范围为 2.20~22.2mmol/L,不能显示血糖超出此范围的数据。患者在日常生活状况下检测指末血糖并可记录到 CGMS 系统,对 CGMS 测定结果进行校正。

4. 尿糖　尿糖反映的是尿液在膀胱中蓄积的这段时间内的平均水平。目前尿糖只能提供糖尿病的诊断线索,结果阴性不能排除糖尿病。

5. 糖化血清白蛋白　反映最近 2~3 周的血糖控制情况,测定结果不受血红蛋白病、镰状细胞贫血和年龄的影响,可用于监测血糖控制情况,疗效判断及并发症的预测。

6. 胰岛素　在进行 OGTT 试验的同时采血测定胰岛素,称为胰岛素释放试验,可了解胰岛细胞的功能,静脉葡萄糖耐量试验可观察胰岛细胞的一相分泌和二相分泌。胰岛素释放曲线对糖尿病的分型有一定的价值,T2DM 患者的胰岛素释放曲线高峰较正常人延迟,T1DM 患者胰岛素释放曲线低平。胰岛素的检测还有助于判断胰岛素抵抗。

7. C 肽　在进行 OGTT 试验时采血检测 C 肽,称为 C 肽释放试验。C 肽与胰岛素等分子释放入血,但 C 肽的测定不受溶血、胰岛素抗体及外源性胰岛素的影响。因此测定血清 C 肽对于接受胰岛素治疗的患者更能精确地判断 β 细胞的分泌功能,对于糖尿病的分型、治疗和预后估计均有重要意义。

8. 尿白蛋白　检测尿白蛋白,有利于早期发现糖尿病肾病以及高血压等造成的肾脏损害,及时早期干预治疗,以延缓糖尿病肾病等的发生和发展。ADA 对糖尿病肾病的诊断标准见表 11-5。由于尿白蛋白排泄存在变异,3~6 个月内三次尿样本检查有两次异常,才考虑患者存在异常。

表 11-5　糖尿病肾病的诊断标准（ADA）

分类	Alb/Cr(mg/g)	尿白蛋白排泄率(μg/min)	尿白蛋白排泄率(mg/24h)
正常	<30	<20	<30
微量白蛋白尿	30~300	20~200	30~300
大量白蛋白尿	≥300	≥200	≥300

9. 胰岛自身抗体　①在糖尿病中的阳性率及与病程的关系　GADA 可以在 T1DM 发病前 10 年检出,在诊断后的 10~20 年仍可检出,滴度下降较慢。在新发 T1DM 中 GAD 抗体阳性率为 74%~84%,T1DM 一级亲属阳性率为 15%,在 T2DM 中的阳性率为 1.7%~9.8%,正常人中有 2% 阳性率。新发 T1DM 中 ICA 阳性率为 80%~90%,T1DM 一级亲属阳性率 2%~5%;正常人中阳性率为 0.5%,随着病程的延长,ICA 的阳性率逐渐降低,诊断后 2~5 年阳性率降至 20%。在新发 T1DM 儿童中 IAA 阳性率达 50%~70%,而在新发成年 T1DM 患者中阳性率仅为 20%~30%。②成人隐匿性免疫性糖尿病(LADA)早期的临床表现类似 T2DM,患者血清中的胰岛自身抗体阳性对 LADA 的诊断具有重要价值。③预测 β 细胞功能:无论糖尿病分型如何,GADA 阳性预示内源性的胰岛素的不足,高滴度 GADA 预示胰岛细胞功能下降速度较快。

（宋昊岚　安振梅）

第二节　糖尿病急症的检查

糖尿病患者常发生的糖尿病急性并发症,主要包括糖尿病酮症酸中毒、高渗性非酮症高血糖昏迷和糖尿病乳酸性酸中毒。糖尿病酮症酸中毒(diabetic ketoacidosis,DKA)是在胰岛素绝对或相对缺乏的情况下,伴或不伴有诱发因素引起的糖尿病急性并发症,在 T1DM 患者较为常见。在胰岛素缺乏的情况下,血糖升高,脂肪和蛋白质的分解加速,导致血中的游离脂肪酸增加,大量的游离脂肪酸氧化受阻而转化为酮体,当酮体在体内堆积不能被机体的缓冲系统中和时,则出现酸中毒。高渗性高血糖状态(hyperosmolar hyperglycae state,HHS)是糖尿病的严重并发症之一,以严重高血糖、高血浆渗透压、严重失水、中枢神经系统症状、无酮症酸中毒为特征。在老年 T2DM 患者多见。约 1/3 患者病前无糖尿病病史,或只有糖耐量异常。

一、实验室分析路径

实验室分析路径见图 11-2。

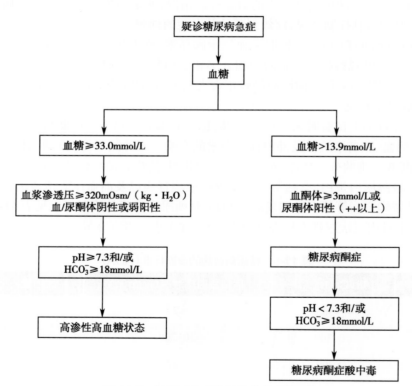

图 11-2　糖尿病急症实验室分析路径图

二、相关实验

糖尿病急症一旦发生,应立即治疗,因此选择最直接、最有价值的检查对于糖尿病急症的及时处理有重要意义。

1. 血糖　见本章第一节。

2. 酮体　体内的游离脂肪酸在肝脏经过 β 氧化生成 β- 羟丁酸(D-β-hydroxybutyrate)、乙酰乙酸(acetoacetate)和丙酮(acetone),统称为酮体。糖的来源减少(饥饿或剧烈呕吐)或糖的利用降低(糖尿病或糖原贮积病)可导致酮体形成过多,糖尿病酮症酸中毒时以 β- 羟丁酸升高为主,可由正常时的 β- 羟丁酸:乙酰乙酸 =1:1,上升至 10:1,甚至更高。酮体阳性还存在于饥饿、高脂饮食、呕吐、腹泻、脱水、甲状腺中毒症、消化吸收障碍等情况。

标本：尿液，血清。

标本要求：丙酮和乙酰乙酸都具有挥发性，且乙酰乙酸极易分解成丙酮，因此检查时要尽量用新鲜尿液，最好在留尿后 2h 内送检，以提高检出率

检测方法：尿酮体（乙酰乙酸，丙酮）：干化学试带法；

　　　　　血清 β- 羟丁酸：酶法。

参考范围：尿酮体：阴性；

　　　　　血清 β- 羟丁酸：0.02~0.27mmol/L。

3. 血浆渗透压　见相关章节。

4. 血肌酐、尿素　见相关章节。

5. 血气分析　见相关章节。

6. 血电解质　见相关章节。

三、结果判断与分析

（一）首选实验

1. 血糖　DKA 患者血糖水平常 >13.9mmol/L，HHS 患者的血糖水平常 >33.3mmol/L。

2. 酮体　为诊断 DKA 的首选实验。推荐检测血酮体。目前尿酮体仅检测乙酰乙酸和丙酮，而糖尿病酮症时体内酮体以 β- 羟丁酸为主，这将导致测定结果与病情不相符合：即当患者最初有酮症酸中毒时，测定尿酮体可能仅有弱阳性；当治疗后，β- 羟丁酸转变为乙酰乙酸，临床症状好转，但尿酮体阳性反较治疗前严重，血酮体则是检测 β- 羟丁酸，比尿酮体更为准确。但由于尿酮体检测的方便性，仍广泛用于糖尿病的病情监测。

3. 血渗透压　高渗性高血糖患者有效血浆渗透压常大于 320mOsm/(kg·H_2O)，为诊断 HHS 的首选实验。

4. 血气分析　酮症酸中毒和患者血 pH 明显降低，CO_2 结合力常降低，阴离子间隙扩大（可达 20~40mmol/L）。

（二）次选实验

1. 糖尿病酮症酸中毒

（1）血气：代偿期 pH 及 CO_2 结合率可在正常范围内，碱剩余负值增大，缓冲碱（BB）明显减低，标准碳酸氢盐（SB）及实际碳酸氢盐（AB）亦减低；失代偿期，pH 及 CO_2 结合率均可明显降低，HCO_3^- 降至 15~10mmol/L 以下，阴离子间隙增大。

（2）血电解质：血钠多数降至 135mmol/L 以下，少数可正常。偶可升高到 145mmol/L 以上。血钾在疾病初期正常或降低，少尿、失水、酸中毒可致血钾增高，补液、胰岛素治疗后又可降至 3mmol/L 以下，在治疗过程中，需注意监测。

2. 高渗性高血糖状态

（1）血尿素（urea）与肌酐（Cr）：常显著升高，反映严重的脱水和肾功能不全。urea 可达 21~36mmol/L（60~100mg/dL），Cr 可达 123~660mmol/L（1.4~7.5mg/dL），urea/Cr 比值可达 30∶1 以上（正常人多在 10∶1~20∶1）。urea 与 Cr 进行性升高的患者预后不佳。NKHHC 患者在接受有效的治疗后，血 urea 与 Cr 多有显著的下降，但有些患者仍未能恢复到正常范围，说明他们在发生 NKHHC 前即已有肾功能不全。

（2）血气分析：约半数患者有代谢性酸中毒，表现为阴离子间隙扩大，血清碳酸氢根水平及 pH 下降。增高的阴离子主要是乳酸及酮酸等有机酸根，也包括少量的硫酸及磷酸根。

（三）常见疾病的实验室诊断标准

1. 糖尿病酮症酸中毒（DKA）　①血糖增高，大于 13.9mmol/L。②尿酮体阳性或者强阳性，血酮体 ≥3mmol/L，这是酮症酸中毒的重要诊断依据之一。③酸中毒：pH<7.3 和 / 或 HCO_3^-<18mmol/L，较重的酮症酸中毒往往伴有代偿或失代偿性酸中毒，应排除其他原因引起的酸中毒。

2. 高渗性高血糖状态（HHS）　①血糖>33.3mmol/L（600mg/dL）。②有效血浆渗透压>320mOsm/（kg·H$_2$O）。

（宋昊岚　安振梅）

第三节　成人低血糖症

成人低血糖症是一组多种病因引起的以静脉血浆葡萄糖浓度过低,临床上以交感神经兴奋和脑细胞缺糖为主要特点的综合征。

低血糖的临床表现没有特异性,不能单凭一次血糖浓度即诊断低血糖,应当通过 Whipple 三联症来确定低血糖的诊断。Whipple 三联症:与低血糖相符的症状及/或体征,血糖浓度低,血糖回升后上述症状或体征缓解。

低血糖相关概念包括低血糖症、低血糖、低血糖反应(表 11-6)。

表 11-6　低血糖相关概念

	血糖水平	相关临床症状
低血糖症	低	有
低血糖	低	无或有
低血糖反应	低或不低	有

一、实验室分析路径

实验室分析路径见图 11-3。

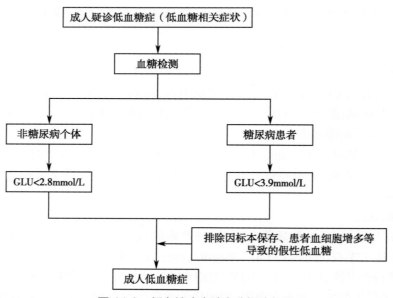

图 11-3　低血糖症实验室分析路径图

二、相关实验

1. 血糖　见本章第一节。

2. 胰岛素、C 肽、胰岛素原　见本章第一节。

3. β - 羟丁酸　见本章第一节。

4. 胰岛素抗体 见本章第一节。

5. 48~72h 饥饿试验 方法：试验开始前采集血液标本检测血糖、胰岛素、C 肽后每 6h 采血 1 次；若血糖≤3.3mmol/L，采样频率应该增加到每 1~2h；如血糖 2.8mmol/L 且出现低血糖症状时结束试验；如已证实存在 Whipple 三联症，血糖<3mmol/L 即可结束，结束时，收集血浆检测葡萄糖、胰岛素、C 肽、胰岛素原、β- 羟基丁酸。必要时可静推 1.0mg 胰高血糖素并在 10、20 和 30min 后测量血浆葡萄糖。

6. 延长（5h）口服糖耐量试验 口服 75g 葡萄糖，测定服糖前、服糖后 30min、1h、2h、3h、4h 和 5h 血糖胰岛素和 C 肽。

7. 胰岛素自身抗体 见本章第一节。

8. 肝肾功能 见相关章节。

三、结果判断与分析

（一）首选实验

血糖 血糖水平结合是否有临床症状诊断低血糖症。

成人低血糖：

　　非糖尿病个体：<2.8mmol/L；

　　糖尿病个体：<3.9mmol/L。

低血糖分级：1 级低血糖：血糖<3.9mmol/L 且≥3.0mmol/L；2 级低血糖：血糖<3.0mmol/L；3 级低血糖：没有特定血糖界限，伴有意识和 / 或躯体改变的严重事件，需要他人帮助的低血糖。

（二）次选实验

1. 胰岛素、C 肽、胰岛素原 可帮助判断低血糖原因。当空腹血浆葡萄糖浓度低于 2.8mmol/L，血浆胰岛素浓度≥3μU/mL，血浆 C- 肽浓度≥0.2nmol/L，血浆胰岛素原浓度≥5.0pmol/L，支持内源性高胰岛素血症，如胰岛素水平高而 C 肽水平低，可能为外源性胰岛素导致低血糖；如 β- 羟基丁酸<2.7mmol/L 或注射胰高血糖素后血糖升高幅度大于 1.4mmol/L 为胰岛素介导的低血糖症。

2. 胰岛素抗体 如胰岛素抗体阳性，可帮助诊断胰岛素自身免疫性低血糖。

3. 48~72h 饥饿试验 用于少数未觉察的低血糖或处于非发作期以及高度怀疑胰岛素瘤的患者。

4. 延长（5h）口服糖耐量试验 用于鉴别 2 型糖尿病早期出现的餐后晚发性低血糖症。

5. 肝肾功能 合并肝肾功能不全的糖尿病患者易发生低血糖。

（宋昊岚　安振梅）

第四节　脂蛋白代谢紊乱

血脂包括甘油三酯（triglyceride，TG）、游离胆固醇（free cholesterol，FC）、胆固醇酯（cholesterol ester，CE）、磷脂（phospholipid，PL）和游离脂肪酸（free fatty acid，FFA）等，通常主要指血浆甘油三酯和总胆固醇（TC，包括游离胆固醇和胆固醇酯）。由于脂类不溶或微溶于水，在血液中与载脂蛋白（apolipoprotein，Apo）结合，以脂蛋白（lipoprotein）形式存在，因此脂代谢紊乱实际是脂蛋白代谢紊乱，包括其含量或 / 和组分的异常。

脂蛋白代谢紊乱按病因可分为原发性与继发性血脂异常两类。因遗传所致载脂蛋白、脂蛋白代谢酶及有关受体的结构和功能缺陷者为原发性血脂异常症。系统性疾病或药物所致的脂蛋白紊乱称为继发性血脂异常症，糖尿病、肾病综合征、库欣综合征以及甲状腺功能低下等可导致高脂血症。

脂蛋白代谢紊乱与动脉粥样硬化、代谢综合征、胰腺炎等密切相关，血脂检测可反映全身脂类代谢的状态，既可作为脂蛋白代谢紊乱的诊断指标，也常用于评估某些疾病的发病风险。

一、实验室分析路径

脂蛋白代谢紊乱的实验室分析路径见图 11-4。

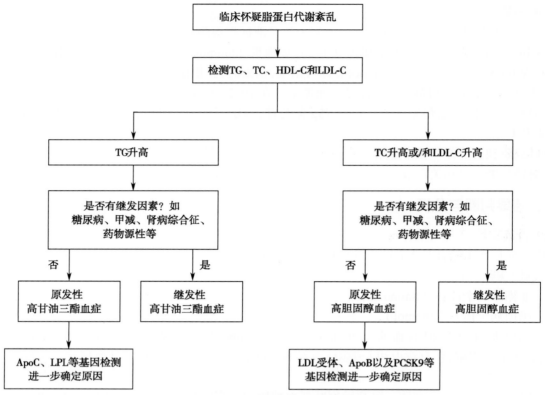

图 11-4　脂蛋白代谢紊乱实验室分析路径图

按 1970 年 WHO 分型法可将原发性脂代谢紊乱分为 6 型,见表 11-7。

表 11-7　原发性脂蛋白代谢紊乱分型(WHO)

分型	异常脂蛋白	血浆静置实验	病因
I	乳糜微粒(CM)	奶油上层、下层澄清	LPL 或 ApoC 缺乏或缺陷
II a	β- 脂蛋白(LDL)	澄清	LDL 受体缺乏或缺陷、ApoB 变异
II b	β- 脂蛋白(LDL) 前 β- 脂蛋白(VLDL)	澄清 / 轻微浑浊	ApoB 或 LDL 与 VLDL 合成增多
III	β- 脂蛋白(VLDL)	奶油上层、下层浑浊	ApoE 基因变异
IV	前 β- 脂蛋白(VLDL)	浑浊	VLDL 合成与清除异常 LPL 活性降低
V	CM 前 β- 脂蛋白(VLDL)	奶油上层,下层浑浊	ApoC III增多而 ApoC II 缺陷 LPL 活性降低

WHO 分型方法对指导临床上诊断和治疗高脂血症有很大帮助,但由于过于繁杂,未被广泛采用,目前临床医生更为常用的是高脂血症临床简易分型(表 11-8)。

表 11-8　血脂异常的临床简易分型

	TC	TG	HDL-C	相当于 WHO 的表型
高胆固醇血症	增高			II a
高甘油三酯血症		增高		IV、I
混合型高脂血症	增高	增高		II b、III、IV、V
低 HDL-C 血症			降低	

二、相关实验

血脂是临床常规开展的检测项目之一，既可作为脂蛋白代谢紊乱诊断与治疗评估的参考指标，又可协助相关疾病的预测和诊断。

1. 甘油三酯测定 甘油三酯是乳糜微粒（chylomicron，CM）和极低密度脂蛋白（very low density lipoprotein，VLDL）的主要成分。

TG 测定方法通常为酶法。影响因素：①含有甘油成分的药物，如硝酸甘油、甘油果糖胺等导致 TG 结果偏高，目前有部分两步法试剂能抵抗甘油类药物的干扰；②高胆红素或高抗坏血酸时出现负干扰，目前有部分试剂加入了抗坏血酸氧化酶，能抵抗抗坏血酸的干扰；③标本溶血对 TG 测定存在双向干扰。

合适水平：<1.7mmol/L；

边缘升高：≥1.7 且<2.3mmol/L；

升高：≥2.3mmol/L。

（上述标准适用于中国 ASCVD 一级预防人群）

2. 总胆固醇测定 血清中 TC 包括 CE 和 FC 两部分，主要存在于低密度脂蛋白（low density lipoprotein，LDL）中，其次为高密度脂蛋白（high density lipoprotein，HDL）和 VLDL 中。

目前临床常用的 TC 测定酶法为胆固醇氧化酶法。影响因素：高血红蛋白和高胆红素可分别引起正干扰和负干扰；抗坏血酸和某些药物如甲基多巴浓度高于治疗水平时可使结果偏低，目前有部分试剂加入了抗坏血酸氧化酶，能抵抗抗坏血酸的干扰。

合适水平：<5.2mmol/L；

边缘升高：≥5.2 且<6.2mmol/L；

升高：≥6.2mmol/L。

（上述标准适用于中国 ASCVD 一级预防人群）

3. 血浆脂蛋白测定 脂蛋白中含有蛋白质、胆固醇、磷脂等，较难定量，因其中胆固醇含量较为固定，因此目前以测定脂蛋白中胆固醇含量为脂蛋白的定量依据。

（1）高密度脂蛋白胆固醇测定：HDL 是一种很小的颗粒，由 50% 的脂质（其中 25% 的磷脂，15% 的胆固醇酯，5% 的游离胆固醇和 5% 的甘油三酯）和 50% 的蛋白质构成，主要蛋白质为 ApoA Ⅰ（65%）和 ApoA Ⅱ（25%）及少量的 ApoC 和 ApoE。

HDL 在肝脏和小肠合成，代谢的主要部位是肝脏和肾脏，HDL 能摄取外周组织的游离胆固醇（FC），并将其运输到肝脏，起到逆向转运胆固醇的作用，是具有抗动脉硬化功能的脂蛋白。

目前临床常用均相法测定高密度脂蛋白胆固醇（high density lipoprotein cholesterol，HDL-C）以评估 HDL 含量。

参考范围：>1.0mmol/L。

（上述标准适用于中国 ASCVD 一级预防人群）

（2）低密度脂蛋白胆固醇测定：LDL 由 75% 的脂质（其中 35% 的胆固醇酯，10% 的游离胆固醇，10% 的甘油三酯和 20% 的磷脂）和 25% 的蛋白质构成，其蛋白质多为 ApoB100，及少量的 ApoE。LDL 由血浆中 VLDL 转变而来，合成部位主要在血管内。LDL 是正常空腹血浆的主要脂蛋白，是运输胆固醇到肝外组织的主要工具。

均相测定法：用于自动分析，准确度、精密度均较好。需注意特殊病理情况下，LDL-C 的检测可能受到干扰，如梗阻性黄疸时，可能会生成一种新的脂蛋白 X（lipoprotein X，LpX），部分厂家的试剂无法区分 LDL 和 LpX，造成结果假性增高。

理想水平：<2.6mmol/L；

合适水平：<3.4mmol/L；

边缘升高：≥3.4mmol/L 且<4.1mmol/L；

升高：≥ 4.1mmol/L。

（上述标准适用于中国 ASCVD 一级预防人群）

LDL-C 是调制治疗的主要靶标,不同危险人群需要达到的 LDL-C 目标值如下：低危、中危＜3.4mmol/L,高危＜2.6mmol/L,极高危＜1.8mmol/L。

（3）脂蛋白电泳：利用不同脂蛋白蛋白质含量及所带电荷的不同,其迁移率不同,可用电泳方法进行分离鉴定。电泳后分离的脂蛋白用脂溶性染料使脂质部分着色,可观察分带情况,用光密度计扫描可获得各区带百分含量。电泳支持物一般为：醋酸纤维薄膜、琼脂糖凝胶或聚丙烯酰胺凝胶。醋酸纤维薄膜要预处理且电泳时间过长,现较少使用；琼脂糖凝胶电泳方便、省时、直观。

参考范围：琼脂糖电泳 α- 脂蛋白为 26%~45%,前 β- 脂蛋白为 6%~22%,β- 脂蛋白为 43%~58%,乳糜微粒（-）。

（4）血浆静置实验：血浆于 4℃静置 16~24h,观察血浆浑浊程度,称为血浆静置实验。若出现奶油样上层,即 CM 增加；若下层为浑浊即 VLDL 增加；如 LDL 增加,血浆仍呈透明状态。此实验是粗略判断脂蛋白是否异常的方法,由于血浆需要过夜放置,现已较少使用。

参考范围：健康人为阴性。

4. 载脂蛋白 AI、载脂蛋白 B 测定　载脂蛋白是脂蛋白中的蛋白质成分,在脂蛋白的结构、功能与代谢等方面具有非常重要的功能。目前已发现的载脂蛋白有 20 种。其中载脂蛋白 A I（apolipoproteinA I,ApoA I）在肝、肠合成,是 HDL 的结构蛋白,是卵磷脂胆固醇酰基转移酶（lecithincholesterol acyltransferase,LCAT）的辅酶及 HDL 受体的配体。

载脂蛋白 B（apolipoprotein B,ApoB）在肝脏合成,ApoB 包括 ApoB100 和 ApoB48,每一个 LDL、IDL、VLDL 和 Lp（a）颗粒中均含有 1 分子 ApoB,因 LDL 颗粒占绝大多数,大约 90% 的 ApoB 分布在 LDL 中,ApoB 颗粒代表了所有致动脉粥样硬化颗粒的间接测量指标。临床常用检测方法为免疫浊度法。

参考范围：ApoA I：1.04~2.25g/L;

　　　　　ApoB：0.6~1.33g/L;

　　　　　ApoA I/ApoB：1.0~2.5。

5. Lp（a）测定　Lp（a）是一种独立的脂蛋白成分,主要在肝脏合成。由 36% 胆固醇酯,9% 游离胆固醇、3% 甘油三酯、18% 磷脂、34% 蛋白质及 5% 蛋白结合糖组成,载脂蛋白为 apo（a）和 apoB100,其中 apo（a）是 Lp（a）的抗原性蛋白,仅存在于 Lp（a）中。

临床常用检测方法为免疫透射比浊法。按结果表达方式可分为"质量浓度法（mg/dL）"和"摩尔浓度法（nmol/L）"。"质量浓度法"局限性在于,由于原始标准物质来源于纯化的天然 Lp（a）,而大多数个体携带父源和母源两种不同的 Lp（a）颗粒,这两种颗粒的 Apo（a）大小、Lp（a）质量和组分上存在差异,因此无法实现对含有差异蛋白、脂质与糖类等组分的 Lp（a）进行准确定量。而表示 Lp（a）颗粒浓度的"摩尔浓度法"可消除这一误差；因此,国际临床化学和检验医学联合会（IFCC）提倡采用"mmol/L"作为 Lp（a）报告单位。

参考范围：基于中国人群的现有数据,国内专家倾向于支持将 30mg/dL 作为中国人群 Lp（a）的风险增高切点。

6. 脂蛋白脂肪酶测定　脂蛋白脂肪酶（lipoprotein lipase,LPL）由脂肪细胞、骨骼肌细胞、心肌细胞和巨噬细胞合成分泌后被转运到毛细血管内皮细胞表面,参与 CM 和 VLDL 的分解代谢,调节 TG 水解,释放出游离脂肪酸供组织利用。血液中仅存微量的无活性型的 LPL 存在,LPL 主要存在于血管内皮,因此需静脉注射肝素,LPL 从血管内皮上游离至血浆中,再测定血浆 LPL 活性。测定方法为酶法或单克隆抗体的 EIA 法。

参考范围：健康人：＞150mg/L;

　　　　　LPL 纯合子缺乏者：＜40mg/L;

　　　　　LPL 杂合子缺乏者：40~150mg/L。

三、结果判断与分析

（一）首选实验

1. **甘油三酯** 血清中甘油三酯受生活习惯、饮食条件、年龄等影响，甘油三酯在个体内和个体间的波动均较大，人群中血清甘油三酯水平呈明显正偏态分布。成年人一般随年龄增加而升高，体重超标者甘油三酯常偏高。进食可引起血清中外源性甘油三酯升高，一般在餐后 2~4h 达高峰，8h 后基本恢复至空腹水平。长时间不进食者也可因体脂被动员而使内源性 TG 上升。血清 TG 水平轻至中度升高者患冠心病危险性增加。当 TG 重度升高时，常可伴发急性胰腺炎。

常见高甘油三酯血症的原因和分类见表 11-9。

表 11-9 常见脂蛋白代谢紊乱类型

	脂蛋白代谢紊乱类型	
	原发性	继发性
TC 升高	家族性高胆固醇血症 家族性载脂蛋白 B100 缺陷症	甲减、肾病综合征、糖尿病、Cushing 综合征
TG 升高	家族性高甘油三酯血症 脂蛋白脂酶缺乏症 家族性载脂蛋白 C Ⅱ 缺乏症 特发性高甘油三酯血症	糖尿病、慢性乙醇中毒、雌激素治疗、原发性肥胖、肾病综合征等
TC、TG 均升高	家族性混合型高脂血症	甲状腺功能减退症、糖尿病
	Ⅲ 型高脂蛋白血症	肾病综合征

TG 减少见于甲状腺功能亢进、肾上腺功能减退症、严重肝脏疾病、恶性肿瘤晚期、低 β- 脂蛋白血症或无 β- 脂蛋白血症等。

2. **总胆固醇** 血清 TC 水平受年龄、种族、性别、遗传、饮食、饮酒、吸烟等因素影响。TC 水平往往随年龄增加而上升，但到 70 岁后有所下降；中青年期女性低于男性，50 岁以后女性高于男性；体力劳动较脑力劳动为低；长期高 TC 饮食习惯也能使血清胆固醇上升。常见高胆固醇血症的原因和分类见表 11-9。

一般情况下，TC 与 LDL-C 平行，但由于 TC 包括坏的胆固醇如 LDL-C 以及好的胆固醇 HDL-C，TC 含量也受 HDL 的影响。因此，在评估冠心病风险时，TC 仅作为初步的血脂指标。TC 降低见于甲状腺功能亢进、严重肝病、消耗性疾病、溶血性贫血、感染和营养不良等。

3. **高密度脂蛋白胆固醇** 年龄、性别、种族、饮食、肥胖、运动等因素对血清 HDL-C 水平有影响。成年男性 HDL-C 水平低于女性；女性绝经后与男性接近。高饱和脂肪膳食通常不影响 HDL-C 水平；肥胖者，TG 常升高，同时伴有 HDL-C 降低；适量饮酒使 HDL-C 升高，而吸烟使 HDL-C 减低。长期足够量的运动使 HDL-C 升高。HDL-C 主要作用是将肝脏以外组织中的胆固醇转运到肝脏进行分解代谢，HDL-C 含量与冠心病呈负相关。

HDL-C 降低见于吸烟、急性或慢性肝病、心肌梗死、糖尿病、严重营养不良等疾病。

HDL-C 异常升高也是一种高脂蛋白血症。通常将血中 HDL-C 水平>2.6mmol/L 称为高 HDL-C 血症，分为原发性和继发性，原发性高 HDL-C 血症见于胆固醇酯转移蛋白（CETP）缺陷、肝脂酶（HTGL）活性降低或其他不明原因；继发性高 HDL-C 血症原因有：原发性胆汁性肝硬化、饮酒、运动失调等。

4. **低密度脂蛋白胆固醇** 血中 LDL-C 富含胆固醇，是胆固醇的主要携带者。LDL-C 水平与年龄有关，青年与中年男性高于女性，老年前期与老年期女性高于男性。

LDL-C 是目前血脂危险分层和治疗目标制订的主要依据。但 LDL 颗粒大小存在很大的异质性，血浆

LDL 的密度范围为 1.019~1.063g/mL。小而致密的 LDL 颗粒比大而疏松的颗粒代表更强的"致动脉粥样硬化",目前临床上已有小而密 LDL-C 的试剂盒,能更精准地评估心血管病风险。

LDL-C 升高:多表现为 Ⅱ 型高脂血症,可见于甲低、肾病综合征、慢性肾衰、肝脏疾病等。LDL-C 降低:见于营养不良、慢性贫血、创伤、严重肝脏疾病等。

(二)次选实验

1. 载脂蛋白 ApoAI、ApoB　ApoAI 是 HDL 的主要结构蛋白,ApoA 增高见于:运动、饮酒、原发性高 HDL 血症等;ApoA 降低见于肥胖、Ⅰ、Ⅱb 或 Ⅳ 型高脂血症、糖尿病等。ApoA 降低是心脑血管疾病的危险因素。

90% 的 ApoB 存在于 LDL 中,ApoB 的水平直接反映 LDL 水平,两者的临床意义相似。在少数情况下,可出现高 ApoB 而 LDL-C 浓度正常的情况,提示血液中存在较多小而密的 LDL(small dense low-density lipoprotein,sdLDL)。ApoB 增高见于 Ⅱ 型高脂血症、动脉粥样硬化、肥胖、胆汁淤滞、肾病、甲状腺功能低下等;ApoB 减低见于无 β- 脂蛋白血症、某些肝脏疾病和甲状腺功能亢进等。ApoB 增高是心脑血管疾病的危险因素。

2. Lp(a)　Lp(a)主要受遗传因素控制,相对稳定,不受年龄、性别、体重、血压等影响。高 Lp(a)被普遍认为是动脉粥样硬化性心、脑血管疾病重要的独立危险因素。Lp(a)增高还可见于急性心肌梗死、脑血管疾病、家族性高胆固醇血症、糖尿病等。Lp(a)降低见于肝脏疾病、嗜酒过度、应用新霉素、烟酸等。

3. LPL　LPL 缺陷可引起 Ⅰ 型高脂蛋白血症。LPL 由 ApoCII 和 ApoCI 所激活,水解 CM 作用强。Ⅳ 和 Ⅴ 型高脂血症时,LPL 活性降低。测定 LPL 有助于对原发性脂蛋白代谢紊乱的病因诊断。

4. ApoE 基因型检测　载脂蛋白 E(apolipoprotein E,ApoE)参与脂蛋白的合成、分泌、转运、代谢和再分布,是脂质代谢的重要成分。ApoE 的基因型与脂代谢、动脉粥样硬化、脑卒中及阿尔茨海默病相关。ε2 基因携带者胆固醇水平下降,而 ε4 基因携带者胆固醇水平升高。ε4 还会增加阿尔茨海默病和认知障碍的风险。

5. 脂蛋白相关磷脂酶 A2(lipoprotein-associated phospholipase A2,Lp-PLA2)　Lp-PLA2 由血管壁内成熟的巨噬细胞、T 细胞分泌。Lp-PLA2 具有多重致动脉粥样硬化的效应,水解氧化型 LDL 中的氧化磷脂,生成促炎物质,损伤血管内皮。血浆 Lp-PLA2 浓度与斑块的炎症程度和不稳定性有关,同时可预警心肌梗死和脑血栓的发生和转归。

6. 非空腹血脂检测　如果将进食后 8h 定义为空腹,那么人体一天中的大部分时间都处在非空腹状态,非空腹的血脂也许更能代表机体对富含甘油三酯的脂蛋白的代谢清除能力,也更能代表机体所处的常态。研究表明,在常规的血脂四项检测中,只有 TG 水平在进食后显著升高,TC、LDL-C 和 HDL-C 水平的变化不明显。

7. 非高密度脂蛋白胆固醇和残余胆固醇　非高密度脂蛋白胆固醇(Non-HDL-C),是从总胆固醇中减去高密度脂蛋白胆固醇,即总胆固醇减去 HDL-C 所得的差值,是所有致动脉粥样硬化颗粒的总和。残余胆固醇(Remnant Cholesterol,RC)是富含甘油三酯的脂蛋白的胆固醇含量,由空腹时的极低密度脂蛋白(VLDL)和中间密度脂蛋白(IDL)以及非空腹时的 VLDL、IDL 和乳糜微粒残胆固醇组成。残余胆固醇 = 总胆固醇 –HDL-C–LDL-C。残余胆固醇的增加,与缺血性心脏病风险的增加有因果关系。

8. 脂蛋白电泳　血浆脂蛋白通过电泳后,CM 滞留在原位,而 α、β、前 β 带分别相当于 HDL、LDL、VLDL。用于原发性脂代谢紊乱的分型。

9. 血浆静置实验　用于协助原发性脂蛋白代谢紊乱的分型。

(三)血脂测定的分析前影响因素及处理

血脂测定的影响因素较多,根据中华医学会检验医学分会"关于临床血脂测定的建议",临床实验室在对患者进行血脂测定时,要注意控制来自血脂测定分析前的影响因素,结果分析时要考虑其影响所致变异。血脂测定前应采取的措施包括:①血脂分析前受试者应处于稳定代谢状态,至少 2 周内保持一般饮食习惯和体重稳定;②测定前 24 小时内不应进行剧烈运动;③由于血脂的个体内变动较大,如血脂检测异常,在进一步处理前,应在 2 个月内进行再次或多次测定,但至少要相隔 1 周,取平均值;④注意饱餐后 TC 会有所下降;对于 TG 和其他脂蛋白检测则需至少禁食 12h 采血;⑤除卧床不起者外,采血时一般取坐位,抽血前受试者至少应坐位休息 5min;⑥用静脉血清作为血脂分析标本,血液标本在 1~2h 内离心,分离血清;⑦血清标本应及时测定,如 24h 内不能完成测定,可密封置于 4℃保存 1 周,–20℃可保存数月,–70℃至少可保存半年,应避免标本反复冻融。

(干 伟　罗通行)

第五节　高尿酸血症和痛风的实验室检查

尿酸(uricemia,UA)是嘌呤代谢的终产物,正常生理情况下,嘌呤合成与分解处于相对平衡状态,尿酸的生成与排泄也较恒定。高尿酸血症(hyperuricemia,HUA)是指正常嘌呤饮食状况下,成年人非同日 2 次空腹血尿酸>420µmol/L。血尿酸超过其在血液或组织液中的饱和度后在关节局部形成尿酸钠晶体并沉积,诱发局部组织的炎症和破坏,为痛风。对无症状高尿酸血症患者,关节超声、双能 CT 或 X 线发现尿酸钠晶体沉积和 / 或痛风性骨蚀,诊断为亚临床痛风。具备以下三条中一条即为难治性痛风:①单用或联用常规降尿酸药物足量,足疗程,血尿酸仍 ≥360µmol/L;②接受规范化治疗,痛风仍然发作 ≥2 次 / 年;③存在多发性和 / 或进展行痛风石。尿酸是形成单钠尿酸盐(monosodium urate,MSU)最主要因素,各种条件因素下 MSU 析出形成结晶沉积在关节和软组织,形成痛风及关节炎破坏基础,但仅有不到 10% 左右患者可能发展成痛风性关节炎,目前临床并无有效方法预测高尿酸血症是否发展成痛风,但器官移植手术史、长期服用利尿剂、高肉类及海鲜摄入、青年痛风家族史患者是痛风性关节炎高危人群。

一、实验室分析路径

实验室分析路径见图 11-5。

二、相关实验

高尿酸血症以血尿酸升高为主要特点,且具有性别和年龄差异,同时根据尿尿酸水平可进一步对疾病进行分型诊断,结合基因检测指导临床用药。

1. 血尿酸　体内尿酸主要来源于外源性的富含核蛋白食物的核苷酸分解和内源性的氨基酸,磷酸核糖及其他小分子化合物合成和核酸分解。不同年龄与性别人群的血尿酸水平有差异。血浆尿酸浓度取决于以下两个因素:一是嘌呤的吸收和生成,二是尿酸的分解和排泄。同时,尿酸盐在体液中的溶解度受 pH 值和温度影响。正常体温时,血浆尿酸盐溶解的最大极限约为 416.5µmol/L,当尿酸超过饱和浓度,尿酸盐在组织沉积。目前,血尿酸检测方法以尿酸酶法应用最广泛。

2. 24 小时尿尿酸　正常人每天平均生成尿酸约 700g,其中约 2/3 随尿排出,1/3 通过肠道排泄或在肠道内被细菌分解。从肾排泄的尿酸大约是肾小球滤过量的 6%~12%,部分高尿酸血症患者肾小管对尿酸盐的清除率下降,而滤过的尿酸盐几乎完全被近曲小管吸收,肾小管分泌的尿酸盐部分在近曲小管远端被重吸收,少量在肾单位祥和集合管重吸收。当肾小球滤过尿酸盐减少,肾小管对尿酸盐重吸收增加或肾小管分泌尿酸盐减少可引起肾尿酸盐排泄率降低。目前,尿尿酸多采用尿酸酶法检测。

3. 尿酸碱度(pH 值)　尿液酸碱度反映的是肾脏调节机体内环境酸碱平衡能力。正常人尿液呈弱酸性,pH 值平均约 6.0,波动范围为 4.5~8.0,但尿 pH 值受饮食影响较大。临床筛查目前以试带法运用较广泛。尿液酸碱度检测样本必须为新鲜样本,放置时间过长可影响检测结果。

4. 肾功能　肾脏是尿酸排泄的主要器官,高尿酸血症与痛风、肾结石和慢性肾病有明确的因果关系。合并肾损害的无症状高尿酸血症患者降尿酸治疗可明显改善其肾功能、延缓慢性肾功能不全的进展。

5. 估算肾小球滤过率(eGFR)　高尿酸血症与痛风合并慢性肾脏疾病患者推荐根据慢性肾脏疾病分期个体化选择降尿酸药物及剂量。

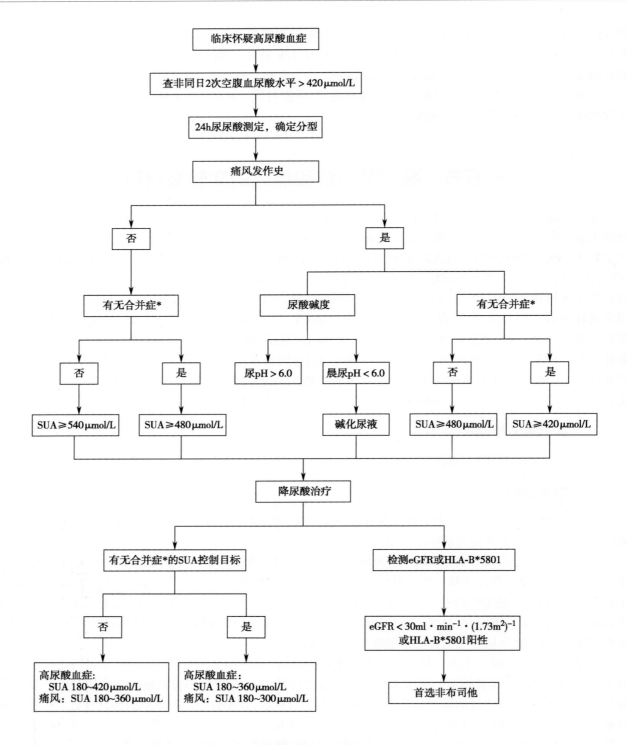

*合并症：有心血管病危险因素、有心血管病或代谢性疾病

图 11-5　高尿酸血症实验室分析路径图

6. 尿微量白蛋白定量　正常情况下仅有少量相对分子量小的蛋白质通过肾小球滤过膜,中、大相对分子量的蛋白质不能滤过,同时,原尿中的蛋白质绝大部分又在肾小管被重吸收。因此,正常情况下尿液中蛋白质含量极微,尿蛋白定性为阴性,定量为 30~300mg/24h。

7. HLA-B*5801 基因检测　别嘌醇作为治疗痛风的一线药物,临床应用广泛。但是该药可能引起非常严重的超敏反应综合征。HLA-B*5801 基因与别嘌醇引发的超敏反应呈现强的相关性,尤其在汉族人中,几乎所有超敏反应的患者都是 HLA-B*5801 基因的携带者。相关指南推荐使用别嘌醇降尿酸治疗前

均应进行 *HLA-B*5801* 基因检测。

8. 血糖、血脂、氨基末端脑钠肽前体（N terminal pro B type natriuretic peptide,NT-proBNP）　无论是高尿酸血症还是痛风，是否合并脂代谢异常、糖尿病或心功能不全对血尿酸控制目标均不同。

三、结果判断与分析

（一）首选实验

1. 血尿酸　高尿酸血症是以血尿酸升高为临床特征，所以血尿酸的测定对高尿酸血症患者显得尤为重要。国际上将高尿酸血症定义为：成年人正常嘌呤饮食情况下，非同日 2 次空腹血尿酸水平>420μmol/L（不分性别）。对无合并症的高尿酸血症，尿酸水平 ≥540μmol/L 开始降尿酸治疗，建议血尿酸水平控制在<420μmol/L；对无合并症的痛风患者，血尿酸水平 ≥480μmol/L 开始降尿酸治疗，血尿酸水平控制<360μmol/L。不建议将血尿酸长期控制在<180μmol/L。

2. 尿尿酸　2019 年中华医学会内分泌分会发布的中国高尿酸血症与痛风诊疗指南建议年轻起病或有家族史的痛风患者依据 24h 肾脏尿尿酸排泄量（urinary urate excretion,UUE）和肾脏尿酸排泄分数（fractional excretion of uric acid,FE$_{UA}$）进行高尿酸血症的临床分型，以指导降尿酸药物的选择。

高尿酸血症的分型诊断标准：高尿酸血症患者低嘌呤饮食 5d 后，留取 24h 尿检测尿尿酸水平，同时采血查血尿酸。根据血尿酸水平和尿尿酸排泄情况分为以下三型：①肾脏排泄不良型：UUE ≤600mg·d^{-1}·(1.73m^2)$^{-1}$，FE$_{UA}$<5.5%；②肾脏负荷过多型：UUE>600mg·d^{-1}·(1.73m^2)$^{-1}$，FE$_{UA}$>5.5%；③混合型：UUE>600mg·d^{-1}·(1.73m^2)$^{-1}$ 且 FE$_{UA}$<5.5%；④其他型：UUE ≤600mg·d^{-1}·(1.73m^2)$^{-1}$FE$_{UA}$ ≥5.5%。需要注意的是：尿酸清除率（clearance uric acid,C$_{ua}$）=（尿尿酸×每分钟尿量）/ 血尿酸（考虑到肾功能对尿酸排泄的影响，可以采用肌酐清除率（clearance cretine,C$_{CR}$）校正，根据 C$_{UA}$/C$_{CR}$ 计算 FE$_{UA}$。

（二）次选实验

1. 尿 pH 测定　晨尿 pH 值<6.0 的高尿酸血症和痛风患者，尤其是正在服用促尿酸排泄药物的患者，需定期监测晨尿 pH 值。pH 值<6.0 时，建议服用枸橼酸制剂、碳酸氢钠碱化尿液，使晨尿 pH 值维持在 6.2~6.9，以降低尿酸性肾结石的发生风险和利于尿酸性肾结石的溶解。

2. 肾功能、eGFR　非甾体类抗炎药物（non-steroidal anti-inflammatory drug,NASID）可能导致肾脏缺血诱发和加重急慢性肾功能不全。因此，对于痛风合并肾功能不全患者建议慎用或禁用 NSAID。当 eGFR<30mL·min^{-1}·(1.73m^2)$^{-1}$ 时降尿酸药物优先考虑非布司他，禁用 NASID；eGFR<60mL·min^{-1}·(1.73m^2)$^{-1}$ 时不建议长程使用 NSAID。对于肾功能不全患者需根据 eGFR 调整秋水仙碱用量，当 35 ≤eGFR<60mL·min^{-1}·(1.73m^2)$^{-1}$ 时，秋水仙碱最大用量为 0.5mg/d；当 10 ≤ eGFR<35mL·min^{-1}·(1.73m^2)$^{-1}$ 时，秋水仙碱最大用量 0.5mg/d，隔日 1 次；当 eGFR<10mL·min^{-1}·(1.73m^2)$^{-1}$ 时，禁用秋水仙碱。

3. 尿蛋白定量　检测尿白蛋白，有利于早期发现糖尿病肾病以及高血压等造成的肾脏损害，及时早期干预治疗，以延缓糖尿病肾病等的发生和发展。由于尿白蛋白排泄存在变异。

4. *HLA-B*5801* 基因检测　因别嘌醇可能引起非常严重的超敏反应综合征。*HLA-B*5801* 基因与别嘌醇引发的超敏反应呈现强的相关性，因此，*HLA-B*5801* 基因检测阳性患者禁用别嘌醇作为一线降尿酸药物。

5. 血糖、血脂、BNP　合并高血压、脂代谢异常、糖尿病、肥胖、脑卒中、冠心病、心功能不全、尿酸性肾石病、肾功能损害（≥CKD2 期）等合并症时，建议控制在<360μmol/L；痛风发作次数 ≥2 次 / 年、痛风石、慢性痛风性关节炎、肾结石、慢性肾脏疾病、高血压、糖尿病、血脂异常、脑卒中、缺血性心脏病、心力衰竭和发病年龄<40 岁，控制血尿酸水平<300μmol/L。不建议将血尿酸长期控制在<180μmol/L。

（何 泳　安振梅）

第六节　高钙血症

血钙水平高于参考值上限即可诊断为高钙血症（hypercalcemia），不同实验室所设置的参考值范围可能不同。我国卫生健康委临床检验中心颁布卫生行业标准 WS/T404《临床常用生化检验项目参考区间》推荐正常成人血清总钙参考范围为 2.11~2.52mmol/L。正常情况下,血钙水平受甲状旁腺激素(parathyroid hormone,PTH)、活性维生素 D、降钙素(Calcitonin,CT)的调控。约 90% 的高钙血症由原发性甲状旁腺功能亢进及恶性肿瘤引起,其次为继发性甲状旁腺功能亢进症、维生素 D 或维生素 A 中毒、应用噻嗪类利尿剂、肾上腺皮质功能减退、甲状腺功能亢进、畸形性骨突、结节病、肾衰竭等。

甲状旁腺功能亢进症(hyperparathyroidism)简称甲旁亢,是由于甲状旁腺分泌过多的甲状旁腺激素(parathyroid hormone,PTH)所导致的临床综合征。PTH 自主性分泌过多为原发性甲状旁腺功能亢进症(primary hyperparathyroidism,pHPT),其典型的临床表现为骨痛、肾结石、腹部不适、淡漠、抑郁、疲乏和高钙血症等。各种原因所致长期的低钙血症对甲状旁腺的慢性刺激引起甲状旁腺增生、肥大,分泌过多的PTH 称为继发性甲状旁腺功能亢进症(secondary hyperparathyroidism,sHPT)。三发性甲状旁腺功能亢进症(tertiary hyperparathyroidism,tHPT)即在长期的 sHPT 的基础上引起了甲状旁腺自主分泌过多 PTH。实验室检查在甲状旁腺功能亢进症的诊断和鉴别诊断中有重要作用。

当怀疑存在维生素 D 中毒时,应检测 25-(OH)-D_3 水平。维生素 D 是一种类固醇衍生物,分为维生素 D_2 和 D_3,维生素 D_2 通常存在于植物细胞中,而维生素 D_3 在人体皮肤和脂肪组织由 7- 脱氢胆固醇经过阳光照射合成,属脂溶性维生素。维生素 D 与脂肪一起在小肠被吸收后进入血液循环,在肝细胞微粒体的 25- 羟化酶作用下,生成 25-(OH)-VD_3,进一步在肾近端小管上皮细胞线粒体内 α- 羟化酶作用下转变为活性形式的 1,25-$(OH)_2D_3$。霍奇金淋巴瘤、结核病、结节病等患者 25-(OH)-D_3 向 1,25-$(OH)_2$-D_3 的转化增加,造成维生素 D 相关的高钙血症,此类患者的血 PTH 水平通常降低。

病理状态下,实质性肿瘤可分泌甲状旁腺激素相关肽(parathyroid hormone related peptide,PTHrP)而引起高钙血症,PTHrP 的受体结合域的氨基酸序列与 PTH 相同,可与 PTH 结合,因此该类患者血 PTH 水平通常降低。肿瘤患者大量骨溶解也是高钙血症的原因之一,多发性骨髓瘤、转移性乳腺癌和卵巢癌多见,伴或不伴骨转移。

甲状腺功能亢进患者由于甲状腺激素对骨的直接作用,加快骨转换,增强成骨和破骨细胞活性,且对破骨细胞活性增加效果更显著,使骨吸收增加,引起高钙血症。

一、实验室分析路径

实验室分析路径见图 11-6。

二、相关实验

高钙血症的诊断较为简单,重要的是对高钙血症产生的病因进行判别,临床中遇见血清钙升高的患者时应详细询问病史,特别注意有无服用钙剂,如有应在停服钙剂后再复查血清钙。实验室检查对引起高钙血症疾病的鉴别诊断具有重要的意义。

1. 血清钙(总钙、游离钙)、尿钙 钙磷主要以无机盐形式存在体内。约 99% 以上的钙与 85% 以上的磷以羟磷石灰 $3Ca_3(PO_4)_2$、$Ca(OH)_2$ 的形式存在于骨骼和牙齿中。血浆中的钙以 3 种形式存在,约 50% 为游离钙(Ca^{2+}),与其他离子结合的复合物约 10%,与血浆蛋白结合的约 40%。机体摄入的钙 80% 从粪便排出,约 20% 从肾脏排出。而从肾小球滤过的钙约 98% 被重吸收。

检测方法:血液总钙测定方法主要有原子吸收分光光度法、染料结合法和滴定法;离子钙可采用钙离子选择性电极进行测定。血清总钙参考范围:2.11~2.52mmol/L。

2. 血磷、尿磷 血浆中的磷以无机磷酸盐的形式存在,正常人血浆中钙与磷的浓度维持相对恒定,当血磷增高时,血钙则降低。反之,当血钙增高时血磷则减少。机体摄入的磷约 40% 从粪便排除,约 60% 从尿中排出。

检测方法:钼酸盐紫外分光光度法。参考范围:0.85~1.51mmol/L。

3. 碱性磷酸酶 参见相关生化检查。

4. 甲状腺功能检查 参见第十章第一节。

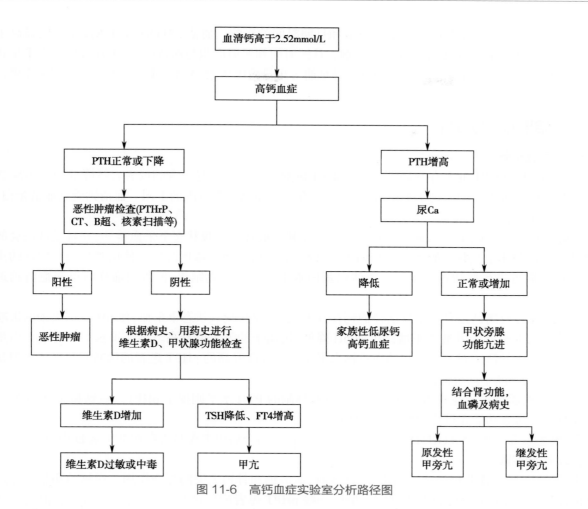

图 11-6 高钙血症实验室分析路径图

5. 甲状旁腺激素 PTH 在外周血中同时存在完整的 PTH(1-84)及其分解产生的多种肽段,这些肽段的浓度是完整 PTH(1-84)的几倍,它们有些是 PTH(1-84)在组织中的代谢产物,主要是肝脏;另一些则直接从甲状旁腺中释放出来,反映的是甲状旁腺细胞内 PTH(1-84)的降解。卵巢肿瘤、小细胞肺癌和胸腺瘤等也可能分泌完整 PTH 而致其在血浆的水平升高。

血浆中存在完整的 PTH 及多种 PTH 相关肽段,包括 N- 末端 PTH、中间段 PTH 及没有生物活性的 C- 末端 PTH。早期 PTH 的放射免疫分析检测(RIA)是应用抗血清结合不具备生物活性的中间段 PTH 和 C- 末端 PTH 抗原决定簇,这种方法不仅检测到有活性的 PTH,同时检测到了 C- 末端 PTH,使得检测结果高于实际水平,在肾功能不全的患者中尤为明显。免疫放射分析方法(IRMA)克服了 RIA 的上述缺点。第二代 PTH 检测亦称作完整 PTH 检测,它通过抗 C- 末端和 N- 末端的双抗体来检测有生物活性的完整 PTH,排除了 C- 末端的干扰。然而,后来发现事实上其还是存在与 PTH(7-84)的交叉反应,在检测完整 PTH 的同时,同样检测到了大量非 PTH(1-84)。目前 PTH 检测已经发展到了第三代检测方法,包括环化酶活化 PTH 免疫放射分析和化学发光检测具有生物活性完整 PTH。这些检测方法不存在与 C- 末端 PTH 片段 PTH(7-84)的交叉反应。

6. 维生素 D 目前维生素 D 的检测主要有免疫法和色谱法,免疫法可测定 25-(OH)-VD$_3$ 和 1,25-(OH)$_2$VD$_3$ 的总量,但无法区分其类似物。色谱法包括高效液相色谱(High performance liquid chromatography,HPLC)和液相色谱 - 串联质谱法(Liquid chromatography-tandem mass spectrometry,LC-MS/MS)。HPLC 可区分 25-(OH)-VD$_2$ 和 25-(OH)-VD$_3$,但由于其检测限限制无法测定低浓度 25-(OH)-VD$_2$ 且检测通量小,成本较免疫法昂贵,临床现少用。LC-MS/MS 是目前国际公认的检测维生素 D 的"金标准",可同时检测维生素 D 及其代谢产物,包括: 25-(OH)-VD$_2$,25-(OH)-VD$_3$,1,25-(OH)$_2$VD$_3$ 和 24,25-(OH)$_2$VD$_3$。

检测影响因素：①维生素 D 水平受季节和日照时间的影响。血清 25（OH）VD 浓度夏季明显高于冬季，而 1,25（OH）$_2$VD 的浓度却不受季节影响。日照时间和照射面积与血清中 25（OH）VD 的水平呈正相关。②抗癫痫药物如利福平及抗结核药物如异烟肼等可导致维生素 D$_3$ 水平降低，因此在检测前需停药至少 2 周。

三、结果判断与分析

（一）首选实验

1. 血清钙　pHPT 通常存在高钙血症。sHPT 的血钙水平通常是正常的或者轻微降低的。10%~20% 甲状旁腺功能亢进患者的血钙水平正常，血钙往往在正常血钙参考范围的上限。血清钙受到血清蛋白、钠离子和氢离子的影响。

（1）总钙：总钙反映了血浆游离钙和结合钙的总和。最好在空腹状态下采血检测，并且最低限度的闭塞静脉。溶血和非空腹状态导致血清总钙水平升高，高脂肪酸使其浓度降低。使用噻嗪类利尿剂的患者应该停用两周再进行血清钙的检测。血清白蛋白水平可影响总钙结果，低蛋白血症时可对血清钙进行校正。

（2）游离钙：游离钙是具有生物活性的钙存在形式，建议在缺氧状态下采血，使 pH 对钙离子的影响最小化。静脉淤滞引起的乳酸水平增高可使 pH 降低，钙离子的测定值升高。钙离子水平不受人血白蛋白的影响。游离钙的测定对于有症状的而总钙水平正常或轻度升高的 pHPT 患者的诊断非常重要。但是游离钙在 HPT 的诊断中的价值尚存在争议。

2. 甲状旁腺激素　在高钙基础上检测到未被抑制的 PTH 水平则提示 pHPT。血钙和血 PTH 的升高是原发性甲状旁腺功能亢进症诊断的主要依据。

3. 维生素 D　血 25-（OH）D$_3$ 增高，血钙，尿钙升高，结合病史考虑是否存在维生素 D 中毒。

（二）次选实验

1. 尿钙　尿钙排泄量反映了钙摄入、钙吸收、血清钙和骨钙丢失的综合作用。尿钙的测量最好是收集 24h 尿液，用测定血清钙的方法测定。虽然一些 pHPT 患者的尿钙是正常的甚至降低的，但大约 75% 的 pHPT 患者存在高钙血症。在未限制饮食的情况下，女性尿钙>250mg/24h，男性尿钙>300mg/24h 或>4mg/kg 都被认为是高钙血症。当最初评估甲状旁腺功能亢进症时合并血钙显著升高（>400mg）提示有甲状旁腺手术指征，包括无症状性甲状旁腺功能亢进，以保护其肾脏免受损害。尿钙是无症状性甲状旁腺功能亢进监测的重要部分，也是鉴别于家族性低尿钙高钙血症的重要检测指标。

2. 血磷　由于 PTH 抑制了肾脏对磷的重吸收，因此低血磷是 pHPT 常见的生化改变。高血钙合并低血磷常常提示 pHPT 或者恶性肿瘤相关的高钙血症。大概有 50% 的 pHPT 患者的血磷低于 2.5mg/dL，还有 30% 的患者处于正常低限。任何原因导致重度高钙血症，都能通过抑制肾脏对磷的重吸收而导致低磷血症。当肾功能不全时，肾小球滤过率的降低可引起血磷水平的升高，通常还伴有低钙血症，继发 PTH 分泌增多。

3. 碱性磷酸酶　血清碱性磷酸酶的升高源于严重甲状旁腺亢进骨病患者破骨细胞活动的增强，而且可能和术后低钙血症的程度相关联。大约 10% 的 pHPT 患者和多数 sHPT 患者的血浆碱性磷酸酶升高。高钙血症、碱性磷酸酶升高与骨膜下吸收同时存在会进一步证实 pHPT 的诊断，若不存在骨膜下吸收则需考虑恶性肿瘤相关的高钙血症。

（三）常见疾病的实验室诊断标准

血清钙浓度高于参考范围上限即为高钙血症。

原发性甲状旁腺功能亢进症血钙和血 PTH 升高，血磷常降低；血钙降低，血 PTH 升高支持继发性甲状旁腺亢进，血磷常升高。

维生素 D 中毒的实验室表现为血清 25-（OH）D$_3$ 增高，血钙升高，血磷及碱性磷酸酶正常或稍低，血浆胆固醇正常或升高，肾功能异常，如尿素氮升高，尿蛋白阳性，尿常规细胞增多有管型等。

（何 詠 安振梅）

第七节 低钙血症

低钙血症是指血清钙低于参考范围下限（我国卫生健康委临床检验中心颁布卫生行业标准 WS/T404《临床常用生化检验项目参考区间》推荐正常成人血清总钙参考范围为 2.11~2.52mmol/L。）引起的钙代谢紊乱，是新生儿惊厥原因之一。长期低钙血症可导致患者记忆力减退、性格改变、抑郁或精神错乱等，儿童可发生智力障碍，牙齿发育不全，还可导致佝偻病或骨软化病。引起低钙血症原因有低蛋白血症、甲状旁腺功能减退、食物中含钙不足、维生素 D 代谢障碍引起 1,25(OH)$_2$D$_3$ 缺乏、高磷酸盐血症、低镁血症等。急性低钙血症可引发自发性手足抽搐、腹痛、支气管哮喘和癫痫样大发作。

一、实验室分析路径

实验室分析路径见图 11-7。

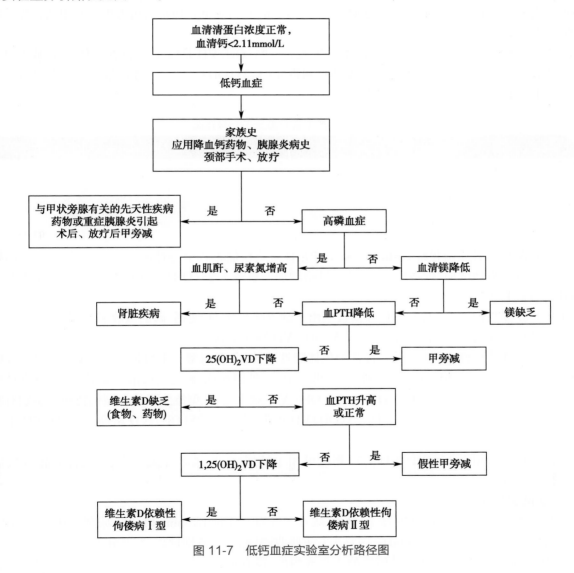

图 11-7 低钙血症实验室分析路径图

二、相关实验

低钙血症的诊断并不困难，但由于引起低钙血症的病因较多，因此实验室检查的重点是协助临床医师对低钙血症的病因进行判别。

1. 血钙、血磷、24h 尿钙和磷排量　参见本章第六节。
2. 肌酐、尿素氮、碱性磷酸酶　参见相关生化检查。
3. 甲状旁腺激素　参见本章第六节。
4. 维生素 D　参见本章第六节。

三、结果判断与分析

(一) 首选实验

1. 血钙　血清蛋白浓度正常时,血清钙低于 2.11mmol/L 时为低钙血症。有明显症状者,血总钙值一般 ≤1.88mmol/L,血游离钙 ≤0.95mmol/L。

2. 甲状旁腺激素　多数低于正常,可以在正常范围,因低钙血症对甲状旁腺是一强烈刺激,当血总钙值 ≤1.88mmol/L(7.5mg/dL)时,血 PTH 值应有 5~10 倍的增加,所以低钙血症时,如血 PTH 水平在正常范围,仍属甲状旁腺功能减退,因此测血 PTH 时,应同时测血钙,两者一并分析。如患者的 PTH 正常或不相称地低,并且人血白蛋白校正钙或离子钙水平低于正常,在排除低镁血症后可考虑诊断甲状旁腺功能减退。假性甲旁减血清 PTH 增高。

3. 25- 羟基维生素 D 及 1,25- 二羟基维生素 D　25(OH)VD 是维生素 D 在人体血液循环中的主要形式,常作为评估个体维生素 D 营养状况的检测指标;1,25(OH)$_2$VD 是人体内维生素 D 的活性形式。

(1)维生素 D 缺乏的分级:见表 11-10。

表 11-10　维生素 D 缺乏的分级建议

分级	25(OH)VD(nmol/L)
维生素 D 不足或轻度缺乏	25~50
维生素 D 中度缺乏	25~50
维生素重度缺乏	<12.5

(2)维生素 D 与骨质疏松症(osteoporosis,OP):骨质疏松症患者全身骨量减少,以骨组织纤维结构退化为特征,同时故脆性增加,骨强度降低,骨折风险增加。血清 1,25(OH)$_2$VD 和 25(OH)VD 水平明显下降,PTH 有升高趋势。

(3)维生素 D 与佝偻病:营养不良性佝偻病由于缺乏维生素 D,使钙、磷的吸收和利用受到影响,引起骨骼发育障碍,25(OH)VD 的值很低,而 1,25(OH)$_2$VD 则测不到。

(4)维生素 D 依赖性佝偻病:是一种常染色体隐性遗传,分为两型。Ⅰ型是由于肾脏 1- 羟化酶缺陷。Ⅱ型有:①靶器官 1,25(OH)$_2$VD 受体缺陷;②低钙血症、低磷血症、碱性磷酸酶明显升高;③继发性甲状旁腺功能亢进。同时测定 25(OH)VD 和 1,25(OH)$_2$VD 对Ⅰ型、Ⅱ型维生素依赖型佝偻病的鉴别有特别重要的价值。Ⅰ型 1,25(OH)$_2$VD 降低,25(OH)VD 正常;Ⅱ型 1,25(OH)$_2$VD 增高 25(OH)VD 正常或增高。

(5)25(OH)VD 和 1,25(OH)$_2$VD 的检测还可用于糖尿病、类风湿性关节炎、多发性硬化等疾病的评估。

(二) 次选实验

1. 24h 尿钙和磷排量　24h 尿钙排量减少,当血清钙<1.75mmol/L 时,尿钙 5.0~7.5mmol/24h 或<0.5mmol/d(正常 2.5~7.49mmol/d)。因肾小管重吸收磷增加,尿磷排量减少,部分患者可正常。

2. 血磷和碱性磷酸酶　血碱性磷酸酶正常或稍低,没有骨质疏松者多数正常。多数患者血磷增高,部分正常。

(三) 常见疾病的实验室诊断标准

1. 低钙血症　血清蛋白浓度正常时,血清钙低于参考范围下限诊断为低钙血症。

2. 甲状旁腺功能减退症　血钙水平多 ≤2.13mmol/L。有明显症状者,血总钙值一般 ≤1.88mmol/L,

血游离钙≤0.95mmol/L。多数患者血磷增高,部分患者正常。尿钙、尿磷排量减少,部分患者正常。血碱性磷酸酶多正常。血 PTH 值多数低于正常。

(何 訸　安振梅)

第八节　病例分析

病例1

一般资料:

患者男性,60 岁,因"多饮、多食半年,发现血糖、血压升高 1 周"入院。半年前无明显诱因出现多饮、多食,每日饮水量约 3 000mL,主食400g,较前明显增加。体重下降不明显。1 周前发现血压高达160/90mmHg,血糖升高,查 OGTT 及胰岛素释放试验:0h、1/2h、1h、2h 血浆血糖分别为 8.3mmol/L、9.2mmol/L、11.4mmol/L、12.5mmol/L;0h、1/2h、1h、2h 胰岛素分别为 20μU/mL、134μU/mL、158μU/mL、210μU/mL,HbA1c 8.5%。

体格检查:

血压 150/85mmHg,脉搏 70 次 /min。身高 1.7m,体重 80kg,BMI 27.68kg/m²,腰围 110cm,臀围 105cm。均匀肥胖,皮肤无紫纹,心肺腹无阳性体征。

实验室检查:

GAD-A、ICA、IAA 均阴性,肝肾功能正常。甘油三酯(TG):2.45mmol/L,胆固醇(TC):6.15mmol/L,高密度脂蛋白胆固醇(HDL-C):0.23mmol/L,低密度脂蛋白胆固醇(LDL-C):5.0mmol/L。血及尿液皮质醇正常。

分析:

该患者为老年男性,无典型糖尿病症状,但其空腹血糖>7.0mmol/L,OGTT 餐后 2h 血糖>11.1mmol/L,达到糖尿病诊断标准。HbA1c 为 8%,可以得出该患者近 2~3 个月的平均血糖较高。BMI 27.68kg/m²,腰围:臀围比例失调,血液及尿液皮质醇正常,提示单纯性肥胖。胰岛素释放试验中胰岛素分泌延迟,并且胰岛素水平高于正常人,符合 2 型糖尿病胰岛素分泌变化。该病员还合并有高血压和血脂紊乱等,呈现较典型的代谢综合征表现。

最后诊断:

2 型糖尿病,单纯性肥胖,血脂紊乱,高血压。

病例2

一般资料:

患者男性,15 岁,因"多饮、多食、多尿、体重减轻 1 个月"入院。1 个月前无明显诱因出现多饮、多尿、多食,体重在 1 个月内下降约 5kg,随意血浆血糖 18.4mmol/L。给予胰岛素治疗,血糖下降。

体格检查:

BP 120/70mmHg,HR 70 次 /min。BMI 17.5kg/m²。心肺腹无阳性体征。

实验室检查:

尿常规:酮体(+),血气分析正常,随意血浆血糖:14.3mmol/L;HbA1c:11.0%;GADA、ICA、IAA 均为阳性。血糖控制后行馒头餐测定 C 肽释放试验示:0h、1/2h、1h、2h 血糖分别为 7.8mmol/L、10.2mmol/L、11.4mmol/L、12.8mmol/L,C 肽分别为 0.1nmol/L、0.15nmol/L、0.2nmol/L、0.3nmol/L。肝肾功能、血脂正常。

分析:

该患者具有多食、多饮、多尿、体重减轻等典型的糖尿病症状,随意血浆血糖 18.4mmol/L,支持糖尿病的诊断。该患者为青少年男性,病程短,有酮症倾向,GAD-A 阳性、ICA 阳性等,C 肽释放试验示 C 肽分泌曲线低平,支持 1 型糖尿病诊断。

最后诊断：

1 型糖尿病，糖尿病酮症。

病例 3

一般资料：

患者男性，20 岁，因"多食、多饮、多尿、体重减轻半年，发热、乏力 5d，昏迷 1d"入院。半年前无明显诱因出现多食、多饮、多尿，体重在 1 个月内下降约 10kg，多次空腹血浆血糖在 9~12mmol/L，未治疗。5d 前感冒后出现乏力、食欲缺乏伴饮水增加，每天 4 000~5 000mL。1 天前出现昏迷。

体格检查：

血压 95/65mmHg，体温 37.0℃；呼吸 25 次 /min。浅昏迷，皮肤弹性差，双肺呼吸音粗，无干湿性啰音。心率 100 次 /min，律齐，未闻及病理性杂音、腹部无阳性体征。双下肢无水肿，足背动脉搏动良好。生理反射存在，病理征阴性。

实验室检查：

随机血浆血糖：24.1mmol/L；尿常规：尿酮体（++++），血气：pH：7.25，阴离子间隙：20mmol/L，CO_2 结合力：12mmol/L，CO_2 分压：30mmHg，HCO_3^-：18mmol/L，全血碱剩余：-4；血清电解质：K^+：3.0mmol/L；Na^+：140mmol/L，HbA1c：10%；Cr：150μmol/L，BUN：10mmol/L，肝功能、血脂正常。血细胞分析：WBC 11.0×10^9/L，N 75%，RBC 4.0×10^{12}/L。治疗后复查血 Cr 及 BUN 正常。

分析：

该患者为青年男性，起病急，具有典型的糖尿病症状，多次血浆血糖明显升高，糖尿病诊断明确。此次发病有明显的感冒诱因，症状加重，出现昏迷。患者脱水严重，血压低。HbA1c 10%，说明平时血糖较高。本次入院随意血糖 24.1mmol/L，尿酮体（++++），支持糖尿病酮症。血气分析：pH 7.25，阴离子间隙：20mmol/L，HCO_3^-：20mmol/L，全血碱剩余：-4，支持代谢性酸中毒的诊断。

最后诊断：

糖尿病，糖尿病酮症酸中毒。

病例 4

一般资料：

患者男性，33 岁，因"反复乏力、出冷汗 5[+] 年，间或伴有视物重影，服糖块后症状好转，近一年发作次数增加，且记忆减退。未使用外源性胰岛素或促泌药物。

体格检查：

体温 36.5℃，P：109 次 /min，R：20 次 /min，BP：138/108mmHg。

实验室检查：

OGTT 实验结果见表 11-11。

表 11-11　OGTT 实验结果

项目	结果	单位	参考范围
空腹血糖	2.63	mmol/L	3.9~5.9
餐后 1h 血糖	12.21	mmol/L	6.1~10.0
餐后 2h 血糖	11.83	mmol/L	3.3~7.8
餐后 3h 血糖	2.51	mmol/L	2.8~6.7
空腹胰岛素	20.44	μU/mL	1.5~15
餐后 1h 胰岛素	77.99	μU/mL	15~110

项目	结果	单位	参考范围
餐后 2h 胰岛素	101.1	μU/mL	3~60
餐后 3h 胰岛素	47.7	μU/mL	1.5~10
空腹 C 肽	0.91	nmol/L	0.48~0.78
餐后 1h C 肽	2.11	nmol/L	3.52~4.76
餐后 2h C 肽	2.61	nmol/L	1.34~2.5
餐后 3h C 肽	1.76	nmol/L	0.60~1.02

分析：

患者空腹血糖低于 2.8mmol/L，有低血糖症状，且服糖后症状消失.胰岛素，C 肽释放试验中，胰岛素 C 肽均升高，未使用外源性胰岛素或促泌药物，怀疑内源性胰岛素升高。经 MRI 发现"胰尾见大小约 1.6cm×1.4cm 结节影"，术后血糖回升至正常，症状消失。

最后诊断：

低血糖症，胰岛素瘤。

病例 5

一般资料：

患者女性，67 岁，体格检查发现高脂血症（TC：8.6mmol/L，TG：6.6mmol/L），无脂代谢、心血管或内分泌紊乱家族史。

体格检查：

眼眶水肿，皮肤和头发干燥。

实验室检查：

检测结果见表 11-12：

表 11-12　实验室检查结果

项目	结果	变化
TC	8.5mmol/L	
TG	2.1mmol/L	
TP	76g/L	
Alb	42g/L	
ALT	16IU/L	
ALP	90IU/L	
TB	15μmmol/L	
FT4	8.03pmol/L	↓
TSH	>100mU/L	↑
抗甲状腺过氧化物酶抗体	阳性	
抗甲状腺球蛋白抗体	阳性	
尿总蛋白	0.03g/24h	

分析：

高胆固醇血症无家族史，初步怀疑为继发性高胆固醇血症。进一步检测肝功能、甲状腺功能等，结合临床表现考虑为继发于甲状腺功能低下的混合性高脂血症可能性大。

最后诊断：

混合性高脂血症，甲状腺功能低下。

病例 6

一般情况：

患者男性，26 岁，其父在 39 岁时因缺血性心脏病做过冠状动脉分流术，总胆固醇最高达 12.0mmol/L；其姐 29 岁，高脂血症，以胆固醇升高为主，具体值不详。

体格检查：

血压 120/70mmHg，未见角膜弓和黄斑瘤，但有腱黄色瘤，不吸烟，有适量饮酒。

实验室检查：

检测结果见表 11-13：

表 11-13 实验室检查结果

检测项目	测定结果
血浆标本外观	透明
TG	1.7mmol/L
TC	9.0mmol/L
HDL-C	1.27mmol/L
LDL-C	6.9mmol/L

分析：

（1）TC，LDL-C 显著升高，TG，HDL-C 正常，有腱黄色瘤，有冠心病家族史，根据《荷兰血脂临床网络（DLCN）》关于家族性高胆固醇血症的诊断标准，考虑诊断家族性高胆固醇血症。

（2）如要进行病因诊断，可进行 LDL 受体、ApoB 以及 PCSK9 等相关基因检测。

（3）立即启动降胆固醇治疗。

最后诊断：

家族性高胆固醇血症。

病例 7

一般资料：

患者男性，48 岁。因"左下肢第一趾疼痛 1 个月"入院。1 个月前因喝啤酒后出现左下肢第一趾关节剧烈疼痛，伴有皮温升高，关节红肿。

体格检查：

血压 138/80mmHg，心率 90 次 /min，呼吸 20 次 /min，血氧饱和度 98%。心肺腹查体未见明显阳性体征，左下肢第一趾关节红肿，伴有皮温升高。

实验室检查：

血尿酸 580μmol/L，肌酐 102μmol/L，尿素 4.2mmol/L，关节彩超提示：左下肢第一趾关节尿酸盐结晶形成。

分析：

该病员为中年男性，有典型的痛风的临床表现，明显第一趾关节红肿热痛的关节炎表现。血尿酸水平明显升高，关节彩超提示有尿酸盐结晶形成。符合痛风急性发作的临床表现。

最后诊断：

痛风性关节炎急性发作。

病例 8

一般资料：

患者女性，59岁，因"恶心、呕吐伴乏力、食欲缺乏1个月"入院。入院前1个月，受凉后出现恶心、呕吐，呈非喷射性，呕吐物为胃内容物，伴有反酸、嗳气、便秘，无呕血，黑便。自觉口干、多饮、多尿，每日尿量大于2 000mL，伴有嗜睡。

体格检查：

体温36.3℃，脉搏96次/min，呼吸20次/min，血压120/90mmHg，神清，心肺无异常体征，腹平软，无压痛、反跳痛，双下肢不肿，腱反射减弱。

实验室检查：

血细胞分析：白细胞 12.49×10^9，中性分类84%，生化：血钾2.9mmol/L，血钙4.43mmol/L，血磷1.83mmol/L，血镁1.05mmol/L，肌酐142.4μmol/L，血PTH：172.5pmol/L，骨碱性磷酸酶：48.31μg/L，抗酒石酸酸性磷酸酶6.7U/L（1.03~4.15U/L），24h尿量：3 700mL，尿钙：14.17mmol/24h，尿磷5.18mmol/24h，同步血钙磷分别为4.21mmol/L和1.79mmol/L。

其他辅助检查：

彩超：左侧颈根部实性占位：淋巴结长大？双肾实质损害声像图。甲状旁腺显像：考虑左颈部甲状旁腺瘤可能性大。

骨扫描：全身骨骼显示清晰，可见颅顶有带状放射性摄取增高，四肢长骨放射性异常增高，双肺弥漫性显影，未发现其余骨骼有异常征象。双肾及膀胱生理性显影，符合代谢性骨病的改变。

X线片：腰椎轻度骨质增生，胸椎、左右肱骨、股骨、胫、腓骨骨质未见明显异常，腹部未见确切结石影。

行"左侧甲状旁腺腺瘤切除术"。术后病理：甲状旁腺腺瘤。

分析：

本例患者以恶心、呕吐、食欲低下的胃肠道症状为主要表现，伴有乏力、多尿。多次实验室生化检查示血钙明显增高，尿钙增多，而PTH增高，表明血钙增高与高PTH有关，故考虑原发性甲状旁腺功能亢进。而颈部彩色超声以及甲状旁腺显像均考虑左颈部甲状旁腺瘤可能性大。"左侧甲状旁腺腺瘤切除术"后病理诊断为"甲状旁腺腺瘤"。

最后诊断：

原发性甲状旁腺功能亢进症，左侧甲状旁腺瘤。

病例 9

一般资料：

患者女性，15岁，因"手足搐搦、癫痫发作半年"入院。半年前无明显诱因出现癫痫样抽搐，用抗癫痫药治疗效果欠佳，并自觉记忆力逐渐下降。因为双眼视力减退在眼科检查，诊为"白内障"。

体格检查：

血压120/90mmHg，体温37.0℃；呼吸25次/min，心率100次/min，律齐，未闻及病理性杂音、双肺及腹部无阳性体征。生理反射存在，Chvostek征和Trousseau征阳性。双下肢无水肿，足背动脉搏动良好，腱反射减弱。

实验室检查：

血钙：1.53mmol/L，血磷：1.98mmol/L，血镁：1.02mmol/L，血清蛋白：3.9g/dL，肌酐：102.4μmol/L，血PTH：0.5pmol/L，碱性磷酸酶：98IU/L，24h尿钙：1.71mmol/24h，24h尿磷：17.8mmol/24h，同步血钙磷分别为1.51mmol/L和1.89mmol/L。肝功能及血脂正常。血细胞分析：WBC 11.8×10^9/L，N 77%，RBC 4.0×10^{12}/L。

其他辅助检查：

脑电图：左侧额叶、顶叶和枕叶见多棘慢波、棘慢波。

头部磁共振：发现钙化点。

分析：

本例中该患者为青年女性，具有典型的低血钙症状，多次血钙检测明显降低，并伴 24h 尿钙、尿磷排量减少，血 PTH 降低，血镁正常。Chvostek 征和 Trousseau 征阳性。因为长期低钙，脑部出现钙化点，从而诱发癫痫，脑电图出现异常。病员同时合并有低钙性白内障。

最后诊断：

甲状旁腺功能减退症。

（宋昊岚　干　伟　罗通行　何　訸　安振梅）

▶ 参考文献

1. American Diabetes Association. Tests of glycemia. Diabetes Care, 2000, 23 (Suppl 1): S80-82.

2. 廖二元. 内分泌学. 2 版. 北京：人民卫生出版社, 2007.

3. 巫向前, 临床检验结果的评价. 北京：人民卫生出版社, 2000.

4. 周新, 府伟灵. 临床生物化学与检验. 4 版. 北京：人民卫生出版社, 2007.

5. 王吉耀. 内科学 (下册). 北京：人民卫生出版社, 2005.

6. Lothar Thomas. 临床实验诊断学——实验结果的应用和评估. 吕元, 朱汉民, 沈霞, 等译. 上海：上海科学技术出版社, 2004.

7. Goldman and Benntt. 西氏内科学 (7 分册). 王贤才, 冯世良, 译. 西安：世界图书出版公司, 2002.

8. 李萍, 临床生物化学检验诊断. 北京：人民卫生出版社, 2000.

9. 赵水平, 张大庆, 赵旺. 中国血脂学. 长沙：湖南科学技术出版社, 2019.

10. 中国成人血脂异常防治指南修订联合委员会. 中国成人血脂异常防治指南 (2016 修订版). 中国循环杂志, 2016: 31 (10): 937-953.

11. 北京心脏学会. 脂蛋白 (a) 与心血管疾病风险关系及临床管理的专家科学建议. 中国循环杂志, 2016, 36 (12): 1158-1167.

12. 中华人民共和国国家卫生健康委员会. 临床常用生化检验项目参考区间第 4 部分：血清总胆红素、直接胆红素：WS/T404. 4—2018, 2018.

13. Wilhelm Scott M, Wang Tracy S, Ruan Daniel T, et al. The American Association of Endocrine Surgeons Guidelines for Definitive Management of Primary Hyperparathyroidism. JAMA Surg, 2016, 151: 959-968.

14. 中华医学会内分泌学分会. 中国高尿酸血症与痛风诊疗指南 (2019). 中华内分泌代谢杂志, 2020, 36 (1): 1-12.

15. 李谦华, 梁锦坚, 陈梁欣, 等. 年轻起病的痛风患者的临床特点及尿酸排泄特征分析. 中华内科杂志, 2018, 57 (3): 185-190.

16. Valsaraj Rahul, Singh Awadhesh Kumar, Gangopadhyay Kalyan Kumar, et al. Management of asymptomatic hyperuricemia: Integrated Diabetes & Endocrine Academy (IDEA) consensus statement. Diabetes Metab Syndr, 2020, 14: 93-100.

第十二章
性激素水平与疾病的实验诊断

性激素是指由性腺、胎盘、肾上腺皮质网状带等组织合成的甾体激素,具有促进性器官成熟、副性征发育及维持性功能等作用。性激素水平受下丘脑-垂体-性腺轴的调节,在这个系统中任何一个环节发生功能或器质性病变均会导致相关疾病。本章结合临床常用的性激素实验室检查及相关疾病从卵巢功能紊乱、雄激素增多症、闭经、睾丸功能紊乱四个方面进行介绍。

第一节 卵巢功能紊乱与实验室检查

卵巢是产生和排出卵子,并分泌甾体激素的性器官,具有生殖和内分泌双重功能。卵巢的功能受下丘脑和垂体的调节,因此卵巢疾病常伴下丘脑-垂体-卵巢轴功能失调和激素分泌异常。性激素测定、动态功能试验是卵巢疾病诊断、鉴别诊断和治疗、监护的重要项目。

一、实验室分析路径

实验室分析路径见图 12-1。

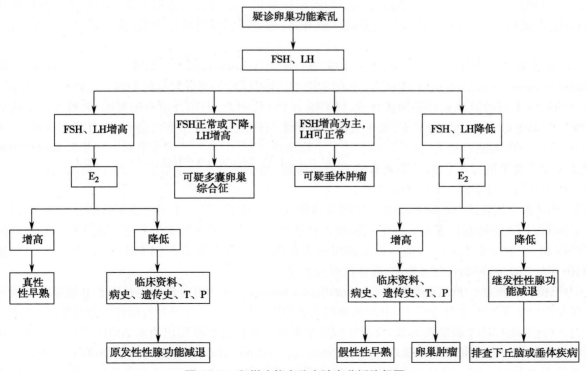

图 12-1 卵巢功能紊乱实验室分析路径图

二、相关实验

卵巢功能紊乱主要表现为性激素和相关的垂体激素异常。引起卵巢功能紊乱的病因较多,因此实验室相关实验主要为临床进行病因诊断提供依据。

1. 促卵泡素和黄体生成素　促卵泡素(follicle-stimulating hormone,FSH)和黄体生成素(luteinizing hormone,LH)均是由腺垂体促性腺激素细胞所分泌的糖蛋白。FSH 是卵泡发育必需的激素,其主要生理作用是直接促进窦前卵泡及窦状卵泡的生长发育;激活颗粒细胞芳香化酶,促进雌二醇的合成与分泌;调节优势卵泡的选择和非优势卵泡的闭锁;在卵泡晚期与雌激素协同,诱导颗粒细胞生成 LH 受体,为排卵及黄素化作准备。LH 的主要生理作用是在卵泡期刺激卵泡膜细胞合成雄激素,为雌二醇的合成提供底物;排卵前促使卵母细胞进一步成熟及排卵;在黄体期维持黄体功能,促进孕激素、雌激素合成与分泌。FSH 和 LH 的分泌呈双向型,稳定的基础分泌伴阵发性脉冲分泌。LH 的脉冲分泌频率为 90~120min,FSH 脉冲波较 LH 小,故主张多次采血测定。

2. 雌激素　雌激素包括雌二醇(estradiol,E_2)、雌酮和雌三醇,其中以 E_2 生物活性最大。女性青春期前及绝经后卵巢雌激素的分泌,主要通过血雌激素水平对 LH 和 FSH 的负反馈调节来调控。成年女性月经周期中,E_2 呈周期性变化,由卵泡膜细胞和颗粒细胞共同完成分泌。在血浆中绝大部分雌激素与性激素结合球蛋白(sex hormone-binding globulin,SHBG)及白蛋白结合转运。雌二醇约有 2% 是游离的,60% 结合于白蛋白、38% 结合于激素结合球蛋白。SHBG 浓度的变化影响性激素的代谢及对组织的作用。雌三醇为其代谢产物,在肝脏内与葡萄糖醛酸及硫酸根结合,易溶于水,大部分经肾脏排出。雌激素的主要生理作用:促进女性生殖器官的形成及发育,第二性征的出现及维持,并与孕激素协同形成月经周期;广泛的代谢调节作用,包括促进肝脏合成多种转运蛋白,如 CBG、TBG、SHBG 等;降低血浆胆固醇,促进 HDL 生成;促进钙盐骨沉积,促进肾小管重吸收钠和水等。

3. 孕激素　孕激素主要来源卵巢和胎盘,肾上腺皮质和睾丸内含有少量孕激素,生物活性较强者主要是孕酮(progesterone,P),孕酮在血中与皮质醇结合球蛋白及白蛋白结合。主要在肝脏降解。孕二醇是孕酮的代谢产物,与葡萄糖醛酸或硫酸根结合,经肾从尿排出。循环中的孕激素主要为孕酮和 17- 羟孕酮。排卵前血中孕酮很低,几乎不能测出,排卵后逐渐上升,至一周左右达高峰,若未受孕伴随黄体萎缩而下降。月经周期中,17- 羟孕酮与孕酮有类似的周期性变化。孕激素的作用主要是与雌激素协同作用于子宫内膜,形成月经周期,并在排卵后使基础体温升高;松弛子宫及内脏平滑肌;促进乳腺腺泡发育;促进水、钠排泄等。

4. 雄激素　女性循环中的雄激素主要有:睾酮(testosterone,T)、雄烯二酮、硫酸脱氢表雄酮(dehydroepiandrosterone sulfate,DHEA-S),其中睾酮的活性最高,大部分来自肾上腺,小部分来自卵巢。来自卵巢的雄激素由卵泡膜和卵巢间质合成,排卵前在 LH 作用下,卵巢合成雄激素增多,可促进非优势卵泡闭锁并提高性欲。在生理情况下,血中大部分雄激素与性激素结合球蛋白结合,只有游离雄激素(未结合部分)才能与靶细胞内相关受体结合,表达其生物活性,故血中游离睾酮水平对一些雄激素过高的卵巢内分泌疾病有重要的诊断价值。睾酮 80% 在肝内降解,另一部分在效应器官经 5α 还原酶的作用转化为生物活性更强的二氢睾酮。

5. 催乳素　催乳素(prolactin,PRL)由腺垂体催乳细胞分泌。其产生主要受下丘脑分泌的多巴胺(催乳激素抑制因子)的抑制性控制。促甲状腺激素释放激素也能刺激催乳素的分泌。血清标本抽取时间并无严格限制,一般只要不在睡醒前高峰分泌时间采血即可,也无需禁食。但 PRL 分泌波动较大,情绪波动、创伤等对 PRL 的释放有明显影响,应多次采血测定。

6. 抗苗氏管激素　抗苗氏管激素(anti-müllerian hormone,AMH)是转化生长因子 β 超家族的成员之一。在女性产生于卵泡发育过程中,由窦前卵泡和窦卵泡的颗粒细胞分泌参与调控卵泡募集,其浓度在青春期达到峰值,随后随年龄缓慢降低,在更年期降至最低。鹿特丹标准提出血清 AMH 水平可能取代 B 超下窦卵泡计数作为多囊卵巢综合征(polycystic ovarian syndrome,PCOS)的诊断"金标准";《早发性卵巢功能不全的激素补充治疗专家共识》提出,AMH 水平可反映卵泡的数量,是体现卵巢储备功能更直接的检测指标,因此能够较准确地诊断 PCOS。根据 2015 年发布的《卵巢低反应专家共识》,目前 AMH 是评估卵巢刺激反应最便捷灵敏的指标。共识还指出,AMH 水平在自然周期各阶段均无明显波动,因此其检测不受月经周期的限制,而且在不同的月经周期中也相对稳定,相应预测价值优于传统指标基础卵泡刺激素和抑制素 B(inhibin B,INHB)。综上,AMH 在早期评估卵巢储备功能、预测卵巢刺激反应及辅助诊断卵巢相关疾病中发挥重要作用。

7. 促性腺激素释放激素　下丘脑促性腺激素释放激素(gonadetropin releasing hormone,GnRH)脉冲性释放的特性决定了垂体促性腺激素的阵发性分泌。GnRH/ 促性腺激素脉冲式分泌的周期和振幅对调节性腺活动性以及整个生殖轴是至关重要的。GnRH 对促性腺激素细胞上的自身受体具有自启效应。这种特性表现为仅在生理周期(60~90min)中对 GnRH 受体上调。频率减慢导致无排卵和闭经,频率加快或持续暴露于 GnRH 导致促性腺激素无反应,结果处于下调状态。

8. 促性腺激素释放激素兴奋试验　方法:将促性腺激素释放激素 100μg 溶于生理盐水 5mL,30s 内静脉注射完毕。注射前及注射后 15min、30min、60min、120min 分别采取静脉血 2mL,测定 LH 和 FSH 水平。

9. 性激素参考范围　性激素目前常用的检测方法为化学发光法,部分激素也可采用质谱法检测。参考范围如表 12-1 及表 12-2。不同实验室应根据不同的条件建立自己实验室的参考范围。

表 12-1　性激素参考范围(电化学发光法)

时期	LH (mIU/mL)	FSH (mIU/mL)	E$_2$ (pg/mL)	P (ng/mL)	PRL (ng/mL)	T (ng/mL)	AMH (ng/mL)
卵泡期	2.4~12.6	3.5~12.5	12.4~233	0.057~0.893			
排卵期	14.0~95.6	4.7~21.5	41.0~398	0.121~12.0	6.0~29.9	0.084~0.481	1.43~11.6
黄体期	1.0~11.4	1.7~7.7	22.3~341	1.83~23.9			
绝经后	7.7~58.5	25.8~134.8	<5~138	0.05~0.126			

表 12-2　硫酸脱氢表雄酮参考范围(电化学发光法)

年龄(岁)	DHEA-S(女性)(μmol/L)	DHEA-S(男性)(μmol/L)
10~14	0.9~7.6	0.7~6.7
15~19	1.8~10.0	1.9~13.4
20~24	4.0~11.0	5.7~13.4
25~34	2.7~9.2	4.3~12.2
35~44	1.7~9.2	2.4~11.6
45~54	1.0~7.0	1.2~9.0
55~64	0.5~5.6	1.4~8.0
65~74	0.3~6.7	0.9~6.8
≥75	0.3~4.2	0.4~3.3

三、结果判断与分析

(一) 首选实验

1. 血清 FSH 和 LH　LH 和 FSH 增高多见于原发性性腺功能减退、真性性早熟、多囊卵巢综合征(PCOS)、垂体肿瘤、更年期综合征等。LH 和 FSH 降低见于继发性性腺功能减退、假性性早熟等。FSH

正常或下降,LH 增高,LH/FSH 比值 ≥ 2~3 则提示 PCOS 的诊断。垂体肿瘤则以 FSH 增高为主,LH 可正常。

2. 血清 E_2　E_2 降低多提示卵巢功能减退,常见于:原发性性腺功能减退、继发性性腺功能减退、口服避孕药或雄激素后等。E_2 增高常见于:卵巢肿瘤、肝癌或肝硬化等。

（二）次选实验

1. 血清 P　P 升高常见于:多胎、葡萄胎、糖尿病孕妇、轻度妊娠高血压综合征、原发性高血压、卵巢粒层细胞 - 胞膜细胞瘤、卵巢脂肪瘤等。P 降低常见于:黄体功能不全、胎儿发育迟缓、死胎、严重妊娠高血压综合征、异性妊娠以及甲状腺、肾上腺功能障碍致卵巢排卵障碍时,另外,口服避孕药可致孕酮水平降低,且无高峰。由于排卵期孕酮含量成倍增加,可观察排卵时间和黄体生成情况。在黄体中期检测血清孕酮水平,可评价黄体功能。连续 2 个周期 P<16nmol/L 可考虑黄体功能不全。

2. 血清 T 和 DHEAS　性早熟患者睾酮水平可明显升高,PCOS 患者血浆睾酮轻度或中度升高,但一般低于 5.2nmol/L（1.5ng/mL）。

3. GnRH 兴奋试验　①正常反应。静脉注射 GnRH 后,LH 上升比基值升高 2~3 倍,高峰值出现在 15~30min,或 60~120min（9 肽）。②过度反应。即高峰值比基值升高 5 倍以上。当 LH 激发峰值,女孩>6.9U/L,LH 峰值 /FSH 峰值>0.6 可作为中枢性性早熟的诊断依据。③延迟反应。高峰出现时间迟于正常反应出现的时间。下丘脑性闭经,由于垂体长期缺乏下丘脑 GnRH 刺激,可能出现延迟反应。④无反应或低弱反应。即注入 GnRH 后,LH 值无明确变化,一直处于低水平或稍有上升（不足 2 倍）,FSH 的变化更小。常见于假性性早熟、下丘脑 - 垂体性腺轴功能尚未完全成熟的真性性早熟、垂体功能减退、垂体 PRL 细胞瘤等。

（三）常见疾病的实验室诊断标准

1. 女性性早熟　8 岁前女孩 T、DHEA-S、17-OHP 升高提示异性性早熟;E_2 升高提示同性性早熟,若 LH、FSH 均升高提示真性性早熟。中华医学会儿科学分会内分泌遗传代谢学组对中枢性（真性）性早熟诊断和治疗的建议,首先根据患儿出现第二性征的时间、症状、体征及实验室检查,首先确定患儿是否为中枢性性早熟,其诊断需要符合以下标准:①第二性征提前出现（女孩 8 岁前）。以女孩出现乳房结节为首发表现;②GnRH 激发试验:免疫荧光法（IFMA）测定时,LH 激发峰值女孩>6.9U/L（LH 峰是指激发试验中各时间点的 LH 最高值,FSH 峰是指激发试验中各时间点的 FSH 最高值;用免疫化学法发光法（ICMA）测定时,LH 峰值 ≥ 5.0U/L;LH 峰值 /FSH 峰值>0.6,考虑青春期启动;③性腺增大:在 B 超下见卵巢容积>1mL,并可见多个直径>4mm 的卵泡;④线性生长加速:年生长速率高于正常儿童;⑤骨龄超越实际年龄 1 年或 1 年以上;⑥血清性激素水平升高至青春期水平。以上诊断依据中①、②、③是最重要而且是必须具有的。但是,如就诊时病程很短,则 GnRH 激发值有时可不达到以上诊断值,卵巢大小亦然。对此类病例应进行随访,必要时在数月后复查以上检测。青春期线性生长加速一般在乳房发育半年左右发生,但也有迟者,甚至有 5% 左右在初潮前 1 年或初潮当年开始呈现。骨龄超前不是诊断的特异性指征,病程短和发育进展慢的患儿可能骨龄超前不明显,而外周性性早熟同样亦有可能呈现骨龄超前;性激素的升高亦然,它不能分辨中枢和外周性性早熟。因此,诊断 CCP 时应综合各项资料考虑。

2. 闭经　见本章第三节。

3. PCOS　PCOS 起病多见于青春期,雄激素过高的临床或生化表现、持续无排卵、卵巢多囊改变为特征,常伴有胰岛素抵抗和肥胖。病因至今未明,可能是由于某些遗传基因与环境因素相互作用所致,涉及的机制包括下丘脑 - 垂体 - 卵巢轴调节功能异常、胰岛素抵抗和高胰岛素血症及肾上腺内分泌功能异常。PCOS 的诊断为排除性诊断,PCOS 国际协作组是由欧洲人类生殖和胚胎学会（ESHRE）和美国生殖医学会（ASRM）在鹿特丹成立,经过讨论确定了 PCOS 诊断标准为以下 3 项中存在 2 项,即:①稀发排卵或无排卵。②高雄激素血症或高雄激素的临床表现（如多毛、痤疮等）。③超声检查在月经周期或黄体酮撤退后出血的 3~5d 进行,显示双侧卵巢均有 ≥ 12 个且直径 2~9mm 的小卵泡,即卵巢多囊样改变,和 / 或卵巢体积增大（每侧>10mL,卵巢体积 =0.5 × 长 × 宽 × 厚（cm³）。此外,诊断时还需除外高雄激素血症的其他原因（如高催乳素血症和甲状腺疾病、先天性肾上腺皮质增生、库欣综合征、雄激素分泌性肿瘤、21- 羟化酶缺乏性非典型肾上腺皮质增生、外源性雄激素应用等)。血清学检测雄激素:睾酮水平通常不超过正常范围上限 2 倍,脱氢表雄酮、硫酸脱氢表雄酮正常或轻度升高;血清雌激素:雌酮(E_1)升高,雌二醇(E_2)正常或轻度升高,并恒定于早卵泡期水平,$E_1/E_2>1$,高于正常周期。血 LH 增高、LH/FSH 比值增高是非肥胖型多囊卵巢综合征特征。尿 17- 酮类固醇正常或轻度升高,正常时提示雄激素来源于卵巢,升高时提示肾上腺功能亢进。20%~35% 的 PCOS 患者可伴有血清催乳素轻度升高。对于肥胖型多囊卵巢综合征,应检查有无胰岛素抵抗、糖耐量异常和异常脂质血症。

第二节　雄激素增多症与实验室检查

雄激素增多症是由于雄性激素分泌增多而造成一系列症状。儿童及青少年雄激素增多症常表现为性早熟,成人雄激素增多症则常有性欲增强、毛发增多或脱发、痤疮等表现。本节主要叙述性早熟的实验室诊断。我国对九大城市儿童青少年性发育大规模的调查认为:女孩及男孩性成熟年龄呈年代提前趋势。

性早熟(precocious puberty,PP)是指在性发育年龄以前出现了第二性征,即阴毛、腋毛出现,身高、体重迅速增长,外生殖器发育等。性早熟可分为中枢性性早熟(center precocious puberty,CPP)(即真性或 GnRH 依赖性性早熟)和周围性性早熟(peripheral precocious puberty,PPP)即假性或非 GnRH 依赖性性早熟两类。

PPP 是指下丘脑 - 垂体 - 性腺轴并未成熟,而主要是由于周围组织产生性激素或外源性摄入性激素导致出现性早熟症状,只有第二性征发育,无生育能力。

CPP 是指由于下丘脑、垂体、性腺轴功能提前启动而导致女孩 8 岁前,男孩 9 岁前出现内外生殖器官快速发育及第二性征呈现的一种常见儿科内分泌疾病。发病率为 1/10 000~1/5 000,女孩为男孩的 5~10 倍。由于性发育过早,引起女孩早初潮;由于骨骼成熟快,骨龄超过实际年龄而骨骺提前愈合,影响患者的终身高;由于第二性征过早发育及性成熟,可能带来相应的心理问题或社会行为异常。

一、实验室分析路径

实验室分析路径见图 12-2。

二、相关实验

1. 激素的检测及 GnRH 试验　见本章第一节。
2. 儿童性激素参考范围　见表 12-3。

三、结果判断与分析

(一) 首选实验

GnRH 激发试验,是诊断 CPP 的"金标准",也是鉴别 CPP 和外周性性早熟的重要依据。LH 激发峰值,免疫荧光法(IFMA):男孩>9.6U/L;免疫化学发光法(ICMA):男孩≥5.0U/L。LH 峰值/FSH 峰值>0.6,可诊断为 CPP。

(二) 次选实验

激素检测:当 9 岁以前男性患儿出现性早熟的临床表现时,单次血睾酮测定几乎 100% 增高。单次血 FSH 和 LH 增高概率分别为 80%~100% 和 20%~70%,可能与 LH 呈脉冲式分泌有关,应多次测定才能做出正确判断。

(三) 常见疾病的实验室诊断标准

男性性早熟:9 岁前男孩血 T、FSH 和 LH 增高提示中枢性性早熟;但除了重视性发育开始年龄的同时,还应考虑性发育的顺序及进程,性发育顺序或进程异常,可为性早熟的不同表现。在 CPP 的诊断过程中,LH 较 FSH 更具有临床意义,但基础 LH 水平意义有限,因为 LH 为脉冲式分泌,其水平受检测方法的影响而差异较大,缺乏相应的正常值资料。GnRH 激发试验,是诊断 CPP 的"金标准"。在 GnRH 激发试验中,

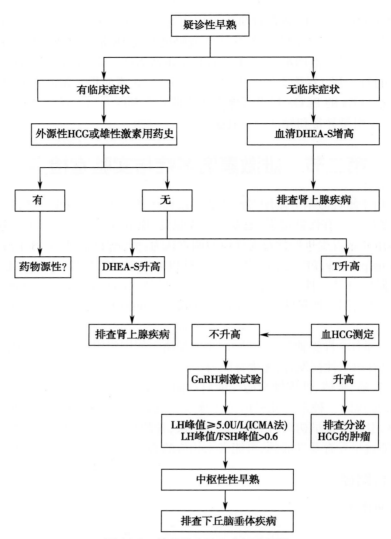

图 12-2　性早熟实验室分析路径图

表 12-3　儿童性激素参考范围（化学发光法）

性别	时期	FSH (IU/L)	E₂ (pg/mL)	P (ng/mL)	T (ng/mL)	LH (IU/L)	DHEAS (μg/dL)
女童	卵泡期	2.5~10.2	19.5~144.2	0.15~1.4	Tanner1＜0.89	＜6.0	35~430
	排卵期	3.4~33.4	63.9~356.7	–	Tanner2＜0.38		
	黄体期	1.5~9.1	55.8~214.2	3.34~28.03	Tanner3＜0.34 Tanner4＜0.39		
	绝经后	23~116.3	0~32.2	＜0.73	Tanner5：0.1~0.5		
男童		1.4~18.1	0~39.8	0.28~1.22	Tanner1＜0.47 Tanner2＜1.74 Tanner3：0.1~8.02 Tanner4：0.64~7.36 Tanner5：0.56~8.97	＜6.0	80~560

FSH 的基础值和峰值对性早熟诊断无明显临床意义；LH 峰值 /FSH 峰值有助于鉴别快进展型与非进展型 CPP（快进展型 CPP 的 LH 峰值 /FSH 峰值比值较高）；此外，在判断 GnRH 结果时，需结合患儿性发育状态、性征进展情况、身高和骨龄的变化等综合分析。对于部分病程较短的患儿，在未出现明显的生长加速、骨龄未出现明显超前时，GnRH 激发试验可为假阴性。

CPP 的病因诊断尤为重要，根据病因，CPP 可分为：特发性 CPP 和继发性 CPP（继发于中枢神经系统异常和继发于外周性性早熟）。临床诊断明确后，即应进行 CPP 的病因诊断，根据病情进行头颅 MRI 检查、肾上腺功能、甲状腺功能等检测，以了解是否中枢神经系统疾病或其他疾病所致。继发于先天性肾上腺皮质增生症的 CPP，多为 21- 羟化酶缺乏，血 17- 羟孕酮、硫酸脱氢表雄酮、雄烯二酮、睾酮水平升高。家族性男性性早熟，是由于 LH 受体激活突变所致，患儿在 2~3 岁时出现睾丸增大，睾酮水平明显升高，骨龄明显增速，但 LH 对 GnRH 刺激无反应。继发于原发性甲状腺功能减低症的 CPP 可能和下丘脑 - 垂体 - 性腺轴调节紊乱有关。甲低时，下丘脑分泌 TRH 增加，由于分泌 TSH 的细胞与分泌 PRL、LH、FSH 的细胞具有同源性，TRH 不仅促进垂体分泌 TSH 增多，同时也促进 PRL、LH、FSH 的分泌。也有学者认为 FSH 和 TSH 的糖蛋白受体结构相似，甲低时升高的 TSH 可产生类 FSH 样作用。患儿临床出现性早熟的表现，但不伴有线性生长加速及骨龄增长加快。

第三节　闭经与实验室检查

闭经（amenorrhoea）通常分为原发性和继发性闭经两种。原发性闭经（primary amenorrhea）指年龄满 18 岁后月经尚未来潮；而继发性闭经（secondary amenorrhea）是指月经周期已建立，而停经 3 个周期或时间 ≥6 个月无月经来潮。闭经的病因很多，导致原发性闭经常见的原因有下丘脑功能异常、性腺发育障碍、米勒管发育不全等；导致继发性闭经的常见原因有多囊卵巢综合征、卵巢早衰及高催乳素血症等，其中以下丘脑性闭经最常见，在进行诊断时要注意结合性激素的检测结果。

青春期前、妊娠、哺乳期闭经和绝经属生理现象。按照生殖轴病变和功能失调的部位分类，闭经主要包括：子宫性闭经、卵巢性闭经、垂体性闭经、下丘脑性闭经、下生殖道发育异常导致的闭经。世界卫生组织（WHO）将闭经分型：Ⅰ 型无内源性雌激素产生，卵泡刺激素水平正常或降低，催乳素正常，无下丘脑 - 垂体器质性病变的证据；Ⅱ 型有内源性雌激素产生，卵泡刺激素及催乳素正常；Ⅲ 型卵泡刺激素升高，提示了卵巢功能衰竭。值得注意的是，任何闭经的诊断前均应首先除外妊娠。

一、实验室分析路径

实验室分析路径见图 12-3。

二、相关实验

1. 性激素　参见本章第一节。
2. 动态 / 功能试验　孕激素撤退试验（又称为孕酮撤退性试验、促孕激素试验）、雌激素撤退试验、卵巢兴奋试验（又称为促性腺激素试验）、垂体兴奋试验（又称为 GnRH 试验或 LHRH 试验），见本节结果判断与分析。

三、结果判断与分析

（一）首选实验

性激素　应至少 1 个月内未服用过性激素类药物，根据检查的目的选择取血的时机，结果的解释需结合临床。垂体 PRL 分泌与卵巢功能关系密切，9% 的闭经患者和 79%~97% 的闭经 - 溢乳患者伴高催乳素血症（hyperprolactinemia，HP），故血 PRL 的测定应作为闭经的常规检查。对 PRL>100μg/L 的患者 PRL 瘤发生率达 50%，PRL>300μg/L 的患者，排除妊娠，几乎全部为垂体肿瘤。血 P ≥15.9nmol/L 或尿孕二醇 ≥6.24μmol/24h 为排卵的标志。如果 FSH、LH 高，特别是 FSH>40U/L 为明显增高，结合 E_2、P 水平低下，提示卵巢功能衰竭；如果 T 升高，LH 增高，而 FSH 水平正常或偏低，LH/FSH>2∶1~3∶1，E₂ 水平在正常范围，则可能为多囊卵巢综合征（PCOS）。如果 FSH、LH 水平正常或低下（<5U/L），结合 E₂ 水平低下，多提示病变在下丘脑或垂体。

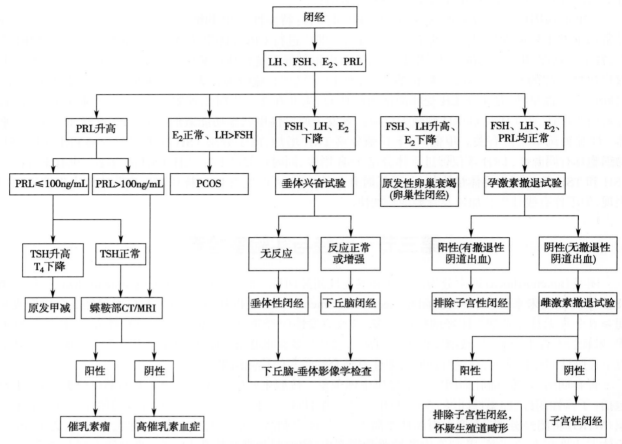

图 12-3 闭经实验室分析路径图

此外，对于肥胖、痤疮、多毛患者还需行胰岛素、雄激素（血睾酮、硫酸脱氢表雄酮、尿 17 酮）等测定、口服葡萄糖耐量试验（OGTT）、胰岛素释放试验等，以确定是否存在胰岛素抵抗、高雄激素血症或者先天性 21- 羟化酶功能缺失等。Cushing 综合征可通过测定 24h 尿皮质醇或 1mg 地塞米松抑制实验排除。

（二）次选实验

1. 激素撤退试验（又称为孕酮撤退性试验、促孕激素试验） 目的是评估内源性雌激素水平和子宫内膜的反应性，以鉴别闭经的程度及子宫或卵巢性闭经。方法：肌内注射黄体酮 20mg/d，或口服甲羟孕酮 6~10mg/d，连续 5d。停药后 3~7d 出现阴道流血者为阳性，说明有一定的内源性雌激素分泌且子宫内膜反应良好，但无排卵，排除妊娠和子宫性闭经。若无阴道出血为阴性，说明子宫内膜反应不良或内源性雌激素水平低下，以致对孕激素无反应，应进一步行雌孕激素序贯试验。

2. 雌孕激素序贯试验 适用于孕激素撤退试验阴性的闭经患者，目的是检测子宫内膜的反应性，以鉴别卵巢性闭经和子宫性闭经。方法：口服己烯雌酚 1mg/d，连续 20d，最后 5d 加服甲羟孕酮 10mg/d 或肌内注射黄体酮 20mg/d，停药后 3~7d 出现阴道流血者为阳性，说明缺乏内源性雌激素而子宫内膜反应良好，可排除妊娠和子宫性闭经，闭经原因在卵巢水平或以上。若无阴道流血为阴性，则应重复一次，若仍无出血，提示子宫内膜有缺陷或被破坏，可诊断为子宫性闭经。

3. 卵巢兴奋试验（又称为促性腺激素试验） 目的在于检测卵巢对促性腺激素的反应性，以鉴别卵巢性闭经和垂体性闭经。方法：肌内注射 HMG 150IU/d 或 FSH 75IU/d，连续 10~14d。自开始注射第 6d 起，测定 E₂ 水平和观察卵泡发育情况。若卵巢对垂体激素有反应，可监测到有卵泡发育或排卵，说明卵巢功能正常,病变在垂体或垂体以上,反之为卵巢性闭经。

4. 垂体兴奋试验(又称为 GnRH 试验或 LHRH 试验) 目的在于了解垂体 LH、FSH 的贮备,鉴别闭经的原因在垂体抑或下丘脑。方法:将 GnRH 或 LHRH 100μg 溶于生理盐水 5mL,30s 内静脉注射完毕。注射前及注射后 15min、30min、60min、120min 分别采取静脉血 2mL,测定 LH 和 FSH 水平。若注射后 15~60minLH 值较注射前升高 3~5 倍,FSH 上升 2~5 倍为正常反应,说明垂体功能正常,对 GnRH 或 LHRH 反应良好,病变在下丘脑;若经多次重复试验,LH 值上升倍数<3,FSH 上升倍数<2 或无反应,提示病变在垂体;若 LH 值较基础值明显升高,FSH 值升高不明显,LH/FSH>3 时,为 GnRH 或 LHRH 反应亢进,提示多囊卵巢综合征。

(三)常见疾病的实验室诊断标准

1. 血清 PRL 增高,排除妊娠,提示为垂体肿瘤。
2. FSH、LH 增高,特别是 FSH 明显增高,结合 E_2、P 水平低下,提示卵巢功能衰竭。
3. 单纯 LH 增高,而 FSH 水平正常或偏低,LH/FSH>2:1~3:1,E_2 水平在正常范围,则提示为 PCOS。
4. FSH、LH 水平正常或低下,结合 E_2 水平低下,多提示病变在下丘脑或垂体。
5. 绝经综合征 妇女绝经前后出现性激素波动或减少所致的一系列躯体及精神心理症状,近期主要表现为月经紊乱、血管舒缩功能不稳定及神经精神症状,远期可表现为泌尿生殖功能异常、骨质疏松及心血管系统疾病等,分为卵巢内卵泡生理性耗竭导致的自然绝经和两侧卵巢经手术切除或放射线所导致的人工绝经。人工绝经更容易发生绝经综合征,根据病史及临床表现不难诊断,但需注意排除相关症状的器质性病变及精神疾病,卵巢功能评价等实验室检测有助于诊断,可通过检查血清卵泡刺激素及雌二醇的值了解卵巢功能,绝经过渡期血清 FSH>10U/L,提示卵巢储备功能下降。闭经、FSH>40U/L 且雌二醇<10~20pg/mL,提示卵巢功能衰竭。此外,也可通过氯米芬兴奋试验进行诊断,月经第五日起口服氯米芬,每日 50mg,共 5 日,停药第一日测血清 FSH>12U/L,提示卵巢储备功能降低。
6. 高催乳素血症 各种原因导致血清催乳素异常升高大于 1.14nmol/L(25μg/L),垂体疾病是最常见的原因,临床特征为溢乳及月经紊乱、不育、头痛等。在进行血清催乳素检查时,注意最好在上午 9:00~12:00 采血。
7. 早发性卵巢功能不全 卵巢功能减退是卵巢功能的动态变化过程,临床表现多样,疾病进程及转归亦不相同。国内外学者对卵巢功能减退的认识逐渐客观全面,卵巢储备功能减退、早发性卵巢功能不全(premature ovarian insufficiency,POI)、卵巢早衰代表了卵巢功能下降的三个不同阶段。早发性卵巢功能不全取代卵巢早衰、原发性卵巢功能不全,既考虑了病因的多样性、同时兼顾了早期患者的识别和干预,被广泛接纳采用。中华医学会妇产科学分会妇科内分泌学组制定了《早发性卵巢功能不全临床诊疗中国专家共识》,早发性卵巢功能不全(POI)的概念,即女性 40 岁之前出现月经异常,如月经紊乱、闭经、月经频发或稀发,同时伴有促性腺激素升高(FSH>25IU/L)和雌激素波动性下降等表现。首次根据是否曾经出现自发月经,将 POI 分为原发性 POI 和继发性 POI,将临床表现(闭经情况)、发病机制、病理过程(卵子生成障碍或卵泡耗竭加速)相结合,便于生育咨询和助孕措施的选择。《共识》明确了 POI 诊断标准:①年龄<40 岁;②月经稀发或停经至少 4 个月以上;③至少 2 次血清基础 FSH>25U/L(间隔>4 周)。首次提出亚临床期 POI 的诊断标准(FSH 15~25U/L),为临床患者的早期识别和早期预警提供依据。POI 患者主要表现为月经改变、生育力低下或不育、雌激素低下以及其他伴随症状。除了 FSH 水平的升高,一些辅助检查同样有助于 POI 确诊和疾病随访,如阴道超声示双侧卵巢体积缩小、双侧窦卵泡数之和<5 枚;血清 AMH ≤ 1.1ng/mL 等。

第四节 睾丸功能紊乱与实验室检查

睾丸内分泌疾病包括原发性睾丸功能减退和下丘脑-垂体病变所致的继发性睾丸功能减退。原发性睾丸功能减退症通常是由于性染色体异常导致的遗传性疾病,如克兰费尔特综合征(Klinefelter syndrome)、Turner 综合征、间质细胞发育不全等,其中以克兰费尔特综合征最为常见。由于年龄老化而导致睾丸功能减退的迟发型睾丸功能减退症（late onset hypogonadism，LOH），也是原发性睾丸功能减退的重要原因。继发性睾丸功能减退多由于下丘脑及垂体病变引起，此外糖尿病、甲状腺功能亢进或减退也均可引起睾丸功能减退。

一、实验室分析路径

实验室分析路径见图 12-4。

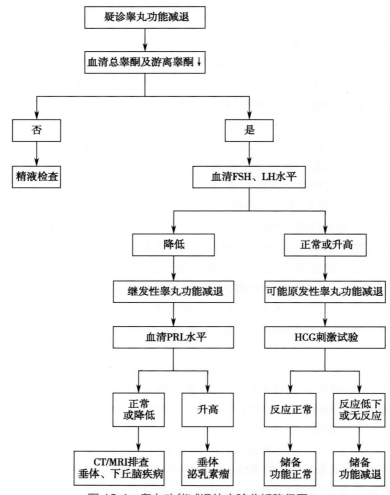

图 12-4 睾丸功能减退的实验分析路径图

二、相关实验

睾丸功能减退的诊断除了临床表现外，还需要结合性激素及相关垂体激素的检查。实验室检查对于疾病的诊断、病因的判别都具有重要的作用。

1. 血清总睾酮及游离睾酮水平检测 睾丸功能减退症一般都存在总睾酮（total testosterone）及游离睾酮（free testosterone）水平低下，对本病的诊断具有重要意义。推荐在早晨 8：00—9：00 采血检测，以避免活动或生理节律带来的影响。睾酮水平与年龄相关，实验室应建立自己的参考范围或对参考范围进行验证。

2. LH 及 FSH 水平检测 见本章第一节。男性 LH 及 FSH 参考范围：LH：1.7~8.6IU/L，FSH：1.5~12.4IU/L。

3. 人绒毛膜促性腺激素刺激试验 人绒毛膜促性腺激素（human chorionic gonadotropin，HCG）是由孕妇胎盘分泌的，具有促间质细胞激素的活性，可刺激睾丸间质细胞合成并分泌睾酮。HCG 刺激睾酮分泌的反应程度可以反映睾丸间质 Leydig 细胞的储备功能。试验方法:试验首日早晨 8:00~9:00 采血测定睾酮水平作为对照,肌内注射 HCG 2 000IU;于第 4 日采血测定睾酮并肌内注射 HCG 2 000IU;于第 7 日再次采血测定 T。

4. 染色体检查　染色体检查可以对原发性睾丸功能减退症进行诊断及鉴别诊断。如克兰费尔特综合征患者染色体核型为 47 XXY(约占克兰费尔特综合征的 80%)、46 XY/47 XXY 嵌合型、48 XXXY 或 49 XXXXY,结合临床症状可以进行克兰费尔特综合征的诊断。

5. 病理活检　病理活检如发现异常,可确定睾丸病变。但由于正常人睾丸生精状态不够均衡,存在"局部生精"的情况,因此取材受到限制,即使未发现异常,亦不可排除睾丸病变。

6. PRL　血清高催乳素水平可能抑制 LH 及 FSH 的分泌,因此必须排除高催乳素血症或催乳素瘤对 LH 及 FSH 水平的影响。

7. 下丘脑、垂体疾病排查　常用的实验室检查包括生长激素、ACTH 检测等,同时 CT 等影像学检查结果对下丘脑及垂体疾病的诊断也是相当重要的。

三、结果判断与分析

(一) 首选实验

血清总 T 及游离 T 检测　睾丸功能减退一般都会出现血清总 T 或游离 T 水平降低。因此当患者存在性腺(睾丸)功能减退的临床症状时需首先检测血清总 T 及游离 T 水平,对于临床诊断睾丸功能减退具有重要意义。游离 T 水平虽较总 T 水平更为可靠,但直接测定游离 T 常受其类似物的干扰,且操作复杂,不易在临床开展,故一般测定总 T 及性激素结合球蛋白水平来计算游离睾酮水平。

(二) 次选实验

1. LH 及 FSH 检测　LH 及 FSH 均具有促进睾丸 Leydig 细胞分泌 T 的作用,并受血清总 T 水平的负反馈调节。若 T 水平低下而 LH、FSH 水平增高,提示睾丸反应功能低下,病变原发于睾丸;若 T 水平与 LH、FSH 水平均低下,提示病变可能存在于垂体或下丘脑。GnRH 刺激试验提供了一个简单评判促性腺细胞储备功能的方法,但需注意单凭一次结果并不能完全确切地判断是否存在垂体下丘脑疾病,可择日再进行 GnRH 刺激试验。

2. HCG 刺激试验　正常成年男性睾酮对 HCG 刺激的反应峰值一般在注射 HCG 后 72h 出现,睾酮水平升高 2 倍或 20nmol/L 以上提示睾丸储备功能正常。睾酮基础值低,注射 HCG 后睾酮反应低下或无反应提示睾丸储备功能低下。

3. 染色体检测　染色体检测是存在染色体异常的原发性睾丸功能减退的确诊方法。如检测到 46 XY/47 XXY 或 47 XXY,即可诊断为克兰费尔特综合征。

4. 病理活检　对睾丸生精上皮、生精小管、间质等组织进行形态学评价,可为睾丸疾病提供诊断依据,也利于发现隐睾或睾丸肿瘤。但受取材区域限制,且可能发生睾丸血肿、炎症等并发症,因此进行病理活检时需严格按照规程进行操作。

5. 抑制素 B 及抗苗氏管激素　抑制素 B(inhibin B,Inh B)是由性腺分泌的一种肽类激素,男性主要分泌抑制素 B。抑制素 B 与生精功能呈现良好的正相关,其鉴别正常人与生精障碍的患者敏感性优于 FSH。抗苗氏管激素是睾丸支持细胞直接分泌的一种糖蛋白激素,它与睾酮一起共同保证男性胚胎内生殖器官的正常分化和发育。成年人精浆中 AMH 水平可为睾丸功能减退提供诊断依据。但目前这两种指标尚未直接应用于临床睾丸功能减退的诊断。

(三) 常见的实验室诊断标准

目前一般认为对于睾丸功能减退症的实验室诊断需至少两次测定总睾酮或游离睾酮水平低下,其中游离睾酮水平较总睾酮水平更为可靠。然后测定 LH 及 FSH 以鉴别诊断原发性和继发性睾丸功能减退症。若睾酮水平低下且 LH、FSH 水平升高,通常提示原发性睾丸功能减退,可进一步行 HCG 刺激试验及染色体检查等实验室检查。若 LH、FSH 水平降低则常提示继发性睾丸功能减退,可进行 GnRH 等功能试验来排查下丘脑、垂体疾病,同时由于糖尿病、甲状腺功能异常等均可能引起睾丸功能减退,因此在诊断继发性睾丸功能减退时也需要进行这些疾病的筛查。需要注意的是,在诊断睾丸功能减退时必须结合临床症状,如针对 LOH 欧洲和美国分别制定了老年男子症状(aging males' symptoms,AMS)量表和老年男子雄激素缺乏(androgen deficiency in the aging males,ADAM)问卷,患者在符合这些临床症状量表的基础上选择实验室检查,并结合 B 超、CT 等影像学检查,做出睾丸功能减退的诊断。

1. 克兰费尔特综合征(Klinefelter syndrome)　又称精曲小管发育不全症,该疾病是原发性睾丸功能减退症中最常见的疾病,也是引起男性不育最常见的遗传性疾病,其临床表现轻重不一以及临床医师对疾病的认识不足,目前仍有较高比例的病例未能确诊。早期诊断及早期开始替代治疗能够在很大程度上改善克兰费尔特综合征患者的生活质量,能预防雄激素缺乏可能产生的严重不良后果,其在男性新生儿中的发病率为 1/1 000~1/800,不存在种族或地域的差异。克兰费尔特综合征的病因是性染色体异常,即患者具有两条或两条以上 X 染色体,包括标准核型、变异型等。临床特点为小而质韧的睾丸和雄激素缺乏的表现。可通过激素测定黄体生成素、卵泡生成素、睾酮水平,青春期前与同龄儿无差异,在青春期后游离睾酮水平下降,黄体生成素和卵泡生成素水平升高,GnRH 兴奋试验可见促性腺激素反应增强,过血淋巴细胞的染色体核型分析可以明确诊断。

2. Turner 综合征(特纳综合征)　又称先天性卵巢发育不全症,是由于 X 染色体部分或完全缺失以及结构异常所致的一种疾病。典型 Turner 综合征的染色体核型为 45,XO,临床表现为身材矮小,原发性闭经,第二性征发育不全以及多发身体畸形。染色体核型分析是确诊的直接依据。雌二醇、孕酮水平低下,而促性腺激素如 FSH、LH 水平明显升高。此外,患者存在不同程度的生长激素缺乏,可采用胰岛素低血糖试验、精氨酸兴奋试验评价其生长激素的分泌能力。凡是女孩在儿童期生长缓慢、青春期无月经来潮且存在多发先天性躯体畸形和内脏畸形者,应考虑到可能患此疾病,需尽早进行性激素的测定和染色体核型分析来明确诊断。

3. XX 男性综合征　是一种较为少见的染色体异常疾病,在男性中发病率约为 1/20 000,临床表现和睾丸组织学所见类似克兰费尔特综合征,但智商、身高及四肢、躯干的比例一般正常。染色体核型为 46,XX。大多数患者在青春期第二特征发育不全,需要睾丸替代治疗,治疗原则参照克兰费尔特综合征。

4. 真两性畸形　是体内同时存在卵巢和睾丸两种性腺组织的一种性发育异常疾病,其发病率约占全部两性畸形患者的 10%。约 40% 患者一侧为卵睾,对侧为卵巢或睾丸,卵巢多在左侧,睾丸或卵睾多在右侧,可位于睾丸下降途径的任何位置。约 20% 的患者为双侧卵睾;约 40% 的患者一侧为卵巢,对侧为睾丸。血清睾酮水平低,雌二醇水平升高,LH 和 FSH 升高。所有外生殖器两性畸形的患者都应考虑存在真两性畸形的可能性,如果染色体核型为 46,XX/46,XY,则这种疾病的可能性比较大,如果是 46,XX 或 46,XY 核型不能排除诊断。确定诊断需要证明体内存在睾丸和卵巢组织。

5. 特发性低促性腺激素性性腺功能减退症　特发性/孤立性低促性腺激素性性腺功能减退症(idiopathic/isolated hypogonadotropic hypogonadism,IHH),其发病机制、临床表现和治疗方法较复杂。因先天性下丘脑促性腺激素释放激素(GnRH)神经元受损,GnRH 合成、分泌或作用障碍,导致垂体分泌促性腺激素减少,进而引起性腺功能不足称为 IHH。根据患者是否合并嗅觉障碍将 IHH 非为两大类:伴有嗅觉受损者称为卡尔曼综合征;嗅觉正常者,称为嗅觉正常的 IHH。男性骨龄 >12 岁或生物年龄 ≥18 岁,尚无第二性征出现和睾丸体积增大,睾酮水平 ≤3.47nmol/L,且促性腺激素(FSH 和 LH)水平低或"正常";女性到生物年龄 14 岁,尚无第二性征发育和月经来潮,雌二醇水平低且促性腺激素水平低或"正常";且找不到明确病因者,拟诊断本病。

6. 高促性腺激素性性腺功能减退症　各种原因导致的原发性性腺发育不良或功能衰竭,辅助检查提示性激素水平降低和促性腺激素水平明显升高。如女性 Turner 综合征(典型核型 45,XO),以矮小、多痣、肘外翻等多种畸形和青春期不发育为特征;男性 Klinefelter 综合征(典型核型 47,XXY),以青春期部分发育、男性乳腺发育和精子生成障碍为特征。

第五节　病例分析

病例1

一般资料：

患者女性，17岁，因"停经伴溢乳1⁺年"入院。1⁺年患者无明显诱因出现停经，伴有溢乳，为白色，量少，无头痛、视野缺损、多饮、多尿、饮食、性格改变等。

体格检查：

体温、脉搏、呼吸、血压无异常。身高：148cm，体重：46kg，BMI：21kg/m²，额部发际散在痤疮，乳房发育正常，两侧乳头轻微挤压均有少量白色乳汁溢出。女性外生殖器，无阴毛，腋毛较少。心、肺、腹查体均未见异常。月经史：12岁月经初潮，周期28~31天，经期持续3~4天，末次月经为2004年12月（13岁）。

实验室检查：

TSH 1.71mU/L，FT_3 5.71pmol/L，FT_4 16.47pmol/L，LH 0.1mIU/mL，FSH 0.3mIU/mL，PRL 265.4pg/mL，E_2 17pg/mL，P 0.20pg/mL，T 0.13pg/mL，ACTH 55.2ng/L。

其他辅助检查：

B超：子宫及双侧附件未见明显异常。

头颅MRI：垂体内见2.1cm×2.6cm类圆形T_1加权低密度影，垂体柄、脑实质、脑室中线结构无异常发现，动态增强扫描示垂体不均匀强化，垂体瘤可能性大。

术后病理：〈垂体〉嫌色细胞瘤，免疫组化PRL（+），GH（−），ACTH（−）。

分析：

本例患者17岁，以继发性闭经和溢乳为主要临床表现，B超示子宫、附件无异常，查血PRL明显高于正常水平，且血浆LH、FSH、E_2和P均显著降低，故定位于垂体-下丘脑。头颅MRI：垂体内见2.1cm×2.6cm类圆形T_1加权低密度影。动态增强扫描示垂体不均匀强化，垂体瘤可能性大。术后病理：〈垂体〉嫌色细胞瘤，免疫组化PRL（+），GH（−），ACTH（−）。

最后诊断：垂体嫌色细胞瘤，溢乳-闭经综合征。

病例2

一般资料：

患者男性，7岁，因"发现皮肤粗糙，阴茎变粗、变长、声音低沉8⁺个月"入院。8⁺个月前患者家属开始发现其皮肤粗糙，多毛，长而密，颜色深，以双小腿为甚，并且出现阴毛，阴茎变粗、变长，偶有勃起，无射精，双侧睾丸增大，阴囊皮肤皱褶增加，颜色变深，伴有声音低沉，出现额纹。较前少动、安静。食量增加。身高由105cm增加至125cm，体重由17.5kg增至28kg。无外伤史。

体格检查：

体温36.7℃，脉搏80次/min，呼吸20次/min，血压100/80mmHg，身高125cm，体重28kg，BMI 17.92kg/m²。全身皮肤偏黑，较粗糙，多毛，双小腿为甚，出现阴毛，阴茎直径约2cm，长约7cm，双侧睾丸约1.5cm×2cm，心、肺、腹未见阳性体征。

实验室检查：

LH<0.1mIU/mL，FSH<0.1mIU/mL，T 9.84ng/mL，PRL 15.44ng/mL，E_2 125pg/mL，P 0.36ng/mL，DHEA-S 4.21μmol/L，HCG 221mIU/mL，血浆皮质醇、ACTH均正常。

其他辅助检查：

骨龄测定：腕骨出齐，可见关节面，桡尺骨及各掌指骨骨骺较相应骨段等宽或稍宽，尚未覆盖。骨龄相当于12.2岁，成年身高预测均值为148.6cm，骨龄提前，大于97的百分位，左膝关节骨骺尚未愈合。

B超：肝、胆、胰、脾、双肾、腹股沟部未见异常。

X 线片：腹部未见异常,阴茎长大,约 2cm×7cm,睾丸约 2cm×1.5cm。

肾上腺 CT：左肾上腺内外支粗大,多系增生。

头颅 MRI：左侧 2cm×2cm 大小类圆形肿块占位,增强扫描见不均匀斑状强化,肿块侵及右侧内囊及前联合。

术后病理：生殖细胞瘤,免疫组化 HCG(+)。

分析：

本例患儿为男性,7 岁即出现睾丸、阴茎长大,阴毛生长,声音改变等第二性征,且身高增长迅速增快,是典型的性早熟临床表现,查激素水平示 LH、FSH 低于正常,而 T 高于正常水平,硫酸脂脱氢表雄酮正常,提示为促性腺激素非依赖型,属周围性性早熟,即假性性早熟。血 HCG 远高于正常,故推测分泌 HCG 的肿瘤引起的周围性性早熟。检查肾上腺、睾丸、腹股沟处等未发现明显占位。搜索病灶,胸部 CT：心肺未见异常,纵隔内未见确切占位。头颅 MRI 发现占位。

最后诊断：性早熟(假性),左侧生殖细胞瘤。

病例 3

一般资料：

患者女性,20 岁,因"反复颜面部皮疹 7⁺ 年"入院。7⁺ 年前,患者无明显诱因出现颜面部皮疹,起初局限于鼻尖、下颌及鼻唇沟,表现为广泛的粉刺、丘疹等。

体格检查：

体温、脉搏、呼吸、血压无异常。神志清楚,无病容,颜面部及胸背部广泛粉刺、丘疹、囊肿、结节、瘢痕,下腹部可见体毛增多,皮肤巩膜无黄染,全身浅表淋巴结未扪及肿大。心、肺、腹查体均未见异常。月经史：12 岁月经初潮,周期 28~31d,经期持续 5~7d,末次月经为 2019 年 6 月 18 日。

实验室检查：

黄体生成素：56.8mIU/mL,卵泡刺激素：8.3mIU/mL,催乳素：26.69ng/mL,雌二醇：241.50pg/mL,性激素结合球蛋白：40.29nmol/L；皮质醇节律：皮质醇(8—10 点)：456.40nmol/L,皮质醇(24 点)：119.90nmol/L。DHEA、抗米勒管激素、RAAS、尿皮质醇未见明显异常；ACTH 兴奋试验：17-α- 羟孕酮(刺激前)：1.79ng/mL,17-α- 羟孕酮(刺激后)：3.31ng/mL,未见明显异常。血常规、生化、凝血、输全、大小便常规、甲状腺功能、血尿皮质醇、血尿儿茶酚胺等未见明显异常。

其他辅助检查：

腹部及女性泌尿系、妇科彩超：未见明显异常。

分析：

本例患者 20 岁,以反复颜面部皮疹为主要临床表现,B 超示子宫、附件未见明显异常,查血 LH 明显升高,LH/FSH=6.84。

最后诊断：

多囊卵巢综合征；囊肿型痤疮。

病例 4

一般资料：

患者男性,18 岁,因"第二性征发育不良 4⁺ 年"入院。4⁺ 年前(14 岁左右),患者自觉阴茎较同龄人明显短小,无胡须、阴毛、腋毛生长,喉结小,有性欲,对异性有好感,无勃起及晨勃,从未出现遗精及射精,从未手淫,稍有变声,自诉在 14 岁前身高在同龄人中等,后身高开始落后(具体不详),每年均能增长 2~3cm,有缓慢增长但未停滞。病程中无怕冷、乏力、嗜睡、食欲缺乏、水肿,无皮肤色素减退,无颜面痤疮、体形肥胖、皮肤紫纹,无乳房发育、泌乳等表现,患者一直未予重视,未至医院诊治。入院前 2 年(16 岁左右),患者自诉食量增加,身高较前增长了约 10cm(从 156cm 长至 166cm),第二性征仍未发育。患者在当地医院足月顺产出生,出生时无青紫,出生评分不详,母乳喂养 4 月。患者母亲怀孕期间未生病、未服用药物、未接触有毒有害物质。患者出生后半年左右开始萌牙(乳牙出齐时间不详),说话、行走时间与同龄儿童无异,1岁会走会说话。记忆力、注意力、反应力、社交能力、学习能力可。父亲身高:175cm,母亲身高:156cm,预测身高:168.5cm。

体格检查:

神志清楚,慢性病容,皮肤巩膜无黄染,全身浅表淋巴结未扪及肿大。颈静脉正常。心界不大,心律齐,各瓣膜区未闻及杂音。胸廓未见异常,双肺叩诊呈清音。双肺呼吸音清,未闻及干湿啰音。腹部外形正常,全腹软,无压痛及反跳痛,腹部未触及包块。肝脏肋下未触及。脾脏肋下未触及。双肾未触及。双下肢无水肿。Tanner分期Ⅰ期,阴茎长约3cm,睾丸长径小于1cm,约1mL,皱褶极少,无色素沉着。

实验室检查:

GH 5.59ng/mL。甲状腺功能:TSH 2.060mU/L,FT4 17.55pmol/L。性激素:LH 0.2mIU/mL,FSH 0.5mIU/mL,E2<5.00pg/mL,PRL 8.72ng/mL,睾酮<0.03ng/mL,游离睾酮<0.84%。绒毛膜促性腺激素0.06mIU/mL。骨特异碱性磷酸酶70.60μg/L,Ⅰ型胶原羧基末端肽2.770ng/mL。24h尿游离皮质醇43.7μg/24h。DIC、心肌标志物、输血前检查、肿瘤标志物:正常。尿常规、大便常规、肝功能、电解质:正常(表12-4)。

表12-4　GnRH兴奋试验检测

	GnRH兴奋试验		GnRH延长兴奋试验	
	LH(mIU/mL)	FSH(mIU/mL)	LH(mIU/mL)	FSH(mIU/mL)
−30min	<0.1	0.58	1.01	0.79
−15min	<0.1	–	1.2	0.7
0	<0.1	0.5	1.0	0.7
15min	2.1	1.3	12.2	1.5
30min	3.2	2.0	16.1	2.2
45min	3.6	2.7	15.0	2.3
60min	3.4	2.7	13.1	2.3
90min	2.6	2.9	9.9	2.2

其他辅助检查:

DXA骨密度示:L1、L2、L3、L4、L1~4、股骨颈、全髋骨密度绝对值分别为:0.834、0.891、1.022、1.022、0.948、0.962、0.962。骨龄:相当于12.9岁,骨龄落后,低于3百分位,左股骨远端骺线未愈合,左胫骨近端骺线部分愈合。

MRI蝶鞍冠矢状位增强扫描:垂体未见异常。

分析:

本例患者青年男性,现第二性征发育迟缓,阴茎短小,无胡须、阴毛、腋毛生长,喉结小,查Tanner分期Ⅰ期,阴茎长约3cm,睾丸长径小于1cm,约1mL,皱褶极少,无色素沉着。GnRH兴奋试验考虑低促性腺激素性性腺功能减退症IHH可能;GnRH延长试验能明显兴奋,考虑下丘脑病变,特发性低促性腺激素性性腺功能减退症。

最后诊断:

特发性低促性腺激素性性腺功能减退症;骨龄落后。

病例5

一般资料:

患者女性,33岁,因"性欲减退2⁺年,月经紊乱伴不孕10⁺个月,停经4⁺个月"入院。2⁺年前患者无明显诱因出现性欲减退,无阴毛、腋毛减少,患者未予重视。10⁺个月前患者开始备孕后月经推迟,未予处理。8⁺个月前于某医院就诊,给予中药治疗(具体不详)后月经紊乱,月经周期延后及提前交替,月经量少,呈褐色,月经期3~5d,双下肢乏力,无明显头昏,头痛。4⁺个月前患者因霉菌性阴道炎再次就诊于某医院,抗感染治疗后嘱患者停中成药两个月后复查相关检查。停用中成药后患者出现闭经,双下肢乏力加重,行走后无加重,予益玛欣50mg bid口服治疗10d后月经仍未来潮。

体格检查:

神志清楚,慢性病病容,皮肤巩膜无黄染,全身浅表淋巴结未扪及肿大。颈静脉正常。心界不大,心律齐,各瓣膜区未闻及杂音。胸廓未见异常,双肺叩诊呈清音。双肺呼吸音清,未闻及干湿啰音。腹部外形正常,全腹软,无压痛及反跳痛,腹部未触及包块;肝脏肋下未触及,脾脏肋下未触及,肾脏未触及。双下肢无水肿。

实验室检查:

血常规:血红蛋白139g/L、白细胞计数3.14×10⁹/L、中性分叶核粒细胞百分率54.5%、HbA1c 5.4%、胆固醇7.39mmol/L、低密度脂蛋白4.41mmol/L、二氧化碳结合力29.6mmol/L、I型胶原羧基末端肽0.627ng/mL、尿比重1.006、酸碱度8.50、白细胞25cell/μL。生长激素3.57ng/mL、促甲状腺刺激激素3.070mU/L、游离三碘甲状腺原氨酸2.80pmol/L、游离甲状腺素13.54pmol/L、黄体生成素0.8mIU/mL、卵泡刺激素4.5mIU/mL、催乳素19.75ng/mL、雌二醇<5.00pg/mL、性激素结合球蛋白80.33nmol/L、孕酮0.06ng/mL、睾酮0.12ng/mL、脱氢表雄酮硫酸酯5.050μmol/L、游离睾酮0.92%、生物活性睾酮21.75%、绒毛膜促性腺激素0.02mIU/mL、补体C3 0.464 0g/L、PTH 6.69pmol/L、25-羟基维生素D 40.31nmol/L、钙2.41mmol/L、ACTH 13.22ng/L、皮质醇(8—10点)431.50nmol/L、ANCA、肿瘤标志物、尿钠肽和心肌标志物、大便常规、凝血全套、输血全套未见明显异常。皮质醇44.99nmol/L、24小时尿量2 900.00mL、24小时尿游离皮质醇126.1μg/24h。

其他辅助检查:

DXA骨密度检查提示:腰椎1、腰椎2、腰椎3、腰椎4、L1~L4、左股骨颈、全髋骨密度(g/cm²)分别为:0.937、1.090、1.218、1.128、1.102、0.875、0.875;Z值分别为:0.1、0.8、1.4、0.8、0.4、0.2、-0.2。

MRI垂体高分辨增强扫描(超微小腺瘤):垂体未见确切异常。

CT胸部平扫+薄层高分辨扫描:心肺未见异常。双侧胸膜增厚。

子宫及双附件彩超:子宫、附件未见明显异常(表12-5)。

表12-5 GnRH兴奋试验检测

	GnRH兴奋试验	
	LH(mIU/mL)	FSH(mIU/mL)
-30min	2.4	8.3
-15min	2.0	7.1
0	1.9	7.0
15min	8.0	10.4
30min	12.1	15.5
45min	12.4	15.9
60min	11.9	16.7
90min	10.9	17.3

分析:

本例患者20岁,以性欲减退2⁺年,月经紊乱伴不孕10⁺个月,停经4⁺个月为主要临床表现,GnRH兴奋试验提示LH、FSH能被兴奋,支持低促性腺激素性性腺功能减退症,考虑功能性可能。

最后诊断:

低促性腺激素性性腺功能减退症。

病例 6

一般资料：

患者女性，20 岁，因"月经紊乱 3$^+$ 年"入院。3$^+$ 年前患者无明显诱因出现月经稀发，月经周期为 2~3 个月，月经期为 7~8 天，月经血量正常，经血颜色正常，无痛经及腹部不适，10$^+$ 个月前于某医院就诊，给予"优思明、二甲双胍、鹿茸保胎丸"治疗 2 个月后停药，自诉未见明显好转。5$^+$ 月前患者月经期延长，月经期 1$^+$ 月左右，月经期的前 15d 月经血量较少，每天大约 3~4 滴，月经期的后 15d 月经血量正常，经血颜色正常，两次月经间隔大约 10$^+$d，月经期伴腿酸及乳房胀痛，无腹痛、腹泻、头昏、头痛，无出汗、怕热、手抖、心悸，无皮肤水肿、便秘、畏寒，无乳房泌乳。10$^+$d 前于某医院就诊，给予"性激素、甲状腺功能及抗体、凝血及肝功能 + 肾功能 + 血脂全套均未见明显异常；75g 糖耐量试验：胰岛素抵抗指数（HOMA-IR）：7.5；妇科超声：双卵巢可疑多囊样改变"。

体格检查：

右上肢血压为 111/61mmHg，心率为 65 次 /min，左上肢血压为 115/63mmHg，心率为 64 次 /min。BMI：23.43kg/m^2。双侧乳房无溢乳，无多毛，未扪及包块；外阴未见异常，腋毛阴毛分布正常；无腹型肥胖、满月脸、皮肤紫纹；皮肤无多毛、痤疮；颈部未闻及血管杂音；心肺听诊未闻及明显异常，全腹软，无压痛及反跳痛，腹部未闻及血管杂音；甲状腺未见肿大，无压痛，未闻及血管杂音。现患者为月经第 10 天。

实验室检查：

血细胞分析（五分类）：血小板计数 337×10^9/L，白细胞计数 10.00×10^9/L，淋巴细胞绝对值 3.38×10^9/L。生化 4+β 羟丁酸：血清 β 羟基丁酸测定 0.50mmol/L。生化 1：总胆红素 35.5μmol/L，直接胆红素 8.9μmol/L，间接胆红素 26.6μmol/L，尿酸 454μmol/L，估算肾小球滤过率 130.86mL/（min·1.73m^2）。25- 羟基维生素 D 40.4nmol/L。皮质醇（8—10 点）304.00nmol/L。皮质醇（24 点）11.40nmol/L。促肾上腺皮质激素 37.02ng/L。性激素结合球蛋白 22.1nmol/L，黄体生成素 22.7IU/L，卵泡刺激素 4.0IU/L，催乳素 22.30ng/mL，雌二醇 180.0pg/mL，孕酮 <0.05ng/mL，睾酮 0.298ng/mL，抗米勒管激素 8.31ng/mL。尿酸 426μmol/L，糖化白蛋白值 8.65%。尿酸 4.61mmol/24h。17-α- 羟孕酮 1.56ng/mL。胰岛素样生长因子 -1 48.66ng/mL。前脑性尿钠肽 + 心肌标志物、输血前全套、尿常规、糖化血红蛋白（HbA1c）、甲状腺功能：均未见明显异常。

其他辅助检查：

腹部及泌尿系超声：脂肪肝。

分析：

患者 3$^+$ 年前月经稀发，5$^+$ 月前开始出现子宫不规则出血，且超声下可见左右卵巢内均可见多个卵泡（一个切面大于 12 个），最大直径 0.5cm，疑似多囊卵巢综合征；现患者行皮质醇、ACTH、24h 尿游离皮质醇检查未见明显异常，且无皮肤紫纹、满月脸、水牛背等库欣综合征的症状，故应排除库欣综合征；患者的 17α- 羟孕酮 <2，暂不考虑非经典型先天性肾上腺皮质增生；患者血睾酮及脱氢表雄酮未见明显异常，故应排除卵巢或肾上腺分泌雄激素的肿瘤；患者无相关用药史，可排除药源性；患者的 FSH<LH，且不具备功能性下丘脑性闭经的表现，暂不考虑；患者甲状腺功能正常，且无甲亢及甲减的症状，故可排除甲状腺疾病；患者无泌乳等高催乳素血症的症状且无催乳素升高，可排除高催乳素血症，所以患者很大的可能为多囊卵巢综合征。

最后诊断：

1. 多囊卵巢综合征；2. 胰岛素抵抗；3. 高尿酸血症；4. 脂肪肝。

病例 7

一般资料：

患者女性，37 岁，因"月经紊乱 13$^+$ 年，闭经 2$^+$ 年"入院。入院前 13$^+$ 年，患者无明显诱因出现月经紊乱，表现为月经周期较前延长，约为 60$^+$d，伴月经量减少，伴有潮热盗汗，头痛、阵发性胸痛、双膝关节痛等症状，不伴有恶心、呕吐、食欲缺乏，无多毛、面部痤疮、皮肤紫纹，无面容改变，无手足关节长大，无多食易饥,无明显头晕、心悸,无嗅觉异常,无双下肢水肿等不适,患者未重视,亦未就诊。12$^+$年前患者自觉月经紊乱较前加重,表现为月经周期明显延长,遂前往当地中医院就诊,服用相关药物治疗,具体用药不详,月经紊乱情况未有明显改善。11$^+$年前患者再次因月经周期紊乱于某医院就诊,考虑诊断"高催乳素血症",口服溴隐亭(2.5~1.25mg/d)及其他药物(具体不详)治疗约4年。8年前患者行"垂体MRI"提示"垂体右侧小结节(0.4cm),考虑垂体微腺瘤"(未见报告),未予特殊处理。7年前患者查催乳素降至正常(未见报告),但月经周期较前无明显改善,遂停用溴隐亭,并于当地医院经促排卵治疗后顺利怀孕,孕60天产检时发现胚胎停育,行人流术治疗。6$^+$年前复因月经紊乱于某医院就诊,口服中药治疗(具体不详),月经紊乱无明显改善,5年前于某医院经促排卵治疗后怀孕,并于某医院顺产1子,母乳喂养1年,乳汁量较少。产后月经未来,患者于4年前门诊复查MRI蝶鞍增强扫描提示"垂体右上缘小结节,考虑微腺瘤或其他",患者未予重视,亦未治疗。3年前患者因闭经前往某医院就诊,使用"芬吗通、地屈孕酮片、雌二醇凝胶等"治疗,治疗期间(同年3~6月)月经来潮,但经期不规律,经量较少。2$^+$年前再次出现闭经,患者复查MRI蝶鞍增强扫描提示"垂体内未见占位病变",遂自行停药。1$^+$年前患者再次于当地中医诊所就诊,服用调节月经药物后(具体用药不详),月经仍未来潮。1年来患者未再使用调节月经相关药物,月经未来。3月前患者行房后出现阴道流血,持续数日,出血量较既往月经量少,患者未重视,亦未再出现月经来潮。同年1月某医院阴道(子宫及双附件)彩超"子宫偏小,宫体2.4cm×3.7cm×2.9cm";超声所见"肾脏、膀胱、输尿管未见明显异常";同年4月颈部超声提示"甲状腺右侧叶结节:结节性甲状腺肿?";腹部彩超"未见明显异常";浅表组织彩超:"左侧腹壁皮下脂肪层弱回声结节,考虑脂肪瘤可能;左侧乳腺中央区导管扩张,BI-RADS分类2类";胸部CT:"1.双肺散在小结节,多系炎性结节;2.双肺尖片结影,多系炎性病变"。

体格检查:

身高168cm,体重59kg,腰围75cm,臀围97cm,BMI:20.9kg/m²,腰臀比:1.29,无腋毛,阴毛稀少,Tanner2级。

实验室检查:

同年4月:促甲状腺刺激激素2.020mU/L,游离甲状腺素16.22pmol/L,黄体生成素12.1IU/L,卵泡刺激激素8.5IU/L,催乳素9.48ng/mL,雌二醇22.2pg/mL,孕酮0.15ng/mL,睾酮0.120ng/mL,骨碱性磷酸酶(B-ALP)、β-胶原降解产物测定(β-CTX):骨特异碱性磷酸酶10.97μg/L,I型胶原羧基末端肽0.315ng/mL,25-羟基维生素D 51.5nmol/L。同年5月:生长激素0.14ng/mL,促甲状腺刺激激素1.060mU/L,游离三碘甲状腺原氨酸5.14pmol/L,游离甲状腺素16.87pmol/L,抗甲状腺球蛋白抗体27.27IU/mL,抗甲状腺过氧化物酶抗体6.99IU/mL,促甲状腺激素受体抗体<0.30IU/L,黄体生成素2.2IU/L,卵泡刺激激素4.8IU/L,催乳素10.14ng/mL,雌二醇<5.0pg/mL,孕酮0.21ng/mL,睾酮0.105ng/mL,抗米勒管激素1.00ng/mL,皮质醇(24点)97.04nmol/L,皮质醇(8—10点)370.40nmol/L,促肾上腺皮质激素(ACTH):促肾上腺皮质激素6.66ng/L,小便常规:"隐血20(1+)Cell/μL,上皮细胞32/μL,细菌446/μL"。胰岛素样生长因子-1 99.34ng/mL,心肌标志物、免疫全套未见异常。GnRH兴奋试验:-30minFSH 6.07IU/L,-15minFSH 5.7IU/L,0minFSH 5.6IU/L,15minFSH 13.5IU/L,30minFSH 29.3IU/L,45minFSH 30.4IU/L 60minFSH 31.1IU/L,90minFSH 30.0IU/L,-30minLH 5.5IU/L,-15minLH 4.9IU/L,0minLH 4.5IU/L,15minLH 55.2IU/L,30minLH 117.2IU/L,45minLH 111.8IU/L,60minLH 101.5IU/L,90minLH 78.9IU/L。

其他辅助检查:

DXA骨密度(04-24):L1~L4、L1~4、股骨颈、全髋骨密度绝对值分别为0.940、0.919、0.982、0.961、0.952、0.896、0.819g/cm²,对应T值分别为-0.8、-1.5、-1.4、-1.5、-1.4、-1.2、-0.3。05-13 MRI垂体高分辨增强扫描(超微小腺瘤)垂体未见确切异常。

分析:

患者中年女性,13岁出现月经来潮,第二性征发育可,正常行经11年左右后出现月经紊乱,近2$^+$年出现闭经,故诊断继发性闭经。院外查FSH、LH、雌二醇均偏低,彩超提示子宫偏小,考虑下丘脑、垂体病变所致闭经可能性大。入院后需GnRH兴奋试验等检查明确诊断其为下丘脑性必经。

卵巢早衰的患者可出现月经异常,甚至闭经,但该病表现为 FSH 和 LH 升高,患者检查结果不支持卵巢早衰的诊断;垂体占位、垂体炎、垂体前叶发育不良等致垂体前叶功能减退,患者的 MRI 蝶鞍增强扫描结果排除该疾病。

最后诊断:

1. 下丘脑性闭经; 2. 甲状腺右侧结节; 3. 骨量减少。

病例 8

一般资料:

患者男性,20 岁 6 个月,因"发现生长发育迟缓 13[+] 年"入院。入院前 13[+] 年无意间发现患者身高落后于同龄人,当时身高具体不详,伴有智力偏低,自诉在校学习成绩为全班落后水平,期末成绩基本不及格,平时记忆力、反应力、注意力一般,语言表达欠清楚,少动,无乏力、食欲缺乏,无肥胖、消瘦,无多饮多尿,无皮肤色素沉着,无多毛,无皮肤水肿及紫纹,未予重视。病程中患者体格发育仍落后于同年龄人群,近十年身高每年增长值不详,患者因成绩不佳,未能正常升学,文化程度为初中毕业。自诉入院前 2[+] 年,身高生长发育趋于停滞状态。入院前 1[+] 年,家属发现患者不愿与异性接触,询问患者后得知患者阴茎未曾出现勃起及遗精现象,发现无阴毛,胡须为绒毛状,从未剔除胡须,患者职业为手机修理,能正常上班,未诉乏力、食欲缺乏,无发热、盗汗等不适,入院前半个月,为求进一步诊治,就诊于我院骨科门诊,予以完善数字化 X 光骨盆正位摄影、右膝关节位摄影提示:①骨盆骨质未见确切破坏征象,双侧骶髂关节、髋关节在位,双侧骶髂关节间隙显示稍模糊。②腰 5 双侧横突肥大,并与骶骨形成假关节可能。③右膝关节在位,胫骨平台骨质密度稍增高。④右胫骨结节处见低密度影,边缘稍模糊。患者为足月顺产出生,在家生产,出生时哭声响,无青紫,出生评分不详,母乳喂养,患者出生后半月开始萌芽,2 岁半乳牙出齐,患儿 8[+] 个月时开始喊"爸爸妈妈",2[+] 岁可勉强说出完整语言,1 岁会站,1 岁半会走。预测身高:169~179cm。家属自诉入院前 18[+] 年,于云南大理旅游途中出现腹泻,每天 8~9 次,黄色水样便,于当地医院静脉滴入及肌内注射药物治疗,具体诊断、药物名称及剂量不详。治疗后好转。

体格检查:

患者身高 158cm,BMI:18.43kg/m², 腰围 71cm,臀围:83cm,腰臀比:0.86,眉毛稀疏,自诉眉毛容易脱落,胡须为少许绒毛状,无腿毛及阴毛。极少许腋毛。睾丸大小:15mL,阴茎长度:4.5cm,正常色素沉着,无阴毛。Tanner 分期:Ⅳ 期。T: 36.6℃,P: 93 次/min,R: 20 次/min,BP: 121/67mmHg。神志清楚,慢性病容,皮肤巩膜无黄染,全身浅表淋巴结未扪及肿大。颈静脉正常。心界不大,心律齐,各瓣膜区未闻及杂音。胸廓未见异常,双肺叩诊呈清音。双肺呼吸音清,未闻及干湿啰音。腹部外形正常,全腹软,无压痛及反跳痛,腹部未触及包块。肝脏肋下未触及。脾脏肋下未触及。肾脏未触及。双下肢无水肿。

实验室检查:

血生化:钠 135.1mmol/L,氯 97.7mmol/L;皮质醇(24 点)86.00nmol/L,皮质醇(8—10 点)322.40nmol/L;甲状旁腺素 5.38pmol/L,25-羟基维生素 D 20.03nmol/L,促肾上腺皮质激素 17.69ng/L;降钙素 9.1pg/mL;生长激素 0.93ng/mL,促甲状腺刺激激素 3.530mU/L,三碘甲状腺原氨酸 1.99nmol/L,游离三碘甲状腺原氨酸 5.07pmol/L,甲状腺素 103.40nmol/L,游离甲状腺素 16.72pmol/L,甲状腺球蛋白 4.56μg/L,抗甲状腺球蛋白抗体<10.00IU/mL,抗甲状腺过氧化物酶抗体 13.65IU/mL,黄体生成素 5.8mIU/mL,卵泡刺激素 15.6mIU/mL,催乳素 53.88ng/mL,雌二醇 20.53pg/mL,睾酮 13.39ng/mL,脱氢表雄酮硫酸酯 4.490μmol/L;糖化血红蛋白 A1c 5.5%;血清糖类抗原 72~4 7.13U/mL;小便常规:隐血 10(+/−)Cell/μL,红细胞 3/HP;复查小便常规:隐血 20(1+)Cell/μL,红细胞 26/μL,红细胞 5/HP;尿红细胞形态:红细胞 3~5/HP,正常红细胞百分率 30%,异常红细胞百分率 70%,皱缩红细胞查见,小红细胞查见,破碎红细胞查见;血常规、凝血功能、输血全套、心肌标志物 +BNP、大便常规未见明显异常。性激素结合球蛋白 114.90nmol/L,睾酮>15.00ng/mL,游离睾酮 1.01%,生物活性睾酮 23.77%;复查催乳素 40.73ng/mL;复查钠 136.6mmol/L;脱氢表雄酮硫酸酯 4.490μmol/L;尿皮质醇 145.70nmol/L,24h 尿量 600.00mL,24h 尿游离皮质醇 84.5μg/24h。25-羟基维生素 D 20.03nmol/L。外周血淋巴细胞培养染色体核行分析:46,XY,(染色体未见异常)。OGTT 胰岛素释放试验：空腹血糖 4.30mmol/L，餐后半小时血糖 9.61mmol/L，餐后半小时胰岛素 199.30μU/mL，餐后 1h 血糖 10.02mmol/L，餐后 2h 血糖 6.16mmol/L，餐后 3h 血糖 3.72mmol/L，空腹胰岛素 3.70μU/mL，餐后 1h 胰岛素 300.20μU/mL，餐后 2h 胰岛素 95.30μU/mL，餐后 3h 胰岛素 16.77μU/mL；复查激素：黄体生成素 10.9mIU/mL，卵泡刺激素 15.1mIU/mL，卵泡刺激素 15.1mIU/mL，催乳素 41.78ng/mL，雌二醇 11.47pg/mL，性激素结合球蛋白 94.54nmol/L，孕酮<0.05ng/mL，睾酮 10.12ng/mL，脱氢表雄酮硫酸酯 4.340μmol/L，游离睾酮 1.07%，生物活性睾酮 25.08%，生长激素 0.65ng/mL。双氢睾酮（DTH）669.20pg/mL。胰岛素样生长因子 1（IGF1）：76.60ng/mL。雌二醇（E2）：22.99pg/mL。胰岛素低血糖兴奋试验结果：−15min：皮质醇 264.10nmol/L，生长激素 0.39ng/mL，血糖 4.66mmol/L；0min：皮质醇 306.80nmol/L，生长激素 0.91ng/mL，血糖 3.84mmol/L；5min：皮质醇 317.20nmol/L，生长激素 0.96ng/mL，血糖 3.95mmol/L；15min：生长激素 0.96ng/mL，血糖 2.39mmol/L；30min：皮质醇 530.40nmol/L，生长激素 4.7ng/mL，血糖 1.39mmol/L；低血糖发作时：生长激素 2.41ng/mL，血糖 1.08mmol/L；45min：生长激素 17.10ng/mL，血糖 2.11mmol/L；60min：生长激素 16.44ng/mL，血糖 2.57mmol/L；90min：皮质醇 918.10nmol/L，生长激素 12.1ng/mL，血糖 3.14mmol/L；120min：皮质醇 1 024nmol/L，生长激素 6.1ng/mL，血糖 3.86mmol/L；生化 6：钠 135.8mmol/L，钾 3.91mmol/L，氯 100.0mmol/L。

其他辅助检查：

4 月 11 日数字化 X 线骨盆正位摄影、右膝关节位摄影提示：①骨盆骨质未见确切破坏征象，双侧骶髂关节、髋关节在位，双侧骶髂关节间隙显示稍模糊。②腰 5 双侧横突肥大，并与骶骨形成假关节可能。③右膝关节在位，胫骨平台骨质密度稍增高。④右胫骨结节处见低密度影，边缘稍模糊。4 月 23 日某医院骨龄 5（左手腕＋左膝关节＋骨盆＋蝶鞍）提示：骨龄相当于成年骨龄。蝶鞍未见异常；左膝股骨远端已愈合，胫骨近端基本愈合。双侧髂骨未愈合，其余骨盆诸骨已愈合。MRI 垂体高分辨增强扫描（超微小腺瘤）：增强扫描矢状位垂体下缘见点状低信号影：血管影？垂体未见确切微腺瘤征象，蝶窦小囊肿。

骨密度：L1~L2 骨密度：0.770（g/cm²）Z 值：−2.0，L1~L3 骨密度：0.777（g/cm²）Z 值：−2.1，L1~L4 骨密度：0.805（g/cm²）Z 值：−2.0，L2~L3 骨密度：0.772（g/cm²）Z 值：−2.4，L2~L4 骨密度：0.810（g/cm²）Z 值：−2.0，L3~L4 骨密度：0.836（g/cm²）Z 值：−1.8，股骨颈：骨密度：0.811（g/cm²）Z 值：−1.2，全髋：骨密度：0.776（g/cm²）Z 值：−1.5。

腹部和男性泌尿系彩超：肝脏、胆道系统、胰腺、脾脏、肾脏、膀胱、输尿管、前列腺未见明显异常；睾丸彩超：双侧睾丸形态大小未见明显异常，右侧睾丸大小约 38mm×18mm×25mm，左侧睾丸大小约 38mm×18mm×25mm，双侧睾丸及附睾未见明显异常。

分析：

患者病程中主要表现为身高落后于同龄人群且低于预测身高，同时伴性功能障碍，完善相关检查后提示甲状腺功能无明显异常，暂不考虑甲状腺功能低下引起。垂体功能无明显异常，而睾酮明显升高，性激素结合球蛋白明显升高，雌激素下降，不排外芳香化酶生成障碍、部分激素受体异常及睾酮转换为有活性双氢睾酮通路障碍可能，患者病程中主要表现为身高落后于同龄人群且低于预测身高，同时伴性功能障碍，而睾酮明显升高，性激素结合球蛋白明显升高，雌激素下降，目前不考虑睾酮转换为有活性双氢睾酮通路障碍，转化睾酮为双氢睾酮的 5-α- 羟化酶异无明显异常。根据患者目前相关检查结果，考虑雄激素受体异常，可完善雄激素受体相关基因及芳香化酶相关基因检查。根据胰岛素低血糖兴奋试验结果提示：随着血糖逐渐降低，患者生长激素及皮质醇逐渐升高，实验中生长激素最高为 16.44ng/mL，皮质醇最高为 1 024nmol/L，结合 MRI 垂体高分辨增强扫描结果，不考虑生长激素缺乏及皮质醇缺乏。结合患者骨密度检查及 25- 羟基维生素结果，考虑患者存在骨质疏松，OGTT 试验提示高胰岛素明显增高，血糖控制在正常范围内。

最后诊断：

1. 雄激素不敏感综合征（部分型）？；2. 继发性骨质疏松症；3. 精神发育迟滞；4. 维生素 D 缺乏；5. 高胰岛素血症；6. 蝶窦小囊肿；7. 腰 5 双侧横突肥大。

病例9

一般资料:

患者男性,21 岁 1 个月,因"第二性征发育不良 5 年"入院。5 年前患者发现第二性征发育不良,无胡须、阴毛、腋毛,喉结小,未变声,阴囊小,阴茎短小,体形消瘦。晨起有勃起,无遗精。自诉有性欲,对异性有好感。伴怕冷,乏力,困倦,偶头昏,易紧张,感心慌,晨起时感恶心干呕,食欲差。诉口干,每天饮水 1 500~2 000mL,尿量约 1 500mL。患者无痤疮、乳房发育、智力低下、记忆力减退、反应减慢、身材矮小、多食、多饮、多尿等。患者及家属未重视,未就医。近 2 年患者第二性征仍未发育,为进一步诊治,于 3 月 28 日于某医院就诊,查性激素:卵泡刺激素 5.3mIU/mL,黄体生成素 2.3mIU/mL,雌二醇 5.0pg/mL,睾酮 0.97ng/mL,孕酮 0.25ng/mL,催乳素 8.04ng/mL,脱氢表雄酮硫酸酯 8.650μmol/L,性激素结合球蛋白 74.19nmol/L。甲状腺功能:促甲状腺刺激激素 1.94mU/L,游离三碘甲状腺原氨酸 5.06pmol/L,游离甲状腺素 20.50pmol/L。阴囊彩超:左侧附睾头囊肿,双侧睾丸小。

体格检查:

T: 36.8℃,P: 116 次 /min,R: 20 次 /min,BP: 99/69mmHg。BMI: 15.1kg/m^2,腰围 67cm,臀围 71cm,腰臀比: 0.94。神志清楚,体形消瘦,慢性病容,皮肤巩膜无黄染,无阴毛、腋毛,全身浅表淋巴结未扪及肿大。颈静脉正常。心界不大,心律齐,各瓣膜区未闻及杂音。胸廓未见异常,双肺叩诊呈清音。双肺呼吸音清,未闻及干湿啰音。腹部平坦,全腹软,无压痛及反跳痛,腹部未触及包块。肝脏肋下未触及。脾脏肋下未触及。肾脏未触及。无双下肢水肿。生殖器:无阴毛,阴囊大小 5mL,质地软,皱褶少,色素偏淡,阴茎 3.5cm,龟头偏白,Tanner 分期 Ⅰ~Ⅲ期。

实验室检查:

3 月 28 日性激素:卵泡刺激素 5.3mIU/mL,黄体生成素 2.3mIU/mL,雌二醇 5.0pg/mL,睾酮 0.97ng/mL,孕酮 0.25ng/mL,催乳素 8.04ng/mL,脱氢表雄酮硫酸酯 8.650μmol/L,性激素结合球蛋白 74.19nmol/L。甲状腺功能:促甲状腺刺激激素 1.94mU/L,游离三碘甲状腺原氨酸 5.06pmol/L,游离甲状腺素 20.50pmol/L。5 月 15 日生长激素 0.46ng/mL,促甲状腺刺激激素 2.620mU/L,游离三碘甲状腺原氨酸 4.75pmol/L,游离甲状腺素 19.31pmol/L,黄体生成素 2.1mIU/mL,卵泡刺激素 4.9mIU/mL,催乳素 17.19ng/mL,雌二醇 <5.00pg/mL,性激素结合球蛋白 60.52nmol/L,孕酮 0.17ng/mL,睾酮 0.45ng/mL,脱氢表雄酮硫酸酯 7.760μmol/L;甲状旁腺素 3.78pmol/L,25- 羟基维生素 D 25.54nmol/L,促肾上腺皮质激素 38.50ng/L,糖化血红蛋白 A1c 5.7%;皮质醇(8—10 点)612.40nmol/L;大便常规:隐血弱阳性。血常规、血生化、输血全套、凝血功能、肿瘤标志物、尿常规未见明显异常。

GnRH 兴奋试验结果:–15min 黄体生成素 2.8mIU/mL,卵泡刺激素 5.2mIU/mL;0min 黄体生成素 2.4mIU/mL,卵泡刺激素 5.0mIU/mL;15min 黄体生成素 12.3mIU/mL,卵泡刺激素 7.1mIU/mL;30min 黄体生成素 17.2mIU/mL,卵泡刺激素 9.2mIU/mL;45min 黄体生成素 19.5mIU/mL,卵泡刺激素 10.5mIU/mL;60min 黄体生成素 21.3mIU/mL,卵泡刺激素 11.9mIU/mL;90min 黄体生成素 20.8mIU/mL,卵泡刺激素 13.5mIU/mL。05-20 复查黄体生成素 2.1mIU/mL,卵泡刺激素 7.6mIU/mL,雌二醇 <5.00pg/mL,孕酮 0.16ng/mL,睾酮 0.72ng/mL。提示静脉使用微泵戈那瑞林后激素水平有所变化。

其他辅助检查:

骨龄测定报告:骨龄相当于: 14.4 岁,骨龄落后,低于 3 百分位;骨密度:L1~L2 骨密度: 0.778(g/cm^2)Z 值: –2.0,L1~L3 骨密度: 0.796(g/cm^2)Z 值: –2.0,L1~L4 骨密度: 0.818(g/cm^2)Z 值: –1.9,L2~L3 骨密度: 0.808(g/cm^2)Z 值: –2.1,L2~L4 骨密度: 0.831(g/cm^2)Z 值: –1.9,L3~L4 骨密度: 0.852(g/cm^2)Z 值: –1.7,股骨颈:骨密度: 0.793(g/cm^2)Z 值: –1.4,全髋:骨密度: 0.716(g/cm^2)Z 值: –2.0。

颈部淋巴结、甲状腺彩超:双侧颈部未见长大淋巴结,甲状腺实质回声均匀,未见确切占位,腺体内血流信号未见明显异常。

阴囊彩超:右侧睾丸大小 27mm × 10mm × 18mm,左侧睾丸大小 27mm × 12mm × 17mm,双侧睾丸小。

心脏彩超:心脏结构及血流未见明显异常,左室收缩功能测值正常。

心电图提示：不完全性右束支传导阻滞，右房大，电轴右偏（213°）。

右手肌力：21.3kg，左手平均肌力：21.2kg。

MRI垂体高分辨增强扫描（超微小腺瘤）：垂体未见异常。

分析：

患者青年男性，主要特点第二性质发育不良，Tanner分期为Ⅱ～Ⅲ期。性激素睾酮、雌激素降低，卵泡刺激素、黄体生成素偏低，支持低促性腺激素性性腺功能减退症的诊断。患者青年男性，食欲欠佳，进食量偏少。查体：体形消瘦。身高：180cm，体重：49kg。BMI：15.1kg/m^2，支持营养不良的诊断。患者黄体生成素、卵泡刺激素经促性腺释放激素兴奋试验（GnRH）后有升高趋势，考虑病变部位位于下丘脑可能性大，静脉使用微泵戈那瑞林后激素水平有所变化。MRI垂体高分辨增强扫描（超微小腺瘤），进一步排除鞍区占位性病变。

最后诊断：

1. 特发性低促性腺激素性性腺功能减退症。
2. 维生素D缺乏。
3. 重度蛋白质能量营养不良。
4. 骨密度降低。

（梁珊珊　张玫　安振梅）

▶ **参考文献**

1. 王兰兰. 医学检验项目选择与临床应用. 2版. 北京: 人民卫生出版社, 2013.
2. 葛均波、徐永健、王辰, 等. 内科学. 9版. 北京: 人民卫生出版社, 2018.
3. 中华医学会儿科学分会内分泌遗传代谢学组. 中枢性性早熟诊断与治疗共识. 中华儿科杂志, 2015, 53 (6): 412-418.
4. 托马斯. 临床实验诊断学 (实验结果的应用和评估). 朱汉民, 译. 上海: 上海科学技术出版社, 2004.
5. 中华医学会妇产科学分会绝经学组. 早发性卵巢功能不全的激素补充治疗专家共识. 中华妇产科杂志, 2016, 51 (12): 881-886.
6. 中华医学会儿科学分会内分泌遗传代谢学组青春发育调查研究协作组. 中国九大城市女孩第二性征发育和初潮年龄调查. 中华内分泌代谢杂志, 2010, 26 (8): 669-675.
7. 中华医学会妇产科学分会妇科内分泌学组. 早发性卵巢功能不全的临床诊疗中国专家共识. 中华妇产科杂志, 2017, 52 (9): 577-581.
8. 中华医学会内分泌学分会性腺学组. 特发性低促性腺激素性性腺功能减退症诊治专家共识. 中华内科杂志, 2015, 54 (8): 739-743.

第十三章
病毒性肝炎与实验诊断

病毒性肝炎是肝脏疾病中的常见病,是由肝炎病毒引起的以肝脏炎症和坏死病变为主的一组感染性疾病,其感染率和发病率很高,已成为全球严重的公共卫生问题。引起病毒性肝炎的病原体,目前公认的有 5 种肝炎病毒,分别是甲型肝炎病毒(hepatitis A virus,HAV)、乙型肝炎病毒(hepatitis B virus,HBV)、丙型肝炎病毒(hepatitis C virus,HCV)、丁型肝炎病毒(hepatitis D virus,HDV)和戊型肝炎病毒(hepatitis E virus,HEV),其主要特性见表 13-1。还有一些与人类肝炎可能相关的病毒如庚型肝炎病毒(hepatitis G virus,HGV)和输血传播病毒(Torque teno virus,TTV),但其在人类肝炎中的病原学作用尚不明确(表 13-1)。

表 13-1 五种肝炎病毒的特性

特性	病毒				
	HAV	HBV	HCV	HDV	HEV
科	小 RNA 病毒科	嗜肝 DNA 病毒科	黄病毒科	沙粒病毒科	肝炎病毒科
属	嗜肝炎病毒属	正嗜肝病毒属	丙型肝炎病毒属	δ 病毒属	肝炎病毒属
病毒体大小	27nm	42nm	60nm	36~43nm	32~34nm
包膜	无	有(HBsAg)	有	有(HBsAg)	无
基因组类型	ssRNA	dsDNA	ssRNA	ssRNA	ssRNA
基因组大小	7.5kb	3.2kb	9.6kb	1.7kb	7.2kb
稳定性	耐热、耐酸	酸敏感	乙醚和酸敏感	酸敏感	热稳定
传播途径	粪 - 口途径	肠道外途径	肠道外途径	肠道外途径	粪 - 口途径
潜伏期	15~45d(平均 30d)	40~160d(平均 65d)	7~140d(平均 50d)	共同感染与乙肝相似,重复感染为 7~50d	20~65d(平均 35d)
暴发性疾病	少见	少见	少见	常见	妇妇常见
慢性化	未见	常见	常见	常见	很少
致癌性	无	有	有	?	无
实验室诊断	检测抗体、抗原和核酸;病毒分离	检测抗体、抗原和核酸	检测抗体、抗原和核酸	检测抗体、抗原和核酸	检测抗体和核酸
发生情况	流行或散发性	主要是散发性	主要是散发性	主要是散发性	流行或散发性

第一节 甲肝病毒感染与疾病

甲型肝炎病毒,简称甲肝病毒,属于小RNA病毒科(Picornaviridae)嗜肝炎病毒属(Hepatovirus),具有嗜肝性、较高的热稳定性及独特的病毒颗粒组装过程等特点,这些特点可区别于小RNA病毒科的其他病毒。其基因组长约7.5kb,为单正链RNA,编码病毒的结构蛋白(即衣壳蛋白)和非结构蛋白(包括蛋白酶和依赖RNA的RNA聚合酶等)。

甲肝病毒在全世界范围内传播流行,由于卫生状况不同,各地区流行情况存在很大差异。1988年春季上海曾发生因生食毛蚶而暴发甲型肝炎流行,患者达31万人,死亡47例。近年来随着甲肝疫苗的注射接种,我国甲型肝炎的总患病率大幅下降。

甲肝病毒主要通过粪-口途径传播,引起急性病毒性肝炎,传染源为患者或隐性感染者。通常由患者粪便排出体外,经污染食物、水源、海产品及食具等传播而引起暴发或散发流行,潜伏期平均30d(15~45d),发病较急,多出现发热、肝大、疼痛等症状,一般不转为慢性肝炎和慢性携带者,除重症肝炎外,患者大多预后良好。好发年龄为5~30岁。

甲型病毒性肝炎临床过程可以从急性无黄疸型肝炎到急性重型肝炎。临床表现与患者年龄及感染病毒量有关。年龄越小症状越轻,3岁以下多为隐性感染或无黄疸型肝炎,随着年龄增长,临床症状加重,成年人多表现为急性黄疸型肝炎。甲型肝炎感染后,机体在急性期和恢复早期出现HAV IgM型抗体,在恢复后期出现HAV IgG型抗体,具有终身免疫力,对甲肝病毒的再感染有免疫防御能力。

根据甲肝病毒核苷酸序列差异,可将HAV分为Ⅰ~Ⅶ基因型,其中Ⅰ、Ⅱ、Ⅲ和Ⅶ型为感染人的HAV(hHAV),我国hHAV株多为Ⅰ型。Ⅳ、Ⅴ和Ⅵ型为感染猿猴的HAV。尽管HAV病毒株之间基因组序列差异显著,但所有的甲型肝炎病毒株只有一个血清型,基因组序列差异不影响血清学试验的效果。

一、实验室分析路径

甲肝病毒感染实验室分析路径见图13-1。

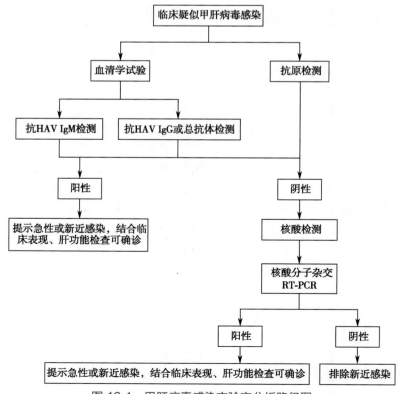

图13-1 甲肝病毒感染实验室分析路径图

二、相关实验

HAV 虽可在培养细胞中增殖,但不引起明显的细胞病变,难以判定病毒是否增殖,故实验室诊断一般不依靠分离病毒,临床以血清学试验、抗原检测和核酸检测为主。

1. 血清学试验　血清学试验主要包括抗 HAV IgM、抗 HAV IgG 或 HAV 总抗体,可采用 ELISA 或化学发光法进行检测。抗 HAV IgM 是诊断甲型病毒性肝炎的重要指标,也是目前最常用的特异性诊断指标。抗 HAV IgG 或 HAV 总抗体在患者发病早期和恢复期血清有 4 倍以上变化指示急性甲肝;单次测定用于流行病学调查、个体的既往感染或疫苗接种后的效果评价;抗 HAV IgG 出现于病程恢复期,较持久,甚至终身阳性,是获得免疫力的标志,一般用于流行病学调查。

2. 抗原检测　甲肝病毒抗原非常稳定,能在许多患者急性期的粪便标本中检测到。最早的检测方法是 RIA,但由于设备及放射性污染等问题,已基本被 EIA 所取代。用单克隆抗体 ELISA 技术检测 HAV 抗原时,多采用双抗体夹心法检测。病毒抗原可在某些患者存在很高的滴度,但是在临床表现期患者几乎总是存在抗 HAV IgM,所以以抗原检测相比血清学没有诊断优势,抗原检测的灵敏度低于逆转录 PCR 及连续性血清学检测。而且,HAV 抗原检测缺乏商品化试剂,难以常规开展。

3. 核酸检测　检测核酸的标本中,血清是最适标本;粪便最不适合,因为病毒水平可变并且抑制剂水平高。检测核酸的方法包括两大类,即核酸分子杂交与逆转录 PCR(reverse transcription polymerase chain reaction,RT-PCR)。RT-PCR 可用于极早期(窗口期)检测及 IgM 可疑阳性标本确认,但是核酸检测目前并没有推荐用于急性甲型肝炎诊断的常规检测。

三、结果判断与分析

1. 常规检查　外周血白细胞总数正常或偏低,淋巴细胞相对增多,黄疸前期末尿胆原及尿胆红素开始呈阳性反应,是早期诊断的重要依据。急性黄疸型肝功能异常,以血清 ALT 和血清总胆红素升高为主,血清球蛋白常轻度升高;急性无黄疸型和亚临床型病例肝功能改变以单项 ALT 轻、中度升高为特点;急性淤胆型病例血清总胆红素显著升高而 ALT 仅轻度升高,同时伴有血清 ALP 及 GGT 明显升高。

2. 血清学试验　血清学试验是临床最主要的检测方法,适用于患者有急性肝炎的临床症状(如疲乏、腹痛、食欲下降、恶心和呕吐等)和黄疸或血清氨基酸转移酶水平升高,或者患者可能曾暴露于甲肝病毒,注意恰当使用和正确解释。

在做出急性、新近或者既往 HAV 感染的判断时,应考虑:①标本中检出病毒抗原和核酸,提示急性感染,但阴性结果不能完全排除感染。②存在 IgM 型抗体可确定急性或新近感染,但是阴性结果也不能完全排除感染。③总抗体或 IgG 型抗体是在所有急性感染者或既往感染者中均可检出,但难以确定初始感染时间。

甲型肝炎时临床经过与病毒标志物的消长情况见图 13-2。

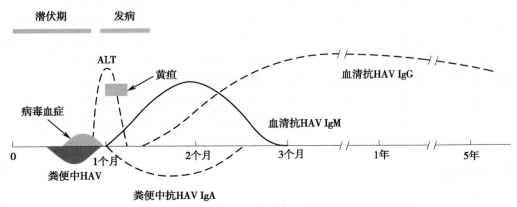

图 13-2　甲型肝炎的临床经过与病毒标志物的消长情况

第二节 乙肝病毒感染与疾病

人类乙肝病毒于 1998 年被国际病毒命名委员会正式划归新的病毒科——嗜肝 DNA 病毒科 (Hepadnaviridae),属于正嗜肝病毒属(Orthohepadnavirus)。其基因组长约 3.2kb,为部分双链环状 DNA,分别编码 HBsAg、HBcAg、HBeAg、病毒聚合酶和 HBx 蛋白。

乙肝病毒感染呈世界性流行,但不同地区感染的流行强度差异很大。我国流行的血清型主要是 adrq+ 和 adw2,少数为 ayw3;基因型主要为 B 型和 C 型。2014 年中国疾病预防控制中心(Chinese Center for Disease Control and Prevention,CDC)开展的全国 1~29 岁人群乙型肝炎血清流行病学调查结果显示,1~4 岁、5~14 岁和 15~29 岁人群 HBsAg 流行率分别为 0.32%、0.94% 和 4.38%,与 1992 年比较,分别下降 96.7%、91.2% 和 55.1%。这主要归因于乙型肝炎疫苗联合乙型肝炎免疫球蛋白(hepatitis B immunoglobulin,HBIG) 的母婴阻断措施的应用和普及。据估计,目前我国一般人群 HBsAg 流行率为 5%~6%,慢性 HBV 感染者约 7 000 万例,其中慢性乙型肝炎(chronic hepatitis B,CHB)患者约 2 000 万 ~3 000 万例。

人感染 HBV 后,HBsAg 阳性和 / 或 HBV DNA 阳性持续 6 个月以上,称为慢性乙型肝炎(CHB)。 HBV 感染的自然史主要取决于病毒和宿主相互作用,其中 HBV 感染时的年龄是影响慢性化的主要因素之一。在围产期和婴幼儿时期感染 HBV 者中,分别有 90% 和 25%~30% 将发展成慢性感染。在 5 岁以后的儿童、青少年和成人感染者仅有 5%~10% 发展成为慢性感染。慢性 HBV 感染的自然史根据自然病程一般可划分为四期,即免疫耐受期(慢性 HBV 携带状态)、免疫清除期(HBeAg 阳性 CHB)、免疫控制期(非活动 HBsAg 携带态)和再活动期(HBeAg 阴性 CHB)。免疫耐受期:血清 HBsAg 和 HBeAg 阳性,HBV DNA 水平可高达 2×10^7IU/mL 以上,ALT 正常,肝脏组织无明显炎症坏死和肝纤维化。免疫清除期:血清 HBsAg 和 HBeAg 阳性,HBV DNA 水平 >2×10^4IU/mL,ALT 持续或反复升高,肝脏组织有明显炎症坏死和 / 或纤维化,肝纤维化可快速进展,部分可发展为肝硬化和肝功能衰竭。免疫控制期:血清 HBsAg 阳性、HBeAg 阴性、抗 -HBe 阳性,HBV DNA 水平低或检测不到,ALT 正常,肝脏组织无或仅有轻度炎症,可有不同程度的纤维化。在发展为明显肝病之前出现 HBeAg 血清学转换的此期患者,发生肝硬化和肝细胞癌(hepatocellular caricnoma,HCC)的风险明显减小。再活动期:5%~15% 的非活动期患者可出现一次或数次肝炎发作,表现为血清 HBsAg 阳性、HBeAg 阴性,抗 -HBe 阳性,HBV DNA 水平常 $\geqslant 2 \times 10^3$IU/mL, ALT 持续或反复升高,成为 HBeAg 阴性 CHB,也可再次出现 HBeAg 阳转,肝脏组织有明显炎症坏死和 / 或纤维化。围产期和婴幼儿时期感染 HBV 可以经过典型的四期,但并非所有 HBV 感染者都经过以上四期。青少年和成年时期感染 HBV 者多无免疫耐受期而直接进入免疫清除期。未经抗病毒治疗 CHB 患者的肝硬化的年发生率为 2%~10%,相关危险因素包括宿主(年龄较大、男性、发生 HBeAg 血清学转换时年龄 >40 岁和 ALT 持续升高),病毒(HBV DNA>2×10^3IU/mL),HBeAg 持续阳性,C 基因型、合并 HCV、HDV 或人类免疫缺陷病毒(human immunodeficiency virus,HIV)感染,以及合并其他肝脏损伤因素(如酒精或肥胖等)。代偿期肝硬化进展为失代偿期的年发生率为 3%~5%,失代偿期肝硬化患者 5 年生存率为 14%~35%。非肝硬化 HBV 感染者的 HCC 年发生率为 0.5%~1.0%,肝硬化患者 HCC 年发生率为 3%~6%。发生 HCC 的危险因素有肝硬化、合并糖尿病、直系亲属中有肝癌者、血清 HBsAg 高水平、接触黄曲霉素等。CHB 是我国病毒性肝炎、肝硬化和肝癌的最主要致病因素。随着疾病进展,约 20%~40%CHB 患者将发展为肝硬化、肝硬化失代偿等终末期肝病及 HCC。最常见的 HBV 感染模式是垂直传播感染(围产期母婴传播),幼儿期与成年感染者密切接触导致的感染,性传播感染、毒品注射及其他和感染者的体液物理接触。在世界范围内,HBV 引发慢性肝炎、肝硬化和肝癌等严重健康问题。因此早期诊断,开展及时、规范的抗病毒治疗及监测,减少终末期肝病的发生至关重要。

一、实验室分析路径

乙肝病毒感染实验室分析路径见图 13-3。

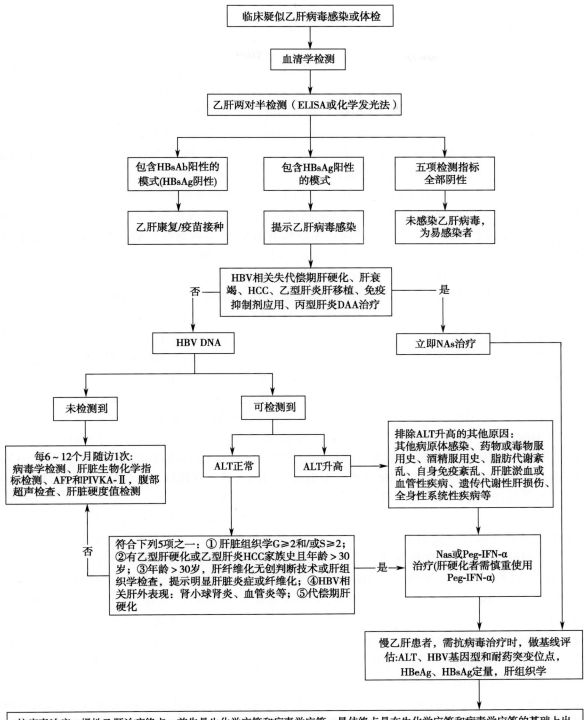

图 13-3 乙肝病毒感染实验室分析路径图

HBsAg：乙肝表面抗原；HBV：乙型肝炎病毒；ALT：丙氨酸氨基转移酶；HCC：肝细胞癌；DAA：直接抗病毒药物；NAs：核苷（酸）类似物：包括恩替卡韦（ETV）、富马酸替诺福韦酯（TAF）、富马酸丙酚替诺福韦（TDF）；Peg-IFN-α：聚乙二醇干扰素 α；AFP：甲胎蛋白；PIVKA-Ⅱ：维生素 K 缺乏或拮抗剂蛋白检测

二、相关实验

(一)血清学检测

检测 HBV 血清学标志物是临床最常用 HBV 感染的病原学诊断方法。目前临床上常用 ELISA、化学发光法定性或定量测定 HBV 标志物,用于判断 HBV 是否感染;HBV 标志物,包括三个抗原抗体系统,即 HBsAg 与抗 -HBs、HBeAg 与抗 -HBe,HBcAg 与抗 -HBc;由于 HBcAg 在血液中难以测出,故临床血清学检测不包括 HBcAg,但抗 HBc 分为抗 -HBc IgM 和抗 -HBc IgG,因此 HBV 标志物检测俗称乙肝两对半检测。近年出现乙肝表面抗原定量、乙肝核心抗体定量和乙肝核心相关抗原(hepatitis B core-related antigen,HBcrAg)检测可用于乙肝的精准治疗及疗效评价。

1. HBsAg 和抗 -HBs　HBsAg 是 HBV 感染后第一个出现的血清学标志物,也是诊断的重要指标之一。HBsAg 阳性见于急性肝炎、慢性肝炎或无症状携带者。急性肝炎恢复后,一般在 1~4 个月内 HBsAg 消失,持续 6 个月以上则认为转为慢性肝炎。无症状 HBsAg 携带者是指肝功能正常的乙肝患者,虽然肝组织已有病变,但无临床症状。在急性感染恢复期可检出抗 -HBs,一般是在 HBsAg 从血清消失后发生抗 -HBs 血清阳转。从 HBsAg 消失到抗 -HBs 出现的这段间隔期,称为核心窗口期(core window),此期可以短至数天或长达数月。此时,抗 -HBc IgM 是感染唯一血清学标志物。HBsAg 清除,伴或者不伴抗 -HBs 血清学转换,是慢性乙肝治疗的理想终点,表明对 HBV 复制和病毒蛋白表达的完全抑制 HBsAg 水平不受 HBV DNA 水平变化的影响、体现免疫控制水平。血清 HBsAg 定量检测可用于预测疾病进展、抗病毒疗效和预后。较低的 HBsAg 水平通常反映宿主对 HBV 复制和感染具有较好的免疫控制能力。HBV DNA 和 HBsAg 定量联合检测可用于 HBV 感染分期和风险评估。抗 -HBs 是一种中和抗体,是乙肝康复的重要标志。抗 -HBs 对同型病毒再感染具有保护作用,可持续数年。抗 -HBs 出现是 HBsAg 疫苗免疫成功的标志。抗 -HBs 可以和 HBsAg 同时存在,此时不能排除乙肝感染。

2. HBeAg 和抗 -HBe　HBeAg 是一种可溶性抗原,是 HBV 复制及传染性强的指标,在潜伏期与 HBsAg 同时或在 HBsAg 出现稍后数天就可在血清中检出。HBeAg 持续存在时间一般不超过 10 周,如超过则提示感染转为慢性化。抗 -HBe 出现于 HBeAg 阴转后,其出现比抗 -HBs 晚但消失早,其阳性表示 HBV 复制水平低,传染性下降,病变趋于静止(但有前 C 区突变者例外)。

3. HBcAg 和抗 -HBc　乙型肝炎核心抗体(抗 -HBc)是乙型肝炎核心抗原(HBcAg)对应的抗体,HBcAg 在乙型肝炎病毒感染后即可编码产生,其免疫原性极强,在急性乙型肝炎早期即可达高峰值,HBcAg 感染的肝细胞是细胞免疫效应攻击的靶细胞,故 HBcAg 含量与肝脏损害程度相关,也是 HBV 病毒复制的有力证据。血液中量微,被 HBsAg 包裹,不易检测。HBcAg 抗原性强,在 HBV 感染早期即可刺激机体产生抗 -HBc,较抗 -HBs 出现早得多,早期以 IgM 为主,随后产生 IgG 型抗体。抗 -HBc IgM 阳性提示 HBV 复制,多见于乙型肝炎急性期,但慢性乙肝患者也可持续低效价阳性,尤其是病变活动时;抗 -HBc 总抗体主要是抗 -HBc IgG,只要感染过 HBV,无论病毒是否被清除,此抗体均为阳性,可持续存在数年。抗 -HBc 不是保护性抗体,不能中和乙肝病毒。抗 -HBc 作为传统的用于筛查 HBV 感染的标志物之一,已被广泛用于临床。近年来,随着抗 -HBc 检测方法学的进展,抗 -HBc 水平定量分析的临床价值已受到越来越多关注,抗 -HBc 定量水平和 ALT 水平呈明显正相关;尤其是在 ALT 正常患者,抗 -HBc 定量水平和肝脏组织学炎症坏死程度呈显著正相关。抗 -HBc 与 HBsAg 可能反映慢性乙肝感染者病程中的两个不同方面,HBsAg 水平与肝内 cccDNA 水平成正相关,一定程度上反映机体病毒抗原的水平,而抗 -HBc 水平可能反映在肝内 cccDNA 载量情况下,机体免疫反应的强弱。免疫清除期和再活动期患者抗 -HBc 定量水平显著高于免疫耐受期和低复制期。HBeAg 阳性 CHB 患者基线抗 -HBc 定量水平可预测聚乙二醇干扰素 α 和核苷(酸)类似物的疗效。血清抗 -HBc 抗体定量水平可作为慢性乙肝患者肝脏炎症程度的评估指标,血清抗 -HBc 抗体定量用于预测慢性乙肝患者肝纤维化程度,基线抗 -HBc 水平预测 HBV 治疗应答,基线抗 -HBc 定量预测肝细胞癌患者的生存率,抗 -HBc 定量预测乙肝病毒再激活。

4. HBcrAg　HBcrAg 是一种包含 HBeAg、HBcAg 以及分子量为 22kD 的前核心蛋白 p22cr 的复合标志物,来源于前基因组 RNA(pregenome RNA,pgRNA),而 pgRNA 只能从 cccDNA 转录而来,因此

HBcrAg 能反映肝组织内的 cccDNA 水平和转录活性,且两者具有很强的相关性。HBcrAg 可以区分疾病分期、预测聚乙二醇干扰素 α 和核苷(酸)类似物抗病毒疗效以及停药后复发、预测 HCC 发生风险等。

　　5. 免疫学标志物常见模式与 HBV 感染阶段　HBV 免疫学标志物与临床关系较为复杂,必须对几项指标综合分析,可估计感染的阶段及临床疾病的预后见图 13-4 和图 13-5,表 13-2 和表 13-3。

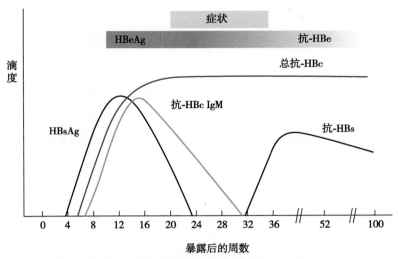

图 13-4　急性乙型肝炎的临床经过与病毒标志物的消长情况

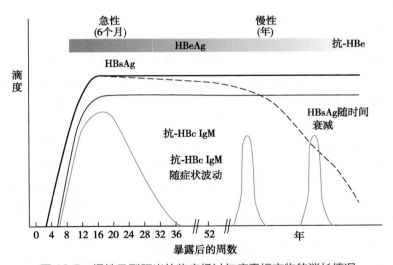

图 13-5　慢性乙型肝炎的临床经过与病毒标志物的消长情况

表 13-2　急性和慢性乙型肝炎主要 HBV 标志物存在模式

标志物	急性肝炎	慢性肝炎
HBsAg	先阳性、后消失	阳性、持续
抗 -HBc IgM	阳性、高效价	低效价或者阴性
抗 -HBc 总抗体	阳性	阳性
HBeAg/ 抗 -HBe	先 HBeAg 阳性,随后抗 -HBe 阳转	HBeAg 或者抗 -HBe 阳性
HBV DNA	先阳性、后消失	持续存在、效价高或低
抗 -HBs	恢复期出现	通常阴性

表 13-3 HBV 抗原、抗体检测结果的临床分析

HBsAg	抗-HBs	HBeAg	抗-HBe	抗-HBc	临床意义
+	−	+	−	−	潜伏期或急性乙肝早期
+	−	+	−	+	急性或慢性乙肝,传染性强("大三阳")
+	−	−	+	+	乙肝后期或慢性乙肝,复制水平低("小三阳")
−	+	−	+	+	乙肝康复,有免疫力
−	+	−	+	−	乙肝康复,有免疫力
+	−	−	−	−	HBV 感染或无症状携带者
−	+	−	−	−	乙肝康复或接种过疫苗,有免疫力
−	−	−	−	−	未感染过 HBV,为易感者

6. 免疫学标志物特殊模式及主要原因 随着抗病毒治疗应用、疫苗的广泛接种、免疫抑制剂的使用,在临床工作中,有时会遇到一些免疫标志物特殊模式。下面是免疫学标志物特殊模式及主要原因。

(1)HBsAg 与 HBsAb 共存。主要原因有:①抗原-抗体血清转换阶段;②不同亚型间的重叠感染;③不同亚型间的转换;④S 区或前 S 区基因变异,HBsAg "a" 决定簇的抗原性和免疫原性发生改变;⑤在较强宿主免疫压力下,病毒免疫逃避;⑥ "a" 抗原决定簇内或外周残基变异的聚集可能改变 T 细胞抗原决定簇结构;⑦HBsAb 与 HBsAg 的结合能力较低。

(2)HBeAg 与 HBeAb 共存。主要原因有:①HBeAg 较快转为 HBeAb;②HBeAb 缓慢转阳,由于 HBeAb 产生过剩,致使二者同存或形成的复合物结合不牢而解离;③某种因素使体内产生变异,有待进一步研究。

(3)HBeAg 阴性、HBeAb 阳性且 HBV DNA 阳性。主要原因有:①Pre-C 变异,最常见的是 nt1896 G → A,导致 AA28 为终止密码子而不能表达 HBeAg;②X 基因区基本核心启动变异,导致 HBeAg 不能正常表达;③HBV 低水平复制,HBeAg 少量分泌而低于检测下限,或 HBeAb 生成超过 HBeAg 分泌使血清 HBeAg 检测呈阴性。

(4)HBsAg 阴性且 HBV DNA 阳性,也称为隐匿性乙肝。主要原因有:①病毒 S 区基因突变,因为变异的 HBsAg 与单克隆抗体的亲和力下降,从而导致现有试剂难以检测;②HBsAg 低水平表达时,用常规 ELISA 方法易漏检;③病毒 X 区基因突变,从而抑制 X 蛋白的转录活性及病毒增强子和启动子的作用,影响 HBsAg 的表达;④重叠感染,因 HCV 重叠感染干扰 HBsAg 合成,也有报道当 HBV 与 HDV 重叠感染时,HDV 的大量复制对 HBsAg 的合成有抑制作用。

(5)HBsAb 阳性且 HBV DNA 阳性。主要原因有:①HBV 的 S 区基因突变株再感染,这种自然发生的 S 区基因突变株可以引起免疫逃逸,导致未检出 HBsAg;②病毒 X 区基因突变,从而抑制 X 蛋白的转录活性及病毒增强子和启动子的作用,影响 HBsAg 的表达;③在血清 HBsAb 转换后肝细胞内仍可存在 HBV DNA 的持续低水平复制,HBsAg 呈低水平表达,用常规方法难以检出;④因为 HBsAb 主要清除细胞外的病毒颗粒,而细胞内的病毒颗粒则需要靠特异性细胞免疫来完成,部分患者的细胞免疫始终处于较低水平。

(二)核酸检测

1. HBV DNA 血清中存在 HBV DNA 是诊断感染最直接依据,可用定性 PCR 法、实时定量 PCR 法和核酸杂交法检测。HBV DNA 定性和定量检测反映病毒复制情况或水平,是抗病毒治疗适应证选择及疗效判断的重要指标,主要用于慢性感染的诊断、血清 DNA 及其水平的监测以及抗病毒疗效。核酸杂交技术直接检测血清中 DNA。但 DNA 阳性及其拷贝数与肝脏病理损害程度不相关。HBV DNA 的减少程度是评价治疗效果与预测疾病转归的重要标志。持续性上升的 HBV DNA 水平与慢性感染、肝硬化以及患者死亡等后果密切相关。HBV DNA 定量的 WHO 标准对于 HBV DNA 监测的标准化十分重要,HBV

DNA 检测结果以国际单位每毫升的形式进行报告。

2. HBV RNA　慢性 HBV 感染者血清中,除了存在病毒颗粒,还存在 HBV RNA 病毒样颗粒,这种颗粒含有 HBV 前基因组 pgRNA,HBV RNA 主要检测 pgRNA,与肝细胞内的 cccDNA 转录活性有关,在抗病毒治疗下其水平能更好地反映肝细胞内 cccDNA 的存在及转录活跃状态。HBV RNA 在 HBV DNA 消失后很长一段时间内仍可以被检测到,可用于评估核苷(酸)类似物停药后复发风险。

(三) HBV 基因型和变异检测

1. HBV 基因型检测　根据 HBV 全基因序列差异 ≥8% 或 S 区基因序列差异 ≥4%,将 HBV 分为 9 种基因型(A 型至 I 型)和 1 种未定基因型(J 型)。HBV 的基因型可能与感染的慢性化及感染后病情的转归有一定的关系。我国主要流行的是 B 和 C 基因型,另有少量 A 型、D 型和混合型。D 型多见于少数民族地区,如新疆、西藏、宁夏等。基因型与预后的关系:B 型和 C 型 HBV 感染者的母婴传播发生率高于其他基因型;C 型比 B 型更容易发生肝硬化和 HCC 等相关疾病,HBeAg 阳性率高,病毒复制较活跃,易形成持续病毒血症,免疫清除 HBV 更晚。A 基因型慢性乙型肝炎患者对干扰素治疗的应答率高于 D 基因型,B 基因型高于 C 基因型,A 和 D 基因型又高于 B 和 C 基因型。除了某些来自 HBV 基因型多样性较高地区的患者,HBV 基因型检测一般而言不是必需的。

2. HBV 变异检测　某些药物治疗可促进变异发生,产生抗药性,应检测耐药突变情况帮助选择合适的抗病毒药物。对于出现病毒学突破的患者,也应检测 HBV 耐药突变。HBV 的 P 基因区存在基因变异(如 YMDD、YIDD 及 YVDD 变异等),即耐药基因位点 YMDD 位于聚合酶 P 区(rtM204I 或 rtM204V),形成 YIDD 或 YVDD 变异[分别是 YMDD 中蛋氨酸(M)被异亮氨酸(I)或缬氨酸(V)所替代]。由于仅能检测 1 个突变位点,现逐渐被 HBV 耐药突变位点检测所取代。目前 HBV 耐药突变位点检测主要使用 P 基因区的逆转录酶(RT)区基因测序的方法,用来预测核苷类药物耐药情况,如拉米夫定、阿德福韦、恩曲他滨、恩替卡韦、替诺福韦酯和替比夫定。治疗前检测有助于临床判断用药是否有效;治疗中每 3~6 个月检测,有助于观察疗效,及时调整用药。注意核苷类药物耐药率随着服药时间延长而增加。各耐药突变位点检测与核苷类药物耐药的关系见表 13-4。

表 13-4　耐药突变位点检测与核苷类药物耐药的关系

药物名称	检测位点
拉米夫定(LAM)	L80I/V/M、V173L、L179P、L180M、M204V/I/S、V207M/I/L、S213T
阿德福韦酯(ADV)	A181V/T、N236T、K241E、Q215S、P237H、N238T/D、V214A
恩曲他滨(FTC)	V173L、L180M、M204V/I/S
恩替卡韦(ETV)	I169T、V173L、L180M、M204V/I/S、S202G/I、T184A/G/I/S、T184F、M250V、M250I、M250L
替诺福韦酯(TDF)	A194T/M
替比夫定(LdT)	M204I/V/S

注:中间的数字表示检测氨基酸位点,数字前的字母表示正常的氨基酸,数字后的字母表示突变后的氨基酸

三、结果判断与分析

乙型肝炎的实验检测分为常规实验室检查、乙肝诊断指标和慢性乙型肝炎治疗监测指标。

(一) 常规实验室检查　详见相关章节。

1. 血清 ALT 和 AST　一般可反映肝细胞损伤程度,是最常用的指标。

2. 血清胆红素　血清胆红素水平与肝细胞损伤程度有关,但需与肝内外胆管阻塞和胆红素代谢异常所引起的胆红素升高鉴别。肝衰竭患者血清胆红素可呈进行性升高,每天上升 ≥1 倍正常值上限(ULN),可 ≥10×ULN;也可出现胆红素与 ALT 和 AST 分离现象。

3. 血清白蛋白　反映肝脏合成功能,肝硬化和肝衰竭患者可有血清白蛋白水平下降。白蛋白水平同时也受到营养状况等的影响。

4. 凝血酶原时间(PT)、凝血酶原活动度(PTA)及国际标准化比值(INR)　反映肝脏凝血因子合成功能,对判断疾病进展及预后有重要价值。

5. 血清 γ-GT　正常人血清中 γ-GT 主要来自肝脏,酒精性肝病、药物性肝病、胆管炎并肝内外胆汁淤积时可显著升高。

6. 血清碱性磷酸酶(ALP)　缺乏肝脏特异性,胆汁淤积刺激 ALP 合成,其升高的肝源性需通过 γ-GT 或 ALP 同工酶水平升高加以确认。临床上常借助 ALP 的动态观察来判断病情发展、预后和疗效评估。

7. 甲胎蛋白(alpha fetoprotein,AFP)及其异质体 L3　诊断 HCC 的重要指标,AFP 明显升高主要见于 HCC,但也可提示大量肝细胞坏死后的肝细胞再生,故应注意 AFP 升高的幅度、动态变化及其与 ALT、AST 的消长关系,并结合患者临床表现和肝脏超声显像等影像学检查结果进行综合分析。

8. 维生素 K 缺乏或拮抗剂-Ⅱ诱导蛋白(protein induced by vitamin K absence or antagonist-Ⅱ,PIVKA-Ⅱ)　又名脱 γ-羧基凝血酶原(des-γ carboxy prothrombin,DCP),是诊断 HCC 的另一个重要指标,可与 AFP 互为补充。

（二）HBV 诊断指标

血清 HBsAg 阳性是 HBV 感染的重要依据,HBsAg 的转阴及抗-HBs 的出现一直被认为是 HBV 清除和临床痊愈的标志。HBV 感染的诊断主要依据乙肝标志物血清学检测、HBV DNA 检测,结合肝功能、影像学或肝组织学检查进行。临床常见的乙型肝炎及其诊断指标如下:

1. 急性乙型肝炎　临床表现与甲型肝炎相似,乙肝标志物血清学检测符合乙型肝炎的诊断。

2. 慢性乙型肝炎　由 HBV 持续感染引起的肝脏慢性炎症性疾病。根据 HBeAg 的情况分为 HBeAg 阳性慢性乙型肝炎和 HBeAg 阴性慢性乙型肝炎。

（1）HBeAg 阳性慢性乙型肝炎:血清 HBsAg、HBeAg 阳性,HBV DNA 定量水平较高,ALT 持续或反复异常或肝组织学检查有明显炎症坏死和/或纤维化(≥G2/S2)。

（2）HBeAg 阴性慢性乙型肝炎:血清 HBsAg 阳性,HBeAg 持续阴性,抗-HBe 阳性或阴性,HBV DNA 定量水平通常 ≥2×10³IU/mL,ALT 持续或反复异常,或肝组织学检查有明显炎症坏死和/或纤维化(≥G2/S2)。

3. 乙型肝炎肝硬化　乙型肝炎肝硬化是慢性乙型肝炎发展的结果,可分为代偿期肝硬化和失代偿期肝硬化。

（1）代偿期肝硬化:生化学或血液学检查、影像学检查有肝细胞合成功能障碍或门静脉高压症(如脾功能亢进及食管胃底静脉曲张)证据,或组织学符合肝硬化诊断,但从未出现腹水、食管胃底静脉曲张破裂出血或肝性脑病等严重并发症者,可诊断为代偿期肝硬化。

（2）失代偿期肝硬化:肝硬化患者一旦出现腹水、食管胃底静脉曲张破裂出血或肝性脑病等严重并发症者,即诊断为失代偿期肝硬化。

4. 携带者　携带者分为慢性 HBV 携带者和非活动性 HBsAg 携带者。

（1）慢性 HBV 携带者:又称 HBeAg 阳性慢性 HBV 感染。患者年龄较轻,血清 HBsAg 较高、HBeAg 阳性和 HBV DNA 定量水平较高,但 1 年内连续随访 3 次以上均显示血清 ALT 和 AST 在正常范围者,肝脏组织病理学检查无明显炎症坏死或纤维化。

（2）非活动性 HBsAg 携带者:又称 HBeAg 阴性慢性 HBV 感染。血清 HBsAg 阳性、HBeAg 阴性、抗-HBe 阳性或阴性,HBV DNA<2×10³IU/mL,HBsAg<1×10³IU/mL,1 年内连续随访 3 次以上均显示血清 ALT 和 AST 在正常范围者,影像学检查无肝硬化征象,肝组织检查显示组织活动指数(HAI)评分<4 或根据其他半定量计分系统判定病变轻微。

5. 隐匿性乙型肝炎病毒感染(occult hepatitis B virus infection,OBI)　表现为血清 HBsAg 阴性,但血清和/或肝组织中 HBV DNA 阳性。OBI 患者中,80% 可有血清抗-HBs、抗-HBe 和/或抗-HBc 阳性,称为血清阳性 OBI;但有 1%~20% 的 OBI 患者所有血清学指标均为阴性,故称为血清阴性 OBI。其发生机制尚未完全阐明,一种可能是显性(急性或慢性)HBV感染后,HBsAg消失,通常其血清或肝组织HBV DNA水平很低,无明显肝组织损伤;另一种是HBV S区基因变异,导致HBsAg不能被现有商品化试剂盒检测到,其血清HBV DNA水平通常较高,可能伴有明显肝脏组织病理学改变。此类患者可通过输血或器官移植将HBV传播给受者,其自身在免疫抑制状态下可发生HBV再激活。

(三)慢性乙型肝炎治疗监测指标

慢性乙型肝炎治疗的目标是最大限度地长期抑制HBV复制,减轻肝细胞炎症坏死及肝脏纤维化,达到延缓和减少肝功能衰竭、肝硬化失代偿、HCC及其他并发症的发生,从而改善患者生活质量和延长生存时间。目前治疗终点有三个,即:①理想的终点:HBeAg阳性与HBeAg阴性患者,停药后获得持久的HBsAg消失,可伴或不伴HBsAg血清学转换。②满意的终点:HBeAg阳性患者,停药后获得持续的病毒学应答,ALT复常,并伴有HBeAg血清学转换;HBeAg阴性患者,停药后获得持续的病毒学应答和ALT复常。③基本的终点:如无法获得停药后持续应答,抗病毒治疗期间长期维持病毒学应答(HBV DNA检测不到)。

HBsAg阴转与肝脏功能改善、组织病理改善以及长期预后改善相关,是目前国内外最新慢性乙型肝炎防治指南推荐的理想治疗目标,即功能性治愈或称为临床治愈。对于部分适合条件的患者,应追求临床治愈。然而核苷(酸)类似物(NA)或免疫调节剂单独使用实现临床治愈的作用有限,理论上核苷(酸)类似物和免疫调节剂合理联用,发挥不同的抗病毒作用,能够产生协同和互补的效应。为此,我国专家撰写的《慢性乙型肝炎临床治愈(功能性治愈)专家共识》于2019年8月正式出版,能够帮助临床医生在提高慢性乙肝临床治愈的抗病毒治疗中做出合理决策。需要定期监测和预测指标有血清HBsAg水平、基线抗-HBc水平、HBcrAg和血清HBV RNA等,并做好长期随访。值得注意的是,临床治愈的患者由于其肝细胞核内cccDNA未被清除,因此存在HBV再激活和发生HCC的风险。

1. 抗病毒治疗的适应证　依据血清HBV DNA、ALT水平和肝脏疾病严重程度,同时需结合年龄、家族史和伴随疾病等因素,综合评估患者疾病进展风险,决定是否需要启动抗病毒治疗。动态评估比单次检测更有临床意义。

血清HBV DNA阳性的慢性HBV感染者,若其ALT持续异常(>ULN)且排除其他原因导致的ALT升高,建议抗病毒治疗。

导致ALT升高的其他原因包括:其他病原体感染、药物性肝损伤、酒精性肝炎、非酒精性脂肪性肝炎、自身免疫性肝病、全身系统性疾病累及肝脏等。同时,也应注意排除应用降酶药物后ALT的暂时性正常。

存在肝硬化的客观依据,无论ALT和HBeAg状态,只要可检测到HBV DNA,均应进行积极的抗病毒治疗。对于失代偿期肝硬化者,若HBV DNA检测不到但HBsAg阳性,建议抗病毒治疗。

血清HBV DNA阳性、ALT正常患者,如有以下情形之一,则疾病进展风险较大,建议抗病毒治疗:①肝组织学存在明显的肝脏炎症(≥G2)或纤维化(≥S2);②ALT持续正常(每3个月检查1次,持续12个月),但有肝硬化/肝癌家族史且年龄>30岁;③ALT持续正常(每3个月检查1次,持续12个月),无肝硬化/肝癌家族史但年龄>30岁,建议肝纤维化无创诊断技术检查或肝组织学检查,存在明显肝脏炎症或纤维化;④有HBV相关的肝外表现(肾小球肾炎、血管炎、结节性多动脉炎、周围神经病变等)。

2. 治疗前相关指标基线检测　①生物化学指标主要有ALT、AST、胆红素、白蛋白等;②病毒学和血清学标志物主要有HBV DNA定量和HBsAg、HBeAg;③根据病情需要,可进行HBV基因分型和HBV耐药突变位点检测;④根据病情需要,检测血常规、血清肌酐水平、血磷水平、肾小管功能等;⑤肝脏无创纤维化检测如肝脏硬度值测定。

3. 治疗过程中相关指标定期监测　①生化学指标,治疗开始后每月1次、连续3次,以后随病情改善可每3个月1次;②病毒学标志,主要包括HBV DNA和HBeAg,以及HBsAg定量,一般治疗开始后1~3个月检测1次,以后每3~6个月检测1次;③如果患者出现病毒学突破,需要进行HBV耐药突变位点检测;④根据病情需要,定期检测血常规、血清肌酐和肌酸激酶等指标;⑤若使用PEG-IFN-α还应监测血糖和甲状腺功能。

第三节　丙肝病毒感染与疾病

丙肝病毒属于黄病毒科（Flaviviridae）的肝病毒属（Hepacivirus）。其基因组长约 9.6kb，为单正链 RNA，编码结构蛋白（包括核心蛋白、包膜蛋白、跨膜蛋白）、非结构蛋白及酶类。根据丙肝病毒基因序列差异，将 HCV 分为至少 6 个基因型及多个亚型，按照国际通用的方法，以阿拉伯数字表示 HCV 基因型，以小写的英文字母表示基因亚型（如 1a、2b、3c 等）。HCV 1b 和 2a 基因型在我国较为常见，其中以 1b 型为主（56.8%），其次为 2 型（24.1%）和 3 型（9.1%），基因 4 型和 5 型非常少见，6 型相对较少（6.3%），混合基因型少见（约 2.1%），多为基因 1 型混合 2 型，不同地区间基因型占比略有差异。我国 HCV 感染者白细胞介素 -28B 基因型以 rs12979860CC 型为主（84.1%），而该基因型对聚乙二醇干扰素 α 联合利巴韦林抗病毒治疗应答较好。

丙肝病毒是丙型病毒性肝炎的病原体，也是肠道外传播非甲非乙型肝炎的主要病原体，常引起肝炎慢性化。丙型肝炎呈全球性流行，不同性别、年龄、种族人群均对 HCV 易感。据世界卫生组织统计，全球 HCV 的感染率约为 2.8%，但是，由于 HCV 感染具有隐匿性，多数感染者并不知道感染 HCV，因此，全球确切的慢性丙型肝炎发病率尚不清楚。2006 年全国血清流行病学调查显示，我国 1~59 岁一般人群抗 -HCV 阳性率为 0.43%，在全球范围内属低流行地区，由此推算，我国一般人群 HCV 感染者约 560 万，如加上高危人群和高发地区的 HCV 感染者，共计约 1 000 万例。全国各地抗 -HCV 阳性率有一定差异，以长江为界，北方（0.53%）高于南方（0.29%）。抗 -HCV 阳性率随年龄增长而逐渐上升，1~4 岁组为 0.09%，50~59 岁组升至 0.77%；男女间无明显差异。不同人群抗 -HCV 阳性率不同，全国一般人群抗 -HCV 阳性率为 0.40%~0.79%；儿童抗 -HCV 阳性率为 0.09%~0.26%；孕产妇抗 -HCV 阳性率为 0.08~0.50%；吸毒人群（包括社区或公共场所的毒品吸食者、静脉药瘾者、自愿或强制接受戒毒或美沙酮治疗人群）的抗 -HCV 阳性率为 45.44%~51.89%；血液透析人群的抗 -HCV 阳性率为 6.59%。

HCV 传染源包括患者和隐性感染者，传播途径多种多样，包括：①血液传播，如注射毒品、输血或血制品、血液透析、器官移植等；②经破损的皮肤和黏膜传播，这是目前新发感染最主要的传播方式；③母婴传播，HCV RNA 高载量可能增加传播的危险性；④性接触传播，与 HCV 感染者性接触和有多个性伴侣者，感染 HCV 的危险性较高。部分 HCV 感染者的传播途径不明。拥抱、打喷嚏、咳嗽、食物、饮水、共用餐具和水杯、无皮肤破损及其他无血液暴露的接触一般不传播 HCV。丙型肝炎能引起急性和慢性肝炎、肝硬化和 HCC。肝硬化和 HCC 是慢性丙型肝炎患者的主要死因。

一、实验室分析路径

丙肝病毒感染实验室分析路径见图 13-6。

二、相关实验

（一）血清学检测

1. 抗 -HCV 检测　分为初筛试验和确证试验。抗 -HCV 初筛试验主要包括化学发光法和 ELISA，用重组或合成丙肝病毒多肽（如 C22、NS3-NS5 等非结构蛋白）作为包被抗原。ELISA 试剂盒已开发至第三代，是以 C22、C33 以及 NS5 区的 3 种蛋白为抗原，敏感性和特异性得以提高，但仍未解决在 ALT 正常者、健康献血者存在假阳性问题。HCV 血清学试验最初作为筛查试验、强调敏感度却导致潜在的假阳性问题。因此早期提议，为避免误诊，在进行核酸检测之前需要用重组条带免疫印迹试验（recombinant stripimmunoblot assay，RIBA）来确证所有阳性结果。现在丙型肝炎筛查流程，已经大大弱化确证试验的概念。对于抗 -HCV 阳性者，应进一步检测 HCV RNA，以确定是否为现症感染。血清抗 -HCV 滴度越高，HCV RNA 检出的可能性越大。但应注意，在一些自身免疫性疾病患者可出现抗 -HCV 假阳性；血液透析和免疫功能缺陷或合并 HIV 感染者可出现抗 -HCV 假阴性；急性丙型肝炎患者可因为处于窗口期出现抗 -HCV 阴性。因此，HCV RNA 检测有助于确诊这些患者是否存在 HCV 感染。

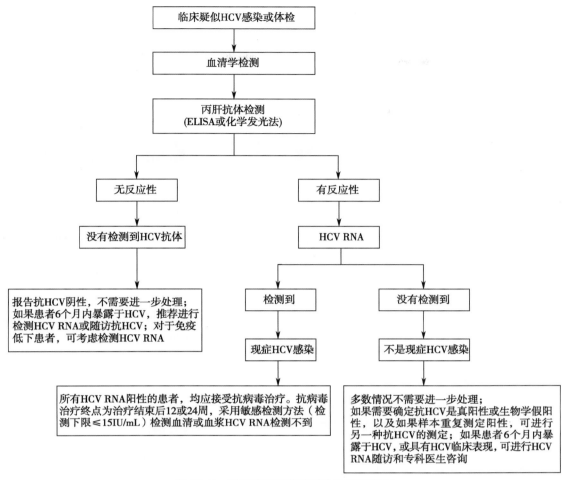

图 13-6　丙肝病毒感染实验室分析路径图

2. 抗原检测　该实验采用的是包被核心抗体的微粒检测预处理的血清或血浆样品中的核心抗原。根据不同基因型，该分析敏感度 3~13fmol/L（相当于 500~3 000IU/mL），与核酸呈较好的线性关系，但血清转换灵敏度不如核酸。血清或血浆的 HCV 核心抗原是 HCV 复制的标志物，在 HCV RNA 检测不可及或无法负担时，它可替代 HCV RNA 用于诊断急性或慢性 HCV 感染。如果抗 -HCV 阳性，应进一步行血清或血浆 HCV RNA 或 HCV 核心抗原（HCV RNA 检测不可及或无法负担时）检测，以明确患者是否有现症感染。若 HCV RNA 不可及或无法负担，可将 SVR24 血清或血浆 HCV 核心抗原检测阴性作为治疗前 HCV 核心抗原阳性患者的治疗终点。

（二）核酸检测（nucleic acid test，NAT）

HCV RNA 是感染的直接证据，尤其是感染早期体内抗体产生之前的诊断以及评价丙型肝炎抗病毒治疗效果方面具有非常重要意义。HCV RNA 定量检测应当采用基于 PCR 扩增、灵敏度和精确度高并且检测范围广的方法，其检测结果采用 IU/mL 表示，最低检测限应小于 ≤ 15IU/mL。

检测方法主要有 RT-PCR 和 bDNA。HCV RNA 定量检测适用于 HCV 现症感染的确认、抗病毒治疗前基线病毒载量分析、抗病毒治疗过程中及治疗结束后的应答评估。

（三）基因分型

HCV RNA 基因分型方法较多，采用各种商品化以及用户自主开发的核酸检测可以确定 HCV 基因型和亚型，直接测序是准确确定 HCV 基因型和亚型的"金标准"。明确基因型可用于经典的利巴韦林加聚乙二醇干扰素治疗方案的确定，HCV 基因分型应当在抗病毒治疗前进行。近年来随着高效直接抗病毒药物（direct-active antiviral agent，DAA）及 DAAs 组合这类泛基因药物的出现和应用，基因分型的预测价值有限或者已弱化。

三、结果判断与分析

目前尚无证据说明抗-HCV 是保护性抗体,抗-HCV 存在仅表明 HCV 的感染。HCV RNA 为丙型肝炎早期诊断最有效指标。在急性丙型肝炎过程中,HCV RNA 可以由阳性转阴性。抗-HCV 筛选和 HCV RNA 检测结果解释及处理见表 13-5。

表 13-5　丙型肝炎感染实验检测结果解释及处理

实验结果	解释	处理
抗-HCV 阴性	没有检测到 HCV 抗体	报告抗-HCV 阴性,不需要进一步处理;如果患者 6 个月内暴露于 HCV,推荐进行检测 HCV RNA 或随访抗 HCV;对于免疫低下患者,可考虑检测 HCV RNA
抗-HCV 阳性	推测 HCV 感染	重复阳性见于现症 HCV 感染,或既往 HCV 感染已治愈,或抗-HCV 的生物学假阳性;检测 HCV RNA 确定现症感染
抗-HCV 阳性 HCV RNA 阳性	现症 HCV 感染	建议患者进行专业医生咨询和连接医疗服务并治疗
抗-HCV 阳性 HCV RNA 阴性	非现症 HCV 感染	多数情况不需要进一步处理;如果需要确定抗-HCV 是真阳性或生物学假阳性,以及如果样本重复测定阳性,可进行另一种抗-HCV 的测定;如果患者 6 个月内暴露于 HCV,或具有 HCV 临床表现,可进行 HCV RNA 随访和专科医生咨询

第四节　丁肝病毒感染与疾病

丁型肝炎病毒属于沙粒病毒科(Arenaviridae)的 δ 病毒属(*Deltavirus*),它是一种缺陷病毒,必须在 HBV 或其他嗜肝 DNA 病毒辅助下才能复制。其基因组长约 1.7kb,为单负链 RNA。

HDV 是与 HBV 密切相关的引起急性和慢性肝病的亚病毒病原体。其感染途径和疾病模式各地有所差异,如美国流行率低,主要通过静脉吸毒传播;希腊和意大利部分地区流行率较高,主要通过家庭密切接触传播。其传染源为患者,经输血或血制品、密切接触和母婴传播。HDV 属于缺陷病毒,其组装依赖 HBsAg,故 HDV 的流行病学特点类似 HBV,因而 HDV 与 HBV 的感染关系决定 HDV 感染的类型与病程。根据与 HBV 感染的关系,可将 HDV 感染分为两种类型:同步感染(coinfection)和重叠感染(superinfection),前者是指与 HBV 同时或先后感染,可引起典型的急性病毒性肝炎,个别病例易发展为危及生命的重症肝炎,后者是指在慢性 HBV 感染的基础上发生 HDV 感染,这种感染中 HDV 复制水平较高,极易导致慢性乙型肝炎患者症状加重和慢性化,与肝硬化的发生也密切相关。

一、实验室分析路径

丁肝病毒感染实验室分析路径见图 13-7。

二、相关实验

(一)血清学检测

1. 抗 HDV IgM　常采用捕捉法检测。在 HDV 急性感染时,抗 HDV IgM 是首先可以检出的抗体,尤其是联合感染时,抗 HDV IgM 往往是唯一可检出的 HDV 感染的标志物。

2. 抗 HDV 总抗体　常采用竞争法检测。在慢性 HDV 感染中,其抗 HDV 总抗体持续保持高滴度,即使 HDV 感染终止后仍可存在数年。

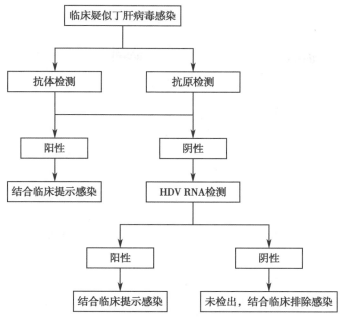

图 13-7 丁肝病毒感染实验室分析路径图

（二）抗原检测

直接检查血清中或肝活检组织中 HDV 抗原，需用去垢剂处理去除 HDV 表面的 HBsAg，然后再用荧光免疫或 ELISA 法检测。HDV 抗原主要存在于受感染者的肝细胞核和胞质内，在 HDV 血症时血清中也可查到。血清中 HDV 抗原阳性主要见于急性丁型肝炎的早期。在慢性 HDV 感染中，HDV 抗原可呈波动性地反复阳性。

（三）核酸检测

HDV RNA 是病毒存在的直接证据。常用 RT-PCR 和核酸杂交法进行检测，敏感性和特异性均较高。HDV RNA 阳性提示存在 HDV 感染及病毒复制。

三、结果判断与分析

血清中 HDV 抗原阳性主要见于急性丁型肝炎的早期。在慢性 HDV 感染中，HDV 抗原可呈波动性地反复阳性。在 HDV 急性感染时，抗 HDV IgM 是首先可以检出的抗体，尤其是联合感染时，抗 HDV IgM 往往是唯一可检出的 HDV 感染的标志物。在慢性 HDV 感染中，其抗 HDV 总抗体持续保持高滴度，即使 HDV 感染终止后仍可存在数年。HDV RNA 是 HDV 存在及复制的一个有用指标。丁型肝炎与乙型肝炎同步感染或重叠感染的判断见表 13-6。

表 13-6 丁肝标志物的报告解释

	血清学标志物			
	HBsAg	抗 -HBc IgM	抗 -HDV	抗 -HDV IgM
同步感染	+	+	+	+
重叠感染	+	−	+	+/−

第五节 戊肝病毒感染与疾病

戊肝病毒属于肝炎病毒科（Hepeviridae）的肝炎病毒属（*Hepevirus*）。其基因组长约 7.2kb，为单正链 RNA。HEV 具有遗传多样性，可以分为 4 个基因型，其中基因 1 型和 2 型只感染人类，而基因 3 型和 4 型可引起人畜共感染,动物传染源包括猪、鹿及其他哺乳动物。

　　戊肝病毒是一种严重危害人类健康的肝炎病毒,主要通过粪-口途径传播,可通过摄取生的或未彻底煮熟的感染 HEV 动物的肉类或内脏传播,也可通过直接饮用被人类废弃物污染的水源传播,与家畜(包括猪)密切接触也有传播风险。彻底煮熟动物肉类或内脏,饮用沸水可以有效地预防 HEV 感染。在 HEV 流行国家,临床 HEV 感染最常见于青少年和青年人,而儿童和老年人临床 HEV 感染相对较低。HEV 感染通常是自限性疾病,健康人群感染 HEV 后很少出现慢性化,但应用免疫抑制剂治疗的患者感染 HEV 后,不易清除病毒,可发生慢性感染,这对于器官移植增多的国家已成为严重的临床问题,但慢性感染迄今只见于 3 型或 4 型感染。戊型肝炎潜伏期平均 35d(20~65d),戊肝病毒传播具明显季节性,多发生于雨季或洪水后。感染 HEV 后临床表现呈多样化,从亚临床感染(常见于儿童或接触少量 HEV 患者)到暴发性肝炎。肝炎严重程度随年龄增加而加重,然而显性感染甚至暴发性肝炎也可见于幼儿患者。值得注意的是,孕期感染 HEV 易发生暴发型肝炎,死亡率高,因此孕妇在怀孕期间需采取措施以避免接触 HEV。目前,HEV 特异性 IgG 抗体具有保护力但在感染后 6 个月内迅速下降,可能不会持续到终身免疫水平。

一、实验室分析路径

　　戊肝病毒感染实验室分析路径见图 13-8。

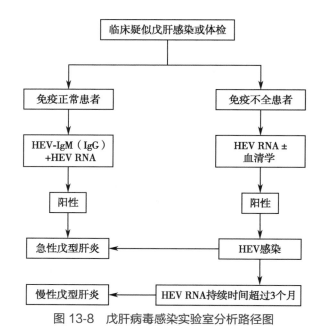

图 13-8　戊肝病毒感染实验室分析路径图

二、相关实验

　　戊型肝炎的诊断依据临床表现、流行病学资料和实验室检查。HEV 分离培养困难,因此病毒分离不适于 HEV 检查。目前常用的 HEV 感染病原学诊断主要依据检测患者血清抗 HEV 抗体和 HEV RNA。

（一）血清学试验

　　目前商品化的 HEV 抗体 ELISA 检测试剂采用的抗原是 HEV 重组蛋白或合成肽。急性期血清抗 HEV IgM 阳性或恢复期血清抗 HEV IgG 滴度比急性期血清高 4 倍以上,提示 HEV 感染。在低发区或中度流行地区 HEV 感染诊断中,HEV IgG 会导致一个不可接受的阳性预测值;在高流行地区抗 HEV IgG 在感染后第一年明显下降,但依然不能成为鉴别诊断的依据。因此抗 HEV IgM 是低流行地区急性 HEV 感染的特异诊断方法,也是高流行地区必选的方法。在血清学诊断方法的选择及其结果的解释时,应当考虑到各种试剂在特异性和敏感性方面差异、对不同抗原的血清学反应模式以及不同地区 HEV 临床感染率方面的差异。此外,某些检测方法检测不到血清反应 HEV 变异株。

（二）核酸检测

RT-PCR 仍然是急性戊肝感染诊断的特异性"金标准"。血清学试验用于常规诊断,在低流行国家 RT-PCR 仍是有用的确认实验。但是,戊肝病毒 RNA 水平通常低,RT-PCR 的敏感性非常依赖于疾病时期、标本正确处理及运送和质量控制。

（三）抗原检测

以往认为戊肝病毒抗原不稳定,且没有可靠的实验用于标本的检测,抗原检测不具有任何临床价值。但最新的研究表明,HEV Ag 检测比 HEV IgM 产生时间早,消失早,并且与核酸检测也有很高的一致性。且尿液中抗原滴度比血液中滴度要高,更容易检测。

三、结果判断与分析

戊型肝炎病毒感染后标志物的动态变化见图 13-9,HEV 检测结果的临床分析见表 13-7。

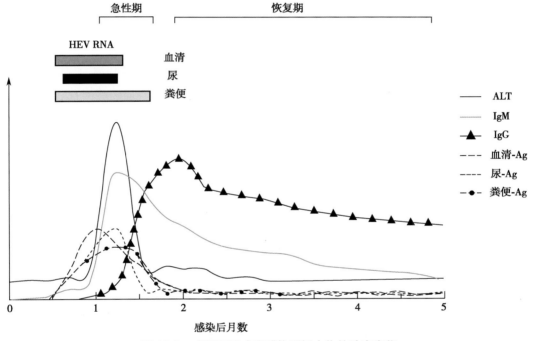

图 13-9　戊型肝炎病毒感染后标志物的动态变化

表 13-7　HEV 检测结果的临床分析

感染状态	标志物
现症感染 - 急性	HEV RNA
	HEV RNA + 抗 HEV IgM
	HEV RNA + 抗 HEV IgG*
	抗 HEV IgM + IgG（上升）
	HEV 抗原
现症感染 - 慢性	RNA（± 抗 -HEV）持续性超过 3 个月
	HEV 抗原
既往感染	抗 HEV IgG

在做出急性、新近或者既往 HEV 感染的判断时,应考虑:①标本中检出病毒抗原和核酸,提示急性感染,但阴性结果不能完全排除感染。②存在 IgM 型抗体可确定急性或新近感染,但是阴性结果也不能完全排除感染。③总抗体或 IgG 型抗体是在所有急性感染者或既往感染者中均可检出,但难以确定初始感染时间。

对于应用免疫抑制剂的患者,如果出现不明原因的肝炎应考虑 HEV 感染,因为这类患者感染后可能会出现慢性化且临床表现严重,需要结合临床症状、流行病学史和实验室检测结果进行诊断。

第六节 病 例 分 析

病例1

一般资料:

患者,男性,33 岁,因反复乏力,食欲缺乏,肝区不适 3 年入院。患者 3 年前感乏力、食欲减退,在当地医院就诊,进行肝功能检查发现转氨酶升高,HBsAg 阳性,经当地医院用保肝治疗,效果不明显,仍间有肝区不适等症状。近 1 个月来因症状加重而就诊。既往体健无特殊传染病史。

体格检查:

慢性病容,神志清楚,巩膜轻度黄染,颜面及颈部有数枚蜘蛛痣,未见明显肝掌,心肺无异常发现,腹平软,无压痛未扪及包块,肝右肋下 2cm,质中等,无明显触痛,肝侧位可及,无移动性浊音。

实验室检查:

肝功能 ALT 195U/L,AST 102U/L,血清白蛋白 30g/L,球蛋白 42g/L,TBIL 30μmol/L;血清乙肝标志物检测 HBsAg 阳性(+),抗 -HBs 阴性(-),HBeAg 阳性(+),抗 -HBe 阴性(-),抗 -HBc 阳性(+)。

分析:

(1)消化道症状,肝功能异常,病程达 3 年。

(2)有慢性肝病体征,蜘蛛痣,脾大,球蛋白明显升高,白蛋白下降。

(3)肝功能异常,ALT 和 AST 明显升高,均大于正常值高限 2 倍以上。

(4)血清乙肝标志物检测结果为 HBsAg、HBeAg、抗 -HBc 均阳性。

进一步检查:①测定 HBV-DNA 进一步了解病毒复制情况,测定 HCV 和 HDV 血清学指标排除其他病毒的重叠感染;②检测 PT、PTA 及 INR 等反映肝脏凝血因子合成功能的指标,对判断疾病进展及预后有重要价值;③建议进行瞬时弹性成像(TE)等肝脏硬度值的检查,以明显是否存在肝硬化;④检测 AFP 和 PIVKA-Ⅱ等诊断 HCC 的重要指标,以明确是否存在 HCC;⑤如果条件允许时行肝组织病理学检查,这是最佳确诊方法;⑥建议进行影像学检查,如腹部超声检查、计算机断层扫描(CT)和磁共振成像(MRI)等,以了解有无肝硬化及门静脉高压征象,有无占位性病变及其性质。

最后诊断:

慢性乙型病毒性肝炎。

病例2

一般资料:

患者,男性,55 岁,因反复乏力,肝区隐痛 2 个月入院。

患者于 2 个月前开始全身乏力,食欲下降,肝区隐痛不适,无发热,在当地医院化验肝功能异常,HBsAg 阴性,治疗后不适稍缓解,因肝功能受损的原因不明而转来我院。患者起病以来精神尚可,大小便正常。

既往 8 年前曾因上消化道大出血,经积极的输血等救治措施治疗,症状消失出院。出院后未行有关肝病的检测。

体格检查:

体温 36.8℃,脉搏 80 次/min,呼吸 20 次/min,血压 110/80mmHg,发育正常,营养中等,全身皮肤巩膜无明显黄染,未见肝掌及蜘蛛痣,心肺无异常,腹平软,无压痛及反跳痛,肝右肋下未扪及,脾肋下 1cm,质中等,移动性浊音阴性。

实验室检查:

ALT 180U/L,AST 92U/L,血清白蛋白 32g/L,球蛋白 35g/L,TBIL 24μmol/L,DBIL 9μmol/L。

分析:

1. 消化道症状,肝功能异常。

2. 有慢性肝病体征,脾肿大,球蛋白明显升高,白蛋白下降。

3. 肝功能异常,ALT 和 AST 均大于正常值高限 3 倍以上。

4. 血清乙肝标志物检测结果为 HBsAg 阴性。

5. 8 年前有输血史。

进一步检查:①测定丙肝血清学指标和 HCV RNA;②检测 PT、PTA 及 INR 等反映肝脏凝血因子合成功能的指标,对判断疾病进展及预后有重要价值;③建议进行瞬时弹性成像(TE)等肝脏硬度值的检查,以明显是否存在肝硬化;④检测 AFP 和 PIVKA-Ⅱ等诊断 HCC 的重要指标,以明确是否存在 HCC;⑤如果条件允许时行肝组织病理学检查,这是最佳确诊方法;⑥建议进行影像学检查,如腹部超声检查、计算机断层扫描(CT)和磁共振成像(MRI)等,以了解有无肝硬化及门静脉高压征象,有无占位性病变及其性质。

最后诊断:

慢性病毒性肝炎,需待病原学确认(丙型肝炎可能性大,HBsAg 阴性并且有输血史)。

病例 3

一般资料:

患者,女性,20 岁,某高校学生,恶心、呕吐、腹痛 3 天入院。

患者 3 天前突起畏寒、发热,全身乏力,体温 39℃,自服"板蓝根"等药,第 2 天热退,出现恶心、呕吐,每天 10 余次,为胃内容物,量不多,无咖啡色样物。同时伴有腹泻、腹痛,大便黄色,为稀水样便,无脓血,每天 4 次。病后几乎未进食,小便浓茶样。既往体健,否认结核、肝炎、伤寒等传染病史。"国庆"期间曾与同学外出旅游 2 天。

体格检查:

体温 37℃,血压 120/70,脉博 70 次 /min,呼吸 24 次 /min;急性病容,巩膜轻度黄染,未见皮疹和出血点。浅表淋巴结无肿大。心、肺(-)。腹平软,无明显压痛和反跳痛,肝肋下 2cm,质软,轻触痛,脾未及,肠鸣音正常。

实验室检查:

血常规 Hb 135g/L,WBC 8.5×10⁹/L,N 0.55,L 0.45,PLT 185×10⁹/L。

分析:

1. 急性起病,发热,明显消化道症状。

2. 尿如浓茶。

3. 巩膜黄疸。

4. 肝大,有触痛。

5. 外出旅游史。

进一步检查:①肝功能和尿常规检查;②ALP、γ-GT 检测;③病原学检查,甲、乙、丙、丁、戊型肝炎抗原或抗体检查;④肝胆、脾的影像学检查(超声诊断为主);⑤必要时进行肝组织病理学检查。

最后诊断:

急性病毒性肝炎,特别是甲型肝炎和戊型肝炎可能性较大,需待病原学检查确认。

病例 4

一般资料:

患者,女性,30 岁,间断乏力、食欲缺乏 4 个月。

患者 4 个月前无明显诱因出现乏力、食欲缺乏,伴恶心、呕吐。既往体健,否认结核、肝炎、伤寒等传染病史。既往在三年前因"剖宫产",术中输血。

体格检查:

生命体征平稳,营养尚可,精神欠佳,全身皮肤无黄染,未见蜘蛛痣和肝掌,心肺未见异常。腹平软,无明显压痛和反跳痛。肝右肋下未扪及,脾肋下 1cm,质中等,移动性浊音阴性。

实验室检查:

ALT 179U/L,AST 105U/L,血清白蛋白 30g/L,球蛋白 36g/L,TBIL 26μmol/L;血清乙肝标志物检测:HBsAg 阴性(−),抗 -HBs 阴性(−),HBeAg 阴性(−),抗 -HBe 阴性(−),抗 -HBc 阴性(−),血清丙肝抗体检测阳性(+)。

分析:

1. 消化道症状,肝功能异常 4 个月。

2. 有慢性肝病体征,脾大,球蛋白明显升高,白蛋白下降。

3. 肝功能异常,ALT 和 AST 均大于正常值高限 2 倍以上。

4. 血清乙肝标志物检测阴性,丙肝标志物检测阳性。

进一步检查:①测定 HCV RNA 进一步了解病毒复制情况;②检测 PT、PTA 及 INR 等反映肝脏凝血因子合成功能的指标,对判断疾病进展及预后有重要价值;③建议进行瞬时弹性成像(TE)等肝脏硬度值的检查,以明确是否存在肝硬化;④检测 AFP 和 PIVKA-Ⅱ等诊断 HCC 的重要指标,以明确是否存在 HCC;⑤如果条件允许时行肝组织病理学检查,这是最佳确诊方法;⑥建议进行影像学检查,如腹部超声检查、计算机断层扫描(CT)和磁共振成像(MRI)等,以了解有无肝硬化及门静脉高压征象,有无占位性病变及其性质。

最后诊断:

慢性丙型病毒性肝炎。

病例 5

一般资料:

患者,男性,19 岁,某高校学生,恶心、呕吐、腹痛 4 天入院。

患者 4 天前突起畏寒、发热,全身乏力,体温 39.3℃,自服"抗病毒冲剂"等药,第 2 天热退,出现恶心、呕吐,同时伴有腹泻、腹痛,大便黄色,为稀水样便,无脓血。病后几乎未进食,小便浓茶样。既往体健,否认结核、肝炎、伤寒等传染病史。"五·一"期间曾与同学外出旅游 3 天。

体格检查:

急性病容,巩膜轻度黄染,未见皮疹和出血点。浅表淋巴结无肿大。心、肺未见异常。腹平软,无明显压痛和反跳痛,肝肋下 1cm,质软,轻触痛,脾未及,肠鸣音正常。

实验室检查:

ALT 235U/L,AST 166U/L,TBIL 73μmol/L;尿液 Bil(+++);Uro++;血清甲肝 IgM 抗体阳性(+),血清乙肝标志物检测:HBsAg 阴性(−),抗 -HBs 阳性(+),HBeAg 阴性(−),抗 -HBe 阴性(−),抗 -HBc 阴性(−),血清丙肝抗体检测阴性(−)。

分析:

1. 急性起病,发热,明显消化道症状。

2. 尿如浓茶。

3. 巩膜黄疸。

4. 肝大,有触痛。

5. 外出旅游史。

最后诊断:

急性甲型病毒性肝炎。

病例 6

一般资料：

患者，男性，5 岁，2016 年 2 月被诊断为急性淋巴细胞白血病，开始为期 2~2.5 年的化疗；2016 年 8 月诉厌食、呕吐和疲倦乏力。甲肝、乙肝、丙肝、丁肝及巨细胞病毒血清学检查均为阴性，HEV-IgM/IgG 为弱阳性，血清 HEV-RNA 检测为阳性并测序（GenBank accession number：KF691589）。体格检查无黄疸和肝肿大，肝脏彩超无异常，诊断为 HEV 感染，未进行治疗。2016 年 11 月该患者按计划再次化疗时，HEV RNA 检测为阴性，ALT 109U/L，AST 88U/L，ALP 178U/L，GGT 91U/L。2018 年 5 月结束化疗后因肝炎反复发作 20 个月入院治疗，ALT 505U/L，AST 792U/L，ALP 498U/L，GGT 320U/L，血清白蛋白 34.1g/L（参考范围：37~53g/L），TBIL 31.2μmol/L，HEV-IgM/IgG 均为弱阳性，血清 HEV-RNA 检测为阳性并测序（GenBank accession number：KF691589），2 个月后 HEV RNA 低于检测线，ALT 水平出现下降但仍然超过正常，HEV IgM 仍为阳性。

分析：

急性淋巴细胞白血病化疗后，肝功能持续异常，HEV 抗体持续弱阳性，超过 20 个月，并且两次血清 HEV RNA 阳性、测序结果一致，表明是内源性 HEV 感染再激活，而不是再感染，提示 HEV 在免疫抑制患者呈慢性感染。

最后诊断：

慢性戊型病毒性肝炎。

病例 7

一般资料：

患者，男性，61 岁，患者因"腹痛 9⁺ 个月，确诊为弥漫大 B 淋巴瘤 7⁺ 个月，拟化疗入院"。

体格检查：

一般情况可，心肺腹（−），双下肢无水肿。

实验室检查：

患者开始化疗前的实验室检查结果：乙肝表面抗原阴性、乙肝 e 抗体阳性和乙肝核心抗体阳性，HBV DNA 阴性（−）（<100IU/mL），肝功能正常，于 2018 年 12 月 14 日首次 R-CHOP（美罗华、环磷酰胺、长春地辛、表柔比星和地塞米松）化疗，加用拉米夫定 100mg 每日一次预防 HBV 再激活；随后依次进行第 2、3、4、5、6 次 R-CHOP 化疗和拉米夫定预防用药，上述实验室检查结果同前。直到 2019 年 7 月 19 日行第 7 次 R-CHOP，实验室检查发现乙肝表面抗原阳性（COI 值 2.20 判断值：COI ≥ 1 为阳性），肝功能：ALT 和 AST 升高，HBV DNA 检测阳性（1.47×10^5IU/mL），具体动态结果见表 13-8。

表 13-8　患者实验室检查动态结果

化疗次数	HBsAg (0~1COI)	HBsAb (0~10IU/L)	HBeAg (0~1COI)	HBeAb (>1COI)	HBcAb (>1COI)	HBV DNA (<100IU/mL)	ALT (<50IU/mL)	AST (<50IU/mL)
1	阴性 0.521	阴性 <2	阴性 0.098	阳性 0.061	阳性 0.007	阴性 <100	18	22
2	阴性 0.489	阴性 <2	阴性 0.101	阳性 0.052	阳性 0.008	阴性 <100	32	24
3	阴性 0.579	阴性 <2	阴性 0.105	阳性 0.048	阳性 0.006	阴性 <100	26	27
4	阴性 0.394	阴性 2.08	阴性 0.108	阳性 0.111	阳性 0.006	阴性 <100	27	25

续表

化疗次数	HBsAg (0~1COI)	HBsAb (0~10IU/L)	HBeAg (0~1COI)	HBeAb (>1COI)	HBcAb (>1COI)	HBV DNA (<100IU/mL)	ALT (<50IU/mL)	AST (<50IU/mL)
5	阴性 0.483	阴性 <2	阴性 0.112	阳性 0.169	阳性 0.007	阴性 <100	38	35
6	阴性 0.427	阴性 <2	阴性 0.126	阳性 0.172	阳性 0.007	阴性 <100	31	27
7	阳性 2.20	阴性 <2	阴性 0.119	阳性 0.198	阳性 0.010	阳性 1.47×10^5	76	52

分析：

血清抗-HBc持续阳性，血清HBsAg和HBV DNA持续检测不到，表示患者既往感染过HBV，虽然血清中检测不到HBV DNA，但肝细胞核内可能存在cccDNA或者HBV DNA也可以整合到宿主DNA上，由于恶性肿瘤再经过多次化疗后，患者免疫功能降低或抑制，导致HBV再激活，虽然临床已用拉米夫定预防HBV再激活，但是选择的药物值得商榷。

我国慢性乙型肝炎防治指南指出：HBsAg阴性、抗-HBc阳性的患者接受免疫抑制剂治疗或肿瘤化疗时，存在HBV再激活的风险。开始相关治疗之前应当评估患者的ALT、HBV DNA和HBsAg水平，治疗期间和治疗结束后也应密切监测上述指标。我国淋巴瘤合并HBV感染患者管理专家共识指出，HBV再激活可以是自发的，但绝大多数因癌症化疗、免疫抑制治疗或免疫状态变化而激活。HBV再激活可以见于：

（1）对于HBsAg阳性患者，符合下列任一条件可定义为HBV再激活：①血清HBV DNA由不可测变为可测；②HBeAg阴性患者血清HBeAg转阳。

（2）对于HBsAg阴性且抗-HBc阳性患者，符合下列任一条件可定义为HBV再激活；①血清HBsAg转阳；②血清HBV DNA由不可测变为可测。

最后诊断：

淋巴瘤化疗后HBV再激活。

（李冬冬　陶传敏）

▶ **参考文献**

1. 王兰兰. 医学检验项目选择与临床应用. 2版. 北京: 人民卫生出版社, 2013.
2. 中华医学会血液学分会, 中国抗癌协会淋巴瘤专业委员会, 中华医学会肝病学分会. 中国淋巴瘤合并HBV感染患者管理专家共识. 中华血液学杂志, 2013, 34 (11): 988-993.
3. 中华人民共和国国家卫生和计划生育委员会. 丙型病毒性肝炎筛查及管理: WS/T 453—2014, 2014.
4. 刘运德, 楼永良. 临床微生物学检验技术. 北京: 人民卫生出版社, 2015.
5. 中华医学会肝病学分会, 中华医学会感染病学分会. 丙型肝炎防治指南 (2019年版). 临床肝胆病杂志, 2019, 35 (12): 2670-2686.
6. 中华医学会感染病学分会, 中华医学会肝病学分会. 慢性乙型肝炎防治指南 (2019年版). 临床肝胆病杂志, 2019, 35 (12): 2648-2669.
7. Zhao C, Wang Y. Laboratory diagnosis of HEV infection. Adv Exp Med Biol, 2016, 948: 191-209.
8. James H. Jorgensen, Michael A. Pfaller. 临床微生物学手册. 11版. 王辉, 马筱玲, 钱渊, 等译. 北京: 中华医学电子音像出版社, 2017.
9. European Association for the Study of the Liver. EASL clinical practice guidelines on hepatitis E virus infection. J Hepatol, 2018, 68 (6): 1256-1271.

10. European Association for the Study of the Liver. EASL recommendations on treatment of hepatitis C 2018. J Hepatol, 2018, 69 (2): 461-511.

11. 鲁凤民, 曾婉嘉, 文夏杰, 等. 慢性乙型肝炎抗病毒治疗相关新型标志物及其临床应用. 肝脏, 2019, 24 (5): 483-486.

12. 中华医学会感染病学分会, 中华医学会肝病学分会. 慢性乙型肝炎临床治愈 (功能性治愈) 专家共识. 临床肝胆病杂志, 2019, 35 (8): 1693-1701.

第十四章

常见病毒感染性疾病与实验诊断

病毒感染性疾病中最常见的是肝炎病毒感染,但由人类免疫缺陷病毒、流行性感冒病毒、冠状病毒、轮状病毒、肠道病毒、疱疹病毒(巨细胞病毒、EB病毒、单纯疱疹病毒、水痘-带状疱疹病毒)和埃博拉病毒等引起的病毒感染性疾病也常有发生,可呈区域性流行。本章重点阐述这些常见病毒感染性疾病的实验室诊断特点,包括病毒的形态学检测、抗原检测、病毒核酸检测以及病毒的血清学检测,分析诊断思路和检测流程方案。

第一节 人类免疫缺陷病毒感染与疾病

人类免疫缺陷病毒(human immunodeficiency virus,HIV)属于逆转录病毒科慢病毒属,是获得性免疫缺陷综合征(acquired immunodeficiency syndrome,AIDS,艾滋病)的病原体。HIV病毒呈球形,直径100~120nm,基因组为两条单股正链RNA,全长约9.7kb。HIV包括HIV-1和HIV-2两型,两型病毒氨基酸序列的同源性为40%~60%。HIV-1毒力更强,是造成全球AIDS病例流行的病原体,包括4种不同亚型组(M、N、O和P组),其中M组进一步分为9种亚型(A、B、C、D、F、G、H、J和K),A和F亚型又分别分为A1、A2、A3和F1、F2亚亚型。当不同亚型HIV-1毒株感染同一个体并交换基因成分时,形成重组病毒,称为循环重组型(circulating recombinant form,CRF),截至2013年12月,已鉴定出55个CRF(CRF01-CRF55)。HIV-1在全球各地流行的亚型不同,其中最常见的是C亚型,美国、欧洲和澳大利亚以B亚型病毒为主,非洲主要流行的是A、C、D和CRF-01AE亚型,泰国经性传播的主要是CRF-01AE亚型,静脉吸毒者传播的主要是B亚型,我国主要流行的是B′和B′/C亚型。HIV-2致病性较弱,分布主要局限于非洲西部,截至目前共鉴定出8个亚型(A~H)。

HIV感染的主要靶细胞为$CD4^+T$淋巴细胞,感染后可引起$CD4^+T$淋巴细胞持续减少,导致感染者细胞免疫功能缺损,并继发体液免疫功能缺损,最终进入AIDS期,因发生各种机会性感染乃至肿瘤、HIV脑病等而死亡。其传染源包括HIV感染者和AIDS患者,其传播途径主要有三条:①性接触传播,是最常见的传播途径,包括不安全的同性、异性和双性性接触,男男同性性行为人群感染率较高;②血液及血液制品传播,包括输入HIV感染性血液或血液制品、重复使用被污染注射针头(常发生于静脉吸毒者)、不安全不规范的介入性医疗操作和文身等;③母婴传播,包括宫内感染、分娩时和哺乳传播。目前HIV感染的高风险人群主要有男男同性性行为者、静脉注射毒品者、与HIV/AIDS患者有性接触者、多性伴人群、性传播感染(sexually transmitted infections,STI)人群和结核病群体。

2018年中华医学会颁布《中国艾滋病诊疗指南(2018版)》,将HIV感染的过程分为急性期、无症状期和艾滋病期。

急性期:通常发生在初次感染后2~4周。大多数患者临床症状轻微,持续1~3周后缓解。部分感染者出现HIV病毒血症和免疫系统急性损伤所产生的临床症状。临床表现以发热最为常见,可伴有咽痛、盗汗、恶心、呕吐、腹泻、皮疹、关节痛、淋巴结肿大以及神经系统症状。此期在血液中可检出HIV RNA和

HIV-1 p24 抗原,而 HIV 抗体则在感染后 2 周左右出现。CD4$^+$T 淋巴细胞计数一过性减少,CD4$^+$/CD8$^+$T 淋巴细胞比值亦可倒置。部分患者可有轻度白细胞和血小板减少或肝功能异常。快速进展者在此期可能出现严重感染或者中枢神经系统症状体征及疾病。

无症状期:此期可从急性期进入或无明显的急性期症状而直接进入,可出现淋巴结肿大等症状或体征,但一般不易引起重视。一般持续时间 6~8 年,其时间长短与感染病毒的数量、型别、感染途径、机体免疫状况的个体差异、营养条件及生活习惯等因素有关。在此期,由于 HIV 在感染者体内不断复制,免疫系统受损,CD4$^+$T 淋巴细胞计数逐渐下降。此期血液中可检出 HIV 抗体。

艾滋病期:为感染 HIV 后的最终阶段。患者 CD4$^+$T 淋巴细胞计数明显下降,多<200 个 /μL,HIV 血浆病毒载量明显升高。此期主要表现为 HIV 相关症状、体征及各种机会性感染及肿瘤。HIV 相关症状主要表现为持续一个月以上的发热、盗汗、腹泻;体重减轻 10% 以上。部分患者表现为神经精神症状,如记忆力减退、精神淡漠、性格改变、头痛、癫痫及痴呆等。机会性感染及肿瘤可累及全身各系统器官。部分可出现持续性全身淋巴结肿大。

一、实验室分析路径

人类免疫缺陷病毒感染实验室分析路径见图 14-1。

二、相关检测试验

HIV 的实验室检查包括 HIV 抗体检测、HIV-1 p24 抗原检测、HIV 核酸检测、CD4$^+$T 淋巴细胞检测和 HIV 耐药性检测。

(一) HIV 抗体检测

HIV 抗体检测分为 HIV 抗体筛查试验和 HIV 抗体确证试验,可用于诊断(确定个体 HIV 感染状况)、监测(了解不同人群 HIV 感染率及其变化趋势)及血液筛查(防止输血传播 HIV)。

1. HIV 抗体筛查试验 根据检测原理不同分为化学发光或免疫荧光试验、酶联免疫吸附试验、快速试验(斑点 ELISA 和斑点免疫胶体金或胶体硒、免疫层析等)、简单试验(明胶颗粒凝集试验)等,可对血液、唾液和尿液标本进行常规或快速检测。临床常用化学发光法和酶联免疫吸附法。目前临床常用试剂多为第三代 HIV 抗体检测试剂和第四代 HIV 抗原抗体复合检测试剂;第三代 HIV 抗体检测试剂以基因重组和多肽抗原包被和标记,有良好敏感性和特异性,检测亚型包括 HIV-1、HIV-2 和 HIV-1 型的 O 亚型,检测窗口期为 3~4 周;第四代 HIV 抗原抗体复合检测试剂可同时检测 p24 抗原和抗 HIV-1/2 抗体,检测窗口期较第三代 HIV 抗体检测试剂提前了 4~9 天。在尚未建立艾滋病筛查实验室的偏远地区可由经过培训的技术人员在规定的场所用快速试剂如明胶颗粒凝集试验、斑点免疫胶体金快速试验等进行筛查。

2. HIV 抗体确证试验 其方法包括免疫印迹试验、条带免疫试验和免疫荧光试验,目前以免疫印迹试验最为常用。其原理是将提纯的 HIV 处理后,经聚丙烯酰胺凝胶电泳使病毒蛋白按分子量大小分开,然后在电场力作用下转移到硝酸纤维膜上。进行测定时,膜条需先用动物血清蛋白的封闭液封闭膜上无蛋白部位,然后将待检血清与带有 HIV 蛋白的膜条反应。若血清中含有 HIV 抗体即可结合到相应的蛋白质部位,洗涤后加入酶标记的抗人 IgG。反应后加入酶作用底物进行显色,若在相应的蛋白质部位出现条带,提示待检血清检出该种蛋白的抗体;在相应的蛋白质部位没有出现条带,提示待检血清没有检出该种蛋白的抗体。

(二) HIV-1 p24 抗原检测

HIV-1 p24 检测包括定性检测及定量检测,定性检测包括筛查试验和中和试验,中和试验是 HIV-1 p24 抗原检测的确认试验。HIV-1 p24 检测可用于 HIV-1 感染窗口期或 HIV-1 抗体阳性母亲所生婴儿早期的辅助鉴别诊断;此外还可用于 HIV-1 抗体检测结果不确定或第四代 HIV 抗原抗体复合试剂检测呈阳性,但 HIV-1 抗体确证阴性者的辅助诊断。

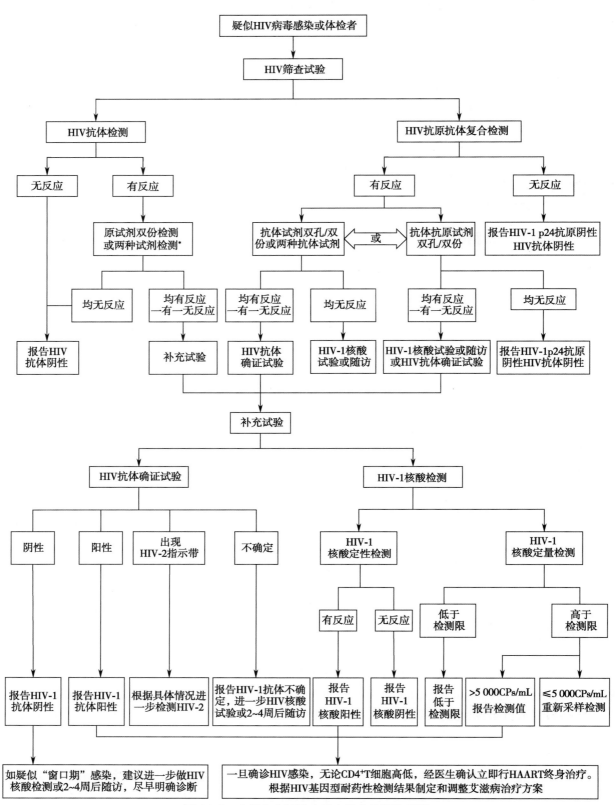

图 14-1 人类免疫缺陷病毒实验室分析路径图

（三）HIV 核酸检测

HIV 核酸检测包括定性检测及定量检测,可用于 HIV 感染的辅助诊断、病程监测、治疗方案制订、疗效判定及疾病进展预测等。临床常用病毒载量检测来测定感染者体内游离病毒的 RNA 含量,其方法包括逆转录 PCR 实验(RT-PCR)、核酸序列扩增实验(nucleic acid sequence based amplification,NASBA)、分支 DNA 杂交实验(bDNA),这几种技术均由核酸提取、扩增或信号放大、定量检测三部分组成。

（四）CD4⁺T 淋巴细胞检测

CD4$^+$T 淋巴细胞是 HIV 感染人体后的主要靶细胞,其数量和功能下降是 HIV 感染人体后引起免疫功能缺陷的主要表现。CD4$^+$T 淋巴细胞绝对值的检测在了解机体的免疫状态、确定疾病分期、监测疾病进程、评估疾病预后、制订抗病毒治疗和机会性感染预防性治疗方案以及评估抗病毒治疗疗效等方面具有重要作用。目前检测 CD4$^+$T 淋巴细胞数的标准方法为流式细胞技术,可得出 CD4$^+$T 淋巴细胞的绝对值及占淋巴细胞的百分率。

（五）HIV 耐药性检测

高效联合抗反转录病毒治疗(highly active antiretroviral therapy,HAART,俗称"鸡尾酒疗法")为目前针对 HIV 感染最有效的治疗,但由于 HIV 可产生自发性高频率的基因突变,在抗病毒药物选择性压力下 HIV 的突变可促使耐药株的产生,并进一步引起多种药物交叉耐药。目前常用的方法包括基因型 HIV 耐药检测和表型 HIV 耐药检测。基因型 HIV 耐药性检测方法是通过从患者血液标本中分离到的 HIV 基因物质,应用核酸序列分析等技术确定病毒变异的位点,并可参考已有数据库按不同亚型进行比较。在确认变异后,与既往耐药或交叉耐药研究比较,间接地估计药物耐药情况,简单快速,费用低,缺点是无法反映药物耐药的程度。表型 HIV 耐药性检测方法能直接测出感染毒株对药物的敏感度,并能揭示已经存在的或交叉的耐药情况,有利于指导 HIV-1 感染者有效地用药,缺点是检测时间长、费用昂贵且技术要求高。

三、结果判断与分析

HIV-1/2 抗体检测是 HIV 感染诊断的"金标准",HIV 核酸检测(定性和定量)也用于 HIV 感染诊断;HIV 核酸定量(病毒载量)和 CD4$^+$T 淋巴细胞计数是判断疾病进展、临床用药、疗效和预后的两项重要指标;HIV 耐药性检测可为 HAART 方案的选择和更换提供指导。

（一）HIV 抗体筛查试验

依据《全国艾滋病检测技术规范(2020 年修订版)》规定,筛查试验无反应报告为"HIV 抗体阴性",见于未被 HIV 感染的个体,但窗口期感染者筛查试验也可呈阴性反应;有反应必须进行复检,复检两次检测均无反应报告为"HIV 抗体阴性",复检检测均有反应或一个有反应一个无反应需进行"补充试验";复检试验根据检测方法,可报告为"HIV 感染待确定"或"HIV 抗体待确定"或"HIV 抗原待确定",不能出具阳性报告。

（二）HIV 抗原检测

对于定性检测,HIV-1 p24 抗原筛查试验有反应的样品必须经过中和试验确证以后才能判断阳性或阴性。HIV-1 p24 抗原阳性仅作为 HIV 感染的辅助诊断依据,HIV-1 p24 抗原阴性结果不能排除 HIV 感染。

（三）HIV 补充试验

筛查试验无反应,不应做补充试验。HIV 抗体筛查试验有反应,须行补充试验。补充试验是通过检测样本中是否存在 HIV 抗体、抗原或者核酸而确定 HIV 感染的检测方法。补充试验包括抗体确证试验〔免疫印迹试验,条带/线性免疫印迹试验,特定条件下的 HIV 检测试验(替代策略试验),免疫层析或免疫渗滤试验〕和 HIV-1 核酸试验(核酸定性和核酸定量试验)。特定条件下的 HIV 检测试验包括三种酶联免疫试验、三种快速试验或酶联免疫加快速试验。特定条件:高流行地区(流行率大于 5%)、高危人群(男男同性恋,吸毒人群等)、三种试剂均经过使用地区省级中心实验室评价。

HIV 抗体确证试验:按照《全国艾滋病检测技术规范(2020 年修订版)》的要求,抗体确证检测无条带出现,报告"HIV-1 抗体阴性",如果近期有流行病学史,建议进行 HIV-1 核酸试验或 2~4 周后随访。HIV-1 抗体阳性者,报告"HIV-1 抗体阳性",按规定做好检测后咨询和疫情报告;HIV-1 抗体不确定者,报告"HIV-1 抗体不确定",建议进行 HIV-1 核酸试验或 2~4 周后随访。当出现 HIV-2 指示带时,使用 HIV-2 抗体确证试剂或能区分 HIV-1 与 HIV-2 感染的抗体确证试剂,根据试剂盒说明书判读检测结果。

HIV-1 核酸检测:抗体确证试验不确定或确证试验阴性但疑似急性期感染或艾滋病晚期的样本,可进行 HIV-1 核酸试验。核酸检测结果有反应则报告阳性。核酸检测结果无反应的样本,建议做抗体确证试验。定性检测根据试剂盒说明书判定结果,出具报告。定量检测结果低于检测限,报告低于检测限;检测结果>5 000copies/mL,报告检测值;检测结果≤5 000copies/mL,建议重新采样检测,检测结果报告检测值。对于 HIV 核酸检测阴性,只可报告本次实验结果阴性,但不能排除 HIV 感染;HIV 核酸检测阳性,可作为诊断 HIV 感染的辅助指标。临床医生可结合临床及流行病史、CD4$^+$T 淋巴细胞检测值或 HIV-1 抗体随访检测结果等进行诊断或排除诊断。

(王婷婷 陶传敏)

第二节 流行性感冒病毒感染与疾病

流行性感冒病毒(influenza virus)简称流感病毒,是引起流行性感冒的病原体。流感病毒属于正黏病毒科,根据核蛋白(nucleoprotein,NP)和基质蛋白(matrix protein,MP)抗原性的差异,分为甲型流感病毒、乙型流感病毒和丙型流感病毒。流感病毒呈球形,直径 80~120nm,基因组为分节段的单负链 RNA,基因片段长度从 800~2 500 个核苷酸,整个基因组是 10.0~14.6kb,其中甲型和乙型流感病毒的基因组是 8 个节段,而丙型流感病毒只有 7 个节段。甲型流感病毒根据包膜上的两个主要糖蛋白[血凝素(hemagglutinin,HA)和神经氨酸酶(neuraminidase,NA)]抗原性差异又分为若干亚型,目前已确认的有 18 个 HA 亚型(H1-H18),11 个 NA 亚型(N1-N11),甲型流感病毒的抗原性主要由 HA 蛋白决定。乙型及丙型流感病毒尚未发现亚型。

流感病毒在世界范围内暴发和流行,主要通过飞沫进行传播,也可经口腔、鼻腔、眼睛等黏膜直接或间接接触感染,对于禽流感病毒引起的人类感染,直接接触带病毒的禽类是感染最常见的方式。流感患者和隐性感染者是流感的主要传染源,人群对流感病毒普遍易感。甲型流感病毒变异性强,且容易在人与人之间传播,常引起流感大流行;乙型流感病毒常引起局部、中小型流行,丙型流感病毒则多为散发感染。每年接种流感疫苗是预防流感的主要手段,由于流感病毒抗原会持续不断发生变异,容易逃避人群免疫,故流感疫苗中包含的病毒也需要定期更新。

流行性感冒是流感病毒感染后引起的一种常见急性呼吸道传染病,多发生于冬春季,病毒感染潜伏期一般为 1~7d,多为 2~4d。临床主要以发热、头痛、肌痛和全身不适起病,体温可达 39~40℃,可有畏寒、寒战,多伴全身肌肉关节酸痛、乏力、食欲减退等全身症状,常有咽喉痛、干咳,可有鼻塞、流涕、胸骨后不适,颜面潮红,眼结膜充血等,部分以呕吐、腹痛、腹泻为特点,常见于感染乙型流感的儿童。无并发症者病程呈自限性,多于发病 3~4d 后体温逐渐消退,全身症状好转。但部分因出现肺炎等并发症可发展至重症流感,少数重症病例病情进展快,可因急性呼吸窘迫综合征(acute respiratory distress syndrome,ARDS)和/或多脏器衰竭而死亡。重症流感主要发生在老年人、年幼儿童、孕产妇或有慢性基础疾病者等高危人群,亦可发生在一般人群。实验室检查显示流感患者白细胞总数一般不高或降低,重症病例淋巴细胞计数明显降低,流感患者病原学检查主要采集呼吸道标本,检测流感病毒抗原及核酸进行诊断。对临床诊断病例应尽早隔离治疗。非住院患者居家隔离,保持房间通风,密切观察病情变化,尤其是儿童和老年患者。对符合标准的患者进行住院治疗,主要包括对症和抗病毒治疗,神经氨酸酶抑制剂(neuraminidase inhibitor,NAI)对甲、乙型流感均有效,治疗过程应避免盲目或不恰当使用抗菌药物。对于重症流感,尽早抗病毒治疗可减轻症状,减少并发症,缩短病程,降低病死率。

一、实验室分析路径

流感病毒感染实验室分析路径见图 14-2。

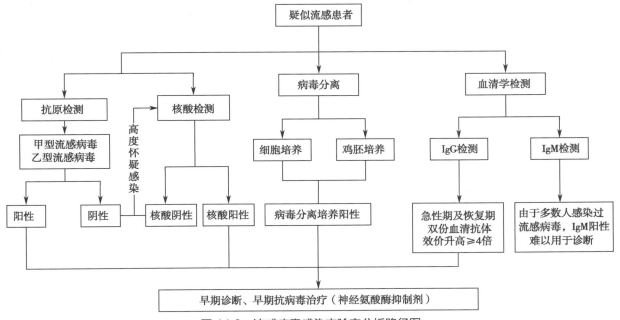

图 14-2 流感病毒感染实验室分析路径图

二、相关实验

流感病毒检测标本应在发病前 3d 采集时阳性率最高,分离病毒和检测病毒抗原或 RNA 时,可采集无菌鼻腔洗液、鼻拭子、咽喉拭子及咽漱液等。

(一) 标本直接检测

1. 显微镜检查 电子显微镜检查可观察临床标本中流感病毒的典型形态,但需要检测样本中含有足够量的病毒才能观察到($>10^5 \sim 10^6$/mL),由于检测要求高,又需要电子显微镜设备,电镜检查不常规用于流感病毒感染诊断。免疫电镜观察可作为流感病毒检测的一种快速、直接的方法。

2. 抗原检测 抗原检测的基础是检测病毒蛋白与特定抗体的相互作用,包括直接和间接荧光抗体染色、放射免疫法、酶联免疫法、免疫层析法和荧光免疫分析法等。由于流感抗原检测需要快速得到检测结果,目前临床实验室最常用的是快速抗原检测方法,可采用胶体金和免疫荧光法,可同时检测甲型和乙型流感病毒抗原。但需要注意的是:快速抗原检测的敏感性低于核酸检测,因此对快速抗原检测结果的解释应结合患者流行病史和临床症状综合考虑。

3. 核酸检测 核酸检测方法已经越来越多地被用于流感病毒的检测和分型。临床标本常用上呼吸道标本(包括鼻腔分泌物、鼻腔或鼻咽拭子、咽拭子等)和下呼吸道标本(包括痰液、气管吸出物和支气管肺泡灌洗液等)。目前最常用流感病毒核酸检测方法是 RT-PCR 法,采用随机六聚体或病毒基因特异的寡核苷酸,将 RNA 逆转录合成 cDNA;利用病毒基因特异的寡核苷酸作为引物,利用热稳定的核酸聚合酶对 cDNA 进行扩增;采用多种不同的方法确定病毒特异性的扩增产物(如通过长度识别、杂交、限制性酶切图谱和测序等);该方法特异性和敏感性好,且能够区分病毒类型和亚型。嵌套的巢式 PCR 方法可以提高检测敏感性,但由于很难避免污染而限制其临床使用。实时荧光定量 RT-PCR 方法由于不易受到交叉污染,可直接快速检测临床标本中的流感病毒,而广泛地应用于临床实验室。多重呼吸道病毒检测方法已经进入临床实验室,其能够同时识别流感病毒和其他呼吸道病毒,检测能力达到或超过细胞培养方法,可以用多种方法来检测扩增产物,但应注意多重呼吸道病毒检测方法的敏感性可能低于针对单一病毒的检测方法。目前,商品化、获得国家药品监督管理局批准的核酸检测试剂的敏感性更高,正在替代耗时费力的细胞培养法成为流感病毒检测的"金标准"。

（二）病毒分离与鉴定

标本经常规处理后接种原猴肾细胞、Vero、犬肾传代细胞（Madin-Darby canine kidney,MDCK）等细胞,或接种鸡胚进行培养,流感病毒复制不一定会产生细胞病变效应,常利用红细胞吸附或血凝试验来检测病毒是否复制。可用免疫荧光、免疫组化染色或 ELISA、分子检测方法对分离培养的病毒进行鉴定。另外,血凝抑制试验（hemagglutination inhibition,HAI）也用于流感病毒的鉴定,能确定病毒型和亚型,是世界卫生组织流感病毒株抗原分析与疫苗株选择的"金标准"。

（三）血清学检测

由于大多数人都曾经感染过流感病毒,病毒特异性 IgM 检测难以用于流感病毒感染诊断,检测患者急性期和恢复期双份血清抗体水平,效价 4 倍或以上升高有诊断意义。血清学检查主要用于流行病学研究,最常使用的方法包括补体结合、HAI、中和试验和 ELISA 等,HAI 和中和试验检测抗体水平可用于确定感染以及对疫苗的应答水平。中和试验是检测高致病性禽流感抗体的首选方法。

三、结果判断与分析

流感病毒抗原检测可采用胶体金和免疫荧光法,检测简便、快速,其敏感性低于核酸检测,存在假阴性问题,因此对抗原检测结果的解释应结合患者流行病学史和临床症状综合考虑。流感病毒核酸检测特异性和敏感性最好,且能区分病毒型和亚型,可用于确诊流感。血清学检测恢复期 IgG 抗体水平比急性期 4 倍或 4 倍以上升高具有回顾性诊断意义,由于时效性延后,临床并未常规应用。病毒分离培养操作烦琐,时间久,比起用于临床诊断,其意义更在于识别新亚型的变异病毒,纳入国家和全球监测系统数据,用于每年流感疫苗更新。

除了实验室检查结果,流感诊断还需要结合季节性、流行病学和临床因素多方面联合考虑。出现流感临床表现,有流行病学证据或流感快速抗原检测阳性,且排除其他引起流感样症状的疾病时为临床诊断病例;有流感临床表现,且具有以下一种或以上病原学检测结果阳性:①流感病毒核酸检测阳性;②流感病毒分离培养阳性;③急性期和恢复期双份血清的流感病毒特异性 IgG 抗体水平呈 4 倍或 4 倍以上升高,则为流感确定诊断病例。

（王婷婷　陶传敏）

第三节　冠状病毒感染与疾病

冠状病毒（coronaviruses,CoVs）呈球形,直径 80~160nm,其基因组较大,为非节段单正链 RNA,全长约 25~32kb。因其在电镜下所见病毒毒粒表面有类似日冕状的棘突而命名。2003 年的严重急性呼吸综合征（severe acute respiratory syndrome,SARS）至 2012 年中东呼吸综合征（middle east respiratory syndrome,MERS）,再至 2019 年新型冠状病毒肺炎（corona virus disease 2019,COVID-19）疫情,有关冠状病毒相关感染再次成为人们关注的焦点。冠状病毒属于冠状病毒科（Coronaviridae）的冠状病毒亚科（Coronavirinae）,包括 4 属:Alpha 冠状病毒属（α-CoV）、Beta 冠状病毒属（β-CoV）、Gamma 冠状病毒属（γ-CoV）、Delta 冠状病毒属（δ-CoV）。可感染人和多种动物,引起宿主呼吸道、肠道、肝和神经系统疾病,α-CoV 和 β-CoV 常感染哺乳动物,γ-CoV 和 δ-CoV 常感染禽类,导致 SARS、MERS 和 COVID-19 的病毒均属于 β-CoV。2018年,国际病毒分类委员会（International Committee on Taxonomy of Viruses,ICTV）将 β-CoV 属进一步分为5 个亚属,即 *Embecovirus*、*Sarbecovirus*、*Merbecovirus*、*Nobecovirus* 和 *Hibecovirus*,其中前 4 个亚属分别对应原 β-CoV 属之下的 A、B、C、D 四个进化簇（lineages 或 clusters）或亚群,*Hibecovirus* 亚属则由分离于蝙蝠、且与 *Sarbecovirus* 亚属在系统发生上近缘的一类 β-CoVs。目前已发现 7 种人冠状病毒（HCoVs）,分别是人冠状病毒 229E（HCoV-229E）、人冠状病毒 OC43（HCoV-OC43）、人冠状病毒 NL63（HCoV-NL63）、人冠状病毒 HKU1（HCoV-HKU1）、SARS-CoV、MERS-CoV 和 SARS-CoV-2（新型冠状病毒）。7 种人冠状

病毒的主要特征见表 14-1。本节重点介绍能引起重大公共卫生事件的 SARS-CoV、MERS-CoV 及 SARS-CoV-2 三种冠状病毒,在我国 SARS-CoV 和 SARS-CoV-2 属于法定乙类传染病且按甲类传染病进行管理。

表 14-1　7 种人冠状病毒的主要特征

	HCoV-229E	HCoV-OC43	HCoV-NL63	HCoV-HKU1	SARS-CoV	MERS-CoV	SARS-CoV-2
ICTV	α-CoV	β-CoV, A 亚群	α-CoV	β-CoV, A 亚群	β-CoV,B 亚群	β-CoV,C 亚群	β-CoV
发现年份	1965	1967	2004	2005	2003	2012	2019
疾病	普通感冒	普通感冒	小儿急性下呼吸道感染	急性呼吸道感染	严重急性呼吸道综合征,10% 死亡率	中东呼吸综合征,37% 死亡率	严重急性呼吸道综合征,<2% 死亡率
流行特点	地方性的	地方性的	地方性的	地方性的	流行性的	流行性的	流行性的
主要受体	CD13	唾液酸	ACE2	尚不明确	ACE2	DPP4	ACE2
基因组特点	27.2kb	31.3kb	27.5kb,2 个亚型	29.9kb,3 个亚型	29.7kb	30.1kb	30kb

注:ACE2 表示血管紧张素转换酶Ⅱ;DPP4 表示二肽基肽酶 4(又称 CD26)

一、实验室分析路径

冠状病毒感染实验室分析路径见图 14-3。

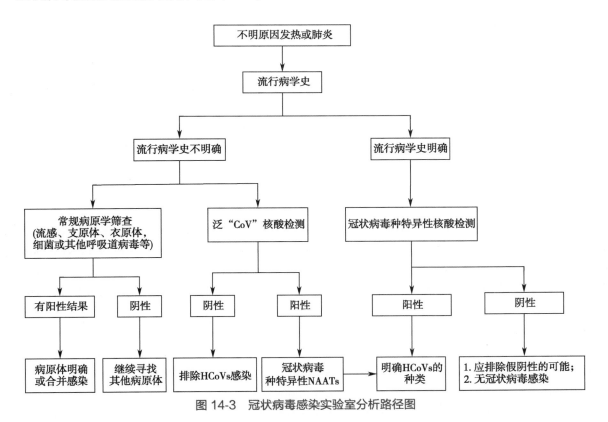

图 14-3　冠状病毒感染实验室分析路径图

二、相关实验及结果判断分析

(一) 抗原检测

在所有检测方法中,抗原检测是最简便和快速的,对于不能开展或未开展分子生物学检测的实验室,可以开展抗原检测。临床标本中 HCoV 抗原可通过带标记的单克隆抗体,基于胶体金、酶联免疫法(EIA)、化学发光法或者荧光免疫法等方法进行检测。大多数冠状病毒是以含量较多的核衣壳蛋白(N)为抗原检测靶点,常用样本有鼻咽拭子、鼻咽吸出物、支气管肺泡灌洗液、痰液、粪便和血液等。基于化学发光法在发病的第三周,约 60% 患者血液中可以检测到 SARS-CoV 抗原;基于 EIA 可以在鼻咽吸出物和粪便检出 N 抗原,尤其是在发病 10 天后,但在尿液中几乎检测不到抗原。前期报道在 SARS-CoV 病毒感染早期的血清和鼻咽拭子中可检测到 N 蛋白大量存在。常用的 MERS-CoV 抗原检测一般也是基于 N 蛋白。虽然目前数据提示 MERS-CoV 抗原检测敏感性和特异性都很好,由于抗原检测没有在更多的临床样本和实验中证明其可行性,抗原检测也不在世界卫生组织和美国疾病预防控制中心推荐的 MERS-CoV 感染实验室诊断方法中,其进一步的研发应用仍存在很大的挑战。

(二) 核酸检测

目前,直接检测临床标本中 HCoV 的核酸是临床上最常见的诊断方法。和其他方法相比,核酸检测一般具有更高的敏感性和特异性度。HCoV 的核酸检测首先选取一个在所有 HCoVs 中尽可能保守的靶点,进行"泛 HCoV"检测,然后选择一系列代表不同 HCoVs 种间差异的基因序列,进行一系列的"种特异性检测"。泛 HCoV 的目的是进行初筛,进而用种特异性检测进行确认。种特异性检测十分灵敏,不需要测序或者扩增后处理的情况下完成种的鉴定,但是其缺点是无法发现序列上有差异的新发 HCoVs。最常用的靶基因是 N、M、ORF1ab 和 S 基因,但需要注意的是结构基因(N、M 和 S 基因)的转录水平比非结构基因(ORF1ab 基因)的更高。

1. SARS-CoV-2 检测　从国家卫生健康委员会发布的《新型冠状病毒感染的肺炎诊疗方案(试行第七版)》起明确指出,对于疑似病例如果具 SARS-CoV-2 核酸阳性或者基因测序与已知的 SARS-CoV-2 基因组高度同源即可确诊为 COVID-19。SARS-CoV-2 的核酸检测技术主要包括实时荧光逆转录 PCR(RT-PCR)、环介导等温扩增(loop-mediated isothermal amplocation,LAMP)、基于纳米颗粒的 PCR(nanoparticles-based PCR)和数字 PCR(digital PCR,dPCR)等。

依据病情,正确采集呼吸道标本(深部痰、咽拭子、鼻拭子、鼻咽拭子、气道分泌物、肺泡灌洗液等)、血液、大便(有腹泻症状时)、尿液、眼部分泌物(有眼部感染时)等,进行 RT-PCR 检测或者病毒基因测序。RT-PCR 方法的检测靶标为 SARS-CoV-2 基因组中开放读码框 1ab(ORF1ab)、核衣壳蛋白(N)基因和 / 或包膜蛋白(E)基因。检测流程包括样本核酸提取、核酸扩增、产物检测及结果判读,其中样本核酸提取、RT-PCR 反应体系及反应条件应参考相关厂家试剂盒说明书,结果判读依据扩增曲线及 Ct 值确定是否检测出靶标基因。检测结果分为以下 4 种情况:①阴性:ORF1ab 及 N 基因 /E 基因均为阴性;②阳性:ORF1ab 及 N 基因 /E 基因阳性;③高度可疑:ORF1ab 阳性,N 基因 /E 基因阴性;④不确定:ORF1ab 基因阴性,N 基因 /E 基因阴性或阳性。特别注意,病毒核酸检测受采集标本的质量和检测方法学敏感性等因素影响较大,检测结果为阴性时,并不能作为排除感染的唯一依据。如果能获取下呼吸道标本(痰或气道抽取物)可使检测结果更加准确。

2. SARS-CoV 检测　以聚合酶基因(ORFb)为靶点,内部使用的实时和巢式 RT-PCR 都可以较快实现检测 SARS-CoV,同时以合成序列为阳性质控可以确保定量检测。也有以聚合酶和 N 蛋白基因为靶点的其他核酸检测,在检测灵敏度有所提高,尤其是发病一周内。泛 CoV 检测也发现 SARS-CoV,但一线筛选更倾向于种特异性检测。SARS-CoV 试验的敏感性取决于标本的收集和对患者检测的时间。采用 PCR 方法检测可能会得到假阴性的结果,而多个标本和多部位取材可增加试验敏感性。

根据我国《传染性非典型肺炎(SARS)诊疗方案(2004)》SARS-CoV RNA 阳性判断必须满足以下 3 个条件之一:①至少需要两个不同部位的临床标本检测阳性(如鼻咽分泌物和粪便);②收集至少间隔 2 天的同一种临床标本送检检测阳性;③在每一个特定检测中对原临床标本使用两种不同的方法,或重复 PCR

方法检测阳性。

3. MERS-CoV检测　以包膜蛋白的上游基因(upE)、ORF1b为靶点,或与包含N蛋白和聚合酶基因扩增和测序的两个RT-PCR一同被推荐为确认试验。2013年,美国FDA批准了以N基因和upE基因为靶点的rRT-PCR,作为MERS-CoV的体外诊断试剂。

（三）血清学检查

对于流行性HCoVs的诊断,血清学检测已基本上被更加灵敏和特异的核酸检测所取代,但是血清学检测有助于流行病学研究,可以增加对HCoVs感染的理解,特别对于新发突发的HCoV感染的诊断非常重要,在这些情况下,尤其是疾病的早期,感染者可能检测不到病毒RNA,但回顾性调查证实患者已经建立了免疫反应。目前临床应用的抗体检测方法主要包括免疫层析法、化学发光法、酶联免疫吸附法等。抗体检测的潜在干扰因素主要有类风湿因子(RF)、嗜异性抗体、补体以及免疫交叉反应。患者体内存在的RF能显著干扰许多免疫学检测方法,其中IgM、IgG类RF可以与免疫检测系统中的捕获抗体及标记二抗的Fc段直接结合,从而出现假阳性结果。嗜异性抗体通常是指能与其他种类动物的免疫球蛋白产生反应的人类抗体,具有广泛的种特异性。免疫检测系统中使用单克隆抗体,嗜异性抗体可与啮齿类动物IgG的Fc段结合,这样嗜异性抗体既可与检测系统中的捕获抗体结合,又可与标记抗体结合,从而造成检测结果假阳性。

1. SARS-CoV-2血清学检测　病毒感染人体后约5~7d可产生IgM抗体,10~15d可产生IgG抗体。《新型冠状病毒肺炎诊疗方案(试行第七版)》新增加了抗体血清学检测作为疑似病例诊断病毒感染的另一关键证据:血清新型冠状病毒特异性IgM抗体和IgG抗体阳性;血清新型冠状病毒特异性IgG抗体由阴性转为阳性或恢复期较急性期4倍及以上升高。目前,商业化的IgG、IgM、IgA和总抗体检测试剂已经上市。世界卫生组织(WHO)在《基于人群年龄分层的COVID-19感染血清流行病学调查方案》中,基于当前的试剂性能证据,优先检测总抗体或IgG。基于双抗原夹心法在检测敏感性上的优势,总抗体检测能比单独检测IgM抗体和IgG抗体提前1~3d检出,并且阳性结果更高,可以作为早期诊断新型冠状病毒感染的血清学诊断指标。在新型冠状感染的前1~7d,与IgM/IgG相比,总抗体检测与核酸联合检测能更有效提高新型冠状病毒的检出率,是更有效的筛查策略。

不同种冠状病毒N蛋白或S蛋白存在免疫交叉反应,SARS-CoV-2相似性最高的是SARS-CoV,提示基于N或S蛋白的抗体血清学检测,可能受其他冠状病毒感染影响出现交叉反应而导致假阳性结果。建议弱阳性样本应至少用2个厂家的试剂复核检验,尽可能使用包被抗原基本一致的试剂盒,若包被抗原不一致,可能检测结果有所不同,例如包被S、N或S+N的不同,检测结果有可能不一致。血清特异性抗体阳性并不能说明患者无传染性,体内还可能有少量病毒复制。因此,抗体的出现不能作为患者出院的标准,抗体在疾病痊愈后可以维持很长时间。抗体检测主要用于回顾性诊断及对核酸检测结果存在怀疑时的辅助诊断,不能用于新型冠状病毒肺炎的确诊和排除,仅在无法使用RT-PCR时才建议使用血清学进行诊断,不适用于一般人群的筛查。最新颁布的《新型冠状病毒肺炎诊疗方案(试行第八版)》明确指出抗体检测可能会出现假阳性一般不单独以血清学检测作为诊断依据,需结合流行病学史、临床表现和基础疾病等情况进行综合判断。但对以下患者可通过抗体检测进行诊断:①临床怀疑新型冠状病毒肺炎且核酸检测阴性的患者;②病情处于恢复期且核酸检测阴性的患者。

2. SARS-CoV血清学检测　国内目前SARS-CoV抗体检测包括IgG、IgM或总抗体,其中任何一种抗体发生阳转或4倍及以上升高,均可诊断SARS。因IgG抗体持续时间较长,最好检测IgG抗体。根据WHO的资料,ELISA法检测患者血清SARS-CoV抗体时使用发病21d后的血清标本得出的结果比较可靠,而IFA法使用发病10天后的血清标本得出的结果比较可靠。绝大多数SARS患者症状出现1个月内,可检测出IgG抗体。特异性抗体检测标准应符合以下两者之一即可判断为SARS:①平行检测进展期血清抗体和恢复期血清抗体,发现抗体阳转。②平行检测进展期血清抗体和恢复期血清抗体,发现抗体滴度出现4倍及以上升高。需要注意的是,有些SARS患者血清抗体(IgG和/或IgM)在进展期已为阳性,恢复期血清没有出现4倍及以上升高,但这些患者双份血清均检出高滴度的抗体,可结合临床进行诊断。未检测到SARS-CoV抗体,不能排除SARS-CoV感染。血清学抗体检测不作为早期诊断依据,检测及分析结果时应结合临床症状和流行病学史,同时需要考虑试剂盒的检测质量。

3. MERS-CoV 血清学检测　目前已报道的 MERS-CoV 的血清学检测方法包括中和试验、酶联免疫吸附试验、免疫荧光法、免疫印迹法、蛋白微阵列法和免疫层析法。WHO 推荐首先使用 ELISA 或 IFA 进行抗体检测筛选,再通过中和实验进行确认。美国疾病预防控制中心同样采用两阶段方法进行检测:首先通过 EIA-IgG 进行样本检测,若 EIA-IgG 结果阳性,使用中和实验进行验证;若 EIA-IgG 未能确定检测结果,使用 EIA-IgG 进行验证。目前应用于 MERS-CoV 血清学检测的靶抗原主要包括全病毒颗粒、S 蛋白(包括 RED、NTD 与 S1 蛋白)和 N 蛋白。

(四) 鉴别检查

新型冠状病毒肺炎病例应与常见引起肺炎的病毒(流感病毒、副流感病毒、腺病毒、呼吸道合胞病毒、鼻病毒、人偏肺病毒、SARS 冠状病毒)、肺炎支原体、衣原体、细菌等引起的肺炎进行鉴别,特别是在非疫区且无明显流行病学接触史时要首要排除这些病原引起的肺炎,在患者就诊时酌情筛查上述病原以便疾病早期鉴别诊断,推荐检测甲型 / 乙型流感病毒抗原筛查、常见呼吸道病毒核酸检测、肺炎支原体抗体、肺炎衣原体抗体和呼吸道标本细菌培养等。

(五) 其他检查

对于轻型和普通型病例,血常规和 C- 反应蛋白是首要关注指标。轻型 / 普通型病例依据病情变化,动态监测血常规、尿常规、肝肾功能、肌酸激酶、肌红蛋白、凝血功能、C- 反应蛋白等指标,有条件情况下可进行淋巴细胞亚群监测患者病情变化和预测预后。对于重型病例在轻型 / 普通型病例监测指标基础上,增加患者动脉血气、淋巴细胞亚群和细胞因子监测。对于危重型病例增加乳酸、电解质、心功能指标(如肌钙蛋白、B 型利钠肽或 B 型利钠肽原 N 端肽)等指标监测。对于进行体外膜肺氧合治疗的患者应特别注意多维度的监测凝血功能,包括活化凝血时间、活化部分凝血酶原时间、血栓弹力图等。新型冠状病毒肺炎病例(特别是重型和危重型)治疗过程中,应密切关注是否合并细菌或真菌感染,常见检测指标有降钙素原、真菌 G 试验、GM 试验、隐球菌抗原、细菌 / 真菌培养等。

(李冬冬　陶传敏)

第四节　轮状病毒感染与疾病

轮状病毒(rotavirus, RV)最早在 1973 年由澳大利亚学者 Bishop 等在儿童胃肠炎的十二指肠黏膜上皮细胞中首次发现,因为病毒颗粒形似车轮而得名,属于呼肠病毒科轮状病毒属,是世界范围内引起婴幼儿急性胃肠炎的主要病原体。轮状病毒呈球形,直径 60~80nm,病毒基因组为双链 RNA,全长约 18.5kb。基于病毒结构蛋白 VP6 的群特异抗原性,轮状病毒被划分为 7 个群(A~G),A、B、C 三群感染人和动物,D~G 群迄今只在动物中发现,其中 A 群在人类感染中最常见,感染 4~24 月龄儿童常引起急性胃肠炎,疾病严重程度及病程长短有个体差异,严重时可导致脱水和电解质平衡紊乱,如不及时治疗可能危及生命,是导致婴幼儿死亡的主要原因之一。其中 B 群轮状病毒主要引起成人腹泻。

轮状病毒感染呈全球性分布,传染源为患者或隐性感染者,轮状病毒对理化因素及外界环境抵抗力强,主要经粪 - 口传播,也有报道经空气飞沫传播,传播有明显的季节性,在我国多发生于秋冬季节。A 群轮状病毒感染后,有特异的细胞趋向性,在人体小肠黏膜绒毛细胞内增殖,造成绒毛萎缩、变短和脱落,引起肠腔渗透压升高,导致电解质平衡失调,大量水分进入肠腔,出现渗透性腹泻。机体感染轮状病毒后可产生 IgM、IgG、sIgA 抗体,主要起保护作用的抗体是肠道 sIgA 抗体。控制传染源、切断传播途径是预防轮状病毒感染的主要措施,目前口服轮状病毒减毒活疫苗可以有效预防婴幼儿轮状病毒腹泻,但对已感染轮状病毒引起的病毒性腹泻还没有特效药物可用。B 群轮状病毒引起成人腹泻,无明显季节性,潜伏期 1~3 天,起病急,排黄色水样便,无黏液和脓血,伴有腹痛、腹胀、恶心、呕吐、脱水及乏力等症状,病程 3~6 天。C 群轮状病毒对人的致病性与 A 群相似,但发病率极低。

一、实验室分析路径

轮状病毒感染实验室分析路径见图 14-4。

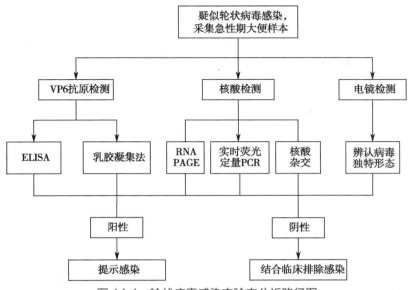

图 14-4　轮状病毒感染实验室分析路径图

二、相关实验

1. 抗原检测　采用 ELISA、乳胶凝集、免疫层析等方法检测标本中轮状病毒抗原,这些方法敏感性和特异性高,方便快速,大多数免疫方法通过检测 VP6 蛋白来确定是否轮状病毒感染。常用 ELISA 双抗夹心法,用群特异性单克隆抗体可检出 A 群轮状病毒,配合亚组、血清型特异性单克隆抗体使用,还可判定亚组和血清型。乳胶凝集法以群特异性抗体附着乳胶颗粒,加粪便悬液进行凝集反应,灵敏度不及 ELISA,但具有较好的特异性。

2. 核酸检测　轮状病毒核酸检测包括核酸电泳直接染色法和 PCR 或 RT-PCR 法。核酸电泳直接染色法是将轮状病毒分段、双链 RNA 基因组用电泳条带来进行分型,这种技术首先从粪便标本中提取病毒RNA,经过聚丙烯酰胺凝胶电泳(polyacrylamide gel electrophoresis,PAGE)进行分离,硝酸银染色后,对电泳条带进行分析,根据 11 个不同 dsRNA 节段电泳位置组成的电泳图谱进行分型分析;该技术已经应用多年,主要用于实验室研究,且与电镜检测的敏感染性相同,其主要优势在于可对轮状病毒进行分型。近年来,发展较快的是 PCR 或 RT-PCR 技术用于轮状病毒核酸检测,根据病毒基因组的高度保守区选择引物,既可用于诊断,又可用于分型。

3. 直接电镜检测　可采用电镜观察病毒颗粒,将粪便标本低温超速离心取沉渣,经醋酸钠染色后电镜观察,轮状病毒独特的形态易于辨认,电镜下可见病毒颗粒,60~80nm 大小,有双层壳,核心呈放射状,类似车轮排列;或用免疫电镜技术进行鉴定和分型。

4. 分离培养　由于轮状病毒培养难度大、耗时久,因此细胞培养法在轮状病毒急性胃肠炎的临床诊断中不作为常规检测手段。

三、结果判断与分析

轮状病毒是引起婴幼儿秋冬季节急性胃肠炎的病原体,临床上主要通过粪便标本的抗原检测和核酸检测进行诊断。采用轮状病毒 VP6 群特异性抗体通过乳胶凝集法或 ELISA 检测粪便标本中的轮状病毒抗原;对于群特异性抗原阳性者,可后续检测轮状病毒的亚组、血清型抗原,可判定感染轮状病毒的群、亚组和血清型。病毒 RNA 的 PAGE 电泳则可将病毒根据电泳条带从大到小分为基因 1- 基因 11,不同病毒株因具有不同基因组,其电泳后可形成不同的电泳图谱,根据电泳图谱可将轮状病毒分为不同组、不同亚组和血清型。但是,电泳图谱不能作为区分病毒型别的唯一标准,因一些电泳谱一致的病毒株也可为不同血清型,而同一型病毒株也可有多种电泳图谱。目前轮状病毒核酸检测主要采用 RT-PCR 技术,选择病毒基因组的高度保守区域做引物,可用于实验室诊断,又可用于病毒分型。电镜检测时若观察到双壳含核心

345

颗粒,说明病毒具有感染性,在特殊病例或研究时可以用电镜检测。

(王婷婷　陶传敏)

第五节　肠道病毒感染与疾病

肠道病毒(enteroviruses,EV)属于小RNA病毒科肠道病毒属。肠道病毒传统的分类学与亚群鉴定标准是基于病毒在细胞中的复制方式、引起的临床综合征或疾病,以及在乳鼠中的疾病表现。主要包括脊髓灰质炎病毒、柯萨奇病毒(Coxsackie virus,CV)、埃可病毒(ECHO virus)和新型肠道病毒。脊髓灰质炎病毒是脊髓灰质炎,又名小儿麻痹症的病原体,目前已在包括中国在内的西太平洋地区消灭。柯萨奇病毒最初是1948年从美国纽约州柯萨奇镇两名临床症状疑似麻痹型脊髓灰质炎患儿粪便中分离出的,因而得名。埃可病毒最早是1951年从无症状儿童粪便中分离出,且病毒培养中会引起细胞病变效应,命名为人类致肠道细胞病变孤儿(enteric cytopathic human orphan,ECHO)病毒,简称埃可病毒。1976年国际病毒分类委员会决定此后新发现肠道病毒统一按发现的序号进行命名,当时已分类的有67型,故新命名的肠道病毒从68开始,为肠道病毒68型(enteroviruses 68,EV68)、肠道病毒69型(EV69)、肠道病毒70型(EV70)及肠道病毒71型(EV71)。

肠道病毒病原体呈球形,较小,直径17~30mm,基因组为单正链RNA,无包膜,衣壳由60个重复的原体单元组成,呈20面体立体对称,包含4种结构蛋白VP1、VP2、VP3和VP4。其中VP1、VP2、VP3构成病毒颗粒的表面,形成8股"β桶状"核心结构,VP4位于衣壳内部。

肠道病毒主要通过粪-口途径传播,其次可通过呼吸道飞沫、污染物传播。主要感染人群为婴幼儿和5~10岁儿童,患者通常无症状表现,出现症状者也大多为轻型或顿挫感染,最常见的症状为急性非特异性发热伴随或不伴随出疹。肠道病毒很少引起明显消化道疾病,主要侵犯神经系统、肌肉、心肌、皮肤等靶器官,可引起脊髓灰质炎、脑膜炎和轻度麻痹、疱疹性咽峡炎、手足口病(hand foot and mouth disease,HFMD)、流行性胸痛、心肌炎和心包炎、结膜炎、新生儿疾病、胰腺疾病等。

手足口病是一种全球性儿童常见传染病,在我国属于丙类法定传染病,国家疾病预防控制中心发布的我国2019年手足口病发病数191.88万例,发病率为137.40/10万,死亡数20人。手足口病主要致病血清型包括柯萨奇病毒A组4-7、9、10、16型和B组1-3、5型,埃可病毒的部分血清型和EV71等。手足口病在四季皆可发病,以夏秋季为主,特点为出红疹,最早在口腔黏膜,最后出现在手和脚。易感人群为婴幼儿和儿童,主要为5岁以下儿童,平均潜伏期3~5d。青少年和成人感染EV后较少发病,成为隐性感染者,成人感染EV后引发的手足口病大多症状不明显或症状较轻微,并发症少,发病的直接原因多与密切接触手足口病患儿有关,可合并化脓性扁桃体炎,易误诊为病毒性疱疹或漏诊。

一、实验室分析路径

肠道病毒感染的实验室分析路径见图14-5。

二、相关实验

1. 核酸检测　核酸扩增检测包括RT-PCR或基于核酸序列的扩增,具有灵敏、特异、快速、适用于临床等特点。可采用病毒cDNA做核酸杂交,或设计特异性核酸序列引物做RT-PCR,设置阴性对照和阳性对照,扩增出特异性产物为阳性结果。也可通过实时荧光定量RT-PCR对标本中病毒特异性核酸进行半定量。

2. 血清学检测　包括中和试验、型特异性ELISA。中和试验,需采集急性期、恢复期双份血清标本,比较急性期和恢复期血清中特异性抗体滴度,如果有4倍以上升高可诊断为新近感染。但由于肠道病毒感染早期无特异性临床症状,急性期血清通常难以获得。型特异性ELISA可检测病毒血清特异性IgM抗体,但该方法灵敏度低于PCR,较少用于临床诊断,通常用于肠道病毒感染的流行病学研究。此外,肠道病毒反应性IgM可以是非特异性的,因此存在假阳性结果。可使用PCR免疫增强试验检测肠道病毒特异性IgM,即免疫捕获后用PCR进一步扩增配体,提高检测敏感性和特异性,但该方法尚处在研究阶段。

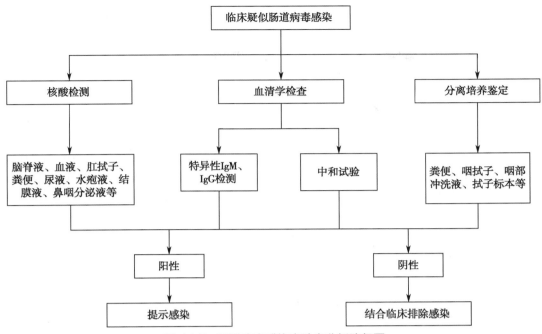

图 14-5 肠道病毒感染实验室分析路径图

3. 分离培养及鉴定 包括传统病毒细胞分离培养和壳瓶培养法（shell vial culture，SVC）。传统方法可采用人二倍体细胞培养，最适宜温度为 37℃，病毒感染单层敏感性细胞后会出现特征性的细胞病变效应，表现为细胞皱缩变圆、脱落以及细胞核固缩，据此可进行初步诊断。但传统细胞培养方法耗费时间过长，不适用于临床检测。壳瓶培养法无需细胞病变效应（cytopathic effect，CPE）出现，使用免疫荧光检测法，通过单克隆抗体对病毒细胞分离培养物进行鉴定，可缩短 2~3 天检测时间，但检测敏感性并未显著提升，并且受限于检测阶段单克隆抗体的使用。

三、结果判断与分析

肠道病毒通常存在无症状排毒，实验室检测结果需结合诱发疾病的病毒复制发生部位综合考虑。如从患者中枢神经系统、血液、下呼吸道和泌尿生殖道中检出病毒，提示确实肠道病毒存在侵入性感染；如从鼻咽、胃肠道持续数月检出病毒，可能为肠道病毒感染痊愈后残存病毒排毒，不一定与当前疾病相关。对于手足口病患者，采集水疱液进行核酸检测最理想，出现神经系统症状时，采集脑脊液标本。血清学诊断需要急性期、恢复期双份血清，但患者早期无特异性临床症状，急性期血清通常难以获得，诊断价值有限。

（黄曦悦 陶传敏）

第六节 巨细胞病毒感染与疾病

人巨细胞病毒（cytomegalovirus，CMV）也称为人疱疹病毒 5 型（human herpes virus 5，HHV-5），属于 β 疱疹病毒亚科巨细胞病毒属，是一种可引起感染细胞肿大并出现巨大核内包涵体的病原体，具有严格种属特异性。CMV 呈球形，病毒直径 120~200nm，基因组为线性双链 DNA，全长为 220~240kb，其基因组容量是人疱疹病毒中最大的。CMV 通常经口腔、生殖道、胎盘、输血或器官移植等途径传播。感染呈全球性分布，传播无季节性或流行特性，可感染任何年龄的人群。通常呈隐性感染，大多数免疫功能正常者感染 CMV 后无显著临床症状，但在一定条件下侵袭多个器官和系统可产生严重疾病。原发感染后，CMV 会终身潜伏于宿主体内，当受到外界刺激（尤其是免疫抑制）时，潜伏的病毒会被激活。

临床 CMV 感染包括先天性感染、围产期感染、青少年或成人免疫功能正常个体感染和免疫功能缺陷个体感染。CMV 是最常见的确定的先天性感染的病原体；母体在妊娠期感染 CMV 或因妊娠导致潜伏的

CMV 复发感染,均可通过胎盘将病毒传播给胎儿;病毒可侵犯胎儿的神经系统、心血管系统、肺、肝、肾、脾等多种器官,导致胎儿宫内发育迟缓、黄疸、肝脾大、血小板减少性紫癜、心肌炎、肺炎、中枢神经系统异常、耳聋和脉络膜视网膜炎等,严重者可导致死胎或流产。围产期感染主要指新生儿在出生时通过产道或接受母乳喂养时发生的感染,感染的婴儿通常无临床症状,一般不进展为感染后迟发的神经后遗症。绝大多数的青少年或成人免疫功能正常个体感染不表现临床症状,部分青少年感染者可出现与 EB 病毒引起的传染性单核细胞增多症相似的临床症状,包括持续发热、全身乏力、非典型淋巴细胞增多和不产生嗜异性抗体的轻度肝炎;通常无渗出性咽炎,淋巴结肿大和脾大不常见。免疫功能缺陷个体感染,常见于艾滋病患者、恶性肿瘤患者(特别是接受化疗的白血病和淋巴瘤患者)和实体器官或造血干细胞移植的受者;这些患者的感染可能是由于潜伏病毒的再激活或原发感染,或通过输血和移植的器官的外源性感染所致,其症状通常很严重,包括发热、视网膜炎、血小板减少、白细胞减少、肺炎、脑炎、肝炎,并且常因并发细菌或真菌感染而死亡。在采用高效抗逆转录病毒疗法的艾滋病患者中,严重 CMV 感染已有显著减少。

CMV 是移植过程中最常见的病毒感染,20%~60% 移植受者在移植后一年内出现有症状感染。在器官移植受者中 CMV 感染的发生率和严重程度取决于移植类型、供者器官来源、受者免疫状态和免疫抑制治疗持续时间。最常出现的 CMV 疾病见于接受 CMV 血清学阳性供者移植器官的 CMV 血清学阴性受者。活动性感染通常发生在移植后 1~4 个月,此时患者的免疫抑制水平达到峰值。器官移植后预防性或先发治疗的抗病毒药物可造成迟发性 CMV 疾病(移植术后 >90d)的发生。这些患者的主要症状表现为非特异性"病毒综合征",通常包括发热、全身乏力、嗜睡、肌痛或关节痛、白细胞减少、血小板减少和肝炎。特定器官损害可导致肺或者心脏 - 肺移植受者的肺炎;心脏移植后的心肌炎、视网膜炎,或加速血管损伤和动脉粥样硬化的发生;肝和胰腺移植受者分别发生肝炎和胰腺炎;以及胃肠道疾病。移植受者的 CMV 感染也与延迟或失败的骨髓移植、移植物抗宿主病的发病率或严重程度的增加,以及实体器官移植时移植排斥反应的风险增加相关。各种并发症,包括细菌和真菌的重叠感染可导致死亡的发生。CMV 感染,特别是与肺炎相关的感染,是造血干细胞移植后死亡率升高的重要原因。

一、实验室分析路径

巨细胞病毒感染实验室分析路径见图 14-6。

二、相关实验

1. 直接显微镜检测　用吉姆萨、苏木精 - 伊红等方法对肺及其他病理组织标本进行染色镜检,有助于局部器官 CMV 感染的诊断。典型的病理特征是细胞肿大变圆,核变大,核内出现周围绕有一轮"空晕"的大型嗜碱性包涵体(巨细胞),又称为"猫头鹰眼"样病理改变(图 14-7)。这些特征性细胞形态学改变与CMV 活动性感染相关,但阴性结果不能排除感染。

2. 抗原检测　直接检测标本中 CMV pp65 抗原。外周血检测到 CMV pp65 抗原称为 CMV 抗原血症,CMV 抗原血症检测是一种早期诊断 CMV 感染的敏感、特异和快速的方法,可用于常规监测具有严重CMV 疾病的高风险患者包括实体器官和造血干细胞移植受者、HIV 感染者以及免疫抑制剂治疗患者。基于免疫细胞化学法检测外周血白细胞胞核内的 pp65 抗原的方法,可在症状发作前检测到 CMV,以帮助预测 CMV 疾病,还可以与无症状感染鉴别;也被用于评价抗病毒疗法的有效性、预测治疗失败以及病毒耐药的发生,促使采取先发治疗,对有中枢神经系统感染的艾滋病患者进行脑脊液白细胞 CMV 检测,以及对于先天性 CMV 感染、CMV 胃肠疾病、肺炎、肝病和免疫功能正常宿主的 CMV 感染进行诊断。CMVpp65 抗原检测与 CMV DNA 的定量检测结果具有良好的相关性,结合二者可区分 CMV 是否活动性感染,还可用于评价抗病毒治疗疗效。

3. 核酸检测　CMV 的核酸检测已经逐步取代抗原血症检测和其他非分子直接检测试验,用于 CMV感染的诊断和监测。在检测 CMV DNA 和 mRNAs 方面,PCR 是应用最广泛的分子生物学方法,主要用于活动性 CMV 感染诊断。CMV PCR 的引物来源多种基因区域,最常用的有糖蛋白 B、即刻早期抗原、主要即刻早期抗原、US17 基因、pp65 和聚合酶基因,但是并非所有的引物在 CMV DNA 扩增中都具有同样的

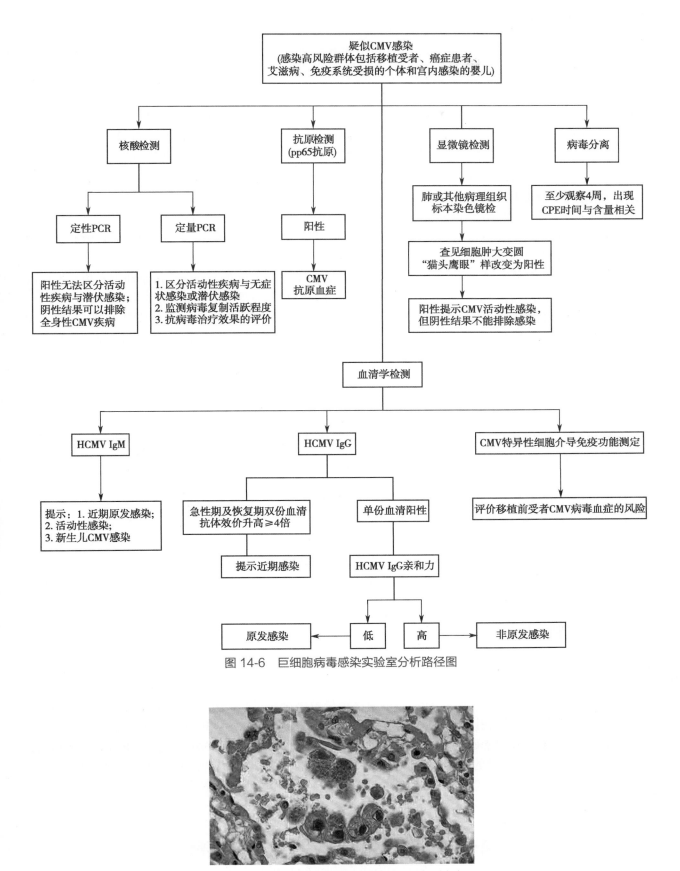

图 14-6　巨细胞病毒感染实验室分析路径图

图 14-7　肺部巨细胞病毒感染的典型病理改变

敏感性,因此临床应注意 CMV PCR 引物的选择。血中定性 PCR 的阴性结果对于排除全身性 CMV 疾病具有高的阴性预测价值,但定性检测无法区分活动性与潜伏感染;定性 PCR 一直被用于血液标本的初始筛查。CMV DNA 定量检测只有当样本定性 PCR 结果阳性后才进行,可在分子水平监测 CMV 病毒复制活跃程度,区分活动性疾病与无症状感染或潜伏感染,指导并评价治疗疗效。PCR 技术已经成功用于测来自于移植受者、艾滋病患者和先天性感染的婴儿的各种不同临床标本的 CMV DNA,其也用于免疫功能不全患者的持续性监测和抗病毒药物治疗的效果评价。

4. 血清学检测 血清学试验主要包括 CMV IgM 抗体、CMV IgG 抗体和 CMV IgG 抗体亲和力检测。CMV IgM 抗体和 CMV IgG 抗体具有敏感性高和特异性强的特点,是临床实验室最常用的血清学试验,CMV IgG 抗体亲和力检测是近年来出现的血清学试验。CMV IgM 抗体检测可以提示近期原发感染和活动性感染期,需要注意检测存在假阳性和假阴性问题,因此结果解释应当谨慎;检测 CMV IgM 抗体是诊断新生儿 CMV 感染最有用的方法。特异性 CMV IgM 抗体在体内持续时间不超过 4 个月。检测 CMV 特异性 IgG 抗体反应由阴性到阳性的血清学转化,可用于原发性 CMV 感染的诊断;可用于血液和器官供者和受者的筛查,对于阻断 CMV 从潜伏感染者传播到严重 CMV 疾病高风险感染患者中具有重要的作用。单份血清标本 CMV IgG 抗体检测可见于原发感染和既往感染;CMV IgG 抗体亲和力随免疫反应时间的推移会逐渐升高,检测 CMV IgG 抗体亲和力可用于区分原发感染和既往感染。

5. CMV 特异性细胞介导免疫功能测定 CMV 特异性 CD4$^+$ 和 CD8$^+$T 细胞反应是控制 CMV 复制和症状性感染发生的关键。近年来已经建立多种用于评估 CMV 特异性细胞介导免疫反应的试验方法,包括酶联免疫吸附试验(ELISA)和酶联免疫斑点测定法试验(ELISPOT)、多色流式细胞术以及主要组织相容性复合体(major histocom patibility,MHC)Ⅰ类分子和Ⅱ类分子四聚体的使用。目前的研究认为这些检测可用于评估移植前患者的风险分层、器官移植后受者的免疫状态,有 CMV 病毒感染的移植受者发生排斥反应的风险,可对于指导预防性和先发治疗的临床决策提供参考。当有较强或增加的 CMV 特异性细胞介导免疫应答的移植受者中出现低或减少的病毒载量,提示因 CMV 感染导致的排斥风险较低,可停止抗病毒治疗及调整免疫抑制治疗。如果检测到高或增加的病毒载量与低或降低的 CMV 特异性细胞免疫功能,提示 CMV 感染引起的并发症发生风险增加,需要采取或继续抗病毒治疗,以及细胞适应性免疫治疗或调整免疫抑制药物。最近,CMV 特异性细胞免疫应答也被用于对孕妇的评估,研究发现母体 CMV 特异性细胞免疫应答是 CMV 传播给胎儿的一个预测因素。

6. 病毒分离 病毒分离是诊断 MV 感染的有效方法,人成纤维细胞可用于 CMV 培养,对大多数标本,通常至少需要培养观察 4 周,出现 CPE 的时间与标本中 CMV 的含量相关。该方法的缺点是:技术要求高,分离时间长,易污染,只能在有条件的医院和实验室开展,对于潜伏期及经药物治疗后的标本,病毒分离常为阴性结果。

三、结果判断与分析

实验室检测结果需结合患者临床表现进行诊断。对于器官移植受者或免疫低下的患者,直接检测诊断 CMV 的感染最为有利,病毒学和血清学检测阳性能确认有 CMV 的感染,但不能确定患者症状是否由 CMV 感染引起,因其无症状的排毒率很高,诊断该类患者感染更可靠的方法是外周血白细胞 CMV pp65 抗原检测。通常离心管培养用于非血液标本的检测,CMV DNA 定量测定和 pp65 抗原血症用于评估疾病风险和疗效,血清学主要用于确定既往感染,对急性感染诊断价值有限。CMV 特异性细胞介导免疫功能的测定由于评价移植前受者的 CMV 病毒血症的风险。在移植患者 CMV 管理新近更新的国际 CMV 共识指南中推荐联合使用 CMV 特异性细胞介导免疫功能的测定和血液中病毒载量定量监测。

(王婷婷 陶传敏)

第七节 EB 病毒相关感染与疾病

1964 年英国科学家 Epstein 和 Barr 首次在非洲儿童的恶性淋巴瘤细胞中用电镜观察到类似疱疹

病毒的病毒颗粒,命名为 EB 病毒(Epstein-Barr virus,EBV),又称为人疱疹病毒 4 型(human herpes virus 4,HHV-4)。EB 病毒属于疱疹病毒科、γ 疱疹病毒亚科、淋巴滤泡病毒属,病毒在上皮细胞中复制,并长期潜伏于淋巴细胞中。EB 病毒的形态与其他疱疹病毒相似,为双链 DNA 病毒,病毒呈球形,直径180~200nm,从外到内由包膜、被膜、衣壳和核样物组成,基因组全长约为 172kb,包膜上有病毒编码的糖蛋白,能识别淋巴细胞上的 EB 病毒受体,介导病毒与细胞融合。

　　EB 病毒在人群中分布广泛,在低社会经济阶层和发展中国家,EB 病毒感染常发生在婴儿期,表现为亚临床感染;在发达国家约 60% 人群在青春期前发生感染,导致 23%~89% 的青少年和成年早期病例发生传染性单核细胞增多症或非典型症状感染。因此,在 20 岁时 90% 的人 EB 病毒血清学反应为阳性,而到 40 岁时血清学阳转几乎为 100%。EB 病毒主要通过唾液传播,在口咽部上皮细胞内增殖,主要感染未经抗原刺激的初始 B 淋巴细胞,并在 B 淋巴细胞中增殖、传代,这些细胞大量进入血液循环而造成全身性感染。感染初期体液免疫系统能阻止外源性病毒感染,但不能消灭病毒,机体细胞免疫(如 T 淋巴细胞的细胞毒反应)可对病毒活化进行监视,并清除转化的 B 淋巴细胞。EB 病毒可表达 EB 核抗原(EB nuclear antigen,EBNA,包括 EBNA1-EBNA6),潜伏感染膜蛋白(latent membrane protein,LMP,包括 LMP1、LMP2A、LMP2B),早期抗原(early antigen,EA)和病毒衣壳抗原(virus capsid antigen,VCA),其中 EBNA、EA 和 VCA 相关标志物是临床常用诊断性指标。EB 病毒分离培养困难,因此一般用血清学方法进行辅助诊断。

　　EB 病毒感染与多种疾病相关,EB 病毒是第一个被确认的人类致瘤病毒,与多种恶性肿瘤相关。EB 病毒初次感染一般发生于婴幼儿及儿童时期,原发感染后潜伏于体内,几乎没有临床症状。如初次感染发生在青年期,50%~90% 感染者出现临床表现,以传染性单核细胞增多症为主,传染性单核细胞增多症是主要由 EB 病毒感染引起的单核巨噬细胞系统急性增生性疾病,呈自限性,其典型三联征包括发热、咽喉疼痛和淋巴结肿大,常见症状和体征包括咽炎、扁桃体炎和脾大,可伴有肝功能一过性损伤,外周血淋巴细胞增加,并出现大量异型淋巴细胞,大多预后良好。EB 病毒感染与多种淋巴样和上皮源性的肿瘤发生有相关性,与伯基特淋巴瘤(Burkitt lymphoma)和鼻咽癌具有密切的病因学关系,霍奇金淋巴瘤、胃腺癌、T/NK 细胞淋巴瘤以及淋巴上皮瘤样癌患者中也能发现 EB 病毒。针对预防 EB 病毒感染至今还没有批准上市的疫苗。

一、实验室分析路径

　　EB 病毒感染实验室分析路径见图 14-8。

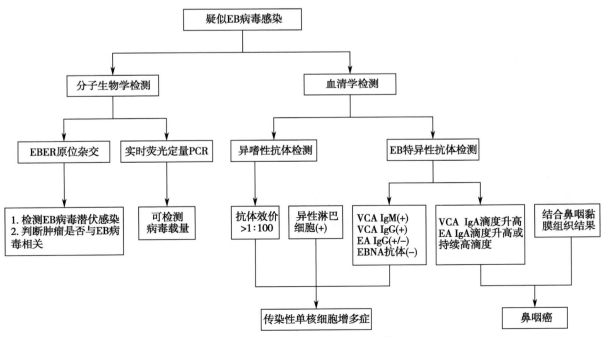

图 14-8　EB 病毒感染实验室分析路径图

二、相关实验

(一) 标本直接检测

EB 病毒的直接检测包括电子显微镜技术、病毒分离、基于免疫组化的抗原检测以及分子生物学方法核酸检测,在大部分诊断实验室,分子生物学方法是最为常见也常是唯一的常规直接检测 EB 病毒的方法。

分子生物学直接检测 EB 病毒核酸常用的方法包括原位杂交(in situ hybridization,ISH)、Southern 印迹(Southern Blot)、斑点印迹杂交和 PCR 等。EB 病毒编码的 RNA(EBV-encoded RNA,EBER)作为在所有感染细胞中均高表达的 EB 病毒特异性小片段 RNA,成为最常用的探针结合序列,其原位杂交检测敏感性高、速度快,是检测组织切片中 EB 病毒潜伏感染和判断肿瘤是否与 EB 病毒相关的"金标准"。实时荧光定量 PCR 技术是目前在 EB 病毒相关疾病患病风险患者当中检测病毒载量最常用的技术。

(二) EB 病毒血清学检测

1. EB 病毒特异性抗体检测　常用 EB 病毒感染血清学标志物包括 EB 病毒 VCA IgM、IgG 和 IgA 抗体,EB 病毒 VCA IgG 抗体亲合力,EB 病毒 EA IgG 和 IgA 抗体,以及 EB 病毒核抗原 EBNA1 IgG 抗体。基于此抗体谱可判断患者体内 EB 病毒感染状态为未感染的易感状态、原发感染还是既往感染。几乎所有传染性单核细胞增多症患者都具有高滴度 VCA IgG 和 EA IgG,但缺乏针对 EBNA 抗原的抗体。另外,鼻咽癌的血清学检查常规使用的项目有 VCA IgA 和 EA IgA,主要用于鼻咽癌的血清学诊断、预后判断和流行区高危患者筛查。

2. 异嗜性抗体检测　目前主要应用红细胞抗原的乳胶凝集试验来检测异嗜性抗体,异嗜性抗体不是 EB 病毒所特有的抗体,主要用于传染性单核细胞增多症的辅助诊断,发病早期患者血清中可出现 IgM 型抗体,该抗体能凝集绵羊红细胞,当抗体效价超过 1:100 具有诊断意义。

三、结果判断与分析

1. 标本直接检测　EB 病毒培养需要人类 B 淋巴细胞,大多数临床实验室不具备该能力。因此,分子生物学方法是最常见的直接检测 EB 病毒的方法。EB 病毒是较大的病毒,至少携有 80 多个开放读码框(ORF),60 种病毒编码蛋白,目前常用扩增基因为即刻早期基因区序列,该方法可证实某些疾病与 EB 病毒感染的相关性,为临床 EBV 感染的诊断提供了简便快速、灵敏度、特异性都较高的检测手段。

由于在血清学阳性的健康个体中也能检出 EB 病毒 DNA,故针对免疫功能正常的急性 EB 病毒感染者不主张使用核酸检测。然而对于鼻咽癌等肿瘤患者,EB 病毒 DNA 载量检测具有判断疗效、肿瘤复发以及预后等价值,也有报道称用鼻咽毛刷取样进行 EB 病毒载量检测在鼻咽癌的诊断治疗中有重要作用。在一些高危情况,如实体器官移植时供者为血清学反应阳性,受者为血清学反应阴性时,EB 病毒载量还被推荐用于常规移植后监测,以预防移植后淋巴组织增生性疾病。

2. 血清学检测　异嗜性抗体是传染性单核细胞增多症的标志物,在发生第一个月可见高滴度,正常情况下会快速降低,但不一定是 EB 病毒急性感染的必要指标。当异嗜性抗体阳性结果的解释不确定时应该进一步做 EB 病毒特异性血清学检测。

VCA IgM 及 IgG 在原发急性感染后同时迅速升高,随后 VCA IgM 逐渐减少直至大约 4 周后消失,VCA IgG 则终身存在,因此 VCA IgM 检测阳性表明为现症感染。急性感染后 3~4 周,EA IgG 出现并呈升高趋势,其存在表明为 EB 病毒现症或近期感染,约 3~6 个月后消失。EBNA1 IgG 大概在原发感染 3 个月出现,可终身为阳性;EBNA2 IgG 抗体先于 EBNA1 IgG 抗体出现,随后逐渐减少至 3~6 个月后消失。VCA IgM、低亲和力的 VCA IgG 和 EA IgG 常见于 EB 病毒早期/急性感染,CA IgG 和 EBNA IgG 为 EB 病毒既往感染标志物。鼻咽癌患者常伴有 EA IgG 和 IgA 滴度升高,EB 病毒血清学的改变可以在鼻咽癌确诊前 4~6 个月即呈阳性反应,但应注意假阳性问题。VCA IgA、EA IgA 和 EA IgG 可作为 EB 病毒相关鼻咽癌或淋巴瘤的筛查标志物。

对上述标准的高危患者都应进行间接鼻咽镜或鼻咽光导(电子)纤维镜的仔细检查,必要时做病理活检。EB 病毒各项血清学标志物结果解释见表 14-2。

表 14-2　EB 病毒各项血清学标志物结果解释

VCA IgM	VCA IgG	EA IgG	EBNA IgG	异嗜性抗体	结果解释
–	–	–	–		易感的 / 无既往感染
+	+	+/–	–	+	急性传染性单核细胞增多症
+/–	+	+/–	–	+/–	近期感染
–	+	–	+	–	既往感染

综上,EB 病毒 DNA 定量检测可用于监测移植后或 EB 病毒相关增殖病和肿瘤时血液中的病毒载量,血清学检测则是诊断 EB 病毒感染的首选。

（王婷婷　陶传敏）

第八节　单纯疱疹病毒感染与疾病

单纯疱疹病毒(herpes simplex virus,HSV)属于 α 疱疹病毒亚科单纯疱疹病毒属,是一种嗜神经的双链、线性 DNA 病毒,HSV 直径在 120~300nm,包括 HSV-1 和 HSV-2 两个血清型,其中 HSV-1 基因组全长 152kb,HSV-2 基因组全长 155kb,HSV-1 和 HSV-2 在蛋白质编码区域内拥有 83% 同源的核苷酸序列。

HSV 感染在人群中十分普遍,人类是唯一宿主;HSV 感染发生在世界各地,无季节易感性;主要通过与分泌物中病毒直接接触传播,经过破损的皮肤或黏膜进入感染者体内引起疱疹性疾病。HSV-1 或 HSV-2 的原发性感染发生于其在感觉神经节内潜伏后,典型的表现为与三叉神经节相应的口唇疾病和与腰骶背根神经节相应的生殖器疾病。当受到某些非异特性因素刺激或机体免疫力下降,病毒周期性地再激活,通过神经轴突运行到口腔或生殖器部位,导致感染性病毒的释放,在某些病例中形成损伤。

多数 HSV-1 感染是早在儿童期获得,表现为亚临床或未确认的感染。幼儿可表现为典型原发 HSV-1 感染,以龈口炎、发热和标志性的颌下淋巴结肿大为特征。口腔损伤可进展为溃疡,在 2~3 周后可自愈而不留瘢痕。青少年可表现为咽炎和单核细胞增多症。HSV-2 原发感染典型表现为生殖器疱疹,伴有广泛性的双侧水疱、发热、腹股沟淋巴结肿大和排尿困难;病损形成的溃疡在 3 周内自愈且不留瘢痕。继发性损伤可在第 2~3 周出现。亚临床或未确认的 HSV-2 原发感染常见。HSV-1 复发感染常发生在唇部皮肤与黏膜交界处,表现为疼痛、烧灼、麻刺感等,1 周左右痊愈;HSV-1 也可导致原发性生殖器感染,且近年来感染比例正在增加,这主要是因为性行为的改变,导致口腔 - 生殖器暴露增加。复发感染比原发感染症状轻,损伤自愈时间更短。新生儿疱疹是生殖器 HSV 感染最严重的后果,是新生儿通过宫内、产道及出生后获得,以经产道感染最为常见;感染 HSV 的新生儿可能发生位于皮肤、眼部和黏膜或更严重的中枢神经系统疾病,或播散性疾病,但通常没有特异性的表现;未治疗的患儿病死率高。HSV 可以引起免疫功能正常宿主的疱疹性中枢神经系统疾病,如局灶性脑炎、脑膜炎和轻度神经系统疾病。HSV 可以引起住院成年患者的全身性 HSV 感染,出现肝炎、发热、中枢神经系统病变、皮肤损害、腹痛或脓毒症等临床症状。HSV 在细胞免疫缺陷的免疫抑制个体经常发展为有症状性的 HSV 疾病,通常感染较严重,可伴有广泛的皮肤黏膜坏死和毗邻组织受累所致食管炎或直肠炎,也可以导致脑膜脑炎、肺炎、肝炎和凝血功能障碍的播散性 HSV 感染。

一、实验室分析路径

单纯疱疹病毒感染实验室分析路径见图 14-9。

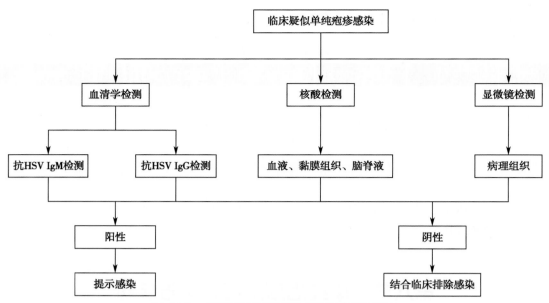

图 14-9　单纯疱疹病毒感染实验室分析路径图

二、相关实验

1. 血清学检测　血清学试验包括 HSV 感染产生 IgG 和 IgM 两种抗体,分为 HSV 未分型检测和 HSV 分型检测两类,常用方法有 ELISA、基于磁珠的化学发光免疫分析和蛋白印迹(WB)试验。因为几乎所有 HSV 病毒结构蛋白都具有广泛的抗原交叉反应性,gB、gD 是抗体的主要结合位点,gC 是补体 C3b 结合蛋白,gE 是 Fc 受体,仅有 gG 即 HSV-1 糖蛋白 G(gG1)和 HSV-2 糖蛋白 G(gG2)的氨基酸同源性较低,约为 38%,且两者的单克隆抗体无交叉反应性,故 gG 作为理想的抗原应用于 HSV 型特异性血清学检测。目前基于型特异性 gG 的检测比基于未经纯化的抗原混合物的检测更受欢迎,因为它们能够区分 HSV-1 和 HSV-2 抗体。WB 试验采用人二倍体成纤维感染细胞蛋白制备的硝酸纤维素膜斑点,可检测型特异性的糖蛋白 gG-1 和 gG-2,被认为是与其他血清学试验比较的"金标准"。目前尚无成熟可用的 HSV-1 和 HSV-2 型特异性 IgM 抗体测定和 HSV 抗体亲和力试验。

对诊断亚临床或不能识别的 HSV 感染,上述基于 gG-1 和 gG-2 的血清学检测具有重要作用,且对于孕妇新发 HSV 感染也具有提示意义。但由于检测结果存在假阳性与假阴性,结果解释仍需要谨慎。

2. 抗原检测　常用检测 HSV 抗原的方法有直接荧光抗体试验与间接荧光抗体试验。玻片由患者样本的细胞制备,经固定、包被 HSV-1 以及 HSV-2 抗体或共有表位抗体制剂。如抗体结合至异硫氰酸荧光素等荧光基团,即为直接荧光抗体试验;如是通过荧光基团的第二抗体与标本中的 HSV 抗体相结合,则为间接荧光抗体试验。直接荧光抗体试验敏感性远低于 PCR。当采用水泡病变细胞培养增敏后,其敏感性为 10%~87%,而采用愈合病变细胞检测敏感性则较低。此外,受标本质量、玻片制备方法、试剂以及其他因素,直接荧光抗体试验在不同实验室间可能存在差异。荧光染色结果解读需训练有素的人员来鉴别。

3. 核酸检测　HSV 核酸检测包括 PCR 法、原位杂交或液相杂交法,其中 PCR 是 HSV 直接检测中最敏感的方法。但在 PCR 检测中需要防止样本污染和常规设置阴性质控;也可使用异补骨酯素或尿嘧啶 -N- 糖基化酶以预防 PCR 产物在后续反应中的扩增;通过使用实时荧光定量 PCR 检测系统避免了对 PCR 产物扩增后的处理操作,减小了扩增产物对实验室污染的可能性。根据特异的靶基因和相应检测方法,PCR 检测能设计用于同时检测 HSV-1 和 HSV-2,或区分 HSV-1 和 HSV-2。采用型共同的引物与探针可实现同时检测 HSV-1 和 HSV-2,而通过使用型特异性的引物和探针、熔解曲线分析、限制性酶切分析或直接测序可以区别 HSV-1 和 HSV-2。理想情况下,应在初次 HSV 检测时提供病毒分型信息,以避免在提供适当预后、咨询和医疗管理时出现延误。

PCR 是 CSF、新生儿和眼部标本中进行 HSV 检测的"金标准",并且越来越多地应用于其他样本类型;病毒定量可能有助于监测对抗病毒治疗的反应,特别是在 HSV 脑炎或新生儿疱疹感染中。对于免疫力低下或合并感染梅毒的患者,HSV 结果需结合其他病原体实验室检测进行解释。原位杂交或液相杂交法使用 DNA 或 RNA 探针进行检测,但敏感性有限,因此,这些方法已经在很大程度上被 PCR 或其他扩增方法所取代。

4. 直接显微镜检测　取自病变或宫颈刮片的细胞或组织经固定、染色后镜检,有时可见 HSV 感染细胞特征性改变,包括增大或退化的细胞、合胞体形成、染色质边集、细胞质的"毛玻璃"外观和核内包涵体等。上述方法有助于 HSV 感染诊断,但其敏感性、特异性较低,建立联合其他特异性检测方法。

5. 病毒分离　HSV 病毒检测方法包括培养和改进的培养。采用原代人胚细胞、人二倍体成纤维细胞或水貂肺细胞分离 HSV,并密切观察细胞病变效应(CPE),可表现为感染细胞形成胞质颗粒,变大、变圆,且具有折光性,或出现细胞融合,形成多核巨细胞等。HSV 分离株的鉴定和分型通常采用免疫组化染色法,也可用 DNA-DNA 点杂交或限制性内切核酸酶图谱分析等方法。

三、结果判断与分析

实验室结果最好结合患者的临床表现、病史,以及 HSV 感染的自然史知识等背景来解释。

1. 病毒检测试验的解释　阳性试验结果的解读取决于试验的特异性。如果进行确证试验,培养方法的特异性是极高的。鉴于其极佳的敏感性和特异性,PCR 在许多情况下成为首选方法。当使用封闭系统方法以及严格执行的实验室操作以避免外源性 HSV DNA 对标本的污染时,PCR 是最可靠的。阳性培养或 PCR 结果在有龈口炎、生殖器疱疹或眼部感染病损的患者中有很高的诊断价值,病损处或眼部拭子的阳性荧光抗体试验也是可靠的。在中枢神经系统、组织、血液或眼部通过培养或 PCR 方法检出的 HSV 有诊断意义。在有症状的 1~3 周龄婴儿中出现阳性的培养或 PCR 试验结果则具有很高的诊断价值。

对于其他患者,需要谨慎解释阳性病毒检测结果。一个潜在使人困惑的问题在于多种潜在病原体的同时共存。比如,免疫低下患者的呼吸道分泌物除了可能含有 HSV 外,还包括可能的病原体如呼吸道合胞病毒、流感病毒、副流感病毒或腺病毒。在非典型疱疹(水疱 - 脓疱性病变)生殖器溃疡的患者中,65% 仅检测到疱疹病毒,而 20% 同时检测出梅毒和疱疹病毒。这些患者的 HSV 结果在鉴别诊断时需要结合其他病原体实验室检测进行解释。HSV 龈口炎或生殖器感染的症状可能与非感染性原因(如 Stevens-Johnson 综合征),或其他感染性病原体引起的症状相似。由于无症状性 HSV 排毒的散发特性,当疾病的根本原因不是疱疹病毒的状况下,口腔或肛门生殖道拭子也可能产生 HSV 分离培养、PCR 和抗原检测的阳性结果。即使在脑膜炎中,HSV 阳性结果也不意味着临床医生不需考虑其他原因;临床相关性总是需要考虑的。越来越多综合征多重检测的问世,可能有助于更好地理解多种病原体在感染中发挥的作用。

从小于 24h 龄新生儿的皮肤、结膜、口腔或鼻拭子获得阳性病毒分离培养或 PCR 结果可能反映母亲的病毒感染而不是新生儿的感染。分娩时从生殖道排出 HSV 的母亲所产出的新生儿可在出生后 24~72h 进行检测,这个时间段获得的可能是母亲的病毒培养或 PCR 结果。大多数婴儿在出生后 9~14 天出现新生儿疱疹的临床表现,远超出了母亲病毒污染的时间段,这可能带来难题。然而,早期启动治疗与好的预后密切相关,因此,目前的观点支持积极的监测和治疗。

PCR 具有足够的敏感性,能够在无症状感染或者阴性培养结果个体中检测 HSV 排毒,也能在 HSV 分离培养的阳性检出率低的 CSF 中检测 HSV。由于在 HSV 脑炎 CSF 中的病毒载量相当低,把 PCR 检测最优化以提供最佳的可能检测限是至关重要的。对于检测生殖道的 HSV-2,无论是有病损还是亚临床排毒,PCR 都远比分离培养的敏感性高。PCR 能够早在病变进展过程中检测出病毒,早于分离培养报告阳性结果,并且在 HSV 病损处分离培养阴性后数天 PCR 还能持续阳性。这些情况下 PCR 阳性可能代表感染病毒含量低于分离培养的检测限,在没有活动性排毒时,PCR 阳性快速消失。由于反应失败或者临床样本中抑制剂的存在,在 PCR 中也可能出现假阴性。因此,非常关键的是只有阴性反应伴随着阳性内部质控才能被认为是真阴性。此外,由于引物或探针结合区域的序列变异也可能发生 PCR 假阴性。重要的是,HSV 阴性的 PCR 结果不能排除 HSV 疾病,特别是在儿童群体中;因为在疾病过程的极早期或极晚期采集的样本可能不含有病毒 DNA。中枢神经系统 HSV 感染的患者,在抗病毒治疗大约 7 天后 HSV PCR 可能转阴。抗病毒治疗后病毒的持续存在或再次出现,与临床预后差有关。

定量 PCR 有助于监测抗病毒治疗的反应,成功的治疗与 CSF 中病毒载量下降相关,长期检测出病毒与预后差相关;HSV 定量 PCR 也可能具有评估预后的价值,病毒载量越高的患者可能临床预后越差。

2. 型特异性血清学解释　当病毒分离培养或其他的病毒检测方法不可用、样本采集或运输不当、或没有临床疾病而需要评估血清学状态时,型特异性血清学检测是非常有用的。基于 gG-1 和 gG-2 的血清学检测对诊断亚临床或未确认的 HSV 感染是十分重要的。通过使用准确的基于 gG 血清学检测能更好地识别生殖道 HSV-2 感染,可帮助减缓生殖道疱疹的传播;尤其是对于孕妇筛查新发 HSV 感染非常重要,因为这些孕妇具有向她们的新生儿传播病毒的高风险。型特异性血清学检测在妊娠早期确定 HSV-2 血清学状态被推荐用以选择治疗方案。如果在生产或分娩时来自生殖道肛门区域的疱疹培养为阳性,而产妇的型特异性血清学阴性表明新生儿疱疹高风险。通过蛋白印迹(WB)或其他等效方法检测母亲血清学阳性表明传播的风险较低。近年来建议在无症状人群中对生殖器 HSV 感染进行血清学筛查。

(黄曦悦　陶传敏)

第九节　水痘 - 带状疱疹病毒感染与疾病

水痘 - 带状疱疹病毒(varicella-zoster virus,VZV),又称人疱疹病毒 3 型,属于 α 疱疹病毒亚科水痘病毒属,是至今发现的 8 种人类致病疱疹病毒之一。VZV 呈球形,是一种直径 180~200nm 的有包膜病毒,其基因组为双链线性 DNA,全长约 125kb,是人类疱疹病毒中最小的。

VZV 广泛存在,且具有极强的传染性,呈全球流行,人类普遍易感,可通过接触感染者皮肤水疱液或黏膜分泌物传播。VZV 感染可以引起水痘和带状疱疹两种不同的临床疾病。

水痘是初次接触 VZV 后发生的原发感染,其临床表现常以全身性水疱性皮疹为主;人感染 VZV 后潜伏期为 2 周,前驱期 1~2d;发病初期有发热、头痛、乏力、全身不适或腹痛等症状,继而出现全身性的斑疹,随后变为丘疹、水疱疹,数小时后疱浆干缩成痂;多发于婴幼儿和学龄前儿童,病情一般较轻,预后良好,机体产生终身免疫力;水痘可以发生相关并发症,如皮肤损伤处继发细菌感染和 VZV 肺炎等,并且高龄、免疫抑制和妊娠通常被认为与较高的并发症发生率有关;若发生在免疫抑制患者中,可以发生广泛性全身播散,如果不及早治疗,可导致多器官感染甚至死亡;孕妇妊娠早期发生 VZV 原发感染,病毒可通过胎盘感染胎儿,引起胎儿畸形或发生水痘。VZV 再激活可能引起限制性的亚临床局部感染,或病毒可以通过神经元扩散到皮肤,导致带状疱疹临床综合征。带状疱疹是复发感染,通常见于成人或者免疫力低下人群;当宿主免疫受到抑制或者机体免疫力降低时,潜伏在宿主的感觉三叉神经以及背根神经节中的VZV 便可再激活,病毒沿神经轴突传播至所支配的皮肤细胞内增殖,引起所支配的皮肤疼痛、局灶性疱疹;疱疹常沿神经成簇分布,串联成带状,故称为带状疱疹;临床以水疱性皮疹为主要特征,且通常伴有强烈的神经性疼痛,其最常见并发症是带状疱疹后遗神经痛,表现为严重的疼痛,可以在带状疱疹后持续数月;在免疫功能正常宿主中,带状疱疹最严重并发症与中枢神经系统 VZV 感染相关,如:病毒性脑膜炎、脊髓炎或脑炎、面部麻痹综合征等;当面神经分布区出现带状疱疹时可发生面瘫及视盲;孕妇妊娠后期感染 VZV,其所生婴儿可在婴幼儿期发生带状疱疹。在大多数情况下,带状疱疹是基于其特征性的表现和水疱的分布来进行临床诊断的。

一、实验室分析路径

水痘 - 带状疱疹病毒感染实验室分析路径见图 14-10。

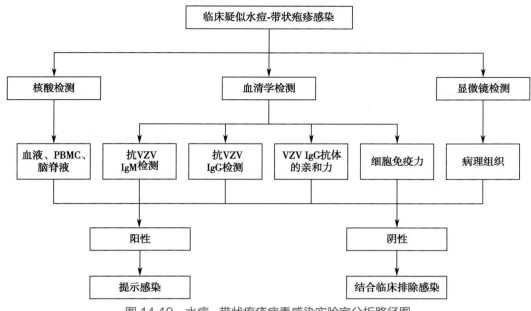

图 14-10 水痘 - 带状疱疹病毒感染实验室分析路径图

二、相关实验

(一) 血清学试验

在原发感染过程中产生的 VZV 抗体是直接针对多种不同病毒蛋白的抗体,在大多数病例出现皮疹后 3 天内可以检测到。血清学检查可用于原发感染的确认,特别适用于临床不典型的病例。VZV 特异性抗体的检测也常规用于确定免疫状态。这对于不记得患水痘史的患者可能是需要的,同时其对于移植前的评估和病毒暴露后高危个体如实体器官或骨髓移植患者、孕妇和医护人员的水痘免疫球蛋白预防指导尤为重要。此外,尽管疫苗有效性的评估不是常规进行,但血清学试验可用于监测患者接种疫苗后的免疫状态。有多种特异性、敏感性和实用性不同的血清学方法可用于检测 VZV 特异性抗体。

1. 特异性 IgG 检测试验 许多不同的血清学试验经常是出于研究目的而在专门的或参考实验室中进行。其中之一是膜抗原荧光抗体(fluorescent antibody to membrane antigen,FAMA)试验,被认为是血清学试验的"金标准",并且与对抗水痘的保护作用相关性最好,但是 FAMA 滴度并不能预测接种疫苗后的长期保护,该试验费力且非自动化。近年研发的一种十分灵敏的基于检测 VZV 糖蛋白制剂的酶免疫分析法(EIA),已经用于扩展疫苗接种后的血清学研究;接种疫苗后 6 周 EIA 滴度 ≥ 5 糖蛋白 EIA 单位 / 毫升,与随后 7 年高水平的免疫突破保护具有相关性,但是有研究也观察到达到该抗体水平后发生的免疫突破,这表明糖蛋白 EIA 水平与长期保护作用的关系还不甚明确。

2. 常规诊断实验室中 IgG 检测试验 临床实验室通常使用多种不同形式的商品化的免疫分析,包括 EIA(比色法或荧光检测)、化学发光法和免疫分析法。这些试验的优点是:与 FAMA 试验相比简单易行,不需要任何额外的 VZV 细胞培养过程,可客观解释;许多分析是自动化的,一些仪器可进行随到随做。不同的试验使用完整的 VZV 感染细胞的裂解物作为特异性抗原,或在某些情况下使用纯化的糖蛋白作为抗原,并且试验步骤依据制造商提供的方法进行。在某些实验室,非商品化、自建的 EIAs 用于常规检测 VZV 特异性抗体,多数用完整病毒裂解物作为试验抗原。

商品化试验的验证通常是通过与 FAMA 试验进行比对,得到的结果显示这些方法一般不及 FAMA 试验灵敏,在特异性方面与 FAMA 试验更接近。考虑到抗体试验的目的之一通常是测定个体是否容易受感染,进而确定是否需要进行疫苗接种,商品化免疫方法由于灵敏度较低而导致了更多不必要的疫苗接种。然而,这种(不必要免疫接种的)风险与被误判为有免疫力的人获得感染的风险相比是低的。免疫检测通常用于测定血中 VZV 特异性抗体,但它们也可用于检测脑脊液中的抗体。

3. IgG 亲和力试验　为了区别近期和既往感染或评价免疫抑制患者的抗体产生障碍,可能要进一步检测 VZV IgG 抗体的亲和力。为此目的,EIA 需平行做两次,其中一次是用硫氰酸钠稀释液或者用二乙胺处理。亲和力指数是通过处理样本的光密度和未处理样本的光密度的比值计算得到的。处理过的样本的光密度相对于未处理过的样本越低,样本中存在的低亲和力抗体越多,这是近期感染的征象。

4. IgM 检测　IgM 抗体的检测通常应用商品化的 EIA 试验,当水痘的临床征象不典型时,该检测可作为用于确认原发 VZV 感染的额外方法。有时可进行回顾性检测脑脊液中的 VZV 特异性 IgM 抗体以确定中枢神经系统 VZV 感染后鞘内 VZV 抗体的产生。在 37% 的带状疱疹患者发病后直至 4~5 周可检测到 VZV IgM。

5. 细胞免疫力　研究显示 VZV 特异性细胞免疫是保持 VZV 潜伏状态的关键因素。T 细胞介导免疫包括 CD4 和 CD8 效应细胞以及记忆细胞,能在皮疹出现后 2 周内检测到。年龄增大或免疫抑制过程中观察到的细胞免疫力下降,促进了 VZV 再激活以及带状疱疹的发生。针对 VZV 的细胞免疫力可用 γ 干扰素酶联免疫斑点试验或用细胞内细胞因子染色后的荧光激活细胞分选分析来测定。对于 VZV 特异性抗体阴性的患者,VZV 刺激的细胞因子的鉴定可用于评估移植受者的 VZV 特异性免疫活性,或鉴别疫苗接种后产生的抗 VZV 保护作用。但是,这些方法目前主要用于研究。

（二）核酸检测

近年来随着核酸扩增技术的进展,PCR 试验已经成为 VZV 疾病诊断的标准工具。该技术彻底改变了中枢神经系统 VZV 疾病、免疫功能不全患者播散性 VZV 感染的诊断、无典型皮疹的带状疱疹患者的识别。水疱液易采集、病毒浓度高,是 VZV PCR 检测的理想标本;对于皮肤表面无明显疱疹的患者,如 VZV 相关面瘫;使用 PCR 可以很容易检出水疱液和皮肤刮取物中的 VZV DNA。该技术具有标本用量少,敏感性高和快速等优点,有助于快速区分水疱病变是由 VZV 或其他原因尤其是 HSV-1 或 HSV-2 感染所致,并且对于 VZV 继发感染和 / 或亚临床再激活也有提示作用。血清、血浆、全血、PBMCs、CSF 等均作为 PCR 检测标本。用核酸扩增进行分析已成为 VZV 相关神经系统疾病诊断的选择方法,如小脑炎、无菌性脑膜炎和脑炎。应用 PCR 方法,发现在免疫正常和免疫受抑制患者中神经系统疾病是一个重要的和并非罕见的并发症。对于那些仅在 CNS 感染开始后出现的特征性水疱性皮疹,或甚至是无疹型带状疱疹病例,PCR 在分析 VZV 诱发的神经系统症状的诊断中都是有用的。在所有患有 VZV 相关神经系统症状的患者中,大约有 1/4 的患者没有出现皮疹。急性 VZV 相关周围面神经麻痹是 VZV 再激活过程中出现的神经性并发症,PCR 试验对其诊断具有重要作用。在拉姆齐 - 亨特综合征（Ramsay Hunt syndrome）病例中,不仅在耳廓和口腔的水疱中,而且在面神经鞘、中耳黏膜、脑脊液中都能检测到病毒。由于疱疹多隐藏在耳部和口部,可能不明显或有延迟,只有 PCR 这样能检测到 VZV 存在的敏感试验证实相当数量的特发性周围面神经麻痹或贝尔麻痹是由 VZV 再激活所致。VZV DNA 在 PBMCs 和全血中也能检测到,尽管病毒血症被认为是细胞相关的,病毒 DNA 在血清和血浆中也能检测到。用 PCR 可在最高达 100% 的急性水痘患者中检测到病毒血症,但病毒也能在带状疱疹病例的血液成分中检出。

（三）直接显微镜检测

赞克（Tzanck）试验是最古老、最简单的检测方法之一。取水疱基底部含有细胞的标本涂片、染色,镜下观察可见多核巨细胞、多个嗜酸性核内包涵体即病毒衣壳。但因为 HSV 和 VZV 感染镜检均可观察到上述细胞,所以该方法不能特异性地诊断 VZV 感染。

（四）抗原检测

作为住院患者 VZV 感染的快速诊断试验,通过直接荧光抗体检测（direct fluorescence antibody test, DFA）从含有细胞的水疱样本中进行 VZV 抗原检测仍具有一定价值。刮取水疱基部皮肤,将获得的细胞悬液置于玻片上,固定、干燥,加荧光标记的特异性单克隆抗体于潮湿的培养箱中染色,洗去未结合抗体,加盖玻片后在荧光显微镜下观察。但该方法不如 PCR 灵敏,且只能检测有完整细胞的样本,因此应用受到限制。

（五）病毒分离

病毒分离培养除可用于疾病诊断外,还能为 VZV 毒株基因分型、获取血清学试验所需的 VZV 感染性细胞以及 VZV 耐药性分析等提供基础。该试验通常采用人包皮成纤维细胞,也可使用其他敏感的宿主细胞,如人类二倍体细胞系、人类肺癌细胞(A549 细胞)和人黑色素瘤细胞,以及原代猴肾细胞等非人细胞系。CPE 约在接种后 4~14d 出现,表现为局灶性的细胞圆缩、肿胀。为区分 VZV 与其他疱疹病毒,可采用 VZV 特异性 PCR 试验或染色法对 CPE 细胞培养物进行鉴定。而 VZV 基因鉴定,则更多用于临床研究,如区分接种疫苗后野生型和疫苗株,分析疫苗接种后出疹病因、疫苗与带状疱疹相关性,评估疫苗株传染性等。

三、结果判断与分析

为了恰当地评价及解释试验结果,了解每个患者的临床资料和机体的免疫状态是十分重要的,结果的解释取决于是否怀疑为原发 VZV 感染,或者该患者是否曾经患过水痘,或者患者免疫是否受到抑制。

原发感染通常依靠临床表现来诊断。利用 PCR 和抗原检测试验可在水疱标本中检测到病毒,利用 PCR 可在脓疱甚至痂表皮标本中检测到病毒。血清学试验的结果可能具有提示性,但不能用于原发感染的确定性诊断。例如,在原发感染时可观察到 IgM(单独出现或伴有低水平 IgG),或恢复期患者血清中 4 倍增加的 IgG;然而,这些血清学反应在病毒再激活时也可检测到。

带状疱疹可以根据临床诊断;然而,当水疱局限或是在外观上与其他类型感染无明显区别时,可能需要进行确证。检测水疱液中的病毒是首选的。

在水痘期或有时在 VZV 再激活时,可通过 PCR 检测到血液中存在的 VZV。在大多数免疫功能不全的宿主中,用 PCR 检测到血液中的 VZV 通常提示病情严重。然而,需要注意的是在局部带状疱疹的 HIV 患者血液中也可检测到 VZV DNA。同样适用于检测脑脊液中的 VZV DNA,它通常被认为是一种有病理意义的发现。这两种临床情况通常需要立即进行抗病毒治疗。

当水疱在外观上与其他类型感染无明显区别时,首选 PCR 和抗原检测水疱液中的病毒;水痘期或在部分 VZV 再激活时,可以通过 PCR 检测到血液中 VZV 的存在。在大多数免疫功能降低的宿主中,用 PCR 检测到血液中的 VZV 通常指示病情严重。然而需要注意的是 VZV DNA 在只有局部带状疱疹的 HIV 患者血液中也可检测到。这同样适用于检测脑脊液中的 VZV DNA,它通常被认为是一种有病理意义的发现。在这两种临床情况通常需要立即进行抗病毒治疗。但是也应注意到病毒 DNA 的高灵敏检测并不总是证明疾病的因果关系。VZV DNA 也可能在继发感染和 / 或是亚临床再激活时检测到,但与 VZV 疾病期相比多数情况是处于明显的低水平。

然而,高敏病毒 DNA 检测并不总能明确病因。在继发感染和 / 或是亚临床再激活时也可检测到 VZV DNA,但随后观察其水平明显低于 VZV 疾病期的水平。由于这个原因,VZV DNA 水平的定量评估和报告具有重要意义。严重的内脏感染与血液中较高的病毒载量明显相关;CSF 中的高 VZV DNA 水平可能与中枢神经系统疾病的表现及严重程度相关。因此,评价并报告 VZV 中枢神经系统疾病的定量结果是有用的。在普及应用 PCR 前,脑脊液中抗体的检测并与血液抗体水平的定量比较被用于中枢神经系统 VZV 感染的诊断。检测到 IgM 抗体被认为是鞘内抗体的产生证据,正如与血 - 脑脊液屏障功能检测(即脑脊液白蛋白与血清白蛋白的比值)相关的脑脊液 IgG 抗体与血清 IgG 抗体的比值增加一样。在中枢神经系统 VZV 感染中,这些试验的临床意义及治疗决策的价值是有限的,因为与脑脊液 PCR 试验相比,它们只能在疾病晚期才能得出诊断,而 PCR 在疾病早期就能确定病毒的复制。然而,CSF 的血清学测试对 VZV 血管病变的检测可能有一定的价值。

抗体检测(商品化的免疫检测是目前最常用的)的主要意义在于能够确定既往感染的个体,其指征是当 IgM 阴性时存在抗 VZV IgG 抗体。这些信息可用于指导进一步的疫苗接种决策。然而,这可能会导致血清学阳性个体接种疫苗,因为这些试验不如其他"金标准"方法敏感。

(黄曦悦 陶传敏)

第十节 埃博拉病毒感染与疾病

埃博拉病毒（Ebola virus）属于丝状病毒科，病毒基因组为不分节段的单股负链 RNA，全长 19.1kb，呈线性排列。埃博拉病毒至少有 7 种病毒特异性结构蛋白，包括核蛋白复合物 L、N、VP30、VP35、主要刺突蛋白 GP、骨架蛋白 VP40 以及 VP24 等。

埃博拉病毒首次出现于 1976 年扎伊尔和苏丹，主要通过接触患者或感染动物的血液、体液、分泌物和排泄物及其污染物等而感染，引起埃博拉出血热暴发，病死率超过 50%。埃博拉病毒感染潜伏期为 4~16d，发病较急，表现为发热、寒战、头痛、厌食和肌痛，随后出现恶心、呕吐、咽痛、腹痛和腹泻。严重的患者可出现主要器官如肝、脾、肺、肾、皮肤和生殖腺弥散性感染和坏死。上述非特异性临床症状，与疟疾、伤寒以及立克次体感染症状相似，因此需综合患者旅行史、接触史以及相应实验室病毒学检测进行诊断。

一、实验室分析路径

埃博拉病毒感染的实验室分析路径见图 14-11。

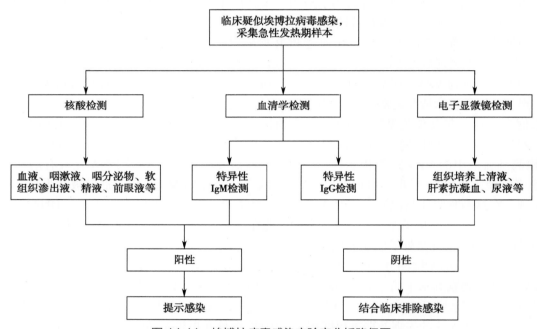

图 14-11 埃博拉病毒感染实验室分析路径图

二、相关实验

1. 核酸检测 实时 RT-PCR 联合基因分析具有更高的检测灵敏度，且便于自动化报告结果，正在逐步代替基于抗原 - 抗体反应的诊断方法。为最大程度检出埃博拉病毒，一般采用 N、VP40、VP35、L 基因的内部保守序列，如需精确区分和进化分析需要选取变异较大的 GP 区。RT-PCR 具有较高的应用价值，可用于现场检测以及疑似和确诊病例的检测。

2. 血清学检测 包括间接免疫荧光法、酶联免疫吸附法检测 IgG 和 IgM 抗体、免疫印迹法等。间接免疫荧光法采用感染 Vero 细胞点状涂片，可用于检测新发感染或大规模研究，但不同研究人员进行滴度判定会存在主观差异。此外，对于尚未产生体液免疫反应或可检测抗体时已经死亡的患者，无法使用该方法诊断。ELISA 检测 IgG 和 IgM 抗体是血清学首选检测方法，可用于自然感染的人样本和实验感染的样本检测。免疫印迹法常作为间接免疫荧光法的补充实验，进行埃博拉病毒验证性检测，并未常规应用于临床诊断。

3. 分离培养及鉴定 分离培养可采用细胞培养与动物接种。细胞培养通常选用 Vero 细胞接种,动物接种一般选用豚鼠。间隔一段时间后,以分型抗血清、间接免疫荧光法或核酸检测等判定细胞中病毒抗原、基因组 RNA 是否出现,从而做出初步或特异性的鉴定。

4. 电子显微镜检测 采集发热期患者的肝素抗凝血和尿液,以及组织培养上清液可直接观察到埃博拉病毒,结合病毒体大小以及形态特征可诊断。病毒颗粒大,长 790~970nm,直径 80nm,有时呈分枝状、环状、"6"字形。在患者肝脏薄层切片中可检出埃博拉病毒包涵体,包涵体由病毒核衣壳组成,窦间可见大量病毒颗粒。

三、结果判断与分析

早期诊断对于埃博拉病毒治疗与防控具有十分重要的意义,通常在患者发病的急性发热期进行样本采集。在埃博拉疫区,有经验的临床医生可结合旅游史、接触史以及特定的病毒学手段快速诊断疾病、及时隔离患者、进行临床治疗和采取公共卫生措施。在低流行地区或近期出现症状的旅行者国家,可用 RT-PCR 或实时 PCR 进行快速检测。PCR 试验无需对病毒进行分离,是目前最敏感、应用最广泛的试验。此外,抗原检测以及 IgM、IgG 检测也可用于急性病例的诊断,其中 ELISA 检测 IgG 和 IgM 抗体滴度升高,可进行初步诊断。IgM 抗体滴度持续时间不长,如出现滴度下降提示数月前曾有病毒感染。间接免疫荧光法用于诊断和群体血清学调查时会出现错误结果,并且存在主观差异,因此不建议使用。

(黄曦悦　陶传敏)

第十一节 病 例 分 析

病例 1

一般资料:

患者,男性,30 岁,司机,因"发热、乏力、消瘦半年"就诊。患者于半年前无明显诱因发热,多呈低热,一般不超过 38℃,伴乏力、全身不适和厌食,大便每天 2~3 次,正常稀便,无脓血,无腹痛和恶心、呕吐,逐渐消瘦,无咳嗽。患病初曾到医院就诊,摄胸片及化验血、尿、粪便常规未见异常,遂服中药治疗,不见好转。半年来体重下降约 8kg,睡眠尚可。既往 5 年前因阑尾炎化脓穿孔手术并输过血,无肝肾疾病和结核病史,无药物过敏史。吸烟 10 年,每天 1 盒,不饮酒。有冶游史。

体格检查:

体温 37.5℃,略消瘦,皮肤未见皮疹和出血点,右颈部和左腋窝各触及 1 个 2cm×2cm 大小淋巴结,活动无压痛。巩膜无黄染。双肺叩清音,未闻及啰音,心界叩诊不大,心率 84 次/min,律齐,无杂音。腹软无压痛,肝肋下 2cm,软无压痛,下肢不肿。

实验室检查:

外周血细胞分析血红蛋白 120g/L,白细胞 $3.5×10^9$/L,血小板 $78×10^9$/L;血清 HIV 抗体初筛为有反应性,提示 HIV 感染待确定。

分析:

患者有冶游史,具有感染的高危因素。发热、乏力、消瘦和 HIV 抗体初筛为有反应性,提示可能有 HIV 感染,应进一步做 HIV 的补充试验,即 HIV 抗体确证试验或 HIV 核酸检测,依据 HIV 的补充试验结果进行下一步诊断。

最后诊断:

如果 HIV 抗体确证试验阳性或 HIV 核酸阳性(或定量检测结果>5 000copies/mL),诊断为 HIV 感染;如果 HIV 抗体确证试验阴性或不确定,建议进行 HIV 核酸检测或 2~4 周的随访;如果 HIV 核酸定量检测结果≤5 000copies/mL,建议重新采样进行再次检测;如果 HIV 核酸检测阴性(或 HIV 核酸定量检测结果低于检测下限),可报告本次实验结果阴性,但不能排除 HIV 感染,建议进行 2~4 周的随访。

病例 2

一般资料：

患者，男性，63 岁，因"面部红斑 6d，加重累及全身，伴发热、腹泻 5d"入院。入院前 6d，患者无明显诱因出现面部黄豆大小红斑，压之退色。入院前 5d，患者上述症状加重，红斑逐渐累及全身，并出现发热不适，最高体温 39.2℃，伴畏寒、寒战、全身乏力、食欲下降、腹痛、腹泻不适，解水样便，腹泻后腹痛症状明显好转，就诊于当地诊所，予以药物治疗（具体不详）后无明显好转。有冶游史。

体格检查：

右下肺可闻及湿啰音。全身散在分布指甲盖至鸽蛋大小红斑，面部为主，红斑未突出于皮面，边界不清，压之退色。双足趾甲粗糙增厚。

实验室检查：

外周血细胞分析血小板计数 88×10^9/L，白细胞计数 2.97×10^9/L，凝血、肝肾功能未见异常。首次 HIV 初筛：HIV 抗原抗体复合检测有反应性（COI 89.2，判断标准：COI ≥ 1 为有反应性），复检：HIV 抗体检测（胶体金法）阴性，HIV 抗体确证试验（WB）结果阴性（无带）。由于患者有高危史，立即联系临床加做 HIV 核酸。次日 HIV-1 病毒载量 2.81×10^5copies/mL（阳性）。两周后，HIV 抗原抗体复合检测有反应性（COI 38.1），复检：HIV 抗体检测（胶体金法）阳性，HIV 抗体确证试验（WB）结果不确定（条带有 gp160）。1 个月后，HIV 抗原抗体复合检测有反应性（COI 183.5，判断标准：COI ≥ 1 为有反应性），复检：HIV 抗体检测（胶体金法）阳性，HIV 抗体确证试验（WB）结果阳性（条带有 p24，gp41，gp120，gp160）。

分析：

患者因有冶游史，具有高危因素。发热、面部红斑、腹泻，HIV 抗原抗体复合检测有反应性，HIV 抗体复检无反应性，HIV 抗体确证试验均为阴性，可能抗体处于检测窗口期，HIV 病毒载量阳性，考虑急性 HIV 感染。随着时间推移，患者发生血清学转换，最后 HIV 抗体血清学由阴性转为阳性。

最后诊断：

急性 HIV 感染。

病例 3

一般资料：

患者，男性，34 岁，体检，自述近期有高危性行为。

体格检查：

体温 37.5℃，神志清楚，皮肤巩膜无黄染，心脏、胸廓未见异常，双肺未见异常，全腹柔软，无压痛及反跳痛，腹部未触及包块，肝脾肋下未触及，双肾未触及。双下肢无水肿。

实验室检查：

HIV 抗体初筛：HIV 抗原抗体复合检测有反应性（COI 331.5，判断标准：COI ≥ 1 为有反应性），复检：HIV 抗体检测（胶体金法）阳性，HIV 抗体确证试验（免疫印迹法）结果阳性（条带有 p17，p24，p31，p51，p55，p66，gp41，gp120，gp160）。HIV-1 病毒载量 4.35×10^5copies/mL（阳性）。

分析：

患者自觉体健，无自诉症状，查体无特征性阳性体征，有相关高危行为来院做检查，实验室检查示 HIV 抗体确证试验阳性及 HIV RNA 结果阳性，均符合 HIV 感染者。

最后诊断：

HIV 感染无症状期。

病例 4

一般资料：

患者，男性，50 岁，因"气短、乏力 4 个月，发热、消瘦 3 个月，咳嗽、呼吸窘迫 1 周"入院。在急诊科经抗生素、抗病毒治疗无效,肾上腺皮质激素也不能改变病情发展。既往有吸毒史。

体格检查：

体温 37.8℃,心率 118 次 / 分,呼吸 28 次 /min,血压 148/105mmHg。心率快、两肺底有哮鸣音和少许湿啰音,叩轻度变浊。无咳痰。

实验室检查：

项目	结果	项目	结果
WBC	3.8×10^9/L	Cr	40μmol/L
RBC	2.18×10^{12}/L ↓	TB	9.2μmol/L
Hb	90.5g/L	ALT	48IU/L ↑
Plt	142×10^9/L	Na	128mmol/L ↓
Seg	90% ↑	K	4.6mmol/L
CRP	189mg/L ↑	Alb	30.8g/L ↓
球蛋白	35g/L ↑	LDH	481IU/L ↑
血氧饱和度	67% ↓	PaO_2	42.5mmHg ↓
$PaCO_2$	24.5mmHg	血气 pH	7.49 ↑

给予面罩吸氧后血氧饱和度上升为 90%。

HIV 初筛试验：HIV 抗原抗体复合检测有反应性(COI 560.8,判断标准：COI ≥ 1 为有反应性),复检：HIV 抗体检测(胶体金法)有反应性,建议做补充试验,即 HIV 抗体确证试验和 HIV 核酸检测。行 HIV-1 抗体确证试验(免疫印迹法)结果阳性(条带有 p17,p24,p31,p51,p55,p66,gp41,gp120,gp160)。卡氏肺孢菌核酸检测阳性。CD4$^+$T 细胞绝对计数 105 个 /μL。

影像检查：

X 线胸片显示双下肺纹理增粗,呈弥漫性斑片状、网络状阴影。

分析：

患者既往有吸毒史,发热、消瘦,HIV-1 抗体确证试验阳性,CD4$^+$T 细胞绝对计数<200 个 /μL,因此患者已经处于艾滋病期。同时患者具有发热、咳嗽、呼吸窘迫、卡氏肺孢菌核酸检测阳性,LDH 升高,血氧饱和度降低,考虑卡氏肺孢菌肺炎。

最后诊断：

艾滋病合并卡氏肺孢菌肺炎。

病例5

一般资料：

患者,男性,53 岁,因"右头面部红斑、水疱伴疼痛 6d,呕吐、呼吸困难 2d"入院。6 天前患者左侧面部、耳周、下颌部和颈部出现红斑,表面逐渐出现簇集性水疱、丘疱疹,伴针刺样疼痛。当地诊所给予"利巴韦林"等抗病毒治疗,效果不明显。2d 前头面部肿胀,整个头面部、躯干、双上肢依次出现散在水疱、丘疱疹,粟粒至绿豆大小,部分中央有脐凹。入院前 2d 出现高热、乏力、双侧头痛、伴呼吸困难,呕吐胃内容物 2 次。

体格检查：

体温 38.7℃,急性病容,意识尚清,精神萎靡。双侧膝反射正常,克尼格征阴性(-),布鲁辛斯基征阴性(-)。头面部明显肿胀,左侧头面部、耳周、下颌部和颈部查见簇集性水疱、脓疱,大部分破溃糜烂、结痂；躯干和双上肢查见散在水疱、丘疱疹。

实验室检查：

血细胞分析白细胞计数 $4.88 \times 10^9/L$；分类中性分叶核粒细胞百分率 50.8%、淋巴细胞百分率 40.6%。HIV 初筛试验：HIV 抗原抗体复合检测有反应性（COI 182.2，判断标准：COI ≥ 1 为有反应性），复检：HIV 抗体检测（胶体金法）有反应性，建议做补充试验；梅毒螺旋体抗体阴性。血清水痘 - 带状疱疹病毒抗体阳性（+），CMV 抗体阴性，HSV 抗体阴性。后续行 HIV-1 抗体确证试验（免疫印迹法）结果阳性（条带有 p24，p31，p51，p66，gp41，gp120，gp160），CD4$^+$T 细胞绝对计数 25 个 /μL。CSF 的多种多重脑膜炎 / 脑炎病毒检测：水痘 - 带状疱疹病毒核酸阳性（+），其余均阴性（−）。

影像学检查：

头颅 MRI 显示双侧颞叶内侧异常信号。

分析：

患者 HIV-1 抗体确证试验阳性和 CD4$^+$T 细胞绝对计数 ≤ 200 个 /μL，诊断为艾滋病；患者急性发病，头面部、耳周、下颌部和颈部出现疱疹，伴疼痛，有神经症状表现，影像学检查显示双侧颞叶内侧异常信号头，结合血清水痘 - 带状疱疹病毒抗体阳性（+）和 CSF 中水痘 - 带状疱疹病毒核酸阳性（+），提示患者出现播散性病毒性脑炎，病原学为带状疱疹病毒。

最后诊断：

艾滋病合并带状疱疹脑炎。

病例 6

一般资料：

患者男性，49 岁，因"咳嗽、乏力 1 周，加重伴发热、气紧、咯血、胸痛 2d"入院。

体格检查：

入院查体，体温最高 39.7℃。整个发病过程中无禽类接触史，周围人群中无类似症状。胸廓未见异常，双肺叩诊呈清音。双肺呼吸音粗，双肺闻及少许湿啰音。腹部及四肢查体未见明显异常。

实验室检查：

外周血细胞分析血红蛋白 139g/L，白细胞计数 $4.02 \times 10^9/L$、中性分叶核粒细胞百分率 60.7%、淋巴细胞百分率 29.9%；咽拭子检测甲型流感病毒抗原阴性，乙型流感病毒抗原阴性；进一步取深部咳痰查多重呼吸道病毒核酸检测：甲型流感病毒 H3N2 阳性，其余均阴性。

影像学检查：

胸部 CT 提示右上双肺少许斑片、实变影，多系感染，累及间质肺炎。

分析：

患者因咳嗽、乏力、发热、气紧、咯血、胸痛入院，咽拭子检测甲型和、乙型流感病毒抗原为均阴性，进一步取深部咳痰查多重呼吸道病毒核酸提示甲型流感病毒 H3N2 阳性。由于流感病毒抗原检测快速，但应注意其敏感性低于流感病毒核酸检测，因此流感病毒抗原检测结果阴性不能排除流感病毒感染，应结合患者流行病史和临床症状综合考虑。该患者考虑为甲型流感病毒 H3N2 引起肺部感染，予隔离后抗病毒及对症治疗，症状好转后出院。

最后诊断：

甲型流感病毒 H3N2 感染。

病例 7

一般资料：

患者，男性，33 岁。于 3 日前无明显诱因出现发热，伴咳嗽，最高体温达 38.4℃，伴有白色黏液痰少许，伴畏寒、寒战、轻微头痛、恶心，伴全身肌肉酸痛，无胸闷、气促、腹痛、腹泻。口服"连花清瘟胶囊"、头孢类抗生素，未见明显缓解，于 1 月 5 日到急诊科就诊。

体格检查：

就诊时体温38.2℃；双肺呼吸音粗，可闻及少量湿啰音。

既往史：无。

流行病学史：发热前两日有自驾到峨眉乐山旅行史。未接触伴有呼吸道症状的发热患者。

实验室检查：

外周血细胞分析白细胞计数4.72×10^9/L，中性分叶核粒细胞百分比70.9%，淋巴细胞百分比15.5%。肝功、肾功结果无异常，血糖6.14mmol/L。咽拭子查甲型流感病毒抗原阴性，乙型流感病毒抗原阳性。深部咳痰查多重呼吸道病毒核酸检测示：乙型流感病毒核酸阳性，其余均阴性。

影像学检查：

急诊胸部CT提示双肺少许小结节，考虑炎性；左肺部分小支气管轻度扩张。

患者口服奥司他韦，1d后患者已无发热，仅咳嗽，无痰；按照医嘱，继续口服奥司他韦至7d，痊愈。

分析：

患者因发热、咳嗽、伴有黏液痰，于急诊就诊。由于冬春季节是流行性感冒的高发季节，故对于发热、咳嗽的患者应及时进行甲型流感病毒和乙型流感病毒的病原学检测，包括抗原和核酸检测，尽快明确诊断。结合患者发病季节、临床表现、实验室检测等进行诊断。

最后诊断：

乙型流感病毒感染。

病例8

一般资料：

患者，男性，71岁。反复咳嗽咳痰20^+年，诊断慢性阻塞性肺气肿（COPD）10^+年。2月12日因受凉造成咳嗽咳痰加重，伴有呼吸困难，收入呼吸科住院治疗。

既往史：无。

流行病学史：患者长期家庭氧疗，未出远门。未与有呼吸道病毒感染相关症状的患者接触。

体格检查：

患者双肺叩击过清音，呼吸音减弱，双肺可闻及散在哮鸣音，未闻及明显湿啰音，双侧呼吸运动均匀对称。

实验室检查：

2月13日外周血细胞分析白细胞计数7.21×10^9/L，中性分叶核粒细胞百分比77.0%，淋巴细胞百分比11.8%。肝、肾功能正常，血糖10.3mmol/L，PCT、CRP、IL-6轻度升高。2月18日痰培养查见较多肺炎克雷伯菌，药敏结果非多重耐药菌。2月22日咽拭子检测甲型流感病毒抗原阳性，乙型流感病毒抗原阴性；深部咳痰查多重呼吸道病毒核酸检测示：甲型流感病毒H1N1核酸阳性，甲型流感病毒H3N2核酸阴性，其余呼吸道病毒检测均阴性。

影像学检查：

胸部CT可见右侧胸膜增厚，双肺纹理不清，肺气肿表现，双肺多发肺大疱。考虑慢性阻塞性肺炎急性加重。

患者在抗生素治疗基础上加用奥司他韦，呼吸困难明显好转，咳嗽咳痰减轻，于3月2日出院。

分析：

患者年纪较大，因有长期肺部疾病史，肺部感染是需要注意的问题。在影像学检查不能确定病原体的情况下，病毒感染和细菌感染都是需要考虑的方向。尤其在冬春季节，病毒感染筛查可以纳入肺部疾病患者的常规检查，避免因病原体不明造成的治疗延误及抗生素过量使用。结合患者咽拭子甲型流感病毒抗原阳性，和深部咳痰甲型流感病毒H1N1核酸阳性，诊断甲型流感病毒H1N1感染。

最后诊断：

甲型流感病毒H1N1感染。

病例 9

一般资料：

患者，男性，52岁，因"发热，伴有畏寒、干咳5天"于2020年1月30日入院。5天前出现发热，伴有畏寒、干咳，偶有鼻塞、气紧，体温最高39.2℃，自行口服连花清瘟胶囊、芬必得和感冒清等对症治疗，仍有反复低热，多为37.5~38.2℃。

流行病学史：患者否认到武汉旅游及居住历史，但春节前2周内有聚餐史，一起聚餐的人员是否有发病情况不详。

既往史：既往为HBV携带者，未抗病毒治疗；高血压病史6年，长期口服安博维控制血压。

体格检查：

入院查体，体温37.7℃。呼吸运动度示双侧呼吸运动均匀对称，无增强或者减弱；双肺呼吸音清，未闻及干、湿啰音；语颤对称无异常。查体无特殊阳性体征。

实验室检查：

1月30日血常规示血红蛋白173g/L、白细胞计数5.91×10⁹/L、中性分叶核粒细胞百分率56.3%、淋巴细胞百分率25.4%。2月3日血常规示白细胞计数9.98×10⁹/L，中性分叶核粒细胞百分率81.1%，淋巴细胞百分率14.3%。2月4日血常规示白细胞计数11.82×10⁹/L，中性分叶核粒细胞百分率89.1%，淋巴细胞百分率6.3%。血沉37mm/h；PCT 0.05ng/mL，CRP 5.73mg/L，IL-6 2.98pg/L；尿素9.6mmol/L，肌酐134mmol/L（患者既往体检已发现肌酐轻度升高1⁺个月），尿酸514μmol/L，血清胱抑素C 1.50mg/L，估算肾小球滤过率54.34mL/（min·1.73m²）。

病原学检查：鼻咽拭子甲型流感病毒抗原检测阴性和乙型流感病毒抗原检测阴性；痰液流感病毒核酸检测及其他呼吸道病毒核酸均阴性。新型冠状病毒核酸检测：1月30日第一次鼻拭子新型冠状病毒核酸检测阳性；2月24日复查患者鼻拭子、咽拭子新型冠状病毒核酸仍阳性；2月27日复查患者咽拭子、大便标本中新型冠状病毒核酸检测转为阴性，但鼻拭子和痰液中新型冠状病毒检测仍为阳性；3月14日开始连续3次鼻拭子、咽拭子、大便新型冠状病毒核酸检测阴性。

影像学检查：

1月30日胸部CT提示双肺散在磨玻璃影及少许斑片、实变影，部分病灶内血管稍增粗，双肺上叶为主，多系感染，累及间质；左肺下叶外基底段胸膜下小实性结节，多系炎性；右肺中叶少许慢性炎症；心脏未见增大；扫及脂肪肝征象。2月2日复查胸部CT提示炎症加重。2月5日胸部CT提示炎症病灶有一定程度吸收好转。2月19日胸部CT提示双肺散在磨玻璃影及少许斑片、结节、条索影，双肺上叶为主，对比2月19日旧片部分病灶稍吸收。3月10日复查CT胸部，对比2月19日旧片部分病灶明显吸收。

患者目前一般情况可，体温正常，自觉症状缓解，肝功能正常，肾功能稳定，尿酸正常，肺部病变吸收好转，出院。出院后门诊随访，检测新型冠状病毒总抗体：阳性（COI 329.98，判断标准：COI≥1为阳性），新型冠状病毒IgG抗体（胶体金法）阳性，新型冠状病毒IgM抗体（胶体金法）阴性。

分析：

患者因发热，伴有畏寒、干咳入院，鼻咽拭子流感病毒抗原检测阴性，痰液流感病毒核酸检测及其他呼吸道病毒核酸均阴性，鼻拭子新型冠状病毒核酸检测阳性，多次鼻拭子、咽拭子和大便新型冠状病毒核酸检测阳性，经过对症治疗后，3月14日开始连续3次鼻拭子、咽拭子、大便新型冠状病毒核酸检测阴性。出院后门诊随访查新型冠状病毒总抗体阳性，新型冠状病毒IgG抗体（胶体金法）阳性，新型冠状病毒IgM抗体（胶体金法）阴性。由于患者新型冠状病毒核酸检测多次阳性，结合患者有流行期聚餐史、临床症状和胸部CT表现综合考虑，该患者为新型冠状病毒肺炎。予以隔离并进行对症治疗，症状好转后出院，出院后随访新型冠状病毒总抗体阳性，新型冠状病毒IgG抗体阳性，新型冠状病毒IgM抗体阴性。

最后诊断：

新型冠状病毒肺炎。

病例 10

一般资料：

患者，女性，30 岁。2020 年 3 月 1 日自驾至成都，陪护患病儿子。抵达成都一天前，无明显诱因出现发热，体温最高 38.3℃，伴有轻度畏寒、鼻塞、恶心、食欲缺乏。

既往史：否认乙肝、艾滋、结核，否认手术史。

流行病学史：患者家中三人，包括本人、丈夫和儿子。患者儿子出生后未外出；其丈夫常年在外打工，2020 年 1 月 15 日乘飞机从上海回成都，乘坐长途汽车回家，在过年期间与家人进餐。3 月 1 日因儿子患病，自驾至成都就诊。患者为陪护，丈夫在外租房，未与他人接触。

体格检查：

查体见生命体征平稳，心、肺、腹未见异常。

实验室检查：

3 月 4 日外周血细胞分析：血红蛋白 126g/L，白细胞计数 11.17×10^9/L，中性分叶核粒细胞百分比 68.6%，淋巴细胞百分比 22.0%，血小板计数 331×10^9/L。3 月 15 日外周血细胞分析：血红蛋白 121g/L，白细胞计数 8.25×10^9/L，中性分叶核粒细胞百分比 49.2%，淋巴细胞百分比 19.0%，血小板计数 361×10^9/L。

病原学检查：甲型流感病毒抗原检测阴性、乙型流感病毒抗原检测阴性。痰液流感病毒核酸检测及其他呼吸道病毒核酸均阴性。新型冠状病毒核酸检测：3 月 4 日鼻咽拭子新型冠状病毒核酸检测阳性；3 月 15 日鼻咽拭子和痰液新型冠状病毒核酸检测均阴性。新型冠状病毒抗体检测：3 月 4 日新型冠状病毒总抗体检测结果为阴性（COI 0.07，判断标准：COI ≥ 1 为阳性）；3 月 9 日新型冠状病毒总抗体检测结果为阴性（COI 0.09，判断标准：COI ≥ 1 为阳性）；3 月 14 日新型冠状病毒总抗体检测结果为阳性（COI 52.1，判断标准：COI ≥ 1 为阳性）。

影像学检查：

3 月 4 日胸部 CT 提示左肺下叶外基底段见磨玻璃样斑片影，直径约 1.0cm；双肺见少许小结节，多系炎性结节；右肺中叶及左肺上叶下舌段少许慢性炎症，右肺中叶部分支气管轻度扩张。3 月 15 日复查胸部 CT，与旧片相比，可见病灶略吸收，双肺可见少许结节，考虑炎性结节。

患者为轻型，目前一般情况可，体温正常，自觉症状好转，于 3 月 15 日复查鼻咽拭子和痰液新型冠状病毒核酸检测均阴性，血常规正常，新型冠状病毒总抗体检测结果转为阳性，肺部病变吸收好转出院。

分析：

患者因发热、筛查新型冠状病毒核酸阳性入院，胸部 CT 显示左肺下叶外基底段见磨玻璃样斑片影，新型冠状病毒总抗体检测由阴性转为阳性，由于患者症状较轻，可诊断为轻症感染患者。

最后诊断：

新型冠状病毒肺炎。

病例 11（来自参考文献 15）

一般资料：

患者，女性，20 岁，护士。2004 年 4 月 3 日受凉后发热，体温最高达 39℃，伴寒战，无呼吸道症状。4 月 7 日开始咳嗽，咳少量白痰；X 线胸片提示右上肺炎，入院治疗。多次请外院会诊，曾考虑"肺结核"，给予氧氟沙星、异烟肼、利福平和乙胺丁醇治疗，因恶心、呕吐加重，2 天后停用。4 月 11 日咳嗽、咳痰加重，并伴喘憋；X 线胸片提示右肺片状密度增高影，且病变范围扩大。给予持续吸氧改用亚胺培南和阿奇霉素治疗，症状无好转，喘憋加重，咳黄脓黏痰，带少量暗红色血液，体温最高达 40.3℃，复查 X 线胸片及 CT 提示双肺炎症。为及时抢救于 4 月 14 日转入北京大学人民医院呼吸重症监护病房。患者发病以来体重下降约 2.5kg。入院诊断：重症肺炎、急性肺损伤。

既往史：无。

流行病学史：患者 2003 年 5 月曾在发热门诊工作 2 周，并有 SARS 接触史。否认近期 SARS 接触史和旅游史。

体格检查：

入院查体，体温 39.5℃，脉搏 104 次 /min，呼吸 36 次 /min，血压 105/60mmHg，神清，急性病容，喘憋貌，双侧呼吸运动对称，双肺呼吸音粗低，右中肺可闻及管状呼吸音和中水泡音，双下肺可闻及中小水泡音，无干音及胸膜摩擦音。

实验室检查：

4 月 5 日查外周血白细胞计数 10.3×10^9/L，中性分叶核粒细胞百分率 81%；4 月 9 日复查外周血白细胞计数 5.5×10^9/L，中性分叶核粒细胞百分率 81%，淋巴细胞百分率 19%，淋巴细胞计数 1.0×10^9/L；4 月 14 日急查外周血白细胞计数 6.5×10^9/L，中性分叶核粒细胞百分率 88%，淋巴细胞百分率 12%，淋巴细胞计数 0.7×10^9/L；4 月 15 日行纤维支气管镜检查示各支气管开口通畅，黏膜充血，少量白色分泌物，未见其他异常。支气管刷取分泌物分别送检抗酸杆菌染色、细菌培养、真菌培养。生化结果为：AST 53U/L，乳酸脱氢酶（LDH）564U/L，肌酸激酶（CK）207U/L，羟丁酸脱氢酶（α-HDB）411U/L，均超过正常范围。尿常规、大便常规和电解质正常。4 月 19 日复查外周血白细胞计数 4.2×10^9/L，中性分叶核粒细胞百分率 63%，淋巴细胞百分率 21%，淋巴细胞计数 0.9×10^9/L。4 月 21 日下午患者血 SARS 冠状病毒抗体 IgG 检测阳性，经北京市疾病预防控制中心（CDC）和协和医院网络实验室复查 SARS 抗体 IgG 和 IgM 均阳性。4 月 22 日转入北京地坛医院。应用逆转录 - 聚合酶链反应（RT-PCR）检测患者咽拭子及血标本 SARS- 冠状病毒 RNA 均阳性，经国家 CDC 证实 SARS 确诊病例。其他病原学检查结果：血细菌培养阴性。4 月 20 日痰及支气管分泌物细菌培养为耐甲氧西林表皮葡萄球菌（MRSE），未检出抗酸杆菌及真菌。血清嗜肺军团菌抗体（IgG、IgM）阴性、肺炎衣原体抗体、支原体抗体（IgM）均阴性、EB 病毒抗体（IgA、IgM、IgG）、巨细胞病毒抗体（IgM）、风疹病毒抗体（IgM）、单纯疱疹病毒Ⅰ型和Ⅱ型抗体（IgM）、抗 HIV 抗体均阴性。

分析：

4 月 16 日专家大查房和讨论，认为患者白细胞升高不明显，病情发展迅速，多种抗菌药物治疗无效，其过程不像一般细菌性肺炎，其病原学可能包括军团菌、结核分枝杆菌和病毒等，结合其职业特点，虽然目前本地无 SARS 病例报告，亦应进一步排除 SARS。4 月 19 日下午其父反映患者姑母和母亲于 4 月 17 日和 19 日相继出现发热。4 月 21 日至 22 日血 SARS 冠状病毒抗体 IgG 检测阳性，咽拭子及血标本 SARS-冠状病毒 RNA 均阳性。综合患者临床表现、胸部 X 线片或 CT 改变、实验室检测、流行病学史和职业特点等，最终诊断为严重急性呼吸综合征。该患者的救治经过是非常成功的。由该例可以看到，SARS 患者早中期即可能合并细菌感染，甚至可能为耐药菌株（该患者支气管分泌物和痰细菌培养均为 MRSE），在有力的抗感染治疗控制下选择合适时机给予小剂量糖皮质激素可能改善预后，无创正压通气可以有效缓解 SARS 导致的呼吸窘迫，改善氧合状态。

最后诊断：

严重急性呼吸综合征（SARS）。

病例 12

一般资料：

患儿，男性，9 个月，因"水样便伴发热、呕吐 4 天"入院。入院前 4 天患儿解黄色水样便 6~9 次 /d，无腥臭味，量多少不定。无黏液、脓血便，无里急后重感。呕吐胃内容物，进食时呕吐明显，2~4 次 /d，非喷射性呕吐。

体格检查：

体温 38.3℃，呼吸 35 次 /min，急性病容，精神萎靡，哭声弱，泪少，前囟、眼眶凹陷，口唇干，皮肤无黄斑、弹性降低。呼吸略促，双肺呼吸音清，未闻及干湿性啰音。

实验室检查：

外周血细胞分析白细胞计数 12.04×10^9/L，中性分叶核粒细胞百分率 43.1%、淋巴细胞百分率 56.8%；粪便常规：黄色糊状，白细胞 0~3/HP；粪便检查：轮状病毒抗原阳性（+）、轮状病毒核酸阳性（+）；电解质检查：钠 128mmol/L,钾 3.6mmol/L,氯 97mmol/L。

分析：

患儿急性发病,解水样便,伴发热、呕吐,结合患儿年龄及流行季节,轮状病毒感染可能性最大。结合粪便检查：轮状病毒抗原和轮状病毒核酸均阳性(+),得出诊断。

最后诊断：

轮状病毒感染。

病例 13

一般资料：

患儿,女性,4 岁,因"发热、口腔黏膜疱疹 4d,手、足和臀部皮疹 2d"入院。入院前 4d 无明显诱因发热,体温 38.2℃,伴咳嗽,无咳痰、寒战、抽搐,口腔黏膜出现散在疱疹,疼痛明显,食欲不佳。2d 前手、足和臀部出现皮疹,皮疹呈对称性分布,米粒样大小,部分凸出于皮面,周围有炎性红晕,疱内液体较少。

体格检查：

体温 37.8℃,发育正常,营养中等,神志清楚,急性病容,皮肤巩膜无黄染,全身浅表淋巴结未扪及肿大。口腔舌黏膜和颊黏膜查见散在疱疹,手、足和臀部查见疱疹,疱疹周围有炎性红晕,疱内液体较少。

实验室检查：

外周血细胞分析红细胞计数 3.12×10^{12}/L、白细胞计数 5.17×10^9/L、中性分叶核粒细胞百分率 81.7%;C- 反应蛋白 24.7mg/L;柯萨奇病毒抗体 IgM、IgG 阳性(+),柯萨奇病毒 A 组仅 16 型 RNA 阳性(+),其余阴性,柯萨奇病毒 B 组 RNA 阴性(-),肠道病毒 71 型 RNA 阴性(-)。

分析：

患儿急性发病,口腔黏膜先出现疱疹,随后手、足和臀部出现皮疹,后转为疱疹等症状,高度怀疑手足口病。病原学检查结果：柯萨奇病毒抗体阳性、柯萨奇病毒 A 组 16 型 RNA 阳性(+)。手足口病是一种儿童常见传染病,四季皆可发病,以夏秋季为主,特点为出红疹,最早在口腔黏膜,最后出现在手和脚。值得注意的是,手足口病主要病原菌包括柯萨奇病毒 A 组和 B 组,埃可病毒的部分血清型和肠道病毒 71 型等,可以通过实验室检测进行鉴别和确认。该患者诊断为柯萨奇病毒感染引起的手足口病,予以对症及支持治疗。

最后诊断：

手足口病。

病例 14

一般资料：

患者,男性,34 岁,因"肾移植术后 1$^+$ 年,发热 1 周"入院。

体格检查：

入院查体,体温 36.7℃,脉搏 123 次/min,呼吸 20 次/min,血压 119/79mmHg,心率 123 次/min。神清,双肺呼吸音清,未闻及干湿性啰音。心律齐。腹软,无压痛反跳痛及肌紧张。双下肢无水肿。其余查体无异常。

实验室检查：

外周血细胞分析白细胞计数 4.79×10^9/L、中性分叶核粒细胞百分率 58.1%、淋巴细胞百分率 32.3%。肾功能：肌酐 225.0μmol/L,eGFR 31.60mL/(min·1.73m^2)。血培养多次阴性。痰标本细菌培养、真菌培养和结核培养均阴性。新生/格特隐球菌荚膜抗原阴性。PCT 0.11ng/mL,CRP 59.80mg/L,TORCH: CMV IgM 和 CMV IgG 阳性(+),其余均阴性(-)。CMV-DNA 载量 1.01×10^3copies/mL(阳性)。EB-DNA：阴性(-)。真菌 GM 试验阴性(-),结核感染 T 细胞检测阴性(-)。

影像学检查：

移植肾彩超提示移植肾动脉流速偏低。胸部 CT 提示双肺弥漫分布磨玻璃密度影,斑片及条索影,考虑炎症；心脏、心包等未见异常。

分析：

患者肾移植术后发热，实验室检查示肾功能不全，CMV DNA 阳性，CMV 抗体阳性，初步排除细菌、真菌、结核感染，影像学检查结果提示重症肺部感染。实体器官或造血干细胞移植的受者术后使用免疫抑制剂，恶性肿瘤患者使用化疗、放疗或靶向药物，可以导致免疫功能不全或免疫功能低下，艾滋病等免疫功能缺陷患者，这些患者的感染可能是由于潜伏病毒的再激活或原发感染，其症状通常很严重，可表现为发热、血小板减少、白细胞减少、单个或多个脏器受累，最常见为肺炎、肝炎、胃肠炎、视网膜炎等脑炎等。并且对于接受器官移植的受者，如发生较严重的肺炎，最常见是 CMV 感染所致，器官移植受者中 CMV 感染的发生率和严重程度取决于移植类型、供者器官来源、受者免疫状态和免疫抑制治疗持续时间。该患者 CMV 抗体 IgM 型和 CMV IgG 型均阳性，CMV-DNA 阳性，可考虑为肾移植术后 CMV 再激活或原发 CMV 感染引起肺部感染。临床给予抗病毒和对症治疗，症状好转后出院。

最后诊断：

同种异体肾移植术后，重症肺部感染（CMV 感染）。

病例 15

一般资料：

患儿，男性，2 天。孕 36 周剖宫产，出生体重 1 380g，属于小于胎龄儿，出生后反应差，哭声弱，易惊厥。

体格检查：

皮肤巩膜黄染、皮肤广泛出血点和紫癜。

影像学检查：

B 超显示肝脾大。头颅 MRI 提示两侧大脑半球脑白质广泛损伤，两侧脑室扩大、脑积水。

实验室检查：

外周血细胞分析白细胞计数 9.14×10^9/L、中性分叶核粒细胞百分率 21.7%、淋巴细胞百分率 66.7%。肝功能：总胆红素 272.3μmol/L，直接胆红素 202.5μmol/L、间接胆红素 69.8μmol/L，丙氨酸氨基转移酶 152IU/L，门冬氨酸氨基转移酶 89IU/L；血清 CMV 抗体 IgM 阴性（−）、CMV 抗体阴性（−），2 周后血清 CMV 抗体 IgM 阳性（+）。血 CMV DNA 阳性（+）；CSF 的多重病原体的脑膜炎 / 脑炎病毒核酸检测：CMV DNA 阳性（+），其余均阴性（−）。

给予更昔洛韦抗病毒治疗及其他对症治疗。出生 5 个月复查头颅 MRI 提示两侧大脑半球脑白质营养不良？两侧脑室饱满。出生 18 个月复查头颅 MRI 提示头颅后部有软化灶。

分析：

孕早期 CMV 原发感染对胎儿神经系统的损害大；先天性 CMV 感染常常造成小于胎龄儿、小头畸形，出现黄疸、肝脾大、皮肤淤斑、脑积水、脑组织钙化等，后遗症常见生长迟缓、智力障碍、运动障碍、癫痫、视力减退（视神经萎缩）、听力障碍（神经性耳聋）等，可以通过正确、及时的早期干预减少或消除其后遗症。该患儿属于小于胎龄儿，出现黄疸、肝脾大、皮肤广泛出血点和紫癜、脑积水等，肝功能异常，结合患者血清学检查结果：血清 CMV 抗体 IgM 由阴性转为阳性，血和 CSF CMV DNA 阳性（+），可得出诊断。

最后诊断：

先天性 CMV 感染。

病例 16

一般资料：

患者，男性，19 岁，因"咽痛 15d，发热 3d"入院，起病急，病程短。患者 15d 前出现咽痛，未予以重视，6d 咽痛加重，外院诊所考虑"化脓性扁桃体炎"，予以对症输液治疗后仍无减轻。3d 前出现发热，最高体温 38.5℃，伴恶心、呕吐、全身肌肉酸痛、咳嗽咳痰，咳白色黏痰，外院治疗后无明显缓解，1 天前体温最高

39.1℃。患者现无发热,咽痛较前缓解。为进一步治疗入院。精神、食欲较差,大小便正常,体重无明显变化。

体格检查:

入院神志清楚,慢性面容,全身未触及浅表淋巴结肿大,双侧扁桃体Ⅱ度肿大,表面无脓性分泌物,心界正常,心律齐,心率106次/min,各瓣膜区未闻及杂音。肋缘下2cm,可触及脾脏,其余查体无异常。

实验室检查:

外周血细胞分析血红蛋白152g/L,血小板计数252×10^9/L,白细胞计数19.97×10^9/L,中性分叶核粒细胞百分率22.0%,淋巴细胞百分率35.0%,中性杆状核粒细胞百分率3%,单核细胞百分率2.0%,变异淋巴细胞百分率38.0%,中性分叶核粒细胞细胞绝对值4.39×10^9/L,淋巴细胞绝对值6.99×10^9/L,变异淋巴细胞绝对值7.59×10^9/L;肝功能:丙氨酸氨基转移酶304IU/L,门冬氨酸氨基转移酶174IU/L;EBV DNA 4.01×10^2copies/mL,EB VCA抗体阳性,EB EA抗体阳性。心肌标志物无异常,甲肝病毒标志物、乙肝病毒标志物、丙肝病毒标志物均为阴性,HSV抗体阴性,HSV DNA阴性,自身免疫性抗体无异常。

影像学检查:

腹部彩超显示肝脾大。

分析:

患者为青年男性,发热、反复咽痛、双侧扁桃体肿大,查外周血细胞分析提示变异淋巴细胞升高,肝功能异常,肝脾大,EB病毒DNA为阳性,EBV抗体阳性,CMV和HSV抗体均阴性,CMV DNA和HSV DNA均阴性,排除血液系统疾病引起变异淋巴细胞的出现,同时排除病毒性肝炎及自身免疫性肝炎引起的肝功能损害。值得注意的是,传染性单核细胞增多症除了由EB病毒引起,也可由CMV和HSV引起,可以通过实验室检测进行鉴别和确认。该患者诊断为EB病毒感染引起的传染性单核细胞增多症,予以对症及支持治疗。

最后诊断:

传染性单核细胞增多症。

病例17

一般资料:

患儿,男性,3岁。因"面肌抽搐3d,发热失语2d"急诊入院。患儿于入院前1周有上呼吸道感染症状,3d前突然出现面部肌肉抽动,口角歪斜,不能伸舌,并于发作3h后出现明显发热、失语、吞咽困难。不能行走并伴嗜睡,反应差等症状。

体格检查:

体温37.7~39℃,嗜睡,反应差,呼吸平顺,双瞳孔等大等圆,大小正常(直径2.5mm),对光反射存在,颈抵抗(+),心音有力,律齐,双肺呼吸音稍粗,未闻及干湿啰音,腹平软,肝脾无肿大,肠鸣音存在。四肢肌力Ⅳ级,腹壁反射、提睾反射、双膝反射均减弱,左巴宾斯基征阳性、右巴宾斯基征阴性。

实验室检查:

外周血细胞分析白细胞计数10.8×10^9/L;脑脊液常规、生化、微生物培养及涂片均无异常;血清EB病毒抗体阳性,血清EB DNA阳性,CMV和HSV抗体均阴性,CMV DNA和HSV DNA均阴性。

影像学检查:

头颅MRI显示双侧纹状体对称性异常高信号,伴有深部和皮层灰质肿胀,病灶无增强。

分析:

患儿以脑神经和神经定位症状为主,MBI显示双侧纹状体对称性异常高信号并伴有深部和皮层灰质肿胀,结合EB病毒抗体阳性,血清EB DNA阳性,得出诊断。

最后诊断:

EB病毒脑炎。

病例18

一般资料：

患者，男性，19岁。因"肛周水疱伴灼热、疼痛5d"于急诊就诊。就诊前4天患者肛周部位出现水疱，搔抓后破溃出现溃疡，伴灼热、疼痛。自述存在男男性行为。

体格检查：

体温37.5℃，神志清晰，急性病容，皮肤巩膜无黄染，腹股沟淋巴结可扪及肿大。心脏、胸廓未见异常，双肺叩诊呈清音，双肺呼吸音清，未闻及干湿啰音及胸膜摩擦音。腹部外形正常，全腹柔软，无压痛及反跳痛，腹部未触及包块，肝脏肋下未触及，脾脏肋下未触及，双肾未触及。双下肢无水肿。

实验室检查：

外周血细胞分析白细胞计数6.04×10^9/L，中性分叶核粒细胞百分率38.2%，淋巴细胞百分率53.0%；单纯疱疹病毒Ⅰ型IgG型抗体阴性（−），单纯疱疹病毒Ⅱ型IgG型抗体阳性（+），单纯疱疹病毒Ⅰ型/Ⅱ型未分型IgG型抗体阳性（+）。

分析：

患者以肛周水疱疹为主要症状，伴疼痛，同时自述有高危人群性接触史，结合患者血清学检测结果显示：单纯疱疹病毒Ⅱ型IgG型抗体阳性（+），如果有条件可以进行单纯疱疹病毒的核酸检测。

最后诊断：

生殖器疱疹。

病例19

一般资料：

患者，女性，53岁。因"右下唇水疱6d，口腔水疱4d"入院。入院前6d，患者右下唇出现一绿豆大小水疱，疼痛明显，未引起重视，未行特殊治疗。入院前4d，患者口腔出现数个约绿豆大小水疱，疼痛明显，未予治疗。入院前3d，患者右侧面部出现散在绿豆至蚕豆大小红斑，部分红斑上散在米粒大小水疱，伴疼痛。

体格检查：

体温36.7℃，神志清楚，急性病容，皮肤巩膜无黄染，全身浅表淋巴结未扪及肿大。右侧面部散在红斑，部分红斑基础上散在绿豆大小水疱，可见黄色痂壳；口腔可见数个绿豆大小水疱，少许糜烂面。

实验室检查：

外周血细胞分析红细胞计数4.47×10^{12}/L、白细胞计数4.48×10^9/L、中性分叶核粒细胞百分率39.4%、淋巴细胞百分率43.7%；水痘 - 带状疱疹病毒抗体阳性（+）。

分析：

患者起病是右下唇水疱和口腔水疱，继而面部散在红斑并伴水疱，有疼痛表现，结合患者血清学检测结果显示：水痘 - 带状疱疹病毒抗体阳性（+），如果有条件可以进行水痘 - 带状疱疹病毒的核酸检测。

最后诊断：

带状疱疹。

病例20

一般资料：

患者，男性，68岁，因"皮疹3d，抽搐2次"入院。患者入院前3d无明显诱因出现右侧面部和左侧腰部烧灼感、疼痛，继而出现红色斑丘疹，皮损数量渐增多，伴畏寒。入院当天早晨出现头痛、烦躁、抽搐，抽搐时伴有意识不清，口吐白沫，大小便失禁，四肢肌肉抽动。

体格检查：

体温38.3℃，急性病容，表情淡漠，意识不清。右面部三叉神经分布区带状分布的水疱、丘疱疹伴结痂,基底红晕。左侧腰部可见带状分布的水疱、丘疱疹伴结痂,基底红晕。双侧膝反射正常,克尼格征阳性(+),布鲁辛斯基征阴性(−)。

实验室检查:

外周血细胞分析红细胞计数 3.95×10^{12}/L、白细胞计数 5.04×10^9/L;脑脊液检查:有核细胞数 120×10^6/L,单个核细胞 90%;革兰氏染色未查见细菌和真菌,抗酸染色阴性,墨汁染色阴性。血清水痘 - 带状疱疹病毒抗体阳性(+)。CSF 的多重病原体的脑膜炎 / 脑炎病毒核酸检测:水痘 - 带状疱疹病毒 DNA 阳性(+),其余均阴性(−)。

影像学检查:

头颅 MRI 未见明显异常。

分析:

患者急性发病,右侧面部和左侧腰部出现疱疹,伴疼痛,出现神经系统症状,部分患者头颅影像学检查可以没有明显异常,结合患者血清学检测结果显示:血清水痘 - 带状疱疹病毒抗体阳性(+),CSF 水痘 - 带状疱疹病毒 DNA 阳性(+),可得出诊断。

最后诊断:

双侧带状疱疹合并疱疹性脑炎。

(王婷婷　黄曦悦　王远芳　李冬冬　陶传敏)

▶ 参考文献

1. Mahon CR, Lehman DC, Manuselis G. Textbook of diagnostic microbiology. 4th ed. Washington: W. B. Saunders Company, 2011.
2. 倪语星, 尚红. 临床微生物学检验. 5 版. 北京: 人民卫生出版社, 2012.
3. 王兰兰. 医学检验项目选择与临床应用. 2 版. 北京: 人民卫生出版社, 2013.
4. 洪秀华, 刘文恩. 临床微生物学检验. 3 版. 北京: 中国医药科技出版社, 2015.
5. 刘运德, 楼永良. 临床微生物学检验技术. 北京: 人民卫生出版社, 2015.
6. 中国疾病预防控制中心. 全国艾滋病检测技术规范 (2020 年修订版). 北京: 中国疾病预防控制中心, 2020.
7. 尚红, 王毓三, 申子瑜. 全国临床检验操作规程. 4 版. 北京: 人民卫生出版社, 2015.
8. James H. Jorgensen, Michael A. Pfaller. 临床微生物学手册. 11 版. 王辉, 马筱玲, 钱渊, 等译. 北京: 中华医学电子音像出版社, 2017.
9. 中华医学会感染病学分会艾滋病丙型肝炎学组, 中国疾病预防控制中心. 中国艾滋病诊疗指南 (2018 版). 中华内科杂志, 2018, 57 (12): 1-18.
10. 国家卫生健康委员会. 流行性感冒诊疗方案 (2018 年版修订版). 传染病信息, 2018, 31 (6): 500-504.
11. 李兰娟, 任红. 传染病学. 9 版. 北京: 人民卫生出版社, 2018.
12. 张学军, 郑捷. 皮肤性病学. 9 版. 北京: 人民卫生出版社, 2018.
13. 中华人民共和国国家卫生健康委员会. 艾滋病和艾滋病毒感染诊断: WS 293—2019, 2019.
14. 中国医师协会皮肤科医师分会带状疱疹专家共识工作组. 带状疱疹中国专家共识. 中华皮肤科杂志, 2018, 51 (6): 403-408.
15. 董霄松, 高占成, 黄敏, 等. 2004 年北京首例严重急性呼吸综合征病例临床分析. 中华结核和呼吸杂志, 2004, 27 (12): 820-823.
16. 国家卫生健康委办公厅, 国家中医药管理局办公室. 新型冠状病毒肺炎诊疗方案 (试行第七版), 2020.
17. 何超, 江虹, 谢轶, 等. 新型冠状病毒肺炎诊治的实验室检验路径探讨. 中国呼吸与危重监护杂志, 2020, 19 (2): 125-127.
18. 马洲, 曹国君, 关明. 人冠状病毒的研究现状与进展. 国际检验医学杂志, 2020, 41 (5): 518-522.
19. 中华医学会, 中华中医药学会. 传染性非典型肺炎 (SARS) 诊疗方案. 中华医学杂志, 2003, 83 (19): 1731-1752.
20. 马苗苗, 沈晓玲, 谭文杰. 中东呼吸综合征冠状病毒血清学检测方法研究进展. 中国病毒病杂志, 2018, 8 (2): 156-160.
21. 国家卫生健康委办公厅, 国家中医药管理局办公室. 新型冠状病毒肺炎诊疗方案 (试行第八版), 2020.

第十五章

常见感染性疾病与实验诊断

感染性疾病是指由病原体感染所致的疾病。人体发生感染的基本要素包括病原体、宿主以及两者之间的传播途径。控制感染的发生、发展也往往从控制病原体、增强宿主免疫力和切断传播途径三方面入手。根据人体部位不同,感染性疾病可分为呼吸系统感染、泌尿生殖系统感染、消化系统感染、中枢神经系统感染、血流感染、皮肤组织感染等。根据病原体不同,感染性疾病可分为病毒感染、细菌感染、真菌感染、寄生虫感染等。多重感染(multiple microbial infections)指两种以上(含两种)病原微生物导致的感染,亦称混合感染。医院获得性感染(hospital acquired infection),又称医院感染,是指患者在医院内获得的感染,包括在住院期间发生的感染和在医院内获得、出院以后又发生的感染,但不包括入院前已经开始或入院时已存在的感染。交叉感染(cross infection)往往是指医院内患者之间发生的相互感染。针对不同的病原体,临床实验室有相对应的检查方法,这些实验室检查方法既有不同之处,也存在许多共通点。本章不针对某种特定病原体与疾病诊断进行阐述,主要介绍微生物实验室检查中的常规技术包括涂片染色镜检、分离培养、药物敏感性检测、病原体核酸检测、蛋白检测和免疫检测等,对这些技术方法在临床的正确选择与应用进行讲述。

第一节　涂片、染色与显微镜镜检

大多数微生物是无色透明的,病原体染色法是利用特定染料使病原体着色而便于观察的方法。经典的染色方法沿用至今,主要包括革兰氏染色、抗酸染色、荧光染色、墨汁染色、鞭毛染色、芽胞染色、荚膜染色等,其中临床实验室最常用的染色方法是革兰氏染色、抗酸染色、荧光染色和墨汁染色。有些情况下,利用物理光学的折射原理,标本也可以不染色而直接观察,常常把这种涂片称为湿片。单个标本的涂片染色镜检操作大多可在30min内完成,直接涂片的结果往往对临床具有快速诊断的价值。病原体染色(或不染色)和显微镜镜检两者结合不仅可以迅速了解标本中有无病原体,而且可根据其形态、排列和染色性进行初步分类,为进一步鉴定、药敏和临床经验用药提供依据。

根据标本类型选择适当的染色方法后镜检,对感染的快速诊断有重要价值。如脑脊液的墨汁染色可辅助诊断隐球菌性脑膜炎,泌尿生殖道标本革兰氏染色可辅助诊断淋病,呼吸道标本抗酸染色可辅助诊断结核病等。对于有菌部位来源标本,如痰液,标本采集送检的质量则直接关系到培养结果的准确性。因此,病原菌培养前需做涂片镜检评价标本质量,从而判断是否进行进一步培养。此外,标本培养前的涂片检查还可观察到白细胞的数量、种类、是否存在病原菌吞噬现象等。若发现白细胞内病原菌吞噬,提示胞内菌可能为致病菌。

此外,对于一些常规培养生长不良的病原菌进行涂片镜检可帮助调整培养方向,有针对性地选择一些专用培养基、特定培养环境或合适的生化反应进行进一步鉴定。而对于寄生虫感染,涂片镜检可观察到寄生虫虫体或虫卵的特征性结构,因此常常作为寄生虫诊断的"金标准"。

一、实验室分析路径

涂片、染色与显微镜镜检分析见图 15-1。

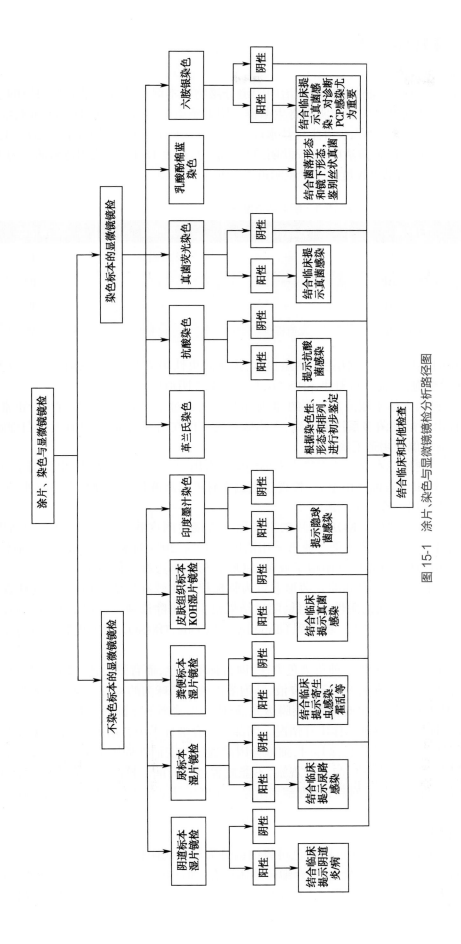

图 15-1 涂片、染色与显微镜检分析路径图

二、相关实验及结果判断与分析

（一）不染色标本的显微镜镜检

1. 阴道标本湿片镜检　阴道感染性疾病的诊治中阴道分泌物标本湿片检查是最方便快捷的手段。阴道分泌物中含有各种阴道细胞以及大量的阴道寄生菌群。阴道感染时阴道分泌物的性状、pH、细胞和菌群发生改变。在阴道分泌物标本中加入少许生理盐水即可进行直接镜下观察，根据镜下白细胞、上皮细胞、乳酸杆菌、其他菌的多少，判断阴道清洁度，以反映阴道自洁能力，见表 15-1。健康阴道清洁度为Ⅰ～Ⅱ度；清洁度Ⅲ度，提示阴道炎症；清洁度Ⅳ度见于严重阴道炎/病。

表 15-1　阴道清洁度分级

上皮细胞	白细胞	乳酸杆菌	其他菌	清洁度
+++	0~5 个 /HP	+++	无或极少	Ⅰ
++	6~15 个 /HP	++	+	Ⅱ
+	16~30 个 /HP	+	++	Ⅲ
极少	>30 个 /HP	无或极少	+++	Ⅳ

阴道分泌物湿片镜检时还应观察：①阴道毛滴虫虫体，提示滴虫性阴道炎；②念珠菌假菌丝及孢子，提示念珠菌阴道炎；③线索细胞，且胺试验阳性，pH>4.6，提示细菌性阴道病。

2. 尿标本湿片镜检　健康人体中尿液是无菌的，但尿液排出时经过泌尿道口会携带有少量正常定植菌。尿液标本镜下观察检出少量细菌多系污染所致，无临床意义。仅在出现大量菌，且有大量白细胞时，提示尿路感染。在女性尿液中偶见阴道毛滴虫。

3. 粪便标本湿片镜检　粪便标本湿片检查是寄生虫感染中常用的病原学检测方法，主要用于检测蠕虫卵、原虫包囊和滋养体。蠕虫卵表面光滑整齐，检查包虫包囊时可用碘液替代生理盐水。此外，采用悬滴法做粪便动力及制动试验可用于检测霍乱弧菌。

4. 皮肤组织标本 KOH 湿片镜检　KOH 湿片法主要用于直接检测皮肤组织及其附件，包括皮肤、指甲、头发、组织刮片等标本中浅部真菌感染。通常采用浓度为 10%~20% 的 KOH 溶液，消化标本中的蛋白质。涂片中查见半透明、具有折光性真菌孢子或菌丝（形态与细胞边缘不同）则报告为阳性。检测可在几分钟内完成，操作简单，并且观察到的真菌形态可为临床提供比较有价值的信息，是皮肤真菌感染中快速有效的诊断方法。但该方法的阳性率较低，阴性结果也不能排除诊断。在传统 KOH 制片的基础上，有一些改良方法，如在 KOH 中加入二甲亚砜（dimethylsulfoxide，DMSO），增加皮肤角质的通透性以便于观察。

5. 印度墨汁染色　印度墨汁染色是一种负染色方法，即目标不染色，而背景染色。印度墨汁具有较细的碳颗粒，染色背景比较均匀。该方法多用于脑脊液、肺泡灌洗液中隐球菌的检查。染色中碳颗粒不能进入隐球菌致密的荚膜，因此镜下背景呈暗黑色，荚膜透光，形成边界清晰的亮圆形。荚膜中间包裹的隐球菌菌体内有折光颗粒，有时可以观察到菌体出芽情况。因部分脑脊液标本中有细胞，而印度墨汁渗透压与细胞渗透压不一致，长时间放置墨汁染色涂片时，细胞会因渗透压改变而在周围形成一圈亮环，干扰观察甚至导致假阳性。因此墨汁染色完毕后应及时观察，不能放置过长时间。排除假阳性的主要依据有：①及时观察；②亮环边界清晰；③有折光颗粒；④观察到出芽。印度墨汁染色阳性诊断隐球菌性脑膜炎特异性高，但敏感性较低。

（二）染色标本的显微镜镜检

1. 革兰氏染色（Gram staining）　通过此染色可将细菌分为革兰氏阴性（G⁻）菌和革兰氏阳性（G⁺）菌两大类，G⁻ 菌呈红色，G⁺ 菌呈蓝色或蓝紫色，结合细菌菌体形态（如球状、杆状、弧形等）和排列方式（如成双排列、链状排列、栅栏状排列等）对病原菌做出初步鉴定。由于 G⁻ 菌与 G⁺ 菌细胞壁结构差异较大，两种菌的致病机制以及药物敏感性均存在明显不同,因此革兰氏染色结果可帮助临床及时调整经验治疗为靶向治疗,尤其对于危重感染的患者意义重大,如血培养阳性标本的直接涂片革兰氏染色结果可指导临床提前1~2d调整抗菌药物治疗方案,及时控制感染提升脓毒血症救治率。临床上一些革兰氏阴性菌可能由于细胞壁太厚而致使乙醇不易进入肽聚糖层溶解结晶紫复合物而出现假阳性(如鲍曼不动杆菌),还有一些细菌着色效果不佳(如军团菌、布鲁菌等),此时需要认真仔细鉴别,或采取其他手段如质谱鉴定技术进行进一步鉴定。

通常情况下,临床进行直接涂片的标本包括无菌体液、分泌物、脓液和痰液(主要用于标本质量评估)。尿液和血液直接进行革兰氏染色镜检的价值比较小,粪便标本进行革兰氏染色镜检的临床意义有争议。无菌体液标本(主要包括脑脊液、胸腹水、关节液等)在制片时需用细胞离心机离心,以提高检出率。检出阳性时应按危急值流程报告。分泌物和脓液标本可直接涂抹制片,但应注意不宜太厚,否则可能会出现假阳性。痰液标本应尽量挑取脓性部分制片,根据镜下情况判断标本质量,以决定是否继续培养。痰标本质量判断标准主要包括:①白细胞<10个/高倍视野,上皮细胞>25个/高倍视野,提示标本被上呼吸道分泌物污染,不建议进行培养;②白细胞>25个/高倍视野,上皮细胞<10个/高倍视野,提示标本为深部咳痰,质量较好,此时应仔细观察白细胞与细菌的关系,若发现吞噬现象可提示临床感染相关性。涂片完成后常使用火焰加热固定,即将玻片迅速通过火焰三次,此时注意不要过度加热。革兰氏染色的质量控制菌株通常选择金黄色葡萄球菌 ATCC25923(革兰氏阳性,紫色)和大肠埃希菌 ATCC25922(革兰氏阴性,红色)。应选择新鲜转种的菌株作为质控菌株。

革兰氏染色镜检在疾病诊治和微生物检验中均有较高的临床意义。宫颈拭子或男性泌尿道脓性分泌物检查中,于白细胞内查见革兰氏阴性双球菌时,根据患者临床表现可初步诊断淋病奈瑟菌感染,即淋病。脑脊液标本内找到革兰氏阴性双球菌时,可初步诊断脑膜炎奈瑟菌感染。患者呼吸道标本中查找到细丝样成团的细菌时,应注意培养中的诺卡菌。如果在患者的分泌物标本中观察到"鬼影细菌",则应将标本做抗酸染色检查。

2. 抗酸染色(acid-fast staining)　抗酸染色主要用于检测抗酸阳性的细菌,包括结核分枝杆菌复合群、非结核分枝杆菌和麻风分枝杆菌。分枝杆菌细胞壁上有大量的分枝菌酸,因此革兰氏染色不能使其着色(这也是形成"鬼影细菌"的原因)。但在特殊的染色过程中,这些菌一旦着色,就能抵抗酸性酒精的脱色作用,因此具有了抗酸性。抗酸染色的主要方法包括:齐-尼抗酸染色和荧光抗酸染色。目前,很多临床微生物实验室使用不加热的抗酸染色方法(冷染法,含有高浓度的苯酚),然而 WHO 推荐的仍然是加热(70℃)的齐-尼抗酸染色法,又称热染法。为了区分齐-尼抗酸染色和荧光抗酸染色,临床常把齐-尼抗酸染色简称为抗酸染色,而将荧光抗酸染色简称为荧光染色。荧光染色片常使用40倍物镜进行观察,观察面积较大,易覆盖全片。加上在黑暗背景下寻找发荧光的菌体,肉眼易于发现,因此可提高阳性检出率(各地报道的抗酸染色敏感率不一,在22%~81%之间)。然而,荧光染色的特异性不如抗酸染色,因此荧光染色阳性涂片,需进行抗酸染色复核才能出具阳性报告。WHO 关于抗酸染色涂片镜检的要求可以概括为:①每张抗酸涂片需观察300个有效视野(白细胞>25个/高倍视野,上皮细胞<10个/高倍视野视为有效视野);②每张涂片需观察5min;③观察顺序为"弓"字形。

齐-尼抗酸染色的结果报告方式见表15-2。需要注意是抗酸染色阳性应报告"抗酸杆菌阳性",而非"结核分枝杆菌阳性"。抗酸菌并非微生物分类学中的概念,它是指能够抵抗酸性乙醇脱色的细菌。根据抗酸染色的原理,能被染成红色(即阳性)的菌除了结核分枝杆菌复合群外至少还包括非结核分枝杆菌和麻风分枝杆菌。因此,"抗酸菌阳性"代表着实验室在标本中查见了包括结核分枝杆菌复合群和非结核分枝杆菌在内的菌(麻风分枝杆菌罕见)。在经典的齐-尼抗酸染色法之后,有很多改良的抗酸染色法,如改良的 Kinyoun 抗酸染色法(冷染法)、弱抗酸染色法(用0.5%~1.0%的硫酸代替3%盐酸酒精)等。其中,弱抗酸染色有助于鉴别诺卡菌属、红球菌属等细菌。这些细菌在抗酸染色中常为阴性(蓝色),但在弱抗酸染色中会出现阳性(红色)或半阴半阳(红色和蓝色夹杂),它们在菌体形态上与分枝杆菌差异很大。

表 15-2 齐 - 尼抗酸染色半定量结果报告

镜下观察结果	齐 - 尼抗酸染色报告(半定量)
未发现抗酸菌 /300 视野	抗酸杆菌阴性
1~2 条 /300 视野	抗酸杆菌可疑(±),重新涂片,再送标本复查
1~9 条 /100 视野	抗酸杆菌阳性 1+
1~9 条 /10 视野	抗酸杆菌阳性 2+
1~9 条 / 每视野	抗酸杆菌阳性 3+
>9 条 / 每视野	抗酸杆菌阳性 4+

3. 真菌荧光染色　该法主要采用钙荧光白(calcofluor white,CFW)或博兰卡风(Blankophor)对标本进行荧光染色检测。CFW 和 Blankophor 能与真菌细胞壁上的纤维素和几丁质通过 β 糖苷酶非特异性结合,数分钟内在波长 340~380nm 荧光显微镜下呈现蓝白色荧光。该方法几乎可以检测所有真菌,并且具有高度敏感性和特异性。但荧光染色除了真菌外,动脉壁、肺泡和细支气管上的弹性纤维、外源性的植物纤维、脂肪滴、寄生虫也可以发出亮蓝色的荧光,结合形态较容易区分。造成假阴性的因素有未使用适合波长段的滤光片、标本涂片太厚、染液量过少、染色时间过短、荧光淬灭物质存在等。荧光染色理论上可以检测耶氏肺孢子菌,但部分荧光商品试剂无法使肺孢子菌着色应引起注意。暗色真菌新鲜培养物的菌丝和孢子可以呈现强烈荧光,陈旧培养物的菌丝和孢子荧光不着色或荧光信号很弱,易漏检。

4. 乳酸酚棉蓝染色　该法通常用于丝状真菌的形态结构观察和鉴定,真菌经该法可染成蓝色。由于丝状菌菌丝粗大,细胞易收缩变形,且孢子容易飞散,而该法可维持细胞形态并保持湿度,便于长时间保存和重复观察。

5. 六胺银染色　该法主要采用铬酸氧化真菌细胞壁的多糖从而生成醛类物质,醛基还原六胺银内的银离子生成金属银而显色,各种真菌均被着色,菌丝和孢子呈明显的黑褐色,如果选用橙黄 G 复染,则背景为橙黄色,若选用伊红复染,则背景为红色。此方法操作过程复杂,但真菌的显示效果最佳,对真菌病的诊断具有确证价值,对肺孢子菌病的诊断尤为重要。

第二节　分离培养与鉴定

一般而言,我们通常所说的分离培养主要针对细菌和真菌,临床上病毒的分离培养十分困难,主要是由于病毒属于严格的胞内寄生,培养时需要大量的活细胞,且对操作人员的技术要求较高,一般的微生物实验室难以满足条件,通常由公共卫生部门或研究室进行。

病原菌的分离是指从混杂微生物中获得单一菌株纯培养的方法;纯培养是指一个培养物中所有的病原菌都是由一个细胞分裂、繁殖而产生的后代。分离培养的目的在于从被检材料中,或者从污染的众多杂菌中分离出纯的病原菌。细菌分离培养应先从被检材料中分离培养单个菌落,然后选取可疑菌落进行纯培养,纯培养后的菌落形态单一,易于进行进一步的菌种鉴定及药敏试验。

临床上主要采用平板划线法进行病原菌的初步分离,根据不同标本类型选择合适的划线方法,最常用的有连续划线法和分区划线法。连续划线法主要用于含菌量较少的标本如脑脊液、尿液等,而分区划线法主要应用于菌量较多的标本如痰液、粪便等,还有一些标本有特殊的培养方法,如血液一般常规采用血培养瓶进行增菌培养。

此外,分离培养时为了避免非目标菌生长产生的干扰,常需要采用鉴别培养基或专用培养基进行细菌培养及菌落形态观察。

一、实验室分析路径

分离培养与鉴定分析见图 15-2。

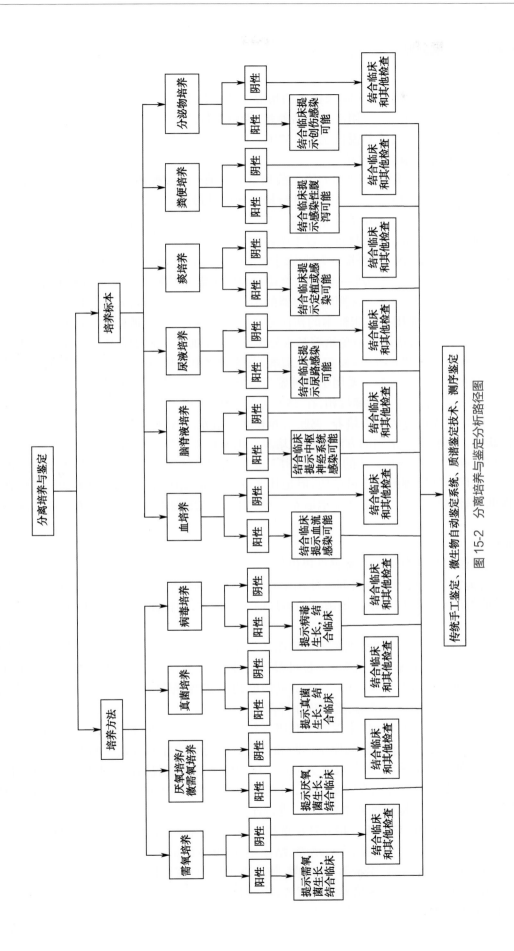

图15-2　分离培养与鉴定分析路径图

二、相关实验与结果分析

(一) 培养方法

1. **需氧培养**　用于需氧菌的培养。临床标本的培养主要使用非选择性营养琼脂平板,加上一个选择或鉴别培养基。特殊的致病菌需要选用额外的培养基,无菌部位的标本应考虑使用肉汤增菌培养。可采用自动调节温度的孵育箱,一般培养温度为35~37℃。嗜血杆菌、肺炎链球菌、奈瑟菌等的培养需要5%~10% 的 CO_2 环境,需使用二氧化碳孵箱。

2. **厌氧培养(包括微需氧)**　用于分离培养厌氧菌和微需氧菌。通常使用添加维生素 K_1 和氯化血红素的布氏血琼脂平板,在厌氧手套箱中处理样本、进行培养药敏是最佳方法,条件不足时可将样本接种后置于厌氧罐或厌氧袋,再放入 35~37℃培养箱中孵育。弯曲菌和螺杆菌的培养需要微需氧环境,可使用布氏血琼脂培养基(需加入适宜的抗生素),接种后置于微需氧袋或微需氧罐中,37℃培养。

3. **真菌培养**　真菌培养最常用的培养基为沙保弱培养基,用于浅表真菌和深部真菌的初代培养。曲霉、青霉、毛霉、暗色真菌等丝状真菌的进一步形态学观察和鉴定需要马铃薯葡萄糖琼脂和察氏培养基。马拉色菌的分离需要使用含油培养基。按照培养容器的不同可分为试管培养、大培养(培养皿培养)和小培养(玻片培养)。试管培养主要用于临床标本的初代分离和菌种保存,需要延长时间培养的样本如脑脊液、肺泡灌洗液等,一般选择试管培养以避免培养基水分蒸发;培养皿培养主要用于菌株的纯化、形态观察和药敏,也可用于临床标本的初代培养,容易获得纯菌落,菌落观察更容易,缺点为丝状真菌的孢子易污染空气,不适合传染性强的真菌;小培养主要用于菌种鉴定。真菌培养的最适温度是 25~28℃,深部真菌的初代培养采用 37℃,双相真菌在 37℃为酵母相,在 25℃为菌丝相,可用于菌种的鉴别。

4. **病毒培养**　病毒培养可分为细胞培养、鸡胚培养和动物培养,即将标本接种到细胞系、鸡胚和动物体内,以培养分离病毒。实验室最常用的方法是细胞培养。细胞培养的类型包括初代细胞培养、半连续细胞和连续细胞。其中,初代细胞培养支持的病毒范围广,是公认的最佳细胞培养系,但是由于获取困难且费用较高,难以广泛应用。连续细胞操作最简便,但是其支持的病毒范围有限。细胞培养的局限性在于培养时间长、敏感性低、易污染,且有些病毒在细胞培养中不能生长,故细胞培养的方法正在接受快速诊断方法挑战。

(二) 培养标本

1. **血培养**　血培养阳性可为确诊血流感染提供依据,通常48h 内可获得阳性结果,一些生长较慢的苛养菌及双相真菌可能需要更长的培养时间。使用全自动连续监测血培养系统和培养基孵育 5d 可培养绝大多数病原体。值得注意的是应尽量在抗菌药物治疗前采集标本,并标注清楚采集时间及部位,2~3 套送检,以提高检出率。

2. **脑脊液培养**　脑脊液培养一般常规接种血琼脂培养基、巧克力琼脂培养基和增菌管,怀疑隐球菌感染时可加种沙保弱培养基。通常 3d 无细菌生长可报告阴性,但疑似诺卡菌、隐球菌等慢生长细菌感染时需继续孵育 7~14d。脑脊液培养特异性可达 95%,灵敏度约为 92%,阳性常见病原菌为新型隐球菌、产单核李斯特菌、脑膜炎奈瑟菌、肺炎链球菌、流感嗜血杆菌。

3. **尿液培养**　泌尿系统感染的发生率仅次于呼吸系统感染。对尿液进行培养,获得病原菌名称、菌落计数和药敏结果,是明确泌尿系统感染病原学诊断和调整抗菌药物治疗的最重要的方法。尿液标本采集原则为尽量在抗生素使用之前采集、采集晨尿为最佳。尿液的采集方式包括清洁中断尿、临时插管尿标本、膀胱穿刺尿标本。尿液的接种方式为定量接种,可选用 1μL 或者 10μL 的体积,将充分混匀后的尿液用无菌定量接种环或者定量加样枪接种到培养基上,进行连续划线。对于普通需氧培养,通常选用一个血平板,加上一个麦康凯平板或中国蓝平板。培养环境选择 5% 二氧化碳孵箱,37℃培养 24~48h。当怀疑特殊病原菌感染时,可针对性进行真菌培养、厌氧培养、结核培养、淋球菌培养等,同时应根据情况延长培养时间。尿路感染常见的致病菌有大肠埃希菌、肠球菌、肺炎克雷伯菌、变形杆菌、铜绿假单胞菌、阴沟肠杆菌、无乳链球菌、金黄色葡萄球菌等。尿培养结果解释,应结合患者临床症状、体征和基础疾病,尿常规结果,尿培养的菌落计数,细菌种类等综合考虑和判断。

4. 痰培养　痰液标本易受上呼吸道定植菌污染,实验室在行痰培养前应确定痰标本的合格性,可拒收不合格标本,以免影响结果解释,误导临床使用抗菌药物。痰培养常规使用血琼脂培养基,对于阴性杆菌的分离可选用含万古霉素的巧克力培养基。痰培养常见分离菌除肺炎链球菌外,还有铜绿假单胞菌、肺炎克雷伯菌、鲍曼不动杆菌、大肠埃希菌、流感嗜血杆菌、金黄色葡萄球菌、卡他莫拉菌、念珠菌、曲霉等。

5. 粪便培养　粪便培养常规采用 SS(Salmonella-Shigella)培养基和伊红-亚甲蓝培养基(Eosin-methylene-blue,EMB),主要用于分离沙门菌属和志贺菌属细菌,除非有可疑接触史,否则沙门菌和志贺菌培养阳性对入院 72h 以上患者意义不大。接受广谱抗菌药物治疗的患者,可能因抗菌药物治疗致使肠道菌群失调导致腹泻,培养结果可报告优势菌。其他肠道致病菌的分离培养,应分别采用适宜的选择培养基进行,如大肠埃希菌 O157∶H7 使用山梨醇培养基,霍乱弧菌使用碱性蛋白胨水,艰难梭菌使用 CCFA 平板进行厌氧培养等。

6. 分泌物培养　分泌物采集部位多样,分离培养前需明确标本来源。常规选用血琼脂培养基进行培养,常见病原菌为金黄色葡萄球菌、化脓性链球菌等。常见污染菌为棒状杆菌属细菌及凝固酶阴性葡萄球菌等。

(三)病原微生物的鉴定

1. 传统手工鉴定　微生物手工鉴定是长期以来用于微生物分类的传统方法,通常需要借助多种手段来综合判断。①观察物理性质如菌落特征,包括菌落大小、表面性状、透明度、外形、高度、边缘、光泽、颜色、硬度、是否易乳化、气味等;②培养特性,包括营养要求、生长速度、气体环境、适宜的生长温度等;③染色特性,包括菌体的大小、形状和排列,在不同染色方式下呈现的颜色、荧光等;④生化鉴定试验,包括酶类试验(触酶、氧化酶、凝固酶、DNA 酶、硝酸盐还原试验),糖类的代谢试验(糖醇类发酵试验、双糖铁/三糖铁试验、甲基红、VP、淀粉水解、胆汁七叶苷、明胶液化、吡咯烷酮试验等),蛋白质/氨基酸分解试验(吲哚、尿素酶、氨基酸脱羧、苯丙氨酸脱氨酶),碳源利用试验(枸橼酸盐、丙二酸盐),血清学试验(血清凝集试验、荚膜肿胀试验)以及其他试验(氢氧化钾拉丝、胆汁溶菌试验、Optochin 敏感试验、杆菌肽敏感试验、CAMP 试验)。一般借助形态特征可将病原菌的分类划归到科的水平,科以下的分类单元需要进一步结合多项生理生化结果来加以区分。

2. 微生物自动鉴定系统　随着工业技术和商品化试剂的发展,自动化微生物鉴定系统出现,实现了更加简便、快速的鉴定,逐渐替代了传统手工鉴定缓慢、烦琐的操作。其测试原理是利用对病原菌生长过程中的 pH 变化、酶学反应、中间代谢产物、色原底物、荧光底物进行检测,缩短了鉴定时间。目前临床广泛应用的全自动微生物鉴定系统包括 VITEK 2 COMPACT、Phoenix-M50、MicroScan WalkAway 等。微生物鉴定系统的准确性取决于是否有强大的数据库支撑及数据库的时效性,故对于商品化全自动鉴定系统而言,必须要求持续性的数据库维护和更新。

3. 质谱鉴定技术　基质辅助激光解吸电离飞行时间质谱(Matrix-assisted laser desorption-ionization time of flight mass spectrometry,MALDI-TOF MS)是一项新兴的微生物鉴定技术,它基于对病原菌蛋白指纹图谱的分析比对而完成鉴定,颠覆了基于生化反应的传统方法,将微生物鉴定的时间从以天为单位缩短至以分钟为单位,且具有操作简单、高通量、准确性高、分辨率高、低耗材成本等优点,是微生物鉴定方法的革命性变化,目前已经逐步成为临床微生物实验室首选的鉴定方法。MALDI-TOF MS 在阳性血培养直接鉴定、无菌体液直接鉴定、耐药表型分析以及毒素检测等方面的应用,带来了微生物实验室流程的优化和变革,并将促进感染性疾病诊疗模式的进步。质谱鉴定结果的准确性和进一步优化,有赖于数据库的不断扩大和更新。

第三节　抗菌药物敏感性试验

抗菌药物敏感性试验(antimicrobial susceptibility test,AST),简称药敏试验,是指在体外检测抗菌药物对病原微生物有无抑菌或杀菌作用的试验,主要针对细菌和真菌类的病原微生物。AST 是临床治疗微生物感染的重要依据,如果能获得目标微生物的准确药敏结果,既能有效帮助临床对感染性疾病进行诊治,又能减少广谱抗菌药物的使用,减少多重耐药菌株所致感染的发生,同时还能监测病原菌耐药性的变迁。

一、实验室分析路径

抗菌药物敏感性试验分析见图 15-3。

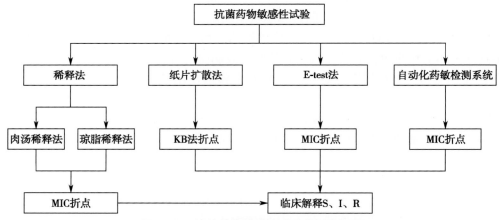

图 15-3　抗菌药物敏感性试验分析路径图

二、临床实验室常用的药敏试验方法

1. 稀释法(dilution method)　稀释法是将抗菌药物添加至培养基中,进行一系列(对倍)稀释后,定量接种待测菌,经孵育后观察各浓度的病原菌生长情况,待测菌肉眼可见未生长的最低药物浓度,即为该药物的最低抑菌浓度(minimal inhibitory concentration,MIC)。通过稀释法获得 MIC 值是药敏试验的"金标准"方法。根据采用培养基的不同可分为肉汤稀释法和琼脂稀释法,根据使用容器的不同可分为宏量法和微量法。

2. 纸片扩散法(disk diffusion method,Kirby-Bauer method)　该方法又称为 K-B 法,其原理为:将特定浊度(通常为 0.5 麦氏单位)的待测菌菌悬液涂布于琼脂平板上,再将含有特定量抗菌药物的纸片贴在该平板上,纸片吸取琼脂中的水分,药物溶解后向四周扩散,形成递减的浓度梯度,经孵育培养后,药物纸片周围抑菌浓度范围内的待测菌生长受抑制,从而形成抑菌圈。抑菌圈的直径大小直接反映待测菌对测定药物的敏感程度,并与该药物对待测菌的最低抑菌浓度(MIC)呈负相关。对于非苛养菌通常使用水解酪蛋白(M-H)培养基进行 K-B 法药敏试验。其主要影响因素为菌悬液的浓度、细菌纯度、MH 培养基的质量、气体环境以及培养时间等,如普通细菌不宜放置于二氧化碳培养箱,否则会产生碳酸,影响药物活性。

3. E-test 法(Epsilometer test)　E-test 法结合了稀释法和 K-B 法的原理,能直接读取药物对待测菌的 MIC 值。E 试条是一条 5mm×50mm 的塑料薄膜条,背面为预先制备的浓度呈连续指数增长的抗菌药物,正面为相应 MIC 的判读刻度和读数。将 E 试条贴在已经接种待测菌的琼脂平板上,规定条件下孵育后,可形成椭圆形抑菌圈,其边缘与 E 试条交点处的刻度即为 MIC。

4. 自动化药敏检测系统　自动化药敏系统基本原理是将一系列稀释的抗菌药物存储在微量板条或微量孔中,加入菌悬液后放入孵箱孵育或在仪器中直接孵育,通过测定病原菌生长的浊度,或测定培养基中荧光指示剂的强度或荧光物质的水解,判断细菌生长情况。自动化药敏检测系统提高了检测效率,也避免了人工判读的主观因素导致的误差。

三、药敏试验的折点及结果判读

药敏试验的折点是由特定的折点制定组织发布并定期更新的。通常国际上认可的药敏折点发布机构主要是欧洲药敏试验联合委员会(European Committee on Antimicrobial Susceptibility Testing,EUCAST)以及美国临床与实验室标准协会(Clinical and Laboratory Standard Institute,CLSI),2017 年中国也成立了华人抗菌药物敏感性试验委员会(Chinese Committee on Antimicrobial Susceptibility Testing,ChiCAST),以制定更加符合中国实际情况的药敏折点标准。

病原菌对抗菌药物的敏感、中介或者耐药是将待测菌药敏试验的结果(MIC 或抑菌圈直径)与药敏试验折点进行比较而进行判读的。药敏试验的折点有三种:微生物流行病学折点、药代动力学／药效动力学(PK/PD)折点和临床折点,折点制定组织会综合考虑 3 种折点来进行最终的制定。其中,临床折点是基于感染患者的前瞻性研究,通过比较不同 MIC 的病原菌感染患者的预后来获得的,当根据临床折点判读为敏感时,临床有效率能达到 80% 以上。

第四节 分子生物学技术

分子生物学技术的问世和快速发展,为微生物检验提供了一个崭新的途径,使诊断更加快速、简便,同时灵敏度得到极大提高。微生物检测最常用的分子生物学技术包括核酸杂交技术、核酸扩增技术、核酸测序技术等,广泛用于细菌、真菌、病毒以及寄生虫感染的检测,致病性与耐药性分析,流行病学研究等。

一、实验室分析路径

分子生物学技术分析见图 15-4。

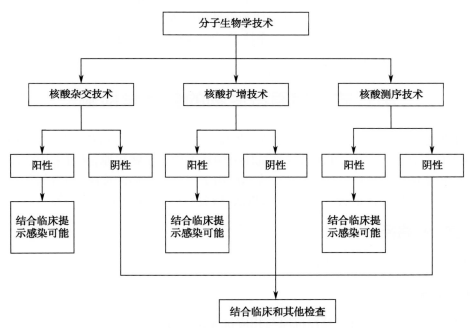

图 15-4 分子生物学技术分析路径图

二、临床实验室常用技术

1. 核酸杂交技术 由于 DNA 两条双链互补配对,若来自两个不同个体的单链 DNA 结合成互补DNA 双链,则称为杂交。在一定条件下,将特定的 DNA 片段用酶、荧光物质或放射性同位素进行标记,通过互补配对的原则,检测目标样本中有无与之互补的微生物 DNA,即可达到病原菌检测的目的。核酸杂交技术又可分为斑点杂交技术、原位杂交技术以及 DNA 印迹技术。使用杂交技术进行病原微生物检测的常规实验包括细菌毒素、耐药基因检测、结核分枝杆菌、空肠弯曲菌、衣原体以及念珠菌检测等。

2. 核酸扩增技术　核酸扩增技术是众多核酸分析技术的基础,其基本原理为聚合酶链式反应(polymerase chain reaction,PCR)。PCR 技术模拟天然 DNA 复制的过程,在极短时间将目标基因扩增几百万倍,从微量样本中获得足够的 DNA 供分析研究。PCR 技术敏感、简便、快速,只要选择合适的引物,所有病原微生物都可以用 PCR 进行检测。由于普通细菌 2~3d 即可通过常规方法出具报告及药敏结果,不推荐使用 PCR 进行检测,目前主要用于培养时间长、常规检查敏感性低或不能培养的病原体,如分枝杆菌、支原体、衣原体、军团菌、立克次体等。在传统 PCR 的基础上衍生出一系列改进技术,具有更高的临床实用价值。反转录 PCR 常用于检测 RNA 病毒。巢式 PCR 能从污染较重的样本中扩增出含量极低的目标核酸片段,适用于检测病毒及难以培养的原核微生物。多重 PCR 可用于多种病原微生物的同时检测或分型。实时荧光定量 PCR(real-time fluoresent PCR assay,RT-PCR)进一步降低了 PCR 技术的假阳性,而且能进行定量检测,常用于 HBV、HCV、HIV 等病毒载量的检测以及疗效评价。恒温 PCR 如 LAMP 技术操作简便,无需反复升温降温,可用于多种病原微生物的快速筛查。

3. 核酸测序技术　核酸测序技术又称为核酸序列分析,是直接测定核酸片段的碱基序列的方法,将测序技术得到的碱基序列与基因库中已知的标准病原体基因进行比对,从而更加快速、准确地识别各类病原菌,并能明确突变位点,有助于明确致病和耐药的机制、表型变化,指导临床准确用药,目前广泛用于微生物的鉴定、耐药检测、溯源等分析和研究。核酸测序技术经历了三代的变革。第一代测序技术是基于 Sanger 的双脱氧链末端终止法原理和荧光自动测序技术,测序效率和准确性高,是微生物鉴定的首选方法。但是其通量较低,不适合大规模测序。第二代测序技术又称为高通量测序,如焦磷酸测序等,具有高通量、读长较短的特性,可进行从头测序获得物种的参考序列;可实现全基因组重测序,检测全部突变位点;还能进行全转录组测序和小分子 RNA 测序。目前临床广泛应用二代测序技术直接检测标本中所有病原体的核酸片段,实现了对不能常规培养病原体和少见病原体的直接快速检测。基于单分子 DNA 进行非 PCR 测序的第三代测序技术,又称为从头测序技术,具有高读长、更加快速、灵敏、价廉的优势,未来将广泛推广应用于病原微生物的基因检测。

第五节　病原微生物的免疫学检测

病原微生物的免疫学检测是利用抗原抗体特异性反应建立的检测技术,免疫学方法具有高亲和力、高特异性、高效性等优点,既可采用已知的特异性抗体检测标本中微生物抗原,又可采用已知微生物抗原检测患者血清或其他标本中的抗体。该技术已经成熟应用于感染性疾病的诊断、预后判断等。目前临床比较常用的有凝集试验、免疫胶体金法、发光免疫分析法、酶免疫技术、免疫荧光检测等。

一、实验室分析路径

微生物检验的免疫学检测分析见图 15-5。

二、临床实验室常用技术

1. 凝集试验　凝集试验是指颗粒性抗原与相应抗体结合,形成肉眼可见的凝集团块,可用于抗体的定性或效价测定。临床检测中,用牛心磷脂作为抗原检测梅毒螺旋体非特异性抗体效价的甲苯胺红不加热试验(toluidine red unheated serum test,TRUST),主要用于梅毒螺旋体感染的初步筛查和疗效观察。此外应用较多的有沙门菌、志贺菌、链球菌等病原菌的血清学分型。

2. 免疫胶体金法　免疫胶体金法是以胶体金作为示踪标志物结合抗原抗体反应的一种快速免疫标记技术,是将特异性的抗原或抗体以条带状固定在膜上,胶体金标记抗体吸附在结合垫上。当待检样本加到试纸条一端,样本通过毛细作用向前移动,溶解结合垫上的胶体金标记试剂并相互反应,当移动至固定的抗原或抗体区域时,待检物与金标试剂的结合物特异性结合和聚集在检测带上,可通过肉眼观察显色结果。该法测定时间短、操作简便,主要用于病原体感染的快速初筛检查。如幽门螺杆菌抗体、隐球菌抗原、甲型 / 乙型流感病毒抗原、HIV(1/2 型)抗体等项目的检测。

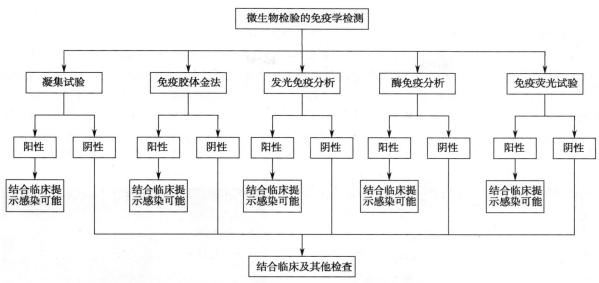

图 15-5 微生物检验的免疫学检测分析路径图

3. 发光免疫分析法 发光免疫分析法同时具有发光分析的高灵敏度和抗原抗体反应的高特异性,而且容易实现自动化。一般可分为化学发光免疫分析、电化学发光免疫分析和酶促发光免疫分析三种,其主要区别在于发光底物不同,以及催化底物发光的催化剂不同。化学发光的常用底物是吖啶酯,电化学发光是三联吡啶钌,而酶促发光主要是鲁米诺及其衍生物和 AMPPD。目前发光免疫技术已经广泛应用于多种病毒标志物的检测,包括乙肝两对半、丙肝抗原或抗体、梅毒螺旋体抗体、HIV 抗原或抗体的检测等。

4. 酶免疫技术 酶免疫技术以酶为标志物,将酶催化底物的高效性和抗原抗体的特异性相结合。用于标记的酶主要有辣根过氧化物酶、碱性磷酸酶、葡萄糖氧化酶等。最常用的酶免疫技术是 ELISA,包括四种反应模式:双抗体夹心法、间接法、竞争法和捕获法。此外,免疫印迹试验和斑点酶免疫试验也为常见技术,常用于蛋白检测和成分分析。酶免疫技术操作简便、反应模式多样、应用灵活,临床应用非常广泛,包括肝炎病毒的抗原或抗体检测、EB 病毒抗体检测、寄生虫抗体检测、曲霉半乳甘露聚糖抗原、结核 γ 干扰素释放试验等。

5. 免疫荧光技术 免疫荧光技术使用荧光物质标记抗体或抗原,以检测标本中的相应抗原或抗体,通过荧光显微镜可在标本中直观地获得病原微生物的定位、数量等信息,该方法特异性高、敏感性强,而且检测速度快。最常用的荧光标记物为异硫氰酸荧光素。临床上已有针对流感病毒、副流感病毒、腺病毒、呼吸道合胞病毒、肺炎支原体、肺炎衣原体、嗜肺军团菌、流感嗜血杆菌等呼吸道病原微生物进行检测的成熟试剂盒,此外,针对沙眼衣原体、淋病奈瑟菌、白念珠菌、单纯疱疹病毒、阴道毛滴虫、梅毒螺旋体抗体等的荧光检测试剂也有广泛应用。

(肖玉玲 李潇涵 谢 轶)

第六节 病 例 分 析

病例 1

一般资料:

患者,男性,45 岁,藏族,咳嗽咳痰伴发热 10d,头痛呕吐 7d,意识障碍 4d。

患者 10d 前无明显诱因出现咳嗽、咳痰,伴发热,未给以特殊处理。7d 前患者突发剧烈头痛,伴呕吐,呕吐物为胃内容物,于当地医院就诊,给予对症支持治疗(具体不详),后症状未见缓解,遂就诊于某三甲医院,考虑"意识障碍待诊,急性脑膜炎?",给予头孢曲松抗感染补液、降颅压等对症支持治疗,4d 前患者出现意识障碍,胡言乱语及烦躁,为求进一步诊治转入我院急诊科。

实验室检查:

RBC 4.38×10^{12}/L,HGB 134g/L,WBC 16.97×10^{9}/L,中性粒细胞 82.6%,淋巴细胞 4.9%,PCT 0.37ng/mL,CRP 110.00mg/L,IL-6 131.70pg/mL。脑脊液常规有核细胞 970×10^{6}/L,多个核细胞 97%,单个核细胞 7.0%,脑脊液微量蛋白 9.20g/L,葡萄糖 16.16mmol/L,氯 111.4mmol/L。入院时送检 3 套血培养,全部报阳。血培养直接涂片,查见 G^+ 短小杆菌,形态较均一,见图 15-6。转种至血平板培养 24h,细小菌落生长,可见狭窄 β 溶血环,见图 15-7。

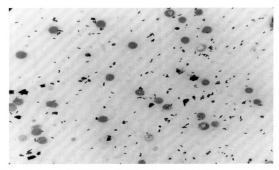
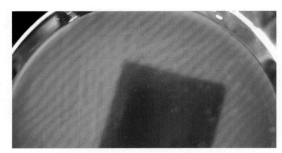

图 15-6　产单核细胞李斯特菌 - 革兰氏染色,×1 000　　　图 15-7　产单核细胞李斯特菌 - 血平板,CO_2 孵箱 24h

分析:

临床常见的革兰氏阳性小杆菌,小菌落,且具有狭窄 β 溶血环的,为溶血隐秘杆菌和产单核细胞李斯特菌。从此病例出发,鉴别思路如下:革兰氏染色形态上,溶血隐秘杆菌偏多形性,棒形、颗粒状、念珠状均可存在,而本例中染色形态较均一;溶血隐秘杆菌可引起脓肿、伤口软组织感染和血流感染,一般不引起脑膜炎,而产单核细胞李斯特菌常引起脑膜炎和血流感染,是社区获得性脑膜炎的常见病原体之一,故应首先考虑后者;该患者头孢曲松经验性抗感染治疗无效,而产单核细胞李斯特菌对头孢菌素天然耐药;实验室可加做简便的触酶试验加以区分,溶血隐秘杆菌触酶为阴性,产单核细胞李斯特菌触酶为阳性。

该病原菌最终经鉴定为产单核细胞李斯特菌,其最常见的感染类型为血流感染与脑膜脑炎。约 36% 的脑膜脑炎感染人群无明显危险因素,即使采用适宜的抗生素治疗,中枢神经系统感染死亡率仍高达 25%~30%。产单核细胞李斯特菌对头孢菌素天然耐药,脑膜炎标准抗菌疗法应用的头孢噻肟和头孢曲松对产单核细胞李斯特菌无抗菌活性。其首选治疗方案为氨苄西林联合庆大霉素,连用两周,脑膜炎患者连用三周,氨苄西林过敏的人群可单独美罗培南或复方新诺明。

最后诊断:

产单核细胞李斯特菌血流感染。

病例 2

一般资料:

患者,男性,55 岁,个体经营者。乏力伴呼吸困难、咳嗽、咳痰 2^+ 个月,发热 7^+d。

入院前 2^+ 个月患者无明显诱因出现乏力、呼吸困难、咳嗽、咳白色泡沫痰,就诊于当地医院,诊断考虑"肺气肿,支气管炎",给予口服用药(具体不详),症状未缓解且出现加重,伴气促,食欲明显下降。7^+d 前无明显诱因出现发热,最高体温 39.5℃。当地医院予以"左氧氟沙星,克林霉素(具体剂量不详)"抗感染治疗,疗效不佳。患者为明确诊治,遂入我院就诊。自患病以来,精神状况一般,嗜睡,近半个月体重减轻 5kg。

影像学检查:

胸部 CT 显示双肺感染,纵隔内淋巴结肿大。

实验室检查：

HIV 确证试验阳性；血常规 Hb 75g/L，中性粒细胞 93.3%；生化 AST 96U/L，LDH 1 284U/L，CRP 65.4mg/L。送检双套血培养均报阳。血培养直接涂片，查见真菌菌丝，有直角分支，见图 15-8。转种两个 SDA，分别置于 25℃和 35℃孵育。25℃培养 48h 后，菌落为淡灰色至红色膜样，周围基质出现红色环，产生白色或灰褐色绒样气生菌丝，背面红色，见图 15-9。35℃培养 48h 后，菌落大小 1~2mm，呈灰白色，表面光滑，无色素产生，见图 15-10。

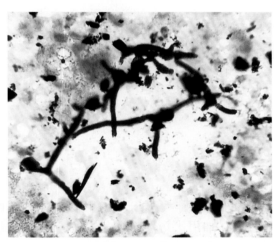

图 15-8　马尔尼菲篮状菌 - 革兰氏染色，×1 000

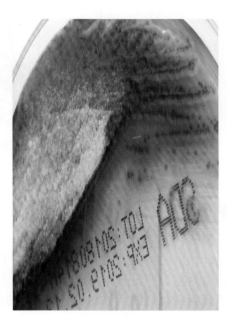

图 15-9　马尔尼菲篮状菌 -SDA 35℃,48h

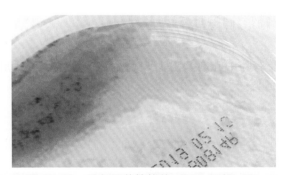

图 15-10　马尔尼菲篮状菌 -SDA 25℃,48h

分析：

临床感染中，产红色色素的丝状真菌首先考虑马尔尼菲篮状菌，该患者为 HIV 感染者，是马尔尼菲篮状菌感染的高危人群。马尔尼菲篮状菌是双相真菌，25℃时为真菌相，35℃时为酵母相。对 25℃培养 48h 的菌落进行乳酸酚棉蓝染色，可见分生孢子梗末端有直立的 2~7 个梗基，帚状分散，双轮生，少数为单轮生，对称或不对称，每个梗基上带 3~6 个瓶梗，顶端变窄，单链的分生孢子较长微弯，这是马尔尼菲篮状菌的典型镜下形态，见图 15-11。此外，该患者的外周血中，查见吞噬有大量马尔尼菲篮状菌孢子的巨噬细胞，孢子着色不均，两端钝圆，一端浓染，部分孢子中间有横隔，见图 15-12。该患者病情重进展快，后放弃治疗。

最后诊断：

马尔尼菲篮状菌血流感染。

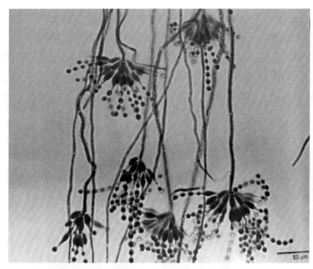

图 15-11　马尔尼菲篮状菌 - 乳酸酚棉
蓝染色,×400

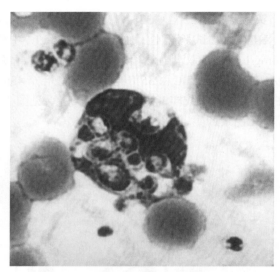

图 15-12　马尔尼菲篮状菌孢子 - 外周
血瑞氏染色,×1 000

病例 3

一般资料:

患者,男性,34 岁,公司职员,发热 1^+ 个月。

1^+ 个月前无明显诱因出现发热,体温 37.6~39.6℃,午后至晚间发热,伴大汗,于某三甲医院就诊,莫西沙星静滴 10d,同时进行抗病毒治疗,仍间歇发热,体温 38℃左右。加用伏立康唑治疗 3d,发热呈加重趋势,最高 39.1℃,遂于我院就诊。20 年前曾患"肺结核",已治愈。

体格检查:

肝脾大,肝脏大至肋缘下 3 横指,脾大至脐平面。

影像学检查:

胸部 CT 示左肺上叶后段及右肺中叶内侧段少许慢性炎症,腹部 CT 示肝、脾大,腹腔及腹膜后见增大淋巴结。

实验室检查:

见表 15-3~ 表 15-6。

表 15-3　实验室检查 -1

日期	PLT（×10⁹/L）	WBC（×10⁹/L）	中性粒细胞（%）	Hb（g/L）
11-6	114	3.33	66	114
11-11	97	2.61	66	97
11-18	100	1.54	70	98
11-21	9	1.86	66	98
11-22	6	3.12	86	94

表 15-4　实验室检查 -2

日期	AST（U/L）	ALT（U/L）	ALP（U/L）	LDH（U/L）	TG（mmol/L）
11-11	70 ↑	82 ↑	222 ↑	352 ↑	1.63
11-18	66 ↑	68 ↑	187 ↑	256 ↑	1.96 ↑

表 15-5　实验室检查 -3

日期	PCT（ng/mL）	CRP（mg/L）	血沉（mm/h）
11-8	0.4	43	14
11-18	0.34	33.5	20
11-26	0.19	47	22

表 15-6　实验室检查 -4

日期	11-11	12-5	12-9	12-15
真菌 G 试验（pg/mL）	<10	494.60	500.50	47.41

CD4 细胞亚群 17.3%↓,CD3 细胞亚群 65.1%↓,CD4/CD8 0.53↓,补体 C4 0.49g/L↓。血清铁蛋白 543.30ng/mL。巨细胞病毒 IgM 22.7AU/mL↑,单疱病毒抗体Ⅰ/Ⅱ型 IgM 2.8↑。RK39 试验:阴性。

骨髓检查:前两次骨髓检查未见明显异常。第三次骨髓检查:涂片查见噬血细胞,部分吞噬细胞吞噬疑为真菌孢子,见图 15-13;骨髓活检:六胺银染色见少量散在分布的真菌孢子,见图 15-14;骨髓培养物盲转涂片行革兰氏染色,查见少量真菌孢子,见图 15-15。将骨髓培养物转至 SDA 平板,25℃孵育 12d 后有细小白色丝状菌落生长,见图 15-16。

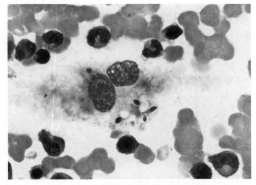

图 15-13　荚膜组织胞浆菌 - 骨髓涂片瑞氏
染色,×1 000

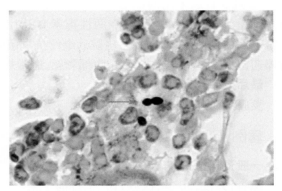

图 15-14　荚膜组织胞浆菌 - 骨髓活检
六胺银染色,×1 000

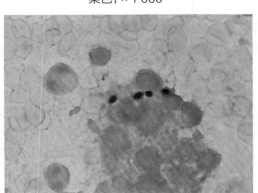

图 15-15　荚膜组织胞浆菌 - 骨髓培养物革兰氏
染色,×1 000

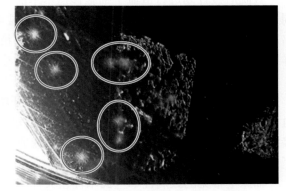

图 15-16　荚膜组织胞浆菌 -SDA 平板,
25℃,12d

分析:

该患者骨髓涂片瑞氏染色中查见的真菌孢子呈椭圆形,孢子周围有一圈狭窄的淡染区,形似荚膜组织胞浆菌。但是送检的 5 次血培养和 3 次骨髓培养,给予延长培养仍均未报阳,故对骨髓培养物盲转涂片行革兰氏染色,查见少量真菌孢子,转至 SDA 平板,25℃孵育 12d 后有细小白色丝状菌落生长,乳酸酚棉蓝染色后,镜下可见菌丝样分生孢子梗,分生孢子梗与菌丝成直角或平行,见图 15-17。可形成大、小两种分生孢子,小分生孢子椭圆形或圆形,直径 2~5μm,呈单个、透明。经过次代培养可产生特征性大分生孢子,大分生孢子呈结节状,直径 7~15μm,壁厚、单细胞、透明,表面可有均匀间隔的手指样凸起,称为齿轮状大分生孢子,为荚膜组织胞浆菌典型形态,见图 15-18。

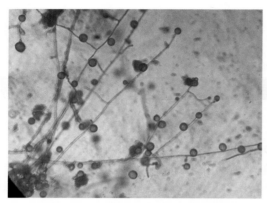

图 15-17 荚膜组织胞浆菌 - 乳酸酚棉
蓝染色,×400

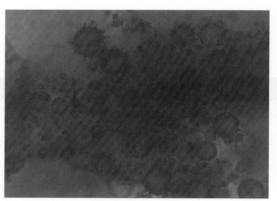

图 15-18 荚膜组织胞浆菌大分生孢子 - 乳酸酚棉
蓝染色,×1 000

12 月 3 日起采用两性霉素 B 抗真菌治疗,两性霉素 B 剂量由 12.5mg/d 逐渐增加,患者无不良反应,直至加量到 37.5mg/d。患者在两性霉素 B 治疗 3d 后,体温逐渐降到 37℃以下。血常规三系逐渐恢复至正常范围内,肝脾逐渐缩小。出院后继续抗真菌治疗,两性霉素 B 37.5mg/d。在两性霉素 B 总量达到 1.5g 时停药,3 个月后复查胸部 CT、腹部彩超、血常规均正常。

最后诊断:

荚膜组织胞浆菌感染。

病例 4

一般资料:

患者,男性,36 岁,汉族,10⁺ 个月前于某三甲医院确诊急性髓细胞白血病 M5,化疗 4 疗程,现欲行造血干细胞移植术。

入院后按计划进行造血干细胞移植术术前准备,阿昔洛韦和氟康唑预防感染。入院 6d 后回输自体外周造血干细胞,入院 13d 后,晚上突发高热,体温 40.2℃,自诉酱油样尿,伴双下肢酸痛,肩胛骨疼痛。采血培养双套送检,抗生素升级为泰能 + 替加环素,抗真菌药物改用伏立康唑。次日早晨体温 39℃,仍诉酱油样尿,大便正常,查体见轻度贫血貌,巩膜黄染。

实验室检查:

PCT、CRP、IL-6 等炎症因子均明显升高,肝功(胆红素、LDH、CK,ALT 以及 AST)均提示肝功能受损,血常规显示 Hb、RBC、HCT 均有下降趋势,FDP 和 D- 二聚体升高。血培养回报阳性培养结果,血培养直接涂片显示阳性粗大杆菌,两端钝圆,单个或成双排列,见图 15-19。厌氧血培养基菌落形态,见图 15-20。

分析:

临床上常见的致病性革兰氏阳性粗大杆菌,有双溶血环,为产气荚膜梭菌。

产气荚膜梭菌主要引起气性坏疽,也可引起食物中毒、出血性坏死性肠炎,血流感染罕见。从该病例出发,鉴定思路如下:根据革兰氏染色形态,以及厌氧瓶报阳,初步判断为梭状芽孢杆菌属细菌,根据临床表现,该菌感染后有明显的血管内溶血表现,并且该菌在血平板上可出现溶血环,将目标菌定位为产气荚膜梭菌或肉毒梭菌。根据卵磷脂酶结果或血平板上明显的双溶血环确定致病菌为产气荚膜梭菌。治疗上青霉素可作为首选用药,次为氯霉素、克林霉素和甲硝唑。该患者的治疗使用了亚胺培南,能够覆盖厌氧菌,产气荚膜梭菌引起的气性坏疽也是其适应证。

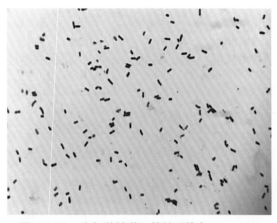

图 15-19　产气荚膜梭菌 - 革兰氏染色，×1 000

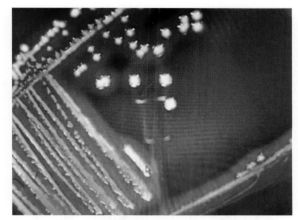

图 15-20　产气荚膜梭菌 - 厌氧血平板培养 48h

产气荚膜梭菌血流感染占厌氧血培养阳性总数的 3%，患者通常伴有基础疾病，包括血液系统的疾病、肝硬化、胃肠道的恶性疾病及控制不好的糖尿病患者。所有产气荚膜梭菌血流感染中，同时患有血液系统疾病的占 14.3%。中性粒细胞减少症是肿瘤患者微生物感染最重要的易感因素。

此病例中，患者为白血病患者，起病时处于预化疗处理后的骨髓抑制期，自体造血干细胞尚未完全植活，中性粒细胞低下，是感染发生的高危人群。同时，患者接受化疗可导致机体物理屏障破坏，包括肠道黏膜损伤等，可导致肠道存在的产气荚膜梭菌入血。

产气荚膜梭菌血流感染的病程进展非常快，严重的血管内溶血是致命的，患者会出现严重的贫血、急性肾衰竭、DIC 和多个器官的功能衰竭，在很短时间内死亡，病死率高达 70%~100%。因此，快速识别产气荚膜梭菌至关重要！

最后诊断：

产气荚膜梭菌血流感染。

病例 5

一般资料：

患者，男性，因右下肢骨折术后 12 年，右小腿反复间断脓肿，曾骨科就诊，伤口换药，口服阿莫西林胶囊约 20d，伤口红肿消退愈合。1 年后同一部位再次红肿，皮肤无破溃，口服阿莫西林半个月好转。半年后再次红肿，口服头孢克洛，未见愈合。

体格检查：

T 36.3℃，P 85 次 /min，R 19 次 /min，BP 117/80mmHg。右下肢畸形，其余未见异常。

专科检查：右小腿上段内侧可见约 3cm 伤口，伤口周围皮肤红肿，局部触痛（+），有少量渗出。

实验室检查：

脓液细菌涂片显示极少 G^+ 球菌，少量 G^- 杆菌，3d 后血平板上菌落细小，针尖样，无溶血，见图 15-21。挑取菌落涂片镜检，证实为 G^+ 球菌，见图 15-22。

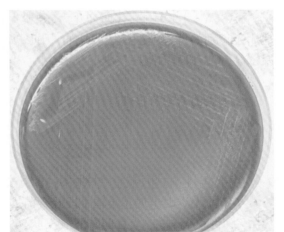

图 15-21　金黄色葡萄球菌小菌落变异型 - 血平板 5%CO_2 培养 24h

针尖样菌落，生长缓慢，选择质谱鉴定，结果为金黄色葡萄球菌（Bruker 质谱仪得分为 2.424），血浆凝固酶结果显示凝固酶阳性。使用梅里埃 VITEK2-Compact 鉴定药敏仪上机检测，无鉴定结果，药敏结果仅显示苯唑西林 ≤0.25，S；替加环素 ≤0.12，S；其他药无结果，使用 K-B 法进行药敏试验。结果见图 15-23。

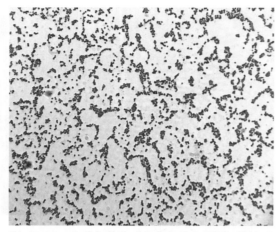

图 15-22 金黄色葡萄球菌小菌落变异型 - 革兰氏
染色 ×1 000

抗生素	实验方法	结果	耐药性
苯唑西林	MIC	≤0.25	S
头孢西丁	KB	36	S
左氧氟沙星	KB	32	S
环丙沙星	KB	24	S
复方新诺明	KB	35	S
克林霉素	KB	6	R
利奈唑胺	KB	40	S
万古霉素	Etest	0.75	S
米诺环素	KB	38	S
四环素	KB	40	S
替加环素	MIC	≤0.12	S
红霉素	KB	21	R

图 15-23 金黄色葡萄球菌小菌落变异型 -K-B 法
药敏结果

分析：

常规培养生长缓慢，菌落细小针尖状，无色素，无溶血，和临床常见金黄色葡萄球菌的典型菌落有较大区别，尽管凝固酶阳性是其特点，但在没有其他辅助鉴定的仪器时很难确定鉴定方向，而且如果考虑改变培养条件从而得到生长良好菌落，培养条件难以摸索，质谱仪的使用对于变异型菌落的鉴定尤为重要。根据质谱鉴定结果，补充凝固酶实验可予确定。

金黄色葡萄球菌小菌落变异型（SASCVs）与营养、CO_2 浓度和基因突变均有联系，临床上 SASCVs 可引起长期持久的反复发作的感染，为胞内生长，可保护细菌免受抗菌药物和宿主防御系统的攻击，迄今为止金葡 SCVs 对慢性感染疾病的重要意义已达成共识，临床上已报道与金葡 SCVs 有关的感染多种多样，主要见于以下几大类疾病：脓肿、髋假体关节感染、慢性骨感染、囊性纤维化呼吸道感染、心脏相关植入的感染、皮肤、黏膜和软组织感染。

SASCVs 在哥伦比亚血平板上空气和二氧化碳环境中均能生长，48~72h 才能在固体培养基上形成肉眼可见菌落。菌落细小，为亲代正常菌株的 1/10，针尖样，无色素，β- 溶血能力下降，容易被误认为生长缓慢的棒状杆菌或非溶血性的链球菌。

SASCVs 生长缓慢，代谢变化大，经典生化反应缺失或减少，过氧化氢酶、凝固因子、凝血酶反应或其他用于识别的反应也被延迟或缺如，因此，所有基于生化过程的鉴定方法在 SASCVs 中都不可靠，目前主要依靠 PCR 和基因测序技术。

最后诊断：

金黄色葡萄球菌感染。

病例 6

一般资料：

患者，男性，87 岁，反复咳嗽咳痰 30 余年。

半年前无诱因出现左小腿中段胫骨前皮肤红肿疼痛，伴咳嗽、发热、皮疹、关节痛、头痛等，社区医院胸片示"肺部占位"。一个月前左下肢皮肤破溃，咳嗽咳痰加重，出现发热，最高体温 38.3℃，发热以午后夜间为主，伴嗜睡，无胸痛盗汗，为寻求进一步治疗，遂转入我院。

体格检查：

T 36.4℃，P 105 次 /min，R 22 次 /min，BP 174/99mmHg。慢性病容，皮肤巩膜无黄染，全身浅表淋巴结不大，桶状胸，双肺闻及少量湿啰音，双上肺叩诊过清音。左下肢皮肤破溃，皮温不高，无分泌物，伴肉芽组织增生，余无异常。

实验室检查：

WBC 11.33×10⁹/L,Hb 116g/L,ESR 69mm/h,白蛋白 30.3g/L,CRP 93.7mg/L;肿瘤标志物基本正常,输血前全套正常,T 细胞亚群结果见表 15-7。

表 15-7　T 细胞亚群检测结果

项目名称	结果	单位	参考范围
CD3 细胞亚群（CD3）	76.90	%	66.90~83.10
CD4 细胞亚群（CD4）	13.90	%	33.19~47.85
CD8 细胞亚群（CD8）	62.00	%	20.40~34.70
CD4/CD8 比值（CD4/CD8）	0.22		0.97~2.31
CD3 绝对计数（CD3 COUNT）	81	cell/μL	941~2 226
CD3 绝对计数（CD3 COUNT）	15	cell/μL	471~1 220
CD3 绝对计数（CD3 COUNT）	65	cell/μL	303~1 003

气管分泌物培养(鲍曼不动杆菌、铜绿假单胞菌),真菌 G 试验及 GM 试验阴性,TB-IGRA 阴性,气管分泌物抗酸染色阴性(3 次)、TB-DNA 阴性。血及脑脊液隐球菌抗原检测(+)。脑脊液墨汁染色:查见隐球菌,结果见图 15-24。

分析：

患者高龄,病程长,出现无诱因皮肤软组织损害伴原有基础疾病加重,骨质破坏,感染性疾病应考虑奴卡菌、隐球菌、结核分枝杆菌、非结核分枝杆菌。患者出现神经系统症状,并且常规培养无法确定病原体时,可在不进行脑脊液采集的情况下选用灵敏度较高的血清学检测,如 TB-IGRA、隐球菌抗原检测等。本病例中 TB-DNA 及 IGRA 均阴性,基本可排除结核杆菌感染。血中隐球菌抗原检测阳性有重要提示意义,本病例患者各因素综合导致的免疫力低下是隐球菌引起感染的关键因素。

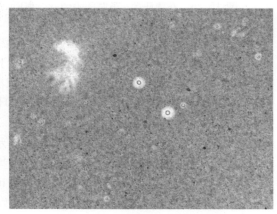

图 15-24　隐球菌 - 墨汁染色

G 试验检测的是 1,3-β-D 葡聚糖,可用于念珠菌属、曲霉属、毛孢子菌等所致侵袭性感染的诊断。由于接合菌(毛霉菌、根霉菌)的细胞壁没有 1,3-β-D 葡聚糖成分,而隐球菌细胞壁外的厚荚膜阻止了 1,3-β-D 葡聚糖向外释放,此时 G 试验检测为阴性,因此在怀疑隐球菌感染时 G 试验阴性不能排除。

隐球菌的皮肤感染最多见于头颈部,常因原发灶的播散引起。皮疹表现为丘疹、痤疮样脓疱或脓肿,易溃。皮肤的原发损害较罕见,表现为孤立的瘰疬,须依据明确的植入史及可疑植入物中培养出隐球菌才能确诊。部分患者可同时因累及黏膜而呈结节性、肉芽肿性或溃疡性损害。

最后诊断：

隐球菌性脑膜炎。

病例 7

一般资料：

患者,男性,52 岁,持续腰痛 2 个月余,无发热,辗转多家医院治疗腰痛症状未见缓解。

体格检查：

无明显异常。

实验室检查：

血常规 ESR 68.0mm/h，Hb 140g/L，WBC 8.96×10^9/L，PLT 335×10^9/L；肿瘤标志物无明显异常；其他检查 CRP 57.1mg/L，PCT 0.06ng/mL，IGRA 阴性；送检血培养，3.62 天后血培养报阳，直接涂片显示革兰氏阴性小杆菌，呈细沙状，见图 15-25。转种血平板，培养 48h 后出现无色透明、湿润、细小的菌落，见图 15-26。

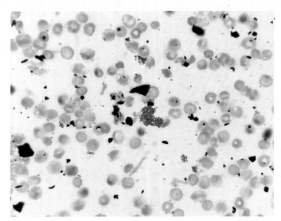

图 15-25　布鲁氏菌 - 革兰氏染色 ×1 000

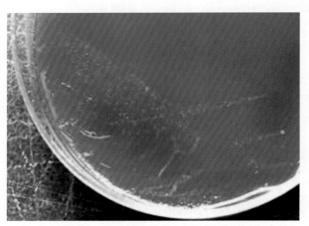

图 15-26　布鲁氏菌 - 血平板培养 48h

联系患者否认动物接触史，否认外出冶游史，但 2 个月前吃过羊肉，进行质谱鉴定，确定为布鲁菌感染。布鲁菌的常规药敏试验未开展主要是由于布鲁氏菌对四环素、利福平和氨基糖苷类罕见耐药；实验室生物安全因素；多种抗生素（β- 内酰胺类、喹诺酮类、替加环素和厄他培南）高水平体外抗菌活性与临床疗效不相关以及缺乏判断标准。治疗首选多西环素 + 庆大霉素。

分析：

本病例血沉加快，PCT 和 CRP 升高均提示感染，患者无发热，排除常见肿瘤感染后，经验性送检血培养，血培养阳性，根据涂片镜下形态特点，革兰氏阴性小杆菌，且细沙状，高度怀疑布鲁氏菌感染，结合流行病学史和生化实验、质谱结果、血清学试验可确诊。一般而言，布鲁氏菌感染一周后血清中出现 IgM 抗体，可用凝集试验检测布鲁氏菌 IgM 抗体效价，效价 ≥ 1∶160~1∶320 为阳性，2~3 周后，血清中可出现 IgG 抗体，一般以效价 ≥ 1∶10 为阳性诊断标准。

布鲁氏菌慢性感染主诉多为夜汗、头痛、肌肉痛以及关节痛，需与结核分枝杆菌感染相鉴别。

布鲁氏菌培养时间长，且慢性期骨髓培养阳性率明显高于血液，在血液培养阴性时，仍不能排除诊断，可进行骨髓培养。其主要的传染源为羊、其次是牛和猪，主要通过接触传播，也可通过进食污染的生乳制品和未熟病畜肉类感染。因此流行病学史也是本病诊断的重要一环。

最后诊断：

布鲁氏菌血流感染。

病例 8

一般资料：

患者，男性，47 岁，3 个月前溺水，诊断 "吸入性肺炎，呼吸衰竭"，积极抢救后好转，住院期间出现腰部持续性疼痛，无畏寒，发热，无头痛及肢体活动障碍，理疗无好转，逐渐加重。结合腰椎 CT 考虑为 "化脓性脊柱炎"，行 "腰椎植骨融合内固定术"，术中病理组织培养示 "毛霉菌"，术后引流液和伤口脓液培养相继分离出 "毛霉菌"，但是患者拒绝抗真菌治疗，术后给予头孢哌酮舒巴坦 + 奥硝唑抗感染，加强换药后脓液减少，复查腰椎 CT 显示 L3、L4 再次出现感染征象，遂至我院。

实验室检查：

血细胞分析、血沉、降钙素原见表 15-8。

表 15-8 患者检测结果

检测项目	2016-4-20	2016-4-25	2016-4-29	2016-5-10
WBC（×10⁹/L）	6.11	3.59	4.64	5.9
NEUT（%）	73.6	65.7	75.0	73.0
LYMPH（%）	17.3	24.0	19.0	19.2
ESR（mm/h）	70	74	–	–
PCT（ng/mL）	0.14	0.93	1.52	0.23

肝肾功能未见明显异常，真菌 G 试验、GM 试验阴性；结核感染 T 细胞检测（–）。涂片抗酸染色（–）；血培养无细菌真菌生长；腰部伤口脓液培养：SDA 平板，25℃孵育 48h 后白色丝状菌落生长，见图 15-27。

病理检查：

查见较多急慢性炎症细胞和坏死物，给予伏立康唑 200mg，静滴，q12h，并加强换药。抗真菌治疗后患者未诉特殊不适，腰部伤口愈合良好，局部红肿逐渐消失，腰痛缓解。2016-6-14 复查腰椎 CT 示骨质破坏比前片明显好转，椎旁组织未见明显肿胀。

分析：

尖端赛多孢菌是非常顽固的条件致病菌，在土壤、污水、腐物等受污染的环境中广泛存在。

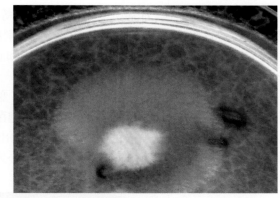

图 15-27 尖端赛多孢菌 -SDA 平板，25℃培养 48h

国内外文献多次报道溺水后尖端赛多孢菌引起侵袭性感染。故对于因溺水（特别是污水）而入院的患者，应高度重视，必要时早期采用抗真菌的预防性治疗策略，防治因溺水而引起的侵袭性尖端赛多孢菌感染的发生，有效降低患者的病死率。

该菌较少见，应提高对其形态的认知，避免与曲霉、毛霉混淆而错误鉴定。其在 SDA 培养基上 25℃孵育生长较快，菌落初为白色向四周扩展，其后中心部转变为淡褐色。PDA 培养基上生长更快，呈同心圆样扩展菌落，中心由白色转变为淡褐色，边缘灰白色绒毛状，见图 15-28。其菌丝具有分隔、菌丝较粗，分生孢子梗侧生或顶生，梗端着生单个分生孢子，为环痕产孢，有时可产生多个分生孢子。陈旧培养物可见到黏束产孢，分生孢子呈椭圆形，见图 15-29。

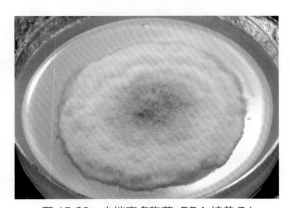

图 15-28 尖端赛多孢菌 -PDA 培养 7d

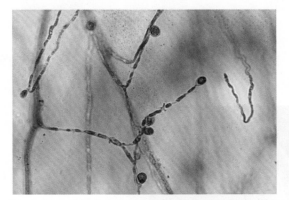

图 15-29 尖端赛多孢菌 - 乳酸酚棉蓝染色 ×1 000

最后诊断：

尖端赛多孢菌感染。

病例 9

一般资料：

患者，女性，51 岁，因"反复咳嗽、咳痰 20 余年，心累、气促 7 年，复发加重 2d"就诊。

体格检查：

胸廓呈桶状胸，肋间隙增宽。双肺叩诊呈过清音，双肺呼吸音粗，可闻及明显湿啰音及散在哮鸣音。

实验室检查：

真菌 G 试验 184.40pg/mL，GM 试验(-)，纤支镜取肺组织和肺泡灌洗液进行培养，均有多育赛多孢菌生长。连续 3 次痰培养，多育赛多孢菌生长，在 SDA 培养基上 25℃孵育生长较快，培养 48h 后可见生长黑色酵母样菌落，见图 15-30。

根据培养结果开始给予伏立康唑，200mg，静滴，每 12h 一次，患者咳嗽缓解，喘息较前明显好转，胸部 CT 病灶较前有吸收。

分析：

患者职业为农民，日常与土壤、污水、腐物等有接触，赛多孢菌在上述受污染的环境中广泛存在。加之患者具有慢性阻塞性肺疾病病史 20 余年，平素体弱，可能存在免疫低下，增加了机会性真菌感染的概率。通过 G 实验提示真菌感染，纤支镜取肺组织和肺泡灌洗液进行病原学检查，明确多育赛多孢菌是导致肺部感染的病原菌。

该菌较少见，且多育赛多孢菌菌落形态多变，可在黑色酵母样菌落与白色短绒样丝状菌落之间转变，常给初次分离鉴定带来困难。本株多育赛多胞菌的菌落形态也随菌龄的不同呈现多种不同变化。

PDA 上，5 天可见黑褐色菌落表面及边缘出现白色短绒样气生菌丝，见彩图 15-31；10d 后，可见一个菌落呈现黑色，另两个菌落为白色短绒状，中心为黑褐色，见图 15-32。

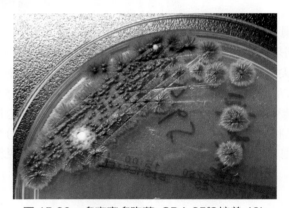

图 15-30　多育赛多孢菌 -SDA 25℃培养 48h

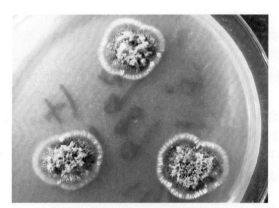

图 15-31　多育赛多孢菌 -PDA 培养 5d

菌丝分隔，产孢方式为环痕产孢。环痕孢子与菌丝相连的基部膨大，孢子合轴成小堆。分生孢子呈椭圆形、光滑、不分隔，见彩图 15-33。

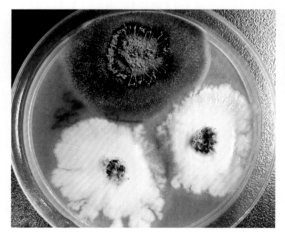

图 15-32　多育赛多孢菌 -PDA 培养 10d

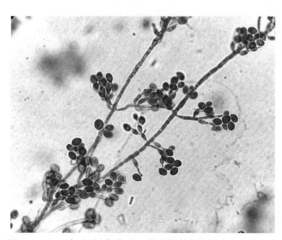

图 15-33　多育赛多孢菌 - 乳酸酚棉蓝染色 ×1 000

最后诊断：

多育赛多孢菌肺部感染。

（肖玉玲　李潇涵　谢　轶）

▶ 参考文献

1. 王辉. 临床微生物学检验. 北京: 人民卫生出版社, 2015.
2. 周庭银. 临床微生物学诊断与图解. 上海: 上海科学技术出版社, 2017.
3. James H. Jorgensen, Michael A. Pfaller. 临床微生物学手册. 11 版. 王辉, 马筱玲, 钱渊, 等译. 北京: 中华医学电子音像出版社, 2017.

第十六章

▲ 细菌感染性疾病与实验诊断

细菌感染性疾病是由细菌为感染源,通过感染途径引起机体(宿主)发生各种疾病。细菌感染性疾病可波及全身多个系统,也可局限在机体的局部范围,根据不同病原体的特点和宿主的免疫状况,细菌感染性疾病过程可分为急性和慢性病程。随着新现和再现的病原体不断增多,感染性疾病的诊断和治疗情况也愈发复杂。新的实验室诊断技术不断涌现,如微生物检验中 MALDI-TOF-MS 技术,病原体宏基因组检测技术的应用,为及时诊断和控制感染流行,准确而快速的检测病原体提供了新手段。本章节主要就建立快速的诊断思路、方法和流程方案,对常见病原性细菌引起疾病进行有效诊断做详细阐述。

第一节　链球菌感染与疾病

链球菌是一类革兰氏阳性、触酶阴性的球形兼性厌氧菌,菌体成双或长短不一的链状排列。引起人类疾病与感染最常见的链球菌包括化脓链球菌(Streptococcus pyogenes,A 群链球菌)、无乳链球菌(Streptococcus agalactiae,B 群链球菌)、肺炎链球菌(Streptococcus pneumoniae)和近年来引起高度重视的猪链球菌(Streptococcus suis)。

化脓链球菌(A 群链球菌)常通过直接接触、气溶胶吸入或经皮肤、黏膜、伤口等途径入侵,也可由食物 - 口途径传入而感染机体,它引起的疾病约占人类链球菌感染的 90%。化脓链球菌能产生多种胞外酶和外毒素,毒力和侵袭力较强,主要引起化脓性感染,包括淋巴系统炎症、蜂窝织炎、组织局部感染、扁桃体炎、咽炎、鼻窦炎、产褥热、中耳炎、乳突炎等。

无乳链球菌(B 群链球菌)正常寄居于妇女阴道和人体肠道,是人体正常菌群之一,健康机体带菌率可达 30% 左右。无乳链球菌可引起新生儿发生早期暴发性败血症和晚期发病的化脓性脑膜炎,两种疾病的死亡率均较高。该菌引起新生儿感染多为院内感染所致,发病初期的临床表现常伴有肺炎症状。成人中无乳链球菌主要引起菌血症、心内膜炎、皮肤和软组织感染和骨髓炎等。

肺炎链球菌是社区获得性肺炎的重要致病菌,约 30% 的社区获得性肺炎由肺炎链球菌引起,主要导致大叶性肺炎或支气管炎。另外,肺炎链球菌还可引起中耳炎、乳突炎、鼻窦炎、脑膜炎、外周血感染、败血症、角膜溃疡和原发性腹膜炎。在健康人群中,肺炎链球菌可定植于成人的口腔和上呼吸道部位,属正常菌群成员。肺炎链球菌的致病因子主要是荚膜,若失去荚膜则毒力降低明显,甚至丧失。荚膜多糖具有群/ 型特异性,是肺炎链球菌分群 / 型的基础。

猪链球菌病是一种人畜共患的急性传染病,不仅可致猪败血症、肺炎、脑膜炎、关节炎及心内膜炎,而且可感染特定人群发病,引起人的脑膜炎和菌血症,并可致死亡。猪链球菌是其病原体,通常存在于健康猪的鼻腔和扁桃体内,也存在于其他动物体内。猪链球菌病对食品安全、畜牧业生产安全以及相关从业人员威胁巨大。目前,猪链球菌感染人的致病机制还不清楚,病原体荚膜多糖是重要的一个致病因素。从患者体液(如血液、脑脊液等)或病灶部位分离到猪链球菌可以确诊,另外通过分子生物学手段(如 PCR 技术)可提高诊断的敏感性和特异性,同时还能够进行血清学的分型。

一、实验室分析路径

链球菌感染实验室分析路径见图 16-1。

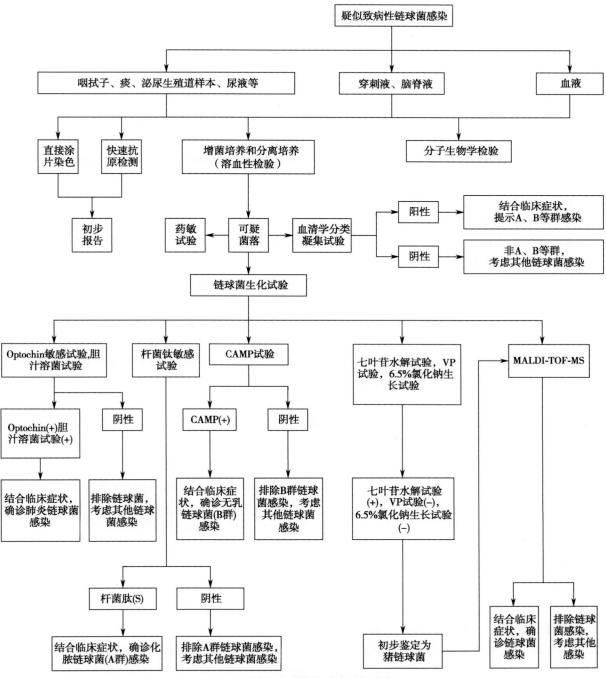

图 16-1　链球菌感染实验室分析路径图

二、相关实验及结果判断与分析

(一)直接显微镜检查

采用直接涂片检查对于无菌部位的样本(如脑脊液、血液)有重要意义。链球菌镜下革兰氏染色为阳性,链状排列,长短不一。肺炎链球菌为革兰氏阳性双球菌,矛头状,可与其他链球菌和肠球菌区分。对于非无菌部位的样本,通常有链球菌的定植,因此革兰氏染色结果解释非常困难。例如咽拭子标本不能用革兰氏染色诊断"链球菌"咽炎。

（二）培养检查

链球菌属对营养要求高，一般在血琼脂上培养，最适生长温度为 35~37℃，增加 5%CO_2 有利于链球菌的生长。可疑菌落可根据溶血性、生化反应、血清学试验以及 MALDI-TOF-MS 等进一步鉴定。

1. 溶血性　溶血性检查是鉴定球菌最常用、最重要的实验。溶血性的识别可通过肉眼直接观察菌落在血平板表面形成的溶血情况。

链球菌属细菌在血琼脂平板上孵育后形成半透明、灰暗色的小菌落，菌落周围可出现草绿色（α-）、溶血性（β-）和非溶血性（γ-）溶血环，三种溶血类型的各自特点如下：

（1）草绿色溶血：又称 α- 溶血，链球菌代谢产物导致菌落周围红细胞不完全溶解，产生的灰绿色至墨绿色溶血环。肺炎链球菌、草绿色链球菌和猪链球菌形成的溶血环为典型的草绿色溶血。

（2）溶血性溶血：又称 β- 溶血，血琼脂平板中红细胞被链球菌毒素完全溶解，菌落周围形成宽广、透明的溶血环。化脓链球菌和部分无乳链球菌可形成 β- 溶血环，猪链球菌的个别种在马血平板上也可形成 β- 溶血环。

（3）溶血性溶血：又称 γ- 溶血，即细菌不产生任何溶血环，菌落周围无溶血改变，主要包括变异链球菌、鼠链球菌等。

2. Optochin 敏感试验　挑取可疑菌落，涂布血平板后，将 5μg/ 片的 Optochin（乙基氢化羟基奎宁，Ethylhydrocupreine HCL）6mm 纸片贴于平板上，35℃，5%CO_2 孵育 18h。读取 Optochin 抑菌环直径，直径 ≥14mm 为敏感，肺炎链球菌表现为敏感；直径 ≤14mm 时，需参考胆汁溶菌实验结果，怀疑为其他链球菌。

3. 胆汁溶菌试验　试管法：将 0.5mL 的 0.5~1 麦氏浓度细菌悬液和等量的 2% 去氧胆盐于试管内混合，35℃，孵育 2h，菌液变澄清为阳性。平板法：将 10% 去氧胆盐滴于待测菌落上，35℃，孵育 15min，菌落消失即为阳性。肺炎链球菌表现为阳性。Optochin 敏感试验和胆汁溶菌试验为鉴定肺炎链球菌的重要试验。

4. 七叶苷水解试验　细菌可以分解七叶苷，生成葡萄糖和七叶素，七叶素与枸橼酸铁的二价铁离子反应，生成黑色的化合物，使培养基变黑。在七叶苷琼脂斜面接种待测菌株，培养基变成黑色为阳性，无颜色变化则为阴性。猪链球菌七叶苷水解试验阳性。

5. VP 试验　VP 试验可以作为草绿色链球菌的鉴别试验。在甲基红 -VP 肉汤中接种待测菌株，然后将 0.6mL α- 奈酚溶液和 0.2mL 40%KOH 加入到 2.5mL 培养肉汤中。阳性则在 5min 内变成粉红色或红色，15min 内不显色则为阴性。猪链球菌 VP 试验阴性。

6. 杆菌肽敏感试验　挑取可疑菌落，密涂于血平板上，将 0.04U/ 片的杆菌肽纸片直接贴于平板表面，35℃，过夜培养。次日形成抑菌环者为杆菌肽敏感，A 群链球菌（化脓链球菌）表现为敏感；无抑菌环者可能为其他链球菌。

7. CAMP 试验　链球菌能产生 CAMP 因子，该因子可促进葡萄球菌 β 溶血素的溶血活性，使血平板上链球菌与葡萄球菌生长线交界处形成箭头状透明溶血区。将金黄色葡萄球菌 ATCC25923 在血平板上划一条直线，再将被检菌于距金黄色葡萄球菌 3mm 处垂直接种一短线。35℃，过夜培养。次日在被检菌接种线与金黄色葡萄球菌接种线之间出现箭头形 β 溶血区，此即 CAMP 试验阳性。B 群链球菌 CAMP 试验呈阳性；阴性（如 A 群链球菌）则无加强溶血区。

8. 微量生化试验　API 20 Strep（BioMérieux）是专门用于鉴定链球菌和相关细菌的鉴定系统。其试剂盒共包括 20 个生化反应，可用于鉴定大部分链球菌。

9. β 溶血型链球菌血清学分型　β 溶血型链球菌的鉴定均通过检测链球菌群多糖抗原进行分群。现有商业性试剂盒可供实验室使用，可用于鉴定 A、B、C、D、F、G 等群。

（三）快速抗原检测

虽然针对化脓性链球菌的快速抗原检测方法得到了美国 FDA 的认可，但对于已用药的患者，其敏感性和特异性变化很大，因此影响了此类方法的应用。

用于泌尿道标本的无乳链球菌检测已有几种商业试剂盒可选择，检测方法包括乳胶凝集和酶联免疫，但有报道认为其敏感性较低。

c- 多聚糖是构成肺炎链球菌细胞壁多聚糖层的重要成分，可利用免疫层析的方法检测 c- 多聚糖抗原,该方法有助于辅助诊断成人肺炎链球菌感染。与传统的诊断方法相比,尿样本检测抗原法的敏感度为50%~80%,特异度高于90%。肺炎链球菌感染后,尿抗原试验可持续阳性1~6个月。目前该试验仅推荐用于成人,作为传统诊断肺炎链球菌培养方法的补充,肺炎链球菌无症状携带者特别是婴儿,该试验检测也呈阳性反应,因此其对于儿科患者诊断有限。

(四)核酸检测技术

化脓性链球菌的核酸检测技术将化学发光基团标记到核酸探针上,探针可以结合化脓性链球菌的rRNA序列,其敏感性和特异性为89%和93.5%。荧光定量PCR方法也被运用到化脓性链球菌的检验中,可直接从咽拭子中检出化脓性链球菌。

快速的实时荧光定量PCR方法可以在怀孕妇女的标本中检测到无乳链球菌的cfb基因,该方法的敏感性和特异性达到94%以上并且几小时之内检测就可完成。

肺炎链球菌核酸PCR检测技术主要针对肺炎链球菌的自溶酶lytA基因、表面抗原psaA基因和溶血素ply基因进行扩增,其中lytA基因PCR分析的特异性最高,可以区分传统方法难以检出的肺炎链球菌。另外,一些商用试剂也利用核酸探针杂交技术检测化脓性链球菌、无乳链球菌和肺炎链球菌,但这些核酸方法应用到常规检验尚有一定距离。

生化反应初步鉴定为猪链球菌可进一步做16SrRNA PCR扩增和测序鉴定。目前针对猪链球菌的核酸检测方法主要是通用荧光PCR快速检测技术、猪链球菌2型荧光PCR检测技术。

近年来,利用核酸分子杂交原理,以已知序列的寡核苷酸探、cDNA或基因片段作为探针,通过对杂交信号进行检测分析得出样本基因序列信息的基因芯片技术,具有检测通量大、敏感性极高以及实现低拷贝模板检测的特点。高通量测序技术通过直接从标本中对微生物组学的相关基因进行分类鉴定,不局限于针对已知的单个或者多个病原体,简化了检测流程,提高了病原检测的灵敏度,缩短了检测时间,可检出"未知"病原体和多种混合感染病原体。高通量测序不依赖于已知病原体基因序列,无靶标测定样本中的所有微生物,具有较高的阴性预测值,但同时也给临床结果判读带来了挑战,如当同一标本检出多种病原菌时,无法判断是否为致病菌,同时也面临人源性核酸污染等问题。

三、抗菌药物治疗和药敏试验

β溶血链球菌中A群(化脓链球菌)和B群(无乳链球菌)通常对青霉素和其他β-内酰胺类抗生素敏感,如仅考虑临床需求,无需对青霉素和其他β-内酰胺类抗生素进行药敏试验。但从青霉素过敏患者中分离的链球菌应进行红霉素、克林霉素以及诱导性克林霉素耐药试验(D试验)。近年来,青霉素耐药的肺炎链球菌逐年增多,正确检测并报告肺炎链球菌对青霉素的敏感性非常重要。肺炎链球菌青霉素药敏可采用1μg苯唑西林纸片扩散法,抑菌圈直径≤19mm,提示青霉素敏感性降低,应采用MIC法进行确认。

青霉素是治疗链球菌感染的首选药物,对严重感染患者可用青霉素联合庆大霉素或克林霉素治疗,此外大环内酯类、万古霉素也是治疗链球菌感染的备选药物。对于妊娠晚期女性预防新生儿B群链球菌感染,推荐使用青霉素和氨苄西林,对于青霉素过敏患者可使用头孢唑林、克林霉素或万古霉素。对于肺炎链球菌感染,青霉素是首选药物,此外,阿莫西林、头孢菌素类也可用于治疗青霉素敏感的肺炎链球菌。近年来青霉素耐药肺炎链球菌(PRSP)逐渐增多,因此需要根据药敏试验结果选择抗菌药物。

(吴思颖 康梅)

第二节 肠道菌感染与疾病

人类肠道内存在大量种类繁多的正常菌群,其中绝大部分为厌氧菌和大肠埃希菌、肠球菌等。这些正常菌群的存在对调节人体微生态平衡有极其重要的作用。当有病原菌感染时正常菌群会有所减少。肠道感染最常见的症状是腹泻,腹泻是威胁人类健康的重要疾病,在我国是发病率最高的感染性疾病之一。可导致感染性腹泻的病原微生物种类繁多包括细菌、真菌、病毒、寄生虫等。本节主要讨论导致感染性腹泻的常见细菌及其实验室诊断方法,除传统鉴定方法外,PCR检测技术以及MALDI-TOF-MS技术在这些细菌鉴定中也有应用。常见致腹泻病原菌包括：沙门菌、志贺菌、致腹泻大肠埃希菌、小肠结肠炎耶尔森菌、霍乱弧菌及其他弧菌、弯曲菌、艰难梭菌、金黄色葡萄球菌、蜡样芽孢杆菌等。此外，也有一些少见致病菌如嗜水气单胞菌、类志贺邻单胞菌等也能导致人类肠道感染。

一、实验室分析路径

细菌性腹泻致病菌实验室分析路径见图 16-2。

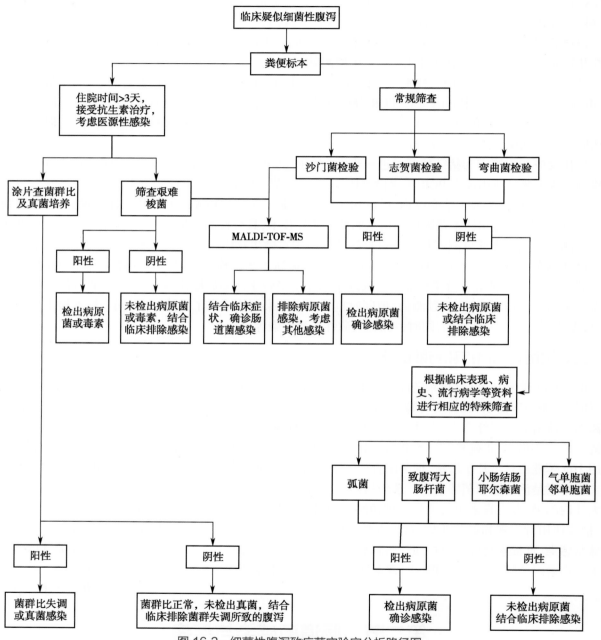

图 16-2　细菌性腹泻致病菌实验室分析路径图

二、相关实验及结果判断与分析

(一) 沙门菌检验

沙门菌属(Salmonella spp)为兼性厌氧、无芽孢、除鸡瘟沙门菌外均有动力的革兰氏阴性杆菌,是肠杆菌科中最复杂的菌属,有 2 500 多种血清型,其致病性具有种属特异性。沙门菌是由食物引起胃肠炎最常见的原因,它可致多种感染,有些种类如伤寒沙门菌等还可引起菌血症。

　　1. 沙门菌的分离培养及鉴定　沙门菌的实验室分析路径见图 16-3。沙门菌兼性厌氧,最适生长温度 35~37℃,最适生长 p H 为 6.8~7.8。本菌对营养的要求不高,在肠道选择性培养基如 EMB 琼脂平板或 SS 琼脂平板上菌落小到中等,由于不发酵乳糖使菌落透明或半透明,有些能产生硫化氢的菌株,在 SS 琼脂上菌落中心呈黑色。对于以上可疑菌落应通过生化反应进一步鉴定到属和种。沙门菌的基本生化特征为葡萄糖发酵阳性、乳糖发酵阴性、脲酶阴性、吲哚阴性、动力阳性、VP 阴性、鸟氨酸阳性或阴性、硫化氢阳性(副伤寒阴性)、枸橼酸盐阳性或阴性。凡乳糖阳性、吲哚阳性或脲酶阳性者不考虑沙门菌。目前 MALDI-TOF-MS 技术可以对肠道致病菌进行快速鉴定。对传统生化反应符合者必须进行血清学分型即用相应的抗血清对拟鉴定菌种的菌体按 O 抗原、Vi 抗原、H 抗原第一相、H 抗原第二相的顺序进行凝集试验,用于确认沙门菌属细菌的血清型。

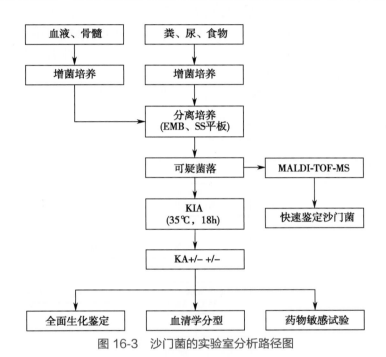

图 16-3　沙门菌的实验室分析路径图

　　除了血清学分型还可使用 Vi 噬菌体分型,疾病控制中心(CDC)常用该法进行流行病学调查和追踪传染源,一般不作为常规项目。

　　2. 沙门菌感染的血清抗体检测　相对于沙门菌感染的免疫应答,机体可产生两种抗体。即抗外膜耐热性菌体抗原(O 抗原)的 O 凝集素和抗不耐热鞭毛抗原(H 抗原)的 H 凝集素。用已知伤寒 O、H 抗原,甲、乙型副伤寒沙门菌的 H 抗原(PA、PB),检测受检血清中有无相应的 O 凝集素和 H 凝集素的半定量凝集试验,被称为肥达反应(Widal test)。该血清抗体检测试验可辅助诊断伤寒,甲、乙型副伤寒引起的肠热症。其指标所代表的临床意义见表 16-1。

表 16-1　肥达试验结果的临床分析

O 抗原	H 抗原	PA 抗原	PB 抗原	结果分析
>1:80	>1:160	<1:80	<1:80	伤寒感染可能性大
<1:80	<1:80	<1:80	<1:80	伤寒感染可能性极小或发病不到一周
>1:80	<1:80	<1:80	<1:80	伤寒感染早期或其他沙门菌感染
<1:80	>1:160	<1:80	<1:80	曾患过伤寒或接种伤寒菌苗
>1:80	<1:160	>1:80	>1:80	副伤寒感染可能性大

注:单次效价增高的定论可靠性差,应在疾病的早期和中后期分别采集血清样本,若第二份血清比第一份的效价增高 4 倍以上具有诊断意义。

由于许多沙门菌存在共同的 O、H 抗原以及既往感染或预防接种等均可引起交叉反应,所以仅以血清抗体检测无法准确鉴定和区分伤寒与非伤寒沙门菌。因此,虽然肥达反应可作为诊断沙门菌感染的辅助指标,但却不能取代沙门菌的分离培养及鉴定。

(二)志贺菌检验

志贺菌(Shigella spp)为无动力,无荚膜的革兰氏阴性杆菌,属肠杆菌科。志贺菌分 A~D 4 个血清亚群,A 群为痢疾志贺菌,B 群为福氏志贺菌,C 群为鲍特志贺菌,D 群为宋内志贺菌。志贺菌是引起肠道感染的常见致病菌,罕见肠外感染。

1. 粪便标本直接检查 主要有抗原检测和核酸检测。抗原检测主要有胶乳凝集试验和免疫荧光试验,但其敏感性和特异性受很多因素影响。

近年来,已有文献报道已从与志贺菌致病性相关的质粒相关区段中设计出 ipaH 引物,可用于在标本中直接检测志贺菌,但目前这一技术仅限于研究并未大规模临床推广。MALDI-TOF-MS 技术已经可以对肠道致病菌进行初步鉴定,但是不能很好地区分志贺菌和大肠埃希菌,两种细菌生化特征不同而蛋白结构相近,应通过生化反应和血清学试验确认。

2. 志贺菌的分离培养及鉴定 志贺菌的的实验室分析路径见图 16-4。

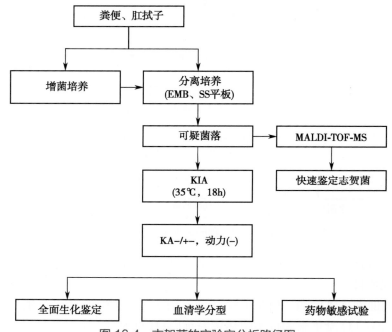

图 16-4 志贺菌的实验室分析路径图

志贺菌兼性厌氧,最适生长温度 35~37℃,最适生长 pH 为 6.8~7.8。本菌在肠道选择性培养基上菌落小到中等,由于不发酵乳糖使菌落无色半透明,宋内志贺菌常为粗糙型菌落。取可疑菌落(EMB、SS 上无色菌落)通过生化反应和血清学试验进一步鉴定到属和种。

志贺菌的基本生化反应特征为:葡萄糖发酵阳性、乳糖发酵阴性,枸橼酸盐阴性,脲酶阴性,动力阴性,VP 试验阴性。对生化反应符合者必须进行血清学分型鉴定,可先用志贺菌属 4 种多价血清(A 群 1,2 型、B 群 1~6 型、C 群 1~6 群及 D 群)做玻片凝集试验,凝集者进一步做定型鉴定。我国目前现有的定群及定型诊断血清包括痢疾志贺菌 1 型和 2 型血清、福氏志贺菌(1~6 型)血清、鲍特志贺菌(1~6 型)、宋内志贺菌血清。

(三)弯曲菌检验

弯曲菌属(Campylobacter spp)是一类弯曲或螺旋形的无芽孢有单端鞭毛的革兰氏阴性菌,常定居在家禽的肠道,可导致人类致病的有空肠弯曲菌、大肠弯曲菌、胎儿弯曲菌等,其中空肠弯曲菌是引起人类肠道感染的常见病原菌之一。弯曲菌的实验室分析路径见图 16-5。

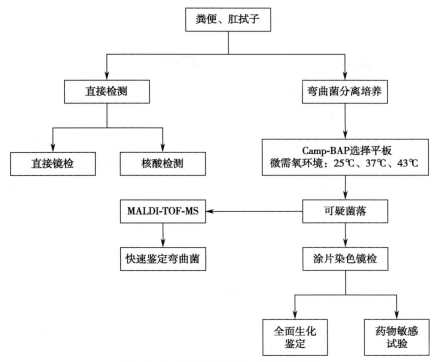

图 16-5　弯曲菌的实验室分析路径图

1. 粪便标本直接检查　主要有粪便与肛拭子的直接显微镜检查和酶联免疫法以及核酸探针检测。

粪便直接镜检（相差或暗视野显微镜效果更好）查找弯曲，呈 S 形或螺旋形并呈快速投镖式或螺旋式运动的细菌，以此做初步诊断。商品化的结合碱性磷酸酶的人工合成核酸探针可直接从粪便中检测空肠弯曲菌和大肠弯曲菌，其敏感性合特异性分别为 82.6% 和 100%。酶免疫法可用特异性抗体检测粪便中弯曲菌抗原，但目前酶免疫法仅限于研究领域，尚未被临床实验室广泛采用。

2. 弯曲菌的分离培养与鉴定　粪便或肛拭子可直接接种于改良的 Campy-BAP 选择平板；多数肠道致病弯曲菌（包括空肠弯曲菌和大肠弯曲菌）在气体条件为 7% 的氧，$1\%{\sim}10\%$ CO_2 的微需氧环境中生长最佳。弯曲菌菌落在同一平板上可出现灰白、湿润边缘不齐蔓延生长的菌落和半透明、圆形、凸起、有光泽的小菌落等两种菌落形态。可用常规生化试验和生长温度特征及体外药敏鉴定特征将弯曲菌鉴定到种。乳胶凝集试验将弯曲菌鉴定到属水平，此法尤其对空肠弯曲菌和大肠弯曲菌有较高的敏感性和特异性。另外，也可用 MALDI-TOF-MS 技术对弯曲菌进行初步鉴定。

（四）霍乱弧菌和副溶血弧菌检验

弧菌属是兼性厌氧的革兰氏阴性弯曲杆菌。弧菌属共有 36 个种，有 12 种与人类感染相关，在我国引起胃肠道感染最常见的弧菌为霍乱弧菌和副溶血弧菌，约占弧菌引起的胃肠道感染的 70%。除了传统生化鉴定技术外，PCR 技术和 MALDI-TOF-MS 技术也可以对霍乱弧菌和副溶血弧菌进行初步鉴定。霍乱弧菌的实验室分析路径见图 16-6。

1. 霍乱弧菌粪便标本直接检查

（1）涂片染色镜检：取米泔样粪便直接涂片革兰氏染色，油镜观察鱼群样排列的革兰氏阴性弯曲杆菌。但这种方法受人为因素影响较大，特异性差，只能用作霍乱弧菌辅助诊断。

（2）动力和制动试验：取米泔样粪便制成悬滴（或压滴）片，在暗视野或相差显微镜下直接观察呈鱼群样来回穿梭运动的细菌。如果在悬滴标本中加入 1 滴霍乱多价诊断血清（效价 ≥ 1∶64），则穿梭运动的细菌停止运动并发生凝集，此为制动试验阳性。此试验可对霍乱弧菌做初步鉴定。

（3）霍乱弧菌快速诊断：使用抗 O1 群和抗 O139 群抗原的单克隆抗体凝集或直接荧光抗体染色，可直接检测粪便标本中的霍乱弧菌抗原，从而快速辅助诊断霍乱弧菌感染。

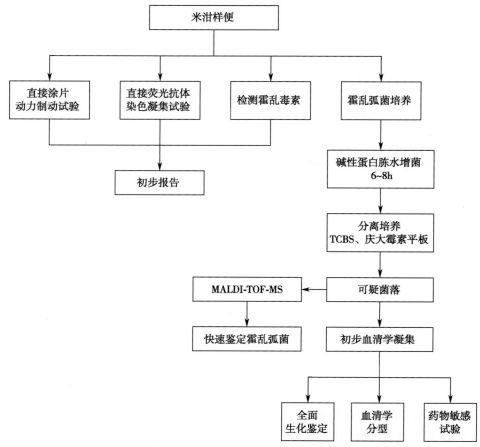

图 16-6 霍乱弧菌的实验室分析路径图

（4）检测霍乱毒素（Cholera Toxin,CT）：采用反相间接乳胶凝集试验或用 ELISA 法直接检测粪便标本中的霍乱毒素,文献报道有较高的灵敏度和特异性。

2. 霍乱弧菌的分离培养与鉴定　霍乱弧菌在硫 TCBS 平板上形成黄色、较大的菌落,在 4 号琼脂或庆大霉素琼脂平板上形成中心灰褐色的菌落。对于以上可疑菌落,应结合临床症状和粪便性状,使用 O1 群和 O139 群霍乱多价抗血清和单价抗血清进行凝集试验。对于凝集试验阳性者结合菌落特征和菌体形态,做出初步报告。并进一步做相应的生化反应确诊。

霍乱弧菌的典型生化特征为：氧化酶阳性,发酵葡萄糖、蔗糖、甘露醇,不发酵乳糖和阿拉伯糖,动力、赖氨酸脱羧酶、鸟氨酸脱羧酶、霍乱红、粘丝试验均阳性,能在不含氯化钠和含 6% 的氯化钠培养基中生长,氯化钠浓度高于 6% 则不能生长；精氨酸双水解酶阴性。生化反应符合霍乱弧菌的菌株尚需区分古典生物型和 El-Tor 生物型。

3. 副溶血弧菌检验　由于粪便标本中副溶血弧菌没有形态特殊性,因此一般不做标本的直接镜检。对该菌引起感染的实验室诊断主要依赖于粪便、肛门拭子等标本的分离培养与鉴定。副溶血弧菌的实验室分析路径见图 16-7。

副溶血弧菌由于不发酵蔗糖在 TCBS 平板上呈蓝绿色的菌落。副溶血弧菌的典型生化特征为：氧化酶阳性,发酵葡萄糖、麦芽糖,不发酵乳糖、蔗糖；吲哚阳性,大部分菌株脲酶阴性,V-P 阴性,赖氨酸脱羧酶、鸟氨酸脱羧酶阳性；在不含 NaCL 和含 10% NaCL 的蛋白胨水中不生长,在 3% 和 7% NaCL 蛋白胨水中生长。

（五）致腹泻大肠埃希菌检验

能引起腹泻的大肠埃希菌主要有五类,分别为肠毒素型大肠埃希菌（Enterotoxigenic E.coli,ETEC）,肠致病性大肠埃希菌（Enteropathogenic E.coli,EPEC）,肠侵袭性大肠埃希菌（Enteroinvasive E.coli,EIEC）,

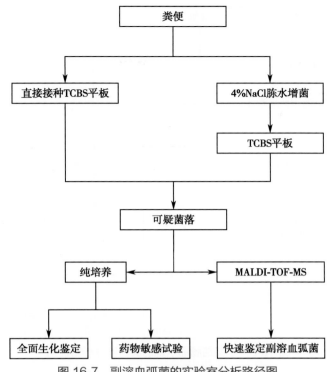

图 16-7　副溶血弧菌的实验室分析路径图

肠出血性型大肠埃希菌（Enterohemorrhagic E.coli，EHEC）又称为志贺样毒素大肠埃希菌（Shiglla like toxigenic E.coli，SLTEC）和肠凝聚型大肠埃希菌（Enteroaggregative E.coli，EaggEC），这些致腹泻的大肠埃希菌具有与肠道外感染的大肠埃希菌基本相似的生物学性状，但分别具有特殊的血清型、肠毒素或毒力因子，可通过相应不同的生物学和免疫学方法检测，也可通过 PCR 扩增致腹泻大肠埃希菌相关基因的引物和探针来进行鉴定。

　　EHEC 多为水源性或食源性感染，常由食用未熟的牛肉或消毒不彻底的牛奶导致感染，包括无症状感染，轻度腹泻，出血性结肠炎和溶血型尿素综合征等。人与人之间通过粪 - 口途径传播。1993 年美国 CDC 建议所有血便患者应常规筛查 EHEC，尤其是 O157：H7。由于 O157：H7 不发酵或迟缓发酵山梨醇，可用山梨醇麦康凯平板筛选 O157：H7。35℃孵育 18~24h 后，选平板上无色菌落做 O157 和 H7 的血清学凝集试验或经次代培养后用乳胶凝集试验检测 O157 抗原。并同时做标准的生化反应证实为大肠埃希菌。由于没有合适的针对非 O157 EHEC 的选择性培养基，目前最好的非 O157 EHEC 的筛查方法是检测大便标本中的志贺样毒素。目前已有多种基于 ELISA 原理的志贺样毒素检测试剂盒应用于临床，但其检测灵敏性和特异性有待进一步评价。

　　对于 ETEC，EPEC，EIEC，EaggEC 的检验由于其检验方法复杂无法在临床常规实验室开展。因此，常常是公共卫生的参考实验室遇到有流行爆发而其他常规肠道致病菌筛查阴性的情况下再进行这些致病菌的检查。

（六）小肠结肠炎耶尔森菌检验

　　属于肠杆菌科的小肠结肠炎耶尔森菌是能引起胃肠炎和腹泻的肠道致病菌之一。其引起的临床症状以小肠结肠炎为主，类似阑尾炎，该菌还可引起肠道外感染包括菌血症、心内膜炎、关节炎。因为此菌耐低温，冰箱内存放过久的食品可能带菌，食用这类食品或消毒不严的牛奶可导致胃肠炎。

　　对小肠结肠炎耶尔森菌引起的肠道感染的实验室诊断主要依赖于粪便培养。小肠结肠炎耶尔森菌的实验室分析路径见图 16-8。

　　小肠结肠炎耶尔森菌为革兰氏阴性球杆菌，偶有两极浓染，无芽孢，无荚膜，最适生长温度 28℃。该菌通常不发酵乳糖在 MAC 上为无色菌落，在 CIN 平板上菌落呈粉红色，偶尔有一圈胆盐沉淀。

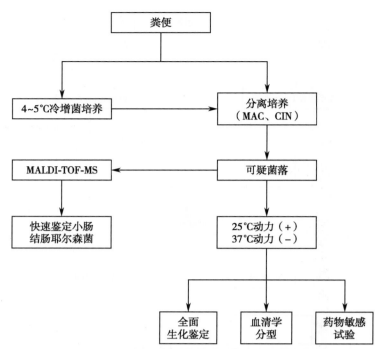

图 16-8 小肠结肠耶尔森的实验室分析路径图

小肠结肠炎耶尔森菌主要生化鉴定依据为：发酵葡萄糖、蔗糖产酸不产气；不发酵鼠李糖和蜜二糖；动力和 VP 试验 22~25℃阳性，35~37℃阴性；脲酶阳性；鸟氨酸脱羧酶阳性；不产硫化氢。用血清学的方法检测检测菌体抗原及表型，可鉴定致病菌和非致病菌。

目前，16s RNA 的 DNA 测序鉴定技术和 MALDI-TOF-MS 鉴定技术也可以对小肠结肠炎耶尔森菌进行快速的初步鉴定。

(七) 气单胞菌和邻单胞菌检验

气单胞菌属（Aeromonas spp）和邻单胞菌属（Plesiomonas spp）是氧化酶阳性，具有端鞭毛的兼性厌氧革兰氏阴性杆菌。气单胞菌为水中常居菌，该属的多数菌种对人体有致病性，可引起的肠道内感染主要表现为腹泻，可为轻度腹泻，严重者也可出现痢疾样脓血便。邻单胞菌属只有一个菌种，即类志贺邻单胞菌，它导致的胃肠道感染常与进食生水和海产品有关并好发于温暖环境。

1. 气单胞菌检验　气单胞菌感染的实验室诊断主要依赖于细菌培养与分离。在血平板上气单胞菌落为灰白色，光滑、湿润、凸起有些菌种如嗜水气单胞菌有 β 溶血现象，绝大多数气单胞菌由于不发酵乳糖在麦康凯平板上呈无色菌落；气单胞菌在 SS 培养基和 TCBS 上不生长。气单胞菌属的生物学特征：革兰氏阴性直杆菌，有时呈球杆状，绝大多数动力阳性，氧化酶阳性，发酵葡萄糖产酸或产酸产气，还原硝酸盐。

2. 类志贺邻单胞菌检验　类志贺邻单胞菌感染的实验室诊断主要依赖于细菌培养与分离。类志贺邻单胞菌在血琼脂平板中生长良好，形成中等大小，不溶血，灰色平滑，不透明的菌落，在麦康凯平板形成无色菌落。类志贺邻单胞菌的典型特征：氧化酶阳性，发酵葡萄糖、麦芽糖、肌醇、不发酵甘露醇，蔗糖，动力、赖氨酸脱羧酶、鸟氨酸脱羧酶、精氨酸双水解酶试阳性，对 O/129 敏感，其中肌醇阳性是该菌的主要特征。

(八) 艰难梭菌的检验

艰难梭菌是引起医院内成人腹泻的主要原因，其引起感染主要与化疗药物如抗菌药物的使用有关，临床表现可从无症状到抗生素相关性腹泻、非特异性结肠炎、假膜性结肠炎和中毒性巨结肠。艰难梭菌致病因素主要为两种蛋白质性外毒素即肠毒素（毒素 A）和细胞毒素（毒素 B），其中肠毒素能使肠壁出血坏死，液体积蓄；细胞毒素能直接损伤肠壁细胞，造成假膜性结肠炎。艰难梭菌感染的实验室分析路径见图 16-9。

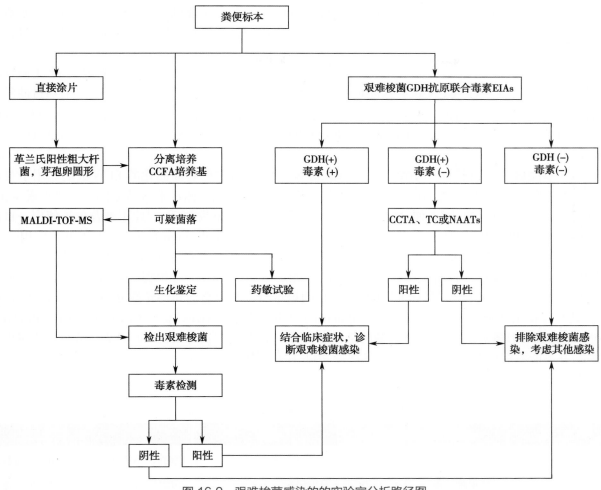

图 16-9　艰难梭菌感染的的实验室分析路径图

1. 艰难梭菌粪便直接涂片　做革兰氏染色镜检,艰难梭菌为革兰氏阳性粗长杆菌,芽孢为卵圆形或长方形,位于菌体的次级端。同时常伴发粪便菌群比例严重失调,正常菌群极少,而这种形似艰难梭菌的芽孢杆菌成为优势菌。可根据涂片结果和临床病史与症状做进一步培养与毒素检查才能确诊。

2. 艰难梭菌的分离培养　采集新鲜粪便标本接种艰难梭菌的选择性培养基:环丝氨酸 - 头孢甲氧霉素 - 果糖 - 卵黄琼脂(Cycloserine-cefoxitin-fructose-agar,CCFA),并进行厌氧培养。

艰难梭菌的鉴定要点:革兰氏阳性粗长杆菌,芽孢为卵圆形或长方形,位于菌体的次级端;严格专性厌氧菌;在 CCFA 琼脂上形成粗糙的黄色菌落,在紫外线灯下可见黄绿色荧光;酯酶及卵磷脂酶阴性;发酵果糖;不发酵乳糖;不凝固和不消化牛乳;吲哚阴性。基于 16s RNA 的 DNA 测序鉴定技术和 MALDI-TOF-MS 鉴定技术也可应用于艰难梭菌的快速鉴定。

大量文献资料表明 95% 以上患抗生素相关的假膜性结肠炎的患者粪便艰难梭菌毒素阳性,而约 2%~3% 的正常人粪便能检出艰难梭菌,但艰难梭菌毒素阴性;并且用抗生素治疗但无腹泻的患者中有 21% 的人粪便艰难梭菌培养阳性,却仅有 2% 的人艰难梭菌毒素阳性。因此,目前认为粪便培养有假阳性,明确诊断艰难梭菌感染的“金标准”应为采用细胞培养法检出粪便中的艰难梭菌毒素。

3. 产毒素培养(toxigenic culture,TC)　TC 是检测艰难梭菌分离株的毒素产生情况。将粪便标本接种于 CCFA 培养基或艰难梭菌显色培养基上,37℃厌氧培养 48h,挑取典型菌落接种至液体培养中,厌氧培养 48h,培养上清通过滤膜过滤进行细胞毒性试验。TC 是诊断艰难梭菌感染的参考方法,但操作烦琐,耗时长,目前多用于流行病学调查,或用于新检测方法的评估标准。

4. 艰难梭菌抗原检测　谷氨酸脱氢酶(glutamate dehydrogenase,GDH)是艰难梭菌的细胞壁蛋白,该抗原可大量产生且稳定存在,不容易受到标本存放时间的影响,但是不能区分产毒株和非产毒株。艰难梭菌抗原检测具有较高的阴性预测值,阴性则基本可以排除艰难梭菌的感染,阳性标本则需要进一步进行毒素检测确定是否感染。

5. 细胞毒素中和试验(cell cytotoxin neutralization assay,CCNAs) 即细胞毒性试验(cell cytotoxicity assay,CCTA)。CCNAs 是诊断艰难梭菌感染的"金标准"。将粪便标本离心,上清通过滤膜过滤,滤液用无菌 PBS 稀释后加入 Vero 或 Hep2 细胞悬液,分别加入或者不加入抗艰难梭菌毒素中和抗体,37℃,5% CO_2 环境培养,24h 和 48h 后显微镜下观察细胞病变效应。加入特异性抗毒素抗体可以阻止细胞病变效应。

6. 毒素酶联免疫试验(enzyme immunoassay,EIA) 目前已有商品化的 EIAs 试剂盒用于艰难梭菌毒素检测。该方法的原理为用包被的单克隆或多克隆抗体单独检测毒素 A 或者同时检测毒素 A、B。EIA 检测毒素 A/B 具有快速、方便、廉价和特异性高等优点,但敏感性较低,因此不推荐单独使用。目前 EIA 毒素检测常和 GDH 抗原检测和核酸扩增技术(Nucleic Acid Amplication Tests,NAATs)联合应用。

7. 核酸扩增方法(NAATs) FDA 认可的核酸方法主要针对毒素 A、B 基因(TcdA 和 TcdB)、二元毒素基因 cdt 以及 TcdC。目前应用较多的是实时荧光定量 PCR 和环介导恒温扩增(LAMP)。以产毒株培养和细胞毒素中和试验为"金标准",RT-PCR 检测艰难梭菌的敏感性和特异性分别为 90% 和 96%,耗时短,具有较高的敏感性和特异性。目前商品化的检测系统包括 GeneXpert(Cepheid,美国)、FilmArray(BioMérieux,法国)等。但由于 PCR 检测的是毒素基因并非毒素本身,毒素基因是否表达或者表达多少并不确定,并不能鉴别艰难梭菌感染和无症状携带,因此在高度怀疑 CDI 的患者中可进行该试验。

艰难梭菌不同检测方法的优缺点比较,见表 16-2。

表 16-2 艰难梭菌不同检测方法优缺点比较

检测方法	检测对象	时间	优点	缺点
培养	艰难梭菌	1~3d	可获得菌株	耗时长,不能区分产毒株和非产毒株
GDH	艰难梭菌	1~2h	简单快速	不能区分产毒株和非产毒株
CCTAs	毒素 B	1~3d	"金标准"	耗时长,技术要求高
TC	产毒艰难梭菌	3~5d	参考方法	耗时长,技术要求高
EIAs 毒素检测	毒素 A/B	1~2h	简单快速特异性高	敏感性低
NAATs	毒素基因	1~2h	快速,敏感性和特异性高	费用高

(九)肠道菌群失调及真菌感染的检验

肠道菌群的数量与细菌的种类是随着食物的消化、吸收、排泄发生着动态的生理变化,这种肠道菌群的生理改变在一般情况下与机体保持动态平衡。但如果由于疾病、抗菌药物的长期使用或不合理应用、手术、放化疗以及环境等因素影响,造成肠道菌群数量和各菌种的比例发生大幅度变化,超出正常范围并由此产生以腹泻为主的临床症状,就为肠道菌群失调症(dysbacteriosis)。根据严重程度分为三度。

1. Ⅰ度菌群比例失调 表现为粪便涂片查菌群比例时,革兰氏阳性菌、阴性菌比例的轻度变化。是一类较轻的失调,一般来说诱因去除后即自行恢复。

2. Ⅱ度菌群比例失调 表现为粪便涂片革兰氏染色查菌群比例时,革兰氏阳性菌、阴性菌,球菌和杆菌比例的明显变化,如球杆比倒置。是一类中度的失调,诱因去除后失调也会维持一段时间。临床常表现为慢性腹泻与慢性胃肠功能紊乱。

3. Ⅲ度菌群失调 表现在粪便涂片革兰氏染色查菌群比例时发现原有的正常肠道菌群很少,而少见的细菌如葡萄球菌、梭状芽孢杆菌、酵母样真菌成为优势菌,菌群中各种细菌比例发生很明显的变化。临床表现多为严重的腹泻与肠功能紊乱,患者全身情况较差。其中真菌引起的念珠菌性肠炎和艰难梭菌引起的假膜性肠炎临床常见。其中对于念珠菌性肠炎的实验室诊断,除了粪便涂片革兰氏染色查酵母样真菌外,也可做粪便的真菌培养。

但由于酵母菌本身就属于人体肠道菌群中成员,因此对酵母菌阳性培养结果的解释一定要在考虑检出的念珠菌的数量同时紧密联系临床病史和症状。

三、抗菌药物治疗和药敏试验

一代、二代头孢菌素、头霉素和氨基糖苷类药物对沙门菌属和志贺菌属临床无效,因此体外药敏试验结果不应报告敏感。粪便标本中分离的沙门菌和志贺菌,常规报告氨苄西林,一种氟喹诺酮类和复方磺胺。目前尚没有证据支持对致泻性大肠埃希菌进行常规药敏试验。近年来 O157 和其他致泻性大肠埃希菌对某些药物的耐药水平逐渐升高,特别是链霉素、磺胺类和四环素。在美国爆发感染疫情中分离的 ETEC 菌株对四环素的耐药较为常见,而与爆发感染有关的大多数 EPEC 也对多种抗菌药物耐药。霍乱弧菌体外药敏结果显示其对氨基糖苷类、阿奇霉素、氟喹诺酮类、超广谱头孢菌素以及碳青霉烯类和单环类具有较高的敏感性。

(吴思颖　康 梅)

第三节　淋病奈瑟菌感染与疾病

淋病奈瑟菌是奈瑟菌属重要致病菌种之一,为革兰氏阴性双球菌,成双、肾形排列。淋病是由淋病奈瑟菌(简称淋球菌)引起的泌尿生殖系统的化脓性感染,也可侵犯眼睛、咽部、直肠和盆腔等处以及血行播散性感染,是我国当前流行的主要性传播疾病。在中国 2000 年报告的发病人数为 28.57 万人,占性病总人数的 33.25%,发病率为 22.92/10 万。人类为淋病奈瑟菌的宿主,淋病奈瑟菌感染的危险因素与暴露的次数和暴露的部位有关。对男性而言,与女性感染者的单次性接触,被感染的概率约为 20%;而对女性而言,与男性感染者的单次性接触感染概率高达 50%~70%。

淋病潜伏期一般 2~5d,临床表现为:①单纯性淋病,在男性常表现为尿频、尿急、尿痛,尿道口出现脓性分泌物,女性则多见于子宫颈红肿、阴道分泌物增多和排尿困难;②淋菌性盆腔炎;③口咽部和肛门直肠淋病;④常发生于新生儿产道感染引起的淋菌性结膜炎;⑤播散性淋病,常见于免疫缺陷患者,表现为菌血症、皮肤损害或化脓性关节炎等。

一、实验室分析路径

淋病奈瑟菌实验室分析路径见图 16-10。

二、相关实验及结果判断与分析

(一) 分泌物直接涂片革兰氏染色镜检

采集标本涂片后革兰氏染色镜检,男性尿道分泌物中可见中性粒细胞内外较多革兰氏阴性双球菌,有助于男性淋病早期诊断。新生儿结膜分泌物直接涂片染色查见细胞内外大量革兰氏阴性双球菌可初步判断为淋球菌性结膜炎。

应注意革兰氏染色不能用于淋球菌性子宫颈炎的诊断,因为女性阴道和直肠的正常菌群中可存在与淋球菌形态极为相似的细菌,因此,对于女性生殖道分泌物涂片所见结果必须由培养结果证实才能报告临床。

(二) 分离培养与鉴定

以人造纤维活涤纶拭子采集标本,并立即接种于淋球菌专用的选择性培养基,并置于 5% CO_2 35~37℃ 条件下孵育,18~24h 后观察平板。如不能立即接种,则应置于运送培养基中,防止淋球菌死亡和其他微生物的过度生长。淋病奈瑟菌菌落特点为直径 0.5~1mm,灰白色,光滑、透明呈露滴状凸起的菌落。如培养 72h 后无可疑菌落生长方可出阴性报告。

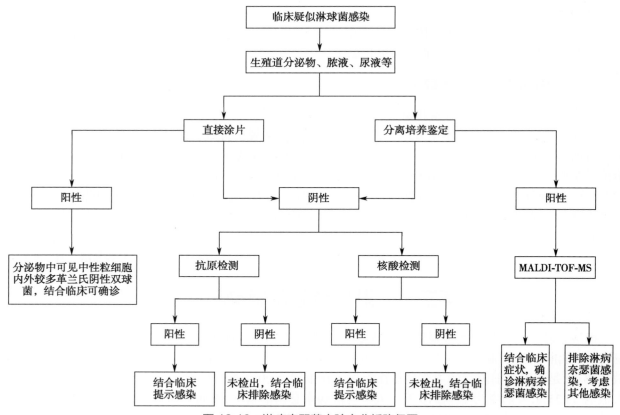

图 16-10　淋病奈瑟菌实验室分析路径图

1. 形态和生化鉴定　选可疑菌落涂片,淋病奈瑟菌为革兰氏阴性双球菌,氧化酶及触酶阳性。葡萄糖发酵试验阳性,产酸不产气,不分解麦芽糖和蔗糖等其他糖类。

2. 免疫学鉴定　制备淋病奈瑟菌的外膜蛋白 PorI 的荧光单克隆抗体,将分离出的可疑菌落涂片并与上述荧光单克隆抗体进行直接荧光抗体染色,在荧光显微镜下观察呈苹果绿的淋病奈瑟菌。也可利用外膜蛋白单克隆抗体进行凝集试验或免疫层析试验鉴定淋病奈瑟菌。

3. 分子生物学鉴定　常见作为淋病奈瑟菌检测靶片段的基因有淋病奈瑟菌隐蔽性质粒、染色体基因探针、菌毛 DNA 探针、透明蛋白(opa)基因、菌毛 DNA 探针、rRNA 基因探针和 porA 基因。目前临床应用较广的淋病奈瑟菌菌种分子生物学鉴定试剂盒如 Gen-Probe 就是通过化学发光检测种特异性 rRNA 序列来对菌落做菌种鉴定。MALDI-TOF-MS 技术利用蛋白质谱分布可对淋病奈瑟菌进行快速的初步鉴定。这种分子生物学的鉴定方法比生化鉴定和免疫学鉴定敏感性和特异性更高,特别适用于生化模式不典型的疑难菌的鉴定。

（三）抗原检测

将抗淋球菌抗原的单克隆抗体结合在固相上,与标本中的淋球菌抗原结合形成免疫复合物,通过免疫显色反应来做定性检测。适用标本为男性尿液和女性尿道、阴道和宫颈标本。评估试验显示与传统培养法相比,其敏感性 94.1%、特异性 95%,相应的阳性预测值为 96.9%,阴性预测值为 92%,目前的检测下限为 10 000CFU/mL。

如果标本中有较高浓度的其他奈瑟菌及莫拉菌、不动杆菌、嗜血杆菌等,会由于交叉反应而出现假阳性。该方法在推断男性淋菌性生殖道感染的敏感性和特异性与革兰氏染色类似,但对宫颈拭子的敏感性较低。

（四）核酸检测

可直接检测尿道及子宫颈样本中的淋病奈瑟菌,并可常常同时检测沙眼衣原体。目前主要有三种检测类型。

1. 核酸扩增试验（Nucleic Acid Amplication Tests，NAATs）　直接扩增标本中的目的基因片段。不同商品化的检测试验主要表现为扩增方法及靶序列的不同。目前应用较广的淋球菌核酸扩增试剂盒主要有应用聚合酶链反应的 ROCH 公司的 AMPLICOR；应用链取代扩增隐蔽性质粒 DNA 序列的 BD 公司的 PROBE-TEC；以及应用转录介导的扩增（Transcription-Mediated Amplication，TMA）检测特异性 23sRNA 序列的 GenProbe 公司的 APTIMA。这三种商品化检测试验对不同标本的检测性能比较见表 16-3。

表 16-3　淋病奈瑟菌的核酸扩增试验性能比较

试验方法和标本	敏感性（%）	特异性（%）
聚合酶链反应		
子宫颈	92.4	99.5
女性尿液	64.8	99.8
男性尿液	94.1	99.9
链取代扩增反应		
子宫颈	96.6	98.9-99.8
女性尿液	84.9	98.8-99.8
男性尿液	98.1	96.8-98.7
男性尿道标本	98.1	96.8-98.7
转录介导扩增		
子宫颈	99.2	98.7
女性尿液	91.3	99.3
男性尿液	97.1	99.2
男性尿道标本	98.8	98.2

2. 直接探针杂交　以靶核酸的互补片段作为探针，直接检测标本中的杂交体；目前已有两种直接探针杂交测试盒获得美国 FDA 认可用于直接检测标本中的淋球菌；文献显示与培养相比对女性标本和男性标本，该测试方法的敏感性分别为 94% 和 99% 左右，特异性分别为 97.5% 和 100%。

3. 扩增信号探针　先以靶核酸的互补片段作为探针与标本中的目的片段杂交，然后扩增杂交信号后进行检测。文献评价显示，核酸共扩增比直接探针杂交更能明显提高检测灵敏度。

与"金标准"淋球菌培养相比，核酸检测的优势在于标本保存时间长，不需要特殊运输条件，而且核酸扩增还适用于无创标本如尿液、阴道拭子等。但这种非培养的检测手段的局限性在于：首先无法得到活菌进行药敏试验；其次即使细菌死亡后核酸的浓度仍会在一段时间内持续高于检测限，不适于立即用于评价淋球菌感染的治疗效果。因此，这种方法主要适用于淋球菌感染的辅助诊断。

三、抗菌药物治疗和药敏试验

淋球菌的药敏试验需要使用特殊的培养基，美国临床和实验室标准协会（the Clinical & Laboratory Standards Institute，CLSI）推荐使用含有 1% 生长添加剂的 GC 琼脂进行纸片扩散法药敏，进一步推荐琼脂稀释法检测其 MIC。近年来淋球菌对多种抗生素的耐药率增加，特别是喹诺酮类的药物。2010 年欧洲，淋球菌对环丙沙星的耐药率为 53%，2009 年包括中国和越南在内的许多亚洲国家，淋球菌对环丙沙星的耐药率已经接近 100%。对于宫颈、尿道和直肠单纯性感染，推荐头孢曲松肌内注射和口服阿奇霉素治疗，对于播散性淋球菌感染，推荐头孢曲松静脉滴注和口服阿奇霉素治疗。2015 年美国 CDC 性传播疾病的诊断和治疗指南已不再推荐喹诺酮类药物治疗淋病和相关感染，只有药敏试验结果为敏感时喹诺酮类药物才可用于治疗。

(吴思颖 康 梅)

第四节 布鲁菌感染与疾病

布鲁菌属(Brucella)由 6 个种、19 个生物种组成,其中引起人类疾病的有羊布鲁菌(B.melitensis)、牛布鲁菌(B.abortus)、猪布鲁菌(B.suis)和犬布鲁菌(B.canis)。我国流行的有羊布鲁菌、牛布鲁菌、猪布鲁菌 3 种,其中以羊布鲁菌最为常见。羊布鲁菌毒力最强,可引起严重感染,最常见的动物宿主是羊、骆驼和水牛。牛布鲁菌感染分布范围最广,但引起的疾病往往较轻。猪布鲁菌感染率较前两者少,但能导致严重疾病。犬布鲁菌可导致犬类感染,但人感染病例极少。人对布鲁菌普遍易感,青壮年男性多见。与家畜接触频繁的职业人员是感染的高危人群,包括农民、牧民、屠夫、兽医等。实验室人员培养布鲁菌时防护措施不当也容易导致感染。因此,给动物接生或接触过程中需做好个人防护,同时要做好动物预防接种工作。

布鲁菌是兼性胞内寄生的革兰氏阴性球杆菌,菌体微小,无芽孢、无荚膜、无鞭毛、无天然质粒,需氧(部分菌的生长喜好 CO_2),不发酵糖,但能以氧化代谢的方式分解一些糖类;能够在多种培养基上生长,24~48h 形成肉眼可见的菌落,且大部分为光滑型菌落,但也存在粗糙型菌落变异。

一、实验室分析路径

布鲁菌感染的实验室分析路径见图 16-11。

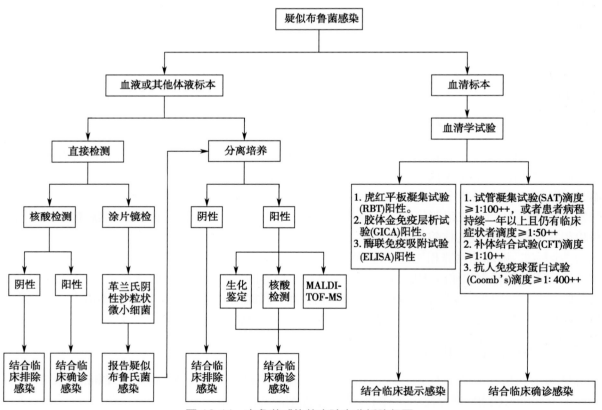

图 16-11 布鲁菌感染的实验室分析路径图

二、相关实验及结果判断与分析

1. 分离培养与鉴定 对于发热患者,骨髓比血液有更高的布鲁菌检出率,推荐自动连续监测血培养系统,它比传统培养方法的阳性率高,且能更快监测到细菌生长(多在 1 周内)。转种血平板或巧克力平板培养 24~48h,布鲁菌形成边缘整齐、光滑、有折光性、菌落直径为 1~2mm 的菌落,其中犬布鲁菌可有粗糙型菌落变异。革兰氏染色为阴性球杆菌,氧化酶阳性,触酶阳性,脲酶阳性。

2. MALDI-TOF-MS　作为一种快速鉴定技术,MALDI-TOF-MS 可以将布鲁菌鉴定到种和亚种水平,在临床诊断、传染源的流行病学调查以及疾病预后等方面都具有良好的应用前景。

3. 血清学试验　布鲁菌病的血清学试验包括虎红平板凝集试验(RBT)、胶体金免疫层析试验(GICA)、酶联免疫吸附试验(ELISA)、试管凝集试验(SAT)、补体结合试验(CFT)以及抗人免疫球蛋白试验(Coomb's)等。

4. 分子生物学检测　采用普通 PCR 或逆转录 PCR(RT-PCR)可直接检测临床标本中的布鲁菌,用于 PCR 检测的靶基因包括 BCS(编码 31kDa 的细胞表面蛋白)、BP26(编码 26kDa 的胞质蛋白)、16SrRNA 和插入序列 IS711。该方法快速、敏感,但由于 PCR 尚未标准化,在临床上的应用还需验证,尚不适用常规检测。但对中枢神经系统感染或者局灶感染可发挥重要作用。

三、抗菌药物敏感试验

由于多方面的原因,如生物安全问题、缺乏判读标准等原因,布鲁菌的常规药敏试验并未开展。治疗布鲁菌感染的一线药物为多西环素合用利福平或链霉素。对于不能使用一线药物或效果不佳的病例可酌情选用二线药物,即多西环素合用复方新诺明或妥布霉素,利福平合用氟喹诺酮类。难治性病例可加用氟喹诺酮类或三代头孢菌素类。

(张为利　康　梅)

第五节　厌氧菌感染与疾病

厌氧菌(anaerobic bacteria)是指生长和代谢不需要氧气,利用发酵获取能量的细菌的总称。该菌需在低氧分压条件下才能生长,而在含 10% 二氧化碳浓度下的固体培养基表面不能生长。绝大多数为人体正常菌群,但在某些情况下可成为致病菌而引起严重感染甚至死亡。由于近年来抗生素的滥用使厌氧菌感染明显增加。

厌氧菌感染的指征包括:①内源性感染:在寄居部位改变、宿主免疫力下降、菌群失调等情况下,伴有局部厌氧微环境形成如烧伤、放化疗、肿瘤压迫的组织缺氧或氧化还原电势降低;②分泌物或脓液黏稠,乳白色、粉红色、血色或棕黑色,有恶臭气味或硫黄颗粒;③接近黏膜表面的感染;④病变组织有气体产生或周围有捻发音;⑤局部组织供血不足;⑥出现广泛组织坏死或局部脓肿;⑦继发人或动物咬伤后的感染;⑧涂片革兰氏染色有细菌存在,常规细菌培养无细菌生长;⑨使用氨基糖苷类抗菌药物长期无效;⑩厌氧环境如消化道、胸腹腔、女性生殖道与盆腔。厌氧菌包括有芽孢和无芽孢两类,其中厌氧芽孢梭菌属主要引起外源性感染,无芽孢厌氧菌主要引起内源性感染。在临床厌氧菌感染中,无芽孢厌氧菌感染占 90%,以混合感染多见。临床厌氧菌常见分布部位:被粪便污染的会阴、腹股沟区的皮肤,器官/腔隙如结直肠、阴道。经口咽部黏膜的头颈部手术、下消化道手术、涉及阴道的妇产科手术易发生厌氧菌感染。由于标本的选择、采集、转运及处理对厌氧菌的检测结果影响很大,因此推荐从深部受伤组织抽吸、刮取及组织活检采集厌氧菌检测标本。适合或不适合厌氧菌培养的标本类型见表 16-4。

表 16-4　适合或不适合厌氧菌培养的标本类型

适合厌氧菌培养的标本	不适合厌氧菌培养的标本
抽取物(用注射器)、支气管镜保护性毛刷	痰、BALF、气管内抽吸物、气管切口分泌物
鼻窦(抽取)	鼻咽拭子、鼻窦冲洗或拭子不能作为鼻窦炎的病原学诊断
尿液(耻骨上穿刺膀胱尿液)	尿液(排出或从导管导出)

适合厌氧菌培养的标本	不适合厌氧菌培养的标本
后穹窿穿刺液、输卵管液或组织(抽吸/活检标本)、胎盘组织(通过剖宫产手术)、宫内节育器(针对放线菌属)、前庭大腺分泌物	会阴拭子、宫颈分泌物、恶露、阴道或外阴分泌物、前列腺液或精液、尿道分泌物
培养艰难梭菌的粪便标本	直肠拭子
血液、骨髓、外科(术中抽取物或组织)	
眼部标本(泪道/结膜等结石、房水、前房液(穿刺)、玻璃体洗液(术中采集)	

一、实验室分析路径

厌氧菌感染的实验室分析见图 16-12。

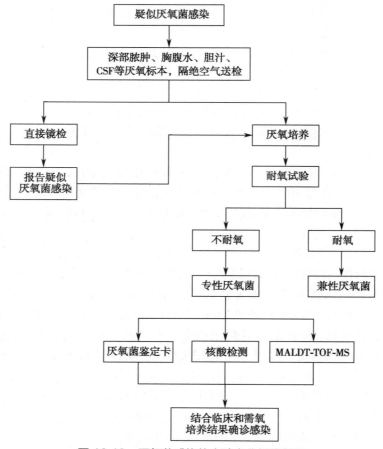

图 16-12 厌氧菌感染的实验室分析路径图

二、相关实验及结果判断与分析

(一)革兰氏染色

对于某些厌氧菌感染,革兰氏染色是诊断及临床快速处理的关键。由厌氧菌引起的尿路感染可首先通过革兰氏染色检出。当尿路感染持续不愈,且常规需氧培养阴性时,应当考虑厌氧菌感染。深部吸痰涂片显示大量多形核白细胞(polymorphonclear leucocyte,PMNs)或退行性 PMNs,鳞状上皮细胞罕见或缺失,细菌呈多形(如细小链状排列的革兰氏阳性球菌、纺锤形的革兰氏阴性杆菌和革兰氏阴性球杆菌等),提示吸入性肺炎。对于气性坏疽、坏死性筋膜炎或肌坏死患者,革兰氏染色显示罕见退行性 PMNs、多形态厌氧菌(如货车车厢形革兰氏阳性或染色不定的杆菌),则提示需要紧急手术。以缺乏乳酸杆菌、出现大量革兰氏染色不定的球杆菌为特征的细菌性阴道病,革兰氏染色是最好的诊断试验,因此细菌性阴道病不推荐进行培养。

(二)分离培养与鉴定

对于大多数标本,应接种厌氧血琼脂平板,同时接种需氧血琼脂平板,必要时接种厌氧肉汤。

1. 生化鉴定 厌氧鉴定卡对于常见菌种的鉴定效果较好,对于不具备分子生物学分析能力的实验室可作为良好的选择。

2. MALDI-TOF 可快速、准确地鉴定厌氧菌。

3. 测序 运用于具备分子分析能力的临床实验室。

(三)分子生物学检测

宏基因组二代测序(metagenomics next-generation sequencing,mNGS) 由于厌氧菌不易培养,常规培养阳性率低,mNGS 在鉴定厌氧菌方面比传统培养具有更高的灵敏度。如果 mNGS 检测到厌氧菌,可提示临床增加厌氧培养。

三、抗菌药物敏感试验

对于临床重要的厌氧菌应当做药物敏感试验,包括从血液、脑脓肿、心脏瓣膜或血管支架组织、骨髓炎患者的骨活检组织、关节抽吸液及从人工装置等分离的菌株。其他需要进行药敏试验的厌氧菌包括从无菌部位分离的可能病原菌和从初始治疗失败患者分离的菌株。

(张为利　康　梅)

第六节　分枝杆菌、诺卡菌感染与疾病

结核分枝杆菌(M.tuberculosis) 可通过呼吸道、消化道或皮肤损伤侵入易感机体,引起多种组织器官的结核病,其中以呼吸道传播引起的肺结核最多。人体感染结核分枝杆菌后不一定发病,入侵菌量和机体的免疫状态等与发病有关。结核病以渗出、干酪样坏死及其他增殖性组织反应为基本病理特征。除少数起病急骤外,临床多呈慢性过程,表现为以低热、消瘦、乏力等全身症状与咳嗽、咯血等呼吸系统症状为主。

据世界卫生组织统计,结核病已经成为单一病原菌疾病死因的第一位。目前我国结核病年发病人数约为 130 万,占全球发病人数的 14%,位居全球第二位。近年来,我国每年报告肺结核发病人数始终位居全国甲乙类传染病的前列;耐多药结核(multi-drug-resistant tuberculosis,MDR-TB),甚至泛耐药结核(extensively drug-resistant tuberculosis,XDR-TB)危害日益凸显,未来数年内可能出现以耐药菌为主的结核病流行态势;结核分枝杆菌与 HIV 双重感染的患者人数持续增加,防治工作亟待加强;中西部地区、农村地区结核病防治形势严峻。在结核病控制工作中,实验室诊断仍是主要检测手段。目前,实验室主要的检测方法包括直接涂片镜检和细菌培养、组织病理学检查、血清学方法、酶联免疫法和分子生物学方法。

非结核分枝杆菌(non-tuberculous mycobacteria,NTM) 指除结核分枝杆菌复合群和麻风分枝杆菌以外的其他分枝杆菌的总称。随着医务人员对相关疾病认识的提高、菌种鉴定技术的发展以及免疫缺陷性疾病和免疫抑制剂使用增多等因素,临床观察的 NTM 相关疾病明显增多。

NTM 分为快生长分枝杆菌(rapidly growing mycobacteria,RGM)和慢生长分枝杆菌(slowly growing mycobacteria,SGM)。RGM 培养 7d 内即可获得肉眼可见的菌落,而 SGM 则需要 7d 以上。临床最常见的具有临床价值的 RGM 包括脓肿分枝杆菌、偶然分枝杆菌和龟分枝杆菌。RGM 感染通常选用大环内酯类、氟喹诺酮类和氨基糖苷类等药物治疗。最常见的具有临床价值的 SGM 包括鸟分枝杆菌复合群(Mycobacterium avium complex,MAC)、堪萨斯分枝杆菌及蟾蜍分枝杆菌等,通常选取大环内酯类和利福霉素类药物治疗,有时加用注射类抗结核药物。

NTM病的全身中毒症状和局部损害表现与结核病相似,在无菌种鉴定结果的情况下,可长期被误诊为结核病。女性患病率明显高于男性,老年人居多。大多数患者肺部已有基础疾病,如COPD、支气管扩张症、囊性纤维化、尘肺病、肺结核和肺泡蛋白沉着症等。患者的临床表现差别较大,有的人没有明显症状,由体检发现;有的人已进展到肺空洞,病情严重;多数人发病缓慢,常表现为慢性肺部疾病的恶化,也可有急性发病;可有咳嗽、咳痰、咯血、胸痛、气急、盗汗、低热、乏力、消瘦和萎靡不振等症状。

诺卡菌　诺卡菌感染通常由创伤相关细菌侵入或通过吸入方式导致,后者好发于免疫功能低下的患者,并在肺部形成感染灶。诺卡菌也可引起肺外感染,肺外感染通常由肺部原发病灶经血行播散,脑部是最常见的继发感染部位。各种诺卡菌也可导致角膜炎和其他眼部感染,但是要精确鉴定到种有一定难度。此外,有少数导管相关性诺卡菌感染病例报道。

一、实验室分析路径

分枝杆菌、诺卡菌感染的实验室分析路径见图16-13。

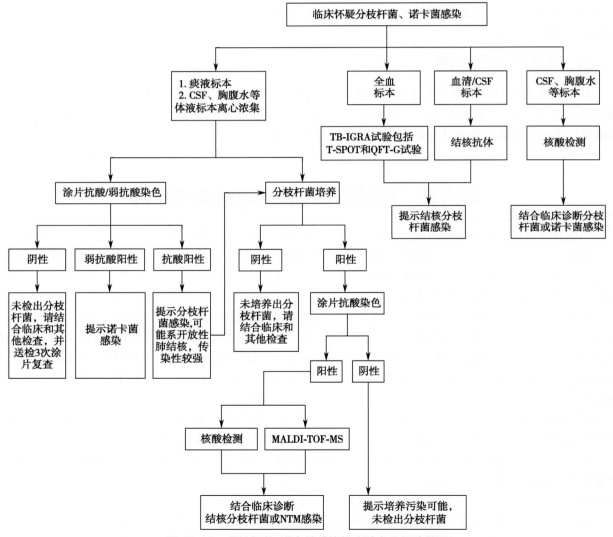

图 16-13　分枝杆菌、诺卡菌感染的实验室分析路径图

二、相关实验及结果判断与分析

1. 直接涂片检测　涂片的方法简单易行,无论是痰标本,还是无菌体液标本均可经涂片染色获得快

速的临床信息。但由于其检测的敏感性较差及存在主观判断差异,建议连续送检 3 次标本;特别是痰标本,建议采集呼吸道深部清洁晨痰做涂片镜检,以提高痰标本的质量和阳性检出率。实验室常规使用齐-尼染色法(Z-N 法),见表 16-5。

表 16-5 齐 - 尼染色镜检分级报告标准

(−)	全视野(或 300 视野)未发现抗酸菌
(−/+)需报告菌数	1~8 条抗酸杆菌 /300 视野
(+)	3~9 条抗酸杆菌 /100 视野
(++)	1~9 条抗酸杆菌 /10 视野
(+++)	1~9 条抗酸杆菌 / 每视野
(++++)	10 条抗酸杆菌以上 / 每视野

涂片阳性表明有抗酸杆菌,但不一定是结核分枝杆菌,应进一步鉴定确证。痰菌阳性表明病灶是开放性的,具有较强的传染性。如直接涂片镜检不易检出,应浓集涂片,浓集菌后离心涂片,可提高一定的阳性率及敏感性,但成本较高,有待优化普及。

2. 分枝杆菌分离培养 培养的方法可以证实分枝杆菌的存在以及有无繁殖能力,同时还可以分枝杆菌做进一步的鉴定与药敏试验,敏感性和特异性较高。药物敏感性试验还可为治疗药物的选择,特别是在复发治疗时起到重要指导作用。对涂片阴性及诊断有疑问时,培养和药敏的方法显得尤其重要,是目前公认的实验诊断结核病的"金标准"。但由于分枝杆菌生长缓慢,体外分离培养时间较长,4~6 周才可出阴性报告,不能满足临床快速诊断的需要。

3. MALDI-TOF-MS 目前该技术已应用于分枝杆菌的鉴定。分枝杆菌的 MALDI-TOF-MS 分析包括灭活、提纯和分析三个步骤。处理抗酸染色阳性的培养物时需格外注意生物安全问题,这些方法不同于其他细菌和真菌的提取方法。虽然 MALDI-TOF-MS 设备成本高,但该技术的试剂成本最低,可适用于各种微生物,并且缩短鉴定周期,最终总成本是降低的。

4. 结核感染 T 细胞检测(tuberculosis interferon gamma release assay,TB-IGRA) 通常采用酶联免疫吸附 / 酶联免疫斑点(Elisa/Elispot)方法,定量检测全血 / 外周血单个核细胞(PBMCs)在结核分枝杆菌特异性抗原刺激下释放 γ 干扰素的水平,用于诊断潜伏性结核分枝杆菌感染以及结核病,尤其适用于肺外结核的诊断。目前这类试验中,有两种较为成熟的方法,即 Quanti FERON-TBGOLD 试验(QFT-G)和 T-SPOT TB 试验。其特点是样品为全血,而非痰液,从而减少生物危险;具有高特异性和敏感性,结果几乎不受卡介苗接种的影响,能区分既往感染结核及活动性结核,是目前值得推广的常规实验室检测方法。

5. 结核抗体 机体对结核分枝杆菌可发生体液免疫应答,产生特异性 IgM 和 IgG 类抗体,但这些抗体不是保护性抗体,而是伴随抗体,即体内有结核分枝杆菌存在且增殖时,就会产生抗体,否则抗体消失。各类结核病患者的抗体产生规律为:病变重、受损范围大者细胞免疫功能弱,而抗体产生较多,即细胞免疫随病变加重而减弱,体液免疫随病变加重而增强,所以检测体液中结核抗体有助于对活动性结核进行正确的诊断并对抗结核药物治疗的疗效进行评估。

6. 分子生物学诊断 与传统方法相比,分子生物学技术对结核病的诊断和分枝杆菌的分型具有敏感特异、快速准确等特点。在肺外结核标本的检验中,特别是针刺活检的微量组织,分子生物学诊断具有更高的临床价值。目前已有二代测序(Next Generation Sequencing,NGS)技术、PCR 技术、核酸探针杂交技术、RNA 扩增技术及基因芯片等方法用于结核分枝杆菌的菌株鉴定和耐药机制的研究、检测,但某些分子技术设备的价格昂贵,成本高,以至于推广受限。

三、抗菌药物敏感试验

通常情况下,每个患者首次分离出结核分枝杆菌都应进行药物敏感试验,假如患者对治疗没有反应或持续 2~3 个月培养阳性,则需要重复进行药敏试验。首选的药敏试验包含:两种浓度的异烟肼(临界浓度和较高浓度)、利福平、乙胺丁醇和吡嗪酰胺。如果分离菌株对利福平或其他任意两种首选药物耐药,则需要进行二线药物的敏感试验,包括较高浓度的链霉素和卷曲霉素、乙硫异烟胺、阿米卡星、对氨基水杨酸、利福布汀、环丝氨酸、利奈唑胺、左氧氟沙星和莫西沙星。

虽然 CLSI 对于部分 NTM 菌种推荐了药敏试验方法和药物临界浓度,但这些方法仍有待评价和调整。对于没有推荐方法的 NTM 菌种,常规做法是 SGM 多参照结核分枝杆菌选取临界药物浓度,而 RGM 多参照普通细菌选取临界药物浓度。但不同种的分枝杆菌的耐药临界浓度可能存在较大差异,因此需要开展更多的临床和基础研究,以建立针对不同菌种的药敏试验方法。从目前已获得的数据来看,NTM 感染的治疗效果主要取决于菌种类型,如堪萨斯分枝杆菌、海分枝杆菌、蟾蜍分枝杆菌、苏尔加分枝杆菌和溃疡分枝杆菌的疗效较好,而 MAC、脓肿分枝杆菌、龟分枝杆菌的治疗疗效较差,表明种属对药物的敏感性至关重要。

对所有认为可能具有临床意义的诺卡菌分离株均应进行药物敏感试验。CLSI 推荐的诺卡菌药敏试验方法是微量肉汤稀释法,需培养 3~5d 后判读结果。由于诺卡菌对磺胺类药物长期体外敏感,且长期以来剂量足够时临床效果显著,因此,磺胺类仍然是目前治疗诺卡菌感染的主要抗菌药物。然而,已有研究报道,诺卡菌对磺胺类的耐药性有增加趋势。

(张为利　康　梅)

第七节　非典型病原感染与疾病

最常见的非典型病原感染原主要有肺炎支原体、肺炎衣原体和军团菌。尽管他们属于非典型感染病原,但在临床检测工作中也不时发现其与成人社区获得性肺炎、医院感染疾病等的发生关系密切。本节将分别介绍各自的致病特点与实验室分析路径。

一、肺炎支原体

肺炎支原体(*Mycoplasma pneumoniae*,MP)属缺壁门,柔膜纲,支原体目,支原体属,是已知能在无生命培养基中能独立生存的最小微生物,没有细胞壁,仅有细胞膜,呈高度多形性的原核微生物。肺炎支原体是最常见的社区获得性肺炎病原体之一,根据国内外研究显示在成人社区获得性肺炎中肺炎支原体占 11%~15%,在儿童社区获得性肺炎中则高达 30%~40%。在疾病流行无季节性,潜伏期约 2~3 周,临床感染最典型的表现为支气管炎,常伴有如急性咽炎等上呼吸道感染症状。该病原体在感染后可在滞留数月,部分患者如低丙种球蛋白症者可达数年。临床诊断有赖于临床微生物实验室检查。

(一)实验室分析路径

肺炎支原体感染的实验室分析路径见图 16-14。

(二)相关试验及结果判断与分析

1. 显微镜检查　支原体在电镜下可见细胞膜由三层结构组成。缺乏细胞壁,呈高度多形性,革兰氏染色阴性,但不易着色。吉姆萨染色可染成淡紫色。DNA 荧光染料(赫斯特 33258 或吖啶橙)染色可用于体液标本中的支原体辅助检测,但不具有特异性。

2. 分离培养与鉴定　肺炎支原体培养营养要求高,生长缓慢、培养周期长,推荐使用添加 20% 马血清的含 0.5% 葡萄糖的 SP-4 肉汤以及琼脂培养基进行培养。琼脂平板在 35℃,5%~10% CO_2 气体环境中或 95% 氮气加 5% CO_2 培养 2~3d 后,可观察到圆形、表面光滑、透明、边缘整齐的油煎蛋状菌落,菌落中央较厚,周边由透明颗粒细沙样贴于琼脂表面。在液体选择性培养基上呈红色,当指示剂变色时应立即转种至新鲜肉汤管(0.1mL 菌液 +0.9mL 培养液)和琼脂固体培养基(0.02mL)上,否则培养物很快会失去繁

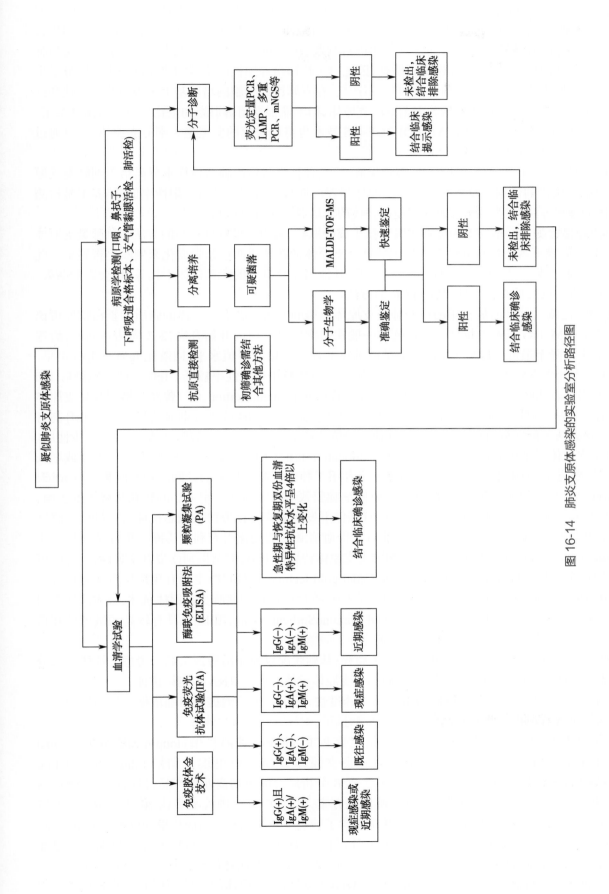

图 16-14 肺炎支原体感染的实验室分析路径图

殖能力,培养至少满 6 周后方可诊断肺炎支原体阴性。肺炎支原体菌株培养阳性的特异度接近 100%,但敏感性仅为 34.8%。目前有基于培养方法的快速检测试剂盒,即肺炎支原体利用试剂盒中的营养和生长因子快速生长使 pH 值降低通过指示剂颜色变化进行判断,在 6~90h 可出现阳性结果。由于该方法与肺炎支原体生长传代时间不符,其特异性受到质疑,因此对于快速培养阳性的培养物建议进一步采用分子生物学进行确证。肺炎支原体可发酵葡萄糖,产酸不产气,在有豚鼠红细胞的培养基上表现为溶血活性和红细胞吸附现象。虽然目前可在体外培养大菌落的支原体,但不能根据菌落形态和生化反应进行菌种鉴定。目前已有研究表明与分子方法相比,MALDI-TOF-MS 技术也可以快速的鉴定绝大部分支原体,还可通过肺炎支原体黏附素 P1 对其分型。

从口咽或鼻拭子、下呼吸道合格标本、胸腔积液、支气管黏膜活检或肺活检样本分离培养到肺炎支原体可作为病原学确诊的依据。总体来说肺炎支原体培养周期长,生长条件严苛,阳性率低,培养不是检测肺炎支原体的理想方法,在尝试培养时建议使用替代的非培养方法进行检测。

3. 抗原直接检测　样本要求为患者呼吸道拭子或吸取物,采用免疫双抗夹心的方法检测肺炎支原体抗原,在荧光显微镜下观察被特异性荧光标记的肺炎支原体活跃性或颜色条带变化来判断是否感染。此类方法方便快捷,但易受人为因素干扰,如采样误差、其他病原及自身的交叉抗体干扰等,均会影响结果,目前这种快诊方法已被摒弃,代之以基于 PCR 的方法。

4. 血清学检测　是目前最常用的诊断肺炎支原体感染的方法。肺炎支原体的脂质和蛋白抗原可诱导感染者产生 IgM、IgG、IgA 类抗体。IgM 抗体一般在初次感染 1 周内开始升高,2~3 周达到高峰,后逐渐下降,2~3 个月降至最低。IgA 抗体在感染早期迅速上升,7~14d 至峰值水平,回落比 IgM 或 IgG 更早。IgA 检测在成人肺炎支原体感染中阳性率高,儿童肺炎支原体感染中阳性率较低。IgG 一般于感染后 14d 左右出现,5 周左右达峰,维持较长时间。补体结合试验(complementfixation,CF)曾经是检测肺炎支原体主要的血清学方法,检测抗肺炎支原体的总抗体,一般认为滴度 >1∶64 或恢复期血清呈 4 倍以上升高有诊断意义。该方法不能区分抗体类型且易与其他自身抗体产生交叉反应出现假阳性结果,现已很少使用。有 50% 肺炎支原体感染患者冷凝集试验(cold agalutination test,CAT)滴度增高,检测效价 >1∶32 或增长 4 倍以上有诊断意义,但由于试验不特异,临床不推荐用于肺炎支原体感染的诊断。颗粒凝集法(particle agglutination,PA)采用间接凝集反应,将肺炎支原体细胞膜致敏或吸附在一定大小的颗粒状载体的表面,与人血清中存在的肺炎支原体抗体结合后,在适宜条件下发生凝集。该方法检测总抗体,特异度、敏感度佳,但不比酶联免疫吸附法更有优势,其治疗前后双份血清滴度的变化更有利于诊断。免疫荧光抗体法(immunofluorescence antibody,IFA)可主要检测肺炎支原体特异性 IgM,但结果判读带有主观性,且 IgG 可影响 IgM 的结果。免疫胶体金技术(immune colloidal gold technique,GICT)主要有免疫层析法和免疫渗滤法,应用胶体金做标记物以及抗原抗体特异性结合的免疫反应原理检测肺炎支原体抗体,该方法适合门诊的快速检测。酶联免疫吸附法(Enzyme-Linked ImmunoSorbent Assay,ELISA)具有较高的敏感度和特异性,也是目前使用最广泛的方法,已有成熟试剂盒。

评价血清学检测结果时需要结合患者的临床病程、基础状况以及年龄等因素综合考虑。抗体在部分治愈患者体内会持续阳性,再次感染的确诊应做肺炎支原体抗体滴度或 RNA 检测以佐证。

5. 分子生物学检测　该类方法特异性高、检测速度快,可为临床诊治提供明确依据。目前检测主要分为 DNA 和 RNA 检测两大类。检测样本为痰、鼻咽拭子、支气管肺泡灌洗液等。

基于 DNA 检测技术的方法较多,包括荧光定量 PCR、环介导等温扩增(loop-mediated isothermal amplification,LAMP)以及巢氏 PCR 等,靶标为肺炎支原体 DNA。梅里埃公司的 FilmArray(BioFire Diagnostics,UT,USA)是将微流控技术与巢式多重 PCR 分析结合的成功商业化产品,目前包括呼吸道感染、血流感染、胃肠道感染、脑炎脑膜炎 4 种检测解决方案,可以在 1h 之内检测多达 20 种不同的呼吸道细菌和病毒等病原菌,其中呼吸道感染检测芯片中包含了肺炎支原体检测。目前梅里埃已推出 FilmArray 2.0 检测系统的新型呼吸道感染检测芯片,新型芯片可以在 45min 之内完成测试,并且比早期芯片更准确,更高效,更快速,检测的病原菌种类也更多。文献研究显示对 360 例社区获得性肺炎患儿咽拭子样本进行 FilmArray 检测,与血清学方法进行比较,FilmArray 检测肺炎支原体的阳性率更低且差异有统计学意义（10.83% & 25.83%，$p=0.00$）但 FilmArray 检测为肺炎支原体阳性的 39 例标本经 PCR 验证为阳性，FilmArray 阴性但血清学检测阳性标本 61 例及通过简单随机抽样选取的两种检测方法均阴性的标本 22 例经 PCR 验证为阴性。由于病原体死亡后其 DNA 仍可在部分患者体内存在较长时间（7 周至 7 个月），因此 DNA 检验结果不宜用于治疗效果的评估。

RNA 检测技术称为实时荧光恒温扩增技术（simultaneous amplification and testing，SAT），是基于核酸恒温扩增技术和实时荧光检测技术相结合的一种核酸检测方法。靶标为 16S rRNA，其灵敏度和准确性明显高于 DNA 检测方法。由于 RNA 随病原体死亡而降解，其检测结果与肺炎支原体的感染严重程度有较强的相关性，也可评价肺炎支原体感染转归以及药物疗效。

此外对怀疑呼吸道感染诊断不明时也可进行 mNGS 检测，mNGS 是新一代测序技术不依赖于传统的微生物培养，直接对临床样本中的核酸进行高通量测序，与数据库进行比对分析，能够快速（24~48h）、客观的检测临床样本中的较多病原微生物（包括病毒、细菌、真菌、寄生虫），尤其适用于急危重症和疑难感染的诊断。

根据指南对口咽或鼻拭子、下呼吸道合格标本、胸腔积液、支气管黏膜活检或肺活检样本肺炎支原体核酸检测阳性对病原学诊断具有重要参考意义，目前已批准用于临床的核酸检测试剂盒，可作为早期快速诊断的重要手段。

二、肺炎衣原体

衣原体是一类可通过滤菌器、专性细胞内寄生、有独特生活周期的原核细胞型微生物，其生活周期包括原体（细胞外形式，具有高度感染性）和网状体（或称始体或包涵体，为细胞内形式，无感染性）两种发育周期。衣原体属（Chlamydia）包括 6 个种，分别为沙眼衣原体（Chlamydia trachomatis）、肺炎衣原体（Chlamydia pneumoniae）、鹦鹉热衣原体（Chlamydia psittaci）、鼠衣原体（Chlamydia muridarum）、猪衣原体（Chlamydiasuis）和兽类衣原体（Chlamydiapecorum）。其中肺炎衣原体（Chlamydia pneumoniae）只能感染人类，主要引起青少年呼吸道感染，可引起咽炎、支气管炎以及肺炎等呼吸道感染，此外还可引起心包炎、心肌炎及心内膜炎等，近年来的一些国内外研究显示，肺炎衣原体的感染可能与冠心病、心肌梗死、动脉粥样硬化、阿尔兹海默病等有关，但疾病之间的因果关系尚待进一步证实。肺炎衣原体感染通常临床症状较轻，与其他病毒、支原体引起的呼吸道感染症状类似，无特异性，其诊断主要依靠实验室检查。

（一）实验室分析路径

肺炎衣原体感染的实验室分析路径见图 16-15。

（二）相关试验及结果判断与分析

1. **分离培养**　目前可用于肺炎衣原体培养的样本包括肺泡灌洗液、痰液、咽拭子等呼吸道标本。咽拭子样本建议使用涤纶材质的采样棒，采集后应迅速放入转运培养基中放置于 4~8℃并快速送检。研究显示下呼吸道样本优于咽拭子。样本接种于预先制备的单层细胞上，适用于肺炎衣原体培养的细胞系主要有 HL 和 Hep-2，在添加了放线菌酮、胎牛血清、L- 谷氨酰胺、万古霉素、两性霉素 B 和庆大霉素的细胞培养基上，5% CO_2 37℃条件下孵育 48~72h，并经过至少两次传代才能最大程度复苏呼吸道标本中的肺炎衣原体。通过免疫染色阳性标本可观察到一个或多个细胞内包涵体。从口咽或鼻拭子、合格下呼吸道标本、胸腔积液、支气管黏膜活检或肺活检标本分离培养到肺炎衣原体可作为病原学确诊依据。但由于分离培养方法复杂，周期长，不适用于临床常规操作以及快速诊断，目前仅在少数专门的实验室开展。

2. **血清学试验**　微量免疫荧光试验（MIF test）：原理为将肺炎衣原体标准菌株的纯化抗原用甲醛溶液处理后黏附于玻片上制备成为抗原片，加入患者血清后孵育，患者血清中的抗肺炎衣原体 IgM 或 IgG 可与相应抗原结合，加入荧光标记抗人 IgM 或 IgG 后可观察到肺炎衣原体颗粒。已有基于 MIF 方法的标准化试剂盒，检测性能与经典 MIF 试验一致。

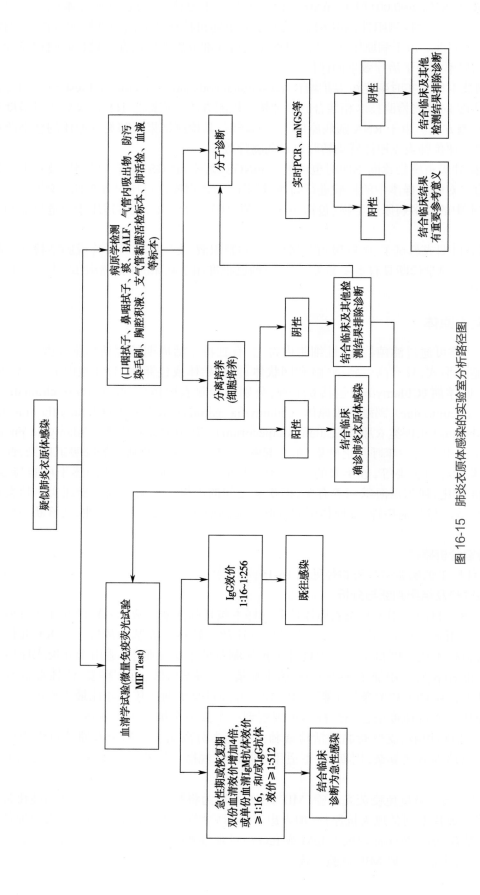

图 16-15　肺炎衣原体感染的实验室分析路径图

3. 核酸检测 已经有大量利用不同肺炎衣原体靶基因以及不同形式的 PCR 技术在实验室中检测呼吸道和非呼吸道标本中的肺炎衣原体,但建议将新的 PCR 方法与以 PSTI 片段 8,ompA 基因 89 或 16S rRNA 基因靶序列的四种推荐的分析方法中至少一种进行性能比对。核酸扩增试验(NAATs)在实验室检测沙眼衣原体感染中具有高度的敏感性和特异性,但在对肺炎衣原体的检测中其可靠性和重复性不佳,限制了 NAATs 技术对于肺炎衣原体感染的诊断。FilmArray(BioFire Diagnostics,UT,USA)的呼吸道感染检测芯片可检测肺炎衣原体。怀疑呼吸道感染诊断不明时也可进行 mNGS 检测,但由于目前无肺炎衣原体感染诊断的"金标准",因此很难对这些方法进行评估,根据指南对口咽或鼻拭子、下呼吸道合格标本、胸腔积液、支气管黏膜活检或肺活检样本肺炎衣原体核酸检测阳性对病原学诊断具有重要参考意义,可作为早期快速诊断的重要手段。

三、军团菌

军团菌广泛存在于自然环境,常存在于空调系统,淋浴水源系统甚至含氯化物的饮水源中,可通过汽溶胶吸入肺内引起感染,是医院感染的主要致病菌之一。军团菌属(Legionella)是一类独特的需氧革兰氏染色阴性纤细小杆菌,无荚膜,有多形性,至今该菌属已分离出 58 个种,60 多个血清型,目前已知约有 20 种对人体有致病性,但可以引起人类军团菌感染最多见的为嗜肺军团菌(L.pneumophila)1、6、4 血清型和米克戴德军团菌(L.micdadei)、长滩军团菌(L.longbeachae)、杜莫夫军团菌(L.dumoffii)、波兹曼军团菌(L.bozemanii)等。军团菌感染是以肺部感染为主的全身性疾病,临床症状分为两种类型:庞堤亚克热(Pontiac fever)是一种急性流感样疾病,患者表现为发热、头痛、肌肉痛等流感样感染症状,有较强传染性,2~5d 即可好转;嗜肺军团菌病,患者表现为肺部感染为主的全身脏器损害,发病初期有胸痛、咳嗽、发热等症状可伴发中枢神经系统和消化道并发症,如延误治疗,其病死率较高。军团菌肺炎散发病例占社区获得性肺炎的 1%~15%、医院内感染肺炎的 3.8%、诊断困难的不典型肺炎的 4%~11%。夏末秋初是好发季节,男性发病多于女性,孕妇、老年、免疫功能低下者为多发人群,暴发流行多见于医院、旅馆、建筑工地等公共场所。军团菌病的临床表现多样,确诊有赖于临床微生物实验室检查。

(一)实验室分析路径

军团菌感染实验室分析路径见图 16-16。

(二)相关试验及结果判断与分析

1. 直接标本显微镜镜检(非荧光染色) 将肺组织和痰进行镀银染色后,镜检观察嗜肺军团菌。需要注意的是肺组织和痰涂片中的嗜肺军团菌和体外培养的嗜肺军团菌的镜下形态差异很大;前者短球杆状(3~5μm)而后者呈细长丝状(10~25μm)。文献报道直接镜检(非荧光染色)的敏感性差,如肺活检组织和痰涂片革兰氏染色查嗜肺军团菌的检出率不足 0.1%,因此,直接显微镜镜检(非荧光染色)未检出嗜肺军团菌并不能排除感染。

2. 直接标本显微镜镜检(免疫荧光染色) 目前为组织和痰中检测嗜肺军团菌敏感性和特异性最高的方法。取呼吸道分泌物标本,用荧光素标记的抗军团菌抗体直接与标本作用后观察细菌形态,优点是简便、快速,2h 内可出结果,特异性好,但即使操作良好,该方法的敏感度仍然低于其他的诊断方法。

3. 核酸检查 军团菌的 DNA 探针是用嗜肺军团菌反转录 rRNA(通常使用 16s rRNA,也可使用 23S rRNA)为模板,血清型 1 型嗜肺军团菌可选择 wzm 基因为模板进行特异性检测。通过引物合成并以吸收法去除与其他细菌的共同序列而合成。PCR 和探针杂交技术相结合,能提高检测的特异性和敏感性。PCR 与 ELISA 方法相结合检测军团菌,技术操作简单快速,也能确定军团菌属的各种亚型,为理想的诊断试验。

有文献报道下呼吸道分泌物、血清、尿液的直接核酸检测的敏感度分别为 80%~100%,30%~50%,50%~90%,特异性大于 90%。军团菌核酸检测可为临床的早期诊断提供重要的实验室依据,但尚未被美国、欧洲、中国认可为确诊标准。

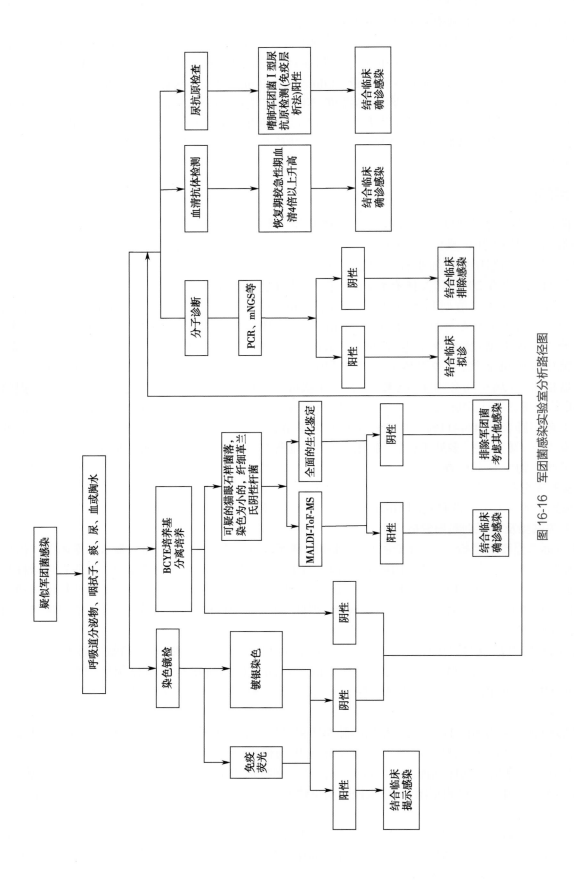

图 16-16　军团菌感染实验室分析路径图

此外对怀疑呼吸道感染诊断不明时也可进行 mNGS 检测,mNGS 是新一代测序技术不依赖于传统的微生物培养,直接对临床样本中的核酸进行高通量测序,与数据库进行比对分析,能够快速(24~48h),客观的检测临床样本中的较多病原微生物(包括病毒、细菌、真菌、寄生虫),尤其适用于急危重症和疑难感染的诊断。

4. 尿抗原检测　由嗜肺军团菌血清型 I 型引起的军团病感染患者的尿液中有一种具有热稳定性及抗胰蛋白酶活性的细菌细胞壁脂多糖成分,血清中此抗原浓度比尿中低 30~100 倍,目前可采用单克隆或多克隆抗体的 ELISA 法或胶体金免疫层析法对尿军团菌抗原进行检测,特异性、敏感性均很高,3h 内可获得结果,阳性结果可用于早期快速诊断,结果不受先期抗感染治疗的影响。

研究发现 80%~90% 的流行性和散发性社区获得性军团菌感染是由嗜肺军团菌血清型 I 型特别是Pontiac/MAB2/MAB3-1 单克隆亚型引起,尿抗原的阳性检出率与军团菌感染的症状呈高度正相关,即由嗜肺军团菌血清型 1 型引起的军团病感染症状越重,尿抗原的检出率越高。因此,对尿抗原检测阴性而临床怀疑社区获得性军团病感染患者应多次检测。尿抗原检测的特异性为 99%~99.5%,但如果尿液中存在类风湿因子、测试前尿液被冷冻存放或尿沉渣过多都会导致假阳性的产生。

5. 细菌培养与鉴定　标本中分离培养出军团菌可确诊,目前培养敏感性约为 70%。军团菌在添加0.1%α- 酮戊二酸的缓冲活性炭 - 酵母浸液琼脂培养基(buffered charcoal-yeast extract agar,BCYEα)上培养 3~4d 可形成灰色菌落。大部分菌株不分解糖,动力阳性。临床常见军团菌菌种鉴别的关键性生化试验包括:马尿酸钠水解试验、荧光色素产生试验、明胶液化、氧化酶试验。其中嗜肺军团菌的生化特征:氧化酶(+-)、马尿酸钠(+)、明胶(+)、鞭毛(+)、荧光(-)。

军团菌培养是诊断军团菌感染的"金标准",但其培养的缺陷性在于培养结果受标本采集质量、操作技术的影响,阳性率不一,建议采用 BALF 和肺活检标本提高阳性率;费时较长,需 7~10d,难以给临床治疗提供快速和及时的帮助,经验使用抗感染药物也可造成假阴性结果。对于阳性结果,MALDI-TOF-MS技术也可以进行快速的初步鉴定。

6. 血清学检测　感染军团菌后机体主要产生特异性 IgM 抗体和 IgG 抗体。IgM 抗体的检测对早期诊断有一定意义,在疾病后期无诊断价值;但也有研究发现 IgM 抗体可以在感染后持续存在一年,因此认为血清军团菌 IgM 抗体对急性感染诊断价值不大;血清 IgG 抗体出现晚,持续存在时间长,确诊患者时,采急性期和恢复期双份血清,恢复期抗体滴度升高达急性期 4 倍或以上,且滴度达 1∶128 时具有诊断意义(单管滴度 ≥ 1∶256,提示军团菌病)。血清军团菌抗体检测主要用于临床流行病学调查。目前常用的血清学检测方法有:间接免疫荧光试验(indirect immunofluorescent assay,IFA)、微量凝集试验(microagglutination)和酶免疫试验(enzyme immunoassay)等。

(刘　雅　康　梅)

第八节　梅毒螺旋体感染与疾病

螺旋体(spirochaetes)是介于细菌与原虫之间的一类特殊细长、螺旋状的原核细胞型微生物,基本结构与细菌相似,属于广义细菌的范畴。对人类有致病性的螺旋体主要是密螺旋体属、钩端螺旋体属和疏螺旋体属中的菌种。

梅毒螺旋体为苍白密螺旋体(Treponema pallidum,TP)苍白亚种,是性传播疾病——梅毒的病原体。人类是梅毒螺旋体唯一的传染源,传播途径主要通过性接触直接传染,接吻、手术、哺乳、输血、接触污染物也可被传染,患梅毒的孕妇可通过胎盘感染胎儿,怀孕早期导致胎儿流产、早产,晚期感染的成活胎儿患有先天梅毒。梅毒免疫力属获得性免疫,即螺旋体消失后,免疫力消退;再次感染后,缓慢产生一定免疫力。人体感染梅毒螺旋体后,可产生多种抗体,主要有 IgM、IgG 类两种。IgM 抗体持续时间短,IgG 抗体虽可终生存在,但抗体滴度一般较低,不能预防再次感染。梅毒螺旋体尚不能进行人工培养。

一、实验室分析路径

梅毒螺旋体感染的实验室分析路径见图 16-17。

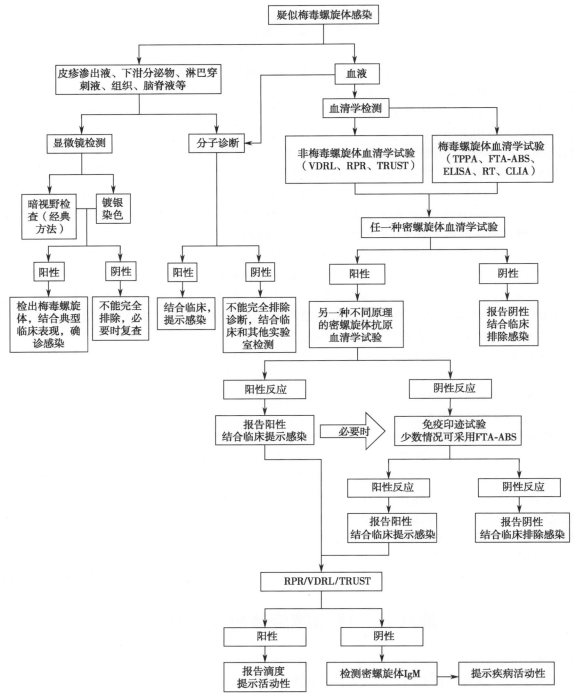

图 16-17　梅毒螺旋体感染的实验室分析路径图

二、相关实验的结果判断与分析

　　由于梅毒螺旋体的体外培养至今没有成功,目前实验室检查方法主要有显微镜检查、血清学实验和核酸扩增试验。其中显微镜检查包括:梅毒螺旋体暗视野显微镜检查和梅毒螺旋体镀银染色检查,血清学实验主要包括:非梅毒螺旋体血清学试验(又称梅毒非特异性抗体试验)和梅毒螺旋体血清学试验(又称梅毒特异性抗体试验)两大类。梅毒非特异性抗体试验主要包括性病研究实验室玻片试验(Venereal disease research laboratory test,VDRL)、快速血浆反应素环状卡片试验(rapid plasma reagin circle card test,RPR)和甲苯胺红不加热血清试验(Toluidine red unheated serum test,TRUST)三种。梅毒特异性抗体试验主要包括梅毒螺旋体颗粒凝集试验(Treponemal pallidum particle agglutination,TPPA)、荧光螺旋体抗体吸收试验(Fluorescent treponemal antibody-absorption,FTA-ABS)、酶联免疫吸附试验(Enzyme-linked immunosorbent assay,ELISA)、化学发光免疫试验(Chemiluminescence immunoassay,CLIA)、快速检测试验(Rapid test,RT),临床上可根据实验室条件选择任何一类血清学检测方法作为筛查(初筛)试验,但初筛阳性结果需经另一类梅毒血清学检测方法复检确证,才能够为临床诊断或疫情报告提供依据。有条件时亦可同时做这两类试验。

(一)梅毒螺旋体暗视野显微镜检查

梅毒螺旋体暗视野显微镜检查采用一个特殊的湿系聚光器,其中央均为黑漆所遮蔽,仅在圆周边留有光线斜角处,光线只可从其圆周边缘斜角射到载玻片上。该方法对检验操作人员的经验要求较高,取材可取皮损黏膜或淋巴结。对皮肤黏膜病变严重部位取材时,用棉拭子取无菌盐水轻轻擦去皮损上的污物。如皮损上有痂皮,可用钝刀小心除去。再用钝刀轻轻地刮数次(避免出血),取组织渗液与载玻片上预先滴加的50~100μL盐水混匀加盖玻片后镜检。对淋巴结取材时,先消毒淋巴结表面皮肤,用无菌干棉球擦干。用1mL无菌注射器配12号针头,吸取无菌等渗盐水0.25~0.5mL,以无菌操作穿刺淋巴结并注入盐水,再吸入注射器内,反复2~3次后,取少量淋巴液于载玻片上,加盖玻片,置暗视野显微镜下检查。

梅毒螺旋体对氧、热、pH值改变等因素都比较敏感,因此暗视野观察标本应在采集后20min内进行,以期观察到"能运动"的活梅毒螺旋体(与其他杂质区别)。镜下螺旋体菌体呈白色发光,两端较尖,螺旋排列较规则,密而均匀,平均8~14个,在暗视野下可见螺旋体运动规律,运动性较强,运动方式包括:①旋转式,围绕其长轴旋转;②蛇行式,全身弯曲如蛇行;③伸缩其螺旋间距离而移动。

镜检查见梅毒螺旋体,结合典型临床表现,有确诊梅毒的价值。但阴性结果不能排除诊断。

(二)梅毒螺旋体镀银染色检查

梅毒螺旋体镀银染色的原理为:梅毒螺旋体具有亲银性,可被银溶液染成棕黑色,在普通显微镜下可观察到梅毒螺旋体。取材方法同梅毒螺旋体暗视野显微镜检查。制片后将标本涂于干净载玻片涂成薄片,于空气中自然干燥(不可用火干燥固定),用罗吉氏固定液将涂片固定2~3min,用无水酒精洗涤玻片上的油污,加鞣酸媒染剂2~3滴于涂片上,略加热产生蒸汽,染30s。水洗,加Fontana银溶液于涂片上,略加热产生蒸汽,染30s。水洗,待干,加盖玻片后,以加拿大树胶封固,油镜检查。阳性标本可在镜下查见染成棕褐色的梅毒螺旋体,结合典型的皮肤黏膜损害者可确诊。如标本阴性时,不能排除诊断。

(三)核酸检测

核酸检测(主要指PCR方法)是近年来在梅毒感染检测中出现的新方法,检测样本包括血液、淋巴穿刺液和皮损部位组织液,在梅毒的中枢神经感染中也可在脑脊液中检出梅毒螺旋体。由于PCR方法具有很高的敏感性,因此样本中的轻微污染可能导致假阳性结果。该方法在早期梅毒、神经梅毒和先天梅毒等诊断中具有一定的价值。

(四)非梅毒螺旋体血清学试验

梅毒螺旋体一旦感染人体,宿主迅速对螺旋体表面的类脂质做出免疫应答,在3~4周产生抗类脂抗原的非特异性抗体(反应素)。这些抗体主要是IgG和IgM混合抗体。反应素对机体无保护作用,未经治疗的患者,其血清内的反应素可长期存在,经治疗后,抗体可以逐渐减少至转为阴性,因此可用于疗效观察。此类试验使用心磷脂、卵磷脂及胆固醇作为抗原与反应素反应,形成人眼可见的颗粒凝集和沉淀,主要包括VDRL、RPR、TRUST,其优点包括:方法简易、快速、敏感性和特异性好,适用于大量人群的血清筛查。早期梅毒硬下疳出现一二周后可呈阳性,经治疗后血清滴度可下降并转阴性,故可作为疗效观察、判愈、复发或再感染的指征。非梅毒螺旋体血清学试验可出现"前带现象",应在临床上注意识别。VDRL试验适用于神经梅毒的脑脊液检查,特异性高,但敏感性低。非梅毒螺旋体血清学试验可在某些传染病及胶原性疾病时出现假阳性反应,因此对阳性反应结合临床进行鉴别,或做梅毒螺旋体血清学试验以进一步证实。

1. 性病研究实验室玻片试验(VDRL) 当血清中含有抗类脂质抗体时,体外试验可与心磷脂、卵磷脂和固醇组成的VDRL抗原发生反应。当VDRL抗原与梅毒血清抗体混合时,后者即黏附在胶体微粒的周围,形成肉眼可见的凝集颗粒,即为阳性反应。经 VDRL 定性试验为阳性、弱阳性,或为可疑反应或阴性但临床怀疑为梅毒者,需做定量试验,对于 VDRL 阳性或弱阳性者是为明确抗体滴度,而 VDRL 可疑反应或阴性者则是为排除"前带现象"。

2. 快速血浆反应素环状卡片试验(RPR) RPR 试验是 VDRL 试验的一种改良方法。该试验是抗原中加入碳颗粒作为指示物,特制的白色纸卡替代了玻璃反应板。血清不需灭活,肉眼可观察结果,试验结果可保存。

3. 甲苯胺红不加热血清试验(TRUST) 该试验中以胆固醇为载体,包被心磷脂,形成的胶体微粒混悬于甲苯胺红溶液中,加入待测血清后,血清中的抗体与之反应,出现肉眼可见的粉红色凝集块,判断为阳性。呈粉红色均匀分散而不发生凝集者,为阴性反应。该方法作为非特异性抗体试验,即阴性结果不能排除梅毒感染,而阳性结果需进一步做抗梅毒螺旋体抗体试验确认。

(五) 梅毒特异性抗体试验

采用梅毒螺旋体提取物或其重组蛋白作为抗原,为特异性抗原,用以检测梅毒 IgG、IgM 抗体。梅毒螺旋体颗粒凝集试验(TPPA)、荧光密螺旋体抗体吸收试验(FTA-ABS)、酶联免疫吸附试验(ELISA)、化学发光免疫试验(CLIA)、快速检测试验(RT)均属此类检验。

1. 梅毒螺旋体颗粒凝集试验(TPPA) 该试验是梅毒螺旋体血凝试验(treponema pallidum hemagglutination assay,TPHA)的改良方法,TPHA 目前临床已较少使用。TPPA 用以检测梅毒螺旋体抗体,将梅毒螺旋体的精制菌体成分包被于明胶颗粒上,明胶颗粒为玫瑰红色,便于肉眼观察结果,该颗粒与待检样本中的抗 TP 抗体结合时可产生凝集反应。当形成较大的环状凝集或形成均一颗粒凝集时均可判断为阳性。当孔底形成小环状凝集,但外周边缘光滑、圆整时判断为可疑。颗粒在孔底中央紧密沉积,聚集成纽扣状,且边缘光滑,则判断为阴性结果。定性试验血清在 1:80 以上稀释度与致敏颗粒发生凝集反应(1+ 或更强),且与未致敏颗粒(第 3 孔)不发生凝集反应时报告为阳性。血清与致敏颗粒和未致敏颗粒均不发生凝集反应时报告为阴性。

2. 荧光螺旋体抗体吸收试验(FTA-ABS) FTA-ABS 试验以完整形态的梅毒螺旋体 Nichol 株作为抗原,加上经吸收剂(用梅毒螺旋体 Reiter 株制备而成)处理过的患者血清形成抗原抗体复合物,再加异硫氰酸荧光素标记的抗人免疫球蛋白,与血清梅毒螺旋体抗体结合。在荧光显微镜下,螺旋体显示苹果绿色的荧光,即为阳性反应,观察荧光,显示待检血清中含有的抗螺旋体抗体。因待检血清预先经非致病性梅毒螺旋体裂解物吸附而去除了非特异性抗体,故该方法的特异性较高,一般用于筛选试验阳性标本的确诊试验,阳性结果可参照阳性标准血清进行荧光强度判定荧光显微镜下梅毒螺旋体的荧光强度等于或强于 1+ 对照血清,判断和报告为阳性结果;无荧光判断为阴性结果;有微弱荧光但弱于 1+ 对照血清判断为临界反应,需重复试验或用其他梅毒螺旋体血清学试验证实。

3. 梅毒螺旋体酶联免疫吸附试验(ELISA) 该试验是利用双抗原夹心 ELISA 法检测患者血清中的梅毒螺旋体特异性抗体。利用经纯化及超声裂解处理的梅毒螺旋体,或经纯化的梅毒螺旋体重组蛋白作为抗原包被固相板条,加上患者血清和辣根过氧化酶标记的抗人 IgG 抗体,当患者血清中存在抗 TP 抗体时即产生颜色反应,呈色强度与抗体水平成正比。初筛阳性的样本应重新取样品作双孔复查,复查中只要有一孔呈阳性即为抗 TP 抗体阳性。

4. 梅毒螺旋体化学发光免疫试验(CLIA) 是采用梅毒螺旋体多种特异抗原包被固相发光微孔板,利用双抗原夹心法化学发光免疫分析原理,用酶标记相同蛋白抗原作为标记抗原,与样本中的梅毒螺旋体抗体形成双抗原夹心复合物后,加入化学发光底物液,测定其发光值,根据阈值判定结果。根据化学发光分析仪测量的 RLU 自动判读结果。标本 RLU ≥ 阈值报告阳性,<阈值报告阴性(或按各诊断试剂要求判定结果)。

5. 梅毒螺旋体快速检测试验(RT) 预先用重组梅毒螺旋体抗原包被的固体膜(如硝酸纤维素膜)作为测试区,质控区预先用正常人 IgG 包被。测试时待检标本(全血、血清或血浆)与标记的梅毒螺旋体特异性抗原结合并沿着固相载体迁移,抗 TP 抗体与 TP 抗原结合,在测试区处出现紫红色条带。如果检样中无抗 TP 抗体存在,则仅在质控区处出现一条紫红色带。

6. 梅毒螺旋体 IgM 抗体检测 基本原理是分离血清中的 IgM 和 IgG 抗体后,再采用相应的梅毒螺旋体血清学试验检测。亦可采用抗 IgM 单克隆抗体的 ELISA 法以及免疫印迹法等进行检测。在规定时间内判读结果。观察质控条带,判断试验有效性,如没有出现质控条带,说明试验无效,需重复试验。根据测试区显色条带出现情况,报告阳性或阴性结果。

非梅毒螺旋体抗原血清试验具有较高的敏感性和特异性,对未经治疗的一期、二期、潜伏、晚期梅毒,VDRL、RPR、TRUST 试验都可用于梅毒的筛查和治疗效果的检测,但不同试验方法,滴度不宜进行比较。此类试验是非特异性抗原试验,故试验阳性时,应注意排除技术性(试剂或操作)、生理性(孕妇可有 0.4% 假阳性)和急、慢性生物学性假阳性的可能,特别是胶原性疾病和自身免疫病,如麻风、红斑狼疮、类风湿、慢性风湿性心脏病、海洛因成瘾等。某些急性发热病后(如风疹、疟疾、水痘、肺炎、传染性单核细胞增多症)和免疫接种等,可出现暂时性假阳性,多可在疾病消退后数周至 6 个月内转阴。

一般来说患者血清滴度在 1:8 以上是梅毒的可能性大,低于 1:8 时,应考虑到上述疾病的可能,并应用特异性试验来证实。梅毒螺旋体抗原试验(ELISA、CLIA、TPHA、TPPA、RT 等)在待测血清除去了交叉抗体,提高了特异性,因此可作为确认试验,对潜伏期和晚期梅毒敏感性更高。但据统计,也可有 1% 生物学假阳性存在,如红斑狼疮(SLE)可使 FTA-ABS 呈假阳性。梅毒的血清学试验阳性,只提示所测标本中有抗类脂抗体或抗 TP 抗体存在,不能作为患者感染梅毒螺旋体的绝对依据,而且阴性结果也不能排除梅毒螺旋体感染,检测结果应结合临床综合分析。

梅毒患者经抗梅毒治疗后,非梅毒螺旋体血清学试验大多可转阴,但部分梅毒患者经过规范的抗梅毒治疗和充分随访(一期梅毒随访 1 年,二期梅毒随访 2 年,晚期梅毒随访 3 年),非梅毒螺旋体血清学试验维持在一定滴度(一般在 1:8 或以下,但超过 1:8 也可见)超过 3 个月,排除再感染、神经梅毒、心血管梅毒和生物学假阳性等,称为梅毒血清固定(或梅毒抵抗)。梅毒血清固定现象发生率较高,已成为临床的棘手问题。目前梅毒固定的机制尚未完全清楚,也尚不确定梅毒血清固定是否增加复发或有迁延至晚期梅毒的风险,是否追加青霉素可获得更好的治疗效果也无定论。早期诊断、及时规范治疗是防止梅毒血清固定的重要措施。随访中,对于确定为梅毒血清固定者建议行脑脊液检查以排除神经梅毒,必要时需多次反复检查。同时注意排查 HIV、内脏梅毒以及梅毒血清学假阳性,并对梅毒血清固定患者做好病情解析和辅导。对于接受过规范足量治疗和充分随访且非梅毒螺旋体血清学试验长期维持在 1:8 以下滴度者,可不必治疗。但需定期随访(通常为 6 个月)。建议随访时有条件者加做梅毒螺旋体特异性 IgM 抗体检测。在随访过程中发现非梅毒螺旋体血清学试验滴度有 4 倍以上升高,则表示有复发或再感染,需再次进行治疗。

(刘 雅 康 梅)

第九节 多重耐药菌感染与疾病

多重耐药菌(multidrug-resistant organism,MDRO),主要是指对临床使用的三类或三类以上抗菌药物同时呈现耐药的细菌。常见多重耐药菌包括耐甲氧西林金黄色葡萄球菌(methicillin-resistant staphylococcus aureus,MRSA)、耐万古霉素肠球菌(vancomycin-resistant enterococcus,VRE)、产超广谱 β-内酰胺酶(extended-spectrum β-Lactamases,ESBLs)肠杆菌科细菌、耐碳青霉烯类抗菌药物肠杆菌科细菌(carbapenem-resistant Enterobacteriaceae,CRE)、多重耐药鲍曼不动杆菌(multidrug-resistant Acinetobacter baumannii,MDR-AB)、多重耐药铜绿假单胞菌(multidrug-resistant Pseudomonas aeruginosa,MDR-PA)等。由多重耐药菌引起的感染呈现复杂性、难治性等特点,主要感染类型包括泌尿道感染、外科手术部位感染、医院获得性肺炎、导管相关血流感染等。近年来,多重耐药菌已经成为医院感染重要的病原菌。

(一)耐甲氧西林金黄色葡萄球菌(MRSA)

大部分 MRSA 菌株携带 *mecA* 基因,但少数 MRSA 不携带 *mecA* 基因,存在其他的耐药机制,如青霉素结合蛋白(PBP)改变或高产 β-内酰胺酶等。

根据获得地点的不同,MRSA 分为医院获得性(HA-MRSA)和社区获得性(CA-MRSA)。CA-

MRSA 指患者发病前身体健康,无基础疾病,无医院或医疗护理机接触史,无透析、手术、留置导管或人工医疗装置等诱因,均为社区发病。CA-MRSA 感染 80%~90% 为皮肤软组织感染,少数为肺炎、骨髓炎、坏死性筋膜炎、血流感染等。HA-MRSA 指在医疗护理机构人员之间传播和循环的 MRSA 菌株,这些感染发生在医院或医疗护理机构(医院发病)或出院后的社区内(社区发病)。由于患者和病原菌在医院与社区之间的流动,以及 CA-MRSA 定植或感染患者入院后出现医院内暴发,CA-MRSA 和 HA-MRSA 之间的界限变得模糊,仅通过临床和流行病学背景上区别存在困难,需借助微生物分子生物学的表型检测来区分。

(二)耐万古霉素肠球菌(VRE)

肠球菌在使用糖肽类抗菌药物(万古霉素)治疗过程中,其自身代谢和结构发生改变,使细菌对糖肽类(万古霉素)抗菌药物敏感性下降,甚至出现敏感性完全丧失,即为临床的 VRE 感染。

耐万古霉素肠球菌实验室检测方法主要有纸片扩散法、肉汤稀释法、琼脂筛选法和分子生物学等方法。纸片扩散法在检测 VanC 型肠球菌时容易漏检,分子生物学方法如 PCR 方法快速、灵敏度较高。

(三)产超广谱 β- 内酰胺酶(ESBLs)肠杆菌科细菌

超广谱 β- 内酰胺酶(ESBLs)是细菌在持续的各种 β- 内酰胺类抗菌药物的选择压力下,被诱导产生活跃的及不断变异的 β- 内酰胺酶,扩展了其耐受头孢他啶、头孢噻肟、头孢吡肟等第 3 代及第 4 代头孢菌素,以及氨曲南等单环 β- 内酰胺类抗菌药物的能力,这些新的 β- 内酰胺酶被称为 ESBLs。根据质粒所携带编码基因同源性的不同,ESBLs 主要有 TEM、SHV、CTX-M、OXA 型。还有一些少见的 ESBLs 型别,如 PER、VEB、CMZ、TLA、SFO、GES 等。ESBLs 主要存在于临床分离的革兰氏阴性杆菌,其中又多见于肠杆菌科细菌。

在肠杆菌科细菌中以大肠埃希菌和克雷伯菌最为常见,克雷伯菌包括肺炎克雷伯菌和产酸克雷伯菌。其他常见产 ESBLs 细菌有产气肠杆菌、变形杆菌、沙门属菌、阴沟肠杆菌、黏质沙雷菌、铜绿假单胞菌、不动杆菌属等。临床分离到革兰氏阴性杆菌,尤其是大肠埃希菌和克雷伯菌等,均应检测是否产 ESBLs。出于对流行性、治疗和感染控制方面的考虑,应该把从尿中分离的所有细菌进行 ESBLs 筛选。推荐先做初筛试验,如初筛试验阳性,再做表型确证试验。对 ESBLs 阳性细菌,可以进一步研究分析,做蛋白分析试验和基因诊断,以确定 ESBLs 分型,并发现新的 ESBLs。

(四)耐碳青霉烯类抗菌药物肠杆菌科细菌(CRE)

碳青霉烯类药物耐药可以由 3 种机制引起:①产碳青霉烯酶,目前国际流行的主要有 KPC、IMP、VIM、NDM 酶,我国流行的主要为 KPC 和 IMP 酶;②高产 AmpC 头孢菌素酶或超广谱 β- 内酰胺酶合并孔道蛋白缺失或表达降低导致的外膜通透性降低;③碳青霉烯药物作用位点 PBP 蛋白改变。到目前为止,前两种机制被认为是主要的耐药机制。

CRE 中最常见的为耐碳青霉烯类肺炎克雷伯菌(CRKP)。对于 CRKP,现有的治疗方案非常有限。目前推荐以多黏菌素或替加环素为基础的联合治疗,以阿维巴坦为代表的新型的 β- 内酰胺酶抑制剂对部分 CRKP 也有一定的疗效。然而,目前所有的治疗建议均基于小范围的病例分析和调查(<200 例)缺乏大数据分析,尚无统一的专家共识,困扰临床治疗。

(五)多重耐药鲍曼不动杆菌(MDR-AB)

对于多重耐药鲍曼不动杆菌感染,根据药敏选用头孢哌酮 - 舒巴坦、氨苄西林 - 舒巴坦或碳青霉烯类等敏感抗生素,可联合氨基糖苷类或喹诺酮类等抗菌药物。对于广泛耐药鲍曼不动杆菌感染常采用两药联合方案,甚至三药联合方案。两药联合用药方案常包括:以舒巴坦或含舒巴坦的复合制剂为基础的联合、以替加环素为基础的联合以及以多黏菌素为基础的联合,三类药物之间常互相组合或分别选择药敏结果证实 MIC 值较低的其他药物进行联合。全耐药鲍曼不动杆菌感染除可以选择上述联合治疗方案外,常需通过联合药敏试验筛选有效的抗菌药物联合治疗方案。上述方案中,国内目前较多采用以头孢哌酮 / 舒巴坦为基础的联合方案如头孢哌酮 - 舒巴坦 + 米诺环素 / 多西环素 / 替加环素 / 多黏菌素 E,临床有治疗成功病例,但需要大规模临床研究进一步证实。

（六）多重耐药铜绿假单胞菌（MDR-PA）

对多重耐药铜绿假单胞菌感染或重症患者常需要以敏感的 β- 内酰胺类抗生素为基础的联合治疗，并尽可能避免患者近期使用过的抗菌药物。β- 内酰胺类抗生素与氨基糖苷类或氟喹诺酮类抗菌药物联合可提高对铜绿假单胞菌的抗菌活性。铜绿假单胞菌肺炎治疗的国内外指南常推荐联合用药，包括抗假单胞菌 β- 内酰胺类 + 氨基糖苷类，或抗假单胞菌 β- 内酰胺类 + 抗假单胞菌喹诺酮类，或抗假单胞菌喹诺酮类 + 氨基糖苷类；也可采用双 β- 内酰胺类联合治疗。而对碳青霉烯类耐药尤其是广泛耐药或全耐药铜绿假单胞菌的肺部感染，国外推荐上述联合的基础上再加多黏菌素的治疗。

临床重要多重耐药菌的实验室分析路径见图 16-18。针对不同 MDRO 中国专家共识推荐的可以选用的抗菌药物治疗方案，见表 16-6。

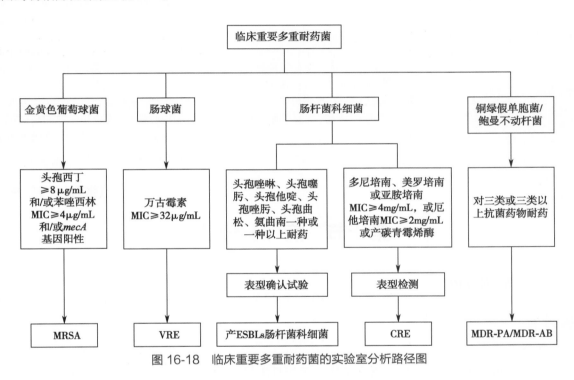

图 16-18　临床重要多重耐药菌的实验室分析路径图

表 16-6　针对不同 MDRO 中国专家共识推荐的可以选用的抗菌药物治疗方案

病原菌	宜选药物	备选药物	备注
MRSA	糖肽类（万古霉素、去甲万古霉素、替考拉宁）	头孢洛林、复方磺胺甲噁唑、达托霉素、多西环素和米诺环素、磷霉素、夫西地酸、利奈唑胺、利福平、特拉万星、替加环素	各感染部位的药物推荐方案不同。脓肿、疖、痈等局部病灶需注意切开引流
VRE	无明确有效的治疗，可考虑达托霉素	替考拉宁、氨苄西林、庆大霉素、利奈唑胺、红霉素、利福平、多西环素、米诺环素和喹诺酮类、呋喃妥因、磷霉素（仅用于泌尿系感染）	根据药敏结果及抗菌药物在感染组织的聚集浓度，决定用药方案
产 ESBLs 肠杆菌	碳青霉烯类抗生素（多尼培南未被批准用于肺炎）等	β- 内酰胺类 /β- 内酰胺酶抑制剂复合制剂、头霉素类、氧头孢烯类、多黏菌素、替加环素、磷霉素和呋喃妥因、喹诺酮类和氨基苷类	氟喹诺酮类和氨基苷类不适于产 ESBLs 菌株的经验性治疗，可作为重症感染的联合治疗；磷霉素可作为非复杂性尿路感染的治疗药物，呋喃妥因可用于轻症尿路感染或尿路感染的序贯治疗或维持治疗

病原菌	宜选药物	备选药物	备注
多重耐药不动杆菌	多黏菌素 B 或 E、替加环素	舒巴坦及含舒巴坦的复合制剂、四环素类、氨基苷类、碳青霉烯类、喹诺酮类、头孢菌素类	XDR-AB 感染：①舒巴坦或含舒巴坦复合制剂联合米诺环素（或多西环素），或多黏菌素 E，或氨基苷类，或碳青霉烯类等；②多黏菌素 E 联合含舒巴坦的复合制剂（或舒巴坦）、碳青霉烯类；③替加环素联合含舒巴坦复合制剂（或舒巴坦），或碳青霉烯类，或多黏菌素 E，或喹诺酮类，或氨基苷类；④含舒巴坦复合制剂（或舒巴坦）+多西环素+碳青霉烯类；⑤亚胺培南+利福平+多黏菌素或妥布霉素等
多重耐药铜绿假单胞菌	多黏菌素	抗假单胞菌青霉素类及酶抑制剂复合制剂、抗假单胞菌头孢菌素及其酶抑制剂复合制剂、抗假单胞菌碳青霉烯类、单环酰胺类、抗假单胞菌喹诺酮类、氨基苷类	MDR-PA 肺炎治疗联合用药：①抗假单胞菌 β-内酰胺类+氨基苷类；②抗假单胞菌 β-内酰胺类+抗假单胞菌喹诺酮类；③抗假单胞菌喹诺酮类+氨基苷类；④双 β-内酰胺类治疗，如哌拉西林/他唑巴坦+氨曲南；⑤PDR-PA 肺部感染，推荐上述联合的基础上再加多黏菌素治疗

（张为利　康　梅）

第十节　病例分析

一、典型病例分析

病例 1

一般资料：

患者，男性，40 岁农民，从事生猪屠宰工作。于当日凌晨突然发病，初感头昏、心慌，很快出现畏寒、高热、头痛、皮肤有出血点、淤点、淤斑和呕吐等症状。消化道症状包括食欲下降，恶心，呕吐。入院后检查体温 39.8℃，血压下降，收缩压低于 90mmHg，血细胞分析偏高。

医生根据临床表现和经验，判断为中毒性休克，马上进行抗感染和抗休克治疗，到中午 1 点时，患者的血压有所回升。临床检查发现患者有凝血功能障碍；肝功能不全以及全身淤点、淤斑。

实验室检查：

血细胞分析：白细胞计数升高，中性粒细胞比例升高。血小板下降，继发 DIC 的患者血小板严重降低。尿常规：蛋白（+）。肝功能：ALT 升高，AST 升高，白蛋白降低。肾功能：无异常。

分析：

该患者的病程和临床表现符合猪链球菌病，病患者为猪链球菌感染的可能性大。进一步的检查包括：血培养，骨髓培养，体液培养。采集患者的腹水，进行腹水涂片，革兰氏染色检测有成对或短链状革兰氏阳性球菌。血液和腹水分别进行血培养和腹水培养报告检出猪链球菌。

实验室诊断及进一步检查：血清学检测，分子鉴定，PCR 检测和测序。

最后诊断：

猪链球菌病。

病例 2

一般资料:

患者,女性,45 岁农民。因发热 8d 入院。无特殊既往病史和服药史。患者于 10d 前无明显诱因出现发热,开始为低热,38℃左右,随后体温逐渐升高,4d 后持续高热达 39.5~40℃,伴腹部隐痛,腹胀,大便稀水样,2~3 次 /d 当地给予青霉素 80 万 U,肌注 3d,2 次 /d,无效,最近 2d 来大便带黑色,因病情加重转来我院。起病以来无咳嗽、胸痛,无尿频尿急尿痛,食欲明显下降,小便量尚可。

体格检查:

体温 39.7℃,脉搏 85 次 /min,呼吸 25 次 /min,血压 100/80mmHg。急性病容,表情淡漠,听力下降,双肺 (−),心率 85 次 /min,律齐,腹平软,无压痛,肝肋下 1cm,质软,脾肋下约 1.8cm,质软,腹部叩诊鼓音,腹水征 (−)。

实验室检查:

血细胞分析 WBC 4.0×10^9/L,中性粒细胞 0.56,淋巴细胞 0.44,PLT 100×10^9/L;大便常规:黑褐色稀便,隐血 (++),见少许白细胞及脓细胞;小便常规:无异常;血清肥达反应:O,1:160,H,1:160,A,1:40,B,1:40。

实验室诊断及进一步的检查:患者最可能的诊断为沙门菌感染,伤寒的可能性大。因为该患者的病程和临床表现符合伤寒病。特别是血清肥达反应 O,H 效价均升高大于 1:80,对伤寒的诊断有一定价值。进一步的检查包括:血培养,骨髓培养,尿、大便培养。为提高伤寒沙门菌的检出率应注意在病程的不同阶段取不同标本。第 1 周采集血液,第 2、3 周取粪便,第 3 周取尿液,全病程都可骨髓做培养。

最后诊断:

血培养或骨髓培养出伤寒沙门菌。

病例 3

一般资料:

患者,男性,35 岁,公司职员,长期处于中央空调环境中。于 1 周前出现乏力、头痛、肌痛,2 日前加重,伴高热寒战、呼吸急促、咳嗽咳痰,体温最高达 39.2℃,痰少,白色泡沫痰。

体格检查:

T 38.6℃,R 33 次 /min。左下肺可闻及湿啰音、胸膜摩擦音。余无特殊。

实验室检查:

血细胞分析 WBC 17.84×10^9/L,中性粒细胞百分比 86.0%;生化肝肾功能未见异常,血糖正常;胸水常规 WBC 增高,单个核细胞百分比 96.0%;胸部 X 线检查:左下肺斑片影,胸腔积液 4cm。

进一步的实验室检查:痰涂片见革兰氏阴性杆菌。痰培养 2d 后未见生长,在含有 *L*- 半胱氨酸的 BCYE 培养基上培养 5d,可见直径 1~2mm 有浅绿色的菌落,经鉴定为嗜肺军团菌。进一步的检查可做间接荧光免疫试验、酶联免疫吸附试验及放射免疫测定等来检测血清中的军团菌抗体。也可用 DNA 探针和 PCR 方法检测军团菌 rRNA。

分析:

军团菌肺炎是由嗜肺军团菌引起,以肺炎表现为主,可能合并肺外其他系统损害的感染性疾病。军团菌是一种需氧革兰氏染色阴性杆菌,无荚膜,营养要求苛刻,在普通培养基上不生长,在含 *L*- 半胱氨酸的 BCYE 培养基上生长缓慢。除分离培养外,还可用免疫法检测血清中的军团菌抗体,核酸检测法快速,灵敏,可用于军团菌的快速诊断。

最后诊断:

军团菌间质性肺炎。

病例 4

一般资料：

患者，男性，29 岁，已婚。自觉腰痛，尿道分泌物增多，尿痛，并有血尿，有瘙痒感入院。不洁性生活史两年。

体格检查：

尿道外口红肿，挤压尿道有脓性分泌物流出。

实验室检查：

用无菌棉拭子取尿道分泌物涂片镜检，可见较多革兰氏阴性双球菌（肾形明显）。培养结果为淋病双球菌。

分析：

实验室病原菌培养与临床症状结合可以诊断。

最后诊断：

淋病。

病例 5

一般资料：

患者，女性，27 岁，因干咳、发热 2 个月入院。2 个月前出现发热，体温高达 38.5℃，以午后为著，伴乏力、盗汗、食欲缺乏，偶有咳嗽、咳痰，无咯血。院外曾用多种抗生素治疗无效。既往体健，近期从农村到城市务工 3 个月。

体格检查：

体温 37.8℃，脉搏 80 次 /min，呼吸 22 次 /min，血压 10/6kPa（1kPa=7.5mmHg）。双肺呼吸音清，未闻及干湿性啰音，心率 80 次 /min，律齐，肝脾肋下未触及。

实验室检查：

胸片示双上肺可见斑片影。血沉 40mm/h，痰涂片抗酸染色（−），痰分支杆菌培养（+）。

分析：

农村青年女性，急性发病，病程两月。临床特点为：中度发热、干咳为主、盗汗。院外曾用多种抗生素治疗无效。血沉 40mm/h，胸片示双上肺可见斑片影，痰涂片抗酸染色（−），痰分枝杆菌培养（+）。

最后诊断：

双上肺继发性肺结核。

病例 6

一般资料：

患者，女性，24 岁，工人，已婚。一年前两手掌有呈对称性暗红色斑疹，外阴部及大小阴唇有十余个皮疹，无自觉症状。未经治疗而数月后皮疹自行消退。近一个月发现手掌及外阴部又出现同样皮疹，症状同前入院。既往健康，无药物过敏史及其他传染病史。无流产史。结婚前后均有多次不洁性交史。

体格检查：

舌左侧黏膜可见数个绿豆大灰白色黏膜斑；两侧腹股沟能触及十余个豆大或小指头大淋巴结，活动，红肿，压痛。皮肤科检查：头发稀少，头顶部呈虫蚀状脱发，眉毛脱落，阴毛稀少，两手掌对称性指头大黄褐色斑疹；外阴部大小阴唇可见豆大粉红色斑疹，表面光滑湿润。

实验室检查：

病理检查：取舌黏膜皮疹活检，真皮层可见大量淋巴细胞及浆细胞浸润，血管内皮细胞肿胀，表皮脚伸长。血清学检查 USR 1∶64（+）；KT（−）；螺旋体血凝试验（TPHA）阳性。大阴唇部皮疹糜烂面渗出液印片暗视野检查找到密螺旋体。

分析：

典型临床症状和梅毒螺旋体确诊试验阳性可以诊断。

最后诊断：

Ⅱ期梅毒。

病例 7

一般资料：

患者，男性，24 岁，农民，患者因畏寒、发热、全身乏力、肌肉酸痛、皮肤巩膜黄染 1 周入院。入院前 1 周下田劳动后，出现畏寒、发热、头痛、全身乏力、肌肉酸痛，体温 39℃。病后第二天出现尿黄，如浓茶样。皮肤巩膜发黄，伴轻度咳嗽，偶咳出少量血丝痰。入院前 1 天在当地医疗所治疗，给予输液、肌注青霉素钠 80 万 U。当晚畏寒、发热加重，严重乏力，全身酸痛，尤以腰肌及腓肠肌疼痛最为突出，不能行走，伴明显头晕、眼花、出冷汗、尿少而急诊入院。

体格检查：

体温 36.7℃，脉搏 94 次 /min，呼吸 22 次 /min，血压 10/6kPa（1kPa=7.5mmHg），精神不振，表现恐慌、痛苦，查体合作。全身皮肤黏膜重度黄染，结膜充血，眼眶压痛，左腋下及双侧腹股沟触及数颗玉米粒大淋巴结，活动好，压痛。颈软，呼吸运动增快，语颤稍增强，叩诊轻度实音。两肺底可闻及少量散在细湿啰音。心界不大，心率 94 次 /min，律齐。心音低钝。腹平坦，全腹压痛，以上腹部为甚，上腹反跳痛（+），肝右肋下 2cm，质软，压痛。脾肋下未触及。移动性浊音（-）。双侧腰肌、腓肠肌明显压痛。

实验室检查：

Hb 92g/L，RBC 3.31×10^{12}/L，WBC 15.7×10^9/L，尿常规尿蛋白（+++），RBC（++），WBC（+++），颗粒管型（+），透明管型（+），尿三胆（+）；肝功黄疸指数 195U，丙氨酸氨基转移酶 220U，碱性磷酸酶 18 金氏单位；血尿素氮 33.5mmol/L，血肌酐 615μmol/L，凝血酶原时间 29s，血清淀粉酶 608 苏氏单位。B 超提示肝大。胸正位片提示双肺纹理稍增粗。心电图为完全性右束支传导阻滞。

分析：

患者有明显的疫水接触史及季节性。有发热、全身乏力，肌肉酸痛、结膜充血、腓肠肌压痛，腹股沟及腋下淋巴结肿大等典型的临床表现，尿常规、肾功、肝功均异常。入院前 1 天使用青霉素后出现赫氏反应，青霉素治疗有效，因此钩端螺旋体病的临床诊断成立。

最后诊断：

钩端螺旋体病黄疸出血型急性肝肾衰竭。

病例 8

一般资料：

患者，女性，25 岁，农民。因间歇性发热 2 个月余而入院。患者近 2 个月来无明显诱因出现发热，最高体温达 39.2℃，伴头痛、头昏、乏力、食欲缺乏，稍伴咳嗽、咽痛，无明显畏寒、鼻塞、流涕、胸痛、盗汗及咯血，也不伴明显胸闷、心悸及气促，无尿频、尿急、尿痛及腰痛，也无腹痛、腹泻及恶心、呕吐，也无皮疹、关节肿痛、牙龈出血等，病后曾到外院多次抗感染治疗，体温曾降至正常，数天后又上升到 39℃左右，病程 2 个月而到我院诊疗。患者平素体健，否认有"肺结核"等病史。4 个月前曾外出广东打工，近来无下田劳动史。

体格检查：

体温 37.5℃，脉搏 95 次 /min，呼吸 20 次 /min，血压 80/55mmHg，神志清楚，全身皮肤黏膜未见黄染、出血点、淤点、淤斑、焦痂、溃疡，浅表淋巴结不大，巩膜无黄染，球结膜无水肿，心肺未见异常，腹平软，肝右肋下 1.5cm，质软，无压痛，脾肋下未及，肝肾无叩击痛，四肢无畸形，肌力肌张力正常。

实验室检查：

WBC 4.9×10^9/L，PLT 180×10^9/L，Hb 116g/L，RBC 4.4×10^{12}/L，N 60%，L 40%，两次尿常规，大便常规

加潜血、肝功能、钾钠氯钙、血糖皆正常,血尿素氮 1.46mmol/L,肺炎支原体抗体阴性,血沉 51mm/h,血培养阴性,抗 O、类风湿因子、尿本周蛋白 3 次阴性,结核抗体阴性。心电图、胸片及肺部 CT 平扫正常。

分析:

入院后经过头孢哌酮钠、左氧氟沙星抗感染,同时给予对症支持治疗,患者仍有低热 37.5℃。经分析:①患者曾在某地打工,且在当地发病;②热型为回归热型;③发病前 3 周无下田劳动及疫水接触史,亦无淋巴结肿大、腓肠肌无压痛,基本排除钩端螺旋体病;患者亦无淋巴结肿大、焦痂、溃疡、皮疹,也不支持恙虫病;④主要体征:肝轻度肿大,质软;⑤辅助检查:外斐氏试验 OXk>1∶200;⑥经一般抗感染治疗无效,考虑"回归热"。而仅给予四环素片口服 0.25,4 次 /d,连用 4d,体温完全降至正常。且头昏、乏力、咽痛、食欲缺乏症状消失,继续用药 1 周,体温正常,患者自觉无不适而出院,出院后半月随访体温一直正常。

最后诊断:

回归热。

病例 9

一般资料:

患者,女性,73 岁,因虫咬后出现四肢乏力伴关节疼痛 1 年,4 个月前加重后入院。患者于 1 年前被不明虫子咬伤肋部,1 周后被咬处出现鸡蛋大小深紫色包块,并于 1 个月后出现左侧口眼歪斜,经当地医院治疗后皮疹消失。4 个月前,出现双下肢乏力伴关节疼痛,起步困难,行走时小步态,无明显平衡障碍。睡眠尚可,食欲缺乏,二便正常。

体格检查:

T 37.1℃,BP 120/75mmHg,R 18 次 /min,P 92 次 /min,全身皮肤未见异常皮疹。四肢肌张力正常,双侧腱反射减退,双手平举可见明显震颤,四肢呈手套袜套样感觉减退,双下肢震动觉及位置觉减退。脑神经检查(−),脑膜刺激征(−)。

实验室检查:

血细胞分析未见异常;生化糖 6.40mmol/L,胆固醇 6.22mmol/L,肝肾功未见异常;免疫 CRP、抗核抗体、类风湿因子、补体及肿瘤指标等均正常;脑脊液检查糖 4.45mmol/L,其余常规、生化均正常;关节液检查 RF、ASO 均正常。

进一步实验室检查:取患者关节滑膜液做涂片染色,无阳性发现。BSK 复合培养基培养 12 周,未培养出螺旋体。将关节液用间接免疫荧光法做伯氏疏螺旋体 IgG、IgM 抗体检查,发现 IgG(+)、IgM(+)。进而用 PCR 进行伯氏疏螺旋体核酸检测,发现阳性结果。

分析:

莱姆病是一种由蜱传播引起的全身性、慢性炎性疾病,疾病初期常以慢性游走性红斑为特征,病变常呈播散性,可引起心脏、神经、关节等多系统及器官病变。实验室检查可以从感染组织或关节腔积液中分离到病原体,或检测到特异性抗体(间接免疫荧光法、酶联免疫吸附试验、免疫印迹试验等),或检测到病原体 DNA(核酸检测),从而确诊莱姆病。

最后诊断:

神经莱姆病。

二、疑难病例分析

病例 1

一般资料:

患者,女性,76 岁。因"反复咳嗽、咳痰 10 年,复发加重 7 个月"入院。7 月前患者无明显诱因出现咳嗽、咳痰症状,痰量明显增多,伴浓稠咳痰,无异味,伴活动后心累、气促,不伴咯血、畏寒、寒战、发热、晕厥等不适。

体格检查：

T 37℃，P 76 次 /min，R 19 次 /min，BP 164/97mmHg。神志清楚，慢性病容。颈静脉怒张。双肺呼吸音粗，双上肺闻及湿啰音，左上肺为主。

实验室检查：

生化肝肾功、降钙素原、C-反应蛋白、血常规、凝血常规未见明显异常。结核抗体阳性；血沉 54.0mm/h；痰涂片抗酸染色阴性；痰细菌培养阴性；两次痰结核分枝杆菌培养均提示"抗酸杆菌生长，疑似 NTM"；基因测序结果：脓肿分枝杆菌。

分析：

该患者外院痰培养提示"分枝杆菌阳性"，两次痰涂片抗酸染色均为 ++，予以 HRE 方案抗结核治疗，治疗期间出现血压波动，心累、气促症状逐步加重。最终通过基因测序鉴定为脓肿分枝杆菌，脓肿分枝杆菌对临床标准的抗结核药物均耐药，根据药敏结果选用莫西沙星、阿米卡星和阿奇霉素联合治疗，最终患者好转出院。

最后诊断：

肺脓肿分枝杆菌病。

病例 2

一般资料：

患者，男性，51 岁，因"反复咳嗽咳痰，关节疼痛伴发热，盗汗 2$^+$ 个月"入院。患者两月前无明显诱因出现咳嗽，咳痰，咳嗽为持续性，咳痰为黄色脓痰，关节疼痛为双侧肘，膝，踝关节交替性疼痛，活动后疼痛可减轻，疼痛时伴关节红肿发热，最高温度达 42℃，多为下午，可自行退热，夜间盗汗。

体格检查：

T 37.9℃，P 97 次 /min，BP 128/86mmHg，R 24 次 /min，余未见异常。专科检查：右下肢髋关节及大腿活动受限。

实验室检查：

PCT 0.07ng/mL，CRP 42.20mg/L，IL-6 25.16pg/mL；送检三次血培养，报阳后涂片镜下均为革兰氏阴性小球杆菌，细沙状成堆排列；布鲁菌抗体凝集 1∶200++；纯培养质谱结果为羊布鲁菌。

分析：

该患者布鲁菌抗体凝集 1∶200++ 提示布鲁菌感染，最终血培养质谱鉴定结果为羊布鲁菌，给予利福平 + 多西环素抗感染治疗，发热和关节疼痛明显缓解，好转出院。

最后诊断：

全身性布鲁菌病。

病例 3

一般资料：

患者，女性，24 岁，因"反复咳嗽、咳痰伴发热 3 个月，加重 11 天"入院。3 个月前受凉后出现咳嗽、咳痰症状，痰液多为黄脓痰，易咳出，无发热、胸闷、气促、喘息、无乏力、盗汗、心悸等不适，就诊于当地医院诊断为"支气管扩张"，予相应对症治疗后好转，11 天前受凉后上述症状再次出现，且较前加重，伴乏力、发热寒战，最高体温 39.8℃。

体格检查：

T 36.7℃，P 106 次 /min，R 22 次 /min，BP 98/65mmHg，精神状态欠佳，自动体位，慢性病容。双肺呼吸音清，可闻及散在湿啰音，以右肺为主，未闻及胸膜摩擦音。

实验室检查：

WBC 12.86×10^9/L，中性粒细胞 10.39×10^9/L，血沉 79mm/h，CRP 71.1mg/L，IL-6 28.93pg/mL，肺泡灌洗液革兰氏染色：查见 G$^+$ 杆菌疑似诺卡菌或放线菌，两次痰涂片及痰培养提示脓肿诺卡菌。

分析：

患者初始用药为新特灭＋莫西沙星，体温未控制。培养物 MALDI-TOF-MS 结果为脓肿诺卡菌，改为复方磺胺甲噁唑＋泰能治疗，患者体温下降，症状减轻。

最后诊断：

肺脓肿诺卡菌病。

病例 4

一般资料：

患者，男性，31 岁，因"腹痛，腹胀 2d"入院。2 天前患者进食油腻食物后出现全腹持续性剧痛，伴腹胀、恶心、呕吐，呕吐物为胃内容物，无畏寒发热，无腹泻，无胸闷气紧等不适。CT 提示急性胰腺炎。3 年前患者曾患"急性胰腺炎"。

体格检查：

T 36.9℃，P 106 次 /min，R 22 次 /min，BP 118/88mmHg。神志清楚，急性病容，皮肤巩膜无黄染，全身浅表淋巴结未扪及肿大。腹部膨隆，全腹紧张，中上腹压痛及反跳痛，腹部未触及包块。

实验室检查：

血常规 Hb 174g/L，PLT 172×10^9/L，WBC 22.51×10^9/L，N 89.2%；血生化 ALT 91IU/L，AST 55IU/L，Glu 20.00mmol/L，Crea 181.0μmol/L，估算肾小球滤过率 41.98mL/（min·1.73m²）。血培养：肺炎克雷伯菌，药敏结果：亚胺培南 R，美罗培南 R，厄他培南 R，头孢哌酮舒巴坦 S，米诺环素 S，多黏菌素 S，替加环素 S。

分析：

患者入院诊断考虑"复发性重症急性胰腺炎"，入院后先后给予氨曲南、克倍宁抗感染治疗，患者持续寒战高热。血培养提示耐碳青霉烯类肺炎克雷伯菌（CRKP）感染，依据药敏结果更改抗生素为替加环素，患者感染症状明显缓解，每日正常进食可，腹软无压痛。

最后诊断：

复发性重症急性胰腺炎、脓毒血症（耐碳青霉烯的肺炎克雷伯菌）。

病例 5

一般资料：

患者，女性，51 岁，因"咳嗽咳痰 8 天，发热 6 天"入院。患者 8 天前无明显诱因出现咳嗽、咳痰，咳黄色黏痰，头痛，气紧，无恶寒发热，无潮热盗汗，无胸闷胸痛不适，自行服用药物（具体不详）治疗症状未见缓解，6 天前患者在上述症状的基础上出现发热，体温最高达 39.3℃，胸部 CT 示：双肺散在炎性变，右肺中叶不张，右肺上叶尖段磨玻璃结节。

体格检查：

T 37.2℃，P 87 次 /min，BP 95/58mmHg，R 19 次 /min。双肺呼吸音清，可闻及散在湿啰音，以右肺为主，未闻及胸膜摩擦音。

实验室检查：

RBC 3.61×10^{12}/L，WBC 4.85×10^9/L，中性粒细胞百分比 63.8%，淋巴细胞百分比 27%，PCT<0.02ng/mL，CRP 4.59mg/L，IL-6 3.52pg/mL。肺泡灌洗液核酸检测肺炎支原体阳性，肺炎支原体 IgM 抗体 2.12s/co，肺炎支原体 IgG 抗体 98.03RU/mL。

分析：

肺炎支原体是最常见的社区获得性肺炎病原体之一。患者有明显的肺部感染症状，肺炎支原体血清学检测 IgG 和 IgM 抗体均为阳性，肺泡灌洗液分子检测显示肺炎支原体，综合患者病史、辅助检查和实验室检查，诊断为肺炎支原体肺炎。

最后诊断：

肺炎支原体肺炎。

病例6

一般资料：

患者，男性，51 岁，患者于半月前暴饮暴食后出现腹痛，为剑突下疼痛，伴恶心、呕吐、心慌等不适，呕吐物为胃内容物，无腹泻、便秘、便血等，就诊当地医院消化内科，诊断为急性胰腺炎，诊疗期间出现心率增快、心累、气紧、腹痛、腹胀明显，体温升高，转入当地 ICU，给予替考拉宁联合美罗培南抗感染治疗，之后反复发热，复查腹部增强 CT 示胰周蜂窝织炎，现为进一步诊治，收入我科。

体格检查：

T 37℃，P 116 次 /min，R 20 次 /min，BP 119/76mmHg。腹膨隆，肌张力高，全腹无压痛及反跳痛，余无特殊。

实验室检查：

PCT 1.22ng/mL，Hb 69g/L，WBC 18.95×10^9/L，中性分叶核粒细胞百分率 92.4%，白蛋白 33.2g/L，肌酐 126μmol/L，甘油三酯 2.39mmol/L，钠 160.6mmol/L，床旁血气分析（IT1000）酸碱度 7.516。氧分压 101.3mmHg，二氧化碳分压 39.7mmg。在超声引导下腹腔穿刺引流，穿刺送培养分离出耐碳青霉烯的肺炎克雷伯菌，发热时送检双侧 4 瓶血培养，其中 3 瓶分离到耐碳青霉烯的肺炎克雷伯菌，穿刺液和血培养分离菌株药敏结果相同，均为头孢他啶 / 阿维巴坦、多黏菌素、替加环素敏感，其余药敏结果耐药，通过 3- 氨基苯硼酸联合 EDTA 检测碳青霉烯酶实验检测为产丝氨酸型碳青霉烯酶。

分析：

该患者外院治疗过程中反复发热，予以替考拉宁联合美罗培南抗感染治疗，感染情况控制不佳，转入我院治疗期间通过血培养分离到耐碳青霉烯的肺炎克雷伯菌（产丝氨酸型），根据药敏结果先后给予了多黏菌素，替加环素，磷霉素，美罗培南以及头孢他啶 / 阿维巴坦。患者入院后进行了一系列内外科治疗，但由于患者感染较重，治疗效果不佳，最终患者放弃治疗，自动出院。

耐碳青霉烯肠杆菌科细菌（CRE）呈逐年上升趋势，其治疗联合用药优于单药治疗，对于 CRE 所致的严重血流感染可采用三药联合方案。三药联合方案有：碳青霉烯类 + 氨基糖苷类 + 多黏菌素，碳青霉烯类 + 替加环素 + 多黏菌素，碳青霉烯类 + 氨基糖苷类 + 替加环素。但碳青霉烯类作为联合用药之一用于治疗 CRE 感染应符合以下条件：①4 ≤ MIC ≤ 16mg/L；②大剂量（如美罗培南 2g，q8h 或 q6h）给药；③延长静脉滴注时间至 2~3h；④尽量实施相应的治疗药物监测。但该病例的美罗培南 MIC ≥ 16mg/L，使用以碳青霉烯类为基础的联合用药效果欠佳。该菌株通过 3- 氨基苯硼酸联合 EDTA 检测碳青霉烯酶实验测得该菌株为产丝氨酸型，且头孢他啶 / 阿维巴坦敏感，可使用头孢他啶 / 阿维巴坦进行治疗，头孢他啶 / 阿维巴坦是最近被美国食品药品监督管理局（FDA）批准用于治疗复杂性尿路感染、复杂性腹腔内感染的新型 β- 内酰胺 /β- 内酰胺酶抑制剂复合制剂，其使用取决于碳青霉烯耐药的机制，可用于产丝氨酸酶的 CRE 的治疗，不能用于产金属酶的治疗。

最后诊断：

感染性休克，脓毒血症（耐碳青霉烯的肺炎克雷伯菌）。

▶ 参考文献

1. 王兰兰. 医学检验项目选择与临床应用. 2 版. 北京: 人民卫生出版社, 2013.
2. James H. Jorgensen, Michael A. Pfaller. 临床微生物学手册. 11 版. 王辉, 马筱玲, 钱渊, 等译. 北京: 中华医学电子音像出版社, 2017.
3. 中华人民共和国卫生部. 布鲁氏菌病诊疗指南 (试行). 传染病信息, 2012, 25 (6): 323-324, 359.
4. 中华人民共和国国家卫生和计划生育委员会. 临床微生物学检验标本的采集和转运: WS/T 640—2018, 2018.
5. 中华医学会结核病学分会, 非结核分枝杆菌病实验室诊断专家共识编写组. 非结核分枝杆菌病实验室诊断专家共识. 中华结核和呼吸杂志, 2016, 39 (6): 438-443.

6. 中华医学会儿科学分会临床检验学组. 儿童肺炎支原体呼吸道感染实验室诊断中国专家共识. 中华检验医学杂志, 2019, 42 (7): 507-513.

7. 中华医学会呼吸病学分会. 中国成人社区获得性肺炎诊断和治疗指南 (2016 年版). 中华结核和呼吸杂志, 2016, 39 (4): 253-278.

8. 李锦, 干驰, 赵瑞珂, 等. FilmArray 呼吸道测试条快速检测肺炎支原体的临床应用. 中华检验医学杂志, 2018 (5): 390-394.

9. Leber A L, Everhart K, Daly J A, et al. Multicenter Evaluation of the BioFire FilmArray Respiratory Panel 2 for the Detection of Viruses and Bacteria in Nasopharyngeal Swab Samples. Journal of Clinical Microbiology, 2018, 56 (6): e01945-17.

10. Mercante J W, Winchell J M. Current and Emerging Legionella Diagnostics for Laboratory and Outbreak Investigations. Clinical Microbiology Reviews, 2015, 28 (1): 95-133.

11. 中华人民共和国国家卫生和计划生育委员会. 梅毒诊断: WS 273—2018, 2018.

12. 中国中西医结合学会皮肤性病专业委员会性病学组. 梅毒血清固定临床处理专家共识. 中华皮肤科杂志, 2015, 48 (11): 753-755.

13. 黄勋, 邓子德, 倪语星, 等. 多重耐药菌医院感染预防与控制中国专家共识. 中国感染控制杂志, 2015,(1): 1-9.

14. 周华, 周建英, 俞云松. 多重耐药革兰阴性杆菌感染诊治专家共识解读. 中华内科杂志, 2014, 53 (12): 984-987.

15. 耐甲氧西林金黄色葡萄球菌感染防治专家委员会. 耐甲氧西林金黄色葡萄球菌感染防治专家共识 2011 年更新版. 中华实验和临床感染病杂志 (电子版), 2011, 05 (3): 372-384.

16. 耐万古霉素肠球菌感染防治专家委员会. 耐万古霉素肠球菌感染防治专家共识. 中华实验和临床感染病杂志 (电子版), 2010, 4 (2): 224-231.

17. 产超广谱 β- 内酰胺酶细菌感染防治专家委员会. 产超广谱 β- 内酰胺酶细菌感染防治专家共识. 中华实验和临床感染病杂志 (电子版), 2010, 4 (2): 207-214.

第十七章

侵袭性真菌感染性疾病与实验诊断

真菌感染引起的感染性疾病在临床常见。根据致病真菌侵犯机体的部位不同,将其分为浅部真菌和深部真菌。浅部真菌主要侵犯机体皮肤、毛发、指(趾)甲等表皮角质组织,多引起癣病。深部真菌是指侵犯机体的皮下组织和内脏器官,引起全身性感染的致病真菌或条件致病真菌。深部感染真菌引起的相关疾病与实验室诊断是本章讨论的重要内容。

第一节　新型隐球菌感染与疾病

临床上将可引起深部真菌感染的病原性真菌分为酵母型和丝状菌型,主要包括隐球菌属(Cryptococcus spp)、念珠菌属(Candida spp)、曲霉菌属(Aspergillus spp)等。病原性真菌常感染免疫功能低下、菌群失调等患者,近年来,由于抗菌药物滥用、激素和免疫抑制药物使用,此类真菌感染性疾病逐年增多,应引起临床的高度重视。

隐球菌和念珠菌均属于酵母型真菌,但隐球菌不形成假菌丝,利用这个特点可与念珠菌相互区别。常见的致病隐球菌包括新型隐球菌复合群(C.neoformans sp.complex)和格特隐球菌复合群(C.gattii sp.complex)。新型隐球菌复合群分为两个种:C.neoformans 和 C.deneoformans,格特隐球菌复合群分为五个种:C.deuterogattii、C.decagattii、C.bacillisporus、C.gattii 和 C.tetragattii。新型隐球菌是最主要的致病隐球菌,可见于鸽子排泄物、土壤和植物腐败物中,也可存在于人的体表、口腔和粪便中。新型隐球菌通常是条件致病,主要感染免疫功能低下的人群,当机体免疫功能减退并长期使用大量抗生素时,可造成继发感染。格特隐球菌主要分布在热带和亚热带地区,分为血清 B 型和血清 C 型,与澳大利亚桉树有关,主要引起免疫功能正常患者的感染。自 1999 年格特隐球菌在加拿大温哥华岛引起暴发感染,后又沿着西北太平洋地区传到美国,表明其已扩大到温带地区。其他少见的隐球菌还包括浅黄隐球菌(C.luteolus)、浅白隐球菌(C.albidus)和罗伦隐球菌(C laurentii)等。隐球菌主要传播途径为呼吸道吸入孢子,其次由皮肤、消化道侵入,经血行播散累及肺、肌肉、骨、皮肤,引起全身性脏器感染,最多见的是侵犯脑及脑膜,引起脑膜炎。

一、实验室分析路径

新型隐球菌感染的实验室分析路径见图 17-1。

二、相关实验及结果判断与分析

(一) 直接检查

1. 印度墨汁涂片法　该方法为新型隐球菌检验的经典方法。患者脑脊液是最为常用检测标本,脑脊液应先进行离心,取沉淀物进行印度墨汁染色,制成湿片镜检,检查有无圆形或卵圆形的芽生孢子,孢子外有一宽厚的荚膜包裹,菌体透亮,荚膜可比菌体大 1~3 倍,在暗色的背景下菌体和荚膜显得十分透亮(图17-2)。菌体上可见单个或多个出芽,菌体内有一个至几个反光颗粒(脂质颗粒)。当墨汁染色发现阳性时,可直接诊断为新型隐球菌感染,但阴性结果并不能排除感染的可能,可考虑进一步检测隐球菌抗原。

443

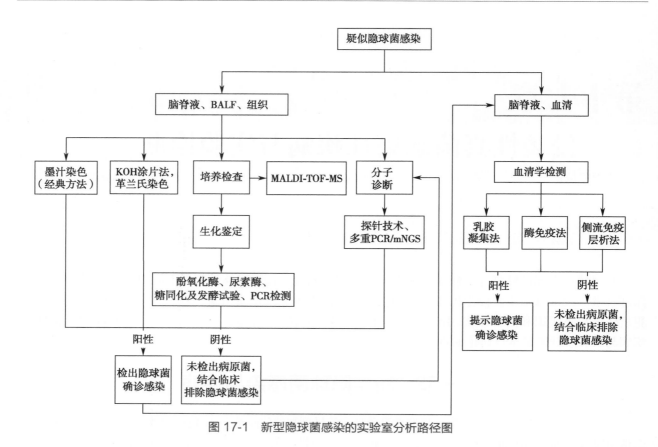

图 17-1　新型隐球菌感染的实验室分析路径图

2. KOH 涂片法和革兰氏染色 KOH 湿片中可见圆形菌体孢子,但荚膜不可见。革兰氏染色时本菌为革兰氏阳性,呈球形或椭圆形,菌体较大(图 17-3)。

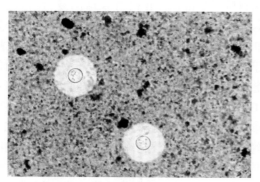

图 17-2　隐球菌墨汁染色 ×1 000

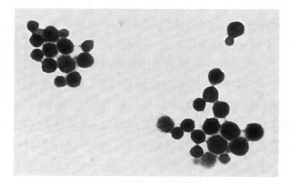

图 17-3　隐球菌革兰氏染色 ×1 000

(二) 培养

将标本接种在沙氏固体培养基上,置 25~37℃培养均可生长,24~48h 形成酵母样菌落,少数菌株生长缓慢,菌落呈不规则圆形。菌落大多为白色至奶油色,表面光滑凸起,为酵母型菌落,菌落因产生荚膜可呈黏液状。革兰氏染色呈球形或椭圆形,不产生真假菌丝以及厚壁孢子,细胞之间可见细颈相连。隐球菌主要生化鉴定包括:酚氧化酶试验、尿素酶试验、糖同化及发酵试验等。该菌的生化结果为:同化肌醇,尿素酶阳性,不发酵糖、醇,酚氧化酶试验为阳性。除了传统生化鉴定技术外,PCR 技术 MALDI-TOF-MS 技术也可以对新型隐球菌和格特隐球菌进行鉴定。

(三) 血清学检测

由于墨汁染色敏感性低,真菌培养周期长,隐球菌荚膜多糖抗原检测已发展为隐球菌感染的重要诊断方法。隐球菌荚膜抗原是隐球菌的主要毒力因子,在隐球菌的生长和繁殖过程中不断分泌到胞外。WHO 2018 年隐球菌诊断指南强烈推荐脑脊液隐球菌抗原检测作为 HIV 感染的成人、青少年及儿童隐球菌脑膜炎的优先诊断方法。脑脊液或者是血液中出现隐球菌荚膜多糖抗原提示隐球菌感染,检测脑脊液或者是血清中的荚膜多糖抗原可以对隐球菌感染进行早期快速的诊断。抗原滴度的高低提示疾病的严重程度,血清中抗原滴度与隐球菌感染的预后没有明显关联,但脑脊液中抗原滴度有助于判断 HIV 感染隐球菌脑膜炎患者预后。目前检测脑脊液和血清中的隐球菌荚膜多糖抗原主要有以下三种方法:

1. 乳胶凝集试验　脑脊液和血清可用于检测抗原,乳胶颗粒吸附有隐球菌抗体,当检测样本中存在隐球菌荚膜抗原时可发生凝集。乳胶凝集试验的影响因素较多,血清中含有类风湿因子,血清 Fe^{3+} 含量超过 200mg/dL,反应玻片清洗不干净,使用链霉蛋白酶治疗,HIV 感染者非特异性凝集以及其他微生物如二氧化碳嗜纤维菌属、丝孢酵母菌感染等都可引起假阳性。

2. 酶联免疫吸附测定　利用 ELISA 工作原理,检测标本内的隐球菌抗原,其敏感性和特异性均较高,该方法可覆盖新型隐球菌 A、B、C、D 和 AD 五个群所有的抗原,但应注意假阴性结果的分析。假阴性结果往往出现在抗原滴度较低、感染早期、无荚膜株感染等因素。该方法操作较为烦琐,血清样本需要进行前处理,目的是消除其中蛋白质对试验的干扰。

3. 侧流免疫层析法　也称"胶体金免疫层析法",可以对血浆、血清以及脑脊液中隐球菌的荚膜多糖抗原进行定性和半定量检测。侧流免疫层析法是一种"三明治"夹心免疫层析试纸条,检测中样本通过毛细作用层析至金标抗隐球菌抗原捕获单抗,并与之结合,该金标抗体-抗原复合物继续通过毛细作用在膜上层析并与隐球菌单抗反应。检测线和对照线同时出现则为阳性,只出现对照线则为阴性,如果未出现对照条带则该检测无效。侧流免疫层析法在室温下很稳定,操作简单快速,10min 可观察结果,对实验室设备要求低,可进行床边检测,具有较高的灵敏度和特异性,最低检测限为 1.0~1.5ng/mL,目前在临床上广泛应用。需要注意毛孢子菌属可能会引起假阳性结果。

（四）分子生物学检测

核酸检测包括 DNA 直接测序和非直接测序的 DNA 检测。DNA 直接测序先扩增保守基因,包括大亚基尤其是 D1/D2 区以及内转录间隔区(ITS)和基因间序列(IGD)。非直接测序的 DNA 检测包括限制性内切酶分析,脉冲场凝胶电泳、特异性探针技术等。其他快速鉴定系统还包括基于 PCR 的自动重复序列 DiversiLab 系统。

对脑脊液标本进行直接检测可缩短检测时间。FilmArray meningitis/encephalitis(ME)(BioFire Diagnostics, Salt Lake City, UT)的检测原理为多重 PCR,可以用于脑脊液中隐球菌的检测。一项研究显示,与隐球菌抗原检测相比,FilmArray ME 检测新型隐球菌和格特隐球菌的总体阳性一致性(PPA)为 52%(26/50),但与常规真菌涂片和培养相比,总体阳性一致性(PPA)可达 92.3%(12/13)。怀疑隐球菌感染时也可用脑脊液标本进行宏基因组测序(metagenomics next generation sequencing, mNGS)。mNGS 是基于宏基因组的新一代测序技术,不依赖传统的微生物培养,直接对样本中的核酸进行高通量测序,然后与数据库比对分析,能够快速检测临床样本尤其是无菌体液样本中的多种病原微生物,为疑难、危重感染提供精准的诊断依据。

三、抗菌药物治疗和药敏试验

参照美国 CLSI,隐球菌药敏试验可采用肉汤稀释法,但目前尚没有制定抗真菌药物对隐球菌的临床折点标准,CLSI M59 制定了新型隐球菌和格特隐球菌对于两性霉素 B,氟康唑,氟胞嘧啶,伊曲康唑,泊沙康唑和伏立康唑的流行病学界值,也就是 ECV,流行病学界值只能区分野生株和非野生株,不能报告敏感、中介和耐药。此外,棘白菌素类药物包括卡泊芬净、米卡芬净和阿尼芬净等对隐球菌无效,即使体外药敏试验结果为敏感,也应报告耐药。治疗 HIV 隐球菌血症和脑膜炎,首选两性霉素 B 加氟胞嘧啶作为诱导治疗,替代方案为两性霉素 B 加氟康唑,然后使用氟康唑作为巩固和维持治疗。

（吴思颖　康　梅）

第二节　念珠菌感染与疾病

白色念珠菌是念珠菌中最常见的条件致病菌之一。白色念珠菌广泛存在于自然界,在人体口腔、上呼吸道、肠道、阴道黏膜上均可存在,当机体菌群失调或免疫功能下降时可致病。判断白色念珠菌病原学意义时,需反复检查出现或由无菌部位检出,结合临床症状可确定其病原感染。白色念珠菌感染所致疾病,临床常见有皮肤黏膜念珠菌病,包括念珠菌性阴道炎、龟头炎和包皮炎等;内脏念珠菌病,包括念珠菌性肠炎、肺炎、肾炎以及中枢神经系统感染,如脑膜炎等。由真菌引起内脏真菌病,近年来有上升趋势,由白色念珠菌导致感染约占内脏真菌病的 50%。

热带念珠菌在临床上主要引起皮肤、黏膜和内脏念珠菌病,可在人类肠道、口腔、呼吸道、泌尿生殖道等上皮细胞中生长繁殖,引起感染,产生的毒素可引起过敏反应,并能产生免疫抑制作用,该菌还可产生水解酶从而引起组织损伤,其致病性仅次于白色念珠菌。热带念珠菌对人类感染也与机体免疫功能有关。

光滑念珠菌通常仅在特殊易感人群中引起血流感染和泌尿生殖系统感染,偶尔可引起肺部和其他部位的感染。光滑念珠菌的孢子比白色念珠菌小,不形成真假菌丝,不产生厚壁孢子,在血清中不形成芽管。光滑念珠菌临床分离株大多对氟康唑表现出耐药和剂量依赖性敏感。

克柔念珠菌的有性阶段被称为东方伊萨酵母,可在免疫低下人群中引起播散性真菌血症、心内膜炎、关节炎和眼内炎,还可引起婴儿腹泻。

近平滑念珠菌复合群包括近平滑念珠菌、拟平滑念珠菌和似平滑念珠菌。近平滑念珠菌复合群可导致机会性感染,所致感染死亡率较低,可在导管及其他植入装置中形成生物膜,通常可定植在皮肤而非黏膜表面,易通过手在院内引起传播。

耳念珠菌(Candida auris)2009 年由日本学者第一次报道,因为从患者耳道分泌物分离出来,所以取名耳念珠菌。耳念珠菌可长期存活于患者和医护人员的衣物、皮肤和医院的设施表面,极易传播并感染其他患者,从而造成医院暴发感染。该菌对多种抗真菌药物耐药,部分菌株对临床上常用的三大类抗真菌药物(包括唑类、多烯类和棘白菌素类)均能产生耐药,因此又被称为"超级真菌"。近年来全球多个国家均有耳念珠菌的报道,主要分离自血液和其他深部组织、导尿管尖端以及耳分泌物中。长期住院,体内置管,抗生素和抗真菌药物治疗,肠外营养,腹部手术以及使用免疫抑制剂等都是耳念珠菌感染的高危因素。全世界已报道的耳念珠菌感染的病例死亡率为 33%~60%。耳念珠菌感染或定植患者通常具有多种基础疾病,因此进一步加大了患者的死亡风险。

一、实验室分析路径

念珠菌感染的实验室分析见图 17-4。

二、相关实验及结果判断与分析

(一) 直接镜检(革兰氏染色)

采取患者的痰、尿、粪便、血、口腔黏膜、阴道分泌物、穿刺液(脑脊液、胸水等)、脓汁等。镜检可见孢子,呈卵圆形,成群或链状排列。有时可发现卵圆形孢子的芽管延伸所形成的假菌丝,此假菌丝形成与致病性关系密切,应加以报告。革兰氏染色呈阳性,镜检可见革兰氏阳性、卵圆形酵母菌及芽生孢子和假菌丝。

(二) 培养检查

白色念珠菌菌落生长较快,菌落为奶油状、光滑。在营养丰富的培养基上如血平板或巧克力平板,边缘生出触角,呈"伪足样"生长。鉴定主要依赖生化反应(不凝固牛奶,不液化明胶,对不同糖类的发酵情况),厚膜孢子是否形成等特性。热带念珠菌菌落生长较快,菌落颜色较白色念珠菌暗,表面干燥。鉴定主要依赖糖类发酵情况,厚膜孢子形成试验等。光滑念珠菌落较小,呈酵母样、膏状、光滑、白色至奶油色。克柔念珠菌菌落生长较快,菌落扁平、干燥,奶油色。近平滑念珠菌复合群生长速度较快,菌落呈奶油色,有时候菌落可呈织网状外观。

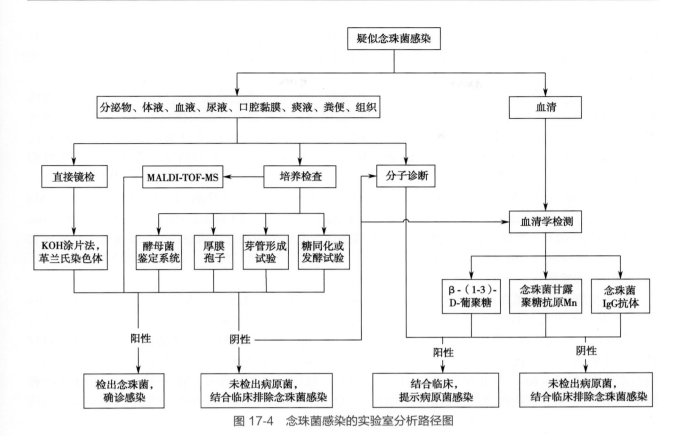

图 17-4　念珠菌感染的实验室分析路径图

1. 厚膜孢子形成试验　将培养物接种在含 1% Tween80 玉米淀粉培养基中,经 25℃ 24~48h 可查见有厚膜孢子形成。如果培养温度超过 37℃,则不能形成厚膜孢子,厚膜孢子的形成有助于鉴定白念珠菌。

2. 芽管形成试验　将大量培养物接种于事先预热温度为 37℃ 0.5~1.0mL 的血清中,37℃ 1.5~4h 内即可查见有芽管形成。

3. 酵母菌鉴定系统　目前开发的鉴定试剂盒多以糖同化发酵试验为鉴定基础,其中 API-20CAUX 酵母菌鉴定系统应用较为广泛,可鉴定 24 种念珠菌,6 种隐球菌和 3 种丝孢酵母菌和其他酵母菌共 8 个属 47 个种。临床上使用的商品化的产色培养基可对白色念珠菌等常见酵母菌进行快速鉴别,白色念珠菌生长颜色为翠绿色,热带念珠菌落为蓝灰色,克柔念珠菌落粗糙、中央淡呈粉色、边缘为白色。MALDI-TOF-MS 技术也可对各种酵母菌进行初步鉴定。

(三) 血清学检测

1. 真菌 β-(1-3)-D- 葡聚糖检测　又称真菌 G 试验,可用于对系统性真菌病的诊断筛查。β-(1-3)-D- 葡聚糖是真菌细胞壁的组成成分之一,除隐球菌、接合菌以外的真菌都具有这一成分,而原核生物、病毒和人类细胞壁缺乏此多糖。因此,如果在血液或其他无菌体液中检测到 1,3-β-D 葡聚糖,就将可能提示真菌感染的存在。β-(1-3)-D- 葡聚糖已经成为真菌感染的有效标志物,其敏感性可达 1pg/mL,特异性高。研究显示 β-(1-3)-D- 葡聚糖对真菌感染诊断的敏感性和特异性分别为 63%~100% 和 74%~100%,但其缺陷在于容易引起假阳性,而且无法区分真菌种类。

2. 念珠菌甘露聚糖抗原检测　甘露聚糖(Mannan,Mn)是念珠菌细胞壁的主要成分,是一种多分枝的甘露糖多聚体,具有 α-1-2- 糖苷键的己糖,其庚糖部分被认为是抗原的决定簇,是念珠菌细胞壁特有的多糖抗原。感染初期可在患者血液中检测到,通过检测血液中念珠菌甘露聚糖实现对侵袭性念珠菌感染的检测。

3. 念珠菌抗体检测　念珠菌在机体黏膜定植期间,细胞壁的甘露聚糖(Mn)可被机体免疫系统识别,产生抗 Mn 抗体,但是量很少,当发生侵袭性念珠菌感染时,机体产生免疫记忆反应,早期分泌较多的 IgG 抗体。IgM 抗体是针对念珠菌胞质内抗原,只有侵袭深部组织后才会刺激机体产生 IgM 抗体,因此与一般的感染免疫有所不同。检测 Mn 抗原 IgG 型抗体可用于侵袭性念珠菌感染的辅助诊断。不同念珠菌种间存在共同的表位,白色念珠菌重组抗原可与非白色念珠菌相应的抗体发生交叉反应,所以白色念珠菌抗体可同时检测非白色念珠菌。

一些干扰因素会造成念珠菌抗体检测假阳性或假阴性,如白色念珠菌定植会造成抗 Mn 抗体持续存在,导致 IgG/IgM 抗体假阳性。其他真菌如曲霉,隐球菌和丝孢菌引起机体免疫应答产生的抗体可能识别 Mn 抗原,造成抗体结果假阳性。有严重免疫功能缺陷的患者很难对 Mn 抗原做出免疫应答,导致特异性抗体分泌少甚至不分泌抗体,造成抗体检测假阴性。感染早期抗体水平不高也可导致假阴性。

念珠菌 Mn 抗原与抗 Mn 抗体联合检测的阳性检出率明显高于单独检测 Mn 抗原和单独检测抗 Mn 抗体。2012 年欧洲临床微生物与感染性疾病学会(European Society of Clinical Microbiology and Infectious Diseases,ESCMID)念珠菌诊断指南指出,对于慢性播散性念珠菌病和念珠菌血症的诊断推荐甘露聚糖和抗甘露聚糖抗体联合检测。

(四)核酸检测

分子生物学方法在真菌检验中的应用越来越深入,应用 Taq-Man 探针方法分析念珠菌 5.8s 和 28s rRNA 的敏感性和特异性可达 100% 和 97%,分子生物学方法在分析微量标本中显示出一定优势,但其分析要求在纯培养的基础上进一步纯化出真菌的核酸物质,纯化方法现已商品化,该方法快速但成本相对较高。核酸 PCR 扩增分析靶位往往选择真菌的 26s/28s rRNA、18s rRNA、5.8s rRNA、保守区 IST 序列或一些看家基因(如 β-actin)。PCR 反应中设计的通用引物一般用于测序序列的扩增,而特异引物用于扩增种间不同序列,扩增后的检测方法包括杂交、测序等。分子生物学方法因其具有很高敏感性,因此也影响该方法的标准化制定。

从样本中直接进行念珠菌核酸检测可以缩短检测时间。美国 FDA 批准的肽核酸原位杂交(PNA FISH)试剂盒(AdvanDx,Woburn,MA)可以直接从血培养样本中检测常见的酵母菌。种特异性 rRNA 基因序列可与探针结合,当探针与靶标结合时可检测到荧光基团,从而检测血液中的白色念珠菌、光滑念珠菌、热带念珠菌或念珠菌复合群,该方法具有较好的敏感性(99%)和特异性(100%)。LightCycler SeptiFast Test M(Roche Diagnostics GmbH)使用 ITS PCR 和溶解曲线检测全血中的 5 种念珠菌和烟曲霉 DNA。该方法使用微球(微珠)标记探针,与不同真菌 DNA 序列扩增产物杂交,其敏感性和特异性分别为 100% 和 99%。芯片技术也可用于侵袭性真菌感染的诊断,如 Prove-it Sepsis microarray assay(Mobidiag,Espoo,Finland),该方法从血培养标本中检测念珠菌的特异性可到 98%。T2 念珠菌鉴定系统(T2 Biosystems,Lexington,MA)也能检测血液标本中常见的念珠菌。Affirm VP III 微生物鉴定试验(BD 公司)利用 DNA 探针可检测阴道分泌物中的念珠菌,该试验明显优于阴道分泌物湿涂片计数。此外,二代测序技术可以不经培养直接检测临床样本中的念珠菌,其结果解释及诊断价值评估需结合临床和标本类型。

三、抗菌药物治疗和药敏试验

念珠菌的药敏试验可采用纸片扩散法和微量肉汤稀释法。与细菌纸片扩散不同的是,念珠菌纸片扩散法需要使用亚甲蓝 MH 平板,需要在 MH 培养基中添加 2% 的葡萄糖和 0.5μg/mL 的亚甲蓝。微量肉汤稀释法需要使用 RPMI1640 培养基,35℃孵育 24~48h,与生长对照孔相比,两性霉素 B 读取 100% 抑制时的 MIC 值,而唑类和棘白菌素类以及氟胞嘧啶读取 50% 抑制时的 MIC 值。CLSI M60 制定了白色念珠菌,光滑念珠菌,季也蒙念珠菌,克柔念珠菌,近平滑念珠菌以及热带念珠菌对阿尼芬净、卡泊芬净、米卡芬净、伏立康唑和氟康唑的临床折点。治疗念珠菌感染可选用氟康唑和棘白菌素类药物。克柔念珠菌对氟康唑天然耐药,光滑念珠菌对三唑类药物 MIC 值偏高,因此推荐棘白菌素类药物作为光滑念珠菌的首选药物。近平滑念珠菌复合群对棘白菌素类药物的敏感性降低。

(吴思颖 康 梅)

第三节 曲霉菌感染与疾病

曲霉菌属于条件致病性真菌,在自然界中分布广泛,包括自然环境和室内环境。曲霉菌也是实验室中常驻真菌之一,有时会引起实验室污染。曲霉菌分生孢子常存在于户外空气中,通过空气传播和食品污染,导致曲霉病。在医院中机会性曲霉感染最多见,其主要易感因素为免疫抑制剂的使用。

侵袭性曲霉病主要发生在长期中性粒细胞减少或中性粒细胞功能障碍的患者中,如免疫抑制人群、白血病患者、骨髓移植患者、艾滋病患者等。肺部是其原发器官,形成支气管肺炎、肺炎、肺梗死,播散至其他部位可引起器官脓肿。曲霉菌除直接感染和产生变态反应引起曲霉病之外,可产生毒素引起食物中毒,黄曲霉毒素、杂色曲霉素有致癌作用,黄曲霉毒素还可能与人类原发性肝癌的发生有关。主要的检测方法包括直接显微镜检查、培养、血清学方法和分子生物学方法。组织病理学检查是曲霉病中重要的诊断依据,而镜检培养和血清学方法中标本易于获取,操作简单,可获得有一定价值的结果。分子生物学方法,近年来研究较多,具有较好的发展前景。

一、实验室分析路径

曲霉菌的实验室分析路径见图 17-5。

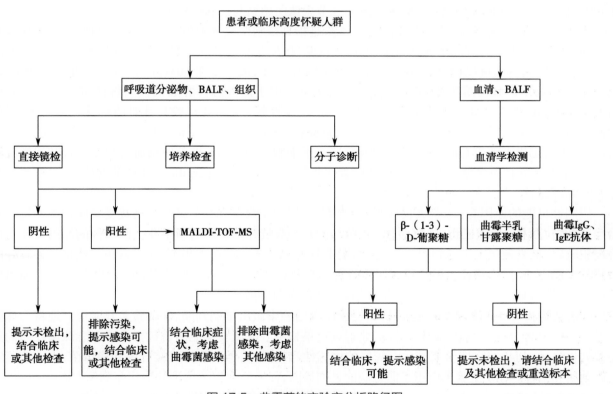

图 17-5 曲霉菌的实验室分析路径图

二、相关实验及结果判断与分析

(一) 直接镜检

曲霉菌具有菌丝和特征性分生孢子,常用 KOH 或乳酸溴酚兰直接涂片于镜下,镜检可见菌丝分隔,且成 45° 分枝、分生孢子头顶端膨大形成顶囊,顶囊上有小梗,小梗上有小分生孢子的特征性结构。根据镜下菌丝特征,小分生孢子着生方式以及小梗层数等特点结合曲霉菌培养特征可鉴定曲霉菌(图 17-6)。

组织病理学检查一般为有创性检查,在慢性病变组织中,扭曲的曲霉短菌丝宽为12μm,对确诊侵袭性真菌感染有重要意义。

(二)培养检查

用于培养检查的样本可为呼吸道分泌物、支气管镜灌洗液涂片和感染部位的组织。从鼻腔或耳部取得的感染组织中有可能直接镜检见到分生孢子梗和分生孢子头,在沙氏培养基或其他培养基上25~37℃培养2~7d,通常烟曲霉、黑曲霉、黄曲霉和土曲霉生长较快,3d内成熟,其他一些菌种生长较慢。菌落正面起初为白色,后逐渐变为绿色、黄色、棕褐色或黑色,取决不同的菌种。基于ITS的PCR技术和MALDI-TOF-MS技术也可以对曲霉菌进行初步鉴定。血和脑脊液的培养通常阴性,即使播散性曲霉菌病也难在血和脑脊液中培养出病原体。

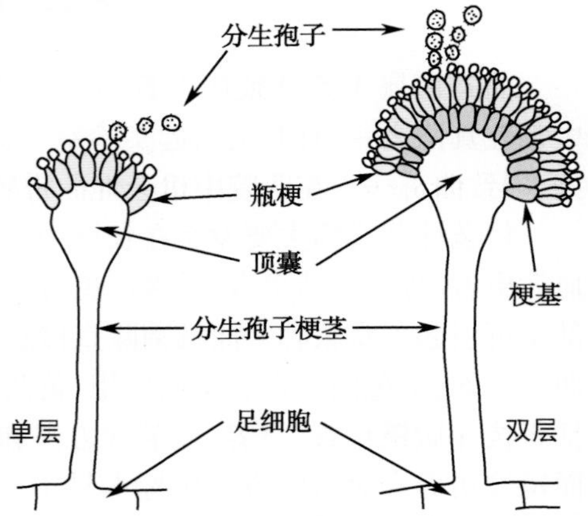

图17-6 曲霉菌模式图

(三)血清学检测

血清学检查主要分为抗原检查和抗体检查两类,其中抗原检查有利于早期诊断,更为可靠也应用较多。目前主要有以下两种:β-(1-3)-D- 葡聚糖检测实验(G试验)和半乳甘露聚糖检测实验(glactomannan,GM)。上述两项抗原检测方法,近年均已获得美国食品药品监督管理局(Food and Drug Administration,FDA)批准用于临床真菌感染或侵袭性曲霉菌病的诊断。

1. β-(1-3)-D- 葡聚糖检测 详见本章第二节念珠菌感染与疾病。

2. 半乳甘露聚糖检测(GM试验) GM试验是指真菌胞壁成分中包括半乳甘露聚糖抗原,采用双夹心酶联免疫吸附法检测血清半乳甘露聚糖(GM试验)抗原是目前公认的较为敏感的检测方法,已在欧洲和美国普遍应用。其可以检测到的最低抗原浓度为1ng/mL,灵敏度在60%左右,特异度可以达到90%。其假阳性率为1%~18%,假阴性率为8%~10%。该方法用于血液恶性肿瘤的侵袭性曲霉病检测具有更高的敏感性,不过,对于非中性粒细胞减少症患者,敏感性较低。GM试验只针对曲霉感染,对其他真菌检测无效。2016年美国感染病协会(Infectious Diseases Society of America,IDSA)新版曲霉病诊治指南指出,对于特定患者亚群(血液系统恶性肿瘤,造血干细胞移植患者),推荐使用血清和支气管肺泡灌洗液(BALF)中的半乳甘露聚糖(GM)作为诊断侵袭性曲霉病(invasive aspergillosis,IA)的准确标志物(强烈推荐,证据级别高)。

假阳性可能的原因有:①交叉反应(包括青霉菌、组织胞浆菌和芽生菌);②已接受某些种类的抗生素治疗(如哌拉西林/他唑巴坦、阿莫西林/克拉维酸);③双歧杆菌定植的新生儿。假阴性的原因可能与血管侵犯较轻,低真菌负荷,一过性抗原血症的发生有关。尽管存在着一些不足,该方法仍然是一种较好的血清学检测方法,操作简便,快速,结果重复性好。该指标可早于培养和组织学阳性结果1周以上而出现阳性,尤其是动态监测,对于早期诊断和治疗侵袭性曲霉菌感染有重要意义。

GM试验和G试验都能对临床常见的侵袭性真菌感染做出早期判断,G试验尤其能很好地将念珠菌的定植与感染区分开,而GM试验只针对曲霉菌感染检测。G试验虽能测得包括曲霉和念珠菌在内的更多致病性真菌,初步的临床研究显示有较好的敏感性和特异性,但不能检出接合菌和隐球菌,也不能鉴定具体菌属和菌种。GM试验多应用于曲霉病的早期诊断、侵袭性曲霉菌感染的治疗监测等方面。

3. 曲霉抗体检测 曲霉IgG抗体适用于诊断慢性肺曲霉病,而对于过敏性支气管肺曲霉病的诊断主要依据曲霉IgG和IgE抗体。2017年欧洲呼吸协会(European Respiratory Association,ESR)和欧洲临床微生物与感染性疾病学会(ESCMID)以及欧洲医学真菌学联盟(European Confederation of Medical Mycology,ECMM)联合发布的曲霉病诊断和处置指南中,酶免疫测定曲霉特异性抗体诊断侵袭性曲霉病(IA)的证据质量为C级,Ⅱ级临床研究证据。从发病到抗体产生平均需要11d,在急性IA发病过程中,29%~100%的患者可检出曲霉特异性抗体。

4. 曲霉侧向流动装置(lateral flow device test,LFD) 可检测曲霉属在生长过程中分泌的细胞外糖蛋白,该方法是一种免疫层析点检测试验,血清和BALF中的抗原加入样品垫后,由于虹吸作用向前移动,首先与金标抗体结合,胶体金-抗体-抗原复合物移动到捕获区,与固定在硝酸纤维膜的未标记抗体结合,形成一条肉眼可见的红线。与 GM 相比,具有快速、成本相对较低等优点。

(四) 分子生物学检查

PCR 方法应用于真菌感染诊断的优势逐渐得到肯定,由于其灵敏性高,可以同时进行种属鉴定。目前国际上普遍应用的方法是先采用通用引物扩增,对阳性结果再用种特异引物进行确定,如巢氏 PCR、PCR-ELISA、实时 PCR 方法等。在不同的研究中 PCR 方法诊断侵袭性曲霉菌的灵敏度(45%~100%)和特异度(79%~100%),差异较大。二代测序技术可以不经培养直接检测临床样本,特别为疑难、少见真菌的感染提供病原学依据。但真菌等细胞壁较厚的病原体因破壁困难,核酸提取不充分可导致假阴性结果。

三、抗菌药物治疗和药敏试验

根据 CLSI,可采用宏量肉汤稀释法和微量肉汤稀释法对曲霉菌进行药敏试验。目前 CLSI 尚未制定曲霉菌对抗真菌药物的临床折点,CLSI M59 中流行病学界值(ECV)只能区分野生株和耐药株,不能作为临床折点报告敏感(S)、中介(I)和耐药(R)。使用 CLSI 方法进行棘白菌素类药物对烟曲霉的药敏试验时具有显著的拖尾现象,因此引入了最低有效浓度(MEC)。MEC 即导致菌株异常生长的最低浓度,当与生长对照孔相比,出现微小菌落或颗粒状生长。一些商品化的试剂也可用于曲霉菌药敏检测。E-test(AB Biodisk,Solna,Sweden)检测伏立康唑药敏时与 CLSI 推荐的参考方法具有较好的一致性。Sensititre Yeast YO10 试剂盒(Trek Thermofisher Diagnostics,Cleveland,OH)是包被有 9 种抗真菌药物的 96 孔板,因添加指示剂使药敏终点更加容易判读。曲霉菌对唑类药物的敏感性较好,极少出现耐药,除了长期接受唑类药物治疗和预防的患者。氟康唑对曲霉菌无活性。治疗侵袭性曲霉菌病首选伏立康唑,口服伏立康唑是降阶梯治疗和维持治疗的首选。其他用于曲霉病治疗的药物包括伊曲康唑或两性霉素 B 脂质体或棘白菌素类药物。研究发现伏立康唑与阿尼芬净联合使用与伏立康唑单独使用相比,可提高患者生存率。

(吴思颖　康 梅)

第四节　马尔尼菲篮状菌感染与疾病

马尔尼菲篮状菌是一种新兴的病原体,在亚洲的热带地区,尤其在中国、泰国、印度和越南等地产生了特定的健康问题。HIV/AIDS 使马尔尼菲篮状菌病不再罕见,且在 AIDS 患者中有很高的死亡率。HIV/AIDS 患者中发生的散播性感染主要侵袭皮肤(占 60%~85%)、肺、肝脏和关节,多出现发热、体重减轻、皮肤损伤和淋巴结肿大等症状和体征,皮肤损伤多发生于面部、颈部和口腔,但也可发生于其他部位如生殖器,皮肤损伤表现为脐状、中心坏死的皮疹。

病原菌可分离自皮损、血液、骨和骨髓,在皮损的瑞氏染色涂片或其他部位活检组织标本中观察到马尔尼菲篮状菌酵母样细胞即可进行初步诊断。

一、实验室分析路径

马尔尼菲篮状菌感染的实验室分析路径见图 17-7。

二、相关实验及结果判断与分析

(一) 直接检测

直接观察到病变组织或细针穿刺抽吸标本中的病原体可做初步诊断。对肺活检组织印片、肺穿刺物、淋巴结穿刺物、皮肤涂片甚至痰标本进行细胞学检查可做出快速诊断。可通过六胺银或过碘酸雪夫染色观察到典型的酵母相菌体,也可使用吉姆萨染色和 HE 染色的方法。对不明发热的 HIV 阳性患者进行骨髓穿刺液瑞氏染色对诊断有一定的价值。阳性的组织细胞学标本中有(或无)肉芽肿的形成,可能含有少量到大量的细胞内酵母相细胞,呈卵形到椭圆形(直径 3~8μm),有明显的横隔,这种具有横隔且不出芽的方式有助于区别组织胞浆菌和弓形体病。

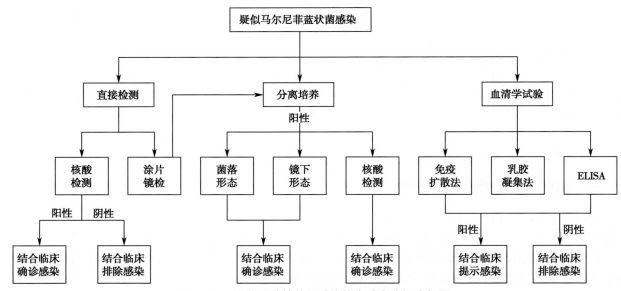

图 17-7　马尔尼菲篮状菌感染的实验室分析路径图

（二）分离培养和鉴定

虽然培养的方法较慢,且需要侵入性操作采集临床标本,但其依然是诊断马尔尼菲篮状菌的"金标准"。从临床标本中较容易培养出马尔尼菲篮状菌,其在不含放线菌酮的 SDA 培养基上生长良好。其中骨髓培养的敏感度最高(100%),其次为皮肤培养(90%)和血培养(76%)。马尔尼菲篮状菌是双相真菌,37℃培养呈酵母相,室温培养呈菌丝相。马尔尼菲篮状菌的鉴定主要根据菌落形态,其在 25℃ SDA 培养基上生长速度快,菌落呈白色绒毛状带有淡黄绿色分生孢子头,成熟后菌落变为灰褐色到棕色,并产生可扩散的棕红色色素,尤其在培养基背面更清晰,这是马尔尼菲篮状菌早期的特点。37℃脑心浸液琼脂培养可见黄褐色、粗糙到光滑的菌落,酵母样细胞在镜下的形态为球形到椭圆形,直径 2~6μm。

马尔尼菲篮状菌的形态独特,具有透明、细胞壁光滑的分生孢子梗,末端轮生体包含 3~5 个带有分生孢子的梗基(二级分枝),每个梗基生成 3~7 个瓶梗,分生孢子球形到近球形,直径 2~3μm,细胞壁光滑,有瓶梗产生并向基性生长成链状,形成典型的"帚状枝"或毛刷样果实的结构。

（三）血清学试验

尽管没有标准的商品化试剂,血清学试验仍有助于马尔尼菲篮状菌感染的诊断,血清学试验可检测抗体、抗原或两者均检测,标本为血清或其他体液,方法包括免疫扩散法、ELISA 方法和间接荧光法等。

1. 免疫扩散法　是利用马尔尼菲篮状菌的菌丝外抗原来检测抗体的沉淀反应试验,但 HIV 阳性患者的检测敏感度降低。

2. ELISAs 方法　也同样应用于尿液中马尔尼菲篮状菌抗原的定性和定量检测(在滴度 1∶40 作为临界值时,敏感度为 97%,特异度为 98%)。

3. 马尔尼菲篮状菌特异性的乳胶凝集试验　也是检测血清抗原的一种方法(76%),当与免疫扩散联合应用时,敏感度可增加到 82%,特异性可达 100%。

（四）核酸检测

分子生物学技术已用于临床标本中马尔尼菲篮状菌的直接检测和鉴定,这些方法包括二代测序(NGS)、单步 PCR、巢氏和半巢氏 PCR 技术等,可对 PE 组织、皮肤、血液和其他标本中的马尔尼菲篮状菌进行检测,多数检测的靶位是马尔尼菲篮状菌的 18S rRNA 和 ITS 基因区域。

三、抗菌药物敏感试验

马尔尼菲篮状菌病的早期治疗是降低感染死亡率的关键因素。尽管马尔尼菲篮状菌对抗真菌药物还没有正式的临床折点,但体外药敏试验有助于治疗的指导。体外试验可表明马尔尼菲篮状菌对伊曲康唑、酮康唑、氟胞康唑和伏立康唑较为敏感,对两性霉素 B 敏感度不高,对氟康唑敏感度最低。两性霉素 B、伊曲康唑和伏立康唑是治疗青霉菌病的常用药物。棘白菌素类药物对马尔尼菲篮状菌也有活性,在体外试验中其对菌丝相的活性高于酵母相。米卡芬净与伊曲康唑(65% 的菌株)和两性霉素 B(50% 的菌株)显示有协同作用,但不与氟康唑产生协同。泊沙康唑在临床治疗中可能有效,但还需要更多的数据支持。

(张为利　康　梅)

第五节　肺孢子菌感染与疾病

肺孢子菌(Pneumocystis)于 1909 年首次发现,在很长时间内都被错误定义为原虫孢子虫纲,直至 20 世纪后期通过分子生物学比对才将其归属为子囊菌门,外囊菌亚门,肺孢子菌纲,肺孢子菌目,肺孢子菌属。目前研究主要包括 7 个种,分别为耶氏肺孢子菌(Pneumocystis jirovecii)、卡氏肺孢子菌(Pneumocystis carinii)、沙鼠肺孢子菌(Pneumocystis gerbil)、鼠型肺孢子菌(Pneumocystis murina)、奥氏肺孢子菌(Pneumocystis oryctolagi)、韦氏肺孢子菌(Pneumocystis wakefieldiae)和 ZL2005b 肺孢子菌(Pneumocystis sp.ZL2005b)。肺孢子菌的感染具有一定的宿主特异性,其中耶氏肺孢子菌只感染人类,其他种的肺孢子菌种只感染相应的易感动物(例如 Pneumocystis wakefieldiae 感染兔,Pneumocystis murina 感染小鼠)。原有的卡氏肺孢子菌肺炎不再使用,但沿用肺孢子菌肺炎(PCP)的诊断,更名为耶氏肺孢子菌肺炎(Pneumocystis jirovecii pneumonia)。耶氏肺孢子菌属于机会致病性真菌,通过空气传播,仅需要很短的暴露时间和暴露量就可在感染者和 / 或免疫健全个体间传播,在无基础免疫抑制人群中可定植或携带但不致病,当人体的免疫功能受损时耶氏肺孢子菌在肺泡内大量繁殖,引起严重的肺孢子菌肺炎,特别是在艾滋病患者中 PCP 依然是最主要的机会感染病原体。常见的临床表现为非特异的发热、干咳、脉速、鼻翼翕动、呼吸急促及发绀。肺部听诊闻及少量散在干湿啰音,临床症状和体征的严重程度不成比例为本病的一个特点。影像学表现为从肺门开始向外扩张的双侧弥漫性条索状或斑点颗粒状阴影,后逐渐融合成云雾状结节影。血常规白细胞计数正常或稍高,嗜酸性粒细胞计数增高,有明显低氧血症。确诊依赖于实验室病原体的检出。

一、实验室分析路径

肺孢子菌感染的实验室分析见图 17-8。

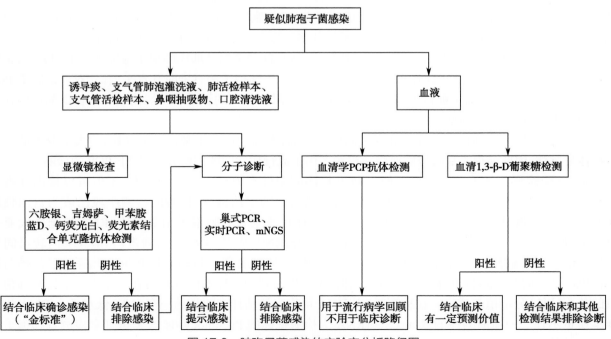

图 17-8　肺孢子菌感染的实验室分析路径图

二、相关实验及结果判断与分析

采集有效的样本对 PCP 是检出的关键。采集诱导痰标本时,患者应清洁口腔后吸入喷雾液(0.9% 氯化钠液),5~10min,剧烈咳嗽后收集痰液。采集支气管肺泡灌洗液 20~30mL,离心(3 000g,15min)后取沉淀以提高阳性率,此外还可开胸取肺活检样本、纤维支气管镜采集支气管活检标本,鼻咽抽吸物和口腔清洗液可用于 PCR 检测。

1. 显微镜检查 由于目前尚无体外培养肺孢子菌的方法,目前绝大多数的鉴定手段依赖于显微镜技术。肺孢子菌有三种发育形式:营养型(营养子)、孢囊型(前囊胞)和子囊型(包囊),不同的发育阶段菌体适用不同的染色方法。

六亚甲基四胺银是目前临床鉴定 PCP 的主要染色手段之一,染色后的包囊(子囊型)呈现独特的黑色茶杯状或皱缩似葡萄干样外观形态,细胞壁上的褶皱介于深棕色和黑色之间,部分胞壁增厚形成"双逗号"形态。营养型不会被染色,宿主细胞则呈绿色(图 17-9)。该方法不能区分包囊内有无孢子,也可使其他的真菌染色,因此要根据染色的形态进行判定。传统的六亚甲基四胺银染色耗时长,需要6~24h,目前商品化的试剂盒大大缩短了染色时间,为 30min 左右。其他方法包括甲苯胺蓝 O、焦油紫、钙荧光白等染色原理与六亚甲基四胺银类似都是与包囊细胞壁中成分形成络合物从而显色,甲苯胺蓝 O 和焦油紫可将包囊染色成紫罗兰色或紫色,钙荧光白将包囊染色成蓝白色或绿色。

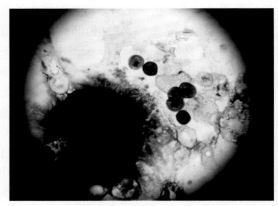

图 17-9　肺孢子菌六亚甲基四胺银染色 10×100

吉姆萨染色(30~60min)和快速吉姆萨染色(<5min)可将肺孢子菌的营养型(营养子)的细胞核染成紫红色,在细胞核周围可形成一圈清洁区,细胞质染成浅蓝色至深蓝色,但不能染包囊。该方法也会使宿主细胞以及其他真菌寄生虫例如荚膜组织胞浆菌等染色,因此特别推荐用于 BALF 诱导痰的检测,但也需要经验丰富的检验人员对涂片中的染色形态进行解读,根据肺孢子菌典型的形态进行报告。

荧光素结合单克隆抗体检测分为直接免疫荧光抗体试验(DFA)和间接免疫荧光抗体试验(IFA),根据单克隆抗体的不同即可染包囊,也可染肺孢子菌的所有形态。该方法敏感度和特异性都较其他染色方法高,特别适用于经验不足者。包囊壁可被染成苹果荧光绿,胞壁折痕可见典型的葡萄干状外观,包囊内其他成分不着色。营养型(营养子)可被染成苹果绿的多边形或球形,菌落可呈现弥散状绿色。

2. 血清 1,3-β-D 葡聚糖检测(真菌 G 试验) 1,3-β-D 葡聚糖是耶氏肺孢子菌细胞壁中的成分,正常人血清中含有低浓度的 1,3-β-D 葡聚糖(10~40pg/mL),发生肺孢子菌感染时其水平增高,对怀疑感染 PCP 患者进行血清 1,3-β-D 葡聚糖检测,当结果>100pg/mL 时由较高的预示价值。由于 1,3-β-D 葡聚糖在真菌细胞壁中普遍存在,诊断建议结合其他的检测方法进一步确认。

3. 血清学检测 肺孢子菌在人和人之间极易传播,大部分免疫正常宿主不发病,但大部分人的血清学抗体呈阳性,因此肺孢子虫抗体的血清学检测多用于流行病学回顾的研究,不用于 PCP 的诊断。

4. 核酸检测 分子方法的出现使得 PCP 检测的阳性率得到了极大的提升,不但可以检出肺孢子菌还可检测与耐药有关的特异突变基因,从而检测潜在的耐药菌株,核酸的检测手段已成为目前临床实验室常用的 PCP 检查手段。分子方法设计的目标片段主要有肺孢子菌线粒体 rRNA 核糖体大亚基(mtLSUrRNA)、内转录间隔区(ITS)、18SrRNA 基因、5SrRNA 基因、主要表面糖蛋白(MSG)、内转录间隙rRNA 基因。可选择的方法包括标准 PCR、巢氏 PCR、实时 PCR 等。目前常规 PCR 扩增系统已经被与特异性更高的实时(定量)PCR 平台所取代。实时 PCR 检测到的循环阈值(Ct)可在一定程度上反映肺孢子虫的负荷,以区分定植和感染。在检测时,人 DNA 可作为评估样本质量的一个内参,低水平人 DNA 代表样本质量不佳。一项前瞻性的以 mtLSU rRNA 为检测靶标的 Pneumocystis PCR 试剂盒检测到肺孢子菌感染组的拷贝中位数显著高于定植组(1.35×10^8/mL vs 1.45×10^5/mL),重复检测的一致率达 97.5%。其他商品化的试剂盒有 Pneumocystis jirovecii（carinii）FRT PCR Kit（AmpliSens）、PCR Pneumocystis jirovecii（Bio-Evolution）、MycAssay Pneumocystis（Myconostica），有研究显示三种方法检测的一致率非常好，在81.6%~96.6% 之间。商业化的检测平台有靶向多重扩增 MSG 基因的全自动 BD MAX 检测仪（实时 PCR）。相较于现有的其他检测方法，实时 PCR 显示出极高的特异度和敏感度。另一方面过高的敏感性也会在检出定植非感染宿主体内的肺孢子菌，因此在进行诊断时应结合临床表现以及影像学检查结果综合判断。对怀疑肺孢子菌感染但诊断不明时也可进行 mNGS 检测，mNGS 是新一代测序技术不依赖于传统的微生物培养，直接对临床样本中的核酸进行高通量测序，与数据库进行比对分析，能够快速（24~48h）、客观地检测临床样本中的较多病原微生物（包括病毒、细菌、真菌、寄生虫），尤其适用于急危重症和疑难感染的诊断。

（刘　雅　康　梅）

第六节　病例分析

一、典型病例分析

病例 1

一般资料：

患者，男性，23 岁，患者于 1 天前出现阵发性头痛，渐加重，伴有恶心、呕吐、视物模糊，自测体温38.0℃，遂入院。

体格检查：

T 37.6℃，P 76 次/min，R 20 次/min，颈项强直，Kernig 征（+），Brudzinski 征（+），脑膜刺激征（+），余无特殊。

实验室检查：

血细胞分析 WBC 8.64×10⁹/L，淋巴细胞百分比 67.2%；生化肝肾功能正常；免疫抗核抗体、RF、C- 反应蛋白阴性，HIV 抗体初筛（+）脑脊液常规检查 WBC、ALB 增高，GLU 减低，单核细胞百分比 98%。

进一步的实验室检查：取脑脊液行涂片查细菌、真菌，发现较多似酵母样菌；墨汁染色镜下可见透亮圆形菌体，有出芽，荚膜宽厚。脑脊液血平板培养 2d 后，发现白色菌落，经鉴定为新型隐球菌。

分析：

隐球菌广泛分布于自然界，经呼吸道侵入人体，主要侵犯肺、脑及脑膜，也可侵犯皮肤、骨和关节。新型隐球菌病好发于细胞免疫功能低下者，如 AIDS、恶性肿瘤、糖尿病、器官移植和大剂量使用糖皮质激素者。脑脊液墨汁染色阳性发现具有较高的特异性，但敏感性较低，常需多次检查。脑脊液培养特异性高，但耗时较长。另外可用胶乳凝集试验、ELISA 和单克隆抗体法等免疫学方法检测隐球菌荚膜多糖特异性抗原。亦可用 PCR 等行核酸检测。

最后诊断：

新型隐球菌脑膜炎。

病例 2

一般资料：

患者，女性，68 岁，4 周前出现发热、畏寒、乏力、咳嗽、咳痰，始为黄脓痰，院外使用多种抗生素治疗 3周，近 1 周转为白色黏痰。既往糖尿病史 5 年。

体格检查：

T 38.5℃，R 30 次/min。双肺呼吸音稍低，右下肺可闻及少许湿鸣音。余无特殊。

实验室检查：

血细胞分析 WBC 14.26×10⁹/L，中性粒细胞百分比 70.0%；生化 GLU 13.42mmol/L，肝肾功能正常；

病原微生物学检查深部咳痰涂片检查镜下可见分枝的菌丝、分生孢子头,顶囊等结构;1,3-β-D 葡聚糖检测结果 135.4pg/mL;细菌培养阴性,真菌培养阳性,鉴定为烟曲霉菌。

影像学检查:

胸部 X 线检查显示右下肺薄壁空洞伴半月形透亮区。

分析:

老年女性,有糖尿病病史,有呼吸道感染及抗生素过度使用史。

最后诊断:

侵袭性肺部真菌感染(烟曲霉)。

病例 3

一般资料:

患者,男性,3 岁。因"面肌抽搐 3 天,发热失语 2 天"急诊入院。患儿于入院前 1 周有上呼吸道感染症状,3 天前突然出现面肌抽动,口角歪斜,不能伸舌,并于发作 3h 后出现明显发热、失语、吞咽困难。不能行走并伴嗜睡,反应差等症状。

体格检查:

体温 37.7~39℃,嗜睡,反应差,呼吸平顺,双瞳孔等大等圆,D=2,5cm,对光反射存在,颈抵抗(+),心音有力,律齐,双肺呼吸音稍粗,未闻及干湿啰音,腹平软,肝脾无肿大,肠鸣音存在。四肢肌力Ⅳ级,腹壁反射、提睾反射、双膝反射均减弱,左巴宾斯基征阳性、右巴宾斯基征阴性。

实验室检查:

血细胞分析 WBC 10.8×10^9/L;脑脊液常规,生化,培养及图片均无异常;EB-Ab 阳性。

影像学检查:

MRI 显示脑膜炎。

分析:

患儿以脑神经和神经定位症状为主,MBI 显示脑膜炎,结合 EB-Ab 阳性结果,得出诊断。

最后诊断:

EB 病毒脑膜炎。

病例 4

一般资料:

患者,男性,30 岁,司机,因发热、乏力、消瘦半年来诊。患者于半年前无明显诱因发热,多呈低热,一般不超过 38℃,伴乏力、全身不适和厌食,大便每天 2~3 次,正常稀便,无脓血,无腹痛和恶心、呕吐,逐渐消瘦,不咳嗽。病初曾到医院看过,摄胸片及化验血、尿、粪便常规未见异常,遂服中药治疗,不见好转。半年来体重下降约 8kg,睡眠尚可。既往 5 年前因阑尾炎化脓穿孔手术并输过血,无肝肾疾病和结核病史,无药物过敏史。吸烟 10 年,每天 1 盒,不饮酒。有冶游史。

体格检查:

体温 37.5℃,略消瘦,皮肤未见皮疹和出血点,右颈部和左腋窝各触及 1 个 2cm×2cm 大小淋巴结,活动无压痛。巩膜无黄染。双肺叩清音,未闻及啰音,心界叩诊不大,心率 84 次/min,律齐,无杂音。腹软无压痛,肝肋下 2cm,软无压痛,下肢不肿。

实验室检查:

血红蛋白 120g/L,白细胞 3.5×10^9/L,血小板 78×10^9/L;血清抗 HIV 初筛(+)。

分析:

患者因有冶游史,具有高危因素。发热、乏力、消瘦和 HIV 初筛(+)提示可能有 HIV 感染,应进一步做 HIV 确证实验,依据确证结果进行下一步诊断。确证阳性,诊断为 HIV 感染;确证阴性,应进行随访。

二、疑难病例分析

病例1

一般资料:

患者,男性,53 岁,因"不明原因发热 1⁺ 个月,咳嗽,有阵发性呼吸困难,活动性气促"入院。

实验室检查:

血常规 WBC 1.81×10^9/L,Hb 105g/L,ESR 110mm/h,中性粒细胞百分比 32.1%,淋巴细胞百分比 53.8%;生化 TBDIL 4.2μmol/L,ALB 34.8g/L,GLB 43.0g/L,ALP 49IU/L;肿瘤标志物 CEA:1.07ng/mL, NSE 10.56ng/mL;感染指标 CRP 6.22mg/L,PCT<0.02ng/mL;结核抗体阴性,IGRA 阴性,G 实验和 GM 实验均为阴性;痰液涂片查见少量链球菌和较多酵母样菌(图 17-10、图 17-11)。

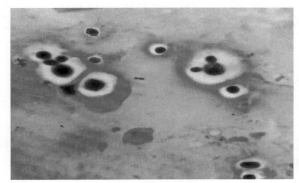

图 17-10　痰涂片革兰氏染色

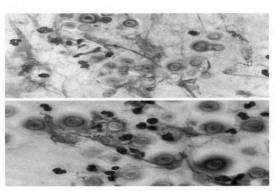

图 17-11　痰涂片抗酸染色

进一步检查:墨汁染色查见隐球菌,隐球菌抗原阳性,痰培养 2d 后查见细小的白色菌落,经鉴定为新型隐球菌。

分析:

隐球菌肺病是由隐球菌感染引起的一种亚急性或慢性肺部真菌病,主要通过吸入环境中的隐球菌孢子而感染,易感因素包括:长期使用免疫抑制剂、抗生素、糖皮质激素以及糖尿病、肿瘤、艾滋病患者等。肺隐球菌病起病隐匿,症状不典型,与其他常见慢性肺部疾病鉴别困难,易被误诊漏诊。痰标本容易获得,但培养和涂片阳性率较低,无菌部位标本如肺穿刺标本培养阳性有确诊意义。近年来隐球菌抗原检测成为重要的诊断依据,患者有典型的临床症状和影像学表现,同时血清隐球菌抗原阳性,可考虑肺隐球菌病,并给予抗真菌治疗。

最后诊断:

隐球菌肺部感染。

病例2

一般资料:

患者,男性,69 岁,因"反复咳嗽咳痰 4⁺ 年,复发加重 10⁺ 天"入院。

体格检查:

T 36.1℃,P 76 次 /min,R 20 次 /min,BP 144/79mmHg。神志清楚,急性病容,全身皮肤巩膜无黄染。全胸廓正常,双肺呼吸清音,心腹阴。双下肢无水肿。

实验室检查:

血常规 Hb 120g/L,WBC 7.94×10^9/L,中性粒细胞百分比:75.2%;生化 UA 494.0μmol/L,TG 2.88mmol/L, CHO 4.68mmol/L,LDL 625IU/L;感染指标 PCT 0.02ng/mL,CRP 7.72mg/L,IL6 10.45pg/mL;真菌 G 试验:<37pg/mL;GM 试验 0.5GMI;输血前全套、TB-IGRA、凝血、自身抗体谱、尿常规均未见明显异常。

影像学检查:

胸部 CT 显示:双肺散在模糊斑片影、条索影,气管及叶、段支气管未见狭窄、闭塞及扩大。双侧胸腔少量积液。

纤支镜提示:右上肺叶前段支气管血凝堵塞,右中肺叶外侧段支气管局部黏膜瘢痕样改变,管腔变窄。其余气管段未见异常。

进一步检查:

肺泡灌洗液培养 2d 有绒毛状菌落生长,棉蓝染色鉴定为毛霉菌。

分析:

毛霉菌分布于自然界和腐烂植物中,属条件致病菌,引起的感染相对比较罕见。感染的危险因素包括中性粒细胞缺乏,糖皮质激素治疗,器官移植,HIV 感染,糖尿病等。感染途径为吸入孢子或经破损的皮肤侵入。病理特征为血管梗死和组织坏死。根据累及的器官不同,分为鼻脑型、肺型、中枢神经系统型、胃肠型、肾型、播散型和皮肤型,其临床表现多样,缺乏特异性,诊断难度较大,极易被误诊,预后较差。早期快速诊断,去除易感因素,适当的抗真菌治疗以及外科手术切除病变组织可降低死亡率。

最后诊断:

肺毛霉病。

病例 3

一般资料:

患者,男性,47 岁,因"双下肢乏力 1$^+$ 个月"入院。1$^+$ 个月前患者无明显诱因出现双下肢乏力,伴行走不便,行走时常需休息,无下肢皮肤红肿,无疼痛等不适。

体格检查:

T 36.5℃,P 108 次/min,R 22 次/min,BP 128/84mmHg,皮肤巩膜黄染,其余未见明显异常。

实验室检查:

降钙素 0.58ng/mL,G 试验 231.74pg/mL,血清 GM 试验 0.26,隐球菌抗原滴度阴性,结核 DNA 阴性,血培养报阳,涂片见腊肠状有分隔的孢子和有隔菌丝(图 17-12);双相性真菌,菌丝相见图 17-13,酵母相见图 17-14;乳酸棉蓝染色时帚状枝呈对称双轮生(图 17-15);培养 96h 进行 MALDI-TOF-MS,鉴定结果:马尔尼菲篮状菌。

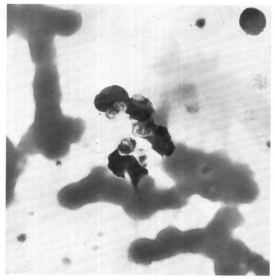

图 17-12　马尔尼菲篮状菌骨髓涂片 ×1 000

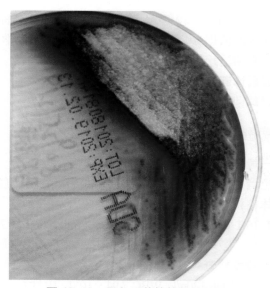

图 17-13　马尔尼菲篮状菌菌丝相

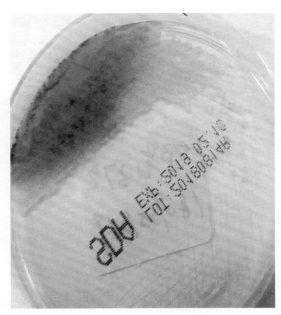

图 17-14 马尔尼菲篮状菌酵母相

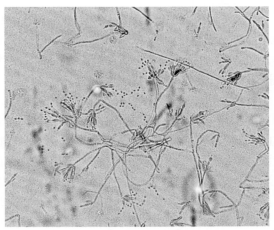

图 17-15 马尔尼菲篮状菌棉蓝染色 ×1 000

分析：

综合患者病史，辅助检查和实验室检查，血培养涂片特征、菌落生长和镜下特征以及质谱分析，实验室诊断为马尔尼菲篮状菌引起的血流感染。

最后诊断：

马尔尼菲篮状菌血流感染。

病例 4

一般资料：

患者，男性，30 岁，因"咳嗽、咳痰、发热 20 天，声嘶 10 天"入院。吸烟 5 年，10 支 /d，戒烟 3 年；嗜酒 5 年，250g/d。

体格检查：

T 36.9℃，R 20 次 /min，P 98 次 /min，BP 105/77mmHg。右下肺闻及湿啰音，余未见异常。

影像学检查：

胸部 CT：显示双肺多发较高密度片状影，左上肺见一薄壁空洞。

纤支镜检查：气管上段黏膜慢性炎伴一些急性炎细胞浸润，鳞状上皮化生，部分轻 - 中度非典型增生，表面糜烂伴炎性渗出、肉芽组织生长，并见少量真菌，倾向曲霉。

分析：

气道侵袭性曲霉病（airway invasive aspergillosis，AWIA）的组织学：曲霉侵犯气道基底膜，通常无或很少有血管浸润和凝固性坏死。细分为：①气管支气管炎；②支气管肺炎；③细支气管炎。有时尚可见阻塞性支气管曲霉病。该例为气道侵袭性曲霉菌病确诊病例，存在气道局部和肺部病灶。《热病》第 38 版推荐伏立康唑是治疗侵袭性肺曲霉病或肺外曲霉病的首选用药。该患者通过正规的抗真菌治疗，疗效显著。

最后诊断：

气道侵袭性曲霉菌病。

病例 5

一般资料：

患者，男性，46 岁，6⁺ 年前，因"慢性肾脏疾病"行同种异体肾移植术，术后规律服用抗排斥药物。4 天前,患者无明显诱因出现发热,夜间发热明显,最高 40℃。

体格检查:

T 38.5℃,P 110 次 /min,BP 99/63mmHg,R 20 次 /min,余未见异常。

实验室检查:

RBC 2.13×10^{12}/L,WBC 4.94×10^9/L,中性粒细胞百分比
85.6%,淋巴细胞百分比 7.1%,CRP 70.5mg/L。送检双套血培
养,2 瓶需氧血培养于 1 天后报阳,直接涂片查见真菌孢子
(图 17-16),培养结果为白色念珠菌。

分析:

念珠菌是人体正常微生物菌群的一部分,多寄生于人
体的皮肤、口腔、阴道和肠黏膜等处,当免疫功能受损、屏障
泄漏、正常寄居部位菌群失调时才会出现念珠菌侵袭性感
染。近年来,随着疾病治疗方式的不断更新与发展,免疫抑

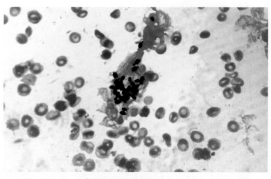

图 17-16　血培养涂片革兰氏染色 ×1 000

制患者数量逐渐增加,念珠菌感染的风险随之增加。该患者为同种异体肾移植术后,长期服用抗排斥药物,具备感染的危险因素。患者有发热症状,双套血培养中,
2 瓶需氧瓶培养出白色念珠菌,证实为白色念珠菌引起的血流感染。

最后诊断:

白色念珠菌血流感染。

病例 6

一般资料:

患者,男性,56 岁,入院前 2+ 年诊断为"非特异性间质性肺炎(纤维化)",6+ 个月前于外院行"同种异
体右侧单肺移植 + 左胸开胸探查术",术后规律服用抗排斥药物,入院 2+ 天前患者咳嗽加重,伴心累,气
促。现为进一步治疗和复查,收入我院。住院期间予以大剂量激素冲击治疗,伏立康唑抗真菌,哌拉西林
钠他唑巴坦钠抗感染,祛痰止咳,保肝,免疫球蛋白冲击等治疗。

体格检查:

T 36.5℃,P 116 次 /min,R 26 次 /min,BP 136/85mmHg。慢性病容,表情痛苦,胸廓可见陈旧性瘢痕,
双肺呼吸音粗,右下肺呼吸音弱,有微弱哮鸣音,左下肺可闻及湿啰音,余无特殊。

实验室检查:

入院后查血红蛋白 72g/L,白蛋白 24.0g/L,T 细胞亚群:CD4 绝对计数 186cell/μL。PRA 检测(11.4):
HLA Ⅰ 关抗体 PRA 0%,HLA Ⅱ类抗体 PRA 3%。纤支镜病理:符合中度急性排斥(GradeA3)。肺泡灌洗
液 GM 试验:6.27GMI。血清 GM 试验:2.15 GMI。肺泡灌洗液以及痰培养:烟曲霉,较多。药敏结果对
泊沙康唑、伊曲康唑敏感,两性霉素 B 中介,氟康唑、伏立康唑耐药。

分析:

曲霉菌属于条件致病性真菌,在自然界中分布广泛,分生孢子常通过空气传播和食品污染,导致曲霉
病。随着免疫缺陷患者的增多,广谱抗菌药物的广泛应用、器官以及干细胞移植术等技术的发展,侵袭性
曲霉病的发病率逐年上升,而烟曲霉是侵袭性曲霉病最常见的分离菌。该患者为同种异体肺移植术后发
生急性排斥患者,长期服用抗排斥药物,具备感染危险因素。患者肺泡灌洗液和痰液样本两次分别送检都
分离到较多烟曲霉,同时肺泡灌洗液和血清 GM 试验均为阳性,临床诊断为侵袭性曲霉病。临床根据药敏
试验结果停用伏立康唑,改用泊沙康唑进行抗真菌治疗。虽然伏立康唑是侵袭性肺曲霉病及肺外和播散
性感染的一线治疗用药,但也有耐药菌株的出现,从该病例我们看出有条件的实验室应尽早开展曲霉药敏
试验,为临床提供个体化精准治疗方案。

最后诊断:

侵袭性曲霉感染。

▶ 参考文献

1. 王兰兰. 医学检验项目选择与临床应用. 2 版. 北京: 人民卫生出版社, 2013.
2. James H. Jorgensen, Michael A. Pfaller. 临床微生物学手册. 11 版. 王辉, 马筱玲, 钱渊, 等译. 北京: 中华医学电子音像出版社, 2017.
3. Ullmann AJ, Aguado JM, Arikan-Akdagli S, et al. Diagnosis and management of Aspergillus diseases: executive summary of the 2017 ESCMID-ECMM-ERS guideline. Clin Microbiol Infect, 2018, 24 (1): e1-e38.
4. White P L, Backx M, Barnes R A. Diagnosis and management of Pneumocystis jirovecii infection. Expert review of anti-infective therapy, 2017, 15 (5): 1.
5. Hoarau G, Le G S, Zunic P, et al. Evaluation of quantitative FTD-Pneumocystis jirovecii kit for Pneumocystis infection diagnosis. Diagnostic Microbiology&Infectious Disease, 2017, 89 (3): 212.
6. Sasso M, Chastang-Dumas E, Bastide S, et al. Performances of four real-time PCR assays for the diagnosis of Pneumocystis jirovecii pneumonia. Journal of Clinical Microbiology. JCM, 2016, 54 (3): 625-630.

第十八章

寄生虫感染性疾病与实验诊断

    人体寄生虫学是病原生物学的重要组成部分。寄生虫病在全球广泛分布,特别是发展中国家。疟疾流行于 140 个国家和地区,2015 年发病人数 2.14 亿,死亡人数 43.8 万;血吸虫病影响着世界 78 个国家的 2.5 亿人,每年造成大约 28 万人死亡。近年来由于艾滋病的蔓延以及器官移植手术的开展,对于免疫缺陷和免疫功能低下的患者,一些机会致病寄生虫病如隐孢子虫病、弓形虫病等的发病率增加,甚至成为这些患者死亡的主要原因之一。在我国,国家卫生和计划生育委员会于 2014—2016 年组织开展了第三次全国人体重要寄生虫病现状调查,从总体上看,我国重点寄生虫病人群感染率和感染度均大幅降低,土源性线虫在全国大部分地区处于低度流行状态,中高度流行区呈城乡区域性分布,优势虫种的顺位发生变化,食源性寄生虫病的分布区域与当地人群饮食习惯关系密切。虽然目前寄生虫感染率降低,但寄生虫感染人数仍然巨大,寄生虫感染性疾病对人体的危害仍然严重。准确快速的实验室诊断能为临床提供重要的诊断依据,对疾病的防治具有重大意义。

第一节　疟原虫感染与疾病

    疟原虫是人体疟疾的病原体。传统认为,寄生于人体的疟原虫有四种:间日疟原虫(Plasmodium vivax,P.v.)、恶性疟原虫(Plasmodium falciparum,P.f.)、三日疟原虫(Plasmodium malariae,P.m.)和卵形疟原虫(Plasmodium ovale,P.o.),分别引起间日疟、恶性疟、三日疟和卵形疟。但是近些年来发现常见于东南亚引起猕猴疟疾的疟原虫,也能自然或人为地感染人类,称为诺氏疟原虫(Plasmodium knowlesi),是第五种被发现的疟原虫,引起诺氏疟疾。雌性按蚊是疟疾的传播媒介,通过叮咬吸血而致人体感染。我国主要流行的是间日疟原虫和恶性疟原虫,三日疟原虫少见,卵形疟原虫罕见,尚未见本地感染诺氏疟疾病例的报道。1990 年以后,我国本地的恶性疟原虫病例基本消失,除云南和海南外,间日疟原虫感染也大量减少;2000 年后,疟原虫有复燃现象出现。2004—2009 年疟疾主要分布在海南、安徽和云南,2010 年以后疟疾在云南逐渐聚集。近年来,输入性疟疾病例增加,疟原虫种类多样,主要来自于非洲和东南亚国家。典型的疟疾发作表现为周期性的寒战、发热和出汗退热,还可出现贫血及脾大等临床表现。从患者外周血中检出疟原虫的环状体、滋养体、裂殖体或配子体可作为疟疾确诊的依据(诺氏疟环状体似恶性疟,滋养体似三日疟,因此形态学不易区分)。抗体检测对于流行病学调查具有一定价值,抗原检测的快速诊断适合现场使用。PCR 检测敏感性高,可区分常见的四种人体寄生疟原虫及诺氏疟原虫,用于疟疾诊断及疗效观察。

一、实验室分析路径

    疟疾的实验室分析路径见图 18-1。

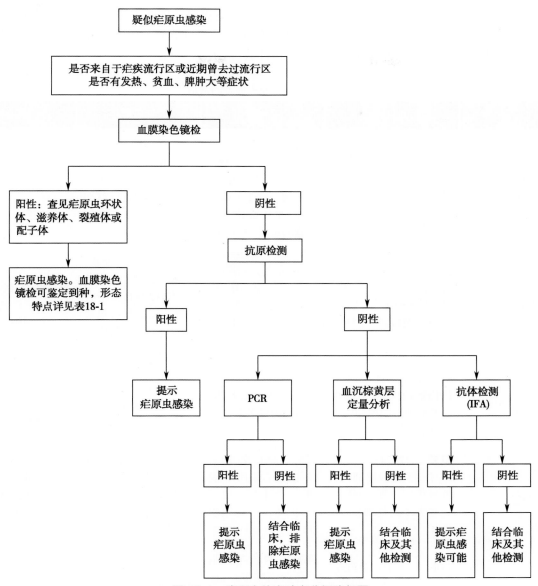

图 18-1 疟原虫的实验室分析路径图

二、相关实验及结果判断与分析

(一)血膜染色镜检

从患者外周血中检出疟原虫是目前疟疾诊断的金标准方法。取患者指血或耳垂血制作厚血膜和薄血膜,姬氏或瑞氏染色后镜检查找疟原虫。指血或耳垂血中滋养体和裂殖体的密度较高,是理想的样本。静脉穿刺标本宜采用肝素或 EDTA 抗凝,需尽快进行检测以避免疟原虫的形态发生改变。

对于低原虫血症以及复发患者,厚血片的敏感性明显高于薄血片。但是厚血片法在标本处理过程中红细胞被溶解,原虫易变形,需要检验人员有相当的经验。厚血膜法可以达到的敏感性约为 50 个原虫 /μL 血,假设红细胞计数为 5×10^{12}/L,则相当于红细胞的感染率为 0.001%。但大多数常规诊断实验室的敏感性只能达到平均 500 个原虫 /μL 血,红细胞的感染率约为 0.01%。薄血膜染色后原虫的形态结构完整、清晰,可辨认原虫的种类和各发育阶段的形态特征,特异性高于厚血膜法。薄血膜经瑞氏或姬氏染色后,常见的间日疟、恶性疟、三日疟和卵形疟四种疟原虫的形态特点见表 18-1。

原虫计数:厚血膜中疟原虫的计数采用白细胞和疟原虫比率计算法,此方法较费时。薄血膜原虫计数采用的指标是红细胞感染率。计数 10 000 个红细胞中被疟原虫感染的红细胞数,用百分比的形式表示红细胞的感染率。薄血膜中原虫更易被识别和计数,因此实验室更愿意用此方法进行原虫血症的常规估算。在原虫计数上,薄血膜法的敏感性大约只有厚血膜法的 1/10。红细胞感染率常用于非流行区低原虫血症的区域,流行区大量原虫感染常用厚血膜的原虫直接计数。

表 18-1　4 种疟原虫形态的鉴别 *

		间日疟	恶性疟	三日疟	卵形疟
环状体 (早期滋养体)		环较大,约等于红细胞直径的 1/3;核 1 个,偶有 2 个;胞质淡蓝色;红细胞内多只含 1 个原虫,偶有 2 个(图 18-2)	环纤细,约等于红细胞直径的 1/5;核 1 个,但 2 个也很常见;红细胞可含 2 个以上原虫,虫体常位于红细胞的边缘(图 18-6)	环较粗壮,约等于红细胞直径的 1/3;核 1 个,胞质深蓝色;红细胞很少含有 2 个原虫	似三日疟
滋养体		虫体由小渐大,活动显著,有伪足伸出,空泡明显,虫体形状不规则;疟色素黄棕色,小杆状(图 18-3)	体小结实,不活动;疟色素集中一团,黑褐色,原虫集中在内脏和皮下脂肪的毛细血管	体小圆形或呈带状,空泡小或无;亦可呈大环状,中有一个大空泡,不活动;疟色素棕黑色,颗粒状,常分布于虫体的边缘	虫体圆形,似三日疟,但较大;疟色素似间日疟但较细小
未成熟裂殖体		核分裂成 2~4 个时虫体仍活动,核越多则虫体渐呈圆形,空泡消失;疟色素开始集中	虫体仍似大滋养体,但核分裂成多个	虫体圆形或宽带状,核分裂成多个;疟色素集中较迟	虫体圆或卵圆形,不活动,核分裂成多个;疟色素数量较少
成熟裂殖体		裂殖子 12~24 个,通常 16 个,排列不规则;疟色素集中成堆,虫体占满胀大了的红细胞(图 18-4)	裂殖子 8~36 个,通常 18~24 个,排列不规则;疟色素集中成一团,虫体占红细胞的 2/3 至 3/4	裂殖子 6~12 个,通常 8 个,排成一环;疟色素多集中在中央,虫体占满整个不胀大的红细胞	裂殖子 6~12 个,通常 8 个,排成一环;疟色素集中在中央或一侧
配子体	雄	圆形,略大于正常红细胞,胞质色蓝而略带红,核疏松,淡红色,常位于中央;疟色素分散	腊肠形,两端钝圆,胞质色蓝而略带红,核疏松,淡红色,位于中央;疟色素黄棕色,小杆状,在核周围较多	圆形,略小于正常红细胞,胞质淡蓝色,核疏松,淡红色,位于中央;疟色素分散	似三日疟,但稍大;疟色素似间日疟
	雌	圆形,占满胀大的红细胞,胞质蓝色,核结实,较小,深红色,偏于一侧;疟色素分散(图 18-5)	新月形,两端较尖,胞质蓝色,核结实,较小,深红色,位于中央;疟色素深褐色,在核周围较多(图 18-7)	圆形,如正常红细胞大小,胞质深蓝色,核结实,偏于一侧;疟色素多而分散	似三日疟,但稍大;疟色素似间日疟
被寄生红细胞的变化		胀大,色淡,常呈长圆形或多边形;滋养体期开始出现鲜红色的薛氏点(Schuffner's dots)	大小正常或略缩小,紫蓝色,边缘常皱缩;常见有粗大紫褐色的茂氏点(Maurer's dots)	大小正常,有时缩小,颜色无改变;偶可见西门氏点(Zieman's dots)	略胀大,色淡,部分红细胞变长形,边缘呈锯齿状;薛氏点较间日疟的粗大,环状体期即出现

注: * 不含诺氏疟原虫,诺氏疟环状体似恶性疟,滋养体似三日疟,因此形态学不易区分

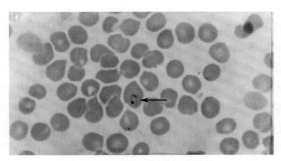

图 18-2　间日疟原虫环状体

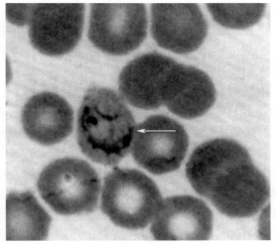

图 18-3　间日疟原虫滋养体

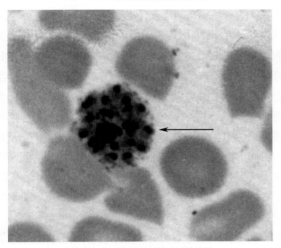

图 18-4　间日疟原虫裂殖体

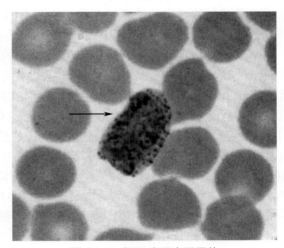

图 18-5　间日疟原虫配子体

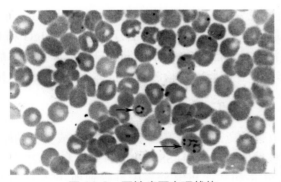

图 18-6　恶性疟原虫环状体

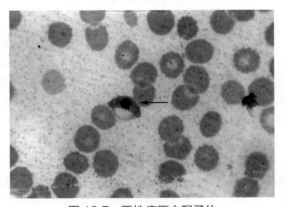

图 18-7　恶性疟原虫配子体

（二）血沉棕黄层定量分析法（quantitative buffy coat，QBC）

特定的荧光染料如吖啶橙对原虫胞核的核酸具亲和力，能黏附于胞核，在特定波长的紫外光照射下胞核显示强荧光。QBC 法的敏感性较普通镜检法高 7 倍，但技术要求高，需要特殊设备如离心机和荧光显微镜，并且吖啶橙的荧光染色不具有特异性，所有细胞的核酸均可着色，因而镜检人员必须能够区分荧光染色的疟原虫和其他含有核酸的细胞以及细胞碎片。用吖啶橙荧光染色检测<100 个原虫 /μL 血（0.002%原虫血症）的标本，其敏感性从 41%~93% 不等，对于恶性疟原虫感染的特异性高达 93%。用 QBC 法可以快速准确地检出虫体，但其主要的局限在于无法准确区分疟原虫的不同种。

(三) 抗原检测

抗原检测能说明受检对象是否有活动性感染。目前常用的方法都是在酶联免疫吸附试验 (enzyme-linked immunosorbent assay, ELISA) 的基本原理基础上发展的，主要区别在于操作步骤、选择显色系统或所用固相载体不同。

由于操作简便，检测快速，无需特殊仪器，人员不需特别培训，适用于现场，抗原检测快速诊断的应用越来越广泛。以镜检为标准，抗原检测快速诊断的敏感性大于 95%，能够检出约 100 个原虫 /μL 血 (0.002% 原虫血症)。目前有基于检测富组氨酸蛋白 (histidine-rich protein Ⅱ, HRP-Ⅱ) 抗原的诊断方法和基于检测乳酸脱氢酶 (lactate dehydrogenase, LDH) 的诊断方法。

基于检测 HPR-Ⅱ 抗原较为成熟的检测方法有免疫色谱技术。其原理类似于双抗体夹心法，包被的单抗是 HRP-Ⅱ 抗原的 IgM 类抗体，第二抗体以胶体金标记，操作简便，单份样品只需数分钟。由于 HPR-Ⅱ 为恶性疟原虫所特有，故此方法仅适用于恶性疟的诊断。根据已有的报告，其敏感性和特异性多在 95%~100% 之间。由于外周血中疟原虫廓清后 HRP-Ⅱ 仍存留一段时间，故使用时应对此种情况加以考虑。患者体内的类风湿因子可与包被于测试卡上的抗体结合而产生较高的假阳性率。Pf-HRP Ⅱ 快速诊断试验是基于该原理的诊断试剂盒。也有不同厂家生产的同一个试剂条中使用了 2 种不同单克隆抗体，分别来检验血样中是否有 HRP-Ⅱ 抗原 (恶性疟独有) 及"泛疟疾抗原" (Pan-malaria) (疟原虫共有)。

疟原虫 LDH 为普遍存在于疟疾患者血样中的一种代谢产物，相关的检测试剂盒是基于检测 LDH 的方法，有恶性疟原虫特异性 Pf-pLDH 和非恶性疟原虫特异性的泛种疟原虫 Pan-pLDH 检测带。血样裂解释放的疟原虫 LDH 与附着于试条上胶体金标记的抗恶性疟 LDH 单克隆抗体和抗泛种疟原虫 LDH 单克隆抗体相结合而产生显色反应。在每一试条上均有一条质控带，仅质控带显色为阴性，质控、恶性疟特异 LDH 条带及泛疟原虫 LDH 条带均显色为恶性疟感染或恶性疟原虫与其他疟原虫混合感染，质控及泛疟原虫 LDH 条带均显色为间日疟、三日疟或卵形疟中的一种或两种以上混合感染。此方法在高原虫密度时 (>100 个原虫 /uL 血) 敏感度很高，随着原虫密度降低而敏感度下降。在原虫密度 ≥0.01% 时，敏感度为 100%，原虫密度为 0.001%~0.009% 时，敏感度为 87.5%。试剂也可联合恶性疟原虫 HRP Ⅱ 和泛种疟原虫 Pan-pLDH 两种抗原而设计，用于疟原虫感染的检测。

但是要注意，诺氏疟原虫 LDH 与抗恶性疟 LDH 单克隆抗体和抗泛种疟原虫 LDH 单克隆抗体有交叉反应，单独诺氏疟原虫感染时，基于 LDH 的快速检测方法也可能出现阳性。

(四) 抗体检测

感染疟原虫后，一般宿主疟疾抗体的出现比原虫血症晚一周左右，并持续至虫体清除后的 3~6 个月。免疫荧光试验 (immune fluorescence assay, IFA) 是目前最为可靠的抗体检测方法，可同时检测 IgG 和 IgM 抗体。滴度大于 1:20 为阳性，小于 1:20 视为不确定，滴度大于 1:200 提示近期感染。疟原虫抗体的检测在临床上对初发患者无早期诊断价值，但对多次发作又未查明原因者检测疟疾抗体有助于诊断。抗体检测对于流行病学调查具有十分重要的价值。

(五) 分子生物学检测

聚合酶链反应 (the polymerase chain reaction, PCR) 敏感性高，能够检测出每 μL 血 5 个或更少的原虫，敏感性和特异性均可达到 100%。根据疟原虫小亚单位核糖体核糖核酸 (SSU rRNA) 基因和 Pfs25 基因等的保守序列设计引物和探针，来检测疟原虫感染。巢式 PCR 和多重 PCR 将鉴定准确到种，区分所有五种人体寄生疟原虫。PCR 检测可用于疟疾诊断及疗效观察，有报道提出如果在治疗后 5~8d PCR 结果阳性，提示可能是由于药物耐药而致的治疗失败。PCR 结果的变异可能是以下因素导致：标本的收集及贮存，DNA 提取的方法，引物的选择，扩增的条件以及扩增产物的分析等。此外，以 PCR 为基础的检测方法如序列测定对于疟原虫种株变异、突变以及耐药基因的研究有重要的帮助。

环介导等温扩增 (Loop-mediated isothermal amplifcation, LAMP) 技术是一种有前景的核酸扩增和靶基因检测的分子诊断技术，具有灵敏度高、特异性强、操作简单、使用方便等特点，不需要昂贵的试剂或设备。Eiken Loopamp ™ MALARIA Pan Detection kit (Pan LAMP) 对恶性疟原虫、间日疟原虫和诺氏疟原虫的检出灵敏度可达到 100%，对间日疟原虫和诺氏疟原虫的检测限为 2 个原虫 /μL 血，对恶性疟原虫的检测限为 20 个原虫 /μL 血,但该试剂盒的缺点是仅针对泛种疟原虫检测,不能区分到种。另外一种试剂盒 Eiken Loopamp ™ MALARIA Pf Detection kit(Pf LAMP)可特异性检测出恶性疟原虫。

(张春莹　马　莹)

第二节　弓形虫感染与疾病

弓形虫病是一种呈世界性分布且严重危害人类健康的人兽共患寄生虫病,其病原体刚地弓形虫 (Toxoplasma gondii)可寄生在除红细胞外的几乎所有有核细胞内。猫科动物是重要的传染源。弓形虫通过先天性和获得性两种途径感染人体。先天性感染是指经母体胎盘垂直传播,妊娠期可表现为胎儿流产、早产、死产或畸形等,出生后的患儿可出现中枢神经系统损害、视网膜脉络膜炎及精神运动障碍等。获得性感染是指经人体消化道黏膜、破损皮肤、输血及器官移植等途径传播,大多数感染者呈无症状带虫状态或有颈淋巴结肿大,在免疫功能低下患者中可引起中枢神经系统损害和全身播散性感染,特别在艾滋病患者中弓形虫感染已成为其主要并发症之一。

病原学检查包括涂片或印片染色镜检、动物接种分离及细胞培养,具有临床确诊意义。血清学检测包括抗体及抗原检测,是诊断弓形虫感染最常用的实验室技术。弓形虫感染分子生物学检测具有较高的敏感性、特异性和准确性,阳性具有重要的临床意义,可辅助诊断弓形虫感染。

一、实验室分析路径

弓形虫病的实验室分析路径见图 18-8,弓形虫病血清学分析路径见图 18-9。

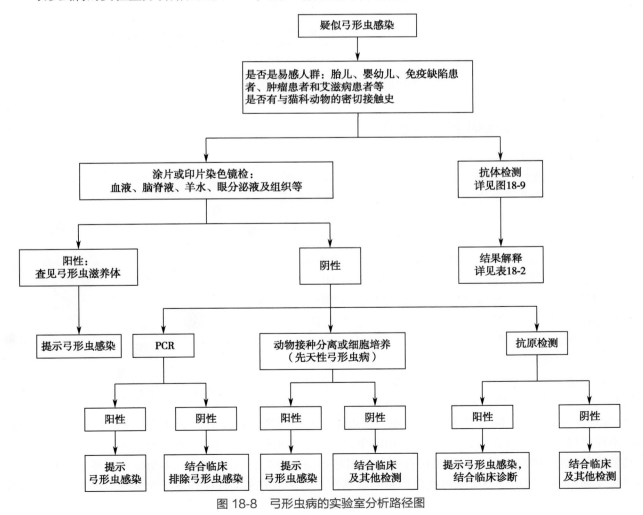

图 18-8　弓形虫病的实验室分析路径图

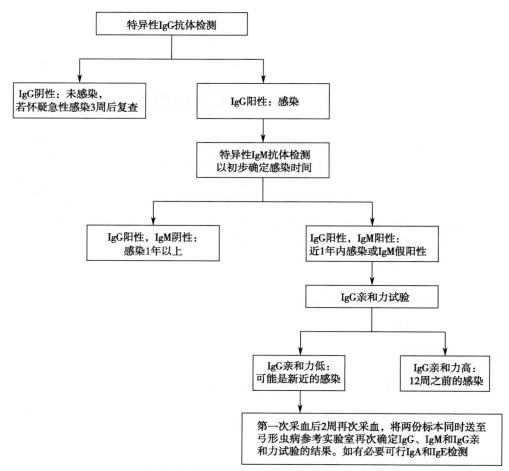

特异性IgG抗体检测

IgG阴性：未感染，若怀疑急性感染3周后复查

IgG阳性：感染

特异性IgM抗体检测以初步确定感染时间

IgG阳性，IgM阴性：感染1年以上

IgG阳性，IgM阳性：近1年内感染或IgM假阳性

IgG亲和力试验

IgG亲和力低：可能是新近的感染

IgG亲和力高：12周之前的感染

第一次采血后2周再次采血，将两份标本同时送至弓形虫病参考实验室再次确定IgG、IgM和IgG亲和力试验的结果。如有必要可行IgA和IgE检测

图 18-9　弓形虫病血清学诊断路径图

二、相关实验及结果判断与分析

（一）涂片或印片染色镜检

取患者体液（血液、脑脊液、羊水、胸腹水及眼分泌液等）离心，取沉淀进行涂片，Giemsa 染色后镜检。取患者活检组织印片，Giemsa 染色后镜检。查见滋养体或包囊为阳性。弓形虫滋养体呈弓形或月牙形，一端较尖，一端钝圆；一边扁平，另一边较膨隆。虫体长 4~7μm，最宽处 2~4μm，胞浆呈蓝色，胞核紫红色，位于虫体中央，见图 18-10。组织印片有时可查见弓形虫包囊。包囊呈圆形或椭圆形，直径 5~100μm，有一层富有弹性的坚韧囊壁，内含数个至数百个滋养体。此法检出率低，易漏检。

（二）动物接种分离或细胞培养

将患者的体液或组织接种小鼠腹腔或组织培养细胞。实验动物需观察 4~6 周。若接种的弓形虫对鼠有较强的毒

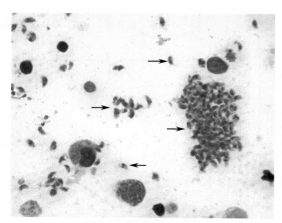

图 18-10　刚地弓形虫速殖子

力，常可在接种后 5~10d 于小鼠腹腔液中检获虫体。若接种物未表现出对小鼠的明显毒性，6 周后取小鼠血清检测抗体，若抗体阳性，检测小鼠脑组织中是否有弓形虫包囊。如果未观察到包囊则将其脑组织接种其他小鼠，继续观察 6 周。弓形虫可在多种组织培养细胞中生长，在培养后 24~96h 直接观察。姬氏染色可观察到虫体。应用免疫荧光可提高检测的敏感性。细胞培养和动物接种对于先天性弓形虫病的诊断有

帮助,前者耗时较后者少。

(三)特异性抗体检测

弓形虫感染抗体检测,包括特异性 IgG、IgM、IgA 和 IgE 等。特异性 IgG 和 IgM 是临床常用检测项目。特异性 IgG 抗体在患者感染弓形虫后 1~2 周产生,1~2 个月达到高峰,可长期持续阳性。特异性 IgM 和 IgA 可用于辅助诊断弓形虫的早期感染。弓形虫感染后,特异性 IgM 最早产生,可在感染后 7~8d 检出,持续数周或数月,偶有 1 年以上。对于先天性弓形虫感染的新生儿或婴幼儿,特异性 IgA 的敏感性较 IgM 更高。血清特异性 IgG 和 IgM 检测结果解释及处理方法见表 18-2。

表 18-2　弓形虫 IgG 和 IgM 抗体检测结果解释及处理方法 *

IgG	IgM	人(除婴儿)结果解释	处理意见
阴性	阴性	无弓形虫感染的血清学证据	—
阴性	可疑阳性	可能为急性感染早期或 IgM 假阳性	采集新鲜标本复查 IgG 和 IgM,若两次结果一致,考虑患者未感染弓形虫
阴性	阳性	可能为急性感染或 IgM 假阳性	采集新鲜标本复查 IgG 和 IgM,若两次结果一致,考虑 IgM 假阳性
可疑阳性	阴性	不确定	采集新鲜样本进行复查或用不同的试验来检测此样本 IgG
可疑阳性	可疑阳性	不确定	采集新鲜采集标本复查 IgG 和 IgM
可疑阳性	阳性	可能为急性感染	采集新鲜样本复查 IgG 和 IgM,若两次结果一致,或者 IgG 为阳性,则样本需送检至有弓形虫诊断经验的参考实验室进行进一步检测
阳性	阴性	弓形虫感染 1 年以上	—
阳性	可疑阳性	可能弓形虫感染 1 年以上,或者 IgM 假阳性	采集新鲜样本复查 IgM,若两次结果一致,则样本需送检至有弓形虫诊断经验的参考实验室进行进一步检测
阳性	阳性	可能为近期(1 年内)弓形虫感染或 IgM 假阳性	样本需送检至有弓形虫诊断经验的参考实验室进行进一步检测

* 引自 James H.Jorgensen,Michael A.Pfaller. 临床微生物学手册 .11 版 . 王辉,马筱玲,钱渊,等译 . 北京:中华医学电子音像出版社,2017.

用于血清学诊断的方法有 10 余种,常用的有酶联免疫吸附法(enzyme linked immunosorbent assay,ELISA)、间接血凝试验(indirect haemagglutination test,IHA)和间接免疫荧光抗体试验(indirect fluorescent antibody method,IFA)等。ELISA 的敏感性和特异性较好,IHA 简便快速,IFA 敏感性和特异性均好,但需要荧光显微镜。

(四)抗原检测

近年来弓形虫循环抗原(circulating antigen,CAg)的检测广泛应用于弓形虫感染检测。CAg 较特异性抗体出现更早,标志着病原体的存在。对于应用免疫抑制剂或其他因素致患者免疫应答低下及疾病早期抗体水平较低时,检测患者血液或其他体液中弓形虫抗原成分有助于弓形虫急性感染的诊断。ELISA 是应用最多的检测方法。虽然弓形虫 CAg 阳性是确诊弓形虫病感染的可靠指标之一,但由于血清中 CAg 含量甚微且现有检测方法敏感性不高,弓形虫抗原检测的阳性率较低。

(五)分子生物学诊断

采用分子生物学方法对特定基因组序列进行检测,辅助诊断弓形虫感染。通常检测对象为多拷贝靶向基因,包括 B1 基因、529bp RE、ITS-1 和 18S rDNA 等。1989 年首次建立了针对 B1 基因的弓形虫 PCR 检测方法,B1 基因作为最常见且可靠的靶向基因目前已广泛应用于弓形虫感染的分子诊断。529 bp RE 是一组 200~300bp 的高度重复序列,具有更高的敏感性和特异性,目前已被应用于弓形虫感染的分子诊断。多拷贝基因 ITS-1 和 18S rDNA 也被作为弓形虫感染靶点用于研究。用于弓形虫感染分子诊断的方法包括 PCR 法(多重 PCR,定量竞争 PCR,套式 PCR,原位 PCR,实时荧光定量 PCR 等)和环介导等温扩增技术(loop-mediated isothermal amplification,LAMP)。

PCR 由于具有敏感性高、特异性强、高效、简便等特点,已成为实验室用于艾滋病患者弓形虫病的可靠诊断方法;但对于免疫健康者弓形虫病的诊断,其价值还有待进一步评估,尤其是样本的选择和处理更需进一步探讨。LAMP 是一种新的基因核酸扩增方法,具有简单、快速、敏感性高和特异性强等优点,目前该方法已应用于某些病原的检测,并在弓形虫感染中得到初步应用。

(唐思诗　马　莹)

第三节　包虫感染与疾病

包虫病也称棘球蚴病,是由棘球绦虫(Echinococcus)的幼虫棘球蚴(Hydatid cyst)寄生所致。包虫病是全球性的人兽共患寄生虫病,畜牧业发达的地方往往是流行区。包虫病在我国包括新疆、西藏、青海、甘肃、宁夏、内蒙古、四川和陕西等 21 个省、自治区均有病例报道。包虫病分为两种,细粒棘球绦虫(Echinococcus granulosus)幼虫感染引起的疾病称为囊型包虫病(Cystic echinococcosis),多房棘球绦虫(Echinococcus multilocularis)幼虫感染引起疾病称为泡型包虫病(Alveolar echinococcosis)。

细粒棘球绦虫的终末宿主是犬、狼等食肉动物;羊、牛等偶蹄类动物为中间宿主。人因误食终末宿主排出的虫卵而致感染,在人体内发展为囊型包虫病。细粒棘球蚴可寄生于人体的几乎所有部位,以肝和肺最常见,心、脑、骨骼和其他器官的感染较少见。囊型包虫病早期可无明显症状,潜伏期因寄生部位而异,人患肝囊型包虫病无症状期可长达几年至十几年。囊型包虫病临床主要表现为脏器受包虫囊肿压迫而出现的症状,部分患者还可出现中毒及过敏症状,如食欲减退、体重减轻、消瘦、发育障碍、荨麻疹、血管神经性水肿等,如包虫囊破裂时,则可引起过敏性休克,甚至死亡。

多房棘球绦虫的终宿主多为犬、狐和狼。田鼠等小型哺乳类动物为中间宿主。人误食终末宿主排出的虫卵后可感染泡型包虫病,该病致死性极高,也称为“虫癌”,未经治疗的泡型包虫病患者 10 年病死率高达 94%。泡型包虫病原发病部位为肝脏,可经血管和胆管等途径向周围浸润性发展,转移至肺和脑等器官,临床主要表现为类似慢性发展的肝脏“恶性肿瘤”。泡型包虫病在病理学和临床症状的发展上与囊型包虫病有明显差异,可表现为数月或数年的慢性病程,临床症状包括,肝区或右季肋部疼痛、腹胀和胆绞痛等,患者肝脏可出现明显肿大、质硬,表面可触及大小不等的结节,部分患者还可出现肝脾肿大、腹水等门脉高压的症状。

包虫病病原学结果是确诊的依据,但大多数患者无法检测到病原体。抗体检测结合影像学检查(B 型超声、CT、X 线及 MRI)是目前包虫病诊断的主要手段。

一、实验室分析路径

包虫病的实验室分析见图 18-11。

二、相关实验及结果判断与分析

(一)病原学检测

手术取出棘球蚴,从体液中检获棘球蚴碎片或原头蚴可确诊。肝包虫病破入腹腔、总胆管或胃肠道,可取腹水或粪便为检测标本,肺包虫病破入胸腔,可取胸腔积液或胸水检测,肾包虫病破入肾盂,可取尿液检测。病原学结果是确诊的依据,但大多数患者无法检测到病原体。

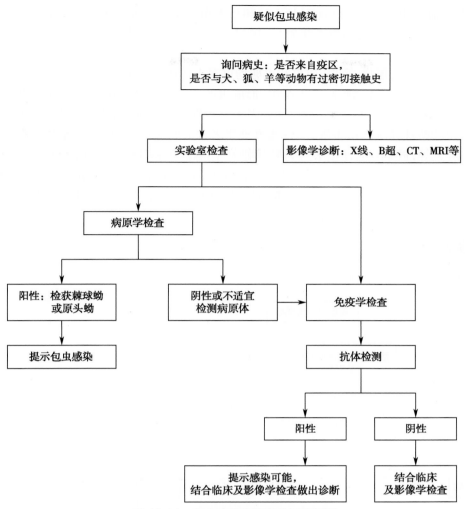

图 18-11 包虫病的实验室分析路径图

(二) 抗体检测

目前实验室常用的人包虫病免疫学检测方法为 ELISA 和胶体金法(渗滤法和层析试条法)等检测包虫病的特异性抗体。抗体检测的敏感性和特异性与选用的抗原有直接关系。由于方法和抗原选择的不同,各种免疫学检测方法的敏感性和特异性存在较大的差异。总的来看,敏感性大多在 60%~90% 之间,特异性在 80%~100% 之间。假阳性结果可能出现于其他蠕虫感染、癌症患者和慢性免疫性疾病患者。阴性结果也不能排除棘球蚴病,这是因为某些棘球蚴携带者无法检测到抗体。能否检测到抗体取决于棘球蚴寄生的部位,完整性和活力。寄生于肝脏较寄生于肺、脑、脾更能激发抗体反应。带有老化、钙化或死亡棘球蚴的患者,抗体检测往往呈阴性。与其他寄生虫存在交叉反应是主要需要解决的问题。为了提高免疫诊断的准确性,建议联合使用几种抗体检测方法,对试验结果进行综合分析后再作诊断。

抗体检测还可用于术后或药物治疗后患者的监测。成功去除了棘球蚴的患者,其体内的特异性 IgG4 会很快阴转,复发患者的 IgG4 则保持在一个较高的水平,因此 IgG4 可用于治疗效果的考核。特异性 IgE 和 IgM 的 ELISA 检测在疗效考核方面也有其价值。

(唐思诗 马 莹)

第四节 血吸虫感染与疾病

血吸虫也称裂体吸虫,寄生人体的血吸虫主要有 6 种,即日本血吸虫(Schistosoma japonicum)、埃及血吸虫(Schistosoma haematobium)、曼氏血吸虫(Schistosoma mansoni)、间插血吸虫(Schistosoma intercalatum)、湄公血吸虫(Schistosoma mekongi)和马来血吸虫(Schistosoma malayensis)。在我国流行的是日本血吸虫,当人与含有尾蚴的疫水接触后,尾蚴经皮肤、黏膜感染,成虫寄生于人的门脉 - 肠系膜静脉中。

在血吸虫感染过程中,尾蚴、童虫、成虫和虫卵均可对人体造成损害,但虫卵是血吸虫病的主要致病因子。虫卵沉着在人体的肝脏及结肠肠壁等组织,形成虫卵肉芽肿和纤维化是血吸虫病的主要病变。临床上可分为急性、慢性和晚期血吸虫病。急性期患者多有近期疫水接触史,临床表现除发热外可伴有腹痛、腹泻、肝脾肿大及嗜酸性粒细胞增多等症状;慢性期患者常无明显症状,有症状者主要表现为慢性腹泻或慢性痢疾,肝脾肿大等;晚期患者主要表现为肝脾肿大、门脉高压和其他综合征,分为巨脾型、腹水型、结肠增殖型和侏儒型。此外,日本血吸虫病还可引起异位损害,常见于脑和肺。在粪便及组织中检获虫卵可作为确诊的依据。免疫学检测对血吸虫病的诊断特别是异位损害具重要意义。日本血吸虫分子诊断还处于研究阶段,其临床意义和价值有待评估。

一、实验室分析路径

日本血吸虫病的实验室分析路径见图 18-12。

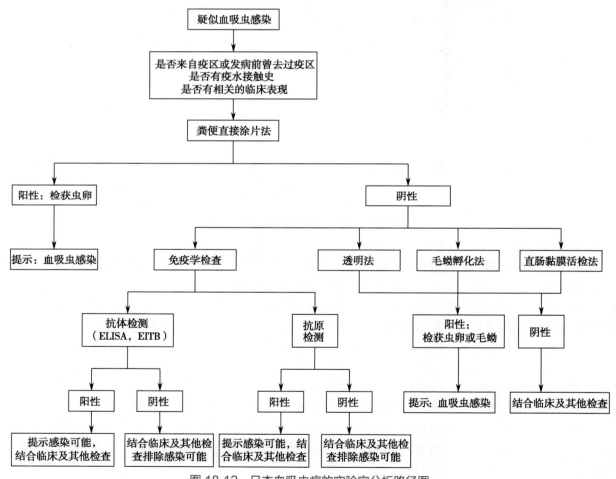

图 18-12　日本血吸虫病的实验室分析路径图

二、相关实验及结果判断与分析

(一)粪便直接涂片查虫卵

重度感染患者或急性血吸虫病患者的粪便中常可检查到日本血吸虫卵。此方法操作简便,快捷,但因取材少,加之虫卵呈间歇性排出,虫卵检出率低,增加涂片张数及反复多次送检可提高检出率。查见虫卵为阳性。日本血吸虫卵呈椭圆形,淡黄色,大小平均为 89μm×67μm。卵壳薄而均匀,无卵盖,卵壳一侧有一小棘,但因虫卵位置或被卵壳外黏附物遮盖而非每个虫卵都能观察到小棘,日本血吸虫成熟虫卵的卵内含一毛蚴,若未成熟或死亡过久,毛蚴模糊或变为灰黑色。毛蚴和卵壳间常可见到大小不等的圆形或椭圆形油滴状头腺分泌物,见图 18-13。

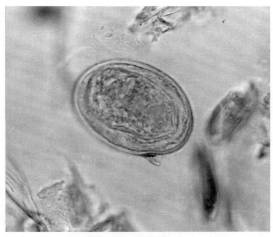

图 18-13　日本血吸虫卵

（二）透明法查虫卵

利用甘油的透明作用使粪便涂片透明,以发现虫卵并计数。此法兼具定性和定量的双重作用,可用于测定人群的感染情况及考核防治效果。

（三）毛蚴孵化法

根据血吸虫卵内的毛蚴在适宜温度的清水中短时间内可孵出的特性而设计的方法。适用于早期血吸虫病患者的粪便检查。该方法的阳性检出率高于直接涂片法,但操作烦琐,对样本的要求也高,必须新鲜,无农药、化肥或化学品污染。孵化前可先取粪渣沉淀涂片镜检,如发现血吸虫卵即可直接报告而不必再做孵化。孵化后如见水面下有白色点状物作直线来往游动即是毛蚴,可将毛蚴吸出镜检。

（四）直肠黏膜活检

慢性特别是晚期血吸虫病患者粪便中不易检获虫卵,可考虑采用直肠黏膜活检。对于肠黏膜内检获的虫卵,应区分是活卵,近期变性卵和远期变性卵。对于未经治疗的患者,只要检出虫卵即有参考价值。对于有治疗史的患者,活卵或近期变性卵表明有成虫寄生,远期变性卵或死卵则提示曾感染过血吸虫。因此,检出虫卵的临床意义需结合病史、临床表现和免疫诊断结果综合考虑。由于此方法有一定的危险性,故检查前应考虑患者的凝血功能是否正常。

（五）抗体检测

不同的抗体检测方法,其敏感性和特异性有差异,这是因所采用的抗原种类以及试验操作不同所致。抗体检测阳性仅能反映受检者曾经感染过血吸虫,与临床症状、虫荷量、产卵量及预后并无关联,需结合临床进行诊断。不同抗体检测方法各具优缺点,目前使用最为广泛的是 ELISA 和 EITB。

1. ELISA　特异性和敏感性均高,被广泛应用,是血吸虫病免疫诊断的主要方法,与粪检阳性符合率达 95%~99%,假阳性率为 1.3%~3.3%,与其他寄生虫的交叉反应除肺吸虫外均较低。

2. 环卵沉淀试验（circumoval precipitin test,COPT）　虫卵内成熟毛蚴的分泌物、排泄物透过卵壳上的微孔渗出,与待检血清共同孵育后虫卵周围出现泡状或指状沉淀物为阳性反应。在光镜下检查 100 个虫卵,阳性反应虫卵数（环沉率）等于或大于 5% 为阳性。COPT 的敏感性为 94.1%~100%,假阳性率为 2.5%~5.6%。此法操作简便,经济,但不易达到操作的标准化,且判断结果时间较长,多用于流行病学调查及监测疫情。

3. 酶联免疫转移印迹试验（enzyme-linked immunoelectrotransfer blot,EITB）　是在蛋白质凝胶电泳和固相免疫酶测定基础上建立的一种免疫学技术,具有凝胶电泳的高分辨力和固相免疫酶测定的高度特异性和敏感性的优点。用于血吸虫病的诊断,其特异性高于 ELISA,但操作较复杂。

4. 胶体染料试纸条法　染料或胶体金与抗原结合,再与血清反应后,沿着试纸条扩散。特异反应带及质控带均显色者为阳性,阴性者仅质控带显色。该方法操作简单,无需特殊培训人员及仪器设备;反应快速,全程仅 5~10min,适合基层和现场使用。

（六）抗原检测

血吸虫循环抗原可以反映活动性感染,其量与宿主的虫荷数相关,治疗后虫体死亡,抗原排出,故可反映药物疗效。测定方法常用 ELISA,可用多克隆抗体和单克隆抗体。血液循环抗原的检测成本较高,在慢性血吸虫病、晚期血吸虫病和轻症感染的检出率不够理想。

(七) 分子诊断

采用分子生物学方法对日本血吸虫靶向基因序列进行检测。目前较为常见的基因序列有 28S rDNA、R2、SjR2、Dral 等。目前应用于血吸虫分子诊断的方法有 PCR、LAMP、指数富集的配基系统进化技术 (Systematic evolution of ligands by exponential enrichment,SELEX)、重组酶聚合酶扩增技术 (Recombinase polymerase am-plification,RPA) 及微流控盒技术 (Microfluidic cassette) 等。血吸虫的分子诊断方法还处于研究阶段,其敏感性及特异性仍有待提高,因此该方法的临床意义和价值还需要进一步分析和评估。

(唐思诗　马　莹)

第五节　囊尾蚴感染与疾病

囊尾蚴病 (Cysticercosis cellulosae) 也称为囊虫病 (Cysticercosis),是由猪带绦虫 (Taenia solium) 的幼虫猪囊尾蚴 (Cysticercus cellclosae) 寄生于人体的各组织器官而引起的疾病。人是猪带绦虫的终末宿主,其成虫寄生于人体小肠,致猪带绦虫病;人也可作为其中间宿主,因误食猪带绦虫虫卵或孕节而导致感染,虫卵在人体内发育成囊尾蚴,致囊尾蚴病。

囊尾蚴病的危害程度大于绦虫病,其对人体的危害程度因虫体寄生的部位及数量的不同而有差异。囊尾蚴在人体的寄生部位较广,最常见于皮下肌肉、眼和中枢神经系统,以脑囊尾蚴病最为严重。同时,囊尾蚴也可寄生于心、舌、肝、肺等组织。寄生虫的数量由数个至数百上千个不等。皮下肌肉囊尾蚴病常表现为皮下结节;眼囊尾蚴病轻者表现为视力障碍,重者可失明;脑囊尾蚴病的临床症状较为复杂,以癫痫发作最为常见,还可出现颅内压增高,精神障碍等。对于内部脏器及特殊部位的囊尾蚴病因不易检获虫体,免疫学诊断是重要的参考依据。目前分子生物学检测主要应用于带绦虫的分类鉴别。影像学检查,如 CT 和 MRI 可对脑囊尾蚴病进行辅助诊断。其中 MRI 意义较大,活囊尾蚴周围可呈现清楚的水肿带,死虫周围则显示不清。通过 T1、T2 加权更易查获脑室内或脑室孔部位的病变。对于粪便中查获猪带绦虫卵的患者,由于可通过自身感染而患囊尾蚴病,因此这类患者应关注是否同时患囊尾蚴病,通过实验室检查结合临床表现进行诊断。

一、实验室分析路径

囊尾蚴病的实验室分析见图 18-14。

二、相关实验及结果判断与分析

(一) 病原学检测

皮下囊尾蚴病可通过手术摘除皮下结节查见囊尾蚴而确诊。眼囊尾蚴病可通过眼底镜检查进行诊断。虫体可位于眼的任何部位,但多在眼球深部,玻璃体及视网膜下寄生。眼底镜检有时可见头节蠕动。脑部囊尾蚴病可由手术获得的脑部病变组织活检而得到确诊,但大多数情况下,脑囊尾蚴病通过免疫学、影像学检查结合临床表现进行诊断。

(二) 抗体检测

人体感染囊尾蚴后,产生的抗体可持续较长时间,甚至达 10 年以上。故抗体检测能反映受检者是否感染或感染过囊尾蚴,但无法区分现症感染和既往感染,也无法进行疗效评价。检测囊尾蚴病抗体的常用技术有 IHA、IFA、ELISA 等。IHA 简便,经济,敏感性较高,但假阳性高;IFA 敏感性和特异性均高;ELISA 敏感性高,特异性强,已广泛用于人、猪囊虫病的辅助诊断和流行病学调查。但以上三种方法均存在与包虫及肝吸虫病有交叉反应的问题。Western 印迹试验已用于囊尾蚴病的诊断和监测,此方法在囊包可见的病例中,敏感度为 98%,特异性为 100%,与包虫病无交叉反应。已有的实验结果显示,血清标本的敏感性稍高于脑脊液标本。

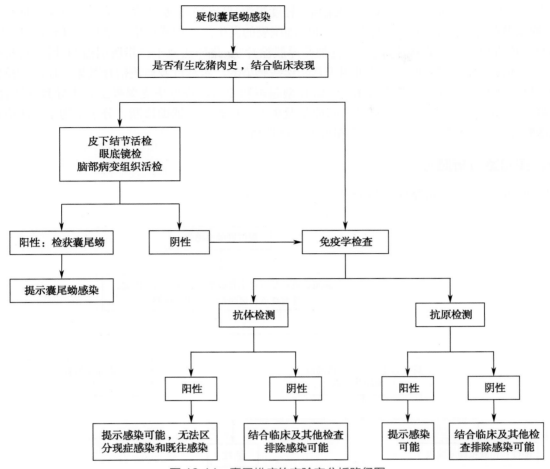

图 18-14 囊尾蚴病的实验室分析路径图

(三) 抗原检测

循环抗原是虫体的分泌物或代谢产物,因其半衰期短,故检出抗原往往提示有活囊尾蚴存在,可作为诊断依据及进行疗效考核。抗原检测的常用方法有 ELISA 和 Western 印迹法。目前已有采用 ELISA 检测血清及脑脊液中猪囊尾蚴抗原的研究,该方法可进行囊尾蚴虫荷数<50 个 / 例的检测,但未应用于临床常规检测。Western 印迹实验的特异性较 ELISA 高。

(四) 分子诊断

由于传统的带绦虫虫种鉴别是基于成虫和囊尾蚴的形态特征,对于形态相近的虫种,具有一定的局限性,因此已有研究通过分子生物学技术对猪带绦虫和牛带绦虫进行分类鉴别,包括 PCR- 限制性片段长度多态性技术(polymerase chain reaction-restriction fragment length polymorphism,PCR.RFLP)、随机扩增多态性 DNA(random amplified polymorphic DNA,RAPD)和 DNA 测序分析法等。虽然已有研究建立了分子生物学技术对粪便中的虫卵进行检查,但多数方法仍需要虫体材料。

(唐思诗 马 莹)

第六节 肝吸虫感染与疾病

肝吸虫病,是由肝吸虫引起的、主要累及肝胆系统的食源性寄生虫病。严重危害人体健康的肝吸虫有华支睾吸虫(Clonorchis sinensis)、麝猫后睾吸虫(Opisthorchis viverrini)和猫后睾吸虫(Opisthorchis felineus)等,我国主要以华支睾吸虫病为主。华支睾吸虫病是由于生食或半生食含有华支睾吸虫囊蚴的淡水鱼、虾而引起的寄生虫病。轻度感染者常无明显症状,或伴有乏力、腹胀、腹泻及右上腹痛等临床表现。感染较重者多起病缓慢,可表现为上腹隐痛、轻度腹泻、肝区隐痛、肝大及黄疸等。感染晚期患者可有肝硬化、腹水及门脉高压症,亦可诱导胆管癌和肝细胞癌的发生。儿童感染华支睾吸虫可导致发育障碍。

病原学检查包括粪便直接涂片法、改良加藤厚膜涂片法、集卵法及十二指肠引流胆汁检查,检获虫卵或成虫具有确诊意义。粪便虫卵计数可用于判断疾病感染的严重程度及监测治疗效果。血清学抗体检测可辅助诊断华支睾吸虫感染。影像学检查,如 B 型超声和 CT,可查见华支睾吸虫寄生导致的胆汁淤积、胆道梗阻、胆管扩张及胆囊肿大等,可结合病原学及免疫学检查进行辅助诊断。分子生物学方法应用于肝吸虫的诊断还处于研究阶段,其临床意义和价值有待评估。

一、实验室分析路径

肝吸虫病的实验室分析路径见图 18-15。

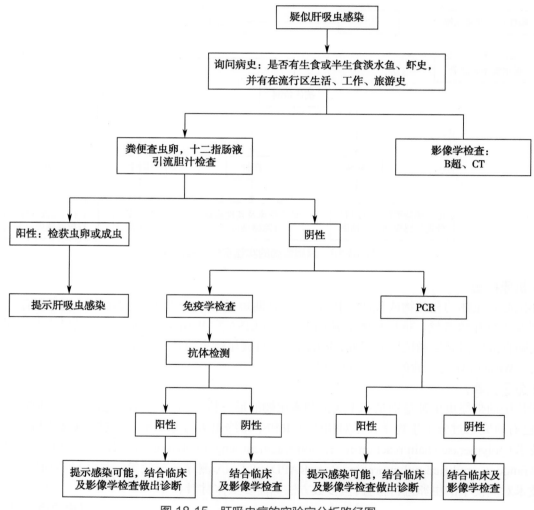

图 18-15 肝吸虫病的实验室分析路径图

二、相关实验及结果判断与分析

(一) 粪便查虫卵

1. 直接涂片法 华支睾吸虫虫卵黄褐色,微小,芝麻形或梨形,平均大小为 $29\mu m \times 17\mu m$。前端较窄有盖,卵盖周围卵壳增厚形成肩峰,后端钝圆有小疣样凸起,卵内含成熟毛蚴,见图 18-16。此方法操作简便,快捷,但由于取材少且虫卵小,因此检出率低,易漏检。

2. 改良加藤厚膜涂片法　肠道寄生虫最有效的粪便检查方法之一,可用于定性和定量检查,对于华支睾吸虫卵检出率达 95% 以上。

3. 集卵法　包括漂浮集卵法和沉淀集卵法。该方法杂质少,镜下视野清晰,检出率较直接涂片法高。沉淀集卵法效果较漂浮集卵法更好。

(二) 十二指肠引流胆汁检查

采用胃镜行十二指肠胆汁引流术,引流液离心后弃上清,取沉淀加 2% 碘染液,涂片镜检查虫卵。粪便内查不到虫卵的可疑患者可采用该方法进行检查,检出率接近 100%,部分患者可查见活体成虫。

(三) 抗体检测

常用的免疫诊断试验包括间接血凝试验(indirect hemagglutination assay,IHA)、间接荧光抗体实验(immunofluorescence assays,IFA)、酶联免疫吸附试验(enzyme linked immunosorbent assay,ELISA)等。

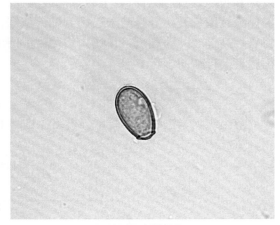

图 18-16　肝吸虫卵

华支睾吸虫病的血清学免疫诊断的研究法开展较早,但进展缓慢,目前主要用于临床辅助诊断和流行病学调查。

1. 间接血凝试验　一般采用成虫可溶性抗原作为诊断抗原,但纯化抗原可提高准确性。IHA 本身具有操作简便、快速,肉眼直接观察判断结果等优点,其结果可在一定程度上反映感染程度。

2. 间接荧光抗体试验　采用成片切片或冷冻切片作为抗原,检测患者血清中的抗体。该方法简便、快速且稳定性较好,但需要荧光显微镜,且要求检测人员具有一定的经验。

3. 酶联免疫吸附试验　具有较高的敏感性和特异性,操作简便易行,是华支睾吸虫病最常用的辅助诊断方法。传统的 ELISA 使用华支睾吸虫成虫制成粗抗原检测患者血清中的抗体,与其他寄生虫病存在交叉反应。目前在经典的 ELISA 上有许多改进的方法,包括凝胶扩散 - 酶联免疫吸附试验(DIG-ELISA)、斑点 -ELISA(DotELISA)、生物素 - 亲和素 - 酶联免疫吸附试验(ABC-ELISA)和单克隆抗体 ELISA 等。

(四) 分子生物学诊断

采用分子生物学方法对肝吸虫靶向基因序列进行检测。目前较为常见的基因序列有,ITS1、ITS2,cox1 和 nad1 等。除了常规 PCR、实时定量 PCR 和套氏 PCR 以外,LAMP 也被应用于肝吸虫分子诊断研究中,敏感性和特异性均明显高于普通 PCR,且与其他寄生虫无交叉反应。以肝吸虫 cox1 基因基于 LAMP 建立的分子方法对粪便标本进行检测,敏感性为 97.1%,特异性为 100%;当待检粪便肝吸虫卵含量 ≥ 100 个 /g 时,该方法敏感性为 100%。分子生物学方法主要应用于肝吸虫病的诊断、流行病学调查及药物治疗监控等方面,目前还处于研究阶段,其临床意义和价值还需要进一步分析和评估。

(唐思诗　马　莹)

第七节　溶组织内阿米巴感染与疾病

溶组织内阿米巴(Entamoeba histolytica)又称痢疾阿米巴,是侵袭型阿米巴病的病原体,主要流行于热带和亚热带,特别是发展中国家。溶组织内阿米巴的生活史包括滋养体和包囊两个时期。人因食入四核包囊而致感染。包囊在肠道脱囊成为滋养体,于结肠寄生增殖,在一定条件下可侵入肠壁形成溃疡,致阿米巴性结肠炎;滋养体还可侵入血管,随血流到达肝、肺、脑等器官,其中以阿米巴肝脓肿最常见。阿米巴病是死亡率仅次于疟疾和血吸虫病的寄生虫病。

阿米巴病分成肠阿米巴病和肠外阿米巴病,其症状和体征均无特异性。90% 的溶组织内阿米巴感染没有症状或仅有轻微症状。阿米巴性结肠炎或痢疾的常见症状包括腹痛或腹部触痛,腹泻,可为水样便、血便或黏液便,一天可多达 10 次以上。部分患者可有发热,体重减轻。夏科 - 雷登结晶,极少或无白细胞及血便是急性期患者大便标本的最常见表现。肠外阿米巴病中最常见的是阿米巴肝脓肿,其常见症状为发热和腹痛,急性期可有右上腹疼痛或触痛,亚急性期可有体重减轻、发热及弥漫性腹痛。病原检查包括粪便涂片镜检及培养是阿米巴病的确诊依据,免疫学诊断简单快速,可作为辅助方法,PCR方法敏感性和特异性高,能够区分形态相似的溶组织内阿米巴和非致病性的迪斯帕内阿米巴,可有效对虫荷量较低的腹泻患者进行辅助诊断。

一、实验室分析路径

溶组织阿米巴病的实验室分析路径见图18-17。

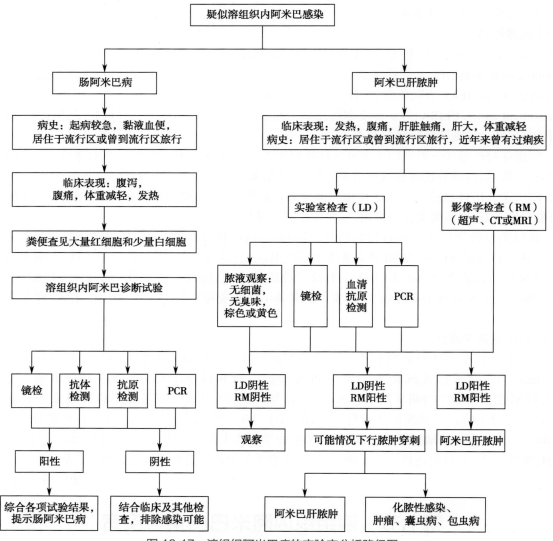

图18-17　溶组织阿米巴病的实验室分析路径图

二、相关实验及其结果判断与分析

(一)粪便涂片镜检

涂片镜检是肠阿米巴病诊断的常用手段。急性痢疾患者的黏液血便或阿米巴肠炎的稀便,用生理盐水涂片法查滋养体。用于滋养体检查的标本必须新鲜,盛于干燥清洁的容器,不被消毒剂、尿液污染。粪便标本宜在20~30min内送达实验室。典型的阿米巴痢疾粪便为酱红色黏液样,有腥臭。镜检可见黏液中含很多黏成团的红细胞和较少的白细胞,有时可见夏科-雷登结晶和阿米巴滋养体。溶组织内阿米巴滋养体外形不规则,大小在 10~50μm,借助单一定向的伪足而运动,具有一个泡状核,核仁居中,胞质内可有摄入的红细胞,见图 18-18。慢性患者的成形粪便查包囊,采用生理盐水涂片或碘液涂片法,碘染后胞核更易观察。溶组织内阿米巴包囊直径 5~20μm,囊壁薄,胞质呈细颗粒状,胞核 1~4 个,核的中央有一小点即为核仁,见图 18-19 和图 18-20。

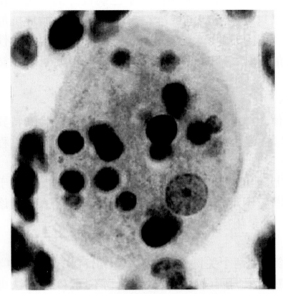

图 18-18　溶组织内阿米巴滋养体,铁苏木素染色

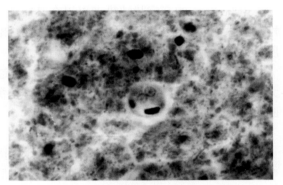

图 18-19　溶组织内阿米巴包囊,铁苏木素染色

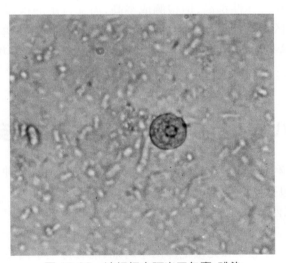

图 18-20　溶组织内阿米巴包囊,碘染

因大便中可存在多种非致病的共栖型阿米巴,它们的形态相似,特别是迪斯帕内阿米巴,只能通过是否吞噬红细胞来与溶组织内阿米巴区分,因而要求实验技术人员具有相当的经验和专业技术水平。涂片镜检的敏感性和特异性均不理想。粪便标本镜检诊断肠阿米巴病的敏感性小于 60%,特异性 10%~50%。

(二) 抗原检测

抗原检测可用的标本有大便、血清和脓液等。采用的方法有 ELISA、酶免疫分析(enzyme immunoassay,EIA)、对流免疫电泳(counter immunoelectrophoresis,CIEP)等。TECHLAB 第 2 代溶组织内阿米巴特异性抗原检测试剂盒即采用 ELISA 方法,检测溶组织内阿米巴半乳糖 /N2 乙酰氨基半乳糖胺(Gal/GalNAc)黏附凝集素抗原。抗原检测的优点在于:①某些抗原检测试剂可以区分溶组织内阿米巴和迪斯帕内阿米巴;②敏感性和特异性高;③对实验人员的经验无特别要求;④采用 96 孔板可考虑将此法用于流行病学研究的大规模筛查。但是 TechLab Ⅱ试剂盒在不同流行地区和不同研究中检测的敏感性差别大,可能与溶组织内阿米巴生活史中的不同阶段所产生的抗原有关,或不同地区流行株抗原有差异,从而导致不同研究 ELISA 结果差异大。此外 TechLab Ⅱ试剂盒只能识别急性阿米巴感染导致的腹泻粪便样本中的滋养体,而不能识别隐性感染时包囊阶段的寄生虫,可能会造成一定程度的漏检和假阴性。

大便抗原检测的可操作性强,敏感性和特异性高,是临床实验室检测肠内阿米巴病较好的方法。由于该方法检测的抗原在大便标本固定时会发生变性,所以只适用于新鲜或冻存标本。血清中循环抗原的检测有希望用于对阿米巴肝脓肿的诊断,检测血清中溶组织内阿米巴凝集素抗原,灵敏度和特异性均较高,抗原检测阳性可视为现症感染,有利于疗效评价和预后判断。但此方法目前国内无商品化试剂盒。

(三) 抗体检测

75%~85% 的有症状感染者可以在其血清中检测到抗体。ELISA 是使用最广泛的方法,敏感性和特异性均在 95% 以上。IHA 的敏感性稍差,为 93%,但特异性高,可达 100%。抗体滴度水平与疾病的严重程度和治疗效果并无相关性。

流行区居民有肠道阿米巴感染者往往有过多次感染史,他们中的大多数并无症状。这种情况下由于无法区分现症感染或既往感染,要通过抗体检测来进行诊断较困难;血清抗体检测对于非流行区人群的诊断更有帮助。

(四) 分子生物学诊断

大便标本中 DNA 提取方法以及特异性引物是 PCR 诊断的两个关键。PCR 法可检出每毫克标本中 1 个虫体。脓液标本的 PCR 方法可用于阿米巴肝脓肿的诊断。根据所设计的特异性引物不同,PCR 方法可区分阿米巴的不同种。

PCR 方法检测的敏感性和特异性都高,但检测成本高,需要特定的仪器和经过培训的试验人员,影响了此方法在发展中国家流行区的广泛应用。但与其他的诊断方法(镜检、抗体检测等)相比,PCR 具有成为“金标准”的可能。但 PCR 存在交叉污染以及由于大便标本中可能存在的 DNA 聚合酶抑制因子而导致的假阴性结果。

(唐思诗　马　莹)

第八节　杜氏利什曼原虫感染与疾病

内脏利什曼病是由杜氏利什曼原虫(Leishmania donovani)引起的一种人兽共患病,也称为黑热病。黑热病在世界上分布广泛,包括欧洲地中海地区;北非和中非;中东、中亚、西亚、印度次大陆以及美洲。90% 的病例集中在巴哥达、巴西、印度、尼泊尔和苏丹。我国近年来的病例主要分布在新疆、内蒙古、甘肃、四川等省 / 自治区。

利什曼原虫的生活史有前鞭毛体和无鞭毛体两个时期,前者寄生于白蛉的消化道内,后者寄生于脊椎动物的单核巨噬细胞内,通过白蛉传播。内脏利什曼病对人体危害严重,若未及时治疗,病死率高。杜氏利什曼原虫的无鞭毛体主要寄生在肝、脾、骨髓、淋巴结等器官的巨噬细胞内,引起的症状和体征有:长期不规则发热,消瘦,肝脾淋巴结肿大,贫血,白细胞和血小板减少,球蛋白增高,白球比例倒置等。患者可出现免疫缺陷,易并发各种感染性疾病,是死亡的主要原因。病原学诊断包括涂片、培养、动物接种及活组织检查。检获无鞭毛体或前鞭毛体可作为确诊依据。免疫学检查是重要的辅助诊断工具。PCR 法对于内脏利什曼病的诊断处于试验研究阶段,尚未应用于临床。

一、实验室分析路径

内脏利什曼病的实验室分析路径见图 18-21。

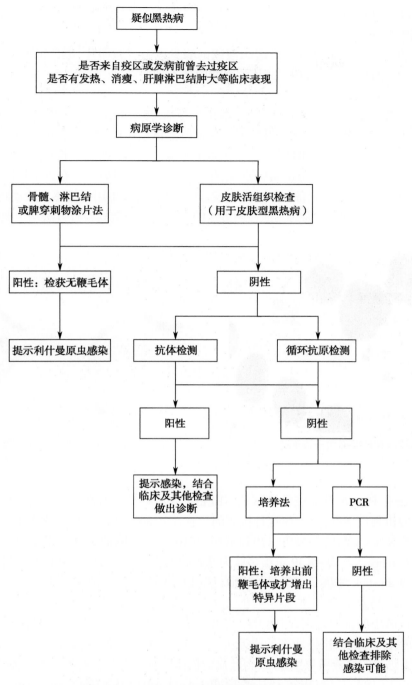

图 18-21　内脏利什曼病的实验室分析路径图

二、相关实验及结果判断与分析

(一) 涂片法

可用的标本有骨髓穿刺物、淋巴结穿刺物及脾穿刺物。骨髓穿刺涂片最常用,检出率为 60%~85%。淋巴结穿刺检出率虽较低,为 46%~87%,但在各种穿刺中相对最安全。脾脏穿刺检出率高,可达 95% 以上,但若操作人员不熟练有引发出血而致死的危险,血小板计数小于 40 000/μL,及凝血时间比对照大于 5 秒的患者不宜做脾穿刺。穿刺物涂片后进行瑞氏或姬氏染色,在巨噬细胞内外查找无鞭毛体:虫体小,卵圆形,(2.9~5.7) μm × (1.8~4.0) μm。瑞氏染色后胞质呈淡蓝或淡红色,内有一个较大的核,圆形,呈红色或紫色;核旁有一个着色较深,细小杆状的结构,为原虫的动基体,见图 18-22。查见无鞭毛体为阳性。组织标本如脾、淋巴结和肝脏可采用印片的方法。

（二）皮肤活组织检查

皮肤型黑热病可在皮肤结节处取少许组织液或刮取少许组织做印片，染色镜检。查见无鞭毛体即为阳性。此方法仅适用于有皮肤损害的患者，其敏感性同样不理想。

（三）培养法

用无菌方法将 1~2 滴骨髓或脾穿刺物接种 NNN 培养基，25℃孵育。每周检查 1 次培养物，观察 4 周。在培养物中如查见活动的前鞭毛体即为阳性。成熟的前鞭毛体呈梭形，大小为 (14.3~20)μm × (1.5~1.8)μm；前端有一根伸出体外的鞭毛，核位于虫体中部，动基体在前端，见图 18-23。培养基内的前鞭毛体常以虫体前端聚集成团，排列成菊花状。培养法可提高病原检测的敏感度，但耗时较长。在以下情况下有必要进行原虫的培养：①获得足够数量的原虫以制备抗原进行免疫诊断；②获得原虫用于敏感实验动物的接种；③体外药敏筛选；④原虫感染的准确诊断（作为对其他检测方法的补充或是当常规检查方法均失败时采用）。

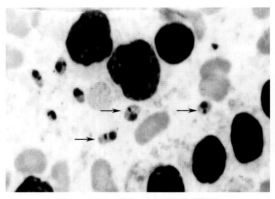

图 18-22 利什曼原虫无鞭毛体

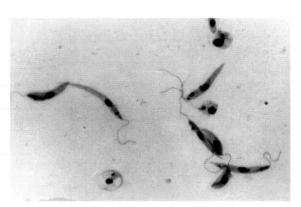

图 18-23 利什曼原虫前鞭毛体

（四）抗体检测

抗体检测的方法有 ELISA 及免疫印迹试验。ELISA 方法本身具有高敏感性，但特异性取决于所用的抗原。常用的抗原为粗制可溶性抗原，用这种抗原的敏感性从 80%~100% 不等，与结核、弓形虫等可出现交叉反应。若选用一些特定抗原，特异性可以达到 100%，但敏感性会降低。以利什曼原虫类驱动蛋白基因中 39 个氨基酸重组片段的表达产物 -rK39 重组多肽为基础的 ELISA 方法，显示出对内脏利什曼病诊断的高敏感性和特异性。rK39 dipstick 法因只需微量外周血，使用方便，无需仪器设备，简便易行，2~5min 即可判断结果，目前已被广泛采用，特别适合各地现场应用，此方法的敏感性各地报告不一，从 70%~100% 不等。免疫印迹试验可以发现很微小的抗原差别，因而可检测出交叉反应抗原，此方法费时，操作复杂且价格高。对于有 HIV 合并感染的患者，可能因抗体滴度低或无法产生特异性抗体，导致抗体检测往往呈阴性。治疗后，利什曼原虫抗体会在受感染的血液中存留数年，因此血清抗体检测试验不能判断患者是否已治愈。

另外，也可使用 ELISA 方法（包被利什曼原虫 LAg，LAg-ELISA）和 LAg-dipstick 检测尿液标本的 IgG 抗体，灵敏度分别为 97.94% 和 100%，治疗 6 个月后，患者尿中 IgG 滴度明显下降。但是，目前基于尿液标本的方法还未用于临床。

（五）抗原检测

抗原检测比抗体检测更具特异性，并且对于无法产生抗体的患者如艾滋病患者，抗原检测可以为诊断提供帮助。循环抗原检测的优点在于：①在抗体出现前可测出抗原，具有早期诊断价值；②可用于疗效观察；③循环抗原含量与宿主体内寄生虫数量相关，有助于预后判断。多采用单克隆抗体抗原斑点试验。阳性反应者斑点呈深棕色，斑点直径较正常人更大。此法的敏感性和特异性均较高，但由于操作较复杂，仅限于科研，目前暂未用于临床常规检测。

（六）分子生物学检测

国内外均有报道采用 PCR 方法用于黑热病的诊断，其敏感性和特异性均较高。设计的引物大多用于扩增利什曼原虫动基体 DNA 微环上的保守序列。除了引物本身,检测敏感性与所用的标本有关,骨髓、淋巴结穿刺物的敏感性往往高于全血标本。以 DNA 技术为基础的分子生物学方法逐渐应用到利什曼原虫的种株鉴定和种系发育重建方面,如限制性片段长度多态性(Restrictionfragment length polymorphism,RFLP)、简单重复序列(微卫星分析)、多位点序列分型(Multilocus sequence typing,MLST)、随机扩增多态性 DNA(Random-amplifiedpolymorphic DNA,RAPD)及高分辨率熔解曲线(High resolution melting curve,HRM)等。PCR 除了可用于诊断和种株鉴定外,还有望用于区分已治疗患者的复发和再感染,以及评价治疗的效果。但此方法多用于研究所和较大医院的实验室,常规实验室一般未开展,且国内无相关试剂盒。

(张春莹　马　莹)

第九节　肺吸虫感染与疾病

　　肺吸虫病(paragonimiasis)又称并殖吸虫病,流行于世界各地,是一种食源性人兽共患寄生虫病。在我国主要为卫氏并殖吸虫、斯氏并殖吸虫等寄生人体而致病,人因生食或半生食(如腌吃、醉吃、烤吃)含并殖吸虫囊蚴的溪蟹或蝲蛄而感染。我国肺吸虫病主要分布于西南地区,四川、重庆、云南等地存在着并殖吸虫自然疫源地或肺吸虫病。近年来,随着人口流动增加以及人们饮食习惯的改变,包括肺吸虫病在内的一些食源性寄生虫病的感染分布正发生改变,感染率也逐年增加。

　　卫氏并殖吸虫成虫多寄生于人和肉食哺乳动物的肺,虫卵随痰咳出或痰液经吞入后随粪便排出。虫卵入水孵出毛蚴,毛蚴进入川卷螺体内,完成胞蚴、雷蚴与尾蚴阶段的发育繁殖。成熟尾蚴从螺体逸出,进入淡水蟹或蝲蛄形成囊蚴。人因食入含囊蚴的淡水蟹或蝲蛄而被感染。囊蚴在人体肠内脱囊,童虫在体内移行,最后进入肺发育为成虫。成虫在肺中形成虫囊,囊内一般含两条虫。斯氏并殖吸虫生活史与卫氏并殖吸虫相似,不同之处在于其终末宿主为果子狸、猫、犬等哺乳动物,人是非正常宿主,侵入的虫体多停留在童虫阶段,少见成虫。

　　肺吸虫可侵入多个组织、器官引起不同的临床表现,常见卫氏并殖吸虫引起的肺型和斯氏并殖吸虫引起的皮下结节型。肺吸虫童虫或成虫在人体组织与脏器内移行、寄居造成的机械性损伤及代谢产物等抗原物质引起的免疫病理反应,以在器官和组织内形成互相沟通的多房性小囊肿为特点,病理分为四期:幼虫移行期、脓肿期、囊肿期、纤维瘢痕期。多数肺吸虫患者具有胸腔积液表现,常与结核性胸膜炎、肿瘤性胸腔积液等难以鉴别,容易造成误诊误治。肺吸虫的 CT 影像学改变,如"隧道征""游走性病变"等较有特异性。部分肺吸虫病患者的结核菌素纯蛋白衍生物(PPD)试验也可呈强阳性,可能与机体的高度变态反应有关。多数肺吸虫病患者末梢血中嗜酸性粒细胞百分比及绝对计数升高。病原学检查可通过痰或大便查找虫卵确诊肺吸虫病。基于免疫学的检测更敏感,分子生物学方法敏感性高,但目前仅限于研究阶段。

一、实验室分析路径

　　肺吸虫病的实验室分析路径见图 18-24。

二、相关实验及结果判断与分析

(一)病原学检查

　　可通过在痰或大便中查找虫卵确诊肺吸虫病,虽然特异性高,但病原检出率较低。如果患者咳"铁锈色"痰或痰中带血,发现肺吸虫卵,见图 18-25,可做出肺吸虫病的诊断。肺吸虫卵中等大小,平均约 71μm×48μm,金黄色,椭圆形但不对称,有一较大卵盖且常倾斜,近卵盖一端较宽。卵壳较厚,常厚薄不均,与卵盖相对一端卵壳略厚。卵内含 1 个卵细胞及 10 余个卵黄细胞,细胞与卵壳间有不等的间隙。粪便中虫卵的检测方法有直接涂片法、甲醛醚沉淀法和硫酸锌浮聚法等。值得注意的是,肺外型肺吸虫病患者的痰及粪便中不含虫卵,故不能依靠该检查诊断。肺泡灌洗液、支气管刷检物、胸腔积液或组织中均可能查找到肺吸虫卵,也可通过皮下包块或结节手术摘除查找童虫,见图 18-26,因此应充分利用多种标本类型进行病原学检查。

483

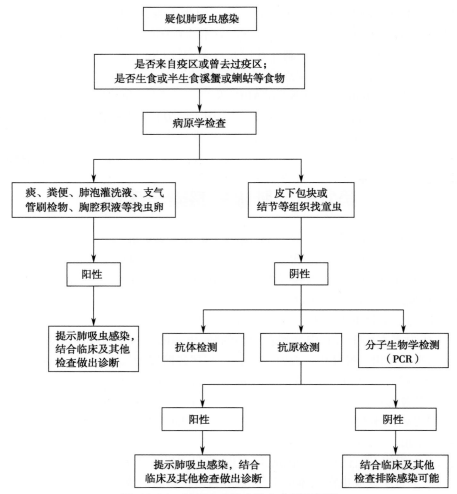

图 18-24　肺吸虫病的实验室分析路径图

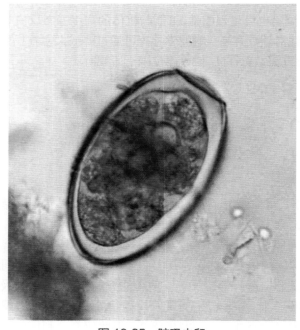

图 18-25　肺吸虫卵

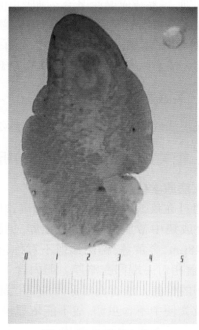

图 18-26　肺吸虫童虫

肺吸虫感染时,患者外周血白细胞总数可升高,嗜酸性粒细胞百分比及绝对计数明显升高,一般百分比为20%~40%,高者可达80%以上,因此嗜酸性粒细胞增高对寄生虫感染有提示意义。流行病学调查时,可捕捉溪蟹做并殖吸虫囊蚴检查,将发现的并殖吸虫囊蚴种类、数量作为间接的病原学检查和感染轻重的根据,但不适用于临床快速诊断。

(二) 抗原检测

国外有研究报道以单克隆抗体为基础的抗原检测方法用于判断并殖吸虫引起的肺吸虫病。但是该方法的灵敏度和特异性未在大样本患者中进行评估和验证,也不确定与其他食源性寄生虫感染是否存在交叉反应,因此未得到广泛应用和研究。此外,由于肺吸虫病的部分病理阶段是由迁移的、未成熟的肺吸虫引起的,由于此阶段释放的抗原量少,患者体内血清检测可能为阴性。

(三) 抗体检测

并殖吸虫抗体检测的方法有多种,包括皮内试验、ELISA、免疫印迹法和斑点免疫金渗滤试验等。其中,ELISA法和免疫印迹法是目前应用的主要方法。肺并殖吸虫病患者血清中IgG和IgM水平升高,以IgG4亚型抗体为主。通常抗体检测不区分并殖吸虫属,但利用同源种属的抗原可提高其敏感性。

皮内试验是最早使用的血清学/免疫学方法。该试验简单、便宜、敏感,但假阳性率高,不能区分既往和现症感染,使用的抗原未纯化时易与其他吸虫感染发生交叉反应。使用ELISA方法检测肺吸虫患者血清抗体时,包被的抗原为粗抗原提取物、重组肽和各种纯化或部分纯化的寄生虫抗原。针对不同抗原的抗体检测灵敏度有差异,有些患者在肺吸虫开始产卵之前就表现出症状,因此针对虫卵抗原的抗体检测可能为阴性,而在组织中迁移的未成熟肺吸虫的排泄/分泌抗原可能是较好的血清诊断早期感染的候选抗原分子。斑点-ELISA方法可用于同时筛查多种寄生虫,不同寄生虫抗原经SDS-PAGE纯化后打点至硝酸纤维素膜上,用于检测患者血清中的寄生虫抗体。斑点免疫金渗滤试验简单、快速、便宜,结果可以在几分钟内读取,不需要特殊的设备,但易与其他寄生虫(血吸虫、肝吸虫等)感染患者血清中抗体出现交叉反应。

此外,患者体内IgG在治疗期间或治疗后可能有短暂升高现象,与虫体死亡后释放刺激性物质有关,有研究报道肺吸虫患者在接受吡喹酮(PZQ)治疗6个月后,ELISA和间接凝集法检测的IgG和IgE水平仍然较高。IgG水平在治愈后4~18个月恢复正常,因此ELISA检测抗体不能作为患者治疗后的监测指标,也不能提示患者处于现症感染还是既往感染。

(四) 分子生物学检测

通过检测和/或扩增痰液或粪便中的寄生虫卵DNA来实现分子诊断,该方法包括传统PCR、定量PCR和环介导等温扩增(loop-mediated isothermal amplifcation, LAMP)。痰液中含3~5个虫卵即可使用PCR方法特异性地对核糖体ITS2区进行扩增和测序。另外也可从石蜡包埋切片中扩增和测序ITS2基因。分子检测的方法从粪便中检测并殖吸虫DNA可能比在粪便中寻找虫卵更有效,但该方法在临床实践中的应用非常有限。分子生物学方法的另一个用途是在中间宿主和终末宿主中对并殖吸虫物种进行鉴定和系统发育研究。

环介导等温扩增(LAMP)技术也可用于并殖吸虫的检测,比传统PCR灵敏度高。该技术使用四种物种特异性引物来识别靶基因的六个区域。在单一温度(60℃)下,反应可以在1h内完成,并且可以对试管中进行的扩增反应可视化,不需复杂的设备。该方法适用于野外实验室和小型医院,也可应用于溪蟹囊蚴和虫卵的田间鉴定。此外,二代测序技术为并殖吸虫的基因组测序和转录组测序提供了平台,可帮助获得完整的基因组数据、遗传信息,促进肺吸虫病病理机制和分子流行病学的研究。

(张春莹　马　莹)

第十节 病 例 分 析

病例 1

一般资料:

患者,男性,42 岁,加纳居住 3 个月,回国后自感不适、乏力、食欲不振,出现寒战、发热、出汗退热,体温最高达 38℃左右,症状反复发作。

体格检查:

贫血、皮肤黄染、体温 39℃;有头晕、腹泻、心悸、呼吸困难、大汗淋漓。

实验室检查:

Hb 78g/L,首次查耳血涂片疟原虫阴性。

分析:

非洲是疟疾特别是恶性疟的高发地区,从非洲回国的人员若出现发热的症状,应首先考虑疟疾。该患者 4d 后复诊采耳血涂片染色检查,发现多量恶性疟原虫环状体,确诊为恶性疟。

最后诊断:

恶性疟疾。

病例 2

一般资料:

患儿,男性,3 岁,因发热、皮疹 7 天入院。7 天前患儿不明原因发热,伴全身红色斑丘疹,瘙痒明显。发热以午后为重,每日最高体温达 39.5℃。无畏寒、寒战;无头痛、抽风;无咳嗽、喘憋;无腹痛、腹泻。在当地医院静脉输注头孢唑林钠 5 天无效。患儿有与猫长期密切接触史。

体格检查:

体温 38.7℃,呼吸 28 次/min,脉搏 120 次/min,体重 14kg。营养中等,神志清,呼吸平稳。全身散在暗红色斑丘疹,直径 0.3~0.6cm。颌下、颈部及腹股沟淋巴结肿大,直径 0.5~1.0cm,质稍韧、光滑、活动、无粘连及触痛。咽部充血,扁桃体 I 度肿大。颈软,心肺无异常。腹软,肝脏剑突下 3.5cm,右肋缘下 3cm,质稍韧、边缘钝、表面光滑、有触痛;脾脏左肋缘下 1.5cm,质稍韧、边缘锐利、无触痛。

实验室检查:

WBC 11.1×10^9/L,RBC 3.74×10^{12}/L,Hb 115g/L,PLT 124 $\times 10^9$/L,N 20%,L 80%,血涂片中无异型淋巴细胞;嗜异凝集试验 1:16,EB 病毒抗体 IgG、IgA、IgM 均阴性;肥达反应 H、O、A、B 均 1:40;外斐反应 Oxl9 变形杆菌株凝集效价 1:40;弓形虫 IgM 阳性,IgG 阴性,肝功能正常。

分析:

因弓形虫 IgM 阳性,高度怀疑弓形虫病。行颈淋巴结穿刺液涂片,吉姆萨染色后,找到弓形虫滋养体,诊断弓形虫病。给予红霉素、复方新诺明治疗,24h 内体温降至正常,持续治疗 7d,体温稳定,皮疹消失,淋巴结及肝脾明显缩小,带药出院。随访观察 4 周,患儿病情无反复。

最后诊断:

弓形虫病。

病例 3

一般资料:

患者,男性,48 岁,农民,因"左侧肢体活动受限"收入院。

实验室检查:

血细胞分析各项指标正常,结核抗体阴性。

其他辅助检查：

头颅 CT 检查：诊断为多发性脑梗死。常规胸部后前位 X 线检查发现：右肺中上野中内带可见 3.5cm×4cm 大小类圆形致密影，密度均匀，边缘光滑。患者无咳嗽、咳痰、胸痛、胸闷等症，肺部体检无异常。肺部 CT 检查显示：右肺上叶后段 4.1cm×3.8cm×3cm 大小类圆形囊性稍高密度影，内为均匀水样，CT 密度值 2HV，边缘光滑；行纤支镜检查，支气管冲洗液未查出抗酸杆菌。

分析：

结合患者长期与狗有密切接触史，且当地有包虫病的流行，根据 CT 的结果，考虑包虫病的可能。包虫补体结合试验阳性，结合影像学检查的结果诊断为肺包虫病。

最后诊断：

包虫病。

病例 4

一般资料：

患者，男性，39 岁，农民，因发热 10d 入院。患者 4 个月前曾至血吸虫病流行区，10 天前出现畏寒、发热，最高体温达 39℃，夜间伴出汗热退。给予先锋霉素抗炎治疗无效入院，原籍无血吸虫病、无肝炎病史。

体格检查：

体温 38.6℃，脉搏 86 次/min，呼吸 20 次/min，血压 17/12kPa（1kPa=7.5mmHg），热病容、皮肤巩膜无黄染、心肺听诊无异常、肝脾肋下未触及。

实验室检查：

WBC $15×10^9$/L，N 0.78，L 0.1，E 0.1，Hb 151g/L，PLT $87×10^9$/L。骨髓检查，嗜酸性粒细胞比例增高，占 34%，巨核细胞数量少。

其他辅助检查：

B 超示脾稍大，肋间厚 5.1cm，肋下零。胸片正常。

分析：

有疫水接触史，且出现发热、嗜酸性粒细胞增多者，应考虑感染血吸虫，予以抗体检测基础上做粪便查虫卵或毛蚴孵化确诊。血吸虫循环抗原（ELISA）阳性，血吸虫血清抗体（ELISA）阳性。毛蚴孵化法阳性。

最后诊断：

急性血吸虫病。

病例 5

一般资料：

患儿，男性，9 岁，反复头痛、呕吐伴颈项强直 4 个月，曾按结核性脑膜炎（简称"结脑"）给抗结核及激素、脱水综合治疗，症状无明显缓解。

体格检查：

神志模糊，反应迟钝，左中腹皮下有一黄豆大小结节，质硬、活动、无压痛。心、肺、腹无异常。颈部抵抗，双眼底视乳头水肿。

实验室检查：

血细胞分析 WBC $9.4×10^9$/L，N 0.67，L 0.26，E 0.07。血沉 62mm/h。血生化无异常。脑脊液细胞数 $49×10^6$/L，N 0.58，L 0.42，糖 3.0mmol/L，蛋白 685mg/L，氯化物 112mg/L。

其他辅助检查：

脑电图：慢波增多，未见癫痫波，头颅 CT 平扫及增强检查示脑实质内多发性散在小点状、结节状低密度灶，部分低密灶中心可见稍高密度影，增强扫描见轻度环形强化影，双侧皮质下可见小点状钙化灶，脑室未见扩大。X 线胸片未见异常影像。双眼 B 超示双侧视乳头水肿。

分析：

患者除在脑部有病灶外，在腹部皮下也有结节，这提示寄生虫感染的可能性。进行血清 ELISA 法检测囊虫抗体 IgG 阳性，ELISA 法检测脑脊液囊虫抗体 IgG 阳性，诊断为多发性脑囊虫病。

最后诊断：

多发性脑囊虫病。

病例 6

一般资料：

患者，男性，39 岁，广西壮族自治区人，皮肤、巩膜黄染 1 周，伴发热、乏力、呕吐、眼花、腹痛及尿黄。患者腹痛以右上腹及剑突下为主。曾行腹部 B 型超声及 CT 检查，诊断为结石并胆囊炎，并进行治疗，症状无明显好转。入院前 1 周出现血压升高。

体格检查：

T 38.5℃，P 112 次 /min，R 20 次 /min，BP 158/115mmHg，神志清，急性病面容，全身皮肤、巩膜黄染，全腹压痛，无反跳痛，胆囊点无压痛，Murphy 征（+），肝肋下未触及，肝区叩击痛（+）。

实验室检查：

血细胞分析 WBC 18.0×10^9/L，嗜酸性粒细胞 11.74×10^9/L，RBC 2.77×10^{12}/L，Hb 85g/L，Hct 26.6%，ESR 108mm/h；肝脏功能检查 TBIL 484.0μmol/L，DBIL 402.6μmol/L，IBIL 81.4μmol/L，TBA 122.6μmol/L，ALB 35.7g/L，ALT 173U/L，AST 62U/L；尿常规酮体（++），BLD（+），BIL（++++），PRO（±）；PCT 0.573ng/mL，CPR 13.5mg/L。

其他辅助检查：

腹部 CT：①轻度脂肪肝；②慢性胆囊炎；③肝内外胆管扩张。

经上腹部 MRI 平扫 + 增强初步诊断为：胆管多发结石并发胆道梗阻，胆囊结石并发胆囊炎。

分析：

华支睾吸虫感染初期常无明显临床症状，因此容易被忽视。感染后期患者常因较严重的胆管并发症而掩盖病情，导致误诊及漏诊，因此对于来自流行病区的患者，医生在问诊时需询问患者的流行病学史及饮食习惯，同时结合患者的临床表现、实验室检查及影像学检查综合判断。本病例患者先诊断为胆管多发结石并发胆道梗阻，胆囊结石并发胆囊炎。后结合患者反复腹痛及黄疸，行内镜下逆行胰胆管造影，病理活检发现华支睾吸虫感染。

最后诊断：

华支睾吸虫病。

病例 7

一般资料：

患者，女性，2.5 岁，13 天前出现黏液血便，每天十余次，于当地卫生院用抗生素治疗不见好转而就诊。

体格检查：

T 37.8℃，P 110 次 /min，R 26 次 /min，神志清，精神稍差，面色稍苍白，发育一般，营养欠佳，皮肤黏膜无皮疹及其他异常，双肺呼吸音粗，未闻及干湿啰音，心律规整，心音有力，未闻及杂音，腹稍胀、软，下腹部压痛（±），无反跳痛，未触及包块，肝剑下约 1.5cm，质软，肋下未触及，脾未触及。

实验室检查：

血细胞分析 WBC 8.6×10^9/L，N 0.62，L0.54，M 0.04，Hb 91g/L；大便常规黏液血便，WBC（+），RBC（+++）。

分析：

临床先诊断为细菌性痢疾。静脉输注头孢曲松及阿米卡星。3d 后大便次数为每日 7~10 次，性状不见改善。因抗生素治疗效果不佳，应考虑阿米巴感染的可能性。第 2 次大便检查发现阿米巴滋养体，确诊为阿米巴痢疾。

最后诊断：

阿米巴痢疾。

病例 8

一般资料：

患者，男性，27 岁，新疆工作半年，于 1 个多月前从新疆返回后始发热。发热以每日午后及夜间为主，每日体温波动在 37.5~40℃，最高体温达 40.3℃，发热前有畏寒，发热后伴出汗。发病后曾在外院予抗生素及抗结核治疗，病情无改善。

体格检查：

贫血貌，皮肤巩膜无黄染。全身浅表淋巴结未扪及肿大，咽轻度充血，双侧扁桃体Ⅲ度肿大，腹部平坦，可见腹壁静脉显露，中上腹轻度压痛，无肌紧张及反跳痛，肝于右锁骨中线肋下 7cm，剑突下 10cm 可触及，质中，边缘光滑，无明显触痛，脾脐下 5cm，质硬，边缘光滑，无明显触痛，肝区、脾区轻叩痛。体重 50kg。

实验室检查：

血细胞分析 RBC 2.51×10^{12}/L，Hb 67g/L，PLT 66×10^9/L，WBC 2.0×10^9/L，N 0.60，L 0.40；血涂片未见异常淋巴细胞，血沉 62mm/h；血清丙氨酸氨基转移酶（ALT）78IU/L，天冬氨酸氨基转移酶（AST）136IU/L，白蛋白（Alb）24g/L，球蛋白（G）52.7g/L，总胆红素（TBIL）13.1μmol/L，直接胆红素（DBIL）8.4μmol/L；凝血酶原时间（PT）18.7s，凝血酶原活动度（PTA）50.9%；免疫球蛋白：IgG 38.5g/L，IgA 4.84g/L，IgM 3.83g/L。

分析：

新疆为黑热病的流行区，患者从新疆返回，并有发热、肝脾肿大的临床表现，应高度怀疑黑热病。骨髓涂片查见无鞭毛体，肝脏穿刺组织活检亦检获无鞭毛体，黑热病诊断明确。

最后诊断：

黑热病。

病例 9

一般资料：

患者，男性，45 岁，抽烟，偶尔饮酒。2011 年因咳血痰就诊，无发热。2004 年在山区游玩时曾食用大量淡水蟹，未生吃猪肉或牛肉。之后曾因气胸和肺部炎症就医，纤维支气管镜检查发现支气管肺泡灌洗液中存在大量嗜酸性粒细胞，诊断为嗜酸性肺炎，接受右胸管引流和口服皮质类固醇（0.5mg/kg）治疗，肺浸润改善。此后接受低剂量口服皮质类固醇治疗 7 年，直至 2011 年再次就诊。

体格检查：

血压、脉搏、心率均正常。未发现其他异常体征。CT 示右上、左下叶肺圆形结节、索状混浊及空洞性病变。

实验室检查：

血细胞分析 RBC 4.77×10^{12}/L，Hb 150g/L，PLT 237×10^9/L，WBC 5.3×10^9/L，N 76%，L 18%，M 4%，E 2%；血清丙氨酸氨基转移酶（ALT）36IU/L，天冬氨酸氨基转移酶（AST）29IU/L，白蛋白（Alb）44g/dL，总蛋白（TP）79g/L；CRP 0.08mg/dL，免疫球蛋白：IgG 1 986mg/dL，IgA 291mg/dL，IgM 99mg/dL，IgERIST 1 362U/mL。支气管肺泡灌洗液查见对称的寄生虫卵，虫卵大小 74.8μm×46.5μm，鉴定为宫崎肺吸虫（Paragonimus miyazakii）。

分析：

患者曾生食淡水蟹，初次发病时嗜酸性粒细胞增高，未检出虫卵。7 年后咳出痰中带血，肺泡灌洗液检出虫卵，肺吸虫病诊断明确。吡喹酮治疗后患者症状消失。一般认为肺实质病变，如肺结节、实变和囊性病变，是卫氏并殖吸虫病的典型特征。而由于人类不是宫崎并殖吸虫的宿主，因此在宫崎并殖吸虫病患者中,常常会出现胸膜病变,如气胸和胸腔积液。嗜酸性粒细胞增多是正确诊断肺吸虫病的主要线索,80% 以上的肺吸虫病患者表现为外周血嗜酸性粒细胞增多和 / 或血清总 IgE 升高。本例患者临床病程较长,可能是周围嗜酸性粒细胞缺乏的原因,长期口服皮质类固醇治疗也可能导致本例罕见的临床表现和不寻常的临床病程。部分患者尤其是肺实质病变患者外周血嗜酸性粒细胞计数可正常,因此嗜酸性粒细胞缺乏并不能排除肺吸虫病的可能性。

最后诊断:

肺吸虫病。

(张春莹　唐思诗　马　莹)

▶ **参考文献**

1. 王兰兰. 医学检验项目选择与临床应用. 2 版. 北京: 人民卫生出版社, 2013.

2. James H. Jorgensen, Michael A. Pfaller. 临床微生物学手册. 11 版. 王辉, 马筱玲, 钱渊, 等译. 北京: 中华医学电子音像出版社, 2017.

3. 詹希美. 人体寄生虫学. 2 版. 北京: 人民卫生出版社, 2010.

4. 沈继龙, 张进顺. 临床寄生虫学检验. 4 版. 北京: 人民卫生出版社, 2012.

5. 何深一. 人体寄生虫学. 济南: 山东大学出版社, 2011.

6. 周晓农. 2015 年全国人体重点寄生虫病现状调查报告. 北京: 人民卫生出版社, 2018.

7. Barber BE, Rajahram GS, Grigg MJ, et al. World Malaria Report: time to acknowledge Plasmodium knowlesi malaria. Malar J, 2017, 16 (1): 135.

8. Fischer PU, Weil GJ. North American paragonimiasis: epidemiology and diagnostic strategies. Expert Rev Anti Infect Ther, 2015, 13 (6): 779-786.

9. 周庭银, 章强强. 临床微生物学诊断与图解. 4 版. 上海: 上海科学技术出版社, 2017.

10. 中华医学会. 临床诊疗指南·传染病学分册. 北京: 人民卫生出版社, 2006.

11. 中华人民共和国国家卫生和计划生育委员会. 中国卫生行业标准- 弓形虫的诊断 (WS/T486-2015), 2016.

12. 中华人民共和国国家卫生和计划生育委员会. 包虫病诊疗方案 (2017 年版), 2017.

13. Mazidur RSM, Beom SH, Yan J, et al. Application of a loop-mediated isothermal amplification (LAMP) assay targeting cox1 gene for the detection of Clonorchis sinensis in human fecal samples. PLOS Neglected Tropical Diseases, 2017, 11 (10): e0005995.

第十九章

炎性标志物的实验室检测

在健康状态下,机体的免疫机制对外来物质的攻击能够给予清除并维持内环境的稳定。当机体组织受到病原微生物的侵袭或创伤能诱导炎症反应。炎症反应包括急性与和慢性两种。急性过程通常启动迅速、持续时间短,并可以引起全身性应答,构成急性时相性反应(acute phase reaction,APR)。慢性过程见于持续性感染性疾病。

病原微生物导致的感染性炎症是最常见的炎症反应,此时炎症反应主要作为机体的防御机制以限制和消灭病原体、减轻损伤和促进受损组织的修复,感染时多有急性时相性反应。无菌性炎症则是许多自身免疫性疾病的病理基础,当机体的免疫自稳受到破坏后,自身抗体和/或致敏淋巴细胞会对自身靶抗原进行攻击,导致受累细胞和组织的免疫炎性损伤,参与促进疾病的发生发展。无论感染性炎症或无菌性炎症,在应答反应过程中均涉及炎性细胞释放大量的炎性介质,如急性时相反应蛋白和炎性细胞因子等,临床上将这些炎性介质统称为炎性标志物。炎性标志物的检测可用于临床快速判断一些创伤或病原微生物引起的急性时相性反应或感染性疾病(如细菌或病毒感染),可为疾病的早期诊断与鉴别诊断提供重要的参考价值,有些炎性标志物水平的动态变化还可指导临床抗生素的合理应用。因此,通过检测炎性标志物,可为感染性炎症和无菌性炎症的诊断及鉴别诊断、炎症活动状态的判断、临床疗效的监测及疾病预后的评估等临床诊疗活动提供实验室依据。

第一节 急性时相反应蛋白

急性时相反应时因微生物损害、非特异性创伤、手术、细胞毒性抗体或免疫复合物的刺激下机体会产生一系列快速反应,包括:发热、嗜睡、厌食及机体释放 ACTH、可的松、儿茶酚胺、甲状腺素、生长激素和加压素等,引起外周循环中某些蛋白质的浓度发生显著的变化,这些异常表达的蛋白质统称为急性时相反应蛋白(acute phase reaction protein,APRP)。APRP 在健康人血浆/血清中的表现形式分为正性 APRP 与负性 APRP。正性 PAPR 是在应激因素出现后,其浓度显著升高,主要包括 C-反应蛋白、降钙素原、血清淀粉样蛋白 A、铁蛋白、α_1-抗胰蛋白酶、α_1-酸性糖蛋白、结合珠蛋白、铜蓝蛋白和纤维蛋白原等。负性 APRP 是指应激状态出现后其血浆浓度显著降低,如前白蛋白、转铁蛋白、白蛋白、补体 C3 和 C4 分子等。血浆/血清 APRP 浓度的变化特征与感染类型、炎症或创伤的时间与严重程度等密切相关,检测 APRP 可用于鉴别急性、亚急性与慢性炎症病理状态,同时也在一定程度上与病理损伤的性质和范围相关,可用于评估机体的免疫炎症状态。

一、实验室分析路径

实验室分析路径见图 19-1。

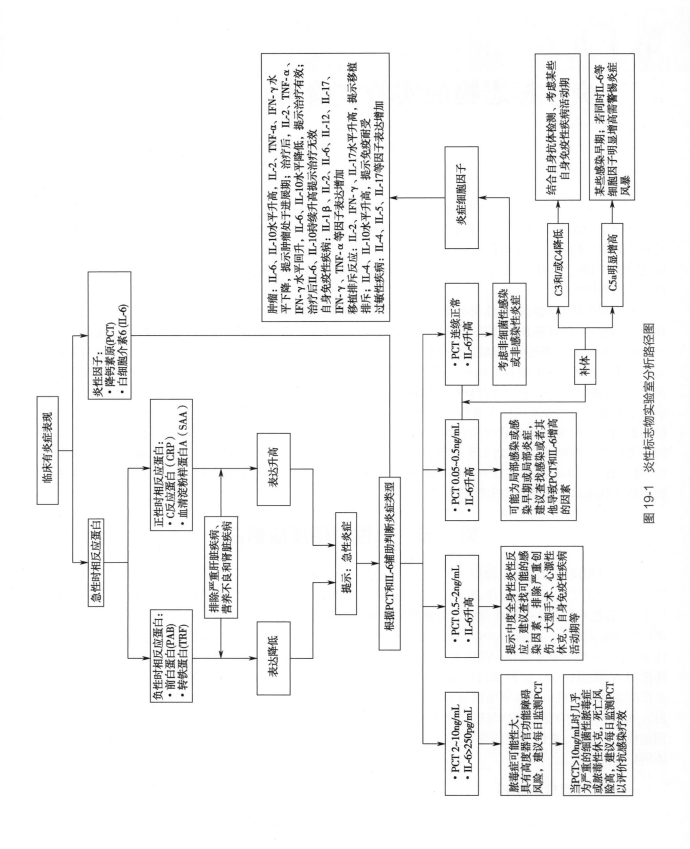

图 19-1　炎性标志物实验室分析路径图

二、相关实验

通过检测 C- 反应蛋白（C reactive protein，CRP）、血清淀粉样蛋白 A（serum smyloid A，SAA）、降钙素原（procalcitonin，PCT）、前白蛋白（pre-albumin，PAB）和转铁蛋白（transferrin，TRF）等急性时相反应性蛋白的水平及动态变化，并结合临床症状和体征可协助临床评价患者发生炎症的机体状态。

1. CRP　CRP 是经典的急性时相反应蛋白，因可以结合肺炎链球菌细胞壁的 C 多糖成分而得名。CRP 由肝细胞合成，可以活化补体，增强吞噬细胞对入侵病原体的调理吞噬作用，是临床上应用最为广泛的感染和炎症指标之一。CRP 水平的增高程度与疾病的活动度、炎症反应的范围和程度密切相关。

临床上通常采用免疫浊度法、酶联免疫吸附法（ELISA）检测血清或血浆中 CRP 含量，参考范围：<5.0mg/L，严重的脂血、溶血或黄疸可影响检测结果。

2. SAA　SAA 属载脂蛋白族中异质类蛋白质，在急性时相性反应过程中经肿瘤坏死因子 α（TNF-α）、IL-1 和 IL-6 刺激后由肝脏中的活化巨噬细胞与成纤维细胞合成。血清 SAA 水平可于炎性反应 8h 后开始升高，浓度增加可达 100~1 000 倍。在某些自身免疫性疾病（如类风湿性关节炎）活动期时 SAA 的水平增加。

临床上通常采用免疫浊度法、化学发光免疫分析法、免疫层析法检测血清或血浆中 SAA 含量，参考范围：<6.8mg/L，严重的脂血、溶血或黄疸可影响检测结果。

3. PCT　PCT 是无激素活性的降钙素的前体物质，分子量约 13kD，是由 116 个氨基酸组成的糖蛋白。生理情况下，PCT 主要由甲状腺 C 细胞分泌，并迅速降解为降钙素，故正常状态时 PCT 的血清含量较低。在炎症刺激特别是细菌感染或脓毒症状态时，肝脏的单核和巨噬细胞、肺及肠道组织的淋巴细胞及内分泌细胞等在内毒素、TNF-α 及 IL-6 等的刺激下合成并分泌大量的 PCT 并释放入血，导致 PCT 水平显著升高，其表达水平可反映全身炎症反应的活跃程度。PCT 在细菌感染引起的全身性炎症反应早期（2~3h）即可升高，感染后 6~12h 可达峰值，体内半衰期接近 24h，感染消失后恢复正常水平。2008 年美国危重症医学会和感染病学会提出将 PCT 作为鉴别细菌感染和其他炎症反应状态的生物标志物。动态监测 PCT 水平对早期诊断严重的细菌感染或脓毒症、判断病情严重程度、指导抗菌药物应用、评估抗感染疗效及预后等方面均具有较高的临床价值。在自身免疫性疾病、过敏、真菌或病毒感染、移植物抗宿主排斥反应、肿瘤发热以及慢性非特异性炎症等疾病状态中，PCT 水平不升高或仅轻度升高，因此 PCT 是用于细菌性感染与其他感染鉴别诊断的有效检测指标。血清或血浆中 PCT 含量的检测包括定量、半定量和定性方法（表 19-1）。

定量检测方法主要有电化学发光法（ECLIA）和酶联免疫荧光法，半定量检测方法主要为胶体金比色法，定性检测方法主要为免疫层析法。电化学发光法检测 PCT 的参考范围：<0.05ng/mL。

表 19-1　降钙素原（PCT）不同检测方法比较

方法学	电化学发光法	酶联免疫荧光法	胶体金比色法	免疫层析法
定量或定性	定量	定量	半定量	定性
检测范围（ng/mL）	0.02~100	0.05~200	/	/
检测时间（min）	18	15~60	30	>25
检测特点	通量大，精密度较高	通量小，单次检测时间较长	操作简单，结果易主观因素影响，阳性临界值结果判断困难	机器小型便捷，精密度较低
自动化程度	全自动	半自动	半自动、手动	手动
适用情况	实验室	实验室	床旁检测	床旁检测

4. PAB　PAB 又称转甲状腺素蛋白，分子量约 54kD，因在血清蛋白电泳时出现在白蛋白的前方又

称为前白蛋白。PAB 由肝细胞合成,其半衰期很短,仅约 1.9 天。PAB 属于负性时相反应蛋白。在机体处于重症炎症等应激状态时,在 IL-6 等炎症介质的调控下,血清 PAB 水平呈显著降低,PAB 水平下降的程度与炎症的严重程度相关,当炎症得到有效控制时,PAB 水平也逐渐上升恢复到正常水平,在评价急性期重症炎症治疗效果与转归时,PAB 是一个非常敏感的重要实验室指标。在自身免疫性疾病的无菌性炎症时,PAB 水平的变化不大,PAB 可作为鉴别诊断指标。

临床上通常采用免疫浊度法检测血清或血浆中 PAB 含量,参考范围:180~450mg/L。严重的脂血、溶血或黄疸会影响检测结果。

5. TRF　TRF 又称运铁蛋白,是分子量 75~90kD 的单链糖蛋白,主要由肝细胞合成,半衰期约 7~8d。体内 TRF 的生物学功能主要是参与铁的运输与代谢,参与细胞增殖和免疫系统的调节,并能调节铁离子平衡和能量平衡。TRF 在急性炎症时表达降低,属于负性急性时相反应蛋白。在自身免疫性疾病的无菌性炎症中,TRF 的水平变化不大,可作为鉴别诊断实验室指标。

临床上通常采用免疫浊度法检测血清或血浆中 TRF 含量,参考范围:2.5~4.3g/L。严重的脂血、溶血或黄疸会影响检测结果。

三、结果判断与分析

急性时相反应蛋白能快速、有效的反应机体的炎症情况,其中 CRP、SAA 和 PCT 是目前临床最常用的炎性标志物。CRP +SAA + 白细胞计数(WBC)被称为临床检验的新三大常规,三者的联合检测对判断是否感染及鉴别细菌和病毒感染具有重要价值。PCT 是目前临床常用且参考意义较大的细菌感染生物标志物,主要用于全身性严重细菌感染如脓毒血症的诊断,并可根据其动态变化判断感染的严重程度、治疗效果、评估预后及指导抗菌药物的启用和停用。TRF 和 PAB 并非首选的炎性标志物,其可作为 CRP、SAA 和 PCT 的联合指标辅助评估炎症反应的状态。

1. CRP　在感染性炎症的诊疗中,通过 CRP 水平的升高程度可鉴别病毒或细菌感染:CRP 浓度介于 10~25mg/L 时,提示病毒感染,如病程尚短,则不能排除细菌感染,应于数小时后复查;CRP 浓度介于 25~50mg/L 时,提示细菌或病毒感染;CRP 浓度介于 50~100mg/L 时,通常提示细菌感染;CRP 浓度>100mg/L 时,提示较严重的细菌感染,基本可排除病毒感染。急性损伤时 CRP 在 6h 后升高,48h 达到高峰,72h 后下降,CRP 检测用于评估急性炎性损伤 3d 内的炎症状态具有重要意义。临床上 CRP 浓度监测可用于指导用药、治疗监测和评价预后,如 CRP 持续升高提示炎症无好转,治疗失败或预后差。抗菌治疗时 CRP 浓度降至正常,提示可停止使用抗生素;外科手术后 24~48h 患者血清中的 CRP 下降一半,提示炎症好转。在许多自身免疫性疾病的活跃期 CRP 水平高于健康人,提示机体有免疫炎性反应发生。由于白细胞介素 6(interleukin 6,IL-6)可诱导 CRP 的合成,因此某些浆细胞疾病(如霍奇金病和肾癌等恶性肿瘤)导致 IL-6 水平增加,CRP 水平也可同时升高,需注意鉴别。

2. SAA　SAA 水平升高最常见于感染性疾病,包括细菌感染及病毒感染。SAA 浓度<10mg/L 时,细菌或病毒感染的可能性小;SAA 浓度介于 10~100mg/L 时,提示病毒感染,12~24h 复查,持续维持该水平范围,病毒感染的可能性大;SAA 浓度介于 100~500mg/L 时,细菌感染急性期可能性大,抗生素治疗 24h 后水平下降 30% 提示治疗有效、预后良好;SAA 浓度>500mg/L 时,提示病情严重,抗感染治疗 24h 后水平下降 30% 提示治疗有效、预后良好。SAA 与 CRP 均能快速、特异地反映机体的炎症状态,但在针对微小炎症反应的判断中,SAA 的敏感性更高;对于细菌感染性炎症,SAA 比 CRP 升高更早、下降更快;对于相同的感染性炎症反应,SAA 的增加幅度较 CRP 更明显。有研究发现,CRP 对病毒感染缺乏敏感性,SAA 则在细菌和病毒感染早期均升高,在 CRP 正常的病毒感染患者、非侵袭性或早期侵袭性细菌感染患者中,SAA 是一个较为有用的指标。因此,SAA 和 CRP 的联合检测比单独检测 CRP 更有利于感染性疾病的早期诊断及感染类型的鉴别。此外,SAA 水平升高也可见于肿瘤、移植排斥反应、冠心病和动脉粥样硬化等患者。当肿瘤转移时,SAA 水平较非肿瘤转移时明显增加;移植排斥时 SAA 水平明显增高,可作为预示患者发生排斥反应指标,且不可逆转的移植排斥反应患者的 SAA 浓度明显高于可逆转移植排斥反应患者;SAA 水平的增加受 IL-6 等细胞因子的调节,在一些慢性炎性自身免疫性疾病、伴有炎症状态的冠心病患者中 SAA 水平增加与免疫炎性损伤有密切的关系,但是 SAA 在该反应中担任何种角色还有待研究。

3. PCT PCT 水平对细菌感染性炎症反应有较高的灵敏度和特异性,在严重的细菌、真菌、寄生虫感染及脓毒症和多脏器功能衰竭时血浆或血清 PCT 水平增高,其表达水平可反映全身炎症反应的活跃程度,是目前临床最常用的判断严重细菌感染和脓毒症的重要生物标志物。2012 年我国发表的"急诊临床应用专家共识"指出,PCT 浓度介于 0.05~0.5ng/mL 时,患者无或仅有轻度的全身炎症反应,可能为局部感染或局部炎症,建议查找感染或者其他导致 PCT 增高的病因;PCT 浓度介于 0.5~2ng/mL 时,提示有中度全身炎症反应,可能存在感染,也可能是严重创伤、大型手术、心源性休克等情况,建议查找可能的感染因素;如发现感染,建议 6~24h 内复查 PCT;PCT 浓度升高至 2~10ng/mL 时,提示为脓毒症、严重脓毒症或脓毒性休克,具有高度器官功能障碍风险,建议每日复查 PCT;当 PCT 浓度>10ng/mL 时,提示会出现严重细菌性脓毒症或脓毒性休克,常伴有器官功能衰竭,具有高度死亡风险。PCT 是评估抗菌治疗效果的有效指标,当抗感染治疗有效时,PCT 在短期内迅速降低(可降低 50%~80%);若 PCT 浓度持续不降或升高,提示抗感染治疗无效,应尽快更换治疗方案;PCT 水平的降低与患者存活率的升高正相关,其水平持续升高或居高不下提示预后不良。建议每日监测 PCT 以评价治疗效果。

研究表明,PCT 鉴别和监控严重细菌感染的能力优于 CRP 和 SAA,其稳定性良好,PCT 水平的升高不受体内激素水平和免疫抑制状态的影响,当机体发生严重的细菌感染时,即使患者处于严重的免疫抑制状态,其血清中 PCT 的浓度也可显著升高。2019 年关于 PCT 指导抗生素管理的优化临床使用国际专家共识中提出,PCT 浓度结合患者临床信息可作为患者细菌感染诊断及抗生素治疗管理的重要监测指标,共识中提出 PCT 为 0.25μg/L 和 0.5μg/L 分别是非 ICU 患者和 ICU 患者评估细菌感染的临界值,并且针对不同疾病程度患者也给出了 PCT 依据的分类管理规则(复测频率及停用抗生素时的 PCT 临界值标准)。国际共识中指出:在非 ICU 患者(轻中度疾病),对不可能细菌感染者建议 6~24h 复测血清 PCT,可能感染者或高度疑似细菌感染患者建议 24~48h 复测血清 PCT,当 PCT 浓度低于 0.25ng/mL 或者下降 80% 则停用抗生素。PCT 监测用于指导轻中度呼吸道感染患者临床抗感染治疗的流程图见图 19-2。ICU 的重症患者建议血清 PCT 的监测频率为 24~48h,若 PCT 浓度小于 0.5ng/mL 或者下降 80% 则停用抗生素。连续监测 PCT 是评价炎症活动的最佳指标,若 PCT 在治疗后几天内降至正常范围,提示预后良好。

自身免疫性疾病、过敏、病毒感染、局部或轻微的细菌感染、慢性炎症过程中,PCT 一般不会升高或只是轻度升高,是鉴别病原微生物感染或者是免疫炎性反应的良好标志物。有报道称韦格肉芽肿的患者未合并感染时 PCT 也可增高至 1ng/mL,类风湿性关节炎患者 PCT 也有轻度升高。在鉴别自身免疫病患者是否合并感染时,PCT 的敏感性和特异性均为 75%,而 CRP 的敏感性为 95%、特异性仅 8%,因此 PCT 比 CRP 更具有鉴别意义。对于在治疗过程中再次出现发热的系统性红斑狼疮(SLE)患者,当 PCT≥0.5ng/mL 时强烈提示合并细菌感染,但 PCT 正常时不能完全排除感染。临床在应用 PCT 浓度评价感染性炎症状态时需要注意,PCT 水平在局灶性感染中通常正常或仅有轻度升高,因此不能作为判断有细菌感染的唯一标准。

此外,PCT 的检测结果可受到某些药物(如 OKT3、单克隆抗体、多克隆抗体及白细胞介素等)的影响,这些药物可引起内源性细胞因子的急剧改变而导致 PCT 水平升高;其他一些药物如万古霉素、亚胺培南、头孢噻肟、去甲肾上腺素、肝素、呋塞米等在大于常规治疗剂量时也可引起 PCT 水平的升高;常见可影响 CRP 水平的药物如肾上腺皮质激素和非甾体类抗炎药等不会引起 PCT 水平的变化。

(注:以上 PCT 临界标准适用于可溯源于勃拉姆斯的检测试剂)

4. PAB PAB 在急性炎症反应时表达降低,随着临床症状改善,其水平也逐步恢复上升,此时通常提示炎症趋于缓解,是一项值得推荐的灵敏的炎性指标。笔者实验室曾对 PAB 检测在急性坏死性胰腺炎动态监测中的应用价值进行了评估,临床医生认为其能敏感的预测患者病情转归。

由于血清/血浆中 PAB 水平与白蛋白的含量密切相关,因此 PAB 也是评价营养状态的敏感指标。血清/血浆 PAB 的浓度检测对于了解蛋白质的营养不良、肝功能不全比白蛋白具有更高的敏感性,在营养不良负氮平衡、恶性肿瘤和肝硬化时血清/血浆 PAB 浓度呈降低趋势。需要注意,PAB 的正常水平与年龄因素有关,如 1 岁左右的儿童 PAB 参考值是 100mg/L,明显低于成年人水平(180~450mg/L),因此,有条件的实验室应当建立不同年龄段的 PAB 参考范围。

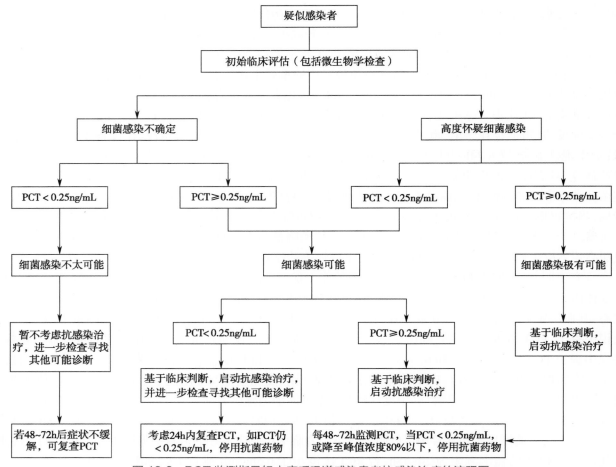

图 19-2　PCT 监测指导轻中度呼吸道感染患者抗感染治疗的流程图

5. TRF　TRF 检测水平在急、慢性细菌感染时呈降低趋势,而在急性病毒性肝炎早期是 TRF 可升高,随疾病发展逐渐下降。值得注意的是,血清 / 血浆 TRF 水平变化受多种因素的影响,TRF 浓度受铁供应的调节,在缺铁状态时,血清 / 血浆 TRF 代偿性升高;在严重肝病、恶性疾病或蛋白丢失相关性疾病(如肾病综合征、慢性肾衰竭、严重烧伤和某些胃肠道疾病)时血清 / 血浆 TRF 水平降低;口服避孕药或妊娠后期妇女血清 / 血浆 TRF 水平可升高。因此,在将 TRF 指标作为时相性蛋白用于评价机体炎症反应时,需考虑以上多种影响因素,综合分析其在炎症反应中的评价意义。

除了以上实验,铁蛋白、α_1- 酸性糖蛋白、纤维蛋白原等也属于正性时相蛋白,在机体有炎症时其水平也有升高。α_1- 酸性糖蛋白升高主要见于风湿病、恶性肿瘤及心肌梗死,组织损伤 24~48h 后升高,增加程度与组织损伤严重程度密切相关。铁蛋白升高主要见于肿瘤、感染、某些血液病及活动期自身免疫病。

第二节　炎症细胞因子

细胞因子(cytokine,CK)是由免疫细胞(如单核 - 巨噬细胞、T 细胞、B 细胞、NK 细胞等)和某些非免疫细胞(如内皮细胞、表皮细胞等)在免疫原、丝裂原或其他刺激剂的作用下合成分泌的小分子可溶性蛋白质,是除免疫球蛋白和补体外的非特异性免疫效应物质。细胞因子通过与相应受体结合而发挥生物学效应,在介导和调控免疫应答及炎症反应中发挥重要作用。

炎症可根据起因的不同分为感染性炎症和无菌性炎症,而在炎症中发挥调节作用的细胞因子称为炎症性细胞因子。某些病毒或细菌感染可造成细胞因子分泌异常,从而导致感染性疾病的恶化;而由细胞和组织损伤引起的无菌性炎症是许多自身免疫性疾病的基础；也与肿瘤的发生发展和转移相关。近年来，炎症性细胞因子在参与感染性疾病与非感染性炎症中的调控作用在临床的关注度越来越高。

感染导致血行播散并出现全身症状、构成全身急性时相反应的重要特点之一是发热，引起发热的原因并不完全是由细菌的致热物质引起，而主要由参与炎症反应的免疫细胞分泌的多种炎症因子，如肿瘤坏死因子 α（tumor necrosis factor，TNF-α）、IL-1、IL-6、IL-8、IL-10、IL-12、IL-17 和 IL-18 等细胞因子引起，机体在应对感染或自身免疫应答反应中发挥免疫炎性效应作用的细胞因子被称为炎症细胞因子。这些细胞因子，通过影响血管通透性、招募炎症细胞浸润、诱导多种促炎基因表达等机制，参与抗感染或介导组织的免疫炎性损伤。这些炎症性细胞因子在参与炎症反应的同时，机体迅速合成 ACTH 和糖皮质激素，肝脏产生大量的急性时相蛋白；TNF-α 作用血管内皮细胞分泌大量的多种集落刺激因子如 M-CSF、G-CSF 和 GM-CSF，他们可刺激造血，引起血液白细胞计数上升，促进炎症反应。急性时相蛋白又是促炎性细胞因子 IL-1、IL-6 和 TNF-α 作用于肝细胞的结果，促炎性细胞因子能诱导肝细胞产生急性时相蛋白，是由于这些细胞因子结合肝细胞表面受体后，激活了共用的转录因子 NF-κB，后者再激发一个结构与之同源的肝脏专一性转录因子 C/EBP，使各种急性时相蛋白编码基因加速激活，产生大量的急性时相蛋白，同时还可以诱导白蛋白和甲状腺素运载蛋白（transthyretin）的产生。

细胞因子的表达和分泌受到严格而精细的调控，形成十分复杂而有序的细胞因子调控网络；在严重感染或机体免疫调节机制异常时，炎症细胞因子可出现异常性表达，并可引起级联放大反应，导致炎症反应的持续和加剧，影响疾病预后。因此，动态监测炎症细胞因子浓度、结合急性时相反应蛋白等炎性标志物检测，将有助于更全面地了解机体炎症反应的状态，为病情判断、疗效评价和预后评估提供参考依据。

一、实验室分析路径

实验室分析路径见图 19-1。

二、相关实验

对于急性炎症反应的早期诊断和疗效评价，目前临床使用最多、普及面最广的检测项目是急性时相反应蛋白 CRP、SAA 和 PCT，最常用的炎性细胞因子检测项目是 IL-6，随着临床对多种炎症细胞因子认识的增加，检测方法与试剂的逐渐普及，有更多的炎性细胞因子检测进入临床应用，为了解机体的免疫和炎症状态提供更全面的信息。目前临床常规检测的炎症细胞因子主要有白细胞介素 1β（interleukin 1β，IL-1β）、IL-2、可溶性 IL-2 受体（soluble IL-2 receptor，sIL-2R）、IL-4、IL-5、IL-6、IL-8、IL-10、IL-12、IL-17、IL-18、肿瘤坏死因子 α（tumor necrosis factor α，TNF-α）和干扰素 γ（interferon γ，IFN-γ）等，通过检测这些细胞因子的水平，可以辅助临床对患者炎症状态的诊断和治疗，并可帮助评估疾病预后。

1. IL-1β　IL-1 可由单核细胞、中性粒细胞、上皮细胞和内皮细胞分泌，是体内最常见且作用最强的炎症因子之一，其家族由多个成员组成，包括 IL-1α、IL-1β、IL-18 和 IL-33 等，其中 IL-1β 是主要发挥生物学活性的分泌方式。IL-1β 主要由单核 - 巨噬细胞合成，通常以无生物活性的前体形式存在于细胞内，经 IL-1β 转化酶 caspase-1 剪切为成熟型 IL-1β 并分泌至细胞外，参与调节炎症和自身免疫反应。正常生理条件下，IL-1β 的含量极低；在许多疾病（包括感染和非感染）状态下，IL-1β 表达增加。IL-1 可以刺激内皮细胞和白细胞释放一系列炎性介质，如一氧化氮和氧自由基等，改变凝血功能并导致组织损伤，还可诱导肝脏细胞产生急性时相蛋白，包括 C- 反应蛋白、酸性蛋白酶和纤维蛋白原。临床上通常采用 ELISA 法、化学发光法、流式荧光微球法检测血清或血浆中 IL-1β 含量。

2. IL-2 与 sIL-2R　IL-2 主要由 1 型 T 辅助细胞（Th1 细胞）产生，B 细胞、单核 / 巨噬细胞、NK 细胞亦可产生。IL-2 以自分泌和旁分泌方式发挥效应。IL-2 是重要的 T 细胞生长因子，能刺激所有的 T 细胞进入分裂周期，发生增殖及分泌细胞因子；IL-2 可诱导 B 细胞活化增殖，促进抗体分泌；IL-2 可促进 NK 细胞、单核巨噬细胞等的杀伤活性，诱导淋巴因子激活的杀伤细胞（LAK）产生。对机体的免疫应答、抗病毒感染和肿瘤监视等过程具有重要作用。IL-2R 主要表达于 T 细胞、NK 细胞、B 细胞及单核 - 巨噬细胞等，通过与 IL-2 结合而向细胞内传递刺激信号。sIL-2R 则是 IL-2 的拮抗剂，可与细胞表面的 IL-2R 竞争性结合 IL-2,从而减弱 IL-2 的免疫刺激效应。sIL-2R 检测对器官移植急性排斥反应、自身免疫性疾病、感染及恶性肿瘤等的诊断和监测具有临床意义。临床上通常采用 ELISA 法、流式荧光微球法等检测血清或血浆中 IL-2 和 sIL-2R 含量。

3. IL-4　IL-4 主要由 2 型 T 辅助细胞(Th2 细胞)产生。与 IL-4R 结合可对多种细胞发挥免疫调节等生物学效应作用,包括刺激 B 细胞的活化增殖、诱导 Ig 重链基因类别转化,产生 IgG1 与 IgE;自分泌方式促进 Th0 向 Th2 细胞的分化、抑制 Th1 细胞分化;增强巨噬细胞提呈抗原和杀伤肿瘤细胞的能力等,在调控体液免疫和适应性免疫应答中发挥关键作用。IL-4 可抑制单核细胞分泌 IL-1、IL-6 和 TNF-α,因而被认为是一种抗炎性细胞因子。若与 Th1 型细胞因子 IL-12 联合检测,二者比值可反映 Th1/Th2 细胞的免疫平衡状态。临床上通常采用 ELISA 法、流式荧光微球法等检测血清或血浆 IL-4 含量。

4. IL-5　IL-5 主要由 Th2 细胞、肥大细胞等细胞产生,具有促进嗜酸性粒细胞分化、诱导活化 B 细胞分化为产免疫球蛋白的浆细胞等生物学功能。临床上通常采用 ELISA 法、流式荧光微球法等检测血清或血浆 IL-5 含量。

5. IL-6　IL-6 主要由巨噬细胞、树突状细胞、B 细胞、T 细胞及非造血细胞(如上皮细胞、内皮细胞、星形细胞和成纤维细胞等)等产生,是机体固有免疫系统对损伤和感染最初反应所表达的一种多效性炎性细胞因子,其以自分泌、旁分泌或内分泌方式参与或介导免疫应答和炎症反应,是细胞因子调控网络的重要成员,在急性炎症反应中处于中心地位。正常生理状态时,IL-6 的含量极低;当机体处于炎症应激时,IL-6 表达增加,IL-6 作为内源性致热原促进肝细胞合成和分泌 CRP 和 SAA 等急性时相反应蛋白,其水平的升高早于其他细胞因子和炎性标志物,对早期炎症的判断更灵敏,在炎症反应过程中,IL-6 可持续维持高水平。IL-6 半衰期短,仅 1h,在炎症缓解后其水平下降较为迅速,有助于疗效和预后判断。临床上通常采用 ELISA 法、电化学发光法、流式荧光微球法等检测血清或血浆中 IL-6 含量。

6. IL-8　IL-8 又称为趋化因子 CXCL8,是 CXC 型趋化因子的一个代表,主要由单核 - 巨噬细胞产生,IL-8 对中性粒细胞和未致敏的 T 淋巴细胞有趋化作用,通过趋化和激活中性粒细胞而参与对炎症反应的调节。当机体发生感染时,IL-8 浓度增高,于 6~12h 达峰,其浓度峰值的出现时间晚于 IL-6、IL-1 和 TNF-α,但与体内白细胞总数和中性粒细胞行为密切相关。IL-8 对嗜碱性粒细胞和 T 细胞也有一定的趋化作用,参与细胞免疫及迟发性超敏反应的发生。同时 IL-8 也是一种血管生成因子,在肿瘤细胞中高表达,参与介导肿瘤的发生和转移。临床上通常采用 ELISA 法、化学发光法、流式荧光微球法等检测血清或血浆中 IL-8 含量。

7. IL-10　IL-10 是一种多细胞源、多功能的细胞因子,主要由单核 - 巨噬细胞和辅助性 T 细胞产生,此外树突状细胞、B 细胞、细胞毒性 T 细胞、NK 细胞以及肥大细胞等也能合成和分泌 IL-10。IL-10 可通过下调抗原提呈细胞(APC)和 T 细胞的活性、抑制由内毒素或脂多糖诱导的炎症细胞因子 IL-1、IL-6、TNF-α、IL-8 和集落刺激因子(CSF)的分泌,降低 T 细胞的活性以及免疫应答能力,发挥负向免疫调节和抗炎作用,因而对内毒素血症或脓毒性休克具有保护作用。IL-10 可以直接作用于初始 CD4$^+$T 细胞,抑制其分泌 IFN-γ 和 IL-2,影响 T 细胞亚群分化和成熟。IL-10 还可通过调节生长因子、细胞因子参与许多病理生理过程,包括血管生成和肿瘤形成,还能通过诱导调节性 T 细胞在外周耐受的建立中发挥作用。临床上通常采用 ELISA 法、化学发光法、流式荧光微球法等检测血清或血浆中 IL-10 含量。

8. IL-12　IL-12 是一种由 p35 和 p40 两条链组成的异源二聚体细胞因子,主要由单核 - 巨噬细胞、树突状细胞、B 细胞和 T 细胞产生。IL-12 可促进 NK 细胞分泌 IFN-γ,增强其杀伤能力,是效应最强的 NK 细胞激活因子,增强其在固有免疫应答中作用;IL-12 可促进 Th0 细胞向 Th1 细胞分化,在 Th1 介导的免疫反应及炎性疾病中发挥重要作用;IL-12 可独立诱导 Th1 细胞的分化并促进 Th1 细胞分泌 IFN-γ,同时抑制 Th2 型的免疫应答,发挥杀伤和炎症促进作用。IL-12 与 IL-4 的比值可反映 Th1 与 Th2 细胞的免疫平衡状态。临床上通常采用 ELISA 法、流式荧光微球法等检测血清或血浆中 IL-12 含量。

9. IL-17　IL-17 是 Th17 细胞分泌的特征性细胞因子,包含六个家族成员(IL-17A~F),IL-17A 是该家族最早发现的细胞因子,主要由 Th17 细胞产生。IL-17 家族细胞因子表达与炎症密切相关,可协同刺激炎性细胞因子和趋化因子的分泌,具有促进 T 细胞活化和动员中性粒细胞的功能,并能刺激炎症局部的上皮细胞、间充质细胞、内皮细胞和成纤维细胞产生多种细胞因子如 IL-6、IL-8、TNF-α、粒细胞 - 巨噬细胞集落刺激因子（GM-CSF）及细胞黏附分子 1（CAM-1）、趋化因子（CXCL1、CXCL8、CCL20）和急性时相蛋白的表达。在 T 细胞诱导的炎症反应中，IL-17 是早期启动因子，具有强大的促炎性效应，可通过促进多种炎性细胞因子的释放来放大炎症反应；IL-17F 可促进 Th2 型抗炎细胞因子的分泌，并进一步抑制 Th17 细胞的免疫反应；IL-17 可诱导防御素的产生，是宿主防御病原微生物、特别是胞外菌与真菌的重要细胞因子，在抵御胞外菌感染的发生发展中起重要作用。IL-17 也参与多种自身免疫性疾病和炎症性疾病的病理过程。除 Th17 细胞外，许多天然免疫细胞如巨噬细胞、树突状细胞、γδT 细胞和 NK 细胞等也可分泌 IL-17，提示 IL-17 在参与固有免疫和适应性免疫中都是重要的细胞因子。IL-17 R 主要表达在中性粒细胞、角质形成细胞和其他非淋巴细胞上。临床上通常采用 ELISA 法、流式荧光微球法等检测血清或血浆中 IL-17 含量。

10. IL-18　IL-18 属于 IL-1 家族，主要由肝脏 Kupffer 细胞和单核 - 巨噬细胞分泌。IL-18 能与 IL-12 协同诱导 T 细胞和 NK 细胞产生 IFN-γ、加强 NK 细胞的杀伤活性，促进 Th1 细胞增殖分化，增强 Th1 细胞活性。IL-18 和 IFN-γ 之间有明显的协同作用。IL-12/IL-18 和 IFN-γ 之间通过 Th1 细胞、NK 细胞和巨噬细胞形成正反馈活化环路，在细胞免疫应答过程、宿主防御、抗肿瘤及介导炎症过程等均发挥重要作用。IL-18 受体（IL-18R）与 IL-1RI 高度同源，IL-18R β 链参与信号转导。临床上通常采用 ELISA 法、流式荧光微球法等检测血清或血浆中 IL-18 含量。

11. TNF-α　TNF-α 主要由单核 - 巨噬细胞、树突状细胞产生，是一种多向性促炎性细胞因子，属于 TNF 超家族，具有杀伤和抑制肿瘤细胞、促进中性粒细胞发挥吞噬、抗感染功能。在急性炎性反应时，TNF-α 引起发热、诱导肝细胞合成急性时相蛋白，甚至介导内毒素性休克。因感染导致细菌进入血流而发生的脓毒性休克与患者大量分泌 TNF-α 密切相关。作为一种重要的炎症介质，TNF-α 在炎症反应中的核心作用是激活细胞因子级联反应，诱发 IL-1 和 IL-6 等细胞因子的分泌，由此激发炎症反应的放大。TNF-α 在参与某些自身免疫性疾病的病理损伤中也发挥重要的调控作用。临床上通常采用 ELISA 法、化学发光法、流式荧光微球法等检测血清或血浆中 TNF-α 含量。

12. IFN-γ　IFN-γ 是干扰素家族成员。干扰素最早被发现在受病毒感染细胞所产生的具有限制病毒感染与复制能力的一种细胞因子，后来根据来源和理化性质，将干扰素分为三个亚类，即 I 型干扰素（主要包括 IFN-α、IFN-β 和 IFN-ω 等）、II 型干扰素（主要包括 IFN-γ）和 III 型干扰素（主要包括 IFN-λ）。IFN-γ 主要由活化的 NK 细胞和 Th1 细胞分泌，除具有高效的抗病毒作用外，还具有免疫调节与免疫应答功能，可促进抗原提呈，激活单核、巨噬细胞分泌 IL-1、IL-6、IL-8 和 TNF-α 等炎性细胞因子，还能活化中性粒细胞和 NK 细胞，促进 Th1 细胞发育并抑制 Th2 细胞活化增殖，促进 B 细胞产生 IgG。此外，IFN-γ 在抗肿瘤免疫中也发挥重要作用。临床上通常采用 ELISA 法、流式荧光微球法等检测血清或血浆中 IFN-γ 含量。

三、结果判断与分析

机体在应对感染和组织损伤时，固有免疫系统的各类细胞会分泌多种具有相似特征与功能的炎症性细胞因子，他们主要由局部组织巨噬细胞和树突状细胞分泌，也可以由上皮细胞和内皮细胞产生。大多数细胞因子以旁分泌的方式作用于邻近细胞，而在严重感染时，大量细胞因子的产生可通过内分泌方式进入血液循环在远端发挥作用，并引起级联反应，产生新的效应。炎症细胞因子在正常生理情况下几乎不表达；当感染或炎症发生后，其水平可出现明显升高，检测患者血清或血浆的炎症细胞因子水平，可作为判断炎症反应的新型标志物。特别要提醒注意的是，在感染性疾病发生时，通常是多个炎症性细胞因子出现级联反应参与机体的免疫损伤效应，因此对急性时相反应蛋白（如 CRP 和 PCT）和多个炎症细胞因子的联合检测才能有助于全面了解机体的免疫及炎症状态，在感染和炎症的类别判断、疗效评价和预后评估中具有更高的临床价值。

（一）炎症性细胞因子与脓毒性休克

脓毒症是严重创伤、烧伤、感染、休克或外科大手术后最常见的并发症，主要还是由于细菌感染而导致的全身性炎症反应。如果在脓毒症早期不能有效控制，会进一步发展为脓毒性休克以及导致多功能器官衰竭而危及生命。金黄色葡萄球菌、大肠埃希菌、铜绿假单胞菌、肺炎克雷伯菌、产气肠杆菌等都是最常见的引起患者感染后发生脓毒性休克的细菌。革兰氏阴性菌细胞壁的脂多糖成分（lipopolysaccharrids，LPS），可通过结合 TLR-4 受体途径激活树突状细胞和巨噬细胞，释放大量炎性细胞因子如 TNF-α 和 IL-1 等，导致病理性毛细血管通透性增加和血压下降。IL-1β 含量的升高表明机体内发生感染或组织损伤，如败血症、脓毒症。在感染早期，IL-1β 可大量分泌，当脓毒症发生 24h 后，IL-1β 的分泌迅速降低，由 IL-6 占主导。IL-6 是炎症发生时最早升高的标志物，可在 2h 达峰，是急性感染早期诊断的灵敏指标，并且其升高的幅度与感染的严重程度一致。被认为是"细胞因子风暴"中的核心炎症因子。IL-6 浓度<7pg/mL 时，提示正常；IL-6 浓度介于 7~150pg/mL 时，表明存在轻微的感染或炎症；IL-6 浓度介于 150~250pg/mL 时，提示有细菌感染或全身性炎症反应；有严重感染的患者外周血 IL-6 浓度明显>250pg/mL 时，高度提示患者病情加重，且有脓毒症发生；IL-6 浓度>1 000pg/mL 时，提示患者的预后不良。动态监测 IL-6 水平有助于了解感染性疾病的进展和对治疗的反应。TNF-α 在感染发生的早期即可大量分泌，其核心作用是在炎症反应中激活细胞因子的级联效应，加剧炎症反应。当脓毒症发生 24h 后其 TNF-α 和 IL-1 的分泌明显减少，由 IL-6、MIF 和趋化因子 CCL8 等占主导。IL-10 是重要的抗炎性细胞因子之一，可抑制内毒素或脂多糖诱导的单核细胞、巨噬细胞释放的炎性细胞因子，IL-10 对内毒素血症或葡萄球菌肠毒素引起的脓毒性休克具有保护作用。动态监测 TNF-α、IL-1、IL-6 与 IL-10 等细胞因子水平有助于协助临床判断治疗效果与评估患者预后。

（二）病毒感染与细胞因子风暴

当遭遇某些致病性与传染性很强的病毒感染患病时，病毒会诱导免疫细胞分泌高水平的细胞因子，并反馈性地引起体液中多种细胞因子如 TNF-α、IL-1、IL-6、IL-12、IL-8、IFN-β、IFN-γ、MCP-1 和趋化因子的大量产生，这种现象称为细胞因子风暴（cytokine storm）。正常情况下，机体具有的自我调节功能可维持机体免疫防护与自稳机制的有效运行，而在受到一些特殊病毒感染的外部干扰情况下，机体的自我调控作用发生紊乱，致病性病毒刺激机体致 CD4+T 细胞被迅速激活，异常活跃的 Th1 细胞产生 GM-CSF，激活单核巨噬细胞，促进大量极高水平的细胞因子分泌，进入感染病毒致病局部，发生免疫损伤并产生级联放大效应。由此产生的细胞因子风暴可引起广泛的肺水肿、肺泡出血，急性肺炎、组织损伤和坏死、全身多脏器功能衰竭。细胞因子风暴可能是 1918 年西班牙致命性流感病毒暴发的重症患者病理损伤的重要机制之一。1996 年感染 H5N1 禽流感病毒的重症患者、2003 年暴发流行的急性呼吸窘迫综合征（severe acute respiratory distress syndrome，SARS）和 2019 年底暴发的新型冠状病毒肺炎（corona virus disease 2019，COVID-19）患者体内，都可观察到类似的细胞因子分泌现象。单核巨噬细胞、CD8+T 淋巴细胞与组织上皮细胞是产生炎性细胞因子的主要细胞，TNF-α、IFN-γ、IL-1、IL-6 和 IL-8 是细胞因子风暴中主要的致病性炎性细胞因子。

（三）炎性细胞因子与其他免疫相关疾病

炎症反应的发生不仅与病原微生物感染有关，机体在清除体内因组织损伤、内源性代谢物质的沉积、死亡细胞成分以及发生变化的自身成分时均可引起无菌性炎症。由各种原因导致体内组织细胞受损和死亡所产生和释放的某些物质，如高迁移族蛋白 1（HMGB1）、热休克蛋白（HSP）、S100 蛋白、线粒体 DNA 和 RNA 等都属于内源性危险分子，也称为损伤相关模式分子（DAMP）。生理状态下，DAMP 分子大多存在于细胞内作为转录调控因子或分子伴侣维持细胞正常功能，或作为细胞代谢产物被机体迅速清除。但在某些病理状态下，DAMP 分子通过主动或被动的方式释放到细胞外，启动并激发固有免疫应答以及相应免疫细胞的级联反应，分泌相应的炎症性细胞因子，是无菌性炎症发生的重要原因。

（四）炎性细胞因子的结果判断与分析

1. IL-1β 在感染早期 IL-1β 含量的升高表明机体内发生感染或组织损伤，如败血症、脓毒症。此外，一些非感染性疾病状态也可出现 IL-1β 的异常表达，如类风湿性关节炎、痛风急性发作、阿尔茨海默病、多发性硬化症、糖尿病以及中枢和外周的炎性疼痛等都可见 IL-1β 的表达增加。在实际操作中应当注意，即使在血液标本采集后，内毒素和一些细胞因子仍然可能诱导 IL-1β 的产生，因此标本采集后应迅速分离血清进行检测，若不能及时检测应冷藏保存。

2. IL-2 与 sIL-2R　IL-2 水平增高可见于自身免疫性疾病(如类风湿性关节炎)、再生障碍性贫血、多发性骨髓瘤、器官移植急性排斥反应等;其水平降低可见于免疫缺陷病(如艾滋病、联合免疫缺陷病等)、恶性肿瘤、1 型糖尿病、某些病毒感染等。sIL-2R 水平在正常人水平较低,其异常变化主要表现为增高:自身免疫性疾病(如系统性红斑狼疮、类风湿性关节炎、多发性硬化症等)、器官移植急性排斥反应、血液系统恶性疾病时 sIL-2R 浓度明显升高;艾滋病及艾滋病相关综合征时也可见 sIL-2R 水平升高,并且其水平与 CD4$^+$T 细胞计数呈负相关。

3. IL-4　IL-4 水平的升高与过敏性疾病(如哮喘)的关系最为密切水平,IL-4 可促进 B 细胞产生 IgE;IL-4 的表达降低则与某些自身免疫性疾病(如银屑病)相关;在抗体介导的器官移植排斥反应中,IL-4 在参与 B 细胞产生抗移植物抗体中发挥作用;慢性感染(如 HBV 感染)及某些恶性肿瘤患者等也可见 IL-4 水平升高。

4. IL-5　IL-5 水平的升高常见于哮喘、溃疡性结肠炎、类风湿性关节炎、多发性骨髓瘤、系统性红斑狼疮、肝炎、烧伤及肾脏移植排斥反应等。消化道恶性肿瘤患者的血清 IL-5 升高,手术后降低。在器官移植急性排斥反应时,IL-5 水平可明显升高,有效抗排斥治疗后迅速下降,IL-5 持续升高提示治疗无效。

5. IL-6　IL-6 在鉴别感染性与非感染性炎症的敏感性、早期评估脓毒症风险的能力均高于 PCT 和 CRP,但其特异性比 PCT 差,某些非感染性炎症状态下 IL-6 水平在急性时相反应也可升高,如手术、创伤、无菌性急性胰腺炎、肿瘤、关节炎、心脑血管疾病及自身免疫性疾病等。因此,联合检测 CRP、PCT 和 IL-6 可避免单一指标对感染和炎症类别的判断误差,在早期、准确预测脓毒症风险中具有重要的临床价值,有助于提高患者尤其是危重症患者的治疗成功率。在实际操作中应当注意,即使在血液标本采集后,内毒素和一些细胞因子仍然可能诱导 IL-6 的产生,因此标本采集后应迅速分离血清进行检测,若不能及时检测应冷藏保存。

6. IL-8　IL-8 水平增高可见于类风湿性关节炎、免疫性血管炎、溃疡性结肠炎、肺炎、肾小球肾炎、支气管哮喘及恶行肿瘤等。在实际操作中应当注意,即使在血液标本采集后,内毒素和一些细胞因子仍然可能诱导 IL-8 的产生,因此标本采集后应迅速分离血清进行检测,若不能及时检测应冷藏保存。

7. IL-10　IL-10 表达增加与肿瘤逃逸相关,肿瘤进展期患者血清中 IL-10 水平明显升高;若 IL-6 和 IL-10 同时高表达则与多种肿瘤的预后不良相关。系统性红斑狼疮患者也存在血清 IL-10 表达增加,并且其水平与疾病严重程度正相关。此外 IL-10 水平的增高也与慢性感染状态(如 HCV 感染、HIV 感染)及创伤后临时免疫缺陷的发生相关。而类风湿性关节炎、克罗恩病、银屑病、器官移植后排斥反应等疾病状态可见 IL-10 水平降低,存在由 IL-10 相对或绝对缺乏引起的持续免疫激活。

8. IL-12　IL-12 水平升高主要与自身免疫炎症反应有关,包括斑块型银屑病、银屑病性关节炎、克罗恩病等多种自身免疫性疾病;其表达下调可见于多种肿瘤,反映抗原提呈细胞功能异常、影响固有免疫和适应性免疫应答反应而导致免疫耐受。

9. IL-17　IL-17 表达增加可见于类风湿性关节炎、银屑病、强直性脊柱炎、多发性硬化症、炎症性肠病、自身免疫性肝病等多种自身免疫性疾病,也可见于哮喘、某些恶性肿瘤(如前列腺癌、胃癌、乳腺癌)、移植排斥反应等。

10. IL-18　IL-18 水平升高可见于多种自身免疫性疾病(如类风湿性关节炎、狼疮肾炎、多发性硬化症、自身免疫性脑脊髓炎、炎症性肠病)、1 型糖尿病、变应性哮喘、银屑病、动脉粥样硬化等。在肿瘤中,理论上 IL-18 的表达应该与 IL-12 一样呈下调的趋势,但实际上食管鳞状细胞癌、肝癌、肺癌、乳腺癌、口腔癌和多发性骨髓瘤等多种恶性肿瘤均可见 IL-18 表达增加,并且进展期患者血清中 IL-18 的表达明显增高,其机制可能与缺乏 IL-18 拮抗剂——IL-18 连接蛋白(IL-18bp)的负性调节有关。

11. TNF-α　TNF-α 是介导抗细菌感染免疫的一个重要因子,可通过 IL-1 和 IL-6 参与脓毒症。TNF-α 水平的升高除见于脓毒症与感染性休克,自身免疫性疾病(如类风湿性关节炎、银屑病、慢性炎症性肠病)、恶性肿瘤、重度抑郁症、艾滋病等也可见。在实际操作中应当注意,即使在血液标本采集后,内毒素和一些细胞因子仍然可能诱导 TNF-α 的产生,因此标本采集后应迅速分离血清进行检测,若不能及时检测应冷藏保存。

12. IFN-γ　IFN-γ 水平增高除与感染免疫有关,在类风湿性关节炎、系统性红斑狼疮、强直性脊柱炎等多种自身免疫性疾病时也可增高;在慢性 HBV 感染中,IFN-γ 水平的降低与 HBV-DNA 水平的升高相关。此外,真菌或结核感染、流感病毒感染、HIV 感染等 IFN-γ 水平也会增高。

第三节　补　　体

补体(complement,C)是固有免疫中一类可溶性模式识别分子,具有多种效应功能,在免疫防御中发挥重要的生物学作用,因其能够协助抗体清除病原体而得名。补体是一组存在于人和动物血清、组织液中的不耐热的蛋白质,经激活后具有酶的活性,补体包括了 30 余种可溶性蛋白和膜结合蛋白,组成了复杂的补体系统。根据生物学功能的不同,30 余种补体组分按照生物学功能分为三大类,可分为补体固有成分、补体调节蛋白组分和补体受体组分。补体固有成分:包括参与经典激活途径的 C1q、C1r、C1s、C2 和 C4;参与旁路激活途径的组分如 B 因子、D 因子;参与凝集素激活途径的组分如 MBL、纤维胶原和某些 MBL 相关丝氨酸蛋白酶(如 MASP-1、MASP-2),参与三条激活途径的共有成分为 C3,参与三条激活途径共同末端通路的补体成分有 C5、C6、C7、C8 和 C9。补体调节蛋白组分:主要包括血浆可溶性因子,如备解素、H 因子、I 因子、C1 抑制物、C4 结合蛋白、S 蛋白与细胞膜结合蛋白等;主要功能是通过调节补体激活途径中的关键酶而控制补体活化的强度和范围。补体受体组分:补体受体表达于不同细胞膜表面,能与补体激活后所形成的活性片段相结合,介导多种生物效应。如已知的补体受体 CR1-CR5、C1qR、C3aR、C4aR、C5aR、C3eR、fH 等。

生理条件下大多数补体成分以酶原或者非活化的形式存在于体液中,在抗原物质的作用下,补体系统可通过三条既相对独立又相互联系的途径被激活,包括经典途径、旁路途径和甘露聚糖结合凝集素途径。补体活化通过不同的方式被激活后,形成一系列放大的补体级联反应,发挥调理吞噬、裂解细胞、介导炎症、免疫调节和清除免疫复合物等多种生物学效应,进而参与机体的抗感染及炎症反应等过程。正常人体内补体系统成分的含量相对稳定,在某些疾病发生时,补体的某些单个成分或裂解片段的含量和活性可发生改变,因此,补体的成分、含量和活性检测对疾病的诊断、治疗和病因探讨具有重要作用。

一、实验室分析路径

实验室分析路径见图 19-1。

二、相关实验

血清中补体蛋白总量相对稳定,占血浆总球蛋白的 5%~6%,其中补体 3(complement 3,C3)和补体 4(complement 4,C4)在血清中的含量高于其他补体成分,二者在完成补体系统的多种功能中具有重要作用。补体系统的实验室检测,包括血清单个补体成分和补体总活性的测定。单个补体成分检测的常用指标包括 C3、C4、C1q、B 因子和 C5a 等,其中 C3、C4 的检测最为常用。测定方法分为检测单个补体成分的免疫溶血法和检测单个补体含量的免疫化学法,其中后者因可实现自动化而更易在实验室检测。血清补体总活性则通过补体 50% 溶血试验(50%complement hemolysis,CH50)测定,但由于该试验手工要求较多,不适用临床常规开展。

1. **C3**　C3 是血清中含量最高的补体成分,分子量为 195kD,主要由巨噬细胞和肝脏合成,在 C3 转化酶的作用下,裂解成 C3a 和 C3b 两个片段,在补体经典激活途径和旁路激活途径中均发挥重要作用,其含量的动态变化在临床上越来越受到重视。C3 通常采用自动免疫化学分析法、免疫速率比浊法等进行测定,免疫速率比浊法的参考值范围为 0.85~1.70g/L。

2. **C4**　C4 主要由巨噬细胞和肝脏合成,是补体经典激活途径的一个重要组分,其血清含量仅次于 C3。在激活途径中可被水解为 C4a 和 C4b,在补体活化、促进吞噬、防止免疫复合物沉着和中和病毒等方面发挥作用。C4 通常采用自动免疫化学分析法、免疫速率比浊法等进行测定,免疫速率比浊法的参考值范围为 0.22~0.34g/L。

3. C1q　C1q 是构成补体 C1 的一个重要成分,由肠上皮细胞合成,分子量为 385kD,是由 6 个相同的亚单位组成的对称六聚体;当两个以上的 C1q 与免疫复合物中的 IgM 或 IgG 的 Fc 段结合后,C1q 构型发生改变,导致 C1r 和 C1s 的相继活化,进而启动补体经典激活途径。C1q 通常采用免疫化学分析法、免疫速率比浊法等进行测定,参考值范围为 0.197 ± 0.04g/L。

4. B 因子　B 因子主要由肝脏和巨噬细胞合成,为 C3 激活剂前体,又称为 C3 激活物,是补体旁路活化途径中的一个重要因子。在 Mg^{2+} 存在的情况下,B 因子可与 C3b 结合形成 C3bB,被血清中的 D 因子裂解为分子量为 33kD 的 Ba 和 63kD 的 Bb 两个片段。B 因子参与机体防御,在组织和细胞损伤和炎症过程中发挥重要作用。采用自动免疫化学分析法、免疫速率比浊法等进行测定,成年人 B 因子的参考值范围为 0.1~0.4g/L。

5. C5　C5 是补体系统在级联反应的中枢反应分子,可在 C5 转化酶的作用下裂解为 C5a 和 C5b 两个片段,在炎症反应中具有重要作用。C5 分子与 C3、C4 被分解产生的小片段 C5a、C3a 和 C4a 作为一种肽介导物(peptide mediator)参与诱导局部炎症反应,招募吞噬细胞,是炎症反应的重要介质。新近的研究发现,C5a 分子量约 112KD,是参与炎症因子风暴的重要核心分子,与其受体 C5aR1(CD88)通过招募和激活组织中的中性粒细胞和单核细胞,在启动和维持炎症反应中发挥关键作用。C5b 则主要参与形成膜攻击复合物。速率散射法测定 C5 的参考值范围为 0.07g/L~0.09g/L。

三、结果判断与分析

机体不同组织细胞均能合成补体,包括肝细胞、单核/巨噬细胞、角质细胞、内皮细胞、肠道上皮细胞和肾小球细胞等,其中肝细胞和巨噬细胞是产生补体的主要细胞。不同组织细胞的补体基因表达有一定差异,局部组织特异性因子和某些激素也参与调节补体的表达。与其他血浆蛋白相比,补体的代谢速度极快,每天约有 50% 的补体被更新。在自然条件下,补体成分以无活性的酶原形式存在,当受外因或内因机制驱动可促使这些无活性的酶原分解为有活性的大小片段,即为激活。大片段通常与病原体或细胞表面结合,参与病原体或细胞的裂解或加速其清除,小片段主要参与介导炎症反应,例如补体活化过程中产生的裂解片段 C5a、C3a、C4a 等,与相应的受体结合后介导局部的炎症反应。补体系统与激肽类以及炎性细胞因子一起参与机体的自然防御,通过共同激发炎症反应参与抗感染过程。许多补体成分,尤其是 C3、C4 和 C1-INH(C1-酯酶抑制物)属于急性时相反应蛋白,在急性炎症时,肝脏与巨噬细胞都可以产生上述成分。补体浓度升高的主要原因有:全身感染、非感染性慢性炎症状态如类风湿性关节炎、生理情况如妊娠。测定补体水平增高对于上述情况的诊断没有特别的价值。因此,尽管单个补体成分测定对于机体免疫系统的功能评价、炎症反应的状态及免疫相关性疾病的疗效评估具有辅助作用,但要评价机体炎性反应与损伤状态,应该结合多项指标综合分析。

1. C3　补体 C3 分子是补体系统的中心成分,作为急性时相反应蛋白,在某些急性炎症、组织损伤、传染病早期如风湿热急性期、心肌炎、心肌梗死、关节炎及肝癌等均可见血清 C3 水平的增高。部分血液系统恶性肿瘤患者 C3 可长期保持极高水平,高达基线值的 5 倍。在典型情况下,消除炎症或切除肿瘤将迅速导致 C3 恢复至基线水平。肾移植患者在排斥反应开始时可有 C3 含量的升高,然后逐渐下降到正常水平以下。值得注意的是急性时相性反应期,C3 水平会因参与免疫炎性反应的消耗大于合成水平而降低。例如脓毒症,全身性感染引起补体水平升高,但严重的脓毒症患者由于 C1-酯酶抑制剂的蛋白水解,激活经典途径 C3 转化酶,C3、C4 水平降低;急性胰腺炎患者的胰蛋白酶可将无活性的补体成分转化为活性形式,从而激活 C3 转化酶,导致 C3、C4 水平降低;烧伤体表面积超过 25% 的患者,血清补体呈急速下降;暴发性肝炎引起的急性肝衰竭患者 C3、C4 水平降低。一些补体参与免疫损伤的疾病,补体 C3 降低常与疾病处于活跃阶段有关,常见于免疫复合物引起的增殖性慢性肾小球肾炎、急性链球菌感染后肾小球肾炎、活动性 SLE、狼疮性肾炎、严重类风湿性关节炎、严重肝脏疾病、冷球蛋白血症和大面积烧伤等。C3 水平的变化可预见 SLE 活动期和膜增殖性慢性肾小球肾炎的归转。AIDS 患者可出现低补体血症,与 HIV 引起的补体激活或感染有关。

补体 C3 被经典途径和旁路途径产生的两种不同的 C3 转化酶转化为激活状态的效应分子 C3b 和 C3a。C3b 是最重要的调理素，免疫复合物 -C3b 将免疫复合物结合到巨噬细胞和粒细胞上的 C3b 受体，从而促进对抗体吸附感染源进行蛋白水解的递降分解作用。C3a 主要功能作为过敏毒素可引起肥大细胞释放组胺，组胺可刺激血管平滑肌收缩导致血管通透性增加，使更多的抗体及补体移行到血管外间歇，C3a 还具有趋化功能，能吸引巨噬细胞到达炎症区域。

2. C4 C4 分子同样属于急性时相反应蛋白，C4 与 C3 在炎症与急性时相反应时的水平变化基本相同，在急性炎症发生后 48~72h 升高，可见于全身感染、非感染性慢性炎症（如风湿热的急性期、结节性动脉周围炎、皮肌炎、心肌梗死、Reiter 综合征和各种类型的多关节炎等）和妊娠等多种情况，但其特异性和敏感性均不如 CRP、SAA 和 PCT，因此在炎症评价中仅看二者的水平变化临床价值有限，必须结合其他时相蛋白与炎症指标综合分析。C4 含量降低常见于 SLE 疾病活动期、自身免疫性慢性活动性肝炎、多发性硬化症、类风湿性关节炎、IgA 肾病、亚急性硬化性全脑炎等。在活动性 SLE 的患者，血清 C4 相较于其他补体成分降低更早、回复到正常水平更慢。狼疮性肾炎较非狼疮性肾炎 C4 水平更低。

3. C1q C1 分子由 C1q、C1r 和 C1s 分子组成复合体，C1q 是激活补体经典途径活化的重要分子。补体经典途径主要是 C1q 被含有 IgM、IgG1、IgG2 和 IgG3 的免疫复合物激活，还可以被蛋白水解酶、肝素和病毒激活。因此，在急性感染性疾病患者 C1q 水平的升高提示与感染性炎症反应有关。C1q 含量增高也常见于 SLE、类风湿性关节炎、骨髓炎、血管炎、硬皮病、痛风、活动性过敏性紫癜等。其含量降低主要见于活动性混合性结缔组织病。

4. B 因子 B 因子为 C3 激活物，在激活补体系统参与机体防御，在组织和细胞损伤和炎症过程中发挥重要作用，由于 B 因子主要由肝脏和巨噬细胞合成，检测该因子水平的变化可间接了解单核 - 巨噬细胞在参与炎症损伤中的活化状态以及激活补体旁路途径的 C3 转化酶活化状况。在反复呼吸道感染的急性阶段，B 因子明显升高。B 因子含量的增高还常见于恶性肿瘤，可能与单核 - 巨噬细胞系统合成 B 因子的能力增强有关。此外，B 因子含量的降低常见于 SLE、肾病综合征、急或慢性肾炎、混合性结缔组织病、急或慢性肝炎、肝硬化、风湿性心脏病等。

5. C5 C5a 可引起中性粒细胞和嗜酸性粒细胞以及单核细胞的趋化作用，在 C5a 与其细胞受体结合后，趋化这些细胞向炎症区域移动，活化细胞释放 IL-1、组胺等物质，导致患者平滑肌收缩、血管通透性增加等。在脓毒血症、某些感染早期、新型冠状病毒肺炎重症患者等均可见 C5（主要是 C5a）含量的增高。C5 含量的降低则发生在链球菌感染后肾小球肾炎、SLE、自身免疫性溶血性贫血、类风湿性关节炎、血清病及同种异体移植排斥反应等。

第四节 新发现的感染及炎症相关标志物

对于感染性炎症和无菌性炎症的诊断和治疗，急性时相反应蛋白和炎症细胞因子等指标的临床应用价值已较为明确。近年来，随着对炎症反应的深入研究，国内外一些新的感染及炎症相关特异性标志物在细菌感染或脓毒症早期诊断中应用价值的研究逐渐增多。例如，研究发现中性粒细胞 CD64（neutrophil CD64，nCD64）指数在感染性炎症反应中明显升高，越来越多的循证医学证据验证了其在用于鉴别自身免疫性疾病合并病感染中的应用价值；可溶性髓系细胞触发受体 -1（soluble triggering receptors expressed on myrloid cells，sTREM-1）、可溶性尿激酶型纤溶酶原激活物受体（soluble urolinase-type plasminogen activator receptor，suPAR）、可溶性 CD14（soluble CD14，sCD14）亚型和脂多糖结合蛋白（lipopolysacchoride binding protein，LBP）等均被认为是脓毒症患者早期诊断和预后判断较为有价值的标志物，为提供更多有效的实验室指标拓展了思路。但目前受大数据的临床评估与政策限制，这些新的标志物检测中除了中性粒细胞 CD64 指数项目外，大多尚未在临床检测中普及。期望随着相关研究与验证的日益深入，其将有可能成为临床常规检测项目，为感染和炎症的早期诊断、治疗指导和预后评估带来新的帮助。本章对这些项目作简单介绍。

1. nCD64 指数 CD64 是 FcγR 家族的重要成员，是识别免疫球蛋白 IgGFc 段的受体之一，组成性

表达于单核 - 巨噬细胞表面。在白介素（IL）、集落刺激（CSF）因子和 TNF-α 等炎症因子的刺激下，中性粒细胞表面 CD64 的表达迅速显著上调，一般在刺激 4~6h 后开始增高，22h 达到峰值水平；在去除刺激因素后 48h 表达降低，并在 7 日内恢复正常水平，提示中性粒细胞 CD64（nCD64）是实时反映炎症状态的敏感指标。nCD64 对于感染性疾病具有较好的敏感性和特异性，且不受非感染性炎症反应、激素治疗等因素干扰，其与 PCT、CRP 的联合检测在判断感染和炎症的类别中具有较大价值（表 19-2）。

表 19-2　nCD64、PCT 和 CRP 联合检测在感染类别判断中的价值

nCD64	PCT	CRP	提示意义
明显升高	明显升高	明显升高	全身性或重症感染、革兰氏阴性（G⁻）菌感染
明显升高	略高或正常	明显升高	革兰氏阳性（G⁺）菌感染
正常	略高	明显升高	可考虑活动期自身免疫性疾病
略高或正常	略高或正常	明显升高	非细菌性感染
升高	略高或正常	正常	若同时伴有 CD4/CD8 比例倒置，提示 EB 病毒感染

2. 可溶性髓系细胞触发受体 1（soluble TREM1，sTREM-1）　表达于单核 - 巨噬细胞等细胞表面，在固有免疫和获得性免疫应答中发挥重要的促炎及免疫放大作用，sTREM-1 是其可溶性形式。在急性炎症反应时，sTREM-1 出现早、半衰期短，其水平增高可见于细菌性脑膜炎、细菌性胸腔积液、社区获得性细菌性肺炎、慢性阻塞性肺病合并感染及脓毒症等；而在非感染性炎症疾病中，sTREM-1 很少或者不表达，提示其可作为细菌感染较为特异的诊断指标。然而近来有研究显示，sTREM-1 水平增高也可见于急性胰腺炎、早期烧伤、类风湿性关节炎和炎症性肠病等非感染性疾病，因此其在感染性炎症的诊断及治疗指导方面的价值还有待更多的研究加以证实。

3. 可溶性尿激酶型纤溶酶原激活物受体（soluble uPAR，suPAR）　主要表达于中性粒细胞、单核细胞、巨噬细胞及平滑肌细胞表面，在细胞活化、迁移、黏附及渗出中发挥作用。在机体受到炎症刺激时，uPAR 可从细胞表面裂解释放到体液（包括血液、尿液、脑脊液及胸、腹腔积液）中，形成可溶性 uPAR（suPAR）。suPAR 水平的升高可见于感染性疾病（如脓毒症、HIV 感染）、某些肿瘤、急性呼吸窘迫综合征及某些慢性疾病等。对于脓毒症，suPAR 的诊断价值较 PCT 和 CRP 差，但其预测脓毒症患者的病情严重程度、器官功能障碍及病死率等方面的价值优于 PCT 和 CRP，脓毒症患者出现不良预后的风险随 suPAR 浓度的增加而增高。

4. sCD14 亚型　CD14 是脂多糖 - 脂多糖结合蛋白复合体的受体，可将内毒素（脂多糖）信号借助 TLR4 传递到细胞内，并激活下游一系列细胞信号途径，最终诱导 TNF-α、IFN-γ、IL-1β、IL-6 和 IL-8 等多种细胞因子的产生。CD14 表达于单核 - 巨噬细胞表面，sCD14 是其可溶性形式，分布于血浆 / 血清中。sCD14 与脓毒症密切相关，故又命名为 Presepsin。在脓毒症的诊断中，Presepsin 的敏感性和特异性分别为 86% 和 78%，高于 PCT、CRP 和 IL-6 等临床常用的脓毒症标志物，并且其在脓毒症时升高更早、速度更快，对脓毒症的早期快速诊断具有一定优势。此外，Presepsin 还可用来评估脓毒症的严重程度和预后。Presepsin 水平升高可见于细菌和真菌感染，而病毒感染不会引起其升高。

5. LBP　LBP 是一种存在于人和动物血清中的脂多糖结合蛋白，由肝脏合成，LBP 通过识别内毒素 LPS 分子上的生物反应成分内脂 A 并与其形成复合体，增强机体对 LPS 作用的敏感性，使得低浓度的 LPS 也能与 Toll 样受体 4 信号途径结合，催化细胞膜上 LPS 与 CD14 的结合，刺激单核巨噬细胞、树突状细胞、肥大细胞和嗜酸性粒细胞等释放多种炎症介质，导致炎症反应失控及免疫防御功能下降，进而引起脓毒性休克甚至多器官功能障碍综合征。在健康人血浆 / 血清中 LBP 的水平较低；当感染及炎症发生时，其浓度会迅速升高。

第五节　病 例 分 析

病例 1（典型案例）

一般资料：

患者，男性，68 岁，因慢性阻塞性肺疾病急性发作（AECOPD）10 月 7 日被送入急诊科时，有发热、头痛、咳嗽咳痰等症状，经初诊后收入呼吸内科治疗。入院后，给以应用足量抗菌药物后感染未能控制，全身毒血症表现不重，但精神萎靡，日益衰竭。

体格检查：

血压 115/70mmHg，呼吸频率 25 次 /min，心率 110 次 /min，体温 37℃，颈静脉无怒张，双侧颈动脉未闻及杂音；双肺呼吸下部闻及湿啰音，心界不大，心律齐，心音正常，无震颤及传导；腹软，肝脾不大，肠鸣音正常；双下肢无水肿，神经系统查体无异常发现。

实验室检查：

血细胞分析：白细胞计数（WBC）15.34×10⁹/L，中性粒细胞计数（Neu）14.64×10⁹/L，淋巴细胞计数（Lym）0.37×10⁹/L，血红蛋白（Hb）80g/L，血小板计数（PLT）142×10⁹/L；尿常规（−）；肝肾功能：丙氨酸氨基转移酶（ALT）48U/L，钾（K⁺）4.6mmol/L，肌酐、尿素氮正常；血脂：总胆固醇（CHO）3.5mmol/L，甘油三酯（TG）1.31mmol/L；腹部 B 超（−）；心电图（ECG）正常。

入院当日及连续四天实验室数据及相关检查结果如下：

检验日期	CRP (mg/L)	IL-6 (pg/mL)	PCT (ng/mL)	SAA (mg/L)	WBC (10⁹/L)	Neu (10⁹/L)	Lym (10⁹/L)	体温 (℃)	血培结果
10.7	160.00	287.20	1.27	331.00	15.34	14.64	0.37	37.0	血培养阴性
10.8	197.00	91.30	1.21	461.00	14.78	14.06	0.38	37.5	血培养阴性
10.9	200.00	195.40	1.19	425.00	20.66	19.46	0.56	37.0	血培养 + 真菌培养：白念
10.10	228.00	307.90	1.20	470.00	13.27	11.67	0.76	37.8	血培养 + 真菌培养：白念

注：CRP 参考范围：<5mg/L，SAA 参考范围：0~6.8mg/L，IL-6 参考范围：0~7pg/mL，PCT 参考范围：<0.046ng/mL

分析：

根据入院时症状、体格检查和实验室指标，提示患者为肺部感染，高表达的中性粒细胞提示可能为细菌感染，但早期抗菌治疗无效，实验室检测结果 PCT 为低浓度增加，进一步结合血培养结果，提示患者为真菌引起肺部感染。结合实验室指标分析可知，真菌感染的患者血细胞表现为中性粒细胞增加为主，非特异性的血清炎性指标 CRP，IL-6 和 SAA 等均明显增加，而具有细菌特异性的 PCT 仅轻度升高，提示 PCT 可辅助临床医生判断患者的感染类型。

最后诊断：

真菌性肺部感染，建议采用抗真菌治疗。

病例 2（典型案例）

一般资料：

患者，男性，44 岁，因"重症胰腺炎"于 1 月 10 日入住医院 ICU，当日使用呼吸机治疗，1 月 14 日患者咳较多黄痰。

体格检查及实验室检查：

1 月 14 日体温升高达 38.4℃，心率 110 次 /min，呼吸 30 次 /min。当日做血常规、血培养、痰培养及

PCT 检测：白细胞计数（WBC）13.98×10⁹/L，白细胞介素 6（IL-6）780pg/mL，C- 反应蛋白（CRP）350mg/L，血清淀粉样蛋白 A（SAA）890mg/L，降钙素原（PCT）8.64ng/mL。

当日根据医嘱，为患者输注美平（即美罗培南，碳青霉烯类抗生素）1.0g，每 8h 一次。

1 月 15 日患者体温仍然为 38.2℃，咳黄痰，心率 108 次 /min，呼吸 31 次 /min，WBC 11.62×10⁹/L，PCT：7.6ng/mL，SAA：920mg/L，IL-6：880pg/mL，CRP：341.8mg/L。

1 月 16 日患者痰培养结果为鲍曼不动杆菌，为泛耐药株，对美平耐药，药敏结果仅对舒普深敏感。血培养结果阴性。立即更换治疗方案，将美平改为舒普深（即头孢哌酮 + 舒巴坦，复方制剂），当日傍晚患者体温降低为 37.5℃；血清 PCT 降为 1.59ng/mL，CRP：123mg/L，SAA：550mg/L，IL-6：342pg/mL。

1 月 25 日患者体温正常，PCT：<0.05ng/mL；CRP：34mg/L；SAA：78mg/L；IL-6：23pg/mL。

分析：

患者入 ICU 后体征和实验室白细胞和炎性指标等均提示存在感染，高水平的 PCT 提示患者可能为细菌感染，因此立即采取抗菌治疗，但是效果不佳，仍表现为高水平的白细胞和炎性指标；根据细菌培养和药敏结果，发现感染菌为泛耐药株，进一步更换治疗方案，患者体温和相关实验室指标均降低，且细菌特异性指标 PCT 在治疗有效后明显降低，提示在有效的抗感染治疗后 PCT 水平可迅速降低，而其他炎性指标变化较慢。

最后诊断：

患者为继发性院内感染，根据药敏结果采取适当的抗菌治疗。

病例 3（疑难案例）

一般资料：

患者，女性，32 岁，入院 1 周前出现发热，最高体温 39.6℃，伴咽痛、皮疹及全身肌肉酸痛，6 月 16 日于我院就诊，以"发热待诊"收入院。

体格检查：

入院当天体温升高达 39.8℃，心率 113 次 /min，呼吸 32 次 /min，颈前区及后背散在皮疹，颈部触及淋巴结肿大，质软，甲状腺Ⅰ度肿大，质软。

实验室检查：

血常规：白细胞计数（WBC）17.64×10⁹/L，红细胞计数（RBC）4.05×10¹²/L，血小板计数（PLT）315×10⁹/L，血沉（ESR）54mm/h。生化常规：丙氨酸氨基转移酶（ALT）169U/L，天冬氨酸氨基转移酶（AST）52U/L；炎性标志物：C- 反应蛋白（CRP）187mg/L，降钙素原（PCT）1.16ng/mL，白细胞介素 6（IL-6）436pg/mL，铁蛋白（Fer）>2 000ng/mL；真菌 G 试验（真菌 D- 葡聚糖检测）：阴性；乙肝、丙肝、梅毒、巨细胞病毒（CMV）DNA、EB 病毒 DNA 检测：均无异常；自身抗体：类风湿因子（RF）轻度升高（22.6IU/mL），其余均为阴性；血培养：肺炎链球菌。

其他辅助检查：

胸部 CT 示双下肺叶炎症，双侧胸腔积液；淋巴结活检示淋巴结反应性增生；骨髓涂片、活检未见明显异常。

考虑细菌感染性发热，输注美洛西林舒巴坦抗感染治疗。

6 月 19 日患者仍有发热，体温最高为 39.1℃，咽痛及肌肉症状无明显改善。复查实验室指标，WBC：15.64×10⁹/L，血沉（ESR）：49mm/h；CRP：163mg/L，PCT：0.07ng/mL，IL-6：356pg/mL，铁蛋白：>2 000ng/mL。继续寻找发热原因，排除感染、肿瘤和血液系统疾病，最终诊断为成人 Still 病，给予泼尼松龙治疗。

6 月 22 日患者体温恢复正常，症状减轻，主诉无明显不适。期间复查 ESR：10mm/h，CRP：22mg/L，铁蛋白：>2 000ng/mL，PCT：0.06ng/mL，IL-6：47pg/mL，继续泼尼松龙治疗。

分析：

患者入院时主诉发热、咽痛、皮疹及肌肉疼痛，同时白细胞计数、炎性标志物 CRP、SAA、PCT 和 IL-6 水平均升高，首先考虑感染，血培养证实患者存在革兰氏阳性（G⁺）菌感染。在接受抗感染治疗后，患者仍有发热,且症状无好转,实验室检查仅 PCT 明显下降,提示抗感染治疗后的发热可能与细菌感染无关,最终该患者诊断为成人 Still 病。成人 Still 病是一组病因及发病机制不明的综合征,无特征性指标,主要为排除性诊断。该病的主要临床特征包括发热、关节和肌肉症状、皮疹、咽痛、淋巴结肿大、中性粒细胞和血小板增多等,但这些特征均无特异性,在感染性疾病中也可出现。本病例的复杂性在于患者入院时合并有细菌感染,导致成人 Still 病的漏诊。在经过有效的抗感染治疗后患者的血清 PCT 水平下降至接近正常水平,而其余指标仍处于高水平,提示 PCT 对于鉴别感染与自身免疫性疾病活动具有较高的价值。

最后诊断:成人 Still 病合并细菌感染。

病例 4(典型案例)

一般资料:

患者,男性,34 岁,因"晕厥 25 年,间断咳嗽 4 个月,加重 2^+ 个月"急诊入院。在急诊科出现 2 次心脏骤停,予以心肺复苏,电除颤,气管插管、强心和利尿等对症支持治疗后转心脏 ICU 继续治疗。患者 20 年前行主动脉瓣成形术。

体格检查:

体温:36.7℃,脉搏:123 次 /min,呼吸:26 次 /min,血压:82/54mmHg。双侧呼吸运动均匀对称,无增强或减弱,双下肺呼吸音消失,双肺未闻及干湿啰音,双肺触觉语颤对称无异常,未触及胸膜摩擦感,心界增大,心尖搏动位于第四肋间左乳头外侧 2cm,心律齐,主动脉瓣区闻及收缩期杂音,向颈部传导。腹部未见异常,双下肢无水肿。

辅助检查:

常规心动超声图:左室肥厚,全心增大,左心为主,主动脉瓣增厚,钙化,瓣叶数目显示不清,瓣膜开放明显受限,关闭错位,房、室间隔连续。

1 月 21 日行"临时起搏器植入术 +ECMO+ 经导管主动脉瓣球囊扩张术",1 月 22 日经评估后进行"主动脉瓣置换 + 主动脉窦部成形"。

在整个治疗过程中密切监测感染情况,进行了痰、咽细菌培养 + 嗜血杆菌培养,涂片查细菌,涂片查真菌,血液及骨髓培养,厌氧血培养,呼吸道 13 种病毒检测等均未发现异常。患者采用头孢唑林钠预防性治疗。

术前实验室检查指标:

降钙素原(PCT)1.18ng/mL,心肌标志物:肌红蛋白 179.30ng/mL,肌钙蛋白 T 77.3ng/mL,尿钠素 >35 000ng/mL。生化项目:总胆红素 81.3μmol/L,直接胆红素 23.7μmol/L,间接胆红素 57.6μmol/L,ALT 56U/L,AST 153U/L,尿素 9.5mmol/L,肌酐 108μmol/L,GGT 70U/L,血常规:正常;PT 18.1s,INR 1.55,APTT 39.4s。

术后降钙素原的动态监测结果:

日期	1-23	1-24	1-26	1-27	1-31
PCT(ng/mL)	25.40	15.70	3.64	2.90	2.05

注:PCT 参考范围:<0.046ng/mL。

分析:

患者因主动脉狭窄伴关闭不全引起心衰,进而导致出现心源性休克,根据临床情况对患者采取了"临时起搏器植入术 +ECMO+ 经导管主动脉瓣球囊扩张术",及"主动脉瓣置换 + 主动脉窦部成形"两次手术治疗。术前和术后的降钙素原动态监测结果显示,PCT 呈现术后第一天达到峰值,随后逐渐降低,整个治疗过程中临床对患者进行痰、咽细菌培养 + 嗜血杆菌培养,涂片查细菌,涂片查真菌,血液及骨髓培养,厌氧血培养,呼吸道 13 种病毒检测等多次检测均未发现异常,提示该患者术后 PCT 的快速增高很可能是由于手术创伤所致,为一过性增高,随着术后创伤好转,PCT 逐渐降低,但是需要达到参考范围内至少需要一周以上的时间。因此,对于手术患者,手术创伤可导致 PCT 呈现非感染性升高,其升高幅度与创伤大小相关,但是在没有发生术后感染的情况下,PCT 会迅速降低,提示临床医生对于术后 PCT 维持不降或升高的患者应注意继发感染。

最后诊断:

主动脉瓣成形术后,主动脉狭窄(重度)伴关闭不全(轻 - 中度);急性左心衰;心源性休克;肝肾功能不全。

病例 5(典型案例)

一般资料:

患者,男性,68 岁,因"咳嗽,全身酸软 2⁺ 天,发热 2 天"于我院急诊科就诊,综合影像学及实验室检查结果初步考虑"肺炎",予以西莫沙星,奥司他韦抗感染。

体格检查:

入院当天体温 38.8℃,心率 105 次 /min,呼吸 20 次 /min,血压:84/54mmHg。神志清楚,皮肤巩膜无黄染,全身浅表淋巴结未见肿大。心腹查体阴性,双肺叩诊呈清音,呼吸音清,右下肺闻及吸气相湿啰音。双下肢无水肿。

实验室检查:

入院前血常规:白细胞计数(WBC)6.72×10⁹/L,中性分叶核粒细胞百分率 79.5%,淋巴细胞百分率 14.6%,红细胞计数(RBC)4.13×10¹²/L,血小板计数(PLT)114×10⁹/L,血红蛋白(HB)133g/L;生化常规:丙氨酸氨基转移酶(ALT)169U/L,天冬氨酸氨基转移酶(AST)52U/L;炎性标志物:中性粒细胞 CD64 指数(nCD64)7.77,C- 反应蛋白(CRP)143mg/L,降钙素原(PCT)0.70ng/mL,白细胞介素 6(IL-6)68.06pg/mL,IgG 6.03g/L,IgM 1 590mg/L,IgA 2 380mg/L;感染病原体检测:乙型流感抗原(–),甲型流感抗原(–),结核抗体(–),巨细胞病毒(CMV)DNA:扩增阴性,EB 病毒 DNA 检测:10.3copies/mL,结核感染 T 细胞 γ 干扰素释放试验(TB-IGRA):阴性,血液及骨髓培养:无细菌和真菌生长,无厌氧菌生长,腺病毒:阳性。TORCH 的 IgM 抗体均阴性。

辅助检查:

胸片:多为右肺下叶炎症,左肺中上叶结节影;胸部 CT:右肺下叶炎症及实变,部分肺间质改变,左肺上叶尖后段小结节影,右侧胸腔少量积液。

分析:

本案例中患者老年男性,因咳嗽,全身酸软,发热就诊,影像学和实验室感染相关指标提示患者可能存在感染,其中中性粒细胞 CD64 指数(nCD64)和 PCT 都增高,提示可能存在细菌感染,虽然一系列的感染病原体检测结果仅显示患者可能存在 EB 病毒和腺病毒感染,但是临床的治疗性诊断显示,抗菌治疗能有效控制患者体温,并缓解症状,提示患者确实存在细菌感染。由本例可以看出在细菌感染早期 nCD64 和 PCT 是较敏感的实验室指标,具有提示感染(尤其是细菌感染)的临床意义。

最后诊断:

肺炎。

病例 6(疑难案例)

一般资料:

患者,男性,36 岁,"因发现血尿蛋白尿 18⁺ 年,规律透析 5⁺ 年"为进行异体肾移植术入院。入院后患者立即行全麻下同种异体肾移植术。患者术后无继发感染征象,但尿量较少,转入肾内科进行规律透析治疗。

体格检查:

入院体温:36℃,心率 109 次 /min,呼吸 18 次 /min,血压 121/74mmHg。神志清楚,皮肤巩膜无黄染,全身浅表淋巴结未见肿大。左上肢前臂可触及动静脉瘘。心肺腹查体阴性,双下肢无水肿。

辅助检查：

胸部 CT：心肺未见明显异常。

实验室检查：

术前血常规：白细胞计数（WBC）$5.74 \times 10^9/L$，红细胞计数（RBC）$3.37 \times 10^{12}/L$，血红蛋白（HB）106g/L，血小板计数（PLT）$125 \times 10^9/L$；生化常规：总胆红素（TBIL）6.3μmol/L，直接胆红素（DBIL）2.8μmol/L，间接胆红素（IDBIL）3.5μmol/L，丙氨酸氨基转移酶（ALT）18.9U/L，门冬氨酸氨基转移酶（AST）20.6U/L，尿素（BUN）15.4mmol/L，肌酐（Cr）855μmol/L，eGFR $6.2mL/(min \cdot 1.73m^2)$，血清胱抑素 C（cystatin C）5.88mg/L。

术后患者血肌酐动态监测：

	术后 1d	术后 2d	术后 3d	术后 4d	术后 5d	术后 6d
肌酐（μmol/L）	883.000	763.000	862.000	569.000	627.000	335.000

术后第 1 天患者细胞因子结果：

血清细胞因子定量：IL-10：150.00pg/mL，IL-1β：<5.00pg/mL，可溶性 IL-2R：1 279.0U/mL，IL-6：19.62pg/mL，IL-8：32.2pg/mL，TNF-α：78.70pg/mL。

术后第 5 天患者细胞因子结果：

IL-10：<5.00pg/mL，IL-1β：<5.00pg/mL，可溶性 IL-2R：1 239.0U/mL，IL-6：12.97pg/mL，IL-8：9.00pg/mL，TNF-α：13.60pg/mL。

注：参考范围：IL-10 ≤ 9.1pg/mL；IL-1β ≤ 5pg/mL；IL-6：0~7pg/mL；IL-8 ≤ 62pg/mL；TNF-α<8.1pg/mL；可溶性 IL-2R：223~710U/mL。

分析：

根据患者异体肾移植术后血肌酐动态变化结果显示，术后 24h 内患者肌酐未发生下降，临床根据患者术后状态连续进行 1~4d 透析治疗，并确认发生移植肾功能恢复延迟（DGF）。关于 DGF 的定义现在仍有争议，但是主要定义术后 1 周血清肌酐未下降至 400μmol/L，或术后 1 周需要透析治疗，或术后 12~24h 内肌酐下降不到 20%。该患者术后第一天外周炎性因子检测发现，炎性因子 IL-6、可溶性 IL-2R 和 TNF-α 均明显增高，抗炎因子 IL-10 也呈现反馈性增高，提示异常增高的炎性因子可能促进了 DGF 发生，随着移植后机体经免疫抑制剂调整，肾循环改善，贫血和电解质紊乱等问题的解决，炎症状态控制（术后第五天时患者炎性因子降低），机体炎性因子的降低预示患者移植肾功能逐步恢复，最后患者肾功能恢复正常，血肌酐降至 217μmol/L，24h 尿量约 2 000mL，患者生命体征平稳，一般情况良好，移植后顺利出院。

最后诊断：

同种异体肾移植术后发生移植肾功能延迟。

（牛　倩　蔡　蓓　王兰兰）

▶ **参考文献**

1. Lothar Thomas. 临床实验诊断学——实验结果的应用和评估. 吕元, 朱汉民, 沈霞, 等译. 上海: 上海科学技术出版社, 2004.
2. 王兰兰. 临床免疫学检验. 北京: 人民卫生出版社, 2017.
3. 王兰兰. 临床免疫学检验. 5 版. 北京: 人民卫生出版社, 2012.
4. 周光炎. 免疫学原理. 4 版. 北京: 科学出版社, 2018.
5. 中国医药教育协会感染疾病专业委员会. 降钙素原指导抗菌药物临床合理应用专家共识. 中华医学杂志, 2020, 100 (36): 2813-2821.
6. 中国中西医结合学会检验医学专业委员会. 血清淀粉样蛋白 A 在感染性疾病中临床应用的专家共识. 中华检验医学杂志, 2019, 42 (3): 186-192.

7. 中国医药教育协会感染疾病专业委员会. 感染相关生物标志物临床意义解读专家共识. 中华结核和呼吸杂志, 2017, 40 (4): 243-257.

8. 杜洪良, 傅占江. 感染相关性血清生物标志物临床应用进展. 白求恩医学杂志, 2017, 15 (4): 507-509.

9. Feghali CA, Wright TM, Feghali CA, et al. Cytokines in acute and chronic inflammation. Front Biosci, 1997, 2: d12-26.

10. Larsen FF, Petersen JA. Novel Biomarkers for Sepsis: A Narrative Review. Eur J Intern Med, 2017, 45: 46-50.

11. Sandquist M, Wong HR. Biomarkers of sepsis and their potential value in diagnosis, prognosis and treatment. Expert Rev Clin Immunol, 2014, 10 (10): 1349-1356.

12. Gilfillan M, Bhandari V. Biomarkers for the diagnosis of neonatal sepsis and necrotizing enterocolitis: Clinical practice guidelines. Early Hum Dev, 2017, 105: 25-33.

13. Schuetz P, Beishuizen A, Broyles M, et al. Procalcitonin (PCT)-guided antibiotic stewardship: an international experts consensus on optimized clinical use. Clin Chem Lab Med, 2019, 57 (9): 1308-1318.

第二十章

自身免疫性疾病与实验诊断

　　自身免疫(autoimmunity)泛指机体免疫系统受某些内因、外因或遗传等因素作用产生针对自身正常或变性的组织、器官、细胞、蛋白质或酶类等自身抗原发生的免疫应答反应,出现自身抗体或自身致敏淋巴细胞的现象。因自身免疫导致组织器官损伤或功能障碍所致疾病称自身免疫性疾病。自身免疫性疾病按累及的系统和器官可分为非器官特异性自身免疫病和器官特异性自身免疫病两大类(表20-1)。自身免疫性疾病患者体内有针对自身组织器官、细胞及细胞成分的自身抗体是疾病诊断的重要标志,通过检测自身抗体可协助临床对自身免疫性疾病进行诊断、鉴别诊断与预后判断。检测炎性标志物可协助评价患者免疫炎性损害的程度与疾病的活动状态。

表 20-1　按器官特异和非特异性区分自身免疫性疾病

疾病种类	疾病名称
器官非特异性	系统性红斑狼疮
	干燥综合征
	类风湿性关节炎
	多发性肌炎
	硬皮病
器官特异性	慢性甲状腺炎
	原发性黏液水肿
	毒性甲状腺肿
	恶性贫血
	原发性肾上腺皮质萎缩
	青少年糖尿病
	重症肌无力
	肺-肾综合征
	类天疱疮
	交感性眼病
	原发性胆汁性胆管炎
	溃疡性结肠炎

第一节 自身抗体检测

自身抗体是机体针对自身组织器官、细胞及细胞内成分的抗体。自身抗体分为生理性自身抗体和病理性自身抗体,前者是指针对衰老或死亡的自身细胞产生少量的抗体,生理性自身抗体有助于单核细胞及巨噬细胞吞噬衰老或死亡细胞,以维持机体生理环境的稳定。而后者是指由于机体免疫系统紊乱,出现自身免疫应答,产生与自身组织抗原发生反应的抗体,造成机体组织器官的损伤,引起自身免疫性疾病。多数自身免疫性疾病都伴有特征性的自身抗体谱,因此,自身抗体检测是诊断自身免疫性疾病的重要手段之一。

一、实验室分析路径

实验室分析路径见图 20-1。

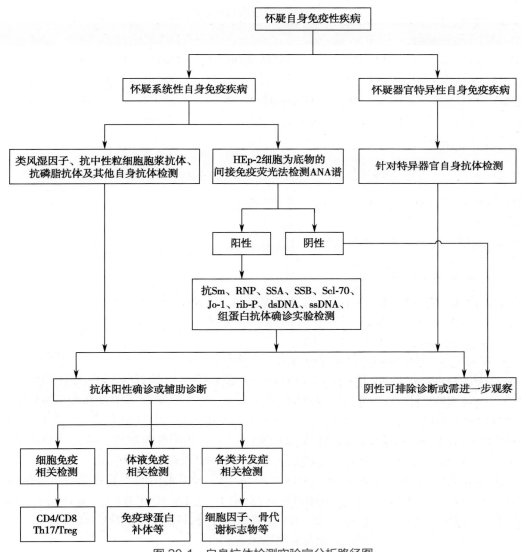

图 20-1 自身抗体检测实验室分析路径图

二、相关实验

自身抗体检测对于自身免疫性疾病的诊断具有重要意义,通常在疾病初期即可查及,并可伴随整个疾病过程,目前常规应用于临床检测的自身抗体主要分为四类,即抗核抗体谱(antinuclear antibody spectrum,ANAs)、类风湿因子(rheumatoid factor,RF)、抗中性粒细胞胞浆抗体(anti-neutrophil cytoplasmic antibody,ANCA)、抗磷脂抗体(antiphospholipid antibodies)。

1. 抗核抗体谱(ANAs)　ANAs 是一组对细胞核内的 DNA、RNA、蛋白或这些物质的分子复合物的多种自身抗体的总称,临床上通常称为抗核抗体(antinuclear antibody,ANA),ANA 与 ANAs 是相同的概念。目前 ANA 所包括的范围有所扩大,广义的 ANA 除了包括针对细胞核抗原的抗体外,还包括针对细胞胞浆成分的抗体。目前通常采用以 HEp-2 细胞为底物的间接免疫荧光法(indirect immunofluorescent assay,IFA)进行检测。正常人 ANA 检测结果为阴性,若 ANA 结果阴性,可基本排除自身免疫性疾病。若 ANA 结果阳性,提示存在自身抗体,在荧光显微镜下可见特异的荧光模型,阳性标本需进一步做类型分析并进行滴度测定,以确定自身抗体类型与含量。有些自身抗体与疾病的诊断密切相关。抗核抗体可与 HEp-2 细胞很多基质发生反应,对应不同的细胞器抗原,细胞显示不同的特异性荧光,主要荧光模型见表 20-2。

表 20-2　各种荧光模型对应的靶抗原

荧光模型	靶抗原
核均质型	ssDNA、dsDNA、H1、H2A、H2B、H3、H4、H2A-H2B 复合物 RNA
部分核均质型	U1-RNP
核粗斑点型、核仁阴性	SSA、SSB
核粗斑点型、部分核仁阴性	U3-RNP/ 原纤维蛋白、RNA 多聚糖 I
核仁颗粒型	PM-Scl(PM-1)、7-2-RNP、4-6-S-RNA
核仁均质型	着丝点蛋白
着丝点型	Scl-70
核均质型、核仁阳性	增殖性细胞核抗原(PCNA)
核斑点型、50% 细胞荧光增强 10 倍	核点
核点型	核层素
周边型	

ANAs 作为筛选性实验包括的自身抗体主要有以下 10 种。

(1)抗双链 DNA(double strain DNA,dsDNA)抗体:脱氧核糖核酸(DNA)作为抗原可以是 dsDNA 或单链 DNA(single strain DNA,ssDNA)。1957 年首次报道,SLE 患者血清中存在与 DNA 反应的成分。DNA 作为自身抗原有若干决定簇,但目前研究认为只有抗 dsDNA 抗体对 SLE 具有重要诊断价值。目前推荐采用以绿蝇短膜虫为底物的 IFA 法检测抗 dsDNA 抗体,抗体阳性时绿蝇短膜虫动基体显示荧光,阴性时动基体不显示荧光。正常人检测结果为阴性。

(2)抗组蛋白抗体(anti-histone antibody,AHA):AHA 是针对组蛋白的一类复杂的自身抗体。组蛋白是一种与 DNA 结合的富含赖氨酸与精氨酸的碱性蛋白,由 H1、H2A、H2B、H3、H4 五种亚单位构成。组蛋白是染色质基本结构核小体的重要组成部分。H1 在双螺旋之外,H2A、H2B、H3、H4 被双螺旋包绕。抗组蛋白抗体可以使用 ELISA 法进行检测,正常人检测结果为阴性。

(3)抗 RNP 抗体(antiribonucleoprotein,anti-RNP):抗 RNP 抗体的靶抗原位于小核糖核酸蛋白颗粒(snRNPs)上。临床上通常检测的抗 RNP 抗体主要为识别 U1 类 snRNPs,又称为抗 U1-RNP 抗体。抗 RNP 抗体通常采用 Westernblot 或纯化抗原的免疫印迹法进行检测。采用纯化或重组抗原检测抗 RNP 抗体可以获得更加准确的检测结果,正常人检测结果为阴性。

（4）抗 Sm 抗体：Sm 为患者 Smith 的简称。抗 Sm 的靶抗原与抗 RNP 抗体的靶抗原一样均为小核糖核酸蛋白颗粒，由于抗 Sm 和抗 RNP 抗体的靶抗原具有交叉成分，因此在临床检测过程中可能出现交叉反应而影响结果判断。抗 Sm 抗体具有 SLE 特异性，尽管抗 Sm 抗体阳性均伴有抗 RNP 抗体阳性，但抗 RNP 抗体则可以单独存在。临床常采用纯化或重组抗原的免疫印迹法进行检测，正常人检测结果为阴性。

（5）抗 SSA 抗体：抗 SSA 抗体是在干燥综合征（Sjögren's syndrome，SS）中发现的第一个抗原，故命名为 SSA，即 SS 综合征的 Antigen。已证明 SSA 抗原与 Ro 抗原是同一种物质。故命名为 SSA/Ro 抗原，抗 SSA 抗体又称为抗 Ro 抗体。抗 SSA 抗体针对的抗原表位位于细胞内与小核糖核酸形成复合物的两种蛋白质（60kD 和 52kD）上。患者血清中的自身抗体可能针对其中一种或者同时针对两种蛋白复合物，后者更为常见，两种自身抗体间无相关关系。临床常采用纯化或重组抗原的免疫印迹法进行检测，正常人检测结果为阴性。

（6）抗 SSB 抗体：抗 SSB 抗体是与干燥综合征相关的另一重要自身抗体，由于该抗体首先在患者 La 血清中检测获得，因此又称为抗 La 抗体。抗 SSB 抗体的靶抗原是 RNA 多聚酶转录中的小 RNA 磷酸蛋白质。其分子量有 48kD、47kD、45kD 三种，其中针对 48kD 的抗 SSB 抗体特异性更强。由于 SSB 靶抗原中的核糖核酸蛋白颗粒与 SSA 靶抗原的成分部分相同，故抗 SSB 抗体阳性几乎总伴有抗 SSA 抗体阳性。临床常采用纯化或重组抗原的免疫印迹法进行检测，正常人检测结果为阴性。

（7）抗 Scl-70 抗体：Scl-70 靶抗原为 DNA 拓扑异构酶 I，ANA 荧光模型表现为核仁型。抗体可与鼠肝中分离的分子量为 70kD 的抗原成分反应，该抗体也因此而得名。临床常采用纯化或重组抗原的免疫印迹法进行检测，抗 Scl-70 抗体主要见于硬皮病（scleroderma），正常人检测结果为阴性。

（8）抗 Jo-1 抗体：其靶抗原是一种氨酰 tRNA 合成酶，其在胞浆中以小分子核糖核蛋白（scRNPs）形式出现，分子量为 50kD。临床常采用纯化或重组抗原的免疫印迹法进行检测，抗 Jo-1 抗体主要见于多发性肌炎或皮肌炎，正常人检测结果为阴性。

（9）抗 rib-P 抗体（anti-ribosome ribonucleoprotein antibody，anti-rib-P）：其靶抗原是胞浆中核糖体大亚基上的 3 条分子量为 38kD、16.5kD 和 15kD 的磷酸化蛋白，抗 rib-P 抗体可在天然原位与 P 蛋白结合。有研究表明，抗 rib-P 抗体可渗入活细胞中导致蛋白合成受阻，提示这些抗体可能与致病机制有关。临床常采用纯化或重组抗原的免疫印迹法进行检测，正常人检测结果为阴性。

（10）抗着丝点抗体（anti-centromere antibody，ACA）：其靶抗原是位于染色体着丝粒区域的三种蛋白质，分别为 CENP-A、CENP-B 和 CENP-C。大多数 ACA 阳性血清至少与其中两种抗原发生反应，并且总是与 CENP-B 反应。临床上可采用以 HEp-2 细胞为底物的 IFA 法进行检测，阳性在间期细胞上出现大小均一的（46~92 个）荧光颗粒。也可采用纯化三种抗原蛋白的 ELISA 法或免疫印迹法进行检测，正常人检测结果为阴性。

2. 类风湿因子（rheumatoid factor，RF）：通常讲的 RF 主要是针对变性 IgG 为抗原的 IgM 抗体。RF 除 IgM 型，还有 IgG 型、IgA 型和 IgE 型。由于 IgM 型 RF 具有高凝集、易于沉淀的特点，临床上主要测定 IgM 型 RF，测定方法常采用乳胶凝集法或速率散射比浊法，正常人检测结果为阴性（乳胶凝集法）或 <20IU/mL（速率散射比浊法）。

3. 抗中性粒细胞胞浆抗体（anti-neutrophil cytoplasmic antibody，ANCA）　ANCA 是一组以中性粒细胞及单核细胞胞浆成分为靶抗原的自身抗体，目前已知的 ANCA 的靶抗原主要包括蛋白酶 3（proteinase 3，PR3）、髓过氧化物酶（myeloperoxidase，MPO）、乳铁蛋白（lactoferrin，LF）、人白细胞弹性蛋白酶（human leukocyte leukocyte elastase，HLE）、组织蛋白酶 G（cathepsin G，Cath G）、杀菌/通透性增高蛋白（bactericidal/permeability-increasing protein，BPI）、溶酶体（lysozyme，LYS）等。临床上可采用以乙醇和甲醛固定的人中性粒细胞为标准试验基质的间接免疫荧光法（indirect immunofluorescence assay，IFA）进行检测，阳性根据荧光模型表现不同可分为胞浆型 ANCA（cytoplasm ANCA，cANCA）、核周型 ANCA（peripheral ANCA，pANCA）和不典型 ANCA（不典型 cANCA 和不典型 pANCA）。针对靶抗原的特异性自身抗体（如抗 PR3 抗体等）可采用 ELISA、发光等方法进行检测。正常人检测结果为阴性。

4. 抗磷脂抗体　抗磷脂抗体包括多种特异性不同的自身抗体。靶抗原为带负电荷的阴离子磷脂。抗磷脂抗体在自身免疫性疾病患者血清中的反应需辅助因子 β_2- 糖蛋白 1 的参与,因此,抗 β_2- 糖蛋白抗体也是抗磷脂抗体的一种。抗磷脂抗体可引起狼疮抗凝现象,导致 APTT 延长。临床常采用 ELISA 法检测不同种类的抗磷脂抗体,正常人检测结果为阴性。

三、结果判断与分析

IFA 法检测 ANA 可提供荧光模型信息,其对于相应的特异性抗体具有提示作用,但由于 HEp-2 细胞抗原成分复杂,不同的自身抗体可以呈现相同或相似的荧光模型,仅凭荧光模型就判定特异性抗体种类可导致错误结果,因此采用纯化抗原检测自身抗体进行确诊试验,可为临床医师提供确切的自身抗体报告。

(一) 筛选试验

抗核抗体谱(ANAs)检测　抗核抗体谱筛选试验通常采用以 HEp-2 细胞为底物的 IFA 法进行检测。ANAs 可在许多自身免疫性疾病患者的血清中检出,也可以在健康老年人、感染性疾病、慢性肝病、原发性肺纤维化、肿瘤等患者中出现,甚至在服用某些药物如普鲁卡因胺、肼屈嗪、苯妥英钠、异烟肼等的患者中也可出现 ANA 阳性。约 99% 的活动期 SLE 患者 ANA 阳性,在非狼疮性结缔组织病中,ANA 阳性率达 50%,即使在健康献血者中,偶尔也可检出 ANA,所以 ANA 阳性本身不能确诊任何疾病,但 ANA 阳性且伴有特征性狼疮症状则支持狼疮诊断。一般认为 ANA 在狼疮活动期阳性率和滴度均增高,在缓解期阳性率和滴度均减低。ANA 阴性几乎可排除 SLE 的诊断。ANA 对多种自身免疫性疾病具有诊断价值(表 20-3)。

表 20-3　ANA 在多种自身免疫性疾病的阳性检出率

自身免疫性疾病	阳性率(%)
系统性红斑狼疮(SLE)	80~100
药物诱导的红斑狼疮(DIL)	100
混合性结缔组织病(MCTD)	100
类风湿性关节炎(RA)	20~40
进行性系统性硬化症(PSS)	85~95
多发性肌炎和皮肌炎(PM/DM)	30~50
干燥综合征(SS)	70~80
慢性活动型肝炎	30~40
溃疡性结肠炎	26

(二) 确诊实验

1. 抗 dsDNA 抗体　抗 dsDNA 抗体作为美国风湿病学会 SLE 的 11 项诊断标准之一,可区分 SLE 与其他风湿性疾病,其诊断特异性可达 85%,但抗 dsDNA 抗体阴性不能排除 SLE。抗体阳性率和滴度取决于疾病活动性,缓解期阳性率可下降到 40% 或以下。高滴度、高亲和力的抗 dsDNA 抗体主要见于 SLE 活动期或累及肾脏患者,抗 dsDNA 抗体免疫复合物的形成和沉积可引起肾脏组织损伤,其与狼疮性肾炎的相关关系已十分明确。

2. 抗组蛋白抗体　抗组蛋白抗体可在多种自身免疫性疾病中出现,如:药物性狼疮(drug-induced lupus,DIL)、SLE、RA、系统性硬化症(systemic sclerosis,SSc)等,不具疾病诊断特异性。SLE 阳性率为 50%,DIL 阳性率达 95%。AHA 阳性并不能区分 SLE 和 DIL,但筛查阴性者基本可排除 DIL。研究表明,AHA 水平和疾病活动性之间没有明确的关系。

3. 抗 RNP 抗体　抗 RNP 抗体阳性的患者通常抗 dsDNA 抗体阴性,肾脏受累较少。1972 年已将其作为诊断混合性结缔组织病（mixed connective tissue disease，MCTD）的重要血清学依据。抗 RNP 抗体在 MCTD 患者中均为阳性，且滴度很高。该抗体也可低滴度水平在多种自身免疫性疾病中出现，其不具疾病诊断的特异性，但有助于鉴别结缔组织病和非结缔组织病。近 32% 的 SLE 患者抗 RNP 抗体可为阳性，如该抗体与抗 Sm 抗体同时存在，则疑诊为 SLE 的可能性较大。

4. 抗 Sm 抗体　抗 Sm 抗体在 SLE 中阳性率为 30.2%。虽然敏感性较低，但特异性较高。有研究表明，在全部抗 Sm 阳性的病例中，92.2% 患者确诊为 SLE。因此抗 Sm 抗体可认为是 SLE 的标记性抗体。有研究显示 SLE 患者由活动期转为缓解期后，ANA、抗 dsDNA 抗体滴度均可降低，但抗 Sm 抗体可长期存在。抗 Sm 抗体对早期、不典型的 SLE 或经治疗缓解后的 SLE 患者进行回顾性诊断具有重要意义。

5. 抗 SSA 抗体　原发性 SS 患者体内抗 SSA 阳性率可达到 70%~100%，而在 SLE 中为 24%~60%。抗 SSA 阳性的 SLE 患者常伴有 SS 或光敏感性疾病，尤其当抗体为高滴度时。SS 患者通常伴抗 SSB 抗体阳性，抗 SSA 和抗 SSB 抗体均阳性的原发性 SS 患者通常表现出更多的腺体外症状，如脉管炎、淋巴结病等。此外，抗 SSA 抗体与亚急性皮肤性红斑狼疮关系密切。

抗 SSA 抗体阳性在新生儿红斑狼疮发生率几乎为 100%，该抗体通过胎盘传递给胎儿可引起炎症反应，并可引起先天性新生儿心脏传导阻滞。因此，抗 SSA 抗体可作为预防先天性心脏病或狼疮性新生儿的产前监测指标。

6. 抗 SSB 抗体　抗 SSB 阳性几乎总伴随抗 SSA 抗体阳性出现，对 SS 的诊断，抗 SSB 抗体较抗 SSA 抗体更特异，是 SS 的血清标志抗体。原发性 SS 阳性率达 40%，其他自身免疫性疾病中如有抗 SSB 抗体，常伴有继发性 SS。临床检测发现与抗 SSA 阳性和抗 SSB 阴性患者相比，抗 SSA 和抗 SSB 均为阳性的 SLE 患者较少累及肾脏损伤，抗 dsDNA 抗体也较少阳性，这种抗体模式常在迟发性 SLE 患者中出现。

7. 抗 Scl-70 抗体　抗 Scl-70 抗体主要见于硬皮病，仅 20% 的 SSc 患者可出现阳性，但有较高特异性。抗 Scl-70 抗体阳性患者皮肤病变往往弥散广泛，且易发生肺间质纤维化。进行性系统性硬化症（PSS）患者抗 Scl-70 抗体阳性率高达 75%。雷诺症患者存在抗 Scl-70 抗体，提示可能发展为 PSS。有文献报道，抗 Scl-70 抗体与恶性肿瘤特别是肺癌具有明显关系。

8. 抗 Jo-1 抗体　抗 Jo-1 抗体是目前公认的多发性肌炎和皮肌炎（PM/DM）的血清标志抗体。在 PM/DM 中阳性率达 25% 左右。在合并肺间质病变的 PM/DM 患者，阳性率可高达 60%。

9. 抗 rib-P 抗体　抗 rib-P 抗体滴度升高主要见于 SLE 患者，在其他自身免疫病如：系统性硬化症、SS、皮肌炎、RA、未分化结缔组织病和原发性抗磷脂综合征等患者中很少出现（<5%）。有研究显示，抗 rib-P 抗体滴度升高出现在 SLE 发病前 6 年，提示该抗体对 SLE 的发生有预测价值。另有证据显示该抗体与 SLE 相关的精神疾病有关。抗 rib-P 抗体与抗 dsDNA 抗体的消长相平行，但与抗 dsDNA 抗体不同的是，抗 rib-P 抗体不会随病情好转很快消失，可持续 1~2 年后才转阴。

10. 抗着丝点抗体　抗着丝点抗体是硬皮病的另一血清特异性抗体。其在硬皮病中的良性变异型 CREST 综合征阳性率可达 80%。抗着丝点抗体在不同疾病中的阳性率分别为：CREST 为 17%~96%，弥散型硬皮病为 8%~12%，雷诺症为 20%~29%，MCTD 为 7%，SLE 为 <5%。抗着丝点抗体的临床意义可概括为下列几点：①在 CREST 综合征中检出率高；②有着丝点抗体的患者，肾、心、肺及胃肠受累较少（<5%）；③有该抗体且有雷诺症的患者可能是 CREST 的早期变异型或顿挫型，因为其中有些患者在数年后发展为完全的 CREST 综合征；④抗着丝点抗体与抗 Scl-70 是互相排斥的，两者同时出现者少见。由于 HEp-2 细胞胞核和胞质中包括多种自身抗体的靶抗原，因此，以 HEp-2 细胞为底物的 IFA 法检测 ANA 可作为检测上述自身抗体的筛选实验，若 ANA 检测结果为阴性，可基本上排除上述自身抗体阳性的可能性，从而节约检测时间和医疗成本。若为阳性则需进行抗体确证性实验，根据确诊抗体类型结合临床表现进行诊断。通常采用纯化或重组抗原进行抗可提取性核抗原（extractable nuclear antigen，ENA）抗体谱的免疫印迹法进行抗体确证实验。

11. 类风湿因子（RF）　RF 是抗人 IgG 分子 Fc 片段上抗原决定簇的特异抗体。可分为 IgM-RF、IgG-RF 和 IgA-RF 等。如同时存在两种类型 RF，一般仅见于 RA。高滴度的 IgA-RF 常与关节外表现有关。凡是存在变性 IgG,并能产生抗变性 IgG 自身抗体的人,在其血清或病变中均能测出 RF,提示 RF 并不是 RA 的特异性自身抗体。虽然 RF 的测定对诊断 RA 具有一定的价值,但并没有特异性。

12. 抗中性粒细胞胞浆抗体(ANCA)　采用 IFA 检测 ANCA 时,依据荧光模型表现不同主要分为三种:cANCA、pANCA、不典型 ANCA(包括不典型 cANCA 和不典型 pANCA),cANCA 荧光模型主要表现为乙醇固定的人中性粒细胞胞浆呈现弥散的粗细不一的颗粒荧光,胞浆荧光清晰勾勒出细胞及细胞核的形态,分叶核间荧光呈现重染;甲醛固定的中性粒细胞呈现上述一致的荧光染色。cANCA 主要见于肉芽肿性多血管炎(granulomatosis with polyangiitis,GPA),阳性率约 80%,且与病程、严重性和活动性有关,也可见于少数显微镜下多血管炎(microscopic polyangiitis,MPA)、嗜酸性肉芽肿性多血管炎(EGPA,也称为 Churg-Strauss 综合征)、结节性多动脉炎(polyarteritis nodosa,PAN)、少数巨细胞动脉炎、过敏性紫癜、白细胞破碎性皮肤性血管炎和白塞病。pANCA 荧光模型主要表现为乙醇固定的中性粒细胞呈现典型的核周胞浆带状荧光染色增强,荧光阳性染色主要集中在分叶核周围,形成环状或不规则的块状,带状荧光向细胞核内浸润或不浸润;甲醛固定的中细粒细胞胞浆呈现弥散、粗细不一的颗粒状荧光,胞浆中的荧光可清晰勾勒出细胞及细胞核的形态,分叶核间荧光呈现重染。pANCA 主要见于坏死性新月体性肾小球肾炎(necrotizing crescentic glomerulonephritis,NCGN)、MPA,也可见于 EGPA、PAN、SLE、RA、SS、SSc。不典型 ANCA 主要见于炎症性肠病、其他自身免疫性疾病、感染等。

针对靶抗原的 ANCA 特异性自身抗体中,抗 PR3 抗体与 GPA 密切相关。cANCA 诊断 GPA 具有较高的特异性,联合抗 PR3 抗体可进一步提高特异性,活动期 GPA 抗 PR3 抗体约 90% 阳性。抗 MPO 抗体阳性主要与 MPA、NCGN、过敏性肉芽肿性血管炎相关。抗 HLE 抗体阳性可见于 SLE、IBD、PBC 等。抗 LF 抗体阳性可见于慢性炎症性肠病(CIBD)、原发性硬化性胆管炎、SLE 等。抗 Cath G 抗体阳性可见于 SLE、IBD、PBC 等。抗 BPI 抗体阳性主要见于肺部炎症性疾病,并与长期慢性铜绿假单胞菌感染有一定关系。

13. 抗磷脂抗体　抗磷脂抗体在 SLE 中的阳性率可达 15%~70%,该抗体阳性的 SLE 患者,与动脉及静脉血栓、习惯性流产、血小板减少、Coombs 阳性的溶血性贫血和某些罕见症状相关。若患者出现血栓、习惯性流产、血小板减少,溶血性贫血、网状青斑、各种神经症状以及抗磷脂抗体阳性,且不符合 SLE 或其他疾病的诊断标准,则可诊断为原发性抗磷脂综合征(APS),其中小部分患者可转归为 SLE。须指出的是,抗磷脂抗体并不是 SLE 或 APS 的特异性抗体,其也可在多种结缔组织疾病和非结缔组织疾病患者中出现。此外,约有 5% 健康人也可出现抗磷脂抗体阳性,且随年龄增高阳性率逐渐上升。

(陈　捷　武永康　王兰兰)

第二节　类风湿性关节炎与自身抗体检测

类风湿性关节炎(rheumatoid arthritis,RA)是一类以关节滑膜病为主要靶组织的慢性系统性自身免疫性疾病。除了显著的关节症状外,3/4 的患者合并关节外损害;关节外损害包括皮下结节、眼部炎症、心包炎、淋巴结肿大、脾大、皮肤溃疡以及胸膜和肺脏的损害等。患者在发病第二年即有可能出现不可逆的骨关节破坏。类风湿性关节炎的系统并发症主要发生于类风湿因子阳性的患者和有严重关节疾病的患者,间质性肺病是 RA 最常见的肺部表现,因 RA-ILD 而死亡的占 RA 死因的 7%,并发 ILD 的 RA 患者死亡风险比无 ILD 的 RA 患者高 3 倍。

对 RA 的诊断标准主要依靠临床表现、X 线以及自身抗体检测。类风湿性关节炎自身抗体检测包括 RF(类风湿因子)、AKA(抗角蛋白抗体)、APF(抗核周因子抗体)、抗 CCP 抗体(抗环瓜氨酸多肽抗体)等。这些血清标志物可使人们对 RA 的早期诊断和早期治疗与预后评估提供帮助。

一、实验室分析路径

实验室分析路径见图 20-2。

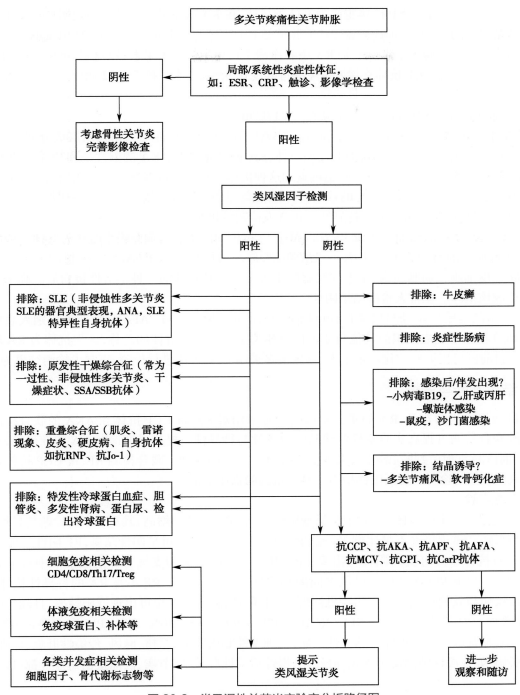

图 20-2 类风湿性关节炎实验室分析路径图

二、相关实验

经典的 RF 检测是最常用的诊断 RA 的实验室辅助指标,但其特异性与敏感性均不高。抗 CCP 抗体、抗角蛋白抗体、抗核周因子(antiperinuclear factor,APF)和抗角蛋白丝聚集素(原)抗体(anti-filaggrin antibody,AFA)等与 RA 相关自身抗体检测的出现,提高了 RA 早期诊断的特异性与敏感性。

1. 类风湿因子(RF) RF 检测作为 RA 的诊断标准之一,是 RA 患者的重要检测指标。RF 在 RA 中的阳性率是 80% 左右,但有 5% 的健康老年人也可出现阳性,75 岁以上老年人 RF 阳性率为 2%~25%。临床最常采用免疫散射分析检测血清 / 血浆 RF 水平,已较少使用乳胶凝集实验。

参考范围:免疫速率散射分析<20IU/mL,乳胶凝集实验<1:20。

2. 抗 CCP 抗体　抗 CCP 抗体主要为 IgG 类抗体,在 RA 的早期阶段即可出现阳性。人工合成的以瓜氨酸代替精氨酸的 20 个左右氨基酸残基的肽链是 RA 特异的抗中间丝相关蛋白(filaggrin)抗体识别表位的必需组成部分。试验显示瓜氨酸是 RA 患者血清中抗角蛋白丝聚集素(原)相关抗体识别的主要组成性抗原决定簇成分。抗 CCP 抗体在诊断 RA 的特异度达 95%,高水平抗 CCP-2 滴度是 RA 肺部疾病的独立危险因素。

参考范围:ELISA<5RU/mL,电化学发光法<17U/mL。

3. 抗角蛋白抗体(anti-keratin antibody,AKA)　AKA 是一种能与大鼠角质层成分起反应的抗体,故称之为抗角蛋白抗体。AKA 主要为 IgG 型抗体,RA 患者血清中 AKA 的阳性率和特异性均较高,但在 SLE、SS、PSS 及丙型肝炎(HCV)患者中也可查到这种抗体。目前有许多实验室采用以大鼠食管角蛋白作为底物的 IFA 法检测 AKA,其对 RA 的诊断特异性较高,但敏感性低,故多数实验室建议与其他 RA 相关抗体联合应用,以提高检测敏感度和特异性。正常人检测结果为阴性。

4. 抗核周因子(antiperinuclear factor,APF)　抗核周因子是将颊黏膜细胞作为底物检测 ANA 时,偶然发现细胞核周围有均质型的 4~7μm 荧光颗粒,称之为抗核周因子(APF)。抗核周因子的靶抗原存在于颊黏膜上皮细胞核周胞质内,是上皮细胞的中等纤维或其前体的一种不溶性蛋白质。临床上通常用 ELISA 法检测该抗体。正常人检测结果阴性。

5. 抗角蛋白丝聚集素(原)抗体(anti-filaggrin antibody,AFA)　AFA 是指能够识别人表皮角质蛋白聚集素(原)和各种上皮组织的其他角质蛋白丝相关蛋白的一类抗体的总称,该类抗体为 RA 较特异的标记抗体。目前已可提取和纯化丝聚集素,临床上多采用 ELISA 法进行检测,正常人检测结果为阴性。

三、结果判断与分析

随着自动化检测的普及,RA 的实验室诊断通常采用对 RF、抗 CCP 抗体和 AKA 的联合检测。多个自身抗体的联合检测可提高实验室检测诊断的敏感性与特异性。提高早期诊断 RA 的准确率,对协助临床诊断、鉴别诊断与预后判断、治疗效果评估等提供了很好的帮助。联合检测 RF、抗 CCP 抗体和抗角蛋白抗体对 RA 的早期诊断和提高阳性检出率具有重要的临床价值。

（一）首选实验

1. 类风湿因子　RF 在 RA 患者中常呈现阳性,随着 RF 滴度的增高,其对 RA 的诊断特异性增强,但滴度高低与疾病严重程度并不呈比例关系。少数 RA 患者检测 RF 可呈阴性结果,RF 阴性不能排除 RA,结合其他自身抗体检测可提高阳性检出率。RA-ILD 患者的血清和支气管肺泡灌洗液中有显著增高的 IgGRF,高水平的 RF 和 RA-ILD 的进展之间的相关性尚未知。由于 RF 不是 RA 的特异性抗体,在一些自身免疫性疾病与其他疾病中也可出现低滴度的 RF 阳性,正常人群也可出现低阳性率,且随年龄增大阳性率逐渐增加。RF 阳性可见于:SLE(30%)、SS(70%~90%)、SSc(20%~30%)、PM/DM(5%~10%)、MCTD(50%~60%)、IgA 肾病(25%~40%)。感染性疾病,如细菌性心内膜炎、结核、麻风、传染性肝炎、血吸虫病等,非感染性疾病,如弥漫性肺间质纤维化、肝硬化、慢性活动性肝炎、结节病、巨球蛋白血症等都可以出现 RF 的阳性。

2. 抗 CCP 抗体　抗 CCP 抗体是与 RA 发生相关的高特异性自身抗体(约 96%)。在已确诊的 RA 患者中,抗 CCP 抗体阳性者较阴性者更易发展为多关节损伤,抗 CCP 抗体的含量与 RA 病情严重程度及发展相关,RA 患者抗 CCP 抗体长期呈高水平阳性,提示患者的关节损伤将更重。抗 CCP 抗体的特异性明显高于 RF,敏感性略低于 RF,抗 CCP 抗体阳性通常早于 RF 出现,甚至在亚临床阶段即可呈阳性,随着自动化检测的普及,抗 CCP 抗体检测在 RA 的早期诊断、早期治疗和预后判断中具有重要的临床意义。

3. 抗角蛋白抗体(AKA)　AKA 对于诊断 RA 的特异性高(90% 左右)但敏感性低(25% 左右),研究发现 AKA 与 RA 的病情严重程度相关,在 RA 发病早期和出现临床症状前都可检出 AKA 阳性,AKA 阳性的无症状者,几乎最终确诊为 RA 患者。提示 AKA 可作为 RA 早期诊断的实验室指标。

（二）次选实验

1. 抗核周因子(APF)　APF 主要出现在 RA 患者血清中,而少见于 SLE 等非类风湿性关节炎的风湿性疾病患者。APF 是一种以 IgG 型为主的 RA 特异性的免疫球蛋白。APF 对 RA 诊断的特异性高达 90% 以上,是早期诊断 RA 的有效指标之一。APF 对 RA 的诊断特异性随血清滴度的增加而增加。APF 在 RA 的阳性率为 41.3%,特异性为 97.8%。APF 可出现在 RA 早期,甚至在发病之前。在早期 RF 阴性 的 RA 患者中有 53.3% 的患者 APF 呈阳性,且这种 RA 患者往往预后较差,这不仅有助于早期诊断,也有 助于判断预后。APF 与 RA 的多关节痛、晨僵及 X 线骨破坏之间呈明显相关性,而与发病年龄、病程长 短、性别和疾病亚型无关。APF 在幼年类风湿患者中的阳性率显著高于 SLE 和正常人,故对幼年 RA 有 一定的诊断价值。APF 与 RF 无相关性,因而可弥补检测 RF 的不足,特别是对 RF 阴性 RA 具有补充诊断 意义。

2. 抗角蛋白丝聚集素(原)抗体(AFA) IgG 型 AFA 是目前发现的针对 RA 的最具特异的血清学标 记,该抗体可出现在疾病的早期甚至出现在临床症状之前,它们的存在和滴度与疾病的活动性和严重性相 关。RA 患者滑膜组织移植培养后可检测到高浓度的 AFA,由此证明分泌 AFA 的浆细胞存在于 RA 患者 滑膜组织中,对 RA 发病机制有很大意义。

(三)类风湿性关节炎的其他自身抗体

1. 抗突变型瓜氨酸波形蛋白(anti-mutated citmlfinated vimenfin,anti-MCV)抗体 抗 MCV 与 抗 CCP 抗体是抗瓜氨酸蛋白抗体(anti-citrullinated protein/peptide autoantibodies ACPAs)家族两种抗体。 部分疑诊人群 RF 和 CCP 抗体均为阴性,抗 MCV 抗体的检测可以补充血清学诊断实验的不足,故在 RA 疾病诊断中具有一定的应用价值。

抗 MCV 抗体的敏感性高于抗 CCP 抗体,但特异度不及抗 CCP 抗体。但是,抗 MCV 抗体在其他风 湿病及骨关节病患者中的阳性率也很高,故几种自身抗体在疾病的诊断中各有优劣。有研究发现抗 MCV 抗体与 DAS28 评分成正相关,抗 MCV 抗体阳性的 RA 患者比抗 CCP 抗体阳性患者更容易发生影像学进 展;抗 MCV 抗体、抗 CCP 抗体和 RF 在病情处于进展期的患者中阳性率和检测值更高,与关节破坏程度 和关节外器官受累存在相关性。

2. 抗葡萄糖 6 磷酸异构酶(Glucose-6-phosphateisomerase,GPI)抗体 GPI 是一种多功能蛋 白,相对分子质量 6000,存在于细胞浆和细胞外液,由 T 淋巴细胞分泌,是糖酵解和糖异生的重要酶类。 GPI 作为一种自身抗原,可以诱导 B 淋巴细胞产生抗 GPI 自身抗体,并能诱导其他免疫细胞产生细胞因 子,引起关节炎症,同时可以作为一种自身抗原与抗 GPI 自身抗体结合,形成免疫复合物,沉淀在滑膜动脉 和毛细血管内皮细胞壁,通过 Fc 受体介导补体替代激活途径,介导炎性细胞向关节局部迁移,引起关节炎 症的进一步加重。在 RA 患者的血清和关节液中发现高浓度 GPI 及其免疫复合物,并认为 GPI 是通过内 皮细胞或滑膜液中的可溶性蛋白递呈给免疫系统,在 RA 病理过程中起重要作用。GPI 与关节活动状态 具有相关性,对 RA 早期诊断及活动性的判断有较大的临床应用价值。

3. 抗氨甲酰化蛋白抗体(anti-carbamylated protein antibody,抗 CarP) 新近报道与 RA 密切相 关的自身抗体,在慢性炎症反应时,中性粒细胞释放大量的髓过氧化物酶,该酶可介导硫氰酸盐转化为氰 酸盐,改变了机体氰酸盐和硫氰酸盐的平衡,造成氰酸盐合成增加,从而引发蛋白质的广泛氨基甲酰化。 抗 CarP 抗体作为一个全新的自身抗体,已被证实对 RA 有早期辅助诊断和预测的价值。抗 CarP 抗体可 以存在于无任何关节炎症状的关节痛患者,且与关节痛患者发展至类风湿性关节炎显著相关。抗 CarP 抗 体与关节损伤评分呈正相关,血清抗 CarP 抗体阳性的 RA 患者,出现关节病损和畸形的比率显著增高,同 时抗 CarP 抗体对 RA 患者骨质侵蚀具有良好的预后价值。

4. 人Ⅱ型肺泡细胞表面抗原(Krebs von den lungen-6,KL-6) KL-6 是日本学者 1988 年发现的 与肺部腺癌相关的高分子量的糖蛋白抗原,属于黏液素家族,在正常肺组织的Ⅱ型肺泡细胞、支气管腺浆 液细胞、呼吸性细支气管上皮细胞中均有表达。在特发性间质性肺炎、药物性肺炎、肺结节病、放射性肺 炎、过敏性肺炎等均出现高表达。国外已将 KL-6 作为间质性肺炎、慢性阻塞性肺疾病的检测项目。RA-ILD 患者高表达 KL-6,是非 RA-ILD 患者的两倍以上,是健康人群的 4~5 倍。很多研究也证实,多种结缔 组织病包括 RA、干燥综合征、SLE、炎性疾病并发的间质性肺炎其血清 KL-6 水平明显增高。

5. 肺表面活性物质相关蛋白质 D(surfactant-associated protein D,SP-D) 主要由Ⅱ型肺泡细

胞、Clara 细胞和黏膜下细胞合成与分泌,在传导性气道上皮细胞中有少量表达。SP-D 是 C 型凝集素超家族中的成员,属于亲水性蛋白,通过多种机制参与肺内免疫。SP-D 针对病原体和沉积在肺部的异物颗粒发挥调理素作用,然后与肺泡巨噬细胞通过特定受体相互作用,引起下游的免疫反应。SP-D 可覆盖在多种病原菌表面,通过聚集、细胞凋亡及调理作用等抑制病原体生长并中和病原体。SP-D 参与多种肺部疾病的发生与发展过程。研究证实,多种结缔组织病包括 RA、干燥综合征、SLE、炎性疾病并发的间质性肺炎其血清 SP-D 水平明显增高,可作为外周血的生物学标志物用于对 RA-ILD 的辅助诊断。

(陈 捷 武永康 王兰兰)

第三节 系统性红斑狼疮与自身抗体检测

系统性红斑狼疮(SLE)是一种由自身抗体和免疫复合物介导,引起组织、器官损伤的自身免疫性疾病。该病易发于育龄期女性,究其原因可能是激素水平、X 染色体上的基因(如 TREX1)及表观遗传的性别差异等因素导致。经抗原刺激后,女性往往比男性有更高的抗体反应。患者血清中通常可检测到以 ANA 为代表的多种自身抗体,且同一患者体内常可检测到多种自身抗体,截至目前,SLE 患者体内发现的自身抗体近 200 种,这些自身抗体与相应抗原结合形成的免疫复合物可沉积在结缔组织、肾小球基底膜、浆膜和多种脏器小血管壁上并激活补体,吸引中性粒细胞和淋巴细胞迁移浸润,造成局部组织乃至多个系统的慢性炎性损伤。SLE 的诊断主要根据临床特征和自身抗体。SLE 的实验室检测指标主要包括:ANA、免疫学指标、血液系统和肾脏功能的实验室检测等。其中 98% 以上的患者在病程中会出现 ANA 阳性,高滴度抗 dsDNA 抗体阳性和抗 Sm 抗体阳性对 SLE 的诊断具有特异性。如果始终缺乏临床表现证据,尽管有多项自身抗体阳性,临床上还是不能诊断为 SLE,提示患者有很高的患病风险,应密切随访以便尽早做出诊断并及早治疗。

一、实验室分析路径

实验室分析路径见图 20-3。

二、相关实验

自身抗体检测对 SLE 的诊断和治疗效果监测具有重要意义,ANA 作为 SLE 最重要的实验室诊断指标,大约 95% 的 SLE 患者 ANA 阳性,虽然极少数 SLE 患者 ANA 阴性,但其多数为经治疗转阴或临床表现很轻的患者,因此,在一定程度上讲,ANA 阴性可基本排除 SLE。但 ANA 阳性未必都是 SLE 患者,很多其他自身免疫性疾病、病毒性肝炎、甚至部分健康老年人也会出现低滴度的 ANA 阳性。由于 ANA 对于诊断 SLE 敏感性很高但特异性较差,通常情况下,当 ANA 阳性时,还需进一步进行确诊实验以明确具体自身抗体的种类,这样才能对疾病做出正确的诊断。

1. ANA 是诊断 SLE 的筛选性实验,ANA 作为 SLE 的分类诊断标准之一。对于疑诊 SLE 的患者,ANA 是实验室检测的首选指标。通常采用以 HEp-2 细胞为底物的间接免疫荧光法(IIF)进行血清或血浆检测,如为阳性,还需做抗体滴度检测,正常人参考值为阴性。

2. 抗 dsDNA 抗体 抗 dsDNA 抗体也是 SLE 的诊断标准之一,且与疾病活动度相关,其在评估病情活动及肾脏损害方面有较高的应用价值。通常采用以绿蝇短膜虫或马尾锥虫为底物的 IIF 法进行血清或血浆检测,如为阳性需做抗体滴度检测,正常人参考值为阴性。也可采用纯化抗原包被的 ELISA 法进行检测,但这一方法检测敏感度较高,疾病诊断特异性降低,临床上应结合检测方法对检测结果进行合理解释和应用。

3. 抗 Sm 抗体 抗 Sm 抗体是 SLE 的标记性抗体之一,特异性高达 99%,但灵敏度仅为 30% 左右,阴性并不能排除 SLE 的可能性。通常采用纯化抗原的免疫印迹法或 ELISA 法或化学发光法进行血清或血浆检测,如为阳性提示患者体内有抗 Sm 抗体存在,正常人参考值为阴性。

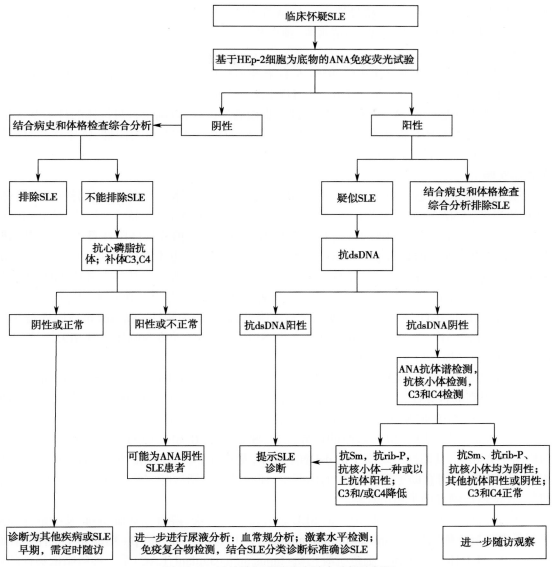

图 20-3 系统性红斑狼疮实验室分析路径图

4. 抗组蛋白抗体（AHA） AHA 在 SLE 及药物性狼疮（DIL）患者中均可出现阳性,但 DIL 患者抗 dsDNA 抗体和抗 Sm 抗体通常均为阴性,因此多种抗体结合试验可作为 SLE 及 DIL 的鉴别实验。

5. 抗 rib-P 蛋白抗体 抗 rib-P 蛋白抗体为近年发现的另一 SLE 标记性抗体,在其他自身免疫性疾病患者中较少见。通常采用纯化抗原的免疫印迹法或 ELISA 法或化学发光法进行血清或血浆检测,如为阳性提示患者体内有抗 rib-P 蛋白抗体存在,正常人参考值为阴性。

6. 抗核小体抗体（anti-nucleosome antibodies,AnuA） 抗核小体抗体是诊断 SLE 较好的另一个实验诊断指标。临床通常使用纯化抗原的 ELISA 法或免疫印迹法或化学发光法进行血清或血浆检测,正常人检测结果为阴性。

7. 抗磷脂抗体 抗磷脂抗体包括抗心磷脂抗体、抗 β_2- 糖原体 1 抗体及狼疮抗凝物检测。临床常用纯化抗原的 ELISA 法或化学发光法进行血清或血浆检测,还可分别检测出血清中 IgG、IgA、IgM 型抗磷脂抗体,正常人检测结果为阴性。

三、结果判断与分析

IIF 法进行 ANA 检测是 SLE 临床诊断与鉴别诊断最为重要的筛选试验,使用 IIF 检测 ANA 比

ELISA 实验和 / 或磁珠分离法可靠,特异性高。ANA 阳性者需进一步检测各亚类 ANA 抗体,ANA 抗体谱的检测对于明确疾病诊断、临床分型、病情观测、预后及治疗评价都具有重要意义。

（一）筛选实验

ANA 是诊断 SLE 的首选筛选性实验,95% 左右未经治疗的 SLE 患者均可检出 ANA,但 ANA 不是 SLE 的特异性自身抗体,ANA 也可见于 DIL、MCTD、RA 和 SSc 等其他风湿性疾病,在感染、肿瘤及少数正常人中也可出现低滴度的 ANA。ANA 阳性需进一步做确诊试验,以确定自身抗体的种类及含量,通常低滴度水平的自身抗体不具有临床意义。另有约 5% 的 SLE 患者 ANA 可为阴性,临床诊断时应结合其他诊断指标和临床症状进行综合分析。

（二）确诊实验

1. 抗 dsDNA 抗体、抗 Sm 抗体、抗 rip-P 抗体　这三种自身抗体均为 SLE 的特异性标记抗体,临床怀疑是 SLE 的患者,ANA 筛选结果为阳性,需进一步检测抗 dsDNA 抗体、抗 Sm 抗体、抗 rip-P 抗体,三种自身抗体中的一种或一种以上阳性时,则对诊断 SLE 具有重要价值。抗体阳性种类越多,其诊断预示价值越大。但如果有较典型的临床症状,而这三种自身抗体检测阴性也不能排除 SLE 的诊断。抗 dsDNA 抗体与 SLE 疾病的活动程度相平行,抗 dsDNA 抗体的滴度可随时间改变。某些患者抗 dsDNA 抗体滴度的升高,尤其是伴有补体 C3 和 C4 水平降低时提示疾病活动,特别是肾炎和血管炎的急性复发。当临床采用免疫冲击治疗时,抗 dsDNA 抗体的滴度的会显著降低,甚至转为阴性。抗 Sm 抗体同样是 SLE 的特异性抗体,对诊断有辅助作用,但抗 Sm 抗体水平不与 SLE 疾病的活动度与临床表现相关。抗 rib-P 抗体与精神症状的中枢神经损伤型 SLE 有关。

2. 抗 PCNA 抗体　抗 PCNA 抗体即为抗增殖细胞核抗原(proliferating cell nuclear antigen,PCNA)的抗体对 SLE 有很高的特异性,为 SLE 另一标志性抗体,该抗体很少见于其他疾病,但其检测灵敏度仅为 3%~6%。有研究表明,抗 PNCA 抗体可能与 SLE 患者发生弥漫性增殖性肾小球肾炎有关。

3. AnuA　AnuA 检测用于 SLE 诊断的特异性为 98% 左右,在 SLE 中的阳性率为 70%~90%。在非活动期的检出率为 62%,其阳性率均高于抗 dsDNA 抗体,尤其对于非活动期的患者,且该抗体的出现比抗 dsDNA 抗体早,因此,不但有助于提高 SLE 的诊断率,还有助于早期诊断。此外,该抗体还是 SLE 病情恶化的早期标志,定期检测有助于病情观察。

4. 抗心磷脂抗体　抗心磷脂抗体阳性的 SLE 患者发生血管炎、溶血性贫血、心脏及中枢神经系统损害的概率明显高于抗心磷脂抗体(anticardiolipin antibody,ACA)阴性者。抗 β_2- 糖原体 1 抗体是针对心磷脂的辅助因子 β_2- 糖原体 1 的抗体。狼疮抗凝物质(lupus anticoagulant,LAC)是一种磷脂依赖性的病理性循环抗凝物质,为免疫球蛋白 IgG、IgM 或两者混合型的抗磷脂抗体,主要存在于 SLE 等自身免疫性疾病、肿瘤,也可见于动、静脉血栓形成及习惯性流产患者,抗磷脂抗体是 SLE 实验室诊断的指标之一,其阳性对于 SLE 的诊断与病程发展具有重要提示价值。

（三）鉴别实验

1. 抗组蛋白抗体(AHA)　SLE 患者中 AHA 的阳性率为 30%~80%,由于 SLE 患者的异质性较大,试剂盒检测结果差异也较大,因此 AHA 对于 SLE 的预示价值跨度较大,但约 30% 的 SLE 确诊患者会伴有抗 dsDNA 抗体阳性,在 SLE 患者中 AHA 主要以抗 H2A、抗 H2A-2B 和抗 H1 的 IgG 型抗体为主。95% 以上的 DIL 可出现 AHA,不同的药物可诱导出针对不同组蛋白的抗体,其中最主要的是针对靶抗原 H2A-2B 的抗体。AHA 主要用于区分 DIL 与 SLE,DIL 患者抗组蛋白抗体阳性,抗 dsDNA 抗体通常为阴性,而 SLE 抗组蛋白抗体为阳性,抗 dsDNA 抗体可为阳性或阴性,部分患者可通过该实验进行鉴别诊断。

2. 梅毒血清假阳性实验　SLE 患者由于血清存在抗磷脂抗体,抗磷脂抗体与梅毒血清反应易造成假阳性而导致梅毒实验假阳性反应,这是因磷脂抗原与梅毒抗原有抗原交叉成分造成,在某种情况下,还应注意区分 SLE 患者患梅毒的可能性,此时有必要进行分子诊断学进行螺旋体 DNA 序列检测。梅毒血清假阳性实验属于 SLE 分类诊断标准之一,主要用于对患者抗磷脂抗体的鉴别检测。但在临床实践中,梅毒假阳性血清反应在 SLE 中的阳性率明显低于抗磷脂抗体的阳性检出率。

（胡 静 武永康 王兰兰）

第四节　混合型结缔组织病与自身抗体检测

混合型结缔组织病（MCTD）是指临床上有类似系统性红斑狼疮（SLE）、系统性硬化症（SSc）、多发性肌炎（PM）、皮肌炎（DM）和类风湿性关节炎（RA）的混合表现，而不能确定其为哪一种疾病，并伴血清中有高滴度的颗粒型抗核抗体（ANA）和抗 U1RNP 抗体的自身免疫性疾病，肾脏受累少，对皮质激素效果好，预后佳。该病病因及发病机制尚不明确。MCTD 的发病与遗传素质，尤其是 HLA-DR4、DR5 有关。氯乙烯和二氧化硅是目前认为与 MCTD 有关的环境因素。关于 MCTD 是否为一独立疾病，学术界尚存在不同见解。近年来主要采用 Sharp 于 1986 年提出的诊断标准，因此，MCTD 又称为 Sharp 综合征。在其分类诊断标准中高滴度的抗 U1RNP 抗体是实验室诊断的一项最重要指标。

一、实验室分析路径

实验室分析路径见图 20-4。

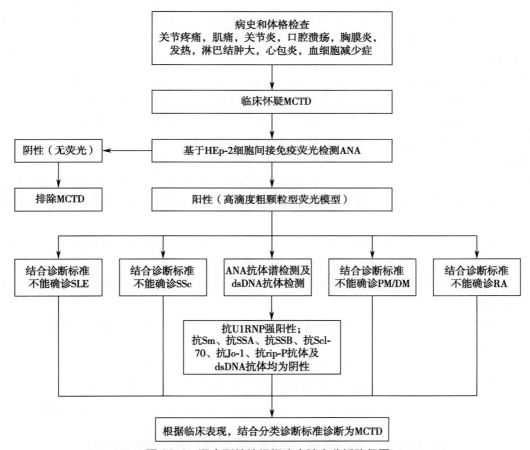

图 20-4　混合型结缔组织病实验室分析路径图

二、相关实验

MCTD 是一种以高滴度 ANA 和抗 U1RNP 抗体为典型血清学特征的自身免疫性疾病，但由于本病诊断需排除 SLE、PSS、PM、DM 及 RA。临床上常需进行 MCTD 的筛选实验和鉴别实验以明确诊断。

1. ANA　由于抗 U1RNP 抗体是 ANA 的一种，依据 MCTD 的诊断标准，所有的 MCTD 患者抗 U1RNP 抗体均为强阳性，因此所有 MCTD 患者 ANA 均应为阳性，ANA 荧光模型为抗 U1RNP 抗体所对应的颗粒型。

2. 抗 U1RNP 抗体　鉴于抗 U1RNP 抗体阳性是 MCTD 的诊断标准之一，因此该自身抗体检测是疑诊 MCTD 的必查项目。

3. 抗 Sm 抗体、抗 dsDNA 抗体　是诊断 SLE 较为特异的自身抗体，由于 MCTD 患者易与 SLE 混淆，检测抗 Sm 抗体、抗 dsDNA 抗体可对 MCTD 进行鉴别诊断。

4. 类风湿因子、抗 CCP 抗体、AKA 是诊断 RA 的临床常规检测指标，为了鉴别 MCTD 与 RA 患者，检测上述抗体以排除 RA 患者，协助确诊 MCTD。

5. 抗 Scl-70 抗体和抗 Jo-1 抗体　分别是诊断 SSc 和 PM/DM 较为特异的自身抗体。由于 MCTD 患者须与 SSc 和 PM/DM 进行鉴别，检测抗 Scl-70 抗体和抗 Jo-1 抗体有助于对 MCTD 进行鉴别诊断。

三、结果判断与分析

（一）筛选实验

ANA 作为抗 U1RNP 抗体的筛选性实验，HEp-2 细胞中已含有 U1RNP（70KD）抗原，抗 U1RNP 抗体阳性时 ANA 荧光检测结果表现为高滴度的粗颗粒型荧光模型，但除抗 U1RNP 抗体外，还会有多种自身抗体如抗 Sm，抗 SSa 抗体等均会出现类似的荧光模型，因此，当采用 IIF 法检测 ANA 时，出现粗颗粒型荧光模型还须进一步进行确诊实验，以确定自身抗体具体种类。而 ANA 阴性可排除抗 U1RNP 阳性可能性，因此 ANA 阴性可排除 MCTD 的诊断。

（二）确诊实验

抗 U1RNP 抗体是 MCTD 的实验室诊断标准，因此，抗 U1RNP 抗体被认为是 MCTD 的必备诊断标志，阴性可排除 MCTD 的诊断。但该抗体并不特异，其他身免疫性疾病如 SLE 等也会出现阳性结果，阳性时也应结合其他诊断指标综合分析。抗 U1RNP 抗体可以在患者体内持续多年，其滴度可根据疾病活动程度的变动而变化，但在长期缓解的患者，该抗体水平可显著下降或转阴。

（三）鉴别实验

1. 抗 Sm 抗体　抗 Sm 抗体几乎仅见于 SLE 患者体内，MCTD 患者无抗 Sm 抗体，而有高滴度的抗 U1RNP 抗体，因此在 MCTD 诊断过程中，需同时检测抗 U1RNP 抗体和抗 Sm 抗体，若抗 Sm 抗体阳性可排除 MCTD，而倾向于诊断 SLE。

2. 抗 dsDNA 抗体　抗 dsDNA 抗体也与抗 Sm 抗体一样是 SLE 的标志性抗体，其与抗 U1RNP 抗体同时检测对 MCTD 和其他自身免疫性疾病的鉴别诊断具有重要意义。

3. RF　75%MCTD 患者有炎症性关节炎，RF 常增高，但 RF 过高在 RA 诊断特异性增高，因此，诊断 MCTD 应排除 RA 的可能。

4. AKA 和抗 CCP 抗体：由于 AKA 和抗 CCP 抗体对于 RA 的诊断具有较高的诊断特异性，其阳性对排除 MCTD 具有重要的提示价值。

5. 抗 Scl-70 抗体和抗 Jo-1 抗体：鉴于 MCTD 需排除与其易混淆的 SSc 和 PM/DM，因此检测针对上述两类疾病较特异的抗 Scl-70 抗体和抗 Jo-1 抗体有助于对 MCTD 进行诊断和鉴别诊断。

（武永康　王兰兰）

第五节　强直性脊柱炎与自身抗体检测

强直性脊柱炎（ankylosing spondylitis，AS）是以骶髂关节炎和中轴关节及其附属组织慢性炎症性病变为主要特征的一类自身免疫性疾病，随病情发展可累及内脏和其他组织，并发前葡萄膜炎、弥漫性间质性肺纤维化和虹膜睫状体炎等。AS 多发于青壮年，男性多于女性。目前 AS 的确切病因尚不明确，现有研究表明 AS 的发病原因涉及遗传因素、环境因素、免疫功能紊乱、微生物感染等多个方面。AS 的诊断主要依赖于详细的病史、细致的体格检查和影像学检查，目前尚未发现 AS 的特异性生物标志物。人类白细胞抗原 -B27（human leucocyte antigen-B27，HLA-B27）与 AS 的发病有着极为密切关系，是参与 AS 发生发展的重要分子。HLA-B27 检测在辅助 AS 患者诊断中发挥重要作用。

一、实验室分析路径

实验室分析路径见图 20-5。

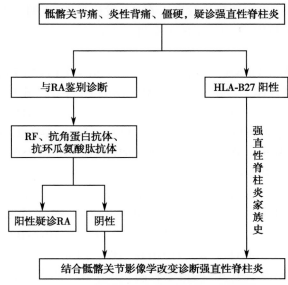

图 20-5　强直性脊柱炎实验室分析路径图

二、相关实验

HLA-B27 检测主要分为抗原检测和基因检测,检测方法主要包括:补体依赖性微量细胞毒试验(microlymphoctotoxicity,MLCT)、酶联免疫吸附试验(ELISA)、流式细胞术(FCM)和序列特异引物聚合酶链反应(PCR)法等。微量淋巴细胞毒试验是最早建立的 HLA-B27 检测方法,但由于实验条件难以控制、HLA 高度多态性等因素,容易出现误判和错判,目前已不再用于临床检测。ELISA 法使用单克隆抗体包被微孔板,检测样本中的 HLA-B27 抗原,具有操作简便、无需特殊仪器等优点,适合基层医院开展;但是ELISA 方法灵敏度有限、比较容易出现交叉反应,且其检测的是脱落于血液样本中的 HLA-B27 分子不能反映细胞表面 HLA-B27 分子的表达情况,在 HLA-B27 的检测中也逐渐被淘汰。目前临床检测 HLA-B27最常用的方法是 FCM 法和 PCR 法。

1. 流式细胞术检测细胞表面 HLA-B27 分子　基于流式细胞术(FCM)的 HLA-B27 的检测是用荧光标记的单克隆抗体同时标记 CD3$^+$T 细胞及其表面的 HLA-B27 分子,检测淋巴细胞亚群中表达 HLA-B27 分子的 CD3$^+$T 细胞所占比例,依据所设定的临界值判断 HLA-B27 分子的阴阳性。FCM 法只测定淋巴细胞上 HLA-B27 表达,排除了其他细胞的干扰,样本处理时间短、操作简便、上机检测速度快、灵敏度高、重复性好、自动化程度高、人为影响较小,是目前临床上应用最广、接受度最高的 HLA-B27 检测方法。

2. 序列特异引物聚合酶链反应检测 HLA-B27 等位基因　序列特异引物聚合酶链反应(PCR)技术从基因层面对 HLA-B27 等位基因进行定性判断。根据 HLA-B27 等位基因的碱基差异设计引物,特异性扩增相应的等位基因,根据有无 PCR 扩增产物而鉴定相应等位基因。荧光实时定量 PCR(RT-PCR)检测 HLA-B27 基因已经形成成熟的检测方法,具有较高的灵敏度和特异性,逐步得到医务工作者的认可。荧光实时定量 PCR 法 HLA-B27 基因检测,可以较好地避免血清学方法的大多数缺点和不足,并且可以进一步区分 HLA-B27 的多种亚型,为 AS 临床诊治提供更多的信息。PCR 技术具有极高的灵敏度,会对检测错误进行无限的放大,容易造成假阳性或者假阴性的结果,所以检测过程应进行严格的质量控制、对于结果的报告要谨慎。

三、结果判断与分析

AS 的诊断主要依据临床症状、体征、影像学检查（X 线、CT、MRI）和实验室检查。AS 患者多以"慢性炎性腰背疼痛不适"为主诉就诊，此时患者多处于疾病中、晚期，患者的临床表现典型并出现明显的影像学改变，根据临床资料一般可以做出明确的诊断。在 AS 发病早期、无明显的影像学变化（缺乏足够的骶髂关节炎影像学证据）时，诊断较困难。HLA-B27 检测在 AS 患者的早期诊断和鉴别诊断中发挥较为重要的作用。

HLA-B27 位于人体第 6 号染色体短臂上，由 8 个外显子和 7 个内含子组成。其表达产物是 HLA-B27 分子，属于主要组织相容性复合体 I 类分子。目前鉴定出的 HLA-B27 亚型已有 150 多种，其中常见 AS 相关亚型有 B*2705、B*2704、B*2703、B*2702、B*2701 等。其中白种人 B*2705 亚型占 96%；非洲黑人以 B*2703 为主，占 61%；中国汉族人群以 HLA-B*2705（40.68%）和 HLA-B*2704（50.85%）为主。总体而言，B*2704 与 AS 的关联性最强，其次是 B*2705、B*2702 和 B*2707。正常人群 HLA-B27 阳性率因种族和地区不同差别很大，欧洲白种人为 4%~13%，我国为 2%~7%。

流行病学调查显示，我国 AS 患者 HLA-B27 阳性率高达 90% 以上，表明 HLA-B27 与 AS 具有明显的相关性，可作为 AS 诊断的重要参考指标。但是 HLA-B27 对 AS 无诊断特异性，HLA-B27 阳性者大约 80% 并不发生 AS，同时大约 10% 的 AS 患者 HLA-B27 为阴性，HLA-B27 也可能在其他相关疾病（如银屑病性关节炎、反应性关节炎和肠性关节炎）中出现阳性。因此，不能单独依靠 HLA-B27 来诊断 AS。HLA-B27 阳性不能确诊 AS，但提示患 AS 的概率较高；HLA-B27 阴性患者如果临床表现和影像学检查符合诊断标准也不能排除 AS。对于无明显的影像学变化但疑似 AS 的患者，HLA-B27 检测有助于早期诊断。HLA-B27 阳性的 AS 患者更易出现关节外表现（如：急性前葡萄膜炎）。

不同方法检测 HLA-B27 的检测结果有一定差异。在流式细胞术（FCM）检测过程中，由于分子结构相似，HLA-B27 与其他分子（如 HLA-B7）间可能出现交叉反应，对于接近临界值的标本要注意交叉反应的影响，可通过进行跟踪监测或者采用其他方法进行验证。对抗原弱表达的 HLA-B27 基因携带者，荧光实时定量 PCR 检测可以从基因层面对 HLA-B27 做出定性判断，更有利于疾病的早期、准确诊断。在条件允许的情况下建议采取 FCM 法和荧光实时定量 PCR 法同时检测，以提高检测的准确性。

由于强直性脊柱炎（AS）、类风湿性关节炎（RA）、骨关节炎（OA）临床症状有重叠，应注意鉴别诊断。骨关节炎（OA）为非自身免疫性疾病，常见于老年人，特征为骨骼和软骨变性、肥厚，滑膜增厚，受损关节以负重的脊柱和膝关节较常见，累及脊椎者常以慢性腰背痛为主要症状，与 AS 易混淆。但本病不发生关节强直及肌肉萎缩，无全身症状，X 线表现为骨赘生成和椎间隙变窄。RA 和 AS 同为自身免疫性疾病。RA 以女性多见，通常先侵犯手足小关节，且呈双侧对称性，骶髂关节一般不受累，如侵犯脊柱，多只侵犯颈椎，且无椎旁韧带钙化，有类风湿皮下结节。除临床症状和影像学差异外，可通过检测 HLA-B27 及对 RA 较为特异的类风湿因子（RF）、抗角蛋白抗体（AKA）、抗环瓜氨酸多肽（CCP）抗体等实验室指标帮助鉴别诊断。OA 患者上述四项指标均为阴性；RA 患者 RF、AKA 和抗 CCP 抗体三项指标多出现一项或多项阳性，HLA-B27 常为阴性；AS 患者 RF、AKA 和抗 CCP 抗体三项检测指标常为阴性。临床症状、影像学改变支持 AS 诊断或和 HLA-B27 为阳性，RF、AKA 和抗 CCP 抗体中的一项或多项出现阳性时，应考虑 AS 和 RA 重叠症。

（白杨娟 武永康 王兰兰）

第六节 多发性肌炎／皮肌炎与自身抗体检测

特发性炎性肌病（idiopathic inflammatory myopathy，IIM）是一种以侵害骨骼肌为主的全身性系统性自身免疫性疾病，临床特点为骨骼肌无力、皮肤病变、系统性器官损害以及有特异性自身抗体的产生。多发性肌炎（polymyositis，PM）和皮肌炎（dermatomyositis，DM）是最常见的 2 种类型。仅出现肌肉受累而无皮疹者称为多发性肌炎。本病可发生在任何年龄，女性比男性多一倍。约 20% 的 PM/DM 患者合并系统性红斑狼疮、类风湿性关节炎、干燥综合征、风湿热和硬皮病等，约 25% 的患者可并发恶性肿瘤等。除横纹肌和皮肤外,疾病还可累及心、肺、肾、消化道、关节等全身多个脏器和系统,尤其是 PM/DM 相关间质性肺炎(PM/DM-ILD)是导致患者死亡的重要原因。该病发病与病毒感染、免疫异常、遗传及肿瘤等因素有关。PM/DM 以对称性四肢近端肌无力和骨骼肌特发性炎症为特征性临床表现,肌电图(EMG)示活动性肌病改变,肌病理活检以横纹肌纤维变性和间质炎症为特点,血清学表现可见骨骼肌源性的肌酶和肌红蛋白增高、相关自身抗体阳性等。相关自身抗体的检测在 PM/DM 的诊断、分型、预后评估等方面均发挥重要作用。

一、实验室分析路径

实验室分析路径见图 20-6。

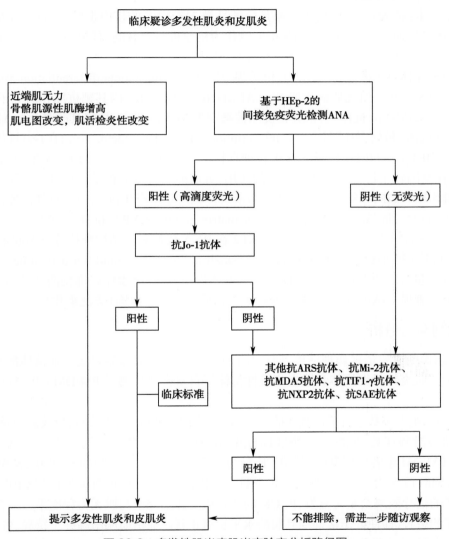

图 20-6　多发性肌炎皮肌炎实验室分析路径图

二、相关实验

1. 血清激酶检测　见相关章节。
2. 血清肌红蛋白检测　见第七章相关内容。
3. 抗核抗体(ANA)　目前 ANA 包括抗 HEp-2 细胞核和细胞浆成分的自身抗体,而针对 PM/DM 较为特异性的抗 Jo-1 抗体和抗 Mi-2 抗体的靶抗原分别存在于细胞浆和细胞核中,因此以 HEp-2 细胞为底物的 IFA 法检测 ANA 是检测抗 Jo-1 抗体和抗 Mi-2 抗体的筛选性实验,抗 Jo-1 抗体 ANA 荧光模型为胞浆型,抗 Mi-2 抗体 ANA 荧光模型为核质细颗粒型。

4. 自身抗体　自身抗体检测是 PM/DM 实验室诊断的重要组成部分,这些自身抗体可以利用组织基质、纯化抗原或重组抗原,使用免疫沉淀法、免疫印记法或 ELISA 法进行测定。正常人检测结果为阴性。

(1)抗氨基酸 -tRNA 合成酶抗体(ARS 抗体):ARS 抗体是一组以氨基酸 -tRNA 合成酶为靶抗原的自身抗体,目前已发现 8 种抗 ARS 抗体:抗组氨酰 tRNA 合成酶(Jo-1)抗体、抗苏氨酰 tRNA 合成酶(PL-7)抗体、抗丙氨酰 tRNA 合成酶(PL-12)抗体、抗甘氨酰 tRNA 合成酶(EJ)抗体、抗异亮氨酰 tRNA 合成酶(OJ)抗体和、抗天冬氨酰 tRNA 合成酶(KS)抗体、抗苯丙氨酰 tRNA 合成酶抗体和抗酪氨酰 tRNA 合成酶抗体。抗 ARS 抗体是特发性肌炎最常见的自身抗体。Jo-1 抗体是 ARS 抗体中阳性率组最高的抗体,也是目前常规检测的针对 PM/DM 的自身抗体。

(2)抗 Mi-2 抗体:抗 Mi-2 抗体的靶抗原是分子量为 218×10^3 的核内蛋白质,具有锌指和解链酶的功能。抗 Mi-2 抗体最早通过是使用小牛胸腺提取物作为抗原进行定义的,是第一个被报道的皮肌炎特异性自身抗体。

(3)抗 MDA5 抗体:抗黑色素瘤分化相关基因 5 抗体(melanoma differentiation associated gene 5,MDA5)最早于 2005 年在一组无肌病皮肌炎(CADM)患者中检测出,因其靶抗原相对分子质量为 140ku,故将之命名为抗 CADM-140 抗体,后来其靶抗原被确定为 MDA5 蛋白,故将其改名为抗 MDA5 抗体。

(4)抗 TIF1-γ 抗体:抗转录中转因子 1(transcription intermediary factor 1-γ,TIF1-γ)抗体的靶抗原为转录中介因子 1-γ(TIF1-γ)。TIF1-γ 广泛存在于各种真核生物的细胞中,并且与 RNA 聚合酶一起构成 RNA 聚合酶Ⅱ全酶,在基因转录过程中发挥着桥梁的作用,可以抑制或激活转录。TIF1-γ 在与肿瘤发生相关多个途径发挥关键作用。TIF1-γ 结构变化可能是激活机体免疫系统产生抗 TIF1-γ 抗体的原因。

(5)抗 NXP2 抗体:抗核基质蛋白 2(nuclear matrix protein,NXP2)抗体的靶抗原是一种分子量为 140kD 的核蛋白——NXP2(又称:MROC3)。NXP2 在 RNA 代谢和核结构维持等方面起重要作用。

(6)抗 SAE 抗体:抗小泛素样修饰物激活酶(small ubiquitin-like modifier activating enzyme,SAE)抗体的靶抗原是分子量分别为 40kD 和 90kD 异源二聚体蛋白,即小泛素样修饰物激活酶 A 亚基(SAE1)和 SUMO-1 激活酶 B 亚基(SAE2)。这些酶参与特定蛋白质的翻译后修饰(类泛素化)。

三、结果判断与分析

PM/DM 临床诊断主要依据病理活检,但这种有创检查手段患者较难接受。血清肌酶是 PM/DM 患者常用血清学指标。肌炎特异性抗体和肌炎相关性抗体等自身抗体检测对 PM/DM 的诊断和预后判断等具有重要意义。

1. 血清肌酶　绝大多数患者可出现肌酶活性增高,是 PM/DM 的重要诊断、疗效监测及预后评价指标。血清肌酶包括肌酸激酶(CK)、乳酸脱氢酶(LDH)、醛缩酶(ALD)、门冬氨酸氨基转移酶(AST)、碳酸酐酶Ⅲ等,它们均可在 PM/DM 患者出现升高,其中 CK 最为敏感,可高达正常上限的 5~50 倍,甚至更高。PM/DM 患者主要以 CK-MM 改变为主。CK 改变常先于肌力变化,急性期可出现血沉加快和 CRP 升高。CK 变化可部分反映患者的治疗效果及是否复发,但 CK 的增高程度并不完全与肌无力程度平行。在一些慢性肌炎和广泛肌肉萎缩的患者,即使处于活动期其肌酶水平也可正常。血清肌酶增高并不特异,各种肌病(如进行性肌营养不良发作期、病毒性心肌炎、挤压综合征等严重肌肉损伤)及心肌梗死均可引起肌酶升高。

2. 肌红蛋白　多数肌炎患者会出现血清中肌红蛋白升高,且与病情呈平行关系,有时其升高可先于血清肌酶升高。但该指标缺乏特异性,心肌、横纹肌出现损伤、炎症或剧烈远动均可引起肌红蛋白升高。

3. 自身抗体　PM/DM 涉及的自身抗体包括肌炎特异性自身抗体(myositis-specific autoantibody,MSA)和肌炎相关性自身抗体(myositis-associated autoantibody,MAA)两大类。肌炎相关性自身抗体(MAA),如抗 SSA,抗 U1RNP,抗 Ku 和抗 PM-Scl,常提示可能合并的其他的结缔组织疾病(如系统性硬化症、红斑狼疮、干燥综合征等),其中抗 Ku 抗体阳性的患者易合并间质性肺病(ILD)。MSA 抗体包括抗 ARS 抗体、抗 Mi-2 抗体、抗 MDA5 抗体、抗 TIF1-γ 抗体、抗 SRP 抗体、抗 SAE 抗体、抗 NXP-2 抗体等。一般而言,每例患者仅能检出一种 MSA,每例患者检测到 2 种以上 MSA 非常罕见。MSA 与特定的临床亚型相关,MSA 检测有助于 PM/DM 的诊断、鉴别诊断、并发症预测和预后判断,同时可以帮助临床医师为患者选择更为合适的个体化治疗方案。

(1)抗氨基酰合成酶(aminoacyl-tRNA-synthetase,ARS)抗体:抗 ARS 抗体是特发性肌炎患者中最常见的一类特异性自身抗体。抗 ARS 抗体在成人 PM/DM 中更常见,在青少年 PM/DM 中较少见(阳性率<5%)。抗 ARS 抗体阳性者常伴有抗合成酶抗体综合征(antisyn-thetase-syndrome,ASS),包括:肌炎、肺间质改变、关节炎、发热、雷诺现象和"技工手"等。ASS 患者有很多共同特征,但不同抗体所对应的临床表现仍存在一定的异质性。

间质性肺病(interstitial lung disease,ILD)是肌炎最常见的并发症之一,是肌炎患者死亡的主要原因之一,对其早期识别和积极治疗非常重要。抗 ARS 抗体是 ILD 最敏感的预测指标。抗 ARS 与 ILD 的发生密切相关,抗 ARS 阳性的 ASS 患者,ILD 患病率可达到 90% 以上。

抗 Jo-1 抗体在抗 ARS 抗体中阳性率最高,占 60%~80%。抗 Jo-1 抗体在 PM/DM 中阳性率约 25%,其产生可先于症状的出现。在 PM/DM-ILD 中,抗 Jo-1 抗体阳性患者通常经历慢性病程,对激素治疗有反应、预后尚可。

(2)抗 Mi-2 抗体:在特发性肌炎患者中,抗 Mi-2 抗体阳性主要见于皮肌炎患者,在成年型皮肌炎中的阳性率为 11%~59%,在青少年肌炎中的阳性率为 4%~10%。抗 Mi-2 抗体与 Gottron 丘疹、向阳疹、"披肩"征、"V"型征、皮肤过度角化及光过敏等皮肌炎的特征性皮肤病变密切相关。抗 Mi-2 抗体阳性患者的组织病理表现为束周肌纤维缺血性损害,伴束周毛细血管缺失和以肌束衣为中心的炎性细胞浸润。目前认为,抗 Mi-2 抗体阳性 PM/DM 患者比阴性者预后更好、肌炎症状更轻且较少合并间质性肺炎(ILD)。Mi-2 蛋白在肿瘤细胞的形成中发挥重要作用,有报道指出抗 Mi-2 抗体阳性的患者发生肿瘤的风险增高,但二者确切关系仍需进一步研究。在治疗方面,抗 Mi-2 抗体阳性的患者对糖皮质激素、免疫抑制剂和利妥昔单抗的治疗反应较好。

(3)抗 MDA5 抗体:无肌病性皮肌炎(CADM)是皮肌炎的一种特殊亚型,抗 MDA5 抗体与 CADM 密切相关。不同国家皮肌炎患者抗 MDA5 抗体阳性率存在差异,我国约 36%,日本约 15%,美国约 13%、欧洲约 12%。抗 MDA5 抗体阳性患者常表现为皮肤溃疡、可触痛的手掌丘疹、脱发、脂膜炎、关节炎,皮肤溃疡的发生率高于其他类型 DM 患者,在整个疾病过程中通常没有或极少出现肌肉受累。抗 MDA5 抗体阳性的 CADM 患者容易出现快速进展型间质性肺炎(RPILD),预后较差,死亡率较高。出现间质性肺炎快速进展前,部分抗 MDA5 抗体阳性的 CADM 患者可能出现高铁蛋白血症,且铁蛋白水平与疾病活动活动程度呈正相关。因此,关注抗 MDA5 抗体阳性患者的肺部表现及血清铁蛋白水平,可以帮助尽早识别快速进展型间质性肺炎,降低相关病死率。治疗上建议给予大剂量的皮质激素、利妥昔单抗、钙调磷酸酶抑制剂、血浆置换等治疗。

(4)抗 TIF1-γ 抗体:抗 TIF1-γ 抗体在青少年型和成年型皮肌炎患者中均可出现(阳性率分别为 32% 和 20%~40%),该抗体阳性的患者临床主要表现为四肢近端无力和广泛的皮肤损害,一些患者会出现银屑病样病变、手掌角化过度性丘疹、色素减退和毛细血管扩张所致的红白斑块。抗 TIF1-γ 抗体阳性的皮肌炎患者肌肉组织病理检查中可见典型的束周萎缩、MHC-I 染色阳性并向中心束区域呈典型的梯度改变和膜攻击复合物在毛细血管处沉积。

在青少年型皮肌炎患者中,抗 TIF1-γ 抗体阳性者常出现更严重的皮肤损害,而关节痛/关节炎和间质性肺炎(ILD)的发病率相对较低,病程晚期可出现一些较严重的并发症(如:脂肪代谢障碍)。在 40 岁以上成年皮肌炎患者中,抗 TIF1-γ 抗体阳性恶性肿瘤的发生率更高,然而在 40 岁以下成年及青少年型皮肌炎患者中,抗 TIF1-γ 抗体阳性与恶性肿瘤没有明显相关性。当成年 DM 患者出现抗 TIF1-γ 抗体阳性时应注意加强肿瘤的筛查,以便早发现早治疗。

(5)抗 NXP2 抗体:抗 NXP2 抗体主要出现在儿童皮肌炎患者血清中,阳性率约 20%~25%;在成人皮肌炎患者血清中,抗 NXP2 抗体阳性率为 1%~20%。抗 NXP2 抗体阳性患者常伴有吞咽困难和肢体水肿,抗 NXP2 抗体阳性的儿童皮肌炎患者主要表现为严重的肌肉病变和皮肤钙沉积,成年男性抗 NXP2 抗体阳性肌炎患者有较高的肿瘤风险,应注意肿瘤筛查。抗 NXP2 抗体阳性患者,对糖皮质激素敏感,治疗效果较好。

（6）抗 SAE 抗体：抗 SAE 抗体是一种新型肌炎特异性抗体。DM 患者中,抗 SAE 抗体阳性率为 3%~8.4%。抗 SAE 抗体阳性的皮肌炎患者皮损广泛,与同样以皮损为主要表现的抗 Mi-2 抗体阳性患者相比,抗 SAE 抗体阳性患者甲周毛细血管扩张显著,大多数抗 SAE 抗体阳性患者出现皮肤病变并发展为肌炎,并伴有吞咽困难等全身特征,SAE 抗体的血清水平与肌炎疾病活动度相关。抗 SAE 抗体阳性的患者对常规临床治疗方案的反应较好。

（白杨娟　武永康　王兰兰）

第七节　系统性硬化症与自身抗体检测

　　系统性硬化症(systemic sclerosis,SSc)又称硬皮病,是一种病因未明确的不常见的自身免疫性全身性结缔组织病,其特点是多系统受累,临床表现多样,慢性病程,常进展至严重残疾和死亡。临床上按病变受累范围可分为局限于皮肤的局限型硬皮病(lcSSc)和弥漫性系统性硬化(dcSSc),SSc 临床表现多样,包括雷诺现象、皮肤增厚、皮肤硬化、指尖病变、毛细血管扩张、甲皱毛细血管异常、肺动脉高压(PAH)和间质性肺病(ILD)、胃肠道并发症、肾脏并发症及心血管并发症等。根据皮肤受累的程度,临床上常将 SSc 主要分为:局限型 SSc(lcSSc)和弥散型 SSc(dcSSc)。局限型 SSc 皮肤增厚局限于手肘或膝盖的远端雷诺现象病史长,并发症多发生于疾病晚期,常见严重并发症为 PAH 及肠道疾病,弥散型 SSc 除累及面部和四肢远端外,还累及四肢近端及躯干,雷诺现象病史短,肾危象和心脏受累的风险增加,常发生重度肺纤维化。硬皮病可与多种结缔组织病重叠发生,最常见的是系统性红斑狼疮和皮肌炎。肺部病变在 SSc 患者中很常见,是首要的死亡原因。局限型系统性硬化症(lcSSc)患者容易发生肺动脉高压(PAH),而弥漫型系统性硬化症(dcSSc)患者更容易发生 ILD。lcSSc 患者的内脏受累常呈隐匿性进展,APH、ILD、甲状腺功能减退和原发性胆汁性肝硬化等并发症可在疾病晚期出现。系统性硬化症患者常见发生食管受累,胃食管反流是 ILD 发生和发展的危险因素。HRCT 扫描肺纤维化的程度与胃食管反流发生率一致,支持反流与纤维化的相关性。

　　自身抗体是诊断早期 SSc 的重要生物标志物,抗着丝点抗体(ACA)、抗拓扑异构酶Ⅰ抗体(抗 Scl-70)和抗 RNA 聚合酶Ⅲ抗体是 2013 年 ACR/EULAR 系统性硬化症分类标准中提出的诊断性抗体。这些特异性自身抗体的检测是有助于 SSc 不同分型患者的诊断、评估病情及判断预后的有用工具。

一、实验室分析路径

　　实验室分析路径见图 20-7。

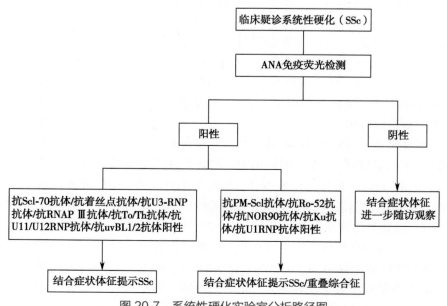

图 20-7　系统性硬化实验室分析路径图

二、相关实验

系统性硬化症患者可检测出多种自身抗体,这些自身抗体对于系统性硬化症的临床诊治具有重要价值。相关自身抗体可以利用组织基质、纯化抗原或重组抗原,使用间接免疫荧光法、免疫沉淀法、免疫印记法或 ELISA 法进行测定。正常人检测结果为阴性。

1. 抗核抗体(ANA) 见本章第一节相关内容。

2. 抗 DNA 拓扑异构酶 I 抗体(抗 Scl-70 抗体) 抗 Scl-70 抗体因能与鼠肝中分离的一种分子量为 70×10^3 的抗原反应而得名,该抗原就是 DNA 拓扑异构酶 I。对怀疑为硬皮病的患者或 ANA 荧光模式为核质细颗粒着染且染色体阳性的患者,可检测血清中的抗 Scl-70 抗体,以帮助明确诊断和判断预后。可使用免疫双扩散、反相免疫电泳法,以胸腺提取物为抗原检测抗 Scl-70 抗体;也可使用免疫印迹法检测,抗原通常为人培养细胞提取物;还可使用纯化或重组抗原构建 ELISA 法检测抗 Scl-70 抗体。ANA 抗体谱检测可作为抗 Scl-70 抗体检测的筛选性实验,抗 Scl-70 抗体阳性患者血清 ANA 荧光模式呈现为核质细颗粒着染且核仁着染。正常人检测结果为阴性。

3. 抗着丝点抗体(ACA) ACA 的靶抗原是位于染色体着丝点区域的三种蛋白质,其分子量分别为 17×10^3(CENP-A)、80×10^3(CENP-B)和 140×10^3(CENP-C)。大多数 ACA 阳性血清至少与其中两种抗原发生反应,并且总会与 CENP-B 反应。

4. 抗原纤维蛋白抗体(抗 U3-RNP 抗体) 原纤维蛋白是定位于核仁纤维蛋白的一种分子量为 34×10^3 的碱性蛋白。ANA 抗体谱检测也可作为该抗体的筛选性实验,抗原纤维蛋白抗体阳性时 ANA 荧光模式为核仁块状着染。可从培养细胞提取核仁蛋白或用重组抗原建立免疫印迹法检测抗原纤维蛋白抗体。

5. 抗 RNA 多聚酶抗体 细胞核内含有 3 种 RNA 多聚酶复合体(RNA 多聚酶 I,II 和 III),均各自存在相应的自身抗体,这些抗体常在同一患者血清中一起出现。怀疑为系统性硬化症或 Hep-2 细胞荧光模式为核仁或胞质荧光着染的患者可以检测血清中的抗 RNA 多聚酶抗体以帮助明确诊断。

6. 抗 To/Th 抗体 抗 To 抗体和抗 Th 抗体分别由不同的实验室发现,后来被证明其抗原决定簇都位于具有 RNAs1 活性的小核糖核酸蛋白颗粒上。怀疑为系统性硬化或 ANA 荧光模式为核仁着染的患者可检测血清中的抗 To/Th 抗体以帮助诊断。

7. 抗 U11/U12RNP 抗体 抗 U11/U12RNP 抗体的抗原是含有 U11 和 U12RNP 的核小核糖核蛋白颗粒的复合物,是在真核细胞剪接体的组分,可催化 pre-mRNA 内含子的前信使 RNA 剪接。

8. 抗 RuvBL1/2 抗体 抗 RuvBL1/2 抗体是一种新发现的 SSc 相关自身抗体,其靶抗原是由 RuvBL1 和 RuvBL2 组成的复合物,该复合物参与转录和 DNA 修复等重要的细胞过程。

9. 抗 PM-Scl 抗体 抗 PM-Scl 抗体又称为抗多发性肌炎 / 硬皮病抗体,靶抗原为由 11~16 个多肽组成的核仁复合物(包括 PM-75、PM-100 和 PM-1α)。抗 PM-Scl 抗体阳性时 ANA 荧光模式表现为核仁均匀着染。ANA 检测可作为该抗体的筛选性实验。

10. 抗 Ro-52 抗体 抗 Ro-52 抗体的靶抗原是一种分子量为 52×10^3 的蛋白质,是 E3 泛素连接酶和三联基序(TRIM)家族成员,又被称为 TRIM21。

11. 抗 NOR-90 抗体 抗 NOR-90 抗体的靶抗原为染色体核仁组织区分子量为 90×10^3 的蛋白质。ANA 荧光模式为核仁着染的患者可进一步检测血清中的抗 NOR-90 抗体以帮助诊断。

12. 抗 Ku 抗体 Ku 抗原是由 70×10^3 和 80×10^3 的两个多肽组成的异二聚体,与双链 DNA 的特定结构特征性结合,介导 DNA 依赖的蛋白激酶的酶促反应,在 DNA 修复、DNA 复制和基因转录等多种细胞核内反应中发挥重要作用。ANA 抗体谱检测可作为该抗体的筛选性实验,抗 Ku 抗体阳性 ANA 荧光模式表现为核质细颗粒着染。

13. 抗 U1RNP 抗体 抗 U1RNP 抗体与小核糖核蛋白(snRNP)结合,后者是一种核糖核酸酶敏感的大分子复合物,参与将不同核 RNA 拼接成 mRNA。

三、结果判断与分析

系统性硬化(SSc)的临床特征和预后差异较大。SSc 涉及的自身抗体包括 SSc 特异性自身抗体和 SSc 非特异性自身抗体。SSc 标志性自身抗体阳性的患者病程比自身抗体阴性的患者进展更快。这些自身抗体与 SSc 临床表现、并发症、诊断及预后有不同程度的关联,自身抗体出现早有助于预估无任何硬皮病皮肤变化的雷诺现象患者发展为 SSc 的风险。SSc 自身抗体谱检测已经成为临床医生诊治 SSc 患者的有用工具。抗 ACA/CENP-B 抗体与抗 Scl-70 抗体在诊断 SSc 相关并发症中具有重要价值。

(一)筛选实验

ANA 检测是实验室诊断硬皮病的筛选实验,几乎所有 SSc 患者均有 ANA 阳性,在疾病初期即可检测。85%~95% 的硬皮病患者在疾病早期就可以出现 ANA 阳性,多呈现均质型、斑点型或核仁型免疫荧光染色。ANA 阴性不能排除硬皮病。ANA 检测是其他相关自身抗体检测的筛选性实验。ANA 阳性需进一步明确抗体种类,以明确诊断。

(二)确诊实验

1. SSc 特异性抗体

(1)抗 Scl-70 抗体:该抗体对硬皮病临床特异性较高。疾病早期抗 Scl-70 抗体即可出现,因此可以用于早期诊断。抗 Scl-70 抗体被认为与弥散型 SSc 呈高度相关性,与弥散型 SSc 患者中皮肤纤维化程度和内脏器官受累程度相关,可作为疾病活动的生物标志。局限型 SSc 患者中也有阳性表达。大多数抗 Scl-70 抗体阳性的硬皮病患者病情较重,涉及广泛的皮肤和内脏器官严重迅速的损伤,预后不良,约>30% 的弥漫型皮肤疾病早期就可伴有 ILD,肺间质纤维化发生。与死亡率增加、肌肉骨骼和心脏受累,出现硬皮病肾危象。

(2)抗着丝点抗体(ACA):抗着丝点抗体是局限型 SSc 的标志性抗体。SSc 患者 ACA 总阳性率为 13.4%~45.1%,其中局限型 SSc 患者 ACA 阳性率高达 82%~96%。而在弥漫型 SSc 患者中其阳性率低于 10%。ACA 阳性患者并发肺动脉高压(PAH)的风险明显增高,约 70%~80% 的局限型皮肤病变伴有 PAH,手指缺血性溃疡,皮肤钙质沉着。但患间质性肺病(ILD)的风险降低,ACA 阳性患者并发症相对较少,整体预后较好。

(3)抗原纤维蛋白抗体(抗 U3-RNP):弥漫型 SSc 患者抗 U3-RNP 抗体的阳性率为 3%~6%,该抗体对弥漫性硬皮病的特异性较高,但也可在其他系统性自身免疫性疾病(如:SLE)中查及,而且抗体阳性的大部分患者仅有很弱的弥漫性 SSc 相关症状。抗原纤维蛋白抗体阳性的系统性硬化症患者,常与肺动脉高压(PAH)、扩散性皮肤损伤、毛细血管扩张症、关节炎相关。

(4)抗 RNA 多聚酶Ⅲ抗体:为 SSc 的特异性抗体,阳性率为 5%~20%,该抗体阳性的 SSc 患者常有快速进展的皮肤受累,关节挛缩,伴有严重的内脏损害,主要为肺脏与肾脏,肾危象、肿瘤发生风险更高。对抗 RNAP Ⅲ抗体阳性的 SSc 患者,应进行密切随访。

(5)抗 To/Th 抗体:约 2%~5%SSc 患者抗 To/Th 抗体阳性,多见于局限型 SSc 患者,在其他自身免疫病患者中很少发现抗 To/Th 抗体,因此抗 To/Th 抗体被认为是 SSc 特异性抗体。抗 Th/To 抗体阳性患者较少发生反流性食管炎和关节挛缩。与抗着丝点抗体(ACA)阳性患者相比,抗 Th/To 阳性的局限型 SSc 患者发生肺动脉高压、间质性肺病和肾危象的频率更高,存活率降低、预后较差。

(6)抗 U11/U12RNP 抗体:SSc 患者抗 U11/U12RNP 抗体阳性率约 3%,局限型 SSc 和弥散型 SSc 患者的阳性率相近。抗 U11/U12RNP 抗体对 SSc 诊断具有高度特异性。抗 U11/U12RNP 抗体阳性的 SSc 患者大都出现雷诺现象且肺纤维化和肠道受累发生率高,死亡风险较高。有研究提示,U3/U11/U12RNP 与 ILD 相关,U11/U12RNP 与 ILD 严重程度相关;U1 和 U3 与 PAH 相关。

(7)抗 RuvBL1/2 抗体:抗 RuvBL1/2 抗体对 SSc 具有高特异性,几乎仅见于 SSc 患者,阳性率为 1%~2%。抗 RuvBL1/2 抗体阳性的 SSc 患者一半以上存在重叠综合征(主要与肌炎重叠)。与其他 SSc/肌炎重叠征相关的自身抗体(抗 PM-Scl 抗体和抗 Ku 抗体)相比,抗 RuvBL1/2 抗体阳性患者发病年龄较大、男性所占比例较高、弥漫性皮肤受累率较高。

2. SSc 非特异性抗体

（1）抗 PM-Scl 抗体：抗 PM-Scl 抗体主要见于局限型 SSc 患者，在弥漫型 SSc 患者中的阳性率较低。抗 PM-Scl 抗体阳性可能还与关节炎、伴皲裂的手部湿疹和角化病相关。抗 PM-Scl 抗体阳性与肺纤维化和指端溃疡风险增加有关，对肺动脉高压（PAH）和下消化道症状有保护意义。

（2）抗 Ro-52 抗体：抗 Ro-52 抗体在 SSc 患者中阳性率较高（20%~30%），但对 SSc 不具有特异性，在系统性红斑狼疮（SLE）、干燥综合征（SS）、类风湿性关节炎（RA）等其他自身免疫疾病患者中抗 Ro-52 抗体也可呈阳性。抗 Ro-52 抗体被认为与 SSc 患者的肺部受累有关。

（3）抗 NOR90 抗体：SSc 患者抗 NOR90 抗体的阳性率约为 2%，目前认为多与局限型 SSc 相关。多数抗 NOR90 抗体阳性的 SSc 患者内脏器官受累较轻微、预后良好。抗 NOR90 抗体对 SSc 不特异，系统性红斑狼疮（SLE）、干燥综合征（SS），类风湿性关节炎（RA）等其他自身免疫疾病以及恶性肿瘤患者中抗 NOR90 抗体也可出现阳性。

（4）抗 Ku 抗体：抗 Ku 抗体在 SLE 中最为常见，常伴随抗 U3-RNP 抗体出现。抗 Ku 抗体在 SSc 患者中的阳性率为 1.1%~5%，与局限型 SSc 和重叠综合征相关。该抗体阳性的患者肌炎发生率增加，较少发生毛细血管扩张。另外，抗 Ku 抗体也与原发性干燥综合征及原发性肺动脉高压有较高相关性。

（5）抗 U1RNP 抗体：抗 U1RNP 抗体在 SSc 患者中的阳性率为 2.5%~18%，在局限型 SSc 与弥散型 SSc 中阳性率没有明显差异。目前认为，抗 U1RNP 抗体阳性与肺动脉高压（PAH）和重叠综合征相关。抗 U1RNP 抗体广泛存在于患有自身免疫性结缔组织病的患者中，系统性红斑狼疮（SLE）、SSc/SLE 重叠综合征和混合性结缔组织病均可见抗 U1RNP 抗体表达。

除了以上提及的自身抗体外，还有一些自身抗体也可在 SSc 患者中表达，如：抗 B23 抗体、抗 eIF2B 抗体、抗 PDGFR 抗体、抗成纤维细胞抗体、抗内皮细胞抗体（AECA）等。这些自身抗体与 SSc 致病过程、临床特征、并发症、预后有着不同程度的相关性，随着研究深入将为 SSc 的临床诊治提供更多的帮助。

（白杨娟　武永康　王兰兰）

第八节　干燥综合征与自身抗体检测

干燥综合征（Sjögren's syndrome，SS）是一种主要累及泪腺和唾液腺等外分泌腺、具有高度淋巴细胞浸润为特征的慢性弥漫性结缔组织病。干燥综合征最常见的症状是口、眼干燥，临床上常伴有内脏损害而出现多种临床表现。大部分患者无呼吸道症状。轻度受累者出现干咳，重者出现气短。肺部的主要病理为间质性病变，部分出现弥漫性间质性纤维化，少数人可因此导致呼吸功能衰竭而死亡。

该病可分为原发性干燥综合征和继发性干燥综合征，后者是除了口眼干燥症外还伴有其他自身免疫性疾病。以下内容主要诊断原发性干燥综合征。我国干燥综合征患病率为 0.3%~0.7%，随年龄增高患病率可高达 3%~4%。本病女性多见（男女比例 1:9~1:20），发病年龄多在 40~50 岁，也见于儿童。

一、实验室分析路径

实验室分析路径见图 20-8。

二、相关实验

干燥综合征患者血清中可以检测到多种自身抗体，其中以抗 SSA 和 SSB 的抗体出现阳性率最高，前者敏感性高，但特异性差，而后者特异性相对较高，但敏感性有限，两者同时阳性对 SS 的诊断起重要提示作用。

1. 抗核抗体（ANA）　见本章第一节相关内容。

2. 抗 SSA(Ro)抗体　疑似原发性或继发性干燥综合征、SLE、亚急性皮肤性 LE、先天性心脏病或新生儿狼疮的患者可检测血清中抗 SSA 抗体以帮助诊断。目前最常用的检测抗 SSA 抗体的方法为酶免疫斑点法。正常人结果为阴性。

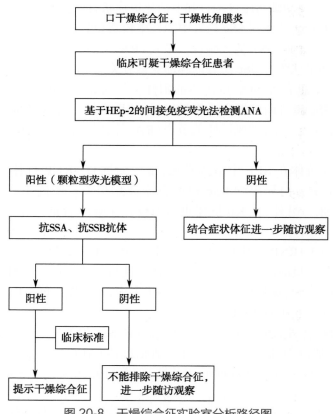

图 20-8　干燥综合征实验室分析路径图

3. 抗 SSB(La)抗体　抗 SSB 抗体对原发性干燥综合征具有较高的诊断特异性,疑似 SS 患者可检测血清中抗 SSB 抗体以帮助诊断。目前最常用的检测抗 SSB 抗体的方法为酶免疫斑点法。正常人结果为阴性。

三、结果判断与分析

(一) 筛选实验

ANA 检测是实验室诊断干燥综合征的筛选实验。原发性干燥综合征患者 ANA 阳性率为70%~80%,ANA 荧光模型多为颗粒型。原发性干燥综合征患者 ANA 以抗 SSA 和抗 SSB 抗体为主,ANA 阴性可基本排除抗 SSA 和抗 SSB 抗体阳性可能性,ANA 阳性需进行确诊实验确定特异性抗体种类以明确诊断。

(二) 确诊实验

干燥综合征诊断除了依据临床症状和病理学检查外,抗 SSA 或抗 SSB 抗体阳性是重要的实验室诊断标准之一。抗 SSA 是干燥综合征患者最常见的自身抗体(阳性率约 70%),抗 SSB 抗体被认为是干燥综合征的标记抗体(阳性率约 40%),两个抗体同时检测可提高干燥综合征的诊断率,但阴性不能排除干燥综合征。2012 年美国风湿学会(American College of Rheumatology,ACR)干燥综合征诊断标准提出,除了抗 SSA 和 / 或抗 SSB,RF 阳性且 ANA 高滴度(≥1∶320)也可以作为替代标准。

除经典的抗 SSA、抗 SSB 抗体外,近年来抗 M3 毒蕈碱乙酰胆碱受体(anti-M3 muscarinic acetylcholine receptor,抗 M3R)抗体和抗 α- 胞衬蛋白抗体(anti-α-fodrin antibody,AFA)逐渐运用于干燥综合征的临床

诊断。抗 M3R 抗体被认为是引起唾液腺分泌功能丧失的重要因素同时也参与了腺外系统损伤。血清中的抗 M3R 抗体检出率较低,采用唾液样本可提高抗 M3R 抗体的检出率且特异性也有所提高。AFA 被认为是干燥综合征的早期诊断标志物,通常 AFA 的出现早于抗 SSA 或抗 SSB 抗体,不同研究对 AFA 抗体在干燥综合征诊断中的准确性报道相差较大。在抗 SSA/SSB 抗体阴性的干燥综合征患者中,AFA 与 RF 和 / 或 ANA 联合可以提高干燥综合征诊断的敏感性。

(白杨娟　武永康　王兰兰)

第九节　IgG4 相关性疾病与实验诊断

IgG4 相关疾病(IgG4-related disease,IgG4-RD)是一种免疫介导以倾向于形成瘤块样损害为特征的慢性纤维化炎症性疾病,几乎可以累及全身各个器官系统,常见于胆道系统、胰腺、唾液腺、眶周组织、肾、肺、淋巴结及腹膜后组织,亦可累及脑膜、主动脉、前列腺、甲状腺、心包和皮肤等。该病极少累及脑实质、关节、骨髓和肠黏膜。过去认为 IgG4-RD 是一系列被视为独立的器官特异性疾病,2003 年,日本研究者 KAMISAWA 等首次引入 IgG4 相关性疾病概念。2010 年,TAKAHASHI 等在 *Autoimmun Rev* 杂志 "The birthday of a new syndrome:IgG4-related diseases constitute a clinical entity" 一文中正式宣布了这一病种。IgG4-RD 国际研讨会于 2011 年在美国波士顿召开,研讨会委员会由 35 名专家组成,包括风湿、胃肠、过敏、免疫、肺科、肿瘤、眼科、外科、病理和放射等各领域的临床医生及基础科学家。经讨论,"IgG4 相关性疾病" 一词被组委会成员接受。

IgG4-RD 常见临床表现类型包括:①1 型自身免疫性胰腺炎(autoimmune pancreatitis,AIP);②IgG4 相关性硬化性胆管炎,通常与 1 型 AIP 同时发生;③大唾液腺肿大或硬化性涎腺炎,泪腺、腮腺和下颌下腺肿大同时存在时,即 Mikulicz 病;④眼眶疾病,常伴有眼球突出;⑤腹膜后纤维化,常伴有慢性主动脉周围炎,通常会累及输尿管,导致肾积水和肾损伤。IgG4-RD 通常亚急性起病,大多数患者没有严重的全身症状,发热与 C- 反应蛋白大幅升高并不常见。临床上当特定器官病变引起患者重视就医时,往往疾病已进展多时甚至多年。一些患者病变局限于单个器官,另一些患者则在出现主要临床表现的同时伴有典型或非典型的器官损害。IgG4-RD 常引起严重的并发症,并且可导致器官衰竭,但一般呈亚急性进程。IgG4-RD 患者常为中老年男性,这与经典自身免疫性疾病形成明显对比,后者往往常为年轻女性居多。日本的一项研究结果显示,AIP 的发病率为 0.8/10 万,患病男女比为 3∶1。有报道发现,IgG4-RD 间质性肾炎和 IgG4 相关腹膜后纤维化也是以男性居多。目前缺乏针对 IgG4-RD 的流行病学数据,部分原因是对该病的识别还在不断深入。由于本病临床表现多样,可以不同器官受累为首发表现,患者常首诊可以于不同的科室。

IgG4-RD 的标志性特征是受累组织中以 IgG4$^+$ 浆细胞为主的致密淋巴浆细胞浸润,常伴有一定程度的纤维化、闭塞性静脉炎和嗜酸性粒细胞增多。约 2/3 的患者血清 IgG4 水平升高(定义为>135mg/dL),虽然 IgG4-RD 的临床特征变化多样,但所有受累器官的病理学表现颇为一致,包括高比例 IgG4$^+$ 的淋巴浆细胞浸润、特征性的 "涡纹状" 纤维化(典型表现为成纤维细胞和炎症细胞排列成车轮状外观)、闭塞性静脉炎、以及轻中度的嗜酸性粒细胞组织浸润。糖皮质激素初始治疗效果良好是一个特征性表现。

IgG4-RD 的实验室诊断目前主要依靠病理学检查和血清学检测。血清 IgG4>135mg/dL 是提示 IgG4-RD 的重要指标。

一、实验室分析路径

实验室分析路径见图 20-9,相关纳入标准、排除标准和评分标准具体见表 20-4。满足纳入标准,且不满足排除标准,总得分 ≥20,则符合 IgG4-RD 诊断。

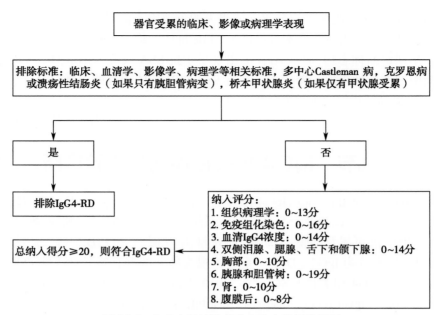

图 20-9　IgG4 相关性疾病实验室分析路径图

表 20-4　临床常用 IgG4-RD 分类标准

纳入标准		1. 典型器官（如胰腺、唾液腺、胆管、眼眶、肾、肺、主动脉、腹膜后、硬脑膜或甲状腺）出现特征性的临床或影像学表现 *
		2. 上述器官之一出现炎症伴有不明病因的淋巴浆细胞浸润的病理证据
排除标准 #	临床	1. 发热或明显感染
		2. 对糖皮质激素治疗无应答
	血清学	1. 原因不明的淋巴细胞减少或血小板减少
		2. 外周嗜酸性粒细胞增多或明显感染导致的 CRP 升高或中性粒细胞升高
		3. 抗中性粒细胞胞浆抗体（特别是抗蛋白酶 3 或髓过氧化物酶抗体）阳性
		4. 抗 SSA/Ro 或 SSB/La 抗体阳性
		5. 抗双链 DNA、RNP 或 Sm 抗体阳性
		6. 出现其他疾病特异性自身抗体
		7. 冷球蛋白血症
	影像学	1. 疑似恶性肿瘤或感染病变的影像学检查结果，未充分探查
		2. 快速的影像学表现进展
		3. 符合 Erdheim-Chester 病表现的长骨异常
		4. 脾大
	病理学	1. 提示恶性肿瘤的细胞浸润，未充分评估
		2. 与炎性肌纤维母细胞瘤一致的标志物
		3. 明显的中性粒细胞性炎症
		4. 坏死性血管炎
		5. 明显的坏死

排除标准 #	病理学	6. 以肉芽肿性炎症为主	
		7. 巨噬细胞 / 组织细胞疾病的病理学特征	
	以下情况的已知诊断	1. 多中心 Castleman 病或干燥综合征	
		2. 克罗恩病或溃疡性结肠炎（如果只有胰胆管病变）或原发性硬化性胆管炎	
		3. 桥本甲状腺炎（如果仅有甲状腺受累）或嗜酸性肉芽肿伴多血管炎	
评分标准 &		得分	判断标准	
	组织病理学	0	活检未提供有效信息	
		+4	致密淋巴细胞浸润	
		+6	致密淋巴细胞浸润和闭塞性静脉炎	
		+13	致密淋巴细胞浸润和贮积样纤维化，伴或不伴闭塞性静脉炎	
	免疫组化		IgG4+：IgG+ 比值	IgG4+ 细胞 /HPF（高倍视野）
		0	0~40% 或不确定 **	0~9
		7	0~40% 或不确定	≥10 或不确定
		7	≥41%	0~9 或不确定
		14	41%~70%	≥10
		14	≥71%	10~50
		16	≥71%	≥51
	血清 IgG4 浓度	0	正常或未检测	
		+4	高于正常值但低于 2×ULN	
		+6	2~5×ULN	
		+14	>5×ULN	
	双侧泪腺、腮腺、舌下和颌下腺	0	没有哪组腺体受累	
		+6	一组腺体受累	
		+14	两组或更多组腺体受累	
	胸部	0	未检测或所列情况均无	
		+4	支气管周围血管和间隔增厚	
		+10	胸部椎旁带样软组织	
	胰腺和胆管树	0	未检测或所列情况均无	
		+8	弥漫性胰腺增大（小叶消失）	
		+11	弥漫性胰腺增大，囊状边缘增强减少	
		+19	胰腺（上述任何一种表现）和胆管树受累	
	肾	0	未检测或所列情况均无	
		+6	低补体血症	
		+8	肾盂增厚 / 软组织	
		+10	双侧肾皮质低密度区	

续表

评分标准 &	腹膜后	0	未检测或所列情况均无
		+4	腹主动脉壁弥漫性增厚
		+8	腹主动脉或髂动脉周围的环周或前外侧软组织

注：**："不确定"是指病理学家无法清晰地量化浸润的阳性染色细胞的数量，但仍可确定细胞数量至少为 10 个 /HPF。由于许多原因（最常与免疫染色的质量相关），病理学家有时无法精确地计数 IgG4+ 浆细胞的数量，但仍能肯定地将病例归到合适的免疫染色结果组。ULN：正常检测上限。

* 指累及器官增大或出现肿瘤样肿块，不包括：①胆管，倾向于发生狭窄；②主动脉，典型表现是动脉壁增厚或动脉瘤扩张；③肺，支气管血管束增厚多见。如果不符合入选标准，则不能考虑为 IgG4-RD。

应根据患者的临床情况对其进行排除标准个体化评估。如果符合排除标准任何一项，则不能考虑为 IgG4-RD。

& 项仅计最高分。来自淋巴结、胃肠道黏膜表面和皮肤的活检标本不适合进行免疫染色评分

二、相关实验

1. 血清 IgG4 浓度检测　在"高于正常上限"的诊断临界值时，血清 IgG4 检测的诊断灵敏度为 83%~97%，特异性为 60%~85%。国际共识提出将血清 IgG4 水平升高至参考区间上限的 2 倍或 1~2 倍作为诊断 Ⅰ 型 AIP 的临界值，日本标准是将血清 IgG4 水平 1 350mg/L 作为诊断 Ⅰ 型 AIP 的临界值。目前我国大多数开展 IgG4 检测的实验室采用的 1.35g/L 作为 IgG4-RD 的生物标志物临界值（对于不同厂家的商业试剂盒可能也有不同）。血清 IgG4 水平是目前诊断 IgG4-RD 的重要实验室指标，血清 IgG4（>5g/L）对 IgG4-RD 的诊断特异性可达 90%。常用检测血清 IgG4 的方法为散射比浊法，也有报道采用酶联吸附免疫分析、质谱分析等用于血清 IgG4 的检测。

2. 流式细胞术外周血浆母细胞检测　来自 B 细胞谱系并且特征为 CD19^{low}CD20-CD38+CD27+ 的浆母细胞，由活化的 B 细胞和浆细胞之间的阶段中间体组成。健康个体的外周血中通常很少有浆母细胞，但在感染或接种疫苗的过程中会短暂地观察到升高。自身免疫性疾病患者外周血中可以检测到长时间循环的浆母细胞。未治疗的 IgG4-RD 患者其循环浆母细胞计数显著升高。多器官受累的 IgG4-RD 患者比仅累及一个或两个器官的患者外周血浆母细胞的计数更高。外周血浆母细胞计数可以反映疾病程度，有助于辅助临床确定再次治疗的时机。外周血浆母细胞检测一般采用流式细胞术，检测灵敏度为 95%，特异性为 82%，诊断临界值为 900 个 /mL。由于受仪器与分析技术的限制，用流式细胞术检测外周血浆母细胞在临床应用还不普及。

3. 其他相关实验室检查　IgG4-RD 患者的血清可出现 γ 球蛋白、IgG、IgE 和嗜酸性粒细胞升高，C- 反应蛋白、红细胞沉降率轻度升高以及低补体血症。在 2020 年 1 月发表于 *Arthritis and Rheumatology* 杂志的 IgG4 相关性疾病的分类标准中对 IgG4-RD 诊断的排除标准包括了总计 32 项临床、血清学、影像学和病理学指标。患者只要符合上述标准中的任意一条，都不考虑做进一步的 IgG4-RD 的诊断。其中的血清学排除标准包括：①原因不明的淋巴细胞减少或血小板减少；②外周嗜酸性粒细胞增多（大于 3×10^9/L）；③抗中性粒细胞胞浆抗体（特别是抗蛋白酶 3 或髓过氧化物酶）阳性；④SSA/Ro 或 SSB/La 抗体阳性；⑤双链 DNA、RNP 或 Sm 抗体阳性；⑥出现其他疾病特异性自身抗体；⑦冷球蛋白血症。因此，对于 IgG4-RD 的诊断必须结合要评估血清 IgG4 水平之外的相关实验室检查结果，有利于相关疾病的鉴别。

三、结果判断与分析

人免疫球蛋白 G 有 IgG1、IgG2、IgG3 和 IgG4 四个亚型。IgG 亚类之间结构上的差异与各自在抗原识别、补体激活以及细胞表面受体结合的生物学功能特点有关。IgG 亚类占总 IgG 含量的相对比例各不相同，IgG1 占 60%~75%、IgG2 占 15%~25%、IgG3 和 IgG4 各占不到 10%。不同亚类的缺陷或异常增加都会与一些疾病相关。IgG1 亚类缺陷或浓度降低的患者常出现上或下呼吸道的反复感染；IgG2 亚类浓度

降低与呼吸道感染和自身免疫疾病有关。IgG 亚类浓度的多克隆增殖可发生于抗原的持续刺激,但只起次要的诊断作用。IgG4 分子在免疫球蛋白亚群中十分独特,IgG4 分子间可以互相交换 Fab 片段,与互不相似的另一半 IgG4 分子重组,是唯一有此属性的 IgG 亚类。IgG4 抗体与抗原结合的松散特性与其 Fab 片段的互换特点有关。IgG4 分子与 Fc 受体和 C1q 的低亲和力削弱了 IgG4 抗体诱导吞噬细胞活化、抗体依赖形细胞毒性作用和补体介导损伤的能力。

IgG4 相关性疾病是累及多器官或组织的慢性进行性自身免疫性疾病,早期临床表现无特征性,故诊断困难,不易与肿瘤鉴别,国际上尚无统一的诊断标准,其复发率高达 20%~40%,但该病对糖皮质激素治疗反应良好,早期正确诊治可以避免一些不必要的有创治疗。多数 IgG4-RD 患者血清 IgG4 水平升高,升高范围的变化较大,血清 IgG4 水平可高达正常上限的 30 或 40 倍,这种现象通常见于同时多器官受累患者。血清 IgG4 水平与 IgG4-RD 疾病活动性以及治疗需要的关联并不密切。尽管组织病理学和免疫组化表现典型,但还是有约 30% 的患者血清 IgG4 水平正常,这类患者往往器官受累较少。IgG4 相关腹膜后纤维化患者血清 IgG4 检测呈现 IgG4 水平正常的现象,通常提示与患者病情已进展至纤维化阶段才确诊有关。IgG4-RD 患者治疗后临床症状可以缓解,部分患者血清 IgG4 水平可迅速下降,但通常不能完全恢复正常,也有少数患者血清 IgG4 仍保持较高水平。当血清 IgG4 水平迅速升高很可能提示病情又反复,因此,监测患者血清 IgG4 变化,可在部分患者中发现疾病的早期复发。提醒注意的是,有部分患者血清 IgG4 持续正常,仍然会出现临床复发。除方法学差异外,IgG4-RD 中血清 IgG4 水平可因为种族和器官受累程度而有很大差异。有研究显示,亚洲人的血清 IgG4 高于非亚洲人,血清 IgG4 升高的灵敏度在亚洲人群为 96%,而非亚洲人群为 67%。血清 IgG4 水平升高也可见于一些肿瘤性疾病如胰腺癌、胆管癌等,以及在过敏性疾病、原发性硬化性胆管炎和自身免疫性疾病中也可见升高。由于组织活检取材困难,血清学检测成本低、简便且经济有效。

2020 年 1 月发表于 *Arthritis and Rheumatology* 杂志的 IgG4 相关性疾病的分类标准中提出,在应用 8 项加权纳入标准分别评估临床、血清学、放射学和病理学结果进行评分时,血清 IgG4 是唯一的血清学评分指标,其标准为:血清 IgG4 浓度正常或未检测为 0 分;高于正常值但低于 2 倍正常值上限(ULN)为 4 分;高于 2 倍正常值上限(ULN)但低于 5 倍正常值上限(ULN)为 16 分;高于 5 倍正常值上限(ULN)为 14 分。如果满足入选标准,不满足除外标准,且总纳入得分 ≥20,则符合 IgG4-RD 分类。可以看出,对于血清 IgG4,使用倍数正常值比 IgG4 水平的绝对值更合适。IgG4-RD 患者血清 IgG4/IgG 比值通常 >0.2,该比例不会增加采用单独血清 IgG4 的诊断特异性。有研究显示,当 IgG4/ 总 IgG 比值 >8% 时,提示 IgG4-RD;当 IgG4/ 总 IgG 比值 >40% 时,更利于支持在有大量纤维化的组织中进行诊断。因此,升高的血清 IgG4 不能作为 IgG4-RD 发病的主要病因,也不能作为该病唯一的诊断标准。IgG4-RD 的具体发病机制及 IgG4 是否能导致病理性结局亟须进一步研究。

IgG4 血清学检测对于 IgG4 相关性疾病的诊断非常重要,IgG4 越高,患者发生其他器官受累的可能性越高,和 IgG4 相关疾病相关性越高。用药初期患者 IgG4 水平会急剧下降,相应的临床症状好转。部分患者使用维持药物剂量 IgG4 会出现高于临界上限值的现象。定期对血清 IgG4 水平进行检测对于确定早期的复发患者是非常必要的。但由于 IgG4 相关性疾病不是常见病,应先排除其他疾病后再考虑。血清 IgG4 浓度检测通常采用的方法为散射比浊法,检测中要注意可能出现的前带效应(prozone effect)导致的 IgG4 浓度的虚假低值,当患者临床特征与血清 IgG4 检测结果明显不符时,应考虑前带效应的影响,可以通过稀释血清样品来进行校正。

(魏 彬 蔡 蓓 石运莹 王兰兰)

第十节 自身免疫性肝病与自身抗体检测

自身免疫性肝病(autoimmune liver disease,AILD)是一组主要以肝脏炎性损伤为特点的自身免疫性疾病,好发于女性。自身免疫性肝病的临床表现多样,常累及肝胆、皮肤、关节和神经系统等。根据免疫学和病理学特点,AILD 主要包括:自身免疫性肝炎(autoimmune hepatitis,AIH)、原发性胆汁性胆管炎

(primary biliary cholangitis，PBC)、原发性硬化性胆管炎(primary sclerosing cholangitis，PSC)以及这 3 种疾病中任何两者或两者以上同时发生的重叠综合征(overlap syndrome，OS)，以 AIH-PBC 最多见。AIH 是AILD 最常见的类型，以出现循环自身抗体、高浓度血清球蛋白以及肝脏组织学检查特征性异常(淋巴 -浆细胞浸润、界面性肝炎)为特征，主要分为三个亚型，AIH-1 型(或经典型)以循环中 ANA 和 / 或抗平滑肌抗体(anti-smooth muscle antibodies，抗 SMA 抗体)阳性为特征，常见于成年人；AIH-2 型为抗肝 / 肾微粒体抗体(anti-liver/kidney microsome，抗 LKM 抗体)阳性和 / 或抗肝细胞溶质抗原 1 型抗体(anti-livercytolol antigen type 1，抗 LC-1 抗体)阳性，常见于儿童和青少年；AIH-3 型以抗可溶性肝抗原 / 肝胰抗原抗体(anti-solube liver antigen/liver-pancreas antigen，抗 SLA/LP 抗体)为特征，通常抗 Ro52 抗体也呈阳性。

PBC 是一种慢性胆汁淤积性自身免疫性肝病，以肝内中小胆管损伤为主。好发于中老年女性，男女比例约为 1∶9，40 岁以上女性发病率可达千分之一。病理特征是 T 淋巴细胞介导攻击肝小叶内小胆管，导致肝内胆管逐渐丢失，表现为黄疸、胆汁淤积性肝酶异常以及肝硬化。PBC 与遗传有关，具有一定的家族性，PBC 患者的一级亲属患病率在 5%~6%，最常出现于患者的姐妹。有些 PBC 患者会伴有自身免疫性肝炎或复发性硬化性胆管炎(PSC)，呈现重叠综合征。有些 PBC 患者还会伴有干燥综合征和自身免疫性甲状腺疾病。有研究分析发现，PBC 是发生肝癌的一个重要因素，PBC 患者发生肝癌的风险比一般人群增加近 8 倍。PBC 患者血清中通常会检测到抗线粒体抗体(anti-mitochondrial antibody，AMA)，是特异性血清学诊断指标物。

PSC 的主要特征是肝内和 / 或肝外胆道系统内中型和大型胆管发生炎症、纤维化及狭窄，形成胆汁淤积。PSC 的诊断除了依据临床症状外，关键的辅助诊断依据为胆道影像学信息，PSC 至今尚无发现疾病相关特异性自身抗体。

由于自身免疫性肝病免疫异常与病理损伤的特征不同，不同的自身免疫性肝病其相关的自身免疫抗体具有明显差异，因此，自身免疫肝病抗体检测对不同类型自身免疫性肝病的诊断和分型具有重要意义。

一、实验室分析路径

实验室分析路径见图 20-10。

二、相关实验

不同 AILD 的诊断标准随着对疾病的认识增加而不断更新，但基本原则通常包括临床症状和体征、影像学检查、肝活检、实验室常规检测与特殊检测等。最重要的实验室常规检测包括肝功能生化检测和特异性自身抗体检测，不同 AILD 自身抗体表达具有明显差异，因此自身免疫性肝病抗体对不同类型肝病的诊断和分型具有重要意义。AILD 常见的临床生化与免疫检测异常指标包括 ALT、AST、ALP、IgG、IgM 等。AILD 常见的自身抗体有 ANA、ASMA、抗 -actin 抗体、抗 LKM-1 抗体、抗 LC-1 抗体、抗 SLA 抗体、AMA、抗 Sp100 抗体、抗 gp210 抗体、ANCA 等。目前最常用的自身抗体检测技术主要包括间接免疫荧光(IIF)法、ELISA、免疫印迹法、微珠流式荧光法、化学发光法等。

1. 抗核抗体(ANA) ANA 是 AILD 最常见的自身抗体，具有较高异质性，AIH 患者的 ANA 可表现为均质型、颗粒型、核仁型或混合核型，提示其靶抗原可能为染色质、双链 DNA、核糖体蛋白。70% 左右的PBC 患者也能检测到 ANA 阳性，常见荧光模型包括颗粒型、核多点型、核膜型和抗着丝点型，核多点型和核膜型被认为是 PBC 特异性的荧光模型。核多点型 ANA 的靶抗原主要包括 Sp100、早幼粒细胞性白血病(PML)蛋白等，核膜型 ANA 的靶抗原主要包括 gp210 和 p62 等。通常采用以 HEp-2 细胞为底物的间接免疫荧光法(IFA)检测 ANA。

2. 抗平滑肌抗体(ASMA) ASMA 与 ANA 均为 AIH-1 型的主要诊断标志物。ASMA 可与多种细胞骨架呈结合反应，其在荧光显微镜下显示不同的染色模式：血管 / 肾小球和血管 / 肾小球 / 肾小管模式被认为是对 AIH 诊断具有特异性的。指南推荐采用 IIF 方法检测 ASMA，也可用 ELISA、化学发光法等方法进行检测。

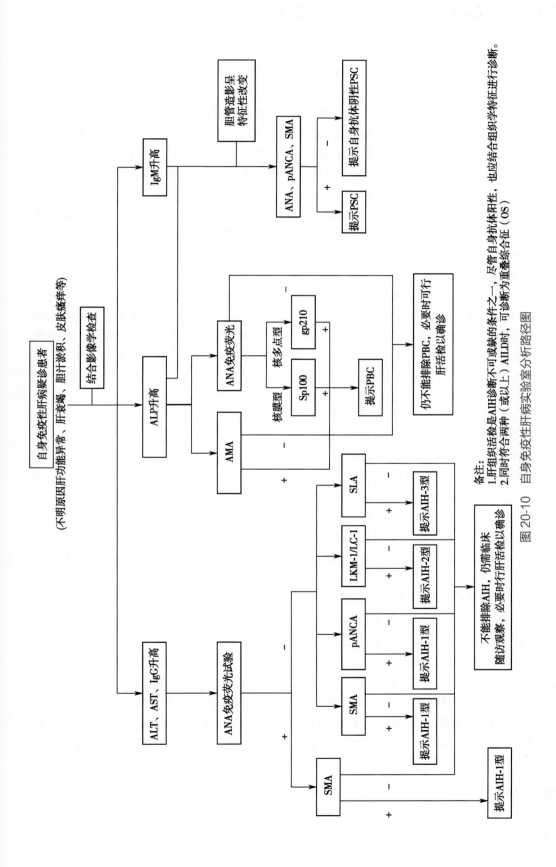

图 20-10 自身免疫性肝病实验室分析路径图

备注:
1.肝组织活检是AIH诊断不可或缺的条件之一,尽管自身抗体阴性,也应结合组织学特征进行诊断。
2.同时符合两种(或以上)AILD时,可诊断为重叠综合征(OS)

3. 抗肌动蛋白抗体(抗 -actin 抗体)　抗 SMA 的靶抗原是细胞骨架成分,包括微丝、微管和中间丝,而微丝中主要是肌动蛋白,后者又可分为 G- 肌动蛋白和 F- 肌动蛋白。其与 ASMA 同时检测有助于提高 AIH 的诊断率。

4. 抗肝 / 肾微粒体抗体(抗 LKM 抗体)　抗 LKM 抗体分为 3 个亚型,其中抗 LKM-1 抗体最常见,其靶抗原为细胞色素 P4502D6(CYP2D6),该抗原与 HCV 基因序列有部分同源性,因而抗 LKM-l 抗体也会出现在 5%~10% 的慢性丙型肝炎患者血清中。该抗体是 AIH-2 型的特异性抗体,通常以 IIF 法检测抗 LKM 总抗体,用免疫印迹法、ELISA 及其他免疫学方法检测抗 LKM-1 抗体。

5. 抗肝细胞溶质抗原抗体 -1(抗 LC-1 抗体)　抗 LC-1 抗体所识别的靶抗原是亚氨甲基转移酶 - 环化脱氨酶。抗 LC-1 抗体只显示于门静脉周围的肝细胞胞浆中,表明不是所有肝细胞均含有此抗体的靶抗原。该抗体是 AIH-2 型的另一种特异性抗体,抗 LC-1 抗体目前通常采用 ELISA 或免疫印迹法进行检测。

6. 抗可溶性肝抗原 / 肝胰抗原抗体(抗 SLA/LP)　抗 SLA/LP 抗体是一种可溶性胞质蛋白酶,研究证明该抗原为 O- 磷酸丝氨酸 -tRNA: 硒 -tRNA- 合成酶,位于肝细胞浆内,相对分子质量为 50 000。近年来发现抗 SLA 与肝胰抗原(LP)系同一种靶抗原,故将其相应抗体统称为抗 SLA/LP 抗体,近年来已将抗 SLA/LP 抗体简化为抗 SLA 抗体。抗 SLA 抗体是 AIH-3 型的特异性抗体。目前抗 SLA 抗体常采用 ELISA、免疫印迹法或免疫斑点法等方法检测。

7. 抗线粒体抗体(AMA)　AMA 是 PBC 特异性血清学诊断指标物,根据靶抗原不同,AMA 可分为 9 个亚类,即 M1~M9,其中 AMA-M2 亚类诊断 PBC 的特异性最高,为 90%~95%,其主要作用于丙酮酸脱氢酶复合体 E2 亚单位(PDC-E2),95% 以上的 PBC 患者体内可以检测出抗 PDC-E2 的自身抗体。一项研究表明,AMA-M2 抗体阴性的 PBC 患者的肝脏,PDC-E2 也有表达,因此体内可能存在针对与 PDC-E2 有 T 细胞交叉反应性的酮酸脱氢酶复合物家族其他亚单位的自身抗体,这些抗体的发现将有赖于进一步的研究。

8. 抗核多点抗体(抗 Sp100 抗体)　抗 Sp100 抗体的靶抗原为可溶性酸性磷酸化核蛋白 Sp100,其相对分子质量 100 000,是 PBC 高度特异性抗核抗体,其在 ANA 阳性患者中的荧光模型为核多点型。目前常采用 ELISA、免疫印迹及化学发光等方法进行检测。

9. 抗核包膜蛋白(抗 gp210)　抗 gp210 的靶抗原是核膜型特异性相关的核孔复合体糖蛋白 210,其相对分子质量 210 000,也是 PBC 高度特异性抗核抗体,其在 ANA 阳性患者中的荧光模型为核膜型。目前常采用 ELISA、免疫印迹及化学发光等方法进行检测。

10. 抗中性粒细胞胞浆抗体(ANCA)　根据染色核型的不同,可分为胞浆型(c-ANCA)和核周型(p-ANCA)两种类型。ANCA 作为小血管炎的生物学标志物,主要存在于 ANCA 相关血管炎中,如显微镜下多血管炎及嗜酸性肉芽肿性多血管炎等,但也可见于 AIH 和 PSC 等其他疾病中。

11. 抗去唾液酸糖蛋白受体抗体(抗 -ASGPR 抗体)　抗 -ASGPR 抗体是肝脏特异性的自身抗体,在 AIH-1 型患者中有 80% 的阳性率。但它不是 AIH 特异性抗体,在病毒性肝炎等肝病患者中有一定阳性率,目前市场尚缺乏稳定可靠的商品化试剂,限制了其临床应用。

12. 其他实验室指标　氨基转移酶(ALT、AST): ALT 和 AST 大量存在于肝细胞中,血清 ALT 和 AST 活性升高,通常表示肝脏受损,大量的细胞内酶释放入血,AILD 患者尤其是 AIH 患者肝细胞损伤时常可见 ALT 和 AST 的升高。碱性磷酸酶(ALP)是一种含锌的糖蛋白,存在于各种组织中,其含量以肝脏最多,ALP 在病毒性肝炎中可轻度增高,但在各种原因所致的胆汁淤积中常常可升高达 5~20 倍,且升高的程度常与阻塞程度成正比,ALP 在 PBC 或 PSC 患者中呈明显升高。AILD 患者常可出现血清免疫球蛋白升高,AIH 患者主要以 IgG 水平升高为主,PSC 患者主要以 IgM 水平升高为主。

三、结果判断与分析

(一)诊断试验

1. 抗核抗体(ANA)　ANA 检测是实验室筛查 AIH 的首选实验。AIH 患者血清中可检测到多种自身抗体。在我国 70%~80% 的 AIH 患者呈 ANA 阳性,是 AIH-1 型的诊断标志之一。AIH 患者 ANA 滴度中位数为 1∶320(1∶40~1∶16 384),4% 患者的 ANA 滴度大于 1∶40,高滴度支持 AIH-1 型诊断。一般认为,核多点型 ANA 和核膜型 ANA 具有 PBC 疾病相关性。ANA 也可存在于 PSC、HBV、HCV、酒精性肝炎等患者血清中,但滴度一般较低。由于 ANA 可在多种自身免疫性疾病中出现,因此需结合多种自身抗体辅助 AILD 的确诊和分型。

2. 抗平滑肌抗体(ASMA)　ASMA 与 ANA 都是国内外相关指南推荐的 AIH-1 型的主要诊断标志物,约半数 ANA 阳性的病例与 ASMA 有关。国内报道仅有 20%~30% 的 AIH 患者呈 ASMA 单独阳性,而 ANA 和 / 或 ASMA 阳性者可达 80%~90%。但 ASMA 也可在 PSC(6%)、慢性丙型肝炎(6%)等患者中出现。

3. 抗肌动蛋白抗体(抗 -actin)　高滴度 F- 肌动蛋白抗体对诊断 AIH-1 的特异性较高。研究表明抗 SMA(大于 1∶80)和抗肌动蛋白抗体(大于 1∶40)与 AIH-1 型患者的血清生化学和组织学疾病活动度有关,并预示治疗失败概率较高。

4. 抗肝 / 肾微粒体抗体(抗 LKM 抗体)　抗 LKM 抗体(包括抗 LKM-1 抗体)和抗 LC-1 抗体是 AIH-2 型的诊断标志物,通常在 ANA 和 ASMA 阴性的情况下被检测到。该抗体具有较高的 AIH 诊断特异性。

5. 抗肝细胞溶质抗原抗体 -1(抗 LC-1 抗体)　在 10% 的 AIH-2 型患者中抗 LC-1 抗体是唯一可检测到的自身抗体,该抗体常与抗 LKM-1 抗体同时出现,也可单独出现。抗 LC-1 抗体具有较高的 AIH 诊断特异性,但在临床中较为罕见。抗 LC-1 抗体被证明与疾病活动关系密切,其滴度在疾病缓解阶段会大量下降(>50%)或消失。

6. 抗可溶性肝抗原 / 肝胰抗原抗体(抗 SLA/LP 抗体)　在 AIH-3 型患者中,抗 SLA 抗体呈现的突出特点是高特异性(接近 100%)和低检出率(我国为 6%)。它是目前国内外公认唯一对 AIH 具有诊断特异性的自身抗体。该抗体阳性被证实与炎症较重、进展较快、易复发等特性相关,提示预后不良。

7. 抗线粒体抗体(AMA)　AMA 是 PBC 的标志性自身抗体,是国内外指南推荐的 PBC 诊断标准之一。AMA-M2 亚型阳性对 PBC 的诊断具有高度敏感性和特异性,其阳性率达 90%~95%。AMA 阴性也不能完全排除 PBC 的患病可能,5%~10% 的患者中 AMA 阴性,但其临床表现与 AMA 阳性患者相同。此外,研究表明 AMA 与疾病的进展不相关。

8. 抗核多点抗体(抗 Sp100 抗体)　抗 Sp100 抗体是 PBC 高度特异性抗体,在 PBC 患者中阳性率为 30%,其诊断特异性 97%,可与抗 gp210 抗体和 / 或 AMA 同时出现,也可存在于阴性患者中,与抗 gp210 抗体联合诊断可将 PBC 的阳性率提高到 94%。抗 Sp100 抗体在 AMA-M2 阴性的 PBC 患者中阳性率为 60%。美国和欧洲肝病学会的 PBC 诊治指南中均推荐其作为 AMA 阴性 PBC 患者的诊断指标。抗 Sp100 抗体可能与 PBC 肝组织病变的进展程度有关,提示患者易进展为肝衰竭或有较严重的胆汁淤积和肝功能损害,预后不佳。

9. 抗核包膜蛋白(抗 gp210 抗体)　抗 gp210 抗体也是 PBC 高度特异性抗体,其特异性接近 100%,但灵敏性仅为 25%,可与抗 Sp100 抗体和 / 或 AMA 同时出现,也可存在于阴性患者中。抗 gp210 抗体在 AMA-M2 阴性的 PBC 患者中阳性率为 40%~60%。美国和欧洲肝病学会的指南中均推荐其作为 AMA 阴性的 PBC 患者的诊断指标。抗 gp210 抗体阳性提示疾病处于活动期,是疾病快速进展乃至发展为肝功能衰竭的危险因素。

10. 抗中性粒细胞胞浆抗体(ANCA)　AIH-1 型中的 p-ANCA 阳性率为 50%~90%,对那些常规抗体阴性但仍然疑诊的患者可检测 p-ANCA。30%~80% 的 PSC 患者也可见到非典型 p-ANCA。在其他肝病如 AIH-2 型、PBC 患者中 ANCA 滴度较低,在与其他肝病的鉴别诊断中具有一定价值。

11. 其他实验室指标　氨基转移酶(ALT、AST)和 IgG 在 AIH 患者中常可见水平升高,目前公认的指南中建议将 ALT>5 倍参考范围上限(ULN)和 / 或 IgG>1.1 倍 ULN 作为 AIH 的诊断标准之一;ALP 在 PBC 或 PSC 患者中呈明显升高,提示胆汁淤积,一般认为 ALP 大于 2 倍 ULN 是 PBC 的诊断标准之一;40%~50% 的 PSC 患者可见血清 IgM 水平升高,30%PSC 患者可出现 γ- 球蛋白血症,但免疫球蛋白的异常对预后并无明确提示意义。

（二）鉴别试验

免疫球蛋白 G4（IgG4）　IgG4 相关性疾病患者可能存在一种糖皮质激素治疗有效的硬化性胆管炎，其临床和影像学特征与 PSC 相似，研究显示有 9%~36% 的 PSC 患者 IgG4 水平会升高。IgG4 相关性胆管炎是 1 型自身免疫性胰腺炎（IgG4 相关性胰腺炎）最常见的胰腺外表现，超过 70% 的此类患者有 IgG4 相关性胆管炎。IgG4 相关性胆管炎、自身免疫性胰腺炎和 PSC 是独立的疾病，还是一种疾病的不同表现，目前尚不清楚。所有新诊断的 PSC 患者都应检测血清 IgG4，因为 IgG4 相关性胆管炎 / 自身免疫性胰腺炎的治疗包括糖皮质激素。

（高雪丹　杨　滨　石运莹　王兰兰）

第十一节　ANCA 相关性血管炎与自身抗体检测

抗中性粒细胞胞浆抗体（antineutrophil cytoplasmic antibody，ANCA）是一组以中性粒细胞及单核细胞胞浆成分为靶抗原的自身抗体。这些自身抗体在病情活动的肉芽肿性多血管炎（granulomatosis with polyangiitis，GPA，也称为 Wegener 肉芽肿）和显微镜下多血管炎（microscopic polyangiitis，MPA）患者中存在的比例很高，而在嗜酸性肉芽肿性多血管炎（eosinophilic granulomatosis with polyangiitis，EGPA，也称为 Churg-Strauss 综合征）患者中存在比例较低。由于这些疾病的共同特征是 ANCA 的存在和小血管炎，学者们将他们统称为 ANCA 相关性血管炎（ANCA-associated vasculitis，AAV）。血管炎是一种以血管的炎症和损伤为特征的临床病理过程，通常血管腔受累，由于任何形态、任何大小、任何部位的血管均可受累，血管炎性损伤可以仅局限于一个器官，也可以同时累及多个脏器和系统，表现为广泛而又有异质性的临床综合征。AAV 是属于血管炎综合征中的一类与自身抗体相关的坏死性血管炎，无明显免疫复合物沉积，主要累及小血管。AAV 主要包括三类疾病，分别具有独特的临床表型。

肉芽肿性多血管炎（GPA）不是一种很常见的疾病，可见于任何年龄，发病的平均年龄为 40 岁，男女患病比为 1:1，黑人发病罕见，是一种有特殊临床病理表现的疾病。临床特点是上呼吸道、下呼吸道的肉芽肿性血管炎和合并存在的肾小球肾炎。组织病理学标志是小动脉和小静脉的坏死性血管炎伴肉芽肿形成，肉芽肿可发生在血管内和血管外。95% 的 GPA 患者都有上呼吸道受累，患者常有严重的上呼吸道病变，例如鼻窦疼痛、渗液、脓血涕，伴有或不伴有鼻腔黏膜溃疡。严重者可出现鼻中隔穿孔，从而导致鼻鞍畸形。由于咽鼓管阻塞，可能发生分泌性中耳炎。85%~90% 的患者可能出现咳嗽、咯血、呼吸困难和胸部不适的肺部受累表现；约 77% 的 GPA 患者肾脏病变是其主要的临床表现，一旦发现临床可见的肾脏功能损害，往往会发展为快速进展的肾衰竭，成为导致该病死亡的重要原因。GPA 患者还可以发生皮肤病变、心脏受累、神经系统受累等多种表现。该病的疾病活动时，大部分患者具有非特异性症状与体征，初期症状为全身不适、乏力、关节痛、厌食和体重下降。出现发热通常提示疾病活动，但多数情况下提示存在继发感染，通常为上呼吸道感染。患者特征性的实验室检测结果包括红细胞沉降率（ESR）显著升高、轻度贫血和白细胞增多、轻度的高免疫球蛋白血症（尤其是 IgA 类），轻度 RF 增高。急性期反应时可有血小板增多。约 90% 的活动期肉芽肿性多血管炎患者抗 PR3 抗体为阳性，疾病稳定期时，该抗体的敏感性可降至 60% 左右，部分患者可存在抗 MPO 抗体阳性，约有 20% 患者 ANCA 可能为阴性。

显微镜下多血管炎（MPA）的平均发病年龄约 57 岁，男性发病率略高于女性。是一类无免疫复合物的、影响小血管（毛细血管、小静脉或小动脉）的坏死性血管炎。肾小球肾炎在 MPA 中很常见，肺毛细血管炎也常有发生。MPA 没有肉芽肿反应，由此可将其与 GPA 鉴别。由于该病主要累及小血管，MPA 和 GPA 有着相似的临床表现。该病多以逐渐起病，初期症状为发热、体重下降和骨骼肌肉痛，至少有 79% 患者发生肾小球肾炎，部分患者可发展为快速进展型，迅速导致肾脏衰竭。而 MPA 还包括肾局限性血管炎（renal-limited vasculitis，RLV）。患者实验室检测常可出现炎症反应特征，包括红细胞沉降率（ESR）升高、贫血、白细胞和血小板增加，约 75% 的 MPA ANCA 可能为阳性，抗 MPO 抗体是与该病相关的主要 ANCA 特异性自身抗体。

嗜酸性肉芽肿性多血管炎（EGPA）是比较少见的疾病，估计的年发病率为百万分之（1~3），该病可发生于任何年龄段，平均发病年龄为 48 岁，男女比例为 1:1.2。EGPA 疾病的特征有哮喘、外周血嗜酸性粒细胞增加和组织中嗜酸性粒细胞的浸润,血管外肉芽肿形成,以及多器官系统性血管炎。肺部的累及是该病最突出的特征,皮肤、心血管系统、肾脏、周围神经系统和胃肠道也是常见受累部位。EGPA 患者常有的临床表现为全身不适、乏力、关节痛、厌食和体重下降等。肺部出现嗜酸性肉芽肿性多血管炎是最突出的临床表现,包括严重的哮喘发作和肺部浸润影像。患者的特征性实验室检测常是明显的嗜酸性粒细胞增多,80% 以上患者其细胞数可以超过 1 000/μL,大多数患者出现红细胞沉降率(ESR)升高、以及纤维蛋白或 $α_2$- 巨球蛋白增加的炎症性反应证据。约 48% 的 EGPA 患者有抗 MPO 抗体阳性。

AAV 的常规实验室检查一般无特异性,主要涉及红细胞沉降率(ESR)、RF 检测、血常规、生化常规的肾脏功能检测和免疫球蛋白定量分析,有条件的实验室可进行免疫复合物与炎性因子的检测。特殊检测为自身抗体 ANCA 的检测。ANCA 检测有助于 AAV 的筛查,针对 ANCA 的特异性抗原进一步做相关自身抗体检测,对于不同的 AAV 疾病具有更加重要的价值。本章主要涉及检验内容为 ANCA 相关的自身抗体检测及其应用。

一、实验室分析路径

实验室分析路径见图 20-11。

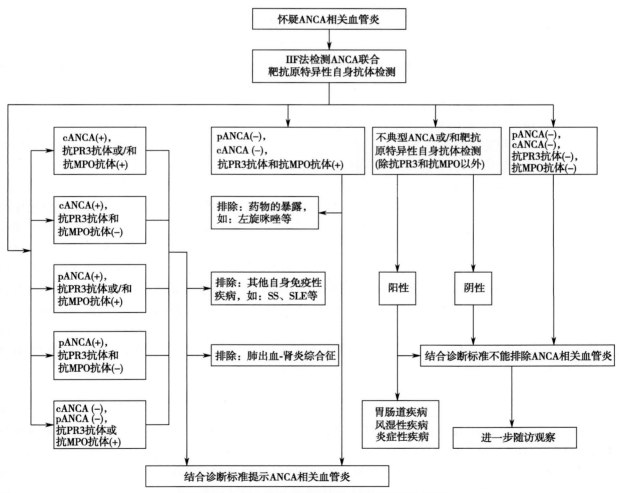

图 20-11 ANCA 相关性血管炎实验室分析路径图

二、相关实验

1. 抗中性粒细胞胞浆抗体(ANCA)检测 ANCA 是以中性粒细胞及单核细胞胞浆成分为靶抗原的自身抗体。ANCA 的检测方法包括间接免疫荧光法(indirect immunofluorescence assay,IFA)和针对特异性自身抗体检测的免疫学方法,如 ELISA 法等。

IFA 检测 ANCA 以乙醇和甲醛固定的人中性粒细胞为标准试验基质,为便于更好地进行荧光结果判读,建议同时结合 HEp-2 细胞等实验基质排除抗核抗体(antinuclear antibody,ANA)的干扰。IFA-ANCA 根据在乙醇和甲醛固定的人中性粒细胞上呈现的荧光染色形态不同,分为胞浆型 ANCA(称为 cANCA)、核周型 ANCA(称为 pANCA)及不典型 ANCA(不典型 cANCA 和不典型 pANCA)。

2. ANCA 特异性自身抗体检测　ANCA 的靶抗原包括髓过氧化物酶(myeloperoxidase,MPO)、蛋白酶 3(proteinase 3,PR3)、人白细胞弹性蛋白酶(human leukocyte elastase,HLE)、乳铁蛋白(lactoferrin,LF)、溶菌体(lysozyme,LYS)、组织蛋白酶 G(cathepsin G,Cath G)、杀菌 / 通透性增高蛋白(bactericidal/permeability increasing protein,BPI)等,以 MPO、PR3 最常见。抗 MPO 抗体和抗 PR3 抗体对 AAV 的分型、临床表现、治疗效果评价及预后判断等都具有重要的临床意义。针对靶抗原特异性自身抗体检测主要采用免疫学方法,包括 ELISA、线性免疫印迹法、高通量流式免疫法、化学发光法、荧光酶免疫法等。

三、结果判断与分析

(一)诊断实验

1. 抗中性粒细胞胞浆抗体(ANCA)检测

胞浆型 ANCA(cANCA):该型荧光模型表现为乙醇固定的人中性粒细胞胞浆呈现弥散的粗细不一的颗粒荧光,胞浆荧光清晰勾勒出细胞及细胞核的形态,分叶核间荧光呈现重染;甲醛固定的中性粒细胞呈现上述一致的荧光染色。蛋白酶 3(PR3)是 cANCA 主要的靶抗原,它是一种分子量为 29kD 的中心丝氨酸蛋白酶,存在于中性粒细胞嗜天青颗粒里。90% 以上典型活动的肉芽肿性多血管炎患者检测抗 PR3 抗体呈阳性,特别是在伴有活动期肾小球肾炎的情况下。cANCA 阳性,抗 PR3 抗体或 / 和抗 MPO 抗体阳性,可以见于活动性 ANCA 相关血管炎患者中;cANCA 阳性,抗 PR3 抗体和抗 MPO 抗体阴性,可以见于经治疗后的 ANCA 相关血管炎患者中。值得注意的是,ANCA 阳性对 ANCA 相关血管炎诊断仅有辅助意义,除了极其罕见的情况,自身抗体检测不能代替组织活检。

核周型 ANCA(pANCA):针对中性粒细胞内嗜天青颗粒蛋白的自身抗体即可出现 pANCA 的特征,该型荧光模型表现为乙醇固定的中性粒细胞呈现典型的核周胞浆带状荧光染色增强,荧光阳性染色主要集中在分叶核周围,形成环状或不规则的块状,带状荧光向细胞核内浸润或不浸润;甲醛固定的中细粒细胞胞浆呈现弥散、粗细不一的颗粒状荧光,胞浆中的荧光可清晰勾勒出细胞及细胞核的形态,分叶核间荧光呈现重染。髓过氧化物酶(MPO)是 pANCA 主要的靶抗原,其他能够产生 pANCA 荧光模型的靶抗原包括弹性蛋白酶(HLE)、乳铁蛋白(LF)、溶菌体(LYS)、组织蛋白酶 G(Cath G)、杀菌 / 通透性增高蛋白(BPI)等。然而,目前认为抗 MPO 抗体阳性对诊断 MPA 最具有临床价值。pANCA 阳性,抗 MPO 抗体和 / 或抗 PR3 抗体阳性,可以见于活动性 AAV 患者中;pANCA 阳性,抗 MPO 抗体和抗 PR3 抗体阴性,可以见于经治疗后的 AAV 患者中。由于 pANCA 阳性还可出现在一系列炎症性疾病中,因此,单独 pANCA 阳性对诊断血管炎的特异性较低,结合进一步检测特异性抗原的自身抗体对诊断的帮助更大。

不典型的 pANCA 阳性,抗 HLE 抗体阳性,可见于原发性硬化性胆管炎(PSC)、SLE、PBC 等患者中;不典型的 pANCA 阳性,抗 LF 抗体阳性,可见于慢性炎症性肠病(CIBD)、PSC、SLE、RA 等患者中;不典型的 pANCA 阳性,抗 Cath G 抗体阳性,可见于 SLE、IBD、PBC 等患者中;不典型的 pANCA 或不典型的 cANCA 阳性,抗 BPI 抗体阳性,可见于肺部炎症性疾病,主要是囊性纤维化患者。

cANCA 或 pANCA 阳性,抗 PR3 抗体、抗 MPO 抗体以外的其他抗体阳性,偶见于 ANCA 相关血管炎患者中;cANCA 阴性,pANCA 阴性,抗 PR3 抗体或抗 MPO 抗体阳性,可出现在部分 AAV 患者中。抗 PR3 抗体、抗 MPO 抗体同时阳性时,要注意排除药物的影响,其中最常见的一种情况是左旋咪唑暴露,左旋咪唑可引起与坏疽性皮肤损害相关的独特的血管病变。

不典型 cANCA 或不典型 pANCA 阳性,抗 PR3 抗体、抗 MPO 抗体以外的其他抗体阳性,可见于胃肠道疾病、风湿性疾病、炎症性疾病等患者中。ANCA 阴性不能排除 AAV。ANCA 阳性的 AAV 患者和 ANCA 阴性的 AAV 患者之间在临床特征等方面都具有差异。

总体来讲,对于 AAV 的诊断,cANCA 的特异性强于 pANCA。实际上,检测 ANCA 特异性自身抗体如:抗 PR3 抗体、抗 MPO 抗体在诊断 AAV 中的特异性和阳性预测值更高。

2. 外周血嗜酸性粒细胞　外周血嗜酸性粒细胞增多(通常为 5 000~9 000/μL)是 EGPA 最典型的表现,血常规检测发现嗜酸性粒细胞>1 500/μL(或>总白细胞计数的 10%)时就应怀疑 EGPA。

(二) 鉴别试验

1. 抗核抗体(antinuclear antibody,ANA)　抗核抗体检查阳性可能支持存在系统性红斑狼疮等基础系统性风湿性疾病。

2. 抗肾小球基底膜抗体(anti-glomerular basement membrane antibody,anti-GBM)　anti-GBM 见于抗 GBM 病患者,这些患者中有 10%~40% 在诊断时可见 ANCA 阳性,抗 MPO 抗体阳性多于抗 PR3 抗体阳性。anti-GBM 的检测有助于这部分患者的鉴别诊断。

(黄卓春　胡　静　石运莹　王兰兰)

第十二节　抗磷脂综合征与自身抗体检测

抗磷脂综合征(antiphospholipid syndrome,APS)是由自身抗磷脂抗体(antiphospholipid antibody,aPL)介导的以反复动脉或静脉血栓和 / 或病态妊娠(妊娠早期流产和中晚期死胎)为特征的获得性易栓性疾病。最早发现该类疾病患者血清中可检出一组抗狼疮抗凝物(lupus anticoagulant,LA)的抗体。现已明确患者血清中检测到的主要自身抗体是针对的磷脂 - 血浆蛋白复合物[主要是 43kD 血浆载脂蛋白——称为 β_2- 糖蛋白 1(β_2-GPI)和凝血素]。

APS 可分为原发性 APS 和继发性 APS,继发性 APS 多见于系统性红斑狼疮(SLE)或类风湿性关节炎(RA)等自身免疫病。多见于年轻人。男女发病比率为 1:9,女性发病的中位年龄为 30 岁。抗磷脂综合征的主要临床表现为动脉或静脉血栓和 / 或病态妊娠引起的直接或间接表现。静脉血栓相关的临床表现是表浅静脉和深静脉血栓、脑静脉血栓、颅内高压的症状和体征、视网膜静脉血栓、肺栓塞、肺动脉高压和巴德 - 基亚里综合征。动脉血栓的表现为偏头痛、认知功能障碍、短暂的脑缺血发作、卒中、心肌梗死、上下肢动脉血栓、缺血性肢体溃疡、肢端坏疽、缺血性骨坏死、视网膜动脉闭塞导致的无痛性短暂性视力丧失、肾动脉狭窄、肾小球病变,以及脾、胰腺和肾上腺栓塞等。因肾小球毛细血管急性血栓性微血管病变和纤维内膜增生的慢性损害可导致肾小球病变,这些病变的特征为小动脉纤维化和 / 或纤维细胞性闭塞以及皮质局灶萎缩,临床表现为高血压、轻度血肌酐升高、蛋白尿和轻度血尿。早期动脉粥样硬化是 APS 罕见的临床特点。aPL 阳性的自身免疫性疾病和感染患者复发性流产的发生率较高,约为 28%,胎龄小于 10 周的胎儿丢失率约为 35%、胎龄大于 10 周的胎儿丢失率约为 17%。导致该类复发性流产或习惯性流产的主要机制是 aPL 对胎盘滋养细胞具有细胞毒性,通过诱导局部炎症反应和活化补体系统导致病态妊娠。皮肤的网状青斑主要由斑驳网状血管组成,临床上出现皮肤的同饰边状、紫色网状变化,这些临床表现与毛细管的血栓导致小静脉水肿和病变血管发生的部位有关。

APS 患者可分为两类,Ⅰ 类为有 1 种以上 aPL 阳性的患者,Ⅱ 类为仅有任意 1 种 aPL 阳性的患者。其中 Ⅱ 类 APS 患者依据不同 aCL 阳性的种类,可分为 Ⅱa、Ⅱb、ⅡC 三类。Ⅱa 为狼疮抗凝物(LA)阳性,Ⅱb 为抗心磷脂抗体(aCL)阳性,ⅡC 为抗 β_2- 糖蛋白 1(β_2-GPI)抗体阳性。

一、实验室分析路径

实验室分析路径见图 20-12。

二、相关实验

原发性 APS 的诊断主要依靠临床表现和实验室检查,还必须排除其他自身免疫病和感染、肿瘤等疾病引起的血栓。根据 ISTH2006 年修订的 APS 分类标准,至少满足 1 条临床标准和 1 条实验室标准方可诊断 APS。实验室标准主要包括狼疮抗凝物(LA)、抗心磷脂抗体(aCL)和抗 β_2- 糖蛋白 1(β_2-GPI)抗体。

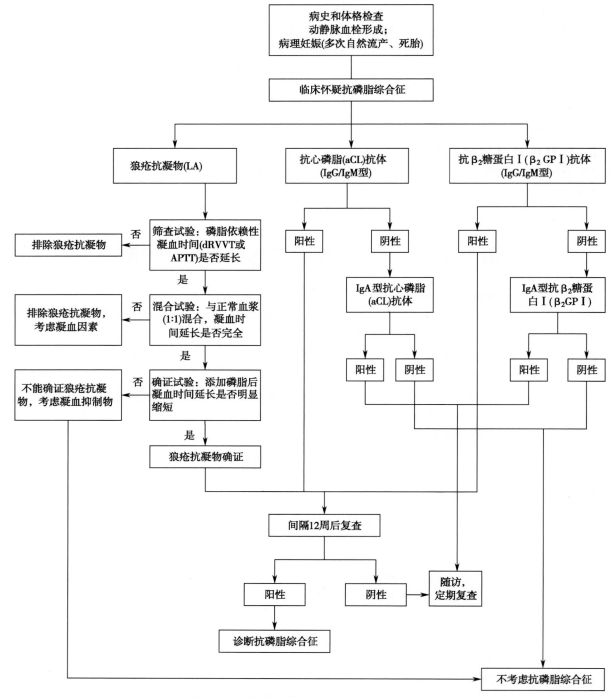

图 20-12　抗磷脂综合征的实验室分析路径图

（一）首选实验

1. 狼疮抗凝物（LA）　LA 是一组能与负电荷磷脂和磷脂蛋白质复合物相结合的 IgG/IgM 型免疫球蛋白。作用于凝血酶原复合物（Xa、V a、Ca^{2+} 及磷脂）以及 Tenase 复合体（因子 IXa、Ⅷa、Ca^{2+} 及磷脂），在体外能延长磷脂依赖的凝血试验的时间。因此检测 LA 是一种功能试验，有凝血酶原时间（PT）、活化部分凝血活酶（APTT）、白陶土凝集时间（KCT）和蛇毒试验，其中以 KCT 和蛇毒试验较敏感。

2. 抗心磷脂抗体（aCL）　以心磷脂为抗原进行检测，国际上对 IgG 和 IgM 型 aCL 检测结果的表述单位采用为 GPL（1μg/mL 纯化的 IgG 型 aCL 的结合抗原活性）和 MPL（1μg/mL 纯化的 IgM 型 aCL 的结合抗原活性）。常用酶联免疫吸附法（ELISA）进行检测，目前临床上已有自动化程度高，重复性好，敏感度和特异度均较高的化学发光法用于对 aCL 的 IgG、IgA 和 IgM 类抗体进行定量检测。

3. 抗 $β_2$- 糖蛋白 1（$β_2$-GPI）抗体　用纯化的 $β_2$-GPI 为抗原检测抗 $β_2$-GPI 抗体，与 aCL 相比，该抗体与血栓的相关性更强，假阳性低，对诊断原发性 APS 的敏感性与 aCL 相近。目前常用 ELISA 法进行检测。也可使用化学发光法对 $β_2$-GPI 的 IgG、IgA 和 IgM 类抗体进行定量检测。

（二）其他实验

1. Coombs 试验　抗球蛋白试验（antiglobulin test，AGT）又称 Coombs 试验，也称为抗人球蛋白试验，用于检测患者红细胞膜上或血清中有无红细胞抗体。部分 APS 患者会出现自身免疫性溶血性贫血，Coombs 试验阳性是相关的实验室特征。

2. 血小板计数　约有 30% 的 APS 患者会出现血栓性血小板减少，常规检测时关注血小板数量是辅助诊断 APS 的实验室证据。

3. 抗核抗体、抗可溶性核抗原（ENA）抗体和其他自身抗体的相关检测以排除其他结缔组织病。

4. 尿常规，尿微量蛋白、肾功能等常规检查可协助了解肾脏受损状况。

三、结果判断与分析

抗磷脂抗体（aPL）与磷脂综合征密切相关，但不是其特异性抗体。在一般人群中 aPL 的阳性率是 1%~5%，阳性率随年龄的增加而增加。aPL 阳性亦可出现在 SLE（约有三分之一的 SLE 患者 aPL 呈阳性）、RA、系统性硬化、干燥综合征等自身免疫疾病患者中。另外，恶性肿瘤（如淋巴瘤、白血病、肺癌等）、感染性疾病（如梅毒、结核、传染性单核细胞增多症等）、某些药物（如普鲁卡因胺、氯丙嗪、避孕药等）使用后及部分健康人群中也可以出现 aPL 阳性。1/3 的抗磷脂抗体阳性的患者会有血栓事件或不良孕产史。

1. 狼疮抗凝物（LA）　LA 的检测方法包括：

（1）筛查试验：包括稀释的蝰蛇毒磷脂时间法（dRVVT）、活化部分凝血活酶时间法（APTT）、硅凝固时间法（SCT）、大斑蛇凝血时间法（TSVT）及蛇静脉酶时间法（ET）等。目前，ISTH、临床实验室标准化协会（CLSI）等国际指南推荐，对 LA 采用 2 种不同凝血途径的方法进行检测，其中 dRVVT 和 APTT 是国际上最常用的检测方法，通常 dRVVT 作为首选方法，敏感性较好的 APTT（低磷脂或二氧化硅作为活化剂）作为次选方法。

（2）确证试验：采用改变磷脂的浓度或组成来确证 LA 的存在。

（3）混合试验：将患者血浆与正常血浆（1∶1）进行混合，以证实凝血时间延长并不是由于凝血因子缺乏导致。

临床实验室标准化协会（CLSI）发布的指南中对 LA 的检测程序为筛查试验 - 确证试验 - 混合试验，当筛查试验和确证试验检测结果难以解释时再进行混合试验。在血浆中测得狼疮抗凝物至少 2 次，每次间隔至少 12 周。接受华法林、肝素及新型口服抗凝剂治疗的患者可能出现 LA 假阳性，因此对接受抗凝剂治疗患者的 LA 检测结果，应谨慎解读。

要引起注意的是，由于 APS 患者常具有可以识别苍白密螺旋体 PL/ 胆固醇复合物的抗体，可出现梅毒血清学检测假阳性（BFP-STS）和梅毒快速试验（VDRL）假阳性，这类患者的结果解读要注意区分。

2. 抗心磷脂抗体（aCL）　检测血清中抗心磷脂抗体（aCL）：IgG/IgM 型中高滴度阳性（aCL-IgG 抗体 >40GPL；aCL-IgM 抗体 >40MPL；或滴度大于 99 百分位数）。抗心磷脂抗体（aCL）包括 IgG、IgM、IgA 等亚型。由于与抗磷脂综合征诊断相关的国际、国内标准或指南中，仅提出检测患者抗心磷脂抗体中的亚型（aCL-IgG 抗体和 aCL-IgM 抗体）以及抗 $β_2$-GPI 抗体中的亚型（抗 $β_2$GP Ⅰ-IgG 抗体和抗 $β_2$GP Ⅰ-IgM 抗体）为阳性，可以作为抗磷脂综合征诊断的实验室依据。而 aCL-IgA 抗体和抗 $β_2$GP Ⅰ-IgA 抗体未纳入指南（且临床上单独抗 aCL-IgA 抗体和、或抗 $β_2$GP Ⅰ-IgA 抗体呈高滴度阳性较少出现），因此建议临床首先检测 aCL-IgG 抗体和 aCL-IgM 抗体，若 aCL 抗体的 IgG 和 IgM 型阴性，但临床高度怀疑是 APS 时，建议再检测 aCL-IgA 抗体。低滴度抗心磷脂抗体（aCL）亦可能有临床意义（特别是病理妊娠），需密切结合临床表现加以判断。目前常规临床检测时，为缩短等待时间，方便快捷，通常将 IgG、IgM、IgA 三个抗体同步检测。首次检测与再次检测最好间隔 12 周以上，至少 2 次或 2 次以上阳性，结合临床表现协助诊断。

由于在 SLE 等自身免疫病、恶性肿瘤（如淋巴瘤、白血病、肺癌等）、感染性疾病（如梅毒、结核、传染性单核细胞增多症等）、某些药物（如普鲁卡因胺、氯丙嗪、避孕药等）使用后及部分健康人群中亦可出现抗心磷脂抗体（aCL）阳性。需密切结合临床表现加以判断与鉴别，必要时重复检测。

3. 抗 β_2- 糖蛋白 1（β_2-GPI）抗体　检测血清或血浆中抗 β_2- 糖蛋白 1（β_2-GP Ⅰ）抗体：IgG/IgM 型阳性（滴度大于 99 百分位数）。抗 β_2- 糖蛋白 1（β_2-GPI）抗体包括 IgG、IgM、IgA 等亚型。同抗心磷脂抗体（aCL）的应用一样，国际、国内标准或指南中，仅提出检测患者抗心磷脂抗体中的亚型（aCL-IgG 抗体和 aCL-IgM 抗体）以及抗 β_2-GPI 抗体中的亚型（抗 β_2GP Ⅰ-IgG 抗体和抗 β_2GP Ⅰ-IgM 抗体）为阳性，可以作为抗磷脂综合征诊断的实验室依据。因此，在做 β_2-GPI 检测时，仍然建议首先检测抗 β_2GP Ⅰ-IgG 抗体和抗 β_2GP Ⅰ-IgM 抗体，若抗 β_2GP Ⅰ 抗体的 IgG 和 IgM 型阴性，但临床高度疑似 APS 时，建议检测抗 β_2GP Ⅰ-IgA 抗体。同抗心磷脂抗体（aCL）的检测一样，目前常规临床检测时，为缩短等待时间，方便快捷，通常将 IgG、IgM、IgA 三个抗体同步检测。首次检测与再次检测最好间隔 12 周以上，至少 2 次或 2 次以上阳性，结合临床表现协助诊断。

4. 与病态妊娠相关的 aPL　病态妊娠是指一次或多次发生于妊娠 10 周或 10 周以上的不能解释的形态学正常的死胎、或一次或多次发生于妊娠 34 周之前因严重的先兆子痫、子痫或者明确的胎盘功能所致的形态学正常的新生早产儿、或者是大于或等于 3 次发生与妊娠 10 周内的无法解释的自发性流产，LA 阳性与病理妊娠等临床事件有更强的相关性。实验室检测指标包括，LA、aCL 和 / 或抗 β_2-GP Ⅰ 等抗磷脂抗体的检测，如果 LA、aCL 抗体、抗 β_2-GP Ⅰ 抗体同时阳性（即 3 种抗体阳性），特别呈现中高滴度阳性，与病理妊娠的相关性更高。

（张　蕾　杨　滨　石运莹　王兰兰）

第十三节　病 例 分 析

病例 1

一般资料：

患者，女性，15 岁，主诉"乏力，发热 3⁺ 个月，伴颧部红斑 1⁺ 个月"。患者 3⁺ 个月前无明显诱因出现乏力，发热，体温 37~38℃，1⁺ 个月前出现颧部红斑，日光照射后出现皮疹。患病以来，精神饮食差，体重下降 5kg。

体格检查：

体温 37.8℃，脉搏 100 次 /min，呼吸频率 20 次 /min，血压 120/90mmHg，面部蝶形红斑，口腔溃疡，余无特殊。

实验室检查：

血清 IgG 25.3g/L，IgA 3 380mg/L，IgM 2 960mg/L，C3 0.53g/L，C4 0.08g/L，RF<20IU/mL，ANA 1∶3 200 均质型颗粒型，Anti dsDNA +1∶10，Anti Sm（++++），Anti RNP（++++）。

分析：

该患者最可能的诊断是活动期 SLE，因为血清免疫学检查显示高免疫球蛋白，低补体，并且抗核抗体和双链 DNA 抗体阳性，支持活动期 SLE 诊断。进一步检查尿微量蛋白了解肾脏情况，尿 MA 18mg/L，TRF<2mg/L，IgG<20mg/L，α_1M 10.0mg/L，尿微量蛋白处于正常范围内。

最后诊断：

活动期 SLE，尚未有肾脏损害。

病例 2

一般资料：

患者，女性，29 岁，主诉"发热，乏力 5⁺ 个月"。患者 5⁺ 个月前无明显诱因出现发热体温在

37~38℃。四肢无力,下蹲、起立、举臂、翻身、吞咽出现困难,并伴有关节痛。患病以来,精神饮食差,体重明显减轻。

体格检查:

体温 37.3℃,脉搏 98 次/min,呼吸 21 次/min,血压 105/75mmHg。头颈部无特殊,四肢肌肉压痛,余无明显异常。

实验室检查:

肌酶谱升高,肌电图示肌原性损害,肌活检异常。免疫学检查:IgG 27.5g/L,IgA 935mg/L,IgM 870mg/L,C3 0.915g/L,C4 0.173g/L,CIC 0.17OD,RF<20IU/mL,ANA+1:320 胞质型,Anti dsDNA−,Anti Sm−,Anti RNP−,Anti SSA−,Anti SSB−,Anti Scl-70−,Anti Jo-1+++,Anti rib−。

分析:

该患者最可能的诊断是多发性肌炎,因为血清免疫学检查结果支持该诊断,尤其是抗 Jo-1 抗体阳性结果进一步明确诊断。

最后诊断:多发性肌炎。

病例 3

一般资料:

患者,女性,23 岁,主诉"晨僵 3⁺ 个月,伴腕掌关节痛 2⁺ 个月"。患者 3⁺ 个月前无明显诱因出现晨僵,每次持续时间在 2 小时左右,后自行缓解。2⁺ 个月前出现腕、掌指关节痛。

体格检查:

腕关节,近端指关节压痛,双侧指关节对称性关节肿,右手掌指关节处见皮下结节,余无特殊。

实验室检查:

血清 IgG 15.3g/L,IgA 4 470mg/L,IgM 3 640mg/L,C3 0.98g/L,C4 0.24g/L,RF360IU/mL,ANA−,Anti dsDNA−,ENA−,AKA +,抗 CCP 抗体 110RU/mL,CRP 116mg/L。

分析:

该患者最可能的诊断是活动期 RA,因为血清免疫学检查显示高免疫球蛋白,低补体,并且 RF、AKA、CCP 这三个与 RA 相关的抗体均阳性,炎性指标均显著升高,支持活动期 RA 诊断。

最后诊断:

活动期 RA。

病例 4

一般资料:

患者,女性,46 岁,主诉"晨僵,双侧手指关节痛 2⁺ 个月"。患者 2⁺ 个月前无明显诱因出现晨僵,每次持续约 1 小时,后自行缓解。同时伴双侧手指关节痛,未做特殊处理,无明显缓解。

体格检查:

生命体征平稳,头颈部无异常,双侧手指关节压痛,未见关节肿及皮下结节,余无特殊。

实验室检查:

IgG 33.10g/L,IgA 2 850mg/L,IgM 1 430mg/L,C3 0.993 0g/L,C4 0.198 0g/L,CIC 0.18OD,RF 105IU/mL,ANA +1:320 斑点型,Anti dsDNA−,ENA−,AKA +,抗 CCP 抗体 102RU/mL。

分析:

该患者最可能的诊断是 RA,因为血清免疫学检查结果支持诊断,尤其是 RF、AKA、CCP 抗体阳性结果进一步明确诊断,另有必要检测 CRP 及 SAA 等炎性标志物,以判断其疾病活动程度。

最后诊断:

RA。

病例 5

一般资料：

患者女性，28 岁，主诉"发热，面部红斑 2⁺ 个月，口腔溃疡 2⁺ 周"。患者 2⁺ 个月前无明显诱因出现发热。自服"感冒药"无缓解。无特殊既往病史和服药史。

体格检查：

体温 37.8℃，脉搏 102 次 /min，呼吸 22 次 /min，血压 110/80mmHg。颧部蝶形红斑，口腔见多个溃疡及脓点，余无特殊。

实验室检查：

IgG 38.4g/L，IgA 2 970mg/L，IgM 1 420mg/L，IgE 228.4IU/mL，C3 0.6 610g/L，C4 0.125 0g/L，CIC 0.14OD，RF 41.10IU/mL，ANA++1：1 000 均质斑点型，Anti dsDNA +1：10，Anti Sm++++。

分析：

因患者具有面部红斑和口腔溃疡表现，免疫学指标检查 ANA++1：1 000 均质斑点型，该患者最可能的诊断为 SLE，结合 Anti dsDNA 和 Anti Sm 阳性检测结果进一步确诊。

最后诊断：

SLE，同时应监测肾脏功能如尿微量蛋白检测，以便监测其累及肾脏情况。

病例 6

一般资料：

患者，女性，25 岁，主诉"肌痛，手指肿胀 1⁺ 个月"。患者 3⁺ 个月前无明显诱因出现胸闷，脱发，患病以来，精神饮食差，体重下降 5kg。

体格检查：

体温 37.8℃，脉搏 100 次 /min，呼吸 20 次 /min，血压 120/90mmHg，关节压痛，余无特殊。

实验室检查：

血细胞分析：血红蛋白 83g/L，红细胞 2.1×10^{12}/L，Hct 0.24，MCV 109fl，红细胞大小不等。白细胞 3.3×10^9/L，中性分叶细胞 0.69、淋巴细胞 0.27、单核细胞 0.02、嗜酸性粒细胞 0.02，血小板 125×10^9/L。IgG 25.3g/L，IgA 3 380mg/L，IgM 2 960mg/L，C3 0.73g/L，C4 0.18g/L，RF＜20IU/mL，ANA 1：3 200 斑点型，Anti RNP（++++）。

分析：

该患者最可能的诊断自身免疫性疾病，结合患者临床表现其可能为 SLE、SSc、PM、DM 和 RA，但上述疾病尚不能确诊，结合 Anti RNP 检验结果可进一步明确诊断。

最后诊断：

MCTD。

病例 7

一般资料：

患者，男性，25 岁。主诉"腰痛 5⁺ 个月，背痛 1⁺ 个月"。患者 5⁺ 个月前无明显诱因出现腰痛，牵涉至臀部，为持续钝痛，无明显缓解。1⁺ 个月前出现背痛，静止后加重，活动后减轻。

体格检查：

生命体征平稳，头颈部无特殊，腰部前弯、后仰、侧弯三向活动受限。右侧膝关节肿胀，有压痛。

实验室检查：

IgG 18.3g/L，IgA 970mg/L，IgM 1 540mg/L，C3 1.25g/L，C4 0.27g/L，CIC 0.13OD，RF＜20IU/mL，ANA（－），Anti dsDNA（－），ENA（－），HLA-B27 97.3%（+）。

分析：

根据患者主诉的临床症状和查体分析，该患者为年轻男性，出现腰背部疼痛，并为活动后减轻，同时腰部活动受限，提示患者可能为强直性脊柱炎（AS），选择相关的实验室检查指标显示，患者免疫球蛋白 IgG 略高，且具有 AS 诊断较高特异性的指标 HLA-B27 阳性，提示该患者可诊断为强直性脊柱炎（AS），CRP 异常升高，结合患者临床症状，提示患者处于炎症活跃期。如能结合影像学检查，可进一步帮助确诊。

诊断意见：

AS，如能结合影像学检查，可进一步帮助确诊。

病例 8

一般资料：

患者，女性，29 岁。主诉"发热，乏力 5⁺ 个月"。患者 5⁺ 个月前无明显诱因出现发热体温在 37~38℃。四肢无力，下蹲、起立、举臂、翻身、吞咽出现困难，并伴有关节痛。患病以来，精神饮食差，体重明显减轻。

体格检查：

体温 37.3℃，脉搏 98 次 /min，呼吸 21 次 /min，血压 105/75mmHg。头颈部无特殊，四肢肌肉压痛，余无明显异常。

实验室检查：

IgG 27.5g/L，IgA 935mg/L，IgM 870mg/L，C3 0.915g/L，C4 0.173g/L，CIC 0.17OD，RF＜20IU/mL，ANA（+）1：320 斑点型胞质型，Anti dsDNA（-），Anti Sm（-），Anti RNP（-），Anti SSA（-），Anti SSB（-），Anti Scl-70（-），Anti Jo-1（+++），Anti rib（-）。肌酶谱升高。

其他辅助检查：

肌电图示肌原性损害，肌活检异常。

分析：

根据患者主诉的临床症状和查体分析，该患者为育龄女性，出现肌肉疼痛，四肢无力等症状，怀疑患者可能患有免疫疫系统疾病，选择相关的实验室检查指标显示，血清 IgG、CIC 异常升高，符合自身免疫性疾病高 γ 血症的指征，ANA 阳性，对诊断多发性肌炎有高度特异性的 Anti Jo-1 强阳性，提示患者为多发性肌炎，另外肌电图示肌原性损害，肌活检异常，肌酶谱升高，所有临床体征及检查指标均提示患者为多发性肌炎。

最后诊断：

PM。

病例 9

一般资料：

患者，女性，35 岁。主诉"手指僵硬 3⁺ 个月，面部皮肤色素沉着 1⁺ 个月"。患者 3⁺ 个月前无明显诱因出现手指僵硬，皮肤变硬，未做特殊处理。1⁺ 个月前出现面部、肢体的广泛硬皮，色素沉着间以脱色白斑。

体格检查：

生命体征平稳，面部皮肤受损，面纹消失，面容刻板，张口困难。肢体及躯干部见广泛皮肤受损，色素沉着及脱色白斑。余无特殊。

实验室检查：

IgG 28.5g/L，IgA 3 050mg/L，IgM 1 980mg/L，C3 0.9g/L，C4 0.195g/L，CIC 0.132OD，RF 215IU/mL，ANA（++）1：1 000 均 质 核 仁 型，Anti dsDNA（-），Anti Sm（-），Anti RNP（-），Anti SSA（-），Anti SSB（-），Anti Scl-70（+++），Anti Jo-1（-），Anti rib（-）。

分析：

根据患者主诉的临床症状和查体分析，该患者为育龄女性，出现面部、肢体皮肤广泛变硬，怀疑患者为硬化症，选择相关的实验室检查指标显示，IgG 及 IgA 异常增高，符合自身免疫性疾病高 γ 血症的指征，

ANA 阳性,对诊断弥漫型系统性硬化症有高度特异性的 Anti Scl-70 强阳性,提示患者为弥漫型系统性硬化症,如能结合病理学检查结果可进一步确诊。

诊断意见:

PSS,如能结合病理学检查结果可进一步确诊。

病例 10

一般资料:

患者,女性,28 岁。主诉"进食困难伴皮疹 3^+ 个月"。患者 3^+ 个月前无明显诱因出现进食困难,唇舌干燥,大量饮水,无缓解。肢体及躯干出现皮疹,为红色,局部瘙痒。

体格检查:

生命体征平稳,头颈部无特殊,见四肢及躯干散在红色皮疹,余无明显异常。

实验室检查:

IgG 78.5g/L,IgA 3 980mg/L,IgM 3 590mg/L,IgE 187.3IU/mL,C3 1.56g/L,C4 0.263g/L,CIC 0.45OD,RF 200IU/mL,ANA(++)1:1 000 斑点型,Anti dsDNA(-),Anti SSA(++),Anti SSB(++),余(-);CD3:54.5%,CD4:17.7%,CD8:32.1%,CD4/CD8:0.6。

分析:

根据患者主诉的临床症状和查体分析,该患者为育龄女性,出现唇舌干燥,伴有皮肤异常,患者可能患有免疫系统疾病,选择相关的实验室检测显示,患者免疫球蛋白异常增加,符合自身免疫性疾病高 γ 血症的指征,CIC 异常升高,ANA 呈阳性、且与诊断干燥综合征有高度相关性的 Anti-SSA 和 Anti-SSB 均阳性,实验室结果提示该患者与患干燥综合征密切相关,如能进行腺体活检可进一步帮助确诊。

诊断意见:

SS,如能进行腺体活检可进一步帮助确诊。

病例 11

一般资料:

患者,男性,47 岁,主诉"反复腰背部不适 1^+ 年,发现双肾增大 1^+ 月", 1^+ 月前,双侧肾脏长大(左侧 14.6cm×5.8cm,右侧 13.8cm×4.9cm),伴总蛋白升高、白蛋白降低,尿蛋白定性阴性,无小便量减少、双下肢及颜面部水肿。外院实验室检查:总蛋白 106.6g/L,白蛋白 27.4g/L,肌酐 106.6μmol/L,免疫球蛋白 κ 轻链>8.76g/L,免疫球蛋白 λ 轻链>4.88g/L。TSH 6.84μIU/mL。影像学检查:甲状腺专科彩超显示甲状腺左侧叶混合回声结节。胸部 CT 显示双肺,双侧腋窝及纵隔多发淋巴结,部分肿大。上腹部 MRI:腹膜后、肝门区多发淋巴结;胰头体积稍增大,钩突区可疑信号;胆总管下段及胰管轻度扩张;双侧肾脏体积增大伴异常信号,以左肾为主。

体格检查:

体温 36.8℃,脉搏 80 次/min,呼吸 20 次/min,血压 153/97mmHg。查体发现双侧耳后、颌下、颈前、双侧腋窝、腹股沟可扪及多个淋巴结,最大者约 2cm×3cm。余无特殊。

既往史:

1^+ 年前患胰腺炎, 1^+ 年前,行"腹腔镜下胆囊切除术"。否认肝炎、结核或其他传染病史,否认过敏史。

实验室检查:

血清 IgG 56.60g/L,IgA 613.00mg/L,IgM 680.00mg/L,IgE 279.00IU/mL,KAP 轻链 48.80g/L,LAM 轻链 29.50g/L,尿 KAP 轻链 1.37g/L,尿 LAM 轻链 0.31g/L,ALT 247IU/L,AST 318IU/L,ALP 414IU/L,GGT 277IU/L,嗜酸性粒细胞比例 12.6%,ANA 可疑(±),血清 IgG4 浓度为 70.1g/L,凝血功能、输血前全套、ENA、ANCA 未见明显异常。骨髓穿刺活检病理诊断:造血细胞增生低下。免疫表型检测示散在及小灶性分布的淋巴细胞 CD20(+,p)、CD3(+,p)、CD5(+,p)、Cyclin D1(-)、CD5(-)。另见少数 CD138(+)、IgK(+)或 Igλ(+)之浆细胞散在分布,约占有核细胞 5%。肾穿刺活检病理诊断:肾小球病变轻微伴个别球性

硬化,以小管间质性肾炎病变为主。免疫组化染色:间质浸润浆细胞呈 Kappa(部分细胞 +),Lambda(部分细胞 +)。免疫组化 IgG4 染色显示阳性细胞最多处约 30 个 /HPF。腹股沟淋巴结活检病理诊断:淋巴结正常结构存在,淋巴组织增生伴淋巴滤泡形成,髓索较多浆细胞浸润。免疫表型检测示淋巴细胞 CD20(+,p)、CD3(+,p)、CD5(+,p)、CD30(+,少数转化细胞)。浆细胞 CD138(+)、IgK(+,p)、Igλ(+,p);IgG4(+,局灶区均 60~70 个 /HPF)。EBER1/2-IFSH(−),流式细胞学检测未检出 T、B 及 NK 细胞异常表达细胞群。

分析:

本次病例中的患者具有较典型的 IgG4 相关疾病的临床表现及特征,患者表现为受累器官肿大,全身弥漫性淋巴结肿大,肾脏穿刺免疫组化 IgG4 染色显示阳性细胞最多处约 30 个 /HPF,淋巴结穿刺活检免疫组化 IgG4 染色显示局灶区均 60~70 个 /HPF,血清 IgG4 浓度为 70.1g/L。符合 IgG4 相关性疾病的诊断标准。

最后诊断:

IgG4 相关性肾病。

病例 12

一般资料:

患者,女性,51 岁,因"淋巴结肿大 1⁺ 年"入院。1+ 年前患者无明显诱因出现双侧腹股沟多个淋巴结肿大,大小不等,最大约 3cm×3cm,后逐渐出现双侧腋窝及耳后淋巴结肿大,大小不等,腋窝处最大约 5cm×5cm,耳后最大约蚕豆大小。活动度好,压痛不明显,伴头痛、为双侧颞部、枕部持续性跳痛,风吹及摇头时加重,服用止痛药好转。于我院查:血清 IgG 48.50g/L,IgA 5 800.00mg/L,IgM 3 510.00mg/L,KAP 轻链 40.10g/L,LAM 轻链 19.20g/L,ENA 阴性,ANA 阴性。蛋白电泳未见 M 蛋白。淋巴结活检示:<左侧腹股沟>淋巴结,良性淋巴增生,滤泡间区见较多浆细胞浸润,免疫组化染色呈 CD138(+)、IgG(+)、IgG4(少数 +)、Igκ(+)、Igλ(+);滤泡间区淋巴细胞呈 CD3ε(+)。骨穿结果示:骨髓增生活跃,粒系占 55.5%,红系占 34.5%,查见簇状分布浆细胞。骨髓病理诊断示:有核细胞增生明显活跃取代部分脂肪组织,粒红比为 6~8:1,各分化阶段粒细胞均可见到,幼稚粒细胞数量略多,巨核细胞 6~8 个 /HPF,网状纤维布增加。流式细胞分析示:未见明显异常表型细胞群。

1⁺ 月前患者头痛加重,为双侧颞部、枕部持续性跳痛,服用止痛药无好转,伴视物旋转、视物成双(上下平行影像)、站立不稳、双耳耳鸣、心慌、盗汗、呕吐 3 次,呕吐物为胃内容物,呕吐后头痛无缓解,无吞咽困难、饮水呛咳、手脚麻木乏力。入我院神经内科,查:血常规:血红蛋白 74g/L,血小板计数 495×10⁹/L。血沉 63.0mm/h。IgG 68.60g/L,IgA 7 360.00mg/L,IgM 2 230.00mg/L,RF 39.20IU/mL。腹股沟淋巴结彩超:双侧腹股沟区多发长大淋巴结伴回声及血流改变。腹部及妇科彩超:右肾囊肿,脾脏长大。胸部 CT:双侧腋窝、锁骨上窝、纵隔及肺门淋巴结增多、增大。扫及肝脏、脾脏增大,肝胃韧带区淋巴结增大可能。骨髓涂片示:目前骨髓淋巴细胞不高占 21%,但浆细胞多见占 10.5%。骨髓活检:目前之骨髓造血细胞增生明显活跃,三系均增生。右侧腹股沟淋巴结穿刺涂片及细胞块:倾向反应性增生。腰穿检查脑脊液常规:有核细胞 50×10⁶/L,单个核细胞 90.0%。脑脊液生化、涂片、培养未见明显异常。

体格检查:

体温 36.7℃,脉搏 78 次 /min,呼吸 20 次 /min,血压 111/53mmHg。胸背部皮肤多处斑块样色素沉着,左侧耳后、腋下、腹股沟淋巴结肿大明显。

实验室检查:

血常规:Ret 0.102 5×10¹²/L,Hb 96g/L,PLT 511×10⁹/L,WBC 16.75×10⁹/L,N 75.1%,肝肾功:ALT 76IU/L,ALB 26.1g/L,GLB 89.1g/L,ALP 574IU/L,GGT 146IU/L,血淀粉酶、脂肪酶正常;血清 IgG4 检测 3.690g/L;ACA 及自身免疫性肝病抗体阴性,贫血相关指标:铁 5.20μmol/L,转铁蛋白 1.54g/L,可溶性转铁蛋白受体测定 1.90mg/L;尿常规示:(尿沉渣镜检)红细胞 28/μL,胸部及全腹部增强 CT:颈根部、双肺门、纵隔及双侧腋窝淋巴结明显增多、增大。扫及甲状腺左叶结节,性质?肝脏增大,脾脏增大,右肾囊肿,胆总管稍扩张,腹盆腔内、腹膜后及双侧腹股沟区多发肿大淋巴结,考虑自身免疫性疾病可能。肾穿刺免疫组化染色:浆细胞呈 IgG(+),IgG4(最多处 1 个高倍视野见 8 个阳性细胞)。

分析:

患者全身多发淋巴结长大,血清 IgG4 检测 3.690g/L,淋巴结活检提示 IgG4(少数 +),肾穿刺免疫组化染色:浆细胞呈 IgG(+),IgG4(最多处 1 个高倍视野见 8 个阳性细胞)。采用激素治疗后复查 IgG4 亚型 2.710g/L,病情好转,虽然未累及肾脏,仍符合 IgG4 相关性疾病的诊断。

诊断意见: IgG4 相关性疾病。

病例 13

一般资料:

患者,女性,40 岁,因"发现突眼 10$^+$ 年,皮肤干燥 4$^+$ 年,复发加重 3$^+$ 个月"入院。10$^+$ 年前患者无明显诱因出现双眼突出,伴畏光、流泪,无明显胀痛,自觉视力较前稍有下降,至我院门诊就诊,考虑"甲状腺功能减退",予以优甲乐对症治疗,未见明显好转。4$^+$ 年患者因上述症状至我院眼科就诊,予以泼尼松、滴眼液等对症治疗,于 2011 年 3 月行"左、右眼眶占位切除术",病理检查示"双眼眶淋巴增生性病变",此后症状反复,性质同前。4$^+$ 年前患者自觉皮肤干燥明显,偶感瘙痒,自觉泪少,腮腺肿大偶伴疼痛,唾液减少,口干明显,多次至我科门诊就诊,检查"IgG 52.20g/L,C3 0.733 0g/L,C4 0.106 0g/L,ANA 可疑(±),ENA 抗体谱阴性;KAP 轻链 31.10g/L,LAM 轻链 23.00g/L,血 KAP/LAM 比值 1.35",考虑"干燥综合征? IgG4 相关性疾病?",予以醋酸泼尼松(2013 年 4 月起始剂量 50mg,逐渐减量至 5mg,至 2014 年 1 月停药)、环磷酰胺 0.05g 每日一次(2013 年 4 月至 2013 年 11 月)、帕夫林 600mg 每日 2 次、赛能 200mg 每日 2 次、氨甲蝶呤 7.5mg 每周一次(2014 年 7 月至今)治疗,症状反复缓解不明显。

体格检查:

体温 36.6℃,脉搏 80 次 /min,呼吸 18 次 /min,血压 113/73mmHg。浅表淋巴结未扪及,腮腺无肿大,全身皮肤干燥,双下肢为甚。双手掌尺侧散在淤斑。双眼突出,右眼鼻上扪及一 1mm×0.8mm 大小包块,质韧,活动度差,轻度压痛。

既往史:

2011 年 3 月行左、右眼眶占位切除术,10$^+$ 年前行右侧卵巢囊肿手术。

实验室检查:

眼科检查示双眼角膜染色阳性,诊断干眼症。眼眶 CT:双侧眼球突出,右眼眶内上方见一软组织结节,约 1.1cm 大小,双侧眼外肌有增粗,双侧翼腭窝增宽,双侧眶下神经增粗。右侧上颌窦内大片软组织密度影,右侧上颌窦炎。胸部 CT:双肺多处支气管壁增厚,以右肺上叶明显。纵隔、双肺门淋巴结增多。腹部 CT:大网膜、肠系膜、肝胃间隙、腹膜后淋巴结增多,部分增大。腹部彩超:胆囊结石;胆囊壁增厚。甲状腺彩超:甲状腺左侧叶结节:结节性甲状腺肿? 免疫结果示:IgG 19.60g/L,IgA 1 560.00mg/L,IgM 557.00mg/L,IgE 177.53IU/mL,C3 0.567 0g/L,C4 0.107 0g/L,血清 IgG4 20.00g/L,ANA、抗双链 DNA 抗体、ENA 抗体谱均为阴性。直接抗人球蛋白试验阳性。并联系病理科对患者 3+ 年前眼眶病理标本再次读片,结果显示:镜下见 >100 个浆细胞 /1 个高倍视野,可符合 IgG4 相关性病变,请结合临床综合考虑。补做免疫组化:浆细胞 IgG4(+)、CD138(+)、PC(+)、IgG(±)。

分析:

该患者以眼部症状为首发症状,肺部和腹部淋巴结增多,由于患者首次就诊时我院并未开展血清 IgG4 浓度检测,所以并未发现患者为 IgG4 相关疾病,再次就诊查血清 IgG4 浓度为 20.00g/L,眼部组织病理组织再次送检结果显示镜下见 >100 个 IgG4(+)浆细胞 /1 个高倍视野,符合 IgG4 相关疾病诊断。进一步说明了 IgG4 血清学检测对于发现 IgG4 相关疾病的重要性。

最后诊断:

IgG4 相关性疾病。

(武永康　陈捷　白杨娟　王兰兰)

▶ 参考文献

1. 王兰兰. 医学检验项目选择与临床应用. 2 版. 北京: 人民卫生出版社, 2013.

2. 凯利风湿病学. 左晓霞, 陶立坚, 高洁生, 主译. 7 版. 北京: 人民卫生出版社, 2006.

3. Lothar Thomas. 临床实验诊断学——实验结果的应用和评估. 吕元, 朱汉民, 沈霞, 等译. 上海: 上海科学技术出版社, 2004.

4. 王兰兰. 临床免疫学与检验. 北京: 人民卫生出版社, 2017.

5. 哈里森内科学——免疫与风湿性疾病分册. 19 版. 栗占国, 主译. 北京: 北京大学医学出版社, 2016.

6. 曹雪涛. 免疫学前沿进展. 4 版. 北京: 人民卫生出版社, 2017.

7. Lim CSE, Sengupta R, Gaffney K. The clinical utility of human leucocyte antigen B27 in axial spondyloarthritis. Rheumatology (Oxford), 2018, 57 (6): 959-968.

8. Chen B, Li J, He C, et al. Role of HLA-B27 in the pathogenesis of ankylosing spondylitis (Review). Mol Med Rep, 2017, 15 (4): 1943-1951.

9. Dashti N, Mahmoudi M, Aslani S, et al. HLA-B*27 subtypes and their implications in the pathogenesis of ankylosing spondylitis. Gene, 2018, 670: 15-21.

10. Colbert RA, Navid F, Gill T. The role of HLA-B*27 in spondyloarthritis. Best Pract Res Clin Rheumatol, 2017, 31 (6): 797-815.

11. Tartar DM, Chung L, Fiorentino DF. Clinical significance of autoantibodies in dermatomyositis and systemic sclerosis. Clin Dermatol, 2018, 36 (4): 508-524.

12. Sasaki H, Kohsaka H. Current diagnosis and treatment of polymyositis and dermatomyositis. Mod Rheumatol, 2018, 28 (6): 913-921.

13. Wolstencroft PW, Fiorentino DF. Dermatomyositis Clinical and Pathological Phenotypes Associated with Myositis-Specific Autoantibodies. Curr Rheumatol Rep, 2018, 20 (5): 28.

14. Satoh M, Tanaka S, Ceribelli A, et al. A Comprehensive Overview on Myositis-Specific Antibodies: New and Old Biomarkers in Idiopathic Inflammatory Myopathy. Clin Rev Allergy Immunol, 2017, 52 (1): 1-19.

15. Cutolo M, Sulli A, Pizzorni C, et al. Systemic sclerosis: markers and targeted treatments. Acta Reumatol Port, 2016, 41 (1): 18-25.

16. Kuwana M. Circulating Anti-Nuclear Antibodies in Systemic Sclerosis: Utility in Diagnosis and Disease Subsetting. J Nippon Med Sch, 2017, 84 (2): 56-63.

17. Stefanski AL, Tomiak C, Pleyer U, et al. The Diagnosis and Treatment of Sjögren's Syndrome. Dtsch Arztebl Int, 2017, 114 (20): 354-361.

18. Jonsson R, Brokstad KA, Jonsson MV, et al. Current concepts on Sjögren's syndrome-classification criteria and biomarkers. Eur J Oral Sci, 2018, 126 Suppl 1 (Suppl Suppl 1): 37-48.

19. Baldini C, Ferro F, Elefante E, et al. Biomarkers for Sjögren's syndrome. Biomark Med, 2018, 12 (3): 275-286.

20. Fujimoto M, Watanabe R, Ishitsuka Y, et al. Recent advances in dermatomyositis-specific autoantibodies. Curr Opin Rheumatol, 2016, 28 (6): 636-644.

21. Miyabe K, Zen Y, Cornell LD, et al. Gastrointestinal and extra-Intestinal manifestations of IgG4-related disease. Gastroenterology, 2018, 155 (4): 990-1003.

22. Chen LYC, Mattman A, Seidman MA, et al. IgG4-related disease: what a hematologist needs to know. Haematologica, 2019, 104 (3): 444-455.

23. Wallace ZS, Mattoo H, Carruthers M, et al. Plasmablasts as a biomarker for IgG4-related disease, independent of serum IgG4 concentrations. Ann Rheum Dis, 2015, 74 (1): 190-195.

24. van der Gugten G, DeMarco ML, Chen LYC, et al. Resolution of spurious Immunonephelometric IgG subclass measurement discrepancies by LC-MS/MS. Clin Chem, 2018, 64 (4): 735-742.

25. Khosroshahi A, Wallace ZS, Crowe JL, et al. International consensus guidance statement on the management and treatment of IgG4-related disease. Arthritis & Rheumatol, 2015, 67: 1688-1699.

26. 徐传辉, 穆荣. 2012 年 IgG4 相关性疾病分类标准及病理诊断共识的解读. 中华风湿病学杂志, 2012, 16 (12): 851-852.

27. Zachary SW, Ray PN, Suresh C, et al. The 2019 American college of rheumatology/European league against rheumatism classification criteria for IgG4-related disease. Ann Rheum Dis, 2020, 79 (1): 77-87.

28. Mack CL, Adams D, Assis DN, et al. Diagnosis and Management of Autoimmune Hepatitis in Adults and Children: 2019 Practice Guidance and Guidelines From the American Association for the Study of Liver Diseases. Hepatology, 2020, 72 (2): 671-722.

29. Lindor KD, Bowlus CL, Boyer J, et al. Primary Biliary Cholangitis: 2018 Practice Guidance from the American Association for the Study of Liver Diseases. Hepatology, 2019, 69 (1): 394-419.

30. European Association for the Study of the Liver. EASL Clinical Practice Guidelines: The diagnosis and management of patients with primary biliary cholangitis. J Hepatol, 2017, 67 (1): 145-172.

31. Lindor KD, Bowlus CL, Boyer J, et al. Primary Biliary Cholangitis: 2018 Practice Guidance from the American Association for the Study of Liver Diseases. Hepatology, 2019, 69 (1): 394-419.

32. European Association for the Study of the Liver. EASL Clinical Practice Guidelines: The diagnosis and management of patients with primary biliary cholangitis, J Hepatol, 2017, 67 (1): 145-172.

第二十一章

免疫血液学与输血相关分析

因严重贫血而发生组织缺氧的患者,输血是重要的抢救和治疗措施,目前仍没有完全替代输血的其他方法。血液成分复杂,血液中的红细胞、白细胞、血小板表面具有复杂的抗原结构,血浆中也含有复杂的抗原成分。除同卵双生者外,几乎不存在抗原成分完全相同的两个个体。因此,输入异体供者的血液,可能刺激受血者(患者)产生同种抗体,发生输血不良反应,其中最严重的是 ABO 血型不相合所导致的急性溶血反应,可能造成患者死亡。其他血型抗原不相合也可能发生迟发性甚至急性溶血反应。

输血前,必须鉴定患者(即受血者)ABO 及 RhD 血型,供者(献血者)的 ABO 血型,确保二者血型相同或相合,如供者为 RhD 阴性,还应确认供者 RhD 血型。输血前还应对患者血浆进行不规则抗体筛查试验,了解其是否含有 ABO 系统以外的抗体。此外,还应进行患者、供者血液的交叉配合试验,以保证患者血浆中不含针对供者红细胞抗原的抗体,供者血浆中也不含针对患者红细胞抗原的抗体。

除同种抗体外,患者血液中还可能存在针对自身抗原的抗体,自身抗体会破坏患者自身及输入的异体红细胞,还可能干扰血型鉴定、抗体筛查及交叉配血,导致配血困难,延误输血。患者血液中存在红细胞自身抗体时,需要耗费大量时间进行复杂的吸收、放散试验以确定是否合并同种抗体,这些试验往往需要专业红细胞参考实验室才能完成。

第一节 ABO 血型鉴定

ABO 血型系统最初是由 Karl Landsteinier 于 1900 年描述的,是输血医学中最重要的血型系统。红细胞和血小板上存在大量的 ABO 抗原,分泌型个体的体液,如唾液等,也存在这些抗原。ABO 抗原在许多其他组织中也有表达,包括内皮细胞、肾脏、心脏、肠道、胰腺和肺,因此这些抗原对器官移植也十分重要。输注 ABO 血型不合的血液可能导致急性血管内溶血和肾衰竭等。同样,如果患者没有经过预处理以降低血浆中的抗 A 和 / 或抗 B 抗体,移植的 ABO 不合的实体器官也可能会发生急性排斥反应。由于 ABO 不相容输注的严重后果,ABO 血型鉴定是输血前检测、器官移植前检查的重要组成部分。

ABO 血型系统包括四种主要的表型: A 型、B 型、O 型和 AB 型。这四种表型由红细胞是否存在相应的抗原以及血浆中的抗体决定。见表 21-1。

一、实验室分析路径

实验室分析路径见图 21-1。

二、相关实验

常规 ABO 血型鉴定采用凝集试验,常用检测方法包括试管法、玻片法、微柱凝胶法、微量板法等,但经典的试管离心方法仍被认为是最可靠的 ABO 血型鉴定方法。

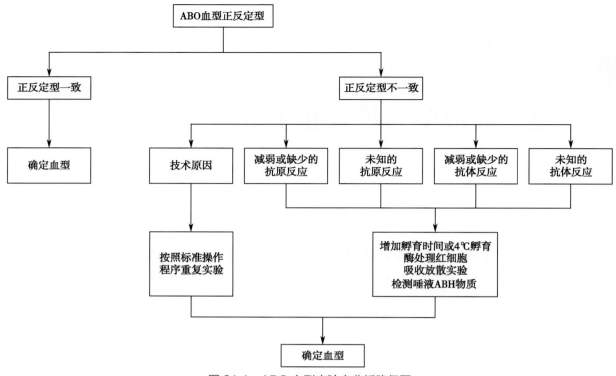

图 21-1 ABO 血型实验室分析路径图

1. ABO 血型鉴定 正定型（forward grouping）：用抗 A、抗 B 标准血清检测红细胞上有无 A 和 B 抗原。反定型（reverse grouping）：用 A 型和 B 型试剂红细胞检测血浆或血清中有无抗 A 和抗 B 抗体。除 4 个月以内的新生儿外，ABO 血型鉴定必须进行正反定型，正反定型相符，方能判定 ABO 血型。

2. ABO 血型定型试剂 目前临床检测主要使用的是商品 ABO 血型单克隆抗体试剂。对试剂要求具有特异性、效价、亲和性。特异性要求抗 A 只凝集含 A 抗原红细胞，包括 A_1、A_1B、A_2、A_2B，可不凝集 A_x、A_xB 型红细胞。抗 B 只凝集含 B 抗原的红细胞，包括 B 和 AB 型红细胞，不要求凝集 B_x、AB_x 型红细胞。我国对亲和性的标准是抗 A 对 A_1 细胞开始出现凝集反应的时间为 15s，抗 B 对 B 细胞出现凝集反应时间为 15s。抗 A、抗 B 的效价均要求大于 128。

三、结果判断与分析

1. ABO 血型正反定型结果，见表 21-1。

表 21-1 ABO 血型鉴定结果判断

正定型			反定型			结果
抗 A	抗 B	抗 AB	A 细胞	B 细胞	O 细胞	
0	0	0	+	+	0	O
+	0	+	0	+	0	A
0	+	+	+	0	0	B
+	+	+	0	0	0	AB

注：0 为无凝集，+ 为有凝集

2. ABO 血型的分布频率 不同人种 ABO 血型分布表现出差异（表 21-2）。在亚洲人及美国黑人中 B 型是白种人的两倍。A 亚型较 B 亚型更常见。在白种人中 A_2 亚型占 A 型个体的 20%。但 A_2 亚型在亚洲人中少见。

表 21-2 ABO 血型分布频率

表现型	白种人	美国黑人	亚洲人
A_1	34	19	27
A_2	10	8	少见
B	9	19	25
A_1B	3	3	5
A_2B	1	1	少见
O	44	49	43

3. 孟买型和类孟买型 孟买表现型非常稀少,最初发现于印度孟买。孟买型人由于缺乏 H 基因(hh)和分泌基因(sese),从而不能产生 L-岩藻糖基转移酶,因此红细胞上不表达 H 抗原。孟买型红细胞常被误判为 O 型,因其红细胞不与抗 A 和抗 B 血清反应而血清中含有抗 A 和抗 B 抗体。但是,由于孟买型人血清中含抗 H,抗 H 能与 O 型红细胞反应并能在体内导致溶血,因此孟买型人只能输注孟买表型供者的血液。类孟买型个体缺乏 H 基因(hh),但至少存在一个 Se 基因,红细胞上无 H 抗原,但有少量 A 和/或 B 抗原(取决于个体是否有 A、B 基因)。

4. ABO 血型正反定型不一致原因 除 4 个月以内的婴儿只需做正定型以外,ABO 血型检测必须进行正反定型。如 ABO 正反定型不符,不能贸然根据正定型或反定型结果判定血型。应进一步研究,分析 ABO 正反定型不一致的原因。ABO 正反定型不一致的常见原因如下。

(1)实验者操作技术错误:因实验者操作错误导致的假阴性结果包括:①试管中没有加入抗体试剂或血清,只加入了红细胞(因此,血清学试验通常要求先加入抗血清或患者血清,再加入红细胞);②溶血结果应视为阳性而误判为阴性;③血清或试剂与红细胞比例不合适;④离心速度,时间不够;⑤使用了失效的或错误的抗血清或试剂红细胞;⑥试验结果记录或解释错误。

因实验者操作错误导致的假阳性结果包括:①使用被细菌污染的抗体试剂、红细胞试剂或生理盐水;②使用了不洁的玻璃试管等试验器皿;③离心速度过高或离心时间过长;④试验结果记录或解释错误等。

(2)抗原减弱或缺乏:ABO 亚型、疾病等情况可使 A 或 B 抗原表达减弱,红细胞与抗 A 或抗 B 试剂凝集减弱甚至不出现凝集。

1)A 或 B 亚型:绝大部分 A、B 及 AB 型红细胞用合格的抗 A、抗 B 试剂检测时都呈 3+~4+ 的凝集强度。血清用合格的试剂红细胞检测时呈 2+~4+ 的凝集强度。A 或 B 亚型红细胞与抗 A、抗 B 试剂凝集反应较弱。如在健康献血员中发现凝集反应减弱,亚型是最可能的解释。A 亚型中最常见的为 A_1 和 A_2 亚型。一般认为 A 型红细胞上有两种抗原:A 和 A_1。A_1 型红细胞上具有 A 和 A_1 两种抗原,与抗 A 试剂及抗 A_1 试剂均发生凝集;A_2 型红细胞上只有 A 抗原,与抗 A 试剂反应而与抗 A_1 无反应。A_1 表型红细胞与 A_2 表型红细胞的差别不仅表现在红细胞膜抗原决定簇的数量上,而且表现在抗原的特性上。1%~8% 的 A_2 亚型、22%~35% A_2B 亚型个体会产生抗 A_1 抗体。其他较 A_2 弱的 A 亚型较少见,包括 A_3、Ax、Am、Ael 等弱 A 亚型,其特征为红细胞上的 A 抗原渐次减少,而 H 抗原活性则相对增加。弱 A 亚型分类的依据为:红细胞与抗 A、抗 A_1、抗 A,B、抗 H 的凝集强度,血清中有无抗 A_1 抗体,分泌型人唾液中有无 A 及 H 物质。B 亚型较 A 亚型少见。

2)疾病状态:某些疾病状态可使红细胞血型抗原表达减弱。如 A 型急性白血病患者在疾病活动期可表现为 A_3 亚型,甚至红细胞与抗 A 无反应,正定型类似 O 型。在疾病缓解期又恢复到原来的 A 型反应。

3)过量的血型特异性可溶性物质:卵巢囊肿、胃癌、胰腺癌或肠道梗阻等疾病患者,血清中的可溶性 ABH 物质浓度很高,以致中和抗 A 或抗 B 试剂,导致正定型出现假阴性或反应减弱。以盐水洗涤患者红细胞,除去残存的患者血清后,即可正确检测 ABO 血型。

(3)未知的抗原反应:红细胞表面血型抗原结构改变、出现新的抗原、包被冷凝集素可能造成 ABO 正反定型不一致。

1）获得性B：肠梗阻或其他下消化道疾病患者肠壁通透性增加,进入血液的细菌的脱乙酰基酶使A抗原表位N-乙酰基半乳糖胺脱乙酰基,成为半乳糖胺,类似于B抗原表位D半乳糖,与某些抗B试剂出现凝集。其特征是红细胞正定型类似AB型,而血清中有抗B抗体,红细胞与抗A凝集强度大于和抗B凝集强度,患者红细胞与自身血清无反应性。分泌型个体的唾液内有A物质,但缺乏B物质。目前的抗B试剂不允许凝集获得性B抗原,可避免获得性B的干扰。

2）多凝集红细胞：多凝集红细胞是指红细胞膜发生异常后,几乎与所有人血清、有时也包括自身血清发生凝集,称之为多凝集红细胞。单克隆抗A、抗B不应检出多凝集红细胞。

3）抗体包被红细胞：含IgM自身凝集素的红细胞标本,在盐水中也可发生凝集,这种冷抗体可以通过37℃孵育或37℃盐水洗涤来清除,或应用二硫苏糖醇等含巯基化合物来清除干扰。

4）近期输注过其他血型的血液或进行过不同血型的造血干细胞移植。

（4）抗体减弱或缺乏：生理或疾病状态可使血型抗体水平下降,如4月龄内的婴儿血清中ABO抗体很弱,一般不需要对4个月以内婴儿做反定型,新生儿的抗体被动来自母体;而老年人随着年龄的增长,ABO抗体会逐渐减弱。低丙种球蛋白血症或无丙种球蛋白血症者ABO抗体也会减弱。

（5）未知的抗体反应：血浆蛋白异常或血浆中出现不应出现的抗体可导致ABO正反定型不一致。

1）血浆蛋白异常导致红细胞缗钱状凝集或假凝集：多发性骨髓瘤、巨球蛋白血症或其他浆细胞疾病、中晚期霍奇金病、纤维蛋白原增高等情况可导致红细胞假凝集或缗钱状凝集。

2）ABO亚型：由ABO亚型产生的意外抗体可引起ABO正反定型不符,如某些A_2、A_2B个体产生的抗A_1,处理方法是用几种（A_1、A_2、B、O细胞,自身红细胞）细胞进行反定型,根据反应结果可判断抗体的特异性。

3）意外抗体或不规则抗体：如患者血清中含有其他同种抗体（如抗M）,而反定型红细胞上恰有该抗原,可能会出现正反定型不符,此时应对患者血清或血浆做抗体鉴定,确定抗体性质后再用相应抗原阴性的红细胞做反定型。

4）冷凝集素：血清中可能有冷自身抗体,与反定型所用的A_1或B型红细胞反应。抗I是最常见的冷自身抗体,抗I通常凝集所有的红细胞,包括自身红细胞。强的冷凝集素可以通过在37℃反应及结果判读、自身吸收或用二硫苏糖醇等巯基试剂处理血清的方法来消除对反定型试验的影响。

（黄春妍　杨　欢）

第二节　Rh血型鉴定

Rh血型系统极为复杂,其重要性仅次于ABO血型系统。已经确定的Rh血型系统抗原已有50多种,其中D抗原最为重要,根据红细胞上D抗原的有无,可以将红细胞分为Rh阳性和Rh阴性。Rh阴性个体在白色人种中占15%~17%,黑色人种中为5%~8%,而在亚洲人中为0.3%~0.5%。对受血者常规只检查D抗原,对献血者需要检查和确定弱反应的D抗原。Rh系统的其他重要抗原有C、c、E、e,由于这些抗原的免疫原性远较D抗原弱,输血前一般不常规检测。

一、实验室分析路径

实验室分析路径见图21-2和图21-3。

二、相关实验

Rh血型检测通常是指对红细胞上D抗原的检测,当有特殊需要时,也可使用相应抗体检测红细胞上的C、c、E、e抗原。常用检测方法包括玻片法、试管法以及凝胶技术。

1. 试管法或玻片法鉴定红细胞Rh血型　常用的红细胞Rh血型鉴定试剂为单克隆抗D试剂,通常包括IgM型和IgM+IgG型,由于弱D和部分D（partial D）的存在,输血科在选择抗D试剂时,应选择不能检出DVI（国外报道DVI是最常见的部分D）的试剂,即能将DVI型部分D患者鉴定为阴性,以避免患者输注 Rh 阳性血后产生抗体,而在采供血机构,则应选择能够检出 DVI 的试剂,将 DVI 型部分 D 供血者鉴定为阳性,以避免阴性患者输注后产生抗 D 或发生溶血性输血反应。

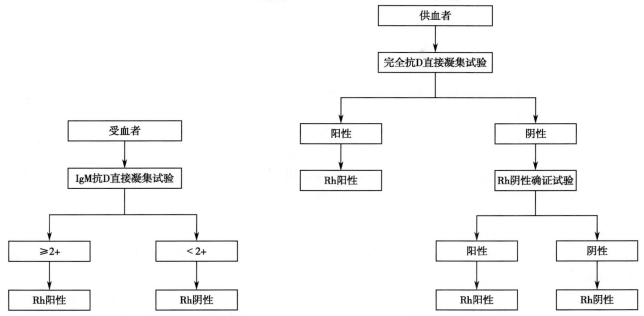

图 21-2　受血者 Rh 血型实验室分析路径图　　　　图 21-3　供血者 Rh 血型实验室分析路径图

2. 弱 D 检测　如果红细胞上 D 抗原表达较弱而无法用直接凝集的方法进行检测时,需要采用间接抗球蛋白法进行检测,抗 D 血清应使用多克隆试剂或多种单克隆试剂的混合试剂。一般来说,受血者不需要进行弱 D 检测,而供血者血液需要进行弱 D 检测。

三、结果判断与分析

1. D 抗原　分为正常 D 抗原及 D 变异型,后者包括弱 D 及部分 D。D 抗原是由 *RhD* 基因决定的,如果该基因发生变异,可能造成 D 抗原改变,产生弱 D 或部分 D,弱 D、部分 D 的鉴定,需要采用分子生物学方法。正常 D 抗原和抗 D 试剂的凝集强度>2+。

2. 弱 D　*RhD* 基因的变异使 D 抗原结构发生改变,产生了弱 D、部分 D。正常 D 阳性红细胞与抗 D 试剂呈强阳性反应,凝集强度一般≥3+。一些 D 阳性红细胞只能通过增加孵育时间或采用抗球蛋白方法进行检测才能呈现阳性反应。过去将这种红细胞称为 D^u 表型,现在已不再使用 D^u 术语,而称为弱 D 型。弱 D 型红细胞上 D 抗原表位与正常 D 阳性红细胞相同,但 D 抗原的数量减少。

3. 部分 D(partial D)　部分 D 个体红细胞上缺少正常 D 抗原中一个或多个表位,输入 RhD 阳性红细胞后可产生针对所缺失的抗原表位的抗体,该抗体能与正常 RhD 阳性红细胞发生反应。partial D 红细胞和抗 D 试剂反应可能正常,也可能减弱,其鉴定可采用多种针对不同 D 表位的单克隆抗 D 试剂,目前多采用分子生物学方法进行检测,一般只能在专业红细胞参考实验室进行部分 D 检测分析。

4. D$_{el}$　D$_{el}$ 又称为放散 D,其红细胞表达极低水平的 D 抗原,不能用常规方法检测出来,但采用吸收放散方法可以检测出放散液中含有抗 D。亚洲人 Rh 阴性者中 10%~30% 其实为 D$_{el}$ 型。

5. 供血者 RhD 结果判断　由于弱 D 红细胞可能刺激 RhD 阴性受血者产生抗 D,一般将弱 D 供者作为 RhD 阳性,该红细胞只能给给 RhD 阳性的受血者。如供者红细胞与盐水抗 D 反应阴性,则应采用抗球蛋白法进行弱 D 检测,如结果阳性,则判定为 RhD 阳性,如结果阴性,则判定为 RhD 阴性。

6. 受血者 RhD 结果判断　如果受血者为弱 D 或部分 D 血型时,其输血是有争议的,大部分弱 D 个体接受 D 阳性的血液而不会被免疫,但部分 D 个体缺乏一个或多个 D 抗原表位,输入 D 阳性的血液可能产生同种抗 D,特别是 DⅥ 表型者。因此,应将部分 D 受血者应视作 D 阴性,输血时输注 RhD 阴性红细胞。

7. RhD 结果假阳性的原因

（1）冷凝集素等导致的红细胞自凝。在 Rh 血型鉴定时应注意设立自身对照,可通过 37℃盐水多次洗涤或巯基试剂处理红细胞后再定型。

（2）红细胞缗钱状凝集。可通过彻底洗涤红细胞后重新检测。

（3）试剂或器材污染。

（4）由于试剂的其他成分(如防腐剂、抗生物剂或染料)引起的红细胞凝集。

（5）血液标本抗凝不当,受检过程中出现的凝块,可能误判为阳性,特别是采用柱凝集方法时。

（6）用含有人血清的试剂对多凝集红细胞进行检测时。

8. RhD 结果假阴性的原因

（1）未加入试剂。应先加抗 D 试剂,再加入待检红细胞。

（2）试剂使用错误。如在盐水直接凝集方法时使用单克隆 IgG 型抗体。

（3）红细胞浓度不合适,大多数厂商的抗 D 试剂在使用试管法和玻片法时,待检红细胞的浓度并不一致,通常试管法红细胞浓度为 3%~5%,而玻片法则需要 30%~50% 的浓度。

（4）采用的试剂不能检出弱 D 或部分 D(需注意供、受者要求不同)。

（5）试剂污染、储存不当或过期。

（6）红细胞上大量结合抗体后抗原位点被阻断,最常见于由抗 D 引起的严重胎儿新生儿溶血病(hemolytic diseases of the fetus and new born, HDFN)。

（黄春妍　杨　欢）

第三节　抗体筛查与鉴定

对受血者的血清或血浆,应常规进行不规则抗体筛查试验,以发现有临床意义的意外抗体或不规则抗体。有临床意义的抗体一般指能引起新生儿溶血病、溶血性输血反应或使输入的红细胞存活期缩短的抗体。

一、实验室分析路径

实验室分析路径见图 21-4。

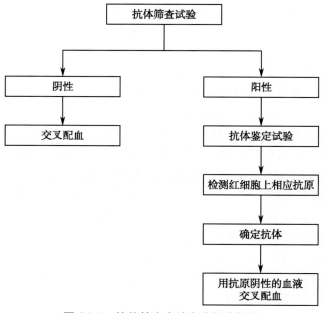

图 21-4　抗体筛查实验室分析路径图

二、相关实验

对于有妊娠史或输血史的患者,在交叉配血前应常规进行抗体筛查试验,如患者抗体筛查试验阳性,还应进一步鉴定抗体的性质。由于许多患者不能准确提供输血史或妊娠史,为避免漏检,所有患者输血前均应进行抗体筛查试验。

1. 抗体筛查 抗体筛查试验的目的是检测患者血浆中有无具有临床意义的红细胞抗体。可采用盐水介质法、凝聚胺法、白蛋白介质法、低离子强度介质法、酶法、抗球蛋白法等,可按抗体的特性和实验室的具体条件选择,但抗球蛋白法是必做的。

用于筛查不规则抗体的 O 型试剂红细胞是已知 Rh 等主要血型系统抗原的 2 或 3 人份红细胞。筛查细胞上至少应有以下常见抗原:D、C、E、c、e、M、N、S、s、P1、Le^a、Le^b、K、k、Fy^a、Fy^b、JK^a、JK^b。还应根据不同人群增加相应抗原,如用于亚洲人群的筛查细胞应具有 M^{ia} 或 Mur 抗原。

2. 抗体鉴定 抗体筛查试验阳性时,应行抗体鉴定试验,以确定抗体特异性。进行抗体鉴定前,应了解患者的病情、输血史、妊娠史,近期使用的治疗药物等。抗体鉴定试验包括以下主要内容:

(1)自身对照试验:观察患者的血清与患者自身红细胞的反应情况,确定血清中是否存在自身抗体或自身抗体与同种抗体两者同时存在。

(2)用抗体鉴定谱红细胞鉴定抗体特异性:用于抗体鉴定的谱红细胞一般是由 8~16 人份主要血型系统抗原已知的 O 型红细胞组成,谱细胞具有各种不同的抗原组成,根据待检血清与谱细胞的反应格局一般可以鉴定常见抗体。还可利用木瓜酶破坏某些红细胞抗原,有利于一些抗体的排除或检出。如对酶处理和未处理的红细胞,被检血清都出现同样的阳性反应,则血清中可能存在针对阳性频率高而又不被木瓜酶消化的抗原的特异性抗体,如 Rh、Kell、Kidd、Colton、Sciana、Diego 等系统抗体。如待检血清与酶处理红细胞呈阴性反应,与未经酶处理的红细胞呈较强的阳性反应,提示存在针对高频率抗原的抗体,并且这些抗原能够被酶处理破坏,可能是 JMH、In^b、Ge2、Yt^a、S、s、Fy^a、Fy^b 等抗原,可以排除 Rh、Kell、Kidd 系统的抗体。

(3)吸收放散试验的应用:当患者血清中可能存在两种或两种以上同种抗体时,可采用吸收放散试验进行性鉴定。即用已知抗原表型的红细胞吸收待检血清,如吸收后的血清与谱红细胞无反应性,则可根据吸收细胞上的已知抗原推测抗体的特异性。对吸收细胞再进行放散试验,用谱红细胞检测放散液中有无抗体及抗体特异性,可进一步判断待检血清中意外抗体的特异性。

(4)自身红细胞表型:检测患者自身红细胞抗原表型可帮助判断其血清中抗体的特异性。同种抗体的特异性只针对该个体红细胞上缺乏的抗原。例如,如果患者 RhE 抗原阳性,其血清中不应存在抗 E 抗体。

三、结果判断与分析

1. 抗体筛查试验阳性 抗体筛查试验阳性提示患者血清中存在 ABO 系统以外的抗体。此时应该进行抗体鉴定试验以确定抗体的特异性,如不能立即得出结果,应通知主管医生输血可能延迟。

2. 抗体鉴定试验 抗体鉴定试验的反应格局中阳性和阴性结果均很重要。利用阴性反应,以排除方式推测抗体特异性。首先观察未与待检血清反应的红细胞,可基本排除针对该红细胞抗原的抗体。例如谱红细胞具有 E、c、D 抗原,而待检血清与该细胞无反应,则可排除抗 E、抗 c、抗 D 抗体,但对于有剂量效应的血型系统,对杂合子抗原的排除需要谨慎。患者自身红细胞抗原表型对抗体鉴定非常重要,同种抗体通常不针对自身红细胞抗原,例如自身红细胞 E 抗原阳性,则排除抗 E。与待检血清发生反应的谱红细胞上应具有抗体所针对的抗原,如推测抗体特异性为抗 e,则所有与待检血清发生反应的红细胞上均应具有 e 抗原。如待检血清中如只存在一种抗体,其鉴定比较容易;如存在多种抗体或自身抗体,则鉴定较困难,必须借助其他试验,如酶处理鉴定细胞,血型物质抑制试验、吸收放散试验等进行鉴定。

第四节　交　叉　配　血

输血前患者标本必须与献血者标本进行交叉配血(或称交叉合血),确保患者与献血者血液间没有相对应的抗原、抗体存在,以避免溶血性输血反应。除非情况非常紧急,输血前应进行交叉配血,为患者提供交叉配血相合的血液。交叉配血实验通常包括:

1. 主侧交叉配血(major cross match)　受血者血清 + 供者红细胞,检测受血者血清中是否含有针对供者红细胞的抗体。

2. 次侧交叉配血(minor cross match)　受血者红细胞 + 供者血清,检测供者血清中是否含有针对受血者红细胞的抗体。

一、实验室分析路径

实验室分析路径见图 21-5。

二、相关实验

交叉配血试验方法包括盐水介质交叉配血试验及非盐水介质交叉配血试验,后者包括抗球蛋白法、酶法、白蛋白介质法、低离子强度(LISS)介质法、凝聚胺法、凝胶技术,在实际工作中,应根据抗体筛查的结果灵活应用上述方法。

1. 盐水介质交叉配血试验　盐水介质交叉配血只能检出 IgM 类抗体所致的受血者与献血者血型不相容。人体内 IgM 类血型抗体主要是 ABO 血型系统的抗体。盐水介质交叉配血方法不能检出 IgG 类抗体所致的受血者与献血者血型不相容,而临床常见的迟发性溶血性输血反应是由于受血者体内针对献血者红细胞的 IgG 类抗体所致,因此,交叉配血不能只采用盐水介质法交叉配血。

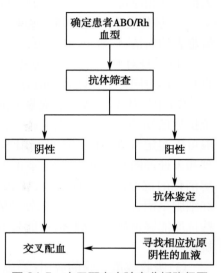

图 21-5　交叉配血实验室分析路径图

2. 检测不完全抗体的非盐水介质交叉配血试验　包括抗球蛋白法、酶法、白蛋白介质法、低离子强度(LISS)介质法、凝聚胺法、凝胶技术等。

三、结果判断与分析

1. 抗体筛查阴性,交叉配血相合　提示患者血清中无 ABO 系统以外的抗体,患者与供者血液相合,可以输血。见于大多数输血前检查结果。

2. 抗体筛查阴性,盐水介质立即离心交叉配血不相合　提示:①供受者 ABO 血型不合,见于供受者 ABO 血型检测错误,标签错误等;②A$_2$ 或 A$_2$B 个体血清中存在抗 A$_1$;③其他能在室温反应的同种抗体,如抗 -M;④缗钱状凝集;⑤冷自身抗体,如抗 -I。⑥ABO 次侧不合的器官移植引起的过客淋巴细胞综合征。

3. 抗体筛查阴性,抗球蛋白法交叉配血不相合

(1) 主次侧均不合:①ABO 血型错误;②新生儿溶血病;③过客淋巴细胞综合征;④近期使用大量免疫球蛋白。

(2) 主侧不相合,次侧相合:①供受者 ABO 血型不一致;②供者红细胞直接抗球蛋白试验阳性;③由于剂量效应,抗体只与抗原表达强的红细胞发生反应,如 Rh、Duffy、Kidd、MNS 系统抗原,抗筛细胞为该抗原杂合子,而供者红细胞为纯合子时;④患者血清中可能有针对低频抗原的抗体,抗体筛查细胞没有而供者红细胞上恰有相应抗原;⑤受者体内有被动输入的抗体,如患者输入不同 ABO 血型的血浆或血小板后,其血液中具有抗 A 或抗 B。⑥供者红细胞多凝集。

(3) 主侧相合,次侧不相合:①供受者 ABO 血型不一致,如患者为 A 型或 B 型而供血者为 O 型;②供

血者血浆中存在针对受血者红细胞的抗体；③受血者直接抗球蛋白试验阳性；④受血者红细胞多凝集。

4. 抗体筛查阳性,交叉配血相合　提示：①自身抗 -H(抗 -IH)；②抗 -Le^bH；③抗体筛查阳性,但供者红细胞可能正好不含与其相应的抗原,因此交叉配血相合；④抗体具有试剂红细胞稀释液依赖性；⑤抗体有剂量效应,供者红细胞上抗原为杂合子即单倍剂量抗原。

5. 抗体筛查阳性,交叉配血不相合,自身对照阴性　提示存在同种异体抗体。

6. 抗体筛查阳性,交叉配血不相合,自身对照阳性　提示：①患者近期输血,同种异体抗体导致溶血性输血反应或迟发性血清学反应；②冷反应自身抗体。强反应性的冷自身抗体会干扰 ABO 和 Rh 血型鉴定、抗体筛查及交叉配血试验结果；③温反应自身抗体。温反应自身抗体一般不影响 ABO 血型鉴定,但可能影响高蛋白 Rh 试剂以及抗球蛋白方法对 Rh 血型的检测。由于高效价温反应自身抗体会掩盖同种异体抗体,应结合患者情况、既往输血史及有无输血反应、妊娠史、近期有无输血史等推测同种抗体存在的可能性,有条件时可进行自体红细胞吸收试验、同种红细胞吸收试验等鉴定有无同种抗体,最好将标本送专业参考实验室进行检测。④缗钱状凝集。导致缗钱状凝集的情况包括球蛋白浓度异常升高(如多发性骨髓瘤)、巨球蛋白血症、纤维蛋白原浓度增高、使用了血浆扩容剂等。

(黄春妍　杨　欢)

第五节　紧急输血步骤

急症患者因急性创伤或疾病所致失血性休克、生命体征不平稳危及生命时,应启动紧急输血预案。紧急输血,顾名思义即在紧急的情况下给患者输注血液。根据紧急需要血液的时间长短而将紧急输血分为以下几种：异常紧急：需要在 10~15min 之内输注血液的；非常紧急：需要在 30min 以内输注血液的；紧急：需要在 1h 以内输注血液的。

一、紧急输血的申请程序

首先应由医院输血管理委员会制定紧急输血相关管理办法、流程等,并为所有工作人员所熟知。紧急情况下申请血液,往往容易在患者身份的确认和血标本标识方面出错,因此应严格按照相应操作规程进行操作。在紧急输血的申请单上应清楚地告知输血科(血库)血液需求的紧急程度,紧急情况下要使用未经配合的血液时,需有临床医师的特殊申请。由于我国未允许口头或电话申请输血,所有输血必须有输血申请单。

紧急输血的申请：

1. 采集配血标本,尽可能快地将配血标本和输血申请单送到输血科(血库)。

2. 患者的配血标本和输血申请单上应贴上有患者姓名和唯一识别码的标签。如果无法识别患者身份,应该使用某种形式的紧急入院号进行标识。

3. 如果在短时间内发出了同一名患者的另一份输血申请单,使用的标志(患者姓名和唯一识别码)应与第一份申请单和血标本上的相同,以便输血科(血库)工作人员知道他们处理的是同一名患者的标本。

4. 如果临床有多名工作人员处理紧急情况,应该有一名工作人员专门负责血液申请并和输血科(血库)联络,告诉输血科(血库)需要在多短的时间内得到血液。如果同时有几名需要紧急输血的患者,这一点尤为重要。

二、紧急输血的输血科(血库)处理程序

(一) 常规输血的处理程序

在临床输血中,ABO 血型最为重要。如果输注 ABO 不相容的红细胞,发生急性溶血性输血反应的风险极高,严重时会导致患者死亡。因此患者输血前,输血科(血库)必须做输血前相容性检测：

1. 患者 ABO 血型、RhD 血型鉴定和不规则抗体筛查。

2. 供者 ABO 血型、RhD 阴性供者的 RhD 血型鉴定。

3. 交叉配血实验,确保为患者提供 ABO 和 RhD 血型均配合的安全血液。

4. 如果患者血浆中检出有临床意义的不规则抗体时,必须寻找相应抗原阴性的红细胞,进行交叉配血试验。

然而,紧急情况下可能无法输注 ABO 同型血液,ABO 不同型输血的原则是:①供血者红细胞上不含受血者血浆中抗体所针对的抗原;②受血者红细胞上不含供血者血浆中抗体所针对的抗原;③ABO 不同型输血,只能输成分血,不能输全血。表 21-3 为供受者 ABO 不同血型输血的匹配原则。

表 21-3　不同血型患者红细胞、血浆血型选择原则

受者(患者)血型	供者红细胞	供者血浆
A	A,O	A,AB
B	B,O	B,AB
O	O	O,A,B,AB
AB	AB,A,B,O	AB

(二)紧急输血的输血科(血库)处理程序

输血前相容性检测试验包括受血者 ABO 血型鉴定、RhD 血型鉴定、不规则抗体筛查,供者的 ABO 血型复查、RhD 阴性供者的 RhD 复查,交叉配血试验,完成全部试验一般需要 1h,对于紧急输血患者,既不能等所有常规配合性试验完成后再输血而延误抢救,又不能轻易冒输注未配合血液的风险,因此使用与紧急程度相应的处理程序是非常必要的,可以根据紧急的不同程度而采取相应的措施,见图 21-6。

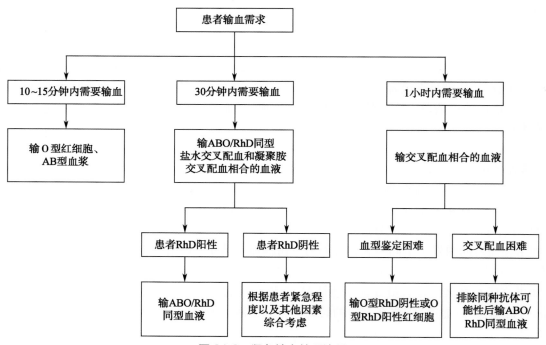

图 21-6　紧急输血处理流程

1. 在 10~15min 内需要输血的患者,考虑输注 O 型红细胞,因亚洲人 RhD 阴性血液稀少,一般只能选择 O 型 RhD 阳性红细胞。发血时输血科(血库)应在配血报告单上注明"未完成输血前相容性检测",发血后应当尽快完成输血前相容性检测。

2. 在 30min 内需要输血的患者,可考虑输 ABO、RhD 同型血,在 ABO、RhD 血型鉴定结果出来后,进行盐水试管法交叉配血和聚凝胺交叉配血。因为严重大出血患者病情危重,如果不立即输血,造成患者严重不

良后果的可能性比不规则抗体造成不良后果的可能性大得多。血液发出后应尽快完成不规则抗体筛查。

3. 可以等待 1h 或以上的患者,则在输血前相容性检测全部完成后再输血。

（三）RhD 阴性患者的紧急输血

如果将 RhD 阳性的红细胞输给 RhD 阴性的患者,即使只有一次,通常也足以刺激机体产生抗 D 抗体,抗 D 抗体可导致溶血性输血反应,也可能导致育龄女性不孕、流产、死胎等。

原则上 RhD 阴性患者应输注 ABO 同型的 RhD 阴性血,但当临床需要紧急输血而又没有 RhD 阴性同型血液时,可参考以下处理方法:

1. 选用 RhD 阴性、ABO 血型相容的其他血型红细胞,如 AB 型血型患者可选用 A、B 或 O 型的 RhD 阴性红细胞输注。

2. 从近亲家属中寻找合适的 RhD 阴性供者,但输注前最好进行辐照处理,预防 TA-GVHD 的发生。

3. 对第一次输血或没有被 RhD 抗原免疫的男性患者和不再生育的女性患者,经检测患者体内没有抗 D 抗体,确实需要输注红细胞抢救生命者,可考虑暂时紧急使用配血相合的 ABO 同型 RhD 阳性的供者红细胞,但存在发生迟发性溶血反应的可能,输注后多数患者会被 RhD 抗原致敏产生抗 D。RhD 阴性患者输注 RhD 阳性红细胞后,因病情需要再次输血时,应输注 RhD 阴性红细胞。

4. 对有生育需求的女性患者(包括未成年女性),因输注 RhD 阳性的红细胞后可能产生抗 D 抗体,可能导致将来不孕、流产、HDFN 等,故而输血时应尽量避免含 RhD 阳性红细胞的各种血液成分(包括血小板)。

5. 体内已产生抗 D 抗体的患者,原则上不能输注 RhD 阳性红细胞,否则可能发生严重的溶血反应。但当患者已经出现失血性休克,应本着抢救生命第一的原则,在紧急情况下可以考虑输注 RhD 阳性红细胞,在输注前应用大剂量肾上腺皮质激素和 / 或静脉丙种球蛋白,输注过程中密切监测患者心率、血压、尿色、尿量、实验室溶血指标,一旦出现溶血迹象应立即停止输血,同时给予相应的治疗。

6. 需要输注血小板时,首选 ABO 同型的 RhD 阴性供者的血小板,其次可选择 ABO 同型的 RhD 阳性供者的血小板,血小板上没有 RhD 抗原,RhD 阴性患者输入 RhD 阳性血小板不会影响疗效。但血小板中混有少量红细胞,这些少量的红细胞并不会对患者产生严重影响,但可能会使患者致敏,产生抗 D。因此,RhD 阴性患者输注 RhD 阳性的血小板后应注射 Rh 免疫球蛋白,以防患者产生抗 D。

7. 患者有明确指征需要输注血浆、冷沉淀凝血因子时,可选用 ABO 同型 RhD 阳性供者的血浆、冷沉淀凝血因子输注,但不能排除 RhD 阴性患者被残留在血浆中微量红细胞碎片的 RhD 抗原致敏的可能。相反,RhD 阳性的患者如果选用 RhD 阴性供者的血浆或冷沉淀凝血因子,应检测 RhD 阴性血浆或冷沉淀凝血因子是否有抗 D,因为 RhD 阴性的供者血浆中可能存在抗 D 抗体,可能破坏 RhD 阳性患者的红细胞导致溶血。

（四）血型鉴定困难的紧急输血

当患者的血型鉴定困难而又急需输血时,可输注 O 型 RhD 阴性红细胞,如果没有 O 型 RhD 阴性血液,可输注 O 型 RhD 阳性红细胞,但要告知患者或其监护人可能存在的风险。

各医疗机构有必要根据本医疗机构实际情况制定相应的紧急输血程序,以便临床医生及输血科(血库)工作人员有相关程序可以遵循。

(谭　斌　魏曾珍)

第六节　溶血性输血反应

溶血性输血反应指患者在输血过程中或输血后发生的溶血反应。溶血反应多数由输入的供者红细胞溶解所致,偶尔也会发生患者自身红细胞被输入的不相合血浆中的抗体破坏而发生溶血。许多情况可以导致红细胞溶血,包括受者血浆中有针对供者红细胞的抗体;供者血浆中含有针对受者红细胞的抗体;输入大量的衰老的红细胞;血袋中加入了药物或非生理盐水溶液;供者红细胞被细菌污染;供者红细胞酶缺陷(如葡萄糖 -6- 磷酸脱氢酶缺乏);供者红细胞经过不适当的加温或冷冻;外力加压等使红细胞破坏等。按溶血发生的缓急、有无免疫因素的参与,溶血反应可分为急性和迟发性,免疫性和非免疫性。免疫性溶血反应是指患者接受不相容的红细胞或有同种抗体的供者血浆,使供者红细胞或自身红细胞在体内发生免疫性破坏而引起的反应。溶血反应的严重程度取决于输入的不相容红细胞数量、患者血浆中抗体效价、激活补体的能力、补体浓度、抗原的特性、抗体的特性、单核巨噬细胞系统的功能及输血的速度等。此外,药物性溶血虽然不是输血反应,但容易和溶血反应混淆,需要鉴别。

一、急性溶血反应

急性溶血性输血反应(acute hemolytic transfusion reaction,AHTR)发生于输血后 24h 内,多于输血后立即发生。急性溶血反应大多为血管内溶血。严重的急性溶血反应一般是由于 ABO 血型不合导致供者红细胞破坏,其次还可见于 Jk^a、K、Fy^a 及某些 Rh 血型不合。偶尔,溶血也可由供者血浆中抗体引起受者红细胞破坏所致,如 O 型血浆或血小板输给非 O 型患者时,血浆中抗 A 或抗 B 抗体可能引起受血者红细胞溶解。

(一)急性溶血性输血反应检查路径见图 21-7。

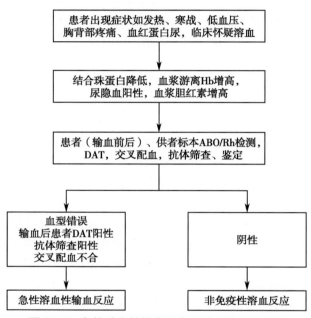

图 21-7 急性溶血性输血反应实验室检查路径图

(二)相关实验

患者出现溶血性输血反应症状或医生怀疑急性溶血性输血反应发生时,应立即停止输血,保持静脉通道通畅,采集患者输血后标本连同血袋中剩余的血液送输血科,实验室检查包括肉眼观察输血后标本有无溶血、输血后标本直接抗球蛋白试验、输血前后患者标本 ABO 血型、Rh 血型、抗体筛查以及交叉配血结果是否一致。

1. 肉眼检查溶血　将输血前后的患者抗凝标本离心后观察血浆颜色,如血浆呈红色或粉红色,则提示血浆中存在游离血红蛋白。如输血前标本无溶血,而输血后标本出现溶血,提示输血后红细胞有破坏,此时应排除机械或物理因素导致的红细胞破坏,如不适当的加压输血或在血液中误加入高渗或低渗的溶液。如怀疑输血后标本出现溶血是由于标本采集不当所致,则应重新采集标本复查。如输血前后血浆标本均有溶血,则应排除自身免疫溶血性贫血的可能性。

2. 尿液检查　在急性溶血反应时,红细胞破坏后释放的血红蛋白能够通过肾小球进入尿中,出现血红蛋白尿。全麻状态患者发生溶血反应时,血红蛋白尿常常是麻醉医师最先观察到的表现。检查溶血性输血反应发生后的患者尿液标本,注意鉴别血尿、血红蛋白尿和肌红蛋白尿。血尿:尿中有完整红细胞;血红蛋白尿:尿中主要为游离血红蛋白。肌红蛋白尿发生于横纹肌溶解,如挤压伤、病毒感染等,血清肌酸激酶明显增高而游离血红蛋白并不增高。

3. 直接抗球蛋白试验(direct antiglobulin test,DAT)　对疑为发生溶血反应的输血后标本应立即进行直接抗球蛋白试验,而且必须使用 EDTA 抗凝标本以防止补体的体外活化。如果反应后的标本 DAT 阳性,则应对反应前的标本做 DAT 试验,并进行比较。

4. 血袋内剩余的供者血液以及输血前后患者标本重复检查 ABO 血型、Rh 血型、抗体筛查、抗体鉴定、交叉配血。

5. 其他试验　LDH、结合珠蛋白、血清及尿游离血红蛋白、血清胆红素等。

（三）结果判断与分析

根据患者的临床表现、实验室检查,诊断急性溶血性输血反应并不困难。任何原因引起的急性溶血都可能和 AHTR 混淆。细菌污染的血液、储存血液受到物理、化学、药物损伤都可能导致溶血;有些自身免疫性溶血性贫血患者的临床表现和实验室检查与 AHTR 相似,如果这些患者输血后产生同种免疫抗体,将会使交叉配血更加困难,增加了以后输血发生 AHTR 的危险性;先天性溶血性疾病如遗传性球形红细胞增多症、葡萄糖 -6- 磷酸脱氢酶缺乏症、镰形细胞贫血可能表现为急性溶血,如果这些患者在输血时恰逢慢性溶血加重,则难以和 AHTR 区别;微血管病性溶血性贫血如溶血尿毒综合征、血栓性血小板减少性紫癜、红细胞机械性破坏(如心脏机械瓣膜损伤)等也可能和 AHTR 混淆;阵发性睡眠性血红蛋白尿患者及某些感染患者也可能发生急性溶血,要注意和 AHTR 鉴别。

发生急性溶血反应时,实验室检查可能发现血细胞比容下降、血浆结合珠蛋白降低、乳酸脱氢酶增高、血浆中出现游离血红蛋白,6~8h 后血清胆红素可能增高。

怀疑急性溶血反应时,实验室应核对血袋标签及所有交叉配血记录,并与既往血型及抗体筛查记录进行比较。肉眼观察输血后标本的血浆或血清颜色,并与输血前标本进行对比,血管内只要有 2.5mL 以上红细胞溶解,血浆或血清的颜色即可发生变化(淡红色或红色)。如患者输血后标本 DAT 阳性,提示可能发生了溶血。检测患者输血前和输血后标本的 ABO 及 Rh 血型、抗体筛查,并将输血前、后标本分别与该患者在过去 24h 内输过的供者血液标本进行交叉配合试验。如果有异常发现,则支持 AHTR。如所有检测结果均阴性,则溶血反应的可能性不大。如果临床上仍高度怀疑急性溶血反应,则应进行更多检测,如用抗体鉴定谱红细胞分别和输血前及输血后患者标本进行反应、采用增强红细胞抗原抗体反应的技术(如酶法、聚乙二醇法)、红细胞放散试验等。此外还应检查输血操作及血液储存条件是否正确,血袋及血袋上的辫子有无溶血,必要时还可以做红细胞多凝集试验。

二、迟发性溶血性输血反应

迟发性溶血性输血反应(delayed hemolytic transfusion reaction,DHTR)一般发生于有输血史或妊娠史的患者。患者由于既往输血或妊娠产生红细胞同种抗体,抗体随时间而逐渐降低,以后再输血时抗体筛查可能阴性,交叉配血相合。患者再次输入具有相应抗原的红细胞后,由于回忆反应,体内抗体水平快速增加,使输入的供者红细胞致敏或被破坏,患者发生血管外和 / 或血管内溶血。DHTR 一般较轻,以血管外溶血为主,但也有致死报道。DHTR 发生率为急性溶血反应的 5~10 倍,按照输血单位数计算,发生率为 1/11 650~1/5 000。DHTR 一般发生于输血后 3~10d,可表现为发热、黄疸、贫血复发、偶见血红蛋白血症及血红蛋白尿、肾衰竭、DIC 等。患者血液中可能出现输血前没有的抗体,DAT 阳性,随着不相容红细胞从循环中清除,DAT 可能转为阴性。

（一）实验室分析路径

见图 21-8。

（二）相关实验

迟发性溶血性输血反应是患者在几个月或几年前因输血或妊娠接触相应抗原而发生免疫反应,最初免疫产生的抗体随着时间的推移而减少或消失。经过再次输血刺激机体的回忆性免疫反应,产生大量

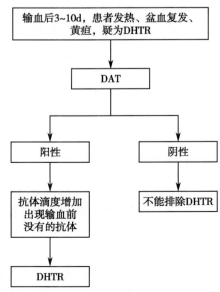

图 21-8　迟发性溶血性输血反应分析路径图

的 IgG 同种抗体破坏输入的不相合红细胞。

1. 直接抗球蛋白试验、抗体筛查试验、抗体鉴定试验。
2. 抗体效价测定。发生溶血反应后,患者血清抗体效价将迅速增高。
3. 血红蛋白、胆红素、乳酸脱氢酶、结合珠蛋白检测,以证实溶血。

(三) 结果判断与分析

迟发性溶血反应几乎都是回忆性抗体反应,机体第一次接触红细胞抗原时,初次抗体形成较迟,如抗 D 出现于输血后至少 4~8 周,也可能 5 个月,此时大多数输入的红细胞已不存在,一般不会发生溶血。随后,抗体水平逐渐下降,抗体筛查试验及交叉配血试验可能阴性,再次输血后,患者对先前致敏的抗原产生回忆反应,在几天内产生大量抗体,使供者红细胞溶解。DHTR 多由 Rh(如 E、c、D)、Kidd、Duffy、Kell、Lutheran、Diego 等系统抗体引起,有些抗体如抗 E 及抗 Jk^a 抗体水平下降很快,致使患者下次输血前抗体检查常为阴性。引起迟发性溶血性输血反应的抗体性质多为 IgG 性,一般不激活补体,或者只能激活 C3,所产生的炎性介质水平很低,因此,迟发性溶血反应症状通常比急性溶血反应轻得多。

迟发性溶血性输血反应最常见的表现为输血后血红蛋白不升高或反而降低,有的患者出现黄疸、发热。如患者出现上述症状应考虑迟发性溶血性输血反应的可能性,此时如检查出患者体内出现输血前没有的抗体,直接抗球蛋白试验阳性,则患者可能发生了迟发性溶血性输血反应。由于 DHTR 临床表现不典型,发生时间也往往和输血时间相距较久,因此 DHTR 常被临床忽略。对于输血无效或间隔期较短的患者,输血科应考虑迟发性溶血的可能性并进行相应的检测,如发现输血后标本抗体效价明显增加或出现以前没有的抗体,提示迟发性溶血性输血反应。同时,输血科应记录患者所产生的抗体以备患者再次输血时查对。此外,如患者历史记录显示存在抗体,而本次输血时即便抗体检测为阴性,仍应选用相应抗原阴性的血液,以避免迟发性溶血性输血反应。告知患者及主管医生也是避免再次发生迟发性溶血性输血反应的方法。

(黄春妍　魏曾珍)

第七节　胎儿新生儿溶血病

临床上引起胎儿新生儿溶血的原因有很多,如胎母血型不合、红细胞葡萄糖 -6- 磷酸脱氢酶缺陷、丙酮酸激酶缺乏、α 地中海贫血、遗传性球形红细胞增多症等。本节特指的是胎母血型不合引起的胎儿或新生儿免疫性溶血性疾病(hemolytic disease of the fetus and newborn,HDFN),简称胎儿新生儿溶血病。

由于母亲与胎儿的 ABO、Rh 或其他血型不合,导致母体的 IgG 抗 A、抗 B、抗 A,B、抗 D 或针对其他红细胞抗原的抗体通过胎盘进入胎儿血液循环,胎儿红细胞被来自母体的同种抗体致敏,这种抗体针对胎儿红细胞上的父源性抗原,被致敏的红细胞在分娩前后加速破坏而发生溶血。

最常发生 HDFN 的血型系统是 ABO 和 Rh 血型系统。在我国,发生 HDFN 最多的是 ABO 血型系统,其次是 Rh 血型系统。妊娠妇女血液中有任何 IgG 类的红细胞抗体,只要胎儿红细胞有相应抗原,都可能发生 HDFN。虽然 ABO 血型不合的机会很多,但 ABO 血型不合的 HDFN 发病率却较低,在中国人群中仅有 3%~5% 的发病率,因为 HDFN 的发生主要与以下几方面因素有关:新生儿红细胞抗原的强弱、母体内相应 IgG 的效价、IgG 亚类、胎盘的屏障作用及母体内血型物质的含量。

一、实验室分析路径

胎儿新生儿溶血病的检查包括产前检查和产后检查。

(一) HDFN 的产前实验室分析路径

产前检查有血清学和非血清学方法。血清学检测包括孕妇 ABO 血型和 RhD 血型鉴定、孕妇血清抗体筛查、抗体特异性及抗体效价测定。非血清学检测包括超声检查。产前检查路径见图 21-9。

(二) HDFN 的产后实验室分析路径

产后实验室检查包括采集母体和新生儿脐带血标本进行的常规检测,以及对高度怀疑已患有 HDFN 的新生儿标本的检测。产后检查路径见图 21-10。

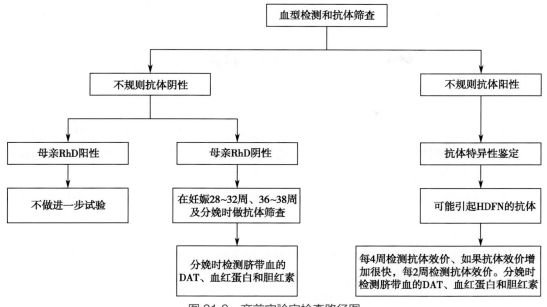

图 21-9　产前实验室检查路径图

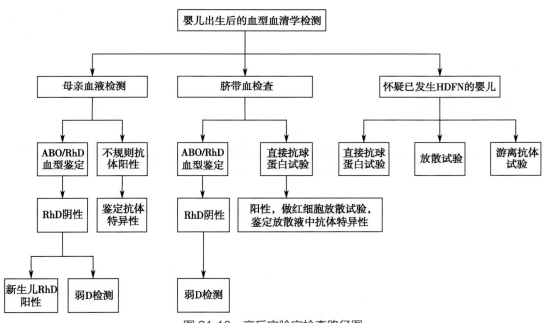

图 21-10　产后实验室检查路径图

二、相关实验

(一) HDFN 的产前实验室检查相关实验

1. ABO、RhD 血型鉴定　妊娠妇女在妊娠的第 12~16 周期间进行 ABO 血型、RhD 血型鉴定,并同时检测其丈夫的 ABO 和 RhD 血型。

2. 不规则抗体筛查　妊娠妇女在妊娠的第 12~16 周期间进行抗体筛查,筛检孕妇血清(浆)中是否存在 IgG 类血型抗体,此时筛检的抗体结果可以作为抗体基础水平。

3. 抗体特异性鉴定　如果孕妇血清不规则抗体筛查阳性,必须鉴定抗体特异性。

4. 抗体效价测定　在孕期 4 个月内测定抗体效价,此效价可作为基线,观察妊娠后期的抗体效价变化情况。ABO 系统以外的抗体,一般在效价等于或大于 16 时,认为可能有临床意义,需加强对孕妇的监测,动态观察抗体效价变化。有条件可检测 IgG 亚类,有助于判断 HDFN 的严重程度,因为 IgG1 和 IgG3 更易引起溶血。

关于 ABO 系统抗体的效价测定,国外一般不主张做;国内专家共识主张在夫妇 ABO 血型不相合时,做孕妇 IgG 抗 A、抗 B 效价。要注意,IgG 类抗 A、抗 B 抗体效价测定应先用巯基乙醇(2-ME)或二硫苏糖醇(DTT)处理待测血清,使 IgM 抗体灭活,或用可溶性血型物质中和 IgM 抗 A、抗 B 后,再用抗球蛋白法进行抗体效价测定。

5. MCA-PSV(Middle cerebral artery peak systolic velocity,大脑中动脉血流峰值)检测　当出现临床症状时,可通过检测胎儿大脑中动脉血流峰值,估计胎儿贫血程度。胎儿大脑中动脉血流峰值的检测是预测胎儿贫血的无创方法,可以准确预测有贫血风险的胎儿的中至重度贫血。

6. 胎肺成熟度检测　判断早产胎儿的成活能力,如果胎肺不成熟,可以用地塞米松促胎肺成熟。如胎儿贫血严重而胎肺已成熟,可提前结束妊娠。

（二）HDFN 的产后实验室检查相关实验

1. 红细胞直接抗球蛋白试验　直接抗球蛋白试验用于确定新生儿红细胞是否被 IgG 抗体致敏。如新生儿红细胞已被 IgG 抗体致敏,加入抗球蛋白抗体,则出现凝集反应。

2. 抗体放散试验　抗体放散试验是利用特殊方法将红细胞上的抗体放散下来。放散试验可用于胎儿新生儿溶血病和自身免疫性溶血性贫血患者红细胞上抗体特异性的鉴定,还用于除去红细胞上的自身抗体,以得到用于做自身吸收、血型鉴定和交叉配血用的红细胞。

放散试验方法有多种,主要有热放散法、乙醚放散法和磷酸氯喹法。热放散法主要用于 ABO 系统 HDFN 的红细胞上 IgG 抗体的放散,乙醚放散法主要用于 Rh 系统 HDFN 的红细胞上 IgG 抗体的放散。

3. 血清游离抗体检测　用间接抗球蛋白试验或其他方法检测新生儿血清中是否有游离的 IgG 血型抗体。

三、结果判断与分析

（一）HDFN 的产前实验室检查结果判断与分析

1. 如果孕妇与其丈夫的 ABO 血型不配合,则要检测母体血液中是否有 IgG 类 ABO 抗体。同时应对孕妇进行不规则抗体筛查,如果不规则抗体筛查阳性,则应用谱细胞进行抗体鉴定,同时检测其丈夫的红细胞相应抗原是否阳性。

2. 如果孕妇 ABO 系统以外的不规则抗体筛查是阴性,而且孕妇是 RhD 阳性,则不需要做进一步试验。如果孕妇是 RhD 阴性,则在妊娠 28~32 周、36~38 周、分娩时再做抗体筛查,检测脐带血的 DAT、血红蛋白和总胆红素。

3. 如果孕妇不规则抗体阳性,做抗体特异性鉴定后,发现不规则抗体是可能引起 HDFN 的抗体,那么每 4 周检测抗体效价,当抗 D 效价 ≥16 时,其他特异性抗体(如抗 K)≥8 时,则认为有临床意义,需要加强对孕妇的监测,动态监测抗体效价变化,如果两次检测效价增加 2 倍或更多,则被认为是可能发生 HDFN 的指征,需要每 2 周检测抗体效价,并且在分娩时检测脐带血的 DAT、血红蛋白和总胆红素。

（二）HDFN 的产后实验室检查实验结果判断与分析

1. 已发生 Rh-HDFN 的新生儿做 Rh 血型定型时可能比较困难,Rh-HDFN 的新生儿直接抗球蛋白试验呈强阳性,IgG 类血型定型试剂不适用,应用盐水介质抗体检查新生儿 RhD 血型,但有时新生儿红细胞抗原位点完全被母亲的抗 D 抗体封闭,以致红细胞上没有 D 位点与试剂血清反应,这种"遮断现象"会使 RhD 定型困难,用盐水介质抗体检查新生儿 RhD 血型可能出现假阴性结果,此时应先用放散方法将抗体放散下来后再定血型。

2. 新生儿红细胞 DAT 阳性说明新生儿红细胞表面有 IgG 抗体,即母体的 IgG 抗体通过胎盘进入胎儿血液循环,结合到胎儿红细胞上。ABO 系统的胎儿新生儿溶血病时,DAT 常常为弱阳性或阴性,原因是:①ABO 抗原在新生儿出生时发育不完全,只有正常成人的四分之一到二分之一。②分泌型人体内存在大量 ABO 血型物质,可以中和进入胎儿体内的 IgG 抗体。通过直接抗球蛋白试验可以初步区分 ABO-

HDFN 和 Rh-HDFN 或其他血型系统的 HDFN。

3. A 型患儿红细胞上放散出抗 A、B 型患儿红细胞上放散出抗 B、AB 型患儿红细胞放散出抗 A 或抗 B、RhD 阳性患儿红细胞放散出抗 D 都标示放散试验阳性。放散试验是 HDFN 实验室诊断 3 项试验中敏感性最高的,如果放散试验阳性,即能确诊 HDFN。见表 21-4。

表 21-4　患儿红细胞抗体释放试验

放散液与指示红细胞反应			结果判断
Ac	Bc	Oc	
+	−	−	释放出 IgG 抗 A 抗体
−	+	−	释放出 IgG 抗 B 抗体
+	+	−	释放出 IgG 抗 A、抗 B 或抗 A,B 抗体
−	−	−	未释放出抗体
+/−	+/−	+	释放出 ABO 血型系统以外的抗体

注:Ac:A 细胞,Bc:B 细胞,Oc:O 细胞,+:有凝集,−:无凝集

4. 如果 A 型新生儿血清中检出抗 A,B 型新生儿血清中检出抗 B,或检出 ABO 以外的其他抗体,都是胎儿新生儿溶血病的重要证据。见表 21-5。

表 21-5　新生儿血清中游离抗体检查

与指示红细胞反应			结果判断
Ac	Bc	Oc	
+	−	−	有游离的抗 A 抗体
−	+	−	有游离的抗 B 抗体
+	+	−	有游离的抗 A、抗 B 或抗 A,B 抗体
−	−	−	无游离的抗体
+/−	+/−	+	有游离的 ABO 血型系统以外的抗体

注:Ac:A 细胞,Bc:B 细胞,Oc:O 细胞,+:有凝集,−:无凝集

5. 新生儿 ABO-HDFN 血清学试验结果判断,见表 21-6。

表 21-6　新生儿 ABO-HDFN 血清学试验结果分析

DAT	游离抗体试验	抗体释放试验	临床意义
+	+	+	具备发生 ABO 系统 HDFN 的条件
+	−	+	具备发生 ABO 系统 HDFN 的条件
−	−	+	具备发生 ABO 系统 HDFN 的条件
+	−	−	具备可能发生 ABO 系统 HDFN 的条件
−	+	−	具备可能发生 ABO 系统 HDFN 的条件
−	−	−	不具备发生 ABO 系统 HDFN 的条件

注:DAT:直接抗球蛋白试验

6. 新生儿 Rh-HDFN 血清学试验结果判断　新生儿有溶血表现,DAT 阳性、母亲 RhD 阴性、血清中有抗 D 抗体,即可判定 RhD-HDFN;Rh 系统的其他抗体,如抗 E、抗 c 等,也可引起新生儿溶血病,但抗 D

是引起新生儿溶血病的主要抗体。游离抗体试验有时可表现为阴性,新生儿 DAT、放散试验、游离抗体 3 项试验均阴性则可否定 HDFN。

(魏曾珍　谭　斌)

第八节　自身免疫性溶血性贫血

自身免疫性溶血性贫血(autoimmune hemolytic anemia,AIHA)简称自免溶贫,指由抗红细胞膜组分的自身抗体引起的获得性溶血性贫血。按病因分为原发性和继续发性两类,按抗体反应最适宜温度分为温抗体型和冷抗体型,后者又分为冷凝集素综合征(cold agglutinin syndrome,CAS)及阵发性冷性血红蛋白尿(paroxysmal cold hemoglobinuria,PCH)两类。

免疫性溶血性贫血可以以不同的方式进行分类,表 21-7 为免疫性溶血性贫血最常见的分类方式,表 21-8 为免疫性溶血性贫血的血清学特点。

表 21-7　免疫性溶血性贫血的分类

免疫性溶血性贫血的分类
1. 自身免疫性溶血性贫血
(1)温抗体型自身免疫性溶血性贫血(warm antibody autoimmune hemolytic anemia,WAIHA)
(2)冷凝集素综合征(cold agglutinin syndrome,CAS)
(3)混合型 AIHA(mixed AIHA)
(4)阵发性冷性血红蛋白尿(paroxysmal cold hemoglobinuria,PCH)
(5)DAT 阴性自免溶贫
2. 药物诱导的溶血性贫血
3. 同种免疫性溶血性贫血
(1)新生儿溶血病
(2)溶血性输血反应

表 21-8　免疫性溶血性贫血的血清学表现

	WAIHA	CAS	混合型 AIHA	PCH	药物诱导
占免疫性溶血的比例	48%~70%	16%~32%	7%~8%	成人罕见,儿童 3%	12%~18%
DAT	IgG:67%				IgG:94%
	IgG + C3:20%		IgG + C3:71%~100%		IgG + C3:6%
	C3:13%	C3:91%~98%	C3:13%	C3:94%~100%	
Ig 种类	IgG(偶有 IgA、IgM)	IgM	IgG,IgM	IgG	IgG
放散液	IgG	无反应性	IgG	无反应性	IgG
血清	57%IAT 阳性;13% 在 37 ℃时溶解酶处理 RBC;90% 在 37℃时凝集酶处理 RBC;30% 在 20℃时凝集未经处理的 RBC;在 37℃时几乎不引起未处理 RBC 凝集	IgM 抗体,4℃效价一般大于 1 000,30℃白蛋白介质中凝集 RBC,慢性病时常为单克隆性	IgG 抗体 +IgM 抗体,IgM 抗体反应温度在 30℃以上	IgG 双向溶血素(Donath-Land-steiner 抗体)	IgG 抗体,类似 WAIHA
特异性	Rh 特异性,也有其他抗原特异性报道	一般具有抗 I 活性,也可能抗 i;抗 Pr 罕见	抗体特异性不明,可能抗 I、抗 i 或其他冷凝集素特异性	抗 P(与 p 及 p^k RBC 不凝集)	特异性常和 Rh 抗原有关

注:WAIHA:温抗体型自身免疫性溶血性贫血;CAS:冷凝集素综合征;PCH:阵发性冷性血红蛋白尿

一、实验室分析路径

实验室分析路径见图 21-11。

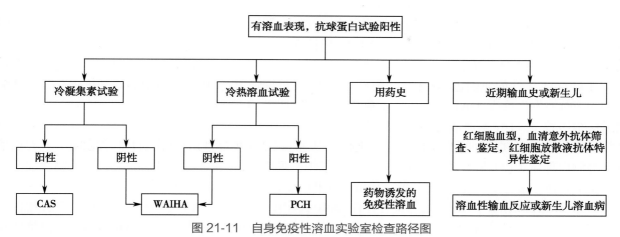

图 21-11　自身免疫性溶血实验室检查路径图

CAS：冷凝集素综合征；WAIHA：温抗体型自免溶贫；PCH：阵发性冷性血红蛋白尿

二、相关实验

1. 血细胞分析　全血细胞计数及红细胞形态检查。自免溶贫患者多表现为正细胞、正色素贫血,外周涂片上可见球形红细胞。

2. 网织红细胞检查　包括网织红细胞绝对及相对计数。溶血性贫血患者网织红细胞数量明显增多、生成指数增加。

3. 溶血相关试验　血清游离血红蛋白增高、血清结合珠蛋白降低、血红蛋白尿、非结合胆红素升高、乳酸脱氢酶(LDH)特别是 LDH1 型同工酶增高等提示红细胞破坏增加。

4. 抗球蛋白试验　抗球蛋白试验(antiglobulin test,AGT)又称 Coombs 试验,也称为抗人球蛋白试验,用于检测患者红细胞膜上或血清中有无红细胞抗体。分为直接抗球蛋白试验(direct antiglobulin test,DAT)和间接抗球蛋白实验(indirect antiglobulin test,IAT)。DAT 检测红细胞表面有无不完全抗体,IAT 检测血清中有无不完全抗体。DAT 采用抗球蛋白试剂(抗 IgG 和 / 或 C3d)与红细胞表面的 IgG 或补体分子结合,如红细胞表面存在抗体或补体,则出现凝集反应。IAT 应用 O 型红细胞与待检血清或血浆混合孵育,如血清中存在不完全抗体,则使红细胞致敏,再加入抗球蛋白试剂,可出现红细胞凝集。

5. 冷凝集素试验　凝集素综合征患者血清中存在冷凝集素,为 IgM 类完全抗体,低温时可使自身红细胞及异体红细胞发生凝集。凝集反应在 0~4℃最强,当温度回升到 37℃时凝集减弱或消失。正常人血清中可含效价低的冷凝集素,效价低于 32(4℃)。

6. 冷热溶血实验　阵发性冷性血红蛋白尿患者血清中有一种特殊的冷反应抗体,即 Donath-Landsteiner 抗体(D-L 抗体)或冷溶血素,该抗体在 20℃以下(常为 0~4℃)与红细胞结合,同时吸附补体,但不引起溶血。当温度升至 37℃时,补体激活、红细胞膜破坏而发生急性血管内溶血。正常人本试验为阴性。

三、结果判断与分析

1. 直接抗球蛋白试验(DAT)　DAT 是诊断自免溶贫的首选试验。Coombs 于 1945 年建立该试验,将人血清注射到兔子体内,得到兔抗人血清蛋白抗体,也称为抗人抗体。如果患者红细胞表面包被了免疫球蛋白或补体,加入抗人抗体可引起红细胞凝集,称为 Coombs 试验阳性或 DAT 阳性。如果患者贫血,DAT 阳性提示免疫性溶血性贫血。在溶血性贫血的患者中,DAT 对诊断自免溶贫的阳性预测值为 84%,

而在没有溶血性贫血的患者中,DAT 的阳性预测值为只有 1.4%。因此,DAT 不能作为有无溶血性贫血的筛查试验。

DAT 阳性并不等于自身免疫性溶血性贫血。有时患者 DAT 阳性但并不存在溶血,如一些老年人、系统性红斑狼疮(systemic lupus erythematosus,SLE)患者、人类免疫缺陷病毒(human immunodeficiency virus,HIV)感染者、多发性骨髓瘤、镰状细胞贫血、肾脏病、器官移植患者、使用药物(如肼屈嗪、普鲁卡因胺等)。健康人中 0.1%DAT 阳性,住院患者 DAT 阳性率为 1%~15%,这些人大多无溶血表现。DAT 阳性的意义在于:如果患者存在溶血,则很可能是免疫机制介导的。

导致 DAT 阳性的原因包括:①红细胞自身抗体;②近期输血,受血者血浆中的同种抗体与输入红细胞上的相应抗原发生反应,DAT 阳性细胞为输入的异体红细胞;③输入的血浆或血浆制品中含同种抗体,使受者红细胞致敏;④母亲血液中同种抗体通过胎盘进入胎儿体内并使胎儿红细胞致敏;⑤针对红细胞膜上结合的药物(如青霉素)的抗体;⑥非特异性蛋白吸附,包括免疫球蛋白(如高丙种球蛋白血症或大剂量使用静脉丙种球蛋白)、某些药物如头孢菌素引起红细胞膜改变;⑦由同种抗体、自身抗体、药物或细菌感染等激活补体并结合于红细胞上;⑧器官移植过客淋巴细胞(passenger lymphocyte)产生的抗体。

2. 抗球蛋白试剂 一般首先用多特异性(polyspecific)抗球蛋白试剂进行试验,多特异性抗球蛋白试剂含抗 IgG 及抗补体(抗 C3d、C3d,g、C3b、C3c、C4),如 DAT 阳性,应用单特异性(monospecific)抗球蛋白试剂进一步检测,单特异性抗球蛋白试剂含抗 IgG 或含抗补体活性,对鉴别免疫性溶血的种类有帮助。WAIHA 患者 60% 以上红细胞膜上有 IgG 及 C3,20% 患者红细胞膜上只有 IgG,13% 的患者红细胞膜上只有 C3。

3. DAT 阳性结果分析 DAT 结果的分析必须结合临床,应了解患者病情、近期用药情况、妊娠史、输血史、是否存在不明原因溶血等。DAT 结果阳性时,应考虑多方面原因并进一步分析,见图 21-12。

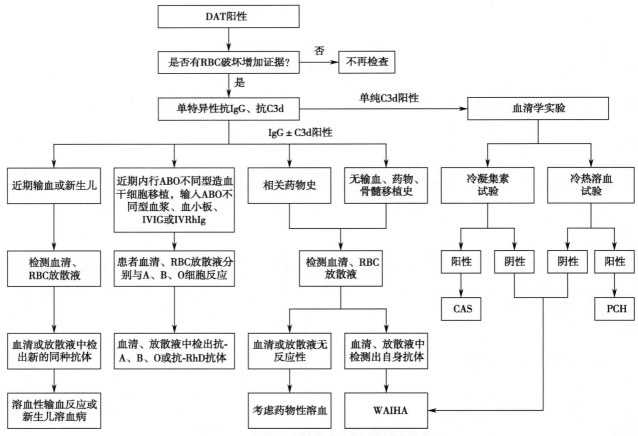

图 21-12 DAT 阳性的病因分析实验室路径图

DAT 阳性时,应考虑下列问题:

(1)体内是否存在红细胞破坏:网织红细胞增多、外周血片出现球形红细胞、血红蛋白血症、血红蛋白尿症、血清结合珠蛋白降低、非结合胆红素升高、乳酸脱氢酶(LDH)特别是 LDH1 型同工酶增高等提示红细胞破坏增加。如果患者贫血,DAT 阳性提示免疫性溶血。如果患者并没有红细胞破坏增多的证据,则不必进一步调查。

(2)患者近期是否输过血:如患者近 3 个月内输过血,则可能存在迟发性溶血反应或迟发性血清反应,即患者产生的同种抗体使近期输入的红细胞致敏。患者输入不相合的红细胞后,原发免疫反应一般发生于输血后 2 周至数月,如果患者以前曾致敏,继发性免疫反应发生于输血后 20d(一般 2~7d)内。红细胞同种抗体可使输入的红细胞寿命缩短。

(3)患者是否正在接受药物治疗:头孢菌素可致 DAT 阳性,二代及三代头孢菌素可引起免疫性红细胞破坏。研究发现接受普鲁卡因胺治疗的患者中 21%DAT 阳性;氨苄西林钠舒巴坦钠(优立新)治疗的患者中 39%DAT 阳性;静脉大剂量使用青霉素的患者,3%DAT 阳性;使用甲基多巴治疗的患者,15%~20%DAT 阳性。这些药物导致的 DAT 阳性的患者中,发生溶血性贫血者不到 1%。如果接受上述药物治疗的患者出现 DAT 阳性,应注意监测有无红细胞破坏,如果红细胞寿命并未缩短,则不需要进一步检查。

(4)患者是否接受过骨髓、外周造血干细胞或实体器官移植:来自供者的过客淋巴细胞可能产生针对受者红细胞上的 ABO 或其他抗原的抗体,导致 DAT 阳性甚至溶血。如 RhD 阳性患者接受 RhD 阴性供者的器官移植后,供者淋巴细胞产生的抗 D 可能导致患者溶血。

(5)患者是否正在使用静脉丙种球蛋白或 Rh 免疫球蛋白:免疫球蛋白中可能含 ABO 抗体或抗 D,或其他抗体。静脉 Rh 免疫球蛋白可使 RhD 阳性患者 DAT 阳性。

(6)患者是否感染:败血症患者可能发生补体激活,导致血管内溶血,常由产生神经氨酸酶的微生物引起红细胞多凝集所致。

(7)患者是否正在使用单克隆抗体治疗,如抗 CD38 单抗是治疗多发性骨髓瘤的新药,由于红细胞上存在少量 CD38 抗原,可造成 DAT 或 IAT 阳性,但不会发生溶血。

4. 间接抗球蛋白试验(IAT) IAT 检测血浆或血清中红细胞抗体,自身免疫性溶血性贫血患者自身抗体被体内的红细胞吸附,血清可能不含可检测的游离抗体;当自身抗体的量超过患者红细胞上的有效结合位点时,血清含有游离抗体,此时 IAT 阳性。如果 DAT 阴性而 IAT 阳性,应考虑同种免疫抗体而非自身抗体,应进一步鉴定抗体的特异性。DAT 常用于自免溶贫诊断,而 IAT 常用于输血前不规则抗体筛查、鉴定、交叉配血试验,IAT 一般不用于自免溶贫诊断。

四、自身免疫性溶血性贫血的诊断及输血策略

1. 温抗体型自身免疫性溶血性贫血 WAIHA 是自身免疫性溶血性贫血中最常见的一种,可发生于任何年龄。红细胞破坏的主要原因是 IgG 抗体包被的红细胞在单核 - 吞噬细胞系统中被吞噬细胞吞噬。由于 IgG 抗体一般不激活补体,WAIHA 很少发生血管内溶血。WAIHA 自身抗体的特异性广泛,与绝大多数人的红细胞发生反应。患者血浆中也可能存在自身抗体,血浆中自身抗体会掩盖同种抗体,干扰交叉配血。偶尔,自身抗体可能具有针对某种血型抗原(如 D,C,c,E,e)的特异性,只与抗原阳性的红细胞反应或与这种红细胞反应较强,这种"相对特异性"可能和同种抗体混淆,但自身抗体能被抗原阴性的红细胞吸收,这一点可与同种抗体鉴别。除可能具有 Rh 系统特异性外,自身抗体也可能特异性针对其他血型系统抗原,如 LW、Kell、Kidd、Diego 等,但非常少。

诊断要点:根据临床表现、溶血性贫血的证据、DAT 阳性、冷凝集素效价正常、近期无输血史、可疑药物服用史、无骨髓及器官移植,可考虑 WAIHA。应进一步检查有无原发疾病,如自身免疫性疾病、肿瘤、淋巴瘤或其他淋巴增生性疾病,药物相关性溶血性贫血也应考虑。所有 AIHA 患者应检测抗核抗体(antinuclear antibody,ANA),以明确有无自身免疫性疾病,WAIHA 可出现于结缔组织病诊断前数月甚至数年。WAIHA 的另一个主要原因是淋巴瘤,溶血可能发生于淋巴瘤诊断前数年。对于 WAIHA 患者,应仔

细检查淋巴结、肝脏、脾脏,如发现肿大,应考虑活检。

2. 冷凝集素综合征　冷凝集素综合征(CAS)又称为冷凝集素病(cold agglutinin disease,CAD),占免疫性溶血性贫血的16%~32%,临床表现为急性或慢性病程。急性者主要继发于淋巴增生性疾病如淋巴瘤或肺炎支原体感染;慢性者多见于老年患者,有时合并淋巴瘤、慢性淋巴细胞白血病、巨球蛋白血症等。天气较冷时,患者可能出现肢端发绀、血红蛋白尿,室温下可见EDTA抗凝的红细胞迅速凝集,甚至呈凝块状。冷凝集素常干扰血型检测,EDTA抗凝标本需37℃保温。按照有无基础疾病,CAS分为原发性和继发性,继发性者占20%~80%,主要继发于淋巴增殖性疾病,如淋巴瘤、白血病、浆细胞瘤等,其次继发于感染,如肺炎支原体、EB病毒、巨细胞病毒、腺病毒、流感病毒、水痘-疱疹病毒、人类免疫缺陷病毒等感染,还可能继发于其他恶性肿瘤,如肺鳞状细胞癌、结肠癌、肾上腺癌、基底细胞癌等。

冷凝集素多为IgM抗体,浅表血管中血液温度较低,冷凝集素与RBC结合并吸附补体(特别是C3、C4),当血液循环至温度较高的部位时,IgM与RBC分离,RBC上只留下补体。红细胞上结合的补体与单核-吞噬细胞系统巨噬细胞CR1和CR3受体反应,被巨噬细胞吞噬,溶血主要发生在肝脏。红细胞上结合的C3和C4被转化为C3d和C4d,与多特异性抗球蛋白试剂中的抗C3d发生反应,DAT阳性。冷凝集素的特异性针对红细胞膜上的I/i抗原,I/i抗原可作为支原体受体,抗原表达发生改变,导致自身抗体产生,正常人可有<32的低效价冷凝集素,但在支原体感染恢复期可产生大量的冷凝集素。B细胞淋巴瘤也可产生冷凝集素。冷凝集素在浅表血管中与红细胞结合,阻塞毛细血管,造成肢端发绀,溶血的严重程度取决于抗体固定补体的能力。

诊断要点:溶血性贫血,C3d DAT阳性而IgG DAT阴性,冷凝集素试验阳性时,应考虑CAD可能。需进一步检查冷凝集素效价,还应检测D-L抗体以和PCH鉴别。检查病毒或支原体抗体、有无微小淋巴瘤病灶或其他淋巴增殖性疾病,有助于免疫性溶血的进一步分类。

3. 阵发性冷性血红蛋白尿　PCH是一种罕见的冷抗体型AIHA,占自身免疫性溶血性贫血2%~5%,可占儿童自身免疫性溶血性贫血的30%。原发性者罕见,继发性者多继发于某些病毒或梅毒感染。临床表现以全身或局部受寒后数分钟至数小时突然发生血红蛋白尿为特征,伴寒战、发热、全身肌肉疼痛、头痛等,症状可持续数小时,可伴冷性荨麻疹。发病机制是D-L抗体及补体在低温下与红细胞结合,温度恢复到37℃时,补体激活,发生补体介导的急性血管内溶血。D-L抗体为IgG,多数具有P血型系统特异性。

诊断要点:发作时有血红蛋白尿,贫血严重,进展迅速,补体水平下降。血涂片见红细胞大小不一,可见球形红细胞,幼红细胞、红细胞碎片及嗜碱性点彩细胞;反复发作者有含铁血黄素尿;冷热溶血试验阳性;发病中或发病后Coombs试验呈阳性(抗补体)。

自身免疫性溶血性贫血的诊断应结合病史、临床表现及实验室检查结果。首先应确定患者有无溶血性贫血,其次确定其是否有免疫因素参与溶血,最后判断免疫性溶血的种类。在鉴定红细胞自身抗体的同时,还应特别注意有无同种抗体存在。据报道,自身免疫性溶血性贫血患者约40%合并同种抗体,同种抗体的存在可导致溶血性输血反应。必须结合患者病史、既往输血史、女性患者妊娠史、近期输血情况、有无输血反应等推测同种抗体存在的可能性。近期无输血史的患者,可用自身红细胞吸收自身抗体,以确定有无同种抗体;近期有输血史的患者,排除同种抗体非常困难,国外采用鉴别吸收方法,用不同表型红细胞对患者血清进行吸收,以排除常见的同种抗体。如果在吸收后的血清中没有检测到同种抗体,则可以随机输血。如果存在有临床意义的同种抗体,则应选择缺乏相应抗原的供者红细胞输注。对于需要长期接受输血支持的自身免疫性溶血性贫血患者,可检测ABO血型系统外的其他血型抗原,选择输注与患者血型抗原相匹配的红细胞,以避免额外的同种免疫。若自身抗体对单个抗原有明确的特异性(如有抗E特异性),且患者溶血活跃,则应选择与患者ABO、RhD同型且缺乏该抗原的献血者红细胞进行配血和输血。由于自身抗体的存在,输血前交叉配血常常不相合,导致配血困难。但如果患者贫血严重,危及生命,则可能需要在严密观察下输入交叉配血不相合的血液。输注红细胞的量通常是维持足够氧气输送所需的最小量,而不一定要求血红蛋白达到某个水平。

(秦　莉　罗政莲)

第九节　药物诱导的免疫性溶血性贫血

有些药物可能诱导针对药物本身或针对红细胞抗原的抗体,使患者红细胞 DAT 阳性或发生免疫性红细胞破坏。药物诱导的抗体有些是药物依赖性的,必须在药物存在时才能检测到或导致红细胞破坏,有些是非药物依赖性的。

一、实验室分析路径

药物诱导的免疫性溶血性贫血是免疫性溶血性贫血的原因之一,其分析见免疫性溶血性贫血,图 21-11。

二、相关实验

很多药物可引起 DAT 阳性,但多数患者并不发生溶血。如果患者出现溶血、DAT 阳性、近期有用药史,应考虑药物所致溶血。

1. 溶血相关实验　包括全血细胞计数、网织红细胞、血清胆红素、游离血红蛋白、乳酸脱氢酶等,证实患者存在溶血。

2. 抗球蛋白试验　检测患者红细胞上或血清中有无红细胞抗体。

3. 用药物处理红细胞检测青霉素或头孢菌素抗体　用一定浓度的青霉素或头孢菌素与 O 型正常红细胞进行孵育,使药物包被在红细胞上,用 IAT 法检测患者血清及红细胞放散液中有无针对药物包被红细胞的抗体,如果患者血清或红细胞放散液与药物包被红细胞 IAT 反应阳性而与未经药物包被的红细胞 IAT 反应阴性,说明患者血清或红细胞上有药物抗体。

4. 药物免疫复合物检测　在患者血清中加入药物并与正常 O 型红细胞进行孵育如患者血清加药物能引起红细胞凝集或 IAT 试验阳性,说明患者血清中有药物抗体。

三、引起药物相关性免疫性溶血的发病机制

1. 半抗原或药物吸附机制　代表药物为青霉素,药物与红细胞膜蛋白紧密结合,药物抗体与药物结合,溶血主要发生在血管外。大剂量青霉素治疗者可能发生红细胞药物包被,其中少数人(3%)可产生抗青霉素抗体,抗体与红细胞上的青霉素结合,DAT 阳性,溶血发生于用药 7~10d,停药后数周溶血停止。患者不一定有青霉素过敏的其他表现。从红细胞上放散的抗体或血清中的抗体,只与青霉素包被红细胞反应,与未包被药物的红细胞不发生反应。用药物处理红细胞与患者血清进行反应,可证实药物通过吸附机制导致溶血。其他药物包括头孢菌素、四环素、甲苯磺丁脲等。使用第一代或第二代头孢菌素治疗的患者,约 4%DAT 阳性,第二代、第三代头孢菌素发生药物相关溶血较多且有增加趋势。

2. 三元复合体机制　即药物 - 抗体 - 靶细胞复合物,以前称为"无辜旁立者型(innocent bystander or immune complex mechanism)"。许多药物如奎尼丁、头孢菌素、奎宁、氯磺丙脲、利福平、丙磺舒等通过这种机制引起溶血。药物或药物代谢产物、红细胞膜上药物结合部位、抗体形成三元复合物,可激活补体,引起血管内溶血。也可表现为血管外溶血,DAT 阳性(补体),C3b 包被的红细胞在肝脾中破坏。三元复合体机制和药物剂量无关,一旦抗体形成,少量药物也可能导致严重溶血。体外实验必须在患者血清中加入药物或药物代谢产物才能检出血清中的抗体。通过检测药物免疫复合物,能证实药物通过药物 - 抗体 - 靶细胞复合物机制破坏红细胞。

3. 自身抗体机制　代表药物为甲基多巴,药物诱导自身抗体产生的机制不明,服甲基多巴者 8%~36%DAT 阳性,发生于治疗 3~6 个月时,但发生溶血者 <1%。患者血清或红细胞放散液与自身及异体红细胞在 37℃时发生反应,不需要药物存在。血清学实验和一般 WAIHA 相似。除甲基多巴外,其他几种药物也有报道,包括普鲁卡因胺、非甾体抗炎药物(如加芬那酸)、二代、三代头孢菌素、氟达拉滨,这些药物也可能同时引起药物依赖性抗体的产生。药物通过诱导红细胞自身抗体导致溶血时,很难证明自身

抗体由药物引起,如能证明自身抗体出现于用药后、停药后溶血缓解、再次用药后贫血复发,对诊断有很大帮助。

4. 非免疫性吸附　和抗体产生无关,几乎不发生溶血。使用头孢菌素治疗的患者有时会出现 DAT 阳性,原因是包被药物的红细胞非特异性吸附免疫球蛋白、补体、白蛋白、纤维蛋白原或其他血浆蛋白。其他可能引起非免疫性吸附的药物包括二甘醇醛、苏拉明、顺铂、克拉维酸、舒巴坦、他唑巴坦。

四、结果判断与分析

药物诱导抗体的实验室检查结果判断与分析　在血库实验室最常见的药物相关问题是 DAT 阳性,应常规检测患者血清中有无不规则抗体,如果患者血清和未经处理的红细胞不发生反应,则用可疑药物处理红细胞或将药物加入患者血浆中重复试验,见用药物处理红细胞检测青霉素或头孢菌素抗体,或药物免疫复合物检测。

如果药物已被报道引起溶血,可参照病例报告中的方法进行检测。如果没有相关报道,可用 1mg/mL 浓度的药物缓冲溶液加入患者血清中进行免疫复合物检测。如果上述实验不能解决问题,可试用药物包被红细胞,检测患者血清或红细胞放散液是否与药物包被细胞反应。如患者红细胞放散液与青霉素包被红细胞有反应,而与未经药物包被的红细胞无反应,就证明患者红细胞 DAT 阳性是青霉素引起的。

免疫反应也可能由药物的代谢产物引起。如临床情况符合药物所致免疫介导的溶血,而上述实验阴性,可能需要用药物的代谢产物进行免疫复合物检测。

正常血清可能由于非特异性蛋白吸附而引起头孢菌素处理红细胞凝集或致敏,可将患者血清及正常人血清稀释 20 倍重复试验,稀释后血清试验阴性提示非特异性蛋白吸附。

(秦 莉　罗政莲)

第二十二章

神经系统疾病与实验诊断

神经系统疾病由于其发病部位的特殊性和疾病种类的多样性导致临床诊断十分困难。许多神经系统疾病如多发性硬化、脑膜肿瘤等疾病如未能早期诊断和治疗，其致死率和致残率非常高，严重威胁人们的生命健康。因此快速、准确地诊断神经系统疾病以便临床及时治疗显得格外重要。神经系统疾病的诊断除了根据患者的临床症状以外，实验室检查更必不可少，神经系统疾病的实验室检查最常用的项目是对脑脊液的性状和成分进行分析。中枢神经系统任何部位如发生感染、炎症、肿瘤、外伤、水肿和阻塞等引发器质性病变时都可引起脑脊液理化性质的改变。通过对脑脊液压力、理化分析、有形成分镜检、病原微生物分析以及免疫学指标的相关检查，以期达到对神经系统疾病的诊断与鉴别诊断、疗效监测和预后判断的目的。

第一节　脑脊液检测的分析流程

脑脊液（cerebrospinal fluid，CSF）是存在于脑室及蛛网膜下隙内的一种无色透明液体。大约70%的脑脊液是在脑室的脉络丛通过主动分泌和超滤的联合过程形成；约30%的脑脊液是在大脑和脊髓的细胞间隙形成。形成的脑脊液经第三、第四脑室进入小脑延髓池，然后分布于蛛网膜下隙内。脑脊液通过蛛网膜绒毛重吸收而返回静脉，形成脑脊液循环。脑脊液具有调节颅内压，供给脑、神经系统细胞营养物质，并转运代谢产物，调节神经系统碱贮量，维持脑脊液 pH 在 7.31~7.34 之间等生理学作用。此外脑脊液还通过转运生物胺类物质影响垂体功能，参与神经内分泌调节。病理情况下，中枢神经系统任何器质性病变都可能引起脑脊液发生改变，因此脑脊液的实验室检测是诊断和鉴别诊断中枢神经系统疾病的最重要手段。通常脑脊液诊断的分析程序包括：急诊程序、基本程序和扩展分析程序。急诊程序要求在 2h 内完成，准确及时的脑脊液急诊分析结果可迅速为临床医生提供有价值的疾病诊断信息。脑脊液诊断的基本程序和扩展分析程序主要是在急诊程序的基础上增加的一些免疫、化学以及血清学方面的检测项目，从而对神经系统疾病进行更为全面的鉴别诊断和疗效观察以及预后判断。

一、实验室分析路径

急诊时实验室分析路径见图 22-1。
常规实验室分析路径见图 22-2。
扩展分析实验室路径见图 22-3。

二、相关实验

（一）脑脊液急诊检测项目

为了临床诊断的需要脑脊液急诊检测结果必须在 2h 内完成，因此脑脊液急诊检测的相关实验是提供一些简便、快速并对临床的初步诊断与鉴别诊断有帮助的常规实验。脑脊液急诊检测的实验室分析路径见图 22-1。

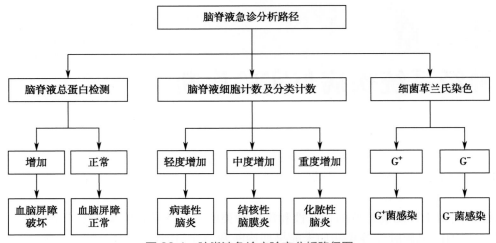

图 22-1　脑脊液急诊实验室分析路径图

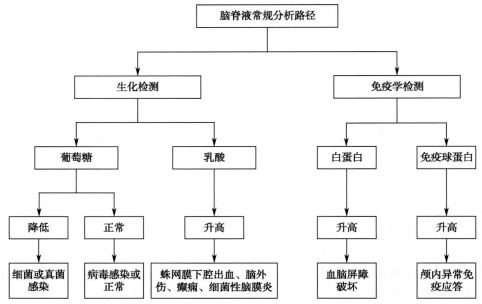

图 22-2　脑脊液常规检测路径图

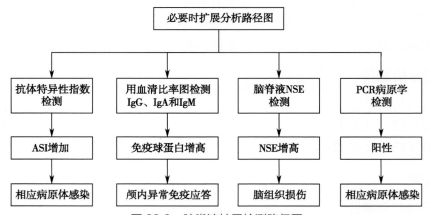

图 22-3　脑脊液扩展检测路径图

1. 蛋白质检测

（1）定性实验：潘氏（Pandy）实验：脑脊液中的蛋白质与苯酚结合形成不溶性蛋白盐而出现白色浑浊或沉淀。Pandy 实验所需标本量少，灵敏度高，操作简便，结果易于观察，其沉淀多少与蛋白质含量成正比。Pandy 实验出现白色云雾状混浊，即为阳性反应，否则为阴性反应。正常人脑脊液为阴性反应。

（2）定量比浊法：蛋白质定量检测参考范围因年龄和标本来源不同而有差异。成人腰池的蛋白质含量参考范围为 200~400mg/L，脑池内蛋白质含量参考范围为 100~250mg/L，脑室内的蛋白质含量参考范围为 50~150mg/L。新生儿由于血 - 脑脊液屏障尚不完善，因此脑脊液蛋白质含量相对较高，6 个月后小儿脑脊液中蛋白质相当于成人水平。

2. CSF 细胞计数　采用直接显微镜计数法或血细胞分析仪进行 CSF 红细胞和白细胞计数。正常脑脊液细胞数极少，低于 5 个 /μL，主要为淋巴细胞。在中枢神经系统感染性病变时，脑脊液中白细胞总数增多。

3. CSF 白细胞染色分类计数　白细胞直接分类计数简单快速，但容易受到一些因素干扰而影响准确性，特别是陈旧标本，细胞变形导致误差较大。涂片染色分类结果准确可靠，尤其是可以发现异常细胞如肿瘤细胞。

4. 革兰氏染色　革兰氏染色主要用于神经系统感染性疾病快速病原体筛查，提示是否有细菌感染以及细菌感染的类型。革兰氏染色后除可以看到细菌形态，还可将细菌分为革兰阳性菌（G⁺）和革兰氏阴性菌（G⁻）两大类，可为进一步的细菌类型鉴定提供有价值的临床信息。正常脑脊液涂片革兰氏染色检查为阴性反应。

（二）脑脊液常规检测项目

脑脊液常规检测的实验室分析路径见图 22-2。一般包括生化检测以及免疫学检测，这些检测均为实验室常规开展的项目，方法成熟稳定，可为临床提供有价值的诊断和鉴别诊断信息。

1. 生化检测　主要包括对脑脊液葡萄糖（CSF glucose）、脑脊液乳酸（CSF lactate）和脑脊液氯化物（CSF chloride）的检测。

（1）脑脊液葡萄糖（CSF glucose）：检测方法通常采用己糖激酶法，脑脊液中的葡萄糖浓度和血糖浓度有着密切的关系，脑脊液中葡萄糖浓度约为血糖浓度的 60%。正常脑脊液参考范围为 2.5~4.4mmol/L。

（2）脑脊液乳酸（CSF lactate）：检测方法通常采用干化学方法，正常脑脊液中乳酸参考范围为 1.55 ± 0.42mmol/L。

（3）脑脊液氯化物（CSF chloride）：检测方法通常采用离子选择电极法，正常脑脊液中氯化物参考范围为 120~130mmol/L。

2. 免疫学检测　主要包括脑脊液白蛋白检测（CSF albumin）、脑脊液免疫球蛋白检测（CSF immunoglobulin）和脑脊液蛋白质电泳分析。

（1）脑脊液白蛋白检测（CSF albumin）：检测方法通常采用速率散射比浊方法，正常脑脊液中白蛋白含量参考范围为 134~337mg/L。

（2）脑脊液免疫球蛋白检测（CSF immunoglobulin）：检测方法通常采用速率散射比浊方法，正常脑脊液中 IgG 含量参考范围为 10~40mg/L，IgA 参考范围为 0~6mg/L，IgM 参考范围为 0~13mg/L。

（3）蛋白质电泳分析：蛋白质区带电泳是蛋白的经典分析方法，脑脊液标本中不同性质的蛋白质可明显分开形成不同的区带，通过与正常的电泳图谱进行比较分析，很容易发现异常的区带。

（三）脑脊液扩展检测项目

脑脊液扩展分析实验室路径见图 22-3。脑脊液扩展检测是在常规检测基础上增加的一些特殊化学和血清学检测项目，这些检测可进一步帮助临床医生对神经系统疾病进行鉴别诊断和疗效监测以及预后判断。

1. 脑脊液神经元特异性烯醇化酶（neuron specific enolase，NSE）检测　烯醇化酶是细胞代谢过程中参与糖酵解过程的关键酶，由 α、β、γ 3 种亚基组成 αα、ββ、αβ、γγ、αγ 5 种同工酶，其中 γγ 型烯醇化酶称为神经元特异性烯醇化酶。正常情况下位于神经元细胞质中，在血清和脑脊液中含量极低。当颅脑损伤后脑实质受损，引起神经脱髓鞘改变，神经元受损崩解以及血 - 脑脊液屏障的破坏时，存在于神经元和神经内分泌细胞胞质中的大量 NSE 被释放入脑脊液，并通过血 - 脑脊液屏障进入血液。临床常用检测方法为电化学发光分析法。

2. 抗体特异性指数（antibody specific index, ASI）检测 抗体特异性指数检测可用于诊断中枢神经系统微生物感染时是否存在特异性抗体的合成。ASI=species specific Q Ig/Q total Ig, ASI 表示脑脊液中病毒特异性抗体水平占血清总 IgG 水平的比值。

3. 血清比率图分析 IgG、IgA、IgM 该法是同时检测患者血清和脑脊液中白蛋白以及免疫球蛋白浓度，并将结果带入计算机软件系统，通过特定的计算公式计算并代入 CSF/ 血清比率图分析判断是否存在局部合成免疫球蛋白。通过应用 CSF/ 血清比率图可清晰的判断出患者是否存在鞘内免疫球蛋白的合成以及血 - 脑脊液屏障功能的障碍。

三、结果判断与分析

（一）脑脊液急诊检测项目

1. 蛋白质检测 脑脊液蛋白质含量增加，提示患者血 - 脑脊液屏障受到破坏，常见于脑、脊髓及脑膜的炎症、肿瘤、出血、脑软化、脑退化性疾病、神经根病变以及引起脑脊液循环梗阻的疾病等。当脑脊液中蛋白质含量在 10g/L 以上时，流出后呈黄色胶冻状并凝固，而且还有蛋白 - 细胞分离现象，临床上称为 Froin 综合征，是蛛网膜下腔梗阻所致梗阻性脑脊液的特征。如穿刺时损伤而致使脑脊液中混有血液时，蛋白质也可增高，但无临床诊断意义，应加以区别。

2. 脑脊液细胞计数及细胞分类计数 病毒性脑炎时细胞数常轻度增加 $[(0.01\sim0.2)\times10^9/L]$，其中以淋巴细胞为主；结核性脑膜炎时常中度增加 $[(0.1\sim1.0)\times10^9/L]$，主要是淋巴细胞增多；细菌性化脓性脑膜炎时细胞数明显增加 $[(1.0\sim5.0)\times10^9/L]$，主要是中性粒细胞。正常脑脊液中无红细胞，脑脊液红细胞增高提示可能为蛛网膜下腔出血或脑出血，或由于穿刺时损伤所致。

3. 革兰氏染色检查 用于检查脑脊液中的肺炎链球菌、流感嗜血杆菌、葡萄球菌、铜绿假单胞菌、大肠埃希菌等。脑脊液革兰氏染色镜检操作简便，结果快速准确，是临床急诊筛查中枢神经系统感染病原菌的首选实验，如在脑脊液涂片中检出病原菌，则高度提示病原菌感染。

（二）脑脊液常规检测项目

1. 脑脊液葡萄糖 当中枢神经系统受细菌或真菌感染时，病原体或被破坏细胞释放出的葡萄糖分解酶消耗葡萄糖，导致脑脊液中葡萄糖含量降低，尤以化脓性脑膜炎早期降低最为明显（<1.0mmol/L）。结核性、隐球菌性脑膜炎的脑脊液中葡萄糖降低多发生在中、晚期，且葡萄糖含量越低预后越差。病毒性脑炎的脑脊液中葡萄糖多正常。糖尿病或注射葡萄糖液使血糖升高后脑脊液中葡萄糖也可以升高。分析时要注意结合临床治疗特点。

2. 脑脊液乳酸 脑脊液乳酸的三个主要来源：①大脑组织缺血、缺氧时乳酸堆积；②蛛网膜下腔出血时红细胞无氧酵解产生的乳酸或化脓性脑膜炎时细菌酵解葡萄糖均可使乳酸增加；③过度换气引起脑脊液中乳酸升高。因此当患者为蛛网膜下腔出血、脑外伤、癫痫、或细菌性脑膜炎时，脑脊液中的乳酸水平均有不同程度升高。

3. 脑脊液氯化物 通常脑脊液中氯化物与血液中呈相应比例（1.25∶1），化脓性或结核性脑膜炎时炎性渗出和粘连较明显，一部分氯化物附着于脑膜，因此脑脊液氯化物含量减低。

4. 脑脊液白蛋白 人体中白蛋白只在肝脏合成，脑脊液中的白蛋白都是从血中扩散而来。因此脑脊液中白蛋白浓度增加提示血 - 脑脊液屏障通透性的改变。检测患者血和脑脊液中的白蛋白浓度，并计算白蛋白商值 Q_{ALB}，可以用于评价患者血 - 脑脊液屏障的功能。

5. 免疫球蛋白 脑脊液 IgG 增高常见于 90% 的多发性硬化症患者中，部分亚急性硬化性全脑炎，慢性 HIV 脑炎患者脑脊液 IgG 也可升高。脑脊液 IgA 合成增加常见于化脓性脑膜炎和结核性脑膜炎等。脑脊液 IgM 合成增加常见于神经疏螺旋体病。

6. 蛋白质电泳 前白蛋白增加常见于脑萎缩、脑积水及中枢神经变性疾病。白蛋白增加常见于引起血 - 脑屏障破坏的疾病，如脑血管病变、椎管阻塞等。α- 球蛋白增加常见于脑膜炎、脑肿瘤等。β 球蛋白增加可见于动脉硬化、脑血栓等脂肪代谢障碍性疾病。γ- 球蛋白明显增加常见于脑肿瘤。

（三）脑脊液扩展检测项目

1. **脑脊液 NSE 检测**　脑脊液 NSE 检测的临床意义主要包括以下三个方面：①脑脊液和血清 NSE 浓度用于评价脑损伤严重程度：目前临床评价患者脑损伤程度主要依靠格拉斯哥昏迷评分（GCS），患者得分越低颅脑损伤越严重。研究发现，脑脊液和血清 NSE 浓度与 CT 扫描结果和 GCS 评分结果呈显著相关性，因此脑脊液和血清 NSE 浓度可用于术前评价脑损伤程度，术后评价手术效果以及监测药物对脑组织保护效应。②评价脑损伤患者术后认知功能：脑外伤患者术后随访 6 个月后仍有 2/3 的患者具有认知功能障碍，而这类患者血清 NSE 的浓度呈相应增高，血清 NSE 浓度与认知功能评价 MMSE 量表评分呈显著负相关。因此，检测血清 NSE 浓度能够很好地预示认知功能障碍的发生，结合认知功能评价 MMSE 量表，可以了解并评估患者受伤后的认知能力和智力障碍程度，亦可评价各种脑保护措施的效果以及手术与术后的康复疗效。为判断病情的发展变化，采用合理的治疗和康复手段提供了依据。③协助早期诊断：NSE 的敏感性高，在轻度外伤性脑损伤患者中 NSE 都有不同程度的升高，甚至早于 CT 和 MRI 结果。

2. **抗体特异性指数**　抗体特异指数（ASI）的正常参考值为 0.5~1.5，ASI 大于 1.5 表示中枢神经系统局部有与病原微生物相关的特异性抗体合成。临床常见神经系统感染病原体包括：①病毒：麻疹，风疹，水痘带状疱疹病毒，人单纯疱疹病毒 Ⅰ/Ⅱ，EB 病毒，巨细胞病毒；②细菌：结核分枝杆菌，白色念珠菌，梅毒螺旋体，李斯特杆菌，伯氏疏螺旋菌；③其他：弓形体，衣原体，肺炎支原体。

3. **血清比率图分析 IgG、IgA、IgM**　详见本章第四节和第五节。

第二节　脑脊液内细胞学检测

正常脑脊液中细胞数量少，主要是单个核细胞。病理情况下，脑脊液中细胞数增多，但一些特殊细胞如肿瘤细胞的检出率仍然很低，多次穿刺可提高阳性检出率，但会增加患者痛苦。自 1954 年 Syak 发明细胞沉淀法以来，这方面工作有了飞跃发展，并由此创立了一门新学科——脑脊液细胞学（cerebrospinal fluid cytology）。

一、实验室分析路径

实验室分析路径见图 22-4。

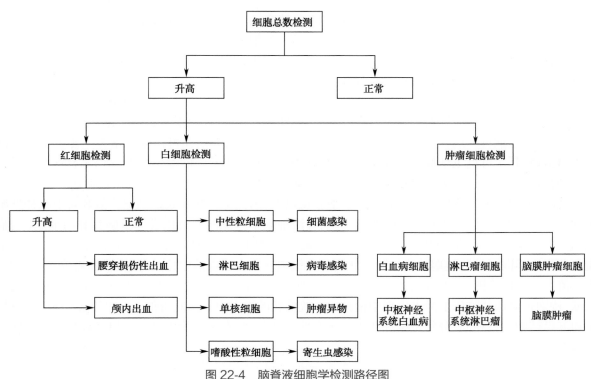

图 22-4　脑脊液细胞学检测路径图

二、相关实验

正常脑脊液内的细胞主要为单个核细胞,其数量少于 4 个 /μL,异常情况下脑脊液中细胞总数增多。脑脊液细胞学检测主要包括红细胞计数,白细胞计数以及分类计数和肿瘤细胞检测。为了尽可能多收集细胞,红细胞和白细胞总数计数采用血细胞计数法。白细胞分类计数以及肿瘤细胞检测一般用脑脊液细胞沉淀法,目前常用染色法为 May-Gnimwald-Giemsa 染色法。其他特殊染色法包括吖啶橙荧光染色法分析肿瘤细胞、应用非特异性酯酶染色法对 T 淋巴细胞进行辨认,高碘酸 - 雪夫染色法分析腺癌细胞、原始淋巴细胞以及硝基四氮唑染色法鉴别成熟和幼稚中性粒细胞。

三、结果判断与分析

1. 红细胞　脑脊液的红细胞增多提示颅内出血。少量出血时,镜下可见红细胞;出血量多且出血时间小于 4h 时,脑脊液可呈红色;出血时间大于 4h 的陈旧性出血,脑脊液呈黄色。如腰穿过程中操作不当可造成损伤性出血,容易与颅内出血混淆,需要对两者进行鉴别:①腰穿损伤性出血在留取三管标本时,第一管镜下有大量红细胞,以后两管红细胞计数结果依次减少,此为其特征;而当颅内出血时,三管脑脊液内的红细胞数量差异小,离心后上清液显淡红色或黄色。②颅内出血在镜下可见含有红细胞的吞噬细胞,或可见含铁血黄素吞噬细胞,穿刺性损伤的脑脊液标本在镜下看不到吞噬细胞。

2. 淋巴细胞　淋巴细胞是正常脑脊液中的主要组成细胞,当脑脊液中淋巴细胞的数量与形态发生改变,往往提示有颅内病变。①小淋巴细胞:体积较小(8~12μm),胞体圆形,核大呈圆形或蚕豆形,核位置居中,占胞体的大部分或全部,是正常脑脊液中的主要细胞,占总数的 60%~70%。小淋巴细胞增高见于中枢神经系统慢性感染,病毒感染以及非特异性脑膜刺激反应。②大淋巴细胞:即免疫母细胞,由小淋巴细胞激活转化而成,偶见于正常脑脊液中。细胞质多,内含少许嗜天青颗粒,胞核着色较浅。其增多的临床意义同小淋巴细胞。③激活淋巴细胞:主要见于病理情况,细胞体积和细胞核比大淋巴细胞更大,且数量明显增多,胞质较多,色浅。多见于细菌性脑膜炎恢复期、病毒性脑膜炎、结核性脑脓肿、多发性硬化以及脑梗死。

3. 单核细胞　属于脑脊液中不活跃的细胞,形态与血液中相似,占正常脑脊液细胞总数的 30%~40%。异常情况下,转化为激活单核细胞,核变大,外形不规则,胞质色蓝,有大小不等的空泡,胞质边缘不规则和各类突起。其增多主要见于中枢神经系统变性、炎症疾病、肿瘤和各种异物刺激。

4. 巨噬细胞　由单核细胞吞噬异物(如脂肪、色素、红细胞、细菌等)后转变而来。常见于中枢神经系统炎症、出血、外伤等疾病中。通过巨噬细胞有无和数量多少,以及吞噬物为红细胞还是含铁血黄素,可为出血时间的估计和与穿刺损伤出血鉴别提供佐证。

5. 中性粒细胞　与血液中形态类似,胞质中颗粒多,分 3~4 叶核。增多提示粒细胞反应、脑及脑膜细菌、病毒感染、脑外伤、脑血管疾病等。其中以细菌感染的急性炎症渗出期增多最为显著。

6. 嗜酸性粒细胞　约占正常成人脑脊液中细胞总数的 1%,婴幼儿可达 4%,增多主要见于中枢神经系统寄生虫病,其次可见于结核性脑膜炎、病毒性脑膜炎以及极少数脑肿瘤。

7. 嗜碱性粒细胞　正常脑脊液中极少见,增多见于炎症、异物反应、慢性粒细胞白血病。

8. 肿瘤细胞　脑脊液中肿瘤细胞形态多变且检出低,因此检测存在一定困难。但其对中枢神经系统肿瘤的性质和恶性程度可提供可靠依据,故为脑脊液细胞学检测的主要内容。①脑膜肿瘤细胞:细胞核大,形态多变,染色质多,结构与着色不尽相同,偏碱,核仁数目增多,体积增大,胞质色蓝,核浆比大,根据肿瘤恶性程度不同可见分裂期肿瘤细胞。此类肿瘤细胞一旦在脑脊液中检出,是脑膜肿瘤确诊的依据,其诊断价值大于其他检测。②白血病细胞:形态与血液和骨髓中大致相同,是诊断中枢神经系统白血病的重要依据,特别是对那些临床上尚未出现中枢神经系统症状的患者更有诊断价值。③淋巴瘤细胞:形态与外周血和淋巴结中大致相同,分霍奇金和非霍奇金瘤两种细胞,脑脊液中检出是中枢神经系统淋巴瘤确诊的重要依据。

第三节　血 - 脑脊液屏障功能障碍的检测

　　血 - 脑脊液屏障是由无窗孔的毛细血管内皮细胞及细胞间紧密连接、基膜、星形胶质细胞足突和极狭小的细胞外隙共同组成的一个细胞复合体,是存在于脑和脊髓内的毛细血管与神经组织之间的一个动态的调节界面。其主要功能是延缓和调节血液、脑脊液物质交换,使脑脊液成分的波动控制到最低限度,使脑细胞外液成分保持在更恒定的水平。血 - 脑脊液屏障功能影响着中枢神经系统的活动、生长和发育。影响血 - 脑脊液屏障功能的因素主要有:高渗溶液、高温、外伤以及冷冻。越来越多的研究者认为脑脊液流速可以调节脑脊液中蛋白质分子的浓度,从而引起血 - 脑脊液屏障功能的改变。研究表明脑脊液中蛋白分子的增加正是由于脑脊液流速改变从而影响血 - 脑脊液屏障功能的主要原因。这种影响是非线性的,脑脊液流速减慢引起的血 - 脑脊液屏障功能破坏并没有形态学上结构的破坏,这些理论已经被影像学所证实。磁共振成像发现在某些血 - 脑脊液屏障破坏的神经系统疾病(如肿瘤、脑膜炎等)中确实有脑脊液流速的减慢。因此脑脊液流速的减慢已被认为是病理情况下脑脊液中蛋白浓度增加的主要原因。

一、实验室分析路径

　　实验室分析路径见图 22-5。

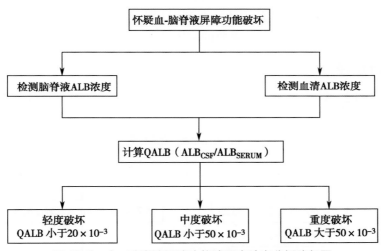

图 22-5　血 - 脑脊液屏障功能障碍实验室分析路径图

二、相关实验

　　白蛋白商值 Q_{ALB}(ALB_{CSF}/ALB_{SERUM})已被公认为是评价血 - 脑脊液屏障功能的指标,包括用于评价脑脊液流速。由于机体的白蛋白只在肝脏合成,脑脊液中的白蛋白均来自于外周血液循环中并维持在一个相对稳定的浓度。当脑脊液中白蛋白的浓度增加则提示血 - 脑脊液屏障通透性发生了改变。如果检测血清和脑脊液中白蛋白浓度采用同一种方法,将获得更为精确和可靠的白蛋白商值 Q_{ALB}。目前临床常用的检测血清和脑脊液中白蛋白的方法是散射比浊法。

三、结果判断与分析

　　引起 Q_{ALB} 变化的主要原因包括生理性和病理性两方面。生理原因:随着年龄的增大,脑脊液流速减慢,从而导致 Q_{ALB} 随着年龄的增加不断增加。因此不同年龄人群 Q_{ALB} 正常参考值有所不同。Reiber 等根据不同年龄段给出了的三组 Q_{ALB} 正常参考范围: $Q_{ALB} < 5.0 \times 10^{-3}$(0~15 岁); $Q_{ALB} < 6.5 \times 10^{-3}$(16~40 岁); $Q_{ALB} < 8.0 \times 10^{-3}$(>40 岁)。病理原因:临床上可导致血 - 脑脊液屏障破坏的疾病均可能产生 Q_{ALB} 的变化,如脑肿瘤,脑梗死以及急性细菌性脑膜炎等。临床上检测 Q_{ALB} 不仅可以监测血 - 脑脊液屏障损伤的程度,判断病情的严重程度,还可以提示神经系统疾病的可能类型。当 Q_{ALB} 小于 20×10^{-3},为 Q_{ALB} 轻度升高,常见于急、慢性病毒感染,多发性硬化,神经梅毒(neurosyphilis),带状疱疹性神经节炎,脑萎缩(brain atrophy)等神经系统疾病;当 Q_{ALB} 小于 50×10^{-3},为 Q_{ALB} 中度升高,常见于急性神经疏螺旋体病(acute neuro-borreliosis),条件致病性脑膜炎(opportunistic meningo-encephalitis),吉兰 - 巴雷综合征(Guilain Barré syndrome)等;当 Q_{ALB} 大于 50×10^{-3},为 Q_{ALB} 重度升高,常见于化脓性脑膜炎(purulent meningitis),单纯疱疹性脑炎(herpes simplex encephalitis),结核性脑膜炎(tuberculous meningitis)等严重细菌感染性疾病。要提请注意的是,Q_{ALB} 的检测不具有疾病特异性,凡是导致血 - 脑脊液屏障破坏的因素均可以导致 Q_{ALB} 变化,需与其他相关实验检测结果和临床症状联合分析才能对疾病的类型及严重程度做出正确的判断。

第四节　鞘内免疫球蛋白合成检测

免疫球蛋白可以通过血 - 脑脊液屏障由外周循环进入鞘内,也可以在鞘内局部合成。鞘内局部合成免疫球蛋白的检测和判断主要基于与血清免疫球蛋白的检测结果进行比较和分析。正常血清和脑脊液中的免疫球蛋白是多克隆的,反映出各抗体的异质性,即一个患者具有为数众多的免疫应答终产物。与此形成对照的是鞘内抗体的合成没有一个明显的由 IgM 抗体向 IgG 抗体转化的过程。中枢神经系统免疫应答最初产生的抗体类型取决于疾病的种类和病理过程,即鞘内合成的免疫球蛋白是寡克隆免疫球蛋白,因此检测与分析鞘内免疫球蛋白局部合成的方法主要利用其寡克隆特性。基于该特性,区分鞘内免疫球蛋白的来源在神经系统疾病的实验诊断中有着重要的临床意义。

一、实验室分析路径

实验室分析路径见图 22-6。

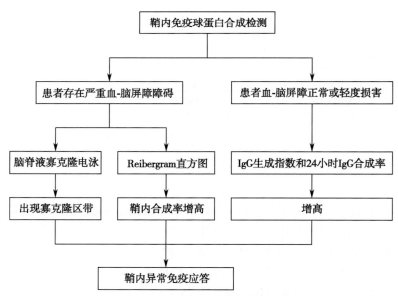

图 22-6　鞘内免疫球蛋白合成检测路径图

二、相关实验

经典的检测鞘内免疫球蛋白合成的方法是脑脊液寡克隆区带电泳,目前临床常用定量检测鞘内免疫球蛋白的方法是 IgG 生成指数(IgG index)和 24h IgG 合成率(IgG synthesis rate)。部分实验室分析鞘内免疫球蛋白合成,通常先检测患者血和脑脊液中白蛋白与 IgG 的浓度,获得白蛋白商值(Q_{Alb})与 IgG 商值

（Q_{IgG}），通过计算并代入 Reibergram 直方图的方式可清晰地分析鞘内免疫球蛋白的合成情况。

1. 脑脊液寡克隆区带电泳（oligoclonal band electrophoresis，OBE）　检测鞘内免疫球蛋白合成最经典的方法是脑脊液寡克隆区带电泳。通常需要同时检测患者的脑脊液和血清标本。典型的鞘内免疫球蛋白合成的结果模式是：脑脊液图谱中出现一条或多条单克隆带，而血清中没有相应的条带（图 22-7）。

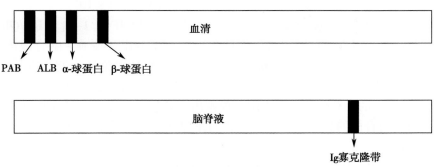

图 22-7　寡克隆区带模式图

由鞘内局部合成的免疫球蛋白具有寡克隆特性，而血清中合成的免疫球蛋白是多克隆的，因此图 22-7 形象地显示出寡克隆条带即可表明鞘内存在局部的免疫球蛋白合成，而不是从血清中扩散而来。脑脊液寡克隆区带电泳是检测鞘内免疫球蛋白合成最重要的实验室指标，其结果判断形象、直观，是判断脑脊液鞘内免疫球蛋白合成的"金标准"。但由于电泳检测操作烦琐，耗时长，且价格比较昂贵，因此临床开展不太普及。

2. IgG 生成指数（IgG index）和 24h IgG 合成率（IgG synthesis rate）　是由 Dlepech 等学者经过长期研究并设计的计算鞘内免疫球蛋白合成的经典方法：IgG 生成指数和 24h IgG 合成率。检测脑脊液 IgG 生成指数和 24h IgG 合成率在多发性硬化的实验诊断中有着重要的价值，不仅可以判断是否有 IgG 的鞘内合成，并且可以较为精确地估算出鞘内每天可能合成多少 IgG。公式如下：

IgG index= Q_{IgG}/Q_{ALB}（Q_{IgG}=IgG_{CSF}/IgG_S，Q_{ALB}=Alb_{CSF}/Alb_S）；

IgG rate= $[(IgGCSF–IgGS/541)–(AlbCSF–AlbS/243)\times(IgGS/AlbS)\times0.43]\times500$。

IgG 指数公式中 Q_{IgG} 为 IgG 商值，是鞘内 IgG 浓度与血清 IgG 浓度的比值。由于鞘内 IgG 可以由血清扩散进入脑脊液内，也可以在鞘内合成，因此影响 Q_{IgG} 的因素有两个，即：IgG 在鞘内合成量的多少以及血-脑脊液屏障的通透性。Q_{ALB} 为白蛋白商值，白蛋白商值是公认的评价血-脑脊液屏障通透性的有效指标。在 IgG index 公式中采用 Q_{IgG}/Q_{ALB}，排除了血-脑脊液屏障通透性对鞘内 IgG 浓度与血清 IgG 浓度比值的影响，因此 IgG index 可以反映 IgG 在鞘内合成的情况。同样 IgG rate 公式的设计也排除了血-脑脊液屏障通透性对鞘内 IgG 合成计算的影响，并且该公式假定脑脊液的产生速率为 500mL/d，由此 IgG rate 公式可以计算出每 24h 鞘内 IgG 合成的总量。经典的 IgG index 和 IgG rate 公式只需要检测患者血清和脑脊液中的 IgG 与白蛋白浓度，仪器自动代入公式计算就可以获得患者有无鞘内免疫球蛋白的合成以及合成量等信息。IgG index 和 IgG rate 公式的联合应用在神经系统疾病的实验室诊断中获得广泛的应用，特别是对于多发性硬化患者鞘内免疫球蛋白合成的计算分析。

3. Reibergram 直方图　由于 IgG 生成指数和 24h IgG 合成率在设计时均假定白蛋白和 IgG 两种蛋白通过血-脑脊液屏障的能力与血-脑脊液屏障功能的破坏程度无关，即认为白蛋白和 IgG 两种蛋白浓度的变化是线性的，这就决定了 IgG 生成指数和 24h IgG 合成率公式只适用于无或轻微血-脑脊液屏障功能障碍的患者。而当患者存在严重的血-脑脊液屏障功能障碍时，由于此时白蛋白和 IgG 扩散进入脑脊液的程度变化不同，而且变化的趋势是非线性，如再采用 IgG 生成指数和 24h IgG 合成率公式来计算鞘内 IgG 的生成情况就容易得到错误的结果。Reiber H 博士通过对脑脊液生成的研究和血-脑脊液屏障的动力学分析，以及对脑脊液中免疫球蛋白合成的动态分析，计算出新的鞘内免疫球蛋白合成率公式为 IgIF=IgLoc/IgCSF×100，其中 IgIF 为鞘内免疫球蛋白合成率，IgLoc 为鞘内合成的免疫球蛋白浓度，IgCSF

为鞘内总的免疫球蛋白浓度,因此 IgIF 实质为鞘内合成的免疫球蛋白占 CSF 中总免疫球蛋白的比例。Reiber H 还确定了三种免疫球蛋白从血液扩散进入脑脊液商值的上限公式:

$$Q_{Lim}(IgG)=0.93\sqrt{(Q_{Alb})^2+6\times10^{-6}}-1.7\times10^3$$

$$Q_{Lim}(IgA)=0.77\sqrt{(Q_{Alb})^2+23\times10^{-6}}-3.1\times10^3$$

$$Q_{Lim}(IgM)=0.67\sqrt{(Q_{Alb})^2+120\times10^{-6}}-7.1\times10^3$$

因 IgLoc=$[QIg-Q_{Lim}(Ig)]\times Igserum$,综合以上公式最后得到 IgIF=$[1-Q_{Lim}(Ig)/QIg]\times100$。与 IgG 生成指数和 24h IgG 合成率不同的是,鞘内免疫球蛋白合成率 IgIF 不受血 - 脑脊液屏障功能变化的影响。根据以上研究 Reiber H 制作出 Reibergram 直方图用以分析鞘内免疫球蛋白的合成和血 - 脑脊液屏障功能的改变。图 22-8 是一个 IgG 的 Reibergram 直方图,横坐标是白蛋白商值(Q_{Alb}),纵坐标是 IgG 商值(Q_{IgG})。Reiber H 通过 Q_{Lim} 的计算公式在直方图上模拟出一条与横坐标成一定角度的斜线称 Q_{Lim} 线,该线为是否有免疫球蛋白鞘内合成的分界线,在这条线以上代表有免疫球蛋白的鞘内合成,以下表示无鞘内合成;同时在垂直于横坐标的方向还有一条虚线,称白蛋白商值(Q_{Alb})线,在该线左边表示血 - 脑脊液屏障功能正常,在线右边表示血 - 脑屏障功能破坏。Q_{Alb} 线和 Q_{Lim} 线把整个 Reibergram 直方图分成 5 个区域,因此只要分别检测患者血和脑脊液中白蛋白和免疫球蛋白的浓度并计算出 Q_{Alb} 和 Q_{IgG} 就能在 Reibergram 直方图上评价鞘内免疫球蛋白的合成和血 - 脑脊液屏障受损情况。如图所示 1 区:表示正常(无鞘内免疫球蛋白合成,血 - 脑脊液屏障功能正常);2 区:仅有血 - 脑脊液屏障功能破坏,无鞘内免疫球蛋白合成;3 区:既有血 - 脑脊液屏障功能破坏,也有鞘内免疫球蛋白合成;4 区:仅有鞘内免疫球蛋白合成,血 - 脑脊液屏障功能正常;5 区:表示不可能出现的区域。Q_{Lim} 线的上方平行于 Q_{Lim} 线的虚线表示不同的鞘内免疫球蛋白合成率,越靠上方,合成率越大。

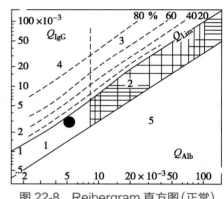

图 22-8　Reibergram 直方图(正常)

三、结果判断与分析

1. 脑脊液寡克隆区带电泳　如图 22-7 所示,脑脊液区带电泳后出现蛋白条带,提示鞘内有免疫球蛋白合成。

2. IgG 生成指数和 24h IgG 合成率　检测参考值 IgG 生成指数为:0.3~0.7;24h IgG 合成率为:1.84~5.85mg/d。当患者的 IgG 生成指数大于 0.7 且 24h IgG 合成率大于 5.85mg/d 时,提示鞘内有 IgG 合成。

3. Reibergram 直方图　如图 22-8 所示,Q_{Lim} 线以上区域代表鞘内有免疫球蛋白合成,并且根据计算机模拟公式给出具体合成率数值。

4. 鞘内免疫球蛋白合成的临床意义　外周血管来源的 B 淋巴细胞在鞘内成熟增殖,在局部合成免疫球蛋白。与血液中免疫球蛋白的合成不同的是鞘内免疫球蛋白的合成没有一个明显的由 IgM 向 IgG 转化的过程(Nossal 开关)。中枢神经系统免疫应答最初产生的免疫球蛋白类型取决于疾病的种类和病理过程。脑脊液鞘内免疫球蛋白合成的类型主要有 IgG、IgA 以及 IgM 三种。不同类型的神经系统疾病鞘内合成的免疫球蛋白种类不尽相同。常见的神经系统疾病与其主要产生的免疫球蛋白见表 22-1。

表 22-1　常见神经系统疾病的鞘内免疫球蛋白合成模式表

类型	神经系统疾病种类
IgG 为主(IgA<20%,IgM<50%)	多发性硬化、神经梅毒、慢性 HIV 脑炎、单纯性疱疹脑炎
两种类型 Ig(IgG+IgA)	化脓性脑膜炎、神经系统结核,进行性麻痹
IgM 为主(伴 IgG 和 IgA)	流行性腮腺炎脑炎,神经疏螺旋体病,机会感染(巨细胞病毒,弓形体)

第五节　脑脊液 / 血清比率图

CSF/ 血清比率图采用图解定值法定量局部合成免疫球蛋白的原理广泛应用于鞘内局部合成免疫球蛋白和血 - 脑脊液屏障功能障碍的检测分析。该法只需检测血清和脑脊液中白蛋白以及免疫球蛋白浓度,通过特定的 CSF/ 血清比率图便可评估患者是否存在鞘内免疫球蛋白的合成以及血 - 脑脊液屏障功能的障碍。

一、实验室分析路径

实验室分析路径见图 22-9。

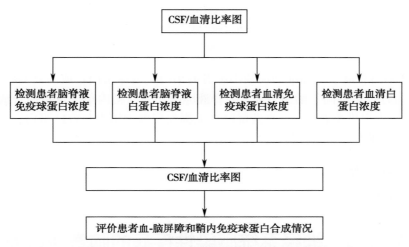

图 22-9　CSF/ 血清比率图实验室分析路径图

二、不同疾病相关图谱解读

通过对检测的血液和脑脊液免疫球蛋白以及白蛋白浓度进行计算并将结果表示在脑脊液 / 血清比率图上(图 22-8,图 22-10~ 图 22-12),实心原点在图上的位置可清楚提示血 - 脑脊液屏障障碍和鞘内 Ig 合成状况,如下所示。

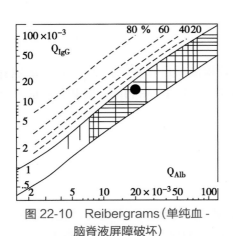

图 22-10　Reibergrams(单纯血 -
脑脊液屏障破坏)
实心圆点落在 2 区,提示患者仅有血 -
脑屏障功能障碍,无鞘内合成增加

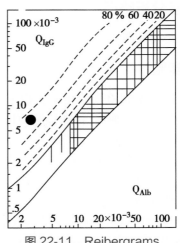

图 22-11　Reibergrams
(单纯鞘内合成)
实心圆点落在 4 区,提示患者仅有鞘
内合成增加,无血 - 脑屏障功能障碍

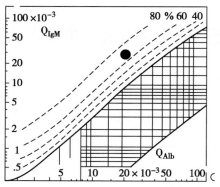

图 22-12 Reibergrams（屏障功能破
坏伴鞘内合成）

实心圆点落在 3 区，提示患者既有鞘内
合成增加又伴有血 - 脑屏障功能障碍

脑脊液 / 血清比率图有助于更加准确反映出患者的鞘内免疫球蛋白合成的真实状态，同时在脑脊液 / 血清比率图上可以同时进行不同年龄患者血 - 脑脊液屏障功能与鞘内免疫球蛋白合成水平的分析，更加客观、科学地为临床医生提供患者血 - 脑脊液屏障功能损伤程度和鞘内免疫球蛋白合成水平的评估，在神经系统疾病的实验室诊断中更加具有科学性和实用性。

三、结果判断与分析

详见本章第三节和第四节。

第六节　神经系统感染性疾病的脑脊液诊断

神经系统感染性疾病是由各种病毒、细菌、真菌及寄生虫等病原微生物感染引起的，脑炎、脑膜炎、脊髓炎为常见。这些疾病往往起病急，可有发热及各种神经系统症状，症状呈进行性，进展速度较快，正确诊断、及时治疗后一般无神经功能障碍。若治疗不及时，往往留下严重后遗症，并且不同类型感染其治疗方式和预后都有很大不同，因此依靠快速准确的实验室检测方法来判断诊断神经系统感染的类型和寻找相应病原微生物显得极为重要。

一、实验室分析路径

实验室分析路径见图 22-13。

二、相关实验

神经系统感染性疾病检测的相关实验主要包括一般检测项目和特殊检测项目，一般检测项目主要用于疾病的病程监测和疗效观察，特殊检测项目特异性较强，主要用于疾病的诊断和鉴别诊断。

1. 一般检测项目

（1）脑脊液葡萄糖检测：详见本章第一节。

（2）脑脊液乳酸检测：详见本章第一节。

（3）血 - 脑脊液屏障功能检测：详见本章第三节。

（4）鞘内免疫球蛋白合成检测：详见本章第四节。

（5）脑脊液腺苷脱氨酶（adenosine deaminase，ADA）检测：现临床上多用自动化仪器酶法连续监测法测定。ADA 来自 T 淋巴细胞，结核性脑膜炎患者脑脊液中 ADA 增高程度明显高于其他性质的脑膜炎，因此测定脑脊液中 ADA 可用于结核性脑膜炎的诊断及鉴别诊断。

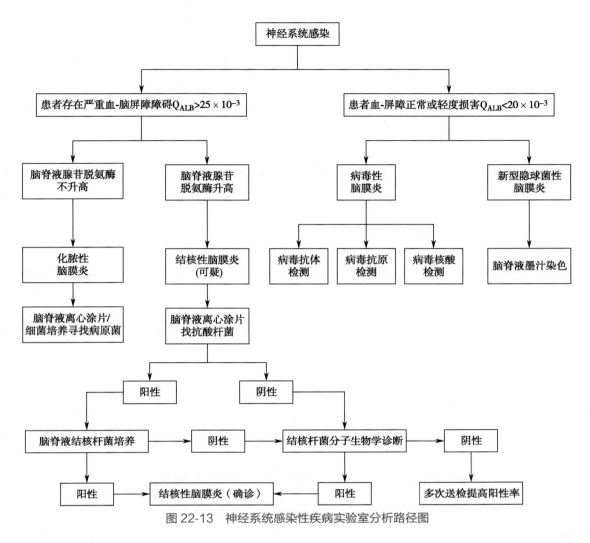

图 22-13　神经系统感染性疾病实验室分析路径图

（6）脑脊液溶菌酶检测：常用平板法、比浊法以及电泳法检测。溶菌酶升高常见于细菌性脑膜炎，如化脓性脑膜炎和结核性脑膜炎，特别是在结核性脑膜炎中增高更为明显，且随病情变化而增减。因此测定脑脊液中溶菌酶含量可用于结核性脑膜炎的鉴别诊断及预后判断。

2. 特殊检测项目

（1）脑脊液涂片抗酸染色：姜 - 纳抗酸染色法，显微镜下抗酸杆菌染成红色，常呈 Y 字形，有分叉，非抗酸杆菌为蓝色。若镜检找到抗酸杆菌，可能是结核分枝杆菌，需进一步分离培养鉴定。涂片抗酸染色法操作简便、快捷，但敏感性不高，容易漏诊，因此临床上高度怀疑结核性脑膜炎的病例应多次脑脊液涂片检测以提高检测阳性率。

（2）脑脊液墨汁染色：通常采用印度墨汁染色法。若在黑色背景下发现圆形或卵圆形，外有一透明荚膜的细胞即为新型隐球菌。该方法简便快速，但阳性率低，多次离心沉淀检测有助于提高检测阳性率。

（3）细菌及真菌培养：包括各种细菌如结核分枝杆菌、脑膜炎球菌及新型隐球菌培养。采用各自专用的培养基，细菌培养结果阳性是诊断脑膜炎病原菌的"金标准"。

（4）脑脊液特异性抗体检测：包括脑脊液结核抗体检测、病毒特异性抗体检测等。特异性抗体检测通常采用 ELISA 法，具有简单快速、特异性高的特点，常用于流行病学调查。

（5）分子生物学方法：PCR 方法检测病毒和细菌核酸，敏感性及特异性都较高，可用于早期和快速诊断，也可用于检测不易分离培养的慢性感染、潜伏感染、整合感染患者标本中病原微生物的核酸。

（6）病毒培养：包括病毒的细胞培养、动物实验、鸡胚培养等方法。脑脊液中培养出病毒可确诊病毒性脑膜炎,但病毒培养费时、费力、要求技术条件高,临床实验室很少开展。

三、结果判断与分析

1. **化脓性脑膜炎**　浑浊或化脓性脑脊液,脑脊液中性粒细胞增多至每微升数千个细胞,严重血 - 脑脊液屏障障碍($Q_{ALB}>50\times10^{-3}$),鞘内免疫球蛋白合成以 IgG 和 IgA 为主,溶菌酶升高>1mg/L,乳酸>3.5mmol/L。脑脊液涂片染色检测常可见革兰氏阴性球菌。分离培养一般采用巧克力平板或选择性培养基,进一步细菌鉴定可确诊感染病原菌种类。

2. **病毒性脑膜炎**　脑脊液外观清亮或微浑浊,脑脊液细胞以淋巴细胞明显增多为主,一般在 $(0.1\sim1.0)\times10^9$/L。往往表现为轻度血 - 脑脊液屏障破坏($Q_{ALB}<20\times10^{-3}$),鞘内免疫球蛋白合成以 IgM 为主,乳酸和葡萄糖水平一般正常。病毒性脑膜炎首选实验项目为病毒特异性抗体检测,确诊实验为病原学检测,脑脊液细菌学检查阳性常可排除病毒性脑膜炎。脑脊液病毒抗原、病毒核酸检测均可用于疾病的早期诊断。

3. **结核性脑膜炎**　结核性脑膜炎临床上属亚急性发作而且通常被忽略。脑脊液中淋巴细胞增多,偶尔不同形态的淋巴细胞和部分相对体积较大的中性粒细胞及嗜酸性粒细胞会形成混合细胞群。伴有 $Q_{ALB}>50\times10^{-3}$ 的严重屏障功能障碍。鞘内免疫球蛋白合成以 IgA 为主,很少出现 IgM 和 IgG 的合成。脑脊液 ADA 值升高,葡萄糖通常低于血清值的 50%,乳酸显著高于血清中浓度。疑似结核脑膜炎首选实验组合:脑脊液离心涂片找抗酸杆菌和结核分枝杆菌培养,阳性即可确诊。次选实验项目:结核分枝杆菌的分子生物学诊断,并可用于快速诊断,但假阳性率较高。

4. **新型隐球菌脑膜炎**　诊断新型隐球菌脑膜炎应首选脑脊液墨汁染色,若阳性,再结合临床表现即可确诊。辅助检查中,脑脊液淋巴细胞升高,血 - 脑脊液屏障以轻中度破坏为主,脑脊液葡萄糖含量下降,另外新型隐球菌荚膜抗原检测和新型隐球菌抗体检测也是较好的辅助诊断项目组合。

第七节　颅内圆形损害的脑脊液诊断

临床上常见的圆形损害主要由炎症或肿瘤引起,随着高效抗生素的广泛应用,临床表现不典型的脑脓肿在脑脓肿病例中所占比率有逐渐增加趋势。少数患者的临床表现与脑肿瘤极为相似,直至在术中见到脓液才得以确诊,甚至连 CT 和 MRI 也难以鉴别。脑组织病理活检虽然是"金标准",但由于其给患者造成的创伤较大而不利于广泛开展。因此脑脊液实验室检测对颅内圆形损害的诊断和鉴别诊断有着极为重要的临床价值。脑脓肿存在于任何圆形损害的鉴别诊断中。早期只能见到有限的炎症浸润,只有出现由于液化作用引起组织破坏时才能见到带有浓厚边缘的环状结组织。一开始形成的脓肿可引起单纯的不仅是多形核而且是天然单核细胞的反应,至第二周可引起局部免疫球蛋白产生,如果已经出现鞘内免疫球蛋白合成的证据不管是否有急性发作的症状,应推测细菌已经侵入实质并导致浆细胞反应。特别是 IgA 偶尔以异常高的速率合成时,尤其与结核感染相关。而脑肿瘤一般只引起单纯血 - 脑脊液屏障功能障碍。如果脑脊液细胞计数升高,并检测出活性 B 淋巴细胞时,可排除脑肿瘤的可能。

一、实验室分析路径

实验室分析路径见图 22-14。

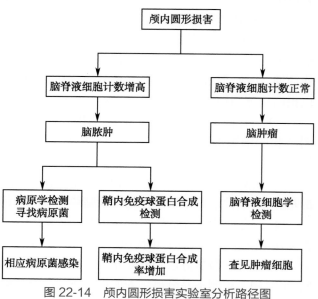

图 22-14　颅内圆形损害实验室分析路径图

二、相关实验

鉴别颅内圆形损害性质最重要的实验室检测是脑脊液细胞学检测,辅助检测为血 - 脑脊液屏障功能检测以及鞘内免疫球蛋白检测。

1. 脑脊液细胞学检测　具体见本章第二节。

2. 血 - 脑脊液屏障功能检测　详见本章第三节。

3. 鞘内免疫球蛋白检测　具体见本章第四节。

三、结果判断与分析

1. 脑脊液细胞学检测　是鉴别颅内圆形损害性质最重要的实验室检测。脑脓肿患者由于存在中枢神经系统感染,因此脑脊液白细胞总数增加,依据感染种类不同白细胞分类结果也不同,可以是中性粒细胞增多,淋巴细胞增多,也可以是单核细胞和嗜酸性粒细胞增多。而脑肿瘤患者脑脊液白细胞总数正常或略高于正常,脑脊液细胞学检测可发现肿瘤细胞。

2. 血 - 脑脊液屏障功能障碍　由于脑脓肿和脑肿瘤同属颅内占位性病变,都可引起脑室堵塞,从而导致脑脊液流速变慢,进而引起血 - 脑脊液屏障的破坏,但一般来说两者破坏的程度不同,脑脓肿引起重度血 - 脑脊液屏障破坏,而脑肿瘤一般只引起中度血 - 脑脊液屏障破坏。

3. 鞘内免疫球蛋白合成　脑脓肿由于存在严重的颅内细菌感染,可引起鞘内免疫球蛋白合成增加。而脑肿瘤一般只引起颅内占位性病变,不引起局部免疫应答反应,因此脑肿瘤患者无鞘内免疫球蛋白合成。

第八节　多发性神经病变的脑脊液诊断

多发性神经病变又称末梢神经病,以往也称周围神经炎,是多种原因引起的多发性周围神经损害。其主要病理改变是周围神经的节段性脱髓鞘。临床以急性、亚急性、慢性或复发性起病,以四肢远端对称性的运动,感觉以及自主神经功能障碍为主要表现,任何年龄均可发生,无性别差异。引起多发性神经病变的原因很多,包括感染、代谢及内分泌障碍、营养障碍、药物及重金属中毒、自身免疫以及遗传因素。

一、实验室分析路径

实验室分析路径见图 22-15。

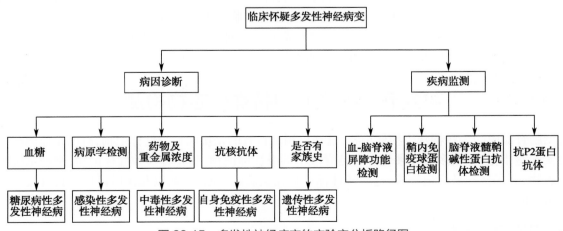

图 22-15　多发性神经病变的实验室分析路径图

二、相关实验

根据临床表现、神经电生理检查及神经活检,可进行多发性神经病的诊断。但多发性神经病的病因诊断很大程度上依赖于实验室检查,这些检查包括血细胞分析、血糖、肾功能、维生素B_{12}、叶酸以及体液免疫检测,这里只重点介绍与脑脊液检测相关的实验室项目:

1. 脑脊液细胞学检测　具体见本章第二节。

2. 血-脑脊液屏障功能检测　详见本章第三节。

3. 鞘内免疫球蛋白检测　由于多发性神经病变的患者一般都存在中度血-脑脊液屏障功能障碍,因此推荐此类患者采用寡克隆区带电泳或 Reibergrams 直方图的方法进行鞘内免疫球蛋白检测。具体见本章第四节。

4. 脑脊液髓鞘碱性蛋白(CSF myelinbasicprotein,MBP)抗体检测　检测方法主要有放射免疫法和 ELISA 法。髓鞘碱性蛋白为神经组织的一种标志性蛋白,是一种判断中枢神经系统组织髓鞘及外周神经组织髓鞘的异常改变和修复的指标。

5. 抗 P2 蛋白抗体　检测方法为 ELISA 法。周围神经中 70% 由髓鞘素组成,按其分子量大小主要可分为 P0、P1 和 P2 三种。其中 P1 为周围神经和中枢神经系所共有,P0 和 P2 为周围神经所特有。

三、结果判断与分析

1. 血-脑脊液屏障功能检测　多发性神经病变患者一般出现中度血-脑脊液屏障功能破坏,从而导致脑脊液蛋白含量增高,而多发性神经病患者脑脊液细胞数正常或略高(一般$<10 \times 10^6$/L),因此该类患者可呈现出典型的脑脊液蛋白-细胞分离现象,即脑脊液蛋白和细胞含量增加不平行。研究表明,患者血-脑脊液屏障破坏的程度与病情无平行关系。

2. 鞘内免疫球蛋白检测　多发性神经病变患者可出现脑脊液免疫球蛋白含量升高,脑脊液电泳可发现寡克隆区带,在 Reibergrams 直方图上也可检测出鞘内免疫球蛋白的合成。鞘内免疫球蛋白合成表明多发性神经病变患者鞘内存在异常免疫应答,其不是多发性神经病变的特异性指标,但鞘内合成免疫球蛋白的含量与疾病程度有相关性,因此其可作为一个良好的监测疾病活动性的指标。

3. 脑脊液细胞学检测　多发性神经病变患者脑脊液细胞数正常或略高(一般$<10 \times 10^6$/L),少数病例脑脊液细胞数可达$(20\sim30) \times 10^6$/L,分类计数以淋巴细胞和单核细胞为主,并且可出现大量吞噬细胞。

4. 脑脊液髓鞘碱性蛋白抗体检测　多发性神经病变急性期脑脊液髓鞘碱性蛋白增高,而且增高的程度与疾病的严重程度相关,因此脑脊液髓鞘碱性蛋白检测对该疾病的诊断及预后判断有重要临床价值。但由于任何可破坏髓鞘的疾病,均可能使脑脊液的脑脊液髓鞘碱性蛋白增高,尤其是脑血管疾病的急性期和脱髓鞘类疾病的活动期,应用时应结合其他实验室指标和临床表现进行鉴别诊断。

5. 抗 P2 蛋白抗体　脑脊液抗 P2 蛋白抗体增高程度与神经根损害程度相关,反映疾病的严重程度,对多发性神经病变治疗效果及预后判断有一定的价值。

第九节　脑脊液中特殊标志物检测

检测脑脊液中的一些特殊生物标记物,这些检测项目有的是疾病特异性标记物,有的是监测疾病过程的重要实验室指标,包括多发性硬化患者脑脊液中的炎性标记物,脑膜转移肿瘤标记物,神经系统胶质细胞瘤标志物,老年性痴呆标记物等,这些特殊标志物在疾病的诊断,监测以及预后评价中具有极为重要的临床应用价值。

一、实验室分析路径

实验室分析路径见图 22-16。

二、相关实验

1. 免疫应答指标 包括 β_2- 微球蛋白、新蝶呤、TNF-α、ICAM-1、IL-10 和 TNF-R 等的检测,过去常用检测方法为 ELISA 法,现在也可以采用电化学发光方法、流式细胞技术和液态芯片方法进行检测分析。在健康人群中,脑脊液中新蝶呤浓度<5μmol/L,β_2- 微球蛋白浓度<2mg/L。

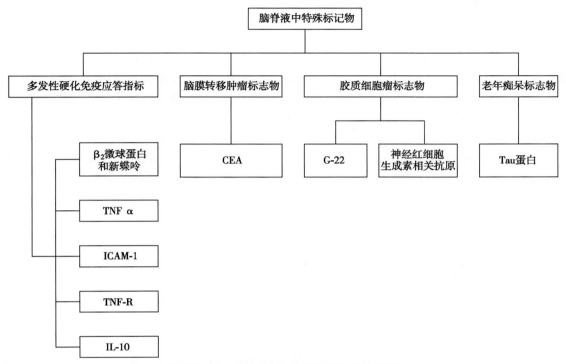

图 22-16 脑脊液中特殊标记物分析路径图

2. 脑膜转移肿瘤标记物 脑脊液癌胚抗原(CEA)检测,常用的检测方法为电化学发光的方法。
3. 神经胶质细胞瘤标志物 包括神经外胚层胶质瘤相关抗原(G-22)和神经 - 红细胞生成素相关抗原。
4. 老年痴呆标记物 Tau 蛋白检测。

三、结果判断与分析

1. 免疫应答指标

(1)β_2- 微球蛋白和新蝶呤:β_2- 微球蛋白水平反映 T 细胞的活性而新蝶呤代表巨噬细胞的活性。脑脊液中相应物质浓度可用于指示小神经胶质细胞 / 巨噬细胞系统的功能活性。不足 1% 的脑脊液 β_2- 微球蛋白来源于血浆,99% 以上来源于鞘内。新蝶呤分别有 2.5% 和 97.5% 来源于血浆和鞘内。在中枢神经系统慢性炎症过程中,新蝶呤和 β_2- 微球蛋白的浓度可能反映小神经胶质细胞和皮质内巨噬细胞的活性程度。因此有研究报道表明不伴有临床神经症状的 HIV 患者可表现为脑脊液 β_2- 微球蛋白和新蝶呤升高,并且 HIV 脑病的患者比无症状患者的数值更高。

(2)TNF-α:在炎性前期由单核细胞 / 巨噬细胞和血管内皮细胞合成,可引起炎性反应的活化。它的合成最主要由单核细胞中的 TNF-α-mRNA 决定。

(3)ICAM-1:是血管内皮细胞的一种粘连蛋白。TNF-α 的刺激作用可促进它的合成。它以"可溶的"ICMA-1 形式释放入血液和脑脊液中。脑毛细血管有丰富的 ICAM-1,即使是在 MRI 成像中可见的单个损害也会引起血液中浓度升高。

（4）IL-10：又名细胞因子抑制因子，由代表 CD4$^+$ 细胞、巨噬细胞和 B 细胞组成的细胞群的 Th-2 细胞合成。IL-10 抑制炎性细胞因子的形成，它的合成主要由单核细胞中的 IL-10-mRNA 决定。

（5）TNF-R：TNF-α 的作用通过受体介导，这些受体在 TNF-α 刺激作用下合成明显增加，合成后随即释放入血液和脑脊液中成为可溶性 TNF-R。

在多发性硬化症中，以上提到的参数是疾病过程中间歇性缓解和加重的指标。可溶性 ICAM-1 反映假定排除大脑外内皮细胞活性时由多发性硬化引起的损害大小，随后的血清浓度在相当长时间内表示炎性过程的活性。

2. 脑膜转移肿瘤标记物 脑膜肿瘤（meningeal carcinomatosis，MC）是恶性肿瘤细胞广泛转移浸润脑膜、蛛网膜下隙的一类疾病，约 5% 的实体肿瘤患者可出现，其最常见的原发灶肿瘤为肺癌、乳腺癌和胃肠道癌等。而 MC 患者的生存期长短和生存质量主要取决于早期诊断和早期治疗。既往 MC 的诊断主要依靠脑脊液细胞学检测，寻找肿瘤细胞。但在疾病早期，常规脑脊液细胞学检查发现肿瘤细胞的阳性率低（45%），多次腰穿虽可提高阳性率，但患者的依从性差，也易延误诊治。影像学检查，增强磁共振检查对诊断有一定的价值，但 1/3 的 MC 患者可无任何特征性改变。而恶性肿瘤细胞广泛转移浸润脑膜、蛛网膜下隙的患者，其脑脊液通常都有癌胚抗原 CEA 的表达，检测脑脊液 CEA 水平对诊断脑膜肿瘤有以下特点：①敏感性高：脑膜常见的转移癌，包括肺癌（40%）、胃癌（25%）、乳腺癌（15%），这些肿瘤细胞都可产生 CEA，因此脑脊液 CEA 检测在诊断脑膜肿瘤中的敏感性可达到 80% 以上。②特异性好：CEA 分子量大（200kD），不能自由通过正常的血 - 脑脊液屏障。如脑脊液中 CEA 升高提示有肿瘤转移到脑部。

3. 神经系统胶质细胞瘤标志物 主要包括神经外胚层胶质瘤相关抗原（G-22）和神经 - 红细胞生成素相关抗原两类。前者表达见于肿瘤细胞及来源于神经嵴的正常细胞，后者存在于脑及红细胞。G-22 抗原水平与肿瘤大小及组织学类型均高度相关，因此监测脑脊液中 G-22 抗原水平可预示恶性胶质瘤的进展与消失。

4. 老年痴呆标记物 阿尔茨海默病（AD）和血管性痴呆作为痴呆最主要的病因已被公认，其中 AD 约占痴呆患者的 2/3，且随着年龄的增长发病率显著升高，65~80 岁人群发病率为 5%，80 岁以上发病率可达 20%。AD 是一种以进行性智能衰退为主要表现的中枢神经系统退行性变性疾病，迄今为止，AD 的生前诊断仍是困扰临床医生的难题，临床上只能做出可能 AD 的诊断，确定诊断需要行脑组织病理检查。由于 AD 患者生前很难进行脑组织活检，因此国内外学者在进行了大量的研究后提出 CSF Tau 蛋白含量的检测可能成为 AD 早期诊断的一个重要生物标志物。Tau 蛋白是神经细胞主要的微管相关蛋白。从正常成人脑中分离的 Tau 蛋白在聚丙烯酰胺凝胶电泳中至少有 5~6 种同工异构体，表观分子量为 48~60kD。Tau 蛋白是微管结合蛋白家族的成员之一，具有稳定微管系统，调控神经细胞生长发育的功能，并在神经系统形成和轴突通讯传导中起重要的作用。Tau 蛋白的生物学活性是维持其功能的基础。正常 Tau 的生物学活性主要体现在与管蛋白结合形成微管，以及与已经形成的微管结合以维持其稳定性。异常磷酸化使 Tau 蛋白上述生物学活性丧失而容易聚积成神经纤维缠结，形成 AD 的主要病理改变。因此 CSF Tau 蛋白含量的检测可能成为 AD 早期诊断的一个重要指标。

第十节 病 例 分 析

病例 1

一般资料：
患者，男，22 岁，因"四肢无力 1$^+$ 年，加重 10 天"入院。
既往病史：
患者 1$^+$ 年前突发呕吐、腹泻 1 天后出现四肢无力，且四肢无力呈进行性逐渐加重。无四肢麻木、无吞咽困难、无饮水呛咳、无构音障碍、无尿便障碍。7 个月前患者胳膊无法抬起，无法上下楼及爬坡，蹲下后无法站起,但尚能平地缓慢行走。患者外院就诊,诊断考虑"吉兰-巴雷综合征"。予以丙种球蛋白冲击治疗并联用激素后,患者四肢无力症状明显缓解。半年前患者于口服激素减量过程中出现四肢无力症状逐渐加重。4$^+$个月前患者再次外院就诊,脑脊液实验诊断结果提示:脑脊液生化:蛋白质 0.986g/L,葡萄糖3.29mmol/L,氯化物 127mmol/L,脑脊液常规:有核细胞 1×10^6/L,神经节苷脂抗体阴性,诊断为"慢性吉兰-巴雷综合征"。再次予以丙种球蛋白冲击治疗、硫唑嘌呤 100mg 每日一次口服、醋酸泼尼松口服(逐渐减量),患者四肢无力症状再次显著缓解。10d 前患者于口服激素减量过程中再次出现四肢无力症状加重,双手端水杯时维持困难,上下楼需要扶楼梯扶手,无四肢麻木、无吞咽困难、无饮水呛咳、无构音障碍、无尿便障碍。

体格检查:

内科查体无特殊。专科查体:神清,时间、地点、人物定向力完整,理解力、记忆力、计算力正常。双侧瞳孔等大等圆,直径约 3.0mm,光反应灵敏,脑神经查体未见异常。四肢肌张力正常,双上肢远端肌力 3级、近端肌力 4 级,双下肢肌力 4+ 级。左上肢腕部以下痛温觉较左臂减退,其余双侧肢体及躯干痛温触觉对称存在,四肢深感觉系统查体正常。四肢腱反射减弱。双侧病理征阴性。共济征欠合作。脑膜刺激征阴性。

辅助检查:

心脏彩超:心脏结构及血流未见明显异常左室收缩功能测值正常。腹部、泌尿系彩超:前列腺囊肿,前列腺钙化灶。MRI 头部轴位、冠矢状位普通扫描:颅内脑实质 MRI 平扫未见异常。肌电图:周围神经感觉运动纤维受损(脱髓鞘改变)。心电图:窦性心动过缓伴不齐,电轴右偏,ST 段上移,可疑心室早复极。

实验室检查:

血常规:红细胞计数 3.73×10^{12}/L,血红蛋白 123g/L;生化:总蛋白 60.7g/L;尿常规:比重 1.033,尿蛋白定性 0.15g/L(+/−),尿葡萄糖 14mmol/L(2+);术前四项、肿瘤标志物、DIC、甲状腺功能、免疫未见明显异常。于 2020 年 9 月 1 日行腰椎穿刺术,测得初压 110mmH$_2$O,末压 95mmH$_2$O,脑脊液生化:微量蛋白 1.29g/L;常规、墨汁染色、涂片查真菌细菌、涂片查分枝杆菌均未见明显异常。IgG 合成率:血白蛋白 39.20g/L、脑脊液生成指数 0.715、免疫球蛋白 G 10.2g/L、IgG 合成率 28.207mg/d、脑脊液白蛋白 0.876g/L、脑脊液免疫球蛋白 G 0.163g/L。脑脊液病理:未查见恶性细胞。

分析:

吉兰-巴雷综合征(Guillain-Barré syndrome,GBS)是急性弛缓性瘫痪常见的病因,以四肢的对称性无力、反射减退或消失为特征,病情常在四周内达到高峰。常起始于远端的肢体并呈现对称性分布表现。GBS 最常见的亚型为急性炎性脱髓鞘多神经根神经病变(AIDP)和急性运动性轴索神经病(AMAN),其次为 MFS(MillerFisher 综合征)。其常并发于感染性疾病之后,前驱感染诱发免疫系统产生相关抗体。其抗体可与神经细胞膜上的神经节苷脂发生交叉反应,该自发免疫反应可引起神经损伤或是神经传导的功能阻滞。前驱感染的类型和抗神经节苷脂抗体的特异性在很大程度上决定了 GBS 的亚型和临床病程。本病例患者为青年男性,起病缓,病程长,主要症状为四肢无力,进行性加重。体格检查未见特殊阳性体征,而辅助检查和实验室常规检查中未见明确阳性指标。既往病史诊断明确,从此复诊病例中可以总结到针对此类疾病的患者,分析脑脊液白蛋白和免疫球蛋白 G 检测结果阳性且免疫球蛋白 G 合成率增高对疾病的诊断于鉴别诊断,以及后续的治疗评估提供了有力的证据。

诊断意见:

慢性吉兰-巴雷综合征。

病例 2

一般资料:

患者,男性,80 岁,因"反复头痛、发热、言行异常 2$^+$ 周"入院。

体格检查:

神志嗜睡,对答基本切题,计算力、记忆力、定向力下降,脑神经查体未见明显异常。四肢肌力 5 级,肌张力正常,腱反射对称引出,四肢深浅未见明显异常。闭目难立征不能配合,病理征阴性,颈阻阳性。患者无颅内压增高的症状。

辅助检查:

CT 头、胸部普通扫描:左侧岛叶,颞叶前份及额叶后下份实质肿胀,其内可见斑片状磨玻璃影,脑沟模糊,左侧大脑中动脉密度稍显增高,左侧脑室稍受压变窄,中线结构未见明显偏移,感染性病变? 缺血性脑梗死待排。脑萎缩,白质脱髓鞘,脑实质多个点片状低及稍低密度影,缺血灶可能,脑干及小脑因颅骨伪影干扰,显示欠清,鼻窦炎。双肺上叶多发小斑片影、条索影、结节影及钙化灶,考虑慢性感染性病变。双肺散在炎症,胸膜下间质性改变。双肺散在小结节影,多系炎性,双侧胸腔少量积液;双侧胸膜增厚,部分钙化。MRI 颅内小血管增强扫描:左侧额颞岛叶及海马肿胀伴异常信号,多系感染性病变,疱疹性脑炎? 其他? 颅内散在缺血、腔梗灶;轻度脑萎缩征象;脑白质脱髓鞘改变;双侧颞叶及右侧额叶少许微小出血灶;双侧颈内动脉虹吸部粥样引发改变,管腔轻度狭窄;右侧胚胎型大脑后动脉;左侧后交通动脉开放;左侧额、颞叶增粗血管影,静脉畸形? 双侧中耳乳突炎。

实验室检查:

脑脊液常规:有核细胞 20×10^6/L;脑脊液有氧、厌氧培养:均阴性;IgG 合成率:血白蛋白 31.20g/L,脑脊液生成指数 1.235,免疫球蛋白 G 7.99g/L,IgG 合成率 65.083mg/d,脑脊液白蛋白 0.664 0g/L,脑脊液免疫球蛋白 G 0.210 0g/L;脑脊液疱疹病毒 Ⅱ 型核酸检测:阴性;脑脊液查脱落细胞:查见少量淋巴细胞;脑脊液自身免疫性脑病及副肿瘤抗体:阴性;脑脊液 TB-DNA:阴性。ANA、ANCA、ENA 均阴性。

分析:

患者为老年病患,病程短,起病急。患者主要表现为发热及中枢神经系统功能障碍,影像结果提示多考虑颅内感染。患者常规进行脑脊液培养、疱疹病毒和结核分枝杆菌的核酸检测均未能检出阳性。患者脑脊液结果中有核细胞增多且脑脊液白蛋白和免疫球蛋白 G 同时增高,且以白蛋白升高更为显著,白蛋白商值异常提示患者血-脑屏障功能破坏明显。患者诊疗过程中抗生素治疗效果不显著,加用阿昔洛韦抗病毒治疗及支持治疗后症状、体征改善明显。经治疗后一般情况可,精神可,头痛、发热情况较前好转,精神、食欲、睡眠可,专科查体无阳性体征。

诊断意见:病毒性脑膜脑炎。

病例 3

一般资料:

患者,女,32 岁,因"反复头痛 1^+ 年,双下肢麻木、无力 8 天"入院。

既往病史:

1^+ 年前无明显诱因出现头痛,整个头颅胀痛,伴呕吐、发热,体温波动在 38.5℃左右,无意识改变,无肢体抽搐,无大小便障碍,无肢体麻木、无力,于当地胸科医院就诊,诊断为"结核性脑膜炎;亚急性血行播散型肺结核;肾上腺结核;结核性胸膜炎;胸腰椎结核术后;肠结核术后;继发性肾上腺皮质功能减退",经住院治疗,好转出院,出院后口服"异烟肼 0.3g 每日 1 次,吡嗪酰胺 0.5g 每日 2 次,乙胺丁醇 0.75g 每日一次,易善复 2 粒每日 3 次,奥美拉唑 20mg 每日 1 次"。入院前 8^+ 天出现双下肢无力,完全不能活动,自觉腰以下无痛感,仍有大小便失禁,自觉逐渐加重。

体格检查:

神志清楚,吐词清楚,记忆力、计算力、定位、定向等皮层功能下降,颈软,双眼瞳孔等大等圆,双眼球各向运动到位,未见眼震,双侧鼻唇沟未见变浅,双侧额纹对称,伸舌居中,咽反射对称存在,双上肢肌力、肌张力正常,双下肢肌张力稍增高,肌力 Ⅱ 级,双上肢腱反射对称引出,双下肢腱反射活跃,双下肢踝阵挛阳性,脐2横指以下痛觉减退,深感觉正常引出,共济运动及步态不合作,双侧病理征阳性。腰椎穿刺测脑脊液初压:145mmHg。

实验室检查:

脑脊液常规:有核细胞 20×10⁶/L;脑脊液生化:微量蛋白 13.60g/L;脑脊液生成指数 0.868,免疫球蛋白 G9.96g/L,IgG 合成率 165.449mg/d,脑脊液白蛋白 2.96g/L,脑脊液免疫球蛋白 G 0.672g/L。脑脊液隐球菌抗原检测:新生/格特隐球菌荚膜抗原:阴性。脑脊液 TB-Xpert 及 TB-DNA:阴性。

分析:

患者既往一年前诊断结核病病史,且为血行播散型。既往有结核分枝杆菌侵袭中枢神经系统病史。结核性脑膜炎多起病隐匿,慢性病程,也可急性或亚急性起病,症状往往轻重不一。其自然病程发展一般表现为:低热、盗汗、食欲减退、全身倦怠无力、精神萎靡不振等结核中毒症状。同时可表现出脑膜刺激症状和颅内压增高。如早期未能及时治疗,发病 4~8 周时常出现脑实质损害症状,部分性、全身性癫痫发作或癫痫持续状态,昏睡或意识模糊;肢体瘫痪可呈卒中样发病,亦可出现偏瘫、交叉瘫等。可见结核性脑膜炎的临床症状及体征往往不典型,难以与中枢神经系统的其他类型疾病相鉴别。而实验室指标中的有核细胞数量显著性增长,脑脊液白蛋白重度增高且 QALB 升高显著,提示鞘内存在急性炎症反应,血-脑脊液屏障功能破坏严重。虽患者 TB-Xpert 及 TB-DNA 结果阴性,但结合既往病史及脑脊液检查结果特点,则完全符合结核性脑膜炎复发的诊断。

诊断意见:结核性脑膜炎。

病例 4

一般资料:

患者,女性,65 岁,因反复发作的头痛、感觉迟钝伴运动功能障碍入院。

实验室检查:

CSF 白细胞计数正常,Q_{ALB} 在正常范围内,鞘内存在 Ig 合成,以 IgG 为主(51%),同时伴有 IgM 的合成,见图 22-17,进一步特异性抗体检测发现麻疹、风疹和水痘带状疱疹病毒抗体指数(AI)增加。

分析:

多发性硬化患者鞘内主要存在慢性炎症反应,引起鞘内免疫应答,从而引起中枢神经系统髓鞘破坏。该患者 CSF 细胞计数和 Q_{ALB} 在正常范围内,提示鞘内无急性炎症反应,无血-脑脊液屏障功能破坏,而 Reibergrams 直方图显示鞘内 IgG 合成,同时伴有 IgM 的合成,而无 IgA 合成,并且 CSF 电泳有寡克隆区带出现,提示鞘内免疫应答出现,进一步特异性抗体检测发现麻疹、风疹和水痘带状疱疹病毒抗体指数(AI)增加,基本符合多发性硬化脑脊液检测特点,结合临床反复发作的病史和中枢神经系统损害症状可确诊为多发性硬化。

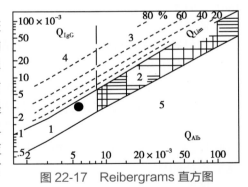

图 22-17　Reibergrams 直方图

诊断意见:多发性硬化。

病例 5

一般资料:

患者,男性,35 岁,因发热头痛入院。

实验室检查:

第 1 天:脑脊液细胞计数:57 个/μL,Q_{ALB} 增加,无鞘内 Ig 合成,HSV(单纯疱疹病毒)/IgG-AI(抗体指数):0.7;HSV(单纯疱疹病毒)-PCR:阳性,VZV 带状疱疹病毒/IgG-AI(抗体指数):1.0。

第 7 天:细胞计数 280/μL,Q_{Alb} 增加,Q_{IgG}、Q_{IgA}、Q_{IgM} 增加,但仍无鞘内 Ig 合成;HSV/IgG-AI:10.5;

HSV-PCR positive，VZV/IgG-AI：1.6。

第30天：细胞计数30/μL，Q_{ALB}降低，鞘内IgG、IgM、IgA合成均增加，HSV/IgG-AI：97；HSV-PCR：positive，VZV/IgG-AI：65（oligoclonal stimulation）。

分析：此病例反映了单纯疱疹性脑炎的脑脊液检查结果动态变化特点：在疾病早期细胞计数结果增加，Q_{Alb}增加，反映急性感染状态，血-脑脊液屏障破坏，PCR检测HSV（单纯疱疹病毒）阳性，提示HSV急性感染，但此时，鞘内Ig无合成；随着疾病发展急性炎症反应更加剧烈，细胞计数结果增加更为明显，血-脑脊液屏障破坏更严重，在图22-18上可以看到，随着箭头指向，黑点向右移动，提示血-脑脊液屏障破坏增加；向上移动，Q_{IgG}、Q_{IgA}、Q_{IgM}增加，但仍然无鞘内Ig合成；到了疾病后期，急性炎症反应减弱，血-脑脊液屏障破坏减轻，但慢性免疫应答开始建立，出现鞘内Ig合成，反映在图22-18上，黑点向左移动，并移动到鞘内合成区域，此时单纯疱疹特异性抗体检测也出现阳性。

诊断意见：单纯疱疹性脑炎。

病例6

一般资料：

患者，女性，45岁，因"双眼视力下降1[+]年，构音障碍5[+]个月加重20天"入院。

既往病史：

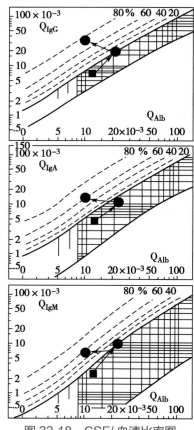

图22-18　CSF/血清比率图

1[+]年前患者无明显诱因出现双眼视力下降、视物模糊，伴口角歪斜、左侧肢体无力，偶有饮水呛咳，于当地医院治疗后患者肢体无力及口角歪斜症状好转，双眼视力下降症状逐渐加重，以右眼为重。5[+]个月前患者除上述症状外出现构音障碍，伴饮水呛咳，伴头晕，偶有头痛，于外院治疗后未见明显好转。2个月前患者出现强哭、强笑症状。

体格检查：

内科查体无特殊。专科查体：神清，构音不良，时间、地点、人物定向力完整，理解力基本正常，记忆力减退，计算力减退。双眼视力下降，以右侧为重，双瞳等大形圆，直径约3mm，右眼直接、间接对光反射迟钝，左眼直接、间接对光反射灵敏，眼球各方向运动到位，未见复视及眼震。双侧鼻唇沟对称无变浅，口角不歪，伸舌偏右，无舌肌萎缩及肌束颤动，咽反射对称引出，偶有饮水呛咳。四肢肌张力正常。双手指鼻稳准，行走正常。四肢深浅感觉对称存在。双上肢肱二头肌、肱三头肌、桡骨膜反射活跃，双下肢膝反射、踝反射活跃，以左侧为明显。下颌反射阳性，双侧掌颌反射阳性，余病理征阴性。颈阻阴性，克尼格征阴性。

辅助检查：

头颅MRI、MRA示：①双侧侧脑室旁、基底节区、半卵圆中心及额、顶、枕叶皮层下白质区多发异常信号影，考虑多发梗死灶，病变新旧不一，部分软化。轻度脑萎缩。②左侧大脑前动脉A1段稍显纤细，似有不均匀狭窄。外院唾液腺断层显像示：唾液腺摄取功能及排泄功能重度减低。外院VEP示：右眼视通路传导受损。

实验室检查：

生化、类风湿因子、术前凝血、输血前全套、糖化血红蛋白、大便常规、小便常规未见明显异常。ANCA：乳铁蛋白2.0。脑脊液生化：葡萄糖6.27mmol/L，脑脊液常规：有核细胞20×10^6/L。脑脊液细菌、真菌涂片，脑脊液墨染色，脑脊液生化未见明显异常。抗dsDNA抗体测定+ENA抗体谱8项+抗核抗体测定：抗核抗体+1:1 000颗粒型胞浆颗粒型，抗双链DNA抗体+1:32，抗U1-nRNP抗体/Sm抗体++，抗 SS-A 抗体 ++,抗 Ro-52 抗体 ++。脑脊液白蛋白 0.101 0g/L,脑脊液 IgG 合成率未见明显异常。血清抗 AQP4IgG 抗体：1∶32(阳性)。脑脊液有核细胞以成熟 T 淋巴细胞为主,部分表达 CD38,其中 CD4 阳性细胞约占 40.7%,CD8 阳性细胞约占 57.6%,未见明显异常表型细胞群。

分析：

视神经脊髓炎(NMO)是视神经与脊髓同时或是相继受累的急性或亚急性脱髓鞘病变,于 1894 年由 Devic(德维克)首次描述。临床症状主要表现为急性或是亚急性的单眼或是双眼失明。位列于中国国家卫生健康委员会 2018 年制定的《第一批罕见病目录》中。在此病例中常规辅助诊断检测项目应用相对局限,不能提供明确的诊断价值。急性期患者脑脊液中中性粒细胞和嗜酸性粒细胞增多常见,但未能指向最终诊断。病程进展中血清自身抗体常出现阳性结果,如抗核抗体、抗 ENA 抗体谱或是抗心磷脂抗体,常易误导诊断方向。针对此类疾病,NMO 相关 IgG 抗体则是诊断和鉴别诊断的重要参考依据。本病例中患者血清 AQP4 抗体阳性直接将诊断方向指向视神经脊髓炎。而其抗体滴度则可作为复发或是治疗疗效评估的重要指标。

诊断意见：视神经脊髓炎(德维克病)。

病例 7

一般资料：

患者,男性,40 岁,因"阵发性头痛 4 个月,加重 1 个月"入院。

既往病史：

4+ 个月前患者无明显诱因开始出现阵发性头痛,为枕部敲击样痛,持续 3~4min 可自行好转,2~3h 后再次出现上述症状。疼痛程度可忍受,不影响睡眠,伴有视物模糊,无发热、抽搐、晕厥、耳鸣、眩晕、偏瘫、感觉异常、大小便失禁、恶心、呕吐、腹痛、腹胀等,患者未重视。1 个月前患者仍偶感头痛,程度较前有所好转。患者有喝生水习惯,经常食用烧烤。

体格检查：

入院查体：T 36.4℃,R 20 次/min,BP 128/89mmHg,P 48 次/min。神志清、精神可,定向力、理解力正常,计算力下降,全身皮肤未见皮疹,无皮下出血,皮肤巩膜无黄染。可见肝掌,无蜘蛛痣。双侧睑裂、额纹对称,双侧瞳孔等大,瞳孔对光反射存在,眼球运动正常。无眼睑下垂,伸舌居中,无口角歪斜。浅反射存在,深反射正常引出。双侧 Babinski 征、Oppenheim 征、Gordon 征阴性。脑膜刺激征阴性。

辅助检查：

头部 CT：①左额颞枕叶及右颞顶叶区见多个囊状低密度影及结节钙化影,左额顶叶区见片状低密度影,考虑脑囊虫可能性大。②左枕部头皮软组织下见结节状钙化影。③左侧上颌窦黏膜增厚。④鼻中隔偏左。

头部 MRI：①右额顶叶、左额颞顶枕叶多发大小不等囊性灶,部分病灶周围斑片水肿影,考虑脑囊虫可能性大。②左枕部头皮软组织下见结节状钙化影。③左侧上颌窦黏膜增厚。④鼻中隔偏左。

实验室检查：

血细胞：嗜酸性粒细胞百分率 0.0%,嗜酸性细胞绝对值 0.00×10⁹/L,嗜碱性细胞绝对值 0.07×10⁹/L,血红蛋白 156g/L,血小板 226×10⁹/L,白细胞 8.61×10⁹/L；生化：血氨 57.1μmol/L,甘油三酯 2.25mmol/L,总胆红素 9.8μmol/L,丙氨酸氨基转移酶 27IU/L,门冬氨酸氨基转移酶 20IU/L；AFP、异常凝血酶原、DIC、输血前全套均未见确切异常。脑脊液常规、生化、墨汁染色未见异常,脑脊液涂片未查及细菌、真菌、分枝杆菌。

分析：

人体感染包虫病是由细粒棘球绦虫棘球蚴引起的一种慢性脑、肝、肺、心肾等部位的寄生虫病,脑包虫病发病率较低,占总包虫感染患者 1% 左右。主要表现为颅内占位,形成对脑室的压迫和梗阻,以致颅内压增高。由于包虫生长方式为囊性扩张,极易刺激大脑皮层,引起癫痫发作。本病在本地区的四川西部和藏区较常见。实验室诊断在此类疾病中支撑有限，不同病程阶段实验室诊断指标差异较大。脑组织活检病理诊断则是这类疾病诊断的"金标准"。而在常规临床实验诊断中，脑脊液的蛋白检测、抗体检测也能提供很好的治疗监测价值。

诊断意见：颅内占位病变：脑包虫病。

病例8

一般资料：

患者，女性，28岁，因"中上腹痛14天，头痛、发热13天"入院。

现病史：

入院前13天，患者无明显诱因出现全身乏力，不能下床，感皮温高，未测体温，随后出现头痛，以前额部及后枕部持续性胀痛为主，伴食欲下降，无恶心、呕吐、咳嗽、咳痰等症状。于当地个体诊所给予阿奇霉素抗感染，布洛芬退热，共3天。但体温仍反复升高，在38~39.5℃波动。头痛无缓解，且程度进一步加重。患者反复发热，出现左侧口角不自主抽动，持续约10秒后缓解，重复2次，伴双手持物时抖动不止，步行时双下肢不自主抖动。

体格检查：

入院查体：T 38.3℃，P 94次/min，R 22次/min，BP 106/70mmHg。皮温高，内科查体无特殊。神志清楚，高级神经功能查体正常，双瞳等大形圆，直径约3mm，对光反射灵敏，双眼球各方向活动协调到位，眼震未引出，双侧额纹、鼻唇沟对称存在，示齿口角无歪斜，鼓腮无漏气不配合，伸舌居中，咽反射存在，颈阻阳性，四肢肌力4级，四肢肌张力、痛觉及运动觉正常，双上肢腱反射活跃，双下肢腱反射减退，双侧掌颌试验阳性。双侧病理征阴性，余脑膜刺激征阴性。

辅助检查：

头颅及胸部平扫：①伪影干扰，颅骨内板下及后颅窝显示欠清：脑实质可疑稍肿胀，部分脑沟裂可疑稍模糊，中线结构未见偏移，请结合临床，必要时MR检查。②右肺下叶背段见少许条索影及钙化灶，邻近胸膜稍增厚，多系慢性炎症。③双肺另见散在少许炎症。④心脏未见增大。

实验室检查：

血常规、生化、DIC、头、胸部CT、新型冠状病毒筛查、PPD等检查，提示血钾3.11mmol/L，血结核抗体阳性，PPD提示阳性，结核感染T细胞检测：阳性，TB-IGRA（T-N）352.79pg/mL。余无特殊。脑脊液生化：微量蛋白1.32g/L，葡萄糖2.20mmol/L，脑脊液常规：有核细胞243×10⁶/L，单个核细胞99%。IgG合成率（血）：IgG合成率16.978mg/d，脑脊液白蛋白0.636 0g/L，脑脊液免疫球蛋白G 0.109 0g/L。脑脊液涂片、墨汁染色、培养无特殊。ANCA、TB-DNA、血液及骨髓培养阴性。ENA抗体谱8项，抗dsDNA抗体测定，抗核抗体测定（ANA）、免疫球蛋白G、A、M、E，RF，补体C3、C4、B因子、T细胞亚群、肿瘤标志物无特殊。

分析：

结核性脑膜炎多起病隐匿，慢性病程，也可急性或亚急性起病。可缺乏结核接触史，症状往往轻重不一。其自然病程发展一般表现为：结核中毒症状；脑膜刺激症状和颅内压增高；脑实质损害和脑神经损害。疾病早期由于脑膜、脉络丛和室管膜炎性反应，脑脊液生成增多，蛛网膜颗粒吸收下降，形成交通性脑积水，颅内压轻、中度增高。晚期蛛网膜、脉络丛粘连，呈完全或不完全性梗阻性脑积水，引起颅内压明显增高。该患者为青年女性，临床症状高度提示感染性病变。既往治疗史给予抗病毒、抗感染治疗均未能观测到显著的病情变化，中枢神经系统相关症状及体征未减退。结合脑脊液常规和生化结果提示颅内脑室循环存在障碍，且脑脊液中白蛋白商值升高，提示血-脑脊液屏障功能破坏显著。结合结核分枝杆菌相关检测阳性结果则为疾病的最终诊断和鉴别诊断提供直接证据。

诊断意见：结核性脑膜炎。

（唐江涛　安云飞　王兰兰）

▶ 参考文献

1. 王兰兰. 医学检验项目选择与临床应用. 2 版. 北京: 人民卫生出版社, 2013.
2. 许贤豪. 神经免疫学. 北京: 北京医科大学、中国协和医科大学联合出版社, 1993: 55-56.

第二十三章
代谢性骨病与实验室诊断

代谢性骨病（metabolic bone disease，MBD）是一组与遗传、生化、内分泌和营养功能障碍相关的异质性疾病，这类疾病都以骨代谢紊乱为共同表现，临床上以骨转换率异常、骨痛、骨畸形和骨折为主要特征。代谢性骨病进程中伴随钙磷及多种骨骼胶原成分的变化，维生素 D、甲状旁腺素、成纤维细胞生长因子 -23 等多种激素的调控作用与代谢性骨病病情变化密切相关，它们均是识别骨骼新陈代谢异常变化的有效生物标志物。因此，实验室检测这些生物标志物是协助临床正确识别不同类型代谢性骨病，判断其严重程度的有效手段，在临床治疗效果评估与疾病复发的动态监控中均扮演重要角色。

第一节　骨代谢标志物概述

骨组织在生命周期中持续进行着破骨细胞不断吸收旧骨，成骨细胞不断形成新骨的骨代谢转换过程，从而维持正常的骨骼功能。骨转换期间由骨骼微环境多种细胞分泌或骨基质代谢而成的多种产物，以不同浓度和结构形式存在于骨骼、血液、尿液或其他体液中。骨代谢的内分泌和旁分泌激素，不但影响骨骼生长重建过程，还对骨代谢的多个环节具有反馈调控作用，维持着骨代谢平衡状态以及内环境稳定。血液或尿液中的骨代谢产物及相关调节激素统一称为骨代谢标志物（bone metabolic markers，BMMs），其中能够直接反映骨转换的标志物称为骨转换标志物（bone turnover markers，BTMs）。近年来随着检测手段的进步，骨代谢标志物检测的普及率有较大提高，临床应用日益广泛。通过骨代谢标志物的检测，可了解骨代谢状态，预测骨折风险，协助代谢性骨病的诊断及分型、鉴别诊断、治疗方案选择及疗效评价。

临床上直接和间接反映骨代谢的标志物较多，大致可分为三类：常规生化标志物、骨代谢调控激素和骨转换标志物。常规生化标志物主要包括血钙、尿钙、血磷和尿磷；骨代谢调控激素主要包括甲状旁腺素（parathyroid hormone，PTH）、维生素 D 及其代谢产物、成纤维细胞生长因子 -23（fibroblast growth factor 23，FGF23）和降钙素（calcitonin，CT）等；骨转换标志物主要包括反映骨形成的骨特异性碱性磷酸酶（bone alkaline phosphatase，BALP）、Ⅰ 型前胶原 N 端前肽（N-terminal propeptide of type Ⅰ procollagen，P1NP）、Ⅰ 型前胶原 C 端前肽（C-terminal propeptide of type Ⅰ procollagen，P1CP）和骨钙素（osteocalcin，OC）等，以及反映骨吸收的 Ⅰ 型胶原交联 C 末端肽（cross-linked C-telopeptide of type I collagen，CTX）、Ⅰ 型胶原交联 N 末端肽（cross-linked N-telopeptide of type I collagen，NTX）、Ⅰ 型胶原吡啶交联终肽（C-terminal pyridinoline cross-linked telopeptide of type I collagen，1CTP）、抗酒石酸酸性磷酸酶 -5b（tartrate-resistant acid phosphatase 5b，TRACP-5b）和吡啶啉（pyridinoline，PYD）、脱氧吡啶啉（deoxypyridinoline，DPD）等。

一、常规生化标志物

钙、磷是人体骨骼的重要无机成分，长期持续的钙磷代谢异常将影响骨骼的完整性。血钙、尿钙、血磷、尿磷属临床常规开展项目，可用于直接判断机体内钙磷水平及是否存在钙磷丢失异常。

1. 钙　钙是人体中第五常见的元素，一个健康的成年人大约含有 1.0~1.3kg 钙。人体内 99% 的钙以羟基磷灰石的形式存在于骨骼中,剩下的 1% 存在于细胞外液(extracellular fluid,ECF)和软组织中。其中,骨骼中的钙约 1% 存在于骨骼系统组织液中,可与 ECF 中的钙自由交换。血清(血浆)钙在机体中有三种存在形式:游离或离子化钙,约占血清总钙的 50%,是钙的生理活性形式;与碳酸氢盐、乳酸盐、磷酸盐、柠檬酸盐等各种阴离子紧密结合的钙,约占 10%;以及与血浆蛋白结合的钙,约占 40%,其中大约有80% 的血浆蛋白结合钙是与白蛋白相结合的,因此,血清总钙的结果可受白蛋白影响。钙除了在骨骼矿化中具有重要作用,还在凝血、神经冲动传递、血浆缓冲能力和酶活性等基本生理过程中,以及维持骨骼和心肌的正常肌张力和兴奋性等方面发挥着重要作用。

ECF 中的离子钙浓度恒定维持在约 1.25mmol/L 的水平,受到 PTH 和活性 1,25-二羟维生素 D3[1,25(OH)$_2$D$_3$]的共同调节。这些激素的主要靶器官是骨、肾和肠。当离子钙浓度降低时,甲状旁腺通过钙敏感受体(calcium-sensing receptor,CaSR)感知到这种变化,并立即分泌 PTH。尽管 PTH 没有直接影响破骨细胞,但它刺激成骨细胞及其前体细胞产生 RANKL(receptor activator of nuclear factor-κB ligand,核因子 κB 受体活化因子配体),该物质是肿瘤坏死因子超家族的一员,其受体为 RANK,主要分布于破骨细胞及其前体,二者结合可促进破骨细胞的形成和活化,并通过抑制细胞凋亡延长破骨细胞的寿命。破骨细胞的持续活化,可促进骨基质重吸收,进而将钙和磷酸盐释放于 ECF 中。与此同时,PTH 也作用于肾脏,刺激尿液中磷酸盐的排泄及钙的重吸收,使离子钙浓度恢复正常。PTH 分泌的增加还可使肾 1α-羟化酶活性增强,促进肾脏合成 1,25(OH)$_2$D$_3$,从而促进肠黏膜对钙的吸收,升高血钙水平。降钙素可能在这一调节过程中发挥作用,但对人体的影响尚有争议。其他影响钙代谢但分泌主要不受血浆钙和磷酸盐变化影响的激素包括甲状腺素、生长激素、肾上腺糖皮质激素和性腺类固醇等。

标本要求:空腹血清;准确标识 24h 尿量的尿液

参考范围:血总钙　2.25~2.75mmol/L;新生儿可低至 1.90mmol/L

离子钙　1.16~1.32mmol/L

24h 尿钙　2.50~7.50mmol/24h

2. 磷　磷是机体重要的元素,正常成年人体内的磷含量约 700~800g。80%~85% 的磷以羟基磷灰石和磷酸钙的形式存在于骨骼和牙齿中。其余约 15% 以无机磷酸盐的形式存在于 ECF 和有机磷酸盐的形式存在于软组织细胞内。血清中的无机磷酸盐主要以二价(HPO4^{2-})和单价(H$_2$PO4$^-$)磷酸盐阴离子的形式存在,两者组成机体重要的缓冲对。H$_2$PO4$^-$/HPO4^{2-} 的比值与 pH 有关,在酸中毒时为 1:1,pH 7.4 时为1:4,碱中毒时为 1:9。大约 10% 的血清磷与蛋白质结合;35% 与钠、钙和镁络合;剩下约 55% 为游离形式。磷除了在骨骼中起作用外,还在参与能量代谢、构成核酸和辅酶、组成细胞内第二信使、调节细胞因子活性及酸碱平衡中有着重要作用。

大多数血液中的磷酸盐来自饮食,但也有一些来自骨骼代谢。磷几乎存在于所有的食物中。大约60%~80% 的磷酸盐通过被动转运在肠道吸收。然而,在 1,25(OH)$_2$D$_3$ 的作用下,也存在能量依赖的主动运输。磷可自由通过肾小球滤过,80% 以上的磷在近端小管中被重吸收,少部分在远端小管中被重吸收。近端重吸收是通过与钠耦合的被动转运(Na-Pi 协同转运)发生的。血磷浓度受饮食摄入及激素(如 PTH)影响较大。限制磷的摄入,磷重吸收增加,反之磷摄入增加可抑制磷的重吸收。PTH 通过抑制 Na-Pi 协同转运诱导尿磷增加从而降低血清磷水平。此外,维生素 D 可通过增加磷的肠吸收和肾重吸收,生长激素可通过降低肾磷排泄从而提高血清磷水平。FGF23 也参与磷稳态的调控,通过直接抑制近端肾小管对磷的重吸收,增加尿磷排泄以及降低肾近端小管 1α-羟化酶活性进而抑制磷的肠吸收。

标本要求:空腹血清;准确标识 24h 尿量的尿液

参考范围:0.87~1.45mmol/L;新生儿　1.45~2.91mmol/L;儿童　1.45~1.78mmol/L

24h 尿磷　12.90~42.00mmol/24h

二、骨代谢相关的调控激素

与骨代谢密切相关的内分泌激素包括甲状旁腺素、成纤维细胞生长因子-23、维生素 D 及其代谢产物等,在维持骨骼生长、发育、代谢和矿物质平衡等方面起着重要的作用。

1. 激素类　甲状旁腺素、降钙素、成纤维细胞生长因子-23、性激素、肾上腺皮质激素、甲状腺素、生长激素等均参与机体骨的代谢过程，其中以甲状旁腺素和FGF23作用为最。降钙素的代谢效应目前还不太清楚，在维持矿物质代谢循环中作用并不突出。

（1）甲状旁腺素（PTH）：PTH由甲状旁腺主细胞合成和分泌，完整的PTH（又称全段PTH，iPTH）为一单链蛋白多肽，由84个氨基酸组成，释放入血液循环后随即裂解为多种片段，具有生物学活性的是PTH$_{1-84}$和PTH的N端片段（2~3kD），无生物活性的是PTH的C端片段（6~7kD）及中段氨基酸片段。PTH在维持机体钙磷动态平衡和骨骼健康中有重要作用，其分泌主要受血液中钙离子浓度的调节。低血钙刺激PTH的分泌而高血钙抑制PTH的分泌。此外，1,25(OH)$_2$D$_3$、血磷、降钙素、雌激素、皮质醇、生长激素、泌乳素等也可影响PTH的分泌。PTH对骨的作用主要表现为促进骨吸收，维持ECF中游离钙的浓度。

标本要求：空腹血清或EDTA抗凝血浆（冰浴送检）

参考范围：全段PTH（iPTH）10~65pg/mL；N-末端PTH（N-PTH）8~24pg/mL

（2）成纤维细胞生长因子-23（FGF23）：人成纤维细胞生长因子家族由22个成员组成，在促进胚胎发育、血管形成、组织形成与修复、肿瘤发生与转移等方面具有广泛的生物学功能。FGF23主要由骨/成骨细胞合成分泌，通过远距离调节肾脏对磷的排泄从而维持血磷的内稳态。饮食中磷酸盐的摄入刺激骨源性FGF23的产生和分泌，通过下调近端小管中钠依赖性的磷酸盐转运蛋白表达从而增加磷的肾脏排泄。此外，FGF23通过抑制肾脏1α-羟化酶来降低具有生物活性的1,25(OH)$_2$D$_3$的循环水平，进一步降低磷酸盐水平。

检测FGF23可辅助诊断和管理磷酸盐代谢及骨代谢异常。当肾功能正常的个体FGF23水平出现病理性升高时，伴有或不伴有骨软化的低磷血症就会发生，包括肿瘤性骨软化症（TIO），X连锁的低磷血症（XLH）和常染色体显性低磷血症性佝偻病（ADHR）等。在肾功能不全的患者中，FGF23可导致肾性骨营养不良：由于患者肾脏不能充分排出磷酸盐，FGF23分泌反馈性增加，1,25(OH)$_2$D$_3$的缺乏加重，最终导致继发性甲旁亢。

在循环中，完整的FGF23被裂解产生两个无生物活性的片段——N端和C端片段。FGF23半衰期较短，对于完整片段和C端片段，其半衰期在46~58min之间。目前可采用不同类型免疫分析法检测完整的FGF23（iFGF23）和C端FGF23片段（cFGF23）。研究表明，在TIO和XLH患者中，检测iFGF23比cFGF23更敏感。此外，在铁缺乏情况下检测cFGF23易产生假阳性结果，而iFGF23浓度不受影响。

标本要求：EDTA抗凝全血，若应用血清进行检测，则测量结果可能降低。

参考范围：iFGF23 <3月龄的婴儿可显著升高 >900RU/mL；

3月龄~17岁 ≤230RU/mL；

≥18岁 ≤180RU/mL

（3）降钙素（CT）：由甲状腺的滤泡旁C细胞分泌，分泌过程受多种因素影响，比较明确的是血钙浓度和甲状旁腺素水平。当血钙增高时降钙素分泌增加以降低血钙，维持其正常水平。而甲状旁腺素则被认为是降钙素的唯一拮抗激素，但两者在降低肾小管磷重吸收方面呈协同作用。降钙素对骨的作用主要是直接抑制骨吸收，抑制破骨细胞的活性，减少其数量，同时也促进成骨形成，使骨钙释放减少，血钙被摄取进入新形成的骨质中，从而降低血钙。但是，与PTH和1,25(OH)$_2$D$_3$相比，CT在调节血清钙浓度中的作用较小，不用于钙稳态紊乱性疾病的诊断。

标本要求：空腹血清或肝素抗凝血浆（冰浴送检）。

参考范围：男性 0~8.4pg/mL；女性 0~5.0pg/mL

（4）其他激素：雌激素通过降钙素间接抑制破骨细胞活性，直接作用于成骨细胞促进骨形成。雄性激素、生长激素可促进骨的生长和发育。甲状腺素则可促进骨吸收过程。肾上腺糖皮质激素可减少成骨细胞数量，抑制骨胶原形成，并通过对维生素D的作用而减少肠道钙的吸收，增加肾脏钙的排泄。

2. 维生素D及其代谢产物　维生素D不仅是一种必需营养素，也是激素的前体，其中间代谢产物1,25(OH)$_2$D$_3$是典型的内分泌激素和旁分泌激素。维生素D中最重要的成员是麦角钙化醇（VD$_2$）和胆钙化醇（VD$_3$）。由于VD$_2$的前体麦角固醇不易在肠道吸收，VD$_3$的前体7-脱氢胆固醇在肝脏和皮肤合成，因此，血浆中维生素D多为D$_3$形式。内源性（日照）和经肠道吸收（饮食）的VD$_3$入血后与蛋白质结合,被转运至肝脏,在肝细胞线粒体和微粒体 25- 羟化酶作用下变成 25- 羟维生素 D［25(OH)D］,随后与维生素 D 结合蛋白结合并被转运至肾脏后,在肾 1α- 羟化酶和 24- 羟化酶作用下羟化为 1,25(OH)$_2$D$_3$ 和 24,25(OH)$_2$D$_3$,其中以 1,25(OH)$_2$D$_3$ 的活性最强。25(OH)D 的肾脏羟化是维生素 D 代谢的关键步骤,受血磷、血钙和 PTH 浓度的调节。PTH 或低磷状态可增强肾 1α- 羟化酶的活性,从而增加 1,25(OH)$_2$D$_3$ 的产生。低血钙可刺激甲状旁腺分泌 PTH 进而增加 1,25(OH)$_2$D$_3$ 的产生,升高血钙浓度。反过来,血钙升高会抑制 PTH 分泌,从而降低 1,25(OH)$_2$D$_3$ 的产生。

维生素 D 是调节钙磷代谢的重要激素,可以促进肠道钙磷的吸收和肾小管对钙磷的重吸收,促进新骨形成并钙化以及促进骨钙游离入血,使骨盐不断更新。维生素 D 在体内的代谢产物种类较多,但绝大多数在血循环中的半衰期很短。25(OH)D 在生理浓度下并无生物学活性,与维生素 D 结合蛋白结合后半衰期约 21d,是维生素 D 在体内的主要储存形式,其检测不受进食和生理节律的影响。1,25(OH)$_2$D$_3$ 与维生素 D 结合蛋白的亲和力大约是 25(OH)D 的 1 000 倍,因此具有更强的生物学活性,但半衰期仅 4~6h,浓度仅为 25(OH)D 的千分之一。因此,临床上推荐检测 25(OH)D 反映体内维生素 D 的状态,但在存在肾脏疾病、高钙血症、高钙尿症等情况下,需要检测 1,25(OH)$_2$D$_3$ 水平以充分评估维生素 D 的状态,液相色谱 - 串联质谱法(LC-MS/MS)是目前国际公认的参考方法。

标本要求:空腹血清或 EDTA 抗凝血浆。

参考范围:25(OH)D 30~40ng/mL;15~30ng/mL 为维生素 D 不足;<15ng/mL 为维生素 D 缺乏。

1,25(OH)$_2$D$_3$ 男性 18~64pg/mL;女性 18~78pg/mL

三、骨转换标志物

骨转换标志物(BTMs)均可反映骨转换速率,能够便捷地从血液及尿液中进行检测,与影像学检测相较,具有无放射性、变化周期短、可反映全身骨代谢变化等优势,选择合适的 BTMs 有助于分类代谢性骨病,评价患者骨重建情况,并辅助医师选择治疗方案,监测患者用药依从性以及早期判断疗效。可供临床检测的 BTMs 指标较多,按照其来源不同,可分为骨形成标志物与骨吸收标志物(表 23-1)。

表 23-1　骨转换标志物的分类及检测相关信息

骨转换标志物	缩写	样本类型	分析方法
骨形成标志物			
Ⅰ型前胶原 N 端前肽	P1NP	血清 / 血浆	ECLIA,RIA
Ⅰ型前胶原 C 端前肽	P1CP	血清 / 血浆	RIA,EIA
碱性磷酸酶	ALP	血清	比色法,EIA
骨特异性碱性磷酸酶	BALP	血清	CLEIA,EIA
骨钙素	OC	血清	ECLIA,CLEIA
骨吸收标志物			
Ⅰ型胶原交联 C 末端肽	CTX	血清 / 血浆,尿液	ECLIA,EIA
Ⅰ型胶原交联 N 末端肽	NTX	血清 / 血浆,尿液	CLEIA,EIA
吡啶啉	PYD	尿液	HPLC
脱氧吡啶啉	DPD	尿液	CLEIA,EIA,HPLC
抗酒石酸酸性磷酸酶 -5b	TRACP-5b	血清 / 血浆	CLEIA,EIA
Ⅰ型胶原吡啶交联终肽	1CTP	血清	RIA,EIA
羟赖氨酸	Hyl	尿液	HPLC
羟脯氨酸	Hyp	尿液	HPLC

注:ECLIA,电化学发光免疫分析;RIA,放射免疫分析;EIA,酶免疫分析;CLEIA,化学发光酶免疫分析;HPLC,高效液相色谱分析

（一）骨形成标志物

1. 碱性磷酸酶（ALP）和骨特异性碱性磷酸酶（BALP）　碱性磷酸酶是一种磷酸单酯酶,广泛存在于人体组织和体液中,如骨、肝、肠黏膜、肾、胎盘等。血清中测得的总 ALP 活性是各种组织来源的多种不同类型 ALP 的总和,但健康成人体内总 ALP 几乎来自肝脏和骨骼系统,当肝功能正常时,肝脏和骨骼来源的碱性磷酸酶各占血液总 ALP 的一半。由于 ALP 检测方便,价格便宜,变异性低,常被用于 Paget 骨病或骨肉瘤等可致 ALP 急剧升高疾病的活动度随访评估。

BALP 是 ALP 的重要组成部分,敏感性较 ALP 高。BALP 由成骨细胞分泌,可将单磷酸酯水解成无机磷,增加局部无机磷的浓度,同时可水解抑制矿化结晶的焦磷酸盐,发挥钙结合蛋白或 Ca^{2+}-ATP 酶的作用,参与调节骨矿化。BALP 的检测采用免疫法,使用单克隆抗体只与骨源性碱性磷酸酶结合,与肝源性碱性磷酸酶较少有交叉。由于 BALP 价格较 ALP 贵,且方法学限制,应用不如总 ALP 广泛。当 BALP 升高时,总 ALP 也相应升高,故总 ALP 可部分反映骨形成状态。但当肝脏或胆道功能异常时,ALP 可能更多是肝脏来源,此时应该检测 BALP 或选择其他骨代谢标志物。

2. 骨钙素（OC）　OC 是骨基质中主要的非胶原蛋白之一,约占人体骨骼蛋白总量的 1%,由成骨细胞、成牙质细胞和肥厚型软骨细胞合成时释放到细胞外基质。少部分 OC 可进入血液循环,其作用尚不清楚,可能影响类骨质矿化并在骨重建过程中起负反馈作用。骨形成和骨吸收时均释放骨钙素,因此 OC 除了反映骨形成状态,更反映了骨代谢转换的总体水平。血清中 OC 水平受多种因素影响,如维生素 D 状态、月经周期、昼夜节律、乙醇摄入和季节变化等。另外,血脂升高时,OC 与脂质结合可出现假性降低。OC 由肾脏清除,其水平受肾脏功能影响,肾衰患者血清 OC 及其片段浓度升高。因此,需要严格控制采样时间与条件,才能对 OC 水平做出可靠真实的评价。OC 在循环中有免疫反应性的两个主要成分是全段骨钙素和 N 端及中段骨钙素（N-terminal/midregion osteocalcin,N-MID OC,包含 1~43 位氨基酸残基）,后者比全段 OC 更稳定,检测敏感性和重复性更好,临床应用更为广泛。

3. Ⅰ型前胶原 N 端前肽（P1NP）和Ⅰ型前胶原 C 端前肽（P1CP）　骨基质为骨组织的结构基础,其化学成分包括有机成分和无机成分。有机成分包括大量的胶原纤维,占有机质的 90%,主要由Ⅰ型胶原蛋白组成。Ⅰ型前胶原由成骨细胞合成,成骨时被分泌到细胞外,裂解为 P1NP、P1CP 和Ⅰ型胶原三个片段。Ⅰ型胶原被组装在类骨质中,钙磷沉积其中形成羟基磷灰石（即类骨质的矿化）。Ⅰ型胶原是一种普遍存在的蛋白质,对骨骼没有特异性,但循环中的 P1NP 和 P1CP 大部分来源于骨骼,与组织形态学骨形成指数显著相关,检测血液中二者浓度可以反映骨形成水平。血清中 P1CP 的半衰期仅 6~8min,而 P1NP 因稳定性更佳,在临床实践中应用更为普遍。P1NP 和 P1CP 在血液中有两种主要的存在形式,即三聚体和单体。三聚体 P1NP 和 P1CP 会被肝脏摄取和降解,因此,肝病对 P1NP 和 P1CP 的循环水平有显著影响。P1NP 单体可由肾脏排出。研究发现,若患者肾小球滤过率低于 $30mL/(min \cdot 1.73m^2)$ 时,选用可检出总 P1NP（t-P1NP）的实验平台进行临床检测时,大量积聚的单体 P1NP 可干扰医生判断病情,故此时推荐选用仅能特异性检出三聚体形式（即完整型 P1NP,iP1NP）的检测系统。

（二）骨吸收标志物

1. Ⅰ型胶原分解代谢产物　Ⅰ型胶原是骨组织中最丰富的蛋白组分。来源于不同胶原分子内部或其 CTX（Ⅰ型胶原交联 C 末端肽）/NTX（Ⅰ型胶原交联 N 末端肽）中的羟赖氨酸（hydroxylysine,Hyl）及赖氨酸,可缩合形成吡啶啉（PYD）及脱氧吡啶啉（DPD）交联物,由此链接Ⅰ型胶原分子形成胶原纤维;而羟脯氨酸（hydroxyproline,Hyp）在胶原分子内形成氢键,起稳定胶原纤维的作用。骨吸收时,成熟胶原被降解,Hyl、Hyp、PYD、DPD、NTX 和 CTX 释放入血,因此检测这些标志物可反映骨吸收水平。同时测量骨吸收和骨形成,对确诊骨疾病的敏感性比单纯测量骨形成（如检测 ALP）要高很多。

（1）CTX 和 NTX：CTX 和 NTX 都是来自Ⅰ型胶原蛋白端肽区域的片段,是成熟胶原蛋白末端附近的非三螺旋部分。端肽在骨的吸收过程中被裂解,导致它们以与骨吸收活性成正比的速度进入循环。CTX 是组织蛋白酶 K 介导骨吸收的特异性产物,由组织蛋白酶 K 而不是基质金属蛋白酶等替代分解代谢酶消化释放。CTX 可分为 α-CTX 与 β-CTX,β-CTX 是 α-CTX 的异构体形式,两者均含有骨Ⅰ型胶原分子间交联物的重要区段和近似交联物的残基,临床常规仅检测 β-CTX。需注意的是血清 β-CTX 水平具有明显的昼夜节律,且受肾功能的影响,肾功能不全患者血清 β-CTX 可有升高。β-CTX 升高提示骨基质降解速率增加,即骨吸收增加,常见于绝经后骨质疏松症、原发性甲旁亢、Paget 骨病、甲亢等。CTX 和 NTX 可不经肾脏进一步降解直接排出,故血清/血浆和尿液都是适宜的检测样本类型。在临床实践中,CTX 最常在血清中进行分析,而 NTX 检测通常在尿液中进行。虽然血清 NTX 检测在许多参考实验室可用,但尿液是首选样本,因为血清 NTX 在抗骨吸收治疗时,变化不甚明显。

(2)Ⅰ型胶原吡啶交联终肽(1CTP):与 CTX 相反,1CTP 是由骨基质金属蛋白酶或胰蛋白酶消化骨胶原后产生的,含有 PYD/DPD 及三条胶原多肽链的 C 端肽。与绝经后骨质疏松症相比,1CTP 对实体肿瘤骨转移激活的骨吸收反应更强,是骨转移患者骨吸收的有效标志物。目前 1CTP 仍只能采用放免或酶免法检测,临床应用受限。

(3)PYD 和 DPD:PYD 和 DPD 是Ⅰ型胶原分子间构成胶原纤维的横向连接物,起稳定胶原链的作用。DPD 绝大部分存在于骨内,而 PYD 则来源于各种骨骼及血管等结缔组织。骨Ⅰ型胶原中,PYD 含量比 DPD 高,二者分子之比约为 3.5:1。骨吸收时,破骨细胞活性增强,赖氨酸氧化酶降解胶原纤维,并释放 PYD 和 DPD,二者不经中间代谢直接从尿中排出。血液及尿中 PYD 和 DPD 均以游离或肽结合形式存在,它们结构稳定,反复冻融或加热均不会被破坏。而同样作为骨吸收标志物,DPD 较 PYD 显然具有更高的特异性。研究表明,尿 PYD 和 DPD 含量的高低与骨吸收程度呈良好相关性,连续测定其含量变化可有效监测抗骨吸收治疗效果。更为重要的是,PYD 和 DPD 不易受饮食、新合成的胶原降解等影响。很多代谢性骨病患者尿中 PYD 和 DPD 排量可增多,如绝经后骨质疏松症、甲状旁腺功能亢进症、畸形性骨炎、转移性骨肿瘤等,老年性骨质疏松症患者增高不明显。

(4)Hyp 和 Hyl:Hyp 和 Hyl 均为胶原降解产物,且不能用于胶原再次合成,而人体约半数胶原存在于骨骼系统,因此检测二者能够一定程度上反映骨吸收情况。但由于肝脏的进一步代谢,尿中仅保留约 10% 胶原来源的 Hyp;同时,补体 C1q 片段也含有大量 Hyp,分解后至多可占尿中总 Hyp 的 40%,而使结果假性增高。因此,Hyp 是衡量骨吸收情况的非特异性指标,仅适用于骨吸收严重的疾病(如 Paget 骨病,甲旁亢等)。Hyl 多以半乳糖 Hyl 和葡糖基-半乳糖基-Hyl 两种糖苷形式存在,二者在骨骼与皮肤中的存在比例约为 7:1,在循环中的代谢程度较 Hyp 低,故对骨吸收的敏感性和特异性均高于 Hyp。

2. 抗酒石酸酸性磷酸酶 -5b(TRACP-5b)　TRACP 是在骨、脾和肺中合成的一类酸性磷酸酶的同工酶,可分为由巨噬细胞、树突状细胞分泌的 TRACP-5a 和由破骨细胞分泌的 TRACP-5b。骨吸收始于破骨细胞分泌多种酸及酶类,降解矿物质及有机质。初始的有机质降解产物被破骨细胞内吞,并和含有 TRACP-5b 的细胞囊泡相融合,在囊泡中有机质代谢产物被 TRACP-5b 产生的氧化应激产物破坏并和 TRACP-5b 一起从基底外侧的细胞膜分泌到胞外。因此,外周循环所测的 TRACP-5b 与骨吸收呈正相关。TRACP-5b 被认为反映了破骨细胞的数量,但不一定反映破骨细胞的活性。由于 TRACP-5b 特异性较高,检测不受昼夜变化、肝肾疾病、饮食等的影响,在监测骨代谢方面具有重要作用。

(三)骨转换标志物的合理应用

1. 影响因素　BTMs 检测结果主要受到分析前变异和分析变异的影响。临床医师在决定检查和结果解读时需要充分考虑分析前变异。影响分析前变异的因素按照来源可分为三组:与样本相关的因素、可控的患者相关因素和不可控的患者相关因素。前两组因素可采用特定程序加以控制,而不可控因素应在病历中记录并说明。分析变异主要通过实验室质控进行控制。

(1)样本相关因素:包括样本类型(血清、血浆、尿液)、抗凝剂种类(EDTA、肝素)、运输和储存的时间及温度(室温、4℃、–20℃、–80℃)、反复冻融的次数、有无溶血等。CTX 在 EDTA 血浆中比在血清中更稳定,如果血液需要在室温放置数小时而不能尽快检测,则应采用 EDTA 血浆;P1NP 比 CTX 稳定,血清和血浆中结果一致,室温可稳定 24h;溶血会影响 OC 的检测并导致假阴性;样本储存和运输的条件需与相应标志物相适应,例如 BALP 在 4℃时相对稳定,OC 在室温时快速丧失免疫学活性等。虽然血液和尿液标本均可用于 BTMs 检测,但为减少个体内变异,应尽量选择血液作为检测标本。通常血液标本用于检测 OC、BALP、TRACP-5b、P1NP、P1CP 等,尿液标本用于检测 PYD、DPD,血液和尿液标本均可用于 NTX 和 CTX 的检测。用尿液标本检测 BTMs 通常需以肌酐结果校正。

（2）患者相关因素：昼夜节律、年龄、性别、绝经状态及进食与否是 BTMs 检测最重要的影响因素，因此建议收集过夜空腹状态下的血液和尿液标本。若观测治疗反应性，则保持治疗前后检测条件一致，并避免在骨折急性期采样检测。上述方式有助于减少分析前变异。与患者相关的分析前变异因素具体见表23-2。

表 23-2　与患者因素相关的分析前变异

变异来源及影响程度			说明
可控因素	重大影响	昼夜节律	对骨吸收指标影响大。峰值出现在后半夜及清晨醒来时，谷值出现在下午及傍晚
		进食	进食可使 s-CTX 降低约 20%。应选取恰当的采样时间避免干扰（晚上禁食，上午 7：30~10：00 间采样）
	较小影响	月经周期	黄体期时，骨吸收轻度减弱，骨形成轻度增强
		季节	BTMs 在冬季略降低。可能影响时长跨度较大的临床研究结果
		运动	采血前避免剧烈运动，并记录既往锻炼方式及强度
		生活方式（吸烟、饮酒、饮食习惯）	避免在采血前一天暴饮暴食
不可控因素	重大影响	年龄	不同年龄差别大，需建立年龄相关不同 BTMs 参考范围
		性别	老年女性高于老年男性
		绝经与否	围绝经期 BTMs 升高
	中度影响	妊娠和哺乳	BTMs 水平升高，以妊娠晚期及产后变化为甚
		药物	BTMs 可能受到皮质类固醇、抗惊厥药、肝素、促性腺激素释放激素（GnRH）类似物等药物的影响
		疾病	甲状腺疾病、肝病、多发性骨髓瘤、HIV 感染、糖尿病等均可影响 BTMs
		骨折	BTMs 水平升高（峰值出现在骨折后 2~12 周，影响可持续至 52 周）
		卧床休息/制动	骨形成指标降低，骨吸收指标升高
		肾功能不全	可致多种 BTMs 升高，需同步检测血清肌酐及评估肾小球滤过率。不受肾功影响的指标包括：iP1NP、BALP 和 TRACP-5b
	较小影响	地区	不同地区人群 BTMs 存在差别，可能与生活方式有关
		种族	对 BTMs 有轻微影响，如 OC 在非裔美国人中较白种人更低
		口服避孕药	可使 BTMs 降低

注：s-CTX，血清 I 型胶原交联 C 末端肽；BTMs，骨转换标志物；iP1NP，完整型 I 型前胶原 N 端前肽；BALP，骨特异性碱性磷酸酶；TRACP-5b，抗酒石酸酸性磷酸酶-5b；OC，骨钙素

2. 参考范围　建立本地适宜的参考值范围以评估测量结果。对绝经前未采取避孕措施且肾功能正常的妇女进行的 BTMs 研究发现，35~45 岁妇女 BTMs 水平最低，由此，建议各实验室参照 35~45 岁绝经前健康女性的 BTMs 建立本地的成人参考范围。建立参考范围时，应避免疾病和药物的影响，并注意受试者的维生素 D 状态正常。不同实验室间比较 BTMs 的参考值时应考虑到不同方法学特点：如 BALP 测定内容可为浓度或活性；OC 可测完整的 1~49 OC 或 N-MID OC 片段；尿液标志物的比较应考虑样本的类型（24h 尿、首次或二次晨尿）以及结果的表示方式（BCE/mmoL·Cr、/24h）等。中国华东地区建立的男

性和绝经前、后女性骨代谢标志物参考范围见表 23-3，日本建立的多项 BTMs 参考范围见表 23-4，读者可参阅。

表 23-3　中国华东地区男性和绝经前、后女性 3 项骨代谢标志物的参考范围

组别	N-MID OC μg/L	β-CTX ng/L	t-P1NP μg/L
男性	6.00~24.66	43~783	9.06~76.24
绝经前女性	4.11~21.87	68~680	8.53~64.32
绝经后女性	8.87~29.05	131~900	21.32~112.80

注：N-MID OC，N- 端及中段骨钙素；β-CTX，Ⅰ型胶原交联 C 末端肽 β 特殊序列；t-P1NP，总Ⅰ型原胶原 N 端前肽；数据来源于上海复旦大学附属中山医院检验科，检测方法均为电化学发光法

表 23-4　日本男性和绝经前、后女性骨转换标志物的参考范围

分组	项目	单位	男性	绝经前女性	绝经后女性
骨形成标志物	OC（ECLIA）	μg/L	8.4~33.1	7.8~30.8	14.2~54.8
	BALP（CLEIA）	μg/L	3.7~20.9	2.9~14.5	3.8~22.6
	P1CP（RIA）	ng/mL	29~181	32~178	32~178
	iP1NP（RIA）	μg/L	19.0~83.5	14.9~68.8 （30~44 岁）	27.0~109.3 （45~80 岁）
	t-P1NP（ECLIA）	μg/L	18.1~74.1 （30~83 岁）	16.8~70.1 （30~44 岁）	26.4~98.2 （45~79 岁）
骨吸收标志物	s-NTX（EIA）	nmol BCE/L	9.5~17.7	7.5~16.5	10.7~24.0
	u-NTX（EIA）	nmol BCE/mmol·Cr	13.0~66.2	9.3~54.3	14.3~89.0
	s-CTX（ECLIA）	ng/L		112~738	
	u-CTX（EIA）	μg/mmol·Cr		40.3~301.4	
	1CTP（RIA）	ng/mL	0.5~4.9	0.8~4.8	
	TRACP-5b（EIA）	mU/dL	170~590	120~420 （30~44 岁）	250~760
	PYD（HPLC）	pmol/μmol·Cr	17.7~41.9		
	DPD（EIA）	nmol/mmol·Cr	2.0~5.6	2.8~7.6	3.3~13.1

注：OC，骨钙素；BALP，骨特异性碱性磷酸酶；P1CP，Ⅰ型前胶原 C 端前肽；iP1NP，完整型Ⅰ型前胶原 N 端前肽；t-P1NP，总Ⅰ型前胶原 N 端前肽；s-NTX，血清Ⅰ型胶原交联 N 末端肽；u-NTX，尿液Ⅰ型胶原交联 N 末端肽；s-CTX，血清Ⅰ型胶原交联 C 末端肽；u-CTX，尿液Ⅰ型胶原交联 C 末端肽；1CTP，Ⅰ型胶原吡啶交联终肽；TRACP-5b，抗酒石酸酸性磷酸酶 -5b；PYD，吡啶啉；DPD，脱氧吡啶啉；ECLIA，电化学发光免疫分析；CLEIA，化学发光酶免疫分析；RIA，放射免疫分析；EIA，酶免疫分析；HPLC，高效液相色谱分析；BCE，相当骨胶原的量

3. 结果判断与分析　多种 BTMs 常用于骨质疏松症的治疗效果评估，当 BTMs 值与基线水平相比达到最小有意义变化值（least significant change，LSC 或 minimum significant change，MSC）时，可认为骨代谢状态已发生变化。不同 BTMs 的 LSC 通常利用各自 95% 的置信区间计算获得，即 LSC=2.77×CV（不同项目的变异系数）。然而，该置信区间在制订临床决策以及 BTMs 的实际使用中并不常用，采用 90% 甚至80% 的置信区间也是可以接受的，其 LSC 的计算分别为 1.81×CV 或 1.19×CV。不同试剂制造厂商会提

供每个项目的 LSC 值,但鉴于 BTMs 本身存在巨大实验室间变异,故推荐各临床实验室在有条件的情况下,应根据自身情况制定适合自己的 LSC,或地区骨质疏松委员会根据实际情况确定。下表为日本骨质疏松症学会所制定指南中推荐的 LSCs,以两倍日间变异作为 LSC 计算值(表 23-5),供读者参考。

表 23-5　骨代谢标志物的最小有意义变化值

项目	分析方法	LSC(%)(两倍日间变异)
骨形成标志物		
BALP	CLEIA	9.0
iP1NP	RIA	12.1
t-P1NP	ECLIA	14.4
骨吸收标志物		
DPD	EIA	23.5
s-NTX	EIA	16.3
u-NTX	EIA	27.3
s-CTX	EIA	23.2
s-CTX	ECLIA	27.0*
u-CTX	EIA	23.5
TRACP-5b	EIA	12.4

注:LSC,最小有意义变化值,由日本骨质疏松学会根据不同项目两倍日间变异计算得到(基本原理:在 14d 的时间内,对 10 名绝经前健康志愿者的血液和尿液样本进行 5 次采集,并将样本冷冻至检测。所有样本在一个批次中同时检测获得日间变异);

*LSC 由试剂盒厂商提供;

BALP,骨特异性碱性磷酸酶;iP1NP,完整型Ⅰ型前胶原 N 端前肽;t-P1NP,总Ⅰ型前胶原 N 端前肽;DPD,脱氧吡啶啉;s-NTX,血清Ⅰ型胶原交联 N 末端肽;u-NTX,尿液Ⅰ型胶原交联 N 末端肽;s-CTX,血清Ⅰ型胶原交联 C 末端肽;u-CTX,尿液Ⅰ型胶原交联 C 末端肽;TRACP-5b,抗酒石酸酸性磷酸酶 -5b;CLEIA,化学发光酶免疫分析;RIA,放射免疫分析;ECLIA,电化学发光免疫分析;EIA,酶免疫分析

4. 推荐指标　在诊断和治疗代谢性骨病过程中,一般推荐至少需要选择性检测一个骨形成标志物和一个骨吸收标志物,疾病随访、疗效监测时应检测同样的 BTMs。目前国际上多推荐 P1NP 为首选骨形成标志物,血清 CTX(s-CTX)为首选骨吸收标志物。

第二节　原发性骨质疏松症

骨质疏松症(osteoporosis,OP)是一种与增龄相关的骨骼疾病,主要临床症状包括腰背痛、身高变矮和骨折。随着人口老龄化程度不断加剧,我国骨质疏松症患者及相关骨折人数激增,已成为严重的社会和公共卫生难题。骨质疏松症的防治始终强调对高危人群的早期识别、合理治疗,然而,现阶段普通人群对该疾病的认识不够,部分基层医院医疗从业人员也未完全掌握该病的诊疗方法,亟待进一步宣传和推广。骨代谢标志物对该病的诊断、并发症评估、治疗药物选择及疗效判断均有一定作用,是疾病管理的重要工具。

一、原发性骨质疏松症的辅助诊断

骨质疏松症分为原发性和继发性两大类。临床工作中对骨质疏松症的完整诊断应分三步进行以选择适当对象启动治疗:①通过骨密度(bone mineral density,BMD)检测和 / 或既往脆性骨折病史发现骨质疏

松及骨量减少者;②区分原发与继发性骨质疏松症;③预测患者未来发生骨折的可能性。骨强度由骨密度与骨质量综合决定。依赖双能 X 线吸收法(dual energy X-ray absorptiometry,DXA)所进行的骨密度测量是目前影像技术诊断骨质疏松的主流方法,能够对测量部位的骨量和骨结构做出判断,但欠缺对骨质量的评价;同时,影像学检查结果也无法有效区分原发与多种继发性骨质疏松症。相对地,骨代谢相关实验室指标则是影像学检测的有效补充,在不同类型骨质疏松症的鉴别诊断中发挥重要作用,同时有助于评价骨质量,是预测未来骨折风险的手段之一。

（一）实验室分析路径

实验室分析路径见图 23-1。

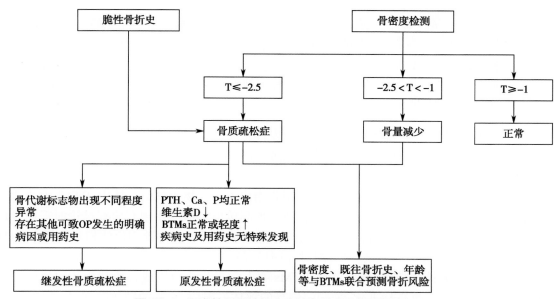

图 23-1　原发性骨质疏松症实验室辅助诊断分析路径图

（二）相关实验

1. 骨代谢标志物　主要包括血钙、血磷、PTH、维生素 D 及 BTMs,具体参见本章第一节。

2. 继发性骨质疏松症实验室鉴别指标　具体参见本章第三节相关内容。

（三）结果判断与分析

1. 骨质疏松症的鉴别诊断

（1）鉴别诊断内容:骨质疏松可由多种病因导致。现有研究报道超过 50% 的绝经前与围绝经期女性,20%~30% 的绝经后女性,以及多达 64% 的男性患者的骨质疏松症继发于其他因素。根据我国《原发性骨质疏松症诊疗指南(2017)》:在诊断为原发性骨质疏松症之前,务必重视和排除其他影响骨代谢的疾病,以免发生漏诊或误诊。指南要求诊治 OP 时,详细了解患者病史,评价可能导致骨质疏松症的各种病因、危险因素及药物,特别强调部分导致继发性骨质疏松症的疾病可能缺少特异的症状和体征,有赖于进一步辅助检查。临床常见需要鉴别的病因参见表 23-6,主要包括:影响骨代谢的内分泌疾病(甲状旁腺疾病、糖尿病、Cushing 综合征和甲状腺疾病等),类风湿性关节炎等免疫性疾病,影响钙及维生素 D 吸收和代谢的消化系统和肾脏疾病,神经肌肉系统疾病,多发性骨髓瘤等恶性疾病,多种先天和获得性骨代谢异常疾病,长期服用糖皮质激素或其他影响骨代谢的药物等。

（2）结果解读方法:明确病因是后续为不同患者制订个体化治疗方案的先决条件。已有研究在女性中发现,实验室指标能够有效识别出至少 40% 临床表现不典型的继发性骨质疏松症患者,值得进一步推广应用。多种实验室指标对识别包括甲状旁腺功能亢进症、低磷性骨软化症、慢性肾脏疾病、Paget 骨病等原发病均有积极作用。继发性骨质疏松症相关的实验室检查结果解读方法详见本章第三节。

表 23-6 继发性骨质疏松症的主要病因

分类	主要病因
内分泌系统	甲状旁腺功能亢进症，Cushing 综合征，Addison 病，糖尿病，甲状腺功能亢进症，性腺功能减退症
胃肠道系统	炎性肠病，胃旁路手术，原发性胆汁性胆管炎，乳糜泻，吸收不良综合征，胰腺疾病
血液系统	多发性骨髓瘤，白血病，淋巴瘤，单克隆免疫球蛋白血症，血友病，镰状细胞贫血，肥大细胞增多症，珠蛋白生成障碍性贫血
风湿免疫系统	类风湿性关节炎，系统性红斑狼疮，强直性脊柱炎
神经肌肉系统	癫痫，脑卒中，肌肉萎缩症，帕金森病，脊髓损伤，多发性硬化
其他疾病	慢性代谢性酸中毒，慢性肾衰，器官移植后，慢性阻塞性肺疾病，充血性心力衰竭，结节病，特发性脊柱侧弯，抑郁症，持续肠外营养，淀粉样变，艾滋病
药物	糖皮质激素，抗癫痫药，芳香化酶抑制剂，促性腺激素释放激素（GnRH）类似物，肿瘤化疗药，质子泵抑制剂，噻唑烷二酮类胰岛素增敏剂，肝素，铝剂（抑酸剂），选择性 5- 羟色胺再摄取抑制剂，抗病毒药物，环孢素 A，他克莫司

经典的骨代谢标志物（血钙、血磷、PTH 等）对原发性骨质疏松症的诊断价值有限，此类患者 PTH、血钙、血磷一般正常，无特殊表现，BTMs 可轻度升高，抗骨质疏松药物治疗有效。骨量降低合并高钙血症可排除原发性骨质疏松症。

2. 脆性骨折风险评估 已有少数前瞻性研究报告指出未经药物干预的个体中，BTMs 升高水平与年龄、BMD 及既往骨折情况均对未来骨折风险具有独立预测价值。但应用现有研究结论时需明确以下几点：①此类结论数据多源自绝经后及老年女性，对男性骨质疏松后骨折的预测价值相对较低；②BTMs 可用于预测椎体、髋部及多发骨折等大型骨折，但对外周局部轻微骨折无提示意义；③BTMs 相关研究随访时间均较短（<5 年），暂无长期随访结论；④将 BTMs 纳入常规临床应用或骨质疏松相关风险评估模型（FRAX® 模型）仍有许多问题急需标准化，如确定恰当的评估界限值、有效的随访时间、样本收集时点等。然而多年来，大量科研及临床数据都展现出 BTMs 对预测骨折的巨大潜力，未来更多前瞻性成果相信能够解决 BTMs 应用的众多理论壁垒，促成其在临床实践的推广。

（1）首选实验：u-CTX 及 u-DPD：目前研究数据显示骨吸收标志物比骨形成标志物与骨折的相关性更强，即具有更佳的风险预测能力。其中 u-CTX 及游离 u-DPD 的预测价值及稳定性更高。瑞典 EPIDOS 研究发现，综合既往骨折史及 BMD、u-CTX 结果异常等信息进行排序，骨折风险由高到低依次为：u-CTX 升高 + 有既往骨折史＞BMD 检测 T 值小于 –2.5+u-CTX 升高＞BMD 检测 T 值小于 –2.5+ 有既往骨折史＞单纯 u-CTX 升高或既往骨折史＞BMD 检测 T 值小于 –2.5。不同研究报道对 u-CTX 或游离 u-DPD 升高的判断界值存在差异：EPIDOS 研究报道称 u-CTX 及游离 u-DPD 超出参考范围上限后对髋部骨折的相对风险 OR（odds ratio，比值比）值分别为 2.2 和 1.9；OFELY 研究则发现 u-CTX 及游离 u-DPD 检测值位于正常参考范围上 1/4 区间的女性发生椎体或外周其他部位骨折的概率分别是检测结果较低者的 2.3 及 1.8 倍。另外，Olivier 等的研究指出每三个月进行一次实验室检测能够有效发现 u-CTX 的变化，并可通过该变化确定出现新椎体骨折的风险。

总体看来，u-CTX 及游离 u-DPD 用于协助评估患者骨折风险时，若初始基线检测结果达实验室参考范围上 1/4 区间，或异常升高，明显超过正常参考范围，则提示骨折风险显著升高，同时，动态监测实验室指标变化情况，将为发现高风险患者提供更多临床信息。

（2）次选实验：s-P1NP 及 s-CTX s-P1NP 是典型的骨形成标志物，大量研究均发现 s-P1NP 的升高与骨折风险升高相关，但多数未见统计学差异。基线 s-CTX 水平不同的患者后续发生各类骨折风险的差异可为 1.2~1.9 倍。已有 Meta 研究纳入 6 个前瞻性实验结果称 P1NP 和 CTX 水平每增长 1SD（standard deviation，标准差），则骨折风险分别增加 23% 和 18%，但因实验未纳入 BMD 结果，因此该结论仍有待商榷。

二、骨质疏松症治疗方案选择

骨质疏松症的防治强调基础措施、药物干预与康复治疗并重的综合治疗策略。全民可以通过改善生活方式及科学应用骨健康补充剂(钙剂和维生素 D)而达到理想的骨量峰值并使中老年阶段骨丢失速率减缓,骨量和骨质量得以长期维持。对于已经罹患骨质疏松症或相关骨折的患者,则需在药物干预、手术治疗的同时,辅以积极规范的康复治疗以促进自身生活及工作能力的恢复。

目前临床常用的抗骨质疏松症药物主要分为两类,即骨形成促进剂和骨吸收抑制剂。以二膦酸盐类药物为代表的骨吸收抑制剂能够通过抑制破骨细胞活性,减少骨量丢失与骨重塑速率,最终打破机体原有的骨转换平衡模式,改善骨骼健康,是骨质疏松症患者治疗时的首选药物。检测患者血清/血浆或尿液中特定骨吸收与骨形成标志物水平,用以评估患者治疗前的骨骼基础转换率,可以与骨密度、骨折风险等相互配合,为患者选取治疗方案提供参考。

(一) 实验室分析路径

实验室分析路径见图 23-2。

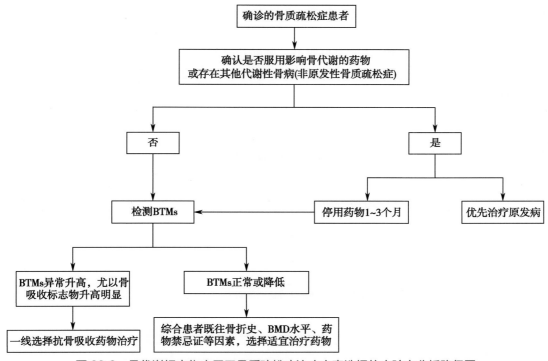

图 23-2　骨代谢标志物应用于骨质疏松症治疗方案选择的实验室分析路径图

(二) 相关实验

1. 骨吸收标志物　包括 DPD、NTX、CTX、TRACP-5b,具体见本章第一节。
2. 骨形成标志物　包括 BALP、P1NP,具体见本章第一节。

(三) 结果判断与分析

推荐至少选取骨形成标志物及骨吸收标志物各一项进行检测以辅助制定治疗方案。血清 P1NP 及 CTX 在多数情况下,是最优的选择。

BTMs 的测量,尤其是骨吸收标志物的检测,为骨质疏松症患者治疗药物的选择提供了有力支持。骨吸收标志物结果高于参考范围上限的患者,推荐一线选用骨吸收抑制剂进行治疗,主要包括二膦酸盐、雌激素、活性维生素 D_3、选择性雌激素受体调节剂、RANKL 单克隆抗体(Denosumab)等。

有研究指出,促骨形成药物对降低高危人群骨折风险的作用优于抗骨吸收药物。因此若治疗前,患者 BTMs 未显著升高,且存在新发或多发性脆性骨折,BMD 水平极低,或具有明确抗骨吸收药物用药禁忌,可选择骨形成药物(如特立帕肽)进行治疗。该药物能够明显促进骨形成,使 P1NP 在用药后数天即开始增加,3 月时达峰值,而骨吸收标志物在短时间内无明显变化。此骨形成>骨吸收的治疗期内,BMD 水平可显著提升,直至数月后因骨转换的耦合作用,骨吸收才升高至与骨形成匹配的水平。治疗后 1~3 个月内 P1NP 的提升对 12~18 个月后 BMD 的改善有较强的预示作用。值得注意的是,现有研究对 BTMs 指导医师选取骨质疏松症治疗药物的证据仍十分有限,建议综合患者疾病具体情况后制订给药方案。

三、骨质疏松症药物治疗后疗效监测与依从性评价

以骨密度评估抗骨质疏松药物的治疗效果需要在治疗开始后约两年左右,而 BTMs 在启动治疗后 3 个月左右就可以提供治疗是否有效的信息,因此监测 BTMs 可早期指导临床用药及换药。但众多因素均可导致药物治疗后 BTMs 无显著变化,故仅凭基线结果或单次复查值难以做出准确判断,需要在治疗开始后规律地动态检查,确认其变化情况并与基线值相互比较方能达到监测目的。鉴于目前主流的治疗药物分别从抑制吸收与促进形成两个相对的机制出发对骨骼产生作用,推荐选用的疗效监测指标存在细微差别。

目前已知可能影响药物治疗期间 BTMs 出现无显著变化的因素包括以下几点:

(1)测量变异或样本处理因素:①与基线 BTMs 检测时所选采样时点不一致;②动态监测间隔较长所致的测量误差(如季节变化、患者情况改变等);③动态监测间隔过短;④实验室选用的检测方法学存在差异。

(2)治疗方案因素:①食物影响(主要对口服型二膦酸盐制剂疗效产生影响);②患者的依从性差。

(3)疾病因素:①存在其他可能引起继发性骨质疏松症的疾病;②近期有新发骨折。

(一)实验室分析路径

实验室分析路径见图 23-3。

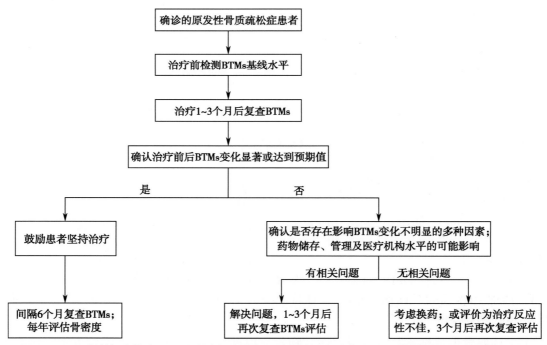

图 23-3 骨代谢标志物应用于骨质疏松症药物治疗后疗效监测与依从性评价的实验室分析路径图

(二)相关实验

骨转换标志物:主要包括 CTX 及 P1NP,具体内容见本章第一节。

(三)结果判断与分析

1. 推荐指标:P1NP 和 CTX 在疾病随访和药物疗效监测过程中,至少应选择一个骨形成标志物和一个骨吸收标志物并动态监测。鉴于 P1NP 及 CTX 相对其他指标特异性更佳,受饮食及机体肝肾功能

的影响较小,在进行疗效监测评价时应予优先考虑。国际骨质疏松基金会(IOF)和国际临床化学和实验室医学联合会(IFCC)共同推荐将此二者作为首选指标向临床推广。其他骨转换标志物在骨质疏松症治疗后疗效及依从性监测中的临床应用研究仍十分有限,不作推荐使用。

2. 疗效评估方法 BTMs 在抗骨质疏松症疗效监测上具有确切作用,可为抗骨吸收治疗或促骨形成治疗效果提供早期证据,确认患者对不同治疗药物的应答情况,一方面通过正反馈,提高患者依从性,另一方面,通过鉴别和发现非连续服药或疗效差的患者,及时进行教育或调整治疗方案,确保治疗的持续有效进行,是十分有效的骨质疏松患者临床长期管理工具。

(1)抗骨吸收治疗:多数国家临床治疗主要有三种不同类型的口服二膦酸盐制剂:即阿仑膦酸盐(alendronate)、利塞膦酸盐(risedronate)和依班膦酸盐(ibandronate),由于给药方案复杂,许多患者不能完全遵守,尤其在治疗的首年,总体依从性低于 50%,导致临床无反应。定期动态检测 BTMs,可用于监控抗骨吸收药物治疗情况,尤其是对口服制剂的疗效监测效果更佳。

患者服药后,BTMs 下降,CTX、P1NP 变化达到 LSC(IOF 基于 TRIO 研究的成果,建议经口服二膦酸盐治疗的绝经后骨质疏松症患者,P1NP 及 CTX 的下降幅度应超过 38% 及 56%)则证明治疗有效,或者 CTX、P1NP 浓度达到正常人群平均值或健康绝经前妇女参考范围中值以下,则认为骨折风险较低,同样视为有效。在监测患者吸收治疗时,CTX 和 P1NP 具有不同的特点:CTX 对阿仑膦酸盐反应好,在治疗早期最长 8 周内即可见到浓度显著下降;P1NP 反应时间较长,浓度下降较慢,药物吸收后最长 6 个月 P1NP 值才会下降,但优势在于可在一天任何时间抽血检验,样本采集不受限。因此,若选择 CTX 监测疗效,3 个月时进行检测是比较恰当的时点,而应用 P1NP 监测时,可以适当延长首次检测的时间;当条件充分时,可同时检测两种标志物以提高结果的准确性。若首次检测 BTMs 未达到理想的降低幅度,需要首先排查患者依从性以及其他可能影响检测结果的因素,去除影响因素后继续治疗,于再次治疗 3 个月后再检测;若无其他影响因素则需考虑换药,如选用静脉注射剂型药物。对于首次检测后,确认有效的患者,也应定期复查 BTMs(每 6 个月)及骨密度(每 12 个月),以持续了解患者治疗效果。

BTMs 还可以应用于 Denosumab 单抗、雷洛昔芬等其他抗骨吸收药物治疗中,其应用原则及结果判读方法与监测二膦酸盐类药物治疗情况类似。

(2)促骨形成治疗:目前临床可用的具有促骨形成疗效的药物仍较少。临床最常应用的为特立帕肽,是一种人工合成的甲状旁腺素类似物。该药物需每日行皮下注射,与口服药物类似,治疗依从性是临床面临的重要问题。

在监测促骨形成治疗方面,P1NP 是更优的选择。治疗初期(1 个月末时)若 P1NP 升高绝对值>10μg/L 可认定为有效反馈,应鼓励患者坚持继续治疗,其中若 P1NP 升高绝对值>80μg/L,则提示治疗首年骨密度增长可能性极大;若 P1NP 变化 ≤ 10μg/L 则需要及时评估患者治疗依从性,同时应该注意到药物的管理、储存方法甚至医疗机构技术水平等都会影响到促形成药物的实际疗效。若初次评估时 P1NP 变化未达理想水平,需首先确认多项影响药物作用的医疗问题是否存在;若排除以上问题,则需在 1~3 个月后再次检测 P1NP 以评估药物效果,否则考虑患者的治疗反应性不佳。鉴于评估时药物应用时长较短,应在综合患者既往治疗史、骨折风险等综合因素的情况下,审慎考虑是否换药治疗,或继续监测疗效直至 3 个月后再次复查。临床部分应用特立帕肽治疗的患者前期曾应用二膦酸盐类药物进行治疗,此类特定人群的疗效监测中,应考虑将首次监测时点延长至开始治疗后第 3 个月进行效果更佳。若 P1NP 结合骨密度(治疗后第 12 个月检测)检测均未达到预期改善的靶标,则考虑更换治疗方案。

第三节 继发性骨质疏松症

骨骼几乎对各系统疾病或药物均具有一定反应性,内分泌、消化、肾脏、呼吸、血液及免疫系统疾病等均会影响骨重建,导致骨质破坏,促进骨质疏松形成。除外高龄、绝经相关骨质疏松症,其他各类病因所致骨质量或结构改变,脆性骨折风险增加均可归于继发性骨质疏松症。常见导致继发性骨质疏松症的病因见本章第二节表 23-6。

一、实验室分析路径

实验室分析路径见图 23-4。

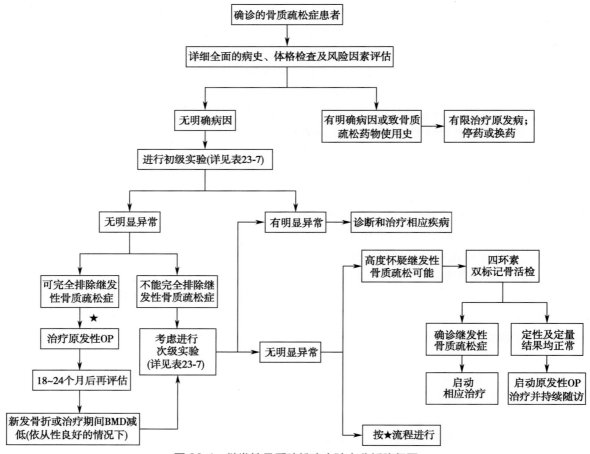

图 23-4　继发性骨质疏松症实验室分析路径图

二、相关实验

　　若患者骨质疏松程度与年龄明显不符,存在影响骨密度的风险因素;或患者经骨质疏松治疗后,反应性不佳则应高度怀疑继发性骨质疏松症可能。临床评估(详细的家族史、病史采集及体格检查)是揭示骨质疏松潜在原因的首要步骤。例如,药物是继发性骨质疏松症最常见的诱因,若发现患者存在糖皮质激素使用史,则应优先考虑药物影响而非考虑 Cushing 综合征。

　　可致继发性骨质疏松症的疾病繁多,若病史和体格检查无法明确病因,则需根据患者临床表现,选用适宜的实验室指标进行辅助诊断。根据检测项目的敏感性与特异性不同,可将其分为初级实验与次级实验。初级实验用于筛查,敏感性更高,而次级实验特异性更强,用以最终鉴别患者潜在病因。继发性骨质疏松症辅助诊断的实验室指标见表 23-7。

三、结果判断与分析

　　1. 初级实验　根据临床症状和体征挑选初级实验。初级实验是诊断的关键因素,若初级实验结果正常,则可排除 90% 的继发性骨质疏松症或其他代谢性骨病。如发现贫血相关指标阳性,且临床高度怀疑多发性骨髓瘤,可进一步选择血清 / 尿液免疫固定电泳以及游离轻链检测;若血清钙正常而 24h 尿钙排泄降低,则可能怀疑为吸收不良所致的维生素 D 缺乏,可进一步选择血清 25(OH)D 检测。

表 23-7　继发性骨质疏松症辅助诊断的实验室指标

初级实验	疾病	次级实验
全血细胞计数	吸收不良综合征	PTH,维生素 D,血钙,铁蛋白,维生素 B_{12}
	多发性骨髓瘤	血 / 尿蛋白电泳,游离轻链,骨髓活检
	白血病	血涂片检查,骨髓活检
	肿瘤骨转移	肿瘤标志物(如 PSA,CA15-3,CEA 等)
TSH	甲状腺功能亢进症	T4,T3
血 / 尿葡萄糖	糖尿病	OGTT 实验
血皮质醇	Cushing 综合征	ACTH,地塞米松抑制实验
	Addison 病	ACTH
HIV 抗体	艾滋病	HIV 确诊实验
HLA-B27	强直性脊柱炎	CRP
睾酮(男)	性腺功能减退症	性激素结合球蛋白(SHBG),LH,FSH,催乳素
血 / 尿钙	甲状旁腺功能亢进症	PTH
	吸收不良综合征	全血细胞计数
	克罗恩病	PTH,维生素 D
	乳糜泻	ALP,抗转谷氨酰胺酶抗体,维生素 D
	骨质软化症	PTH,维生素 D,ALP
ALP	慢性肾衰	PTH,钙,血磷
	骨质软化症	PTH,维生素 D,血钙
蛋白电泳	多发性骨髓瘤	全血细胞计数,骨髓活检,游离轻链
肝酶学检测	血色病	铁,铁蛋白
	原发性胆汁性胆管炎	自身抗体检测
肌酐	慢性肾衰	PTH,钙,血磷
24h 尿组胺	肥大细胞增多症	骨髓活检

2. 次级实验　进行不同的次级实验,目的在于鉴别诊断具有相似临床表现的不同类型继发性骨质疏松症,并核实初级实验的检测结果。例如,应该检测 PTH 以鉴别高钙血症。所有不明原因骨质疏松的病例,特别是男性,都应该测量血清皮质醇,以排除 Cushing 综合征的可能。当尿钙排泄量低时,或对绝经前低骨量妇女以及绝经后骨质疏松妇女而言,除血清 25(OH)D 外,还应测定抗转谷氨酰胺酶抗体,一旦诊断确定,需谨慎监测血清 25(OH)D 水平以指导补充,进而达到满意水平。

第四节　慢性肾脏病矿物质和骨异常

慢性肾脏病(chronic kidney disease,CKD)是一个全球性的健康问题,中国成人 CKD 患病率已超10%,疾病负担重。这类疾病患者大多数存在骨骼和矿物质代谢紊乱,并最终可致一系列骨病变发生,过去称为肾性骨营养不良(renal osteodystrophy,ROD)。受影响的患者表现出诸如骨痛、骨畸形、自发性肌腱断裂,皮肤瘙痒和骨折高发等症状。随后有证据表明,ROD 患者也易并发心血管钙化(血管和心脏瓣膜钙化,CVC),显著增加死亡风险。但是术语 ROD 无法概括这种重要的骨骼外表现。为更好解决术语缺陷并适应骨骼外表现,2006 年,经改善全球肾脏病预后(Kidney Disease-Improving Global Outcomes,KDIGO)组织推荐,以术语"慢性肾脏病矿物质和骨异常(chronic kidney disease-mineral and bone disorder,CKD-MBD)"来描述包含上述异常的系统性疾病。根据 2012 年 KDIGO 的 CKD 评估和管理指南,以及 2009 年和 2017 年 CKD-MBD 指南,CKD-MBD 被定义为由于 CKD 所致的矿物质与骨代谢异常综合征,可出现以下一项或多项临床表现:①钙、磷、PTH 或维生素 D 代谢异常;②骨转化、骨矿化、骨量、骨线性生长或骨强度异常;③血管或其他软组织钙化。

CKD-MBD 是导致 CKD 患者发生严重不良预后的重要原因之一,其发病机制复杂,涉及肾脏、骨骼和甲状旁腺之间的相互作用,有大量因素参与其中,如炎症、铁缺乏、高磷和 Wnt 信号通路等。目前认为其发生的始动病因主要在于肾小球滤过率(GFR)下降,磷酸盐排泄障碍,磷负荷增加,严格调节钙磷稳态的反馈机制进行性失衡。机体为应对 GFR 下降、磷负荷增加,上调 FGF23 分泌,高水平的 FGF23 可增加肾脏排磷从而降低机体磷负荷;但同时以抑制肾 1α- 羟化酶活性致 $1,25(OH)_2D_3$ 生成减少为代价,导致肠道钙吸收减少,随之而来的低钙问题则通过升高 PTH 水平来纠正。当 GFR 进一步下降机体无法代偿时,则会导致 FGF23 及 PTH 的过度分泌,同时出现高磷和低钙血症。由于低钙血症会刺激 PTH 产生,而 $1,25(OH)_2D_3$ 降低无法抑制 PTH 生成,因此 CKD 患者常伴有 PTH 过度升高及甲状旁腺增生,出现继发性甲状旁腺功能亢进症(SHPT)。这些血清生物学指标的异常,进一步引发机体的其他病变:①骨重塑异常。当 PTH 过度分泌出现 SHPT 时,破骨细胞和成骨细胞的数量及活性明显增加,骨转化率增高,表现为高转化型骨病。骨质破坏明显,钙释放增加,骨钙和磷释放入血导致纤维性骨炎,骨强度及骨量下降,骨折风险增加。②骨外钙化。高磷状态可直接诱导心血管平滑肌细胞向成骨样 / 成软骨样细胞转变,最终导致心血管钙化;因治疗不当或其他原因导致甲状旁腺功能不足,PTH 水平较低不足以维持正常骨代谢时,则出现无动力型骨病,此时破骨及成骨都较缓,骨骼不再是钙磷的储存处,钙磷骨外沉积,发生骨外钙化。CKD 患者血管钙化较普通人群更常见且更严重,在已经发生钙化的血管,继续钙化速度较普通人群更快。

一、实验室分析路径

实验室分析路径见图 23-5。

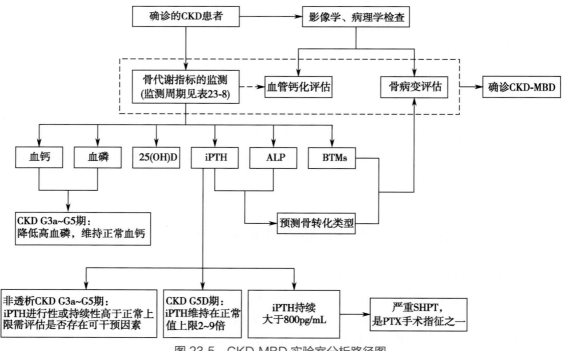

图 23-5　CKD-MBD 实验室分析路径图

二、相关实验

CKD-MBD 重在预防,因为一旦出现并发症,临床上难以处理,且难以逆转。需从骨代谢标志物、骨病变及血管钙化三个方面进行检查评估。

1. 骨代谢指标　主要包括血清钙、磷、iPTH、ALP、25(OH)D(详见本章第一节)。在 CKD 患者中这些骨代谢指标异常较为常见,且出现异常的时间、程度和变化幅度存在较大个体差异,是诊断 CKD-MBD 的首要标志物和治疗的主要依据。2019 年《中国肾脏病矿物质与骨异常诊治指南》(以下简称《指南》)指出,对于成人 CKD 患者,推荐从 CKD G3a 期开始监测血清钙、磷、iPTH 及 ALP 水平,并建议检测血清 25(OH)D 水平(表 23-8)。

表 23-8　CKD-MBD 骨代谢标志物监测频率

CKD 分期	血磷、血钙	ALP	iPTH	25(OH)D
G1~G2	6~12 个月	6~12 个月	根据基线水平和 CKD 进展情况决定	
G3a G3b	6~12 个月	6~12 个月	根据基线水平和 CKD 进展情况决定	根据基线水平和治疗干预措施决定
G4	3~6 个月	6~12 个月,如 iPTH 升高可缩短	6~12 个月	根据基线水平和治疗干预措施决定
G5*	1~3 个月	6~12 个月,如 iPTH 升高可缩短	3~6 个月	根据基线水平和治疗干预措施决定

注:CKD,慢性肾脏病;MBD,矿物质与骨异常;ALP,碱性磷酸酶;iPTH,全段甲状旁腺素;25(OH)D,25-羟维生素 D;
* 包含 G5D 期患者;
摘自《中国肾脏病矿物质与骨异常诊治指南》(2019)

2. 骨病变评估　主要包括 iPTH、ALP 和骨转换标志物(P1NP、CTX 等)。骨骼重塑是一个动态过程,一个骨骼区域的平均重塑周期约 3~6 个月,用于管理 CKD-MBD 的理想生物标志物应该是无创且可以重复测量的。因此,使用骨活检(骨病变检测的"金标准")进行 CKD-MBD 骨病变管理的可行性较差。《指南》推荐对于 CKD G3a~G5 期患者,建议用血清 iPTH 和 ALP 来评价骨病变的严重程度并预测可能的骨转化类型,检测骨转换标志物评估骨病变的严重程度。

3. 血管钙化评估　可包括血清钙、磷、iPTH、25(OH)D 和骨转换标志物。骨外钙化评估是诊断 CKD-MBD 的重要内容,包括血管钙化、心瓣膜钙化和软组织钙化等。目前临床上常用的心血管钙化评估主要通过影像学方法实现,如多层螺旋 CT、腹部侧位 X 线片、动脉脉搏波速度和超声心动图等。但有学者提出,继发性甲状旁腺功能亢进、低钙、高磷血症、维生素 D 降低和血管钙化通常始于 CKD G3b 期,此时应至少测量一次血清钙、磷、iPTH 和 25(OH)D 以记录基线水平,可能有益于早期发现 CKD-MBD 患者血管钙化。

三、结果判断与分析

(一) 首选实验

1. 血磷、血钙　定期分别监测血钙、血磷有助于避免高钙血症及控制高血磷,不宜采用钙磷乘积(Ca×P)指导临床。

通常情况下,高磷血症被定义为血清磷 ≥ 5.0mg/dL,但有研究指出,CKD G2~G5 期患者,血清磷处于 3.5~4.6mg/dL 水平时即与心血管疾病发生率及总体存活率相关。因此,在 CKD-MBD 的管理中,关键及核心任务就是降磷,控制饮食中磷的摄入是贯穿 CKD 全程的主要防治措施,且随 CKD 进展控制应更严格。《指南》推荐对于 CKD G3a~G5a 期患者,建议先通过饮食、透析等方面进行干预,尽可能将升高的血清磷降至接近正常范围。若血磷进行性持续性升高时,才考虑药物降磷治疗。

高钙血症指血清钙 ≥ 10mg/dL。CKD 患者血钙波动较健康人群大,尤其是透析患者,透析后血液浓缩,对血钙浓度影响大。CKD 患者常伴有低白蛋白血症,此状态下血清离子钙相对增加,检测血清总钙可能会低估离子钙浓度。因此,当白蛋白低于 40g/L 时,K/DOQI(肾脏病预后指南倡议)和 KDIGO 均推荐采用下列公式计算校正钙以纠正白蛋白的影响:校正钙(mg/dL)= 血清总钙(mg/dL)+0.8 × 〔4- 血清白蛋白(g/dL)〕。临床需重视钙负荷过重的危害,避免不恰当的钙补充(如维生素 D 相关药物以及钙磷结合剂的使用等),尤其需要关注倾向于服用各类保健品的老年人群,引导正确的补钙方式,促进钙向骨骼沉积以减少骨质流失。继发性甲旁亢导致高钙血症时,需注意通过积极降低 PTH 来纠正,而非通过降低透析液钙浓度以增加钙清除,否则可能增加骨质钙流失。

2. iPTH 和 ALP 定期监测 iPTH 和 ALP 是目前临床预测骨转化类型的重要指标。

对于 CKD G5D 期患者建议维持相对较高的 PTH 水平,这是因为尿毒症患者存在骨骼 PTH 抵抗现象,需要较高 PTH 水平才能维持正常的骨转化率。由于目前 PTH 检测技术的缺陷,部分实际骨转化率偏低的患者 PTH 检测结果可偏高,若太积极干预会加重这部分患者的低转化性骨病。《指南》建议 CKD G5D 期患者的 iPTH 水平应维持在正常值上限的 2~9 倍。临床实践中发现,若 PTH 水平超出正常值 9 倍时才开始干预,很可能相当一部分患者已变为难治性甲旁亢,对一般药物反应不佳或需加大药物剂量,甚至需手术治疗。目前认为 PTH 控制的理想水平为正常值的 3~5 倍,即 150~300pg/mL。种族可能影响 PTH 的控制目标,如日本,CKD G5D 期患者 PTH 的控制目标为 60~240pg/mL,因此目前国际上不同指南对于 PTH 的控制标准有所不同。

在排除肝病的影响下,ALP 可作为 CKD-MBD 诊断以及疗效观察的辅助指标。有研究发现,BALP 在 CKD-MBD 中与透析患者死亡率的相关性较 ALP 更强,但由于价格昂贵,目前多数医院未常规开展。因此建议临床采用 ALP 评估骨转化水平,在有条件的情况下,则选用 BALP 进行评估。

(二)次选实验

1. 25(OH)D 定期监测有助于判断体内维生素 D 状态。我国 CKD 非透析患者即普遍存在维生素 D 不足或缺乏,而低 25(OH)D 与死亡率上升相关。因此,对于 CKD G3~G5 期患者需根据 25(OH)D 基线水平和治疗干预措施决定定期监测的时间和频率。

2. Klotho/FGF23 有研究表明,FGF23 与 Klotho 形成 Klotho/FGF23 轴,参与了 CKD-MBD 的病理生理过程。Klotho 分为膜 Klotho 和可溶性 Klotho 两种,两者均可促进 FGF23 与成纤维细胞生长因子受体结合,激活 FGF23 信号通路。CKD 早期,血和尿中 Klotho 减少,伴随 FGF23 升高,因此 Klotho/FGF23 可作为肾功能不全的早期生物标志物;Klotho 减少还与血管钙化、心脏纤维化等相关,可作为 CKD 患者和普通人群心血管疾病与死亡的预测因子;促进内源性 Klotho 产生,或外源性补充 Klotho 可降低肾脏及心血管纤维化并延缓 CKD 进展。因此,Klotho/FGF23 不仅可作为 CKD 和心血管钙化的诊断、预后生物标志物,还可能是临床治疗的新靶标。

3. 骨转换标志物 有助于判断骨转化类型。CKD 更易发生无动力型骨病,此时使用抗骨吸收药物会加重骨骼微结构损伤并最终导致骨折,因此定期监测骨转化状态以便及时调整治疗方案,是 CKD-MBD 患者管理的重要内容。但是,大部分骨转换标志物通过肾脏排泄,因此在 CKD-MBD 患者中的应用受到限制,急需进一步努力开发不受肾功能影响并对诊断骨折及血管钙化具有明确界限值的标志物。

第五节 肿瘤相关代谢性骨病

骨骼的原发性肿瘤或转移性肿瘤均可引起机体局部和 / 或全身骨骼受累,表现出高钙血症(malignancy-associated hypercalcemia,MAH)、低磷血症、骨质软化症(tumor-induced osteomalacia,TIO)或骨质疏松症等的临床特征。肿瘤所致骨病的病理生理基础可源于疾病本身或治疗的副作用。

1. 骨肿瘤和骨转移 骨肉瘤、骨巨细胞瘤、成骨细胞瘤等骨骼原位肿瘤可直接侵蚀局部骨组织,或分泌多种细胞因子,活化破骨细胞,破坏正常骨结构,诱导骨畸形发生。骨是肿瘤转移的第三常见部位,仅次于肺和肝,转移性骨肿瘤的发病率远高于原发性,是后者的 30~40 倍。有研究指出,约半数不同肿瘤患者病程中会经历骨骼转移,临床常见发生骨转移的肿瘤包括:多发性骨髓瘤、乳腺癌、前列腺癌、肺癌及甲状腺癌等(具体见表 23-9)。转移后的肿瘤细胞对骨重建的作用类似于原发性骨肿瘤。

表 23-9 常见肿瘤骨转移的发生率

来源	骨转移发生率(%)
骨髓瘤	70~95
乳腺癌	65~75
前列腺癌	65~75
甲状腺癌	60
膀胱癌	40
肺癌	30~40
黑色素瘤	14~45
肾癌	20~25

2. 非转移性骨量丢失 肿瘤相关非转移性骨量下降常继发于癌症治疗或系统性副癌综合征。目前临床在用的多数抗肿瘤药物均能够抑制骨形成,其中,糖皮质激素、雌激素抑制治疗、化疗诱导的卵巢衰竭和雄激素阻断治疗是肿瘤相关骨质疏松症发生的常见治疗因素。另一方面,肿瘤可产生多种骨代谢调节激素或细胞因子,如甲状旁腺素相关蛋白(parathyroid hormone-related protein,PTHrP)、FGF23、RANKL、IL-6 或 IL-3 等参与调节骨稳态。检测以上实验室指标,可有助于肿瘤相关骨病的诊断,并与骨代谢标志物协同判定肿瘤相关骨病所属类型。

一、实验室分析路径

实验室分析路径见图 23-6。

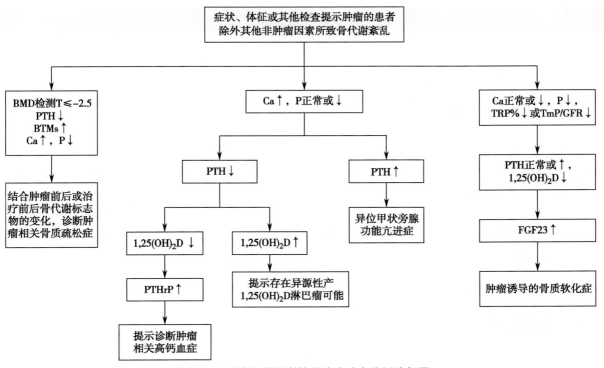

图 23-6 肿瘤相关代谢性骨病实验室分析路径图

二、相关实验

1. PTHrP　PTHrP 存在多种不同亚型,由激素原转化酶通过差异剪接和翻译后修饰形成,分别包含 60~173 个不等氨基酸,几乎可由所有组织以低浓度形式产生。数种不同亚型 PTHrP 的 N- 末端和二级结构类似于 PTH,二者可与相同的细胞膜受体结合,发挥促进骨钙磷释放入血,同时尿钙重吸收增加的作用。但 PTHrP 还可调节细胞增殖与分化,在多种肿瘤组织中均有分泌,可用于不明原因高钙血症的病因判断或恶性肿瘤相关高钙血症的辅助诊断。PTHrP 在孕妇及哺乳期妇女、新生儿中均可升高。在系统性红斑狼疮、HIV 相关淋巴结病、胸部或胸膜腔淋巴水肿以及卵巢、肾脏和神经内分泌系统的良性肿瘤中 PTHrP 也可有一定程度升高,结果解释时应注意以上非恶性肿瘤状态的干扰。

样本要求:EDTA 抗凝血浆。

参考范围:≤4.2pmol/L

2. TRP% 和 TmP/GFR　肾小管磷重吸收率(tubular phosphate reabsorption,TRP)或肾小管磷酸盐最大重吸收量与肾小球滤过率比值(ratio of tubular maximum reabsorption of phosphate to glomerular filtration rate,TmP/GFR)均可用于评价肾小管对磷的重吸收情况。该两项指标均为计算值,需要同时检测血及尿中磷与肌酐水平后获得,具体的计算公式为:

$$TRP = 1 - \frac{血肌酐 \times 尿磷}{尿肌酐 \times 血磷}$$

当 TRP% ≤ 86% 时,TmP/GFR=TRP × 血磷

当 TRP% > 86% 时,$TmP/GFR = \frac{0.3 \times TRP}{1-(0.8 \times TRP)} \times 血磷$

在进行以上两项计算时,需注意调整血、尿中相同指标所用单位一致。

样本要求:患者应同时采集血清及尿液,其中血清应禁食 8h 以上采集,尿液为未过夜的随机尿即可。

参考范围:TRP%　85%~95%;

TmP/GFR　0.8~1.35mmol/L,年龄、性别相关参考范围见表 23-10。

表 23-10　年龄及性别相关 TmP/GFR 参考范围

性别	年龄	参考范围(mmol/L)
男性或女性	新生儿	1.43~3.43
	3 月龄	1.48~3.30
	6 月龄	1.15~2.60
	2~5 岁	1.15~2.44
男性	15~35 岁	1.00~1.35
	35~55 岁	0.90~1.35
女性	15~35 岁	0.96~1.44
	35~55 岁(绝经前)	0.88~1.42
男性或女性	>55 岁	0.80~1.35

3. 骨代谢标志物　具体见本章第一节。

三、结果判断与分析

(一)首选实验

1. PTHrP 与 PTH　高达 80% 并发恶性肿瘤和高钙血症的患者可能源于 MAH,其中,50%~70% 的

人群 PTHrP 水平升高,此类患者中 PTH 水平通常低于 30pg/mL 或无法检出;少数实体瘤可分泌 PTH,出现甲旁亢的类似临床表现,被称为假性甲旁亢,此类患者在高钙血症的同时,PTH 明显升高。OP 及 TIO 患者 PTH 变化与血钙情况关系密切,即高钙时(OP)PTH 下降;而血钙正常或降低时(TIO),PTH 保持正常或同步上升。

2. 血钙、血磷　血钙及血磷的变化可用于初步区分不同类型肿瘤相关骨病。在疑诊肿瘤的患者中,MAH 及骨质疏松症多数会表现为高钙低磷的情况;相对地,在 TIO 患者中,由于 FGF23 的调节作用,血磷会明显降低,血钙可无特殊变化。

3. FGF23　绝大多数 TIO 肿瘤可分泌 FGF23。由于 FGF23 具有强大的利磷作用,患者可出现血磷下降的临床特征。需要注意的是,由于大多数导致高磷血症的病理情况下,如肾衰竭,严重的分解代谢状态(包括严重的全身性疾病,1 型糖尿病失控,严重的饥饿等),维生素 D 毒症,磷酸盐静脉注射治疗和高磷酸盐饮食,晚期恶性肿瘤(特别是肿瘤溶解时),挤压或其他严重的肌肉损伤,骨折,以及某些内分泌失调(特别是甲状旁腺功能低下和肢端肥大症时),FGF23 也会升高,因此临床进行结果解释时,需要结合血磷水平。

少数 TIO 患者 FGF23 检测结果在正常参考值范围内,这些患者可能分泌了不同于 FGF23 的磷调素(phosphatonins),现有技术无法将其检出。因此,临床高度怀疑 TIO 的患者,即使 FGF23 水平正常,也不能直接排除 TIO 诊断,而应通过影像学检查及其他骨软化症实验室指标寻找诊断依据。

4. $1,25(OH)_2D$　FGF23 可抑制 1α- 羟化酶作用,因此 TIO 患者血清 $1,25(OH)_2D$ 下调;而约半数伴发高钙血症的淋巴瘤患者,$1,25(OH)_2D$ 水平呈现不同程度的升高。有研究表明,此类患者的淋巴组织在体外培养时,能够使 $25(OH)D$ 转换为 $1,25(OH)_2D$。由此,通过检测 $1,25(OH)_2D$,可在一定程度上鉴别 MAH 与 TIO。

(二)次选实验

1. TRP% 和 TmP/GFR　TRP% 是被肾小管重吸收磷占肾小球滤过磷的百分数。当评估低磷血症患者病情时,该测值非常有用。通常,在低磷血症存在时,TRP% 降低表明肾脏对磷酸盐的重吸收存在缺陷。

TmP/GFR 则被认为是评估肾脏磷酸盐转运能力最便捷的方法,并被认为是理论的肾磷酸盐阈值。这对应于血浆磷酸盐的理论下限,在该理论下限下,所有过滤的磷酸盐都将被重吸收。尽管直接测量 PTH(可促进肾脏排泄磷酸盐)已经在很大程度上取代了 TmP/GFR 检测,但 TmP/GFR 仍可用于评估与低磷酸盐血症相关的各种病理状况下肾脏对磷的重吸收情况。

2. BTMs(主要推荐 ALP、P1NP 及 CTX)　肿瘤相关骨质疏松症患者,破骨细胞活性增强,骨转换指标水平升高。但由于多种肿瘤好发于 50~70 岁人群,而此年龄段的人本身易患骨质疏松症,因此了解罹患肿瘤前后及开展放化疗或激素相关治疗前后骨转换标志物的水平,比较获取不同指标的变化情况,对区分原发性骨质疏松症,确立肿瘤相关 OP 具有一定价值。

第六节　佝偻病与骨质软化症

佝偻病与骨质软化症(osteomalacia,OM)是以新生成的有机骨基质矿化障碍为特征的一类疾病,多与营养不良所致维生素 D 缺乏密切相关,多种药物、肾脏及消化系统慢性疾病或遗传因素也是该病病因。骨骼矿化过程需要钙、磷协同形成羟基磷灰石沉积于类骨质,以增强骨骼强度,而佝偻病和骨质软化症会直接导致骨骼机械强度减弱,骨折风险增加。其中,佝偻病发生于儿童骨骼生长阶段,可致骨骺生长板矿化不全和骨畸形(如长骨弯曲、串珠肋、肋膈沟等);而骨质软化症可发生于任何年龄,累及皮质骨及松质骨基质,表现为广泛的骨痛和肌无力,常见于老年人群。

佝偻病/骨质软化症是一组病因多样的异质性疾病,可依据造成机体矿物质内稳态异常的始动因素分为低钙性或低磷性佝偻病/骨质软化症。低钙性佝偻病/OM 以低钙血症为特征性表现,可导致继发性甲旁亢,进而促使患者尿磷增加,血磷下降,患者骨吸收增强,骨量减少。而低磷性佝偻病中磷酸盐排泄增加,血磷下降是最重要的临床表现,血钙水平常正常,PTH 水平正常或轻度升高,可能源于遗传或获得性。通过临床评估、实验室检测及骨影像学检查可鉴别钙、磷变化的病因,指导医师开展后续治疗。

一、实验室分析路径

实验室分析路径见图 23-7。

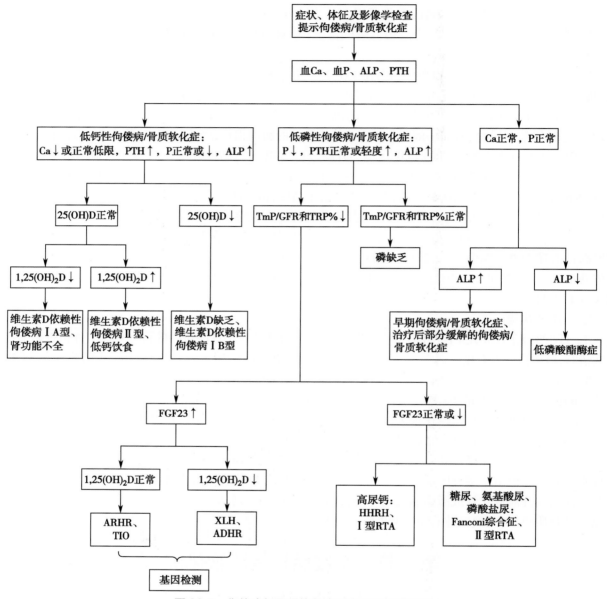

图 23-7　佝偻病与骨质软化症实验室分析路径图

二、相关实验

1. 血钙、血磷、ALP、PTH、维生素 D 及其代谢产物、FGF23 等骨代谢标志物　详见本章第一节。
2. 肾功能检测　详见本书相关章节。
3. TRP% 和 TmP/GFR　详见本章第五节。

三、结果判断与分析

(一) 首选实验

1. 血钙和血磷　在低钙性佝偻病 /OM 中血钙降低,血磷可降低;在低磷性佝偻病 /OM 中血钙常处于正常水平,而血磷常降低。

2. ALP 与 BALP 在佝偻病患者中该两项指标常升高(2~4 倍),若疾病得到控制,则可恢复正常水平。骨质软化症患者 ALP 水平也以升高为主要表现。ALP 活性降低提示低磷酸酯酶症的可能性,这是一种常染色体隐性遗传病,影像学检查结果与佝偻病具有相似的表现。该病患者组织非特异性(肝 / 骨 / 肾)碱性磷酸酶活性缺乏,由此产生相应代谢问题。

3. PTH 在低钙性佝偻病 /OM 中,患者表现为继发性甲旁亢,PTH 明显升高;在低磷性佝偻病 /OM 可处于正常水平。

4. 25(OH)D 和 1,25(OH)$_2$D 在维生素 D 缺乏性佝偻病 /OM 患者中,25(OH)D 常低于 25nmol/L,在基因相关低钙性佝偻病和低磷性佝偻病患者中可处于正常水平。由于 PTH 的作用,1,25(OH)$_2$D 在低钙性佝偻病患者中常呈现正常水平或略升高,而在低磷性佝偻病中常处于正常水平。

基因相关低钙性佝偻病即维生素 D 依赖性佝偻病(vitamin D dependent rickets, VDDR),是由于 VD 合成所需酶或 VD 受体突变导致的 VD 缺乏(Ⅰ型)或抵抗(Ⅱ型),具体分类见表 23-11。联合检测 25(OH)D 与 1,25(OH)$_2$D 可有效鉴别Ⅰ型与Ⅱ型 VDDR,而基因检测是现阶段区分Ⅱ型 VDDR 不同亚型(VDDR2A 与 VDDR2B)的唯一可行技术。

表 23-11　维生素 D 依赖性佝偻病的分类

疾病	受累基因	直接致病原因
VDDR1A	*CYP27B1*	1α- 羟化酶缺陷
VDDR1B	*CYP2R1*	25- 羟化酶缺陷
VDDR2A	*VDR*	维生素 D 受体功能缺陷
VDDR2B	*HNRNPC*	干扰维生素 D 受体正常功能的激素应答原件结合蛋白异常表达

5. TRP% 和 TmP/GFR 存在低磷血症时,健康人 TRP% 应大于 95%;若此二者降低且无维生素 D 缺乏的情况时,提示低磷性佝偻病 /OM。

（二）次选实验

1. FGF23 FGF23 能够活化肾脏 Klotho/FGF 受体 1- 二聚体,进而下调肾脏近曲小管 NaPi-2a 与 NaPi-2c 的表达,最终抑制肾脏重吸收磷。

Fanconi 综合征是一种非常罕见的遗传性或获得性近端肾小管功能异常性疾病,可导致尿液中排泄过量的葡萄糖、碳酸氢盐、磷酸盐、尿酸、钾、钠以及某些氨基酸。此类患者可出现多种代谢并发症,包括低磷血症,但无 FGF23 的明显变化。

多种相对常见的家族性低磷血症源于基因突变影响肾脏磷酸盐转运蛋白功能或磷调素的分泌与降解(表 23-12)。约 80% 的家族性低磷血症患者,FGF23 可明显升高至健康人群的 5 倍以上,因此,依据此类疾病是否影响血清 FGF23 水平,可分为 FGF23 依赖性或非依赖性低磷血症。患者表现为血磷降低,尿磷增加,症状和体征均始于儿童期。基因检测有利于最终明确诊断。

表 23-12　基因突变所致家族性低磷血症的分类

疾病	受累基因	直接致病原因
FGF23 依赖性低磷性佝偻病		
X- 连锁低磷血症性(XLH)佝偻病	*PHEX*	FGF23 增加
常染色显性低磷血症性佝偻病(ADHR)	*FGF23*	生成蛋白水解酶抵抗性 FGF23
常染色体隐性低磷血症性佝偻病(ARHR)	*DMP1, ENPP1, FAM20C*	FGF23 增加
FGF23 非依赖性低磷性佝偻病		
遗传性低磷血症性佝偻病伴高尿钙(HHRH)	*SLC34A3*	NaPi-2c 受体表达减少

2. 尿钙和尿磷 在低钙性佝偻病/OM中尿钙降低且尿磷升高,在低磷性佝偻病/OM中尿钙正常且尿磷升高。原发性肾性磷丢失过多或Fanconi综合征患者,以及肿瘤诱导的骨软化症患者,24h尿磷水平均可升高。

肾小管酸中毒(renal tubular acidosis,RTA)是各种原因导致肾小管酸化功能障碍而引起的临床综合征,可出现佝偻病/OM的临床症状,包括四种不同亚型,尿液检查是鉴别各亚型的重要依据。国内以Ⅰ型RTA最为常见,此型患者可表现为尿钙排泄增加,易发生肾钙质沉着和尿路结石。部分儿童Ⅱ型RTA患者则可出现尿糖、尿氨基酸等增加。

3. 血肌酐和尿素 肾脏疾病导致的佝偻病或骨软化症中,该两项指标常升高。

第七节 佩吉特骨病

佩吉特(Paget)骨病又称变形性骨炎或畸形性骨炎,是一种慢性进行性骨代谢异常疾病,主要特征为局部骨吸收增加,导致代偿性新骨形成增加,骨转换速率加快,使病灶处编织骨与板层骨镶嵌,骨膨大、疏松、血管增多,易发生畸形和骨折。Paget骨病好发于欧美人群,亚洲国家少见,但近年来我国Paget骨病发生率有一定上升趋势。骨代谢标志物检测有助于Paget骨病的诊断及随访评估。

一、实验室分析路径

实验室分析路径见图23-8。

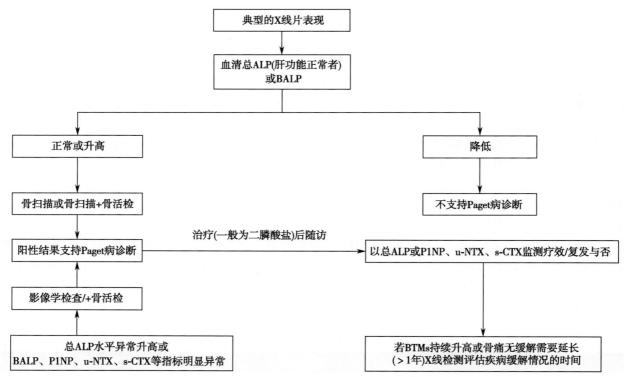

图23-8 Paget骨病实验室分析路径图

二、相关实验

详见本章第一节。

三、结果判断与分析

Paget骨病的诊断主要依赖于患者的临床表现与影像学检查结果,当与肿瘤骨转移鉴别困难时,应完善骨活检。而 BTMs 是 Paget 骨病诊断的必要补充,同时在疾病的疗效监测、复发评价中具有重要作用。

(一) 首选指标

1. 总 ALP

(1)诊断:肝脏功能正常的个体,血清总 ALP 是推荐用于 Paget 骨病诊断的首选指标。总 ALP 用于 Paget 骨病诊断的灵敏度、特异性能够分别达到 57.7%、88.9%;另有研究指出亚裔(日本)和高加索人群 Paget 骨病患者中,总 ALP 升高者分别为 89.6%、85%。该指标具备费用低且可及性高的优势,在全球范围内不同级别医疗机构中均普遍开展。总 ALP 超过正常参考值范围上限者,在具备骨痛、骨膨大畸形等典型特征时应考虑 Paget 骨病的可能性;而 X 线片发现 Paget 骨病特征性改变者,需要行总 ALP 检查,以进一步筛排 Paget 骨病可能。

(2)疗效监测:现阶段 Paget 骨病的治疗一般推荐使用双膦酸盐类抗骨吸收药物,其中唑来膦酸为一线用药。药物治疗过程中,应在早期(治疗后 6~12 周)复查总 ALP,若其出现显著下降,证明治疗有效;后期应在第 6 个月时再次复查总 ALP,以确认骨代谢标志物被抑制后最低点所能达到的浓度水平。为有效延长治疗缓解期时长,应将总 ALP 浓度控制于正常参考范围中值以下。在治疗的首年,应定期复查 X 线片以确认疗效,若存在总 ALP 持续升高或骨痛持续存在的情况,则提示应延长影像学随访时间以确认病灶缓解的具体时点。

(3)复发评估:为监测复发,治疗结束后仍应定期行总 ALP 检测。具体而言,若以唑来膦酸治疗者,监测间隔可适当延长至 1~2 年一次,而其他药物的监测间隔一般推荐 6~12 个月一次。

2. BALP 及 P1NP

若受检者存在肝脏或胆道系统功能异常,可行 BALP 检测以实现对 Paget 骨病的全程管控,但综合价格、特异性等诸多因素,骨吸收标志物 P1NP 是替代总 ALP 用于 Paget 骨病监测的最优选择。BALP 与肝脏来源 ALP 同工酶有至多 20% 交叉反应的可能性,在肝功异常者中,误诊概率增加。指标结果解读及检测时机的选择与总 ALP 相同,需要特别提醒的是,若在患者就诊之初,已行 P1NP 或 BALP 检测,则在后续监测随访过程中应选取相同指标。

(二) 次选指标

CTX 及 u-NTX　该两项目均属骨吸收标志物,在应用抗骨吸收药物治疗 Paget 骨病的患者中,其优势在于能够较早出现降低变化。然而,未治疗的 Paget 骨病患者,以 α-CTX 升高为主,但现有商品试剂盒仅能检出 β-CTX,因此,在治疗过程中,行 CTX 检测可能会低估患者的治疗反应性。同时,与骨形成标志物相比较,总体而言,骨吸收标志物在 Paget 骨病中最终区分治疗有效与无效患者的能力略差。因此,该两项目仅作为次选指标推荐于临床,其具体应用方法同总 ALP。

第八节　典型病例分析

病例 1

一般资料:

患者,女性,57 岁,因"反复腰背痛 4 年,加重 8 个月余"入院。5 年前(2018 年),患者晨起时突发腰背部疼痛,呈酸胀痛,VAS 评分 7~8 分,翻身及活动受限,疼痛向腹部放射,无恶心、呕吐、胸痛等,诊断为"T12 椎体压缩性骨折,重度骨质疏松伴病理性骨折",行椎体成形术后,静脉输注密固达(唑来膦酸注射液)5mg 抗骨质疏松治疗,患者腰背疼痛好转出院,此后每年 2 次密固达维持治疗(最后一次为 2020 年 11 月),并长期口服钙尔奇 D 600mg 每日一次,普通维生素 D 400U 隔日一次。8 个月前患者腰背疼痛感加重,日常活动能自主完成但动作缓慢,为求进一步诊治入院。自患病以来,患者精神饮食可,每日总摄入钙约 1 000mg,有面部神经痛和胃酸反流史。

体格检查:

BMI 24.94kg/m², 腰围 87cm。SPPB 评分 11 分(4+4+3)。坐高 77cm,枕墙距 0cm,左、右肋盆距分别为 11cm、11cm。左手平均握力 16.2kg,右手平均握力 17.4kg。各椎体棘突无明显压痛及叩击痛,四肢无水肿,关节未见异常。双侧托马斯征、直腿抬高试验阴性,双侧"4"字试验阴性。近半年无口腔操作。

实验室检查:

血钙 2.28mmol/L,血磷 1.00mmol/L,iPTH 42.3pg/mL,25(OH)D 32.3ng/mL,β-CTX 537ng/L(2018 年该值为 213ng/L),BALP 20.4μg/L,N-MID 15.70μg/L,t-P1NP 39.60μg/L(2018 年该值为 13.20μg/L)。

其他辅助检查:

DXA 骨密度检查报告示:髋部 T 值为 -2.4(与 2018 年相较,减低 3.5%)。

分析:

唑来膦酸是目前临床应用中能够明显抑制骨吸收的二膦酸盐类药物,治疗开始前及治疗过程中应定期监测 P1NP 及 CTX 以观察不同个体的治疗反应性。具体观察间隔为:首次治疗后 3 个月,后续每隔 6 个月检测 1 次。同时每年需监测 BMD 水平。治疗后每次检查结果间对比观察,若 BTMs 变化达到 LSC 或预期靶值(正常参考范围中值以下)则判定为治疗有效。

诊断意见:该病例中 P1NP 及 CTX 水平均较往年明显上升,超过预期靶值,且 BMD 明显下降,对现行治疗已无反应,应考虑更换治疗方案。

病例 2

一般资料:

患者,男性,50 岁,因"尿路结石 7⁺ 年,腰背部疼痛 4⁺ 年,加重 2⁺ 年"入院。患者 7⁺ 年前因尿路结石于我院就诊,给予药物排石治疗后好转。4⁺ 年前患者因腰背部疼痛于我院体检,超声检查意外发现甲状腺右侧叶结节(数个,大小约 3~4mm),未引起足够重视。2⁺ 年前患者出现反复剧烈足跟、双膝、腰背疼痛及间断血尿,并进行性加重,为求进一步诊治入院。自患病以来,患者精神饮食可,近 1 年来出现口渴、多饮多尿、乏力和呼吸困难。无烟酒及特殊药物使用史,家族无类似病史。

体格检查:

颈部无瘢痕,局部无血管曲张,无皮肤破溃。甲状腺无肿大,无压痛,无震颤,未闻及血管杂音,气管居中,声音正常。双侧腰背部轻度叩痛,右侧第四指稍肿胀,轻度活动受限。

实验室检查:

血钙 3.50mmol/L(↑),血磷 0.7mmol/L(↓),24h 尿钙 10mmol/24h(↑),BALP 305μg/L(稀释后,↑),iPTH 1 024pg/mL(↑),β-CTX 2 180ng/L(↑)。

其他辅助检查:

甲状腺及颈部淋巴结彩超示甲状腺右侧叶结节(数个,大小约 3~4mm):结节性甲状腺肿? 双手 X 线片示右手部第四指纤维囊性骨炎样改变,颅骨 X 线呈棉花团样改变。

分析:

该患者实验室检查结果存在高钙低磷,高 BALP 及 β-CTX,提示高骨转换状态,最为突出的是 PTH 明显升高,首先考虑原发性甲状旁腺功能亢进症,进一步行甲状旁腺放射核素显像,结果显示右下甲状旁腺区呈异常放射浓聚相;超声提示右下甲状旁腺有 1cm 占位性病变。

诊断意见:右下甲状旁腺腺瘤,原发性甲状旁腺功能亢进症。后续行手术治疗并予以抗骨质疏松症治疗 1 年后,骨密度接近正常水平。

病例 3

一般资料:

患者,女性,56 岁,因"全身疼痛、乏力 5⁺ 年,加重 4⁺ 个月"入院。患者 5⁺ 年前出现全身疼痛,以腰背部和四肢关节为主,间断性发作,程度较轻,伴乏力,不伴肢体麻木及抽搐,不影响日常活动及夜间休息,未予重视。4⁺ 个月前患者自觉上述症状加重,在当地多次以感冒药物治疗无效,为求进一步诊治入我院。患者平素体力活动较少,自患病来精神食欲睡眠尚可,大小便正常,体重未见明显改变,身高较年轻时下降约 4cm。月经史:13 岁初潮,45 岁绝经,期间月经正常。无特殊药物使用史,家族无类似疾病史。

体格检查：

BMI 19.92kg/m²，腰围 75cm，SPPB 评分 12 分(4+4+4)，坐高 88cm，枕墙距 0cm，左、右肋盆距均为 10cm，左手平均握力 15kg，右手平均握力 21.8kg。腰背部轻度压痛、叩击痛，四肢无水肿，关节未见异常。双侧托马斯征、直腿抬高试验阴性，双侧"4"字试验阴性。近半年无口腔操作。

实验室检查：

性激素六项检查显示雌激素水平较低，促黄体生成素、促卵泡生成素较高，呈典型的绝经后激素表现；三大常规、肿瘤标志物及甲状腺功能五项均无异常；血电解质检查示钠、钾、磷、钙、镁均正常；骨代谢标志物检测显示：25(OH)D 20.3ng/mL(↓)，β-CTX 1 030ng/L(↑)，BALP 18.57μg/L，t-P1NP 208.5μg/L(↑)，iPTH 35.2pg/mL。

分析：

该患者血液学指标显示钙、磷等元素水平正常，但 25(OH)D 水平下降，t-P1NP 和 β-CTX 偏高，可见患者的骨代谢处于高转换状态，且存在维生素 D 缺乏。由于患者绝经过早，怀疑其存在骨骼脱钙问题，建议行骨密度及腰椎 MRI 检查，结果显示腰椎骨密度 L1~4 T 值为 −3.3，MRI 结果显示 T12，L2~3 狭窄，形状不规则，存在压缩变形。

诊断意见：绝经后骨质疏松症。

病例 4

一般资料：

患者，男性，46 岁，因"腰背部疼痛 3⁺年，加重伴多关节疼痛半年"入院。患者 3⁺年前无明显诱因出现腰背部剧烈疼痛，呈酸胀痛，脊柱活动明显受限，到某院骨科就诊，完善骨扫描、骨密度、胸腰椎 MRI 后诊断为"骨质疏松症"，肌注降钙素每日一次(具体剂量不详)，1 个月后改为间断性肌注降钙素同时口服钙尔奇 D 每日一片，半年后自觉症状无明显好转，遂停止降钙素治疗。后自觉腰背部疼痛逐渐加重，半年前出现双膝、双髋和双肩关节疼痛，活动严重受限，几乎不能行走和改变体位，休息状态下疼痛消失，现为进一步诊治以"骨质疏松原因待查"收入我院。发病以来精神、食欲尚可，大小便正常，睡眠尚可，体重无明显变化，身高减低约 3cm。

体格检查：

BMI 22.60kg/m²。SPPB 无法配合。双侧直腿抬高试验、"4"字试验、托马斯征无法配合。脊柱外形无异常。左手平均握力 5.6kg，右手平均握力 7.9kg。

实验室检查：

BALP > 110.00μg/L(↑)，ALP 311IU/L(↑)，血钙 2.57mmol/L，血磷 0.48mmol/L(↓)，25(OH)D 8ng/mL(↓)，iPTH 186pg/mL(↑)，24 小时尿电解质示：钙 1.75mmol/24h(↓)，镁 0.87mmol/24h(↓)，磷 12.23mmol/24h(↓)

其他辅助检查：

X 线片示：左侧肩关节骨质轻度骨质疏松表现。双侧膝关节对合良好，关节诸骨普遍性骨质疏松，骨质未见破坏。胸腰椎体呈双凹状，骨质呈毛玻璃样。骨盆诸骨普遍性骨质疏松。

分析：

该患者疼痛病史较长，行走和体位改变严重受限，具有 BALP 升高，血磷低，甲状旁腺功能亢进等临床表现，血总钙正常，24h 尿钙和尿磷均低于正常，结合患者胸腰椎体骨质毛玻璃样改变，以及 25(OH)D 明显降低，支持维生素 D 缺乏所致的骨质软化症诊断。

诊断意见：骨质软化症。

病例 5

一般资料：

患者，男性，33 岁，因"左侧腰骶部疼痛 5⁺年，逐渐出现双髋部及双下肢弯曲畸形伴疼痛 1⁺年"入院。5⁺年前患者无明显诱因出现左侧腰骶部胀痛(疼痛评分 1~3 分)，未予重视。1⁺年前，患者自觉双下肢疼痛

（VAS 评分 2~3 分）伴弯曲畸形，久坐或者久站疼痛加重，为求进一步诊治入院。吸烟 15$^+$ 年，偶有饮酒，家族无类似疾病史。

体格检查：

身高 168cm，体重 80kg，BMI 28.3kg/m^2；腰围 110cm。SPPB 11 分（4+3+4），行走困难，髋关节及膝关节内翻畸形，脊椎各棘突无压痛、叩击痛。头颅及胸廓无畸形。左手平均握力 28.80kg，右手平均握力 32.67kg。

实验室检查：

ALP 432IU/L（↑）， 钙 2.23mmol/L， 磷 0.91mmol/L，25（OH）D 26ng/mL（↓），iPTH 25.3pg/mL，β-CTX 975ng/L（↑）、BALP 389μg/L（稀释后，↑），血清蛋白电泳、免疫固定电泳、尿轻链、肿瘤标志物均未见明显异常。

其他辅助检查：

X 线片示双髋部、双下肢内翻畸形，骨盆诸骨骨质疏松。胸腰椎及骨盆 MRI：多处骨内异常信号，并部分椎体病理性骨折，肿瘤可能性大。骨显像：全身多处骨代谢增高灶，考虑肿瘤性病变可能性大。

分析：

该患者系青年男性，体形肥胖，慢性病程，有骨痛及骨骼畸形，病变部位骨质疏松，ALP 及 BALP 明显增高，结合患者影像学资料，考虑为 Paget 骨病。静脉输注唑来膦酸治疗，3d 及 13d 后复查 BALP、β-CTX、ALP 分别为：210μg/L、112ng/L、456IU/L 及 102.45μg/L、173ng/L、286IU/L。β-CTX 较输注前分别下降 88.5% 及 82.25%。

诊断意见： Paget 骨病。

病例 6

一般资料：

患者，男性，63 岁，因"发现左颈部包块 5$^+$ 年，增大伴左侧颈部淋巴结肿大且体重下降 6$^+$ 个月，右侧股骨颈骨折 1 天"急诊入院。患者 5$^+$ 年前发现左侧颈部有包块，直径约 5mm，无疼痛，无破溃，外院诊断为"脂肪瘤"，未予重视。6$^+$ 个月前，患者自觉包块明显增大，易感冒及虚弱感，1d 前因摔倒，X 线片示右侧股骨颈骨折，为求进一步诊治入院。自患病来，精神及饮食差，睡眠差。吸烟史 40$^+$ 年，每日约 10 支，近 6 个月来体重减轻约 12.5kg。偶有饮酒。家族无类似疾病史。

体格检查：

舟状腹。颈部无瘢痕，局部血管无曲张，无皮肤破溃，左锁骨上扪及一大小约 6cm 的包块，活动度差，伴左侧淋巴结肿大。右髋部触痛明显，右下肢短缩外旋，右髋部活动受限，右膝关节、右踝关节、右足各趾活动可，右下肢较左侧短缩约 2cm。

实验室检查：

血钙 3.54mmol/L（↑），白蛋白：24g/L（↓），iPTH 低于检测下限，肌酐 221μmol/L（↑）。

其他辅助检查：

CT 示右股骨转子间粉碎性骨折，断端嵌插、成角，右髋关节周围及右大腿上段软组织肿胀、积液/积血。双髋关节退行性变，右膝关节少许积液。颈部超声示左侧颈部 6cm 占位包块。

分析：

该患者系老年男性，病程长，体格检查呈恶病质表现，血钙升高，iPTH 降低，结合颈部左侧不活动包块怀疑存在肿瘤。后续实验室检查结果显示 25（OH）D 正常，PTHrP 检测结果为正常参考范围上限的两倍，且颈部淋巴结活检为鳞状细胞癌。该患者后续被转至肿瘤科接受进一步治疗。

诊断意见： 肿瘤相关高钙血症。

病例 7

一般资料：

患者，男性，61 岁，因全身疼痛及双下肢活动障碍就诊。患者 7 年前无明显诱因出现左踝关节活动时疼痛,6 年前右踝关节出现类似症状,服用止痛药物无缓解。5 年前开始出现双侧肋骨疼痛,以按压、咳嗽、深吸气时疼痛为主,伴乏力,行走时需挂单拐,胸部 X 线片示:骨质疏松,双侧多根肋骨陈旧性骨折,予活性维生素 D 及止痛药物治疗,疼痛未见明显缓解。2 年前,骨痛范围明显扩大至胸、腰、背部,并伴双下肢活动障碍,站立不稳,需挂双拐行动。患病以来,患者体重较前下降约 5kg,食欲及睡眠差。10$^+$ 年前曾行左手尺侧掌指关节滑膜软骨瘤切除术。无烟酒及特殊药物使用史。家族无类似病史。

体格检查:

T 36.8℃,P 89 次 /min,R 22 次 /min。患者呈慢性病容,强迫体位,挂双拐缓慢行走。双侧胸廓压痛,双肺呼吸音稍低。胸椎前倾,腰椎棘突压痛,无叩痛。肋骨压痛,无叩痛。左手第 5 掌指关节畸形,似触及骨折断端,皮肤可见手术瘢痕。双侧 "4" 字试验阳性。左手平均握力 3.57kg,右手平均握力 13.67kg。

实验室检查:

血钙 2.24mmol/L,血磷 0.49mmol/L(↓),ALP 698IU/L(↑),iPTH 70.2pg/mL(↑),25(OH)D 38ng/mL,BALP 230μg/L(稀释后,↑),β-CTX 1 890ng/L(↑),N-MID OC 41.7μg/L(↑),24h 尿钙 3.4mmol/24h,尿磷 62.3mmol/24h(↑)。性激素及皮质醇测值正常,肝肾功能正常。

其他辅助检查:

骨密度检查示各部位 T 值分别为:L1~L4-4.5,股骨颈 -2.2,全髋 -3.6,桡骨 -2.1。骨显像示双侧多发肋骨骨折。左手及右足 X 线片示左手诸骨骨质疏松,左手第 5 掌骨远端骨质破坏,见较多小斑片状、结节状骨片影,局部掌指关节间隙狭窄,周围软组织肿胀。右足诸骨骨质疏松。胸腰椎、双侧股骨、双踝 X 线片示各椎体骨质疏松,T11~L5 椎体压缩性改变,椎体边缘骨质增生;双侧股骨颈骨折,左侧股骨颈断端移位,断端嵌插;双踝骨质疏松,未见确切骨折及脱位征象。PET/CT 检查结果示左手第 5 掌骨附件呈显像剂浓聚表现,考虑间叶组织肿瘤可能性大。左手 MRI 增强扫描示左手第 5 掌骨远端及相邻小指近节指骨近端骨质破坏,周围软组织肿胀,可见梭形团块影(长径约 3cm)。

分析:

该患者系老年男性,病程长,以持续性全身多部位疼痛为表现,逐渐加重伴双下肢活动障碍,血磷降低,血钙及 PTH 基本正常,多种 BTMs 升高明显,以 BALP 升高为主。骨密度最低 T 值为 -4.5。24h 尿电解质结果提示尿磷排泄与血磷不成比例。影像学结果提示左侧第 5 掌指关节处改变符合间叶肿瘤改变,考虑诊断为肿瘤相关骨软化症。行左手第 5 掌骨以远截肢术,病理结果提示为磷酸盐尿性间叶瘤。术后血磷持续升高至正常水平 1.06mmol/L(术后第 5 天)。

诊断意见:肿瘤相关骨软化症。

(罗俐梅　苏真珍)

▶ **参考文献**

1. 廖二元, 曹旭. 湘雅代谢性骨病学. 北京: 科学出版社, 2013.
2. 中华医学会骨质疏松和骨矿盐疾病分会. 骨代谢生化标志物临床应用指南. 中华骨质疏松和骨矿盐疾病杂志, 2015, 8 (4): 283-293.
3. 中华人民共和国卫生部. 骨代谢标志物临床应用指南: WS/T 357—2011, 2011.
4. 国家肾脏疾病临床医学研究中心. 中国慢性肾脏病矿物质和骨异常诊治指南概要. 肾脏病与透析肾移植杂志, 2019, 28 (1): 1-7.
5. 中华医学会骨质疏松和骨矿盐疾病分会. 原发性骨质疏松症诊疗指南 (2017). 中华骨质疏松和骨矿盐疾病杂志, 2017, 10 (5): 413-443.
6. Yoshiki Nishizawa, Masakazu Miura, Shoichi Ichimura, et al. Executive summary of the Japan Osteoporosis Society Guide for the Use of Bone Turnover Markers in the Diagnosis and Treatment of Osteoporosis. Clinica Chimica Acta, 2019, 498: 101-107.
7. Frances T. Fischbach, Marshall B. Dunning Ⅲ. A manual of laboratory and diagnostic tests. 9th ed. London: Wolters Kluwer Health | Lippincott Williams & Wilkins, 2015.

8. Richard A. McPherson, Matthew R. Pincus. Henry's clinical diagnosis and management by laboratory methods. 23rd ed. St. Louis, Missouri: Elsevier, 2017.

9. Pauline M. Camacho. Metabolic bone diseases: A case-based approach. Cham: Springer Nature Switzerland, 2019.

10. Vasikaran S, Eastell R, Bruyère O, et al. Markers of bone turnover for the prediction of fracture risk and monitoring of osteoporosis treatment: a need for international reference standards. Osteoporos Int, 2011, 22: 391-420.

11. Vlot MC, den Heijer M, de Jongh RT, et al. Clinical utility of bone markers in various diseases. Bone, 2018, 114: 215-225.

12. Mattias Lorentzon, Jaime Branco, Maria Luisa Brandi, et al. Algorithm for the Use of Biochemical Markers of Bone Turnover in the Diagnosis, Assessment and Follow-Up of Treatment for Osteoporosis. Adv Ther, 2019, 36 (10): 2811-2824.

13. Szulc P, Naylor K, Hoyle NR, et al. Use of CTX-I and PINP as bone turnover markers: National Bone Health Alliance recommendations to standardize sample handling and patient preparation to reduce pre-analytical variability. Osteoporos Int, 2017, 28 (9): 2541-2556.

14. Jehoon Lee, Samuel Vasikaran. Current recommendations for laboratory testing and use of bone turnover markers in management of osteoporosis. Ann Lab Med, 2012, 32 (2): 105-112.

15. Bala Waziri, Raquel Duarte, Saraladevi Naicker. Chronic Kidney Disease–Mineral and Bone Disorder (CKD-MBD): Current Perspectives. Int J Nephrol Renovasc Dis, 2019, 12: 263-276.

16. Shunsuke Yamada, Cecilia M. Giachelli. Vascular Calcification in CKD-MBD: Roles for Phosphate, FGF23, and Klotho. Bone, 2017, 100: 87-93.

17. Luciano Colangelo, Federica Biamonte, Jessica Pepe, et al. Understanding and managing secondary osteoporosis. Expert Rev Endocrinol Metab, 2019, 14 (2): 111-122.

18. Rizzoli R, Body JJ, Brandi ML, et al. Cancer-associated bone disease. Osteoporos Int, 2013, 24 (12): 2929-2953.

19. Matthew B. Greenblat, Joy N. Tsai, Marc N. Wein. Bone Turnover Markers in the Diagnosis and Monitoring of Metabolic Bone Disease. Clin Chem, 2017, 63 (2): 464-474.

20. Igor Kravets. Paget's Disease of Bone: Diagnosis and Treatment. Am J Med, 2018, 131 (11): 1298-1303.

21. John P. Bilezikian, T. John Martin, Thomas L. Clemens, et al. Principles of Bone Biology. 4th ed. United Kingdom: Elsevier, 2019.

22. Reiner Bartl, Christoph Bartl. The Osteoporosis Manual—Prevention, Diagnosis and Management. Heidelberg: Springer, 2019.

23. Anil Bhansali, Anuradha Aggarwal, Girish Parthan, et al. Clinical Rounds in Endocrinology—Volume Ⅱ Pediatric Endocrinology. India: Springer, 2016.

第二十四章

恶性淋巴细胞增殖性疾病与实验诊断

恶性淋巴细胞增殖性疾病主要包括浆细胞瘤、恶性淋巴瘤、慢性淋巴细胞白血病、急性淋巴细胞白血病等,其疾病特征主要表现为机体淋巴细胞和 / 或浆细胞的异常增殖,临床以淋巴细胞或组织恶性增殖、浸润、破坏和 / 或髓外浸润为特征,可导致肿块、骨质破坏、造血功能衰竭等特征。其中以单克隆丙种球蛋白高表达为特征的浆细胞瘤等疾病近年来也成为血液肿瘤的高发疾病,本章节将以浆细胞瘤中的多发性骨髓瘤、淀粉样轻链沉积病和巨球蛋白血症为例着重讲解常见单克隆增生恶性淋巴细胞增殖病的实验室诊断路径。

第一节　多发性骨髓瘤与实验室检查

多发性骨髓瘤(multiple myeloma,MM)是一种克隆性浆细胞异常增殖的恶性疾病,发病率位居血液系统肿瘤第二位。因骨髓瘤细胞浸润骨髓,以骨质破坏为典型特征表现。在西方国家,多发性骨髓瘤发病率占所有肿瘤的 1.8%,占血液系统肿瘤的 17%,高发于 65~74 岁,中位发病年龄 69 岁。我国患者的中位发病年龄要稍低于西方国家,为 57~59 岁。多发性骨髓瘤的诊断主要根据骨髓中单克隆性浆细胞过度增生,血清、尿液中出现单克隆免疫球蛋白及相关的器官、组织损害,如 CRAB 症状:高钙血症(calcium elevation)、肾功能不全(renal dysfunction)、贫血(anemia)和骨质破坏(destructive bone lesions)。

一、实验室分析路径

多发性骨髓瘤诊断的实验室分析路径见图 24-1。

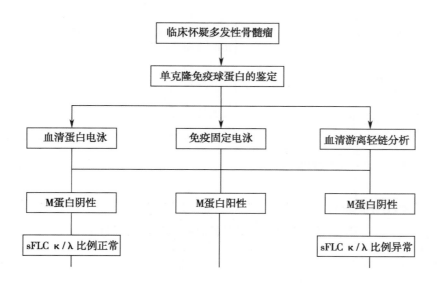

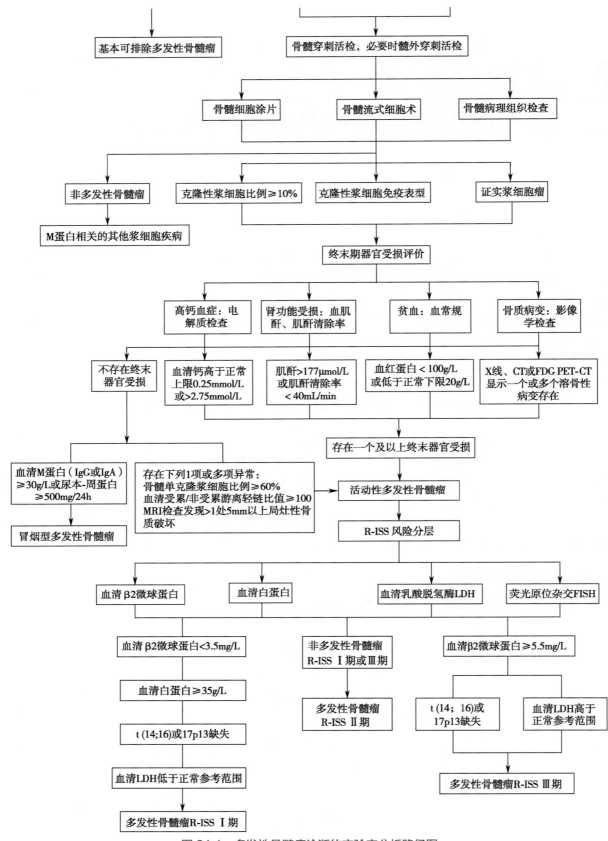

图 24-1　多发性骨髓瘤诊断的实验室分析路径图

二、相关实验

针对临床怀疑多发性骨髓瘤的患者,最常用的实验室筛查方法是血清蛋白电泳和免疫固定电泳,两种方法可分别对单克隆免疫球蛋白也称 M 蛋白(monoclonal immunoglobulin protein,M protein)进行定量和定性及分型分析,血清游离轻链定量和比率分析更是提高了多发性骨髓瘤的检出灵敏度,骨髓穿刺活检可以明确是否存在异常浆细胞或骨髓瘤细胞,骨髓流式可进一步对克隆性浆细胞分型,骨髓细胞遗传学可提示多发性骨髓瘤进展风险,血常规、生化和影像学检查可发现多发性骨髓瘤相关的脏器受损,基于修订的国际分期系统(revised international staging system,R-ISS),血清乳酸脱氢酶(lactate dehydrogenase,LDH)、β_2- 微球蛋白联合荧光原位杂交技术(fluorescence in situ hybridization,FISH)对多发性骨髓瘤的分期和风险分层非常重要。

1. 血清蛋白电泳　该检测传统采用醋酸纤维素薄膜或琼脂糖凝胶作为电泳介质,目前更推荐使用毛细管电泳,该方法敏感性更高,可以提高 M 蛋白的检出率,并且实现了自动化检测,避免了手工操作和蛋白染脱色的程序。电泳后由正极到负极可分为白蛋白、α_1、α_2、β_1、β_2、γ 球蛋白六个区带,每种区带含一种或多种血清蛋白成分,α_1- 球蛋白区带含 α_1- 酸性糖蛋白、α_1- 抗胰蛋白酶;α_2- 球蛋白区带含结合珠蛋白、α_2- 巨球蛋白、铜蓝蛋白;β_1- 球蛋白区带含血红蛋白结合蛋白、转铁蛋白、β- 脂蛋白、β_2- 球蛋白区带含补体 C3、IgA;γ- 球蛋白区带主要由血清免疫球蛋白组成,如 IgA、IgG 和 IgM。各蛋白组分的正常值参见肝脏功能异常与疾病相关章节。

2. 免疫球蛋白定量　血清蛋白电泳发现 M 蛋白后,常常需对免疫球蛋白进行定量分析。免疫球蛋白定量通常采用免疫速率散射比浊法,常见免疫球蛋白定量分析参考范围:IgG: 8~15.5g/L;IgA: 836~2 900mg/L;IgM: 700~2 200mg/L;kappa: 6.98~13.00g/L;lambda: 3.8~6.5g/L;kappa/lambda: 1.5~2.56。

3. 免疫固定电泳(immunofixation electrophoresis,IFE)　免疫固定电泳是将蛋白区带电泳和免疫沉淀相结合的技术,可用于免疫球蛋白克隆性的分析鉴定。该检测通常采用琼脂糖凝胶作为电泳介质,患者血清在琼脂糖凝胶介质上经电泳分离成不同分子量的蛋白区带后,再将抗不同免疫球蛋白重链及轻链的单克隆抗体以及蛋白沉淀剂分别加于凝胶表面的泳道上,经孵育后,若有对应的抗原存在,则在凝胶条的适当位置形成抗原抗体复合物并沉淀下来。电泳凝胶在洗脱液中漂洗,以除去未结合的蛋白质和单克隆抗体,仅保留储存在凝胶内的抗原抗体复合物。经染色后蛋白质电泳参考泳道和抗原抗体复合物沉淀区带被蛋白染料着色,形成肉眼可见的蛋白带,根据电泳区带的表现形式(致密或疏松)和位置可对所分析的蛋白质克隆性进行分析。毛细管免疫分型技术是一种更简便的技术,可以实现自动化,为临床提供快速有效的结果,特别对高免疫球蛋白血症背景下的 M 蛋白类型检测更有优势。

4. 尿液分析　尿常规检查可以发现尿蛋白,尿免疫固定电泳分析可以鉴定本 - 周蛋白(Bence-Jones protein,BJP),本 - 周蛋白是未与免疫球蛋白重链结合的游离轻链或其聚合体,分为 κ 型和 λ 型。κ 型游离轻链常为单体,λ 型游离轻链易形成二聚体,因此 κ 型更易从肾小球滤过而在尿中含量更高。加热法是经典的本 - 周蛋白检测方法,但阳性率低,且不能进行轻链型别鉴定,轻链型别 M 蛋白的鉴定还需要尿免疫固定电泳。当患者肾功能不全、肾病综合征、有大量蛋白尿时,常需要做尿免疫固定电泳,以鉴别诊断肾损伤是否由浆细胞瘤所致。尿液样本推荐留取新鲜尿,以清晨未进食和运动前排泄的晨尿中段为宜。新鲜尿可避免因白蛋白、球蛋白分解变性而干扰实验,可在低温(2~8℃)保存 72h,最多保存 6d,-20℃冻融可导致尿 IgG 浓度降低。浑浊尿应先离心后检测,强碱性尿应加 5% 醋酸溶液数滴,酸化后再进行电泳。免疫固定电泳前通常先将尿液浓缩 200 倍左右,避免低浓度导致的假阴性,也可通过增加点样次数提高阳性检出率。

5. 游离轻链分析(free light chains,FLC)　血清中游离 κ 和 λ 型轻链通常采用免疫散射比浊法进行定量,并计算两者比值,正常参考范围:游离 κ 型轻链: 6.7~22.4mg/L;游离 λ 型轻链: 8.3~27mg/L;游离 κ/λ 比值: 0.31~1.56。临床发现,超过 3% 的非分泌型或寡分泌型骨髓瘤患者和大部分淀粉样变性患者依靠传统的血清蛋白电泳和免疫固定电泳检测循环中 M 蛋白进行辅助诊断是远远不够的。研究显示确诊的非分泌型多发性骨髓瘤中血清蛋白电泳和 IFE 均阴性,但约 70% 可见 FLC 异常。因此,血清游离轻链定量近年来被认为是轻链病、非分泌型骨髓瘤及淀粉样变性诊断的重要实验室指标,可提高恶性单克隆免疫增殖病的诊断灵敏度。同时,FLC 的结果分析或解释需要结合临床及其检测方法学综合分析,多克隆FLC 抗血清可能存在批次差异,可导致结果不一致;一些单克隆轻链(特别是 κ 型轻链)不会以线性方式稀释,结果可能被低估;轻链氨基酸序列的改变可能使某些轻链表位对 FLC 试剂不可识别;游离轻链极端聚合可导致其定量结果被高估 10 倍;异常高水平时,钩状效应可导致血清 FLC 结果假性偏低。

6. 骨髓穿刺活检　推荐用于骨髓浆细胞的定性或定量,鉴定骨髓瘤浆细胞的浸润情况,穿刺后可选择的相关检查包括骨髓涂片、骨髓流式细胞术分析、骨髓病理组织学和骨髓细胞遗传学检测。

(1)骨髓涂片:骨髓涂片重点观察有核细胞增生程度,细胞形态大小、胞核、胞浆,从形态学鉴定骨髓瘤细胞并计算其占比。骨髓瘤细胞比例是多发性骨髓瘤的诊断条件之一,通常占 10%~90% 以上。骨髓有核细胞以增生活跃、明显活跃为主,增生减低、增生极度减低及增生极度活跃少见。在疾病的早期,粒系、红系、巨核系增生不受影响,但随着病情进展,骨髓浆细胞数量逐渐增多,正常的三系明显减少。

(2)骨髓流式细胞术分析:当 B 细胞转化为浆细胞时,会丢失大多数 B 系抗原,基本不表达膜表面免疫球蛋白,但强表达胞质 κ 和 λ 轻链。正常浆细胞免疫表型为 $CD38^{++}CD138^{+}CD45^{+}CD19^{+}CD56^{-}$,大多数骨髓瘤细胞为 $CD38^{++}CD138^{+}CD45^{-}CD19^{-}CD56^{+}$。运用流式细胞术,可对细胞表面 CD45、CD38、CD138、CD19、CD56 以及免疫球蛋白轻链等分子进行检测,用于确定单克隆性浆细胞的存在,更准确地量化浆细胞浸润。使用 CD38、CD138、CD45、SSC 联合射门,第一步先用 CD38 和 CD138 射门,再继续分析 CD45和 SSC 的表达,以协助准确划定浆细胞群。使用 CD38 和 CD45,结合细胞质 κ 和 λ 轻链检测,对骨髓瘤细胞进行克隆性分析,克隆性浆细胞以胞质 κ 或 λ 轻链中一种为主,而正常浆细胞为多克隆性,表现为胞质 κ 或 λ 轻链混合性表达浆细胞。

(3)骨髓病理组织学检测:骨髓活检组织切片不仅能正确反映骨髓内瘤细胞的负荷、识别定位,还能全面了解由于骨髓瘤细胞在骨髓内恶性增殖导致的骨结构改变,从而利于骨髓瘤早期发现和分型。由于骨髓瘤细胞可呈灶性分布,原始、幼稚浆细胞与基质的黏附过强,可能导致骨髓涂片时瘤细胞比例被低估。相比骨髓涂片,骨髓病理组织学检测能更早、更准确地显示瘤细胞的分布和细胞类型,可以观察造血组织的改变,还可同时观察基质和骨的改变,是诊断多发性骨髓瘤的必要手段。进一步免疫组化分析测定 κ 和 λ 阳性细胞的比值有助于确认克隆性浆细胞。电镜观察和刚果红染色可鉴别单克隆轻链沉积和淀粉样变性。

7. 细胞遗传学检测　虽然多发性骨髓瘤细胞在形态学上可能相似,但是遗传学和分子水平上已对该疾病进行了各种亚型鉴定。采用荧光原位杂交技术(FISH)进行浆细胞的染色体分析,可寻找和发现染色体异常,对多发性骨髓瘤的诊断、治疗和预后判断有重要作用。FISH 是利用报告分子标记核酸探针与待测样本中的核酸序列按照碱基互补配对的原则进行杂交,经洗涤后直接在显微镜下观察,对 DNA 进行定性、定量及相对定位分析。目前多发性骨髓瘤中已发现的特异性染色体异常包括易位、缺失或扩增。

8. 基因表达图谱　在当前新的治疗方案的临床应用背景下,大部分多发性骨髓瘤患者的疾病状态能得到长期控制。但是,相比低风险患者,细胞遗传学和分子水平鉴定的高风险患者,并没有从明确的治疗中获得同等疗效,该类高风险患者常需要更改治疗方案。除上述已经用于预后判断的细胞遗传学标记外,基因表达特性分析或许能更加准确的判定预后,提供更加合理的治疗决策。如基因表达图谱(gene expression profiling,GEP)一类的高通量基因组学工具的广泛应用进一步促进了多发性骨髓瘤分子水平的亚型鉴定。

9. 血常规检查　主要用于了解外周血红细胞、血红蛋白、白细胞、血小板的结果和水平。具体详细见相关章节。

10. 生化检查　主要检查白蛋白、球蛋白及其比例、肌酐、估算的肾小球滤过率、LDH、β_2- 微球蛋白等与多发性骨髓瘤相关指标。具体详细见相关章节。

11. 其他特殊检查

(1)浆细胞标记指数(plasma cell labeling index,PCLI):是 S 期浆细胞占所有单克隆浆细胞的比例,通过检测可掺入增殖浆细胞中的放射性核素氚标记的胸腺嘧啶脱氧核苷,以测定浆细胞增殖活性的方法,可反映多发性骨髓瘤患者恶性克隆的增殖程度。

（2）血液黏度分析：临床怀疑高黏度患者，或血清 IgM 型 M 蛋白、高 IgA 或 M 蛋白定量>7g/L 时，需要进行血液黏度分析。

（3）活检刚果红染色检查：怀疑淀粉样变性患者，需行腹壁皮下脂肪、骨髓或受累器官活检，并行刚果红染色。

三、结果判断与分析

1. 单克隆免疫球蛋白的鉴定　血清蛋白电泳、免疫球蛋白定量、免疫固定电泳检测，有助于获得 M 蛋白类型更准确的信息，鉴定 M 蛋白免疫类型及含量变化，可辅助追踪疾病进程和判断疗效。尿液分析作为早期诊断手段，主要包括 24h 尿总蛋白、尿蛋白电泳和尿免疫固定电泳检测。

（1）血清蛋白电泳：多发性骨髓瘤患者常在 γ 或 β（个别可在 α₂）蛋白区出现一个尖峰，即为 M 蛋白，尖峰下面积比例结合总蛋白定量可对 M 蛋白进行相对定量。在肝硬化、多克隆免疫球蛋白增生时，免疫球蛋白增加以多克隆为主，电泳图在 γ 区呈现一宽底的峰或 β-γ 桥。M 蛋白不仅在多发性骨髓瘤中出现，还可出现于其他浆细胞病，如意义未明的单克隆免疫球蛋白病（monoclonal gammopathy of undetermined significance，MGUS）、原发性巨球蛋白血症（Waldenstrom macroglobulinemia，WM）、淋巴浆细胞淋巴瘤（lymphoplasmacytic lymphoma，LPL）、原发性系统性淀粉样变性、POEMS 综合征、重链病、周围神经病变，甚至某些自身免疫性疾病和感染也可出现 M 蛋白。因此，当血清蛋白电泳提示存在 M 蛋白时，需用其他检测方法进一步明确多发性骨髓瘤的诊断。

（2）免疫球蛋白定量：多发性骨髓瘤患者中常见与 M 蛋白同类的免疫球蛋白和轻链含量升高，其他类型免疫球蛋白和轻链显著降低，受累轻链与非受累轻链比例明显升高。在肝病、多克隆免疫球蛋白增生时，常见多种类型免疫球蛋白同时升高。动态监测免疫球蛋白含量可反映疾病进展和疗效，特别对同一患者，M 蛋白同类的免疫球蛋白和轻链定量结果、受累轻链与非受累轻链比例显著增高，常提示病情恶化；有效治疗后，M 蛋白同类的免疫球蛋白和轻链逐渐降低，其他免疫球蛋白逐渐恢复正常，受累轻链与非受累轻链比例趋向正常。根据血清蛋白电泳和免疫球蛋白定量分析结果只能初步推测 M 蛋白种类，M 蛋白类型的确证还需应用免疫固定电泳进一步检测，特别是对于免疫球蛋白定量结果均降低的疑似多发性骨髓瘤患者。

（3）免疫固定电泳：免疫固定电泳膜上形成的致密而狭窄的区带即 M 蛋白条带，M 蛋白主要有三种：①完整的免疫球蛋白分子伴或不伴游离轻链；②仅有游离轻链；③仅有重链无轻链。IgG 型 M 蛋白最常见，约占 55%；IgA 型 M 蛋白约占 20%，IgA 型 M 蛋白常因 IgA 的二聚体空间结构，妨碍其轻链抗原决定簇与其相应的抗血清结合，需要注意结合普通轻链定量和游离轻链定量结果，并与重链病鉴别；IgM 型 M 蛋白常导致其他免疫球蛋白区带形成疑似的致密条带，需要用巯基乙醇进行解聚后电泳，排除非特异性干扰。IgM 型 M 蛋白出现首先考虑巨球蛋白血症，极少为 IgM 型多发性骨髓瘤。由于原发性巨球蛋白血症也可见溶骨性病变等多发性骨髓瘤相关的临床表现，因此鉴别原发性巨球蛋白血症与 IgM 型多发性骨髓瘤重点依靠细胞形态学和免疫表型。轻链型多发性骨髓瘤患者肾脏受累更严重，常需进行尿免疫固定电泳。IgD 型骨髓瘤血清 M 蛋白水平较低，严重的本-周蛋白尿是其特点（80%~90%）。IgE 型骨髓瘤较少报道，非分泌型骨髓瘤极少报道。这些患者血清蛋白电泳结果可能正常，为避免漏诊，凡是怀疑多发性骨髓瘤的患者均需进行免疫固定电泳。在多发性骨髓瘤患者中，最常见的是单一 M 蛋白（即一种重链和一种轻链），也可见两种 M 蛋白，包括双克隆型 M 蛋白（即含两种轻链，一种或两种重链）和双 M 蛋白（即两种重链和一种轻链），三种不同类型的 M 蛋白极少见。

（4）血清游离轻链定量：血清 FLC 对克隆性浆细胞检出灵敏度高于血清蛋白电泳和免疫固定电泳。血清 FLC 浓度取决于 κ 和 λ 的生成和肾脏清除能力。κ 和 λ 型游离轻链均增高，但比值不变，多见于多克隆免疫球蛋白增多或肾功能不全；κ 和 λ 比值显著异常（>100 或<0.01）时，常提示恶性浆细胞增殖。血清游离轻链定量联合血清蛋白电泳和血清免疫固定电泳，可提高多发性骨髓瘤和相关浆细胞病筛查的敏感性。因此该项目已被我国、美国和欧洲国家等多发性骨髓瘤诊疗指南纳入诊断标准之一。血清 FLC 分析对包括 MGUS、冒烟型骨髓瘤、活动型骨髓瘤、AL 型淀粉样变性和孤立型浆细胞瘤在内的浆细胞病有预后评估价值。尤其可作为 AL 型淀粉样变性和寡分泌型骨髓瘤患者治疗后 M 蛋白变化的定量监测

指标。但血清 FLC 分析结果不能较好地指示分泌型骨髓瘤患者的治疗反应,评估治疗效果完全缓解还需要血清 FLC 比率。目前认为,血清 FLC 定量在筛查 M 蛋白相关疾病(AL 型淀粉样变性除外)时,能替代 24h 尿 IFE,但对已确诊多发性骨髓瘤或有 M 蛋白尿患者的病情监测与疗效评估,指南推荐选择 24h 尿蛋白电泳和尿 IFE;联合血清 FLC 定量和尿 IFE 可提高 AL 型淀粉样变性的早期诊断灵敏度。

2. 骨髓穿刺和活检

(1)骨髓细胞学检查:正常浆细胞呈圆或椭圆形,核占细胞 1/3 以下,核偏位,核染色质呈车轮状排列,无核仁,细胞质量多,不透明,常见核旁淡染区。多发性骨髓瘤患者骨髓象中浆细胞数量和形态的改变最具特征性,骨髓瘤细胞以原始、幼稚浆细胞型增多为主,少数可为成熟浆细胞型骨髓瘤细胞增多。典型的骨髓瘤细胞较成熟的浆细胞体积大,形态大小不一,外形不规则,呈圆形或椭圆形;核偏位,核浆比大,可见 1~2 个核仁,核染色质较疏松,有时可见核畸形;胞质丰富,不透明,呈深蓝色,核旁淡染区不明显,可见空泡与少量嗜苯胺蓝颗粒,有些可见嗜酸性包涵体(Russell 小体)或大小不等的空泡,有时还可见 3 个核或多核浆细胞等异常改变。骨髓瘤浆细胞除弥散性浸润外还可呈灶性分布,同一患者不同时期、不同部位的骨髓浆细胞数量可以相差明显,故有时需多部位穿刺。

(2)浆细胞的免疫分型检查:良、恶性浆细胞的鉴别对反应性浆细胞增多症与克隆性浆细胞增生鉴别有一定价值,并可用于微小残留病灶的监测。但是在鉴别良、恶性浆细胞病时,应同时结合其他指标,如浆细胞形态学、M 蛋白鉴定等。另外,当用免疫表型鉴别克隆性细胞时,要注意骨髓瘤细胞的表面标志在不同患者之间甚至同一患者中也具有多样性的特点。联合监测 CD138、CD38、CD56、CD19、CD45 的表达,能对 90% 以上多发性骨髓瘤患者的残留骨髓瘤细胞与正常浆细胞做出鉴别,其余患者可根据诊断时的表型,通过加测 CD28、CD117、CD33、CD20 和胞内 κ 和 λ 轻链标记也能做出诊断,并可鉴定浆细胞单克隆性(即表现为浆细胞轻链 κ 或 λ 限制性表达)。良、恶性浆细胞免疫表型的鉴别见表 24-1。

表 24-1 良、恶性浆细胞表型比较表

	正常 BM	反应性 PB	骨髓瘤 BM	浆细胞白血病 PB	人类骨髓瘤细胞系
CD138	+++	+++、-	+++	+++	+++
CD38	+++	+++	+++	+++	+++
CD28	-	-	+	+	+
CD56	-	-	+++	-	+、-
CD19	+	+	-	-	-
CD27	+	+	+、-	-	-
CD45	+				+、-

注:BM:骨髓;PB:外周血

(3)骨髓病理组织学检查:骨髓瘤细胞的镜下形态特点见骨髓细胞学检查。造血组织的改变主要体现在骨髓瘤细胞的增殖模式上,病理组织学基于此可分为六型:①间质型:骨髓瘤细胞呈稀疏散性分布;②簇片-间质型:稀疏散性分布,伴以骨内膜旁或小梁间的不规则簇片形成;③结节-间质型:稀疏散性分布,伴骨髓瘤细胞结节核检出;④结节型:仅见边界清楚的骨髓瘤细胞结节;⑤塞实型:骨髓瘤细胞充满整个骨髓切片;⑥肉瘤型:局限性浆细胞瘤块。进一步采用免疫组化鉴别克隆性,分析至少 100 个浆细胞,κ/λ 比值>4:1(κ 型)或<1:2(λ 型),则认为是单克隆性。

3. 骨髓瘤相关器官损害评估

(1)贫血:多发性骨髓瘤患者出现血红蛋白浓度和红细胞计数低于正常参考范围表明存在贫血,该现象是由于骨髓瘤细胞浸润骨髓,取代了正常的造血组织,肾功能不全时患者由于促红细胞生成素产生减少进一步加重了贫血。血涂片常见红细胞分布异常,例如缗钱状形成,该现象是由于血清球蛋白升高,红细胞表面负电荷减少,红细胞之间排斥力减少导致。

(2)肾功能不全:增加的尿素氮和肌酐,下降的肾小球滤过率表明肾功能不全。多数多发性骨髓瘤患者早期尿常规可无异常发现,但轻链型、IgD 型骨髓瘤患者因肾功易受损害,尿液分析多呈异常表现。生化检查还常见白蛋白降低,球蛋白增高,白球蛋白比例倒置,该结果也对多发性骨髓瘤有一定的提示作用。

(3)高钙血症:血清钙升高源于破骨细胞活性增强导致骨质破坏、钙磷释放入血,M 蛋白也可与钙结合,使其不易从肾脏排出。高钙血症在欧美人群中较常见,我国比较少见。

(4)骨质破坏:影像学检查常用于发现和评估骨质病变。评估溶骨性改变,推荐全骨 X 射线或全身低剂量 CT 检查,后者对鉴定骨质破坏更敏感,更推荐。NCCN 推荐的其他影像学检查,如全身 MRI 或者全身 FDG(氟 -18 标记葡萄糖的类似物)PET-CT 扫描,在某些特殊情况下更有价值。全身 PET-CT 和 MRI扫描比普通 X 射线检查更敏感,当有症状部位在常规检查中没有发现异常时该类检查更有提示作用。全身 PET-CT 结果在诱导治疗和干细胞移植后(stem cell transplant,SCT),有助于预测活动性多发性骨髓瘤患者的预后。全身 FDG PET-CT 和 MRI 已纳入更新的 IMWG 多发性骨髓瘤诊断标准中用于多发性骨髓瘤影像学诊断。

4. 预后评估　正确评估多发性骨髓瘤的分期和预后有助于更合理地选择治疗方案。活动性骨髓瘤的 ISS 分期基于血清 β_2- 微球蛋白和血清白蛋白的检测水平。由于 LDH 和 β_2- 微球蛋白水平反映肿瘤细胞特性,细胞遗传学基因检测可反映疾病风险,目前更推荐使用 R-ISS 分期,它在 ISS 分期基础上加入血清 LDH 和细胞遗传学结果判断 MM 预后。另外,M 蛋白定量>20g/L、FLC 比率大于 20、骨髓中浆细胞比率>20% 也是冒烟型骨髓瘤患者病情进展重要的风险因素,研究显示有 2 个及以上特征的患者中位进展时间是 29 个月。

(1)细胞遗传学检查:基于细胞遗传学,多发性骨髓瘤可以分为超二倍体和非超二倍体两类。非超二倍体的特点是免疫球蛋白重链易位,常预示疾病更具侵袭性,患者生存期更短。IMWG 推荐所有骨髓瘤患者需检测基线遗传信息。FISH 检测的最小组合包括 t(4;14)(p16;q32),t(14;16)(q32;q23)和 17p13 缺失。FISH 广泛组合包括 t(11;14)(q13;q32),13 号染色体缺失,倍体分类,1 号染色体异常。根据 NCCN多种骨髓瘤方案推荐至少需要检测 t(4;14)、t(14;16)、17p13 缺失和 1 号染色体扩增。这些信息的应用可确定多发性骨髓瘤的生物学亚型并用于预后判断以及临床治疗方案的选择。多发性骨髓瘤常见的染色体异常如下所列:

1)超二倍体:超二倍体即某一对同源染色体不是两条,而是三条、四条甚至更多。多发性骨髓瘤中三体多见,超二倍体被认为是多发性骨髓瘤发病中的主要遗传学事件,约 50% 新发多发性骨髓瘤患者可以有超二倍体。由于超二倍体是多发性骨髓瘤更惰性的形式,因此患者常伴随较好的存活状态,多见于老年男性,但患者骨质病变更多发。超二倍体主要发生在奇数染色体,多见于 3、5、7、9、11、15、19、21 染色体,当其同时伴有其他不利预后因素时,患者预后较差。

2)IgH 基因重排:除超二倍体外,多发性骨髓瘤中其他中高危染色体畸变特点是结构改变,如染色体易位,均可累及位于 14q32 编码免疫球蛋白重链的 IgH 基因。最常见的易位包括 t(11;14)(q13;q32),t(4;14)(p16;q32),t(14;16)(q32;q23)和 t(14;20)(q32;q12)。多项研究表明具有 t(4;14),t(14;16)易位的多发性骨髓瘤患者预后差,而 t(11;14)易位被认为预后相对较好。

3)13q 缺失:13 号染色体缺失是一种 FISH 检查中常见的异常,见于 50% 以上的多发性骨髓瘤患者,其中 85% 的 13q 缺失是单体性的,15% 是间质缺失,与其他高风险遗传学异常如 t(4;14)(p16;q32)密切相关,约 90% 的 t(4;14)(p16;q32)患者藏有 13q 缺失。但是在中期细胞遗传学中观察到 13q 缺失被认为是预后不良的因素。

4)17p13 缺失:17p13 是抑癌基因 *p53* 的位点。17 号染色体短臂 1 区 3 带的缺失导致肿瘤抑制基因 *p53* 缺失,被认为是多发性骨髓瘤的高危因素。高比例的异常骨髓瘤细胞和等位基因突变显著增加了多发性骨髓瘤风险。17p13 缺失常伴髓外疾病以及中枢神经系统受累。

5)1 号染色体异常:1 号染色体异常也是多发性骨髓瘤中常见的高频染色体畸变,短臂常发生染色体缺失,长臂常发生染色体扩增。1q21 获得 / 扩增和 1p 缺失可以增加多发性骨髓瘤进展的风险。1q21 扩增在复发患者中的发生率显著高于新发患者。

(2)基因表达图谱:许多研究基于多发性骨髓瘤细胞内基因表达图谱(GEP)的特点,分别鉴定出了基于 15 种基因,70 种基因和 92 种基因的多发性骨髓瘤风险评估模型。研究显示基于 15- 基因,70- 基因,92- 基因模式的高风险组患者,比低风险组患者有更短的生存率。虽然 GEP 现在并没有常规用于临床诊疗策略,但是 NCCN 的诊疗方案均一致认为,GEP 作为一种新检验工具,将有助于评估疾病的侵袭性并用于多发性骨髓瘤的个体化治疗。

5. 其他检查　腹部脂肪或直肠活检确定有无淀粉样变性。

轻链及其片段可沉积于皮肤、舌、肾脏、心脏、肝脏、腺体、神经及胃肠道等组织。淀粉样变性通常为轻链可变区的沉积,少数也可由重链沉积引起,在光镜下细胞外可见无定型的沉积物,苏木精 - 伊红染色(HE 染色)为粉红色,刚果红染色阳性,在偏振光下可产生苹果绿双折射,电镜下淀粉样物质由原纤维组成。单克隆轻链沉积与淀粉样变性不同,其受累组织为单克隆轻链和 / 或其恒定区的沉积,无纤维样结构,刚果红染色阴性。

6. 多发性骨髓瘤的诊断

①冒烟型多发性骨髓瘤

- 血清 M 蛋白(IgG 或 IgA)≥30g/L　或
- 尿本 - 周蛋白≥500mg/24h　和 / 或
- 骨髓克隆性浆细胞 10%~59%　和
- 不存在 CRAB 症状及其他终末期器官、组织损伤或淀粉样沉积

如果骨质检查阴性,用全身 MRI、FDG PET-CT 或低剂量 CT 扫描评价骨病。

②活化性多发性骨髓瘤

骨髓克隆性浆细胞比例 ≥ 10% 或活检证实的骨骼或髓外有浆细胞瘤● 和● 以下一个或多个骨髓瘤相关事件:

终末期器官受损:

- 高钙血症:血清钙高于正常上限 0.25mmol/L(>1mg/dL)或 >2.75mmol/L(>11mg/dL)
- 肾功受损:肌酐 >2mg/dL(>177μmol/L)或肌酐清除率 <40mL/min
- 贫血:血红蛋白 <100g/L 或低于正常下限 20g/L
- 骨质病变:X 线、CT、FDG PET-CT 显示一个或多个溶骨性病变存在,如果骨髓检查中克隆性浆细胞 <10%,那么需要一个以上的溶骨病变来区分孤立性骨髓瘤和最小骨髓浸润。

恶性改变的生物学标志:

- 骨髓克隆性浆细胞 ≥ 60%
- 血清 FLC 比率受累 / 非受累 ≥ 100
- MRI 发现大于 1 处 ≥5mm 多发性骨髓瘤局部病灶

7. 多发性骨髓瘤分期　多发性骨髓瘤的预后因素主要可以归为宿主因素、肿瘤特征和治疗方式及对治疗的反应 3 个大类,单一因素常并不足以决定预后。宿主因素中,年龄、体能状态和老年人身心健康评估(GA)评分可用于评估预后。肿瘤因素中,Durie-Salmon 分期主要反映肿瘤负荷与临床进程;R-ISS 主要用于预后判断(表 24-2)。此外,Mayo 骨髓瘤分层及风险调整治疗(mSMART)分层系统也较为广泛使用,以此提出基于危险分层的治疗。治疗反应的深度和微小残留病(MRD)水平对多发性骨髓瘤预后有明显影响。

表 24-2　多发性骨髓瘤国际分期系统

	国际分期系统 ISS	修改的 ISS(R-ISS)
I	血清 β_2- 微球蛋白 <3.5mg/L,血清白蛋白 ≥35g/L	ISS I 期和 FISH 鉴定的标准风险型染色体异常和血清 LDH ≤ 正常范围上限
II	非 ISS I 或Ⅲ期	非 R-ISS I 或Ⅲ期
Ⅲ	血清 β_2- 微球蛋白 ≥ 5.5mg/L	ISS Ⅲ期和 FISH 鉴定的标准风险型染色体异常或血清 LDH > 正常范围上限

第二节　华氏巨球蛋白血症与实验室检查

华氏巨球蛋白血症(Waldenstörm's macroglobulinemia,WM)/淋巴浆细胞淋巴瘤(lymphoplasmacytic lymphoma,LPL)是临床上发病率较低的一种惰性非霍奇金淋巴瘤。据 2016 年世界卫生组织(WHO)淋巴瘤分类显示,WM 属于成熟 B 细胞淋巴瘤中 LPL 亚型,以淋巴浆细胞浸润骨髓同时伴血清单克隆性免疫球蛋白 M(immunoglobulin M,IgM)增高为特点。WM 多发于老年人(60~75 岁),骨髓、淋巴结、脾脏均可受累。WM(IgM 型 LPL)占 LPL 的 90%~95%,仅小部分 LPL 患者分泌单克隆性 IgA、IgG 和轻链或不分泌单克隆性免疫球蛋白(非 IgM 型 LPL)。

一、实验室分析路径

WM/LPL 诊断的实验室分析路径见图 24-2。

二、相关实验

学习 WM 相关实验室检查,首先需要熟悉 WM 的诊断标准。2016 年 WHO 规定 LPL 的诊断包括:①由小 B 淋巴细胞、浆细胞样淋巴细胞和浆细胞组成的淋巴瘤;②通常侵犯骨髓,也可侵犯淋巴结和脾脏;③不符合其他可能伴浆细胞分化的小 B 细胞淋巴瘤诊断标准。将 LPL 浸润骨髓同时分泌单克隆 IgM 型免疫球蛋白患者定义为 WM。因此 WM 的诊断需要满足两大条件:①病理检查证实淋巴浆细胞侵犯骨髓;②外周血检测到单克隆 IgM 增高。WM 国际研讨会诊断标准包括:①任何浓度的 IgM 单克隆免疫球蛋白;②骨髓中不同分化阶段的 B 细胞(小 B 淋巴细胞、浆细胞样淋巴细胞和浆细胞)浸润;③呈弥漫型、间质型或结节型侵犯;④免疫表型:CD19(+),CD20(+),sIgM(+),10%~20% 的患者可部分表达 CD5、CD10、CD23,阴性不能排除 WM。

WM 的临床表现主要是由淋巴浆细胞和血清 IgM 两部分造成的。淋巴浆细胞增殖和侵犯可以造成肝脾/淋巴结肿大、全血细胞减少,侵犯中枢引起的 Bing-Neel 综合征。高水平血清单克隆 IgM 会引起高黏滞反应,表现为头晕、黏膜出血和视物模糊等。针对有 WM 相关临床症状的患者,应进行血清蛋白电泳、免疫球蛋白定量、免疫固定电泳、骨髓活检、流式免疫分型及免疫组化等相关检查,用于鉴定单克隆 IgM 和诊断骨髓淋巴浆细胞浸润。

1. 血液/尿液检查　①血清蛋白电泳、免疫球蛋白定量、免疫固定电泳、血清游离轻链分析、尿液分析详见本章第一节。②血常规检查:了解外周血红细胞、血红蛋白、血小板水平,用于 WM 预后评估。血涂片形态学检查,可见因球蛋白水平增高引起的红细胞呈缗钱样排列。③生化检查:肝功,血清肌酐清除率,血清尿素/肌酐,电解质,白蛋白,钙,血清尿酸,LDH,β_2- 微球蛋白。用于评价肝肾功和疾病分层。

2. 骨髓检查　单侧骨髓穿刺活检用于鉴定克隆性淋巴浆细胞浸润,穿刺后进一步选择流式或免疫组化确认克隆性,多参数流式用于 WM 的免疫分型,视情况检测 WM 相关基因突变。

典型淋巴浆细胞,胞浆类似浆细胞、胞核类似淋巴细胞,骨髓涂片可发现典型形态的淋巴浆细胞,骨髓活检可以看到浆细胞样或浆细胞分化的小 B 淋巴细胞呈小梁间隙侵犯模式。WM 典型的免疫表型包括 CD19、CD20、sIgM、CD22,有 10%~20% 的患者表达 CD5、CD10 或 CD23,但阴性不能排除 WM。基因突变分析有助于与 WM 形态学类似的疾病(如多发性骨髓瘤)的鉴别诊断。全基因组测序显示 MYD88 和 CXCR4 基因突变是 WM/LPL 最常见的分子遗传学改变。由于外周血可导致基因突变分析假阴性,因此推荐使用骨髓样本。NCCN 推荐骨髓采用等位基因特异性聚合酶链反应(AS-PCR)方法分析 MYD88 基因突变,若 AS-PCR 未在足够的肿瘤标本中检测到突变,可采用 Sanger 测序。

3. 单克隆 IgM 蛋白特性相关检查　①血液粘滞度、冷凝集素、冷球蛋白分析:详见相关章节。②vWF 因子与凝血相关检测:详见相关章节。③抗髓磷脂相关糖蛋白(myelin-associated glycoprotein,MAG)抗体/神经节苷脂(ganglioside,GM1)抗体:存在周围神经病变时,检测抗 MAG 抗体和/或抗 GM1 抗体。

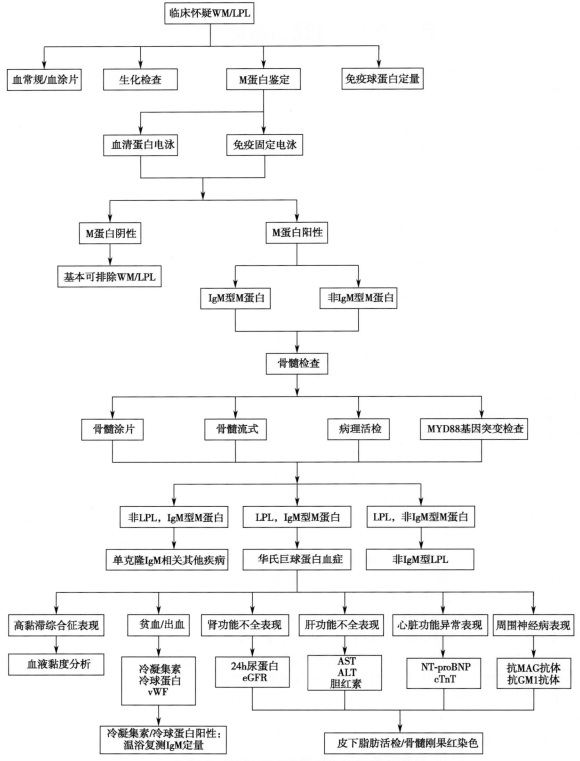

图 24-2 WM-LPL 诊断的实验室分析路径图

4. 淀粉样变性相关检测 当患者存在肾病综合征、轴突神经病或不可解释的心脏病变时,需进行淀粉样变性相关检测,详见第三节(腹壁皮下脂肪、骨髓活检,刚果红染色)。若淀粉样蛋白阳性,则需进一步通过质谱检测淀粉样蛋白亚类。

三、结果判断与分析

1. 单克隆 IgM 的鉴定　WM/LPL 患者血清免疫球蛋白水平增高,血清蛋白电泳显示 M 蛋白峰,血清免疫固定电泳显示 IgM 重链受累,轻链以 κ 轻链受累更常见。血清 IgM 定量和免疫固定电泳可用于疾病诊断和疗效观察监测。但单克隆 IgM 相关性疾病除 WM 外,还包括其他一大组疾病,如慢性淋巴细胞白血病、小细胞淋巴瘤、套细胞淋巴瘤、滤泡性淋巴瘤、边缘带淋巴瘤、MGUS 及多发性骨髓瘤等,需要结合临床表现及其他辅助检查进行鉴别。血清游离轻链(FLC)在 WM 中的检测价值还有待明确,在怀疑有系统性轻链型淀粉样变性或肾衰竭的情况下,建议检测血清 FLC 含量。

2. 骨髓穿刺

(1)骨髓细胞学或活检:小 B 淋巴细胞增生伴有浆细胞分化是 WM/LPL 的典型病理组织学改变。NCCN 指南在骨髓活检的基础上强调了对骨髓细胞进行免疫组织化学及流式细胞术的检测,骨髓细胞形态学结合免疫表型更有助于明确诊断。单侧骨髓穿刺及骨髓活检显示骨髓中不同分化阶段的 B 细胞(包括小 B 淋巴细胞、浆细胞样淋巴细胞和浆细胞)呈弥漫型、间质型或结节型侵犯(不论数量)。

(2)淋巴浆细胞的免疫分型:WM 患者骨髓的流式细胞分析中,可以看到 3 种不同的淋巴浆细胞表型特征:①单纯的单克隆 B 细胞;②单克隆浆细胞和单克隆 B 细胞的混合;③伴有浆细胞分化标记的单克隆 B 细胞。如果为单纯的浆细胞表型,则应诊断为 IgM 型多发性骨髓瘤。但是,WM 的单克隆 B 细胞表型并无特殊之处,因此有时候难以与其他惰性淋巴瘤,特别是边缘带淋巴瘤相区别。

(3)基因突变分析:肿瘤细胞染色体 3p22.2 *MYD88* 基因的错义突变(T-C),使第 265 位氨基酸由亮氨酸变为脯氨酸(L265P)。MYD88 是 Toll 样受体(Toll-like receptor,TLR)和白细胞介素 1 受体(interleukin-1 receptor,IL-1R)信号通路的连接分子。正常细胞中 MYD88 传导 TLR 和 IL-1R 信号,激活下游蛋白磷酸级联反应,最终引起核因子(nuclear factor,NF)-KB 信号通路的激活。*MYD88*(L265P)体细胞突变导致 NF-KB 信号通路异常激活,肿瘤细胞持续增殖。研究报道 *MYD88*(L265P)突变在 WM 的发生率高达 90% 以上,是 WM 患者的重要遗传学改变,也可提示 WM 治疗后复发风险。但其阳性检出率与检测方法、标本中肿瘤细胞的比例有关。*MYD88*(L265P)突变也可见于 IgM 型 MGUS、其他小 B 细胞淋巴瘤、弥漫大 B 细胞淋巴瘤等,因此不能作为 WM 的特异性诊断指标,当患者满足 WM 其他诊断标准而 *MYD88* 野生型时不能排除 WM 的诊断。

CXCR4 基因突变是 WM 另一常见分子标志,高达 40% 的 WM/LPL 患者存在 *CXCR4* 基因突变。目前发现有 30 多种 *CXCR4* 基因突变,*CXCR4*(S338X)基因突变最常见,*CXCR4* 基因突变种类多使其检测标准化难以实施,因此其检测不做常规推荐。*CXCR4* 基因突变导致蛋白激酶 B(protein kinase B,PKB,也称 AKT)和胞外调控激酶(extracellular regulated kinase,ERK)信号通路持续激活。新型小分子抗肿瘤药物依鲁替尼可抑制布鲁顿酪氨酸激酶(Bruton tyrosine kinase,BTK)、AKT 和 ERK 信号通路,然而在 *CXCR4* 基因突变 WM 患者中 AKT 和 ERK 信号通路不能被依鲁替尼抑制而表现为耐药,因此 NCCN 指南建议在采用依鲁替尼治疗前行 *CXCR4* 基因突变检测。

3. 血液黏度分析　IgM 是五聚体,高水平的单克隆血清 IgM 是导致高黏滞表现的主要原因,WM/LPL 确诊患者需评估其血液黏度。大多数患者血液黏度高于 1.8×10^{-3} Pa·s,通常 4.0×10^{-3} Pa·s 以上会出现头晕、黏膜出血和视物模糊等明显的临床表现,但某些患者在低于 3.0×10^{-3} Pa·s 时亦可导致视网膜病变和出血风险。因此该检查与高黏滞综合征的临床严重程度没有很好的相关性,此血液黏滞水平检测不能作为干预措施的唯一标准。建议当 IgM ≥ 30.0g/L 或怀疑高黏滞血症可进一步行视网膜检查。眼底镜检查示视网膜静脉充血是高黏度临床表现相关性的更可靠迹象。

4. 冷凝集素/冷球蛋白/vWF 等相关分析　部分 WM 患者的血清单克隆 IgM 还具有自身抗体效应,造成自身免疫现象,如免疫性溶血性贫血和血小板减少症、冷球蛋白血症、冷凝集素病、血管性血友病(VWD)和 IgM 相关性周围神经病。

(1)冷凝集素:不到 10% 的 WM 患者,体内单克隆 IgM 存在冷凝集素活性,在低于生理体温时可以和红细胞抗原特异性反应,导致慢性溶血性贫血。如果发生贫血并有溶血迹象,则应进行 Coombs 试验和冷凝集素滴度检测。大多数病例中冷凝集素滴度>1:1 000。

（2）冷球蛋白：高达 20% 的 WM 患者，单克隆 IgM 具有 Ⅰ 型冷球蛋白特性，但是不高于 5% 的患者有症状。怀疑存在冷球蛋白血症时，检测冷球蛋白。冷球蛋白阳性可能导致 IgM 检测假性降低，需要在温浴条件下复测 IgM 水平。

（3）VWD 疾病相关检查：某些高水平 IgM 的 WM 患者，会出现血管性血友病（VWD），因此若患者存在不可解释的出血或淤血，推荐进行 VWD 疾病相关检查。高 vWF（von Willebrand Factor）与 WM 的恶性进展相关。

5. 淀粉样变性 / 神经系统病变相关分析

（1）单克隆 IgM 还会出现沉积效应，造成继发性轻链型淀粉样变或范可尼综合征等。淀粉样变性是 WM 罕见并发症，主要影响肾脏、心脏、肝脏和周围神经。免疫球蛋白轻链型淀粉样变性是 WM 中最常见的类型。如果怀疑淀粉样变性，进行腹壁脂肪活检和 / 或骨髓刚果红染色，以排除淀粉样变性。由于 WM/LPL 患者的临床表现缺乏特异性，因此全面的检查尤为重要。怀疑脏器功能受损，需行心脏影像学检查，心脏生物标志物，肾功能和肝功能检查。

（2）WM 患者常见神经病变，通常是无症状患者治疗的适应证，最常见的临床表现是缓慢进展、脱髓鞘、对称性感觉周围神经病，通常始于足部。患者伴有感觉周围神经异常，推荐检测抗 MAG 抗体，伴有运动神经异常还可以检测抗 GM1 抗体。对于周围神经病患者，应进行神经系统评估，包括肌电图 / 神经传导研究。

6. 预后评估　WM 预后评估有助于合理地选择治疗方案。WM 国际预后评分系统（IPSSWM）中，年龄、血红蛋白、血小板计数、血 β_2- 微球蛋白、血清单克隆免疫球蛋白量是独立的预后因素。IPSSWM 风险因素包括：年龄 ≥ 65 岁，血红蛋白 ≤ 115g/L，血小板 ≤ 100×10^9/L，β_2- 微球蛋白>3mg/L，IgM 大于 70g/L（表 24-3）。Kastritis 等研究提示血清乳酸脱氢酶高水平患者总体生存期及肿瘤特异性生存期更短，因此该指标对评估患者预后也有重要意义。

表 24-3　WM 预后评估（IPSSWM）

	低风险	中风险	高风险
存在风险因素数量	0 或 1（年龄因素除外）	年龄因素或 2	≥ 3
5 年总生存率（%）	87	68	36

第三节　系统性轻链型淀粉样变性与实验室检查

淀粉样变性（amyloidosis）是由于淀粉样蛋白沉积在细胞外基质，造成沉积部位组织和器官损伤的一组疾病，可累及包括肾脏、心脏、肝脏、皮肤软组织、外周神经、肺、腺体等多种器官及组织。淀粉样蛋白种类繁多，目前已发现的淀粉样蛋白有 30 余种。依据淀粉样纤维丝形成的前体蛋白类型，可将淀粉样变性分为轻链型淀粉样变性、淀粉样 A 蛋白型淀粉样变性、遗传性淀粉样变性等主要类型。其中系统性轻链型淀粉样变性（systemic light chain amyloidosis，AL 型淀粉样变性）是临床最常见的一种系统性淀粉样变性。AL 型淀粉样变性是一种克隆性非增殖性浆细胞疾病。相比多发性骨髓瘤，系统性 AL 型淀粉样变性典型特点是骨髓中单克隆性浆细胞数量减少，但是这类浆细胞产生的单克隆免疫球蛋白轻链发生错误折叠，形成淀粉样蛋白并沉积于多个器官。此类患者临床表现为多器官受累，具有病情重，进展快，治疗困难，病死率高的特点。

一、实验室分析路径

AL 型淀粉样变性实验室分析路径见图 24-3。

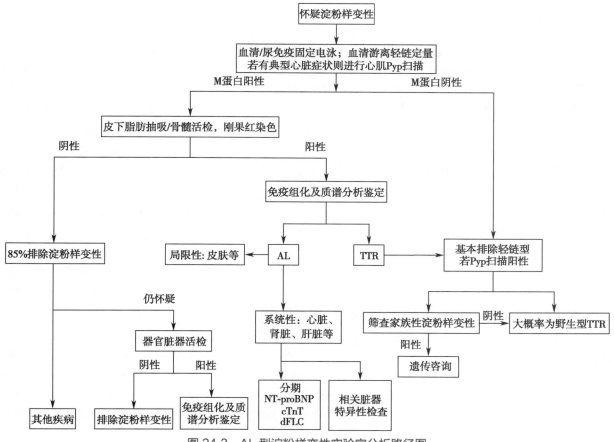

图 24-3　AL 型淀粉样变性实验室分析路径图

二、相关实验

系统性 AL 型淀粉样变性是一种全身性疾病,如有下述情况临床应注意 AL 型淀粉样变性的可能:①中老年患者;②出现大量蛋白尿或表现为肾病综合征,以白蛋白尿为主;③多不伴血尿;④易出现低血压尤其是体位性低血压,或既往高血压而近期血压正常或偏低;⑤严重肾衰竭时仍存在肾病综合征;⑥肾体积增大,即使慢性肾衰竭终末期,肾体积也无明显缩小;⑦左心室肥厚,不伴高血压或左心室高电压;⑧不明原因 NT-proBNP 升高。此外,非缺血性心肌病变伴或不伴充血性心力衰竭、肝增大伴碱性磷酸酶的显著升高、膀胱或肠道功能不全的自主神经病变、假性肠梗阻和腹泻与便秘交替、眶周紫癜、舌体和腺体增大等表现也应高度怀疑淀粉样变性。怀疑 AL 型淀粉样变性患者须进行全面评价,受累器官特异性检查根据 AL 型淀粉样变性患者病情特点进行选择。

1. 血液分析　包括常规检测项目血常规、肝肾功能、电解质、LDH、β_2- 微球蛋白、凝血功能、X 因子水平、肌钙蛋白 T、NT-proBNP 等和诊断相关项目血清蛋白电泳、免疫球蛋白定量、免疫固定电泳、游离轻链分析等。

2. 尿液分析　主要包括尿常规、24h 尿蛋白定量、尿蛋白电泳、尿免疫固定电泳。

3. 骨髓检查　主要包括骨髓涂片、活检、浆细胞荧光原位杂交技术。

4. 组织病理　主要包括腹壁皮下脂肪抽吸或受累器官活检,刚果红染色、偏振光检查、淀粉样变性分型相关质谱分析等。

5. 受累器官特异性检查　包括常见受累器官的各类辅助检查,如:①心脏:心电图、超声心动图、心脏 MRI(必要时);②肝脏和胃肠道:大便隐血、胃排空扫描(若胃潴留)、腹部超声或腹部 CT 明确肝脏上下径;③外周神经系统:肌电图(明显的外周神经病表现时)或神经传导实验等。

三、结果判断与分析

1. **单克隆免疫球蛋白的鉴定**　AL型淀粉样变性患者单独做血清蛋白电泳筛查是不够的,因为近50%的患者M蛋白峰阴性,因此所有AL型淀粉样变性患者需要做血清和尿免疫固定电泳,两者可以提高M蛋白诊断灵敏度。由于大部分患者存在κ或λ轻链异常或游离轻链比值异常,血清游离轻链(FLC)定量是AL型淀粉样变性诊疗重要监测指标。但AL型淀粉样变性诊断仅依赖血清或尿液中的轻链单克隆性鉴定而没有组织淀粉样沉积的证据是不够的,因为其他类型淀粉样变性的患者可能同时伴有MGUS而出现轻链受累。因此必须通过免疫组化、电镜、质谱方法明确淀粉样沉积是否由轻链组成。

2. **组织器官穿刺活检**　淀粉样变性的诊断需要通过腹部皮下脂肪抽吸或受累器官活检鉴定组织淀粉样沉积,皮下脂肪抽吸后行刚果红染色是一种可信赖的无创性检查,可以鉴定约90%患者中的淀粉样沉积,但阴性结果不能排除淀粉样变性。有症状的器官活检的阳性率>95%,脂肪为75%~80%,而骨髓仅为50%~65%。国内研究数据表明,联合皮肤脂肪和直肠黏膜活检,诊断AL型淀粉样变性的阳性率与肾活检一致,在有肾活检禁忌的患者中可考虑上述部位的活检。

刚果红染色可以诊断淀粉样变性,但是不能鉴定淀粉样蛋白亚类。由于不同类型淀粉样变性治疗方案不同,临床诊断需对AL型淀粉样变性与遗传性淀粉样变性(如突变的甲状腺素结合蛋白)、野生型甲状腺素运载蛋白(TTR)、心肌淀粉样变性(ATTR型)、继发性淀粉样变性(AA淀粉样变性)进行鉴别。AL型淀粉样变性可通过骨髓免疫组化轻链染色鉴定单克隆浆细胞类型,根据单克隆轻链类型将AL型淀粉样变性分为λ轻链型和κ轻链型。临床上λ轻链型约占AL型淀粉样变性的80%。κ轻链型患者更容易出现肝受累,肾功能不全的比例也更高。如果κ或λ轻链染色阴性则需进行甲状腺素运载蛋白或血清淀粉样A物质的免疫组化。^{99m}Tc-焦磷酸盐(PyP)心肌显影扫描可辅助区分AL型和ATTR型。质谱法是鉴定淀粉样蛋白亚类的"金标准"。基因筛查特别是在非裔美国人和具有周围神经病变患者中是必查项目,用于鉴定遗传性的特异突变,防误诊。

AL型淀粉样变性组织病理诊断如下:①刚果红染色阳性,高锰酸钾预处理后仍为阳性,在偏振光下呈苹果绿色双折光;②免疫球蛋白游离轻链(κ,λ)抗体免疫组化或免疫荧光检查结果为单一轻链阳性;③电镜下可见细纤维状结构,无分支,僵硬,排列紊乱。

3. **受累器官评估**　大多数患者存在一种及以上淀粉样变性导致的器官受累(表24-4)。心脏受累需通过超声心动图,胸部X线和心血管MRI确诊。心血管MRI已成功用于心肌淀粉样变性的辅助诊断和预后评估。血清心肌标志物,如肌钙蛋白I或T,BNP,NT-proBNP是心肌淀粉样变性重要的预后和疗效评估指标,其中首选NT-proBNP,若实验室暂未开展NT-proBNP,可用BNP替代。肝脏和胃肠道受累需通过碱性磷酸酶(ALP)和胆红素升高确诊,大便隐血试验用于检测粪便隐匿出血,如果胃潴留则行胃排空扫描。当患者有显著的周围神经病时,行肌电图或神经传导实验明确周围神经受累情况。若怀疑内分泌系统或肺部受累,则行促甲状腺激素、皮质醇等内分泌相关检测和肺功能检查。

表24-4　器官受累诊断标准

受累器官	诊断标准
肾脏	24h尿蛋白定量>0.5g/d,以白蛋白为主
心脏	心脏超声平均心室壁厚度>12mm,排除其他心脏疾病;或在没有肾功能不全及心房颤动时NT-proBNP>332ng/L
肝脏	无心衰时肝上下径>15cm;或碱性磷酸酶大于正常值上限的1.5倍
神经系统	外周神经:临床出现对称性双下肢感觉运动神经病变 自主神经:胃排空障碍,假性梗阻,非器官浸润导致的排泄功能紊乱
胃肠道	直接活检证实并有相关症状
肺	直接活检证实并有相关症状;影像学提示肺间质病变
软组织	舌增大,关节病变,跛行,皮肤病变,肌病(活检或假性肥大),淋巴结,腕管综合征

4. 预后评估　AL 型淀粉样变性的预后差异很大,在众多的预后标志物中,心脏受累程度对预后的影响大于其他任何器官。最常用的生物标志物包括 cTnT 和 NT-proBNP。目前梅奥分期系统临床应用最广。肾脏受累对患者的生存影响小于心脏,但对生存质量及治疗方案的选择有重要影响,根据肾小球滤过率和尿蛋白水平建立的肾脏分期系统可以判断肾脏预后(表 24-5 和表 24-6)。

表 24-5　AL 型淀粉样变性预后分期系统(梅奥分期修订版)

标志物及阈值	分期	预后
NT-proBNP 1 800ng/L;	Ⅰ期:指标均低于阈值	中位生存期 94 个月
cTnT 0.025μg/L;	Ⅱ期:1 个指标大于等于阈值	中位生存期 40 个月
dFLC 180mg/L	Ⅲ期:2 个指标大于等于阈值	中位生存期 14 个月
	Ⅳ期:3 个指标大于等于阈值	中位生存期 6 个月

注:NT-proBNP:N 端脑钠肽前体;cTnT:心肌肌钙蛋白 T;dFLC:受累轻链和未受累轻链之间的差值

表 24-6　AL 型淀粉样变性预后分期系统(肾脏分期)

标志物及阈值	分期	预后
eGFR 50mL/(min·1.73m^2); 尿蛋白 5g/24h	Ⅰ期:eGFR 高于同时蛋白尿低于阈值	2 年内进展到透析风险为 0~3%
	Ⅱ期:eGFR 低于或蛋白尿高于阈值	2 年内进展到透析风险为 11%~25%
	Ⅲ期:eGFR 低于同时蛋白尿高于阈值	2 年内进展到透析风险为 60%~75%

(严　琳　贾成瑶　蔡　蓓)

第四节　病例分析

病例 1(典型病例)

一般资料:

患者,男性,69 岁,右侧髂骨疼痛 3$^+$ 个月。3$^+$ 个月前患者外出旅游期间无明显诱因出现右侧髂骨疼痛,行走后加重,压痛不明显,活动轻度受限。患者未予重视,自行使用中药外敷治疗,症状缓解不明显,遂于我院就诊。

体格检查:

未见明显异常。

实验室检查:

1. 血细胞分析　血红蛋白 122g/L、红细胞 4.8×10^{12}/L、白细胞 4.95×10^9/L、血小板计数 350×10^9/L。

2. 生化分析　白蛋白 42.1g/L(40~55)、球蛋白 18.6g/L(20.0~40)、A/G 比例 2.26(1.20~2.40)、肌酐 75.0μmol/L、肾小球滤过率 88.35mL/(min·1.73m^2)。

3. 电解质　钙 2.34mmol/L(2.1~2.7),血清无机磷 0.92mmol/L(0.81~1.45)。

4. 尿蛋白　0.14g/24h。

5. 血清蛋白电泳　查见 M 蛋白 41.80%。

6. 免疫球蛋白定量　IgG 7.84g/L(5~15)、IgA 225mg/L(800~2 900)、IgM 317mg/L(700~2 200)、κ 轻链 8.17g/L(6.98~13.00)、λ 轻链 2.03g/L ↓(3.80~6.50)、κ/λ 比值 4.02 ↑(1.50~2.56)。

7. 免疫固定电泳　IgG-κ 型单克隆免疫球蛋白阳性

8. 血清游离轻链定量　游离 κ 轻链 14.10mg/L(6.7~22.4),游离 λ 轻链 10.50mg/L(8.3~27),比值

1.343（0.31~1.56）。

9. β_2- 微球蛋白　2.42mg/L ↑（0.70~1.80）。

10. LDH　175IU/L（110~220）。

11. 骨髓细胞学　有核细胞增生活跃,粒红比1.90:1。浆细胞系异常增高占25%,其中幼稚浆细胞占24%,胞体偏大,胞浆丰富呈蓝色或淡蓝色,有泡沫感,核呈圆形、偏位,核周有明显淡染区,染色质略粗。原始浆细胞可见明显核仁,多为1个,常见双核、多核浆细胞。粒系占40%,未见明显异常。红系占21%,未见明显异常。成熟红细胞大小均一,部分区呈缗钱状排列。淋巴细胞占14%。全片见巨核细胞约12个,成簇、成堆及散在血小板易见。目前骨髓原始、幼稚浆细胞占24%,形态学考虑MM。

12. 细胞免疫分型　可见P1群细胞、成熟淋巴细胞和粒系细胞,P1群细胞约占有核细胞5%,表达CD38、CD138（部分阳性）、CD56,限制性表达胞浆 κ 轻链,部分表达CD45,不表达CD19、CD20、HLA-DR和胞浆 λ 轻链。FCM分析符合克隆性浆细胞病。

13. 右髂骨软组织穿刺活检　查见浆细胞瘤；免疫组化:PCK（-）、CD20（-）、CD3e（-）、PC（+）、CD138（+）、Mum-1（+）、Ki-67 阳性率5%~10%。

14. 基因重排检测　IgH（+）、IgK（-）。

其他辅助检查:

骨盆X线片:右侧髂骨局部局灶骨质破坏,长径约6.4cm。

腰椎CT:右侧髂骨溶骨性骨质破坏。

PET-CT:右侧髂骨病变符合浆细胞瘤改变。

分析与诊断:

该患者为老年男性,是MM的高发人群。临床有骨痛症状,进一步X线、CT和PET-CT影像学检查均提示溶骨性病变,考虑浆细胞瘤。X线、CT和PET-CT对骨质破坏的检出率逐一增高,前两者常用于确诊骨质破坏,后者还可用于预后判断。实验室检查:血清蛋白电泳查见M蛋白,IFE查见IgG-κ型单克隆免疫球蛋白,进一步提示需骨髓活检确诊。骨髓检查示:原始、幼稚浆细胞占24%（>10%,符合IMWG诊断标准）,血清钙正常,无贫血,无肾功能不全等其他脏器受损。综上考虑:多发性骨髓瘤IgG-κ型。血清 β_2- 微球蛋白<3.5mg/L,血清白蛋白>35g/L,LDH正常,后续可建议FISH检查异常染色体,若为标准风险型染色体异常,则该患者为多发性骨髓瘤R-ISS I 期。

病例 2（典型病例）

一般资料:

患者,男性,58岁,发现高血压6年,心累、气紧1个月,加重伴咳嗽4天。6年前患者因头昏发现血压增高,收缩压最高达200mmHg,平素给予口服降压药物厄贝沙坦、苯磺酸氨氯地平片、美托洛尔控制血压,血压波动在120~150/70~90mmHg。患者1个月前出现活动后心累,气紧,胸闷,休息后可缓解,外院住院治疗1周,具体治疗不详,好转出院。入院前12d患者再次出现活动后心累,气紧,伴咳嗽,咳痰,咯白色泡沫样痰,量不详,无发热,盗汗,咯血。

体格检查:

双下肢轻度水肿,其余未见明显异常。

实验室检查:

1. 血细胞分析　血红蛋白133g/L、红细胞 4.15×10^{12}/L、白细胞 6.36×10^9/L、血小板计数 151×10^9/L。

2. 生化分析　白蛋白39.5g/L（40~55）、球蛋白32.80g/L（20.0~40）、A/G比值1.204（1.20~2.40）、肌酐369.00μmol/L ↑（53~140）、肌红蛋白197.60ng/mL ↑（<72.00）,CK-MB 6.18ng/L ↑（<4.94）,肌钙蛋白-T 72.5ng/L ↑（0~14）,尿钠素3 852pg/mL ↑（0~227）。

3. 电解质　血清钙1.81mmol/L ↓（2.1~2.7）,血清无机磷1.16mmol/L（0.81~1.45）。

4. 血清蛋白电泳　查见M蛋白10.50%。

5. 免疫球蛋白定量　IgG 16.7g/L ↑（5~15）、IgA 80mg/L（800~2 900）、IgM 893mg/L（700~2 200）、κ 轻

链 12.7g/L(6.98~13.00)、λ 轻链 3.58g/L ↓(3.80~6.50)、κ/λ 比值 3.55 ↑(1.50~2.56)。

6. 免疫固定电泳　IgG-κ 型单克隆免疫球蛋白阳性。

7. LDH　162IU/L(110~220)。

8. 骨髓细胞涂片　有核细胞增生活跃,粒红比 2.73:1。浆细胞系增高占 7.0%,分布不均,其中幼稚浆细胞占 5.5%,体积中等偏大,核居中或略偏位,染色质稍粗,胞浆量多,染灰蓝色。粒系占 56%,各阶段细胞均查见,以中幼、杆状和分叶粒细胞为主,形态未见明显异常。红系占 20.5%,各阶段细胞均查见,以中、晚幼红细胞为主,形态未见明显异常。成熟红细胞大小均一,可见缗钱状排列。成熟淋巴细胞占 16%。全片见巨核细胞约 9 个,成簇、散在血小板易见。目前骨髓增生活跃、浆细胞增高占 7.0%,考虑 MM。

9. 骨髓流式　可见 P1 群细胞、成熟淋巴细胞和粒系细胞,P1 群细胞占有核细胞 1.6%,表达 CD38、CD138、CD56、HLA-DR、CD19(部分阳性),限制性表达胞浆 κ 轻链,不表达 CD45,不表达 CD5、CD20 和胞浆 λ 轻链。FCM 分析查见少量克隆性浆细胞。

其他辅助检查:

胸部 CT 示:双肺纹理增多模糊,双肺多发斑片、条索及模糊结节影,并见少许实变影,上述考虑感染可能大。心脏稍增大,心包少量积液,主动脉壁钙化。纵隔淋巴结增多,部分增大。

心脏彩超提示:左房增大(LA:40mm),左室稍大(LV:54mm),左室壁轻度肥厚(LVPW:11mm),三尖瓣反流(轻度),肺高压(中度),左室收缩功能测值正常(EF:71%),心包积液(微量)。

肺功能检查:轻度限制性通气功能障碍,小气道气流中-重度受限,轻度肺气肿,弥散功能轻度降低,通气储备功能中度下降,过度通气,肺功能轻度受损。

分析与诊断:

该患者为老年男性,是 MM 的高发人群。查体有水肿症状,进一步检查肾功能,肌酐 369μmol/L(>177μmol/L),符合 MM 中肾功受损诊断。无贫血。血清蛋白电泳查见 M 蛋白占 10.5%。免疫球蛋白定量显示 IgG 升高,λ 轻链轻度降低,κ/λ 比值升高,余正常。免疫固定电泳显示 IgG-κ 型单克隆免疫球蛋白阳性。进一步做骨髓穿刺,细胞涂片示:浆细胞增高占 7%,其中幼稚浆细胞占 5.5%,虽然没有达到 IMWG 指南显示克隆性浆细胞>10% 的 MM 诊断,但细胞形态学明确克隆性浆细胞,因此临床仍考虑符合多发性骨髓瘤诊断。该患者首发症状为心内气紧加重伴咳嗽,长期高血压至心脏长大,胸部 CT 示肺部感染。多发性骨髓瘤患者体内由于异常单克隆性免疫球蛋白增生,正常免疫球蛋白合成受阻,抗感染免疫功能下降,也可能是导致感染的重要诱因或加重感染的重要因素。

病例 3(典型病例)

一般资料:
患者,男性,61 岁,发现右肩颈肿块 6 个月。

体格检查:
未见明显异常。

实验室检查:

1. 血细胞分析　血红蛋白 145g/L、红细胞 4.37×10^{12}/L、白细胞 3.05×10^9/L、血小板计数 139×10^9/L、ESR 4mm/h。

2. 生化分析　白蛋白 49.1g/L(40~55)、球蛋白 20.0g/L(20.0~40)、A/G 比值 2.45 ↑(1.20~2.40),肌酐 68.0μmol/L,eGFR 93.94mL/(min·1.73m^2)。

3. 电解质　血清钙 2.27mmol/L(2.1~2.7),血清无机磷 1.10mmol/L(0.81~1.45)。

4. 免疫球蛋白定量　IgG 6.66g/L(5~15),IgA 634mg/L ↓(800~2 900),IgM 305mg/L ↓(700~2 200),κ 轻链 5.08g/L ↓(6.98~13.00)、λ 轻链 2.30g/L ↓(3.80~6.50)、κ/λ 比值 2.11(1.50~2.56)。

5. 血清蛋白电泳　未见 M 蛋白。

6. 免疫固定电泳　未见明显单克隆条带。

7. β₂- 微球蛋白 2.04mg/L ↑（0.70~1.80）；LDH：189IU/L（110~220）。

8. 游离轻链定量：游离 κ 轻链 15.30mg/L（6.7~22.4），游离 λ 轻链 193.00mg/L ↑↑↑（8.3~27），比值 0.079 ↓↓↓（0.31~1.56）。

9. 尿轻链 κ 0.049 3g/L ↑（<0.02），λ 0.31g/L ↑（<0.05）。

10. 血轻链 κ 4.57g/L ↓（6.98~13.00），λ 2.17g/L ↓（3.80~6.50），比值 2.11（1.50~2.56）。

11. 24h 尿蛋白量 1.80g/24h ↑。

12. 骨髓涂片细胞学 有核细胞增生活跃，粒红比 2.21∶1。浆细胞增高占 11%，其中幼稚浆细胞占 5%，胞体中等，边缘不整齐，可见伪足，胞浆量多，胞核居中或偏位，核仁模糊，染色质偏细致，可见双核浆细胞。粒系占 53%，早幼粒及以下阶段细胞均查见，形态未见明显异常。红系占 24%，形态、比例基本正常。成熟红细胞大小、形态未见明显异常。淋巴细胞占 11.5%。全片查见巨核细胞约 30 个，散在血小板易见。骨髓幼稚浆细胞占 5%，成熟浆细胞占 6%，考虑浆细胞疾病。

13. 骨髓细胞免疫分型 骨髓免疫分型示 p1 群细胞（红色）中有部分细胞表达 CD38，限制性表达胞浆 λ 轻链，少部分表达 HLA-DR，不表达 CD20、CD10、CD19 及胞浆 κ 轻链，不表达 CD5、CD56，此部分细胞约占有核细胞 3.4%，符合克隆性浆细胞来源。

14. 骨髓活检 浆细胞及淋巴浆细胞呈灶性、簇状或散在分布，易见 Dutcher 小体，免疫组化染色浆细胞呈 CD138（+）、PC（-）、CD79a（部分 +）、CD20（-）、κ（+）、λ（+++），考虑浆细胞瘤浸润，骨髓中浸润的浆细胞占有核细胞的 40%~50%。

其他辅助检查：

CT 锁骨三维成像扫描：右侧锁骨近中段膨胀性骨质破坏并病理骨折，性质待定。

全身骨显像：右侧锁骨代谢增高灶，多系肿瘤所致，颈椎中下段、左侧坐骨代谢增高灶。

PET-CT：右侧锁骨中内侧段呈溶骨性骨质破坏，病变倾向原发骨恶性肿瘤，全身其余部位未见恶性肿瘤征象。

分析与诊断：

该患者右肩颈肿块后，CT 显示骨质破坏并病理骨折但性质不明，PET-CT 发现溶骨性骨质破坏，病变倾向原发性恶性肿瘤。无贫血、肾功能正常、血钙正常。血清蛋白电泳和免疫固定电泳均为查见 M 蛋白，但游离轻链定量显示游离 λ 显著增高，游离 κ 与游离 λ 比值显著降低，系恶性浆细胞增生，限制性产生游离 λ 所致。最终结合骨髓细胞学、免疫分型和活检确诊多发性骨髓瘤 λ 轻链型 IA 期（ISS 分期）。由于该患者血清中未位检测到 M 蛋白，因此该类患者一方面易被漏诊，另一方面可能被认为是非分泌型 MM，但是随着游离轻链定量检测技术的发展和应用，游离轻链定量检测提高了轻链病等诊断敏感性。本病例中如果进一步结合尿免疫固定电泳明确是否存在 M 蛋白，使多发性骨髓瘤（λ 轻链型）诊断更具说服力。另外在大部分非分泌型 MM，其克隆性浆细胞也可大量产生受累游离轻链并分泌胞外，因此血清 FLC 的检测也有利于提高非分泌型 MM 的诊断灵敏度，并可作为其预后指标，用于治疗后限制性轻链的定量监测。

病例 4（典型病例）

一般资料：

患者，女性，53 岁，因"腹部不适 2 个月，气紧伴双下肢水肿加重 1⁺ 个月"就诊。

体格检查：

急性病容，双下肢凹陷性水肿，余无特殊。

实验室检查：

1. 血细胞分析 血红蛋白 79g/L、红细胞 3.01×10^{12}/L、白细胞 4.17×10^9/L、血小板计数 248×10^9/L。

2. 生化分析 肌酐 532.0μmol/L、丙氨酸氨基转移酶 235IU/L、尿酸 616.0μmol/L。

3. β₂- 微球蛋白：30.50mg/L ↑↑↑（0.70~1.80）。

4. 血清蛋白电泳 查见 M 蛋白 4.6%。

5. 血免疫固定电泳　查见 M 蛋白带,与抗 IgE 和抗 κ 形成特异性反应沉淀带。

6. 尿免疫固定电泳　见 M 蛋白条带,与抗 κ 和抗游离 κ 形成特异性反应沉淀带。

7. 游离轻链定量　游离 κ 2 110.000mg/L ↑↑↑(6.7~22.4)、游离 λ 54.600mg/L ↑(8.3~27)、比值 38.645 ↑↑↑(0.31~1.56)。

8. 骨髓涂片细胞学　浆细胞增高占 30.5%,以形态异常浆细胞为主,胞体中等偏大,可见双核浆细胞。粒系占 34.5%,各阶段细胞均查见,以晚幼、杆状核和分叶粒细胞为主,红系占 25.5%,早幼红及以下阶段细胞均查见,以中晚幼红细胞为主,形态未见异常,考虑 MM。

9. 骨髓细胞免疫分型　克隆性浆细胞占有核细胞 16%,骨髓 FISH 未见异常。

10. 尿轻链　κ 0.794 0g/L (<0.02)、λ 0.119 0g/L (<0.05)。

分析与诊断:

该患者为中老年女性,主要表现为腹部不适,气紧伴双下肢水肿,实验室结果显示贫血,肾功能不全,且 M 蛋白阳性,高度提示患者可能存在恶性浆细胞疾病。进一步恶性浆细胞疾病诊断相关检测显示,游离轻链比值明显异常(以游离 κ 轻链增加为主),尿免疫固定电泳可见游离 κ 轻链的 M 蛋白条带,提示患者存在单克隆 κ 型游离轻链;骨髓涂片及骨髓细胞免疫分型显示,浆细胞比例明显增高,且以异常幼稚浆细胞为主,克隆性浆细胞比例为 16%。根据国际多发性骨髓瘤工作组(IMWG)指南以及我国 2020 年多发性骨髓瘤诊疗指南标准,临床症状(贫血、肾功能不全)结合实验室指标(M 蛋白、克隆性浆细胞>10%)可确定患者为多发性骨髓瘤。血清免疫固定电泳结果提示,该患者为临床罕见的 IgE-κ 型多发性骨髓瘤。有文献报道认为 IgE 型多发性骨髓瘤临床症状多样化,其中骨痛最常见,同时伴有全身疲劳,消瘦,乏力,贫血,肾功能损伤。但本病例中患者以贫血和肾功能损伤为主要表现,未出现明显的溶骨性改变及骨痛症状,患者经利尿、化疗、抗感染等治疗后病情缓解(外送免疫固定电泳(IgD、IgE)未见单克隆浓聚条带),但患者肾损害严重,后期仍继续行透析治疗。

病例 5(疑难病例)

一般资料:

患者,女性,54 岁,因"反复背痛 16 年,加重 3 个月"就诊。10⁺ 年前确诊强直性脊柱炎,患病以来间断性治疗。

体格检查:

体温 36.7℃,呼吸 20 次/min,脉搏 88 次/min,血压 215/120mmHg。步态异常,脊柱活动受限,4 字试验不能完成,余无异常。

实验室检查:

1. 血细胞分析　血红蛋白 105g/L,红细胞 5.11×10^{12}/L,白细胞 5.65×10^9/L,血小板计数 216×10^9/L。

2. 生化分析　总蛋白 63.1g/L,白蛋白 39.2g/L,肌酐 93μmol/L,尿酸 430μmol/L,碱性磷酸酶 25IU/L,尿素 8.4mmol/L,钾 3.45mmol/L,钙 2.47mmol/L,血沉 48mm/h,甲状腺功能检查及甲状旁腺激素未见明显异常。

3. DIC 常规检查　TT 22.8s,D-二聚体 1.06mg/L。

4. 肿瘤标志物　CA72-4 9.13U/mL,NSE 17.3ng/mL,CYFRA-21-1 3.11ng/mL。

5. 免疫球蛋白　IgA 689mg/L,IgM 2 430mg/L。

6. T 及 B 细胞绝对计数　B 绝对计数 357cell/μL,T 绝对计数 840cell/μL,HLA-B27 阳性。

7. 血清蛋白电泳　M 蛋白 4.7%,M 蛋白定量 2.97g/L(图 24-4)。

8. 免疫固定电泳　IgG-λ 型 M 蛋白阳性(+)(图 24-5)。

9. 血轻链检查　κ 轻链 8.56g/L,λ 轻链 6.84g/L,κ/λ 比值 1.25(1.5~2.56)。

10. 尿免疫固定电泳　未见 M 蛋白。

11. 骨髓穿刺涂片及骨髓流式　未见明显异常。

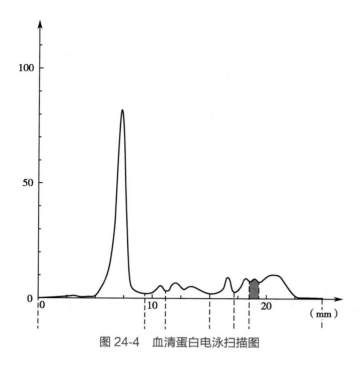

图 24-4 血清蛋白电泳扫描图

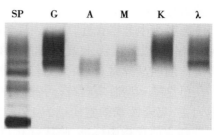

图 24-5 血清免疫固定电泳图谱

辅助检查:

CT、DR 及骨扫描结果考虑全身多发骨折,并有骨质疏松。

分析与诊断:

本患者因"反复背痛"曾于 10^+ 年前就医诊断为强直性脊柱炎,本次因"反复背痛加重"就诊,检测结果显示 HLA-B27 阳性,全身多发骨折,并有骨质疏松,提示该中老年女性在强直性脊柱炎基础上,需要进一步排除常见的多发性骨髓瘤。本病例中血清蛋白电泳定量 M 蛋白含量<30g/L,免疫固定电泳查见 IgG-λ 型 M 蛋白,骨髓穿刺涂片及骨髓流式未见明显异常,以上关于 M 蛋白和浆细胞的特征都暂不符合 IMWG 指南和我国 2020 年多发性骨髓瘤诊治指南中多发性骨髓瘤诊断标准,但符合意义未明单克隆免疫球蛋白血症(MGUS)的诊断标准。目前认为所有多发性骨髓瘤患者都会经历 MGUS 阶段,也称骨髓瘤前期状态。MGUS 是指血中存在单克隆免疫球蛋白(M 蛋白<30g/L),尿中少量或无 M 蛋白,骨髓浆细胞比例小于 10%,无终末脏器损伤的一类良性疾病。根据 M 蛋白类型主要分为非 IgM 型(IgG 或 IgA 型)、IgM 型和轻链型 MGUS,其中 IgG 型最为常见。偶见双克隆型 MGUS。一些骨髓瘤患者 MGUS 阶段持续时间较长,因此容易被临床发现;而对于 MGUS 阶段持续时间较短的患者,临床往往无法发现,发现时患者已经处于骨髓瘤阶段。MGUS 患者多因体检或患其他无关疾病进行检查时偶然发现,处理原则是无需治疗、长期随诊;监测 M 蛋白表达是否稳定,从而判断疾病是否出现进展。由于本患者长期以来患有强直性脊柱炎,自身免疫性疾病下所致的免疫紊乱可能也是促进患者 MGUS 发生的重要原因之一。

病例 6(疑难病例)

一般资料:

患者,男性,62 岁,因"反复双下肢水肿 1^+ 年,眩晕 6^+ 个月,加重 3^+ 个月"就诊。

体格检查:

体温 36.4℃,呼吸 18 次 /min,脉搏 90 次 /min,血压 84/44mmHg,双下肺闻及散在湿啰音,颈静脉怒张,充盈明显,肝颈征阳性,心界向左下增大,第一二心音较弱。双下肢明显凹陷性水肿,余无异常。

实验室检查:

1. 血细胞分析 血红蛋白 94g/L、红细胞 3.4×10^{12}/L、白细胞 3.35×10^9/L、血小板计数 157×10^9/L。
2. 心肌标志物 尿钠素 7 118ng/L,肌钙蛋白 -T 216.1ng/L。

3. T 细胞亚群 CD4 细胞亚群 51.20%,CD8 细胞亚群 12.90%,CD4/CD8 比值 3.97。

4. 游离轻链定量 游离 κ 轻链 172.000mg/L(6.7~22.4),血游离 λ 轻链 2.200 0mg/L(8.3~27),游离 κ 轻链 / 游离 λ 轻链 78.18(0.31~1.56)。

5. 血清蛋白电泳、免疫固定电泳、生化、尿常规、淀粉酶脂肪酶未见明显异常(图 24-6、图 24-7)。

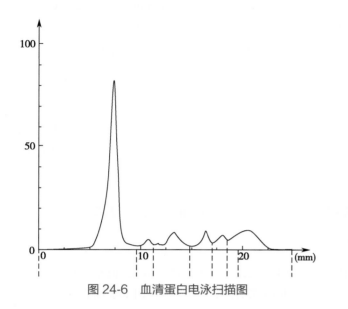

图 24-6 血清蛋白电泳扫描图

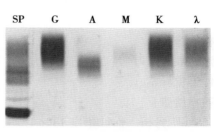

图 24-7 血清免疫固定电泳图谱

6. 骨髓活检 造血组织与脂肪组织之比约 1∶2.5;粒红比约 4~5∶1,以分叶核粒细胞为主(MPO+);巨核细胞 2~4 个 /HPF;三系细胞形态未见明显异常。特殊染色(FOOT 染色):网状纤维不增加(MF-0)。病理诊断:送检之骨髓造血细胞增生偏低下。

7. 骨髓免疫表型检测 少数 CD38(+),CD138(+),Igκ(+),Igλ(-)之浆细胞散在分布,占有核细胞 10%。目前骨髓考虑浆细胞病。刚果红染色个别小血管壁阳性。

8. 皮下脂肪活检 脂肪组织,可见黏液样变及嗜伊红物质沉积。刚果红染色:查见淀粉样物质。Masson 染色:灶区胶原沉积。

辅助检查:

心脏彩超:(LV62;LA51;RV25;RA53,EF62%)全心增大,左室明显肥厚二尖瓣反流(轻度)左室收缩功能测值正常,舒张功能降低(限制性充盈障碍)心包积液(微量),考虑限制性心肌病可能。

肌电图:双侧上下肢感觉及运动神经均受累。

全身骨 X 线片:胸段脊柱上份、颈段脊柱下份稍侧弯,全脊柱退行性变。双侧骶髂关节及双侧髋关节退行性变。颅骨未见明显骨质破坏征象。双侧胫腓骨轻度骨质增生。诸骨骨质疏松。扫及心影增大。

双下肢静脉彩超:双侧股总静脉反流,双侧大隐静脉曲张,右侧伴汇入口反流。

分析与诊断:

本病例患者为中老年男性,主要临床表现为劳累后出现双下肢水肿,伴有活动时胸闷、气促,心肌损伤指标 NT-proBNP、肌钙蛋白均升高,心脏彩超考虑为限制性心肌病,为探讨其病因进行了心肌淀粉样变性相关检查。结合患者其他实验室结果,血清蛋白电泳、免疫固定电泳和其他实验室检查为阴性,游离的 κ 轻链与 λ 轻链比值明显异常(以游离 κ 轻链异常增加为主),皮下脂肪活检查见淀粉样物质,骨髓刚果红染色显示个别小血管壁阳性。因此该患者诊断为心肌淀粉样变性。心肌淀粉样变性分为血清游离轻链型淀粉样变、家族性甲状腺素运载蛋白淀粉样变、老年性甲状腺素运载蛋白淀粉样变、血液透析相关性淀粉样变性、慢性感染炎症诱发的淀粉样变性五种类型。其中,最为常见的淀粉样变性类型为克隆性浆细胞分泌的克隆性游离轻链 κ 或 λ 释放到外周血液循环所导致的原发性轻链型淀粉样变,该类型淀粉样变中异常单克隆轻链蛋白几乎可以损伤除中枢神经系统以外的全部器官,其中最常见的是心脏和肾脏的受累。本病例患者主要表现为心脏受累，同时由于轻链分子量小，容易经肾脏漏出，轻链病或血清游离轻链型淀粉样变时，血清蛋白电泳和免疫固定电泳可以无 M 蛋白，因此完善患者尿免疫固定电泳以及血清游离轻链定量对于确定单克隆轻链的存在有重要意义。该病临床表现不典型，易漏诊误诊。其诊断"金标准"为心内膜活检，但取材风险大且有创，因此并不作为首选活检部位，而是选择其他受累靶器官取代心内膜进行活检，再结合实验室检查、超声心动图、心电图以及心脏磁共振等无创检查辅助诊断。本病例中患者血清蛋白电泳、免疫固定电泳均阴性，而血清游离轻链比值明显异常。因此，临床上对疑似轻链型淀粉样变性的患者，即使血清免疫固定电泳阴性，也应加做血清游离轻链定量和/或尿免疫固定电泳检测进行筛查。

病例 7（疑难病例）

一般资料：

患者，男性，52 岁，1^+ 年前外院诊断"2 型糖尿病"，3^+ 个月前出现尿中泡沫增多，双下肢麻木、乏力、轻度水肿，1^+ 个月前出现腹水，双下肢麻木、乏力、水肿进行性加重，无法独立行走，为进一步确诊于我院就诊。

体格检查：

体温：36.5℃，呼吸：20 次/min，脉搏：78 次/min，血压：115/80mmHg。心肺腹部检查均无异常，双下肢水肿伴感觉异常。

实验室检查：

1. 血细胞分析　血红蛋白 132g/L，红细胞 4.52×10^{12}/L，白细胞 7.67×10^9/L，血小板计数 335×10^9/L。

2. 生化分析　白蛋白 39.6g/L（40.0~55.0），球蛋白 33.7g/L（20.0~40.0），白球比例 1.18（1.20~2.40），尿酸 563μmol/L（240~490），尿素 29.90mmol/L（3.10~8.00），肌酐 132μmol/L（53~140），估算肾小球滤过率 53.06mL/（min·1.73m²）（56~122）。

3. 24h 尿蛋白定量　0.03g/24h（<0.15）。

4. 脑脊液生化　微量蛋白 1.54g/L（0.15~0.45）。

5. 糖耐量　空腹血糖 5.58nmol/L（3.9~5.9），餐后 2h 血糖 13.67nmol/L（3.3~7.8），空腹 C 肽 0.595nmol/L（0.48~0.78），餐后 2h C 肽 1.950nmol/L（1.34~2.50）。

6. 抗胰岛细胞自身抗体　（−）。

7. 抗谷氨酸脱羧酶抗体　0.56U/mL（<1.05）。

8. 甲状腺功能　促甲状腺激素 9.410mU/L（0.27~4.2），游离三碘甲状腺原氨酸 1.58pmol/L（3.60~7.50），游离甲状腺素 7.60pmol/L（12.0~22.0）。

9. AFP、CEA、CA199、CA125 等肿瘤标志物均正常。

10. 血清蛋白电泳　白蛋白 51.60%（55.8~66.1），α_1-球蛋白 4.60%（2.9~4.9），α_2-球蛋白 10.60%（5.9~11.9），β_1-球蛋白 7.50%（7.1~11.8），β_2-球蛋白 4.70%（3.2~6.5），γ-球蛋白 25.80%（11.1~18.8），无 M 蛋白（图 24-8）。

11. 血清免疫球蛋白定量　IgG 13.60（8.00~15.50）g/L，IgA 3 000（836~2 900）mg/L，IgM 602（700~2 200）mg/L，κ 轻链 12.0（6.98~13.00）g/L，λ 轻链 5.79g/L（3.80~6.5）g/L，κ/λ 比值 1.90（1.50~2.56）。

12. 尿轻链定量　尿 κ 轻链 0.089 8（<0.02）g/L，尿 λ 轻链<0.05g/L。

13. 血清免疫固定电泳　IgA-λ 型 M 蛋白阳性（图 24-9）。

14. 肾脏穿刺病理诊断　肾小球总数 12~14 个，小球体积增大，系膜球性细胞及基质中度增生，1 个小球球囊粘连及节段硬化，基膜节段或球性空泡变性，毛细血管腔病变不明显。约 10% 肾小管萎缩，小管上皮细胞中度变性。约 10% 间质纤维化伴淋巴细胞、单核细胞、浆细胞浸润。小动脉壁轻度增厚。免疫荧光染色：IgG、IgM、IgA、C3、C4、C1q、κ、λ：3 个小球（−）。病理诊断：考虑为糖尿病肾病（2 级）。

15. 肾穿电镜结论　不考虑糖尿病肾病，疑似血栓性微血管病。

16. 骨髓检查　骨髓增生明显活跃，粒系占 59%，红系占 16.5%，成熟浆细胞占 3%。

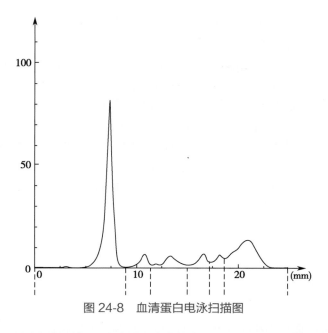

图 24-8　血清蛋白电泳扫描图

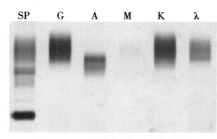

图 24-9　血清免疫固定电泳图

17. 骨髓活检　骨髓造血细胞增生明显活跃,粒系和巨核系为主,不成熟粒细胞增加,可见小巨核和裸巨核细胞。

18. 淋巴结病理活检　淋巴组织增生,见少数噬色素细胞散在分布,免疫组化示:淋巴滤泡 CD20(+),滤泡间区 CD3(+)、CD5(+)、CD30(+,少数);IgG4(+,灶区 5~10 个 /HPF),CD21 示滤泡 FDC 网存在,Ki-67(+,主要分布在生发中心);原位杂交 EBER1/2(-);流式细胞术示:未检出确切 T、B 及 NK 淋巴细胞异常表达细胞群。结合形态学及免疫组化等检测结果,病理诊断考虑为反应性增生,见少数噬色素细胞散在分布,符合 Castleman 病。

19. VEGF　1 060.72(＜142.2)pg/mL。

辅助检查:

腹部超声:脾脏长大,双侧胸腔及腹腔积液。

肌电图:上下肢呈周围神经源性损害,运动纤维、感觉纤维均受累。

淋巴结超声:双侧颈部、双侧锁骨上下区、双侧腋窝及双侧腹股沟区淋巴结长大,部分结构异常。

心脏彩超:左室增大;升主动脉及肺动脉稍增宽;二尖瓣反流(轻度);左室收缩功能测值正常。

分析与诊断:

患者为中老年男性,临床表现为血糖升高、双下肢麻木、腹水。入院后实验室及其他辅助检查提示:肾功轻度受损[eGFR 为 53.06mL/(min·1.73m^2);肾活检病理显示糖尿病肾病];IgA-λ 型 M 蛋白阳性;四肢周围神经源性损害;脾脏长大;胸腹腔积液;淋巴结长大。结合骨髓检测未发现异常浆细胞增多,淋巴结病理活检为淋巴组织反应性增生、VEGF 明显增高等诊断为 POEMS 综合征。POEMS 综合征是一种罕见的由潜在浆细胞疾病引发的副肿瘤综合征,主要临床表现是多发性神经病变(Polyneuropathy)、脏器肿大(Organomegaly)、内分泌病变(Endocrinopathy)、M 蛋白血症(Monoclonal protein)、皮肤改变(Skin changes),遂以这五个病变的首字母命名。随着对 POEMS 综合征认识的不断加深,学者们发现并非五个临床特征都具备才能诊断,还有很多其他的临床表现。

POEMS 综合征最新诊断标准:

(1)必要条件:多发性周围神经病(通常脱髓鞘)和单克隆浆细胞增殖性疾病(绝大部分 λ 型)。

(2)主要条件:硬化性骨病变;Castleman 病(又称巨大淋巴结病或血管滤泡性淋巴结增生症,一种较为少见的炎症性淋巴结增生性疾病,其病理特征为明显的淋巴滤泡、血管及浆细胞呈不同程度的增生);血清 VEGF 增高。

(3)次要条件:脏器肿大(脾大、肝大、淋巴结肿大);血管外容量增多(外周水肿、胸水或腹水);内分泌异常(垂体、甲状腺、甲状旁腺、肾上腺、性腺、胰腺);皮肤改变(色素沉着、多毛症、血管瘤、雷诺现象、指甲苍白、多血症);视乳头水肿;血小板增多症或红细胞增多症。

诊断需满足 2 个必要条件、至少 1 个主要条件及至少 1 个次要条件。本病例出现周围神经病变,IgA-λ 型 M 蛋白阳性,Castleman 病(淋巴结反应性增生),血清 VEGF 升高,糖尿病,甲状腺功能异常,脾大,胸腹水等表现,符合 POEMS 诊断标准。POEMS 综合征诊断中,免疫固定电泳和骨髓活检是发现单克隆浆细胞增殖病的重要实验室检查,前者主要用于 M 蛋白的鉴定和分型,后者用于克隆性浆细胞形态学/免疫学检查。需要与 POEMS 综合征鉴别的疾病有吉兰-巴雷综合征(GBS)、副肿瘤综合征、多发性骨髓瘤、周围神经病、结缔组织病等。本病例早期诊断为糖尿病,但治疗效果不佳。结合患者周围神经病变等其他临床表现进行 M 蛋白筛查,M 蛋白阳性结合骨髓和淋巴结活检以及 VEGF 检查,以上实验室项目在本病例中对明确诊断和调整治疗方案有重要指示作用。

病例 8(典型病例)

一般资料:

患者,男性,55 岁,因"反复头痛 3⁺ 个月,加重 5 天"就诊。

体格检查:

体温 36.6℃,脉搏 103 次/min,呼吸 20 次/min,血压 104/66mmHg,氧饱和度 95%。慢性病容,余无异常。

实验室检查:

1. 血细胞分析　血红蛋白 84g/L、红细胞 2.06×10^{12}/L、白细胞 8.66×10^9/L、血小板计数 193×10^9/L。

2. 生化分析　总胆红素 4.2μmol/L,总蛋白 125.0g/L,白蛋白 30.2g/L,球蛋白 94.8g/L,白球比例 0.32,肌酐 156μmol/L,尿酸 132μmol/L,葡萄糖 6.28mmol/L,尿素 8.4mmol/L,胆固醇 1.74mmol/L,钠 131.6mmol/L,血清胱抑素 C 测定 1.70mg/L,估算肾小球滤过率 42.45mL/(min·1.73m²)。

3. DIC 常规检查　凝血酶原时间 13.4s,国际标准化比值 1.23,活化部分凝血活酶时间 34.2s,纤维蛋白原 4.25g/L,抗凝血酶Ⅲ65.6%,D-二聚体 0.67mg/L。

4. 免疫球蛋白定量　免疫球蛋白 A 494.00mg/L,免疫球蛋白 G 3.71g/L,免疫球蛋白 M 59 600.00mg/L。

5. β_2-微球蛋白　6.10mg/L。

6. 血清蛋白电泳　查见 M 蛋白 51.8%(图 24-10)。

7. 血免疫固定电泳　IgM-κ 型 M 蛋白阳性(图 24-11)。

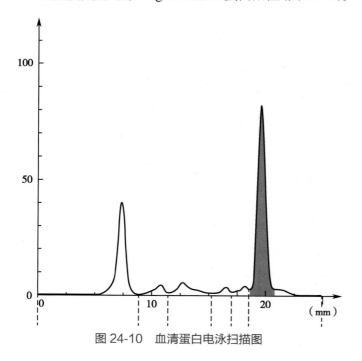

图 24-10　血清蛋白电泳扫描图

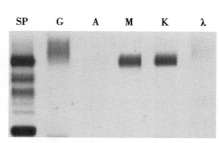

图 24-11　血清免疫固定电泳图

8. 尿轻链　κ 0.147g/L、λ<0.05g/L。

9. 血清游离轻链定量　游离 κ 135.000mg/L、游离 λ 12.90mg/L、比值 10.47。

10. 冷凝集素试验　阳性(1:64)。

11. 血液流变学　血浆黏度 1.90×10^{-3} Pa.S。

12. 骨髓涂片细胞学　骨髓形态学考虑淋巴浆细胞淋巴瘤(伴巨球蛋白血症)。

13. 骨髓活检　有核细胞增生活跃,取代部分脂肪组织;粒红比约 4:1,以分叶核粒细胞为主(MPO+);巨核细胞 0~1 个/HPF;三系细胞形态未见明显异常。特殊染色(FOOT 染色):网状纤维略有增加。免疫表型检测示淋巴样细胞 CD20(+)、CD3(-)、CD5(-)、Cyclin D1(-)、CD23(-)、CD138(+,P)、CD38(-)、CD56(-)。MYD88 基因突变检测未检出 5 号外显子突变。支持为惰性小 B 细胞淋巴瘤浸润,不排除淋巴浆细胞性淋巴瘤的可能。

14. 骨髓流式分析　成熟淋巴细胞群约占有核细胞 44%,其中 B 淋巴细胞约占 26%,表达 CD19、CD20、CD200(部分阳性),不表达 CD10、CD5、CD38。以 CD19 设门分析,CD19 阳性细胞群(蓝色)部分表达 CD22、CD23、FMC7、限制性表达 λ 轻链,不表达 CD103 和 κ 轻链。流式分析为克隆性 B 淋巴细胞增殖性疾病,考虑边缘带来源。

辅助检查:

头部 CT:右侧顶叶皮质下见稍低密度结节影,直径约 0.7cm,中线结构未见偏移,小脑及脑干因颅骨伪影干扰显示欠清。

胸部 CT;慢支炎、肺气肿征象,双肺肺大疱。双肺散在少许慢性炎症。心脏未见增大,心包少量积液。双侧胸膜增厚、粘连。

分析与诊断:

该患者为老年男性,以反复头痛入院,检测结果显示患者贫血、球蛋白升高、免疫球蛋白 M 明显升高、血液黏度升高、免疫固定电泳查见 IgM-κ 型 M 蛋白,结合骨髓活检和流式结果可诊断为淋巴浆细胞淋巴瘤/华氏巨球蛋白血症。淋巴浆细胞淋巴瘤侵犯骨髓同时伴有血清单克隆性 IgM 丙种球蛋白时诊断华氏巨球蛋白血症。2016 年出版的《华氏巨球蛋白血症诊断与治疗专家共识》中淋巴浆细胞淋巴瘤/华氏巨球蛋白血症诊断标准为:①血清中检测到单克隆性的 IgM(不论数量)。②骨髓中浆细胞样或浆细胞分化的小淋巴细胞呈小梁间隙侵犯(不论数量)。③免疫表型:CD19(+),CD20(+),sIgM(+),CD22(+),CD25(+),CD27(+),FMC7(+),CD5(+/-),CD10(-),CD23(-),CD103(-)。10%~20% 的患者可部分表达 CD5、CD10、或 CD23,此时不能仅凭免疫表型排除淋巴浆细胞淋巴瘤/华氏巨球蛋白血症。④除外其他已知类型的淋巴瘤。⑤有研究者报道 MYD88 L265P 突变在 WM 中的发生率高达 90% 以上,但其阳性检出率与检测方法和标本中肿瘤细胞的比例等有关,MYD88 L265P 突变也可见于其他小 B 细胞淋巴瘤、弥漫大 B 细胞淋巴瘤等。因此 MYD88 L265P 突变是淋巴浆细胞淋巴瘤/华氏巨球蛋白血症诊断及鉴别诊断的重要标志,但非特异性诊断指标。淋巴浆细胞淋巴瘤/华氏巨球蛋白血症需注意与 IgM 型意义未明的单克隆免疫球蛋白血症(MGUS)、多发性骨髓瘤(MM)等疾病相鉴别。IgM 型 MGUS 无相关器官或组织受损的证据,如淋巴瘤浸润所致的贫血、肝脾肿大、高黏滞血症、系统性症状,或淋巴结肿大,以及浆细胞疾病所致的溶骨性损害、高钙血症、肾功能损害或贫血。巨球蛋白血症主要是淋巴细胞或浆样淋巴细胞,主要表达 B 淋巴细胞的标志 CD19、CD20 和 CD22;而 IgM 型多发性骨髓瘤是浆细胞,主要表达浆细胞的标志 CD38 和 CD138。多发性溶骨性病变常见于 MM,而巨球蛋白血症一般无溶骨性病变。因此临床上免疫固定电泳出现 IgM 型 M 蛋白阳性时,应紧密结合临床表现及骨髓病理及流式检测结果综合判断。患者如有淋巴结肿大,建议尽可能获得淋巴结等其他组织标本进行病理学检查,以除外其他类型淋巴瘤可能。

(魏 彬　严 琳　蔡 蓓)

▶ 参考文献

1. 陈世伦, 武永吉. 多发性骨髓瘤. 3 版. 北京: 人民卫生出版社, 2016.

2. 侯健, 李建勇, 邱录贵. 多发性骨髓瘤理论与实践. 上海: 上海科学技术出版社, 2011.

3. AR 布拉德韦尔. 血清游离轻链检测分析. 5 版. 李薇, 王冠军, 崔久嵬, 等译. 北京: 清华大学出版社, 2011.

4. Kastritis E, Leblond V, Dimopoulos MA, et al. Waldenström's macroglobulinaemia ESMO Clinical Practice Guidelines for diagnosis, treatment and follow-up. Ann Oncol, 2018, 29 (Suppl 4): iv270.

5. 中国抗癌协会血液肿瘤专业委员会, 中华医学会血液学分会白血病淋巴瘤学组, 中国抗淋巴瘤联盟. 淋巴浆细胞淋巴瘤/华氏巨球蛋白血症诊断与治疗中国专家共识 (2016 年版). 中华血液学杂志, 2016, 37 (9): 729-734.

6. 李剑. 华氏巨球蛋白血症的诊治进展——"淋巴浆细胞淋巴瘤/华氏巨球蛋白血症诊断与治疗中国专家共识 (2016 年版)"解读. 临床血液学杂志, 2017, 30 (5): 677-679.

7. Gertz MA. Immunoglobulin light chain amyloidosis: 2020 update on diagnosis, prognosis, and treatment. Am J Hematol, 2020, 95 (7): 848-860.

8. 中国系统性淀粉样变性协作组, 国家肾脏疾病临床医学研究中心. 系统性轻链型淀粉样变性诊断和治疗指南. 中华医学杂志, 2016, 96 (44): 3540-3548.

9. Gillmore JD, Wechalekar A, Bird J, et al. Guidelines on the diagnosis and investigation of AL amyloidosis. Br J Haematol, 2015, 168 (2): 207-218.

10. Wechalekar AD, Gillmore JD, Bird J, et al. Guidelines on the management of AL amyloidosis. Br J Haematol, 2015, 168 (2): 186-206.

11. 王兰兰. 医学检验项目选择与临床应用. 2 版. 北京: 人民卫生出版社, 2013.

第二十五章

常见肿瘤标志物的临床应用

　　肿瘤免疫学检验是通过免疫学的方法进行肿瘤的辅助诊断、疗效观察和复发监测以及对患者免疫功能状态的评估。肿瘤标志物是 1978 年 Herberman 在美国国立癌症研究院召开的人类免疫及肿瘤免疫诊断会上提出,次年在英国第七届肿瘤发生生物学和医学会议上作为专用术语被学界公认。肿瘤标志物(tumor marker,TM)是在肿瘤发生和增殖过程中,由肿瘤细胞生物合成、释放或机体对肿瘤细胞反应而产生的一类物质,这些物质可存在于肿瘤细胞和组织中,也可以释放到血液、体液中。他们可以是蛋白质、激素、酶(同工酶)、多胺及癌基因产物等。肿瘤标志物检测是通过实验技术发现肿瘤异常存在的一种手段,可用生物化学、免疫学、分子生物学与免疫组织化学等方法进行测定,肿瘤标志物的检测对于肿瘤的辅助诊断、鉴别诊断、疗效评价、复发监测以及预后评估具有一定的临床意义。

　　理想的肿瘤标志物应符合以下条件,敏感性高,能早期发现与诊断肿瘤;特异性强,只有肿瘤患者出现阳性,能鉴别良性与恶性肿瘤;肿瘤标志物的浓度与肿瘤大小、肿瘤转移、恶性程度有关,能协助肿瘤分期和预后判断;肿瘤标志物检测简单快速,其浓度变化与治疗效果的评估密切相关。然而,尽管近年来对肿瘤标志物的研究以及检测方法学的研究取得了迅速进展,但至今仍然没有一种肿瘤标志物能完全满足以上条件。

　　由于肿瘤标志物主要存在于患者的血液、体液、细胞或组织中,标本的获取较为方便,加之近年来检测手段与检测试剂的发展很快,因此准确、快速、价廉、检测血液、穿刺液等体液中肿瘤标志物已是临床常用的实验室指标。本章节将在简要介绍肿瘤标志物概况之后主要介绍临床常用血清肿瘤标志物和不同类型肿瘤中血清肿瘤标志物的应用。

第一节　临床常用血清肿瘤标志物概述

　　目前已发现的人类肿瘤抗原有 200 多种,临床常用的肿瘤标志物有 20 多种。根据肿瘤抗原的特异性,通常将肿瘤抗原分为肿瘤特异性抗原和肿瘤相关抗原,又根据肿瘤抗原生物学特性将肿瘤标志物分为:肿瘤胚胎性抗原(如:AFP、CEA 等)、糖类抗原分子(如:CA125、CA15-3、CA19-9、CA50、CA72-4 等)、异位激素(如:ACTH、HCG、降钙素等)、酶和同工酶类(如:PAP、γ-GT 等)、蛋白质类(如:β_2- 微球蛋白、铁蛋白、本周氏蛋白等)、癌基因和抑癌基因及其蛋白产物(如:ras 基因蛋白、myc 基因蛋白、p53 抑癌基因蛋白)等。本节主要概述临床常用血清学肿瘤标志物的临床应用。

　　1. 甲胎蛋白(alpha1-fetoprotein,AFP)　AFP 是胎儿发育早期由肝脏和卵黄囊合成的一种由 591 个氨基酸组成的糖蛋白,半衰期约为 5d,其编码基因定位于 4q11~4q22,电泳时位于白蛋白和 α_1- 球蛋白之间。新生儿时期 AFP 很高,到 1 岁时降至 10~20ng/mL,在成人血清中 AFP 的含量很低。当肝细胞发生恶性变时,AFP 含量明显升高,是临床上辅助诊断原发性肝癌的重要指标和最常用肿瘤标志物。血清 AFP 联合肝脏超声检查可作为原发性肝癌高危人群的筛查。血清 AFP 对肝癌诊断的阳性率一般为 70% 左右,尚有约 30% 的肝癌患者 AFP 检测阴性,因此,不能仅靠 AFP 来诊断肝癌。血清 AFP 升高也可见于生殖系胚胎源性肿瘤,如睾丸非精原细胞瘤、卵黄囊瘤、恶性畸胎瘤等。还可见于其他恶性肿瘤,如胃癌,结直肠癌等。妇女妊娠 3 个月后血清 AFP 可见升高,主要来源于胎儿。孕妇血清中 AFP 异常升高,可见于胎儿神经管缺损、脊柱裂、无脑儿等。AFP 可由开放的神经管进入羊水而导致其在羊水中含量异常升高。孕妇血清中 AFP 异常降低,提示胎儿有 Down's 综合征的风险。因此,孕妇血清和羊水中 AFP 浓度监测可用于胎儿神经管缺损和 Down's 综合征的产前辅助诊断。血清 AFP 是判断原发性肝癌预后的重要标志物,高浓度的血清 AFP,提示预后不良。血清 AFP 测定有助于监测肝癌患者对治疗的反应。肝癌手术后,血清 AFP 浓度下降到参考区间内,表示手术有效;若血清 AFP 仅有部分下降,表示手术不彻底或已有转移病灶。

2. 癌胚抗原(carcinoembryonic antigen,CEA)　CEA 是一种结构复杂的酸性糖蛋白,主要存在于成人癌组织以及胎儿的胃肠管组织中,分子量约 180kD,其编码基因位于 19 号染色体,是一种较广谱的肿瘤标志物。成年人肠道、胰腺及肝脏组织能合成少量 CEA。正常情况下 CEA 经胃肠道代谢,而肿瘤状态时 CEA 则进入血和淋巴循环,引起血清 CEA 异常增高。血清中 CEA 的半衰期为 1~7d,半衰期长短取决于肝脏功能,胆汁淤积及肝细胞疾患会延长 CEA 的半衰期。血清 CEA 一般不用于无症状人群的肿瘤筛查。血清 CEA 是一种较为广谱的肿瘤标志物,临床上可用于结肠癌、直肠癌、肺癌、乳腺癌、食管癌、胰腺癌、胃癌、转移性肝癌等常见肿瘤的辅助诊断。其他恶性肿瘤如甲状腺髓样癌、胆管癌、泌尿系恶性肿瘤等也有不同程度的阳性率。妊娠、老年人、吸烟者、伴有结肠炎、结肠息肉、肠道憩室炎、胰腺炎、肝硬化、肝炎、肺部良性疾病和心血管疾病等,血清 CEA 也可有不同程度的升高。血清 CEA 水平是判断肿瘤预后的因素之一,血清 CEA 持续升高,提示预后不良。治疗前有 CEA 升高者,若手术、化疗、靶向治疗或者免疫治疗等有效,血清 CEA 浓度下降到参考区间内;若治疗后血清 CEA 仅有部分下降或不下降,表示治疗效果不佳。

3. 糖类抗原 19-9(carbohydrate antigen 19-9,CA19-9)　CA19-9 是一种大分子糖蛋白,属 Lewis 血型抗原类肿瘤标志物,是用结肠癌细胞株 SW1116 细胞表面分离出来的单唾液酸神经节糖苷脂作为抗原,制成相应的单克隆抗体 1116-NS-19-9,用此单克隆抗体识别的肿瘤相关抗原即为 CA19-9,是目前临床常用的检测胰腺癌的肿瘤标志物。CA19-9 可表达于胎儿的胃肠道和胰腺组织,在成人胰腺、肝脏和肺组织也有少量表达。血清 CA19-9 一般不用于胰腺癌的筛查,常用于胰腺、胆道等恶性肿瘤的辅助诊断,但特异性不够强。CA19-9 测定值的高低与胰腺癌的大小无关,但是高于 10 000U/mL 时,几乎均存在外周转移。血清 CA19-9 在胃癌、结直肠癌、肝癌、胆管癌、肺癌、乳腺癌、卵巢癌等也有一定的阳性率。CA19-9 作为公认的胆管细胞癌诊断性血清标志物,各研究报道的敏感性(50%~90%)和特异性(54%~98%)变化很大。血清 CA19-9 水平可用于检测原发性硬化性胆管炎(primary sclerosing cholangitis, PSC)患者的胆管细胞癌。血清 CA19-9 在某些良性疾病如肝炎、胰腺炎、胆管炎、胆囊炎、肝硬化等疾病也有不同程度的升高。3%~7% 的患者为 Lewis 抗原阴性血型结构,不表达 CA19-9,因此这些患者 CA19-9 检测结果常为阴性。血清 CA19-9 结合临床资料可作为综合判断胰腺癌预后的指标。血清 CA19-9 与影像学检查一起,可用于胰腺癌放疗、化疗的疗效监测以及胰腺癌手术切除后的随访和复发监测 CA19-9 浓度的持续升高提示疾病进展。由于 CA19-9 几乎仅通过肝脏排泄,轻微的胆汁淤积就会引起血清 CA19-9 水平的明显增加。

4. 糖类抗原 72-4(carbohydrate antigen 72-4,CA72-4)　CA72-4 又名 TAG-72,被单克隆抗体 B72.3 和 CC49 识别,分子量 48kD。在正常组织无表达而在许多癌组织中有表达。血清 CA72-4 的病理性升高可见于胃癌、结直肠癌、卵巢癌、胆管癌、食管癌、胰腺癌等肿瘤性疾病,也可见于多种良性疾病(如:良性胃肠道疾病、妇科疾病、胰腺炎、肝硬化、风湿性疾病等)。血清 CA72-4 检测的主要用途是作为胃癌患者病情和疗效监测的首选肿瘤标志物,同时也可应用于卵巢癌和结直肠癌患者监测。

5. 糖类抗原 125(carbohydrate antigen 125,CA125)　CA125 是一种大分子糖蛋白,是用卵巢浆液性囊腺癌细胞株(OVCA433)做抗原制备单克隆抗体 OC125 所发现的,存在于上皮性卵巢癌组织中,是目前临床常用的检测卵巢癌的肿瘤标志物。血清 CA125 主要用于卵巢癌,特别是上皮性卵巢癌的辅助诊断。浓度升高的程度与肿瘤负荷和分期相关。还可作为绝经后妇女良、恶性盆腔肿瘤的鉴别诊断指标。血清 CA125 在其他恶性肿瘤如肺癌、胰腺癌、结直肠癌和子宫内膜癌以及其他妇科肿瘤也有一定的阳性率。血清 CA125 在某些良性疾病如子宫内膜异位症、慢性盆腔炎、腹膜炎、卵巢囊肿、子宫肌瘤、子宫颈炎、胰腺炎、肝炎、肝硬化、自身免疫性疾病等疾病中也可有不同程度的升高。非妊娠妇女在月经期 CA125 偶见轻度升高。妊娠妇女 CA125 可见升高，且妊娠前期高于妊娠中、后期。CA125 存在于浆液性卵巢癌组织和浆液性腺癌组织中，不存在于黏液性卵巢癌中。血清 CA125 是判断卵巢癌预后的因素之一，无论手术前还是手术后，血清 CA125 持续升高提示预后不良。血清 CA125 连续检测可用于卵巢癌化疗的疗效监测，一般在化疗前 2 周内检测一次，化疗期间 2~4 周检测一次。监测期间 CA125 持续升高提示疾病进展或疗效不佳。

6. 糖类抗原 15-3（carbohydrate antigen 15-3，CA15-3） CA15-3 是一种大分子糖蛋白，用一对单克隆抗体（MAb115-D8 和 MAbDF-3）进行双抗体夹心法来识别，对乳腺癌的辅助诊断有一定的价值。CA15-3 与 CEA 联合检测，可提高乳腺癌诊断的敏感性。血清 CA15-3 在其他恶性肿瘤，如肺癌、卵巢癌、肝癌、宫颈癌、结直肠癌等，也有不同程度的阳性率。血清 CA15-3 在肝脏、胃肠道、肺、乳腺、卵巢等的良性病变以及风湿病、结核病中也可有不同程度的升高。妊娠 3 个月的妇女可见血清 CA15-3 中等程度升高。血清 CA15-3 一般不用于乳腺癌的预后判断。血清 CA15-3 与影像学检查及临床体格检查一起，可用于乳腺癌患者治疗反应监测，CA15-3 浓度的持续升高提示疾病进展。

7. 前列腺特异性抗原（prostate-specific antigen，PSA） PSA 是前列腺组织中一种主要由前列腺上皮细胞合成的，具有丝氨酸蛋白酶活性的单链糖蛋白，大量存在于精液中，参与精液的液化过程。由于仅存在于前列腺腺泡及导管上皮细胞，PSA 是目前少数的器官特异性肿瘤标志物之一。在血液中的 PSA 是游离态 PSA 与复合态 PSA 的总和，也称为总 PSA（totalPSA，tPSA）。血液中以未结合的形式存在的 PSA 为游离 PSA（freePSA，fPSA），占血液中总 PSA 的 5%~40%，半衰期 0.75~1.2h。血液中与多种内源性蛋白酶抑制物结合的 PSA 为复合 PSA（complexedPSA，cPSA），占血液中总 PSA 的 60%~90%，半衰期约 2~3d。游离 PSA（fPSA）与总 PSA（tPSA）比值（fPSA/tPSA）的百分数称为游离 PSA 百分比（percentageoffreePSA，%fPSA）。正常情况下，前列腺腺泡内容物（富含 PSA）与淋巴系统之间存在有内皮层、基底细胞和基底膜构成的屏障相隔。当肿瘤或其他病变破坏该屏障时，腺管内容物即可漏入淋巴系统并随之进入血液循环，引起外周血 PSA 水平增高。血清 PSA 检测的参考区间宜定为 <4.0ng/mL。血清 PSA 升高可见于前列腺癌、良性前列腺增生、前列腺炎和梗阻等。血清 PSA 浓度 ≥4.0ng/mL 时，应配合做直肠指检（DRE）检查。血清 PSA 浓度在 4.0~10.0ng/mL 的灰区，若 DRE 阳性，则应进一步做前列腺穿刺活组织检查，以明确诊断。若 DRE 阴性，宜做游离 PSA 百分比（%fPSA）检测。若 %fPSA<16%，则应考虑做前列腺穿刺活组织检查，以明确诊断。血清 PSA 浓度 >10.0ng/mL，均宜做前列腺穿刺活组织检查，以明确诊断。血清 PSA 速率加快，以 ≥0.75ng/（mL·年）的速度增长，在排除 PSA 检测的影响因素以后，宜做前列腺穿刺活组织检查。此项检测比较适用于 PSA 值较低的年轻患者。PSA 密度（PSAD，即血清总 PSA 值与前列腺体积的比值）检测有助于区分前列腺增生和前列腺癌引起的 PSA 升高，若 PSA 密度 ≥0.15 时，在排除 PSA 检测的影响因素以后，可指导医生决定是否进行前列腺穿刺活组织检查。PSA 可作为前列腺癌的个体化筛查指标，筛查以中、老年男性为主，筛查年龄可从 55 岁开始；前列腺癌高危人群，如有前列腺癌家族史的男性，可从 45 岁开始。前列腺癌筛查应包括 PSA 检测和直肠指检检查。血清 PSA 测定有助于监测前列腺癌患者对治疗的反应。前列腺癌根除手术 4~6 周后，血清 PSA 浓度下降到检出限以下，表示手术有效；若血清 PSA 浓度仅有部分下降，表示手术不彻底，有残留病灶或已有前列腺癌转移病灶。血清 PSA 测定对监测前列腺癌复发有参考价值。

8. 神经元特异性烯醇化酶（neuron-specific enolase，NSE） 烯醇化酶根据 α、β、γ 三个亚基的组分不同，可分为 αα、ββ、γγ、αβ 和 αγ 五种二聚体同工酶。γ 亚基主要存在于神经组织，γγ 同工酶属神经元和神经内分泌细胞特有，故命名为神经元特异性烯醇化酶。NSE 是一种酸性蛋白酶，参与糖酵解代谢过程。肿瘤组织糖酵解作用加强，细胞增殖周期加快，细胞内的 NSE 释放进入血液增多。起源于神经内分泌组织的肿瘤如神经母细胞瘤和小细胞肺癌（SCLC），血清 NSE 升高。血清 NSE 一般不用于肺癌的筛查。血清 NSE 是小细胞肺癌（SCLC）首选标志物之一。小细胞肺癌患者 NSE 水平明显高于肺腺癌、肺鳞癌、大细胞肺癌等非小细胞肺癌（NSCLC），具有辅助诊断价值。并可用于小细胞肺癌与非小细胞肺癌的鉴别诊断。血清 NSE 也是神经母细胞瘤的肿瘤标志物,患者明显升高,而肾母细胞瘤(Wilms 瘤)患者较少升高,因此,可用于神经母细胞瘤与 Wilms 瘤的鉴别诊断。血清 NSE 升高还常见于神经内分泌细胞肿瘤,如嗜铬细胞瘤、黑色素瘤、胰岛细胞瘤、视网膜母细胞瘤等。血清 NSE 在某些神经系统疾病和肺部疾病,如脑膜炎、肺炎等也可见升高,但阳性的百分率较低。血清 NSE 是小细胞肺癌和神经母细胞瘤的重要预后评估指标。血清 NSE 持续升高,提示预后不良。血清 NSE 水平可反映小细胞肺癌化疗的应答情况,在化疗后 24~72h 可发生 NSE 的暂时性升高(肿瘤的消散现象)。化疗应答良好的患者血清 NSE 水平会在第一个疗程结束后迅速下降。患者 NSE 水平的持续升高或暂时性下降均提示治疗效果不佳。血清 NSE 可用于小细胞肺癌的随访和复发监测。一般在治疗后 2 年内,宜每 3 个月检测一次,3~5 年内每 6 个月检测一次。红细胞和血小板可释放大量的 NES,因此应避免标本溶血、离心不足和未及时分离血清等分析前因素对血清 NSE 检测结果的影响。

9. 细胞角蛋白 19 片段(cytokeratin fragment 19,CYFRA21-1) 细胞角蛋白是上皮细胞的结构蛋白质,遍及人类上皮细胞,目前已发现 20 种不同的细胞角蛋白。借助 2 种单克隆抗体 KS19.1 和 BM19.21,可检测到细胞角蛋白 19(CK19)的一个可溶性片段,称为 CYFRA21-1,存在于肺癌、食管癌等上皮起源的肿瘤细胞中,是检测非小细胞肺癌(NSCLC)较灵敏的标志物。血清 CYFRA21-1 一般不用于肺癌的筛查。血清 CYFRA21-1 是非小细胞肺癌的首选标志物之一,特别是鳞状细胞癌,具有辅助诊断价值。血清 CYFRA21-1 并不是一个器官特异性或肿瘤特异性蛋白,在其他恶性肿瘤,如膀胱癌、食管癌、鼻咽癌、卵巢癌和子宫颈癌等,也有不同程度的阳性率。血清 CYFRA21-1 在某些良性疾病,如肝炎、肝硬化、胰腺炎、肺炎、肺结核等也可有一定程度的升高,但阳性的百分率较低。肾衰竭可导致血清 CYFRA21-1 升高。血清 CYFRA21-1 是非小细胞肺癌的重要预后评估指标。血清 CYFRA21-1 持续升高,提示预后不良。血清 CYFRA21-1 可用于非小细胞肺癌的疗效监测,CYFRA21-1 浓度的持续升高提示疾病进展。

10. 鳞状细胞癌抗原(squamous cell carcinoma antigen,SCC or SCCA) SCC 是从子宫颈鳞状细胞癌组织中分离出来的肿瘤相关抗原 TA-4 的亚单位,存在于子宫颈、肺、食管、头颈部等鳞状细胞癌的胞浆内,是一种检测鳞状细胞癌的肿瘤标志物,特异性较高,但灵敏性较低。血清 SCC 是一个主要用于辅助诊断鳞状细胞癌的肿瘤标志物,在宫颈鳞状细胞癌、肺鳞状细胞癌患者的血清中会有升高,其浓度随病情的加重而增高。血清 SCC 在其他恶性肿瘤,如头颈部上皮细胞癌、食管癌、鼻咽癌、皮肤癌等也有不同程度的阳性率。血清 SCC 在某些良性疾病,如肝炎、肝硬化、肺炎、肺结核、银屑病、天疱疮、湿疹、肾衰竭等,也可有不同程度的升高。一般认为血清 SCC 升高是宫颈鳞状细胞癌和肺鳞状细胞癌预后不良的危险因素,但目前并不推荐 SCC 常规应用于宫颈鳞状细胞癌和肺鳞状细胞癌的预后判断。血清 SCC 升高与宫颈鳞状细胞癌淋巴结转移有关,可用于宫颈鳞状细胞癌个性化治疗方案的制订,但目前并不作为常规应用。血清 SCC 对肺鳞状细胞癌疗效监测有一定价值。

11. 人绒毛膜促性腺激素(human chorionic gonadotropin,HCG) HCG 是一种人胎盘滋养层细胞分泌的激素,最初用于妊娠诊断,同时也是绒毛膜上皮细胞癌及非精原细胞瘤的睾丸癌的肿瘤标志物。HCG 对于绒毛膜上皮癌是一个较好的肿瘤标志物,排除怀孕后诊断绒毛膜癌及绒毛膜上皮癌 HCG 具有较高敏感性。当胎盘绒毛膜细胞恶变为恶性葡萄胎后,HCG 会显著升高。在睾丸癌中,70%~75% 的非精原细胞瘤及 10% 的单纯精原细胞瘤患者都会伴随血清 HCG 水平升高。血清 HCG 和 AFP 检测对监测睾丸癌疗效和复发很有价值。另外,部分胆囊癌、妇科肿瘤患者(如宫颈癌、子宫内膜癌、外阴肿瘤、卵巢癌等)也可见血清 HCG 升高。

12. 铁蛋白(ferritin) 铁蛋白是一种铁结合蛋白,分子量 450kD,存在于身体所有组织,其中肝脏、脾脏及骨髓中具有较高浓度。血清铁蛋白水平直接与体内总的铁储存量有关。除作为体内铁储存量的评价指标外,血清铁蛋白也可作为肿瘤标志物使用。在多种肿瘤患者均可见血清铁蛋白升高,如淋巴瘤、白血病、结直肠癌、乳腺癌、胰腺癌、肝癌及肺癌等。研究发现,大部分血清 AFP 正常的肝癌患者都伴有血清铁蛋白水平升高,因此可以作为肝癌的血清肿瘤标志物。有学者提出,肝癌患者血清铁蛋白升高可能主要由一种酸性肿瘤分化铁蛋白引起。

13. β₂- 微球蛋白(β₂-microglobin, β₂-MG) β_2-MG 分子量约 11.8kD,由 100 个氨基酸组成,表达于体内有核细胞的细胞膜上并且可以与 HLA 抗原结合。从大多数体液中均可检测出低浓度的游离的或与 HLA 抗原结合的 β_2-MG。β_2-MG 在控制 T 淋巴细胞激活等免疫应答中具有重要作用,在各种免疫性疾病中可见升高。β_2-MG 在白血病患者的脑脊液中浓度升高,是此类患者中枢神经系统受累的表现。临床血和尿 β_2-MG 检测主要应用肾脏损害的诊断和定位。与此同时,β_2-MG 检测也用于证实淋巴增殖性疾病,如白血病、淋巴瘤及多发性骨髓瘤等。其水平与肿瘤细胞的数量、生长速度、预后及疾病活动性有关。

14. 人表皮生长因子受体 -2(human epidermal growth factor receptor 2,Her-2)　Her-2/neu 基因是乳腺癌中研究较深入的癌基因之一,定位于 17 号染色体。美国 FDA 推荐检测乳腺癌细胞雌激素受体(ER)、孕激素受体(PR)和 Her-2,来指导乳腺癌患者治疗方案的选择与调整及病情观察。Her-2 高表达与肿瘤组织分级、淋巴结转移及分期呈正相关,且表达越高预后越差。组织细胞学检测对临床常规检测而言具有一定难度。Her-2/neu 蛋白表达产物的细胞外区即 P105 蛋白可脱落进入血液,通过免疫学等方法可以实现方便的检测。血清 Her-2/neu 水平与其组织表达水平具有一定相关性。血清 Her-2/neu 升高主要见于乳腺癌患者,在胃癌、前列腺癌、肺腺癌、肿瘤肝转移患者以及肝硬化和严重肝病患者中可见升高。血清 Her-2/neu 蛋白测定主要用于乳腺癌的辅助诊断、疗效和复发监测,同时也可作为对治疗反应的预测因子帮助乳腺癌治疗方案选择。

15. 胃泌素释放肽前体(pro-gastrin-releasing peptide,proGRP)　胃泌素释放肽(GRP)广泛分布于哺乳动物胃肠、肺和神经细胞。小细胞肺癌(SCLC)具有神经内分泌特征,癌细胞能合成和释放 GRP,但由于其在血清中不稳定,易被降解,很难测定其血清浓度。血清 proGRP 是胃泌素释放肽的前体结构,在血液中较为稳定。已知 proGRP 有三种分子结构,其羧基端有一个共同序列区即胃泌素释放肽前体片段 31~98(proGRP-31~98),在血液中稳定表达,是检测小细胞肺癌较好的标志物。血清 proGRP 一般不用于肺癌的筛查。血清 proGRP 是小细胞肺癌(SCLC)的首选标志物之一,具有辅助诊断价值。并可用于小细胞肺癌与非小细胞肺癌的鉴别诊断。血清 proGRP 和 NSE 联合使用时可提高小细胞肺癌检测的阳性率。血清 proGRP 升高还可见于某些神经内分泌细胞肿瘤,如甲状腺髓样癌、成神经细胞瘤、肾母细胞瘤(Wilms 瘤)及其他一些良性肿瘤。血清 proGRP 在某些良性疾病,如泌尿系统疾病、呼吸系统疾病等也可有不同程度的升高,但阳性的百分率较低。肾衰竭可导致血清 proGRP 升高。血清 proGRP 是小细胞肺癌的重要预后评估指标。血清 proGRP 持续升高,提示预后不良。血清 proGRP 可用于小细胞肺癌的疗效监测,治疗后 proGRP 浓度明显降低,提示治疗有效;若血清 proGRP 持续升高提示疗效不佳。

16. 糖类抗原 50(carbohydrate antigen 50,CA50)　CA50 是由一种针对结直肠癌细胞系 COLD 的单克隆抗体 Colo-50 所证实的肿瘤抗原。CA50 是类黏蛋白的糖蛋白成分,为唾液酸化的乳 -N- 岩藻糖戊糖 II,与 Lewis 血型抗原成分有关。CA50 和 CA19-9 具有相同的抗原决定簇,但 CA50 具有一个独特的缺少岩藻糖残基的糖类部分,其表位存在于神经节苷脂和糖蛋白中。当细胞恶变时,糖基化酶被激活,造成细胞表面糖原结构改变而变成 CA50。除胰腺外正常组织中一般检测不到 CA50,但在近 5%Lewis 阴性人群中可检测到血清 CA50。在结直肠癌、胃癌、肝癌、胆囊癌、前列腺癌、肺癌及乳腺癌患者中,血清 CA50 水平均可能升高,其中阳性率最高的是胰腺癌和胆囊癌,少数良性肝脏疾病、肠炎及硬化性胆管炎患者也可见 CA50 升高。血清 CA50 检测在临床主要用于监测胰腺癌进程及治疗效果。而 CA50 并不优于 CA19-9,二者联合应用也不能显著提高诊断效能。

17. 糖类抗原 242(carbohydrate antigen 242,CA242)　CA242 与 CA50 一样,都是从人结直肠癌细胞系 COLO205 经免疫过程由杂交瘤技术获得单克隆抗体所证实的肿瘤抗原,具有唾液酸化的糖类结构,是一种黏蛋白。CA242 在正常胰腺、肠黏膜中呈低表达。在良性胃肠道疾病,如胰腺炎、肝炎、肝硬化患者中,血清 CA242 有轻微升高。在消化道肿瘤、肺癌、乳腺癌等肿瘤性疾病中也可见血清 CA242 升高,其中以胰腺癌、结直肠癌有较高阳性率。血清 CA242 检测可用于胰腺癌与良性肝胆疾病的鉴别诊断及预后评估,也可用于结直肠癌患者预后评估和术后复发监测。在肿瘤患者中,CA242 的用途及效率与 CA19-9 及 CA50 相似,胰腺癌患者中,CA242 敏感性低于检测 CA19-9 但特异性高于后者。在结直肠癌患者中,CA242 诊断效能与 CEA 相似。

18. 组织多肽抗原(tissue polypeptide antigen,TPA)和组织多肽特异性抗原(tissue polypeptide-specific antigen,TPS)　TPA 属肿瘤相关角蛋白相关抗原,包含细胞角蛋白 8、18 和 19,其水平可反映细胞分裂增殖活性,是非特异性肿瘤标志物。在多种肿瘤患者(如乳腺癌、结直肠癌、宫颈癌、卵巢癌、膀胱癌、支气管癌等)中血清 TPA 水平均与肿瘤的进展密切相关。但是在一些良性疾病(如肝炎、肝坏死等)患者中也可见血清 TPA 升高。TPS 是 TPA 的主要成分,由单克隆抗体识别细胞角蛋白 18 螺旋区 M3 表位而鉴定。血清 TPS 也是非特异性肿瘤标志物,有研究认为其诊断效率优于 TPA。

19. 人附睾分泌蛋白 4(human epididymis protein 4,HE4)　HE4 最早在附睾远端的上皮细胞中发现,此后发现在呼吸道上皮和女性生殖道上皮中均有表达。*HE4* 基因位于人基因组染色体 20q12~13.1,HE4 蛋白包含两个保守的乳酸蛋白基团,其作用主要与机体抵御微生物的侵袭作用相关。多项研究表明,HE4 在卵巢癌组织中表达丰富,在癌旁组织中不表达,因此其被认为是诊断卵巢癌的理想标志物。血清 HE4 在对卵巢良性疾病与卵巢癌的鉴别诊断方面的特异性优于传统 CA125 检测。有研究表明 HE4 单独用于卵巢癌诊断时,敏感性为 72.9%,特异性为 95.0%;联合 CA125 时,敏感性为 76.4%,特异性为 95.0%。HE4 在卵巢癌的早期筛查方面的价值优于 CA125。因此 HE4 作为一种新型卵巢癌的肿瘤标志物可弥补 CA125 在诊断卵巢癌时特异性与敏感性均有限的不足,并且 HE4 与肿瘤的进展、治疗效果密切相关,可用于治疗监测和预后的判断。

20. 去饱和 -γ- 羧基 - 凝血酶原(des-γ-carboxyprothrombin,DCP)　DCP 也称为 PIVKA Ⅱ,是一种缺乏凝血活性的异常凝血酶原,最先在日本、美国等国家被作为肝细胞癌的标志物。有研究表明,DCP 或 AFP、AFP-L3 均与肿瘤的大小、分级相关,检测 DCP 水平还可提供患者的预后信息,取 84μg/L 为 DCP 的临界值时,检测的敏感性、特异性和阳性预测值分别为 87.0%、85.0% 和 86.8%。DCP 检测假阳性可出现于肝内胆汁淤积引起的严重梗阻性黄疸、维生素 K 活性受损(长期维生素 K 缺乏或服用华法林和某些广谱抗生素)的患者,应注意鉴别。

一、实验室分析路径

实验室分析路径见图 25-1、图 25-2。

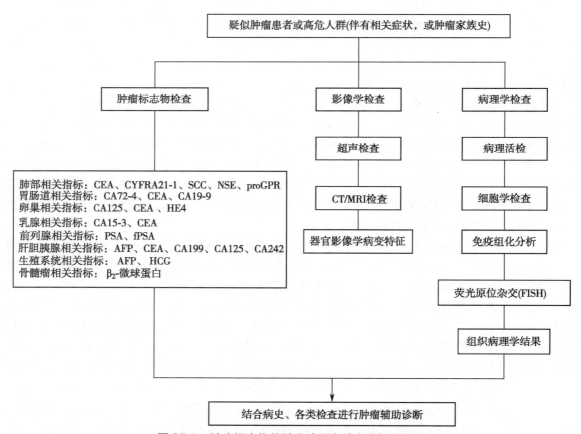

图 25-1　肿瘤标志物的肿瘤诊断实验室分析路径图

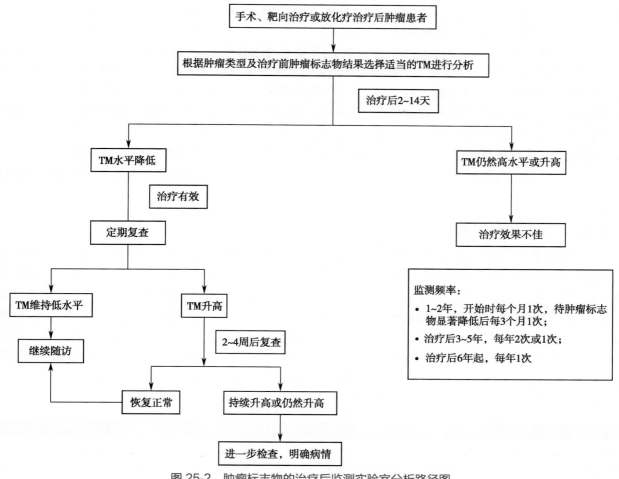

图 25-2　肿瘤标志物的治疗后监测实验室分析路径图

二、相关实验

血清肿瘤标志物检测主要在恶性肿瘤患者治疗效果观察、复发转移监测及预后评估中发挥重要作用。科学地选择具有互补性的肿瘤标志物进行联合检测可以提高检测的敏感性和特异性。随着研究的深入和检测技术的进步，一些新的实验室检测指标也逐渐被认为可以作为肿瘤标志物应用于肿瘤的诊断与监测。例如，循环肿瘤核酸（非编码 RNA、游离 DNA 等）、循环肿瘤细胞（circulating tumor cells）及其细胞免疫功能的检测等相关检测都被认为可以用来揭示肿瘤的转移行为、反映肿瘤的侵袭性、指导临床个体化用药并对患者进行预后评估。

肿瘤的发生与机体免疫功能状态，尤其是细胞免疫的功能状态密切相关。准确检测肿瘤患者免疫细胞数量与功能变化，对于动态观察肿瘤的生长转移及预后有一定参考价值。一般而言，经治疗后免疫功能正常者预后较好，晚期肿瘤或已有广泛转移者其免疫功能常明显下降。因此肿瘤患者的免疫功能测定对辅助诊断疾病、早期评价患者疗效、判断预后和及时调整治疗方案等，具有重要的应用价值。

临床上常用于判断机体细胞免疫功能状态的实验室指标有 T 淋巴细胞及其亚群，包括 B 淋巴细胞、NK 细胞、自然杀伤 T 细胞（NKT）、单核细胞（MONO）等。研究表明恶性肿瘤患者存在明显的 T 淋巴细胞亚群免疫抑制现象，其外周血 CD4$^+$T 细胞、CD8$^+$T 细胞的数量及 CD4$^+$/CD8$^+$ 比率与正常人群相比均有不同程度的降低，B 淋巴细胞在恶性肿瘤患者中也有不同程度的降低，肿瘤复发和转移的患者也可检测到细胞免疫功能低下的现象。在肿瘤化疗后发热诊断中，淋巴细胞亚群检测也可作为细菌感染的初步筛选指标。调节性 T 细胞（Treg）对于机体免疫自稳、调控免疫应答起到重要作用，在抗肿瘤免疫中发挥抑制效应。多项研究表明 Treg 与肿瘤的进展和预后存在一定的相关性，疾病进展期患者 Treg 高表达比例明显高于疾病稳定、部分缓解及完全缓解的患者。此外,Th17 细胞与肿瘤患者的生存率降低呈正相关,Th17/Th1 比值也可作为判断肿瘤进展和预后的一个标志。

　　NK 细胞和 NKT 细胞是固有免疫的组成细胞,主要参与固有免疫应答,NKT 同时也是适应性免疫应答的参与者和调节者,二者在肿瘤患者中的比例均较健康人显著升高,且辅助化疗后表达率保持稳定。目前已证实在不同肿瘤中,NK 细胞大量浸润可提示患者预后较好。一项随访 11 年的流行病学调查显示,成人外周血中的低 NK 细胞活性与癌症风险增高相关。因此外周血中 NK 及 NKT 细胞检测可以作为恶性肿瘤早期发现和早期诊断以及预后判断的指标。

　　此外,研究表明外周血单核细胞能促进肿瘤的发生、发展、转移,中晚期肿瘤患者 MONO 水平明显高于健康正常人,可作为肿瘤患者常规进行且经济、相对无创的检测指标,可以很好地反映机体免疫功能状态,从而达到预测肿瘤患者预后的效果。

三、结果判断与分析

　　受多种因素的影响,恶性肿瘤的发病率呈现逐年升高趋势,且发病年龄有年轻化的趋势,尽管随着科学研究的发展目前已有许多新的技术用于恶性肿瘤微小病变的早期诊断,但对其敏感性与特异性的评估还需要更多的临床验证,因此,不能进行推广与普及。临床上对恶性肿瘤诊断的"金标准"主要还是依靠影像学与组织细胞学。肿瘤标志物的检测主要应用于对恶性肿瘤的辅助诊断、预后评估、疗效监测、监测复发等。肿瘤标志物作为肿瘤早期诊断及健康体检筛查指标的价值有限,应用中提倡多种肿瘤标志物联合检测,可根据肿瘤类型,选择具有相关互补关系的肿瘤标志物进行联合检测以提高检测的敏感性和特异性。表 25-1、表 25-2 列出了临床常见肿瘤常用的肿瘤标志物组合及其临床应用评价。

表 25-1　临床常用肿瘤标志物组合

肿瘤标志物组合	肿瘤类型
AFP、CEA、铁蛋白、DCP	肝癌
CEA、CA50、CA242、CA19-9、CA72-4	结直肠癌
NSE、proGPR	小细胞肺癌
CYFRA21-1、CEA、SCC	非小细胞肺癌
CA19-9、CA125、CEA、CA50、CA242	胰腺癌
CA72-4、CEA、CA19-9	胃癌
CEA、SCC	食管癌
CEA、SCC、EBV	鼻咽癌
CA125、CEA、HE4	卵巢癌
SCC、CEA	宫颈癌
CA15-3、CEA	乳腺癌
PSA、fPSA	前列腺癌

表 25-2　常用临床肿瘤标志物的临床应用评价

常用肿瘤标志物	常见增高的非恶性疾病	肿瘤辅助诊断价值
AFP［参考范围:≤7ng/mL(成年人)］	轻度:自身免疫性疾病 中度:肝胆管性疾病 重度:怀孕,新生儿,各种肝病(<100ng/mL),遗传性高酪氨酸血症,失调性毛细血管扩张症	肝细胞癌症,睾丸或卵巢生殖细胞肿瘤,胃癌
CEA(参考范围:≤5ng/mL)	轻度:5% 吸烟者,多种良性疾病患者(<15ng/mL) 中度:肝病,肾衰竭,溃疡性结肠炎,克罗恩病(<25ng/mL)	上皮细胞肿瘤,特别是胃肠上皮细胞肿瘤,甲状腺髓样癌,乳腺癌,肺癌

续表

常用肿瘤标志物	常见增高的非恶性疾病	肿瘤辅助诊断价值
CA125（参考范围：男≤24；女 18~49 岁者≤47；女≥50 岁者≤25U/mL）	轻度：排卵峰值期，月经期间，肺部感染，慢性阻塞性肺病（<100U/mL），肾病综合征，妇科疾病：囊肿，肌瘤，子宫内膜异位（<200U/mL） 中度：肝病，肾衰竭（<300U/mL），怀孕（羊水浓度） 重度：体液滞留：浆膜腔积液（<1 000U/mL），尤其是感染或肿瘤	卵巢肿瘤，肺部肿瘤，子宫内膜肿瘤
CA15-3（参考范围：≤24U/mL）	轻度：G-CSF 治疗，肺部感染，自身免疫性疾病，卵巢囊肿（<100U/mL） 中度：肾衰竭，肝病 重度：巨细胞贫血（Vit B$_{12}$ 缺乏）	乳腺癌，卵巢癌，非小细胞肺癌和淋巴瘤
CA19-9（参考范围：≤30U/mL）	轻度：良性肺病 中度：胃肠疾病，子宫内膜异位，卵巢囊肿，肝病，肾衰竭（<400U/mL） 重度：胰腺炎，胆汁淤积（<1 000U/mL），黏液囊肿或支气管扩张（<500U/mL）	消化道肿瘤（特别是胰腺癌），黏液癌和未分化卵巢癌
CYFRA21-1（参考范围：<3.3ng/mL）	轻度：多种急性或慢性疾病，渗出物浓度<7ng/mL 中度：系统性皮肤病（如天疱疮，牛皮癣），肝病（<15ng/mL） 重度：肝硬化，肾衰竭（<20ng/mL）	上皮性肿瘤，间皮瘤，一些淋巴瘤和肉瘤
NSE（参考范围：<20.4ng/mL）	轻度：肝病，神经病变 中度：肾衰竭 重度：脑出血，脑缺血，溶血	小细胞肺癌，良性肿瘤，神经母细胞瘤
PSA（参考范围：18~59 岁者<3ng/mL；≥60 岁者<4ng/mL）	轻度：前列腺病，肾衰竭 中度：前列腺肥大（尤其是伴有尿潴留） 重度：前列腺炎	前列腺癌
HE4（参考范围：女 40 岁以下者<60.5pmol/L；40~49 岁者<76.2pmol/L；50~59 岁者<74.3pmol/L；60~69 岁者<82.9pmol/L；≥70 岁者<104pmol/L）	轻度：肝病（<200pmol/L） 中度：渗出物（<450pmol/L） 重度：肾衰竭	卵巢腺癌，子宫内膜腺癌，肺腺癌
HER-2/neu（参考范围：<15ng/mL）	轻度：肾衰竭，妇科疾病或乳腺疾病（<20ng/mL） 中度：肝病（<30ng/mL）	乳腺癌，在前列腺和肺组织轻度增加
CA72-4（参考范围：<6U/mL）	轻度：疾病的急性进展期轻度升高，慢性阻塞性肺病 重度：非甾体类抗炎药，皮质类固醇或奥美拉唑治疗	胃肠道肿瘤，卵巢肿瘤，肺癌
β$_2$-MG（参考范围：<2.3mg/L）	轻度：慢性肝病，感染，脑部病变 中度：自身免疫性疾病 重度：肾衰竭	淋巴瘤，骨髓瘤
HCG（参考范围：<2U/mL）	轻度：自身免疫性疾病，吸食大麻 中度：肾衰竭 重度：怀孕	滋养层肿瘤，睾丸和卵巢生殖细胞肿瘤（非精原细胞瘤）
SCC（参考范围：<2.7ng/mL）	轻度：5%~10% 肺部疾病或肝病（<4ng/mL） 重度：肾衰竭，天疱疮，牛皮癣，湿疹	鳞状细胞癌

续表

常用肿瘤标志物	常见增高的非恶性疾病	肿瘤辅助诊断价值
S-100（参考范围：<0.2ng/mL）	轻度：肝病,自身免疫性疾病 重度：肾衰竭,脑部坏死性病变	恶性黑色素瘤
proGRP（参考范围：<65.7pg/mL）	轻度：慢性疾病（<80pg/mL） 中度：肝病（<100pg/mL） 重度：肾衰竭（<350pg/mL）	小细胞肺癌,良性肿瘤, 神经母细胞瘤

注：血清肿瘤标志物检测的参考区间可因方法、仪器、试剂不同而有不同,因此,各实验室应根据试剂说明书和临床实践建立自己的参考区间

肿瘤标志物检测方法很多,目前临床常规检测血清及体液中肿瘤标志物的常用方法主要是自动化化学发光免疫测定法、自动化酶联免疫测定法及分子生物学方法等。一些新的技术也在逐步应用于肿瘤标志物检测（如：SELDI-TOF-MS、生物芯片技术等）。不同检测方法、不同试剂系统检测结果可能存在差异,在结果判断时应引起注意。

肿瘤标志物检测结果分析时还应综合考虑：①临床诊疗措施对标志物的影响,如,前列腺按摩、前列腺穿刺、导尿和直肠镜检查后,血液中前列腺特异性抗原（PSA）和前列腺酸性磷酸酶（PAP）可升高。某些药物,如抗雄激素治疗前列腺癌时可抑制 PSA 产生；丝裂霉素、顺铂等抗肿瘤药可导致 PSA 假性升高；一些细胞毒药物（如 5- 氟尿嘧啶）治疗肿瘤时,可使 CEA 暂时升高。②肝肾功能异常的影响：肝功能异常、胆道排泄不畅、胆汁淤滞等均可造成 CA19-9、碱性磷酸酶（ALP）和 γ- 谷氨酰转移酶（γ-GT）等浓度增高。肾功能不良时 CYFRA21-1、SCC、HE4、proGRP 和 β_2- 微球蛋白（β_2-MG）可升高。③生物学因素的影响：随年龄的增长 PSA 升高；老年人 CA19-9、CA15-3、CEA 等可升高。部分妇女在月经期 CA125 和 CA19-9 可升高。在妊娠期 AFP、CA125 和 CA15-3 等可明显升高。某些长期抽烟者中可见 CEA 升高。④标本采集和保存的影响：由于红细胞和血小板中也存在 NSE,标本溶血可使血液中 NSE 浓度增高。

四、肿瘤标志物在肿瘤诊断及疗效监测的临床应用

肿瘤标志物检测在肿瘤治疗后的疗效观察、复发转移监测中发挥着重要的作用。在恶性肿瘤治疗前进行肿瘤标志物测定,获得治疗前肿瘤标志物水平,治疗后动态检测相关肿瘤标志物水平是评估疗效、病情监测和判断预后的重要参考标准,在患者以后的随访中有十分重要的指导作用。在肿瘤患者随访中需要合理安排肿瘤标志物检测时间,关于肿瘤标志物复查时间间隔目前尚无统一标准,国内关于肿瘤患者检测肿瘤标志物的时间间隔为：治疗前1~2次,无论是手术、化疗、激素治疗还是放疗,治疗前都应检测；启动治疗后（尤其是手术治疗）,包括治疗后判定疗效时都应进行检测,治疗后第一次检测应在治疗后 2~14d 内,视肿瘤标志物半衰期、肿瘤类型等因素而定；治疗后 1~2 年,开始时每月 1 次,待肿瘤标志物显著降低后每 3 个月 1 次；治疗后 3~5 年,每年 2 次或 1 次；治疗后 6 年起,每年 1 次；治疗方法改变之前也应检测,以及怀疑复发或转移时。

一般情况下,肿瘤患者在治疗前升高的肿瘤标志物在治疗后降低或恢复正常,提示治疗有效。在治疗后随访过程中,患者检测结果在排除检测方法误差后,随访中连续 2 次上升 25% 有预示复发或转移的临床价值,此预示常早于临床症状和体征的出现,升高幅度显著或 2~4 周后复查仍升高者,应进行相关检查以明确病情。同时患者个体的肿瘤标志物基础测定值动态变化曲线更具临床意义,可作为个体化的"参考水平",这对判断疗效和监测复发有很大价值。

第二节　肝癌相关肿瘤标志物

原发性肝癌是世界第五大癌症,是我国常见的恶性肿瘤,其发病率和致死率均居第五位（美国癌症协会《2018 年全球癌症统计数据》）,在肿瘤相关死亡中仅次于肺癌,严重威胁我国人民的生命和健康。

原发性肝癌主要包括肝细胞癌（hepatocellular carcinoma，HCC，占 85%~90%）、肝内胆管癌（intrahepatic cholangiocarcinoma，ICC）和 HCC-ICC 混合型。甲胎蛋白（AFP）是肝癌诊疗指南中推荐可以在临床筛查使用的肝细胞癌肿瘤标志物，在肝癌高发地区及高危人群中结合肝脏超声对无症状的高危人群进行筛查，特别是对乙肝性或丙肝性肝硬化患者的筛查，有助于早期发现肝细胞癌。

一、实验室分析路径

实验室分析路径见图 25-3。

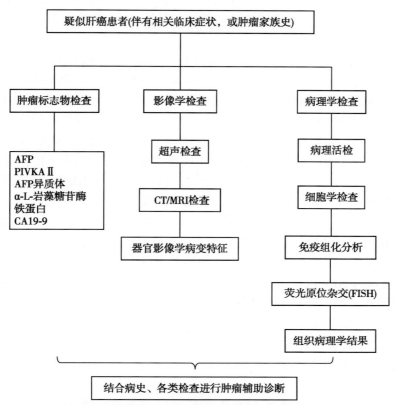

图 25-3　肝癌诊断、疗效及预后评估的实验室分析路径图

二、相关实验及其结果判断与分析

目前可供临床选择的肝癌相关血清肿瘤标志物除了甲胎蛋白，还包括：异常凝血酶原、甲胎蛋白异质体、α-L- 岩藻糖苷酶、铁蛋白、糖类抗原 19-9 等多种相关血清标志物用于肝癌筛查、疗效判断、复发监测。

（一）首选实验

1. 甲胎蛋白（AFP）　血清 AFP 检测是肝细胞癌患者的首选血清肿瘤标志物。当肝细胞发生恶性变时，多数患者 AFP 含量明显升高，是临床上辅助诊断原发性肝细胞癌的重要指标。血清 AFP 检测可用于肝细胞癌患者早期筛查、辅助诊断、治疗效果评估及预后判断。AFP 也可以用于胚胎性肿瘤，生殖腺肿瘤的治疗效果和病情监测，在先天性畸形的筛查中也有应用。

血清 AFP 联合肝脏超声检查可作为原发性肝癌高危人群的筛查。高危人群以乙型肝炎病毒（HBV）和 / 或丙型肝炎病毒（HCV）感染者、长期酗酒者以及有原发性肝癌家族史者为主，筛查年龄男性 ≥ 40 岁，女性 ≥ 50 岁开始，宜每 6 个月检查一次。

血清 AFP ≥ 400ng/mL 超过 1 个月或 ≥ 200ng/mL 持续 2 个月，应高度怀疑肝细胞癌。在排除妊娠、活动性肝病和生殖系胚胎源性肿瘤后，AFP ≥ 400ng/mL 可作为肝细胞癌诊断的辅助诊断指标，需做 B 超检查，必要时做 CT/MRI 和活组织检查等以明确诊断。持续低浓度升高（50~200ng/mL）或浓度持续不断升高应高度警惕、加强临床随访以免漏诊。急、慢性肝炎、肝硬化患者血清中 AFP 可出现不同程度的升高，多在 20~200ng/mL，一般在 2 个月内随病情的好转而逐渐下降并常伴有转氨酶的同步或略早的上升。肝细胞癌患者 AFP 常进行性升高且升高的幅度通常更显著，且患者在早期多无转氨酶上升。

治疗前的 AFP 浓度检测可与其他预测因素联合评估肝细胞癌患者的预后情况，较高的 AFP 浓度提示预后不良。

对于治疗前 AFP 浓度升高的肝细胞癌患者，采用 AFP 连续性检测可提供治疗后的监测，评估患者对治疗方案的反应性。在肿瘤完全切除后，AFP 浓度下降，半衰期为 3~4d。半衰期延长通常提示肿瘤切除不完全并与预后不良有关；AFP 不能降低到正常范围往往提示肿瘤残余或严重的肝脏损伤。血清 AFP 还可用于肝癌手术切除后或肝癌患者肝脏移植后的随访和复发监测，手术后 2 年内，建议每 3 个月检测一次，手术后 3~5 年内建议每 6 个月检测一次。

作为肝细胞癌最经典的血清肿瘤标志物，甲胎蛋白已经普遍用于全球的临床实践。但是 AFP 的临床应用也具有一定的局限性，约有 1/3 肝细胞癌患者 AFP 未出现升高，部分患者即便到了晚期，AFP 水平仍然低于 10ng/mL。另一方面，非肿瘤性肝脏疾病，包括急慢性肝炎、肝硬化患者，会出现 AFP 水平升高，而且有部分肝硬化患者持续出现 AFP 高水平升高，但多年以后仍没有出现肝癌的迹象。血清 AFP 升高也可见于生殖系胚胎源性肿瘤，如睾丸非精原细胞瘤、卵黄囊瘤、恶性畸胎瘤等，还可见于其他恶性肿瘤（如胃癌、结直肠癌等）。因此在临床上 AFP 水平正常，不能排除肝癌的诊断，也不能仅凭 AFP 升高诊断肝细胞癌。对于 AFP 阴性、临床可疑的患者应结合其他检查资料或多项标志物联合检测（如：异常凝血酶原、AFP 异质体、α-L- 岩藻糖苷酶、γ-GT-II、ALP 等），以提高诊断效率。

2. 异常凝血酶原（DCP）　异常凝血酶原即去饱和 -γ- 羧基 - 凝血酶原（DCP），也称为 PIVKA II，是一种新的肝细胞癌血清肿瘤标志物。日本肝脏学会和亚太肝脏研究协会都已将其列入了肝细胞癌诊疗标准，2015 年中华医学会肝脏学分会也将其列入了《慢性乙型肝炎的防治指南》，认为它是肝细胞癌另一个重要的血清学指标，可以与 AFP 进行互补。血清异常凝血酶原检测可以用于肝细胞癌高危人群的筛查、辅助诊断和肝细胞肝癌患者的疗效观察和复发监测，同时还具有一定的预后评估价值。有报道指出，在肝细胞癌高危人群的筛查中，异常凝血酶原敏感性高于 AFP，同时异常凝血酶原的假阳性率也更低。异常凝血酶原与 AFP 的表达之间没有明显的相关性，在部分 AFP 阴性的肝细胞癌患者中，异常凝血酶原可以呈现阳性，因此联合检测 AFP 和异常凝血酶原，可以进一步提高对肝细胞癌诊断的效能。

（二）次选实验

除甲胎蛋白和异常凝血酶原外，还有 AFP 异质体、α-L- 岩藻糖苷酶、铁蛋白和糖类抗原 19-9 等血清标志物在肝细胞癌患者诊断、鉴别诊断和监测评估中具有一定的临床应用价值。

1. AFP 异质体　AFP 是一类糖蛋白，由于其来源不同，不同疾病所导致升高的 AFP 有差别，其分子在糖链亚结构上存在差异，形成了 AFP 的各种异质体。可利用具有结合糖专一性的植物凝集素与 AFP 不同的亲和力对 AFP 异质体加以判别。根据 AFP 与小扁豆素（LCA）的结合能力，可分为 LCA 非结合型（AFP-L1、AFP-L2）和 LCA 结合型（AFP-L3）。HCC 患者 AFP-L3 比率比其他良性肝病患者明显升高。AFP-L3 占总 AFP 超过 10%，提示肝细胞癌。AFP-L3 与癌细胞的门静脉侵犯和患者预后相关。

2. α-L- 岩藻糖苷酶（α-L-fucosidase，AFU）　α-L- 岩藻糖苷酶是一种广泛存在于人体组织中的溶酶体酸性水解酶，以肝、肾组织含量最高。AFU 对肝细胞癌有一定的诊断价值，但特异性低于 AFP。对于 AFP 阴性的肝细胞癌和小肝癌，AFU 的阳性率可达 70%，对 AFP 有一定补充作用，有利于肝癌的早期发现。血清 AFU 动态监测对肝癌疗效和复发监测及预后判断有一定临床意义。

3. 铁蛋白（Ferrtin）　铁蛋白升高可见于多种肿瘤患者，约 85% 的肝细胞癌患者血清中铁蛋白浓度升高，阳性率高于其他肿瘤，与 AFP 联合检测可提高对 HCC 的诊断效能，可用于 HCC 疗效观察。

4. 糖类抗原 19-9（CA19-9）　CA19-9 升高可见于多种肿瘤患者，部分肝细胞肝癌患者可出现血清 CA19-9 水平增高，当消化道肿瘤发生肝转移时血清 CA19-9 水平也会升高。血清 CA19-9 升高对肝细胞癌患者无特异性，也不具有早期诊断价值，但 CA19-9 水平与预后有一定关系，治疗前 CA19-9 高水平升高预示较差预后。

第三节　肺癌相关肿瘤标志物

肺癌是一种严重威胁人类健康的疾病。美国癌症协会公布的 2018 年全球癌症统计数据显示,肺癌已经成为全球发病率和死亡率最高的肿瘤,也是我国死亡率最高的恶性肿瘤,近年来,女性的发病率也逐年上升,与男性持平。原发性肺癌根据其组织细胞特征,可分为小细胞肺癌(small cell lung cancer,SCLC,占肺癌的 15%~25%)和非小细胞肺癌(non-small cell lung cancer,NSCLC,占肺癌的 75%~85%)。非小细胞肺癌又可以进一步分为鳞状细胞癌、腺癌和大细胞癌等。不同类型的肺癌,其临床特征和治疗手段以及预后都有差别,同时它们的血清肿瘤标志物表达也各具特征。

一、实验室分析路径

实验室分析路径见图 25-4。

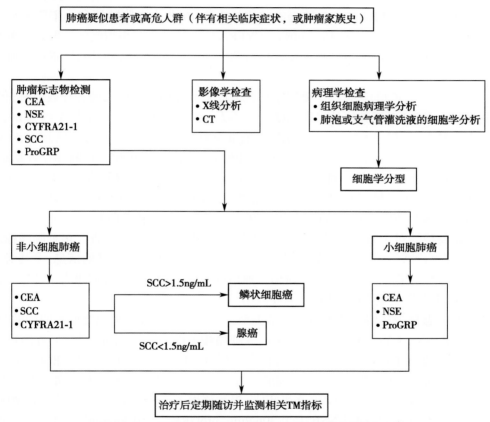

图 25-4　肺癌诊断、疗效及预后评估的实验室分析路径图

二、相关实验及其结果判断与分析

目前可供临床选择的肺癌相关血清肿瘤标志物主要包括:神经特异性烯醇化酶、胃泌素释放肽前体、细胞角蛋白 19 片段、鳞状细胞癌抗原、癌胚抗原等。多种相关血清标志物可用于肺癌的筛查、分期及预后评估、疗效判断、复发监测。

(一)首选实验

1. 神经特异性烯醇化酶(NSE)　NSE 在神经组织和神经内分泌组织来源的肿瘤组织中呈现高表达。作为肿瘤标志物,NSE 主要用于神经内分泌来源的肿瘤,如小细胞肺癌、神经母细胞瘤、小肠类癌肿瘤等。NSE 同时也可以作为脑损伤标志物,用于脑损伤程度的评估。NES 在良性疾病中阳性率比较低。在小细胞肺癌中,NSE 的敏感性要优于其他肺癌相关的血清肿瘤标志物。在少数的非小细胞肺癌患者中,也可以出现 NSE 阳性,但一般仅轻微升高。NSE 是小细胞肺癌首选肿瘤标志物之一,可以用于小细胞肺癌的辅助鉴别诊断、疗效和复发监测。在化疗后 24~72h 可发生 NSE 的暂时性升高。化疗应答良好的患者血清 NSE 水平会在第一个疗程结束后迅速下降。患者 NSE 水平的持续升高或暂时性下降均提示治疗效果不佳。

2. 胃泌素释放肽前体(proGRP) 血清 proGRP 是新的小细胞肺癌相关肿瘤标志物。proGRP 的升高主要由小细胞肺癌和神经内分泌肿瘤引起,在良性疾病和非小细胞肺癌等其他肿瘤中,proGRP 升高比较少见,且一般不会超过 80pg/mL。研究表明,proGRP 对小细胞肺癌诊断的敏感性和特异性均高于 NSE。在小细胞肺癌患者的疗效监测和复发监测方面也比 NSE 更为有效。因此 proGRP 目前被认为是小细胞肺癌首选的血清肿瘤标志物之一,而且它与 NSE 的表达并不完全重合,NSE 和 proGRP 联合检测,可进一步提高对小细胞肺癌的阳性率。

3. 细胞角蛋白 19 片段(CYFRA21-1) CYFRA21-1 是非特异性肿瘤标志物,在多种上皮和间质肿瘤中均可以出现升高。CYFRA21-1 是肺癌的常用标志物,在非小细胞肺癌和小细胞肺癌中均可出现阳性,对于肺鳞癌检出率更高,可以达到约 60%。CYFRA21-1 是目前非小细胞肺癌的首选肿瘤标志物之一,主要用于非小细胞肺癌的疗效观察和复发转移监测。通常与 NSE 联合使用,以提高对肺癌的诊断阳性率。

4. 鳞状细胞癌抗原(SCC) SCC 主要用于鳞状上皮来源肿瘤的辅助诊断和疗效监测,包括宫颈癌、肺癌、头颈部肿瘤等。SCC 对于肺癌的早期诊断价值不大。肺鳞癌时 SCC 的阳性率约为 60%,在其他类型肺癌时阳性率不足 30%,但是 SCC 对鳞状细胞癌有非常好的特异性。因此对肺癌而言,SCC 主要是通过与其他的肿瘤标志物的联合使用,常用于非小细胞肺癌的组织类型辅助鉴别诊断和疗效复发监测。

5. 癌胚抗原(CEA) CEA 是一种非特异性广谱的肿瘤标志物,在胃肠道恶性肿瘤、其他多种肿瘤以及很多良性疾病中,均可以见到 CEA 升高。敏感性高是 CEA 的一个重要特征,因此在肺癌的应用中,CEA 主要是与其他肿瘤标志物进行联合应用,用于肺癌的疗效和复发转移监测。

血清肿瘤标志物检测对于肺癌的早期诊断价值不大,不建议用于早期筛查。多种肿瘤标志物联合检测,可以有效提高肺癌诊断敏感性,还可以为肺癌的组织病理分型提供一些辅助信息,尤其对于无法手术或无法得到组织学分型结果的肺癌患者更具价值。血清肿瘤标志物检测在肺癌患者治疗效果的评估和肺癌复发、转移的监测中发挥更重要的作用。

肺癌患者肿瘤标志物表达谱与其细胞组织学类型关系密切。当肺癌组织类型不明确的时候,一般建议同时检测 proGRP、NSE、CYFRA21-1、CEA、SCC 等肺癌相关的血清肿瘤标志物,一方面可以提高诊断敏感性,同时也可以为肿瘤的组织分型提供参考信息。更重要的是,可以通过这些肿瘤标志物的筛查,发现水平明显升高的肿瘤标志物,把它们用于后续的疗效和复发转移监测。肺癌患者如果出现 SCC 的明显升高,浓度大于 2ng/mL 且 NSE 和 proGRP 水平正常,提示该患者为非小细胞肺癌(特别是鳞癌)的可能性比较大。如果患者 SCC 正常,且同时 NSE 大于 30ng/mL,proGRP 大于 100ng/mL,该患者为小细胞肺癌的可能性更大。需要指出的是,虽然上述三种血清肿瘤标志物的检测结果,对于肺癌的组织类型的区分具有一定的提示意义,但肺癌的组织类型的确定仍必须进行病理组织细胞学的检测。

当肺癌的细胞组织类型确定时,可选择相应的肿瘤标志物组合来进行监测。小细胞肺癌患者,建议使用 proGRP 和 NSE 进行联合检测。非小细胞肺癌目前没有特异性的肿瘤标志物,对于这部分患者建议使用 CYFRA21-1、SCC、CEA 等肿瘤标志物联合检测以提高诊断敏感性。肿瘤标志物组合不是绝对的,更重要的是需要根据患者在治疗之前的肿瘤标志物的表达情况,选取在治疗之前明显升高的肿瘤标志物,作为监测指标。

肺癌血清肿瘤标志物的动态监测和检测结果的连续观察可以为患者的诊治提供更加准确有用的信息。治疗前升高的肿瘤标志物出现明显降低,提示治疗有效。治疗后降低的肿瘤标志物在监测过程中连续两次出现再升高或显著升高,提示可能存在肿瘤的复发或转移。肿瘤出现复发或转移时,血清肿瘤标志物水平的变化多先于影像学变化和临床症状,可以更早的提示病情变化,从而为临床处理争取更多的时间。

在分析肺癌血清肿瘤标志物检测报告时需要注意一些可能影响结果的非特异性因素,例如分析前因素、非肿瘤性疾病等。标本溶血是影响 NES 结果的重要分析前因素。红细胞和血小板内均里面含有大量的烯醇化酶,标本溶血或未及时离心分离血清均可能会导致烯醇化酶释放入血而造成 NSE 假阳性。因此,进行 NSE 测定的标本应避免溶血并在采血后 60min 内离心分离血清。另外,汗液和唾液可导致血清SCC 结果升高,也应注意避免污染。肝脏肾脏疾病和功能异常是引起肺癌血清肿瘤标志物水平升高的另一重要因素。在进行结果解释前,应首先关注患者的肝肾功能情况。还有一些非肿瘤疾病也会引起肿瘤标志物水平升高,例如:中枢及周围神经系统疾病和损伤引起 NSE 升高、渗出性疾病和皮肤损伤或疾病可引起 SCC、CYFRA21-1 等升高。

(二)次选实验

其他一些血清肿瘤标志物,如 CA125、CA19-9、CA15-3 等在肺癌患者中也可出现阳性,CA125、C19-9在肺腺癌中的阳性率高于肺鳞癌和小细胞肺癌,且 CA125 表达水平与肺癌的病例分期相关,在需要时可以联合用于肺癌的辅助诊断和监测。

第四节　胃癌相关肿瘤标志物

胃癌(gastric carcinoma)是指原发于胃的上皮源性恶性肿瘤。在我国胃癌发病率仅次于肺癌居第二位,死亡率排第三位。我国早期胃癌占比很低,仅约 20%,大多数发现时已是进展期,总体 5 年生存率不足50%。胃癌没有特异性表现,癌症早期几乎不会有症状,以消瘦为最多,其次为胃区疼痛、食欲不振、呕吐等。初诊时患者多已属胃癌晚期。

一、实验室分析路径

实验室分析路径见图 25-5。

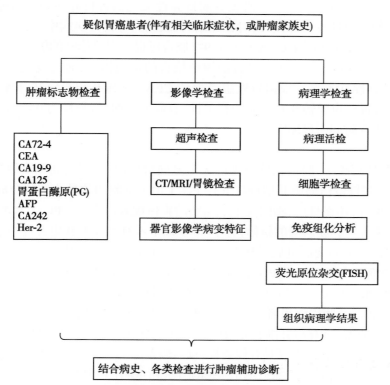

图 25-5　胃癌诊断、疗效及预后评估的实验室分析路径图

二、相关实验及其结果判断与分析

临床常用的胃癌相关血清肿瘤标志物包括：CA72-4、CEA、CA19-9、CA125、CA242、胃蛋白酶原（pepsinogen，PG）和人表皮生长因子受体-2等。除了近年来提出的PG可作为辅助胃癌早期诊断的较好指标，其他常用的胃癌相关肿瘤标志物对早期胃癌检出的敏感性低于35%，限制了其在胃癌筛查和早期诊断中的价值。由此，单一的胃癌相关肿瘤标志物检测更难提供肿瘤早期检测、病程监控及预后评估的准确信息。提倡胃癌相关肿瘤标志物的联合检测，有利于动态监测肿瘤发生发展，评估临床疗效和患者的预后，常规推荐CA72-4、CEA和CA19-9检测，可在怀疑有腹腔脏器转移的胃癌患者中增加检测AFP和CA125，CA125等指标检测，具有一定的辅助诊断和评估预后的价值。

（一）首选实验

1. 糖类抗原72-4（CA72-4）　CA72-4是目前胃癌辅助诊断、病程和疗效监测的首选肿瘤标志物之一。对胃癌诊断敏感性为28%~80%。然而，血清CA72-4主要在进展期胃癌患者中升高明显，早期胃癌患者很少监测到，不宜单独用于早期胃癌的诊断。CA72-4、CA19-9及CEA是目前胃癌较好的联合检测指标，联合应用可显著提高胃癌诊断的阳性率，更有助于疗效及复发监测。有效手术治疗后，CA72-4浓度在1~2周内下降到正常水平。CA72-4升高程度与疾病进程相关并具有一定的预后提示意义，高水平CA72-4多提示预后不佳。而在大多数胃癌复发病例中，CA72-4表达增高早于临床和影像学发现。

2. 癌胚抗原（CEA）　CEA是一种结构复杂的糖蛋白，具有高度的多样性，是广谱的肿瘤标志物，胃肠道恶性肿瘤患者血清CEA升高，但对胃癌缺乏灵敏度和特异度，其他恶性肿瘤及炎症疾病患者的血清中也有不同程度升高，其主要在恶性肿瘤的鉴别诊断、疗效评价、病情监测以及有无复发转移方面有重要价值。CEA与进展低分化腺癌相关，亦与胃癌肿瘤大小、浆膜面浸润、淋巴结转移相关，可与其他指标联合应用以评价胃癌的化疗疗效。如CEA水平下降幅度>50%或降至正常范围并持续4周以上，可作为治疗有效指标，如治疗后持续增高，提示预后不良。

3. 糖类抗原19-9（CA19-9）　CA19-9在判断胃癌患者临床分期方面敏感性优于CEA，且CA19-9与肿瘤大小、淋巴结转移及浸润深度呈正相关，是胃癌患者独立的预后标志。高水平血清CA19-9提示胃癌患者生存期缩短。然而，CA19-9是一个既无肿瘤特异性又无器官特异性的肿瘤标志物，由于CA19-9在胰腺癌中具有较高的敏感性及特异性，同时在胆结石、胰腺炎等良性疾病中也升高，降低了其在胃癌诊断中的特异性。有研究发现，CA72-4、CEA和CA19-9联合可提高胃癌诊断的敏感性达74%。

4. 糖类抗原125（CA125）　CA125是目前胃癌检查的常规指标，研究发现，当临界值为35U/mL，单独检测对胃癌的敏感性并不高。根据胃癌患者血清CEA、CA19-9和CA125水平预测胃癌腹膜转移时，血清CA125水平与胃癌腹膜转移有明显的相关性，有研究表明，特异性为98.4%，敏感性为38.6%，且CA125阳性患者术后生存时间明显缩短。

（二）次选实验

1. 血清胃蛋白酶原（PG）　膜消化腺分泌的天冬氨酸胃蛋白酶，根据其免疫原性不同分为两型：胃蛋白酶原Ⅰ型（PG Ⅰ）和胃蛋白酶原Ⅱ型（PG Ⅱ）。PG Ⅰ由主细胞和颈黏液细胞合成分泌，PG Ⅱ除了在主细胞和黏液细胞产生外，还在贲门、幽门及十二指肠的腺体细胞内产生。PG Ⅰ水平及PG Ⅰ/Ⅱ的比值可作为慢性萎缩性胃炎等胃黏膜病变的指标，对于40岁以上或有胃癌家族史者胃癌早期筛查有很高的应用价值。PG Ⅰ/Ⅱ的比值随病变的进展呈梯度下降，该比值可以作为识别胃癌易感对象的标记。有报道指出，以血清PG Ⅰ浓度≤70ng/mL及PG Ⅰ/Ⅱ比值≤3为临界值，胃癌诊断敏感性为84.6%，特异性为73.5%。另外，血清PG水平也能作为胃癌患者术后的监测指标。

2. 甲胎蛋白（AFP）　一些胃癌患者会出现AFP水平升高，这类胃癌被称为产生AFP型胃癌。胃的肝样腺癌是其中的一个亚型，具有与肝细胞癌（HCC）相似的组织学特征。胃癌患者首次筛查应加入AFP检测。不管形态如何，产生AFP型胃癌具有侵袭性，预后较差。

3. 表皮生长因子受体（epidermalgrowth factor receptor，EGFR）　分子量约170kD，是一种膜结合糖蛋白，分为3个结构域：胞内段、跨膜段和胞外段。检测其胞外段可作为血清肿瘤标志物使用。研究表明,血清 EGFR 水平在胃癌患者与健康人群存在明显差异,且在 I 期胃癌患者血清中便可检测出 EGFR,提示可将其作为高危人群的筛查指标。

4. 糖类抗原 242(CA242)　CA242 是一种唾液酸化的鞘糖脂类抗原,是一种新的消化道肿瘤标志物,其敏感性和特异性更高且不易受肝功能以及胆汁淤积的影响。CA242 对胃癌临床诊断的辅助作用与 CEA 相似。

5. 人表皮生长因子受体 -2(Her-2)　血清 Her-2 水平与胃癌分化具有一定的相关性,诊断胃癌的敏感性和特异性可达到 79% 和 82%,水平升高的患者预后较差。有研究表明,在胃癌患者中,血清 Her-2 水平明显高于对照组,而血清 Her-2 浓度与胃癌的进展分期有明显的正相关性。

第五节　结直肠癌相关肿瘤标志物

结直肠癌(colorectal cancer)是多发癌种且全球发病率按平均每年 2% 的速度递增。2015 中国癌症统计数据显示,我国结直肠癌发病率、死亡率在全部恶性肿瘤中均居第 5 位,发病率和死亡率均保持上升趋势。其中,城市地区远高于农村,且结肠癌的发病率上升显著。尽管近二十年来,结直肠癌治疗的方法在不断改进,但患者的预后并无明显改善,根治性切除术后仍有 40%~50% 的患者出现复发或转移,是影响患者预后、导致死亡的主要原因。肿瘤标志物如 CEA 等的检测对结直肠癌复发监测和疗效评估具有一定临床意义。

一、实验室分析路径

实验室分析路径见图 25-6。

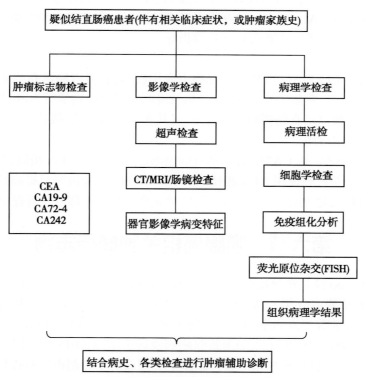

图 25-6　结直肠癌诊断、疗效及预后评估的实验室分析路径图

二、相关实验及其结果判断与分析

结直肠癌患者在诊断、治疗前、评价疗效、随访时常用的血清肿瘤标志物包括:CEA、CA19-9、CA72-4、

CA50、CA242 等。这些血清肿瘤标志物均为结直肠癌相关标志物而不是特异性标志物,单项检测的敏感性和特异性均有限,建议进行联合检测以提高诊断效能。

(一) 首选实验

1. 癌胚抗原(CEA) CEA 是目前公认的最佳的结直肠癌肿瘤标志物之一。不应将血清 CEA 作为结直肠癌的筛查指标,因为它对早期疾病的敏感性和特异性低。CEA 升高的非癌症原因包括胃炎、消化性溃疡病、憩室炎、肝脏疾病、慢性阻塞性肺疾病、糖尿病,以及任何急性或慢性炎症状态。此外,吸烟者的 CEA 水平明显高于非吸烟者。研究发现,血清 CEA>20ng/mL 高度提示结直肠癌,其诊断结直肠癌的敏感性为 46%,特异性为 89%。根据美国临床肿瘤协会(ASCO)提出的"肿瘤标志物临床应用级别评分标准",CEA 对结直肠癌的术前分期、术后常规监测具有高应用价值,并能独立决定临床意义。结直肠癌患者术前应该检测血清 CEA 水平以帮助规划手术治疗,特别是 CEA 作为术后随访及预后评估的一个辅助指标时。CEA 血清水平与结直肠癌的 Duke 分期密切相关。术前 CEA 水平还可以作为结直肠癌的预后指标,高浓度者一般预后不良。术前升高的 CEA 水平在外科切除术后不能正常化,这提示存在持续性疾病、需进一步评估。

血清 CEA 水平可以预测结直肠癌患者的预后,有报道发现,相比术前 CEA 水平较低的患者,术前血清 CEA>5ng/mL 的患者的预后更差、分期更高。对于 II 期和 III 期患者,如果发现转移性疾病时他们可能适合接受手术或化疗,更应在术后连续 5 年检测 CEA 水平。手术切除后出现 CEA 水平升高则提示疾病复发,且应行后续放射影像学检查。已有研究表明,CEA 水平升高可辅助结直肠癌诊断,与癌转移密切相关,对于结直肠癌复发或转移的患者,CEA 水平出现升高的时间较临床影像学发现复发或转移提前 2 个月。

2. 糖类抗原 19-9(CA19-9) CA19-9 对于结直肠癌的诊断敏感性低于 CEA,对于极少数 CEA 阴性的结直肠癌患者,CA19-9 检测具有一定参考价值。ASCO 的"肿瘤标志物临床应用级别评分标准"提出,CA19-9 联合 CEA 检测是目前首选的结直肠癌术后监测手段。结直肠癌患者在诊断、治疗前、评价疗效和随访时,应联合检测 CEA 和 CA19-9。CA19-9 水平升高是淋巴结阴性结直肠癌患者术后复发的一个独立标志物,CA19-9 显著升高是广泛转移和预后不良的指标。

(二) 次选实验

1. 糖类抗原(CA72-4) 血清 CA72-4 在胃癌中应用较多,它对胃癌诊断的阳性率优于其他肿瘤标志物,其血清水平与胃癌分期、肿瘤大小、淋巴结受累及浸润转移等生物学行为密切相关。CA72-4 与其他肿瘤标志物联合检测时可提高结直肠癌的诊断效率,且其水平与结直肠癌临床分期相关,因此在疗效观察和复发转移监测中也有一定应用。

2. 糖类抗原 242(CA242) CA242 对于结直肠癌的诊断效能与 CEA 相似,在患者治疗监测中的作用可以作为 CEA 的补充,与单独使用 CEA 相比,CEA 和 CA242 联合检测可提高结直肠癌诊断敏感性和准确性。一些研究表明 CA242 对结直肠癌的预后、疗效观察和复发转移监测有提示作用。

第六节 胰腺癌相关肿瘤标志物

胰腺癌(pancreatic cancer)是常见的胰腺恶性肿瘤,临床表现隐匿、发展迅速、预后差,因此早期诊断对胰腺癌患者而言尤其重要。近年来,胰腺癌发病率在国内外均呈明显的上升趋势。据世界卫生组织(WHO)统计,2012 年全球胰腺癌发病率和死亡率分别列恶性肿瘤第 13 位和第 7 位。中国国家癌症中心最新统计数据显示,从 2000 年至 2011 年中国胰腺癌的发病率增加,2015 年我国胰腺癌发病率位居恶性肿瘤中第 9 位,死亡率位居恶性肿瘤中第 6 位。临床上应用放射学和超声学检查很难发现早期病例且难于鉴别其良恶性质。血清肿瘤标志物检测是胰腺癌患者常规检查手段,可用于胰腺癌患者筛查、疗效观察、复发监测和预后判断。

一、实验室分析路径

实验室分析路径见图 25-7。

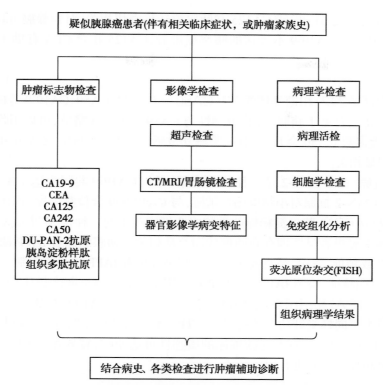

图 25-7　胰腺癌诊断、疗效及预后评估的实验室分析路径图

二、相关实验及其结果判断与分析

目前可用于胰腺癌的血清肿瘤标志物包括：CA19-9、CA242、CA50、CA125、CEA、DU-PAN-2 抗原、胰岛淀粉样肽（islet amyloid polypeptide,IAPP）、组织多肽抗原和组织多肽特异性抗原等多种相关血清标志物在胰腺癌的筛查、预后评估、疗效判断和复发监测等应用中具有一定的价值。

（一）首选实验

1. 糖类抗原 19-9（CA19-9）　血清 CA19-9 是胰腺癌中应用价值最高的肿瘤标志物之一，可用于辅助诊断、疗效监测和复发监测。

未经治疗的胰腺癌，CA19-9 可表现为逐步升高，可高达 1 000U/mL，敏感性为 70%~95%，与肿瘤分期、大小及位置（一般胰头肿瘤高于体、尾肿瘤）有关，特异性为 72%~90%。血清 CA19-9 测定值通常与临床病程有较好的相关性（肿瘤浸润范围越大 CA19-9 浓度越高），但与组织学分型和肿瘤大小无关。外科根治术（Ⅰ 期）后 2~4 周内，升高的 CA19-9 可恢复正常水平；肿瘤复发、转移时，CA19-9 可再次升高，CA19-9 的变化在绝大多数患者中都早于影像学表现。但需要指出的是 3%~7% 的胰腺癌患者为 Lewis 抗原阴性血型结构，不表达 CA19-9，此时需结合其他肿瘤标志物如 CA125、CEA 等协助诊断。而且，血清 CA19-9 在胆道感染（胆管炎）、炎症或胆道梗阻（无论病因为何）的病例中可能出现假阳性，无法提示肿瘤或晚期病变。因此血清 CA19-9 水平的术前检测最好在胆道减压完成和胆红素正常后进行。

临床以血清 CA19-9 鉴别胰腺癌与其他良性疾病时，建议以 100U/mL 为临界值筛查有体重下降和腹部疼痛的患者，这样胰腺癌诊断的敏感性为 62%，特异性为 97%。在急性或慢性胰腺炎患者中 CA19-9 水平也可能出现升高，通常 <100U/mL，但有时也可高达 500U/mL。

血清 CA19-9 的升高程度（无论在最初就诊时还是在术后）与长期预后相关。在可能有潜在可切除性胰腺癌的患者中，手术前 CA19-9 的水平也可有助于预测是否存在放射影像学无法检出的转移肿瘤、完全切除术（R0）的可能性和远期结局。

2. 癌胚抗原（CEA）　胰腺癌的患者血清 CEA 可有不同程度的升高，血清 CEA 水平是判断胰腺癌预后的因素之一，血清 CEA 持续升高，提示预后不良。

3. 糖类抗原 125（CA125）　血清 CA125 和胰腺癌转移密切相关,对胰腺癌可切除性的预测有重要价值。对 Lewis 抗原阴性和 CA19-9 不表达的胰腺癌患者,CA125 联合 CEA 有助于预测这部分患者的预后。

（二）次选实验

1. 糖类抗原 242（CA242）和糖类抗原 50（CA50）　CA242、CA50、CA19-9 等的表型相关但不完全相同。血清 CA242 升高主要见于胰腺癌,其敏感性与 CA19-9 接近或略低,可以用作初次就诊的筛查手段。胃肠道肿瘤患者大多数 CA50 会升高,对胰腺癌其敏感性为 69%~95%。CA50 和 CA242 间无交叉反应,但二者血清水平明显相关。

2. DU-PAN-2 抗原　DU-PAN-2 是一种糖类抗原,可与 CA19-9 共同表达于黏液性大分子上,其确切结构尚不明确。DU-PAN-2 抗原对小胰腺癌较敏感,与 CA19-9 联合检测可提高阳性率。

3. 胰岛淀粉样肽（IAPP）　胰岛淀粉样肽是胰腺 β 细胞产生的一种含 37 个氨基酸的短肽。IAPP 降低胰岛素敏感性,与胰腺癌患者早期即存在的糖代谢紊乱相关。胰腺癌患者 IAPP 浓度显著升高,而糖尿病患者 IAPP 水平正常或稍低,胃癌、结直肠癌、肝癌、肺癌等患者 IAPP 水平均正常。血清 IAPP 浓度升高是胰腺癌患者的一个早期特征,检测 IAPP 及 IAPP 释放因子对胰腺癌早期诊断具有一定价值。

4. 组织多肽抗原（TPA）和组织多肽特异性抗原（TPS）　与 CA19-9 相比,TPA 和 TPS 对胰腺癌的特异性较差,且其血清水平同样受肝功和黄疸影响。TPA 水平与肿瘤分期有关,特别是在肝转移时明显升高。设定 cutoff 值为 140U/mL 时,TPA 对胰腺癌的敏感性可达 80%,特异性为 84%。TPS 则不受肿瘤分期影响,可能对小胰癌和复发监测更有用。

第七节　前列腺癌相关肿瘤标志物

前列腺癌发病率在全球男性恶性肿瘤中位居第二。我国前列腺癌发病率较低,但近年来呈显著上升趋势。根据国家癌症中心的数据,自 2008 年前列腺癌起成为男性泌尿系统中发病率最高的肿瘤,2014 年的发病率达到 9.8/10 万,在男性恶性肿瘤发病率排名中排第 6 位;死亡率达到 4.22/10 万。值得注意的是我国前列腺癌发病率在城乡之间存在较大差异,大城市的发病率相对较高,数据显示 2014 年前列腺癌城市和农村的发病率分别为 13.57/10 万和 5.35/10 万。我国的新发病例中确诊时仅 30% 为临床局限型患者,其余均为局部晚期或广泛转移的患者,这些患者无法接受局部的根治性治疗,预后较差,因此早期诊断与早期治疗对提高前列腺癌患者的生活质量至关重要。

一、实验室分析路径

实验室分析路径见图 25-8。

二、相关实验及其结果判断与分析

用于前列腺癌辅助诊断的标志物有 PSA、fPSA、p2PSA、PSMA、PCA-3 以及 PSA 的衍生指标 PSAD、PSAV、PSADT、%fPSA、PHI 等。尽管前列腺癌的新肿瘤标志物日益增多,但 PSA 仍是目前前列腺癌最理想的血清肿瘤标志物之一,在前列腺癌分期及预后评估、疗效判断、复发监测中发挥重要作用。血清 PSA 检测结合直肠指诊已被广泛用于前列腺癌的筛查。

（一）首选实验

1. 前列腺特异性抗原（PSA,tPSA）　PSA 在前列腺癌患者的筛查、疗效判断及监测复发等过程中发挥了关键的作用。美国临床生化学院（NACB）的指南推荐 50 岁以上男性每年采用 PSA 和直肠指检相结合的方法进行一次前列腺癌的筛查,并建议直肠指检异常者或者血清 PSA 水平>10ng/mL 者接受前列腺穿刺活检,PSA 检测联合直肠指检对前列腺癌的检出率高于单独指检。一般以 4ng/mL 为临界值进行前列腺癌诊断,敏感性约 90%、特异性为 50% 左右,当血清 PSA 决定水平为 10ng/mL 时,前列腺癌的诊断特异性达 90%~97%。良性前列腺疾病也可出现血清 PSA 水平升高,且其血清 PSA 水平与前列腺癌患者之间有一部分重叠。前列腺良性增生时,仅有少数患者血清 PSA>10ng/mL,有 21%~86% 的患者血清 PSA 为 4~10ng/mL。当血清 PSA 水平处于 4~10ng/mL 时,可以同时检测 PSA(tPSA)和 fPSA 并计算 fPSA/tPSA 比值,以提高对前列腺癌的诊断效能。前列腺癌有效治疗后,血清 PSA 可降至正常水平。PSA 水平不降低或治疗后再次升高,提示治疗不彻底、存在转移或复发。PSA 半衰期为 2~3d,治疗后血清 PSA 水平下降速度及下降的最低点因手术类型不同而异。术前升高的 PSA 浓度降低至正常水平平均需要 3~5 个月,术后 8 个月到 8 年约 90% 患者 PSA<0.1ng/mL。有效的前列腺根治术后 3~6 个月 PSA 水平多无法检出,若前列腺根治术后 3~6 个月 PSA>0.4ng/mL,提示治疗无效或复发。

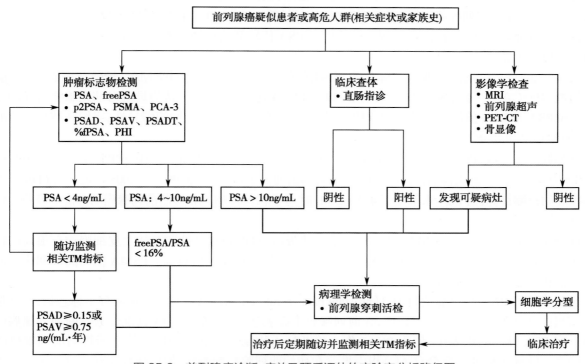

图 25-8　前列腺癌诊断、疗效及预后评估的实验室分析路径图

2. 游离前列腺特异抗原(freePSA,fPSA)　血液中以未结合的形式存在的 PSA 为游离 PSA,占血液中总 PSA 的 10%~40%,半衰期 0.75~1.2h。健康成人 fPSA≤0.75ng/mL,fPSA/tPSA 比值为 0.25~1。当 fPSA/tPSA<0.1,患前列腺癌的概率为 56%,而当 fPSA/tPSA>0.25,其概率仅为 8%。有文献报道推荐 fPSA/tPSA>0.16 作为正常参考值。若患者 tPSA 水平在 4~10ng/mL,而 fPSA/tPSA<0.16,应建议进行前列腺穿刺活检。结合 fPSA/tPSA 比值可将诊断特异性提高至 90%。需要指出的是,只有当 tPSA 浓度处于 4~10ng/mL 范围内时,才有必要计算该比值。计算比值时,tPSA 和 fPSA 血清浓度测定应该使用同一标本同时测定。%fPSA 可用于高危人群,尤其是 tPSA 水平呈轻、中度增高(4~10ng/mL)的患者进行前列腺癌和良性前列腺疾病的鉴别,避免部分患者接受不必要的前列腺活检检查。

（二）次选实验

1. PSA 密度(PSAD)与 PSA 产生速率(PSAV)　前列腺特异抗原(PSA)衍生指标除了 fPSA/tPSA 比值外,许多学者还提出了不同的 PSA 衍生指标来校正 PSA 检测,从而提高 PSA 的鉴别诊断能力。如 PSA 密度(PSAD)、移行带 PSA 密度(PSAT)及 PSA 产生速率(PSAV)等。

PSAD 是血清 PSA 浓度(ng/mL)与单位体积前列腺(cm³)的关系,以血清 PSA 值与前列腺体积的比值表示。前列腺体积的大小经直肠超声检查(TRUS)得出。PSAD 越大,具有临床意义的前列腺癌的可能性越大。PSA 密度检测有助于区分前列腺增生和前列腺癌引起的 PSA 升高,若 PSAD≥0.15 时,在排除 PSA 检测的影响因素以后,可指导医生决定是否进行前列腺穿刺活组织检查。

PSAV 表示在一定时间内(至少 2 年)连续观察(至少 3 次)血清 PSA 浓度的变化,计算 PSA 的平均年增长速率[ng/(mL·年)]。前列腺癌的 PSA 速率显著高于前列腺增生,以此作为评估发生前列腺癌风险的一种指标。

PSA 速率(PSAV)计算公式:

PSAV=[(PSA2−PSA1)+(PSA3−PSA2)]/2,式中

PSA1:第一次检测的 PSA 浓度;

PSA2:第二次检测的 PSA 浓度;

PSA3:第三次检测的 PSA 浓度。

监测 PSA 升高速度也有助于前列腺癌的鉴别诊断,血清 PSA 速率加快,以 ≥0.75ng/(mL·年)的速度增长,提示可能存在前列腺癌,其敏感性为 90%,特异性为 90%~100%,在排除 PSA 检测的影响因素以后,宜做前列腺穿刺活组织检查,此项检测比较适用于 PSA 值较低的年轻患者。但目前临床应用最多的仍然是 fPSA/tPSA 比值。

2. 前列腺特异性抗原同源异构体(p2PSA)、前列腺特异性膜抗原(PSMA)、长链非编码 RNA 前列腺癌抗原 3(PCA3)　近年来,p2PSA、PSMA 以及 PCA3 逐渐受到关注,认为具有对前列腺癌潜在的诊断价值。p2PSA 是 PSA 前体的一种同源异构体,具有不被水解的稳定性、肿瘤特异性、组织区域特异性的特点,与前列腺癌和高分级前列腺癌相关。

前列腺健康指数(PHI)是通过 tPSA、fPSA 和 p2PSA 计算而来,公式如下:$PHI=p2PSA/fPSA \times \sqrt{tPSA}$,对于 tPSA 为 4~10ng/mL 的人群而言,可以减少不必要的前列腺穿刺活检。p2PSA 于 2005 年被美国 FDA 批准为前列腺癌的检测指标,当 PSA 水平处于 4~10ng/mL 时基于 p2PSA 的 PHI 诊断前列腺癌的准确性及特异性均优于 PSA。

前列腺特异性膜抗原(PSMA)是一种膜结合糖蛋白,对前列腺良性和恶性上皮细胞均有很高的特异度。正常男性的血清可以检测到 PSMA,而前列腺癌患者的 PSMA 值较高。PSMA 值与高分期病变或雄激素非依赖状态有一定相关性。

长链非编码 RNA 前列腺癌抗原 3(prostate cancer antigen 3,PCA3)是一种尿液分子标志物,与其他泌尿生殖组织和非肿瘤前列腺组织相比,在前列腺癌中高表达,已被美国 FDA 批准作为诊断前列腺癌的标志物。在 PSA 升高的患者中,使用 PCA3 作为诊断标志物比使用 tPSA、fPSA 等更能提高前列腺癌的诊断准确率。欧洲泌尿外科学会(EAU)指南推荐在初始前列腺穿刺阴性,但仍怀疑前列腺癌的患者中进行 PCA3 检测。鉴于前列腺癌显著的种族差异性,对这些新型诊断指标目前仍不足以推荐应用于常规临床实践。

3. 前列腺酸性磷酸酶(PACP)、血清肌酸激酶(CK-BB)、乳酸脱氢酶(LDH)　前列腺酸性磷酸酶(prostatic acid phosphatase,PACP)产生于前列腺上皮细胞溶酶体,是器官特异性酸性磷酸酶,可作为前列腺特异性标志。早期前列腺癌患者中 PACP 阳性率低(6%~25%),前列腺癌浸润或转移时阳性率为 50%~70% 并随病情进展升高,因此 PACP 不适用于前列腺癌筛查而可用于治疗监测。前列腺增生或前列腺癌患者,前列腺上皮组织可产生血清肌酸激酶(CK-BB)并释放入血液循环,前列腺增生患者 CK-BB 阳性率约为 8%,未治疗的前列腺癌患者 CK-BB 阳性率可达 89%。乳酸脱氢酶(LDH)在正常前列腺中以 LDH1 为主,前列腺癌患者则以 LDH5 为主。前列腺癌患者 LDH5/LDH1 比值大于 2 的约占 93%,而前列腺增生者中仅占 11%,当该比值大于 3 时应予以高度重视。由于这些指标影响因素较多,缺乏特异性,目前并不推荐临床常规应用于前列腺癌的辅助诊断与疗效监测。

第八节　乳腺癌相关肿瘤标志物

乳腺癌(breast cancer)是女性常见的恶性肿瘤之一,发病率位居女性恶性肿瘤的首位,严重危害妇女的身心健康。早期乳腺癌不具备典型症状和体征,不易引起患者重视,常通过体检或乳腺癌筛查发现。乳腺 X 线检查、乳腺超声以及乳腺磁共振等影像学检查仍然是乳腺癌早期筛查的主要技术手段,而血清肿瘤标志物在乳腺癌早期诊断中的敏感性较低,为 15%~35%,对早诊的临床价值不高,主要用于监测

乳腺癌术后复发与转移。乳腺癌相关的血清肿瘤标志物最常用的是 CA15-3、CEA,其他还包括 CA125、CYFRA21-1、TPS、血管内皮生长因子(VEGF)、人表皮生长因子受体 -2(human epidermal growth factor receptor 2,HER-2)蛋白、雌激素受体(estrogen receptor,ER)、孕激素受体(progesterone receptor,PR)等。美国 FDA 推荐检测 ER、PR 和 HER-2 水平来指导乳腺癌患者治疗方案的选择、调整及病情观察。

一、实验室分析路径

实验室分析路径见图 25-9。

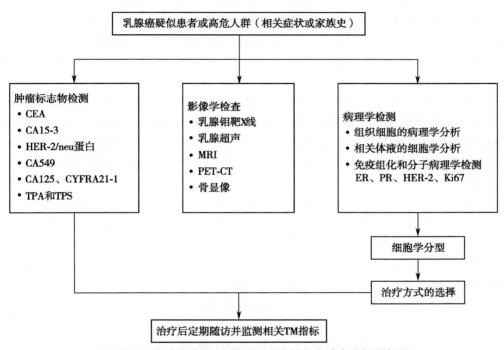

图 25-9　乳腺癌诊断、疗效及预后评估的实验室分析路径图

二、相关实验及其结果判断与分析

乳腺癌确诊依赖于活检与组织病理细胞学检查,血清肿瘤标志物早期诊断敏感性较低,主要应用于对疗效观察、复发监测以及预后评估,有助于决定是否继续目前的治疗方案,终止或者改用其他方案。

（一）首选实验

1. 糖类抗原 15-3(CA15-3)　血清 CA15-3 是一个主要用于乳腺癌辅助诊断的指标,但在乳腺癌早期的阳性率低,不宜作为早期筛查指标,血清 CA15-3 在乳腺癌晚期和转移性乳腺癌患者阳性率为 70%~80%。血清 CA15-3 水平结合影像学检查及临床体格检查,主要用于乳腺癌患者治疗效果监测,治疗有效时 CA15-3 水平会相应地下降,病情进展时血清 CA15-3 水平显著增加,CA15-3 浓度的持续升高提示疾病进一步进展。根据患者乳腺癌类型,手术前有血清 CA15-3 升高者,术后可动态检测 CA15-3 水平用于随访和监测。肿瘤复发时 CA15-3 的变化一般早于其他指标,临床敏感性为 45%~77%、特异性为 94%~98%。在转移性肿瘤中 CA15-3 的敏感性取决于转移的位置:局部或区域性转移的敏感性较低而多发性转移时敏感性最高;乳腺癌皮肤转移时临床敏感度较低,并发骨转移时 CA15-3 水平较高。在乳腺癌中 CA15-3 用于复发监测的敏感性优于 CEA。转移性乳腺癌患者应在每个化疗疗程开始前检测 CA15-3 水平,接受激素治疗的患者至少每 3 个月检测 1 次。需注意的是,化疗开始后的 6~12 周内,血清 CA15-3 水平可能出现短暂的假性升高,少数良性疾病患者也可能出现此标记物的升高,要注意结合临床表现进行鉴别判断。由于血清 CA15-3 在肝脏、胃肠道、肺、乳腺、卵巢等良性疾病,也可有不同程度的升高,因此

CA15-3 一般不用于无症状人群的乳腺癌筛查和早期诊断指标。

2. 人表皮生长因子受体 2（HER-2/neu） Her-2/neu 蛋白为糖蛋白，分子量介于 97~115D 之间，其可在正常的个体血液中存在。血清 Her-2/neu 水平与其组织表达水平具有一定相关性。*Her-2/neu* 基因是乳腺癌中研究较深入的癌基因之一，是继雌激素受体之后的第二个与乳腺癌相关的基因。在乳腺癌、卵巢癌和胃肠道肿瘤中都可升高。HER-2 诊断乳腺癌的阳性率仅为 25%~30%，但目前，ASCO、NACB 专家组均建议对所有新诊断为浸润性乳腺癌的患者进行 *HER-2* 基因检测，其目的主要是选择可进行曲妥单抗治疗的早期或进展期的乳腺癌患者。HER-2（+）的转移性乳腺癌患者可选择应用帕妥珠单抗联合赫斯汀治疗。Her-2/neu 蛋白高表达与肿瘤组织分级、淋巴结转移及分期呈正相关，且表达越高预后越差。通过免疫学等方法可检测 Her-2/neu 蛋白，在转移性乳腺癌患者中血清 Her-2/neu 蛋白水平明显升高。血清 Her-2/neu 蛋白测定同样主要用于乳腺癌的辅助诊断、疗效和复发监测，同时也可作为对治疗效果的预测因子辅助乳腺癌治疗方案选择。动态监测 Her-2/neu 蛋白、或联合 CA15-3 和 CEA 的检测在评价乳腺癌患者个体化靶向药物治疗效果的应用中有重要的指导意义。

3. 癌胚抗原（CEA） CEA 主要存在于成人癌组织以及胎儿的胃肠道组织中，是一种较广谱的肿瘤标志物。常作为肿瘤预后判断的指标，CEA 用于乳腺癌检测敏感性低于 CA15-3。CEA 不应单独用于乳腺癌疾病进展的监测，对于进展期患者，通常 CA15-3 联合 CEA 及其他相关肿瘤标志物，可显著提高检测肿瘤复发和转移的敏感性（从 30%~50% 提高到 80%），CEA 主要用于辅助转移性乳腺癌患者的病程监测。

（二）次选实验

1. 糖类抗原 549（CA549） CA549 是一种酸性糖蛋白，与 CA15-3 来自相同复合物分子中的不同抗原决定簇，两者的特性有许多相似之处，可用于转移性乳腺癌患者的病程监测。同样 CA549 由于其临床敏感性和特异性较低，因此不适用于乳腺癌的筛查和诊断，通常联合其他肿瘤标志物检测作为乳腺癌复发与转移的监测指标。当 CA549 处于稳定或下降水平时，突然升高预示着转移。若 CA549 浓度不升高，93% 的病例可排除疾病进展。CA549 在鉴定活动性乳腺癌方面比 CEA 优越而与 CA15-3 类似。

2. 糖类抗原 125（CA125） CA125 对于乳腺癌的敏感性较低，但当乳腺癌发生肺转移或出现恶性胸膜渗出液时，CA125 水平会显著升高。

3. 细胞角蛋白 19 片段（CYFRA21-1） CYFRA21-1 存在于上皮起源的肿瘤细胞中，不具有器官特异性或肿瘤特异性，CYFRA21-1 对乳腺癌诊断的价值不大，但可用于乳腺癌转移复发监测。CA15-3、CEA、CYFRA21-1 联合检测可提高乳腺癌诊断和病情监测的效能。

4. 组织多肽抗原（TPA）和组织多肽特异性抗原（TPS） 有研究表明在乳腺癌中血清 TPA 水平与肿瘤的进展密切相关。TPS 是非特异性肿瘤标志物，TPS 在缓解患者中表达基本正常，部分缓解患者中有所增加，在复发患者中明显上升，测定 TPS 和 CA15-3 有助于预测和监测乳腺癌患者病情的变化。

第九节 卵巢癌相关肿瘤标志物

卵巢癌（ovarian cancer）是女性生殖系统常见的恶性肿瘤之一，在我国的年发病率位于子宫颈癌和子宫体恶性肿瘤之后，居女性生殖系统肿瘤第 3 位，但呈逐年上升的趋势。尽管卵巢癌居女性生殖系统肿瘤第 3 位，但其死亡率位于女性生殖道恶性肿瘤之首，是严重威胁女性健康的恶性肿瘤。卵巢恶性肿瘤包括多种病理类型，其中最常见的是上皮性癌，约占卵巢恶性肿瘤的 70%，其次是恶性生殖细胞肿瘤和性索间质肿瘤，各约占 20% 和 5%。上皮癌多见于绝经后女性，由于早期缺乏重要的临床症状和体征，约 2/3 的卵巢上皮性癌患者诊断时已是晚期。卵巢恶性生殖细胞肿瘤常见于年轻女性，临床表现与上皮癌有所不同，早期即出现症状，60%~70% 的患者就诊时属早期。I 期卵巢癌患者 5 年生存率可超过 90%，因此卵巢癌的早期诊断具有重大意义。

一、实验室分析路径

实验室分析路径见图 25-10。

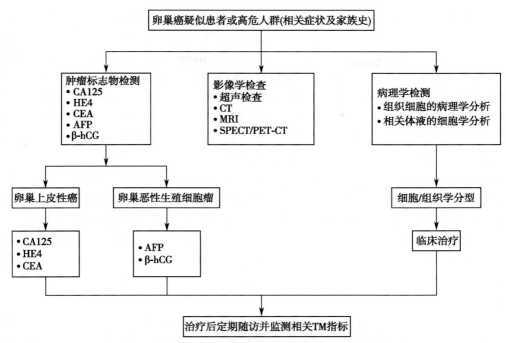

图 25-10　卵巢癌诊断、疗效及预后评估的实验室分析路径图

二、相关实验及其结果判断与分析

卵巢癌根据其组织病理类型可以分为多种亚型,不同亚型的肿瘤其发生来源、基因表达、临床生物学行为均不完全相同。目前常用的血清卵巢癌肿瘤标志物大多数是与卵巢上皮癌密切相关,其中血清 CA125、人附睾蛋白 4 是应用价值最高的肿瘤标志物,可用于辅助诊断、疗效和复发监测。血清肿瘤标志物联合阴道超声检查是卵巢癌筛查的主要手段,除了上述两种血清肿瘤标志物外 CA19-9、CEA、CA72-4、AFP 和 β-HCG 也是与卵巢癌相关的肿瘤标志物。

(一)首选实验

1. 糖类抗原 125(CA125)　CA125 是最为常用的卵巢癌肿瘤标志物,尤其是浆液性卵巢癌的首选肿瘤标志物。CA125 的阳性率与肿瘤分期、组织学类型有关,晚期、浆液性癌患者的阳性率显著高于早期及黏液性癌患者(早期卵巢癌的阳性率约 43.5%~65.7%,晚期卵巢癌的阳性率约 84.1%~92.4%)。血清 CA125 一般不用于无症状妇女的卵巢癌筛查。对于有特殊遗传基因突变或卵巢癌家族史的高危人群,可考虑用血清 CA125 结合阴道超声检查以早期发现卵巢癌。CA125 以 35U/mL 作为决定水平诊断原发性卵巢癌时敏感性为 82%~96%。有研究报道,CA125 水平的升高早于临床诊断 1 年以上,且 CA125 在绝经后人群的应用价值优于绝经前人群(敏感性 79.1%~90.7% vs 69.8%~87.5%,特异性 79.1%~89.8% vs 63.3%~85.7%)。CA125 也可用于卵巢癌疗效观察和复发转移监测,外科手术或化疗后,87%~94% 的卵巢癌患者血清 CA125 水平与疾病进程有很好的相关性,可提示肿瘤的进展或消退。CA125 水平如降至原来水平的 1/10 表明病情转归良好,首次治疗过程中 CA125 水平持续升高提示预后不佳,术后血清 CA125 水平>65U/mL 的患者术后生存率较差。卵巢癌满意减瘤术后,7 天内 CA125 可下降到最初水平的 75% 以下,1~3 个月内恢复到正常,但仍有部分患者维持低水平升高而不能恢复到正常参考范围内。临床常联合检测 HE4、CA125 和 CEA,可提高卵巢癌诊断、疗效及术后复发转移监测的敏感性和特异性。血清中嗜异性抗体的存在可干扰检测,尤其是在诊断或治疗中使用过单克隆抗体者。

2. 人附睾分泌蛋白 4(HE4)　HE4 对卵巢癌的诊断特异性(90%~95%)显著高于 CA125(76.6%~86.5%)。HE4 水平不受月经周期及绝经状态的影响,在绝经前人群中,其诊断卵巢癌的特异性(88.40%~96.80%)优于 CA125(63.30%~85.70%)。有研究发现,HE4 在鉴别盆腔肿块、良恶性肿瘤中具有重要的诊断价值,在Ⅰ、Ⅱ、Ⅲ期卵巢癌患者中 HE4 均有较好的敏感性表现,在良性盆腔肿块中 HE4 水平有 8% 的升高,而 CA125 有 29% 的升高。HE4 和肿瘤的进展、治疗效果密切相关,可用于治疗监测和预后的判断。患者手术后 1 周即可检测 HE4 水平,若治疗有效 HE4 水平明显下降;若治疗无效 HE4 水平无明显变化或呈现升高,则应及时更换治疗方案。与 CA125 的疗效判断相比 HE4 变化幅度更大,对卵巢癌患者预后判断更为有效。一般建议 HE4 的术后监测频率为 1 年内每 3 个月 1 次,2~3 年则每年进行 2 次检测,3 年以上建议每年检测 1 次,如检测发现 HE4 水平轻微升高提示可能有复发迹象,建议患者进行影像学检查,确诊复发时可及时治疗,增强临床诊治效果。有文献报道,中国表观健康人群总体参考值为 105.1pmol/L,绝经前、绝经后女性 HE4 水平的参考值分别为 68.96 和 114.9pmol/L,绝经后水平显著升高,同时在年龄较大(＞70 岁)的人群中 HE4 水平可轻度升高。

3. 卵巢癌 ROMA 指数　ROMA 指数是将 CA125 和 HE4 的血清浓度测定与患者绝经状态相结合的一个评估模型,其值取决于 CA125、HE4 的血清浓度、激素和绝经状态。研究显示,对于绝经前的患者,ROMA 指数诊断卵巢癌的敏感性约为 76%(70.2%~81%),特异性约为 85.1%(80.4%~88.8%),而在绝经后的患者中,其敏感性约为 90.6%(87.4%~93%),特异性约为 79.4%(73.7%~84.2%)。在鉴别卵巢癌 I 期和 II 期病例时敏感性也可达到 85.3%。CA125 与 HE4 联合检测明显提高了敏感性和特异性,因此 HE4 和 CA125 的联合应用大大提高卵巢癌的诊断效能。

(二) 次选实验

1. 甲胎蛋白(AFP)和 β- 人绒毛膜促性腺激素(β-HCG)　AFP 是生殖腺内、外胚胎性肿瘤的首选血清肿瘤标志物。β-HCG 是诊断和监测卵巢生殖细胞肿瘤的最佳标志物。联合检测 AFP 和 β-HCG 可对卵巢内胚胎性肿瘤和生殖细胞肿瘤进行诊断、疗效和复发监测。血清 AFP 在胚胎性肿瘤(如卵巢内胚窦瘤)中升高,而在绒癌不升高。在生殖细胞肿瘤(包括绒癌和胚胎肿瘤)中,β-HCG 均可升高。如果良性肿瘤摘除后、流产或正常妊娠中止后血清 β-HCG 水平仍高,则提示存在恶性滋养细胞肿瘤可能。恶性滋养细胞瘤治疗有效后,患者 β-HCG 水平会明显下降(半衰期约 36h),每个治疗疗程后 β-HCG 水平应下降 20%~25%。如果血清 β-HCG 水平不降低或甚至更高,提示治疗无效。同时 β-HCG 水平还与预后相关,高水平 β-HCG 提示患者预后较差。

2. 癌胚抗原(CEA)　CEA 作为一个广谱的肿瘤标志物,在某些亚型的卵巢癌,如黏液性癌和转移性癌中可有升高。由于其敏感性约为 25%,故不用于早期诊断,通常与 HE4 和 CA125 联合检测,用于辅助判断治疗的反应。

3. 糖类抗原 19-9(CA19-9)和糖类抗原 72-4(CA72-4)　CA19-9 和 CA72-4 可作为次选肿瘤标志物应用于卵巢癌患者。CA125 分别与 CA19-9 或 CA72-4 联合检测,均可提高对卵巢癌患者诊断和监测敏感性。在卵巢癌患者中,CA19-9 升高常见于畸胎瘤,CA72-4 升高常见于卵巢黏液性囊腺癌。

4. 其他卵巢癌标志物　近年来研究表明骨桥蛋白、动脉粥样硬化与血管细胞黏附分子 -1(VCAM-1)、激肽释放酶(kallikreins,KLK)、载脂蛋白(apolipoprotein A1,ApoA1)等可作为潜在的卵巢癌标志物。骨桥蛋白预测治疗引起临床反应的敏感性低于 CA125,然而 90% 复发患者中骨桥蛋白的增高早于 CA125,表明在检测复发性卵巢癌时,骨桥蛋白可能是除 CA125 外的另一种临床有效的辅助指标。CA125、CEA、HE4 和 VCAM-1 的组合检测,可用于辅助诊断早期卵巢癌,其灵敏性为 86%,特异性为 98%。卵巢癌患者血清中 ApoA1 水平降低,ApoA1、CA125、β_2- 微球蛋白联合检测在早期卵巢癌中的特异性为 98%,敏感性 94%。

第十节　子宫颈癌相关肿瘤标志物

子宫颈癌(cervical cancer)是常见的妇科恶性肿瘤之一,发病率在我国女性恶性肿瘤中居第二位,位于乳腺癌之后。患病的高峰年龄为 40~60 岁,近年来大量研究表明,宫颈癌的发病年龄呈年轻化趋势。宫颈癌的隐匿性很强,发现时往往已是晚期,鳞癌是宫颈癌的主要类型。宫颈癌的发生可通过对癌前病变的检查和处理得以有效控制。相关肿瘤标志物异常升高可以协助诊断、疗效评价、病情监测和治疗后的随访监测,尤其在随访监测中具有重要作用。常用于宫颈鳞状细胞癌辅助诊断的血清肿瘤标志物是 SCC,其浓度随病情的加重而增高,宫颈腺癌可以有 CEA、CA125、CA19-9 的升高。

一、实验室分析路径

实验室分析路径见图 25-11。

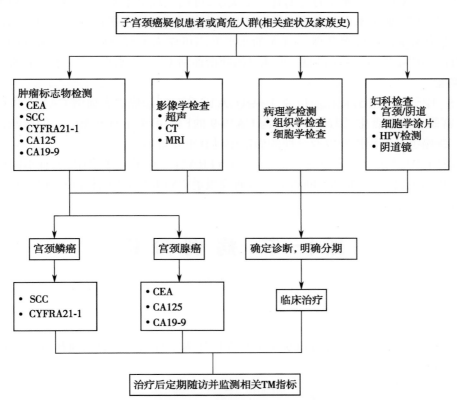

图 25-11　子宫颈癌诊断、疗效及预后评估的实验室分析路径图

二、相关实验及其结果判断与分析

美国妇产科医师学会(American College of Obstetricians and Gynecologists,ACOG)2016 年更新发布的子宫颈癌筛查和预防指南指出,大多数子宫颈癌发生于从未做过子宫颈癌筛查或筛查不充分的女性,规范的血清肿瘤标志物检测将提高子宫颈癌的早诊率,降低子宫颈癌的死亡率,为提高女性生命质量提供保障。

(一)首选实验

1. 鳞状细胞癌抗原(SCC)　SCC 是目前最常用的宫颈鳞状细胞癌肿瘤标志物,有文献报道血清 SCC 水平超过 1.5ng/mL 被视为异常。血清 SCC 一般不用于宫颈鳞状细胞癌和肺鳞状细胞癌的筛查,主要用于鳞状细胞的辅助诊断,在宫颈鳞状细胞癌、肺鳞状细胞癌患者的血清中会有升高,其浓度随病情的加重而增高,但血清中 SCC 水平升高不具有特异性,可见于 83% 的子宫颈癌、25%~75% 的肺鳞状细胞癌、30% 的 I 期食管癌、89% 的 III 期食管癌,也见于卵巢癌、子宫体癌和头颈部鳞状上皮细胞癌,分析检测结果时注意结合临床病情。

血清 SCC 浓度与宫颈鳞状细胞癌的分期、肿瘤大小、肿瘤术后是否有残留、肿瘤复发和进展等相关,因此可用于宫颈癌的疗效评估、随访和复发监测。SCC 是子宫颈癌患者治疗前最佳独立预后因子,血清 SCC 水平优于淋巴结阴阳性对预后的判断。对于单独进行放疗或者放化疗结合的患者,SCC 持续增长意味着肿瘤生长或者癌细胞已扩散至辐射区域以外。若治疗前升高的 SCC 在 3 个疗程内没有降至正常范围,多提示该患者对目前治疗反应不佳。通常血清 SCC 浓度升高先于临床检测到子宫颈癌复发。SCC 与

CEA、CYFRA21-1 和血清铁蛋白等联合应用可提高监测敏感性。分析前毛发或者唾液的污染以及肾衰会导致 SCC 浓度升高。

2. 癌胚抗原（CEA）　CEA 可用于子宫颈癌早期筛查,但特异性较差,其单一水平升高难以诊断恶性肿瘤,需结合其他标志物。CEA 在妇科恶性肿瘤患者中 60% 呈阳性结果,其中宫颈原位癌为 38%,宫颈浸润癌为 57%。血清 CEA 水平与肿瘤的病期有一定关系,可据此观察手术及化疗效果。如手术彻底,术后 2 周内 CEA 即转为阴性,如手术不彻底或有复发,CEA 升高或持续高水平;同样若化疗有效,则 CEA 迅速下降至正常,反之则无变化或反而升高。CEA 的水平升高可作为子宫颈癌预后指标,对于宫颈腺癌患者预测效果等同淋巴结阴阳性对预后的判断,可通过治疗前血清 CEA 的水平检测,预测辅助治疗相应状况。

（二）次选实验

1. 糖类抗原 125（CA125）和糖类抗原 19-9（CA19-9）　宫颈癌患者血清 CA125 和 CA19-9 水平可升高,尤其是在宫颈腺癌患者中,因此 CA125 与 CA19-9 的检测可用于宫颈癌的辅助诊断,有研究报道二者联合检测在宫颈癌患者鉴别诊断以及分期的确定中具有重要价值。

2. 细胞角蛋白 19 片段（CYFRA21-1）　血清 CYFRA21-1 在子宫颈癌中,也有不同程度的阳性率。尤其对于宫颈鳞状细胞癌,具有辅助诊断价值。有研究报道 CYFRA21-1 的检测对评价宫颈癌患者新辅助化疗效果具有肯定的临床意义。

第十一节　病 例 分 析

病例 1

一般资料:

患者,女性,59 岁,以发现右侧乳房包块 1 个月伴疼痛为主诉入院。有高血压、高血脂和关节炎等相关病史,无不良习惯。

体格检查:

发现右胸部有一结节,质地较硬,余无特殊。

实验室检查:

肝肾功能未见明显异常。肿瘤标志物检测 CEA 为 64ng/mL（正常<5ng/mL）,CA15-3 为 23U/mL（正常<24U/mL）,HER-2/neu 为 47.1ng/mL（正常<15ng/mL）。

其他辅助检查:

乳房钼靶 X 线检测示右乳房有一 5cm×3cm 结节。

分析:

患者为老年女性,结合影像学检查发现右乳房有一 5cm×3cm 结节,以及实验室检查 CEA 和 HER-2/neu 明显升高,提示可能存在进展性或转移性乳腺肿瘤。

最后诊断:

乳腺癌。

病例 2

一般资料:

患者,女性,55 岁,以下腹部疼痛为主诉入院。既往无高血压、糖尿病等相关病史,无不良习惯疾病史。

体格检查:

腹软,下腹部有压痛,无反跳痛,肝脾未触及,心肺未见阳性体征。

实验室检查:

肝肾功能未见明显异常。肿瘤标志物检测 CEA 为 1.9ng/mL（正常<5ng/mL）,CA19-9 为 10U/mL（正

常<30U/mL),CA125 为 56U/mL(正常<25U/mL),HE4 为 449pmol/L(正常<74.3pmol/L)。

其他辅助检查：

超声检查发现右侧卵巢可疑肿块。

分析：

患者为绝经后女性,有明显的下腹部疼痛体征,超声检查提示卵巢可疑肿块,实验室肿瘤标志物检测 CA125 轻度增高,HE4 明显升高,二者联合检测在无腹水和肾衰竭的情况下提示卵巢恶性肿瘤的可能性高。

最后诊断：

卵巢癌。

病例 3

一般资料：

患者,女性,36 岁,以阴道不规则出血为主诉入院。无不良习惯疾病史。

体格检查：

腹软,无压痛及反跳痛,肝脾未触及,心肺未见阳性体征。

实验室检查：

肝肾功能未见明显异常。肿瘤标志物检测 CEA 为 1.6ng/mL(正常<5ng/mL),CYFRA21-1 为 6.1ng/mL(正常<3.3ng/mL),SCC 为 8.4ng/mL(正常<2.7ng/mL)。

分析：

患者为中年女性,出现阴道无痛性不规则出血,实验室肿瘤标志物检测 SCC 明显升高,CYFRA21-1 也增高,由于 SCC、CYFRA21-1 均为宫颈鳞状细胞癌的辅助诊断指标,结合症状和实验室检查结果目前提示存在妇科肿瘤,高度怀疑为宫颈鳞癌,应进一步行妇科检查和病理细胞组织学检查明确诊断。

诊断意见：

宫颈鳞癌待诊。

病例 4

患者,男性,72 岁,2 年前诊断为前列腺癌,做出诊断时 PSA 为 6.7ng/mL,直肠指诊阳性。于 2017 年 7 月行根治性前列腺癌切除术,切除的肿瘤为 Gleason 7(4+3)级 T2c 期。术后门诊随访 PSA 检测的水平见表 25-3:

表 25-3　术后门诊随访 PSA 检测水平

检测日期	PSA(ng/mL)	参考值
2017-8-26	未检测出	<4ng/mL
2017-11-20	0.01	<4ng/mL
2018-2-16	0.04	<4ng/mL
2018-5-26	0.09	<4ng/mL
2018-9-2	0.15	<4ng/mL
2018-12-6	0.24	<4ng/mL
2019-3-8	0.49	<4ng/mL

分析：

该患者行根治性前列腺癌术后,血清总 PSA 水平动态增高,且超过 0.4ng/mL,提示前列腺癌根治术后生物化学复发。

最后诊断：
前列腺癌术后生物化学复发。

病例 5

患者，男性，45 岁，工人。因肝细胞肝癌在我院进行手术切除，术后随访复查。术后门诊随访 AFP 检测的水平见表 25-4：

表 25-4　术后门诊随访 AFP 检测水平

检查时间	术前	术后 2 周	术后 1 个月	术后 2 个月	术后 4 个月	术后 6 个月	术后 12 个月
AFP（ng/mL）	3 269	80.4	10.3	9.8	10.2	9.3	10.1

分析：

患者术后 2 周首次复查 AFP 结果为 80.4ng/mL，虽然仍高于正常参考范围上限（<7ng/mL），但较之术前（3 269ng/mL）已显著降低，提示手术治疗有效；之后 AFP 水平继续下降并维持在低水平，提示治疗效果较好、患者病情稳定。随访过程中，患者一般情况良好，B 超及 CT 复查未见异常。术前升高的肿瘤标志物在治疗后水平降低是治疗有效的标志。术后肿瘤标志物水平回落至正常范围所需的时间与术前水平、肿瘤标志物半衰期、手术切除是否完全、是否存在转移等多种因素有关。连续监测可以为疗效评价、复发转移监测提供更有用的信息。

诊断意见：
肝癌术后。

病例 6

患者，男性，71 岁，吸烟史（30+ 年），伴高血压，于 2008 年行手术治疗膀胱肿瘤。呼吸系统感染后观察到左肺持续结节（表 25-5）。

表 25-5　病例 6

参数	结果	正常区间	参数	结果	正常区间
肌酐	1.1	<1.3mg/dL	CA125	6	<24U/mL
AST	31	<45U/L	CA15-3	5	<24U/mL
ALT	27	<45U/L	NSE	18	<20.4ng/mL
总胆红素	0.4	<1.3mg/dL	proGRP	1 080	<65.7pg/mL
CEA	5.8	<5ng/mL	SCC	0.8	<2.7ng/mL
CA19-9	11	<37U/mL	CYFR21-1	2.2	<3.3ng/mL

分析：

该患者 proGRP 显著升高，提示小细胞肺癌或神经内分泌肿瘤。proGRP 特异性高，在无肾衰竭时如果>150pg/mL 强烈提示小细胞肺癌或神经内分泌肿瘤。大部分小细胞肺癌合成 NSE 和 proGRP，但约有 15%~20% 肿瘤只产生两种中的一个，因此建议同时检测这两种肿瘤标志物，以提高诊断效能。

最后诊断：
小细胞肺癌。

病例 7

患者，女性，53 岁，曾经吸烟，无疾病史，常规胸部 X 线检查发现肺部阴影（表 25-6）。

表 25-6 病例 7

参数	结果	正常区间	参数	结果	正常区间
肌酐	0.9	<1.3mg/dL	CA125	22	<25U/mL
AST	18	<45U/L	CA15-3	121	<24U/mL
ALT	19	<45U/L	NSE	11	<20.4ng/mL
总胆红素	0.3	<1.3mg/dL	proGRP	39.2	<65.7pg/mL
CEA	6.6	<5ng/mL	SCC	0.8	<2.7ng/mL
CA19-9	21	<37U/mL	CYFR21-1	2.2	<3.3ng/mL
CA72-4	6	<6U/mL			

分析：

患者胸片结果提示肺部疾病，但肺癌常见肿瘤标志物（NSE、proGRP、CYFRA21-1）均正常，出现了 CA15-3 显著升高和 CEA 轻微升高。多种肿瘤均可出现 CA15-3 升高：乳腺、肺、卵巢或子宫内膜。如果 CA125 结果为阴性，则妇科腺癌（卵巢、子宫内膜）可能性较低。根据上述结果无法明确区分肿瘤是来源于乳腺还是肺。除 CA15-3 外，CA125、CA19-9 在部分肺癌患者中也可出现阳性，必要时可作为次选肿瘤标志物应用于肺癌患者的临床诊治。如果是肺癌，CA15-3 和 CEA 升高提示腺癌的可能性较大，该患者在后续治疗过程中建议使用 CEA+CA153（治疗前升高的肿瘤标志物）进行疗效评估及病情监测。

最后诊断：

肺 2a 期腺癌。

病例 8

一般资料：

患者，男性，75 岁，非吸烟，有支气管哮喘和憩室炎，出现全身不适症状和贫血。

实验室检查：

AST 为 19IU/L（正常<40IU/L），ALT 为 15IU/L（正常<40IU/L），总胆红素为 0.6mg/dL（正常<1.3mg/dL）。肿瘤血清标志物：AFP 为 11ng/mL（正常<7ng/mL），CEA 为 13.5ng/mL（正常<5ng/mL），CA19-9 为 412U/mL（正常<30U/mL），CA72-4 为 248.3U/mL（正常<6U/mL），CA125 为 77U/mL（正常<245U/mL）。

分析：

多种肿瘤标志物水平明显升高，CEA、CA19-9 和 CA72-4 浓度提示消化系统肿瘤，尤其是胃肿瘤。

最后诊断：

胃窦癌。

病例 9

一般资料：

患者，男性，66 岁，吸烟 20 年，有乙肝肝炎、糖尿病和高血压史，出现腹痛、腹泻和大便隐血阳性入院。

实验室检查：

AST 为 23IU/L（正常<40IU/L），ALT 为 22IU/L（正常<40IU/L），总胆红素为 0.3mg/dL（正常<1.3mg/dL）。肿瘤血清标志物：AFP 为 6.3ng/mL（正常<7ng/mL），CEA 为 6.5ng/mL（正常<5ng/mL），CA19-9 为 22U/mL（正常<30U/mL），CA72-4 为 2.8U/mL（正常<6U/mL），CA125 为 19U/mL（正常<24U/mL）。

分析：

肿瘤标志物 CEA 水平轻度升高，可见于吸烟者和多种良性病变，主要为结直肠病变和肝肾疾病，建议随访复查。

最后诊断：

溃疡性结肠炎。

病例 10

一般资料：

患者，女性，69 岁，无不良习惯，急性心肌梗死伴糖尿病，出现黄疸，影像学提示胰腺头部可疑占位。

实验室检查：

AST 为 69IU/L（正常<40IU/L），ALT 为 53IU/L（正常<40IU/L），总胆红素为 18.6mg/dL（正常<1.3mg/dL）。肿瘤血清标志物：CEA 为 25ng/mL（正常<5ng/mL），CA19-9 为 870U/mL（正常<30U/mL），CA72-4 为 2.5U/mL（正常<6U/mL），CA125 为 18U/mL（正常<25U/mL）。

分析：

肿瘤标志物水平明显升高，提示肿瘤。结合本例情况，其来源可能主要为消化系统，CA19-9 浓度提示胰腺或胆管肿瘤。

最后诊断：

胰腺头部腺癌。

（苗　强　白杨娟　张君龙）

▶ **参考文献**

1. 王兰兰. 医学检验项目选择与临床应用. 2 版. 北京: 人民卫生出版社, 2013.
2. Lothar Thomas. 临床实验诊断学——实验结果的应用和评估. 吕元, 朱汉民, 沈霞, 等译. 上海: 上海科学技术出版社, 2004.
3. 王兰兰. 临床免疫学检验. 北京: 人民卫生出版社, 2017.
4. 董志伟, 谷铣之. 临床肿瘤学. 北京: 人民卫生出版社, 2002: 9-27.
5. 中国医师协会检验医师分会妇科肿瘤检验医学专家委员会. 妇科肿瘤标志物应用专家共识. 山东大学学报 (医学版), 2018, 56 (10): 3-8.
6. 中华人民共和国国家卫生健康委员会. 常用血清肿瘤标志物检测的临床应用和质量管理: WS/T 459-2018, 2018.
7. 中华医学会泌尿外科学分会前列腺癌联盟. 中国前列腺癌早期诊断专家共识. 中华泌尿外科杂志, 2015, 36 (8): 561-564.
8. 中华医学会检验分会, 卫生部临床检验中心, 中华检验医学杂志编辑委员会. 肿瘤标志物的临床应用建议. 中华检验医学杂志, 2012, 35 (2): 103-116.
9. 中华人民共和国卫生和计划生育委员会医政医管局. 原发性肝癌诊疗规范 (2017 年版). 中华肝脏病杂志, 2017, 25 (12): 886–895.
10. 中国临床肿瘤学会指南工作委员会. 中国临床肿瘤学会 (CSCO) 原发性肝癌诊疗指南 (2018. V1). 北京: 人民卫生出版社, 2018.
11. 中国医师协会检验医师分会肺癌检验医学专家委员会. 肺癌实验室诊断专家共识. 山东大学学报 (医学版), 2018, 56 (10): 1-10.
12. 支修益, 石远凯, 于金明. 中国原发性肺癌诊疗规范 (2015 版). 中华肿瘤杂志, 2015, 37 (1): 67-78.
13. 中华人民共和国国家卫生健康委员会. 胃癌诊疗规范 (2018 年版), 2018.
14. 中华人民共和国国家卫生健康委员会. 结直肠癌诊疗规范 (2015 年版), 2015.
15. 中华人民共和国卫生和计划生育委员会医政医管局, 中华医学会肿瘤学分会. 中国结直肠癌诊疗规范 (2017 年版). 中华外科杂志, 2018, 56 (4): 241-258.
16. 中华人民共和国国家卫生健康委员会. 胰腺癌诊疗规范 (2018 年版), 2018.
17. 中国抗癌协会胰腺癌专业委员会. 胰腺癌综合诊治指南 (2018 版). 临床肝胆病杂志, 2018, 34 (10): 2109-2120.
18. Duffy MJ, Harbeck N, Nap M, et al. Clinical use of biomarkers in breast cancer: Updated guidelines from the European Group on Tumor Markers (EGTM). European Journal of Cancer, 2017, 75: 284-298.
19. Sölétormos G, Duffy MJ, Othman Abu Hassan S, et al. Clinical Use of Cancer Biomarkers in Epithelial Ovarian Cancer: Updated Guidelines From the European Group on Tumor Markers. Int J Gynecol Cancer, 2016, 26 (1): 43-51.

20. Lle PR, Forner A, Llover JM, et al. EASL Clinical Practice Guidelines: Management of hepatocellular carcinoma. J Hepatol, 2018, 69 (1): 182-236.
21. Japanese Gastric Cancer Association. Japanese gastric cancer treatment guidelines 2014 (ver. 4). Gastric Cancer, 2017, 20 (1): 1-19.
22. Miao Q, Cai B, Gao X, et al. The establishment of neuron-specific enolase reference interval for the healthy population in southwest China. Sci Rep, 2020, 10 (1): 6332.

第二十六章

恶性肿瘤个体化治疗的分子诊断

个体化医疗（治疗）是当今转化医学发展的重要实践，个体化治疗以每个患者的信息为基础决定治疗方针，从基因组成或表达变化的差异来把握治疗效果或毒副作用等应答的个性化，对每个患者进行最适宜的针对性药物/其他方式的治疗。肿瘤的个体化治疗是根据不同个体遗传特征与药物遗传学和药物基因组学特点，采用针对不同个体的最佳治疗方案。随着药物遗传学/药物基因组学在肿瘤治疗药物作用机制等方面的研究获得突破性进展，针对特定基因的靶向药物对肿瘤细胞的杀伤效应与特定基因的表达或基因突变（或多态性）显著相关。通过对这些药物相关靶基因的检测，临床可选择合适的药物进行个体化治疗，预测肿瘤药物的治疗疗效。恶性肿瘤个体化治疗的分子诊断已经成为提高治疗疗效、减少无效治疗的合理选择。随着实验室检测技术和手段的不断进步，人们对肿瘤发生发展的研究更加深刻，基因组学、蛋白质组学和生物信息学的发展与融合更加成熟，肿瘤个体化治疗药物选择与个体化监测等个体化医疗策略将会更加快速走进我们的生活，改变传统的医疗行为。本章将对目前临床应用较为成熟的几类药物相关靶基因的分子检测进行介绍。

第一节　肺癌个体化治疗的分子诊断

肺癌是人类发病率和死亡率最高的恶性肿瘤，全世界每年肺癌发生超过 150 万例，我国是肺癌的高发国家之一。目前肺癌已成为在靶向治疗领域研究的最广泛最深入的癌种，靶向药在肺癌的治疗领域已成为继手术、放化疗之后的又一重要手段。其中，表皮生长因子受体酪氨酸激酶抑制剂（epidermal growth factor receptortyrosine kinase inhibitor，EGFR TKI）是临床应用最成熟的靶向药物，包括一代 TKI，如吉非替尼、厄洛替尼、埃克替尼，二代 TKI 阿法替尼，以及三代 TKI 如奥西替尼等。这些药物现已纳入医保，为广大肺癌患者带来福音。随着分子生物学技术发展，大量靶向药相关基因被发现，通过分子诊断检测肺癌靶向药物相关基因，可帮助临床医生制定肺癌患者的个体化诊疗方案、预测治疗效果。

一、实验室分析路径

实验室分析路径见图 26-1。

二、相关实验

可先对经典的 EGFR、ALK、ROS1 基因进行检测，若为阴性再检测其他基因，也可采用 NGS 的方法一次性检测多个基因。

（一）表皮生长因子受体（epidermal growth factor receptor，EGFR）基因突变检测

检测方法：

实时荧光定量 PCR（quantitative real-time PCR，Q-PCR）：一种 PCR 检测技术，通过荧光染料或荧光标记的特异性的探针，对 PCR 产物进行标记跟踪，实时在线监控反应过程，结合相应的软件对 PCR 产物进

行分析,计算待测样品模板的初始浓度。

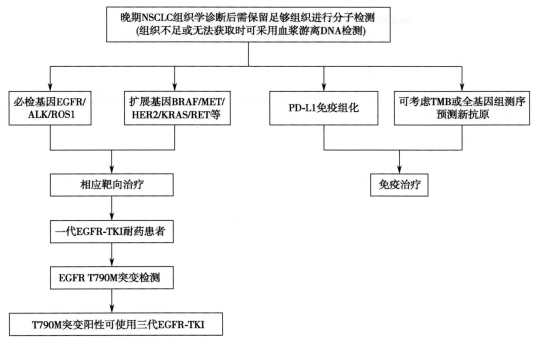

图 26-1 肺癌个体化治疗的实验室分析路径图

一代测序法(Sanger 测序法):指从 Sanger 发明的双脱氧核苷酸链终止法原理发展起来的一系列测序技术,目前实验室应用最广泛的是基于毛细管电泳和荧光标记技术的 DNA 自动化测序仪,分别用不同的荧光标记 4 种双脱氧核苷酸的碱基,在通过毛细管时不同长度的 DNA 片段上的 4 种荧光基团被激发出不同颜色的荧光,经荧光检测系统识别后转换为碱基序列信息。

二代测序法(Next generation sequencing,NGS):是基于边合成边测序原理的高通量测序技术,通过使用特殊标签进行高通量并行 PCR 和并行测序反应,利用计算机软件对大规模的测序数据进行拼接和分析,具有通量高、灵敏度高的特点,可同时检测多个样本。基本步骤为文库制备、测序和生信分析。

数字 PCR(digital PCR,dPCR):是一种核酸分子绝对定量技术。DNA 模板在理想情况下完全分散在不同的独立反应体系内(如微孔或微滴内),这些微小的反应体系互不干扰,仪器通过检测每个微体系中的荧光变化来判断里面是否有 PCR 反应发生,可直接计算出 DNA 模板的数量。目前主流的样本分散方式有两种:以 Thermo QuantStudio™ 3D 数字 PCR 系统为代表的微流控芯片法,以及以 BIO-RAD QX200™ 数字 PCR 系统为代表的微滴法。

扩增阻滞突变系统 PCR(Amplification Refractory Mutation System PCR,ARMS-PCR):又称为等位基因特异性 PCR(Allele-Specific PCR,AS-PCR)。当某个等位基因特异性引物的 3' 末端碱基与突变位点处碱基互补时,才能进行延伸反应。采用两条 3' 末端碱基不同的等位基因特异性上游引物,一个与野生型等位基因互补,另一个与突变型等位基因互补,在 Taq DNA 聚合酶作用下,3' 端错配的上游引物将不能延伸,而与模板匹配的引物则可扩增出产物,通过凝胶电泳或者 Q-PCR 分辨出扩增产物的有无,从而确定该位点是否存在突变。该方法自动化程度更高,灵敏度高,能够进行定量分析,已逐渐成为检测已知点突变的主流技术。

(二) KRAS 基因突变检测

检测方法:见 EGFR 基因突变检测方法。

(三) BRAF 基因突变检测

检测方法:见 EGFR 基因突变检测方法。

（四）ROS1 融合基因检测

检测方法：荧光原位杂交、Q-PCR、二代测序法、数字 PCR。

荧光原位杂交（fluorescent in situ hybridization，FISH）：FISH 技术是在细胞遗传学水平上检测染色体及基因数目及结构异常的一种分子生物学技术。其基本原理是利用标记了荧光素的核酸作为探针，按照碱基互补原则，与待检样本中与之互补的核酸经过变性 - 退火而形成杂交双链核酸，然后通过荧光显微镜来检测和分析。

（五）棘皮动物微管相关蛋白 -4- 间变性淋巴瘤激酶（EML4-ALK）融合基因检测

检测方法：见 ROS1 融合基因检测方法。

（六）MET 基因扩增及突变检测

检测方法

MET 扩增：免疫组织化学技术（IHC）、荧光原位杂交（FISH）、Q-PCR、二代测序法（NGS）

免疫组织化学技术（immunohistochemistry，IHC）：应用免疫学基本原理——抗原抗体反应，即抗原与抗体特异性结合的原理，通过化学反应使标记抗体的显色剂（荧光素、酶、金属离子、同位素）显色来确定组织细胞内抗原（多肽和蛋白质），对其进行定位、定性及定量。

MET 突变：见 EGFR 基因突变检测方法。

（七）原癌基因人类表皮生长因子受体 2（Human epidermal growth factor receptor-2，HER2）基因突变检测

检测方法：见 EGFR 基因突变检测方法。

（八）RET 融合基因检测

检测方法：见 ROS1 融合基因检测方法。

（九）NTRK 融合基因检测

检测方法：见 ROS1 融合基因检测方法。

（十）程序性死亡配体 1（programmed death-ligand 1，PD-L1）表达检测

PD-L1 为肿瘤细胞表面高表达的一个免疫球蛋白样分子，与免疫细胞表面表达的 PD-1 蛋白相互结合后，会降低免疫细胞的活性，从而使得肿瘤细胞逃过免疫细胞的追捕。PD-1/PD-L1 抗体药物可解除这种免疫抑制状态，激活 T 细胞攻击肿瘤细胞。肿瘤组织 PD-L1 表达水平与 PD-1/PD-L1 抗体药物疗效相关。

检测方法：免疫组化（IHC）。

（十一）肿瘤突变负荷（tumor mutational burden，TMB）

基因错配修复功能缺陷会导致突变累积，这些突变可能导致新抗原的产生，被 T 细胞识别为"非己"，引起 T 细胞活化，进而被效应 T 细胞攻击和清除。这种突变累积的程度叫作肿瘤突变负荷。

检测方法：全基因组测序、全外显子测序或靶向基因测序，目前没有统一的检测方式和算法。

三、结果判断与分析

（一）EGFR 基因突变检测

该基因是目前研究最充分、证据最充足、了解最透彻的肿瘤靶向用药生物标志物。表皮生长因子受体（EGFR）家族参与多种实体瘤的发生与发展，是抗肿瘤治疗的重要分子靶点。美国国家综合癌症网络（National Comprehensive Cancer Network，NCCN）指南推荐 EGFR TKI 用于 EGFR 敏感突变阳性的非小细胞肺癌患者的一线治疗。携带 EGFR 基因敏感突变（18 号外显子 G719X、21 号外显子 L858R/L861Q、19 号外显子缺失插入突变、18、19、21 号外显子突变）患者对一代 EGFR TKI（吉非替尼、厄洛替尼、埃克替尼）和二代 EGFR TKI 阿法替尼敏感性增强，而 20 号外显子插入和 T790M 对一代 EGFR TKI 敏感性降低；大多数患者在 9~13 个月一代 EGFR TKI 治疗后产生耐药，若检出 T790M 则对三代 EGFR TKI（奥西替尼、Rociletinib、HM61713 等）敏感性增强。携带 EGFR 突变阳性者对免疫治疗药物 PD-1/PD-L1 抑制剂单药治疗的有效性降低。

（二）其他肺癌相关基因检测

1. **EML4-ALK 融合基因** 重组 ALK 基因编码跨膜酪氨酸激酶受体，EML4-ALK 导致 ALK 持续表达，从而激活 ALK 酪氨酸激酶区及下游 PI3K/AKT 及 MAPK 等信号通路，进而引起肺癌的发生。大量临床试验证实，携带 EML4-ALK 融合基因的患者接受 ALK 抑制剂克唑替尼（Crizotinib）的治疗疗效好。2011 年，美国食品药品监督管理局（FDA）批准克唑替尼用于治疗有 ALK 基因融合的非小细胞肺癌。NCCN 指南提出，转移性非小细胞肺癌患者在克唑替尼治疗耐药后可以选择劳拉替尼（Lorlatinib）。携带 ALK 基因融合患者对免疫治疗药物 PD-1/PD-L1 抑制剂单药治疗的有效性降低。

2. **ROS1 融合基因** ROS1 基因编码一种跨膜酪氨酸激酶，属于胰岛素受体家族。非小细胞肺癌中，ROS1 融合基因的发生率为 1%~2%，携带该融合基因的患者对 ALK/MET/ROS1 抑制剂类药物克唑替尼敏感性增加，对 EGFR TKI 厄洛替尼、吉非替尼敏感性降低。

3. **BRAF 基因突变** 是细胞质内丝氨酸苏氨酸激酶，是 KRAS 信号通路上的重要效应因子。突变的 BRAF 一直保持活性状态，干扰了细胞信号传递链的正常功能，引起细胞的异常；V600E 突变的患者对 BRAF 抑制剂维罗非尼、达拉非尼的敏感性增加。FDA 批准达拉非尼联合曲美替尼的组合疗法用于 BRAF V600E 突变的转移性非小细胞肺癌；NCCN 指南推荐达拉非尼联合曲美替尼可作为具有 BRAF V600E 突变的非小细胞肺癌患者的一线治疗方案，联合治疗不耐受的患者建议使用单药达拉非尼或维罗非尼进行治疗。

4. **KRAS 基因突变** 突变型 KRAS 基因编码异常的蛋白，刺激促进恶性肿瘤细胞的生长和扩散，并且不受上游 EGFR 的信号影响，所以对抗 EGFR 靶向治疗药物效果差。携带 KRAS 基因 12、13、61 密码子突变的患者对 EGFR TKI 药物（吉非替尼、厄洛替尼、埃克替尼、阿法替尼）靶向治疗不敏感。

5. **MET 基因突变** MET 基因高水平扩增或者 14 号外显子跳跃对 MET 抑制剂类药物克唑替尼敏感性增加，对 EGFR TKIs 药物（吉非替尼、厄洛替尼、埃克替尼、阿法替尼）敏感性降低。

6. **HER2 基因突变** HER2（ERBB2）基因编码具有酪氨酸激酶活性的跨膜生长因子受体，参与调控细胞的生长、增殖及分化。在非小细胞肺癌中，HER2 基因主要以插入或缺失变异为主，NCCN 推荐曲妥珠单抗和阿法替尼治疗 HER2 突变的非小细胞肺癌。

7. **RET 融合基因** RET 基因编码一种酪氨酸激酶受体，RET 重排在非小细胞肺癌中发生率为 1%~2%，相关临床研究表明，RET 抑制剂凡德他尼、卡博替尼等可用于治疗 RET 融合的非小细胞肺癌。

8. **NTRK 融合基因** NTRK 基因编码神经营养性受体酪氨酸激酶，NCCN 推荐非小细胞肺癌患者检测 NTRK 融合基因，NTRK 基因融合阳性的转移性非小细胞肺癌患者可选择拉罗替尼（Larotrectinib）作为一线治疗药物。拉罗替尼是第一个正式获批的 NTRK 抑制剂，也是第一个 FDA 已批准的广谱抗癌药，可以治疗多种类型癌症，包括肺癌、甲状腺癌、黑色素瘤、胃癌、结直肠癌、乳腺癌、软组织肉瘤等 17 种癌症，尤其适合晚期或已发生转移、无有效替代治疗方案的患者。

9. **PD-L1 表达检测** PD-L1 为免疫治疗疗效预测生物标志物，PD-L1 的表达与 PD-1/PD-L1 免疫治疗疗效相关，PD-L1 表达越高的患者，其对 PD-1/PD-L1 免疫治疗的有效率更高，疗效更好。NCCN 指南中指出，对于转移性非小细胞肺癌患者，建议检测 PD-L1 蛋白表达水平，如果患者 PD-L1 表达量 ≥ 1%，则推荐一线使用帕博利珠单抗（Pembrolizumab）联合化疗；如果 PD-L1 表达量在 1%~49% 之间且不耐受免疫联合化疗，则推荐使用帕博利珠单抗单药治疗。

注：PD-1/PD-L1 免疫治疗的预测标志物不仅有 PD-L1 表达，还有 TMB、错配修复和微卫星不稳定，且不限于某种特定癌种。除了非小细胞肺癌，胃癌、黑色素瘤、尿路上皮癌、肾细胞癌、经典型霍奇金淋巴瘤等也推荐检测 PD-L1 表达。

10. **TMB 检测** TMB 是一种新的 PD-1/PD-L1 免疫治疗预测的生物标志物，可以帮助选择 PD-1/PD-L1 免疫治疗方案，2019 年 NCCN 指南推荐 TMB 阳性的非小细胞肺癌患者可以选择纳武单抗（Nivolumab）联合伊匹木单抗（Ipilimumab）的双药联合免疫治疗和纳武单抗单药免疫治疗，但 TMB 检测目前缺乏统一标准。

第二节　乳腺癌个体化治疗的分子诊断

乳腺癌的发病率在我国以每年 3%~4% 的增长率急剧增加,已成为我国上升幅度最快的恶性肿瘤之一。乳腺癌是一类在分子水平上具有高度异质性的疾病,即使是组织形态学、临床分期和激素受体状态都相同的乳腺癌患者,其分子遗传学特征也可不相同,从而导致肿瘤治疗疗效及预后仍存在很大差异,因此对乳腺癌患者进行个体化治疗显得尤为重要。随着分子诊断技术在乳腺癌领域的应用越来越广泛,乳腺癌的个体化治疗得到飞速发展,可以通过分子分型特点筛选适合内分泌、靶向及免疫治疗的患者,预测乳腺癌复发和转移风险,更准确地制定治疗策略。

一、实验室分析路径

实验室分析路径见图 26-2 和图 26-3。

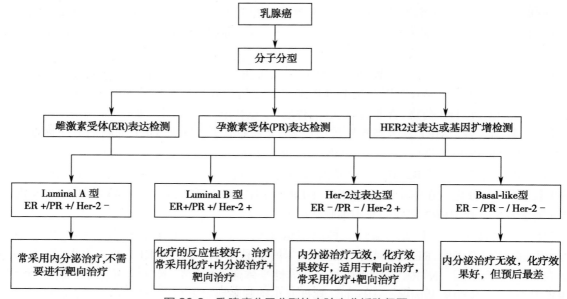

图 26-2　乳腺癌分子分型的实验室分析路径图

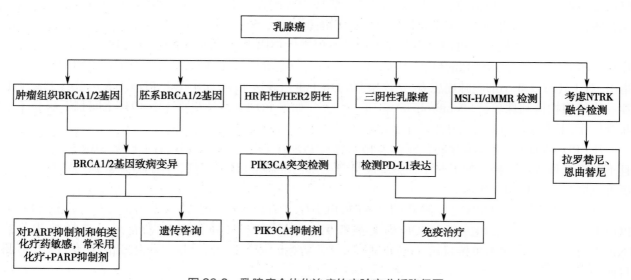

图 26-3　乳腺癌个体化治疗的实验室分析路径图

二、相关实验

1. 雌激素受体（estrogen receptor, ER）表达检测

检测方法：免疫组织化学技术（IHC）、基因芯片技术、荧光原位杂交（FISH）、荧光定量 PCR。

免疫组织化学技术（immunohistochemistry, IHC）：应用免疫学基本原理——抗原抗体反应，即抗原与抗体特异性结合的原理，通过化学反应使标记抗体的显色剂（荧光素、酶、金属离子、同位素）显色来确定组织细胞内抗原（多肽和蛋白质），对其进行定位、定性及定量。

基因芯片技术：主要基于核酸杂交技术，即通过与一组已知序列的核酸探针杂交进行核酸序列测定的方法，在一块基片表面固定了序列已知的核苷酸探针。当检测样本中的基因序列与基因芯片上对应位置的核酸探针产生互补匹配时，通过确定荧光强度最强的探针位置，获得一组序列完全互补的探针序列。该技术将大量探针分子固定于支持物上后与标记的样品分子进行杂交，通过检测每个探针分子的杂交信号强度进而获取样品分子的数量和序列信息。

2. 孕激素受体（Progesterone Receptor, PR）表达检测

检测方法：见雌激素受体表达检测。

3. HER2 过表达或基因扩增检测

检测方法：荧光原位杂交（FISH）、免疫组织化学技术（IHC）、Q-PCR、二代测序法（NGS）。

荧光原位杂交（FISH）：以 17 号染色体着丝粒探针作为内参，通过计算 HER2 基因探针与 17 号染色体着丝粒探针杂交信号之比来判断 HER2 基因是否有扩增。

4. BRCA1/2 基因突变检测

检测方法：见第一节 EGFR 基因突变检测方法。

5. PIK3CA 基因突变检测

检测方法：见第一节 EGFR 基因突变检测方法。

6. NTRK 融合基因检测

检测方法：见第一节 ROS1 融合基因检测方法。

7. PD-L1 表达检测

检测方法：见第一节 PD-L1 表达检测。

三、结果判断与分析

1. Luminal A 型（管腔 A 型）　该型是乳腺癌最常见的分子亚型，发病率为 44.5%~69.0%。分子分型表现为 ER 和 / 或 PR+，Her2−，预后最好。内分泌治疗效果最佳。常采用内分泌治疗。他莫昔芬作为一种雌激素受体拮抗剂，是第一个靶向治疗乳腺癌的药物，近年来使用的芳香化酶抑制剂（AI）则通过抑制芳香化酶从而减少雌激素的生成。绝经前常选择三苯氧胺、药物性去势药物诺雷德，绝经后常选择芳香化酶抑制剂如阿那曲唑、来曲唑等，一般不需要进行靶向治疗。

2. Luminal B 型（管腔 B 型）　Luminal B 型发病率为 7.8%，分子分型表现为 ER 和 / 或 PR +，Her2+，Luminal B 型乳腺癌对化疗的反应性较 Luminal A 型好，但对内分泌治疗的敏感度相对较差，其中 HER2 阳性的患者还应该考虑抗 HER2 的靶向治疗，治疗常采用化疗 + 内分泌治疗 + 靶向治疗。

3. HER2 过表达型　发病率为 14.7%，分子分型表现为 ER 和 / 或 PR−，Her2 +，内分泌无效，化疗效果较好。该型是 HER2 靶向治疗药物曲妥珠单抗（赫赛汀）的适应病例，NCCN 推荐新辅助化疗药物加曲妥珠单抗治疗 HER2 阳性的乳腺癌患者，临床试验表明使用 1 年赫赛汀治疗能使复发相对风险降低 52%，3 年无病生存增加 12%；另一个 HER2 靶向药物是拉帕替尼，被 FDA 批准用于 HER2 阳性转移性乳腺癌的治疗，可与曲妥珠单抗联合使用，治疗效果更显著。HER2 阳性乳腺癌对于环磷酰胺联合蒽环类（AC）和紫杉醇类抗肿瘤药的化疗方案的疗效明显优于 Luminal 型，前者的临床缓解率可达 70%，而后者为 47%。

4. 三阴型　发病率为 17.1%，分子分型表现为 ER 和 / 或 PR−，Her2−，为三阴性乳腺癌。此型患者内分泌治疗无效，曲妥珠单抗治疗不敏感，治疗手段主要选择化疗，预后最差。在接受术前新辅助化疗的乳

腺癌患者中,具有较高的总反应率及病理缓解率,85%的患者出现临床缓解,其中27%达到病理完全缓解,明显高于Luminal型乳腺癌。虽然对术前新辅助化疗敏感,病理缓解率高,但在乳腺癌的分子分型中,其预后仍最差。NCCN指南提到免疫疗法联合化疗对PD-L1阳性三阴性乳腺癌有效,并推荐使用抗程序性细胞死亡配体1(PD-L1)药物Atezolizumab联合化疗(白蛋白紫杉醇)治疗局部进展或者已转移的、无法进行手术切除的PD-L1阳性三阴性乳腺癌患者。

5. *BRCA1/2*基因突变检测 *BRCA1/2*是重要的抑癌基因,在DNA同源重组修复中扮演重要角色,*BRCA*基因突变会导致基因组不稳定性显著增加,提高遗传性乳腺癌患病风险,大部分遗传性乳腺癌和少量散发性乳腺癌的发生与BRCA基因的结构和功能异常密切相关。若检出BRCA基因致病突变,建议对本人及后代进行遗传咨询。在乳腺癌患者的个体化治疗中,*BRCA1/2*基因突变检测对聚二磷酸腺苷核糖聚合酶(PARP)抑制剂的使用具有指导价值:*BRCA1/2*胚系突变阳性患者对PARP抑制剂和铂类化疗更敏感;NCCN指南指出PARP抑制剂奥拉帕尼可作为HER2阴性且有胚系*BRCA1/2*突变的乳腺癌患者的 I 类选择;PARP抑制剂单药或与化疗药物联合在治疗*BRCA1/2*突变阳性转移性乳腺癌的临床试验中获得了很高的客观反应率。

6. *PIK3CA*基因突变检测 *PIK3CA*是HR+/HER2−乳腺癌中最常见的突变基因,占到40%左右。*PIK3CA*基因突变与疾病进展、内分泌抵抗以及总体预后不良有关。NCCN最新指南推荐进行*PIK3CA*基因突变检测及针对*PIK3CA*基因突变的PIK3CA抑制剂Alpelisib。Alpelisib是针对携带*PIK3CA*的基因突变、治疗接受过内分泌疗法后疾病进展、HR+/HER2−或转移性绝经后妇女和男性乳腺癌患者,用于与内分泌疗法氟维司群联用。

7. NTRK融合基因检测 NTRK基因编码神经营养性受体酪氨酸激酶,拉罗替尼是第一个正式获批的NTRK抑制剂,也是第一个FDA已批准的广谱抗癌药,可以治疗多种类型癌症,包括肺癌、甲状腺癌、黑色素瘤、胃癌、结直肠癌、乳腺癌、软组织肉瘤等17种癌症,尤其适合晚期或已发生转移、无有效替代治疗方案的患者。

第三节 结直肠癌个体化治疗的分子诊断

结直肠癌在全球的发病率呈逐年上升趋势,提高治疗效果、延长生存时间是目前亟待解决的问题。随着人类基因组学和抗肿瘤药物作用分子机制等方面的研究取得突破性进展,结直肠癌的个体化治疗也开始走向临床实践。KRAS是第一个可以预测晚期转移性结直肠癌患者是否从靶向治疗药物西妥昔单抗中获益的生物标志物,近年来越来越多的作用于结直肠癌靶基因的药物进入临床研究阶段。肿瘤靶向药物相关基因检测可以预测抗肿瘤药物的疗效,辅助判断患者的预后,为不同的结直肠癌患者选择最合适的抗肿瘤药物,已成为结直肠癌治疗中提高疗效、减少不良反应和经济负担的重要手段。

一、实验室分析路径

实验室分析路径见图26-4。

二、相关实验

1. KRAS基因突变检测
检测方法:见第一节EGFR基因突变检测方法。
2. NRAS基因突变检测
检测方法:见第一节EGFR基因突变检测方法。
3. BRAF基因突变检测
检测方法:见第一节EGFR基因突变检测方法。
4. 错配修复(mismatch repair,MMR)及微卫星不稳定(microsatellite instablility,MSI)检测
(1)错配修复:为机体的修复系统之一,不仅可以矫正在DNA重组和复制过程中产生的碱基错配,

还可以诱导 DNA 损伤细胞凋亡,消除由突变细胞生长形成的癌变,MMR 系统主要包括 *MLH1*、*MSH2*、*MSH6*、*PMS2*、*EPCAM* 等基因。

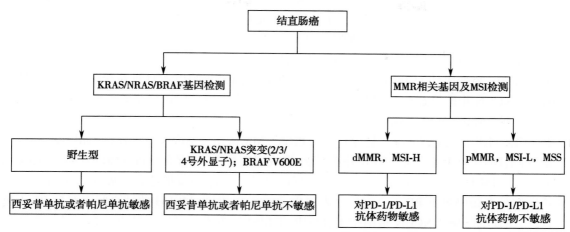

图 26-4　结直肠癌个体化治疗的实验室分析路径图

检测方法

免疫组化(IHC):检测肿瘤细胞中的 MLH1、MSH2、MSH6 和 PMS2 蛋白的表达情况,若结果显示任一蛋白完全缺失,则判读为 dMMR(deficient MMR);若显示无蛋白缺失,则判断为 pMMR(proficient MMR)。

测序法:对 MMR 相关基因直接测序,若检出相应的胚系致病变异,可明确林奇综合征的病因,有助于患者家系的遗传风险管理。

(2)微卫星不稳定:与正常组织相比,在肿瘤中某一微卫星由于重复单元的插入或缺失而造成的微卫星任何长度的改变,是肿瘤中与 DNA 错配修复缺陷相关的基因组不稳定的形式,其发生机制主要包括 DNA 多聚酶的滑动以及 MMR 系统未能将 DNA 复制错误修复而导致的简单重复的微卫星序列长度的改变。美国国家癌症研究所(NCI)建议对 5 个 MSI 位点(BAT26、BAT25、D2S123、D5S346 和 D17S250)进行检测,对比肿瘤细胞与正常细胞,以确定 MSI 的状态。MSI 根据程度可以被分成 3 类:高微卫星不稳定性(MSI-H,MSI-high)、低微卫星不稳定性(MSI-L,MSI-low)、微卫星稳定(MSS)。如果 2 个以上位点存在 MSI 状态则认为该患者是 MSI-H;如果小于 2 个位点存在 MSI 状态或无一位点存在 MSI 状态,则认为该患者是 MSI-L 或 MSS。

检测方法:多重荧光 PCR+ 毛细管电泳法;二代测序(NGS)。

多重荧光 PCR:采用 FAM、TET 和 AEX3 种不同颜色的荧光染料标记微卫星引物,采用多重 PCR 方法将多种引物混合放入同一反应体系中进行扩增。

毛细管电泳:是一类以毛细管为分离通道、以高压直流电场为驱动力的新型液相分离技术。可以精确到 1bp,因此可准确区分不同长度的片段。

5. PIK3CA　基因突变检测。

检测方法:见第一节 EGFR 基因突变检测方法。

6. EGFR　基因突变检测。

检测方法:见第一节 EGFR 基因突变检测方法。

三、结果判断与分析

(一)首选实验

1. KRAS 基因突变检测　KRAS 突变型编码异常的蛋白,刺激促进恶性肿瘤细胞的生长和扩散,并且不受上游 EGFR 的信号影响,所以对抗 EGFR 治疗药物效果差。40%~45% 的转移性结直肠癌患者存在

KRAS 基因 2 号外显子突变。NCCN 建议对所有转移性结直肠癌患者进行 KRAS 基因突变检测。存在 KRAS 突变(2/3/4 号外显子)的患者不应采用 EGFR 抑制剂西妥昔单抗或者帕尼单抗。

2. NRAS 基因突变检测　NRAS 基因与 KRAS 高度同源,NRAS 突变的频率很低,占全部转移性癌的 3%~5%。存在 NRAS 突变(2/3/4 号外显子)患者对西妥昔单抗或者帕尼单抗不敏感。

3. BRAF 基因突变检测　BRAF 是细胞质内丝氨酸苏氨酸激酶,是 KRAS 信号通路上的重要效应因子。突变的 BRAF 一直保持活性状态,干扰了细胞信号传递链的正常功能,引起细胞的异常;结直肠癌患者中,BRAF V600E 突变率约为 15%;携带 BRAF V600E 基因突变的患者对西妥昔单抗或者帕尼单抗不敏感。2019 年 NCCN 指南推荐对 BRAF V600E 基因突变的患者可采用达拉非尼 + 曲美替尼 +(西妥昔单抗或帕尼单抗)或 Encorafenib+Binimetinib+(西妥昔单抗或帕尼单抗)。

4. 错配修复(MMR)及微卫星不稳定(MSI)检测　MMR 相关基因突变或修饰(如甲基化)可能导致 MMR 功能缺陷,DNA 复制错误无法得到有效纠正,造成突变积累,一方面导致肿瘤的发生,另一方面就会表现为 MSI-H。MSI 现象于 1993 年在结直肠癌中首次被发现,约 15% 的结直肠癌存在 MSI 特征。数据表明,MSI-H 的结直肠癌对抗 PD-1 免疫治疗表现出高缓解率,而非 MSI-H 的结直肠癌对抗 PD-1 免疫治疗没有表现出明显的缓解。NCCN 指南指出,MMR 和 MSI 检测不仅可用于林奇综合征的筛查和指导 II 期结直肠癌患者的辅助化疗,还可指导晚期结直肠癌患者的免疫治疗方案。

免疫治疗 PD-1/PD-L1 抗体药物率先在晚期转移性结直肠癌患者中广泛应用,但不同患者对 PD-1/PD-L1 抗体药物的敏感度不同。通过检测免疫治疗预测标志物 MMR 和 MSI,可以得知患者是否受益于 PD-1/PD-L1 抗体药物,因此结直肠癌患者在用药前需先做 MMR 或 MSI 检测。NCCN 指南推荐对于 dMMR 或者 MSI-H 患者可以使用 PD-1/PD-L1 抗体药物(帕博利珠单抗或纳武单抗 + 伊匹木单抗)。

注:除结直肠癌外,PD-1 抗体药物还对多种肿瘤有良好活性,如黑色素瘤、肺癌、肾癌、膀胱癌、卵巢癌、头颈癌、霍奇金淋巴瘤、胃癌、乳腺癌、间皮瘤等。2017 年 5 月,FDA 批准对于检测到 MSI-H 或 dMMR 的实体瘤患者,无论肿瘤原发部位及组织类型,均可采用帕博利珠单抗作为治疗方案。

(二)次选实验

1. PIK3CA 基因突变检测　是 PI3K-AKT-mTOR 信号通路中的关键成员,编码一种脂质激酶,促进 AKT 信号支持细胞生长和存活。PIK3CA 在结直肠癌中的突变率为 15%~30%,多数发生在 9 号外显子和 20 号外显子,导致 P13K/AKT 信号通路持续激活。PIK3CA 与 KRAS 或 BRAF 不是相互排斥的。临床试验表明,PIK3CA 突变会导致肿瘤对 EGFR 单抗不敏感,总体生存期较短。

2. EGFR 基因突变检测　临床试验表明,EGFR 突变与结直肠癌患者接受 EGFR 单抗治疗的耐药密切相关,经西妥昔单抗治疗后患者发生 EGFR 突变率为 16%,提示 EGFR 突变与获得性耐药有关;EGFR 突变与患者预后可能相关,发生 EGFR 突变的患者具有更差的 OS,使用西妥昔单抗治疗效果更差。

第四节　胃癌个体化治疗的分子诊断

胃癌是全球第四大常见恶性肿瘤,死亡率位列恶性肿瘤第三位。在过去的十年间,随着生活水平和医学技术的提高,全球胃癌发病率有所下降,但亚洲地区发病率依然很高。由于缺乏早期胃癌筛查,大多数患者在诊断时已处于进展期,50% 的患者已错过手术的最佳时机,生存期大大减少;中晚期的胃癌患者以化疗为主要治疗手段,化疗药物敏感性存在个体差异,胃癌患者预后仍较差,中位生存期仅 11 个月左右。随着针对胃癌发生、发展分子机制的深入研究,胃癌的分子靶向治疗逐渐崭露头角,2009 年 ToGA 试验的成功、2012 年赫赛汀(曲妥珠单抗)在 HER2 阳性胃癌中的正式获批宣告我国胃癌治疗进入分子靶向时代,更多患者将从中获益。

一、实验室分析路径

实验室分析路径见图 26-5。

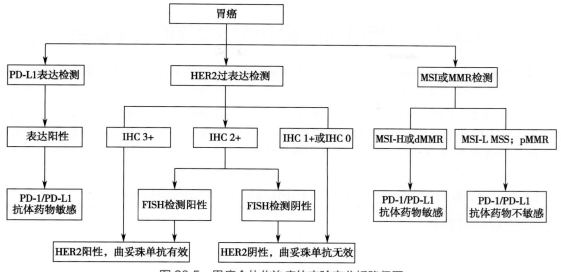

图 26-5 胃癌个体化治疗的实验室分析路径图

二、相关实验

1. HER2 基因扩增或过表达检测
检测方法：见第二节。
2. MMR 或 MSI 检测
检测方法：见第三节。检测标本最好是甲醛溶液固定的石蜡包埋组织。
3. PD-L1 表达检测
检测方法：免疫组化。

三、结果判断与分析

1. HER2 基因扩增或过表达检测　　HER2 是酪氨酸激酶跨膜受体家族的成员，在乳腺癌、胃癌、肺癌等多种恶性肿瘤中都存在 HER2 基因扩增或蛋白的过表达。有局部进展、复发或确诊胃腺癌的患者，均建议检测其 HER2 状态。IHC 是筛查胃癌 HER2 状态的首选方法。若检测结果为 IHC 3+，可以直接判断为 HER2 阳性；若检测结果为 IHC 1+ 或 IHC 0，则判为阴性；若检测结果为 IHC 2+ 时，必须进行 FISH 检测，以明确 HER2 状态。有相当数量的 IHC 2+ 胃癌患者，通过 FISH 检测可确定为 HER2 阳性（拷贝数>6 或 HER2：CEP17 ratio ≥ 2）；若不进行后续的 FISH 检测，这些患者可能错失抗 HER2 治疗及其获益的机会。

目前已上市的以 HER2 为靶点的分子靶向药物渐趋成熟，主要包括 HER2 单克隆性抗体（曲妥珠单抗和帕妥珠单抗）、小分子酪氨酸激酶抑制剂（拉帕替尼）及药物耦联抗 HER2 单克隆抗体（曲妥珠单抗 - 抗 Ematansine，T-DM1）。曲妥珠单抗的循证医学证据最为充分，被美国食品药品监督管理局（FDA）批准结合化疗用于进展期胃癌及食管胃结合部癌 HER2 阳性的患者。因此，可使用曲妥珠单抗联合不同化疗方案治疗 HER2 阳性的中晚期胃癌患者。

2. MMR 或 MSI 检测　　MMR 和 MSI 为免疫治疗疗效预测生物标志物，对于局部进展、复发或转移性胃癌，NCCN 指南建议应检测 MMR 或 MSI，以判断是否选择使用 PD-1/PD-L1 抗体药物，并预测对 PD-1/PD-L1 抗体药物是否敏感。若检测结果为 MSI-H 或 dMMR，则推荐患者使用 PD-1/PD-L1 抗体药物。FDA 批准帕博利珠单抗成为三线或以上 PD-L1 阳性晚期胃癌 / 胃食管结合部癌患者的治疗选择。

3. PD-L1 表达检测　　PD-L1 为免疫治疗疗效预测生物标志物，对于局部进展、复发或转移性胃癌，NCCN 指南建议应检测 PD-L1 蛋白表达水平，以判断是否选择使用 PD-1/PD-L1 抗体药物，并预测对 PD-1/PD-L1 抗体药物是否敏感。若阳性评分 Combined Positive Score（CPS）≥ 1，则视为 PD-L1 表达阳性，推荐患者使用 PD-1/PD-L1 抗体药物。

第五节　胃肠道间质瘤个体化治疗的分子诊断

胃肠道间质瘤（gastrointestinal stromal tumors,GIST）是一类起源于胃肠道间叶组织的肿瘤,是最常见的消化道间叶肿瘤。1983年Mazur等人首次提出了胃肠道间质肿瘤这个概念。GIST占胃肠道恶性肿瘤的1%~3%,手术切除是GIST首选治疗方案。随着对发病机制的深入了解和诊断技术的不断进步,GIST的诊疗也步入基因检测的时代。GIST的发病机制目前研究得比较透彻,80%以上的胃肠道间质肿瘤都有KIT或者PDGFRA的突变,针对这些基因突变的酪氨酸激酶抑制剂的成功研发应用,使GIST成为肿瘤个体化治疗的典范。根据发生突变的基因位点不同,临床对酪氨酸激酶抑制剂的选择、诊疗反应和预后也不同,由此可见基因突变检测在胃肠道间质肿瘤的个体化诊治过程中是至关重要的。

一、实验室分析路径

实验室分析路径见图26-6。

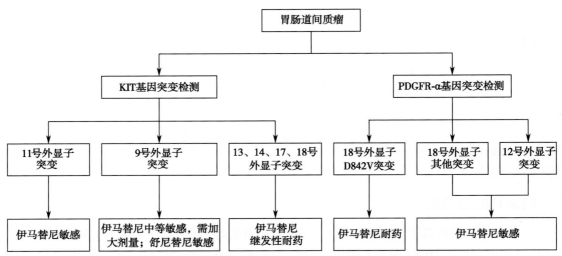

图26-6　胃肠道间质瘤个体化治疗的实验室分析路径图

二、相关实验

1. c-KIT基因突变检测　检测方法:见第一节EGFR基因突变检测。检测基因突变的区域,至少应包括c-KIT基因的第9、11、13和17号外显子。对于继发耐药的患者,应增加检测c-KIT基因的第14和18号外显子。

2. 血小板源性生长因子受体-α（platelet derived growth factor receptor,PDGFR-α）基因突变检测　检测方法:见第一节EGFR基因突变检测。检测的区域应至少包括PDGFRA基因的第12和18号外显子。

三、结果判断与分析

1. c-KIT基因突变检测　c-KIT基因的突变大多数发生在第11号外显子或第9号外显子,NCCN推荐针对该基因突变的一线药物为伊马替尼,二线药物为舒尼替尼。c-KIT基因突变的类型与靶向药治疗疗效相关,11号外显子突变患者的伊马替尼疗效最好,存在9号外显子突变的患者疗效次之,而野生型GIST的疗效最差。对于9号外显子突变的患者,加大伊马替尼治疗剂量可显著提高疗效。11号外显子突变有多种类型,不同类型的突变有不同的临床治疗效果,其中缺失突变（如557-558del）与非缺失突变相比预后更差,药物有效时间较短。与11号外显子突变患者相比,9号外显子突变患者或野生型患者在舒尼替尼治疗下生存获益更大。出现伊马替尼继发性耐药后可使用舒尼替尼,在继发性突变方面,与 17 号外显子和 18 号外显子突变的患者相比,携带 13 号外显子和 14 号外显子突变的患者对舒尼替尼的应答更好。

2. 血小板源性生长因子受体 - α(platelet derived growth factor receptor,PDGFR-α)基因突变检测　PDGFR 的突变发生在没有 KIT 突变的肿瘤中,已经发现有三种突变类型:外显子 12(3%),外显子 14(<1%),外显子 18(97%)。PDGFR-α 第 12、18 号外显子突变患者对伊马替尼敏感,14 号外显子突变仅在动物实验中证实对伊马替尼敏感;值得注意的是,18 号外显子 D842V 突变患者对伊马替尼原发性耐药。

第六节　黑色素瘤个体化治疗的分子诊断

黑色素瘤是一类起源于黑色素细胞的高度恶性肿瘤,可发生于全身皮肤、黏膜、眼葡萄膜、脉络膜等不同部位或组织。据统计,在 2014 年的新发恶性肿瘤中,黑色素瘤约占 4.6%,在美国就有约 92 万名黑色素瘤患者,我国每年新发病人数已超过 2 万人。近年来,黑色素瘤的发病率和死亡率逐年增加,晚期黑色素瘤造成的死亡人数占皮肤癌相关死亡人数的 75%。由于其组织形态学的多样性、诊断的复杂性和高度侵袭性,黑色素瘤曾是一种让医生束手无策的恶性肿瘤,常规化疗有效率不超过 8%,且不能延长患者总生存时间,放疗也不能延长患者总生存时间。但随着基因检测、新型化疗、靶向药物及免疫治疗药物的出现,黑色素瘤的临床诊疗有了极大改变,分子诊断也在黑色素瘤的治疗中扮演着重要角色,除了协助诊断,还可明确基因突变位点,了解特异性遗传学改变,为黑色素瘤患者的个体化治疗提供了重要指导。

一、实验室分析路径

实验室分析路径见图 26-7。

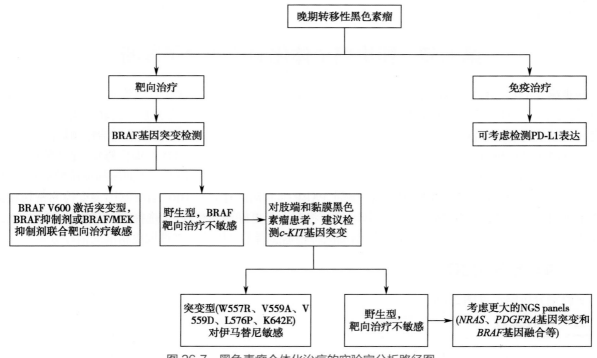

图 26-7　黑色素瘤个体化治疗的实验室分析路径图

二、相关实验

1. BRAF 基因突变检测　检测方法：见第一节 EGFR 基因突变检测。
2. c-KIT 基因突变检测　检测方法：见第一节 EGFR 基因突变检测。
3. PD-L1 表达检测　检测方法：见第一节 PD-L1 表达检测。

三、结果判断与分析

1. BRAF 基因突变检测　BRAF 是细胞质内丝氨酸苏氨酸激酶，在神经组织、黑色素细胞、睾丸及造血组织细胞中均有高表达，BRAF 磷酸化激活丝裂原活化蛋白激酶 MEK，激活下游的 MAPK 信号转导通路，促进细胞增殖，驱动了黑色素瘤的进展和播散。50% 的晚期黑色素瘤患者携带 BRAF 突变，最常见的是 V600E，现阶段临床推荐所有晚期黑色素瘤（不能手术切除的 III 期和 IV 期）患者均进行 BRAF V600 突变检测，以便指导 BRAF 抑制剂的合理使用。维罗菲尼（vemurafenib）和达拉菲尼（dabrafenib）这两种 BRAF 抑制剂在临床试验中可以显著延长患者生存时间。使用 BRAF 抑制剂治疗 BRAF 基因突变的转移性黑色素瘤，是迄今已证实的最有效的黑色素瘤靶向治疗方法。

2. c-KIT 基因突变检测　c-KIT 是酪氨酸激酶受体蛋白家族的重要成员之一，其作为干细胞因子的受体，可以通过一系列信号通路参与造血干细胞增殖分化的调控。黑色素瘤中存在 c-KIT 的活化突变，c-KIT 在肢端雀斑样和黏膜黑色素瘤中的突变率为 10%，临床仅对 BRAF 阴性的肢端雀斑样和黏膜黑色素瘤患者推荐进行 c-KIT 检测。NCCN 指南将伊马替尼作为 c-KIT 突变的转移性黑色素瘤的指导用药，然而研究显示 c-KIT 抑制剂伊马替尼只对 c-KIT 外显子 11 或 13 突变（W557R、V559A、V559D、L576P、K642E）有效，大多数黑色素瘤患者的 c-KIT 突变并非伊马替尼敏感型突变，因此可能需要新的 c-KIT 抑制剂来验证在黑色素瘤中的治疗价值。

3. PD-L1 表达检测　NCCN 指南中指出，对于不可切除或转移性黑色素瘤患者，建议检测 PD-L1 蛋白表达水平，如果患者 PD-L1 表达量 ≥ 5%，则推荐使用纳武单抗单药疗法，或伊匹单抗（ipilimumabb）联合纳武单抗；如果 PD-L1 表达量低于 5%，则纳武单抗单药疗法效果可能弱于伊匹单抗（ipilimumabb）/ 纳武单抗联合疗法。

第七节　卵巢癌个体化治疗的分子诊断

卵巢癌是妇科恶性肿瘤中死亡率最高的恶性肿瘤之一，其发病率仅次于宫颈癌和子宫内膜癌，位居第三，且复发率高。目前卵巢癌的标准治疗方案为初次肿瘤细胞减灭术 + 铂类为基础的联合化疗。随着卵巢癌发病机制研究的逐步深入，分子靶向治疗发挥着越来越重要的作用。目前在卵巢癌治疗领域的靶向药物主要有 PARP 抑制剂、血管生成抑制剂等，PARP 抑制剂通过抑制肿瘤细胞 DNA 损伤修复、促进肿瘤细胞发生凋亡，从而增强放疗和化疗的疗效。2018 年 08 月，首个卵巢癌靶向药物 PARP 抑制剂奥拉帕尼获 CFDA 批准，成为在我国国内上市的首款 PARP 抑制剂，PARP 抑制剂的疗效与 BRCA1/2 基因突变检测密切相关。对卵巢癌患者血液或组织进行 BRCA1/2 基因检测将有助于更好地判断预后，选择靶向药物和化疗方案，对家族遗传史患者亲属的患病风险进行评估，帮助医师根据患者的基因状态来选取更精准的治疗方案。

一、实验室分析路径

实验室分析路径见图 26-8。

二、相关实验

1. BRCA1/2 基因突变检测　检测方法：见第一节 EGFR 基因突变检测方法。
2. 错配修复（mismatch repair，MMR）及微卫星不稳定（microsatellite instablility，MSI）检测
检测方法：见第三节 MMR 或 MSI 检测方法。

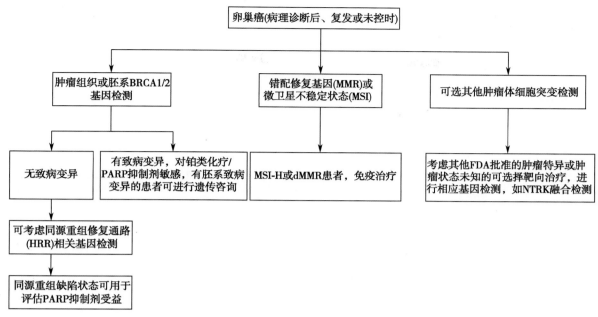

图 26-8　卵巢癌个体化治疗的实验室分析路径图

三、结果判断与分析

1. *BRCA1/2* 基因突变检测　*BRCA1/2* 是重要的抑癌基因,通过重组修复 DNA 错误来维持基因组的稳定性,它作为一个 E3 泛素连接酶,广泛参与各种生物学过程,包括 DNA 损伤信号通路、DNA 重组修复、染色质重构和转录调控等。*BRCA1/2* 是遗传性乳腺癌 - 卵巢癌综合征致病的重要基因,*BRCA1/2* 的胚系致病变异会导致乳腺癌、卵巢癌以及前列腺癌的风险增加,BRCA1/2 基因检测有助于患者亲属遗传风险管理。

此外,*BRCA1/2* 基因突变在卵巢癌个体化治疗中也发挥重要作用。具有 *BRCA1/2* 突变的卵巢癌患者对铂类化疗非常敏感,预后良好,并可获益于 PARP 抑制剂。NCCN 指南建议卵巢癌患者应当考虑 BRCA1/2 基因突变检测,指导 PARP 抑制剂用药。目前 FDA 批准用于铂敏感复发性卵巢癌维持治疗的 PARP 抑制剂有奥拉帕尼、雷拉帕尼和尼拉帕尼。对于携带胚系或体系 BRCA1/2 基因突变患者,NCCN 指南推荐将奥拉帕尼作为 II -IV 期卵巢癌患者的维持治疗方案。

若未检出 *BRCA1/2* 基因致病突变,可考虑检测其他同源重组修复通路(HRR)相关基因(*ATM*、*CHEK2*、*BARD1*、*BRIP1*、*MRE11A*、*RAD50*、*RAD51C*、*RAD51D*、*PALB2* 等)来评估同源重组缺陷(HRD)状态,HRD 阳性患者比 HRD 阴性患者对铂类及 PARP 抑制剂有更好的响应。

2. MMR 及 MSI 检测　NCCN 指南建议检测 MMR 或 MSI 以判断是否选择免疫治疗,并预测对 PD-1/PD-L1 抗体药物是否敏感。若检测结果为 MSI-H 或 dMMR,则推荐患者使用派姆单抗。

第八节　血液恶性肿瘤个体化治疗的分子诊断

白血病是一种严重危害人类生命健康的血液系统恶性肿瘤,我国发病率为 3/10 万,且近年有上升趋势,在青壮年恶性肿瘤中发病率排第三位。目前的治疗手段仍是以化疗为主,骨髓移植效果虽好但 HLA 配型相同的概率很小。随着对白血病发病机制相关分子生物学改变的研究深入,基于疾病分子学或细胞遗传学特征的个体化治疗手段逐步走进白血病的治疗领域中,分子诊断成为了实现个体化治疗不可或缺的工具,为白血病患者长期生存带来了曙光。

一、实验室分析路径

实验室分析路径见图 26-9 和图 26-10。

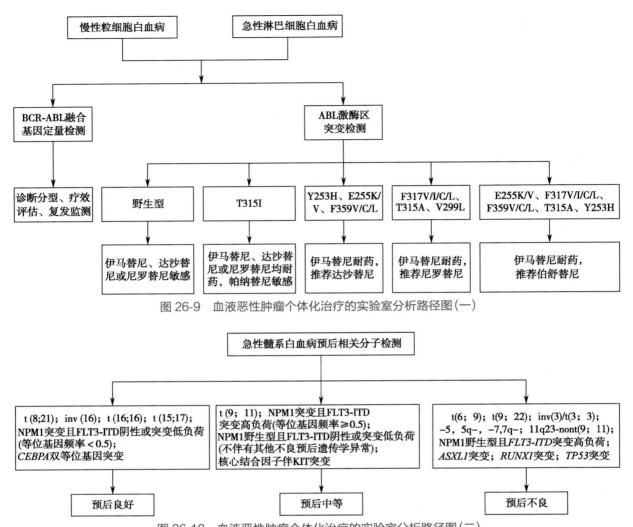

图 26-9　血液恶性肿瘤个体化治疗的实验室分析路径图(一)

图 26-10　血液恶性肿瘤个体化治疗的实验室分析路径图(二)

二、相关实验

(一)慢性粒细胞白血病(CML)相关基因检测

1. BCR-ABL 融合基因定量检测　检测方法:见第一节 ROS1 融合基因检测。

2. ABL 激酶区突变检测　检测方法:Q-PCR、ARMS、一代测序法、二代测序法。

(二)急性髓系白血病(AML)相关基因检测

1. AML 预后相关分子检测　检测方法:一代测序法、二代测序法。

2. 融合基因检测(PML-RARa,CBFβ-MYH11,AML1-ETO)　检测方法:见第一节 ROS1 融合基因检测。

(三)急性淋巴细胞白血病(ALL)相关基因检测

1. BCR-ABL 融合基因及 ABL 激酶区突变检测　检测方法:见 CML 相关基因检测。

2. 其他融合基因检测　检测方法:见第一节 ROS1 融合基因检测。

3. Ph 样 ALL 相关基因检测　检测方法:FISH、Q-PCR、一代测序法、二代测序法。

三、结果判断与分析

(一)慢性粒细胞白血病 CML 相关基因检测

1. BCR-ABL 融合基因定量检测　推荐用 Q-PCR 动态监测不同时间点的 CML 患者分子生物学反

应,用于预测 CML 复发及监测微小残留病灶。初次治疗后应每 3 个月复查一次;待达到 BCR-ABL<1% 后两年内可每 3 个月复查一次,两年后每 3~6 个月复查。若 BCR-ABL 转录本升高 1 个 log 伴丧失主要分子学反应(MMR),则应在 1~3 个月内复查。在患者获得完全细胞遗传学反应(CCyR)后对微小残留病变(MRD)进行检测,若出现:①BCR-ABL/ABL 持续增高;②初次获 CCyR 时 BCR-ABL/ABL 下降<100 倍;③持续 CCyR 中一直未获 MMR;④失去 MMR 时,则预示有高复发倾向。

2. ABL 激酶区突变检测　伊马替尼、达沙替尼或尼洛替尼这 3 种 TKI 药物为初治 CML 慢性期患者的一线治疗药物,而 ABL 激酶区突变是 TKI 继发性耐药的主要机制。NCCN 指南推荐:慢性期患者治疗反应欠佳(没有达到部分细胞遗传学反应或在 3~6 个月内未达到 BCR-ABL ≤ 10% 或在 12~18 个月时未达到 CCyR)或慢性期出现任何治疗失败的迹象(明确的血液学或细胞遗传学复发),应进行 ABL 激酶区突变筛查;治疗中 BCR-ABL 转录本升高 1 个 log 或 MMR 丧失、疾病进展加速或爆发阶段时也建议及时进行 ABL 激酶区突变检测。

检测到 Y253H、E255K/V、F359V/C/L 推荐使用达沙替尼;检测到 F317V/I/C/L、T315A、V299L 推荐使用尼洛替尼;检测到 E255K/V、F317V/I/C/L、F359V/C/L、T315A、Y253H 推荐使用伯舒替尼;T315I 被称为守门员突变,是最常见的 ABL 激酶区突变,携带 T315I 突变患者对伊马替尼、达沙替尼或尼洛替尼均耐药,推荐使用帕纳替尼、高三尖杉酯碱和异基因造血干细胞移植,见表 26-1。对伊马替尼初始治疗耐药的患者,应考虑用尼洛替尼、达沙替尼或伯舒替尼作为二线治疗;对尼洛替尼或达沙替尼初始治疗耐药的患者,二线治疗应考虑转为另一种 TKI(伊马替尼除外);帕纳替尼是携带 T315I 突变患者或没有其他 TKI 药物可用患者的治疗选择;高三尖杉酯碱是对 2 种或 2 种以上 TKI 药物耐药和 / 或无法耐受患者的治疗选择。

表 26-1　ABL 激酶区突变与用药推荐

基因突变	治疗
Y253H、E255K/V、F359V/C/L	达沙替尼
F317V/I/C/L、T315A、V299L	尼洛替尼
E255K/V、F317V/I/C/L、F359V/C/L、T315A、Y253H	伯舒替尼
T315I	帕纳替尼、高三尖杉酯碱、异基因造血干细胞移植或其他临床试验

(二)急性髓系白血病(AML)相关基因检测

1. AML 预后相关分子检测　AML 的细胞遗传学和分子特征是最重要的预后判断要素,根据染色体核型分析和 NPM1、FLT3-ITD、CEBPA、RUNX1、TP53、ASXL1 等基因突变检测结果,可将 AML 分为预后良好、预后中等和预后差三个层级(表 26-2)。NCCN 指南推荐针对不同的分层采用不同的治疗方案。

表 26-2　基于细胞遗传学和分子学异常的急性髓系白血病危险度分层

分层	细胞遗传学	分子学异常
预后良好	核心结合因子: t(8;21); inv(16); t(16;16); t(15;17)	*NPM1* 突变且 *FLT3-ITD* 阴性或突变低负荷(突变丰度<0.5); *CEBPA* 双等位基因突变
预后中等	t(9;11)	*NPM1* 突变且 *FLT3-ITD* 突变高负荷(突变丰度 ≥ 0.5); NPM1 野生型且 *FLT3-ITD* 阴性或突变低负荷(不伴有其他不良预后遗传学异常);核心结合因子伴 *KIT* 突变
预后不良	t(6;9); t(9;22); inv(3)/t(3;3); −5, 5q−,−7,7q−; 11q23-non t(9;11)	NPM1 野生型且 *FLT3-ITD* 突变高负荷; *ASXL1* 突变; *RUNX1* 突变; *TP53* 突变

2. 融合基因检测　*PML-RARα* 基因融合为急性早幼粒细胞白血病(APL)的特异分子标志,大部分

APL 患者有 17 号染色体 RARα 基因与 15 号染色体早幼粒白血病基因（PML）易位。检测到该融合基因提示临床采用不同于其他类型 AML 的治疗方案。针对 APL 的有效治疗是蒽环类药物，联用全反式维 A 酸（ATRA）治愈率显著提高，ATRA 和蒽环类药物联合治疗，已经成为初诊 APL 患者的标准治疗方案。

CBFβ-MYH11 基因融合见于 8%~9% 的 AML，为急性粒 - 单核细胞白血病的特异分子生物学标志，定期监测 *CBFβ-MYH11* 的表达，可辅助判断急性粒 - 单核细胞白血病的预后并预测复发。CBFβ-MYHll 阳性的患者诱导治疗完全缓释率高，有较长的生存期和无复发生存期。

AML1-ETO 基因融合见于 8% 的 AML，是伴有 t(8,21) 染色体易位白血病的特异性标记，检测到该融合基因阳性则提示预后较好。

（三）急性淋巴细胞白血病（ALL）相关基因检测

1. BCR-ABL 融合基因检测及 ABL 激酶区突变　20%~30% 的 ALL 患者可以检出 Ph 染色体，Ph 染色体即费城染色体，是 9 号染色体和 22 号染色体发生易位的产物，形成了 *BCR-ABL* 融合基因，是 ALL 最常见的遗传学异常，提示预后不良。与 CML 不同的是，大多数 Ph+ALL 患者的 *BCR-ABL* 融合基因蛋白为 P190，而 CML 的亚型主要为 P210。检测到费城染色体阳性和 *BCR-ABL* 融合基因阳性的 ALL 的患者，使用 TKI 药物伊马替尼能显著改善预后，联合化疗能获得更高的完全缓释率，二代 TKI 药物达沙替尼较伊马替尼具有更好疗效。多个临床试验结果显示 Ph+ALL 治疗中引入 TKI，完全缓解率提高至 90%~100%，总生存率达 40%~60%。但长期使用伊马替尼依然存在耐药问题，因此在 Ph+ALL 治疗期间应定期监测 *BCR-ABL* 融合基因水平，病情反复时应进行 ABL 激酶区突变检测。

2. 其他融合基因　急性 B 细胞白血病染色体易位引起的常见融合基因有 *E2A-PBX1*、*TEL-AML1*，急性 T 细胞白血病染色体易位引起的常见融合基因有 *SIL-TAL1*。检测到这些融合基因阳性通常提示预后较差。

3. Ph 样 ALL 相关基因检测　Ph 样 ALL 无 Ph 染色体和 *BCR-ABL* 基因融合，但基因表达谱与 BCR-ABL 阳性的 ALL 相似，临床预后也相近，属于高危型。淋巴转录因子 *IKZF1* 突变或缺失是 Ph 样 ALL 的预后不良标志。大多数 Ph 样 ALL 的致病机制为 ABL 同源激酶或 JAK 激酶通路的异常活化，使得常规治疗方案效果差且易复发，但联合 TKI 或 JAK 抑制剂靶向治疗可帮助改善疗效。研究表明，TKI 药物伊马替尼对 ABL1、ABL2、*PDGFRB*、*CSF1R* 融合基因有效，JAK 抑制剂鲁索替尼对 EPOR 和 JAK2 重排有效，ALK 抑制剂克唑替尼则对 *ETV6-NTRK3* 融合基因有效，存在 JAK-STAT 和 PI3K/mTOR 信号通路激活的患者可能对 JAK 和 mTOR 抑制剂敏感。目前应用的靶向药物较多，但缺乏统一的治疗模式。

第九节　病 例 分 析

一、典型病例分析

病例 1

一般资料：

患者，女性，40 岁，无吸烟史，干咳，劳力性呼吸困难，伴胸痛 2 个月。胸部 X 线平片显示左下叶浸润性阴影，初诊为肺炎，克拉霉素治疗后无效。后进行 CT 和支气管活检，病理结果确诊该为非黏液性细支气管肺泡癌并伴有多处肺，纵隔转移。于 2017 年 2 月入院，查体结果显示患者胸痛，轻度劳力性呼吸困难，氧饱和度为 84%。进行肿瘤分期检验，胸部 CT 显示左肺下叶有一肿块，纵隔淋巴结增大，双肺结节和心包积液；超声心动图显示轻到中度心包积液，无血流动力学改变；骨扫描显示仅有一处胸骨转移；脑 MRI 显示额叶左侧部位有直径 5mm 的转移病灶，局部未见水肿。

实验室检查：

对患者病理标本进行 EGFR 基因突变检测，结果显示 EGFR 基因外显子 21 中 L858R 位点存在突变。

分析：

该患者诊断为非黏液性细支气管肺泡癌并伴有转移，同时又是一名孕妇。EGFR 基因检测发现位于

21 号外显子的第 2 573 位核苷酸由 T 突变为 G,导致相应氨基酸序列第 858 位氨基酸亮氨酸变为精氨酸,此突变在样本中的突变丰度为 27.42%。EGFR L858R 位于 EGFR 蛋白的蛋白激酶结构域,可能导致激酶活性增加,促进肿瘤形成。目前针对 EGFR L858R 的靶向药有达可替尼、埃克替尼、吉非替尼、厄洛替尼、阿法替尼、奥西替尼。因此该患者为靶向治疗的敏感人群,后续可选择进行靶向治疗。

诊疗意见:

使用一代 EGFR TKI 进行肺癌的靶向治疗。

患者于 2017 年 3 月开始接受酪氨酸激酶抑制剂的靶向治疗(厄洛替尼 150mg/d)。事先签署知情同意书,末次月经时间为(2017 年 2 月 25 日),患者使用激素药物避孕。一个月治疗后,患者呼吸困难状况改善,并且月经量减少,遂进行怀孕检查。患者于 2017 年 3 月 28 日复诊,孕检结果为 34 983mIU/mL HCG,于是进行产科超声检查,结果显示为 14 周的宫内妊娠,胎儿没有先天畸形。产科和肿瘤科会诊分析胎儿畸形、子宫内生长限制和胎儿死亡的可能性,最后达成共识:孕期使用厄洛替尼。向患者说明了妊娠中止的可能性,妊娠中可能出现的后果(子宫出血,早产)和如果治疗中止癌症进展的危险等。但患者决定在治疗的同时继续妊娠。患者被作为高危产妇护理。患者采用可耐受的程度治疗,并且每月定期到肿瘤科和产科复诊。2017 年 10 月,在妊娠 33 周时,因羊水过少和子宫内生长限制,实施剖宫产,接生一 1 600g 女婴,在 1min,APGAR 新生儿评分为 8,5min 时为 10。儿科评估未发现任何先天畸形,甲状腺、肝脏、肾脏、血液系统、听觉和视觉评估均正常,并且胎盘未发现肿瘤转移。婴儿情况一直稳定,15d 后出院时重 1 900g。2017 年 11 月,治疗 8 个月后,进行补充评估。骨扫描和脑部 MRI 显示转移病灶完全消失,胸部 CT 显示原发病灶和纵隔转移病灶体积减小。患者现在处于厄洛替尼治疗的第 11 个月,症状消失。婴儿目前 4 个月,身体健康,体重 5 200g,符合婴儿生长发育标准。

病例 2

一般资料:

患者,男性,58 岁,吸烟(每天 10 支香烟),技工,2016 年 11 月到结核与呼吸病科就诊。主诉胸膜痛、劳力性呼吸困难,进行疲劳 3 个月,体重减轻 10kg。过往体健,无长期用药史,家族无肿瘤史。多种复合检查结果发现右肺上叶低分化腺癌。肿瘤纵隔浸润严重,并且接触到支气管和脊柱,而且已经转移到右肺门淋巴结和纵隔膜。根据 CT 结果,肿瘤不能手术切除,分期为 T4N3M0,IIIB,Karnofsky 评分(KS)为 70%~80%。患者于 2016 年 11 月至 2017 年 1 月用多西他赛和顺铂进行一线化疗。同时,采取相应的放疗,患者共接受 23 次放疗,总剂量为 51.4Gy,每周 5 次。患者出现放疗后肺炎。总体情况短期内稳定,病情未进展且 KS 评分不变,然而,2017 年 2 月 PET/CT 结果显示全身性的播散(分期为 IV 型,双肺、右侧肾上腺和额外的纵隔淋巴结均发现转移)。2017 年 3 月—4 月,用培美曲塞进行二线治疗,共两个周期。由于肿瘤进展,治疗终止。

实验室检查:

第一次组织取样进行 EGFR 基因突变分析,检测结果显示 EGFR 基因 19 号外显子缺失突变。

分析:

该患者诊断为非右肺上叶低分化腺癌。第一次 EGFR 基因突变检测发现位于 19 号外显子上的第 2 235 位到第 2 249 位核苷酸 GGAATTAAGAGAAGC 发生缺失,导致相应氨基酸序列的第 746~750 位缺失,此突变在样本中的突变丰度为 4.87%。EGFR 19 号外显子缺失导致 EGFR 蛋白在蛋白激酶结构域从 746 位到 750 位氨基酸缺失,导致 EGFR 激酶活性增加,细胞研究表明可导致 p44/42 MAPK 和 AKT 的活化,在异种移植模型中可促进肿瘤生长。目前针对 EGFR E746_A750del 可使用的靶向药有阿法替尼、达可替尼、埃克替尼、吉非替尼、厄洛替尼、奥西替尼。因此该患者为靶向治疗的敏感人群,后续进行一代 EGFR TKI 治疗。

诊疗意见:

使用一代 EGFR TKI 进行肺癌的靶向治疗。

2017 年 7 月,经基因检测检出 EGFR 基因 19 号外显子缺失突变后开始用厄洛替尼治疗。2017 年 9

月,PET/CT 结果显示肿瘤减退,肿瘤失去活力并且肾上腺转移病灶代谢减慢。2018 年 8 月,复查 CT 证实原有病灶增大且有新发肿瘤结节,病情评估为疾病进展(progressive disease,PD),遂再次进行基因检测。

第二次基因检测:

第二次取外周血进行 *EGFR* 基因突变分析,检测结果显示 *EGFR* 基因 19 号外显子缺失突变和 *T790M* 突变。

分析:

疾病进展后进行第二次基因检测,结果为 *T790M* 突变和 19 号外显子缺失。新检出的 *T790M* 突变位于 20 号外显子,第 2 369 位核苷酸由 C 突变为 T,导致相应氨基酸序列的第 790 位由苏氨酸变为甲硫氨酸,此突变在样本中的突变丰度为 17.23%。*EGFR T790M* 突变位于 EGFR 蛋白 ATP 口袋区域,导致酪氨酸激酶活性增加。在肺癌中,*EGFR T790M* 突变是一代 EGFR-TKI 耐药的几种分子机制中最为常见的分子机制,约占 50%。目前针对 *EGFR T790M* 的有效靶向药有奥西替尼,耐药靶向药为吉非替尼、厄洛替尼、阿法替尼、达可替尼、埃克替尼。综合考虑为患者对一代 EGFR TKI 耐药,对三代 EGFR TKI 敏感,遂更换为奥西替尼治疗。

诊疗意见:

更换为三代 EGFR TKI 进行肺癌的靶向治疗。

改用奥西替尼治疗半年后 CT 检测结果显示原发灶和转移灶明显减小,肿瘤细胞生长得到有效抑制,疗效评价部分缓解(partial response,PR)。

病例 3

一般资料:

患者,女性,51 岁,2014 年 3 月因"左乳外上象限肿块进行性增大伴疼痛 3 个月余",就诊于当地医院并行左乳肿块切除活检,发现左乳恶性肿瘤。随后行左侧腺癌改良根治术,术后病理示:左乳浸润性导管癌,长径 4.5cm,免疫组化示:ER(-)、PR(-)、HER2(2+~3+)、Ki-67(2+,约 50%)。在未行 FISH 进一步测 HER2 状态的情况下,患者接受多西他赛/吡柔比星方案辅助化疗 6 周期,并于 2014 年 9 月完成胸壁及区域淋巴结放疗。2015 年 1 月,患者首次复查发现右乳外下象限新发肿块,并再次接受右乳癌改良根治术,术后病理:右乳腺浸润性导管癌,Ⅱ级,长径 1.5cm,免疫组化示:ER(-)、PR(-)、HER2(2+)、Ki-67(+,约 40%),为 HER2 过表达型。术后患者接受长春瑞滨/顺铂方案化疗 4 周期,末次化疗时间为 2015 年 4 月。2015 年 8 月,患者因"上腹部不适 2 周"就诊。影像学检查提示:肝内多发转移瘤,未见其他肿瘤负荷。由于患者拒绝行肝脏病灶穿刺活检,我们将右侧乳腺癌标本送检,FISH 提示:HER2 基因扩增(+)。患者全身影像学评估除肝脏外未见转移征象,有转氨酶和肿瘤标志物的升高,血常规、肾功能和心电图等检查未见明显异常。

实验室检查:

对患者病理标本做免疫组化检测,结果显示 ER(-)、PR1(-)、HER2(2+);通过 FISH 进行了 HER2 过表达检测,结果显示 HER2 基因扩增(+)。

分析:

该患者为罕见的转移性双侧原发性乳腺癌,分子表型为 ER/PR(-),HER2(+),为曲妥珠单抗适应人群。

诊疗意见:

使用曲妥珠单抗进行乳腺肿瘤的靶向治疗。

根据患者的病理分子特点、既往的治疗方案、较好的体质状况和强烈的治疗意愿,给予患者曲妥珠单抗/吉西他滨/卡培他滨三药方案进行一线治疗。该方案迅速缓解了患者的临床症状,转氨酶和 CA153 在 1 个月内回到正常水平。治疗 3 周期后复查显示,肝脏靶病灶达部分缓解。在三药方案治疗期间,患者多次发生骨髓抑制和不可耐受的手足综合征,因此我们更换曲妥珠单抗/多西他赛(TH)维持治疗。在 TH 方案 9 周期后,复查显示肝脏靶病灶进展,一线治疗的 PFS 达到 14.5 个月。随后予曲妥珠单抗/卡铂进行二线治疗,2 周期后迅速 PD。三线治疗方案为拉帕替尼 / 紫杉醇周方案。5 周期后肝脏靶病灶维持 PR。2017 年 5 月,我们再次启用曲妥珠单抗,调整治疗方案为曲妥珠单抗 / 紫杉醇三周方案治疗肝脏转移灶,2 周期后靶病灶维持 PR。目前患者正在使用曲妥珠单抗维持治疗中,ECOG 评分 1 分,治疗可耐受,三线治疗 PFS(无进展生存期)超过 7 个月。

病例 4

一般资料:

患者,女性,35 岁,发现右乳肿块 5 个月余,2017 年入院行右乳区段切除术,经病理化验结果显示,右乳浸润性小叶癌,ER(−)、PR(−)、HER2(−)、Ki-67(70%)、CK5/6(+),为三阴性乳腺癌。化疗方案为表柔比星(170mg/d)加环磷酰胺(1 100mg/d)4 周期,紫杉醇(150mg/d)周期,20 周后左乳外下可见条索状异常信号,双侧腋窝未见淋巴结肿大。化疗后 1 年出现肺转移,咳嗽不止。

实验室检查:

对患者外周血标本进行乳腺肿瘤相关基因的二代测序检测,发现 BRCA1 的第 66 号核苷酸处插入了一个 A,导致相应蛋白序列从第 23 号氨基酸谷氨酸处开始移码,可能导致 BRCA1 蛋白截短,进而影响蛋白正常功能。该胚系突变为杂合突变,根据 ACMG 规则判定为致病变异。

分析:

该患者为年轻三阴性乳腺癌转移后患者,*BRCA* 基因检测发现为 PARP 抑制剂靶向治疗的敏感人群,后进行靶向治疗。治疗后患者病情稳定,疗效佳,副作用小。

诊疗意见:

使用 PARP 抑制剂进行乳腺癌的靶向治疗。

使用 PARP 抑制剂治疗 2 周后,肺部积水和咳喘症状明显改善。同时使用 PARP 抑制剂和化疗,患者疲惫感非常明显,整天昏沉,但为了持续用药,遂暂停化疗,单独使用 PARP 抑制剂,早晚各两粒。患者服药依从性较好,3 个月后计算机断层显示肺部肿瘤稳定,肋膜积水明显消退,呼吸道症状持续改善。

病例 5

一般资料:

患者,女性,59 岁,于 2013 年 9 月全麻下行直肠低位前切除术,术后病理:(直乙交界)溃疡型高 - 中分化腺癌,淋巴结见转移癌 20/23。术后性 FOLFOX6 方案化疗 6 个周期后,患者依从性差,未再化疗。此后间断性口服希罗达。2015 年 10 月复查,发现左肺内结节灶,肝内转移灶增多,腹膜淋巴结肿大,左输尿管扩张、伴左肾盂积液。改行 FOLFIRI 方案化疗 4 个周期,末次化疗出现胃肠道反应合并严重电解质紊乱,再次中断化疗,对症治疗 1 个月,复查病情稳定。此后单药希罗达维持治疗。至 2016 年 8 月复查发现腰椎转移。给予口服希罗达联合局部放疗,NRS 由 9 分降至 5 分,但 CEA 及 CA19 持续性升高,CEA 为 109ng/mL。考虑靶向治疗,遂安排了基因检测。

实验室检查:

利用 RT-PCR 技术检测 *KRAS/NRAS/BRAF* 基因突变状态,检测结果均为野生型。

分析:

该病例为典型的结直癌患者,初期行常规化疗方案,治疗效果较为局限,后通过检测 *KRAS/NRAS/BRAF* 基因发现为野生型,属于靶向治疗的敏感人群。

诊疗意见:

使用西妥昔单抗进行结直癌个体化治疗。

患者于 2017 年 2 月开始进行靶向治疗,利用西妥昔单抗联合 CF 方案化疗 6 周,每周检测 1 次 CEA 级 CA19,CEA 级 CA19 呈明显下降趋势,接近正常范围,且患者生活质量 KPS 评分由治疗前 40 分升至 70 分;复查病灶缩小不足 25%,病情趋于稳定。

病例 6

一般资料：

患者，男性，47 岁，因"大便带血 2 个月"收住院。2015 年 4 月结肠镜检查：乙状结肠癌。活检病理检查结果：腺癌。腹部及盆腔 CT 检查：考虑乙状结肠癌，腹膜后多发小淋巴结，肝内多发转移瘤。实验室检查：癌抗原 19-9（CA19-9）196.9U/mL，癌胚抗原（CEA）64.21ng/mL。入院诊断为乙状结肠癌，肝多发转移。

实验室检查：

取外周血利用二代测序技术检测 KRAS/NRAS/BRAF 基因突变状态，发现三个基因为野生型。

分析：

本例患者初诊时即为乙状结肠癌伴肝多发转移，虽技术上可切除，但考虑原发灶周围已有淋巴结转移和局部进展，且肝内转移灶多发，经基因检测后发现为靶向治疗的敏感人群，故首选新辅助化疗 + 靶向治疗。

诊疗意见：

可使用西妥昔单抗进行结直癌个体化治疗。

患者于 2015 年 5 月—9 月选择 9 个周期化疗 + 靶向治疗（FOLFOX6+ 西妥昔单抗），肝脏肿瘤明显缩小，CA19-9 降至 54.68U/mL，CEA 降至 18.26ng/mL。MDT 评价治疗效果，结肠原发病灶和肝脏转移病灶均为肿瘤部分缓解（PR）。2015 年 10 月行乙状结肠癌姑息性切除术。2016 年 3 月复查 CT，患者术后恢复良好，放疗后第 1 次复查，腹膜后淋巴结基本消失，肝脏及乙状结肠未见明确复发转移迹象。

病例 7

一般资料：

患者，男性，53 岁，卡氏预后评分（KPS）90 分。因发现左颈部包块 20 余天于 2015 年 5 月入院。外院正电子发射体层摄影 PET-CT 提示：①胃窦部胃壁不规则增厚，代谢活跃，恶性病变可能大；②左颈部、纵隔、左肺门、腹膜后多发结节影，代谢活跃，考虑多发淋巴结转移。癌胚抗原（CEA）为 7.55ng/mL，CA19-9 为 1 553U/mL。胃镜检查示胃癌（幽门部），病理示黏膜内查见中低分化腺癌。初步诊断：胃癌（Ⅳ期 2-3级），淋巴结继发性恶性肿瘤。

实验室检查：

取患者组织切片进行 HER2 免疫组化检测，HER2 表达为阳性(3+)。

分析：

该患者为转移性晚期胃癌，检测 HER2 表达为阳性(3+)，遂采用曲妥珠单抗联合一线化疗方案治疗，效果非常显著。

诊疗意见：

使用曲妥珠单抗联合化疗进行胃癌的个体化治疗。

给予患者曲妥珠单抗联合顺铂 +5- 氟尿嘧啶（CF 方案）化疗。在第 2 个周期时，患者颈部包块消失，第 3 个周期疗效评估为部分缓解（PR）。行原发灶根治性切除及纵隔淋巴结清扫，继续药物治疗。6 周期治疗后疗效维持为 PR。在第 7 个周期治疗时，患者因肾功能损害停用顺铂，改用曲妥珠单抗联合奥沙利铂 +5- 氟尿嘧啶 + 亚叶酸钙（FOLFOX 方案）治疗。2015 年 12 月，患者复查 CT 示左侧小脑转移灶，考虑病情进展（PD）。曲妥珠单抗一线治疗的无进展生存期（PFS）为 6.7 个月。经 MDT 讨论，采用伽马刀脑转移灶局部治疗联合奥沙利铂 +5- 氟尿嘧啶 + 亚叶酸钙（FOLFIRI 方案）化疗 4 周期，疗效评估疾病稳定（SD）。2016 年 7 月，患者因腹胀、消瘦再次入院，CT 示纵隔多发肿大淋巴结；双肺散在多发小结节；胃窦、幽门管管壁不均匀增厚较前显著，腹盆腔积液，大网膜、肠系膜增厚，胃小弯侧、肠系膜多发肿大淋巴结，病情评估疾病进展（PD）。再次给予曲妥珠单抗联合紫杉醇 + 卡培他滨（PX 方案）化疗至 2016 年 11 月。第 2 周期治疗后，患者腹胀消失，第 3 周期后 CT 评估示双肺散在小结节灶减少、缩小，纵隔肿大淋巴结减少；

胃窦、幽门管管壁不均匀增厚较前变化不明显,腹盆腔积液明显减少,大网膜、肠系膜增厚,胃小弯侧多发肿大淋巴结。疗效评估 PR。目前患者已接受曲妥珠单抗累计治疗 15 周期,病情得到有效控制,无明显不适。

病例 8

一般资料:

患者,男性,71 岁,因上腹部闷胀不适 20d 入院。查胃镜结果为:胃窦低分化腺癌。应用奥美拉唑等药物治疗,症状无缓解,饮食睡眠尚可,小便正常,体重较前减轻约 10kg。查体:上腹部正中可触及一大小约 8.0cm×6.0cm 包块,活动性较差,质硬,边界清晰,无触痛。患者有胃癌家族史(母亲因胃癌去世)。结合胃镜和上腹部 CT 辅助检查后诊断为上腹部胃壁肿瘤,病灶周围多发淋巴结。血红蛋白 108g/L,总蛋白50.9g/L,白蛋白 31.3g/L,癌胚抗原(CEA):25.0μg/L,糖类抗原(CA19-9):298.92U/mL。术前诊断:胃癌、胃部肿物(性质待查)。入院后第 3 日行手术治疗,术前根据患者肿物及胃癌位置拟行胃癌根治术 + 胃部肿物切除术,手术成功。术后病理:胃体低分化腺癌,分期Ⅳ期,大部分为黏液腺癌,侵及浆膜下。

实验室检查:

取患者组织切片进行 HER2 过表达检测,结果为 2+,遂进行 FISH 进一步检测,结果为 FISH 阳性。

分析: 该患者为中晚期胃癌,检测 HER2 表达为 2+,FISH 结果为阳性,遂采用曲妥珠单抗联合一线化疗方案治疗。

诊疗意见:

使用曲妥珠单抗联合化疗进行胃癌的个体化治疗。

术后选择曲妥珠单抗联合顺铂 +5- 氟尿嘧啶(CF 方案)化疗,3 个周期后行影像学检查,评估疗效为部分缓解,6 周期治疗后疗效评估为疾病稳定。患者目前精神状态良好,无明显消瘦和身体不适。

病例 9

一般资料:

患者女性,79 岁。因"上腹部疼痛 1 个月余"就诊。患者 1 个月前无明显诱因出现上腹部阵发性隐痛,餐后加重,不伴反酸、胃灼热、恶心、呕吐,无呕血、肩背部疼痛。大小便正常。患者自患病后,无消瘦乏力,无发热。近 1 周来,疼痛加重,以上腹部钝痛为主,阵发性,可自行缓解。疼痛时不伴有腹泻。腹部CT:左上腹见巨大肿块影,11.9cm×9.4cm,与胃大弯关系密切,密度不均,可见分隔,与邻近胰尾分界不清,且与脾门血管关系密切。胃镜检查示:胃体、胃窦交界处巨大不规则占位性病变,表面溃烂。活检病理:胃肠间质瘤,CD117(+)、CD34(局灶 +)。通过完善的影像学检查和活检病理,本例患者 GIST 的诊断得到确立。经 MDT 讨论,该患者因肿瘤较大,侵犯胰尾及脾动脉,手术难度较大,考虑行甲磺酸伊马替尼新辅助治疗。

实验室检查:

取活检组织病理切片检测 *KIT*、*PDGFRA*、*PDGFRB*、*VEGF* 等基因,检出 *c-KIT* 基因 11 号外显子错义突变,9、13、17 号外显子未见突变。*PDGFR* 基因 12、18 号外显子未见突变。

分析:

本例为老年女性的复杂胃肠道间质瘤,肿瘤较大,位置特殊,重点和难点在于手术思路。NCCN 指南推荐服用甲磺酸伊马替尼治疗 3 个月内复查评效,决定能否手术切除。因此该患者行基因检测,结果显示为伊马替尼敏感人群。

诊疗意见:

胃肠道间质瘤的个体化治疗。

患者口服甲磺酸伊马替尼 400mg/d,连用 3 周后腹痛症状明显好转,服用过程中,无恶心、呕吐、发热、皮疹等不良反应。复查 CT:肿瘤大小明显缩小,病情评估为部分缓解(PR)。使用靶向治疗后短期内明显好转,达到手术标准,故选择进行根治性手术切除,术后恢复良好,监测血象及血清淀粉酶,均无异常,患者恢复顺利。

病例 10

一般资料：

患者，女性，11 岁。间歇性黑便 2 个月，近期活动时常出现头晕乏力、面色苍白。查血常规 Hb 为 74g/L。拟上消化道出血于 2017 年 4 月入院。予适当纠正贫血后，胃镜检查见食管下段存在息肉样病变，胃角处有一黏膜隆起合并溃疡。病理报告：胃窦部轻度慢性非萎缩性胃炎，食管息肉样增生。CT 结果提示胃窦息肉，胃间质瘤不除外。行胃楔形切除术，切除肿物及周围 2cm 的胃壁全层。术后病理报告：胃角间质细胞瘤，细胞多呈梭形，核分裂 >5 个 /50HPF；肿瘤周围胃组织未见肿瘤细胞累及，属低度恶性。术后行基因检测结果为 *c-KIT* 基因 9 号外显子突变，建议用甲磺酸伊马替尼做靶向治疗，以预防复发。考虑到患者年龄较小，伊马替尼仍然按照 400mg/d 的剂量服用，连用 6 周后复查 CT，病情稳定无复发倾向。2018 年 8 月复查 CT 发现胃部肿块增大，基因检测发现出现 *c-KIT* 13 号外显子突变，遂更换为舒尼替尼。

实验室检查：

取病理切片检测 *KIT*、*PDGFRA*、*PDGFRB*、*VEGF* 等基因，发现 *c-KIT* 基因 9 号外显子错义突变，出现耐药后检测到 *c-KIT* 基因 13 号外显子突变。

分析：

本例为儿童的胃肠道间质瘤，非常罕见，儿童发病率仅为成人的 1%。该患者经基因检测为伊马替尼敏感人群，遂术后服用靶向药以防止复发，在病情进展后更换为二线药物舒尼替尼，病情稳定，患者恢复良好。

诊疗意见：

使用伊马替尼和舒尼替尼进行胃肠道间质瘤的个体化治疗。

病例 11

一般资料：

患者，女性，59 岁，因"涕血、鼻出血"入院就诊，行右鼻腔肿物活检术，术后病理结果为"符合恶性黑色素瘤"，于 2018 年 4 月份行右鼻腔肿物切除术，术后恢复好，术后仍有涕血，未行其他抗肿瘤治疗。2018 年 6 月复查鼻腔增强 CT 考虑"右鼻腔肿瘤复发并右侧上颌窦内侧壁侵犯"。患者确诊为右鼻腔恶性黑色素瘤术后复发，于 2018 年 6 月 26 日起行奈达铂 + 白蛋白紫杉醇 +DTIC+ 他莫昔芬方案化疗，2 个化疗疗程后复查 CT 疗效为部分缓解（PR），4 个疗程化疗后见鼻腔肿块大小无明显变化，并予对症支持治疗，化疗过程中未见严重的不良反应，后拟行根治性放疗。2018 年 9 月面颌部 CT 增强示右鼻腔恶性黑色素瘤术后复发，与 8 月所摄前片比较，右侧鼻腔、上颌窦区肿块大小、形态变化不明显。

实验室检查：

组织取样进行 *BRAF* 基因突变检测，结果显示 *BRAF V600E* 突变。

分析：

该患者为原位复发的鼻腔黑色素瘤，其检出 *BRAF V600E* 突变后诊断为维莫非尼敏感性人群，在化疗药物效果不明显的情况下转为开始靶向治疗。

诊疗意见：

使用 BRAF 抑制剂进行黑色素瘤的靶向治疗。

行 *BRAF* 基因检测后使用维莫非尼分子靶向治疗，三天后面颌部 CT 示肿瘤组织开始减退，3 个月后肿瘤缩小达 75%（RECIST 标准），且毒副作用轻微，患者能很好地耐受。

病例 12

一般资料：

患者，女性，35 岁，孕 3 产 2，因性交后阴道流血 1 个月余入院。检查发现，阴道左侧上半部分有一溃疡,坚实的囊肿,直径约 4cm,可移动。外生殖、子宫、卵巢均无异常发现。无明显淋巴结肿大。患者被诊断为阴道肿瘤,后进行了阴道壁肿瘤切除术,术中发现肿瘤分界不清,灰白色,触之易出血,导致肿瘤极难全部切除。术后病理报告为原发性阴道黑色素瘤,免疫细胞化学结果显示 HMB45、Melan-A、S-100、CD56、CD99、EMA 阳性,PAS 阴性,因此病理学诊断为恶性黑色素瘤。在局部切除一个月后,患者转到专业癌症中心接受了根治性子宫切除术,双侧盆腔淋巴结清除术,左侧子宫附件切除术,右侧输卵管切除术,全部引导切除术,全部尿道切除术,膀胱造口术,右侧卵巢悬吊术,组织病理学结果显示全部阴道壁浸润,手术边缘无肿瘤组织,未发现淋巴结浸润。三周后,患者被诊断为阴道膀胱瘘,因此进行阴道膀胱瘘修复术。术后两个月,患者一般情况迅速恶化,妇科检查显示骨盆转移,右侧直肠发现肿块,已扩张到盆骨,且右侧腹股沟淋巴结肿大。术后 6 个月,患者出现大便困难,CT 扫描显示肿块占据整个骨盆腔。

实验室检查:

患者抽血进行 *BRAF* 基因突变检测,结果显示 *BRAF V600E* 突变。

分析:

该患者为转移性的阴道恶性黑色素瘤,恶性程度高,预后较差,一开始误诊为阴道肿瘤,患者检出 *BRAF V600E* 突变后诊断为维莫非尼敏感人群,遂开始靶向治疗。

诊疗意见:

使用 BRAF 抑制剂进行黑色素瘤的靶向治疗。

患者使用维莫非尼治疗 1 个月后骨盆转移灶明显缩小,出现了关节痛、疲乏和皮肤病变等不良反应。但患者由于经济原因不能维持治疗,最后选择放弃靶向治疗,在盆骨转移 8 个月后失访。

病例 13

一般资料:

患者,女性,33 岁,孕 1 产 0,停经 8 周时妇科彩超提示:宫内妊娠,孕 19 周时糖类抗原 CA125:500U/mL,人附睾球蛋白 4(HE4):238.0U/mL。停经 20 周时行剖腹探查术,双侧卵巢失去了正常的解剖结构,肿瘤呈菜花样,表面糟脆,左侧卵巢大小约 15cm×14cm×10cm,与左侧盆壁界限不清,呈冰冻骨盆样,右侧卵巢大小约 8cm×8cm×6cm,包膜破溃,肠管、大网、膀胱、子宫表面及腹膜广泛转移,最大病灶直径>2cm。切取子宫表面病灶送检快速病理,病理回报:恶性肿瘤,考虑为中 - 低分化腺癌。术中诊断:上皮性卵巢癌Ⅲ期,中期妊娠。因无法达到满意的肿瘤细胞减灭术,且考虑患者初次妊娠,故仅行左侧附件、右侧卵巢瘤部分、部分大网膜切除术,保留子宫继续妊娠。术后常规病理(子宫表面、左附件及右侧卵巢)高级别浆液性癌,大网膜见癌转移。术后辅助给予 DC 方案(多西他赛 + 卡铂)化疗 4 个疗程。第 2 次化疗后 CA125 与 HE4 降至正常。孕 35 1/7 周时行剖宫产术与卵巢癌间歇性肿瘤细胞减灭术。新生儿健康,未见畸形。术后继续给予 DC 方案化疗 4 个疗程。定期随访 19 个月,孩子生长发育未见异常,患者 CA125:177.10U/mL,HE4:142pmol/L,行 PET/CT 检查考虑转移,后诊断为卵巢癌术后复发,结合病情选择继续行 DC 方案化疗 3 个疗程,疗效评估为部分缓解。

实验室检查:

取外周血进行 *BRCA1/2* 基因检测,发现 *BRCA1* 基因的 1678 号核苷酸 G 缺失,导致相关蛋白序列从第 560 号氨基酸天冬氨酸处开始移码,可能导致 BRCA1 蛋白截短,进而影响蛋白正常功能。该胚系突变为杂合突变,经 ACMG 规则判定为致病变异。

分析:

该患者为铂敏感的复发性卵巢癌患者,随着疾病的进程,患者对含铂化疗无疾病进展时间逐渐缩短,需要维持治疗延缓患者的疾病进展。经 *BRCA* 基因检测发现为 PARP 抑制剂靶向治疗的敏感人群,后使用 PARP 抑制剂行维持治疗。

诊疗意见:

使用 PARP 抑制剂进行卵巢癌靶向治疗。

经 *BRCA1/2* 基因检测为阳性,遂使用 PARP 抑制剂奥拉帕尼进行维持治疗,CA125 与 HE4 维持在正常范围,患者耐受性良好,病情稳定,无进展生存期延长,疗效佳。

病例 14

一般资料:

患者女性,49 岁。2013 年体检发现盆腔包块,2014 年 10 月开始出现月经不规律,伴腰部酸胀感,无痛经,无恶心等症状。2015 年 10 月入院彩超发现盆腔右侧有包块(右卵巢来源可能),左卵巢囊肿,左肾囊肿,左肝囊肿,宫颈囊肿。肿瘤标志物:CA199 6.42U/mL,CEA 0.71ng/mL,AFP 1.45ng/mL,CA125 137.64U/mL。接着做了腹腔镜下右附件切除 + 经全子宫切除 + 左附件切除 + 大网膜切除术 + 腹腔后淋巴结清扫术,术后病理确诊为卵巢高级别浆液性腺癌(Ⅲ级)。行 6 周期 TP(紫杉醇 / 卡铂)方案化疗,化疗后患者病情稳定。2017 年 7 月复查发现病情进展,腹腔淋巴结转移,脾转移。

实验室检查:

取外周血进行 *BRCA1/2* 基因检测,发现 *BRCA2* 基因相应蛋白序列在第 1 086 位异亮氨酸处终止,可能导致 BRCA2 蛋白截短,进而影响蛋白正常功能。该胚系突变为杂合突变,经 ACMG 规则判定为致病变异。

分析:

该患者经 *BRCA* 基因检测发现为 PARP 抑制剂靶向治疗的敏感人群,后使用 PARP 抑制剂行维持治疗。

诊疗意见:

使用 PARP 抑制剂进行卵巢癌靶向治疗。

患者开始服用 PARP 抑制剂奥拉帕尼作为单药治疗,第一个疗程结束后,肿瘤标志物基本回到正常水平。服用 3 个疗程后,CT 显示转移灶减小,病情部分缓解。用药期间患者因药物出现的不良反应主要是恶心,疲乏。目前患者病情稳定,无进展生存期延长,疗效佳。

病例 15

一般资料:

患者,男性,37 岁。2017 年 4 月诊断为 Ph+ 急性淋巴细胞白血病。后予以达沙替尼 +VP 方案获得缓解。多次复查骨髓,均提示 MRD 阳性。患者与其胞兄行 HLA 配型提示全相合,2018 年 5 月行骨髓移植术。入院前骨髓涂片示缓解象,*BCR/ABL* 基因定量为 0.41%,流式细胞术未查见 ALL 残留。2018 年 6 月行骨髓穿刺检查,涂片及流式提示缓解,*BCR/ABL* 融合基因为阴性。嵌合度:全骨髓 99.92%,B 细胞 99.61%。予以出院。出院后患者定期复查骨穿、腰穿,同时行腰穿 + 鞘注预防 CNSL。2019 年 6 月复查骨髓涂片示目前骨髓象考虑 ALL 复发、流式示可见原始细胞群、成熟淋巴细胞群和粒系细胞,BCR-ABL/ABL 88.475%,提示疾病复发。遂住院治疗,安排 ABL 激酶区突变检测。

实验室检查:

通过取患者骨髓检测 ABL 激酶区突变发现有 *T315I* 突变。

分析:

该患者为 Ph+ 急性淋巴细胞白血病,经达沙替尼联合化疗治疗后病情缓解。疾病复发后检测出 T315I 突变,提示患者对达沙替尼耐药,遂更换为帕纳替尼,疗效显著。

诊疗建议:

建议更换为帕纳替尼进行靶向治疗。

给予帕纳替尼 30mg 每日 1 次 +VP 方案化疗,并加用维 A 酸片 20mg 每日 2 次治疗。后续阶段根据复查骨髓穿刺及血常规结果停用帕纳替尼后又复用。2019 年 8 月复查血常规:血红蛋白 106g/L,血小板计数 83×10^9/L,白细胞计数 2.79×10^9/L,中性分叶核粒细胞绝对值 1.51×10^9/L。生命体征平稳,查体未见明显异常,遂带药出院。

病例 16

一般资料：

患者，男性，21 岁，2016 年 1 月 30 日患者因咳嗽、发热、乏力、头晕等不适就诊，诊断为急性 B 淋巴细胞白血病（Ph+）。予以达沙替尼 100mg/d，并行第 1 次化疗（DVP 方案）。第一疗程化疗后行骨髓穿刺提示完全缓解骨髓象。化疗 3 个月后复查 BCR-ABL 已转阴。于 2016 年 10 月行自体外周血造血干细胞采集，共采集 CD34+ 造血干细胞（0.63+1.76）× 10^6/kg。回输 CD34+ 细胞 2.42 × 10^6/kg，TNC 10.06 × 10^8/kg，过程顺利，后维持治疗：达沙替尼使用剂量减少为 50mg/d+ 干扰素每周 1 次，该治疗方案持续至 2018 年 1 月。2018 年 1 月行骨髓穿刺，BCR-ABL/ABL 1.78%，流式：考虑 B-ALL 残留。达沙替尼调整为 100mg/d，干扰素每周 2 次治疗。2018 年 3 月行 VP 方案化疗（长春地辛 + 泼尼松），过程顺利。2018 年 5 月骨髓呈 ALL 缓解象，FCM 考虑 B-ALL 残留，BCR-ABL/ABL 3.24%，检测 ABL 激酶区结果 V299L 突变阳性。于 10 月输注自体 CD19 CarT 细胞总数量 7.5 × 10^9，输注顺利。输注后出现骨髓抑制、发热等，12 月骨髓涂片、流式提示缓解，BCR-ABL/ABL 0.06%，ABL 激酶突变全阴。2019 年 2 月查骨髓涂片缓解，BCR-ABL/ABL 0.21%，流式有残留，外周血流式正常，患者出院后继续行达沙替尼 + 干扰素治疗。出院时患者一般情况良好，心肺腹未见明显阳性体征。

实验室检查：

通过取患者骨髓检测 ABL 激酶区突变发现有 *V299L* 突变。

分析：

该患者为 Ph+ 急性淋巴细胞白血病，经达沙替尼联合化疗治疗后病情缓解。疾病复发后检测出 *V299L* 突变，提示患者对达沙替尼耐药，遂停止使用达沙替尼。后经检测 ABL 激酶突变全阴，继续使用达沙替尼治疗。

诊疗建议：

使用达沙替尼进行靶向治疗。

病例 17

一般资料：

患者，男性，26 岁，因体检查出脾大、血象不正常就诊。查体：腹软，脾脏肿大，肋下 5cm，无压痛。辅助检查：血常规：WBC 364.51 × 10^9/L，Hb 86g/L，PLT 45 × 10^9/L。外周血涂片：早幼粒细胞约 2%，中性中幼粒细胞约 16.8%，中性晚幼粒细胞约 24.8%，中性杆状核粒细胞约 31.7%，分叶核约 19.8%。骨髓常规：骨髓有核细胞增生极度活跃，早幼粒细胞占 4%，中幼 + 晚幼粒占 57%。*BCR-ABL* 融合基因阳性，Ph 染色体阳性，BCR-ABL/ABL 86.5%。诊断为：慢性粒细胞白血病（慢性期）。口服伊马替尼 400mg/d，服药初期有轻微恶心，食欲不振，3 周左右基本消失，3 周后复查血常规：白细胞 5.9 × 10^9/L，血红蛋白 72g/L，血小板 172 × 10^9/L，一个月内达血液学完全缓释，BCR-ABL/ABL 为 8.3%。但治疗 6 个月后，未达到 CCyR，BCR-ABL/ABL 23.7%。

实验室检查：

通过取患者骨髓检测 ABL 激酶区突变发现有 *Y253H* 突变。

分析：

该患者为慢性粒细胞白血病（慢性期），经伊马替尼治疗后病情缓解。疾病复发后检测出 *Y253H* 突变，提示患者对伊马替尼耐药。

诊疗建议：

伊马替尼耐药后使用达沙替尼进行靶向治疗。

患者更换为达沙替尼 100mg/d，随访 1 年，患者无明显副作用，血象正常，耐受良好。

二、疑难病例

病例1

一般资料：

患者，男性，76 岁，因"右肺腺鳞癌术后 16$^+$ 年，多线治疗后进展 2$^+$ 个月"入院。16$^+$ 年前于外院确诊右肺中叶腺鳞癌，其间行多次放化疗方案，病情得到有效控制。2016 年 12 月复查胸腹部 CT：双肺转移瘤增大。骨扫描示：多个胸腰椎、双侧多只肋骨及右侧髂骨多发骨转移，较 15 年病灶数量增多。于 2017 年 3 月行胸 8~9 椎体成形术 + 局部放疗。2017 年 8 月行髂骨放疗。2017 年 11 月复查 CT：疗效评价 PD。行经皮穿刺活检基因检测 EGFR 19Del（+），ALK-V（−），ROS-1（−），PD-L1（+，5%）。

实验室检查：

第一次组织取样进行 EGFR 基因突变分析，检测结果显示 *EGFR* 基因 19 号外显子缺失突变。

分析：

第一次基因突变检测发现位于 19 号外显子上的第 2 235 位到第 2 249 位核苷酸 GGAATTAAGAGAAGC 发生缺失，导致相应氨基酸序列的第 746~750 位缺失，此突变在样本中的突变丰度为 40.71%。目前针对 19 号外显子缺失突变可使用的靶向药有阿法替尼、达可替尼、埃克替尼、吉非替尼、厄洛替尼、奥西替尼。

诊疗意见：

因此该患者为靶向治疗的敏感人群，后续进行一代 EGFR TKI 治疗。

患者于 2017 年 11 月至 2018 年 12 月行埃可替尼靶向治疗，期间定期复查疗效评价 PR。2018-12-5 复查血基因检测：EGFR 19del T790M（+）。

第二次基因检测：

第二次取外周血进行 EGFR 基因突变分析，检测结果显示 *EGFR* 基因 19 号外显子缺失突变和 *T790M* 突变。

分析：

第二次基因检测新检出了 *T790M* 突变，位于 20 号外显子，第 2 369 位核苷酸由 C 突变为 T，导致相应氨基酸序列的第 790 位由苏氨酸变为甲硫氨酸，此突变在样本中的突变丰度为 13.54%。目前针对 EGFR T790M 的有效靶向药有奥西替尼，耐药靶向药为吉非替尼、厄洛替尼、阿法替尼、达可替尼、埃克替尼。

诊疗意见：

更换用药为三代靶向药奥西替尼治疗。

2019 年 1 月开始口服奥西替尼 80mg 每日 1 次靶向治疗，复查 CT：左肾病灶新发，病情稳定。2$^+$ 个月前，患者再次出现气紧，2020 年 3 月出现左侧下肢肿胀伴麻木不适。2020 年 4 月复查病情进展。于 2020 年 4 月开始口服奥西替尼 80mg 每日 1 次 + 厄洛替尼 150mg 隔日 1 次靶向治疗。2020-4-28 血基因检测：EGFR 20 外显子 *T790M* 突变、19 外显子缺失突变、20 外显子 *C797S* 突变（与 *T790M* 突变为顺式结构）、HER2 点突变。

第三次基因检测：

第三次取外周血进行 EGFR 基因突变分析，检测结果显示 EGFR 20 外显子 *T790M* 突变、19 外显子缺失突变、20 外显子 *C797S* 突变（与 *T790M* 突变为顺式结构）。

分析：

第三次基因检测新检出的位点 EGFR C797S 是位于 20 号外显子的第 2 389 位核苷酸由 T 突变为 A，导致相应氨基酸序列由半胱氨酸变为丝氨酸，此突变在样本中的突变丰度为 7.89%。EGFR C797S 位于 EGFR 蛋白激酶结构域的 ATP 结合口袋内。EGFR C797S 尚未被生化鉴定，但已被证明对第三代 EGFR 抑制剂具有抗性。该 EGFR C797S 与 EGFR T790M 为顺式结构。目前尚无公认的有效靶向治疗方案。

诊疗意见：

停止使用靶向治疗方案，考虑化疗或免疫治疗等其他方案。

患者诉近日气促加重，伴右侧胸痛及双下肢肿胀、麻木、疼痛。患者肾功能损害、骨髓抑制、凝血功能损害考虑为肿瘤进展有关，考虑患者为肿瘤终末期，合并多器官功能不全，预后差。反复告知家属患者出院后随时可能出现呼吸心搏骤停、死亡等风险。

病例 2

一般资料：

患者，女性，57 岁，闭经，10 年前行子宫肌瘤及子宫切除史，2018 年 9 月发现右侧乳腺肿物，似红枣大小，3.2cm×2.5cm，无其他的伴随症状。ER（−）、PR（−）、HER2（−）、Ki-67（+50%~60%）。2018 年 9 月 ~12 月行 AT 方案化疗 4 周期（多西他赛 + 吡柔比星 /21d×4 周期）。疗效评价 SD。2019 年 1 月当地医院全麻下行"单侧乳腺癌根治术"。术后病理：(右乳)浸润性导管癌 Ⅱ~Ⅲ 级，乳头未见癌浸润，腋下淋巴结转移 13/14。2019 年 7 月 CT 显示右胸壁局部皮肤增厚，皮下条索影，右侧肩胛骨前方肌群软组织影较对侧增多。右胸壁皮肤及皮下多发结节影，考虑转移。2019 年 10 月—2020 年 1 月行 GP 化疗方案 4 周期，疗效评价 PR。该患者乳腺癌恶性程度高，建议该患者进行基因检测，确定 BRCA1/2 基因的突变情况，再尝试使用铂类药物进行治疗，如果条件许可，可考虑 PARP 抑制剂类药物进行治疗。

实验室检查：

对患者外周血标本进行乳腺肿瘤相关基因的二代测序检测，未发现致病点突变，再利用大片段插入缺失算法分析，发现 *BRCA1* 基因的 1 号外显子到 11 号外显子缺失，该变异为大片段缺失变异，在受检者体内呈杂合状态。该结果在二代测序平台中检出后还使用了 MLPA 方法进行验证。

分析：

该患者乳腺癌恶性程度高，*BRCA* 基因检测发现为 PARP 抑制剂靶向治疗的敏感人群，后进行 PARP 抑制剂类药物治疗。治疗后患者病情稳定，疗效佳，副作用小。

诊疗意见：

使用 PARP 抑制剂进行乳腺癌的靶向治疗。

（陶昕彤　周 娟　应斌武）

▶ 参考文献

1. NCCN Clinical Practice Guidelines in Oncology. Non-Small Cell Lung Cancer Version 6, 2019.
2. 中华医学会, 中华医学会肿瘤学分会, 中华医学会杂志社. 中华医学会肺癌临床诊疗指南 (2019 版). 中华肿瘤杂志, 2020, 42 (4): 257-287.
3. NCCN Clinical Practice Guidelines in Oncology. Invasive Breast Cancer Version 4, 2020.
4. 《基于下一代测序技术的 BRCA1/2 基因检测指南 (2019 版)》编写组. 基于下一代测序技术的 BRCA1/2 基因检测指南 (2019 版). 中华病理学杂志, 2019, 48 (9): 670-677.
5. NCCN Clinical Practice Guidelines in Oncology. Colon Cancer Version 4, 2018.
6. NCCN Clinical Practice Guidelines in Oncology. Rectal Cancer Version 2, 2019.
7. 《结直肠癌分子生物标志物检测专家共识》编写组. 结直肠癌分子生物标志物检测专家共识. 中华病理学杂志, 2018, 47 (4): 237-240.
8. NCCN Clinical Practice Guidelines in Oncology. Gastric Cancer Version 2, 2018.
9. 中国临床肿瘤学会抗肿瘤药物安全管理专家委员会, 中国抗癌协会胃癌专业委员会, 中国抗癌协会肿瘤病理专业委员会. HER2 阳性晚期胃癌分子靶向治疗的中国专家共识 (2016 版). 临床肿瘤学杂志, 2016, 21 (9): 831-839.
10. 《中国黑色素瘤规范化病理诊断专家共识 (2017 年版)》编写组. 中国黑色素瘤规范化病理诊断专家共识 (2017 年版). 中华病理学杂志, 2018, 47 (1): 7-13.

11. 高庆蕾, 孔北华, 尹如铁, 等. PARP 抑制剂治疗复发性卵巢癌专家共识. 现代妇产科进展, 2018, 27 (10): 721-725.

12. NCCN Clinical Practice Guidelines in Oncology. Ovarian Cancer Including Fallopian Tube Cancer and Primary Peritoneal Cancer Version 1, 2020.

13. NCCN Clinical Practice Guidelines in Oncology. Chronic Myeloid Leukemia Version 1, 2019.

14. NCCN Clinical Practice Guidelines in Oncology. Acute Lymphoblastic Leukemia Version 1, 2018.

15. NCCN Clinical Practice Guidelines in Oncology. Acute Myeloid Leukemia Version 2, 2018.

第二十七章

▸ 药物代谢相关基因的分子诊断

进入 21 世纪以来,对药物代谢基因组学的研究与认识得到了长足的发展,极大地推动了精准医学和个体化医疗的进步。越来越多的证据表明,不同个体间由于遗传背景的不同,从而表现出对药物应答及毒副反应迥异。在临床诊疗中,可以运用对个体的药物代谢基因分型检测,指导临床合理化用药,实现个体化的精准医疗。鉴于恶性肿瘤相关药物代谢基因分析在二十六章中已有阐述,本章主要讲解心血管疾病相关药物、自身免疫性疾病相关药物、哮喘疾病相关药物、免疫抑制药物和真菌感染药物代谢基因检测与临床意义。

第一节　药物基因组学概论

药物基因组学(pharmacogenomics,PGx),源于药理学(pharmaco)和基因组学(genomics)的结合。药物代谢基因组学是涉及药物在体内代谢以及个体基因组应答相关工作的统称,是研究若干基因变异或个体差异如何影响体内药物代谢的学科。临床药物基因组学的作用旨在根据患者的药物代谢遗传基因类型,探寻优化的药物治疗方案,以期实现达到最佳的药物疗效和最小的药物毒副作用。

一、药物代谢基因组学的基本概念

药物基因组学以药物效应和安全性为主要目标,在基因组水平上研究不同个体及人群对药物反应的差异,并阐明这些差异的遗传本质以及所导致的不同个体对相同药物的不同应答,为临床安全合理用药与个体化用药,以及新药开发提供指导的新兴交叉学科。临床药物基因组学的作用旨在根据患者的基因型,探寻合理的药物剂量以优化药物治疗,以实现最大的药物疗效和最小的药物毒副作用。例如前期研究中已经提供了某一特定药物代谢和生物利用所必需的基因型和表型(个体可观察到的特征或性状的集合)数据,那么药物基因组检测结果可以预测该个体的表型,指导其个体化用药,包括①优化药物最佳剂量;②选择或者避免某特定药物;③减少或者避免药物不良反应(adverse drug reactions,ADRs)。

此外,应注意个体对药物的应答及毒副反应不仅受到遗传因素的影响,还与患者体内病理、生理、内环境等多因素密切相关,个体化药物治疗的临床实践过程中,除了关注药物基因外,还应密切关注患者血药浓度,二者有机结合,共同作为临床制订及调整药物治疗策略的重要参考依据。

二、药物基因分类

药物代谢基因主要分为三大类:药物作用靶点、药物代谢酶和药物不良反应相关基因。第一类是药物作用靶点相关基因,其遗传变异引起不同个体对药物的敏感性不同,深入研究此类药物基因有助于实施基于基因型的个体化治疗,比如常见的肿瘤靶向治疗药物涉及的一些基因,包括 *TP53*、*ERCC1*、*FR1*、*EGFR*、*KRAS*、*Her2*、*BCR-ABL*、*EML4-ALK*、*JAK2* 等;第二类是药物代谢酶基因,主要包括细胞色素 P450(CYP450)酶家族,NAT、MTHFR、ALDH2、VKORC1 等。药物代谢酶基因的遗传变异可能影响药物的代谢和清除,导致个体对药物的反应出现多样性;第三类为药物副作用相关基因,常见的有 *TPMT*、*NUDT15*、

IPTA、*HLA-B*1502*、*HLA-B*5801*、*SLCO1B1*、*ABCB1*、*PAI-1* 等,这些基因在不同人种/人群的表达不同,它们与相关药物应用中引起的不良反应有关。

三、药物基因组学检测方法

常用于药物相关基因检测的分子生物学方法包括:实时荧光 PCR、数字 PCR、基因芯片、Sanger 测序、数字荧光杂交测序以及二代测序等方法。

第二节 心脑血管系统疾病常用药物基因检测与临床应用

心血管疾病治疗常用药物的特点是用药剂量小但药效作用大。很多症状相同的心血管疾病患者针对相同药物、相同剂量的治疗时,个体间因为其对药物代谢、药物毒副反应及药物作用靶点相关基因存在差异,导致相同药物在不同遗传背景人群中的药物疗效及药物代谢不良反应不同,因此,在用药选择前对患者进行有关药物代谢基因的检测分析,将有助于实现患者的合理用药。

一、抗凝类药物

(一)华法林药物代谢相关基因

华法林是香豆素类抗凝剂的一种,在体内有对抗维生素 K 的作用,通过抑制维生素 K 在肝脏细胞内合成凝血因子 F Ⅱ、F Ⅶ、F Ⅸ、F Ⅹ,从而发挥抗凝作用,常用于治疗和预防心房颤动、脑卒中、深静脉血栓、肺动脉栓塞、心脏瓣膜病等血栓栓塞性疾病。临床应用过程中,由于华法林治疗窗窄(有效治疗浓度 $2.2 \pm 0.4\mu g/mL$),不同个体间药物效应差异大,药物起效和失效缓慢。此外,临床实践中需根据凝血酶原时间(PT)和国际标准化比值(INR)实时调整药物剂量,患者依从性较差。20 世纪 90 年代研究者将华法林主要代谢酶细胞色素 P4502C9(CYP2C9)的基因变异与华法林效应联系起来,2005 年学者发现华法林作用靶点维生素 K 环氧化物还原酶复合体(VKORC)与华法林剂量相关。大量研究证明在不同种族、不同地域的人群中,华法林的药动学和药效学与 CYP2C9 和 VKORC1(维生素 K 环氧化物还原酶复合物 1 亚单位)存在强相关性,基于此原因,2007 年美国食品药品监督管理局(FDA)更新华法林药品说明书,主要说明了 CYP2C9 和 VKORC1 对华法林效应的影响,并于 2010 年建议在给出该药处方前,应对 CYP2C9/VKORC1 进行基因检测。

1. 实验室分析路径

实验室分析路径见图 27-1。

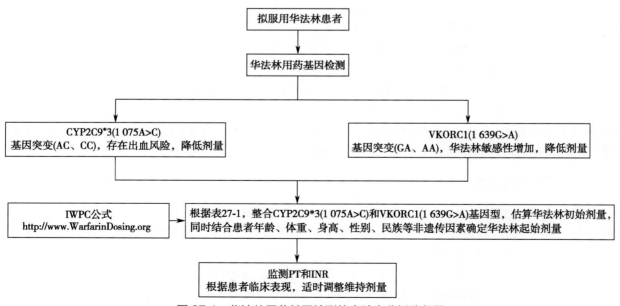

图 27-1 华法林用药基因检测的实验室分析路径图

2. 相关实验

(1)华法林药物代谢基因：从 EDTA 抗凝的外周血中提取基因组 DNA，选择合适的基因分型方法（不同厂家的试剂盒具体方法不同，通常有：实时荧光 PCR、数字 PCR、基因芯片、Sanger 测序、数字荧光杂交测序以及二代测序等方法）对每一个体的目标基因(CYP2C9*3(1 075A>C) 和 VKORC1(1 639G>A)）进行基因分型检测。

(2)国际标准化比值(INR)：用凝血活酶所测得的参比血浆与正常血浆的 PT 比值和所用试剂标出的 ISI 值计算出 INR，使不同的凝血活酶试剂测得的结果具有可比性。

3. 结果判断与分析

华法林药物动力学：华法林包括 2 种异构体，S- 华法林经肝脏 CYP2C9 酶代谢，R- 华法林由 CYP3A4 等酶代谢。S- 华法林的生物学活性为 R- 华法林的 3~5 倍。依赖 CYP2C9 代谢的更强效的 S- 华法林极大地影响患者对药物的应答。华法林药物效应学：华法林主要通过干扰维生素 K 依赖的凝血因子合成而发挥抗凝作用。华法林抑制 VKORC，抑制环氧型维生素 K 还原为氢醌型维生素 K，进而产生很多不具功能的凝血因子，因此延长了血栓形成时间。

(1)CYP2C9，细胞色素 P4502C9，约占肝脏表达 CYP 总量的 20%，有 37 个等位基因，其中 *CYP2C9*1* 是野生型基因（正常代谢型），*CYP2C9*2* 和 *CYP2C9*3* 是常见的与代谢催化功能降低相关的等位基因，与 *CYP2C9*2* 比较，*CYP2C9*3* 编码的酶活性下降的更低。亚洲人中 *CYP2C9* 变异相对少见，*CYP2C9*3* 变异频率 2%~4%。华法林经 CYP2C9 代谢失活，该基因突变导致活性药物在体内蓄积，有出血风险，应降低给药剂量。

(2)VKORC1，维生素 K 环氧化物还原酶复合物 1 亚单位，基因变异集中在该基因 5' 内含子区域和 3'- 未翻译区，这些基因变异常常影响酶表达水平。VKORC1 1 639 位点基因变异(GA 和 AA)在亚洲人群中出现频率较高。VKORC1 为华法林作用靶点，该基因突变导致其对华法林的敏感性增加，应降低药物剂量。

(3)依据表 27-1，基于 *CYP2C9*3*(1 075A>C) 和 *VKORC1*(1 639G>A)基因型初步估算华法林初始剂量，更加精确的华法林剂量计算应综合考虑患者年龄、性别、身高、体重等因素，将上述参数输入华法林剂量计算软件（IWPC 公式见 http://www.WarfarinDosing.org）得出华法林用药初始剂量。

(4)华法林的作用还受到药物和其他因素的影响，如补充维生素 K 等或服用大量含有维生素 K 的菠菜等食物。故可根据 INR 值调整维持剂量，若 INR<目标值下限，增加剂量，若 INR>目标值上限，降低剂量。

表 27-1 华法林药物基因检测初始剂量初步估算简表

		CYP2C9*3(1 075A>C)	CYP2C9*3(1 075A>C)	CYP2C9*3(1 075A>C)
		AA	AC	CC
VKORC1(1 639G>A)	GG	5~7mg/d	3~4mg/d	0.5~2mg/d
VKORC1(1 639G>A)	GA	5~7mg/d	3~4mg/d	0.5~2mg/d
VKORC1(1 639G>A)	AA	3~4mg/d	0.5~2mg/d	0.5~2mg/d

(二) 阿司匹林药物代谢相关基因

阿司匹林，又称乙酰水杨酸，是常用的非甾体抗炎药，也是非选择性环氧化酶(Cox)抑制物，具有较强的解热镇痛作用，临床通常用作止痛剂、解热药和消炎药。阿司匹林可抑制血小板 Cox-1，减少血栓素 A2 (TZA2)的生成，能防止血小板在血管破损处凝集，有抗凝作用，可用于预防短暂脑缺血发作、心肌梗死、人工心脏瓣膜或其他手术后血栓的形成。目前阿司匹林广泛应用于心脑血管疾病的一级和二级预防，临床行阿司匹林治疗主要依据各种指南。

阿司匹林药物疗效存在明显个体差异，规律服用治疗剂量阿司匹林，仍不能有效抑制血小板活性，出现心脑血管事件,称为阿司匹林抵抗,发生率 8%~60% 不等。阿司匹林最常见药物不良反应为胃肠道反应,大剂量长期服用增加溃疡形成、消化道出血的风险,此外还包括过敏反应、瑞氏综合征、皮肤反应、听力损害、肝肾毒性等不良事件。目前研究认为基因多态性在阿司匹林抵抗和不良反应发生中起着重要作用。精准医学临床研究证据,揭示了阿司匹林的药效与不良反应,除受到患者病理、生理、环境因素影响外,也受到患者自身的基因特征影响。与阿司匹林抗血小板药效相关的基因包括:GPIIIaPIA2、PEAR1、PTGS1、GP1BA。与阿司匹林不良反应相关的基因位点是:GSTP1、LTC4S。纳入患者基因特征,有助于临床医生更全面、更准确地把握影响阿司匹林药效和不良反应的因素,并能根据明确的指征实施精准治疗。

1. 实验室分析路径

实验室分析路径见图 27-2。

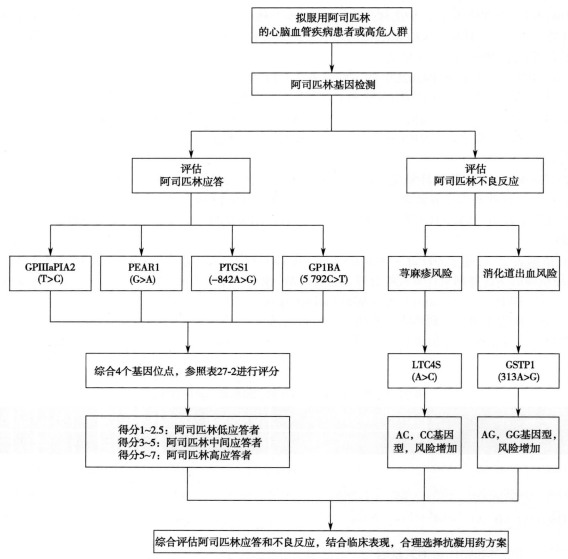

图 27-2　阿司匹林用药基因检测的实验室分析路径图

2. 相关实验

阿司匹林用药基因:从 EDTA 抗凝的外周血中提取基因组 DNA,选择合适的基因分型方法(不同厂家的试剂盒具体方法不同,通常有:实时荧光 PCR、数字 PCR、基因芯片、Sanger 测序、数字荧光杂交测序以及二代测序等方法)对每一个体的目标基因[PEAR1(G>A)、LTC4S(A>C)、GP Ⅲ aPIA2、PTGS1(−842A>G)、GP1BA(5 792C>T)、GSTP1(313A>G)]进行基因分型检测。

3. 结果判断与分析

（1）GP Ⅲ aPIA2（T>C），血小板糖蛋白 Ⅲ aPIA2，是阿司匹林抵抗主要基因，该基因突变导致 GP Ⅱ b/ Ⅲ a 受体结构发生改变，使血小板之间发生交叉连接，导致血小板聚集。研究发现，发生阿司匹林抵抗患者携带 C 等位基因的频率明显高于阿司匹林敏感患者，且 CC 纯合突变型患者服用阿司匹林后疗效均不佳。携带 CC 突变型患者行支架术后，其亚急性血栓事件发生率是纯合野生型患者的 5 倍，需要更高剂量的阿司匹林才能达到抗栓效果。

（2）PEAR1（G>A），血小板内皮聚集受体 1，参与诱导血小板接触性激活过程，PEAR1 的遗传变异可能是导致阿司匹林治疗过程中残存功能性血小板的一个重要因素，其中 PEAR1 rs12041331（G>A）基因多态性与 PEAR1 蛋白表达量相关。PEAR1 rs12041331 GG 型对阿司匹林应答好，AA 或 GA 基因型患者支架植入术后服用阿司匹林（或联用氯吡格雷），其心肌梗死和死亡率高。

（3）PTGS1，前列腺素过氧化物合酶 1，PTGS1-842 GG 基因型，阿司匹林抵抗风险高（风险比为 10），心血管事件发生率高（风险比为 2.55）；PTGS1-842 AG 基因型风险中等；PTGS1-842 AA 基因型阿司匹林较敏感，心血管事件发生率较低。

（4）GP1BA，血小板糖蛋白 1B，5 792 位点 CC 基因型，阿司匹林治疗后血小板的抑制程度不如 CT 基因型高，即阿司匹林抵抗风险：CC 型高，CT 型居中，TT 型低。

基于上述 4 个基因型信息综合判断阿司匹林疗效，可参照表 27-2 进行评分。得分 1~2.5：为阿司匹林低应答者，参见"阿司匹林存在禁忌"时推荐用法。得分 3~5：为阿司匹林中间应答者，可按指南推荐剂量使用阿司匹林，但应密切随访，一旦患者再发心脑血管事件，可按不同情况更换抗血小板方案。得分 5~7：为阿司匹林高应答者，可按指南推荐给予阿司匹林。

表 27-2　阿司匹林抗血小板治疗药效学遗传评估表

应答基因	基因型	得分
GP Ⅲ aPIA2 T>C	TT：对阿司匹林应答好	1
	CT：对阿司匹林应答中等	0.5
	CC：对阿司匹林应答较差	0
PEAR1 G>A	GG：对阿司匹林应答好，心梗风险较低	2
	AG：对阿司匹林应答中等，有一定心血管事件发生风险	1
	AA：应用阿司匹林心梗风险为 GG 型的 2.03 倍，PCI 术后患者，应用阿司匹林与氯吡格雷联用，发生心血管事件为 GG 型的 3.97 倍	0
PTGS1-842A>G	AA：对阿司匹林应答较好	2
	AG：对阿司匹林应答中等，有一定心血管事件发生风险	1
	GG：对 ST 段抬高心梗患者，阿司匹林与氯吡格雷联用，心血管发生率高（HR=2.55），此基因型的冠心病患者，应用阿司匹林，心血管事件发生率高（OR=10.0）	0
GP1BA 5792C>T	TT：阿司匹林抵抗风险低	2
	TC：阿司匹林抵抗风险中等	1
	CC：阿司匹林抵抗风险高	0

（5）LTC4S（A>C），白三烯 C4 合成酶，与阿司匹林诱导荨麻疹风险相关，研究表明，LTC4S-444 AA 野生基因型，阿司匹林引发荨麻疹风险低，AC、CC 突变基因型，使用阿司匹林发生荨麻疹的风险较高。对于 AC、CC 基因型患者，建议在评估用药风险与获益之后谨慎给药，用药期间密切随访。

（6）GSTP1（313A>G），谷胱甘肽 S 转移酶基因 1，GSTP1 基因与消化道出血相关，313 位点突变型 GG 和 AG 消化道出血风险是正常型 AA 的 2.08 倍。GG 和 AG 型，使用阿司匹林，消化道出血风险较高，既往有消化系统溃疡病史者,建议加用 PPI 类抗酸剂以保护胃黏膜。出血严重者应予氯吡格雷替代。

以上基因分析为阿司匹林单药使用时的推荐,当与氯吡格雷联合应用时,或单用氯吡格雷时,还需考虑与氯吡格雷相关的基因多态性。

(三) 氯吡格雷用药基因

氯吡格雷,商品名波立维,是抑制血小板聚集的药物,常用于防治心肌梗死,缺血性脑血栓,闭塞性脉管炎和动脉粥样硬化以及血栓栓塞引起的并发症。临床研究显示,氯吡格雷治疗药物应答存在显著个体差异。部分患者应用氯吡格雷后,血小板未得到充分抑制,可能导致支架内血栓形成等严重心血管事件的发生。常规剂量氯吡格雷治疗,不能有效防止血栓事件的发生,血小板聚集率不能有效地被抑制,称氯吡格雷抵抗。

氯吡格雷是噻氯并匹啶类衍生物,是一种前体药物,本身不具备抗血小板活性,其进入体内需经过生物转化发挥抗血小板作用。氯吡格雷通过转运体 ABCB1(三磷酸腺苷结合盒转运体 B1)经肠道吸收入血,约 85% 的药物在肝脏通过酯酶作用转化为无活性代谢产物,剩余 15% 通过 PON1(对氧磷酶 1)和 CYP2C19(细胞色素氧化酶 P450 2C19)代谢酶转化为有活性的硫醇衍生物。氯吡格雷活性代谢物与血小板 P2Y12 受体结合,明显减少血小板激活和随后的聚集反应,进而发挥抗血小板聚集功能。目前,多项研究认为,相关功能蛋白编码基因多态性是导致氯吡格雷反应差异性的重要影响因素,不同基因型导致不同氯吡格雷反应性,最终引起不同临床事件。目前,对氯吡格雷反应差异的基因多态性研究主要集中在药物转运和代谢转化环节中,包括 *ABCB1*、*PON1*、*CYP2C19* 基因。

1. 实验室分析路径

实验室分析路径见图 27-3。

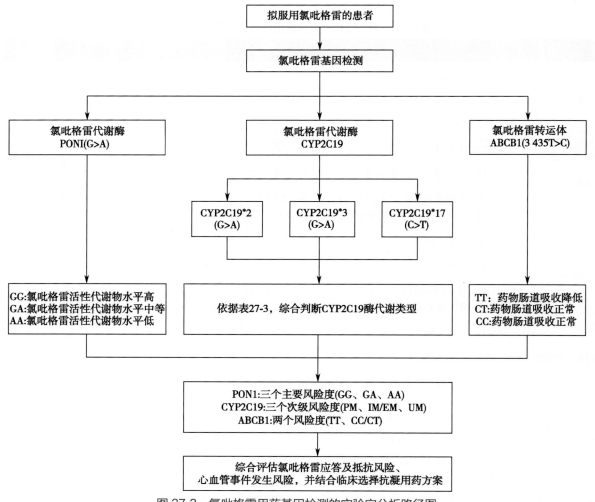

图 27-3 氯吡格雷用药基因检测的实验室分析路径图

2. 相关实验　氯吡格雷药物代谢相关基因：从 EDTA 抗凝的外周血中提取基因组 DNA，选择合适的基因分型方法（不同厂家的试剂盒具体方法不同，通常有：实时荧光 PCR、数字 PCR、基因芯片、Sanger 测序、数字荧光杂交测序以及二代测序等方法）对每一个体的目标基因（CYP2C19*2（G>A）、CYP2C19*3（G>A）、PON1（G>A）、CYP2C19*17（C>T）、ABCB1（3 435T>C））进行基因分型检测。

3. 结果判断与分析

（1）PON1（G>A），对氧磷酶 1，水解 2- 氧化 - 氯吡格雷生成活性硫醇衍生物，其基因变异（576 G>A）导致其水解 2- 氧化 - 氯吡格雷生成活性代谢物的能力降低，氯吡格雷抑制血小板的活性下降。PON1 576 GG 纯合基因型氯吡格雷活性代谢物水平高，血小板活性被抑制程度高，几乎无氯吡格雷抵抗风险。PON1 576 AG 杂合基因型，氯吡格雷活性代谢物水平中等，血小板活性被中度抑制，有部分氯吡格雷抵抗风险。经皮冠状动脉介入（PCI）治疗半年后出现支架血栓的风险比为 4.52，出现心肌梗死的风险比为 2.3。PON1 576 AA 纯合型，氯吡格雷活性代谢物水平低，血小板活性较少被抑制，有氯吡格雷抵抗风险。PCI 半年后出现支架血栓的风险比为 12.90，出现心肌梗死的风险比为 4.93。根据 PON1 基因型，可把患者分为三个主要风险度：GG 纯合——血小板活性被抑制程度较高，氯吡格雷抵抗风险低；AG 杂合——血小板活性可能被中度抑制，有部分氯吡格雷抵抗风险；AA 纯合——血小板活性可能较少被抑制，有氯吡格雷抵抗风险。

（2）CYP2C19，细胞色素 P4502C19，约占肝脏表达 CYP 总量的 20%。CYP2C19 无功能的等位基因突变导致需要被 CYP2C19 激活的药物作用降低或治疗失败。CYP2C19 的无功能突变体在白种人中存在频率 1%~3%，在亚洲人中存在频率为 13%~23%。*CYP2C19*2* 和 *CYP2C19*3* 是最常见的基因突变，两者占到慢代谢者基因型的 95%。近期研究发现 *CYP2C19*17* 等位基因变异体通过增强酶的表达获得超酶活性。根据表 27-3，基于 CYP2C19*2、*3、*17 三个基因位点的检测结果综合判断患者 CYP2C19 酶的代谢类型，评估 CYP2C19 酶活性和氯吡格雷代谢能力。根据 CYP2C19 基因型把患者分为三个次级风险度，即：PM（慢代谢）——酶活性低，不能较好地代谢产生药物活性产物，较高的药物抵抗风险；IM/EM（中间代谢 / 正常代谢）——酶活性正常；UM（超快代谢）——酶活性高，能较多地代谢产生药物活性产物，有较高的出血风险。

表 27-3　CYP2C19 基因型和代谢型关系表

CYP2C19 基因型			代谢型
CYP2C19*2	CYP2C19*3	CYP2C19*17	
GG	GG	CC	EM/RM（正常代谢）
		CT	RM（快代谢）
		TT	UM（超快代谢）
	GA	CC	IM（中间代谢）
		CT	IM（中间代谢）
		TT	IM（中间代谢）
	AA	CC	PM（慢代谢）
		CT	IM（中间代谢）
		TT	IM（中间代谢）
AG	GG	CC	IM（中间代谢）
		CT	IM（中间代谢）
		TT	IM（中间代谢）

续表

CYP2C19 基因型			代谢型
CYP2C19*2	CYP2C19*3	CYP2C19*17	
AG	GA	CC	PM（慢代谢）
		CT	IM（中间代谢）
		TT	IM（中间代谢）
	AA	CC	PM（慢代谢）
		CT	PM（慢代谢）
		TT	PM（慢代谢）
AA	GG	CC	PM（慢代谢）
		CT	IM（中间代谢）
		TT	IM（中间代谢）
	GA	CC	PM（慢代谢）
		CT	PM（慢代谢）
		TT	PM（慢代谢）
	AA	CC	PM（慢代谢）
		CT	PM（慢代谢）
		TT	PM（慢代谢）

（3）ABCB1，三磷酸腺苷结合盒转运体 B1，又称多药耐药基因（MDR1）。肠道转运体 ABCB1 的基因变异，3435 T>C，引起药物肠道吸收降低，转运效率下降，氯吡格雷生物利用度下降。ABCB1 3435 T>C 基因多态性，是一个独立于 PON1 和 CYP2C19 的风险因素。携带 ABCB1 3435 TT 基因型个体，心血管事件发生率为 15.5%，比 CC 基因型携带者高（心血管事件发生率 10.7%）风险比为 1.72。联合 CYP2C19*2、*3,*17 和 ABCB1（3435 T>C）评价氯吡格雷疗效和心血管事件风险：CYP2C19*2、*3 突变者，氯吡格雷治疗可能无效；若合并 ABCB1 3435 TT，心血管事件发生率为 21.5%，比 CC 者（13.3%）高，风险比为 3.58。

以上基因分析为氯吡格雷单药使用时的推荐，当与阿司匹林联合应用时，或单用阿司匹林时，还需考虑与阿司匹林相关的基因多态性。

二、降脂类药物

近年来，血脂异常已成为人类社会的普遍健康难题。研究发现改善血脂可有效改善心脑血管疾病发生，随着血脂异常的改善，不稳定型心绞痛、急性心肌梗死等冠状动脉事件的发生率以及冠心病发病和死亡率均降低。通过药物或非药物的方法对血脂水平进行干预，可以达到很好的疗效，目前使用最多的降脂药物就是他汀类药物。

他汀类药物是一类具有萘酯环骨架结构的 3-羟基-3-甲基戊二酰辅酶 A（HMG-CoA）还原酶抑制剂，是目前主流降脂药物，其主要功效就是降低胆固醇水平。他汀类药物疗效具有明显的个体差异，在部分人群中，他汀类药物会引起肌肉毒性，严重者出现横纹肌溶解症。有机阴离子转运肽 1B1（OATP1B1），由 SLCO1B1（溶质载体有机阴离子转运家族 1B1）基因编码，特异性存在于肝细胞基底膜，参与内外源性化合物的转运（如胆汁酸、甲状腺激素和他汀类药物）。OATP1B1 选择性摄入辛伐他汀、阿托伐他汀等药物进入肝细胞从而发挥降低血脂的作用。研究显示，SLCO1B1*5（T>C）基因变异显著降低 OATP1B1 的活性，影响 OATP1B1 转运药物的血药浓度和疗效，包括他汀类药物。P-糖蛋白，ABCB1 基因编码，浓度梯度转运药物或内源性物质，使得细胞内的浓度下降，研究发现 ABCB1 基因多态性潜在影响了他汀类药物的疗效。

（一）实验室分析路径

实验室分析路径见图 27-4。

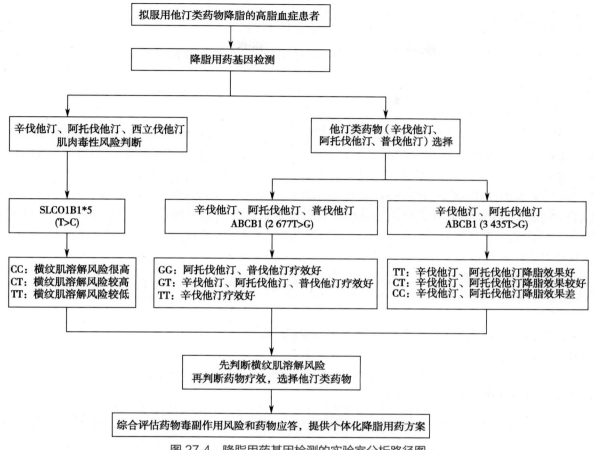

图 27-4　降脂用药基因检测的实验室分析路径图

（二）相关实验

降脂药物代谢相关基因：从 EDTA 抗凝的外周血中提取基因组 DNA，选择合适的基因分型方法（不同厂家的试剂盒具体方法不同，通常有：实时荧光 PCR、数字 PCR、基因芯片、Sanger 测序、数字荧光杂交测序以及二代测序等方法）对每一个体的目标基因（SLCO1B1*5（T>C）、ABCB1（2 677>G）、ABCB1（3 435T>G））进行基因分型检测。

（三）结果判断与分析

1. SLCO1B1*5（T>C），溶质载体有机阴离子转运家族 1B1 的 5 型，*SLCO1B1*5*（T>C）基因变异显著降低其编码的活性，与他汀类药物的肌肉毒性风险显著相关。SLCO1B1*5 CC 基因型辛伐他汀和西立伐他汀的横纹肌溶解风险很高（OR=3.2），阿托伐他汀的横纹肌溶解风险较高（OR=2.8）；CT 基因型辛伐他汀和西立伐他汀的横纹肌溶解风险较高（OR=2.8），阿托伐他汀有一定横纹肌溶解风险（OR=1.7）；TT 型辛伐他汀、阿托伐他汀和西立伐他汀发生横纹肌溶解风险较低。

2. ABCB1，三磷酸腺苷结合盒转运体 B1，又称多药耐药基因（MDR1），2 677T>G 变异与辛伐他汀、阿托伐他汀和普伐他汀药效相关。ABCB1 2677 GG 型：阿托伐他汀和普伐他汀降脂效果好，辛伐他汀降脂效果弱；GT 型：辛伐他汀、阿托伐他汀和普伐他汀降脂效果较好；TT 型：辛伐他汀降脂效果好，阿托伐他汀和普伐他汀降脂效果弱。

3. ABCB1，三磷酸腺苷结合盒转运体 B1，又称多药耐药基因（MDR1），3 435T>C 变异与辛伐他汀、阿托伐他汀药效相关。ABCB1 3435 TT 基因型：阿托伐他汀和辛伐他汀效果好，可选用；CT 型：阿托伐他汀和辛伐他汀降血脂效果一般；CC 型：阿托伐他汀和辛伐他汀效果差，不宜选用。

4. 临床选择药物时应先判断横纹肌溶解风险基因，若存在肌肉毒性风险，谨慎使用相应的他汀类降脂药物；若肌肉毒性风险低，再根据药物应答基因选择选择他汀类药物。

三、降血压类药

高血压作为一种慢性非传染性疾病，是我国患病率较高、致残率较高及疾病负担较重的慢性疾病。目前，高血压治疗主要包括五类药物：利尿剂、钙通道阻滞剂、β- 受体阻滞剂、血管紧张素转化酶抑制剂（ACE- Ⅰ）和血管紧张素 Ⅱ 受体拮抗剂（ARB）。不同高血压患者对不同种类降压药物应答差异较大，应实施个体化治疗以达到良好的降压效果。

美托洛尔是常用的 β- 受体阻滞剂，不同个体美托洛尔血药浓度可相差 20 倍，处方剂量范围较大，使临床个体化给药的理想剂量很难把握。研究表明 CYP2D6 参与美托洛尔的肝脏代谢过程，CYP2D6 慢代谢表型变异对于美托洛尔的体内代谢有显著影响。此外，已有确切数据表明 ADRB1 基因多态性影响患者对 β- 受体阻滞剂的药物反应，包括美托洛尔和布新洛尔。药物作用靶点 AGTR1 多态性显著影响ACE- Ⅰ类药物和 ARB 类降压药物效果和心血管事件发生风险。利尿剂（氢氯噻嗪、布美他尼、呋塞米、托拉塞米、吲达帕胺等）是我国使用比例最高的降压药，其药物疗效应答和心梗发生风险与 ADD1 1378 G>T 基因多态性显著相关。

（一）实验室分析路径

实验室分析路径见图 27-5。

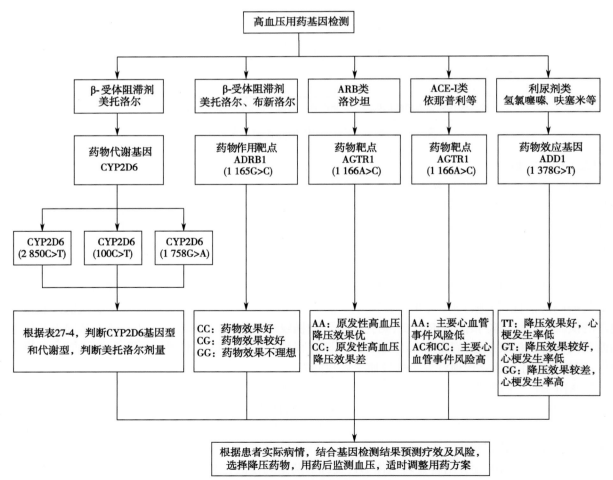

图 27-5　高血压用药基因检测的实验室分析路径图

（二）相关实验

高血压药物代谢相关基因：从 EDTA 抗凝的外周血中提取基因组 DNA，选择合适的基因分型方法（不同厂家的试剂盒具体方法不同，通常有：实时荧光 PCR、数字 PCR、基因芯片、Sanger 测序、数字荧光杂交测序以及二代测序等方法）对每一个体的目标基因（CYP2D6（2 850C>T）、CYP2D6（100C>T）、CYP2D6（1 758G>A）、ADRB1（1 165G>C）、AGTR1（1 166A>C）和 ADD1（1 378G>T））进行基因分型检测。

（三）结果判断与分析

1. CYP2D6，细胞色素 2D6，CYP2D6 酶的表达水平较低，仅占成人肝脏 CYP 酶的 2%~4%，但参与代谢 25%~30% 的临床药物，包括抗心律不齐药物、抗抑郁药、抗精神病药、β- 受体阻滞剂和可待因等。CYP2D6 遗传变异程度较高，超过 75 个等位基因被鉴定。5%~10% 的白人和 1% 的亚洲人是 CYP2D6 慢代谢者。CYP2D6*3、CYP2D6*4、CYP2D6*5、和 CYP2D6*6 是慢代谢表型的主要变异体。美托洛尔是 CYP2D6 的作用底物，基于 CYP2D6 的 3 个基因位点 2 850C>T、100C>T、1 758G>A，综合判断 CYP2D6 的基因型和其对应的 CYP2D6 酶代谢表型（表 27-4）。根据 CYP2D6 代谢表型指导 β- 受体阻滞剂美托洛尔剂量应用：PM（慢代谢）——换药，用比索洛尔或卡维地洛，或减少 75% 剂量；IM（中间代谢）——换药，用比索洛尔或卡维地洛，或减少 50% 剂量；EM（正常代谢）——按照指南治疗，常规剂量；UM（超快代谢）——换药，用比索洛尔或卡维地洛。

表 27-4　CYP2D6 基因型与代谢型对应关系

CYP2D6 基因型检测结果			基因型分析结果	酶活性	代谢型
100C>T	1 758G>A	2 850C>T			
CC	GG	CC	*1/*1	1~2	EM（正常代谢）
		CT	*1/*2	1~2	EM（正常代谢）
		TT	*2/*2	1~2	EM（正常代谢）
	GA	CC	*14/*1	1	EM（正常代谢）
		CT	*14/*2	1	EM（正常代谢）
		TT	*14/*2	1	EM（正常代谢）
	AA	CC	*14/*14	0	PM（慢代谢）
		CT	*14/*14	0	PM（慢代谢）
		TT	*14/*14	0	PM（慢代谢）
TT	GG	CC	*10/*10	1	EM（正常代谢）
		CT	*10/*10	1	EM（正常代谢）
		TT	*10/*10	1	EM（正常代谢）
		N	*4	0	PM（慢代谢）
	GA	CC	*14/*10	0.5	IM（中间代谢）
		CT	*14/*10	0.5	IM（中间代谢）
		TT	*14/*10	0.5	IM（中间代谢）
	AA	CC	*14/*14	0	PM（慢代谢）
		CT	*14/*14	0	PM（慢代谢）
		TT	*14/*14	0	PM（慢代谢）

CYP2D6 基因型检测结果			基因型分析结果	酶活性	代谢型
100C>T	1 758G>A	2 850C>T			
CT	GG	CC	*10/*1	1.5	EM（正常代谢）
		CT	*10/*2	1.5	EM（正常代谢）
		TT	*10/*2	1.5	EM（正常代谢）
	GA	CC	*14/*1	1	EM（正常代谢）
		CT	*14/*1	1	EM（正常代谢）
		TT	*14/*1	1	EM（正常代谢）
	AA	CC	*14/*14	0	PM（慢代谢）
		CT	*14/*14	0	PM（慢代谢）
		TT	*14/*14	0	PM（慢代谢）

2. ADRB1，β_1-肾上腺素受体，是β-受体阻滞剂的药物作用靶点，其1 165G>C多态性与美托洛尔和布新洛尔药物应答相关。美托洛尔：CC基因型舒张压降压效果最好，CG型较好，GG型效果不理想。布新洛尔：CC基因型对布新洛尔应答好，而GG型与安慰剂无差异。

根据CYP2D6的3个基因位点综合判断CYP2D6的基因型、酶活性和代谢表型，评估美托洛尔经肝脏代谢能力，判断美托洛尔使用剂量，同时应结合药物应答基因ADRB1（1 165G>C）基因型，为临床使用美托洛尔提供有效指导信息。此外，美托洛尔为CYP2D6的作用底物，抑制CYP2D6的药物包括奎尼丁、特比萘芬、帕罗西丁、氟西丁、塞来昔布、普罗帕酮、苯海拉明等会影响美托洛尔药物代谢，如同时应用，请密切随访，根据药物疗效调整剂量。

3. AGTR1，血管紧张素Ⅱ-1型受体，为ARB类和ACE-I类药物作用靶点，其1166 A>C变异与ARB类和ACE-I类药物降压效果相关。对于原发性高血压，应用氯沙坦治疗，AA基因型降压效果比CC型好。对于依那普利、苯那普利、地拉普利、赖诺普利和培哚普利等ACE-I类药物，AGTR1 1166 AA基因型，受体基因表达正常，ACE-I类药物效果较好，使用ACE-I类药物治疗过程中主要心血管事件风险较低，而AC和CC型主要心血管事件风险较高。若使用吲哚普利应加做AGTR1（573C>T）位点，CC基因型患者使用吲哚普利治疗，心血管事件风险高，CT基因型风险也较高，TT基因型心血管事件风险最低。

4. ADD1，a内收蛋白1，药物效应相关基因，研究证明其1 378G>T位点变异影响利尿剂的药物应答。ADD1 1378 TT基因型：使用利尿剂（氢氯噻嗪、布美他尼、呋塞米、托拉塞米、吲达帕胺等）与GG型相比，降压效果更好，心梗发生率低；ADD1 1378 GT基因型：使用利尿剂，与GG型相比，降压效果更好，心梗发生率低；ADD1 1378 GG基因型：使用利尿剂，与GT和TT型相比，降压效果不理想，心梗发生率高。

理想的降压治疗效果受到患者生理、病理及环境因素等多方面的影响，临床实践过程中，应结合降压药物相关基因和患者实际病情，选择合适的降压药物，密切监测患者血压变化，调整治疗方案。

第三节　自身免疫疾病常用药物基因检测与临床应用

自身免疫性疾病患者的治疗用药主要是使用免疫抑制剂，多数免疫抑制在对疾病发挥治疗作用的同时，也存在程度不等的毒副反应，而这些药物应答和不良反应往往与个体间药物遗传代谢基因密切相关。因此，如果能在用药前对患者进行药物代谢基因检测，同时结合用药后的血液药物浓度监测，对患者治疗策略的正确选择，避免药物毒副作用具有重要的临床意义。

一、硫唑嘌呤

硫唑嘌呤为硫嘌呤类药物,在体内转变为 6-巯基嘌呤而发挥免疫抑制作用。硫唑嘌呤主要用于自身免疫性疾病及器官移植后排斥反应的治疗。硫唑嘌呤的临床疗效和药物不良反应存在很大的个体差异,因此合理、个体化、安全地使用硫唑嘌呤进行治疗具有非常重要的临床意义。硫唑嘌呤治疗主要不良反应包括白细胞减少、骨髓抑制、肝脏毒性、心动过缓、中毒性肾损害、感染的易患性增加、超敏反应、结肠炎、皮疹等。研究表明,尽管很多因素,例如性别、年龄、肝肾功能等都可能影响药物治疗的最终结果,但基因变异仍是造成个体硫唑嘌呤药物应答差异的主要原因。研究发现,硫唑嘌呤药物代谢酶基因多态性可能预测其不良反应的发生,进而对该药在临床上的使用起到积极的指导作用。

大量研究证实 TPMT 负责降解巯基嘌呤的活性成分,编码 TPMT 的基因突变导致 TPMT 酶代谢活性降低,在突变人群中可产生严重毒性反应甚至死亡。NUDT15 在巯基嘌呤代谢中将有活性的 Thio-GTP 转化成无活性成分 Thio-GMP,其基因变异导致 NUDT15 失活,导致活性成分的堆积,造成毒性反应。ITPA 在硫唑嘌呤的代谢过程中,催化 6-巯基三磷酸肌酐(6-TITP)水解为 6-TIMP,其基因变异导致酶活性降低,从而造成 6-TITP 等有毒代谢产物蓄积,引起肝脏毒性反应。

(一) 实验室分析路径

实验室分析路径见图 27-6。

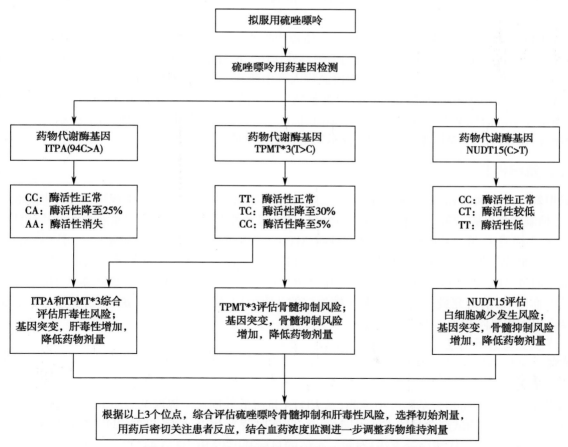

图 27-6　硫唑嘌呤用药基因检测的实验室分析路径图

(二) 相关实验

硫唑嘌呤药物代谢相关基因检测:从 EDTA 抗凝的外周血中提取基因组 DNA,选择合适的基因分型方法(不同厂家的试剂盒具体方法不同,通常有:实时荧光 PCR、数字 PCR、基因芯片、Sanger 测序、数字荧光杂交测序以及二代测序等方法)对每一个体的目标基因(ITPA(94C>A)、TPMT*3(T>C)和 NUDT15

（C＞T））进行基因分型检测。

（三）结果判断与分析

1. ITPA，三磷酸肌苷焦磷酸酶，研究发现 ITPA 94C＞A 与硫唑嘌呤的代谢及其不良反应有相关性。ITPA 94C＞A 等位基因频率在不同人群中差异显著，欧美：最小等位基因频率（MAF）为 0.04~0.07，东亚：MAF 为 0.11~0.17。研究发现，ITPA 94C＞A 突变可导致 ITPA 酶活性降低，引起 6-TITP 等毒性代谢产物积累，导致肝毒性。硫唑嘌呤用药基因 ITPA 94 CC：酶活性正常，肝毒性风险较低；ITPA 94 CA：酶活性下降到 25%，用药后肝毒性风险较高；ITPA 94 AA：酶活性消失，用药后肝脏毒性风险高。

2. TMPT，巯基嘌呤甲基转移酶，是硫嘌呤类药物代谢途径中研究最为广泛的一种酶。该酶基因型和表型具有较高的一致性，现已命名的 30 多种基因型（TPMT*2-*34），多数与酶活性下降有关。TPMT 的变异在高加索、非洲人群中有较高比例，纯合变异提示严重骨髓抑制，有较高临床价值，东亚人群中 TPMT 变异频率普遍比较低。研究显示，80%~95% 的低 TPMT 活性可由 TPMT*2/*3A/*3B/*3C 解释，东方人群中 *3C（T719C）占绝大多数。TPMT*2、*3A、*3B、*4 在中国人群中分布几乎为 0，*3C（T719C）的 TC 型频率约为 2.3%，TT 型频率约为 97.7%，通常中国人群检测的 TPMT 突变位点为 TPMT*3C。硫唑嘌呤用药基因 TPMT*3 TT：酶活性正常，提示发生骨髓抑制等不良反应风险较低；TPMT*3 TC：酶活性降至 30%，提示硫鸟嘌呤和嘌呤类似物毒性较高，可能出现骨髓抑制；TPMT*3 CC：酶活性低，仅为正常基因型的 5%，提示硫鸟嘌呤和嘌呤类似物毒性高，可导致患者出现严重的骨髓抑制。此外，TPMT 基因变异与硫唑嘌呤诱导的肝脏毒性也有较强相关性，故应结合 ITPA 和 TPMT 基因检测结果综合评估硫唑嘌呤诱导的肝脏毒性。

3. NUDT15（C＞T），核苷酸焦磷酸酶 15，可使硫嘌呤药物的活性代谢物 TGTP 和 TGDP 脱磷酸，进而防止其掺入 DNA 并负向影响硫嘌呤药物的细胞毒性作用。NUDT15 C415T 突变，导致硫嘌呤药物的细胞毒性增强。在炎症性肠病和急性淋巴细胞白血病人群中研究发现，NUDT15 C415T 变异诱导的酶活性缺失可以很大程度上解释硫唑嘌呤诱导的以白细胞减少为主的骨髓抑制毒性。硫唑嘌呤用药基因 NUDT15 CC 基因型提示酶活性基本正常，骨髓抑制风险较低；NUDT15 CT 基因型酶活性较低，提示有发生骨髓抑制的风险；NUDT15 TT 基因型酶活性低，提示发生骨髓抑制的风险较高。

二、氨甲蝶呤

氨甲蝶呤是一种叶酸拮抗剂，通过结合二氢叶酸还原酶，引起四氢叶酸生成障碍来干扰 DNA 的合成，从而抑制肿瘤细胞增殖。大剂量氨甲蝶呤治疗可引起多种毒副反应，主要有血液毒性，胃肠道反应，口腔、肛周等黏膜溃疡、肝肾功能受损等。研究证明，MTHFR 是叶酸代谢途径的限速酶之一，可以将 5,10- 二甲基四氢叶酸催化还原为 5- 甲基四氢叶酸，对于 DN 的合成、活化及修复起着关键的调控作用。氨甲蝶呤流出细胞通过 ABC 转运体家族成员完成，其中 ABCB1、ABCC1-4 和 ABCG2 在氨甲蝶呤流出细胞过程中起到重要作用，目前研究最多的是编码 P- 糖蛋白的 ABCB1。*MTHFR* 和 *ABCB1* 基因变异与氨甲蝶呤多种不良反应发生风险相关。

（一）实验室分析路径

实验室分析路径见图 27-7。

（二）相关实验

氨甲蝶呤药物代谢相关基因分型检测：从 EDTA 抗凝的外周血中提取基因组 DNA，选择合适的基因分型方法（不同厂家的试剂盒具体方法不同，通常有：实时荧光 PCR、数字 PCR、基因芯片、Sanger 测序、数字荧光杂交测序以及二代测序等方法）对每一个体的目标基因（ABCB1（3 435T＞C）、MTHFR（677C＞T）和 MTHFR（1 298A＞C））进行基因分型检测。

（三）结果判断与分析

1. ABCB1，三磷酸腺苷结合盒转运体 B1，又称多药耐药基因（MDR1），其编码产物 P- 糖蛋白是一种能量依赖性的膜蛋白，可将氨甲蝶呤泵出细胞。研究发现 ABCB1 3435 基因位点变异影响氨甲蝶呤诱导的血液毒性、肝毒性和黏膜毒性。氨甲蝶呤用药基因 ABCB1 3435 CC 型：氨甲蝶呤浓度相对较

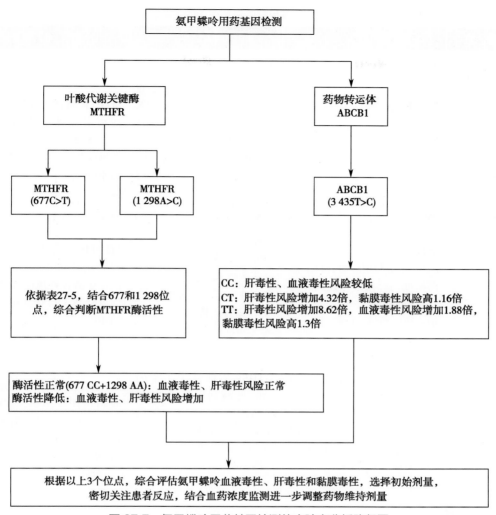

图 27-7　氨甲蝶呤用药基因检测的实验室分析路径图

低,肝毒性、血液毒性风险较低。初始剂量:正常,然后,根据患者反应,进一步调整;氨甲蝶呤用药基因 ABCB1 3435 CT 型:氨甲蝶呤浓度较高,肝毒性风险增加 4.32 倍,黏膜毒性风险高 1.16 倍。初始剂量:减少约 20%,然后,根据患者反应,进一步调整;氨甲蝶呤用药基因 ABCB1 3435 TT 型:氨甲蝶呤浓度较高,肝毒性风险增加 8.62 倍,血液毒性风险增加 1.88 倍,黏膜毒性风险高 1.3 倍。初始剂量:减少约 30%,然后,根据患者反应,进一步调整。

2. MTHFR,亚甲基四氢叶酸还原酶,其 677 和 1 298 位点变异影响 MTHFR 酶活性,进而影响叶酸代谢和氨甲蝶呤血药浓度,参与氨甲蝶呤诱导的血液毒性和肝毒性的发生。根据表 27-5,将 677 位点和 1 298 位点结合起来综合判断 MTHFR 酶活性,进而判断氨甲蝶呤诱导的血液毒性和肝毒性发生风险,最终指导氨甲蝶呤的临床用药。

3. 临床实践中,结合 ABCB1 3 435T>C 与 MTHFR 酶活性进行患者的氨甲蝶呤个体化给药分析,从保障患者安全角度考虑,初始治疗时,选用较低剂量,然后,再根据患者反应进行调整。

4. 氨甲蝶呤用药期间应监测患者血药浓度及血液学指标,包括白细胞计数、中性粒细胞计数、红细胞计数、血红蛋白、血小板计数等以及患者肝肾功能指标,并实时观察患者胃肠道耐受情况。根据患者实际耐受程度调整用药方案。

表 27-5　MTHRF 酶活性与氨甲蝶呤毒副作用的关系表（MTX 氨甲蝶呤）

基因型及酶活性	677 CC	677 CT	677 TT
1298 AA	100% MTHFR 酶活性为正常的 100%，叶酸利用正常。对 MTX 血药浓度无影响。血液毒性风险、肝毒性风险正常。初始剂量：正常	66% MTHFR 酶活性为正常的 66%，叶酸利用不足，MTX 血药浓度高。血液毒性风险高 4.55 倍、肝毒性风险高 2.02 倍。初始剂量：可正常给药，但最好减少约 20%	25% MTHFR 酶活性为正常的 25%，叶酸利用严重障碍，MTX 血药浓度高。血液毒性风险高 9.03 倍、肝毒性风险高 3.92 倍。初始剂量：减少约 40%
1298 AC	83% MTHFR 酶活性为正常的 83%，叶酸利用障碍，MTX 血药浓度高。血液毒性风险高 1.17 倍、肝毒性风险高 1.62 倍。初始剂量：正常	48% MTHFR 酶活性为正常的 48%，叶酸利用不足，MTX 血药浓度高。血液毒性风险高 4.55 倍、肝毒性风险高 2.02 倍。初始剂量：减少约 30%	21% MTHFR 酶活性为正常的 21%，叶酸利用严重障碍，MTX 血药浓度高。血液毒性风险高 9.03 倍、肝毒性风险高 3.92 倍。初始剂量：减少约 40%
1298 CC	61% MTHFR 酶活性为正常的 61%，叶酸利用不足，MTX 血药浓度高。血液毒性风险高 4.55 倍、肝毒性风险高 2.02 倍。初始剂量：可正常给药，但最好减少约 20%	40% MTHFR 酶活性为正常的 40%，叶酸利用障碍，MTX 血药浓度高。血液毒性风险高 4.55 倍、肝毒性风险高 2.02 倍。初始剂量：减少约 30%	15% MTHFR 酶活性为正常的 15%，叶酸利用严重障碍，MTX 血药浓度高。血液毒性风险高 9.03 倍、肝毒性风险高 3.92 倍。初始剂量：减少约 50%

三、环磷酰胺

环磷酰胺是临床上常用的抗肿瘤药物和免疫抑制剂，其在体内的代谢产物具有很强的烷化作用，可引起 DNA 链内和链间的交叉连接，造成 DNA 损伤。环磷酰胺代谢酶 GST 催化 4- 羟基环磷酰胺形成 4-GST 环磷酰胺，与环磷酰胺代谢有关的 GST 酶包括 GSTM1、GSTT1、GSTA1 和 GSTP1，研究发现 GSTP1 突变增加环磷酰胺诱导的骨髓抑制及胃肠道不良反应的风险。MTHFR 是体内叶酸代谢关键限速酶之一，叶酸以提供甲基的方式参与人体内的甲基化和 DNA 合成过程，同时 DNA 甲基化是表观遗传的重要内容，因此叶酸代谢通路连接了表观遗传和 DNA 合成与修复。MTHFR 基因变异影响叶酸代谢参与多种疾病的发生，研究显示，MTHFR 基因多态性影响 MTHFR 同药物的结合能力和对于药物毒性反应，包括环磷酰胺。

（一）实验室分析路径

实验室分析路径见图 27-8。

（二）相关实验

环磷酰胺药物代谢相关基因分型检测：从 EDTA 抗凝的外周血中提取基因组 DNA，选择合适的基因分型方法（不同厂家的试剂盒具体方法不同，通常有：实时荧光 PCR、数字 PCR、基因芯片、Sanger 测序、数字荧光杂交测序以及二代测序等方法）对每一个体的目标基因 [GSTP1（313A>G）和 MTHFR（677C>T）] 进行基因分型检测。

（三）结果判断与分析

1. GSTP1，谷胱甘肽 S 转移酶基因 1，是谷胱甘肽 S 转移酶（GST）超家族成员之一。研究发现 GSTP1 表型与个体对化疗的反应差异有关。GSTP1 313 AA 与 AG 型，出现血液毒性的风险 GG 型低，风险比约为 3 倍；GSTP1 313 GG 型和 AG 型，环磷酰胺应答率较高，为 71.5%，GSTP1 313 AA 型要无应答率较低，仅为 50%。

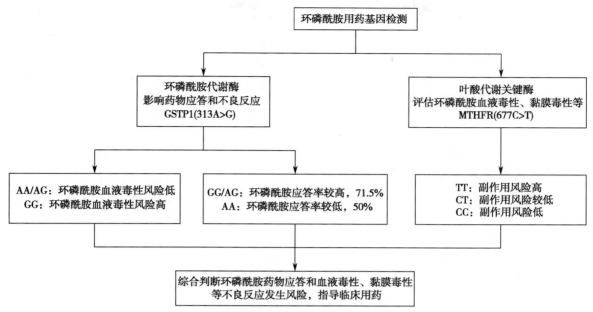

图 27-8　环磷酰胺用药基因检测的实验室分析路径图

2. MTHFR，亚甲基四氢叶酸还原酶，677 TT 基因型黏膜毒性和药物不良反应比 CT 型和 CC 型高，CT 型环磷酰胺毒副作用风险较低，CC 型副作用风险低。TT、TC 基因型的副作用风险比 CC 型高 7.1 倍。

四、他克莫司、环孢素和霉酚酸酯

霉酚酸酯、环孢素 A 和他克莫司是临床重要的免疫抑制剂，广泛应用于各种器官移植术后的抗排斥反应治疗。不同个体对他克莫司、环孢素 A 和霉酚酸酯的药物应答差异大。临床实践中，常常需要在他克莫司、环孢素 A 和霉酚酸酯等药物中选择患者最为敏感的免疫抑制剂。

他克莫司（FK506）属于大环内酯类免疫抑制剂，脂溶性强，其主要作用于钙调磷酸酶，属于钙调磷酸酶抑制剂。CYP3A 家族成员 CYP3A4 和 CYP3A5 参与他克莫司代谢关键反应步骤，因此 CYP3A4 和 CYP3A5 酶的活性及催化效率可能直接影响他克莫司的吸收、分布和代谢，而酶的催化效率和活性与这些酶的编码基因多态性密切相关。环孢素 A，是一种由 11 个氨基酸形成的环状分子，属钙调磷酸酶抑制剂家族，其能特异性地阻断参与排斥反应的体液免疫和细胞免疫。他克莫司与环孢素 A 具有类似的体内代谢特点。研究显示 CYP3A4 和 CYP3A5 基因多态性与环孢素 A 代谢相关联。霉酚酸酯在体内代谢形成活性组分霉酚酸，霉酚酸可抑制次黄嘌呤单磷酸脱氢酶（IMPDH）从而阻断鸟嘌呤的从头合成途径，高度选择性地抑制 T 淋巴细胞和 B 淋巴细胞增殖。此外，霉酚酸吸收后，在肝脏 UGT 酶的作用下，大部分转化为无活性的代谢产物和少部分转化为酰基葡萄糖苷酸，其可能与霉酚酸酯治疗诱导的不良反应相关。鉴于他克莫司、环孢素 A 和霉酚酸酯存在治疗窗狭窄、个体反应差异大的特征，安全有效的血药浓度对疾病治疗尤为重要。因此，治疗前进行相关基因检测，预测药物疗效和不良反应发生风险，对指导临床合理用药具有重要意义。同时，应注意到生物个体的复杂性，药物相关基因检测结果仅能部分提示个体对免疫抑制剂的应答效应，临床实践中还应依据血药浓度监测结果适时调整免疫抑制的使用。

（一）实验室分析路径

实验室分析路径见图 27-9。

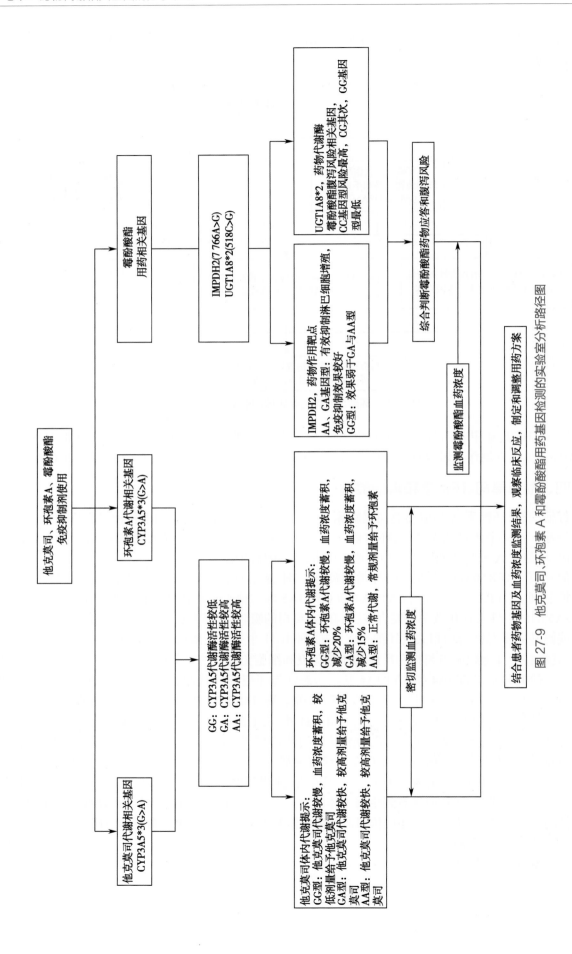

图 27-9　他克莫司、环孢素 A 和霉酚酸酯用药基因检测的实验室分析路径图

(二)相关实验

他克莫司、环孢素 A、霉酚酸酯药物代谢相关基因分型检测：从 EDTA 抗凝的外周血中提取基因组 DNA，选择合适的基因分型方法(不同厂家的试剂盒具体方法不同，通常有：实时荧光 PCR、数字 PCR、基因芯片、Sanger 测序、数字荧光杂交测序以及二代测序等方法)对每一个体的目标基因[CYP3A5*3 (G>A)、IMPDH2(7 766A>G)和 UGT1A8*2(518C>G)]进行基因分型检测。

(三)结果判断与分析

1. CYP3A，CYP3A 酶是肝脏和肠道最丰富的酶，被认为是药物代谢中最重要的酶之一。CYP3A 酶组成了人肝脏中 CYP 酶总量的 30%。现在临床上约 50% 的药物由 CYP3A 酶所代谢，包括他克莫司和环孢素 A。CYP3A 家族成员 CYP3A4 和 CYP3A5 是他克莫司和环孢素 A 生物转化的主要代谢酶。CYP3A4 具有高度的遗传多态性，目前超过 75 个等位基因被鉴定。PharmGKB 数据库显示 CYP3A4 rs2740574 位点有 level2A 和 level3 级别证据，但该位点在不同人群中的频率分布差异大，SNP 数据库中亚洲人群数据少，仅 48 人，频率为 100%，不具有多态性。最近研究发现 CYP3A5 第三内含子剪接变异，产生异常剪接位点，生成一个被截断的无功能蛋白(CYP3A5*3)。*CYP3A5*3* 变异(c.219-237A>G)可导致剪接缺陷，致使 CYP3A5 酶活性丧失，进而影响他克莫司和环孢素 A 的药物代谢，导致药物蓄积。此外，研究证据显示 *CYP3A5*3* 基因多态性位点与他克莫司诱导的不良药物反应风险有关。

他克莫司药物代谢相关基因：CYP3A5*3 GG 型：与 AG 和 AA 基因型相比较，CYP3A5 代谢酶活性较低，他克莫司代谢较慢，血药浓度蓄积；提示发生肝毒性、神经毒性和感染的风险较 AG 和 AA 型较低，发生肾毒性风险较高；建议采用较低剂量给予他克莫司。CYP3A5*3 GA 型：与 GG 型相比较，CYP3A5 代谢酶活性较高，他克莫司代谢较快；提示发生肝毒性、神经毒性和感染的风险较 GG 型较高，发生肾毒性风险较低；建议采用较高剂量给予他克莫司。CYP3A5*3 AA 型：与 GG 型相比较，CYP3A5 代谢酶活性较高，他克莫司代谢较快；提示发生肝毒性、神经毒性和感染的风险较 GG 型较高，发生肾毒性风险较低；建议采用较高剂量给予他克莫司。

环孢素 A 药物代谢相关基因：CYP3A5*3 GG 型：与 AA 基因型相比较，CYP3A5 酶活性较低，环孢素 A 代谢较慢，血药浓度蓄积，进一步按体重调整剂量，且在相同体重下 GG 型用药剂量大约比 AA 型减少 20%。CYP3A5*3 GA 型：与 AA 基因型相比较，CYP3A5 酶活性较低，环孢素 A 代谢较慢，血药浓度蓄积，进一步按体重调整计量，且在相同体重下 GA 型用药剂量大约比 AA 型减少 15%。CYP3A5*3 AA 型：与 GG 和 GA 基因型相比较，CYP3A5 代谢酶活性较高，能够正常代谢环孢素 A，建议常规剂量给予环孢素 A。

2. IMPDH2：肌苷 5'- 单磷酸脱氢酶 2，霉酚酸酯药物作用靶点。IMPDH2 7766 A>G 位点变异影响 IMPDH2 酶活性，进而影响霉酚酸酯对淋巴细胞抑制能力。IMPDH2 7766 AA 型：药物作用靶点 IMPDH2 酶活性正常，能有效抑制淋巴细胞增殖，对患者的免疫抑制效果较好；IMPDH2 7766 GA 型：药物作用靶点 IMPDH2 酶活性正常，能有效抑制淋巴细胞增殖，对患者的免疫抑制效果较好；IMPDH2 7766 GG 型：药物作用靶点 IMPDH2 酶活性降低，抑制淋巴细胞增殖的能力减弱，与 AA 和 GA 基因型相比较对患者的免疫抑制效果较差。

3. UGT1A8*2：尿苷二磷酸葡萄糖醛酸转移酶 1 家族，多肽 A8 的 *2 型，属于人体内最大 II 相药物代谢酶系统尿苷二磷酸葡萄糖醛酸转移酶，UGT，家族成员。UGT1A8*2 518C>G 变异与霉酚酸酯诱导的腹泻发生风险相关联，UGT1A8*2 518 CC 型：提示发生腹泻的风险较高；UGT1A8*2 518 CG 型：提示发生腹泻的风险居中；UGT1A8*2 518 GG 型：提示发生腹泻的风险较低。

4. 他克莫司、环孢素 A 和霉酚酸酯治疗期间密切关注药物不良反应的发生，定期监测血常规、肝功能、肾功等实验室指标。检测他克莫司、环孢素 A 和霉酚酸酯血药浓度，及时调整用药剂量及方案。

五、肿瘤坏死因子 - α 抑制剂

英夫利昔单抗、阿达木单抗和依那西普是目前应用于风湿免疫性疾病的重要生物制剂，因其良好的疗效、副作用小而受到推崇，近年来在中国使用趋势逐渐增加。然而，这 3 种 TNF-α 抑制剂存在较大的药物应答个体差异。大量候选基因多态性研究显示：TNF-α 和 TNFRSF1B 等基因影响 TNF-α 抑制剂的药物应答,检测这些多态性位点对于临床医师选择理想的 TNF-α 抑制剂十分重要。

（一）实验室分析路径

实验室分析路径见图 27-10。

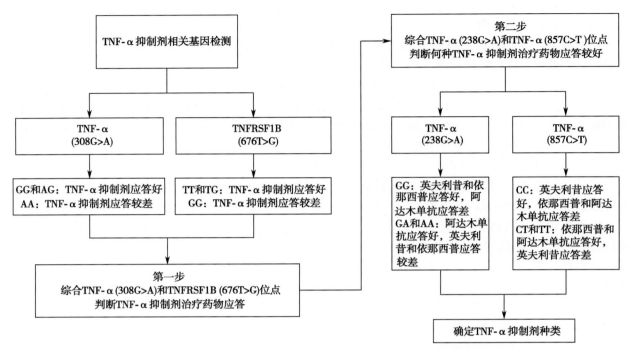

图 27-10　TNF-α 抑制剂用药基因检测的实验室分析路径图

（二）相关实验

TNF-α 抑制剂用药相关基因分型检测：从 EDTA 抗凝的外周血中提取基因组 DNA,选择合适的基因分型方法（不同厂家的试剂盒具体方法不同,通常有：实时荧光 PCR、数字 PCR、基因芯片、Sanger 测序、数字荧光杂交测序以及二代测序等方法）对每一个体的目标基因 [TNF-α（308G>A）、TNF-α（238>A）、TNF-α（857C>T）和 TNFRSF1B（676T>G）] 进行基因分型检测。

（三）结果判断与分析

1. TNF-α（308G>A）,肿瘤坏死因子基因 308 位点,药物效应基因。自身免疫性疾病采用 TNF-α 抑制剂治疗时,GG 和 AG 基因型,症状改善的比例比 AA 基因型高,比值比为 2.31~8.48。

2. TNFRSF1B（676T>G）,肿瘤坏死因子受体超家族 1B,药物效应基因。GG 基因型,与 TG 及 TT 型比较,采用 TNF-α 抑制剂治疗药物应答差,比值比为 3.84~4.19。

3. TNF-α（238G>A）,肿瘤坏死因子基因 238 位点,药物效应基因。GG 基因型依那西普和英夫利昔单抗治疗应答较好；而阿达木单抗治疗应答较差；GA 和 AA 型阿达木单抗治疗应答较好,而依那西普和英夫利昔单抗治疗应答较差。

4. TNF-α（857C>T）,肿瘤坏死因子基因 857 位点,药物效应基因。CC 型者,英夫利昔单抗治疗应答较好,而依那西普和阿达木单抗疗效较差；CT 和 TT 型,英夫利昔单抗治疗应答较差；而依那西普和阿达木单抗治疗应答较好。

5. 首先,结合 TNF-α（308G>A）和 TNFRSF1B（676T>G）位点基因型结果判断 TNF-α 抑制剂药物应答,然后综合 TNF-α（238G>A）和 TNF-α（857C>T）位点判断何种 TNF-α 抑制剂治疗药物应答较好,最后根据患者临床实际情况确定 TNF-α 抑制剂治疗方案。

第四节　哮喘／慢性阻塞性肺疾病治疗药物基因检测与临床应用

慢性阻塞性肺疾病（COPD）和支气管哮喘（简称哮喘）是常见的慢性呼吸道疾病，近年来患病率在全球范围内有逐年增加的趋势。吸入性糖皮质激素（ICS）、短效 β_2- 受体激动剂（SABA）、长效 β_2- 受体激动剂（LABA）和吸入性抗胆碱能药物均是临床上用于哮喘、COPD 的重要控制药物和缓解药物。然而，临床实践发现不同患者对哮喘、COPD 治疗药物的反应存在显著个体差异。目前，已有研究报道，CRHR1 和 GLCCI1 基因检测有助于临床进行个体化治疗，针对性的给药可显著提高 ICS 治疗效果。FCER2 基因 2206A>G 位点多态性与患者 IgE 水平及哮喘发作严重程度相关。此外，研究发现 ADRB2 基因检测可预测 SABA、LABA 和噻托溴铵吸入剂的应答效率。药物相关基因检测在哮喘、COPD 个体化药物治疗中的应用价值巨大，可根据检测结果确定药物治疗具体方案，提高患者药物应答率。

一、实验室分析路径

实验室分析路径见图 27-11。

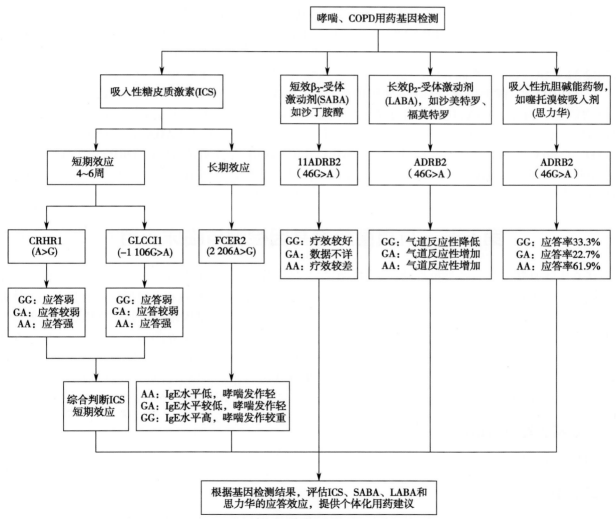

图 27-11　哮喘、COPD 用药基因检测的实验室分析路径图

二、相关实验

哮喘、COPD 用药相关基因分型检测：从 EDTA 抗凝的外周血中提取基因组 DNA，选择合适的基因

分型方法(不同厂家的试剂盒具体方法不同,通常有:实时荧光 PCR、数字 PCR、基因芯片、Sanger 测序、数字荧光杂交测序以及二代测序等方法)对每一个体的目标基因[FCER2(2 206A>G)、CRHR1(A>G)、GLCCI1(−1 106G>A)和 ADRB2(46G>A)]进行基因分型检测。

三、结果判断与分析

1. CRHR1(A>G),促肾上腺皮质激素释放激素受体 1,药物作用靶点,GG 基因型患者对 ICS 的短期效应比 AA 基因型弱,GA 型应答与 AA 型相比较也较弱,AA 基因型对 ICS 的短期应答最强。

2. GLCCI1,糖皮质激素诱导转录因子 1,药物作用靶点,其 −1 106G>A 基因变异与 ICS 短期应答相关。GLCCI1-1106 AA:对 ICS 治疗应答较好;GLCCI1-1106 AG:对 ICS 治疗有中度弱应答风险;GLCCI1-1106 GG:对 ICS 治疗弱应答或无应答风险很高。

3. CRHR1(A>G)和 GLCCI1(−1 106G>A)这两个基因位点组合,与 ICS 治疗后患者一秒用力呼气容积(FEV1)的短期改善(4~6 周)相关,若 CRHR1(A>G)AA+ GLCCI1(−1 106G>A)AA,患者 FEV1 改善最佳,可鼓励使用 ICS;若 CRHR1(A>G)GG+ GLCCI1(−1 106G>A)GG,FEV1 改善最差,甚至基本无改善,可停用 ICS;其他 CRHR1(A>G)和 GLCCI1(−1 106G>A)的基因型组合,患者有一定 FEV1 改善。

4. FCER2,IgE 低亲和力片段 Ⅱ,药物效应分子,其 2 206A>G 位点多态性与 ICS 长期使用时 IgE 水平和哮喘加重或恶化相关。FCER2 2206 AA:IgE 水平较低,哮喘发作较轻,ICS 连续治疗四年,哮喘加重风险约 22%;FCER2 2206 AG:IgE 水平较低,哮喘发作较轻,ICS 连续治疗四年,哮喘加重风险约 22%;FCER2 2206 GG:IgE 水平高,哮喘发作较重,ICS 连续治疗四年,哮喘加重风险约 65%。

5. ADRB2,β_2- 肾上腺素受体,药物作用靶点,其 46G>A 位点检测可判断 SABA、LABA 和思力华的药物效应。对于 SABA,包括沙丁胺醇,ADRB2 46 GG 基因型疗效好;ADRB2 46 AA 型疗效较差;ADRB2 46 AG 型对沙丁胺醇应答的数据不详,有待于进一步研究。对于 LABA,包括沙美特罗和福莫特罗,ADRB2 46 GG:降低气道高反应性,此时 LABA 与 ICS 联用,疗效明显增加;ADRB2 46 GA+AA:气道高反应性增加,此时 LABA 与 ICS 联用,疗效无增加。对于思力华,ADRB2 46 GG:患者应答率约 33.3%;ADRB2 46 AG:患者应答率约 22.7%;ADRB2 46 AA:患者应答率约 61.9%。

第五节　抗真菌药物基因检测与临床应用

伏立康唑是新一代三唑类抗真菌药物,抗菌谱广,抗菌作用强,常作为侵袭性真菌重症感染的一线用药。伏立康唑在肝脏代谢,主要由 CYP2C19 酶代谢。伏立康唑的临床药效和不良反应具有显著的个体差异,剂量难以把握,给临床治疗带来较大困惑。有研究证明 CYP2C19 基因多态性是伏立康唑疗效差异的主要因素,检测 CYP2C19 基因型,判断 CYP2C19 代谢类型,可指导伏立康唑的临床应用。伏立康唑在体内药代动力学呈非线性,个体差异较大,且其药效受多种因素影响,除受到遗传因素(例如 CYP2C19 代谢酶基因多态性)影响外,还受到患者性别、年龄、病理生理状态等非遗传因素影响外,临床应用过程中还应根据其血药浓度,实时调整剂量方案。

一、实验室分析路径

实验室分析路径见图 27-12。

二、相关实验

伏立康唑用药基因分型检测:从 EDTA 抗凝的外周血中提取基因组 DNA,选择合适的基因分型方法(不同厂家的试剂盒具体方法不同,通常有:实时荧光 PCR、数字 PCR、基因芯片、Sanger 测序、数字荧光杂交测序以及二代测序等方法)对每一个体的目标基因[CYP2C19*2(G>A)、CYP2C19*3(G>A)、CYP2C19*17(C>T)]进行基因分型检测。

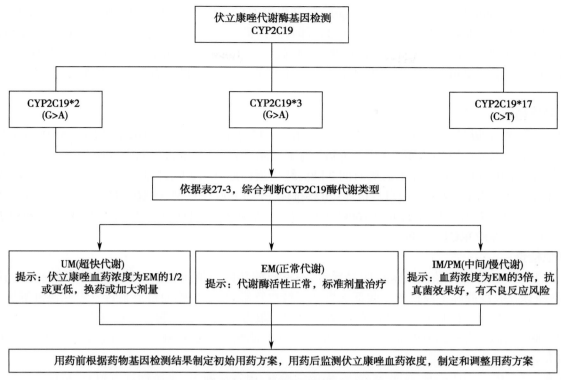

图 27-12 伏立康唑用药基因检测的实验室分析路径

三、结果判断与分析

1. CYP2C19,细胞色素 P4502C19,伏立康唑是 CYP2C19 代谢底物。根据表 27-3,基于 CYP2C19*2,*3,*17 三个基因位点的检测结果综合判断患者 CYP2C19 酶的代谢类型,评估 CYP2C19 酶活性和伏立康唑在体内代谢。CYP2C19 UM(超快代谢)——酶活性高,能较多地产生伏立康唑代谢产物,UM 伏立康唑血药浓度为 EM 的 1/2 或更低,治疗失败风险较大,应换药或加大剂量;CYP2C19 EM(正常代谢)——酶活性正常,伏立康唑在体内代谢正常,建议按标准剂量治疗,如血药浓度较低,可适当提高 25%~50% 剂量。CYP2C19 IM/PM(中间代谢 / 慢代谢)——酶活性较低,产生的代谢物减少,伏立康唑血药浓度比 EM 高 3 倍,抗真菌效果好,但有出现不良反应的风险。

2. 伏立康唑使用期间应密切关注药物血药浓度,结合临床实际情况来制订和调整用药方案。

药物基因组学研究从分子水平为个体化药物治疗提供了一种新的思路和方法,通过检测药物相关基因,初步估算药物的初始剂量,为患者制订最佳的治疗方案,以期提高药物疗效,减少药物不良反应的发生。同时,应十分注意生物个体的复杂性,个体对药物暴露差异除受到遗传因素影响外,还受到患者年龄、性别、病情严重等多种生理、病理和环境因素影响,临床实践过程中应密切关注药物血药浓度,基于体内药物浓度实际情况,实时制订和调整药物治疗方案。

第六节 病 例 分 析

病例 1

一般资料:

患者,女性,76 岁,10⁺ 天前无明显诱因出现阵发性咳嗽,用力咳嗽后有痰中带血,鲜红色,每日数次,具体量不详,伴活动后气促,无其他不适。6⁺ 天前在上述症状基础上,无明显诱因出现右侧下肢持续性胀痛,活动后及下蹲时尤为明显,进行性加重,伴右下肢酸软、乏力。DIC 提示纤维蛋白及纤维蛋白原降

751

解产物（FDP）63.3mg/L、D-二聚体38.00mg/L，胸部血管CT成像提示：①右肺动脉干、上叶肺动脉、中间动脉、中叶动脉起始部、双肺下叶动脉分支起始部管腔内散在充盈缺损，上述表现多系双肺多发肺栓塞；②右肺上叶前段胸膜下见软组织结节，边缘模糊，截面约1.4cm×1.5cm，右肺下叶后、外基底段见少许结节灶，上述考虑感染可能；③心脏未见增大。双下肢彩超动静脉提示右侧股总静脉、大隐静脉近心端血栓。

实验室检查：

血常规：血小板计数95×10⁹/L。生化：总蛋白：47.7g/L、白蛋白：20.6g/L，尿素：8.80mmol/L。血脂：甘油三酯3.04mmol/L、胆固醇9.19mmol/L、高密度脂蛋白0.85mmol/l、低密度脂蛋白6.43mmol/L、钙1.71mmol/L。DIC：活化部分凝血活酶时间34.8s，纤维蛋白原6.51g/L、纤维蛋白及纤维蛋白原降解产物26.1mg/L、D-二聚体13.63mg/L。自身抗体：抗核抗体+1:1000斑点型、抗双链DNA抗体（-）、抗RNP抗体（++）、抗SM抗体（++）、抗SSA抗体（60kD）（+）、抗SSA抗体（52kD）（+）。华法林基因检测：CYP2C9*3（1 075A>C）AA，VKORC1（1 639G>A）GA。

其他检查：

心脏彩超：心脏结构及血流未见明显异常，左室收缩功能测值正常。下肢动静脉彩超：右侧股总静脉、大隐静脉及股浅静脉上段血栓。腹部血管及下肢血管彩超：右侧髂总静脉血栓？右侧髂外静脉、股总静脉、大隐静脉血栓。肾脏血管彩超：双肾动脉起始部阻力指数增高。胸部CT：①双肺散在炎症。②右肺中叶胸膜下结节，直径约0.9cm，多系炎性结节。③双侧胸腔少量积液，邻近肺组织受压不张。④心脏未见增大。

诊断：综合患者临床表现、实验室检查、影像学检查，患者诊断为：系统性红斑狼疮，狼疮性肾炎，双肺血管多发栓塞，右下肢静脉血栓形成（髂总静脉、髂外静脉、股总静脉、大隐静脉），肺部感染。予抗感染、抗凝、激素等治疗。初期抗凝方案：华法林2.5mg每日1次，持续泵入肝素钠，后根据病情和INR水平，华法林逐渐加量至4mg每日1次，根据华法林用药基因检测结果，华法林最终用量5.625mg每日1次。

分析及个体化用药建议：

患者华法林用药基因检测结果CYP2C9*3（1 075A>C）AA，VKORC1（1 639G>A）GA。CYP2C9*3为AA野生纯合型，酶活性正常，VKORC1为GA杂合突变型，酶表达水平有所降低。建议从较低剂量开始给药。根据此基因检测结果，受检者华法林初始剂量估算为5~7mg/d（表27-1），进一步结合患者年龄、体重、身高、性别和民族等因素，应用IWPC公式计算初始剂量（5.625mg每日1次）。

病例2

一般资料：

患者，女性，27岁，一周前无明显诱因开始出现胸背痛，以右下背部刺痛为主，呼吸、咳嗽时明显加重，活动受限，无咳嗽、咳痰、发热等不适。行胸部CT示双肺下叶感染灶，右肺下叶为主；右侧胸腔少量积液，心包少量积液。3天前患者出现咯血，开始为痰中带血，后出现咯暗红色血液，一日数次，量少于5mL，无发热、咳嗽等。行胸部血管CT成像示右肺下叶动脉栓塞：右肺下叶动脉、基底段动脉、后基底段动脉内见长约32cm连续低密度影；右肺下叶大片实变：考虑感染伴液化坏死，双侧胸腔少量积液。双侧上肢静脉、下肢静脉未见血栓。心脏彩超示右室稍大，肺动脉稍宽，肺动脉超声示段管腔内未见明显异常回声，双室收缩功能测值正常。D-二聚体2.83mg/L FEU。

实验室检查：

血常规：白细胞计数7.62×10⁹/L，中性分叶核粒细胞百分率91.0%，血红蛋白126g/L，血小板计数259×10⁹/L。D-二聚体：2.83mg/L FEU。C-反应蛋白：23.40mg/L，补体C4：0.556 0g/L，免疫球蛋白A：4 270.00mg/L，肿瘤标记物：甲胎蛋白13.47ng/mL；小便常规：尿蛋白定性0.15（+/-）g/L，酮体定性0.93（1+）mmol/L，红细胞5/HP，白细胞197/μL，白细胞35/HP，脓细胞++/HP。华法林基因检测：CYP2C9*3（1 075A>C）AA，VKORC1（1 639G>A）AA。磷脂抗体谱、ENA抗体谱、抗dsDNA抗体测定、抗核抗体测定（ANA）阴性。肝肾功能、电解质、心肌标志物、血气分析未见明显异常。

其他检查：

腹部静脉彩超（下腔静脉、髂总静脉、髂外静脉）：左侧髂总静脉部分血栓。

诊断：急性肺血栓栓塞症，左髂总静脉血栓，右下肺炎。予抗感染、抗凝等治疗。予华法林3mg/d抗凝，监测INR值，实时调整。

分析及个体化用药建议：

患者华法林用药基因检测结果CYP2C9*3（1 075A>C）AA，VKORC1（1 639G>A）AA。CYP2C9*3为AA野生纯合型，酶活性正常，VKORC1为AA纯合突变型，酶表达水平降低，对华法林敏感性增加，建议从较低剂量开始给药。根据此基因检测结果，受检者华法林初始剂量估算为3~4mg/d（表27-1），结合患者年龄、体重、身高、性别和民族等有因素，应用IWPC公式计算初始剂量（3mg每日1次），根据INR值实时调整。

病例3

一般资料：

患者，男性，59岁，6h前，患者无明显诱因突发胸闷胸痛，以心前区为主，呈刺痛，伴有心慌气促不适。当时无头晕头痛，无大汗淋漓，无肩背部放射痛，无恶心呕吐，无晕厥黑矇，无意识障碍及其他特殊不适。自行含服"速效救心丸"后无明显缓解，疼痛持续约20min后逐渐缓解。行心电图检查未见明显异常，心肌标志物示：肌红蛋白178.10ng/mL，肌酸激酶同工酶MB质量5.19ng/mL，肌钙蛋白-T 201.5ng/L。患者有高血压8年，血压最高达187/98mmHg，长期服用倍他乐克、蒙诺降压，自诉平时血压波动大。4年前诊断为冠心病并行冠脉支架植入术。

实验室检查：

血常规示红细胞计数5.28×10^{12}/L，血红蛋白154g/L，血小板计数292×10^9/L，白细胞计数10.15×10^9/L，中性分叶核粒细胞百分率77.8%。血生化示葡萄糖7.18mmol/L（随机），尿酸579.0μmol/L，甘油三酯1.97mmol/L，胆固醇3.67mmol/L，高密度脂蛋白0.94mmol/L，低密度脂蛋白2.18mmol/L。阿司匹林用药基因检测：PEAR1（G>A）GG，LTC4S（A>C）AA，GP Ⅲ aPIA2（T>C）TT，PTGS1（-842A>G）AA，GP1BA（5 792C>T）CC，GSTP1（313A>G）AA。

其他检查：

行冠脉造影术示：左冠状动脉主干未见明显狭窄，前降支近段支架内闭塞，回旋支细小，近段未见明显狭窄中段以远闭塞。右冠状动脉粗大，近段30%狭窄，中段40%狭窄，远段未见明显狭窄，术中于前降支-第一间隔支置入支架1枚（PE 3.0mm×12mm×1）。心脏彩超示：各房室大小正常，室间隔基底段增厚，左室后壁厚度正常，左室心尖部搏幅减低，余室壁搏幅正常。二尖瓣、主动脉瓣微量反流，心包未见积液，左室整体收缩功能测值正常。

诊断：

冠状动脉粥样硬化性心脏病，冠脉支架植入术后，急性前壁ST段抬高型心肌梗死，高血压3级很高危，高尿酸血症。予抗血小板，调脂、稳定斑块等治疗。

分析及个体化用药建议：

阿司匹林用药基因检测结果：PEAR1（G>A）GG，LTC4S（A>C）AA，GP Ⅲ aPIA2（T>C）TT，PTGS1（-842A>G）AA，GP1BA（5 792C>T）CC，GSTP1（313A>G）AA。GP Ⅲ aPIA2（T>C）、PTGS1（-842A>G）、GP1BA（5 792C>T）、PEAR1（G>A）均为野生纯合型，综合以上4个基因位点，患者得分5分，评估该患者对阿司匹林应答较好，有较低的阿司匹林抵抗风险，可按指南推荐剂量使用阿司匹林。LTC4S（A>C）AA野生纯合型，使用阿司匹林发生荨麻疹的风险较低。GSTP1（313A>G）为AA型，使用阿司匹林发生消化道出血的风险较低。该患者抗血小板方案为阿司匹林肠溶片100mg每日1次。

病例4

一般资料：

患者，男性，70岁，19⁺年前，突发胸闷、胸痛不适，为心前区压榨样疼痛，疼痛无放射，伴恶心呕吐、大汗淋漓,完善相关检查诊断为"急性心肌梗死",行冠脉造影检查发现冠脉重度狭窄,予以放置 1 枚冠脉支架。长期规律口服冠心病二级预防药物,反复胸闷、胸痛发作,多于劳累后出现,每次发作十余秒至数分钟,含服速效救心丸后缓解。2 型糖尿病 20 年,服用格华止、亚莫利、拜糖平、捷诺维;高血压 5 年,服用雅施达治疗。

实验室检查:

血生化:葡萄糖 7.34mmol/L、甘油三酯 2.29mmol/L。糖化血红蛋白:A1c 8.2%。尿蛋白定性:0.15(+/-)g/L、尿葡萄糖:2.8(+/-)mmol/L。血常规、DIC 全套、大便常规检查未见异常。阿司匹林用药基因检测:PEAR1(G>A)GG,LTC4S(A>C)AA,GP Ⅲ aPIA2(T>C)TT,PTGS1(-842A>G)AA,GP1BA(5 792C>T)CC,GSTP1(313A>G)AG。氯吡格雷用药基因:CYP2C19*2(G>A)GG,CYP2C19*3(G>A)GA,PON1(G>A)GA,CYP2C19*17(C>T)CC,ABCB1(3 435T>C)TC。

其他检查:

冠脉 CT:①PCI 术后,LCX 近段、RCA 近段支架内膜增生伴轻微再狭窄,LAD 近段、LAD 中段支架内膜增生伴轻度再狭窄;②符合冠状动脉中度粥样硬化,狭窄部位及程度如上述;③心脏增大,以左心室增大为主;④左心尖陈旧性梗死伴室壁瘤可能;⑤双肺散在少许感染;⑥左肺下叶肺大疱。心脏彩超:①冠心病陈旧性心肌梗死,伴发心尖部室壁瘤形成;②二尖瓣反流(轻度);③左室收缩功能测值稍降低。下肢血管 B 超示:双下肢动脉粥样硬化斑。头部 CT:①脑内散在缺血灶可能;②脑白质脱髓鞘改变;③脑萎缩。胸部 CT:①慢支炎、肺气肿,肺大疱;②双肺下叶支气管轻度扩张;③左心室增大,左心室壁低密度影,陈旧性心梗可能;④主动脉壁钙化。

诊断:

冠状动脉粥样硬化性心脏病;陈旧性心肌梗死;心尖室壁瘤;PCI 术后;高血压病;2 型糖尿病;双下肢动脉粥样硬化。予抗血小板、降压、降糖等治疗。

分析及个体化用药建议:

阿司匹林用药基因检测结果:PEAR1(G>A)GG,LTC4S(A>C)AA,GP Ⅲ aPIA2(T>C)TT,PTGS1(-842A>G)AA,GP1BA(5 792C>T)CC,GSTP1(313A>G)AG。GP Ⅲ aPIA2(T>C)、PTGS1(-842A>G)、GP1BA(5 792C>T)、PEAR1(G>A)均为野生纯合型,综合以上 4 个基因位点,患者得分 5 分,评估该患者对阿司匹林应答较好,有较低的阿司匹林抵抗风险,可按指南推荐剂量使用阿司匹林。LTC4S(A>C)AA 野生纯合型,使用阿司匹林发生荨麻疹的风险较低。GSTP1(313A>G)为 AG 型,使用阿司匹林有潜在的消化道出血的风险。既往有消化道系统溃疡病患者,建议加用 PPI 类抗酸剂保护胃黏膜。

氯吡格雷用药基因:CYP2C19*2(G>A)GG,CYP2C19*3(G>A)GA,PON1(G>A)GA,CYP2C19*17(C>T)CC,ABCB1(3 435T>C)TC。根据 CYP2C19*2、*3、*17 三个基因位点综合判断该受检者 CYP2C19 酶为中间代谢型(表 27-3),酶活性居中,不能完全将氯吡格雷转化为活性代谢产物,出血和血栓形成风险居中。PON1 基因型为 GA 杂合突变型,PON1 酶活性有所减弱,血小板被抑制能力下降,有部分氯吡格雷抵抗风险,且半年后发生支架内血栓形成的风险和心梗的风险有所增加。肠道转运体 ABCB1 为 CT 型,药物肠道吸收减弱,转运效率居中,心血管事件发生率较 TT 低。综合上述基因检测结果,建议按指南推荐剂量谨慎使用氯吡格雷,治疗期间应密切关注皮肤黏膜和消化道等部位出血反应,若出现出血反应及时调整方案。

行阿司匹林及氯吡格雷基因检测后患者口服阿司匹林肠溶片(100mg 每日 1 次)及氯吡格雷(75mg 每日 1 次)抗血小板治疗。密切关注患者不良反应,如病情变化,及时就诊。

病例 5

一般资料:

患者,男性,49 岁,1⁺ 年前无明显诱因出现口腔黏膜糜烂、溃疡伴疼痛。口腔黏膜皮损反复出现,并累及双唇、舌部、上下颚、颊黏膜,伴进食困难。唇部病理活检显示(下唇内侧黏膜)送检黏膜上皮棘层松解,表层部分剥脱,上皮内疱形成。直接免疫荧光显示(下唇)复层鳞状上皮细胞间网状 IgG(+),C3(+),基底膜带线状 C3(+),IgM(+),部分线状 IgG(+),IgA(+)。

实验室检查：

血常规：血红蛋白 113g/L，白细胞计数 14.02×10^9/L，中性分叶核粒细胞百分率 82.9%，单核细胞百分率 10.1%。生化：葡萄糖 12.35mmol/L，甘油三酯 2.83mmol/L，胆固醇 6.35mmol/L。口腔分泌物培养：金黄色葡萄球菌，似酵母样菌（念珠菌属）。甲沟分泌物培养：无乳链球菌，无真菌生长。大便常规：隐血弱阳性。小便常规未见异常。抗桥粒体蛋白 1 抗体 167.42U/mL。抗桥粒体蛋白 3 抗体 197.89U/mL。硫唑嘌呤用药基因：ITPA（94C>A）CC，TPMT*3（T>C）TT，NUDT15（C>T）CT。其他检查：腹部彩超：脂肪肝，前列腺钙化灶。胸部薄层高分辨 CT：右肺中叶、左肺上叶舌段及左肺下叶散在慢性炎症。

诊断：

寻常型天疱疮伴感染，甲沟炎。予激素、抗炎等治疗。患者硫唑嘌呤剂量 100mg 每日 2 次。患者服用硫唑嘌呤（100mg 每日 2 次）后一周，复查血常规：白细胞计数 3.38×10^9/L，中性分叶核粒细胞百分率 64%，中性杆状核粒细胞百分率 12%。根据硫唑嘌呤用药基因检测结果，该患者降低硫唑嘌呤剂量（50mg 每日 2 次），复查血常规恢复正常（白细胞计数 8.7×10^9/L）。

分析及个体化用药建议：

硫唑嘌呤用药基因 ITPA（94C>A）位点为 CC 野生纯合型，提示 ITPA 酶活性正常；TPMT*3（T>C）位点为 TT 野生纯合型，TPMT 酶活性正常，提示其发生骨髓抑制等不良反应风险较小；结合 ITPA（94C>A）CC 野生纯合型和 TPMT*3（T>C）TT 野生纯合型，提示用药后患者发生肝毒性风险较低；但 NUDT15（C>T）位点为 CT 杂合突变型，其相应代谢酶活性较低，提示具有潜在的白细胞减少风险，建议硫唑嘌呤按正常剂量的 25%~60% 给药，且用药期间需要检测血常规等血液学指标，结合受检者临床实际情况制订和调整用药方案。

病例 6

一般资料：

患者，男性，44 岁，1^+ 个月前，患者无明显诱因出现大便不成形，解黄色稀便。肠镜检查示：距肛 20cm 近端结肠黏膜（回盲部、升结肠、横结肠、降结肠及乙状结肠）广泛弥漫性充血、水肿、渗出，黏膜出血，点片状糜烂及浅溃疡形成，血管纹理紊乱，袋囊消失，回盲瓣显示不清，无法进境至回肠末段，直肠黏膜光滑，未见溃疡及新生物。病理示：（回盲部、距肛 65cm、50cm、45cm、30cm）组织学表现较为一致，黏膜固有层内有较多淋巴细胞、浆细胞及一些中性粒细胞浸润，可见隐窝炎、隐窝脓肿，部分腺体固有腺体减少，个别腺体不规则。黏膜及黏膜下层淋巴组织增生。免疫表型检测示增生的淋巴细胞 CD20（+,P）、CD3p（+,p），CyclinD1（-）、ki-67/MIB-1（+，约 10%）。EBER1/2-ISH（-）。（距肛 10cm）黏膜固有腺体整齐，局灶区少量慢性炎细胞浸润。

诊断："溃疡性结肠炎"，给予硫唑嘌呤治疗。患者自服用硫唑嘌呤后出现外周血白细胞降低、肝功能异常，血常规：血红蛋白 74g/L，白细胞计数 3.1×10^9/L，中性分叶核粒细胞百分率 60%，中性杆状核粒细胞百分率 10%。肝功能：ALT 307IU/L，AST 83IU/L，ALP 720IU/L。腹部彩超提示：肝脏实质损害声像图。硫唑嘌呤用药基因：ITPA（94C>A）CA，TPMT*3（T>C）TC，NUDT15（C>T）CT。后患者停用硫唑嘌呤，换药，复查血常规、肝功能恢复正常水平。

分析及个体化用药建议：

该患者硫基嘌呤转移酶 TPMT*3 位点为 TC 杂合突变型，其硫基嘌呤转移酶活性降低，硫鸟嘌呤和嘌呤类似物毒性较高，可能出现骨髓抑制；ITPA（94C>A）位点为 CA 杂合突变型，ITPA 酶活性下降至正常的 25%，提示服用硫唑嘌呤后肝毒性风险增加；NUDT15（C>T）位点为 CT 杂合突变型，其相应代谢酶活性较低，提示有发生骨髓抑制的风险。综合 ITPA、TPMT*3 和 NUDT15 三个基因位点，建议谨慎使用硫唑嘌呤，根据临床表现，必要时停药。

病例 7

一般资料：

患者，男性，25 岁，因"全身红斑、丘疹、鳞屑 10^+ 年，加重 4^+ 年，关节痛 2^+ 年"就诊。10^+ 年前，患者诊断为关节型银屑病,皮损反复。3⁺个月前,患者皮损复发并加重,予氨甲蝶呤 7.5mg/周 ×8 周治疗后皮损明显好转,此后维持"氨甲蝶呤 15mg/周"治疗。1 周前患者出现严重肝功能损害,肝功能指标:ALT 240IU/L,AST 161IU/L。氨甲蝶呤用药相关基因检查:ABCB1(3 435T>C)CC,MTHFR(677C>T)TT,MTHFR(1 298A>C)AA。给予保肝,氨甲蝶呤减量(7.5mg/周 ×1 周,10mg/周 ×2 周)、叶酸片等治疗,复查肝功能指标恢复正常。

实验室检查:

肝功能指标:ALT 240IU/L,AST 161IU/L。氨甲蝶呤用药相关基因检查:ABCB1(3 435T>C)CC,MTHFR(677C>T)TT,MTHFR(1 298A>C)AA。

诊断:

关节型银屑病,皮损反复,氨甲蝶呤治疗后肝功能损害。

分析及个体化用药建议:

氨甲蝶呤用药相关基因检查 ABCB1(3 435T>C)为 CC 型,提示氨甲蝶呤血药浓度较低,肝毒性和黏膜毒性风险均较低。MTHFR(677C>T)为 TT 型,MTHFR(1 298A>C)为 AA 型,综合判断其 MTHFR 酶活性为正常的 25%(依据表 27-5),叶酸利用严重障碍,氨甲蝶呤血药浓度高。肝脏毒性和血液毒性风险较高。根据以上三个基因位点的检测结果,综合考虑,建议谨慎使用氨甲蝶呤,如确系临床治疗需要,氨甲蝶呤初始剂量应减少到正常剂量的 40%,根据患者反应进一步调整。若长期小剂量服用氨甲蝶呤,可服用亚叶酸钙或合用叶酸以降低毒副作用。用药期间应监测患者血常规指标以及肝功能指标,并观察患者胃肠道耐受情况,依据患者耐受程度调整用药方案。

病例 8

一般资料:

患者,男性,48 岁,8⁺年前诊断乙肝后肝硬化失代偿,行 TIPS 术,1⁺个月前肝功能异常,肝功能指标:TBIL 61.9μmol/L,DBIL 21.1μmol/L,ALT 57IU/L,AST 73IU/L,Alb 36.7g/L,PT 15s,INR 1.36。腹部增强 CT 示:TIPS 术后改变,肝右静脉与门静脉之间内引流置管内对比剂充盈,肝硬化,脾大,门脉主干及脾静脉增粗,食管下段及胃底静脉曲张。上腹腔少量积液。肝右叶斑片状异常强化,胆囊结石。在全麻下行"同种异体肝移植 + 腔静脉重建 + 肝动脉吻合重建 + 肝门部胆管成形术",手术顺利,术后予保肝、护胃、抗排斥、抗感染等对症治疗。

实验室检查:

他克莫司、环孢素 A、霉酚酸酯用药基因检查:CYP3A5*3(G>A)GA,IMPDH2(7 766A>G)AA,UGT1A8*2(518C>G)CC。

诊断:

乙肝后肝硬化失代偿期,门静脉高压症 TIPS 术后,同种异体肝移植术后。抗排斥药物方案:他克莫司胶囊 2mg 每日 2 次(早晚),麦考酚钠肠溶片 540mg 每日 2 次(早晚)。

分析及个体化用药建议:

他克莫司用药基因:该患者 CYP3A5*3(G>A)位点为 GA 型,提示与 GG 基因型相比较,CYP3A5 代谢酶活性较高,他克莫司代谢较快,提示他克莫司需要较高剂量。同时 CYP3A5*3(G>A)位点 GA 型提示患者发生肝毒性、神经毒性和感染的风险较 GG 型高,而发生肾毒性风险较低。建议采用较高剂量给予他克莫司,用药期间密切关注药物不良反应发生。

环孢素 A 用药基因:患者 CYP3A5*3(G>A)位点为 GA 型,提示与 AA 型相比较,CYP3A5 代谢酶活性较低,环孢素 A 代谢较慢,血药浓度蓄积。建议按体重调整剂量,且相同体重下 GA 型用药剂量大约比 AA 型减少 15%,用药期间密切关注药物不良反应发生。

霉酚酸酯用药基因:患者 IMPDH2(7 766A>G)位点为 AA 野生纯合型,药物作用靶点 IMPDH2 酶活性正常,霉酚酸酯能有效抑制淋巴细胞增殖,对患者的免疫抑制效果较好。UGT1A8*2(518C>G)位点为 CC 野生纯合型,提示发生腹泻的风险较高。综合 IMPDH2(7 766A>G)和 UGT1A8*2(518C>G)检测结果,建议可按常规剂量使用霉酚酸酯,用药期间密切关注药物不良反应发生。

综合考虑他克莫司、环孢素 A 和霉酚酸酯用药相关基因检测结果和患者病情,制订患者抗排斥药物方案,用药期间监测相应药物血药浓度,同时密切关注药物不良反应发生。

病例 9

一般资料:

患者,女性,33 岁,3⁺ 年发现肌酐升高,1⁺ 年开始规律透析,完善相关检查后,在全麻下行同种异体肾移植术,手术顺利,术后予以预防感染、抗排斥、补液、对症治疗。

实验室检查:

霉酚酸药时曲线下面积 38.4mg.h/L。他克莫司(免疫法)7.3ng/mL。肾功:肌酐 76.0μmol/L,尿酸 285.0 μmol/L。他克莫司、环孢素 A、霉酚酸酯用药基因检查:CYP3A5*3(G>A)AA,IMPDH2(7 766A>G) AA,UGT1A8*2(518C>G)CG。

诊断:

慢性肾衰竭,尿毒症期(CKD5 期),同种异体肾移植术后。抗排斥药物方案:麦考酚钠肠溶片 720mg 每日 2 次(早晚),他克莫司胶囊 1.5mg 每日 2 次(早晚)。

分析及个体化用药建议:

他克莫司用药基因:该患者 CYP3A5*3(G>A)位点为 AA 型,提示与 GG 和 GA 基因型相比较,CYP3A5 代谢酶活性较高,他克莫司代谢较快,提示他克莫司需要较高剂量。同时 CYP3A5*3(G>A)位点 AA 型提示患者发生肝毒性和感染的风险较 GG 型高,而发生肾毒性风险较低。建议采用较高剂量给予他克莫司,用药期间密切关注药物不良反应发生。

环孢素 A 用药基因:患者 CYP3A5*3(G>A)位点为 AA 型,提示与 GG 和 GA 型相比较,CYP3A5 代谢酶活性较高,能正常代谢环孢素 A,建议常规剂量给予环孢素 A,用药期间密切关注药物不良反应发生。

霉酚酸酯用药基因:患者 IMPDH2(7 766A>G)位点为 AA 野生纯合型,药物作用靶点 IMPDH2 酶活性正常,霉酚酸酯能有效抑制淋巴细胞增殖,对患者的免疫抑制效果较好。UGT1A8*2(518C>G)位点为 CG 杂合突变型,提示发生腹泻的风险居中。综合 IMPDH2(7 766A>G)和 UGT1A8*2(518C>G)检测结果,建议可按常规剂量使用霉酚酸酯,用药期间密切关注药物不良反应发生。

综合考虑他克莫司、环孢素 A 和霉酚酸酯用药相关基因检测结果和患者实际情况,制订患者抗排斥药物方案,用药期间监测相应药物血药浓度,同时密切关注药物不良反应发生。

病例 10

一般资料:

患者,女性,25 岁,3⁺ 年前患者解黏液脓血便及暗红色血便,肠镜提示:溃疡性结肠炎(活动期),给予美沙拉嗪、激素等治疗。患者自行间断服药(无规律)、停药,病情反复加重,多次调整药物用量,并间断加用激素,病情控制较差。1⁺ 年前,予以“依木兰 100mg 每日 1 次”治疗后,仍不能有效控制病情。10⁺ 天前,患者腹泻加重,解黄色水样便,次数 2~3 次。完善 TNF- 抑制剂用药基因检测,提示患者对英夫利昔单抗应答最佳,故输注类克(注射用英夫利西单抗)300mg 治疗。

实验室检查:

TNF-α 抑制剂用药基因检测:TNF-α(308G>A)GG,TNF-α(238>A)GG,TNF-α(857C>T)CC,TNFRSF1B (676T>G)TT。

诊断:

溃疡性结肠炎(慢性复发型,广泛型,激素依赖型,活动期)。

分析及个体化用药建议:

受检者 TNF-α(308G>A)位点为 GG 型和 TNFRSF1B(676T>G)位点为 TT 型,提示采用 TNF-α 抑制剂治疗药物应答好,症状改善明显;TNF-α(238>A)位点为 GG 型,提示选择 TNF-α 抑制剂治疗时,依那西普和英夫利西单抗治疗应答好,但是阿达木单抗的药物应答差;TNF-α(857C>T)位点为 CC 型,提示 TNF-α 抑制剂治疗时,采用英夫利西单抗治疗应答好,但是依那西普和阿达木单抗的药物应答较差。综合 TNF-α(308G>A)、TNF-α(238>A)、TNF-α(857C>T)、TNFRSF1B(676T>G)四个基因位点检测结果考虑,建议使用英夫利西单抗。

病例 11

一般资料:

患者,男性,62 岁,10$^+$ 年前诊断为"支气管哮喘",每年季节交替时发作,2$^+$ 个月前因季节变化时出现气促,伴咳嗽、咳痰、胸闷、双下肢水肿等。患者长期服用富露施、思力华、舒利迭(沙美特罗)。

实验室检查:

血常规:白细胞计数 15.20×10^9/L,中性分叶核粒细胞比例 76.7%。C- 反应蛋白 3.77mg/L。生化:甘油三酯 3.07mmol/L,胆固醇 7.15mmol/L,多次痰涂片查见少 G^+ 链球菌,少量白色念珠菌。吸氧后血气分析:PO_2 66mmHg,PCO_2 46.7mmHg,pH 7.416。哮喘、COPD 用药基因检测:FCER2(2 206A>G)AG,CRHR1(A>G)GG,GLCCI1(–1 106G>A)AA,ADRB2(46G>A)GA。

其他检查:

胸部 CT:慢支炎、肺气肿。双肺散在少许斑片影、条索影、小结节影。腹部彩超:肝脏囊肿、胆囊结石。

诊断:支气管哮喘,双肺肺炎。予抗感染、祛痰、雾化、解痉等治疗。

分析:

CRHR1(A>G)位点为 GG 型,GLCCI1(–1 106G>A)位点为 AA。受试者属于激素弱应答者,使用吸入性糖皮质激素(ICS)治疗哮喘,短期 ICS 治疗 4-6 周后肺功能改善不明显,或仅有轻微改善。该患者 FCER2(2 206A>G)位点 AG,该基因型患者,IgE 水平较低,哮喘发作较轻,使用常规剂量 ICS 连续治疗四年,哮喘加重的风险较低,约 22%,预后较好。ADRB2(46G>A)位点为 GA 型,该基因型患者单纯使用 LABA(沙美特罗、福莫特罗),相对 GG 型受试者,气道反应性增加,哮喘可能加重;同时 ADRB2(46G>A)位点 GA 型对于思力华治疗的应答率 22.7%。遗憾的是,目前临床研究,ADRB2(46G>A)位点 GA 型对 SABA(沙丁胺醇)应答的数据不详。

个体化用药建议:

1. 建议持续给予 ICS 治疗,必要时可加大剂量。可选择药物有:布地奈德,丙酸氟替卡松,丙酸倍氯米松,曲安西龙等。

2. 对于 LABA,不建议使用沙美特罗(舒利迭)、福莫特罗(奥克斯都宝)。必要时可尝试思力华,若患者属于 22.7% 的有应答者,则可受益。根据临床观察情况酌情使用沙丁胺醇。

病例 12

一般资料:

患者,男性,30 岁,10$^+$ 个月前,因感染"水痘"后出现头痛,整个头部持续性胀痛,伴进食后呕吐,无精神行为异常,无发热,无肢体活动障碍及麻木,脑脊液涂片墨汁染色:查见较多隐球菌。予伏立康唑 + 两性霉素 B + 氟胞嘧啶抗感染治疗,因多次查伏立康唑血药浓度偏低,换用氟康唑联合抗真菌治疗。

实验室检查:

伏立康唑(VCZ):0.11μg/mL(1.5~5.5)。伏立康唑用药基因检查:CYP2C19*2(G>A)GG,CYP2C19*3(G>A)GG,CYP2C19*17(C>T)CT。涂片墨汁染色:查见隐球菌。脑脊液隐球菌抗原滴度检测 1∶10。

诊断:

隐球菌脑膜炎。

分析:

根据 CYP2C19*2,CYP2C19*3,CYP2C19*17 三个基因位点的检测结果综合判断其 CYP2C19 酶属于

UM 超快代谢型（依据表 27-3），常规剂量的伏立康唑在超快代谢型患者中产生的代谢物增多，血药浓度为正常代谢型血药浓度的 1/2 或更低，治疗失败的风险较高。

个体化用药建议：

加大药物剂量或者换药，并监测伏立康唑血药浓度和临床疗效，及时调整用药剂量。增加伏立康唑剂量后，多次复查伏立康唑血药浓度正常，予伏立康唑 + 氟胞嘧啶联合抗感染治疗。

（周燕虹　叶远馨　赵珍珍）

▶ 参考文献

1. 美国临床医学学院. 药物基因组：在患者医疗中的应用. 陈枢青, 祁鸣, 马珂, 等译. 杭州：浙江大学出版社, 2013.

2. Abderrazek F, Chakroun T, Addad F, et al. The GPⅢa PlA polymorphism and the platelet hyperactivity in Tunisian patients with stable coronary artery disease treated with aspirin. Thromb Res, 2010, 125 (6): e265-268.

3. Mega JL, Simon T. Pharmacology of antithrombotic drugs: an assessment of oral antiplatelet and anticoagulant treatments. Lancet, 2015, 386 (9990): 281-291.

4. Liu J, Liu ZQ, Yu BN, et al. beta1-Adrenergic receptor polymorphisms influence the response to metoprolol monotherapy in patients with essential hypertension. Clin Pharmacol Ther, 2006, 80 (1): 23-32.

5. Stanulla M, Schaeffeler E, Flohr T, et al. Thiopurine methyltransferase (TPMT) genotype and early treatment response to mercaptopurine in childhood acute lymphoblastic leukemia. JAMA, 2005, 293 (12): 1485-1489.

6. Moriyama T, Nishii R, Perez-Andreu V, et al. NUDT15 polymorphisms alter thiopurine metabolism and hematopoietic toxicity. Nat Genet, 2016, 48 (4): 367-373.

7. Zhu C, Liu YW, Wang SZ, et al. Associations between the C677T and A1298C polymorphisms of MTHFR and the toxicity of methotrexate in childhood malignancies: a meta-analysis. Pharmacogenomics J, 2018, 18 (3): 450-459.

8. Zheng S, Tasnif Y, Hebert MF, et al. CYP3A5 gene variation influences cyclosporine A metabolite formation and renal cyclosporine disposition. Transplantation, 2013, 95 (6): 821-827.

第二十八章

治疗药物浓度监测与实验诊断

治疗药物浓度监测(therapeutic drug monitoring,TDM)是将临床药理学和药物浓度测定技术紧密结合,通过现代化分析测试手段定量分析生物样品(包括血、尿、唾液等)中的药物及代谢物浓度,在临床药代动力学原理指导下,制订个体化给药方案,从而达到安全有效、合理用药的目的。TDM为临床药物治疗的指导,设计或调整合理的给药方案,同时为药物过量中毒的诊断和处理提供有价值的实验依据。治疗药物浓度监测适用于:药物的有效血药浓度范围狭窄;药物剂量小,毒性大;药物体内代谢过程在不同个体间有较大差异,具有非线性药代动力学特性;合并用药后有相互作用而影响疗效或有中毒危险;药物的毒副作用表现与某些疾病本身的症状相似,怀疑患者药物中毒而临床又不能辨别;依从性差的长期用药患者;长期使用某些药物产生耐药性;诱导和抑制肝药酶的活性而引起药效降低或升高;诊断和处理药物过量中毒。目前临床常进行监测的药物包括:免疫抑制剂类药物、抗癫痫类药物、精神心理类药物、氨甲蝶呤、万古霉素、伏立康唑、地高辛等。

第一节　钙调磷酸酶抑制剂治疗药物浓度监测

他克莫司(tacrolimus)和环孢素A(cyclosporine)同属钙调磷酸酶抑制剂(calcineurin inhibitor,CNIs),是目前器官移植术后最常使用的免疫抑制剂,同时被用于治疗一些自身免疫性疾病(如系统性红斑狼疮、肾病综合征等)、血液系统疾病(如特发性血小板减少性紫癜、再生障碍性贫血)等。CNIs在细胞内与免疫嗜素家族成员[FK结合蛋白(FKBP)或嗜环蛋白(CyP)]结合形成FK506-FKBP或CsA-CyP复合物,该复合体与钙调磷酸酶结合并抑制后者的活化,从而在分子水平上干扰、抑制白细胞介素2(IL-2)等T细胞活化相关基因表达,减少细胞毒性T淋巴细胞向移植物的浸润,从而发挥免疫抑制作用。

他克莫司(tacrolimus,TAC,又名FK506),是一种大环内酯类药物,分离自筑波链真菌培养物。FK506的免疫抑制效能大约是环孢素A的100倍,是目前器官移植术后最常用的免疫抑制剂。FK506口服、静脉内给药均可。口服FK506主要在小肠吸收,血药浓度峰值在用药后1.5~4小时出现。FK506在胃肠道中比较稳定,生物利用度约20%,其生物利用度主要受肠上皮细胞CYP3A和多药流出泵(P-糖蛋白)影响。FK506具有较高脂溶性,在组织中分布广泛,器官中浓度高于血液。FK506在血浆中主要与白蛋白、α_1-黏蛋白和脂蛋白结合,且绝大多数FK506存在于红细胞中。FK506大部分在肝脏代谢,主要通过肝脏和小肠的细胞色素P450(CYP3A)酶系进行脱甲基、羟化和氧化完成生物转化,代谢物占FK506血药浓度的10%~20%。胆汁是主要的排泄途径,大部分药物经过粪便消除,也可以经过肠肝循环再吸收,尿液中FK06极少。FK506的常见的毒副作用主要包括:肾毒性、肝毒性、神经毒性以及移植后糖尿病等。

环孢素A(cyclosporine,CsA),是一种内含11个氨基酸的环状多肽化合物,最早从多孔木霉素培养液中分离获得。口服CsA主要在小肠吸收,用药后1~6h达血药峰浓度。口服CsA时其生物利用度为5%~70%,平均约30%,其生物利用度同样主要由肠上皮细胞CYP3A和多药流出泵(P-糖蛋白)决定。CsA可与血浆蛋白高度结合(>90%为脂蛋白),且绝大多数CsA存在于红细胞中。与FK506一样,CsA

主要依赖肝脏和小肠的 P450 酶（CYP3A）进行代谢，经氧化反应或 N- 甲基化完成代谢。主要通过胆汁排泄，尿排出量<6%。CsA 的常见的毒副作用主要包括：肾毒性、肝毒性、神经毒性、移植后糖尿病、高血压、高脂血症、多毛症、牙龈肥大等。相对而言，CsA 的肾毒性比 FK506 更容易出现，而 FK506 导致的糖尿病大概高出 CsA 约 3 倍。

　　人体内 CNIs（FK506 和 CsA）全血浓度与器官移植术后出现的排斥反应和不良反应密切相关，CNIs 浓度过低易发生排斥反应、过高易导致肾毒性等不良反应发生，将血药浓度控制在合理范围内则可在保证免疫抑制效能的同时明显减少毒副作用和不良反应的发生率。CNIs 的体内代谢受年龄、体重、胃肠道功能、饮食、遗传因素、环境因素和药物间相互作用等诸多因素影响，使得 CNIs 浓度在个体间和个体内均存在明显变异，与此同时 CNIs 的有效治疗窗窄。因此，CNIs 治疗药物浓度监测（CNIs-TDM）是帮助临床优化 CNIs 剂量、实现 CNIs 个体化使用的有效手段，目前 CNIs-TDM 已经得到了广泛认可并成为器官移植术后患者管理的重要组成部分。在进行药物浓度检测的同时，结合药物不良反应监测（肝、肾功能检测等）、影像学检查（如 B 超）和相关临床信息，可以帮助临床医生对患者的临床情况做出综合判断、制订个体化治疗方案，从而有效控制排斥反应和减少不良反应的发生，对维持移植器官功能、改善器官移植效果具有重要意义。近年来，相关药物代谢基因多态性检测在 CNIs 个体化用药中的应用也引起了大家的关注。

一、实验室分析路径

实验室分析路径见图 28-1。

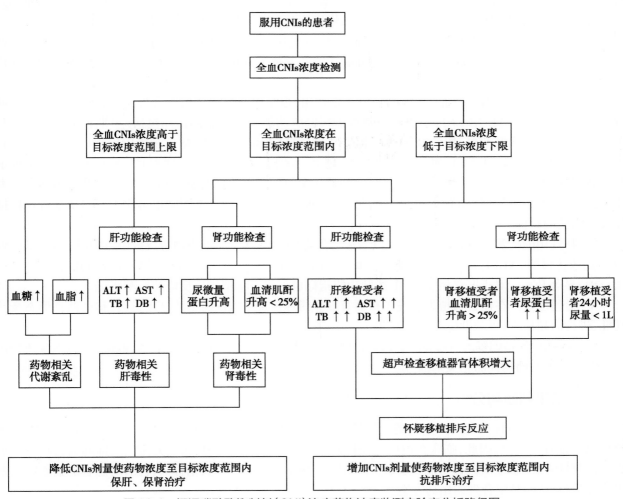

图 28-1　钙调磷酸酶抑制剂（CNI）治疗药物浓度监测实验室分析路径图

二、相关实验

临床治疗过程中,进行 CNIs 血药浓度监测的同时,还要对患者的肝、肾功能进行监测并结合影像学检查和其他临床资料,从而保证患者用药的安全性和有效性。

1. CNIs 全血浓度测定 全血标本是临床 CNIs 药物浓度检测最常用的标本类型,推荐使用 EDTA 抗凝全血标本进行 FK506 或 CsA 全血药物浓度测定。

临床治疗药物浓度监测中,FK506 常规使用服用下次剂量前的谷浓度(C_0)作为监测指标,CsA 常规使用服用下次剂量前的谷浓度(C_0)或服药两小时后浓度(C_2)作为监测指标。谷浓度血液样本采集时点应尽量靠近服用下一剂量药物的时间,一般至少应控制在服用下一剂量药物半小时之内。

目前测定血液药物浓度的方法主要包括免疫分析法和液相色谱法。免疫学分析法可以实现自动化,使药物浓度检测更加迅速、简便、可靠,常用的检测原理包括:荧光偏振免疫法(FPIA)、均相酶免疫放大法(EMIT)、克隆酶工体免疫测定(CEDIA)、化学发光免疫测定(ECLIA)、微粒子酶联免疫分析法(MEIA)等。液相色谱法是多种药物浓度检测的参考方法,具有较高的敏感性、特异性,能准确区分母体药物和药物代谢产物、可以实现多种药物同时检测的特点,对同时使用多用药物的患者(如:器官移植受者)更具优势。由于免疫学方法不能区分药物代谢物,使用免疫学方法测定的药物浓度会高于使用色谱学方法检测的结果,结果差异大小因药物种类、患者肝肾功能状态等存在差异。CNIs 检测结果的差异为 10%~40%。

除了常规的全血样本外,一些新的采样和检测方式也在 CNIs-TDM 中进行了初步的探索。如:微量样本 CNIs 浓度检测(如:干血片法(DBS)、体积吸收微量采样法(volumetric absorptive micro-sampling,VAMS))、单个核细胞内 FK506 浓度检测等。微量样本药物浓度检测可以由患者在家里完成采样、省时省钱,同时还可以在一个给药周期内完成多个时点采样从而使得完整 AUC 测定可以更简单的实现。单个核细胞内 FK506 浓度检测可能与药物的免疫抑制效能有着更为直接的相关性,可能可以更好地指导个体化治疗。

2. 肾功能检测 肾毒性是 CNIs 的主要毒副作用,也是引起远期移植器官丢失和影响移植受者长期存活的重要原因。对使用 CNIs 的患者应常规进行肾脏功能监测。监测指标包括:早期肾损伤标志物和常规肾功能指标(血清肌酐、尿素氮、eGFR 等)。早期肾损伤标志物包括:尿微量蛋白检测(尿微量白蛋白、尿 α_1-微球蛋白、尿转铁蛋白、尿免疫球蛋白 G、尿 β_2-微球蛋白)和血清胱抑素 C(Cystatin C)等,是提示早期肾损伤的敏感指标。尿微量蛋白可早于肌酐、尿素氮等指标提示肾脏损伤,并通过这些尿蛋白分子大小与体内代谢途径特征提示肾脏损伤的部位。血清肌酐、尿素氮、eGFR 同时也可作为肾移植受者移植排斥反应的监测指标。

3. 肝脏功能检测 肝毒性损伤也是 CNIs 常见毒副作用之一。当药物造成肝毒性时,肝功能指标丙氨酸氨基转移酶(ALT)、天冬氨酸氨基转移酶(AST)、γ-谷氨酰转移酶(GGT)、总胆红素(TB)和直接胆红素(DB)显著升高。对于肝移植受者,上述肝功能指标也可作为移植排斥反应的监测指标。

4. 彩超检查 在器官移植患者发生植器官发生排斥反应、CNIs 药物浓度中毒时,移植器官形态及其功能,进行彩超检查,可帮助医生做出判断。

5. CYP3A5 基因多态性检测 CYP3A5(*1/*3)基因多态性是目前研究最多、被认为对 CNIs 药物代谢影响最显著的药物代谢相关基因。

三、结果判断与分析

不同个体对 CNIs 类免疫抑制剂的敏感性不同、对药物毒副作用的耐受性存在差异、患者基础疾病和免疫风险也各有特点,因此,临床在使用免疫抑制剂进行治疗的过程中,除了关注免疫抑制剂药物浓度水平外,同时还应注意移植器官功能状态、排斥反应、药物不良反应等相关指标的检测,对患者的临床状况做出综合判断,从而制定合理的用药方案。

1. CNIs 药物浓度监测 CNIs 体内代谢过程存在较大的个体间变异,同一个体其 CNIs 浓度也会受多种因素的影响,因此,需要通过 CNIs 药物浓度检测指导其临床合理使用。

CNIs 药物浓度检测的时机与监测频率　使用 CNIs 治疗的患者应常规进行 CNIs 药物浓度监测。一般在患者开始服用 CNIs 后的第 2~3 天开始第一次药物浓度检测。CNIs 药物浓度的监测频率根据临床需要而定。一般而言,移植后的 1~2 周,每周监测 1~2 次,以后逐渐减少,第 3~4 周每周 1 次,第 5~12 周每 2 周 1 次。特殊情况下,如出现肝肾功能改变、药物不良反应以及用药方案出现调整(包括 CNIs 剂量调整、加用或减用可能影响 CNIs 药代动力学的药物)时,必须增加监测频率。

药物相互作用是引起 CNIs 药物浓度波动变异的主要因素之一。CNIs 主要在肝脏经细胞色素 P450 酶系代谢,因此,理论上讲能改变 P450 酶活性的药物或其他因素(如:饮食)均可影响患者体内 CNIs 浓度 (详见表 19-1)。当使用 CNIs 的患者因治疗需要而合并使用对 CNIs 药代动力学有影响的药物时,应注意监测 CNIs 药物浓度并对 CNIs 剂量做出适当调整以维持适当的目标浓度。

结果解释和分析:CNIs 的目标浓度范围会因器官移植类型、免疫抑制治疗方案、患者特殊情况、人种差异等出现不同。

(1)肾移植受者:日前国内肾移植术后最常使用的是 CNIs+ 霉酚酸类药物(吗替麦考酚酯或米芙)+ 糖皮质激素的三联免疫抑制治疗方案。在 FK506+ 霉酚酸类药物(吗替麦考酚酯或米芙)+ 糖皮质激素的三联免疫抑制治疗方案中,建议术后各时段 FK506 的全血谷浓($FK506-C_0$)的目标浓度为:术后 1 个月内 6~15ng/mL,1~3 个月 8~15ng/mL,4~6 个月 7~12ng/mL,7~12 个月 5~10ng/mL,12 个月以后维持在 7~9ng/mL。低免疫风险的肾移植受者,合并使用 IL-2R 阻断剂、霉酚酸和糖皮质激素时,$FK506-C_0$ 的推荐范围为 4~12ng/mL(建议>7ng/mL);与依维莫司(Everolimus)/ 雷帕霉素(Sirolimus)、糖皮质激素、IL-2R 阻断剂联用时,$FK506-C_0$ 的推荐范围为 4~7ng/mL(移植时间 0~2 个月)和 2~4ng/mL(移植时间>2 个月)。高免疫风险的肾移植受者,应该维持更高的 FK506 浓度,以避免排斥反应发生。对于新生抗供体特异性抗体 (dnDSA)阳性且肾功能稳定的肾移植受者,建议维持 $FK506-C_0$ 大于 6ng/mL。在 CsA+ 霉酚酸类药物(吗替麦考酚酯或米芙)+ 糖皮质激素的三联免疫抑制治疗方案中,CsA 全血谷浓度($CsA-C_0$)的目标谷浓度参考值为:移植术后 1 个月内 200~350ng/mL,1~3 个月 150~300ng/mL,3~12 个月 100~250ng/mL,1 年以上大于 50ng/mL。CsA 全血峰浓度($CsA-C_2$)的目标谷浓度参考值为:移植术后 1 个月内 1 000~1 500ng/mL,1~3 个月 800~1 200ng/mL,3~12 个月 600~1 000ng/mL,1 年以上大于 400ng/mL。

与成年受者相比,儿童所需 CNIs 的单位体重剂量更大(1.5~2 倍),这与他们的代谢清除率高有关,而目标血药浓度与成年人相当或更高。对于高龄受者,CNIs 的起始给药剂量和目标血药浓度无需特别调整,后续治疗中,建议药物剂量保持正常低值,目标血药浓度可控制在普通人群的下限水平。与此同时,应加强血药浓度的监测,尤其是伴有其他合并症而同时服用多种药物者。无论是开始服用一种新的药物还是停用一种药物或药物剂量出现调整时,都应监测 CNIs 全血浓度,直至重新达到稳定的目标血药浓度。育龄期妇女肾移植后妊娠时,可继续接受 CNIs 治疗,由于孕妇血容量的增加等原因,需要适当增加 CNIs 的用量。

移植肾功能恢复延迟(DGF)者发生急性排斥反应的风险增加,移植物存活率下降。目前,DGF 的免疫抑制治疗策略主要有:减剂量或延迟使用 CNIs 并联合使用 MMF 和糖皮质激素,同时联合或不联合抗体治疗。CNIs 可采用常规剂量的 1/2 至 2/3,目标浓度谷值控制在治疗窗的下限,以利于肾功能的恢复并减少不良反应,待肾功能改善后再增加 CNIs 的剂量,并适当减低目标浓度。

慢性移植肾肾病(CAN)是各种免疫因素和非免疫风素相互作用的结果,对于发生 CAN 者,在接受免疫抑制剂治疗过程中,一方面应防止免疫抑制不足,另一方面也应充分考虑到免疫抑制剂的肾毒性,其 FK506 的目标浓度谷值为 5~8ng/mL。对于已明确 CNI 肾毒性引起的 CAN,应适当减少 CNI 的药物剂量和降低目标血药浓度。由于 CNIs 主要在肝脏进行代谢,肝功能受损的患者应适当减少 CNIs 的剂量,并监测 CNIs 血药浓度,避免药物浓度过高。由于 CNIs 本身具有肝毒性,过高的药物浓度可能进一步加重肝损伤。

(2)肝移植受者:使用 FK506+ 霉酚酸酯 / 依维莫司 + 糖皮质激素的治疗方案时,肝移植受者 $FK506-C_0$ 的目标范围为移植后 4 周以内 6~10ng/mL,移植后 4 周以上 5~8ng/mL。当单独使用 FK506 或仅与诱导治疗联用时,$FK506-C_0$ 的目标范围为:移植后前 3 个月 10~15ng/mL,移植后 3 个月以上 5~10ng/mL。

使用 CsA+ 霉酚酸酯 / 依维莫司 + 糖皮质激素的治疗方案时,CsA-C_0 初始目标范围是 100~300ng/mL；在移植后 3~6 个月维持治疗时 CsA-C_0 的目标治疗范围是 100~150ng/mL；CsA-C2 的目标范围一般是谷浓度的 4~6 倍。通常认为,老年肝移植受者 CNIs 的起始用量和目标血药浓度并不需特别调整,而维持期的药物剂量和目标血药浓度可控制在普通人群的下限水平。对于伴有肾功能不全的受者,建议术后推迟使用 CNIs,可加用 IL-2R 阻断剂,然后根据肾功能恢复情况给予最低推荐剂量的 CNIs,根据具体情况进一步调整剂量。

在治疗过程中出现肾功能损害的受者,CNIs 目标全血浓度谷值可尽可能维持在较低水平(如 FK506-C_0 4~8ng/mL)。对于移植后肝功能延迟恢复、胆汁排出量不足以及原因不明的肝功能受损但高度怀疑与药物相关的受者,建议减少 CNIs 的用量或停药,CNIs 浓度维持于目标浓度低限。

(3)骨髓移植受者:与氨甲蝶呤联合使用时,FK506 全血谷浓度的建议目标范围为 10~20ng/mL。

药物和食物对 CNIs 浓度的影响:移植受者常合并使用多种药物,药物间相互作用是引起 CNIs 浓度变异的重要因素。因 CNIs 主要通过 P450 酶系进行代谢,因此,能改变 P450 酶活性的药物与 CNIs 合用时会影响其血药浓度。当移植患者加用或停用相应药物,以及这些药物的剂量出现调整时,都应积极进行 CNIs 药物浓度监测,指导 CNIs 剂量合理调整以利于 CNIs 浓度维持在目标范围内,保障移植器官的正常功能。同时,一些对 P450 酶具有诱导或抑制作用的食物,也会影响 CNIs 药物浓度,详情参见表 28-1。

表 28-1 药物和食物对钙调磷酸酶抑制剂浓度的影响

合用后影响	合用的药物或食物	可能机制
增加 FK506/CsA 浓度	1. 钙通道阻滞剂(地尔硫䓬,维拉帕米) 2. 大环内酯类抗生素(红霉素) 3. 抗真菌药(酮康唑) 4. 喹诺酮类抗生素(诺氟沙星、环丙沙星) 5. 胃动力药(甲氧氯普胺) 6. 利尿药(乙酰唑胺) 7. H_2 受体阻断剂(西咪替丁) 8. 糖皮质激素(氢化可的松) 9. 其他肝药酶抑制剂(奎尼丁、尼卡地平等) 10. 植物药和果蔬成分(西柚汁、黄芩、小檗碱)	抑制 P450 酶 /P-gp → FK506/CsA 代谢↓→ FK506/CsA 浓度↑ →免疫抑制效果 & 副作用↑ 调控 CYP3A4 和 P-gp,影响 CNIs 代谢
降低 FK506/CsA 浓度	1. 抗结核药(利福平) 2. 抗癫痫药(苯妥英、卡马西平、丙戊酸等) 3. 抗酸药(碳酸氢钠、氧化镁等) 4. 其他肝药酶诱导剂(奥曲肽新霉素、磺胺、奥美拉唑) 5. 红酒、金丝草	诱导 P450 酶 → FK506/CsA 代谢↑→ FK506/CsA 浓度↓ 调控 CYP3A4 和 P-gp,影响 CNIs 代谢

2. 肾脏功能监测 肾毒性是 CNIs 的主要毒副作用,且与药物浓度相关,及时降低药物浓度或换药可逆转药物引起早期肾毒性作用,而长期用药导致的慢性肾毒性作用是引起远期移植器官丢失和影响移植受者长期存活的重要原因之一。因此,使用 CNIs 治疗的患者应进行肾脏功能监测。当 CNIs 与有肾毒性的药物如氨基苷类、两性霉素 B、环丙沙星、美法仑及甲氧苄啶等合用时,会增加 CNIs 的肾毒性,应严密监测肾功能。对于肾移植受者而言,肾功能检测也是监测排斥反应的有效手段。

应用尿微量蛋白检测可监测早期肾脏损害情况。严重的药物肾毒性损伤也可引起血清肌酐浓度增加(一般升高<25%)、肾小球滤过率降低。当肾移植受者肌酐持续升高并超过基础值的 25%,同时出现 24h

尿量减少(持续小于1000mL),尿蛋白阳性(一个"+"以上)提示可能出现了排斥反应发生。此时,如果患者的CNIs浓度低于参考治疗范围,提示可能是药物浓度过低导致免疫抑制效能不足,应增加CNIs剂量使患者CNIs浓度升高至治疗范围内,并采取相应的抗排斥治疗控制排斥反应;如果患者CNIs浓度已经位于治疗范围内甚至高于治疗范围,提示患者可能对CNIs的免疫抑制作用不敏感,应考虑调整治疗方案或换药治疗。

3. 肝脏功能监测 肝毒性是CNIs常见毒副作用之一。出现药物相关肝毒性时,患者肝功能指标丙氨酸氨基转移酶(ALT)、天冬氨酸氨基转移酶(AST)、γ-谷氨酰转移酶(GGT)、总胆红素(TB)和直接胆红素(DB)显著升高。对于肝移植受者,如果有AST、ALT、GGT、TB和DB持续升高或显著增加,若如无其他原因,则应高度怀疑排斥反应。

4. 药物代谢相关基因检测 移植受者的基因多态性对FK506血药浓度的影响近年来越来越受到大家的重视。基因多态性可以从药代动力学的吸收、分布、代谢、排泄4个环节实现。FK506主要经过细胞色素P450(CYP3A)酶代谢,吸收过程受CYP3A4和CYP3A5、多药耐药基因1(MDR1)的编码产物P糖蛋白(P-gp)调节,转运主要与P-gp有关。P-gp和CYP3A具有协同和相互调节作用,P-gp延长药物在肠细胞内的滞留时间,增加药物与CYP3A酶接触时间,增加药物的代谢消除作用,降低生物利用度。CYP3A5,CYP3A4,P-pg的基因表现高度多态性,不同的基因型对FK506的药代动力学和药效学具有重要影响。

在众多的药物代谢基因当中,CYP3A5(*1/*3)基因多态性对FK506的血药浓度的影响得到了广泛认可。在接受肾移植、肝移植、心脏移植、肺移植等多种不同类型的实体器官移植的成年受者和儿童受者中,CYP3A5基因型与FK506剂量需求之间具有显著相关性。在中国人中,CYP3A5*1/*1型、*1/*3型、*3/*3型占人群的比例分别约5%、36%、59%。欲获得相同稳定目标浓度,CYP3A5*1型比CYP3A5*3型需要的剂量大。虽然CYP3A基因型可以帮助预测FK506的初始剂量,但是目前欧洲两个移植中心进行的使用CYP3A5(*1/*3)基因指导临床初始剂量确定的前瞻性对照研究,并没有发现使用基因型指导组较体重给药组更早的达到有效的治疗浓度范围,且尚未发现CYP3A5基因型与移植受者临床预后间的确切关系。因此,目前是否将药物基因的检测纳入免疫抑制剂治疗的常规监测还有待进一步确认。

随着研究的不断深入,除了经典的全血谷浓测定外,结合群体药代动力学模型、贝叶斯估计(Bayesian estimators),引入CYP3A5、CYP3A4等药物代谢基因信息,被认为可以对患者药时药物暴露水平做出更好的估算,从而更有利于更好地实现个体化治疗。另一方面,除了药代动力性指标外,药物特异性药效学指标[钙调磷酸酶活性(Calcineurin phosphatase activity)、NFAT靶基因表达检测(IL-2、IFN-γ、GM-CSF等)、细胞内细胞因子检测]等也逐渐被引入CNIs的治疗监测,其临床应用价值尚待进一步验证和评估。

(白杨娟 邹远高)

第二节 西罗莫司治疗药物浓度监测

西罗莫司(sirolimus,SRL),又名雷帕霉素(rapamycin,RAP),是新型的三烯大环内酯类化合物,属哺乳动物雷帕霉素靶蛋白抑制剂(mammalian target of rapamycin inhibitors,mTORi)。SRL与FK506在结构上相似,但免疫作用机制截然不同。哺乳动物雷帕霉素靶蛋白(mToR)是丝-苏氨酸蛋白激酶,是参与细胞内多个信号通路的重要物质,影响细胞生长、增殖、代谢、自噬、血管生成等诸多重要过程。SRL与FKBP12形成复合物后可结合mTOR激酶,阻止mTOR激酶对PHAS-1去磷酸作用,阻断IL-2、IL-4和IL-6启动的T淋巴细胞和B淋巴细胞的钙依赖性和非钙依赖性的信号传导通路,表现出从G1期到S期细胞周期的抑制,使T细胞生长受阻,达到免疫抑制目的。mTORi可抑制T淋巴细胞、B淋巴细胞的增殖、分化及抗体的形成,同时也可抑制非免疫细胞(成纤维细胞、内皮细胞、肝细胞和平滑肌细胞)的增殖。

SRL可以静脉或口服给药。口服SRL在胃肠道迅速吸收,血药浓度峰值出现在给药后约2h,半衰期较长(约60h),生物利用度低(约15%)。SRL广泛分布于各种组织中,血液中主要存在于红细胞中(约95%),大约3%存在于血浆中和1%存在于淋巴细胞/粒细胞中。几乎所有血浆中的SRL都与蛋白结合

（主要为脂蛋白）。细胞色素 P450 酶系（CYP3A4）是 SRL 的主要代谢酶,它在肝脏和肠道经去甲基和羟化作用被广泛代谢,其代谢物主要经胆汁由粪便排泄,仅约 2% 的药物或其代谢产物经肾排出。与 CNIs 相比,SRL 最大的优点是几乎没有肾毒性和神经毒性,单独或与其他免疫抑制剂（CsA 或 FK506）联合用于器官移植受者,可以减少治疗方案中其他免疫抑制剂的用量,从而能降低由 CNIs 引起的肾毒性,适用于并发肾功能不良、震颤、高血压的器官移植受者。SRL 常见的不良反应包括:高脂血症、骨髓抑制、皮疹、口腔溃疡、间质性肺炎等。

SRL 的抗增殖效能及药物相关不良反应与其血药浓度密切相关,而 SRL 的体内代谢具有显著的个体差异。临床使用过程中,监测 SRL 全血浓度,对维持理想治疗窗浓度范围、制订个体化用药方案具有非常重要的意义。

一、实验室分析路径

实验室分析路径见图 28-2。

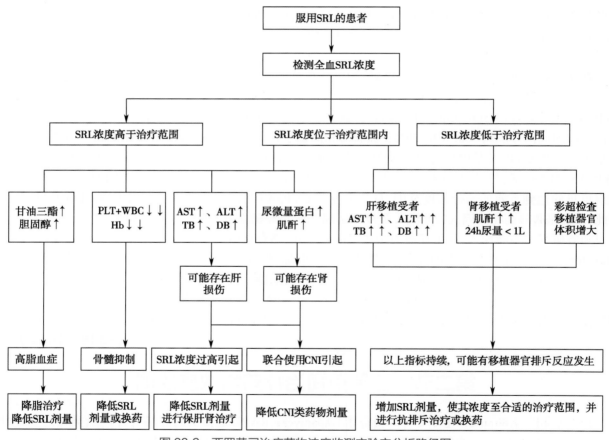

图 28-2　西罗莫司治疗药物浓度监测实验室分析路径图

二、相关实验

在临床应用过程中应该注意监测 SRL 浓度、肝肾功能,以及进行血细胞分析,以避免肝毒性和血液系统病变以及移植器官排斥反应的发生。

1. SRL 全血浓度测定　推荐使用 EDTA 抗凝全血标本进行 SRL 药物浓度测定,采血时间为下次剂量前的谷浓度（SRL-C_0）,测定血液药物浓度的方法主要包括免疫分析法和高效液相色谱 - 质谱联用技术。

2. 血脂检测　高脂血症是 SRL 常见的副作用之一。使用 SRL 治疗的患者应进行血清甘油三酯、胆固醇等相关指标监测。

3. 血细胞分析　骨髓抑制是使用 SRL 的常见的较为严重的不良反应。使用 SRL 的患者的血细胞分析出现血小板和白细胞计数减少、血红蛋白水平降低等提示可能存在骨髓抑制。由 SRL 引起的骨髓抑制具有剂量依赖性,减量或停药后常可恢复正常。

4. 肝、肾功能检测　较之于钙调磷酸酶抑制剂(CNIs),SRL 的肝肾毒性均较低。报道指出,高浓度 SRL 仍然具有一定的肾毒性。另外,SRL 与其他药物联合使用(如:CNIs 等),也会由于其他药物的毒副作用造成患者的肾脏或肝脏功能受损。因此,使用 SRL 的患者也应进行肾脏功能和肝脏功能监测。

三、结果判断与分析

SRL 药代动力学存在较大变异导致其剂量和药物浓度的相关性比较差,因此需要通过血药浓度监测帮助临床进行准确合理的药物剂量调整。

SRL 的半衰期较长,如首剂给予负荷剂量继以维持剂量,需在至少 3~4d 后开始 SRL 谷浓度监测;如不给予负荷剂量,仅给予维持剂量,应在第 5~7d 后进行监测。一旦调整 SRL 的剂量,应以新的剂量连用 7~14d 后再进行血药浓度监测。治疗初期建议每个月复查 1 次,移植时间较长、血药浓度稳定的受者可 3 个月监测 1 次。

SRL 的治疗方案多样,单独给药的剂量与联合 CsA 或 FK506 等药物使用的剂量区别较大,需维持的血药浓度亦各有区别。器官移植受者在单独使用 SRL 时,第 1 个月血药浓度最好稳定在 30ng/mL,第 2 个月调整用药剂量,血药浓度最好维持在 15ng/mL。由于存在较大的排斥风险,以 SRL 为主的不包含 CNIs 的免疫抑制治疗方案不适合作为器官移植术后的初始治疗方案。临床更多是由 CNIs 治疗转换为使用 SRL。大量研究证明,由 CNIs 转换为 SRL 可以改善移植肾功能、降低肿瘤发生率、降低高血压等心血管风险。转换治疗包括主动转换和被动转换。主动转换多出现在移植早期(术后 2~6 个月),适用于预防 CNIs 引起的肾损害、巨细胞病毒(CMV)/BK 病毒感染高危受者、合并严重心血管疾病受者、肿瘤高危受者,对于免疫高危受者,建议联合使用 CNIs 类药物。适宜的转换时机为切口愈合后、eGFR>40mL/(min·1.73m^2)。晚期转换多为被动转换,即在并发症已经出现后再进行转换治疗。CNIs(慢撤除或低剂量长期合用)+SRL+MPA 类药物 + 糖皮质激素方案中,建议 SRL-C0 控制在 4~10ng/mL。对于肾移植术后出现肿瘤、CAN 的受者,建议 SRL-C0 控制在 4~8ng/mL;FK506-C0 建议维持在 3~7ng/mL,CsA-C0 建议维持在 50~150μg/L。由于 SRL 与 CNI 类药物(特别是 CsA)和 MPA 类药物存在相互作用,在转换初期,应加强血药浓度监测。当 SRL 与 MPA 合用时,感染、白细胞减少、贫血等不良反应更为常见,应注意监控。SRL 相关不良反应与其血药浓度密切相关,但其不良反应多是可逆的,当血药浓度降低后,不良反应均可好转。SRL-C0 大于 15ng/mL 时,发生高脂血症、升高血细胞、白细胞降低的风险增加,随着 SRL 浓度降低,不良反应多可得到改善。

由于 SRL 主要由肝脏 CYP3A4 代谢,CYP3A4 代谢的抑制剂可降低 SRL 的代谢而升高其血药浓度,常用药物主要有:钙离子通道拮抗剂,如维拉帕米;抗真菌药,如氟康唑、克霉唑;大环内酯类抗生素,如红霉素;胃肠动力药,如西沙必利、甲氧氯普胺;其他还有溴隐亭、西咪替丁、达那唑等;果蔬成分如葡萄柚汁等。CYP3A4 的诱导剂可促进 SRL 的代谢而降低其血药浓度,如苯妥英钠、利福平、卡马西平等。如合用以上药物,应密切关注 SRL 的血药浓度并进行相应的剂量调整。FK506 与 SRL 之间无显著的药物相互作用,但同时使用 CsA 和 SRL 时,可引起 SRL 浓度升高。为了避免 CsA 对 SRL 的药代动力学影响,建议在 CsA 服后 4h 再服用 SRL。此外,当 CsA 的剂量改变时,也应密切监测 SRL 浓度并根据 SRL 血药浓度调整 SRL 剂量。

(白杨娟　邹远高)

第三节　霉酚酸治疗药物浓度监测

霉酚酸(mycophenolate acid,MPA),又名麦考酚酸,是青霉菌发酵产物。为了提高霉酚酸的生物利用度,开发了霉酚酸酯(又称麦考酚酸酯,mycophenolate mofetil,MMF,商品名 CellCept,骁悉)和霉酚酸钠肠溶片（mycophenolate sodium enteric-coated tablet，EC-MPS，商品名 Myfortic，米芙）两种药物。MPA 是次黄嘌呤脱氢酶（IMPDH）的非竞争性抑制剂。鸟苷酸是 DNA 合成和细胞增殖所必需的成分，次黄嘌呤脱氢酶是生成鸟苷酸的限速酶。大多数细胞可以通过次黄嘌呤脱氢酶经典途径和补救途径合成鸟苷酸，但是淋巴细胞完全依赖次黄嘌呤脱氢酶经典途径合成鸟苷酸。因此，MPA 可以选择性地抑制淋巴细胞增殖。MMF 和 EC-MPS 通常与 CNIs 等免疫抑制剂联合使用预防和治疗器官移植排斥反应，近年来也被应用于自身免疫性疾病（如狼疮性肾炎）和一些肾小球疾病的治疗，在减少尿蛋白和改善肾功能方面有明显效果。MPA 的常见不良反应主要包括胃肠道反应（恶心、呕吐、腹泻等）、骨髓抑制、贫血和感染概率增加（巨细胞病毒、单纯疱疹病毒、念珠菌感染等）。

MMF 可口服或静脉给药，EC-MPS 口服给药。MMF 和 EC-MPS 吸收迅速完全，在血液和组织中迅速转变为具有活性的 MPA。由于药物吸收过程不同，MMF 和 EC-MPS 而具有不同的药代动力学特征，二者并不存在真正的"生物等效性"。口服后，MPA 血药浓度在 0.5~3h（MMF 0.5~2h，EC-MPS 2~3h）达到第一个高峰。MPA 在肝内通过尿苷二磷酸葡萄糖醛酸基转移酶（UGTs）代谢成霉酚酸葡萄糖醛酸（MPAG）和少量的葡糖苷，失去药理活性；另有少量活性代谢产物酰基葡糖苷酸生成，可引起 MPA 相关的胃肠道不良反应。MPAG 存明显的肠肝循环，导致服药后 4~12h 血浆 MPA 浓度出现第二个高峰。87% 的 MPA 以 MPAG 的形式通过肾小管排泄，6% 从粪便排出，极少量（≤1%）以原形从尿中排泄。血浆中 MPA 绝大部分以结合的形式存在（主要与白蛋白结合），游离 MPA 仅占总 MPA 浓度的 1.25%~2.5%，MPA 的免疫抑制效果与游离 MPA 浓度密切相关。

MPA 的免疫抑制效果以及药物相关不良反应均与 MPA 的药物浓度密切相关。虽然起初批准使用 MPA（MMF）时认为没有必要进行治疗药物浓度监测，但是不断深入的研究发现，无论是 MMF 还是 EC-MPS 的药代动力学特征都存在显著的个体间差异和个体内变异（如：服用相同剂量的药物，不同患者之间 MPA 谷浓度可相差 10 倍以上，药时曲线下面积也可相差 5 倍），药物剂量与药物浓度相关性差。因此需要通过监测 MPA 血药浓度并结合血常规、肝肾功能等相关检测监测评估药物不良反应，指导 MPA 药物剂量的合理选择与调整，以达到最佳的临床治疗效果。

一、实验室分析路径

实验室分析路径见图 28-3。

二、相关实验

1. 血浆 MPA 浓度测定　由于几乎全部药物（>99%）都存在于血浆中，MPA 药物浓度测定使用血浆或血清样本进行。目前常用的血浆 MPA 检测方法包括自动化免疫分析法和液相色谱法。免疫法检测所使用的抗体无法区分药物与药物的代谢产物，MPA 的葡萄糖醛酸化代谢产物（如：MPAG）会与抗体发生交叉反应而导致免疫法得到的 MPA 浓度结果比色谱学方法高出约 10%~30%。肾功能受损者体内葡萄糖醛酸化代谢产物会出现蓄积，使用不同方法获得的 MPA 浓度检测结果间的偏差可能会更显著。

浓度时间曲线下面积（AUC）为监测 MPA 暴露最佳指标，但无法在临床常规开展。监测 MPA 谷浓度（MPA-C_0）具有可行性，但并非最佳选择。目前更推荐采用有限采样法（LSS），并通过贝叶斯法或多元线性回归对 MPA-AUC 进行估算。有限采样法一般选取 3~4 个时间点进行采样和 MPA 浓度检测，通过回归公式或模型获得估算 AUC。需要注意的是：不同人种、不同器官移植类型、不同用药方案，其采血时间点、估算公式均有差异，使用 LSS 进行 MPA 治疗药物浓度监测时应注意其适用对象，且至少包括一个 4h 以后的 MPA 浓度检测。由于 MMF 和 EC-MPS 的药代动力学特点不同，二者的标本采样时点和 AUC 计算公式不能通用。

2. 血细胞分析　长期服用 MPA 或 MPA 浓度过高，容易造成血液系统障碍，如白细胞减少、贫血等，药物减量或停药后可消失。因此，使用 MPA 治疗的患者应常规进行血常规检查。

3. 肝、肾功能检测　患者肝、肾功能的变化会影响 MPA 的代谢及排泄，会对 MPA 药物浓度、游离 MPA 的所占比例等造成影响，进行药物剂量调整时需要同时参考患者的 MPA 药物浓度水平和肝肾功能状态。另一方面,肝肾功能的监测也是器官移植受者体内排斥反应、移植器官状态的重要监测指标。

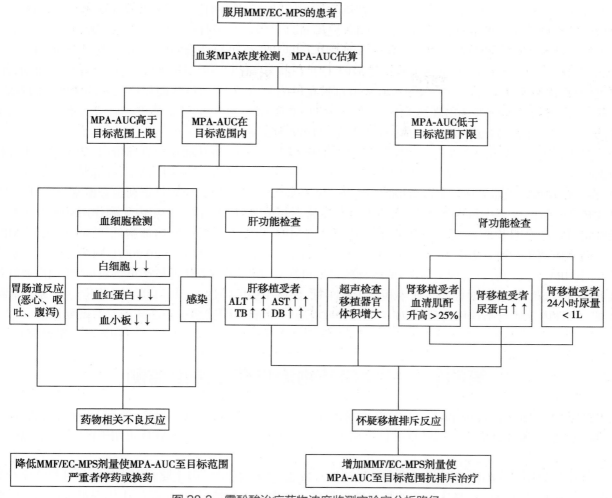

图 28-3　霉酚酸治疗药物浓度监测实验室分析路径

三、结果判断与分析

MPA(MMF 或 EC-MPS)的使用应循个体化治疗原则,进行药物剂量的选择和调整时,应综合考虑药物浓度、药物治疗效果和药物不良反应等多方面因素。

在临床上,MPA(MMF 或 EC-MPS)一般与 CsA 或 FK506 联合使用来预防和治疗器官移植排斥反应,降低肝移植后急性排斥反应的发生率,同时可减少 FK506 或 CsA 的用量,从而降低它们的肾毒性。低水平 MPA 易引起移植器官排斥,高水平 MPA 及长期服用也易出现蓄积现象,增加白细胞减少、贫血、感染等药物不良反应的风险。建议监测 MPA-AUC 或谷浓度并据此进行剂量调整,从而达到最好的临床效果。器官移植受者,MPA-AUC 治疗窗为 30~60mg·h/L,MPA-C_0 的推荐目标范围为 1.5~3.5mg/L,使用免疫法进行 MPA 浓度测定时,需要适当提高目标浓度值。老人、儿童、高致敏、多器官联合移植患者和需相应调整治疗窗。

MPA 药物暴露具有较高的个体间变异和个体内变异,并且在用药早期变化较大。因此,监测频率早期主张频繁,随时间推移可降低监测频率:一般建议术后 1 周内监测一次,术后 1 个月内最好每周一次,术后 3 个月每月一次,半年后每半年一次。下列情况应加强霉酚酸的药物浓度监测:高免疫风险、二次移植、移植器官功能延迟恢复的受者、出现免疫抑制方案调整、增减具有潜在相互作用的药物,发生不良事件或排斥反应等。

目前临床常规检测的是 MPA 的总浓度,而发挥免疫抑制效能的是游离 MPA。在某些特殊情况下,总 MPA 浓度和游离 MPA 浓度会出现非平行变化。肾功能降低使 MPA 代谢物出现体内蓄积,导致总 MPA 浓度检测结果(特别是免疫法测定的结果)与游离 MPA 浓度之间的比例关系出现显著变化,总 MPA 浓度检测结果稳定的情况下,游离 MPA 浓度可能已经过高。因此对于肌酐清除率下降患者,不能盲目根据总 MPA 浓度调整药物剂量,而应注意结合其他临床信息和指标进行综合判断。肌酐清除率(eGFR)低于 $25mL/(min \cdot 1.73m^2)$ 的患者,建议检测游离 MPA 浓度以指导 MPA 药物剂量调整。低白蛋白血症的患者,游离 MPA 比例增加,较低的总 MPA 浓度仍可维持足够的游离 MPA 浓度从而保证有效的免疫抑制效能。因此,低白蛋白血症的患者出现总 MPA 浓度减低时,增加 MPA 药物剂量要慎重。血清白蛋白浓度低于 31g/L 的患者,建议进行游离 MPA 浓度检测以评估 MPA 暴露水平。

服用 MPA 类药物的患者建议定期监测全血细胞计数、肝功能、肾功能及免疫球蛋白,如果发生中性粒细胞减少、肝功能损害或低丙种球蛋白血症时,应考虑减量甚至停药,并密切观察患者情况变化。开始用药初期,建议每两周监测血常规、肝功能。用药过程中如无副作用出现,应每月定期检查血常规和肝功能。出现轻度异常时应至少每周检查一次,直至恢复正常后再改为每月一次。半年内无副作用且患者一般情况稳定可每 3 个月检查一次。白细胞减少是常见的 MPA 相关不良反应。白细胞低于 30 000/L 时 MPA 药物剂量应减半,待白细胞计数恢复后可考虑恢复到原剂量;如白细胞低于 20 000/L 则应停药。个别患者使用 MPA 类药物后可出现贫血,一般药物减量后可恢复,但如果出现快速较严重贫血(如两周内血红蛋白下降达 20g/L)则应及时停药。血小板减少较罕见,如血小板下降 $6 \times 10^5/L$ 应及时停药。个别患者可出现一过性丙氨酸氨基转移酶升高,如不伴有黄疸可观察并继续用药,多可在 2~4 周左右恢复正常。

(白杨娟　邹远高)

第四节　抗癫痫药物治疗药物浓度监测

抗癫痫药(antiepileptic drug,AED)是癫痫治疗的主要手段。自 1989 年以来,已有 18 种新的 AED 被许可用于临床,现在共有 27 种 AED 被许可用于治疗癫痫患者。此外,部分 AED 也用于治疗其他疾病,例如疼痛和躁郁症。

癫痫的治疗仅凭临床表现难以确定最佳剂量。造成这种情况的原因主要有:①AED 剂量与临床疗效相关性较血浆药物浓度与临床疗效的相关性差很多。②在大多数情况下,仅凭临床依据很难评估治疗效果,因为 AED 治疗通常是预防性的,癫痫发作间隔也不规则。因此,很难确定处方剂量是否足以控制长期癫痫发作。③AED 个体之间药物代谢的变异很大。④毒性反应是要求进行 AED 测量的最常见原因之一,最常见的不良反应是与中枢神经系统相关,包括疲劳,易怒,协调困难,镇静,头晕,意识模糊,嗜睡,震颤和眼球震颤。⑤目前没有能够有效反映 AED 药效学以及毒性反应的实验室指标。

如今,血浆浓度监测不仅广泛用于苯巴比妥和苯妥英钠,而且还用于其他建立较久的抗癫痫药卡马西平,丙戊酸盐,有时还用于普利米酮,氯硝西泮和硫噻嗪。除拉莫三嗪外,近年来投放市场的新型抗癫痫药的药物浓度监测尚未在临床实践中广泛开展。因此,以下内容主要涉及苯巴比妥、苯妥英、卡马西平以及丙戊酸血浆浓度的监测。

一、实验室分析路径

实验室分析路径见图 28-4。

二、相关实验

1. 标本类型　血浆或血清是目前 AED 药物进行 TDM 的主要基质,近年来唾液越来越多地被使用。唾液 AED 监测在美国已广泛使用,并且在英国的使用正在增加。其优点很多,包括:①唾液中的药物浓度反映了血浆中非蛋白质结合的药理活性成分;②唾液比血液更易采集,并且许多患者更喜欢唾液采样;③常用分析方法通常也适用于唾液标本。口服药物时,不能立即进行唾液标本采集。因口服药物在口腔中的残留会引起检测结果显著升高。另外,牙龈疾病、龋齿等也会污染唾液样本,影响检测结果。因此,应收集服药前早晨的稳态唾液样本,且在完全冲洗口腔后再进行唾液样本收集。

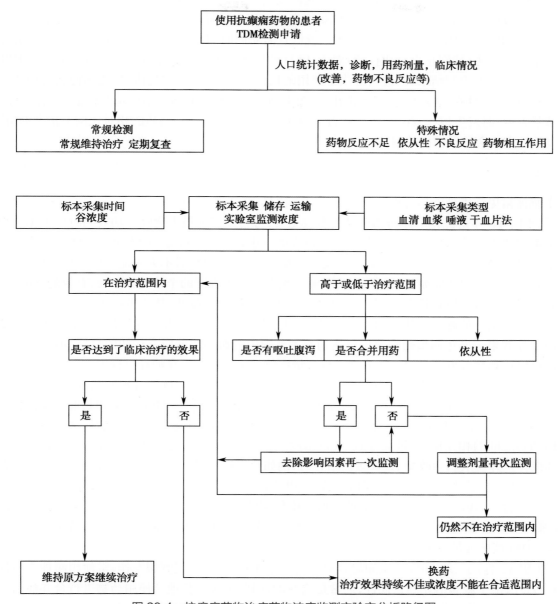

图 28-4　抗癫痫药物治疗药物浓度监测实验室分析路径图

　　干血斑(DBS)检测法的使用正在增加,干血斑检测的优点包括:①只需要指尖血;②对于唾液和干血斑,都不需要抽血医生,因此护理人员可以在家中收集标本,并在下一次就诊之前将其张贴到实验室进行分析。一个主要的缺点是无法进行非蛋白质结合浓度的分析。此外,应谨慎行事,因为虽然 DBS 通常相对容易建立 AED TDM 的检测方法,但必须进行临床验证研究以证明 DBS 与液体样品之间的一致性。对于血液采集,抗凝剂的类型很重要,有一些研究表明使用分离凝胶管可能导致某些第一代 AED(例如苯妥英,卡马西平和苯巴比妥)血清浓度降低。

　　2. 采样时间　除非怀疑有药物毒性反应,一般推荐使用谷浓度检测进行 TDM,且应在药物浓度达到稳定状态后采样。在达到稳定状态之前抽取的样品将导致药物浓度低于预期浓度,这可能会导致剂量的调整过高。药物一般经过 4~5 个半衰期后可达到稳态血药浓度。对于具有长半衰期的 AED(例如,乙草胺、苯巴比妥、苯妥英钠),药物浓度达稳态以后,在给药间隔期间血浆药物浓度的波动较小,可以在任何时间采集样品,但对于大多数半衰期较短的药物(例如布列西坦、卡马西平、左乙拉西坦、拉莫三嗪、拉可酰胺、托吡酯)采样时间对浓度结果影响很大。

3. 检测方法　高效液相色谱(HPLC)可以对药物进行特异和灵敏的测定,有时还可以使用气相色谱质谱法和高效液相色谱质谱法(HPLC-MS/MS)提高灵敏度和特异性,但所需仪器的成本在很大程度上限制了此类方法的使用。HPLC 方法适用于通量较低且需要同时测量多种药物的实验室,大样本量分析时各种免疫学分析方法(特别是自动化仪器)对于 AED 的检测更为适用。免疫学分析方法通常比 HPLC 更方便且可以较快获得检测结果,但这些方法中使用的抗体(或某些批次的抗体)可能与待测药物的代谢物发生交叉反应,包括具有生物活性的代谢物以及无生物活性的代谢物,特别是如果代谢产物在肾衰竭(例如对羟基苯妥英)时发生累积或由于药代动力学相互作用而发生这两种物质的相对比例不正常的情况下,使用免疫学的方法会导致结果的偏移。

三、结果判断与分析

(一)临床常见结果判断与分析

1. TDM　TDM 是优化个体药物剂量的有效工具,可帮助实现最大化临床功效同时最小化药物不良反应。正确理解参考范围的含义并对药物浓度报告进行正确解读在抗癫痫药物的 TDM 尤为重要。参考范围基于来自 TDM 研究或临床药物试验的人群数据,低于该下限相对不太可能发生治疗反应、高于该上限毒性反应发生的可能性增加。由于癫痫类型和癫痫发作严重程度的个体差异很大,有效的 AED 浓度可能因患者而异。患者可以在这些范围之外的血浆浓度下获得治疗益处,某些患者在低于参考范围下限的血浆浓度下进行最佳的癫痫发作控制并不罕见,而其他患者可能需要(并耐受)高于上限的药物浓度以获得足够的治疗效果。虽然调整药物剂量以达到参考范围内的血药浓度应是最初的目标,不考虑患者的临床状况而仅以达到参考范围内的血液浓度进行剂量调整是不合适的。在治疗过程中应综合评估患者的临床治疗反应和可能出现的不良反应,从而进行个体化的药物浓度报告解读和合理的剂量调整。

2. 合并疾病　肝或肾功能不全、感染、烧伤、脑卒中、心脏功能下降、HIV 感染和其他状况会显著影响 AED 的吸收、分布、消除和蛋白质结合。除了由病理状态本身引起的改变外,用于治疗这些疾病的药物也可能会因药物之间的相互作用,进而导致 AED 浓度发生变化,因此更需要进行 AED 治疗药物浓度监测。每当已知或怀疑并发疾病会改变 AED 蛋白结合时,例如肾衰竭、透析、手术、低白蛋白血症,或当患者使用竞争蛋白结合位点的药物(例如阿司匹林,萘普生,甲苯磺丁脲)时,游离药物浓度检测是必不可少的,特别是对于广泛结合的 AED。肝病可以显著改变肝脏中代谢的 AED 的消除;此外,由于肝脏是许多蛋白质的来源,血浆蛋白结合也可能发生改变。由于无法预测肝病中 AED 清除率的变化程度,因此高浓度药物的自由浓度 TDM 被认为是该患者组的最佳选择。

3. 药物相互作用　约 30% 的癫痫患者对单药治疗无效,为了控制癫痫发作,常使用两种或两种以上的 AED。另外,由于癫痫治疗的长期性,通常是终身的,因此不可避免地会使用药物进行合并症治疗。在这些情况下,发生药物 - 药物药代动力学相互作用的可能性较高,可能导致血浆 AED 浓度升高或降低。因此,建议在增减其他药物时加强 AED 药物浓度监测。同时如果患者表现出毒性迹象或突发性癫痫发作,AED 药物浓度监测也可以帮助确定药物浓度的变化并有助于指导剂量调整以补偿相互作用。血浆和唾液监测均可用于量化药代动力学相互作用,唾液可能特别适合研究血浆蛋白结合置换相互作用,这种相互作用可能发生在与蛋白质高度结合的 AED(例如苯妥英和丙戊酸)上。

4. 儿童　年龄显著影响 AED 药代动力学和血浆 AED 的清除率,儿童清除率明显高于成年人,清除率在整个童年期逐渐减少,但是这个过程的确切时间过程尚不明确,且个体间存在明显的变异性。儿童的剂量需求比成人更难以预测并且不断变化。因此,儿童中 AED 浓度的监测需求更大。在儿童患者中,收集唾液通常更加方便且接受度更高,这种方法对于临床情况特殊并且可能需要重复进行 TDM 的早产儿更为适用。

5. 老年人　年龄的增长不仅会改变药物的分布,而且还会改变人体对药物的反应。随着年龄的增长,个体之间和内部的药代动力学变化会发生很大的变化,从而导致药物代谢的巨大差异,药物剂量与血浆浓度之间的关系更为复杂。老年人对药理学的敏感性较高,会影响他们对给定血浆浓度的反应,这反过来又使 TDM 结果的解释变得复杂。其次,TDM 还有助于确定患者的依从性。在老年患者中未按医嘱用药(剂量不足、过量、错过剂量或补给剂量)中更常见,会影响血浆药物浓度和潜在的临床反应。与其他年龄组相比,老年人中的同时多种药物的情况显著增加,最近有报道指出,老年人经常开处方多达 9 种伴随CNS 活性的药物。因此,在老年人中更容易发生药物之间的药代动力学相互作用。这些因素都提示应该加强老年人的 TDM。白蛋白浓度会随着年龄增加降低,测量非蛋白质结合的游离药物浓度可能对老年人特别有用,尤其是对于广泛结合蛋白质的 AED。唾液监测也可能有帮助。

6. 孕妇 AEDs 的致畸作用已得到充分证明。但是,在怀孕期间仍会继续使用抗癫痫药以控制癫痫发作。在怀孕之前、期间和之后定期监测其 AED,在进行母乳喂养时测量乳汁中 AED 的浓度,是癫痫孕妇护理的重要部分。

怀孕期间会发生许多生理变化,许多 AED 的药代动力学会因怀孕而改变,妊娠期间 AED 浓度出现变化(有时是迅速变化),变化程度因不同的 AED 和患者而异,血浆 AED 浓度的降低在某些患者中可能微不足道,而在另一些可能需要调整剂量以控制癫痫发作的患者中则明显。为了提高疗效和安全性,在整个妊娠期间都需要仔细监测 AED 药物浓度并调整药物剂量。建议在妊娠期间定期监测血浆或唾液中 AED 的浓度,尤其是拉莫三嗪、左乙拉西坦、奥卡西平、苯妥英、卡马西平和丙戊酸盐。唾液中浓度可反映血浆中非蛋白质结合量,唾液检测对建议频繁进行 TDM 的药物和人群可能特别有价值。

(二) 几种一线抗癫痫药物的代谢以及 TDM 检测举例

1. 卡马西平(Carbamazepine,CBZ) 其化学结构与三环类抗抑郁药近似,为亚胺基二苯乙烯衍生物,但无抗抑郁活性。它是一种电压依赖性钠通道阻滞药,治疗浓度时能阻滞 Na^+ 通道,延长动作电位兴奋期,抑制丘脑腹前核至额叶的神经冲动的传导和癫痫灶及其周围神经元放电;口服吸收慢且不规则,服药后 4~8h 达到峰值,初次服药 2~4 天后达稳态血浓度,进食同时服用可增加吸收,消除半衰期在连续治疗时为 10~30h,血浆蛋白结合率为 75%~80%,主要通过肝脏代谢成具药理活性的卡马西平 10、11- 环氧化物,只有 1% 原形药物通过尿液排泄,几乎完全以代谢物的形式从尿中排出,少量从粪便排出。卡马西平又是强药酶诱导剂,既可诱导一些药物使其血药浓度降低,影响疗效,又可诱发自身代谢,降低疗效。CBZ 是临床上癫痫大发作和部分性发作的首选药之一。对癫痫并发的精神症状,以及锂盐无效的躁狂、抑郁症也有效;或合并其他抗癫痫药物来治疗癫痫、周围神经痛、精神性疾病等。由于卡马西平的有效药物浓度范围窄,仅依靠临床观察,短期内难以判断疗效或毒性,且 CBZ 血药浓度与其疗效和毒副作用的关系密切,而其药物代谢个体差异大,因此需要进行 CBZ 药物浓度监测,以实现个体化药物治疗。

CBZ 血药浓度的影响除了遗传、环境、生理、病理等因素外,与其他药物的相互作用也是一个重要原因,如丙戊酸、苯巴比妥、氯硝西泮等抗癫痫药物能降低 CBZ 浓度,而氟康唑、西咪替丁、异烟肼、大环内酯族抗生素醋竹桃霉素等药物能升高 CBZ 浓度。提示临床在合并应用这些药时,要注意检测 CBZ 的血药浓度,避免 CBZ 血药浓度过低或过高,导致治疗无效或 CBZ 中毒的危险。

CBZ 是强药酶诱导剂,该药的治疗血药浓度及半衰期个体差异大,容易出现不良反应,加之其自身诱导代谢和其他药物诱导的代谢,都能使卡马西平的血药浓度和药代动力学过程发生较大的改变。因此,临床上应加强血药浓度监测,同时进行血细胞分析,制订合理的给药方案,防止毒副作用的发生。采用自动化免疫法或色谱学方法测定血浆中 CBZ 浓度;建议采血时间:测峰值在最后一次服药 6~8h,测谷值在下一次服药前即刻;国内推荐治疗范围是 4~10mg/L,肝素是推荐的采血抗凝剂。

2. 丙戊酸钠(sodium valproate,VPA) 是目前最常用的抗癫痫药物之一,作用机制与 GABA 有关,它是脑内 GABA 转氨酶抑制剂,能减慢 GABA 的分解代谢;同时提高谷氨酸脱羧酶活性,使 GABA 生成增多,进而使脑内抑制性突触的 GABA 含量增高,并能提高突触后膜对于 GABA 的反应性,从而增强GABA 能神经突触后抑制。它不抑制癫痫病灶放电,但能阻止病灶异常放电的扩散。VPA 口服体内吸收较好,一般空腹服药经 0.5-2 小时达最高血药浓度,饭后服药可延迟至 2~4h;VPA 吸收入血后,主要与血浆白蛋白结合,结合率为 84%~94%,半衰期为 7~8h,初次服用 VPA 经 2~3d 达稳定的血药浓度。它主要分布在细胞外液和肝、肾、脑等组织中,脑脊液内的浓度为血浆浓度的 10%,大部分由肝脏代谢,主要经肾排出,能通过胎盘,能分泌入乳汁(浓度为母体血药浓度的3%)。VPA可治疗各型癫痫,总有效率达83%,其中对单纯失神性发作、全身强直阵挛性发作(-GTC)、GTC合并失神发作疗效最好,单纯部分性发作(SP)和复杂部分性发作(CP)疗效次之,对儿童良性中央回颞叶癫痫、获得性癫痫失语症、慢波睡眠相持续棘慢波癫痫及强直性发作也有效;对精神运动性发作、局限性发作和一些难治性癫痫,在原用药物的基础上加用VPA,也常能奏效。血药浓度与剂量有较高相关,但不稳定;同时血药浓度与疗效之间的个体差异也较大,因此,在为癫痫患者设计给药剂量时,应进行VPA的血药浓度监测,做到个体化给药,最大限度发挥疗效,尽可能避免和减少不良反应的发生。

血药浓度与剂量有较高相关,但不稳定,同一剂量的不同个体,个别患者之间的血药浓度相差6倍。特别是儿童的用药剂量与血药浓度之间更不稳定。另外,丙戊酸钠的血药浓度与疗效之间的个体差异也较大,血药浓度低于治疗窗的一些患者的症状控制得很好,而在治疗窗范围内或高于治疗窗的患者,癫痫症状却未能控制;此外,VPA与其他药物的相互作用也显示:与地西泮合用,可增加血药浓度,抑制呼吸作用,与红霉素及扑米酮使用增加毒性;能增加苯巴比妥浓度。与卡马西平及苯妥英钠使用时,血药浓度降低。因此,在为癫痫患者设计给药剂量时,不能仅凭剂量来估计血药浓度,应进行丙戊酸钠的血药浓度监测,并根据患者的实际情况如发病时间、发作症状、并用药物等综合判断,做到个体化给药。

VPA血药浓度测定采用免疫法或HPLC方法测定血浆中CBZ浓度;建议采血时间:测峰值在服药后1~4h,测谷值在下一次剂量之前;专家推荐的治疗范围为50~100mg/L,肝素是推荐的采血抗凝剂。

3. 苯妥英(phenytoin,PHT) 能抑制细胞外Na^+的被动内流,导致细胞膜稳定化,升高其兴奋阈值;抑制神经末梢对GABA的摄取,诱导GABA受体增生,使Cl^-内流增加而出现超极化,抑制异常高频放电的发生和阻止脑部异常电位活动向周围正常组织扩散,从而制止癫痫发作。PHT吸收缓慢且不规则,主要吸收部位在小肠近端。本品吸收后广泛分布于全身,并能透过血-脑脊液屏障和胎盘,本品血清蛋白结合率较高(90%~93%),且可随血浆pH的升高而增加,苯妥英主要在肝内代谢,大部分通过细胞色素P450代谢成无活性的羟基化合物,羟化后的代谢物约75%以上以与葡萄糖醛酸结合的形式经尿排泄,极少部分约2%以原形排泄。苯妥英是最常用的抗癫痫药之一,对癫痫大发作、部分性发作和精神运动性发作有效,但对小发作无效。苯妥英具有零级动力学特征,多次给药时,稳态血药浓度和剂量不成线性关系,剂量轻微的改变可导致血药浓度大幅度增加,其消除率的个体差异大,容易发生有临床意义的药物相互作用,易受肝药酶诱导药和抑制药影响,常需监测血药浓度以调整维持量,以便达到更合理的个体化给药。

PHT具有与其他抗癫痫药物不同的非线性药代动力学(零级动力学)特性。当血药浓度在一定范围内时,血药浓度随剂量的增加而增高,为线性代谢(一级动力学过程);当血药浓度达一定水平后,小剂量PHT的增加可导致血药浓度的急剧增加而发生中毒,为非线性代谢(零级动力学过程),这是因为PHT的代谢需要酶的参与,而肝内代谢酶系统易达饱和状态,药物的解毒速率随剂量的增加而减慢,故剂量越大药物的蓄积作用越明显,发生毒性反应的情况和程度与血药物浓度一般呈平行关系,加之少数患者个体差异很明显。因此,临床用药后定时测定血PHT药物浓度,对指导临床用药及提高癫痫的治疗效果都具有重要意义。

PHT为强药酶诱导剂,与其他药物合用时,可影响血药浓度。PHT与环丙沙星合用时可降低其血药浓度;与青霉素类、头孢菌素类合用可减慢PHT在肾小管的排泄而使血药浓度增高;当与另外一种抗癫痫药物VPA合用时,PHT的吸收、代谢和消除减慢,PHT浓度增加,可能造成中毒危险,同时VPA的吸收减慢、代谢和消除加快,造成VPA常规剂量达不到预期的治疗效果。进食也可促进PHT的吸收。因此,PHT应尽量避免与其他药物联用,提倡单一用药,从而减少药物的相互作用,并易于疗效评定。当单药治疗达到最大耐受量仍不能有效控制发作时,才考虑联合用药。如必须联合用药时,应尽量减少有肝药酶诱导作用的药物,且应进行血药浓度监测,否则极易导致严重的不良反应。

PHT血药浓度测定 采用免疫法或HPLC方法测定血浆中PHT浓度;建议采血时间为在下一次剂量之前测谷值或在用药间隔期内;临床推荐治疗范围:成人和儿童10~20mg/L、早产儿和足月新生儿6~14mg/L、婴儿(2~12周)游离PHT初始治疗血清浓度范围是1~2mg/L,肝素是推荐的采血抗凝剂。

4. 苯巴比妥(phenobarbital,PB) 为长效巴比妥类药物,有镇静、催眠、抗惊厥等作用,电生理研究证明,苯巴比妥既能降低病灶内细胞的兴奋性,从而抑制病灶的异常放电,又能提高病灶周围正常组织的兴奋阈值,抑制异常放电的扩散。抗癫痫作用机制可能与以下作用有关:①作用于突触后膜上的 GABA 受体,使 Cl⁻ 通道开放时间延长,导致神经细胞膜超极化,降低其兴奋性;②作用于突触前膜,降低突触前膜对 Ca²⁺ 的通透性,减少 Ca²⁺ 依赖性的神经递质(NA、Ach 和谷氨酸等)的释放。PB 呈弱酸性,难溶于水,口服吸收较完全,其与血浆蛋白结合率为 45% 左右,生物利用度为 85%;主要通过 CYP2C9 在肝脏中代谢,但 CYP2C19 和 CYP2E1 的作用较小,苯巴比妥的消除半衰期,成人为 50~120h,儿童为 40~70h;服药 4~8 小时血药浓度达到高峰,PB 在体内吸收后主要由肝脏代谢,经肾脏排出。至今 PB 仍是临床常用的抗癫痫药物之一,特别是在癫痫大发作和局限性发作的控制方面具有重要意义。临床上,PB 多与其他抗癫痫药物合并使用。由于该药物在人体内的吸收、代谢和消除个体差异较大,同时该药物的临床治疗安全范围较窄,容易出现药品不良反应,其疗效及毒性与血药浓度关系密切,加之其自身药酶诱导效应和其他药物间的相互作用,容易使其药动学发生较大变化,因此在临床治疗中进行血药浓度监测和个体化给药具有重要的临床意义。

PB 是较强的肝药酶诱导剂,在与其他抗癫痫药物合用时要注意其相互作用:其中 VPA、CBZ 和 PHT 均增加 PB 的清除率,使 PB 浓度降低;而氯硝西泮,托吡酯则会降低其清除率,使 PB 浓度升高,因此合并使用这些药物时,注意监测 PB 浓度,以保证安全有效的用药。

因胆红素与 PB 竞争地结合蛋白,使 PB 药物的蛋白结合率降低,体内游离药物浓度相对较高,比如像高胆红素血症患儿给药应慎重,应在用药期间及时监测血药浓度,防止蓄积中毒。苯巴比妥分布在唾液中,唾液中苯巴比妥的浓度与血浆总苯巴比妥和游离苯巴比妥的浓度均显著相关。因此,唾液是苯巴比妥 TDM 的有用替代基质。

苯巴比妥多用于儿童患者,其临床疗效、毒性反应与血药浓度密切相关,因此,在临床上,要定期检测 PB 的血药浓度,同时检查肝肾功能,防止毒性反应的发生。PB 血药浓度测定采用免疫法或 HPLC 方法测定血浆中 PB 浓度;建议采血时间:在下一次剂量之前测谷值或在用药间隔期内;专家推荐治疗范围为 15~40mg/L,肝素是推荐的采血抗凝剂。

(李 壹 邹远高)

第五节 精神心理类药物治疗药物浓度监测

目前大量的神经心理药物都需要常规进行治疗药物浓度监测。《2017 神经心理药物治疗监测的共识指南》指出 TDM 对抗惊厥药、三环抗抑郁药以及其他抗精神病药的合理使用具有重要意义。大多数神经精神科药物具有类似的药代动力学特征:胃肠道吸收良好,在 1~6h 内达到最大血药浓度;全身生物利用度变化大,从 5% 到 100% 不等;从血液快速分布到中枢神经系统,大脑中的药物浓度通常高于血液中的药物浓度;高表观分布量(10~50L/kg);稳态条件下血液中谷浓度较低(精神药物为 0.1~500ng/mL);主要通过肝代谢消除;消除半衰期大部分在 12~36h 之间;治疗剂量呈线性药代动力学,其结果是每日剂量加倍将导致血液中药物浓度加倍;细胞色素 P450(CYP)和 UDP-葡萄糖醛酸转移酶(UGT)作为主要的代谢酶系统。但是也有很多药物有例外的情况,如阿戈美拉汀、文拉法辛等的消除半衰期短,而阿立哌唑和氟西汀的消除半衰期较长。氨磺必利、米那普仑、美金刚、加巴喷丁、舒必利在肝脏中代谢较差,主要通过肾脏排泄,这可能对肝功能受损的患者有利。帕罗西汀具有非线性的药代动力学,其代谢产物抑制了药物自身的代谢。

神经心理药物个体间的血药浓度差异(即药代动力学变异性)主要是由药物代谢酶的不同活性引起的。酶的活性可能随着年龄的增长而降低,并且可以因肾脏和肝脏功能状态而改变。大多数精神科药物通过氧化、还原或水解反应进行第一阶段的代谢。第一阶段反应主要由 CYP 酶催化。参与神经心理药物代谢的最重要同工酶包括:CYP1A2、CYP2B6、CYP2C8、CYP2C9、CYP2C19、CYP2D6、CYP2E1 和 CYP3A4/5。许多 CYP 基因都为突变基因。CYP 酶的遗传多态性是体内药物浓度在个体之间存在较大差异的主要原因,这导致需要在血液中对其进行测量。其他酶也可能是药物作用和毒性的代谢关键决定因素,如醛基酮还原酶(AKR)。AKR 超家族的酶催化内源性和外源性化合物的醛基或酮基还原。在人类,已鉴定出 13 种 AKR 蛋白。除了与阶段一和阶段二代谢有关的酶外,药物转运蛋白在药物的分布药代动力学中也起作用。它们是位于细胞膜中的 ATP 结合盒(ABC)蛋白,发挥外排转运蛋白的作用,以保护器官免受异种生物的侵害。对于许多神经心理药物而言,ABC 转运蛋白,特别是 P- 糖蛋白(P-gp)、ABCB1 的基因产物、ABCC1 编码的多药抗性蛋白(MRP)和 ABCG2 编码的乳腺癌抗性蛋白(BCRP)被确定为主要决定因素。P-gp 在血 - 脑脊液屏障(BBB)和小肠中高度表达,因此在控制药物流入和流出不同器官中起着重要作用。动物研究表明,P-gp 可控制脑部多种抗抑郁药和抗精神病药(如去甲替林、西酞普兰或利培酮)的利用率。提示高 P-gp 功能是无效浓度的原因,而低 P-gp 功能与高药物浓度和耐受性有关。与 CYP 酶类似,ABC 转运蛋白也鉴定出多个遗传突变。

一、实验室分析路径

实验室分析路径见图 28-5。

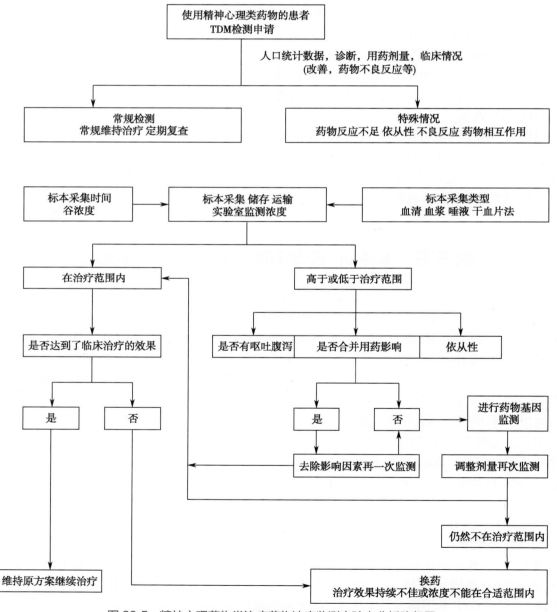

图 28-5 精神心理药物类治疗药物浓度监测实验室分析路径图

二、相关实验

1. 标本类型　TDM通常使用血浆或血清样品,但是首选血浆或血清样本尚无共识。目前尚缺乏明确的实验数据来明确使用血浆或血清测定药物浓度的差异。有研究报道干血斑采集血液可以替代常见的静脉抽血。干血斑采血法具有微创采样、低血容量要求、易于运输和存储以及良好的分析物稳定性等优势。基于液相色谱-串联质谱(LC-MS/MS)或超高效液相色谱-串联质谱(UPLC-MS/MS)等现代分析技术的高灵敏度可实现将干血斑样品用于TDM。

长期以来一直认为唾液中的药物浓度反映了血液中循环的游离药物部分(即未结合蛋白质的部分),对于大多数精神心理类药物而言,唾液中的药物浓度仅为其总浓度的10%或更少。因此,使用唾液代替血浆或血清时,检测方法的灵敏度是一个主要问题。目前的分析方法已经可以准确稳定地分析唾液中精神心理类药物浓度。研究发现,血液与唾液中的药物浓度之比有很大变异,提示唾液中药物浓度并不能完全代表血液中游离药物浓度。唾液作为代替血液的标本类型还需要进一步验证。除唾液外,尚未将其他标本类型(如尿液、脊髓液、眼泪、毛发或母乳)样本用于神经心理类药物的TDM。

2. 采样时间　使用TDM指导的神经心理类药物治疗,目前主要使用稳态下的最小药物浓度(Cmin,即谷浓度C_0)。对于用于治疗注意力不足以及多动症的抗帕金森药物和哌醋甲酯类药物,应在最大药物浓度(Cmax)时(Tmax)抽取血液样本。这些药物大多数具有短的消除半衰期,并且临床效果与Cmax相关。应定期进行神经心理类药物浓度监测:维持治疗时,建议至少每3~6个月定期监测一次,以防止复发和再次住院。如果怀疑患者不依从,或者合并用药或吸烟等可能变化可能影响神经心理类药物的药代动力学的情况出现时,TDM的频率应该增加。

3. 检测方法　神经精神心理类药物的浓度检测,首选高效液相色谱技术。它们具有足够的精确性以及准确性,适用于几乎各种神经精神心理类药物的分析。这类检测方法的缺点是在色谱分离之前需要进行样品制备,因此样品检测通量有限,使用自动化样品制备系统可以帮助提高检测通量。液相色谱串联质谱(LC-MS/MS)联用技术,是目前先进的药物浓度分析技术,具有很高的灵敏度和特异性。较之传统液相色谱方法,该技术的样品前处理更简单(如蛋白质沉淀和稀释)。而且可以同时分析许多化合物(该方法已可同时检测50多种精神活性药物)。LC-MS/MS技术的主要缺点是设备成本高和需要训练有素的人员。近年来,LC-MS/MS技术的使用频率越来越高已经成为许多专业实验室精神心理类药物TDM的首选分析方法。使用紫外或荧光检测器的HPLC方法,由于其成本效益和耐用性,仍然是许多实验室中低通量的常用方法。免疫学方法也可用于部分精神心理类药物浓度分析,但所涉及的药物种类十分有限。

三、结果判断与分析

血液药物浓度在所报告的治疗参考范围内时,预期出现缓解或缓解的可能性最高。在血液中治疗药物浓度低于治疗范围,急性治疗的反应率与安慰剂相似,在慢性治疗下有复发的风险。在血液中治疗药物浓度过高的情况下,药物不良反应或毒性的风险增加。然而不同的患者之间可能有差异,当患者达到所需的临床结果时,测量血液中的药物浓度可能会很有用。该药物浓度可被视为个别患者的最佳浓度。如果出现症状加重,复发或药物不良反应,该值有助于发现是否发生了非依从性或药代动力学改变,可以解释临床损害。

当药物浓度超出治疗参考范围时,明智的做法是考虑特定药物治疗参考范围的推荐水平。任何与剂量相关参考范围超出的药物浓度。应提醒TDM实验室积极寻找可导致不良或超快速代谢,排泄器官肝脏和肾脏功能改变,患者药代动力学中与年龄和/或疾病相关的变化,药物依从性,患者可能未向处方医生声明的其他药物产生非稳态甚至信号干扰。还应考虑每日药物剂量是单次还是多次给药。

在药物浓度异常低或高的情况下,实验室可能建议在一段时间后再取样,如果药物浓度不在范围内的原因是患者的依从性(药物摄入不规律),则下一次检测结果会回到范围内。如果是由于患者的遗传背景是属于快代谢或者慢代谢型所引起,则下次检测的结果仍然会偏高或偏低,而剂量变化是最常见的建议。

下面以几种常见的精神类药物的代谢以及TDM做介绍:

1. 氯氮平（Clozapine） 氯氮平系二苯二氮䓬类。对脑内 5- 羟色胺（5-HT2A）受体和多巴胺（DA1）受体的阻滞作用较强，此外还有抗胆碱（M1），抗组胺（H1）及抗 α- 肾上腺素受体作用，锥体外系反应及迟发性运动障碍较轻，一般不引起血中泌乳素增高。能直接抑制脑干网状结构上行激活系统，具有强大镇静催眠作用，用于治疗多种类型的神经分裂症。本品不仅对精神病阳性症状有效，对阴性症状也有一定效果。适用于急性与慢性精神分裂症的各个亚型，对幻觉妄想型、青春型效果好。也可以减轻与精神分裂症有关的情感症状（如：抑郁、负罪感、焦虑）。对一些用传统抗精神病药治疗无效或疗效不好的患者，改用本品可能有效。本品也用于治疗躁狂症或其他精神病性障碍的兴奋躁动和幻觉妄想。因氯氮平导致粒细胞减少症，一般不宜作为首选药。

口服吸收快而完全，食物对其吸收速率和程度无影响，吸收后迅速广泛分布到各组织，生物利用度个体差异较大，平均为 50%~60%，有肝脏首过效应。服药后 3.2h（1~4h）达血浆峰浓度，消除半衰期平均 9h（3.6~14.3h），组织结合率高。经肝脏代谢，80% 以代谢物形式出现在尿和粪中，主要代谢产物有 N- 去甲基氯氮平、氯氮平的 N- 氧化物等。在同等剂量与体重一定的情况下，女性患者的血清药物浓度明显高于男性患者，吸烟可加速本品的代谢，肾清除率及代谢在老年人中明显减低。本品可从乳汁中分泌且可通过血 - 脑脊液屏障。

口服从小剂量开始，首次剂量为一次 25mg（1 片），一日 2~3 次，逐渐缓慢增加至常用治疗量一日 200~400mg（8~16 片），高量可达一日 600mg（24 片）。维持量为一日 100~200mg（4~8 片）。

氯氮平血药浓度测定采用 HPLC 或 HPLC-MS/MS 方法测定血浆中氯氮平浓度；建议采血时间：测峰值在服药后 1~4h，测谷值在下一次剂量之前；专家推荐的治疗范围为 350~600ng/mL，肝素是推荐的采血抗凝剂。治疗头 3 个月内应坚持每 1~2 周检查白细胞计数及分类，以后定期检查。

氯氮平治疗会增加粒细胞缺乏症的风险，尽管氯氮平适用于难治性精神分裂症患者，但只有少数患者接受这种药物治疗。需要通过定期抽血检查白细胞计数进行监测。给治疗带来了一定的难度。为了帮助解决这些困难，FDA 在 2015 年对氯氮平治疗和监测指南进行了几次修改。新的建议寻求在不危及患者健康的情况下增加氯氮平治疗的连续性，FDA 对氯氮平治疗中断的门槛降低，绝对中性粒细胞计数从 1 500/μL 将至 1 000/μL，删除总白细胞计数的监测算法（表 28-2）。这些变化大大降低了氯氮平监测算法的复杂度。新指南的目的是降低氯氮平开始和持续治疗的难度。

表 28-2 FDA 对氯氮平治疗中断的指南的变化

指南	总的白细胞数量（μL）	中性粒细胞的绝对值（μL）
2015 年前	<3.000	<1 500
2015 年后	未纳入该指标	<1 000

2. 阿普唑仑（Alprazolam） 阿普唑仑是目前常用的精神药物，有多种商品名。阿普唑仑常被用来治疗恐慌和焦虑症。阿普唑仑因为它的欣快和抗焦虑的效果，也常被滥用于娱乐目的。阿普唑仑具有半衰期短、吸收快、亲脂性低等药代动力学特性，具有潜在的应用前景。与其他苯二氮䓬类药物相比，阿普唑仑的作用可能在 30min 内就能感觉到，并可持续约 6h。

口服阿普唑仑后吸收迅速，血浆浓度峰值为 1~2h。口服阿普唑仑的生物利用度平均为 80%~100%。80% 的阿普唑仑与血清蛋白（主要是白蛋白）结合。阿普唑仑在肝脏内由细胞色素 P450 3A4（CYP3A4）代谢为 4- 羟基阿普唑仑和 - 羟基阿普唑仑代谢物。阿普唑仑及其代谢产物被肾脏过滤并随尿液排出体外。健康人血浆阿普唑仑的平均半衰期约为 11.2h。由于有停药的戒断危险，应避免突然停止治疗。所有患者在停止治疗或减少每日剂量时应逐渐减少剂量。建议的方法是每日减量不超过 0.5mg，一些患者可能需要更慢的减量。长期使用阿普唑仑的患者应改用长效苯二氮䓬，如氯硝西泮或地西泮，并逐步滴定。这样可以产生较少的副作用。

阿普唑仑体内药物浓度受抑制或诱导 CYP3A4 的药物影响。CYP3A 的有效抑制剂可能导致血浆浓度升高，从而导致不良事件增加。已知影响阿普唑仑代谢的药物包括唑类抗真菌药物、西咪替丁、某些抗抑郁药物(氟西汀、氟伏沙明和尼法佐酮)、大环内酯类抗生素、利福霉素、圣约翰草、癫痫发作药物(卡马西平、苯妥英钠)、抗组胺和肌肉松弛剂。氟马西尼是一种苯二氮草受体拮抗剂,具有完全或部分逆转苯二氮草镇静作用。

阿普唑仑血药浓度测定采用 HPLC 或 HPLC-MS/MS 方法测定血浆中地西泮浓度;建议采血时间:测峰值在服药后 1~2 小时,测谷值在下一次剂量之前;专家推荐的治疗范围为 5~50ng/mL,肝素是推荐的采血抗凝剂。

3. 碳酸锂(Lithium Carbonate)　碳酸锂以锂离子(Li)形式发挥作用,主要应用治疗躁狂症,对躁狂和抑郁交替发作的双相情感性精神障碍有很好的治疗和预防复发作用,也用于治疗分裂-情感性精神病。其抗躁狂发作的机制是能抑制神经末梢 Ca^{2+} 依赖性的去甲肾上腺素和多巴胺释放,促进神经细胞对突触间隙中去甲肾上腺素的再摄取,增加其转化和灭活,从而使去甲肾上腺素浓度降低,还可促进 5-羟色胺合成和释放,而有助于情绪稳定。

口服吸收快而完全,生物利用度为 100%,表观分布容积(Vd)0.8L/kg,血浆清除率(CL)0.35mL/(min·kg),单次服药后经 0.5h 血药浓度达峰值。按常规给药约 5~7d 达稳态浓度,脑脊液达稳态浓度则更慢。锂离子不与血浆和组织蛋白结合,随体液分布于全身,各组织浓度不一,甲状腺、肾脏浓度最高,脑脊液浓度约为血浓度的一半。成人体内的半衰期($T_{1/2}$)为 12~24h,少年为 18h,老年人为 36~48h。本品在体内不降解,无代谢产物,绝大部分经肾排出,80% 可由肾小管重吸收,锂的肾廓清率颇稳定为 15~30mL/min,随着年龄的增加,排泄时间减慢,可低至 10~15mL/min,消除速度因人而异,特别与血浆内的钠离子有关,钠盐能促进锂盐经肾排出,血清有效锂浓度为 0.6~1.2mmol/L。晚期肾病患者半衰期延长,肾衰时需调整给药剂量。临床上,由于该药物在人体内的吸收、代谢和消除个体差异较大,同时该药物的治疗指数低,治疗量和中毒量较接近,其疗效及毒性与血药浓度关系密切,加之其和其他药物间的相互作用,容易使其药动学发生较大变化,因此在临床治疗中进行血药浓度监测,不仅能有效指导临床合理用药,同时还能有效控制临床症状。

Li 血药浓度测定:采用原子吸收光谱仪或等离子质谱仪(ICP-MS)测定血浆中 Li 浓度;建议采血时间:服用药物达到稳态后,在末次服用碳酸锂 10~12h 后取样(下一次服药前);专家推荐治疗范围为 0.6~1.2mmol/L,EDTA 是推荐的采血抗凝剂。

单用碳酸锂时,由于初始给药剂量大或加量快,导致血锂浓度高而引发急性中毒,如果合并使用氟哌啶醇、氯氮平或盐酸帕罗西汀等其他抗精神病药联合使用时,由于碳酸锂给药剂量较单用时小,而合并使用的药物可影响血锂浓度升高,导致蓄积引发慢性中毒。提示合并用药可能影响血锂浓度升高,导致锂中毒,引发心血管不良反应;同时当碳酸锂与其他精神病药物合并用药时,临床还应该注意这些精神病药可抑制延髓催吐化学感受区,可能会掩盖恶心、呕吐等轻度锂中毒症状,妨碍锂中毒的早期发现。另外对于 60 岁以上的老年人应用锂盐治疗时血锂浓度高,容易出现中毒症状,提示高龄患者服用锂盐治疗应慎重。需要定期监测血锂浓度和肾功能,及时调整锂盐剂量。

由于临床医生经验性的给药剂量,而血锂浓度的个体差异很大,如给予同样的常规剂量,有的患者体表面积大不能达到有效治疗浓度,而瘦小的患者则已发生毒性反应。这也说明血锂浓度在有效范围内的患者中,会出现了轻、中度中毒症状。因此不能仅依据血锂浓度未达到 1.20mmol/L 而忽视了中毒症状,应同时加强临床观察以及增加中毒的风险因素加以考虑。

(李　壹　白杨娟)

第六节　氨甲蝶呤治疗药物浓度监测

氨甲蝶呤(methotrexate,MTX)是一种代谢类抗肿瘤药物,通过抑制细胞中的二氢叶酸还原酶,特异性抑制 DNA 的合成,从而发挥抗肿瘤细胞作用。MTX 静滴后,血药浓度迅速下降,首先是向细胞外液转运,然后随时间变化向体内各组织分布,MTX 消除半衰期分别为 2~4h 和 10~20h,血清 MTX 浓度出现生物指数下降,绝大多数(80%)以原型经肾脏排泄,小部分通过胆囊到达小肠经历肠肝循环,代谢物为 4-氨基-4

脱氧 -N10- 甲基蝶酸和 7- 羟氨甲蝶呤（被认为有潜在神经毒性）。临床上主要用于恶性肿瘤如成骨细胞肉瘤和儿童急性淋巴细胞白血病的化疗。MTX 化疗效果和不良反应与血药浓度密切相关,而同一个体在不同时间使用同一给药方案,氨甲蝶呤的血药浓度存在较大差异。因此,通过动态检测 MTX 的血药浓度,为临床制订合理的给药方案提供科学依据,以减少毒副作用的发生。

一、实验室分析路径

实验室分析路径见图 28-6。

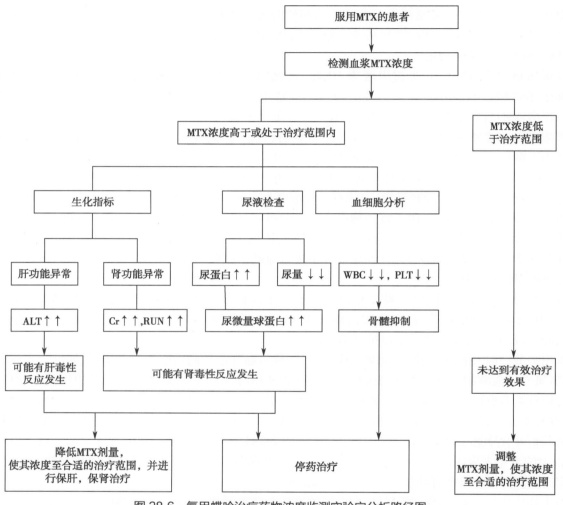

图 28-6　氨甲蝶呤治疗药物浓度监测实验室分析路径图

二、相关实验

MTX 是治疗白血病和抗肿瘤的化疗药物,临床上采用大剂量 MTX 化疗,大大增加了其毒副作用;因此,在化疗期间,通过监测 MTX 血药浓度,检查肝肾功能指标,血细胞和尿液分析参数,调整剂量,实现个体化给药,尽量减少毒副作用,使 MTX 的化疗达到预期效果。

1. MTX 血药浓度测定　采用免疫法或 HPLC 方法测定血浆中 MTX 浓度。建议采血时间：在开始服药后 24h 和 48h,72h 也经常采用。若出现清除延迟,需进一步采血直至 MTX 的浓度在 0.05~0.1μmol/L。为了避免严重毒副作用,专家推荐治疗浓度范围为在大剂量 MTX 治疗时(输注时间 4~6h),血浆 MTX 浓度应保持在以下阈值之下,在开始治疗 24h<10μmol/L,48h<1.0μmol/L,72h<0.1μmol/L。

2. 生化指标　包括肝、肾功能指标,由于使用 MTX 化疗,可能造成肝脏和肾脏损害,使 ALT 升高明显,血 β_2- 微球蛋白,肌酐和尿素氮显著升高,影响 MTX 的代谢和排泄,及时发现,及时处理。

3. 血细胞分析 主要是白细胞和血小板。由于 MTX 化疗造成骨髓抑制,使白细胞和血小板下降明显,必须及时采取措施进行治疗,停药后可恢复正常。

4. 尿液检查 包括尿量、尿液 pH、24h 尿蛋白,β_2-MG(微球蛋白)等。在 MTX 化疗时,可导致尿量减少,pH 发生改变,24h 尿蛋白和 β_2-MG 显著升高(损伤部位肾小管),因此可以及早发现肾脏损害并及时给予治疗,有重要意义。

三、结果判断与分析

MTX 是二氢叶酸还原酶的抑制剂,具有治疗指数低、毒性高的特征。肝肾疾病及酸性尿时,可使 MTX 清除率下降;有腹水和胸膜积液时半衰期延长;MTX 浓度超过阈值时有毒副作用,其强度取决于超过阈值的整个长度,而不是超过阈值的强度;由于严重不良反应与血药浓度高低及持续时间长短有关,对 MTX 浓度的监测有助于早期发现对患者可能造成的危险。如有必要可给予解毒药甲酰四氢叶酸及时采取措施促进肾脏的排泄以避免产生威胁生命的副作用。甲酰四氢叶酸应当连续使用,直到 MTX 浓度已下降至低于 $0.1\mu mol/L$。

非甾体药物可致肾功能损害,减少 MTX 的清除,阿司匹林可从血浆中置换 MTX 或与其竞争排泄通道,从而导致肾毒性增强,因此在化疗期间,应禁用非甾体药物。

(邹远高 李 壹)

第七节 万古霉素和去甲万古霉素药物浓度监测

万古霉素(vancomycin)和去甲万古霉素(norvancomycin/demethylvancomycin)同属多肽类抗生素,二者化学结构相似(仅相差一个甲基)、作用相似、具有相近的不良反应(如红人综合征,耳、肾毒性等)及交叉耐药性。万古霉素由东方链球菌培养液中提取所得,而去甲万古霉素由放线菌培养液所得,去甲万古霉素作用强度稍强(0.4g 去甲万古霉素相当于 0.5g 万古霉素)。目前临床使用的主要是盐酸万古霉素和盐酸去甲万古霉素,它们对各种革兰氏阳性菌(包括球菌与杆菌)均具有强大的抗菌作用,尤其耐甲氧西林金葡菌、表葡菌和肠球菌属对这两种药物高度敏感,几乎无耐药菌株;对厌氧菌艰难梭菌也有良好的抗菌活性。目前,万古霉素和去甲万古霉素仍是治疗耐甲氧西林葡萄球菌(MRSA)感染的首选药物,主要用于由甲氧西林耐药的葡萄球菌属、肠球菌引起的各种感染,包括败血症、菌血症、心内膜炎、肺炎等呼吸道感染、术后感染、骨髓炎和严重皮肤软组织感染;口服,可用于治疗由艰难梭菌引起的假膜性结肠炎。

万古霉素和去甲万古霉素具有相似的药代动力学特征。这两种药物在体内无明显代谢,主要经肾脏排泄,少量经胆汁排泄。它们的消除半衰期在正常成年人为 4~11h,平均约 6h,在严重肾功能不全患者可以延长到 7.5d 左右。在老年人其半衰期也会延长,在儿童体内它们的半衰期为 2~3h。万古霉素和去甲万古霉素的不良反应主要表现为肾毒性和耳毒性,严重者可出现肾衰竭和听力丧失。这些不良反应在老年患者、儿童患者以及肾功能不全患者中更易发生,而且更加严重。万古霉素和去甲万古霉素的治疗指数窄、药代动力学个体差异大、影响因素多、给药剂量与血药浓度相关性差,而且这两种药物的治疗效果和不良反应均与药物浓度密切相关。现已证明治疗药物浓度监测能显著增加临床治疗有效率并降低不良反应发生率,为此有必要开展万古霉素和去甲万古霉素治疗药物浓度监测,帮助临床有效开展个体化给药治疗。

一、实验室分析路径

实验室分析路径见图 28-7。

二、相关实验

1. 万古霉素 / 去甲万古霉素血药浓度测定 采用自动化免疫法或液相色谱法测定血浆中万古霉素 / 去甲万古霉素浓度。建议采血时间:测定谷浓度在下一次剂量之前 30min 内,测定峰浓度静脉滴注后 0.5~1h。

781

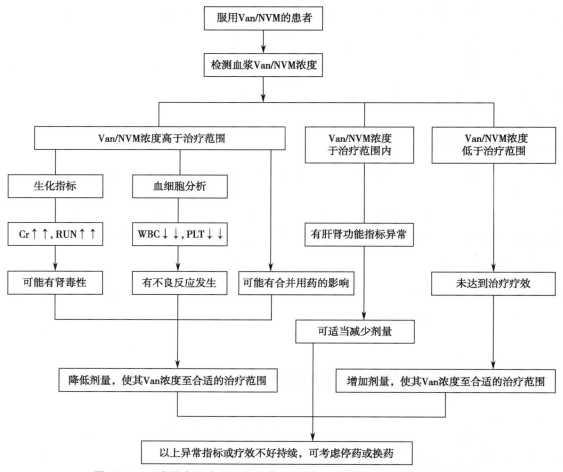

图 28-7　万古霉素和去甲万古霉素治疗药物浓度监测实验室分析路径图
Van：万古霉素；NVM：去甲万古霉素

2. 生化指标　由于万古霉素和去甲万古霉素具有肾毒性，长期应用或药物浓度过高会引起肾损伤。同时肾功能改变会影响药物的排泄从而影响药物浓度。因此，使用万古霉素和去甲万古霉素的患者应常规监测肾功能的变化。

3. 血细胞分析　万古霉素可使周围血白细胞减少、中性粒细胞减少以及血小板减少。血细胞分析可帮助监测药物相关不良反应。

三、结果判断与分析

1. 需要进行万古霉素/去甲万古霉素治疗药物浓度监测（TDM）的人群　上市之初万古霉素纯度较低，上市初期临床需要进行治疗药物浓度监测（TDM）。但随着药物的纯度提高，现在万古霉素剂量与血药浓度的线性关系基本明确，肾功能正常的患者不需要常规进行 TDM，但对于某些特殊人群，有必要进行 TDM。

影响万古霉素和去甲万古霉素血药浓度的主要因素包括：肾功能、年龄和合并用药等。《中国万古霉素治疗药物监测指南》、美国感染病学会（IDSA）和美国卫生系统药师协会（ASHP）推荐进行万古霉素 TDM 的人群主要包括：①应用大剂量万古霉素并且使用疗程较长的患者；②肾功能不全或不稳定（如明显恶化或明显改善）的患者；③联合使用其他耳、肾毒性药物的患者；④重症监护病房（ICU）患者；⑤肥胖患者和烧伤患者；⑥老人、儿童和新生儿。

目前的指南或专家共识主要针对万古霉素。由于去甲万古霉素与万古霉素的药物作用、药代动力学特征和不良反应均相似，因此去甲万古霉素 TDM 可参考万古霉素 TDM。

2. 药物浓度监测指标　谷浓度(C_0)是推荐使用的万古霉素和去甲万古霉素药物浓度监测指标,即在患者使用下一剂量前 30min 内采集外周血标本进行测定。初次谷浓度测定应保证患者的药物浓度已经达到稳态,一般在第四剂给药(首次给药 48h 后)前 30min 采血。对于肾功能不全的患者,其万古霉素半衰期延长,达到稳态血药浓度的时间也延长,因此,肾功能不全的患者在首次给药 72h 后开始监测万古霉素谷浓度。静脉滴注给药时,不能从留置针采血,应从对侧静脉采血。对于重症患者,如需要在达稳态血药浓度前进行评估,则可在开始治疗后 48~72h 内进行检测以及评估(表 28-3)。

表 28-3　重症患者万古霉素血药浓度推荐评估时间

万古霉素给药间隔	血药浓度评估推荐监测时间
每 48h 1 次	给药第 2 剂前 30min
每 24h 1 次	给药第 3 剂前 30min
每 12h 1 次或每 8h 1 次	给药第 4 剂前 30min

调整剂量后需要再次检测谷浓度,采血同样需要患者在新的剂量方案中达到稳态血药浓度后进行(最早在第 4 剂给药前 30min)。一旦患者达到目标谷浓度时,除非患者临床指标发生急剧变化(如:肾功能的急剧改变等),至少 1 周测定 1 次谷浓度。如果采集时间不合适,建议重新检测谷浓度或应用 Bayesian 动力学公式或相关药代动力学软件进行校正。

常规不监测峰浓度,因为万古霉素作为时间依赖型抗菌药物,监测峰浓度对疗效评估意义不大,并且万古霉素的组织再次分布速度缓慢导致峰浓度难以监测。以下特殊情况可考虑监测峰浓度:药代动力学改变、脑膜炎、治疗后无临床应答患者等。鞘内注射万古霉素,需在第 1 剂后的 24h 后测定初始脑脊液(CSF)万古霉素浓度,然后每 24h 监测 CSF 万古霉素浓度。

3. 结果判断与分析　万古霉素和去甲万古霉素的药理作用、不良反应均与药物浓度相关。这两种药物的安全治疗范围窄,其药代动力学个体差异大且影响因素多,在接受相同药物剂量治疗时患者血药浓度可以相差数倍,甚至数十倍,治疗水平参差不齐。万古霉素和去甲万古霉素血药浓度监测是帮助临床合理用药的重要指标。在治疗过程中,对于血药浓度不在治疗窗范围内的病例,应根据患者的具体生理、病理状况结合血药浓度,及时查找、分析原因,调整给药剂量或给药间隔,使血药浓度维持在一个安全、有效的范围内,才能达到最佳治疗效果并尽量减少不良反应的发生。

应用万古霉素治疗时,成人常规推荐谷浓度范围为 10~15μg/mL(稳态峰浓度 30~40μg/mL),儿童常规推荐万古霉素谷浓度为 10~15μg/mL(稳态峰浓度 20~40μg/mL),新生儿常规推荐谷浓度为 5~10μg/mL(稳态峰浓度 25~40μg/mL),若患者为重症感染等可将谷浓度适当提升至 15~20μg/mL。万古霉素谷浓度应该维持在 10μg/mL 以上以避免 MRSA 对万古霉素耐药。对于非严重 MRSA 感染的成人患者,万古霉素谷浓度不建议超过 15μg/mL。而对于严重 MRSA 感染患者(如菌血症、心内膜炎、骨髓炎、脑膜炎和医院获得性肺炎),控制感染非常重要,万古霉素谷浓度可以维持高于 15μg/mL 以降低感染治疗失败率。当万古霉素谷浓度高于 15μg/mL 时,肾毒性风险明显增加,应注意监测患者的肾功能。如果患者应用较高的起始剂量(成人常规初始剂量为 15mg·kg^{-1}·次$^{-1}$),则需要反复多次测定谷浓度以确保达稳态所需的合适剂量。

万古霉素在低通量血液透析中基本不被清除,而高通量血液透析时万古霉素会被显著清除,因此应用高通量血液透析后会予以剂量补充。间歇血透患者的万古霉素浓度需要在血透后进行检测,以确定有多少万古霉素被血透清除。当每次透析后万古霉素的补充剂量为一恒定值时,谷浓度检测建议一周测一次。连续肾脏替代疗法和腹膜透析可显著清除万古霉素,接受此类治疗的患者需连续多次测定万古霉素浓度,直至制定出合适的剂量方案,之后药物谷浓度测定可改为一周一次。患者若为脑室炎/脑膜炎,可予以鞘内注射万古霉素,剂量调整需根据 CSF 万古霉素浓度进行。24h CSF 谷浓度常用参考值为 1~20μg/mL,但针对具体的病种,临床可根据治疗的应答情况以及相关经验进行目标谷浓度的调整。

(白杨娟　邹远高)

第八节　伏立康唑药物浓度监测

伏立康唑（voriconazole）是第二代三唑类抗真菌药物，抗菌谱广且抗菌作用强，是治疗侵袭性曲霉菌、播散性念珠菌病以及少见真菌侵袭性感染的一线药物。伏立康唑在体内可以通过抑制真菌细胞色素 P450 介导的 14α- 甾醇的去甲基作用，抑制麦角甾醇（真菌浆膜的必需组成部分）合成，最终导致真菌细胞膜合成不足而发挥抗菌作用。伏立康唑口服吸收率高，生物利用度高达 90% 以上，因此口服和静脉给药基本等效。口服给药约 0.5~2h 血药浓度达到峰值。伏立康唑主要通过肝脏细胞色素 P450 同工酶代谢，其中 CYP2C19 是其主要代谢酶。伏立康唑的不良反应明显，主要包括：肝毒性、神经毒性（幻觉、脑病、神经病）、视觉障碍、骨膜炎、皮疹、高氟血症等。

伏立康唑的临床效应（疗效和不良反应）具有明显的浓度依赖性。伏立康唑体内代谢呈非线性药动学特性，当给药剂量增加时伏立康唑药物暴露量（药时曲线下面积 AUC）会急剧增加，远大于剂量增加的比例。除药物本身特殊的药代动力学特征外，伏立康唑浓度还同时受到药物代谢酶基因差异、肝功能状态、药物相互作用、年龄性别等多种因素的影响，导致伏立康唑药物代谢存在较大的个体间和个体内变异，相同剂量下不同患者药物浓度差异显著。因此，有必要对伏立康唑进行临床药物治疗监测，实现个体化给药，确保临床疗效并减少不良反应。

一、实验室分析路径

实验室分析路径见图 28-8。

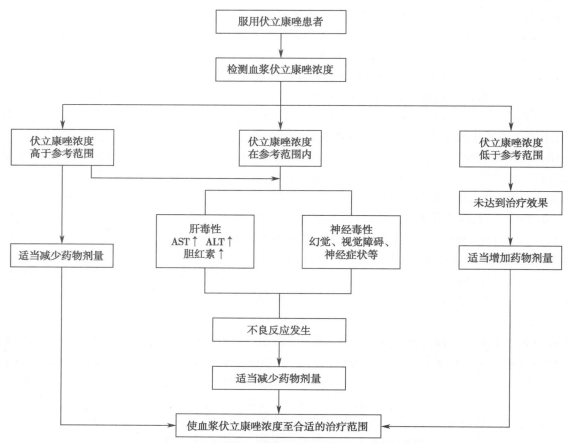

图 28-8　伏立康唑治疗药物浓度监测实验室分析路径图

二、相关实验

1. 伏立康唑血药浓度测定　采用免疫法或液相色谱法测定血浆／血清中伏立康唑浓度。通常测定谷浓度,建议采血时间为使用下一剂量之前 30min 内采血。

2. CYP2C19 基因检测　CYP2C19 的遗传多态性是个体和种族间伏立康唑代谢能力差异的主要遗传学因素。CYP2C19 基因的多个多态位点已被鉴定,其中 CYP2C19*1、CYP2C19*2、CYP2C19*3 及 CYP2C19*17 最为常见。

3. 肝功能测定　肝功能异常是伏立康唑最常见的不良反应之一。使用伏立康唑治疗过程中应常规检测肝功能。

三、结果判断与分析

临床实验室可以从治疗药物浓度监测(TDM)和 CYP2C19 基因多态性检测两个角度辅助伏立康唑的合理用药。伏立康唑血药浓度监测(TDM)是目前最可行的合理用药辅助方法,它可以提供患者体内实时的药物暴露信息,为临床疗效评估、剂量调整提供最直接最有效的信息。CYP2C19 基因多态性检测目前尚不能单独用于指导伏立康唑个体化治疗,其意义在于帮助选择更加合适的初始剂量以帮助更快达到靶浓度保证治疗效果,并尽量避免药物浓度过高引发不良反应,后续的剂量调整仍需依靠药物浓度监测结果。伏立康唑 TDM 和 CYP2C19 基因检测联合应用有助于提高治疗效果、降低不良反应,更好地实现伏立康唑的个体化治疗。

1. 伏立康唑药物浓度监测　无论是静脉给药还是口服给药,患者体内伏立康唑的药物暴露均存在很大的个体内和个体间变异。美国 FDA 和传染病协会(IDSA)均明确支持和推荐侵袭性真菌感染患者进行伏立康唑治疗药物浓度监测(TDM)。

(1)需要进行伏立康唑药物浓度监测的人群:临床使用伏立康唑时需进行 TDM 已成为业界共识。对于以下患者推荐密切监测伏立康唑浓度:①肝功能不全者。肝酶活性显著影响伏立康唑代谢,同时伏立康唑本身具有肝毒性,因此,对肝功能不全患者使用伏立康唑时应严密监测伏立康唑浓度和肝功能状态。②合用影响肝酶活性的药物时。③CYP2C19 基因突变者。CYP2C19 基因多态性能显著影响患者的药物谷浓度以及健康受试者的血药峰浓度和药物 - 时间曲线下面积(AUC)。④重症真菌感染危及生命的患者。这类患者血流动力学常常不稳定,造成肝血流量发生变异,进而影响伏立康唑清除。同时通过药物浓度监测指导个体化用药,尽早达到目标血药浓度能及时有效地控制感染,改善患者预后。⑤儿童患者。儿童的肝脏组织结构发育不成熟,肝药酶活性低、药物的代谢能力差,儿童使用伏立康唑时生物利用度变异大。

(2)伏立康唑药物浓度监测指标:伏立康唑进行血药浓度监测时,推荐监测稳态谷浓(C_0)。伏立康唑谷浓度与患者的治疗有效率和肝毒性发生率显著相关。

在给予负荷剂量时,建议伏立康唑药物浓度监测的首次取血时间不早于第五次给药前(第三天)(虽然根据药代动力学理论,在首日给予负荷剂量的情况下,血药浓度在给药后第二天即可达稳态,但用药第三天药物浓度更稳定)。在不给予负荷剂量的情况下,伏立康唑血药浓度达稳态的时间受多种因素影响,包括肝功能、联合用药、CYP2C19 基因多态性等。在不给予负荷剂量的情况下,对于一般情况稳定的成人患者,建议在 4~7d 后进行首次药物浓度监测。

使用群体药代动力学模型指导伏立康唑使用时,可以更早开始首次药物浓度监测,测定药物浓度后采用贝叶斯反馈算法推算患者的稳态血药浓度,更及时地调整给药剂量。推荐重复监测伏立康唑浓度的情况:①调整伏立康唑剂量,应及时监测其浓度,以保证其在目标浓度范围内;②患者发生伏立康唑药物不良事件发生或疗效欠佳,往往预示着患者血药浓度异常;③加用或停用影响伏立康唑药代动力学的药物时,伏立康唑的清除代谢发生变化使其血药浓度变得不稳定。重复监测药物浓度时,也需在调整剂量、加用或停用影响伏立康唑药代动力学药物后第 4~7d 伏立康唑浓度达稳态后进行。

(3)结果解释和分析:推荐伏立康唑目标浓度范围 0.5~5mg/L。与伏立康唑血药谷浓度<0.5mg/L相比,伏立康唑血药谷浓度>0.5mg/L 的患者拥有更高的感染治疗有效率,当伏立康唑血药谷浓度超过

1.5mg/L 时,有效结局指标已无改善(感染治疗有效率、感染相关疾病死亡率或感染预防失败率)。伏立康唑血药谷浓度>5mg/L 的亚洲患者拥有更高的肝毒性发生率。如伏立康唑稳态谷浓度低于目标浓度下限或疗效不佳,建议伏立康唑的维持剂量加量 50%,随后根据药物浓度监测结果进行剂量调整。如伏立康唑稳态谷浓度高于目标浓度上限且低于 10mg/L,未发生 2 级或 2 级以上不良事件时,建议伏立康唑维持剂量减量 20%,随后根据药物浓度监测结果进行剂量调整。如伏立康唑稳态谷浓度高于 10mg/L 或发生 2 级不良事件,则建议伏立康唑停药一次,之后维持剂量减量 50%,随后根据药物浓度监测结果进行剂量调整。

尽管伏立康唑血药谷浓度与患者的临床结局存在关联,但患者对伏立康唑的响应和耐受性仍存在着较大的个体差异,不能完全用血药浓度来解释。因此,除了血药浓度外,对伏立康唑进行剂量调整时还应考虑治疗的有效性和安全性,在监测伏立康唑血药谷浓度的同时,还需要密切监测肝功能和其他伏立康唑相关不良事件(如:神经/精神障碍、视觉障碍、听觉障碍等)。如经剂量调整后伏立康唑血药浓度处于目标浓度范围内,且依然无法满足疗效或安全性要求,应考虑换药。

伏立康唑可经细胞色素 P450 酶代谢,同时又是该酶的抑制剂,临床合用同种代谢酶的底物或这些酶的诱导剂、抑制剂时也可能会对伏立康唑及相应药物的血药浓度产生影响。体内由 CYP2C19、CYP2C9 和 CYP3A4 参与代谢的药物约占常用药物的 80%,所以伏立康唑很容易与其他药物发生相互作用,引起药物代谢改变。一方面,伏立康唑的浓度会受到其他药物影响,另一方面,其他药物的浓度也会被伏立康唑影响,从而影响药物的治疗效果和不良反应。因此,出现这些药物与伏立康唑合用时,更需要密切监测伏立康唑和相关药物的浓度、疗效及不良反应,以帮助临床药物合理使用。例如:利福平是多种 P450 酶的诱导剂,当伏立康唑与利福平合用时可显著降低伏立康唑的 AUC 和谷浓度,合用时应增加伏立康唑剂量,密切监测伏立康唑谷浓度以确保达到目标浓度。伏立康唑可抑制抗病毒药蛋白酶抑制剂(PIs)和非核苷类逆转录酶抑制剂(NNRTIs)的代谢,但 PIs 如利托那韦、沙奎那韦、氨普那韦和奈非那韦亦同样可抑制伏立康唑代谢,而 NNRTIs 如依发韦仑等既能抑制亦能诱导伏立康唑的代谢。因此,伏立康唑与 PIs、NNRTIs 合用属禁忌,如临床确需合用,则需密切监测伏立康唑和抗病毒药物的毒性反应。

2. CYP2C19 基因多态性检测　伏立康唑在人体内 80% 通过肝脏细胞色素 P450 同工酶 CYP2C19、CYP2C9 和 CYP3A4 代谢,其中 CYP2C19 是其主要代谢途径。CYP2C19 基因多态性是引起伏立康唑血药浓度高变异的最主要遗传因素,可解释伏立康唑 PK 变异性的 30%~50%。目前已发现 34 个 CYP2C19 等位基因,最常见携带的基因型为:CYP2C19*1、CYP2C19*2、CYP2C19*3 和 CYP2C19*17。CYP2C19*1 为野生型,编码正常活性的 CYP2C19 酶;CYP2C19*2/CYP2C19*3 是最常见的无活性等位基因,编码无活性酶;CYP2C19*17 是高酶活性等位基因,编码高活性酶。根据所携带的 CYP2C19 等位基因不同可分为伏立康唑超快代谢型(UM: *17/*17)、快代谢型(RP: *1/*17)、正常代谢型(NM: *1/*1)、中间代谢型(IM: *1/*2,*1/*3,*2/*17)和弱代谢型(PM: *2/*2,*2/*3,*3/*3)。弱代谢者(PM)个体 CYP2C19 酶活性降低、药物代谢减慢、药物暴露增加;快代谢者(UM+RP 个体)CYP2C19 酶活性升高、药物代谢加快、药物暴露降低。在使用相同剂量药物时,不同代谢类型的患者的伏立康唑药物暴露程度差异显著。在健康人中的研究表明,标准剂量给药药物暴露量(AUC):弱代谢者(PM)约为纯合子快代谢者(UP)的 5 倍和杂合子快代谢者(RP)的 3 倍。因此,快代谢者可以适当增加剂量而慢代谢者可以适当减少剂量,以更有效地达到目标浓度,减少治疗失败和不良反应发生的风险。CYP2C19 基因分布在不同种族间存在较大差异,在白种人和黑种人中,CYP2C19 弱代谢者发生率为 3%~5%,而亚洲人中弱代谢者发生率则高达 15%~20%。因此,CYP2C19 基因多态性检测在亚洲人群更有意义。

虽然绝大多数来自健康志愿者的研究均已证实 CYP2C19 基因型与药物浓度之间的关系,但是来自临床患者的研究结果却未得出一致的结论。临床患者与健康人研究结果存在差异的原因可能是临床患者情况更复杂(合并用药、伴随疾病、器官功能不全等)且 CYP2C19 基因多态性并不能完全解释伏立康唑药代动力学变异。同时现有研究也尚未明确 CYP2C19 基因型与临床治疗效果或毒性反应的相关性。因此,CYP2C19 基因型多态性检测尚不能独立应用于指导伏立康唑的个体化用药。CYP2C19 基因型多态性检测可以帮助初始剂量和药物选择和临床特殊患者的处置,帮助患者更快地达到目标浓度并减少不良反应。

药物基因组学临床应用联盟（CPIC）有关初伏立康唑的始剂量建议为：NM/IM 患者给予标准初始剂量并进行伏立康唑血药浓度监测；PM 患者建议换用非 CYP2C19 代谢的其他抗真菌药物，如仍需使用伏立康唑，应适当降低初始剂量并进行伏立康唑血药浓度监测；RM 患者建议给予标准初始剂量并进行严密的伏立康唑血药浓度监测；UM 患者应换用非 CYP2C19 代谢的其他抗真菌药物。

（白杨娟 李 壹）

第九节 地高辛治疗药物浓度监测

地高辛（digoxin，DX）是由毛花洋地黄提纯制得的中效强心苷，其口服吸收不完全，也不规则，生物利用度 60%~80%，血浆蛋白结合率 25%，半衰期 30~36h，原形主要经肾脏排泄，少部分在肝脏代谢，肝肠循环 7%。地高辛的主要作用机制是抑制细胞膜 Na^+-K^+-ATP 酶（钠泵）的 α 亚单位，促进 Na^+-Ca^{2+} 交换，细胞内 Ca^{2+} 浓度升高，后者作用于收缩蛋白导致心肌收缩力增强。临床上常应用于治疗各种急、慢性心功能不全及室上性心动过速、心房颤动和扑动等。由于其治疗指数低，治疗窗狭窄，个体差异大，常规剂量亦可导致中毒或达不到疗效，治疗浓度与中毒浓度间又存在重叠现象，使其有效治疗剂量难以掌握，因此，目前临床对其进行血药浓度监测已作为调整给药方案、保持有效血药浓度及预防中毒的主要手段。

一、实验室分析路径

实验室分析路径见图 28-9。

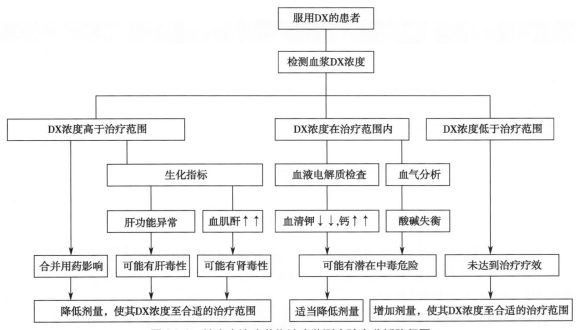

图 28-9 地高辛治疗药物浓度监测实验室分析路径图

二、相关实验

地高辛为强心苷类药物，因其作用机制复杂，治疗安全范围小，药动学、药效学个体差异大，且血药浓度与药物的疗效和毒性密切相关，故在临床治疗过程中，及时监测地高辛的血药浓度，检测肝肾功能和电解质，从而制订合理的个体化给药方案，实现临床用药安全有效。

1. DX 浓度测定 采用自动化免疫分析法或色谱法测定血浆中的 DX 浓度；建议采血时间在上次剂量后 8~24h；目前国内通常以 0.8~2.0μg/L 为地高辛有效血药浓度治疗范围，肝素是推荐的采血抗凝剂。

2. 生化指标　主要检测肾功能相关指标。如果肾功能受损,如血肌酐升高,要造成 DX 浓度升高而中毒,从而影响治疗效果。因此患者在肾功能减退时,要适时减量应用 DX。

3. 血清电解质　主要检测血清钾。低钾血症可加重 DX 引起的房室阻滞,有充血性心力衰竭的患者应用 DX 的同时应予以补钾以增加体内钾离子含量。

三、结果判断与分析

因为 DX 效果是由许多因素决定的,DX 的治疗剂量和毒性剂量之间有重叠,在解释血药浓度时只有与整体临床情形的评估相结合才可以。以治疗剂量服用时,影响 DX 浓度和药效的因素有:

1. 电解质失调和酸碱失衡　DX 浓度在通常认为的治疗范围时如出现下列情况则会有潜在的毒性:低钾血症(如在合并使用利尿剂时出现)、高钙血症、低镁血症。而在酸碱失调、组织缺氧、急性心肌梗死、心肌病变和心脏瓣膜病等情况时对 DX 的耐受性降低。

2. 引起 DX 药物动力学改变的发病情况　有肾功能不全而使肾小球滤过率下降的患者、老年人,因吸收不良综合征而使小肠吸收功能受损的患者,要注意 DX 的药物动力学改变。甲减患者 DX 浓度比依据剂量预测的高,而甲亢患者则低。

3. 药物相互作用的干扰　地高辛与其他药物联合使用时,可能会引起地高辛的药物浓度改变(表 28-4)。因此,我们在分析地高辛血药浓度结果的同时,还要考虑到药物相互作用的问题。在临床用药时,应适当调整地高辛剂量,或改用其他剂型、其他种类的药物,或间隔一定时间分开服用,以确保安全、有效用药。

表 28-4　地高辛相关药物相互作用

合用后影响	联合使用的药物	可能机制
加强或延长 DX 作用,升高 DX 浓度	1. 抗生素:红霉素、四环素	抑制肠道菌群,减少肠道菌群对地高辛的代谢降解
	2. 抗胆碱能药:溴丙胺太林	减弱胃肠的蠕动,生物利用度增加
	3. 维拉帕米、胺碘酮、奎尼丁、地西泮、溴甲阿托品、吲哚美辛	肾小管重吸收增加,药物清除率降低,明显改变药物分布容积
	4. 维拉帕米、卡托普利、螺内酯、利尿酸钠、硝苯地平	
	5. 环孢素、地尔硫䓬、保泰松、西咪替丁	抑制肝药酶,使药物的浓度增加,半衰期延长
	6. 氯化钙、葡萄糖酸钙	
降低或缩短 DX 作用,降低 DX 浓度	1. 柳氮磺吡啶、新霉素、对氨基水杨酸	改变肠壁特性而减少地高辛的吸收
	2. 癌症化疗药物:环磷酰胺、长春新碱、氟尿嘧啶、氨甲蝶呤、阿糖胞苷和阿霉素	损伤肠道黏膜,减少地高辛的吸收
	3. 利福平、苯妥英钠	诱导肝药酶而促进地高辛在肝脏内的代谢
	4. 硝普钠、肼屈嗪、左旋多巴	促进了地高辛在肾小管的分泌,肾清除率增加
	5. 氢氧化铝、复方氢氧化铝、药用炭、氮芥、噻替哌	胃肠道吸收受阻,降低血清地高辛浓度

综上所述,有很多因素影响 DX 浓度,当对测定结果做出解释时,应考虑上述因素是否对结果产生影响及影响的程度,另外还要正确认识测定结果,结果不是衡量疗效的唯一标准,血药浓度测定只是配合临床治疗,关键看药物疗效,不可片面强调为达到某一范围的浓度而调整剂量。

（邹远高　李　壹）

第十节　病 例 分 析

病例1

一般资料：

患者，男，66岁。因慢性肾功能不全、高血压入院，第1天（术前）肝、肾功能检查；第2天进行同种异体肾移植术。手术顺利，术后即行抗感染、抗排斥、降血压治疗。所用主要药物为：静脉滴注拉氧头孢8天，再静脉滴注甲泼尼龙，口服霉酚酸酯（晓悉）、硝苯地平控释片。术后第3天检查肝、肾功能；从第4天起开始口服免疫抑制剂他克莫司（普乐可复，FK506）4mg，每天2次。连续口服普乐可复5d后，检查肝功能指标，如发现异常应立即停用他克莫司，改服环孢素100mg，2次/d进行免疫抑制治疗，并同时给予保肝药硫普罗宁（凯西莱）静脉滴注，口服水飞蓟宾（利加隆）连续2周后肝功能恢复正常。

实验室检查：

第1天（术前）肝、肾功能检查：ALT 32.5U/L，AST 25.2U/L，RUN 20.4mmol/L，Cr 1 300μmol/L。

术后第3天检查：ALT 26.9U/L，AST 36.9U/L，RUN 9.2mmol/L，Cr 163μmol/L。

连续口服普乐可复5d后：ALT 269.3U/L，AST 238.2U/L；FK506血药浓度为7.78μg/L（正常血药浓度5~15μg/L）。

改用环孢素和保肝治疗连续5d后：ALT 302.1U/L，AST 197.7U/L，RUN 13.9mmol/L，Cr 146μmol/L，继续保肝治疗。

2周后：ALT 53.2U/L，AST 46.5U/L，RUN 10.6mmol/L，Cr 89μmol/L。

分析：患者为肾移植，肾功能在恢复期，选用了对肝肾功能影响小的药物FK506，剂量为8mg/d，服用FK506后，患者AST和ALT明显升高，但血药浓度测定结果在正常范围内，经过改换环孢素和保肝治疗后恢复正常，以此说明，即使FK浓度在正常范围内，免疫抑制药物还是会对肝功能产生影响；因此在应用免疫抑制剂时要密切检测患者的肝、肾功能及血药浓度，及早发现问题，减少药物毒性对患者的影响。

诊断意见：

肾移植受者，FK506用药的毒副作用。

病例2

一般资料：

患者，男性，36岁。患者因尿毒症行同种异体肾移植手术，术后口服环孢素A、霉酚酸酯、泼尼松等进行抗排斥治疗。术后55d检测CsA血药浓度；后因腹泻于术后58d加服小檗碱0.3g 每日3次，其他用药方案未改变，加服小檗碱12d（术后72d）再次检测CsA血药浓度，因腹泻症状消失于术后73d停服小檗碱，其他用药方案未改变，1周后（即术后79d）测定CSA血药浓度。

实验室检查：

术后55d环孢素A（CsA）血药浓度为212.33ng/mL。

术后72d（加服小檗碱12d）CSA浓度为516.08ng/mL。

术后79d（停用小檗碱1周后）CSA浓度为363.75ng/mL。

分析：

从该病例实验室检查可以了解到，小檗碱可使CsA浓度升高，一旦停用，CsA浓度就会逐渐下降；小檗碱抑制P450酶，使CsA代谢下降，从而升高CsA浓度。所以，当联合使用或撤除小檗碱等可能存在药物相互作用的药物时，应密切监测CsA浓度并根据药物浓度检测结果对CsA剂量进行适当调整，避免引发药物相关不良反应。

诊断意见：

肾移植患者，CsA合并用药中毒反应。

病例 3

一般资料:

患者,男性,47岁,由于乙型肝炎肝硬化、肝肾综合征和肝性脑病Ⅰ期入院,于入院后第三天行同种异体原位肝移植术。患者入院时神志尚清,查体合作。术后患者肝性脑病得以纠正,由于呼吸衰竭转入重点护理病房。术后第一天下午8时给予FK506,2mg,一日两次。第二天下午8时,第一次检查FK506血药谷浓度较低,怀疑患者由胃贲门括约肌处于松弛状态存在吸收障碍所致,故不适于胃内给药。第三天上午8时,改为FK506针剂4mg静脉注射,12h一次,下午8时第二次查FK506的血药谷浓度上升,此时患者神志淡漠、嗜睡,但呼之睁眼。第四天上午8时医嘱建议减少剂量,给予FK506 3mg,6h内静脉点滴。12h后第三次FK506血药浓度剧升,超过参考范围,同时患者出现谵语、神志恍惚、抑郁、抽搐等神经症状,并频繁出现张嘴、吐舌动作。此时血药浓度已高出目标浓度近一倍,患者已出现明显的精神症状。医嘱建议暂停K506静脉点滴。停用近1h后,患者神志趋向好转。第五天,患者神志基本恢复,但有时仍不能正确应答。第六天上午8时,改为片剂2mg,鼻饲,12h一次,下午8时第四次查血药谷浓度下降。至第七天,患者神志清楚,可点头眨眼示意。当日上午8时第五次检测FK506血药浓度,恢复正常。

实验室检查:

术后口服FK506 24h后(第一次)浓度为2.7ng/mL。

改用FK506针剂12h后(第二次)的浓度为17.3ng/mL。

第三次FK506浓度超过30ng/mL。

第四次FK506浓度为16.6ng/mL。

第五次FK506浓度为7.1ng/mL。

分析:

患者第三次FK506浓度超过正常参考范围。本例患者由于吸收障碍,口服FK506难以迅速达到治疗浓度范围,故采用静脉给药。血药浓度达到17.3ng/mL时患者即产生精神症状,超过30ng/mL时出现明显的神经毒性。停药后症状逐渐消失。可以肯定神经毒性是由于FK506的血药浓度升高所致。静脉给药剂量过大是造成FK506浓度过高的主要原因。因此,在使用FK506时应尽量根据患者的肝肾功能适量给药,合理计算,在调整剂量的前提下密切检测FK506的浓度等指标,制订合理的给药方案。

诊断意见:

肝移植患者,FK506中毒反应。

病例 4

一般资料:

患者,女性,45岁。1个月前出现逐渐加重的头部胀痛,以双侧颞部为主,伴轻度头晕,收入院。早期因癫痫大发作开始使用苯妥英钠(PHT)治疗,近3年PHT渐减至50mg,每日2次口服,至今癫痫未再发作。体征和生化指标正常。入院后患者头部胀痛、头晕逐渐加重,并开始出现恶心、食欲缺乏,继而出现急性加重的口齿不清、谵语、烦躁不安、睁眼乏力、不能坐起等症状。第一次检查PHT血药浓度过高,嘱立即停服PHT,予丙戊酸0.6g/d,分次口服,静脉补液支持治疗。3天后复查PHT血药浓度(第二次),所有症状逐渐缓解、消失,13天后再次复查PHT浓度,达到较低水平,康复出院。

实验室检查:

第一次PHT血药浓度为54.97μg/mL。

停服PHT 3天后第二次PHT血药浓度为40.02μg/mL。

停服PHT 13天后PHT血药浓度为4.22μg/mL。

分析:

患者PHT浓度超过正常参考范围(10~20mg/L)。因为PHT具有非线性动力学体征,该患者长期服用PHT,造成药物蓄积,表现出食欲缺乏、眼球震颤、小脑性共济失调等典型的PHT中毒症状。所以,对于有癫痫病史及服用过抗癫痫药者,不论其初步提供的病史是否继续服药、剂量大小,出现头痛、头晕、共济失调或其他可疑 PHT 毒性反应者,建议常规检测 PHT 血药浓度,明确鉴别。对于 PHT 中毒者,可减少剂量或撤换有效抗癫痫药,同时静脉补液、支持治疗,加快药物排泄,严重中毒者可行透析疗法以尽快降低血浆药物浓度。

诊断意见:

癫痫,PHT 中毒反应。

病例 5

一般资料:

患儿,男性,9 岁。入院前 5 年因发作性头痛、呕吐确诊为"癫痫",先后给予卡马西平、苯巴比妥、托吡酯口服治疗,均因控制不理想及其他原因,改服丙戊酸钠(sodium valproate,VPA)11 个月。病情控制良好。入院前半个月患儿无明显诱因出现眼睑及双下肢水肿,入院后检查肝功有异常,VPA 血药浓度在有效范围内,肾功能、心肌酶谱均正常。入院后将 VPA 逐步减量至停药,静滴清蛋白以纠正低蛋白血症,同时给予保肝治疗,适当的液体促进药物排泄。10d 后,患儿水肿完全消退。复查肝功正常,康复出院。

实验室检查:

入院后治疗前:丙氨酸氨基转移酶 15U/L,天冬氨酸氨基转移酶 31U/L,总蛋白 54.9g/L,血清蛋白 31.5g/L,球蛋白 23.4g/L;VPA 血药浓度 57.77μg/mL。

入院经过治疗后:总蛋白 46g/L,白蛋白 46g/L,球蛋白 20g/L。

分析:

本例患儿在 VPA 正常剂量及血药浓度下出现肝功能指标异常,引起眼睑水肿及双下肢水肿,停用 VPA 后水肿渐消退,可能与患儿的高过敏体质有关。追问病史,患儿有对多种抗癫药物过敏病史。而 VPA 是目前临床上应用较广的抗癫药,随着应用剂量的加大,其对肝脏的毒性也日益引起人们重视。所以对某些特殊人群如小孩、哺乳期妇女、儿童肝病史者等,在临床用药过程中应定期检测血药浓度和肝功能,以达到安全治疗的目的。

诊断意见:

癫痫,VPA 不良反应。

病例 6

一般资料:

患者,女性,74 岁。既往有高血压病史、冠心病、慢性肾功能不全(尿毒症期)多年。长期服用地高辛 0.125mg,每日 1 次未间断,及利尿剂、ACEI 等,心力衰竭症状基本控制。因患者出现食欲缺乏、恶心、呕吐、腹泻、发热等症状,无心脏不适症状,无神经系统及视觉症状,查血尿素氮、肌酐较前无变化,遂急查血清地高辛浓度超过正常范围,诊断地高辛中毒,停用地高辛 3d,患者症状缓解,1 周后复查,地高辛浓度 1.06 ng/mL。

实验室检查:

第一次检查 DX 血药浓度为 3.18ng/mL(正常范围 0.8~2.0ng/mL)。

停用 DX 1 周后 DX 血药浓度为 1.06ng/mL。

分析:

地高辛浓度超过正常范围。首先,地高辛主要经肾脏代谢,当肾功能不全时,药物的乙酰化作用和水解过程明显受抑制,使药物在体内失活延缓,药理作用及毒性增强。另外,老年人肾体积缩小,加上该患者为肾衰竭,因而延缓药物的排泄,使其半衰期延长,血药浓度升高,造成蓄积中毒。因此,临床上对老年心力衰竭患者,尤其合并有肾功能不全者,在长期应用地高辛时,要定期检测血清地高辛浓度,调整地高辛用量,以防洋地黄中毒。

诊断意见：

患者 DX 中毒反应。

病例 7

一般资料：

患儿，男性，3 个月 26 天。因干咳 1 个月，加重伴气喘 1d，口服氨茶碱 0.3g，4h 后入院。患儿于 1 个月前出现轻度干咳，未引起家长重视，未做治疗。入院前 1d 患儿咳嗽加重，呈阵发性干咳，伴轻度气喘。当天上午在阿奇霉素静脉滴注时，家长又给予患儿氨茶碱 0.3g，服药 20min 后患儿出现烦躁不安，面色苍白，频繁呕吐，非喷射状，呕吐物为胃内容物，无咖啡样液体，随即急诊入院。第一次检查肝功能指标有异常，服氨茶碱后 10h 测定血清氨茶碱血药浓度超过有效血药浓度范围，予以吸氧、静脉输液、抗炎、保护肝等综合治疗。第二次在服氨茶碱后 21h 测定血清氨茶碱浓度为 6.88mg/L，复查肝功能正常。患儿痊愈出院。

实验室检查：

入院当天检查肝功能：丙氨酸氨基转移酶（ALT）114U/L，天冬氨酸氨基转移酶（AST）87U/L；服氨茶碱后 10h 测定血清氨茶碱血药浓度为 22.39mg/L。

经过治疗后第二次茶碱浓度为 6.88mg/L，肝功能正常。

分析：

服氨茶碱后 10h 测定血清氨茶碱血药浓度超过有效血药浓度范围（10~20mg/L）。氨茶碱是临床常用的平喘药，临床上常合并抗炎药治疗，比如大环内酯类药物等，药物相互作用也是影响其浓度的因素之一。该病例就是在治疗过程中，使用了大环内酯类药物阿奇霉素，加上患者为婴儿，肝肾功能不健全，影响氨茶碱的代谢，使得茶碱的血药浓度升高，超过了治疗范围的上线，出现中毒反应，造成患者肝功能损害。因此临床上对这类特殊患者在使用氨茶碱并合并使用其他药物时，应严密检测氨茶碱的血药浓度，在用药的过程中，仔细观察，一旦出现不良反应，及时采取措施，进行治疗，以免造成更严重的后果。

诊断意见：

急性氨茶碱中毒。

病例 8

一般资料：

患者，男性，36 岁。因右股骨骨肉瘤行截肢术后 5 个月，出现肺转移入院，临床药师建议选择 HD-MTX（大剂量的氨甲蝶呤）+VCR（长春碱）联合化疗，经中心静脉导管给药，同时亚叶酸钙（CF）解救、水化、碱化尿液、对症等治疗，HD-MTX 按体表面积选择 9g/m² 给予。化疗第 1 日，护士按医嘱先以 VCR 2mg 冲入，半小时后给予 MTX 静脉滴注 8h。临床药师测定第 1 点 MTX 血药浓度为正常，建议医师 24h 后肌内注射 CF20mg，每 6h 1 次。期间患者尿量和尿 pH 也正常。第 2 日，患者告知临床药师感觉恶心，经查看无口腔黏膜反应。临床药师测定第 2 点 MTX 血药浓度在治疗范围内，建议医师调整肌内注射 CF 的剂量为 15mg，每 6h 1 次。查看护理记录，患者尿量和尿 pH 正常。第 3 日，临床药师查房，患者诉恶心，呕吐 3 次，临时给予甲氧氯普胺缓解，其他无特殊不适。临床药师测定第 3 点 MTX 血药浓度也在治疗范围内，建议医师停止 CF 解救。查看护理记录，患者尿量和尿 pH 正常。化疗结束，复查肝肾功能无异常，患者要求出院。化疗后 2 周摄胸片，右上肺阴影较前缩小，左肺阴影不清晰。经过如上 3 周期的化疗，患者两肺病灶消失，无其他不良反应。

实验室检查：

第 1 天化疗：第 1 点 MTX 血药浓度为 40μmol/L，尿量为 3 500mL，尿 pH>6.5。

第 2 天化疗：第 2 点 MTX 血药浓度为 0.3μmol/L，尿量为 3 200mL，尿 pH>6.5。

第 3 天化疗：第 3 点 MTX 血药浓度<0.05μmol/L，尿量为 3 000mL，尿 pH>6.5。

化疗结束后肝肾功能无异常。

分析：

各个时间点 MTX 浓度均在其治疗范围内。MTX 的作用有其特异性，但选择性差，因而临床表现出不同程度的不良反应，其不良反应与 MTX 浓度密切相关，特别是高浓度的 MTX 容易造成肝脏和肾脏的损害。该病例就是在各个时间点 MTX 浓度指导下，实时调整 CF 剂量，患者取得了良好疗效，患者在用药中仅出现轻度恶心、呕吐，无其他严重不良反应发生。

诊断意见：

肿瘤患者在 MTX 化疗期间无严重不良反应发生。

病例 9

一般资料：

肾移植受者，男性，68 岁，因"咳嗽、咳痰、呼吸困难"入院，诊断"曲霉菌肺炎"，加用伏立康唑进行抗真菌治疗。开始伏立康唑治疗时，其免疫抑制剂他克莫司（TAC）剂量由 4mg 每日 2 次减少至 2mg 每日 2 次。伏立康唑使用口服给药：初始剂量 600mg/d，维持剂量 400mg/d。患者常规进行伏立康唑和他克莫司谷浓度、肝肾功检测。给患者的药物浓度检测结果如下图 28-10 所示。

实验室检查：见图 28-10。

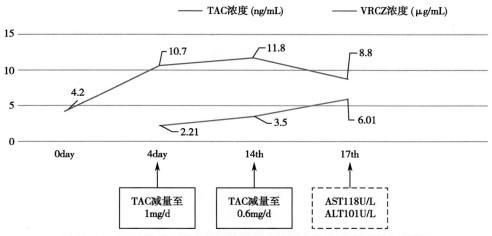

图 28-10　肾移植受者他克莫司和伏立康唑的药物浓度监测动态结果图

分析：

伏立康唑是 P450 抑制剂，可抑制 CYP2C19、CYP2C9 和 CYP3A4 等多种药物代谢酶的活性。CYP3A4 是他克莫司（TAC）的主要代谢酶，因此在与伏立康唑合用时，为避免代谢酶被抑制而造成药物浓度过高，应该对患者进行 TAC 剂量减半的处理。使用伏立康唑四天后进行药物浓度监测发现，虽然 TAC 减量但 TAC 浓度却远高于使用伏立康唑前的水平且明显高于参考范围，于是进一步减少 TAC 剂量。使用伏立康唑的第 14 天发现，在继续减量后 TAC 浓度并未减低反而不断升高，医生再次降低 TAC 剂量。至使用伏立康唑的第 17 天，TAC 浓度在减值很低剂量后 TAC 浓度人维持在较高水平（8.8ng/mL），且此时患者肝功出现了明显异常。在这个过程中，患者的伏立康唑剂量并未调整，但伏立康唑谷浓度却不断上升。该患者 TAC 和伏立康唑血药浓度的异常情况提示该患者可能是药物特殊代谢个体。临床医生进行了 CYP2C19 基因多态性检测。检测结果显示该患者为 CYP2C19 2*/2*。CYP2C19 2*/2* 携带者的 CYP2C19 酶活性很低，CYP3A4 成为伏立康唑的主要代谢酶。伏立康唑本身是 CYP3A4 的抑制剂，它的使用时 CYP3A4 活性受到抑制，作为底物的 TAC 和伏立康唑代谢均受到抑制，表现为剂量减少但 TAC 药物浓度不断升高或剂量不变但伏立康唑药物浓度不断升高。伏立康唑浓度的不断升高导致对 CYP3A4 的抑制作用不断加强，如此往复，造成了该患者药物剂量调整与药物浓度变化不匹配的结果。该患者在明确其 CYP2C19 为慢代谢的基因型后，临床医生减少了伏立康唑的剂量，最终患者的 TAC 和伏立康唑浓度均回落到靶浓度范围内,肝功能也恢复正常。该病例提示:CYP2C19 基因检测可以帮助临床特殊患者的处置;及时、多次治疗药物浓度监测是合理用药的重要保证。

病例 10

一般资料:

患者,女性,69 岁,退休工人,兴奋和抑郁交替出现 20 年,临床诊断为双相情感障碍。曾反复住院治疗,最近一次出院后给予每日 2 次碳酸锂 0.5g/ 次和每日 2 次氯丙嗪 50mg/ 次的门诊治疗。2 年后复发,此时患者兴奋话多、自吹自擂、挥霍,家属自行将碳酸锂加大至每日 3 次 0.5g/ 次;2 个月后患者出现腹泻,每天 10 余次,伴恶心和无力,在当地医院对症处理 3d 后大便次数稍减少,体质越来越差,并出现说话口齿不清。急诊入院,检查发现意识欠清,说话构音困难,体位被动,检查肝、肾功能、血常规和血锂浓度,诊断为碳酸锂中毒。予以停用碳酸锂并对症治疗,上述症状渐改善,次日血锂浓度为 1.4mmol/L,第 4 天未检出,经过多日治疗后痊愈出院。

实验室检查:

急诊入院后第一次:肝、肾功能正常,血常规亦正常,血锂浓度为 1.72mmol/L。

治疗后第 2 天:血锂浓度为 1.4mmol/L。

治疗后第 4 天:血锂浓度为未检出。

分析:

该患者碳酸锂中毒,与年龄偏大、长期服碳酸锂和擅自增加药物剂量有关。患者出院时应对家属加强用药知识宣教;老年患者用碳酸锂更要要慎重,应告知家属和患者需定期门诊监测血锂浓度,若发现不良反应和中毒征兆,应立即入院治疗。

诊断意见:

血浆碳酸锂中毒。

病例 11

一般资料

患者,男性,41 岁,诊断精神分裂症,病史 3 年,入院时躯体及神经系统检查、生化检查及其他各项辅助检查结果均正常。经奎硫平治疗 1 个月,精神症状不见明显缓解,换用氯氮平治疗,剂量从 100mg 每天 1 次口服开始,加量至 200mg 每天 1 次口服时出现嗜睡、心慌、流涎多等不良反应,故而又将剂量减至 150mg 每天 1 次口服,15 天后患者的不良反应减轻,但患者的精神症状缓解不明显,随即又将氯氮平的剂量加至 200mg 每天 1 次,3 个月后患者的症状基本缓解,自知力部分恢复,继续维持此剂量治疗并每月复查心电及血常规。

实验室检查:

6 个月后发现患者全血细胞出现异常:红细胞 2.79×10^{12}/L,白细胞 3.68×10^9/L,血红蛋白 109g/L,血小板 228×10^9/L。继续观察患者血细胞的变化,并排除了其他躯体疾病的可能。半个月后复查患者红细胞 2.13×10^{12}/L,白细胞 3.18×10^9/L,血红蛋白 90g/L,血小板 152×10^9/L,B 超检查提示患者存在轻度的脾肿大。治疗上给予升血细胞的药物以及维生素 B_{12} 等。15 天后查白细胞 2.89×10^9/L,中性粒细胞绝对值 0.9×10^9/L,血红蛋白 109g/L。骨髓象显示:有核细胞增生活跃。综合分析考虑为氯氮平引起的血细胞毒性反应,即刻停用氯氮平,给予营养支持及升血细胞药物治疗。60d 后,患者的红细胞、白细胞、血红蛋白、血小板均恢复至正常范围内,B 超检查发现患者的脾脏亦恢复到正常水平。患者改用其他药物巩固治疗,复查 3 个月均未再发生血细胞减少现象。

分析:

氯氮平为二苯氧氮平类抗精神病药,曾因引起粒细胞缺乏症致死亡病例而被严格限制应用。后因其治疗效果好,锥体外系副作用明显少于传统药物而被重新启用。口服易吸收不受食物影响,在临床上面广泛用于失眠、抑郁症、癫痫等神经系统疾病的控制,具有疗效高、起效快等特点,具有较强的抗精神病作用。

本药常见不良反应为流涎、过度镇静、思睡、乏力、抽搐发作、视物模糊、多汗、体位性低血压、心动过速、恶心、呕吐、便秘、肝功能改变、体重增加、体温升高、粒细胞缺乏症等。该患者的血细胞降低是在氯氮平使用半年后出现的，提示患者在长期使用氯氮平的过程中应及时检查血细胞，及早发现患者的病情变化。

诊断意见：

在使用氯氮平的过程中出现血细胞的减少。

病例 12

一般资料：

患者，女性，70 岁，吸烟（每天超过 10 支），重度抑郁症，使用文拉法辛缓释胶囊（225mg/d）治疗，同时服用的药物还有左旋丙嗪。本次就诊的主诉为：使用药物治疗以后症状有明显的改善，同时出现明显的胃肠道不适。

实验室检查：

血浆药物浓度：文拉法辛：168ng/mL；O- 去甲基文拉法辛：251ng/mL；活性部分（文拉法辛 + O- 去甲基文拉法辛）：419ng/mL（治疗范围：100~400ng/mL）；N- 去甲基文拉法辛 143ng/mL。

分析：

在 225mg/d 的治疗剂量下，根据临床总体印象量表（CGI-1）的评估，病情有明显好转，但患者出现了胃肠道不良反应。需要通过药物及其代谢物浓度检测明确不良反应是否与高浓度的文拉法辛活性部分有关，是否需要药物降低剂量。药物和代谢物的浓度测定显示，文拉法辛 + 去甲基文拉法辛浓度为 419ng/mL，略高于治疗参考范围（100~400ng/mL）。文拉法辛是 CYP2D6 和 CYP2C19 的底物。O- 去甲基文拉法辛与文拉法辛的浓度比为 1.49，低于预期的代谢物与母体化合物之比（MPR）为 2.7~7.7。这指向该患者为 CYP2D6 的慢代谢表型。N- 去甲基文拉法辛与文拉法辛的浓度比为 0.85，与正常的 CYP2C19 表型相符。联用药为左旋丙嗪，同时患者为吸烟者。左丙嗪是 CYP2D6 的抑制剂，可催化 O- 去甲基文拉法辛的形成，导致 O- 去甲基文拉法辛的浓度升高。CYP2D6 的慢代谢表型进一步可通过高于预期的 N- 去甲基文拉法辛浓度（预期浓度为 34~74ng/mL）来证实。该患者为 CYP2D6 慢代谢型，同时服用左丙嗪进一步抑制了 CYP2D6 的代谢活性，导致药物浓度升高，加剧了不良反应的发生。

该患者的药物不良反应可以通过高浓度的文拉法辛和 O- 去甲基文拉法辛来解释，药物浓度升高的原因可能是由于药物相互作用和老年因素。减少剂量可能会有所帮助，并且可能会提高对于药物的耐受性，同时可用一种非 CYP 抑制药物代替左旋丙嗪。例如，匹帕酮等其他药物。

诊断意见：

药物之间相互作用以及慢代谢型所导致的药物不良反应。

（白杨娟　李　壹　邹远高）

▶ 参考文献

1. Lothar Thomas. 临床实验诊断学——实验结果的应用和评估. 吕元, 朱汉民, 沈霞, 等译. 上海: 上海科学技术出版社, 2004.

2. 李好枝. 体内药物分析. 北京: 中国医药科技出版社, 2003.

3. MacDonald A, Scarola J, Burke JT, et al. Clinical pharmacokinetics and therapeutic drug monitoring of sirolimus. Clin Ther, 2000, 22 Suppl B: B101-121.

4. Campbell TJ, Williams KM. Therapeutic drug monitoring: antiarrhythmic drugs. Br J Clin Pharmacol, 2001, 52 Suppl 1: 21S-34S.

5. Rousseau A, Marquet P. Application of pharmacokinetic modelling to the routine therapeutic drug monitoring of anticancer drugs. Fundam Clin Pharmacol, 2002, 16 (4): 253-262.

6. Neels HM, Sierens AC, Naelaerts K, et al. Therapeutic drug monitoring of old and newer anti-epileptic drugs. Clin Chem Lab

Med, 2004, 42 (11): 1228-1255.

7. Oellerich M, Armstrong VW, Streit F, et al. Immunosuppressive drug monitoring of sirolimus and cyclosporine in pediatric patients. Clin Biochem, 2004, 37 (6): 424-428.

8. Johannessen SI, Tomson T. Pharmacokinetic variability of newer antiepileptic drugs: when is monitoring needed？Clin Pharmacokinet, 2006, 45 (11): 1061-1075.

9. Filler G, Bendrick-Peart J, Christians U. Pharmacokinetics of mycophenolate mofetil and sirolimus in children. Ther Drug Monit, 2008, 30 (2): 138-142.

10. de Jonge H, Kuypers DR. Pharmacogenetics in solid organ transplantation: current status and future directions. Transplant Rev (Orlando), 2008, 22 (1): 6-20.

11. Vicari-Christensen M, Repper S, Basile S, et al. Tacrolimus: review of pharmacokinetics, pharmacodynamics, and pharmacogenetics to facilitate practitioners' understanding and offer strategies for educating patients and promoting adherence. Prog Transplant, 2009, 19 (3): 277-284.

12. Staatz CE, Goodman LK, Tett SE. Effect of CYP3A and ABCB1 single nucleotide polymorphisms on the pharmacokinetics and pharmacodynamics of calcineurin inhibitors: Part I. Clin Pharmacokinet, 2010, 49 (3): 141-175.

13. Loh GW, Mabasa VH, Ensom MH. Therapeutic drug monitoring in the neurocritical care unit. Curr Opin Crit Care, 2010, 16 (2): 128-135.

14. Haymond J, Ensom MH. Does valproic acid warrant therapeutic drug monitoring in bipolar affective disorder？. Ther Drug Monit, 2010, 32 (1): 19-29.

15. MacPhee IA. Pharmacogenetic biomarkers: cytochrome P450 3A5. Clin Chim Acta, 2012, 413 (17-18): 1312-1317.

16. Tett SE, Saint-Marcoux F, Staatz CE, et al. Mycophenolate, clinical pharmacokinetics, formulations, and methods for assessing drug exposure. Transplant Rev (Orlando), 2011, 25 (2): 47-57.

17. Tett SE, Saint-Marcoux F, Staatz CE, et al. Mycophenolate, clinical pharmacokinetics, formulations, and methods for assessing drug exposure. Transplant Rev (Orlando), 2011, 25 (2): 47-57.

18. Halleck F, Duerr M, Waiser J, et al. An evaluation of sirolimus in renal transplantation. Expert Opin Drug Metab Toxicol, 2012, 8 (10): 1337-1356.

19. Harrison JJ, Schiff JR, Coursol CJ, et al. Generic immunosuppression in solid organ transplantation: a Canadian perspective. Transplantation, 2012, 93 (7): 657-665.

20. Jelliffe RW. Some comments and suggestions concerning population pharmacokinetic modeling, especially of digoxin, and its relation to clinical therapy. Ther Drug Monit, 2012, 34 (4): 368-377.

21. Saleem M, Dimeski G, Kirkpatrick CM, et al. Target concentration intervention in oncology: where are we at？. Ther Drug Monit, 2012, 34 (3): 257-265.

22. Gordon CL, Thompson C, Carapetis JR, et al. Trough concentrations of vancomycin: adult therapeutic targets are not appropriate for children. Pediatr Infect Dis J, 2012, 31 (12): 1269-1271.

23. Sullins AK, Abdel-Rahman SM. Pharmacokinetics of antibacterial agents in the CSF of children and adolescents. Paediatr Drugs, 2013, 15 (2): 93-117.

24. Grace E. Altered vancomycin pharmacokinetics in obese and morbidly obese patients: what we have learned over the past 30 years. J Antimicrob Chemother, 2012, 67 (6): 1305-1310.

25. Marsot A, Boulamery A, Bruguerolle B, et al. Population pharmacokinetic analysis during the first 2 years of life: an overview. Clin Pharmacokinet, 2012, 51 (12): 787-798.

26. Calcaterra NE, Barrow JC. Classics in chemical neuroscience: diazepam (valium). ACS Chem Neurosci, 2014, 5 (4): 253-260.

27. Birdwell KA, Decker B, Barbarino JM, et al. Clinical Pharmacogenetics Implementation Consortium (CPIC) Guidelines for CYP3A5 Genotype and Tacrolimus Dosing. Version 2. Clin Pharmacol Ther, 2015, 98 (1): 19-24.

28. 中华医学会器官移植学分会. 他克莫司在临床肝移植中的应用指南. 临床肝胆病杂志, 2015, 31 (09): 1372-1374.

29. 夏强. 中国儿童肝移植临床诊疗指南 (2015 版). 中华移植杂志 (电子版), 2016, 10 (01): 2-11.

30. 石炳毅, 袁铭. 中国肾移植受者免疫抑制治疗指南 (2016 版). 器官移植, 2016, 7 (05): 327-331.

31. Shery Jacob, Anroop B. Nair. An Updated Overview on Therapeutic Drug Monitoring of Recent Antiepileptic Drugs. Drugs R D, 2016, 16 (4): 303-316.

32. 张小东, 杨辉, 王伟. 中国肾移植受者哺乳动物雷帕霉素靶蛋白抑制剂临床应用专家共识. 中华器官移植杂志, 2017, 38 (07): 430-435.

33. Hiemke C, Bergemann N, Clement HW, et al. Consensus Guidelines for Therapeutic Drug Monitoring in Neuropsychopharmacology: Update 2017. Pharmacopsychiatry, 2018, 51: 9-62.

34. 田普训, 敖建华, 李宁, 等. 器官移植免疫抑制剂临床应用技术规范 (2019 版). 器官移植, 2019, 10 (03): 213-226.

35. Brunet M, van Gelder T, Åsberg A, et al. Therapeutic Drug Monitoring of Tacrolimus-Personalized Therapy: Second Consensus Report. Ther Drug Monit, 2019, 41 (3): 261-307.

36. Eadie MJ. Therapeutic drug monitoring-antiepileptic drugs. Br J Clin Pharmacol, 2001, 52 Suppl 1 (Suppl 1): 11S-20S.

37. Ware N, MacPhee IA. Current progress in pharmacogenetics and individualized immunosuppressive drug dosing in organ transplantation. Curr Opin Mol Ther, 2010, 12 (3): 270-283.

第二十九章

急性中毒毒（药）物检测与实验诊断

药物在疾病的治疗上起着重要的作用,但使用不当或使用过量可引起各种药源性疾病,超量服用可引起中毒。中毒是指生物体受到一定量的毒物作用而引起功能性或器质性改变后出现的疾病状态或死亡。急性中毒的原因主要为误服、自杀、他杀以及服用过量药物等,通常会致使神经系统、肝脏、肾脏以及血液系统损害,甚至死亡。目前,引起中毒的毒药物种类主要包括:有机磷农药(甲胺磷、乐果等)、杀鼠剂(毒鼠强、溴敌隆等)、除草剂(百草枯、敌草快、草甘膦等)、巴比妥类药物(巴比妥、异戊巴比妥等)、镇静安眠药(苯二氮䓬类等)、精神系统类药物(阿米替林等)、精神活性物质(海洛因、冰毒等)、乌头类生物碱(乌头碱等)。

第一节　急性有机磷农药中毒的检测

有机磷农药是以人工合成的有机磷酸酯或硫代磷酸酯为基本骨架的一系列有机化合物。作为农用杀虫剂的有机磷化合物品种繁多,包括甲胺磷、乙酰甲胺磷、敌敌畏、乐果、马拉硫磷、对硫磷、甲基对硫磷等,其杀虫效果好,在有机合成农药中占有极重要地位。目前,在我国的急性中毒病例中,急性有机磷农药中毒居于首位,病死率高达 10% 以上。毒性一般用大鼠口服半数致死量(LD_{50})表示,根据其毒性强弱分为高毒、中毒、低毒三类,以大鼠 LD_{50} 的数值小于 50mg/kg 为高毒,50~500mg/kg 之间为中毒,大于 500mg/kg 为低毒。高毒类有机磷农药少量接触即可中毒,低毒类大量进入体内亦可发生危害。有机磷农药的中毒量、致死量差异较大,我国目前常用的高毒类有机磷农药的大鼠 LD_{50}(mg/kg):对硫磷为 3.5~15mg,甲拌磷为 2.1~3.7mg,乙拌磷为 4mg,甲胺磷为 20~29.9mg,甲基对硫磷为 14~42mg;中毒类有机磷农药:敌敌畏为 50~110mg,乐果为 230~450mg;低毒类有机磷农药:乙酰甲胺磷为 945mg,马拉硫磷为 1 800mg。急性中毒发病时间与毒物品种、剂量和侵入途径密切相关。一般急性中毒多在 12h 内发病;若是吸入、口服高浓度或剧毒的有机磷农药,可在几分钟到十几分钟内出现症状或死亡;皮肤接触中毒发病时间较为缓慢,但吸收后可表现出严重症状。有机磷中毒的主要临床表现为毒蕈碱样症状(恶心、呕吐、腹痛、多汗、腹泻、尿频、大小便失禁,支气管痉挛和分泌物增加、咳嗽、气急,严重者出现肺水肿等),烟碱样症状(常有全身紧束和压迫感,而后发生肌力减退和瘫痪,呼吸肌麻痹引起周围性呼吸衰竭),中枢神经系统症状(头晕、头痛、疲乏、共济失调、烦躁不安、谵妄、抽搐和昏迷等)。急性中毒病情多急骤、凶险,如不及时准确诊断和救治,常可危及生命。

一、实验室分析路径

实验室分析路径见图 29-1。

二、相关实验

急性有机磷农药中毒的机制主要是抑制胆碱酯酶活性,使胆碱能神经的化学递质乙酰胆碱大量蓄积,作用于胆碱能受体,导致胆碱能神经系统功能紊乱,或直接作用于胆碱能受体,导致下一神经元或效应器过度兴奋或抑制。中毒导致人体神经系统的损害,主要临床综合征表现为:急性胆碱能危象、中间期肌无力综合征及迟发性多发性神经病。毒物主要在肝脏中氧化分解,大部分由肾脏排出。对急性有机磷农药中毒的诊断首先要明确导致中毒的有机磷农药种类,结合临床症状以及实验室检查等指标加以综合分析,即可做出明确诊断。

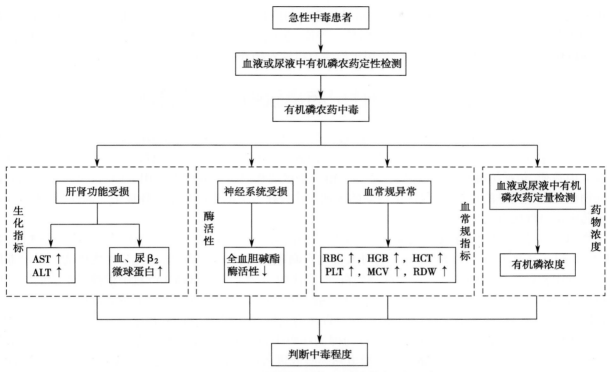

图 29-1　急性有机磷农药中毒患者的实验室分析路径图

1. 毒物定性与定量测定　采用气相色谱 - 质谱联用法(GC-MS)等试验对患者血液、尿液、呕吐物或洗胃液中有机磷农药进行检测与鉴别,以此确证患者中毒农药类型,同时对中毒农药进行定量分析,判断中毒程度。有机磷农药在 GC-MS 中的特征离子(m/z)为甲胺磷(94、141、95),乙酰甲胺磷(136、94、95),敌敌畏(109、185、79),乐果(87、93、125),马拉硫磷(127、173、125、93),对硫磷(109、97、291z),甲基对硫磷(109、125、263)等。送检样本为患者肝素抗凝血浆、随机尿液、呕吐物或洗胃液等。

2. 全血胆碱酯酶活性测定　全血胆碱酯酶活性测定是诊断有机磷农药中毒的特异性实验室指标,对中毒程度轻重、疗效判断和预后估计均极为重要。正常人血胆碱酯酶活性为100%,急性有机磷农药中毒时,胆碱酯酶值在 50%~70% 为轻度中毒,30%~50% 为中度中毒,在 30% 以下为重度中毒。

3. 血常规检查　血细胞参数测定的结果表明,RBC、HGB 和 HCT 随中毒的严重程度而增高,MCV和 RDW 的升高与中毒的严重程度有明显的一致性,PLT 计数和血小板比容明显升高,而且与中毒程度有关。

4. 肝肾功能检查　急性有机磷农药中毒患者应及时、动态检测尿微球蛋白含量、肝肾功能、血电解质及血气分析测定等判断中毒与脏器功能损害程度。有机磷农药中毒患者血浆 NO 水平显著升高,并与中毒的严重程度一致,且 NO 水平升高与胆碱酯酶活性的降低呈高度负相关;急性损伤患者,可见不同程度的谷氨酸转移酶、碱性磷酸酶(ALP)、丙氨酸氨基转移酶(ALT)、天门冬酸氨基转移酶(AST)、总胆红素(TBIL)、直接胆红素(DBIL)、间接胆红素(IBIL)升高。

三、结果判断与分析

对于典型的有机磷农药中毒的诊断并不困难,而对于神志不清的中毒患者,若无相关线索提示其中毒原因,往往诊断困难;或者缺乏对复合型农药中毒的认识,如氨基甲酸酯类,中毒后临床症状与有机磷农药相似,若无法准确分辨,也会致使诊断困难。临床医生特别是急诊医生掌握有机磷农药的中毒特点与临床表现对于患者的及时救治尤为重要。

有机磷农药通过胃肠道、皮肤吸收,在6~12h血中浓度达高峰,24h后通过肾脏排泄。有研究发现部分患者血液中毒物浓度可持续48~96h,少数达144h甚至更长。因此,通过对急性中毒患者血液或尿液中有机磷农药浓度的测定,对判断中毒程度、指导治疗及预后有重要意义。目前气相色谱-质谱联用技术在农药中毒分析中起着极其重要的作用,特别是质谱仪,它通过对物质结构的碎片离子进行定性分析,比色谱单纯以保留时间定性更加准确可靠,适用于检测有机磷农药和鼠药等。

第二节　急性鼠药毒鼠强中毒的检测

杀鼠剂是一种用于杀死齿类动物或控制其生长繁殖的一类化合物,当今国内外已有10余种杀鼠剂。按灭鼠起效急缓分为:①急性灭鼠药:鼠食后24h内致死,包括毒鼠强、氟乙酰胺等;②慢性灭鼠药:鼠食后数天内致死,包括抗凝血类溴敌隆、大隆等。很多杀鼠剂在对鼠类有剧毒作用的同时,对人和其他哺乳类动物也会产生同样的毒性,而且鼠类活动的区域往往处在人类的生产和生活环境中。因此,群体和散发灭鼠药中毒事件屡有发生。

毒鼠强又名鼠没命,特效灭鼠灵,属于环状结构的有机氮化合物。其毒性极大,大鼠口服LD_{50}为0.1~0.3mg/kg,人的致死量约为12mg。它对人畜均有剧毒,又无特效解毒药,且化学性质极为稳定。毒鼠强是一种中枢神经系统刺激剂或运动神经兴奋剂,当体内γ-氨基丁酸(GABA)对中枢神经系统的抑制作用被毒鼠强拮抗后,致强烈的脑干刺激,中枢神经系统出现过度兴奋而导致强烈的惊厥反应。毒鼠强中毒患者以反复发作呈癫痫样的强直性抽搐、惊厥及昏迷为其特点,中毒患者的死亡原因主要为呼吸肌的持续痉挛导致窒息死亡,严重缺氧致脑水肿或毒物抑制呼吸中枢致呼吸衰竭,严重的心力衰竭致急性肺水肿等。毒鼠强主要经口腔、消化道黏膜或呼吸道黏膜吸收进入体内,很快均匀地分布于身体各组织器官中,其在生物体内代谢极为缓慢,主要以原形从肾脏排泄,难以降解,极易引起二次中毒。

一、实验室分析路径

实验室分析路径见图29-2。

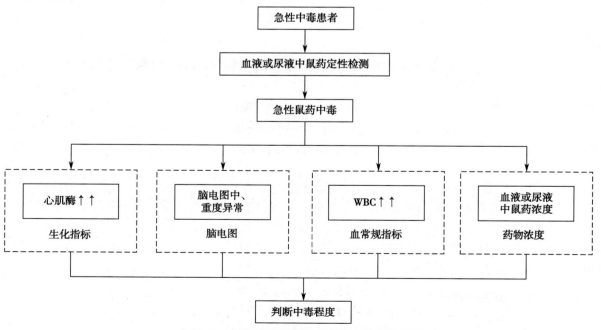

图29-2　急性鼠药中毒患者的实验室分析路图

二、相关实验

毒鼠强主要经口腔及胃肠道黏膜吸收入血,少数可经呼吸道吸收。临床上遇有进食后数分钟至 0.5h,即出现恶心、呕吐、抽搐及意识障碍者应高度警惕毒鼠强中毒。若怀疑有毒鼠强中毒,应通过抽血或取排泄物进行毒物分析,进行确诊。在治疗过程中,还可通过测定其浓度水平来评估其治疗效果。

1. 毒物定性和定量测定　采用 GC-MS 测定血液或尿液中毒鼠强浓度。质谱是毒鼠强定性检测最可靠的方法,它的质谱特征离子峰为 212m/z、240m/z、92m/z。样本推荐中毒患者肝素抗凝血浆或随机尿液。

2. 血常规和生化指标　主要检查血细胞计数,以及心肌酶等指标。实验室检查发现,随着病情加重,WBC 明显升高,心肌酶升高同样明显,其升高原因与脑组织严重缺氧、骨骼肌反复强直痉挛损伤、心肌直接受损有关。

3. 脑电图检查　毒鼠强中毒后患者的脑电图多为中 - 重度异常,可见癫痫样 θ 波和 δ 波。临床观察证实,脑电图异常越明显,出现精神症状、痴呆及记忆力降低等中毒性脑病后遗症的可能性越大,持续时间越长。

三、结果判断与分析

毒鼠强中毒的临床表现容易与其他毒物中毒或某些疾病相混淆,从而导致误诊。因此,对于怀疑毒鼠强中毒的患者,首先对其血液或尿液进行检测,如果检测确认含有毒鼠强,采用血液净化等方式进行治疗,同时使用苯巴比妥钠抗惊厥治疗,并给予对症支持治疗,减少后遗症,提高抢救成功率,降低死亡率。

第三节　慢性鼠药溴敌隆和大隆中毒的检测

溴敌隆和大隆为第二代抗凝血灭鼠剂,兼有缓效杀鼠剂的高效和速效杀鼠剂节省毒饵和人力的优点,灭鼠效果好,对人、畜相对比较安全,已广泛应用于野外及室内灭鼠。但由于使用与管理不当,近年来灭鼠剂中毒事故屡有发生。溴敌隆和大隆等灭鼠剂可以通过多种途径进入机体,包括吸入、触摸和食入,甚至被添加至毒品中以延长毒品带来的欣快感。

溴敌隆和大隆等抗凝血灭鼠剂的作用靶点是抑制环氧化物还原酶,干扰有活性的维生素 K 在体内的代谢过程,从而导致依赖维生素 K 的 FⅡ、Ⅶ、Ⅸ、Ⅹ 合成障碍,不能形成新的凝血因子,凝血因子逐步消耗,水平下降,致使凝血功能障碍,最终导致出血。而溴敌隆的分解产物苄叉丙酮具有严重破坏毛细血管内皮的作用,使管壁通透性和脆性增加,导致慢性、进行性、广泛性出血,因此其中毒潜伏期较长,大多于中毒中期(3~7d 后)才开始出现症状,并有蓄积作用,且持续作用时间长(半衰期长达 24d)。中毒者早期表现为恶心、呕吐、食欲缺乏、腹痛、精神不振、低热等;中晚期(7~14d 后)出现广泛皮肤黏膜或脏器出血,多伴有 2~3 种出血表现,如皮肤淤斑淤点、齿龈出血、口腔黏膜出血、鼻出血、月经过多、阴道出血、黑便、呕血、血尿、便血、脑出血等,并可出现腹痛、腰痛、关节痛、低热等症状。严重者可因多脏器出血引起休克,甚至死亡。

抗凝血灭鼠剂不仅抑制依赖维生素 K 凝血因子的合成,还影响某些抗凝血因子(蛋白 C、蛋白 S)的合成。蛋白 C 可以灭活 FⅤa、FⅧa,阻碍 FⅩa 与血小板上的磷脂结合,削弱 FⅩa 对凝血酶原的激活作用,刺激纤溶酶原激活物释放,增强纤溶酶活性,促进纤维蛋白溶解;而蛋白 S 则是蛋白 C 的辅助因子,抑制血液凝固。但是由于蛋白 C 和蛋白 S 的半衰期较短,FⅡ、FⅦ、FⅨ、FⅩ 半衰期长,因此早期蛋白 C 浓度的快速下降能促进血液呈现高凝状态,直到其他的凝血因子活性也陆续下降,一般为 24~48h,从而在未经治疗情况下并发血栓形成。

维生素 K₁ 是治疗的特效药物,根据病情轻重,可采取口服或静脉用药。同时可输注新鲜冷冻血浆 200~400mL/d,或凝血酶原复合物 300~600U/d。使用维生素 K₁ 的剂量及时间差异很大,主要取决于毒物摄入量,是否继续毒物接触以及个体的代谢时间。以往文献报道维生素 K₁ 的每天用量可在 50~800mg 之间,治疗时间可在 1 周 ~8 个月,一般在 2 个月以上,同时需要监测 PT 以决定是否继续治疗,通常在停用

维生素 K_1 的第 1d、3d、7d 复查 PT，如都正常可停止治疗。

一、实验室分析路径

实验室分析路径见图 29-3。

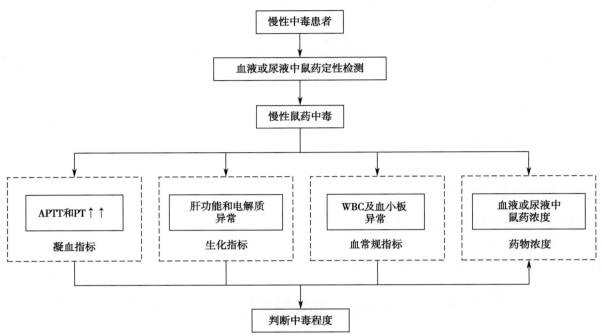

图 29-3 慢性鼠药溴敌隆中毒患者的实验室分析路径图

二、相关实验

溴敌隆和大隆等抗凝血灭鼠剂主要经口腔及胃肠道黏膜吸收入血，少数可经呼吸道吸收。临床上有慢性、进行性、广泛出血，又有鼠药接触史，需考虑抗凝血灭鼠剂中毒，应通过采集血液或取排泄物进行毒物分析，进行确诊。在治疗过程中，还可通过测定其浓度水平来评估其治疗效果。

1. 毒物定性和定量测定 采用 HPLC 或者 LC-MS/MS 测定血液或尿液中溴敌隆和大隆浓度。质谱是抗凝血灭鼠剂定性检测最可靠的方法。样本推荐中毒患者肝素抗凝血浆或随机尿液。

2. 凝血常规检查示 APTT、PT、国际标准化比值（INR）、蛋白 C 以及蛋白 S。

3. 血常规和生化指标 主要检查血细胞计数、肝脏指标等。在中毒的初期，血常规和生化指标没有明显变化，随着病情进展，可出现休克以及指标的紊乱。

三、结果判断与分析

抗凝血灭鼠剂中毒的临床表现容易与其他毒物中毒相区分，临床上有慢性、进行性、广泛出血，又有鼠药接触史，需考虑抗凝血灭鼠剂中毒，首先对其血液或尿液进行检测，如果检测确认含有溴敌隆或大隆，应该使用维生素 K_1 以及新鲜冷冻血浆进行治疗，减少后遗症，提高抢救成功率，降低死亡率。

第四节 急性百草枯中毒的检测

百草枯（paraquat，PQ）属有机杂环类高毒性除草剂，对人和动物有极高的肺毒性，小鼠半数致死量（LD_{50}）为 104.72mg/kg，人口服致死量为 3.0g（约 10mL），最小致死血药浓度为 1.2mg/L，属中等毒性毒物。PQ 可经皮肤、呼吸道、消化道吸收进入人体，并通过血液循环分布于机体几乎所有的组织器官，但以肺中浓度最高,中毒机制与超氧离子的产生有关。PQ被肺泡Ⅰ、Ⅱ型细胞主动摄取和转运,经线粒体还原酶Ⅱ、细胞色素C还原酶催化,产生超氧化物阴离子、羟自由基(OH⁻)过氧化氢等,引起细胞膜酯质过氧化,造成细胞破坏,导致多系统损害。百草枯中毒可造成急性肺损伤或急性呼吸窘迫综合征(ARDS),晚期则出现不可逆转的肺泡内和肺间质的纤维化,肺纤维化常在第5~9d发生,2~3周达到高峰,患者多死于多脏器功能衰竭或呼吸衰竭。由于百草枯的血浆致死浓度很低,目前尚无特效解毒药,中毒后病死率极高,可达85%~95%,且存活者中绝大多数有肺纤维化,预后极差。

一、实验室分析路径

实验室分析路径见图29-4。

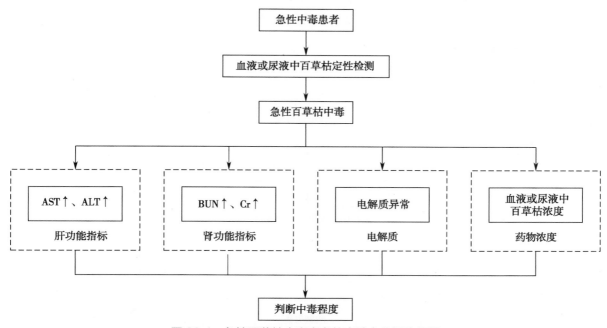

图29-4　急性百草枯中毒患者的实验室分析路径图

二、相关实验

PQ经口吸入后,在血浆几乎不与血浆蛋白结合,0.5~4.0h后血浆浓度达到峰值,15~20h后血浆浓度缓慢下降,以原形从肾脏排出。因此,对于怀疑PQ中毒患者,可进行血液或尿液中PQ含量检测,预测中毒患者的预后。

1. 毒物定性和定量测定　采用HPLC或LC-MS/MS测定血浆或尿液中PQ浓度。送检样本为中毒患者肝素抗凝血浆或随机尿液。

2. 生化指标　主要检查肝肾功能指标。PQ中毒患者都会出现不同程度的肝肾功能损伤、电解质紊乱等症状,相关检查协助评估脏器损害程度及其疗效。

三、结果判断与分析

PQ中毒导致机体组织损伤的详细机制尚不完全清楚,但PQ经过口吸收后在体内分布广泛,以肺及骨骼肌中浓度最高,肺中的PQ浓度相对其他器官高10~90倍,在血浆2h达到峰值,最早1h后即可在尿中检测到。PQ在血中的浓度有助于判断中毒预后:血液内4h和24h浓度分别超过2μg/mL和0.1μg/mL的中毒患者存活率很低。笔者等也通过检测PQ中毒患者血浆中PQ浓度,统计分析发现在我院急诊PQ中毒患者血浆浓度在3.08μg/mL的中毒者最后均死亡,提示服入PQ的浓度越高,中毒症状越重,死亡率也越高,表明早期检测、尽快采取治疗措施的重要性。

第五节　急性巴比妥类药物中毒的检测

巴比妥类药物是常见的镇静催眠剂,主要分为四类:长效(苯巴比妥)、中效(异戊巴比妥)、短效(司可巴比妥)和超短效(硫喷妥钠)。巴比妥类药物的作用因剂量而异,口服或肌内注射均易吸收,并迅速分布于全身组织和体液,可依次产生镇静、催眠、抗惊厥和中枢麻痹作用,长期或一次性超剂量服用、误服或蓄意吞服过量均可致急性中毒。急性巴比妥类药物中毒时以中枢神经抑制为主,且明显影响呼吸、心血管及消化系统功能,死亡原因主要为呼吸衰竭、循环衰竭及严重并发症,死亡率高达40%以上。由于巴比妥类药物化学结构相似,毒理性质和理化特性亦属类同,当几种巴比妥类药物混合中毒时,常不易作出判别,这也是巴比妥类药物急性中毒时临床诊断中最常面临的问题之一。

一、实验室分析路径

实验室分析路径见图29-5。

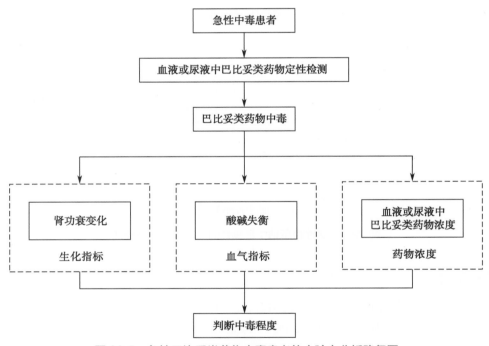

图 29-5　急性巴比妥类药物中毒患者的实验室分析路径图

二、相关实验

巴比妥类药物误用率和滥用率较高,因此,迅速准确测定生物样品中是否出现巴比妥类药物与类型(长效/中效/短效/超短效),并测定其浓度,结合生化等指标,判断患者中毒程度,实施相应药物治疗,对快速救治患者生命有重要意义。

1. 毒物定性和定量测定　采用 LC-MS/MS 或 GC-MS 测定血液或尿液中巴比妥类药物浓度。送检样本为中毒患者肝素抗凝血浆或随机尿液。

2. 血气分析　动脉血气分压的测定,包括 pH、PCO_2 和 PO_2 等指标。急性巴比妥类中毒的患者主要死于呼吸、循环衰竭及严重并发症。维持肺功能及循环血容量是抢救成功的关键。

3. 生化指标　主要监测肾功能指标,在急性中毒时可出现肾衰竭等严重并发症,根据肾脏损害程度,采用不同的治疗手段,对救治患者生命有重要意义。

三、结果判断与分析

急性巴比妥类药物对中枢神经系统和呼吸系统具有抑制作用,对心血管和消化系统也有一定影响,超剂量服用能引起中毒,致死剂量为 1~3g。由于该类药物很易获得,是导致临床中毒病例中最常见的一类药物。通常短效巴比妥治疗时血清浓度低于 20mg/L,超过 30mg/L 即为中毒;长效巴比妥治疗时血清浓度可达 50mg/L,超过 80mg/L 即为中毒。

第六节　急性苯二氮䓬类安眠药物中毒的检测

苯二氮䓬类安眠药物主要包括地西泮、硝基安定、氯氮䓬、阿普唑仑、三唑仑等,该类药物能抑制丙酮酸氧化酶系统,从而抑制神经细胞的兴奋性,阻断脑干网状结构上行激活系统的传导功能,致使整个大脑皮层发生弥漫性抑制,从而出现催眠和较弱的镇静作用。苯二氮䓬类药物口服吸收良好,约 1h 达血药峰浓度。其中三唑仑吸收最快;氯氮䓬口服吸收较慢,肌内注射吸收缓慢,且不规则,静脉注射显效快速。苯二氮䓬类安眠药物与血浆蛋白结合率较高,其中地西泮的血浆蛋白结合率高达 99%。因其脂溶性很高,故能迅速向组织中分布并在脂肪组织中蓄积。此类药物主要在肝药酶作用下进行生物转化,多数药物的代谢产物具有与母体药物相似的活性,而其 $T_{1/2}$ 则比母体药物更长,连续应用长效类药物时,易造成药物及其活性代谢物在体内蓄积。当大量摄入这一类药物造成急性中毒时,可弥漫性抑制大脑功能引起嗜睡甚至昏迷,当接近或达到致死量时,呼吸中枢受到抑制,可致呼吸衰竭死亡。在这一类药物的急性中毒中以地西泮中毒为多见。

一、实验室分析路径

实验室分析路径见图 29-6。

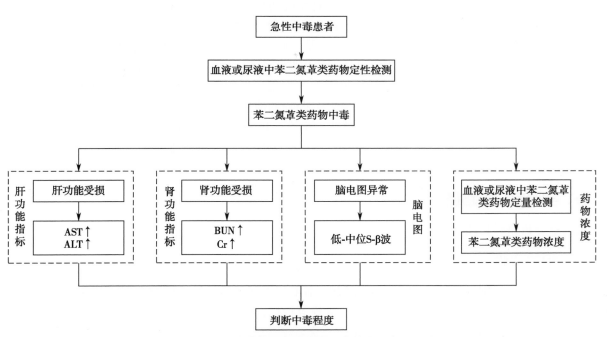

图 29-6　急性苯二氮䓬类药物中毒患者的实验室分析路径图

二、相关实验

苯二氮䓬类药物误用或过量服用造成中毒的事例时有发生,临床上常见幼儿及儿童误服或过量服用。

因自杀吞服大量苯二氮䓬类药物中毒的患者隐瞒病史,或因儿童误服、其语言表达能力差,均是造成诊断困难的主要原因。检查血液或尿液中是否含有该类药物可协助确诊,测定其血药浓度、结合生化及脑电图等指标,可判断中毒程度,协助临床治疗。

1. 毒物定性和定量测定 采用 LC-MS/MS 或 GC-MS 测定血液或尿液中苯二氮䓬类药物浓度。样本推荐为中毒患者肝素抗凝血浆或随机尿液。

2. 生化指标 主要为肝肾功能指标的检查,由于药物急性中毒易造成肝肾功能损伤,肝脏酶学、肾脏功能结果可出现异常,根据严重程度提示患者中毒状况,协助评估治疗效果与预后。

3. 脑电图检查(EEG) 苯二氮䓬类药物中毒患者均可出现脑电图异常,如出现低 - 中电位 S-β波等。

三、结果判断与分析

苯二氮䓬类药物中毒的主要临床表现是中枢神经系统的抑制,如嗜睡、头晕、乏力、语音不清、共济失调、严重者出现昏迷和休克等症状。这一类药物进入人体后,常用量在 0.5~3h 内血药浓度达到峰值,并迅速通过血 - 脑脊液屏障,其药物浓度与临床效应有一定的关系,比如地西泮治疗时一般有效浓度为150~500μg/L,中毒浓度可达到 500~2 000μg/L。在临床工作中如遇健康者突然发病,表现为头晕、嗜睡、共济失调等症状时,要警惕安眠药中毒的可能,尽快做 EEG,并及时对血或尿液中的毒物进行定性和定量分析,实现早期诊断,避免延误对中毒患者的及时救治。

第七节 急性抗精神类药物中毒的检测

抗精神系统药物又称强安定药或神经阻滞剂,是一组用于治疗精神分裂症及其他精神病性精神障碍的药物,主要用于治疗精神分裂症和预防精神分裂症的复发,还可用于治疗其他精神病性精神障碍,如兴奋躁动、幻觉、妄想等阳性症状明显的患者。抗精神系统药物种类主要包括抗精神分裂症药(氯丙嗪、氯氮平等)、抗躁狂症药(碳酸锂、氟哌丁醇等)、抗抑郁药(阿米替林、丙米嗪等)和抗焦虑药(以苯二氮䓬类为主)等。其药理作用相当广泛,对神经系统的作用部位从大脑皮层直至神经肌肉接头,主要作用于脑干网状激活系统、边缘系统及下视丘,对循环、消化内分泌和皮肤等系统也有一定影响。在神经递质方面有抗多巴胺、抗去甲肾上腺素、抗血清素、抗胆碱及抗组织胺等作用。近年来,抗精神病药物有用药普遍过量的趋势。由于一些临床医生用药不规范、合并用药增多,药物的使用剂量盲目增大,时有抗精神药物中毒发生;加之一些自杀或误服患者,也可致发生抗精神药物中毒。抗精神病药物的毒性作用几乎涉及神经系统的各个方面,影响心、肝、肾等多个重要脏器和内分泌系统功能,尤其是对心脏的毒性作用。在临床上,抗抑郁药物阿米替林在急性中毒和病死率中占同类药物的第一位。

一、实验室分析路径

实验室分析路径见图 29-7。

二、相关实验

对于怀疑有抗精神系统药物中毒的患者,首选血液和尿液等样品进行药物类型定性检测,筛选出中毒药物类型,进一步进行定量分析,结合生化和血常规等指标,评估中毒程度与脏器损伤程度,从而采取针对性的治疗,保障患者生命。

1. 毒物定性和定量测定 采用 LC-MS/MS 或 GC-MS 测定血液或尿液中抗精神系统类药物浓度。送检样本为中毒患者肝素抗凝血浆或随机尿液。

2. 血常规检查 白细胞减少是抗精神病药物严重的副作用之一,氯氮平、氯丙嗪等药物均可造成白细胞降低。

3. 肝肾功能指标 抗精神病药物对肝肾功能有明显的影响,长期大量服用,可造成肝肾功能损害,如

AST、ALT、TBA 等指标的显著升高。

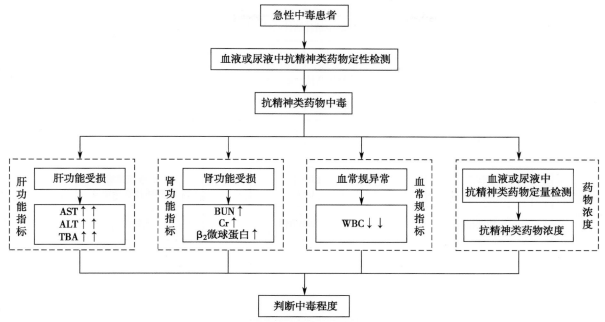

图 29-7 急性抗精神类药物中毒患者的实验室分析路径图

三、结果判断与分析

已有研究证实因精神疾病引起自杀占总的自杀原因第二位,自杀方式以服毒占首位,约占 62%,在急性中毒患者中,由精神药物所致又占前几位。各类抗精神药物的作用机制多样,其中毒的临床表现也不尽相同。抗精神系统药物中毒的程度与药物种类、剂量密切相关,如大剂量服用氯氮平可引起严重心血管毒性反应和急性肺水肿等症状,而抗抑郁药(阿米替林)中毒主要为中枢与外周抗胆碱作用,其外周的抗胆碱能作用所引起心肌毒性反应,比其他抗精神药物引起的心肌毒性反应重。因此,对于这一类药物急性中毒而言,首先确认其中毒药物种类,进一步测定其浓度,结合临床症状,评估中毒程度,采取积极的对症治疗。

第八节　急性精神活性毒物中毒的检测

精神活性物质也叫成瘾性物质,是指能够影响人类情绪行为,改变意识状态,人们摄入这类药物后能引起精神兴奋、欣快感或产生一定抑制、幻觉作用,并能使人产生依赖性的物质。精神活性物质大致分为以下几类:中枢神经系统抑制药(酒精、海洛因和吗啡等)、中枢拟交感药(苯丙胺等)、中枢神经系统兴奋药(可可碱、茶碱和咖啡因等)、大麻类、尼古丁及烟草、致幻剂(赖瑟酸二乙胺)以及吸入性有机溶媒类(乙醚、氯仿)。短期内过量服用这类药物所致的临床病症称为急性中毒;而由于长期用药所致的不良后果称为慢性中毒,其中包括长期非医疗性用药,即精神药物的滥用等。目前在社会上滥用精神活性物质主要有海洛因、冰毒、摇头丸、大麻及 K 粉等,临床表现以思维障碍、情感障碍、行为紊乱、冲动自伤、睡眠障碍以及明显的戒断症状为主要。精神活性物质中毒即精神药物的滥用,是长期吸毒过量引起严重抑制呼吸致全身严重低氧而引起的一系列病理变化,如肺充血和水肿、恶性高热、心律失常、心肌梗死、急性心力衰竭、多器官功能衰竭、脑缺氧和水肿以及脑出血等症状。

一、实验室分析路径

实验室分析路径见图 29-8。

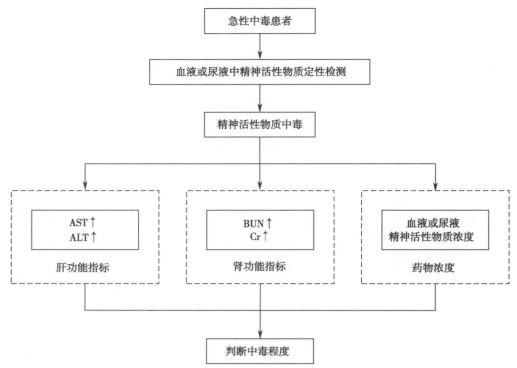

图 29-8　急性精神活性毒物中毒患者的实验室分析路径图

二、相关实验

精神活性物质可经口或静脉进入体内,它在体内的半衰期长短不一致,主要通过肝脏代谢,部分原药通过肾脏排泄,因此可以通过测定血液或尿液中毒物来定性和定量,评估吸食毒物的程度。

1. 毒物定性和定量测定　采用 LC-MS/MS 或 GC-MS 测定血液或尿液中精神活性物质浓度。送检样本为中毒患者肝素抗凝血浆或随机尿液。

2. 生化指标　主要监测肝肾功能,长期大量服用精神活性物质患者,基本都有肝肾功能损害,如 ALT、AST、肌酐、尿素氮升高等变化,因此通过检查肝肾功能指标,可以了解其中毒程度。

三、结果判断与分析

急性中毒常为吸毒过量和自杀所致,临床表现为中枢神经系统和交感神经系统的兴奋症状。对于出现急性的认知障碍、癫痫和意识障碍,应考虑到精神活性物质中毒的可能,毒物接触史对中毒的诊断尤为重要,血尿毒物分析达到中毒浓度即可诊断,如血清甲基苯丙胺中毒剂量 ≥0.1μg/mL,致死剂量 ≥0.2μg/mL;血清苯丙胺中毒剂量 0.2~1.0μg/mL,致死剂量 ≥1μg/mL。然后根据其中毒毒物类型和中毒浓度的高低采用不同的治疗方式。

第九节　急性乌头类生物碱中毒的检测

乌头类生物碱主要存在于川乌、草乌、附子等中草药中,它的主要成分是乌头碱、新乌头碱、次乌头碱等,本品具有镇痛作用,临床上用于缓解癌痛,尤其适用于消化系统癌痛;外用时能麻痹周围神经末梢,产生局部麻醉和镇痛作用;有消炎作用,还有发汗作用。成人服用乌头碱结晶 0.2mg 中毒,3~5mg 致死,它主要使迷走神经兴奋,对周围神经损害临床主要表现为口舌及四肢麻木,全身紧束感等,通过兴奋迷走神经而降低窦房结的自律性,引起易位起搏点的自律性增高而引起心律失常,损害心肌或导致心肌麻痹而死亡,其中毒临床表现为唇、舌、颜面、四肢麻木及流涎、呕吐、心慌、心率减慢或心动过速、血压下降、早期瞳孔缩小/后放大、肌肉强直、呼吸痉挛、窒息而危及生命。临床常见中毒的主要原因为煎煮时间不当、饮用过量（药酒）、误服等。

一、实验室分析路径

实验室分析路径见图 29-9。

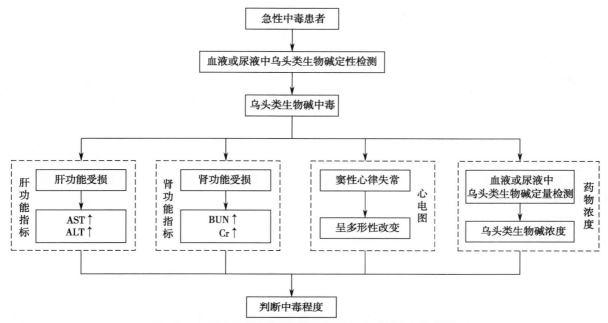

图 29-9　急性乌头碱类药物中毒患者的实验室分析路径图

二、相关实验

乌头类生物碱微溶于水，易溶于乙醇等有机溶剂，在药酒中常有高浓度乌头碱存在。主要在消化道吸收，从唾液和尿液中排出，其吸收及排出均迅速。药物动力学研究表明，等量的乌头类药品在不同时间服用，测其乌头碱在体内的血液浓度有显著差异，上午高于下午，中午最高，晚上最低。

1. 毒物定性和定量分析　采用 HPLC 或 HPLC-MS/MS 检测血液或尿液中乌头类生物碱的浓度。因乌头碱中毒量低、代谢快、易水解，体内乌头生物碱的浓度一般非常低微。LC-MS/MS 是目前乌头生物碱检测最灵敏、最准确的方法之一，可以极大地提高乌头生物碱的检出率。送检样本为中毒患者肝素抗凝血浆或随机尿液。

2. 生化指标　对于急性乌头生物碱中毒，可并发肝肾衰竭，通过检查肝肾功能变化，判断中毒程度。

3. 心电图检查　乌头生物碱急性中毒及相关的心律失常在世界各地十分常见，心脏损害心电图异常率可达 80.1%~88.0%，呈多型性改变。以室性心律失常最常见，严重者可出现室性心动过速。

三、结果判断与分析

乌头生物碱急性中毒的诊断：患者有服用乌头类中草药史，结合临床出现神经系统、心血管系统、消化系统三大表现，特别是心电图表现呈多型性改变，有紊乱性心律失常特点。通过对血液或尿液乌头生物碱的定性分析，可做出乌头生物碱急性中毒的临床诊断；再结合乌头生物碱的浓度和生化指标的变化，评估中毒程度，采取对症治疗。

第十节　病例分析

病例1

一般资料：

患儿，男性，足月，生后人工喂养，尿便正常，无呕吐，于生后第八天下午出现不明原因腹胀，口吐白沫现象，当晚10点患儿呻吟不止，伴阵发性双手握拳动作，头后仰，由120护送入院，病程无发热，无出血倾向。

体格检查：

体温36.0℃，心跳126次/min，反应迟钝，呻吟不止，口吐白沫，皮肤微绀，双肺呼吸音粗，未及杂音，腹胀明显，肠鸣音弱。

实验室检查：

血常规：WBC 18.6×10^9/L，N 69.8%，L 21.9%，HB 156g/L，PLT 311×10^9/L；尿常规：蛋白++，胆红素++；肝肾功能未见异常；心肌酶CK 1 120U/L，CK-MB 107U/L，LDH 553U/L，CRP 19.5mg/L；血气分析：pH 7.11，PaO_2 59.6mmHg，$PaCO_2$ 42.1mmHg。毒物分析：检查患儿呕吐物提示，发现毒鼠强中毒。

治疗经过：

经检查患者呕吐物中毒物，发现毒鼠强中毒，经过洗胃，维生素K和B_6，以及其他药物治疗后，患儿腹胀缓解，经过进一步治疗，患儿可反应，四肢活动正常，心肌酶及脑电图正常予以出院。

分析：

毒鼠强属于急性中枢兴奋性杀虫剂，具有中毒量小、作用快、死亡率高的特点。一般毒鼠强中毒在儿童和成年人中常见，具有明确或可疑的毒物接触史，突发恶心呕吐、腹胀、流口水、抽搐等症状，结合毒物检测提示有毒鼠强即可确诊。

诊断意见：

急性毒鼠强中毒。

病例2

一般资料：

患者，男性，20岁，饮酒后自服某种农药，伴恶心呕吐，当时无呼吸困难胸闷气短，无意识不清，入院前6h于当地医院给予洗胃和药物治疗，为进一步治疗来我院。

体格检查：

T36.8℃，P 89次/min，R 20次/min，BP 90/60mmHg，神清，精神差，口唇无发绀，咽充血，双肺呼吸音清，未闻及干湿啰音，心率89次/min，腹软，上腹部压痛，无反跳痛。

实验室检查：

WBC 22×10^9/L，NEUT% 85.5%，Hb 143g/L，Plt 264×10^9/L，血Na^+ 140mmol/L，血K^+ 3.1mmol/L，血Cl^- 98mmol/L，心肌酶、肝肾功能、凝血常规正常；毒物分析：送检血液检出百草枯，浓度为8.5mg/L。

治疗经过：

胸部CT示：未见异常。毒物分析发现血液中有百草枯，诊断为百草枯中毒。入院后经过血液透析加血液灌流、免疫抑制剂、抗氧化剂等手段的对症治疗，患者入院5d后，症状加重，肺CT：双肺多发渗出性病变伴小叶间隔增厚，纵隔脂肪间隙密度增高，两侧胸腔积液伴邻近组织膨胀不全，心包积液，心血管腔内密度减低，于当天给大剂量激素冲击，免疫抑制剂及对症治疗，上述症状明显缓解，入院后第9天复查肺CT：与上次比较双肺多发渗出性病变大部分吸收，纵隔脂肪间隙密度较前略有减低，两侧胸腔积液较前减少，心包积液基本吸收，心血管腔内密度仍较低，较前未见明显变化，患者入院第10天自动出院，随访10个月，患者生命体征平稳。

分析：

百草枯是农村广泛使用的除草剂之一，该农药与土壤接触很快分解，无残留毒性，但进入人体则可致人中毒乃至死亡，人经口致死量为百草枯溶液 5~15mL，中毒病死率 50%~80%。它可经胃肠道、皮肤和呼吸道吸收，造成组织细胞膜脂质过氧化，特别是肺组织损害是其主要致病机制，临床表现为多系统损害。目前临床广泛应用血液透析、血液灌流、持续动静脉过滤等方法治疗百草枯中毒。因此对于该类患者，必须早诊断，特别是对患者血液或尿液中毒物的分析来确诊，及早对症治疗，才能挽救部分中毒患者的生命。

诊断意见：

急性百草枯中毒。

病例 3

一般资料：

患者，男性，18 岁，因突发意识丧失 2h 入院，当时查体昏睡状态，未发现明显阳性体征。行头颅 CT 及心电图检查未见异常，给予胞二磷胆碱及补液等对症治疗，症状无明显改善，意识障碍进行性加重。

体格检查：

BP 150/100mmHg，P 100 次/min，深昏迷状态，双侧瞳孔直径 2mm 固定于中间位对光反射消失，角膜反射消失，压眶反射消失，四肢肌张力减低，腱反射消失，双侧病理反射阴性，脑膜刺激征(-)。

实验室检查：

入院检查血气分析：pH 7.326，PO_2 100mmHg，PCO_2 55.3mmHg，BE 3mmol/L；电解质 Na^+ 128mmol/L，K^+ 3.67mmol/L。

首次毒物分析：血浆中有阿米替林成分，其血浆浓度为 5 200ng/L。

碱化血液，同时行床旁血液灌流治疗，查阿米替林血浆浓度为 3 900ng/L，次日病情再次加重，查血浆阿米替林浓度 2 900ng/L，继续补液及 5% 碳酸氢钠碱化血液和给予人血白蛋白注射液静脉滴注，经过 2 天治疗后，患者体征恢复正常。

治疗经过：

经实验室检查发现重度阿米替林中毒，追问病史发现大剂量服用阿米替林。经过碳酸氢钠碱化血液、血液灌流以及给予人血白蛋白注射液静脉滴注治疗后，患者意识障碍恢复，神志清楚，定向力正常，神经系统未发现阳性体征，患者康复出院。

分析：

阿米替林为常用的三环类抗抑郁药物，其服用过量引起急性中毒的发生率和病死率居三环类抗抑郁药物首位，阿米替林从消化道吸收完全，96% 与血浆蛋白结合，广泛分布于全身，8~12h 达血药浓度峰值，经肝代谢，代谢产物通过肾脏排出，血浆半衰期 32~40h，重度阿米替林中毒表现为昏迷、呼吸抑制、癫痫发作、心律失常等。本例患者 1 次大剂量服用阿米替林，初期仅表现为昏睡，而无其他阳性体征，加上病史不明确，未能早期明确诊断，但经过毒物分析，确定中毒程度，采取针对性治疗，减少组织中的阿米替林，从而促进脑功能复苏，为成功抢救创造条件。

诊断意见：

急性阿米替林药物中毒。

病例 4

一般资料：

患者，男性，27 岁。因意识不清 18h 后就诊于急诊，经给予纳洛酮促醒等治疗后入院治疗。患者入院后无尿，既往急慢性肾脏疾病及急慢性肝病史。

体格检查：

T 36.1℃，P 82 次/min，R 20 次/min，BP 120/70mmHg，在臀部、骶尾部及后背部可见皮肤破损，意识处于昏睡状态，不语。双侧瞳孔等大约 2mm 对光反射灵敏。

实验室检查：

血常规示：WBC $17.79 \times 10^9/L$，N 0.871 4，L 0.070 2。肝功能：ALT 714.0IU/L，AST 813.0IU/L。肾功能：BUN 14.35mmol/L，Scr 373.72μmol/L。心肌酶：CK 42 346.0IU/L，CK-MB 24 847.0IU/L，LDH 2 493.0IU/L，a-H BDH 2 193.0IU/L。电解质、血糖正常。肝炎系列检查正常。毒物分析：尿液中吗啡阳性；经过治疗后检查，肝功能正常，肾功能：BUN 5.97mmol/L、Scr 276.0μmol/L。心肌酶：CK150.0IU/L，CK-MB 42.0IU/L，LDH309.0IU/L，a-HBDH 497.0IU/L。

治疗经过：

入院后初步诊断：意识不清原因待查：药物中毒？脑炎？经过毒物分析，发现尿液中吗啡呈阳性，反复追问患者家属及患者病史后，患者自诉有吸食海洛因病史。同期检查发现肝肾功能，以及心肌酶等指标异常，给予持续低流量吸氧、改善循环、利尿、抗感染、保肝治疗及纳洛酮、脑活素、胞二磷胆碱、能量合剂等治疗的基础上，行血液透析治疗，治疗多天后，尿量逐渐增多，意识清楚，查肝功正常，肾功能及心肌酶等指标也在恢复正常中，本拟继续治疗，但患者及患者家属拒绝进一步治疗，自动出院。

分析：

海洛因由天然吗啡经化学加工而成，其有效成分为吗啡。吗啡通过模拟内源性 - 内啡肽激活中枢神经受体而产生镇静、心动过缓、呼吸抑制、体温降低等作用。重度中毒者出现昏迷、呼吸慢、针尖样瞳孔的三合一症状，引起呼吸循环衰竭，呼吸停止，血压降低，甚至死亡。吗啡对中枢神经元先兴奋，后抑制，但以抑制为主。致死剂量为150mg，呼吸衰竭是主要的死亡原因。纳洛酮是吗啡类中毒的特效解毒剂。所以，对于该类急性中毒患者，尽早通过毒物分析确定其毒物中毒类型，才能采取对症治疗手段，保障患者生命。

诊断意见：

急性海洛因中毒。

病例5

一般资料：

患者，男性，因服用药酒后出现上腹部不适，呕吐，突感头晕，随即晕厥，面色苍白，大汗淋漓，大小便失禁，急诊入院。

体格检查及其他辅助检查：

血压 60/40mmHg，超声心动图示心内结构正常，左心室功能正常，心电图出现三度房室阻滞及异位节律等严重的心律失常。心电图示 P 波与 QRS 波各自规则出现，PP 间期 0.66s，心房率 90 次 /min；RR 间期 0.86s，心室率 70 次 /min，P 波与 QRS 波之间无固定关系；并见提前成串宽大畸形 QRS 波，形态不一，配对间期不等，频率约 100 次 /min。

实验室检查：

毒物分析：药酒中检测出乌头碱成分；患者血液中检出乌头碱。

治疗经过：

毒物分析为乌头碱中毒，随即给氧气吸入，补充血容量，以及应用阿托品、利多卡因等辅助治疗，治疗中还应用升压药，细胞活性药物，保护胃黏膜及预防感染等，48h 后恢复正常心律，血压恢复正常，康复出院。

分析：

乌头为毛茛科多年草本植物，乌头中的主要成分是双酯型二萜类生物碱共有 10 余种其中以乌头碱毒性最大，含量最高。纯乌头碱是极毒的生物碱，中毒量为 0.2mg，致死量为 3~5mg。乌头块根入药历史悠久，主治风寒湿痹关节酸痛、跌打损伤等，但均须经炮制水解使其毒性降低，才可药用。乌头碱在体内吸收及排泄较快，以饮用浸泡的药酒出现症状更快，可能与酒精增加有毒成分的溶解度并促进其吸收有关。临床上乌头中毒多见于误服过量引起的意外中毒。乌头碱在体内无蓄积现象，一般经及时治疗，24h 内心律失常症状好转，不及时治疗，可因呼吸麻痹或严重心律失常而死亡。对于这一类毒物中毒患者而言，通过毒物分析，结合临床症状，早期诊断，采取对症治疗，把抢救患者的生命安危放在第一位，降低死亡率。

诊断意见:

急性乌头碱中毒。

病例6

一般资料:

患者,女性,22 岁。因考试不及格服药自杀(药名不详),10h 后被送入医院抢救,行洗胃、利尿、静滴纳洛酮、升压药等治疗,48h 后病情危重,进 ICU 抢救。

体格检查:

深昏迷,T 36.2℃,P 108 次 /min,R 0 次 /min,BP 100/80mmHg,瞳孔:直径 4mm,对光反射迟钝。

实验室检查:

首次毒物分析结果:苯巴比妥中毒,尿药浓度:74.13μg/mL,血药浓度:226.9μg/mL。

第一次血液灌流后,苯巴比妥血药浓度 156.0μg/mL。

第二次血液灌流后,苯巴比妥血药浓度 98.4μg/mL,血小板计数 4.2×10^9/L,停止血液灌流。

第三次治疗后,检查苯巴比妥血药浓度 60.2μg/mL。在血药浓度下降阶段,患者神志清醒,生命征平稳,能正常饮食,自觉无不适感。

治疗经过:

毒物分析确诊为苯巴比妥药物中毒,经过心电图监护,呼吸机给氧,兴奋中枢,多次行利尿、升压、兴奋呼吸处理,进行 2 次血液灌流(2h/ 次),多种抗生素抗感染等治疗,患者在血药浓度的指导下,进行临床抢救,患者在呼吸停止 3d 后恢复,4d 后清醒,5d 后脱离危险。

分析:

苯巴比妥为长效药物,半衰期长,约 25%~50% 原形经肾排出体外,肾小管有重吸收作用,使作用持续时间延长,难以消除,中毒易造成呼吸衰竭而死亡,苯巴比妥可致死浓度为 80μg/mL,所以抢救时必须给碳酸氢钠或乳酸钠碱化尿液,减少肾小管重吸收,加速药物排泄。因此,对于该类急性中毒患者,首先确诊中毒毒物,由于血药浓度与临床症状密切相关,所以在血药浓度的指导下,进行临床抢救,可以起到良好救治效果。

诊断意见:

急性苯巴比妥药物中毒。

病例7

一般资料:

患者,男性,62 岁,无明显诱因出现双小腿肿胀,疼痛 1 周入住当地医院。既往吸烟史 20 年,30 支 /d。

体格检查:

双侧上肢针刺部位可见散在淤斑,双侧小腿散在大片淤斑伴肿胀,双腓肠肌握痛(+),双侧侧脚面血肿,有压痛,皮温正常。

实验室检查:

凝血常规检查示:APTT 169.5s,PT 156.3s,国际标准化比值(INR)15.38。血常规示 HGB 107g/L,PLT 正常;肝功能正常;APTT 56.0s,PT 79.0s,INR 6.5;D- 二聚体 333μg/L(正常值范围 0~232μg/L);F Ⅱ 43.3%(正常值范围 50%~140%),F Ⅶ 40.1%(正常值范围 50%~129%),F Ⅸ 49.3%(正常值范围 60%~150%),F Ⅹ 54.6%(正常值范围 65%~150%),F Ⅷ 正常,蛋白 C 33.6%(正常值范围 55%~130%),蛋白 S 64.3%(正常值范围 70%~140%)。抗核抗体系列、抗心磷脂抗体、肿瘤标志物均未见异常。

其他辅助检查:

双侧下肢彩超提示:双侧大隐静脉小腿段属支曲张(左小腿 2 条,右小腿 1 条),双小腿及左足部淋巴水肿。双小腿上端前面深部肌层静脉血栓,不能完全除外肌层内海绵状血管瘤合并血栓。考虑"双下肢静脉血栓合并凝血功能障碍"。

治疗经过:

入院后给予稍高剂量维生素 K₁(40mg,每日 2 次),并追问病史得知该患者偶然接触过灭鼠剂。治疗 3d 后 PT、APTT、INR 均被纠正至正常;药物浓度检测回报在血中检测到溴敌隆鼠药成分。5d 后再次复查双侧下肢血管彩超,双侧下肢动脉未见异常,静脉未见血栓,大隐静脉曲张。全身无新发淤点、淤斑,双侧小腿、脚面水肿明显消退,无压痛。患者出院后继续应用维生素 K₁(40mg,每日 2 次)治疗,1 周后回院复查,凝血常规、蛋白 C、蛋白 S 恢复正常。此后患者应用稍高剂量维生素 K₁(40mg,每日 2 次)治疗,1 个月后改为稍低剂量维生素 K₁(40mg,每日 1 次),治疗 3 个月后复查凝血常规及抗凝血因子(蛋白 C、蛋白 S)均正常,全身无出血。

分析:

溴敌隆等抗凝血灭鼠剂的作用靶点是抑制环氧化物还原酶,干扰有活性的维生素 K 在体内的代谢过程,从而导致依赖维生素 K 的 FⅡ、Ⅶ、Ⅸ、Ⅹ 合成障碍,不能形成新的凝血因子,凝血因子逐步消耗、水平下降、凝血功能障碍、最终导致出血。溴敌隆不仅抑制依赖维生素 K 凝血因子的合成,还影响某些抗凝血因子(蛋白 C、蛋白 S)的合成,从而在未经治疗情况下并发血栓形成。维生素 K₁ 是治疗的特效药物,根据病情轻重,可采取口服或静脉用药。同时可输注新鲜冷冻血浆 200~400mL/d,或凝血酶原复合物 300~600U/d。使用维生素 K₁ 的剂量及时间差异很大,主要取决于毒物摄入量、是否继续毒物接触以及个体的代谢时间。对于该类急性中毒患者,尽早通过毒物分析确定其毒物中毒类型,才能采取对症治疗手段,保障患者生命。

诊断意见:

鼠药溴敌隆中毒。

(邹远高 白杨娟 李 壹 戴鑫华)

参考文献

1. 王兰兰. 医学检验项目选择与临床应用. 2 版. 北京: 人民卫生出版社, 2013.
2. Papoutsis I, Mendonis M, Nikolaou P, et al. Development and validation of a simple GC-MS method for the simultaneous determination of 11 anticholinesterase pesticides in blood-clinical and forensic toxicology applications. Journal of forensic sciences, 2012, 57 (3): 806-812.
3. Bishan N, Horst T, Peter E, et al. Evaluation of the Test-mate ChE (Cholinesterase) Field Kit in Acute OrganophosphorusPoisoning. Annals of Emergency Medicine, 2011, 5 (6): 559-564.
4. XueTang, RuilanWang, HuiXie, et al. Repeated pulse intramuscular injection of pralidoxime chloride in severe acuteorganophosphorus pesticide poisoning. American Journal of Emergency Medicine, 2013, 31: 946-949.
5. Deng Xuejun, Li Gang, Mei Ruanwu, et al. Long term effects of tetramine poisoning: An observational study. Clinical Toxicology, 2012, 50 (3): 172-175.
6. Meadway C, George S, Bra Ithwa Ite R. A rap id GC-MS method for the determination of dihydrocodeine, codeine, norcodeine, morphine, normorphine and 6-MAM in urine. Forensic Science International, 2002, 127 (1-2): 136-141.
7. YuangaoZou, Yunying Shi, YangjuanBai, et al. A simple determination of paraquat in human plasma by high-performance liquid chromatography. J of Chromatography B, 879 (2011): 1809-1812.
8. Yunying Shi, YangjuanBai, YuangaoZou, et al. The value of plasma paraquat concentration in predicting therapeutic effects of haemoperfusion in patients with acute paraquat poisoning. PLOS one, 2012, 7 (7): 1-6.
9. Song Long, Zhang Hong, Liu Xin, et al. Rapid determination of yunaconitine and related alkaloids in aconites and aconite-containing drugs by ultra high-performance liquid chromatography-tandem mass spectrometry. Biomedical Chromatography, 2012, 26 (12): 1567-1574.
10. Thomas YK Chan. Aconitepoisoning presenting as hypotension and bradycardia. HUMAN & Experimental Toxicology, 2009, 28 (12): 795-797.
11. Sammy Pak Lam Chen, Sau Wah Ng, Wing Tat Poon, et al. AconitePoisoning over 5 years a case series in Hong Kong and lessons towards herbal safety. Drug Safety, 2012, 35 (7): 575-587.

12. Mordal Jon, Medhus Sigrid, Holm Bjorn, et al. Influence of drugs of abuse and alcohol upon patients admitted to acute psychiatric wards physician's assessment compared to blood drug concentrations. Journal of Clinical Psychopharmacology, 2013, 33 (3): 415-419.

13. Vincenti Marco, Cavanna Daniele, Gerace Enrico, et al. Fast screening of 88 pharmaceutical drugs and metabolites in whole blood by ultrahigh-performance liquid chromatography-tandem mass spectrometry. Analytical and Bioanalytical Chemistry, 2013, 405 (2-3): 863-879.

14. Lothar Thomas. 临床实验诊断学——实验结果的应用和评估. 吕元, 朱汉民, 沈霞, 等译. 上海: 上海科学技术出版社, 2004.

第三十章

器官移植的组织配型与监测

　　器官移植是将供者健康的组织器官替代受者功能衰竭的组织器官而重建其正常的生理功能并维持受者生命,是解决终末期器官衰竭最有效的方法之一。1954年世界上第一例肾脏移植成功,随着外科手术技能的进步、器官保存方法的改进、新型免疫抑制剂、对移植受者免疫抑制药物浓度动态监测的普及,药物代谢遗传基因监测的应用,使得目前能开展的器官移植类型越来越多,常见的有肾、肝、心、肺、胰腺与胰岛、小肠、脾、甲状旁腺、肾上腺、胸腺、骨髓、角膜等。器官移植的组织配型与术后监测是影响器官移植成败和长期存活的重要因素,由于对移植免疫学的深入研究及组织配型技术的进步,特别是分子生物学技术的发展,液态芯片系统、二代测序、基因芯片等新技术的出现,使移植前组织配型和移植后相关指标的定期监测更加快速、准确,为延长器官移植受者的生命更好地保驾护航。本章将在第一节概述中简介器官移植的组织配型及监测相关项目与流程,在后面第二三四与第五节详细阐述组织配型与监测的具体实验原理及应用评估。

第一节　概　　述

　　同种异体器官移植前组织配型检测包括:供、受者ABO及Rh血型检测,供、受者的HLA抗原分型,受者HLA抗体及非HLA抗体检测,供、受者交叉配型实验,供者HLA抗原与受者HLA抗原、HLA抗体匹配和相容性分析。移植后监测包括:供者特异性抗体(donor specific antibody,DSA)监测,非HLA抗体检测,免疫抑制药物浓度监测、药物相关基因监测,相关免疫指标的监测,血、尿常规、生化常规及dd-cfDNA(donor-derived cell-free DNA,供者来源的细胞游离DNA)等指标监测,相关感染病原体检测等。器官移植组织配型与监测的实验室分析路径如图30-1所示。

一、实验室分析路径

　　器官移植组织配型与监测的实验室分析路径见图30-1。

二、相关实验

(一) 移植前组织配型相关实验

　　器官移植前供、受者之间组织相容性分析与匹配是保证移植成功重要基础,主要涉及HLA分型、HLA抗体、交叉配型等。

　　1. ABO及Rh血型检测　ABO及Rh血型检测是移植配型首要考虑的检测指标,传统的匹配原则是供者与受者的ABO及Rh血型符合临床输血选配原则;不符合输血原则的供、受者不宜进行移植。近年来,随着血浆置换技术的进步和新型免疫抑制药物的应用,对于供、受者血型不符合输血原则的器官移植也能够获得满意的移植效果,是器官移植领域的突破性进展。

　　2. HLA分型检测　人类白细胞抗原(human leukocyte antigen,HLA)是表达于有核细胞膜上的抗原,受控于主要组织相容性基因。该抗原与同种异体组织器官移植后产生急、慢性排斥反应密切相关。HLA抗原分型技术有基于淋巴细胞毒实验的血清学分型技术、基于淋巴细胞培养的细胞分型技术、单克隆抗体分型技术及DNA分型技术。目前临床上最常用的是DNA分型技术和血清学分型技术。

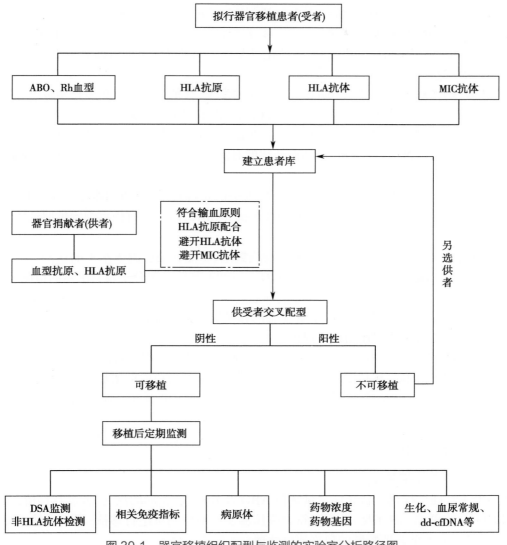

图30-1　器官移植组织配型与监测的实验室分析路径图

3. HLA抗体检测　HLA抗体检测分三个步骤：首先是HLA抗体筛查，确定受者血清中是否存在HLA抗体；其次是PRA（指HLA抗体的群体反应性）的检测，确定HLA抗体的水平；最后进行HLA抗体特异性鉴定的检测，确定受者血清中存在抗那些HLA点位的抗体。常用检测方法有补体依赖性细胞毒法、ELISA法和流式荧光微球法。

4. 供者与受者交叉配合实验　移植受前者体内存在针对供者抗原的预存抗体而引起的超急性排斥反应和加速性排斥反应是器官移植失败的重要原因，交叉配型使超急性排斥反应的发生大大减少。美国国立器官分配中心（UNOS）和美国组织相容和免疫遗传学学会（ASHI）都规定器官移植术前必须行交叉配型实验。目前临床较常用的交叉配型方法是补体依赖微量淋巴细胞毒试验（NIH-CDC法）和流式细胞术交叉配型（FCXM法）。

（二）移植后定期监测相关实验

尽管器官移植前进行了组织配型等实验，但术后要维持移植器官成活与发挥正常功能，控制排斥反应的发生，移植受者还需要进行长期的相关实验监测，从而为临床医生提供评估与治疗的依据。

1. 供者特异性抗体(donor specific antibody,DSA)监测　DSA 是指受者移植前体内已存在或移植后产生的针对相应供者组织抗原的特异性抗体。DSA 的检测分两部分,一部分是检测受者血清中的 HLA 抗体,另一部分是相应供者 HLA 分型,将两部分结果进行比对,若受者 HLA 抗体与供者 HLA 分型点位相对应,则受者体内存在或产生了 DSA,并确定 DSA 的强度。

2. 非 HLA 抗体检测　非 HLA 抗体主要包括:抗 MICA 抗体、抗内皮细胞抗原抗体、Lewis 血型抗体、血管紧张素 I 类受体抗体、基底膜聚糖抗体、自身抗体等。目前实验室检测方法有 ELISA 法、流式细胞仪、液态芯片技术等。由于液态芯片技术在纯化以及重组同种异体抗原方面有着更好的敏感性和重复性,目前应用最为广泛。

3. 药物浓度、药物基因的监测　为防止排斥反应的发生,移植受者术后必须长期服用免疫抑制药物,由于不同个体携带的药物遗传代谢基因表达不同,相同药物不同个体代谢速度不同,导致药物在体内维持的血药浓度时间长短不同。检测药物代谢相关基因为制订个体化用药方案具有指导意义。定期检测免疫抑制剂(环孢素 A、霉酚酸酯、他克莫司等)的血药浓度对协助临床医生了解移植受者免疫抑制药物维持水平具有重要的临床价值。

4. 体液免疫指标的监测　包括评估体液免疫水平的指标(免疫球蛋白水平检测、补体水平的检测等);针对供者组织细胞抗原的抗体水平的指标(HLA 抗体、MICA 抗体、抗内皮细胞抗原抗体、血管紧张素 I 类受体抗体等)。

5. 细胞免疫指标的检测　包括免疫细胞的细胞数量、功能和细胞因子水平的检测,常用有外周血 T 细胞及其亚型的检测、NK 细胞活性检测、血清细胞因子检测、细胞黏附分子及其配体的检测等。

6. 血、尿常规、生化常规及 dd-cfDNA 等指标监测　移植后受者定期进行血、尿常规、相关生化常规和 dd-cfDNA 等指标的检测,有助于医生了解受者的移植器官的功能恢复情况,也是监测排斥反应、以及移植后使用的药物是否产生毒副作用的常规指标。

7. 相关感染病原体监测　由于移植受者在术前患有器官功能衰竭致身体状况较差,移植术后抗排斥反应需使用免疫抑制剂,因此,移植受者的免疫功能低下,导致感染风险的增加。常见细菌(条件致病菌)、病毒(巨细胞病毒、EB 病毒、BK 病毒等)、寄生虫(肺孢子虫、)、真菌的感染。根据受者感染的具体情况,可开展相关的病原微生物的检测,包括真菌、细菌、病毒和寄生虫等。

三、结果判断与分析

(一) 移植前组织配型相关实验

1. ABO 及 Rh 血型检测　首先应尽量选择 ABO 及 Rh 血型相同的供、受者进行移植;其次当供、受者血型不相同时,供、受者 ABO 及 Rh 血型符合临床输血选配原则可进行移植;不符合输血原则的供、受者进行移植,移植受者术前需要特殊的免疫治疗处理。

供、受者 ABO 及 Rh 血型不符合输血原则的器官移植:通常是术前通过血浆置换使受者 ABO 及 Rh 血型血型抗体效价降低到手术可接受水平(一般是 1/4 阳性),并预防性口服免疫抑制剂,同时术后合理使用免疫抑制剂,让血型抗体介导的排斥反应发生概率降到最低,使得不符合输血原则的供、受者间能够成功进行移植手术。

2. HLA 分型检测　常规 HLA 分型为 HLA-A、B、DR 三个位点,逐渐开展对 HLA-Cw、DQ、DP 三个位点的分型,每个位点有两个抗原,每个位点的两个抗原(纯合或杂合)是相互独立的,因此临床通常报告的 HLA 分型结果是三个位点六个抗原。国际上通用的最佳的 HLA 配型策略是六抗原无错配标准。

3. HLA 抗体及非 HLA 抗体检测　HLA 抗体的解读:移植前受者应定期检测其血清中是否存在 HLA 抗体、抗体的水平以及抗体的特异性鉴定,确定是否存在与供体 HLA 抗原相对应的 HLA 抗体(HLA-DSA),为选择适当的供体提供依据。据文献报道,HLA 抗体阳性(PRA 大于 10%)的受者,移植物存活率明显低于抗体阴性受者;PRA 大于 80% 的阳性受者,一般认为是移植的禁忌证,除非供、受者 HLA 抗原 0 错配。非 HLA 抗体的解读:非 HLA 抗原在淋巴细胞上无表达,移植前的供受者交叉配型实验不能反映受者体内是否存在非 HLA 抗体,因此移植前受者非 HLA 抗体的检测,阳性结果应进一步做相关抗原检测,确定是否存在与供体相关抗原对应的非 HLA 抗体,为选择适当的供体提供依据。目前临床主要开展 MICA 抗体检测。

4. 供者与受者交叉配合实验　由于移植前受者体内预存针对供者特异性抗原的抗体(主要是 HLA 抗体)而引起的超急性排斥反应和加速性排斥反应是器官移植失败的重要原因,是移植前必须避免的关键因素。因此在移植前进行供、受者间的交叉配型对于移植的成功与否尤为重要。

(二)移植后定期监测相关实验

1. DSA 监测　移植后受者新生 DSA 的检测是移植后排斥反应的预测、诊断和临床治疗的重要指标。新生 DSA 检测在减少移植术后超急性排斥反应和加速性排斥反应的发生率方面均具有良好的指导作用,对移植物存活同样具有重要的意义。例如,某供者 HLA-A 位点分型为 A2、24,且其受者移植后抗 A2 抗体的检测结果为阳性,则抗 HLA-A2 抗体即为 HLA-DSA。DSA 检测方法涉及 HLA 分型技术和 HLA 抗体的检测技术。

2. 药物浓度、药物基因的监测　移植术后受者需接受大量的免疫抑制剂治疗,而该类药物均有明显的毒副反应,并且个体间的差异可导致受者体内的药物浓度有较大的不同,从而产生不同的疗效或毒副反应,因此移植后应定期检测相关的药物浓度、检测药物基因可以指导临床医生调整用药剂量,安全、合理用药。

3. 相关免疫指标的监测　移植后免疫抑制剂的使用对于移植受者是把双刃剑,在降低了免疫排斥反应发生风险的同时也降低了受体的免疫水平,进而增加了感染病原体的风险。通过对相关免疫指标的检测,对诊断排斥反应的发生及类型具有一定的临床价值;评估受者机体免疫水平,在控制排斥反应和避免感染之间寻找到一个免疫水平的平衡点,再结合免疫抑制剂血药浓度和药物基因的检测,从而达到安全、有效、合理的个体化用药。

4. 血、尿常规和相关生化指标监测　器官移植患者进行血、尿常规和相关生化指标动态检测,有助于对排斥反应的诊断、移植器官的功能恢复、移植后药物的使用和毒副作用等情况的了解和管理。以肾移植为例:终末期肾脏病患者由于促红细胞生成素(erythropoietin,EPO)合成减少,血液透析等影响其对营养物质的吸收,患者容易发生贫血;该类患者由于肾衰竭酸尿液中有大量蛋白质经肾脏漏出,出现血清蛋白水平减低而尿蛋白增高;血尿素氮、肌酐等物质水平有异常升高;当肾移植后,以上指标的恢复提示肾移植成功,受者肾脏功能改善。

5. 相关感染病原体监测　移植后免疫抑制剂的使用,直接引起移植受者的免疫力低下,而致感染的风险增加。通常肺部检测结核菌、肺孢子虫、真菌等,血液检测巨细胞病毒、EB 病毒、HSV 病毒等,尿液检测 BK 病毒等。按病原体来源分为三类:受者内源性感染、供者来源感染、院内及社区感染。其中心脏死亡捐献器官(donation after cardiac death,DCD)供体器官热缺血时间长、器官质量较差、术后功能恢复延迟的风险高,围手术期多需要更强的免疫诱导和免疫抑制治疗。因此,DCD 供体来源的器官移植术后受体发生感染的风险要高于亲体供体来源的器官移植受体。且 DCD 供体在重症监护室内的监护治疗时间较久,并发细菌、真菌感染的可能性较大。

传统检测手段有涂片镜检(形态学)、培养、血清学检测、组织病理学检查等。随着分子生物学技术不断发展,出现了许多快速鉴定病原体的方法,如限制性片段长度多态性分析、单链构象多态性分析、焦磷酸测序技术、荧光原位杂交技术、二代测序技术等。特别是病毒的检测,临床上主要使用实时荧光定量 PCR 技术、核酸分子杂交技术等。尽管这些基于分子生物学的病原体检测技术相对于传统检测手段有明显的优势,但其在临床检测应用方面存在各自的局限性和适用范围。

(三)器官移植术后感染病原体检测方法

1. 细菌感染的检测方法　直接涂片显微镜检查(镜检)是最简单快速的方法之一;通过样本采集、富集培养放大、分离鉴定细菌更为可靠;近年新的微生物检测技术不断涌现,为准确而快速的检测病原体提供了很多新手段。

2. 真菌感染的检测方法　包括涂片镜检、真菌培养、血清学检测、组织病理学检查等。涂片镜检和真菌培养可检测出真菌菌丝、孢子等作为确认依据。真菌的血清学检测主要包括对其细胞壁成分、抗原、代谢产物及抗体的检测,如(1,3)-β-D 葡聚糖检测、半乳甘露聚糖抗原检测、烯醇化酶检测。半乳甘露聚糖抗原检测的假阳性率较高,(1,3)-β-D 葡聚糖检测的灵敏度高,但特异度较低,很难鉴定具体真菌种类。乳胶凝集试验灵敏度和特异度较高,但主要用于隐球菌的检测,难以应用于广泛的临床真菌感染检测。

3. 寄生虫感染的检测方法　包括病原学检测、免疫学检测、PCR 等。病原学检测可以根据其标本来源和形态特征确认其种类。免疫学检测包括特异性抗原反应和血清学检测,具有高度特异度、灵敏度和可重复性。

4. 病毒感染的检测方法　临床上主要使用实时荧光定量 PCR 技术或核酸分子杂交技术检测感染的病毒,如 HBV、HCV、CMV 等。病毒的血清学检测包括中和试验、补体结合试验、血凝抑制试验和凝胶免疫扩散试验。免疫标记技术可以特异性地识别病毒种类,该检测方法灵敏度及特异度均较高,然而不能排除假阳性,临床应用较为困难。部分病毒还可通过细胞培养后镜检的方式进行检测,通过对病毒的特异性细胞病变效应(cytopathic effect,CPE)或空斑实验检测其数量与感染性。

第二节　人类白细胞抗原分型与移植配型

人类主要组织相容性复合体(major histocompatibility complex,MHC)又称为人类白细胞抗原(human leucocyte antigen,HLA),主要成分是糖蛋白,存在于有核细胞膜表面,基因定位在第六号染色体短臂,相应 DNA 长约 3 500kb,是调控人体特异性免疫应答和决定疾病易感性个体差异的主要基因系统。HLA 基因系统分成 3 组:经典 HLA 基因、免疫功能相关基因和免疫无关基因。与人体免疫应答的调控、移植排斥反应有密切关联的是经典 HLA 基因。

经典 HLA 基因显示高度的多态性,即多数座位(又称基因座)有大量等位基因存在,分为 HLA-I 类基因和 HLA-Ⅱ类基因。HLA-I 类基因位于 HLA 基因复合体远着丝点端,包括 A、B、C 等座位,其产物称为 HLA-I 类分子或 I 类抗原,由 HLA-I 类基因编码的重链和 15 号染色体非 HLA 基因编码的轻链 β$_2$-M 共同构成。HLA-Ⅱ类基因位于复合体近着丝点端,至少分为 DR、DQ、DP 三个座位,产物称为 HLA-Ⅱ类分子或Ⅱ类抗原,由分子量相近的 α 链(35kD)和 β 链(28kD)组合成的异二聚体,双链皆由 HLA-Ⅱ类基因编码。HLA-Ⅱ类基因在其座位数量和组成方面比 HLA-I 类基因更为复杂。已有的研究证实,HLA-I 类抗原主要影响器官移植的长期存活,其中 HLA-B 抗原尤为重要,而 HLA-Ⅱ类抗原对移植器官长期和短期存活均有影响,其中 HLA-DR 抗原在供受者间相匹配更为重要。人类主要组织相容性复合体见图 30-2。

HLA 表型、单型、基因型的含义　通常可用已知的血清学分型试剂或定型细胞检出个体的 HLA 抗原特异性,又称为表型(phenotype),但抗原表型不能反映出该个体的染色体上等位基因组合的格局。HLA 等位基因在单条染色体上的组合称为单型或单体型(haplotype)。由两个单型组成某一个体的 HLA 基因型(genotype),即该个体内两条染色体上的 HLA 等位基因组合格局。单型和基因型只能通过家系内各成员的表型分析才能确定。每一个体的表型可有多种组合方式,即由不同的基因型所决定。分析个体的单型和基因型在同种器官移植配型和法医上的亲子鉴定中有重要意义。

HLA 的遗传特点　①单型遗传:根据家系内各成员的 HLA 表型分析表明,HLA 遗传方式是以单型为单位由亲代传给子代,即具有连锁遗传的特点。子代可随机地从亲代双方各获得一个 HLA 单型,组成子代新的基因型。在同一家庭内的同胞兄弟姐妹中两个单型完全相同的概率为 25%,一个单型相同的概率为 50%,两个单型

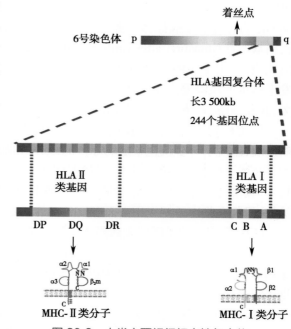

图 30-2　人类主要组织相容性复合体

完全不同的概率为 25%。因此,在临床同种器官移植中,从家庭内寻找供、受者 HLA 抗原相匹配的概率要比无血缘关系的供者要高得多。但值得注意,在亲代单型传给子代时,两条单型之间可能会发生交换,这在我们以往的实践中已碰到过多例,在 HLA 分型时也需注意。②共显性遗传:指每对等位基因所编码的抗原都表达于细胞膜上,无隐性基因,也无等位基因排斥现象。如一个体的两条 HLA 单型组合不同,则其每个 HLA 座位上有两种等位基因,在细胞膜上表达为两种表型。③连锁不平衡(linkage disequilibrium):指单型基因非随机分布的现象。某些基因(白种人中的 A1-B8,中国南方人中的 A2-B46)总是经常在一起出现,其单型频率(实际数值)比理论值(为各种等位基因频率之乘积,如 A1 基因频率 ×B8 的基因频率)要显著增高,而另一些又较少出现,这种非随机组合现象称为连锁不平衡。

一、实验室分析路径

HLA 分型检测的实验室分析路径见图 30-3。

二、相关实验

HLA 分型技术发展至今主要经历了血清学分型和 DNA 分型两个阶段。随着分离纯化 T 淋巴细胞、B 淋巴细胞的免疫磁珠和单克隆抗体分型试剂的开发应用,使传统的血清学分型技术得到了完善和发展;近年分子生物学技术的迅速发展与普及应用,为 HLA 基因分型研究提供了新手段。如序列特异性引物聚合酶链反应(PCR-SSP)技术、序列特异性寡核苷酸探针杂交(PCR-SSO)技术和基因芯片(gene chip)技术等广泛应用于 HLA 分型分析后,使 DNA 分型技术可以直接从基因水平分析 HLA 基因的多态性,该方法准确,灵敏,可以检测到一些血清学方法无法检测的基因型。目前很多实验室在进行 HLA 分型时已采用基因分型技术替代血清学分型技术。

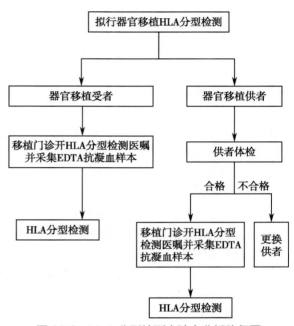

图 30-3 HLA 分型检测实验室分析路径图

由于血清学分型技术是 HLA 研究的基础和主要手段,现仍有不少实验室将其作为 HLA-I 类抗原分型的主要方法。

1. HLA 血清学分型技术 20 世纪 60 年代初,Snell 和 Dausset 等发现了免疫遗传学组织相容性抗原系统,并找到了识别 HLA 抗原的抗血清来源。Rood 和 Leeuwen 应用计算机方法对 HLA 抗血清中的复杂成分进行分析,提出了等位基因的概念。在此基础上,Terasaki 发明了微量补体依赖性淋巴细胞毒(complement dependent cytotoxicity,CDC)实验,并应用于 HLA 血清学分型,从而实现了 HLA 血清学分型的标准化,促进了 HLA 血清学分型研究的迅速发展,成为免疫遗传学和组织相容性研究的重要方法与手段。HLA 血清学分型是采用补体依赖性细胞毒技术(CDC)原理,即抗 HLA 抗体能够结合到带有相应 HLA 抗原的活淋巴细胞膜表面,在补体存在的情况下,将淋巴细胞膜打洞破坏导致淋巴细胞死亡。如果淋巴细胞膜不带有相应的 HLA 抗原,则无此作用。细胞膜被破坏了的死亡淋巴细胞体积增大并着色,可以用多种方法观察判断,最常用的是染色法。早期用曙红或锥蓝染色,在相差显微镜下观察,死细胞体积增大、因染料进入而着色,活细胞则不被着色且折光性强。现在主要用溴乙啶(EB)和丫啶橙(AO)双染色法,用荧光相差显微镜观察,死细胞因 EB 进入细胞核与 DNA 结合而发红色荧光,而 AO 能快速与脂质结合,并通过细胞膜脂质双层进入活细胞,在胞浆内主要富集于溶酶体,因而可标记活细胞,激发后显绿色荧光。微量淋巴细胞毒实验技术是美国国立卫生研究院(NIH)指定的国际通用 HLA 血清学分型标准技术。

2. HLA 基因分型技术 随着分子生物学技术的迅速发展,为 HLA 基因分型研究提供了新的手段,如:序列特异性引物聚合酶链反应(SSP)技术、序列特异性寡核苷酸探针杂交(SSO)技术、基因芯片(gene chip)技术和基于碱基序列(sequence based typing,SBT)的分型技术等在 HLA 分型研究中的广泛应用,使 HLA 分型进入到 DNA 基因分型的新阶段,众多 HLA 等位基因的差异在核苷酸水平得到确认。HLA 基因分型的"金标准"是 SBT 方法。

（1）序列特异性引物（sequence specific primers，SSP）分型：PCR-SSP 分型技术首先由瑞典科学家 Olerup 等在 20 世纪 90 年代初创建，早期主要用于 HLA-Ⅱ类基因分型，目前已广泛用于 HLA-Ⅰ类和 HLA-Ⅱ类基因分型。其基本原理是根据已知的 HLA 编码基因核苷酸碱基序列多态性，设计出系列相应的序列特异性引物，引物的 3'-端碱基与目的基因的多态性序列严格互补。因此，每一型别的等位基因都有特定的引物相对应。通过 PCR 扩增各等位基因的型别特异性 DNA 片段，在琼脂糖凝胶电泳时出现相对应的特异性扩增产物条带，纯合子产生一条特异性扩增条带、杂合子则出现两条特异性扩增条带。即使一个碱基的差异也可精确地分辨出，因此，可用于高分辨率 HLA 基因分型。SSP 的主要特点：①分辨率高：每对引物的设计均严格按照各等位基因碱基互补的原则，只对特定的核苷酸序列片段进行扩增，产物的分辨率很高。②特异性强：针对已知的各等位基因序列设计的特异性引物，决定了从 PCR 第一个循环开始即进行特异性扩增，独特的扩增条件（如前后两种退火温度，加入内源性对照引物）进一步提高了特异性。③适用范围广：根据 HLA 基因分型的不同用途与要求，既可设计低分辨率的 PCR-SSP 分型引物，也可设计中分辨率和高分辨率的 PCR-SSP 分型引物，能满足不同实验室和临床移植对 HLA 基因分型的不同要求。④结果判断简便快速：PCR-SSP 技术的扩增产物只需进行常规的琼脂糖凝胶电泳，根据出现的特异性扩增条带即可判定结果。⑤缺点：检测通量低，工作量大，一台 PCR 扩增仪一个工作日最多可以完成 5~6 份样本的检测。

（2）序列特异性寡核苷酸探针杂交（sequence specific oligonucleotide probe hybridization，SSO）分型技术：该技术的基本原理是运用 PCR 技术，以 HLA 等位基因位点间或组间特异性引物扩增目的基因 DNA，然后与人工合成的寡核苷酸探针进行杂交，探针与 PCR 产物在一定条件下杂交，严格遵循碱基互补原则，具有高度的特异性。探针可采用放射性核素（如 ^{32}P）标记，通过放射性自显影方法检测，也可用非放射性标记物（如地高辛、生物素、荧光素等）标记，并对相应标记物进行检测。目前临床上常用的是流式细胞仪-SSO 分型方法亦称液态芯片技术，是将 PCR 反向序列特异性寡核苷酸探针技术与流式细胞术相结合的 HLA 分型技术。其原理是运用 PCR 技术，以 HLA 等位基因位点间或组间特异性引物扩增目的基因 DNA，然后与附着在荧光标记微颗粒磁珠上的 HLA 各等位基因寡核苷酸探针进行杂交，每个微颗粒磁珠不仅附有特异性 HLA 探针，而且存在色彩差异。最后在专用 LABScanTM100 流式细胞仪，LuminexTM200 液态芯片等系统上利用激光的原理可检测出相应的 HLA 等位基因。本方法与 SSP 相比检测结果更精准、快速，检测通量大，样本需求量极少，操作简易等；与"金标准"SBT 方法相比，分辨率还有一定的差距，而且不能检出新的等位基因。但具有较高的检测通量，一台 PCR 扩增仪一个工作日可以完成 96 份样本的检测。

（3）基于碱基序列（sequence based typing，SBT）的 HLA 分型：SBT 是目前 HLA 分型的"金标准"，是以直接测定 DNA 碱基序列为基础的 HLA 分型方法。上述几种分型方法只能检测 HLA 的表型，而不能确定该表型的核苷酸序列。生物多态性的本质是编码基因产物的核苷酸序列而非表型，表型相同的个体其 DNA 序列并不一定相同。由于 HLA 的高度多态性，上述方法很难确定所有的等位基因，因而直接对 HLA 的碱基序列进行分析是最准确可靠的方法。应用 SBT 不仅能进行序列识别和分型，还有助于发现新的序列。近年来 SBT 已经由手工测序发展为自动测序，并且配备有一系列数据库分析软件。

（4）基因芯片分型：基因芯片（gene chip）是近几年发展起来的一项新技术，它既可对正常的 DNA 位点进行检测，还可从基因水平检测某些遗传病及发现新的突变位点。有学者已开发出用于 HLA 基因分型的基因芯片技术。基因芯片是传统反向斑点杂交技术的微型化，以固体作为支持物，如玻璃、塑料或硅等，将特异性寡核苷酸探针点样并固定在同相支持物上，每平方厘米可固定几千甚至几十万个探针，因而短时间内可检测大量的碱基序列。根据 HLA 不同基因亚型的独特核苷酸序列设计探针，可制成 HLA 分型芯片，待检样品 DNA 经 PCR 扩增反应标记上荧光素后，与芯片上固定的探针进行杂交，通过激光扫描对杂交产生的荧光信号值进行自动分析，即可确定样品 DNA 的 HLA 等位基因型别。基因芯片的优点：①灵敏度高：基因芯片技术经过二级放大效应（即 PCR 扩增目的基因 DNA 和荧光素的发光放大），使其具有较高的灵敏度。②效率高：1 张芯片上可以固定成千上万个不同的寡核苷酸探针，因而所有 HLA 等位基因有可能一次同时进行检测。③特异性强：由于实验方法的自动化和程序化,减少了人为的操作误差,提高了分型的准确性和特异性。④检测成本低：大样本量和自动化检测,有助于降低成本。

三、结果判断与分析

1. HLA 血清学分型技术　HLA 血清学分型通常是从全血中分离用淋巴细胞,在 T 淋巴细胞和 B 淋巴细胞上均表达 HLA-Ⅰ类抗原,而 HLA-Ⅱ类抗原则主要在 B 淋巴细胞和活化 T 淋巴细胞膜上表达。因此,HLA-Ⅰ类抗原分型既可直接用淋巴细胞,也可用纯化的 T 淋巴细胞,而 HLA-Ⅱ类抗原分型只能用纯化的 B 淋巴细胞。传统的 HLA 分型血清主要来自人体血清和胎盘血清,常存在特异性不高、交叉反应强、效价较低、某些罕见抗体难以获得、抗体筛选复杂、运输保存困难 B 淋巴细胞分离纯化困难等缺陷。随着分离纯化 T 淋巴细胞、B 淋巴细胞的免疫磁珠和单克隆抗体分型试剂的开发应用,特别是单克隆抗体具有特异性强、效价高、交叉反应少等优点,明显提高了分型的准确性,使血清学分型技术得到了完善和发展,临床上 HLA 血清学分型主要以单克隆抗体技术为主。虽然目前很多实验室的血清学分型技术已经被基因分型技术所取代,但是,血清学分型技术是 HLA 研究的基础和主要手段,现在仍有不少实验室将其作为 HLA-Ⅰ类抗原分型的主要方法。

2. HLA 基因分型技术　HLA 基因分型是以 DNA 为基础的分型技术,可以检测到一些血清学方法无法检测的基因型,比传统的血清学分型方法分辨率高,准确性好。特别是流式细胞仪 -SSO 基因分型技术,具有检测结果更精准、快速,检测通量大,样本需求量极少,操作简易等优点而得到广泛应用。HLA 个体遗传学差异是由编码基因产物的 DNA 分子所决定,因此,运用分子生物学技术在 DNA 水平上为移植配型提供更准确的供、受者 HLA 分型结果。

3. 模棱两可的 HLA 基因分型结果的分析　由于 HLA 基因高度多态性和检测技术的限制,在特定座位的分型中存在模棱两可的等位基因分型结果。模棱两可的基因型结果是指在 HLA 基因分型过程中,样本指定结果中存在一种以上的 HLA 等位基因组合方式。为解决这些模棱两可的结果,国际上提出了多种方法,其中之一为 2007 年美国组织相容和免疫遗传协会(ASHI)提出的常见及确认等位基因表(common alleles and well documented alleles,CWD)原则。

(1)CWD 等位基因的定义原则：按照国际上最新版本文献对 CWD 等位基因的定义,将 HLA 等位基因定义为三大类：常见等位基因(common alleles)、确认等位基因(well-documented alleles)、罕见等位基因(rare alleles)。①常见等位基因：在参考群体中频率等于或大于 0.001 的等位基因。②确认等位基因：指 PCR-SBT(sequencing based typing)方法检测中,那些至少在五个独立非亲缘个体中或者三个独立非亲缘个体中并伴有特定的单体型被检测到的等位基因。③罕见等位基因：除常见等位基因和确认等位基因以外的所有等位基因。

(2)中国常见及确认的 HLA 等位基因表(CWD)(2.3 版)(表 30-1~ 表 30-5)：CWD 原则分型中将常见等位基因和确认等位基因合并为 CWD,当模棱两可的等位基因组合中出现 CWD 等位基因则需要进一步区分,而出现罕见等位基因组合因其临床分型实际意义有限,可予以排除,此表给临床 HLA 高分辨分型检测及实验室评估提供了参考依据。

表 30-1　HLA-A 位点 CWD 表

HLA-A	频数	频率 %	CWD	HLA-A	频数	频率 %	CWD
A*01：01	71158	3.5350108	C	A*23：26	13	0.0006458	W
A*01：78	21	0.0010432	W	A*24：03	3113	0.1546486	C
A*02：01	241454	11.995032	C	A*24：04	743	0.036911	W
A*02：02	107	0.0053156	W	A*24：05	20	0.0009936	W
A*02：03	70944	3.5243796	C	A*24：06	8	0.0003974	W
A*02：04	5	0.0002484	W	A*24：07	4480	0.2225589	C

续表

HLA-A	频数	频率 %	CWD	HLA-A	频数	频率 %	CWD
A*02：05	7037	0.3495864	C	A*24：08	1582	0.0785911	W
A*02：06	103722	5.152736	C	A*24：10	1421	0.0705929	W
A*02：07	171429	8.5163069	C	A*24：112	6	0.0002981	W
A*02：08	30	0.0014903	W	A*24：128	28	0.001391	W
A*02：09	758	0.0376562	W	A*24：13	15	0.0007452	W
A*02：10	7080	0.3517226	C	A*24：132N	19	0.0009439	W
A*02：108	30	0.0014903	W	A*24：144	32	0.0015897	W
A*02：11	385	0.0191262	W	A*24：150	9	0.0004471	W
A*02：12	29	0.0014407	W	A*24：152	9	0.0004471	W
A*02：121	10	0.0004968	W	A*24：17	22	0.0010929	W
A*02：133	5	0.0002484	W	A*24：20	5218	0.2592215	C
A*02：145	5	0.0002484	W	A*24：21	13	0.0006458	W
A*02：17	97	0.0048188	W	A*24：225	5	0.0002484	W
A*02：189	54	0.0026826	W	A*24：28	30	0.0014903	W
A*02：20	75	0.0037259	W	A*24：30	104	0.0051665	W
A*02：22	6	0.0002981	W	A*24：33	7	0.0003477	W
A*02：230	15	0.0007452	W	A*24：52	25	0.001242	W
A*02：24	7	0.0003477	W	A*24：59	29	0.0014407	W
A*02：249	14	0.0006955	W	A*24：64	43	0.0021362	W
A*02：251	12	0.0005961	W	A*24：68	143	0.007104	W
A*02：256	12	0.0005961	W	A*24：85	60	0.0029807	W
A*02：259	9	0.0004471	W	A*24：91	7	0.0003477	W
A*02：264	47	0.0023349	W	A*24：93	18	0.0008942	W
A*02：269	9	0.0004471	W	A*24：98	10	0.0004968	W
A*02：27	5	0.0002484	W	A*25：01	415	0.0206165	W
A*02：28	22	0.0010929	W	A*26：01	57002	2.8317643	C
A*02：293Q	5	0.0002484	W	A*26：02	278	0.0138106	W
A*02：344	11	0.0005465	W	A*26：03	423	0.0210139	W
A*02：36	7	0.0003477	W	A*26：08	24	0.0011923	W
A*02：419	7	0.0003477	W	A*26：09	5	0.0002484	W
A*02：42	25	0.001242	W	A*26：14	13	0.0006458	W
A*02：426	6	0.0002981	W	A*26：17	8	0.0003974	W
A*02：446	5	0.0002484	W	A*26：18	150	0.0074517	W
A*02：449	5	0.0002484	W	A*26：20	135	0.0067066	W

HLA-A	频数	频率 %	CWD	HLA-A	频数	频率 %	CWD
A*02：478	7	0.0003477	W	A*26：35	7	0.0003477	W
A*02：48	197	0.0097866	W	A*26：36	33	0.0016394	W
A*02：53N	1006	0.0499764	W	A*26：50	7	0.0003477	W
A*02：79	12	0.0005961	W	A*29：01	13634	0.6773144	C
A*02：80	22	0.0010929	W	A*29：02	1317	0.0654264	W
A*02：90	85	0.0042227	W	A*29：10	43	0.0021362	W
A*02：93	96	0.0047691	W	A*30：01	117180	5.821307	C
A*02：99	26	0.0012916	W	A*30：02	626	0.0310986	W
A*03：01	59128	2.9373805	C	A*30：04	1445	0.0717852	W
A*03：02	4437	0.2204228	C	A*30：18	329	0.0163442	W
A*03：05	9	0.0004471	W	A*30：20	11	0.0005465	W
A*03：12	9	0.0004471	W	A*30：38	9	0.0004471	W
A*03：20	5	0.0002484	W	A*31：01	65801	3.268884	C
A*03：30	7	0.0003477	W	A*31：06	19	0.0009439	W
A*03：77	39	0.0019375	W	A*31：13	64	0.0031794	W
A*03：78	5	0.0002484	W	A*31：17	28	0.001391	W
A*11：01	423980	21.06262	C	A*31：32	9	0.0004471	W
A*11：02	36117	1.7942323	C	A*31：33	11	0.0005465	W
A*11：03	2086	0.103629	C	A*32：01	26315	1.3072853	C
A*11：04	128	0.0063588	W	A*32：54	8	0.0003974	W
A*11：06	19	0.0009439	W	A*33：01	3659	0.181773	C
A*11：100	6	0.0002981	W	A*33：03	164361	8.1651805	C
A*11：108	5	0.0002484	W	A*33：08	39	0.0019375	W
A*11：12	10	0.0004968	W	A*33：10	9	0.0004471	W
A*11：126	24	0.0011923	W	A*33：30	8	0.0003974	W
A*11：14	9	0.0004471	W	A*33：81	5	0.0002484	W
A*11：155	6	0.0002981	W	A*34：01	858	0.042624	W
A*11：163	5	0.0002484	W	A*34：02	26	0.0012916	W
A*11：19	9	0.0004471	W	A*36：02	35	0.0017387	W
A*11：27	6	0.0002981	W	A*66：01	1187	0.0589682	W
A*11：32	11	0.0005465	W	A*68：01	14171	0.7039917	C
A*11：36	39	0.0019375	W	A*68：02	1034	0.0513674	W
A*11：39	5	0.0002484	W	A*68：24	142	0.0070543	W
A*11：56	13	0.0006458	W	A*68：38	36	0.0017884	W

续表

HLA-A	频数	频率 %	CWD	HLA-A	频数	频率 %	CWD
A*11：60	14	0.0006955	W	A*68：96	11	0.0005465	W
A*11：61	11	0.0005465	W	A*69：01	2585	0.1284185	C
A*11：69N	12	0.0005961	W	A*74：01	34	0.0016891	W
A*11：77	16	0.0007949	W	A*74：02	832	0.0413324	W
A*11：87	20	0.0009936	W	A*74：03	79	0.0039246	W
A*11：88	14	0.0006955	W	A*74：05	51	0.0025336	W
A*23：01	5203	0.2584764	C	A*74：13	17	0.0008445	W
A*23：20	16	0.0007949	W				

表 30-2　HLA-B 位点 CWD 表

HLA-B	频数	频率 %	CWD	HLA-B	频数	频率 %	CWD
B*07：02	42359	2.104324499	C	B*40：10	15	0.0007452	W
B*07：05	10992	0.546064234	C	B*40：11	40	0.0019871	W
B*07：06	950	0.047194416	W	B*40：122	14	0.0006955	W
B*07：08	7	0.000347748	W	B*40：125	9	0.0004471	W
B*07：10	118	0.005862043	W	B*40：140	8	0.0003974	W
B*07：116	11	0.000546462	W	B*40：141	16	0.0007949	W
B*07：18	6	0.00029807	W	B*40：150	107	0.0053156	W
B*07：48	13	0.000645818	W	B*40：153	9	0.0004471	W
B*07：81	6	0.00029807	W	B*40：219	6	0.0002981	W
B*07：91	5	0.000248392	W	B*40：229	519	0.0257831	W
B*08：01	18248	0.906530217	C	B*40：25	6	0.0002981	W
B*13：01	101968	5.065600238	C	B*40：255	8	0.0003974	W
B*13：02	124342	6.177103256	C	B*40：268	8	0.0003974	W
B*13：16	21	0.001043245	W	B*40：38	5	0.0002484	W
B*13：25	5	0.000248392	W	B*40：40	767	0.0381033	W
B*13：38	8	0.000397427	W	B*40：43	20	0.0009936	W
B*14：01	984	0.048883479	W	B*40：48	22	0.0010929	W
B*14：02	5896	0.29290345	C	B*40：49	7	0.0003477	W
B*15：01	95681	4.75327256	C	B*40：50	55	0.0027323	W
B*15：02	72317	3.592587993	C	B*40：52	7	0.0003477	W
B*15：03	539	0.026776621	W	B*40：54	5	0.0002484	W
B*15：05	3649	0.181276236	C	B*40：55	224	0.0111279	W
B*15：07	6476	0.321716883	C	B*40：69	5	0.0002484	W
B*15：08	372	0.01848034	W	B*40：70	10	0.0004968	W

续表

HLA-B	频数	频率 %	CWD	HLA-B	频数	频率 %	CWD
B*15：09	40	0.001987133	W	B*40：75	7	0.0003477	W
B*15：10	158	0.007849177	W	B*40：78	196	0.009737	W
B*15：11	36691	1.822747709	C	B*40：81	8	0.0003974	W
B*15：12	4803	0.238605032	C	B*40：84	63	0.0031297	W
B*15：13	1063	0.052808068	W	B*40：97	144	0.0071537	W
B*15：134	16	0.000794853	W	B*41：01	2128	0.1057155	C
B*15：137	5	0.000248392	W	B*41：02	476	0.0236469	W
B*15：15	10	0.000496783	W	B*42：01	228	0.0113267	W
B*15：152	16	0.000794853	W	B*42：02	78	0.0038749	W
B*15：16	10	0.000496783	W	B*44：02	17647	0.8766735	C
B*15：17	3989	0.19816687	C	B*44：03	54246	2.6948508	C
B*15：178	84	0.00417298	W	B*44：05	134	0.0066569	W
B*15：18	27121	1.347326064	C	B*44：118	7	0.0003477	W
B*15：19	586	0.029111503	W	B*44：127	6	0.0002981	W
B*15：192	13	0.000645818	W	B*44：27	52	0.0025833	W
B*15：198	99	0.004918155	W	B*44：29	6	0.0002981	W
B*15：201	13	0.000645818	W	B*44：87	7	0.0003477	W
B*15：21	676	0.033582553	W	B*45：01	2283	0.1134156	C
B*15：220	203	0.010084702	W	B*46：01	208074	10.336769	C
B*15：227	7	0.000347748	W	B*46：08	5	0.0002484	W
B*15：25	11334	0.563054224	C	B*46：09	11	0.0005465	W
B*15：259	6	0.00029807	W	B*46：12	5	0.0002484	W
B*15：27	16958	0.842445168	C	B*46：18	7	0.0003477	W
B*15：29	300	0.0149035	W	B*46：19	10	0.0004968	W
B*15：30	7	0.000347748	W	B*47：01	408	0.0202688	W
B*15：32	4336	0.215405251	C	B*48：01	48888	2.4286743	C
B*15：35	532	0.026428873	W	B*48：03	3129	0.1554435	C
B*15：38	161	0.007998212	W	B*48：04	50	0.0024839	W
B*15：39	28	0.001390993	W	B*49：01	3452	0.1714896	C
B*15：46	872	0.043319506	W	B*50：01	13751	0.6831268	C
B*15：58	1707	0.084800914	W	B*51：01	113381	5.6325791	C
B*15：65	10	0.000496783	W	B*51：02	21294	1.0578504	C
B*15：68	121	0.006011078	W	B*51：04	11	0.0005465	W
B*15：78	13	0.000645818	W	B*51：05	6	0.0002981	W

续表

HLA-B	频数	频率 %	CWD	HLA-B	频数	频率 %	CWD
B*15：86	26	0.001291637	W	B*51：06	177	0.0087931	W
B*15：88	11	0.000546462	W	B*51：07	665	0.0330361	W
B*18：01	7331	0.364191858	C	B*51：08	789	0.0391962	W
B*18：02	1096	0.054447453	W	B*51：09	47	0.0023349	W
B*18：03	27	0.001341315	W	B*51：165	5	0.0002484	W
B*27：01	5	0.000248392	W	B*51：21	41	0.0020368	W
B*27：02	426	0.02116297	W	B*51：22	47	0.0023349	W
B*27：03	159	0.007898855	W	B*51：34	27	0.0013413	W
B*27：04	18904	0.939119203	C	B*51：36	199	0.009886	W
B*27：05	14656	0.728085645	C	B*51：39	32	0.0015897	W
B*27：06	1093	0.054298418	W	B*51：59	7	0.0003477	W
B*27：07	2988	0.148438858	C	B*52：01	59618	2.9617228	C
B*27：14	40	0.001987133	W	B*52：04	15	0.0007452	W
B*27：15	116	0.005762687	W	B*52：11	11	0.0005465	W
B*27：24	593	0.029459251	W	B*52：20	6	0.0002981	W
B*27：25	177	0.008793065	W	B*53：01	663	0.0329367	W
B*27：36	116	0.005762687	W	B*54：01	62227	3.0913336	C
B*27：40	5	0.000248392	W	B*54：10	5	0.0002484	W
B*27：61	7	0.000347748	W	B*54：16	10	0.0004968	W
B*27：69	36	0.00178842	W	B*54：17	100	0.0049678	W
B*35：01	49763	2.472142875	C	B*55：01	2006	0.0996547	W
B*35：02	4266	0.211927768	C	B*55：02	50458	2.5066693	C
B*35：03	21955	1.090687797	C	B*55：04	1006	0.0499764	W
B*35：04	25	0.001241958	W	B*55：07	527	0.0261805	W
B*35：05	5497	0.273081795	C	B*55：12	708	0.0351723	W
B*35：08	2840	0.141086465	C	B*55：16	19	0.0009439	W
B*35：11	68	0.003378127	W	B*55：21	40	0.0019871	W
B*35：137	9	0.000447105	W	B*55：26	5	0.0002484	W
B*35：189	5	0.000248392	W	B*55：30	14	0.0006955	W
B*35：24	6	0.00029807	W	B*55：34	6	0.0002981	W
B*35：28	5	0.000248392	W	B*55：42	5	0.0002484	W
B*35：29	5	0.000248392	W	B*55：43	5	0.0002484	W
B*35：30	16	0.000794853	W	B*55：48	6	0.0002981	W
B*35：37	9	0.000447105	W	B*55：50	8	0.0003974	W

续表

HLA-B	频数	频率 %	CWD	HLA-B	频数	频率 %	CWD
B*35：42	24	0.00119228	W	B*56：01	9906	0.4921136	C
B*35：64	11	0.000546462	W	B*56：03	744	0.0369607	W
B*37：01	28023	1.39213592	C	B*56：04	1608	0.0798828	W
B*37：02	6	0.00029807	W	B*56：09	9	0.0004471	W
B*37：04	71	0.003527162	W	B*56：10	130	0.0064582	W
B*38：01	10102	0.501850518	C	B*56：11	6	0.0002981	W
B*38：02	53045	2.635187163	C	B*56：14	41	0.0020368	W
B*38：15	34	0.001689063	W	B*56：18	13	0.0006458	W
B*39：01	35978	1.787327057	C	B*56：21	14	0.0006955	W
B*39：03	5	0.000248392	W	B*56：27	6	0.0002981	W
B*39：04	25	0.001241958	W	B*57：01	23263	1.1556671	C
B*39：05	3647	0.18117688	C	B*57：02	37	0.0018381	W
B*39：06	116	0.005762687	W	B*57：03	108	0.0053653	W
B*39：09	697	0.034625798	W	B*57：29	20	0.0009936	W
B*39：10	11	0.000546462	W	B*58：01	123277	6.1241958	C
B*39：13	5	0.000248392	W	B*58：12	8	0.0003974	W
B*39：15	326	0.016195136	W	B*58：19	7	0.0003477	W
B*39：24	217	0.010780198	W	B*58：58	10	0.0004968	W
B*39：31	86	0.004272337	W	B*59：01	1862	0.0925011	W
B*39：36	14	0.000695497	W	B*67：01	14381	0.7144241	C
B*39：38Q	7	0.000347748	W	B*67：03	7	0.0003477	W
B*39：58	7	0.000347748	W	B*73：01	236	0.0117241	W
B*39：59	5	0.000248392	W	B*78：01	5	0.0002484	W
B*40：01	195771	9.72557689	C	B*78：02	8	0.0003974	W
B*40：02	37911	1.883355275	C	B*81：01	71	0.0035272	W
B*40：03	4438	0.220472441	C	B*81：02	1436	0.0713381	W
B*40：06	63617	3.160386497	C				

表 30-3　HLA-C 位点 CWD 表

HLA-C	频数	频率 %	CWD	HLA-C	频数	频率 %	CWD
C*01：02	231708	15.84666267	C	C*07：110	5	0.000342	W
C*01：03	9332	0.638221624	C	C*07：154	194	0.0132678	W
C*01：06	1239	0.084736026	W	C*07：159	20	0.0013678	W
C*01：08	279	0.019080994	W	C*07：16	12	0.0008207	W

HLA-C	频数	频率 %	CWD	HLA-C	频数	频率 %	CWD
C*01：10	7	0.000478735	W	C*07：169	8	0.0005471	W
C*01：17	19	0.001299423	W	C*07：172	7	0.0004787	W
C*01：22	10	0.000683907	W	C*07：18	355	0.0242787	W
C*01：30	12	0.000820688	W	C*07：19	21	0.0014362	W
C*01：40	9	0.000615516	W	C*07：26	24	0.0016414	W
C*01：44	8	0.000547125	W	C*07：27	57	0.0038983	W
C*01：50	7	0.000478735	W	C*07：29	5	0.000342	W
C*01：54	7	0.000478735	W	C*07：346	5	0.000342	W
C*01：58	10	0.000683907	W	C*07：43	180	0.0123103	W
C*01：81	5	0.000341953	W	C*07：51	16	0.0010943	W
C*01：85	41	0.002804017	W	C*07：56	17	0.0011626	W
C*02：02	10128	0.692660588	C	C*07：63	144	0.0098483	W
C*02：10	11	0.000752297	W	C*07：66	1091	0.0746142	W
C*02：71	5	0.000341953	W	C*07：67	81	0.0055396	W
C*03：02	87302	5.970641258	C	C*08：01	123229	8.4277124	C
C*03：03	101193	6.920655894	C	C*08：02	4428	0.3028338	C
C*03：04	146343	10.00849412	C	C*08：03	11240	0.768711	C
C*03：07	5	0.000341953	W	C*08：06	137	0.0093695	W
C*03：100	85	0.005813206	W	C*08：10	5	0.000342	W
C*03：107	7	0.000478735	W	C*08：100	5	0.000342	W
C*03：16	7	0.000478735	W	C*08：20	7	0.0004787	W
C*03：17	371	0.025372934	W	C*08：21	14	0.0009575	W
C*03：198	21	0.001436204	W	C*08：22	12212	0.8351867	C
C*03：204	6	0.000410344	W	C*08：24	32	0.0021885	W
C*03：21	30	0.00205172	W	C*08：27	25	0.0017098	W
C*03：210	5	0.000341953	W	C*08：40	5	0.000342	W
C*03：211	15	0.00102586	W	C*08：41	69	0.004719	W
C*03：28	19	0.001299423	W	C*08：44	40	0.0027356	W
C*03：32	7	0.000478735	W	C*08：86	11	0.0007523	W
C*03：35	6	0.000410344	W	C*08：99	26	0.0017782	W
C*03：36	78	0.005334471	W	C*12：02	46235	3.1620421	C
C*03：38	48	0.003282752	W	C*12：03	28330	1.9375074	C
C*03：39	26	0.001778157	W	C*12：04	11	0.0007523	W
C*03：40	17	0.001162641	W	C*12：05	65	0.0044454	W

HLA-C	频数	频率 %	CWD	HLA-C	频数	频率 %	CWD
C*03：41	11	0.000752297	W	C*12：09	8	0.0005471	W
C*03：43	7	0.000478735	W	C*12：18	13	0.0008891	W
C*03：46	5	0.000341953	W	C*14：02	62886	4.3008149	C
C*03：48	10	0.000683907	W	C*14：03	15034	1.0281852	C
C*03：56	207	0.014156866	W	C*14：12	12	0.0008207	W
C*03：64	7	0.000478735	W	C*14：23	12	0.0008207	W
C*03：69	6	0.000410344	W	C*14：24	17	0.0011626	W
C*03：76	19	0.001299423	W	C*14：25	39	0.0026672	W
C*03：85	28	0.001914938	W	C*14：29	6	0.0004103	W
C*03：98	5	0.000341953	W	C*15：02	48715	3.3316509	C
C*04：01	82645	5.652145962	C	C*15：04	556	0.0380252	W
C*04：03	15044	1.028869065	C	C*15：05	10003	0.6841118	C
C*04：06	394	0.026945919	W	C*15：06	41	0.002804	W
C*04：08	20	0.001367813	W	C*15：07	10	0.0006839	W
C*04：130	24	0.001641376	W	C*15：09	8	0.0005471	W
C*04：144	8	0.000547125	W	C*15：11	214	0.0146356	W
C*04：69	60	0.00410344	W	C*15：12	18	0.001231	W
C*04：70	24	0.001641376	W	C*15：13	272	0.0186023	W
C*04：81	13	0.000889079	W	C*15：17	26	0.0017782	W
C*04：82	3894	0.266313224	C	C*15：21	16	0.0010943	W
C*05：01	12401	0.848112555	C	C*15：26	83	0.0056764	W
C*06：02	129596	8.863155764	C	C*15：29	32	0.0021885	W
C*06：04	9	0.000615516	W	C*16：01	71	0.0048557	W
C*06：06	11	0.000752297	W	C*16：02	2937	0.2008634	C
C*06：103	26	0.001778157	W	C*16：04	1155	0.0789912	W
C*06：106	5	0.000341953	W	C*16：63	7	0.0004787	W
C*06：73	8	0.000547125	W	C*17：01	1434	0.0980722	W
C*07：01	8156	0.55779421	C	C*17：02	17	0.0011626	W
C*07：02	224240	15.33592124	C	C*17：03	315	0.0215431	W
C*07：04	12665	0.866167688	C	C*18：02	19	0.0012994	W
C*07：06	11430	0.781705225	C				

表 30-4　HLA-DRB1 位点 CWD 表

HLA-DRB1	频数	频率 %	CWD	HLA-DRB1	频数	频率 %	CWD
DRB1*01：01	41214	2.0474428	C	DRB1*11：27	8	0.0003974	W
DRB1*01：02	5232	0.259917	C	DRB1*11：28	225	0.0111776	W
DRB1*01：14	21	0.0010432	W	DRB1*11：29	10	0.0004968	W
DRB1*03：01	102330	5.0835838	C	DRB1*11：37	19	0.0009439	W
DRB1*03：05	13	0.0006458	W	DRB1*11：39	16	0.0007949	W
DRB1*03：06	8	0.0003974	W	DRB1*11：45	5	0.0002484	W
DRB1*03：08	5	0.0002484	W	DRB1*11：54	13	0.0006458	W
DRB1*03：11	8	0.0003974	W	DRB1*11：57	14	0.0006955	W
DRB1*03：15	5	0.0002484	W	DRB1*11：75	16	0.0007949	W
DRB1*03：27	94	0.0046698	W	DRB1*12：01	50348	2.5012047	C
DRB1*04：01	20008	0.9939641	C	DRB1*12：02	176138	8.7502422	C
DRB1*04：02	3561	0.1769045	C	DRB1*12：05	97	0.0048188	W
DRB1*04：03	31503	1.5650165	C	DRB1*12：08	171	0.008495	W
DRB1*04：04	14796	0.7350406	C	DRB1*12：10	4949	0.2458581	C
DRB1*04：05	97042	4.8208848	C	DRB1*12：12	5	0.0002484	W
DRB1*04：06	51486	2.5577386	C	DRB1*12：14	7	0.0003477	W
DRB1*04：07	4142	0.2057677	C	DRB1*12：16	6	0.0002981	W
DRB1*04：08	2517	0.1250404	C	DRB1*12：18	13	0.0006458	W
DRB1*04：09	6	0.0002981	W	DRB1*12：19	15	0.0007452	W
DRB1*04：10	5829	0.289575	C	DRB1*12：20	6	0.0002981	W
DRB1*04：11	77	0.0038252	W	DRB1*12：27	11	0.0005465	W
DRB1*04：13	17	0.0008445	W	DRB1*12：28	17	0.0008445	W
DRB1*04：147	5	0.0002484	W	DRB1*12：30	6	0.0002981	W
DRB1*04：17	12	0.0005961	W	DRB1*13：01	29182	1.4497131	C
DRB1*04：20	5	0.0002484	W	DRB1*13：02	66160	3.2867185	C
DRB1*04：38	11	0.0005465	W	DRB1*13：03	983	0.0488338	W
DRB1*04：59	8	0.0003974	W	DRB1*13：05	155	0.0077001	W
DRB1*04：88	8	0.0003974	W	DRB1*13：07	1061	0.0527087	W
DRB1*04：93	8	0.0003974	W	DRB1*13：08	13	0.0006458	W
DRB1*04：94N	5	0.0002484	W	DRB1*13：118	15	0.0007452	W
DRB1*04：99	7	0.0003477	W	DRB1*13：12	15293	0.7597307	C
DRB1*07：01	190279	9.4527435	C	DRB1*13：13	28	0.001391	W
DRB1*07：11	8	0.0003974	W	DRB1*13：14	19	0.0009439	W
DRB1*07：13	70	0.0034775	W	DRB1*13：19	92	0.0045704	W

HLA-DRB1	频数	频率 %	CWD	HLA-DRB1	频数	频率 %	CWD
DRB1*08：01	1024	0.0508706	W	DRB1*13：40	6	0.0002981	W
DRB1*08：02	13530	0.6721478	C	DRB1*13：50	174	0.008644	W
DRB1*08：03	127690	6.3434263	C	DRB1*14：01	99	0.0049182	W
DRB1*08：04	711	0.0353213	W	DRB1*14：02	481	0.0238953	W
DRB1*08：09	3377	0.1677637	C	DRB1*14：03	10576	0.525398	C
DRB1*08：10	8	0.0003974	W	DRB1*14：04	13528	0.6720485	C
DRB1*08：12	16	0.0007949	W	DRB1*14：05	44063	2.1889764	C
DRB1*08：14	20	0.0009936	W	DRB1*14：06	250	0.0124196	W
DRB1*08：18	7	0.0003477	W	DRB1*14：07	4761	0.2365185	C
DRB1*08：19	30	0.0014904	W	DRB1*14：10	516	0.025634	W
DRB1*08：30	14	0.0006955	W	DRB1*14：103	5	0.0002484	W
DRB1*08：32	12	0.0005961	W	DRB1*14：11	71	0.0035272	W
DRB1*08：35	8	0.0003974	W	DRB1*14：12	755	0.0375071	W
DRB1*08：36	24	0.0011923	W	DRB1*14：127	5	0.0002484	W
DRB1*08：41	6	0.0002981	W	DRB1*14：141	27	0.0013413	W
DRB1*09：01	295969	14.703246	C	DRB1*14：15	7	0.0003477	W
DRB1*09：04	91	0.0045207	W	DRB1*14：18	1849	0.0918552	W
DRB1*09：06	8	0.0003974	W	DRB1*14：22	80	0.0039743	W
DRB1*09：07	10	0.0004968	W	DRB1*14：25	352	0.0174868	W
DRB1*09：10	20	0.0009936	W	DRB1*14：32	8	0.0003974	W
DRB1*09：18	5	0.0002484	W	DRB1*14：33	28	0.001391	W
DRB1*10：01	32012	1.5903028	C	DRB1*14：44	52	0.0025833	W
DRB1*11：01	113494	5.6381927	C	DRB1*14：49	43	0.0021362	W
DRB1*11：02	14	0.0006955	W	DRB1*14：54	50884	2.5278323	C
DRB1*11：03	748	0.0371594	W	DRB1*14：61	44	0.0021858	W
DRB1*11：04	12010	0.5966368	C	DRB1*15：01	232696	11.559949	C
DRB1*11：06	1967	0.0977173	W	DRB1*15：02	63366	3.1479172	C
DRB1*11：08	31	0.00154	W	DRB1*15：03	58	0.0028813	W
DRB1*11：101	23	0.0011426	W	DRB1*15：04	4724	0.2346804	C
DRB1*11：106	19	0.0009439	W	DRB1*15：05	5	0.0002484	W
DRB1*11：11	124	0.0061601	W	DRB1*15：06	222	0.0110286	W
DRB1*11：111	5	0.0002484	W	DRB1*15：07	16	0.0007949	W
DRB1*11：12	9	0.0004471	W	DRB1*15：11	44	0.0021858	W
DRB1*11：129	141	0.0070046	W	DRB1*15：49	8	0.0003974	W

续表

HLA-DRB1	频数	频率 %	CWD	HLA-DRB1	频数	频率 %	CWD
DRB1*11：15	13	0.0006458	W	DRB1*16：01	1415	0.0702948	W
DRB1*11：19	40	0.0019871	W	DRB1*16：02	62645	3.1120992	C
DRB1*11：193	5	0.0002484	W	DRB1*16：05	7	0.0003478	W
DRB1*11：20	30	0.0014904	W	DRB1*16：09	21	0.0010432	W
DRB1*11：23	9	0.0004471	W	DRB1*16：10	8	0.0003974	W

表 30-5 HLA-DQB1 位点 CWD 表

HLA-DQB1	频数	频率 %	CWD	HLA-DQB1	频数	频率 %	CWD
DQB1*02：01	69085	4.9319444	C	DQB1*05：01	65054	4.6441733	C
DQB1*02：02	105514	7.5325929	C	DQB1*05：02	102928	7.3479796	C
DQB1*02：03	22	0.0015706	W	DQB1*05：03	58594	4.182997	C
DQB1*02：12	13	0.0009281	W	DQB1*05：04	226	0.016134	W
DQB1*03：01	294066	20.993228	C	DQB1*05：05	5	0.0003569	W
DQB1*03：02	80730	5.7632752	C	DQB1*05：08	21	0.0014992	W
DQB1*03：03	222637	15.893947	C	DQB1*05：10	364	0.0259858	W
DQB1*03：04	437	0.0311972	W	DQB1*05：30	5	0.0003569	W
DQB1*03：05	1298	0.0926636	W	DQB1*05：32	6	0.0004283	W
DQB1*03：13	1040	0.0742451	W	DQB1*05：46	6	0.0004283	W
DQB1*03：14	13	0.0009281	W	DQB1*06：01	144900	10.34434	C
DQB1*03：17	157	0.0112082	W	DQB1*06：02	105975	7.5655034	C
DQB1*03：19	8	0.0005711	W	DQB1*06：03	20508	1.4640561	C
DQB1*03：22	41	0.002927	W	DQB1*06：04	20000	1.4277902	C
DQB1*03：24	9	0.0006425	W	DQB1*06：05	6	0.0004283	W
DQB1*03：26	10	0.0007139	W	DQB1*06：07	143	0.0102087	W
DQB1*03：27	36	0.00257	W	DQB1*06：09	23867	1.7038535	C
DQB1*03：29	50	0.0035695	W	DQB1*06：10	1363	0.0973039	W
DQB1*03：30	7	0.0004997	W	DQB1*06：103	5	0.0003569	W
DQB1*03：32	5	0.0003569	W	DQB1*06：107	6	0.0004283	W
DQB1*03：34	23	0.001642	W	DQB1*06：11	20	0.0014278	W
DQB1*03：38	26	0.0018561	W	DQB1*06：110	8	0.0005711	W
DQB1*03：44	11	0.0007853	W	DQB1*06：114	6	0.0004283	W
DQB1*03：50	13	0.0009281	W	DQB1*06：14	5	0.0003569	W
DQB1*03：80	7	0.0004997	W	DQB1*06：24	6	0.0004283	W
DQB1*03：93	6	0.0004283	W	DQB1*06：41	193	0.0137782	W

续表

HLA-DQB1	频数	频率 %	CWD	HLA-DQB1	频数	频率 %	CWD
DQB1*04：01	63429	4.5281653	C	DQB1*06：84	11	0.0007853	W
DQB1*04：02	17602	1.2565982	C	DQB1*06：88	7	0.0004997	W
DQB1*04：03	5	0.0003569	W	DQB1*06：99	6	0.0004283	W
DQB1*04：08	9	0.0006425	W				

备注：C：common allele；W：Well-documented allele。

4. HLA 抗原表位与配型策略　HLA 抗原表位(epitope)，即 HLA 抗原的氨基酸残基，或称抗原决定簇，是由 HLA 基因型决定。公共氨基酸残基亦称为公共表位(public epitope)，用以区别与某一抗原所独有的私有表位(private epitope)。HLA-A 和 HLA-B 位点的公共表位已基本清楚。尽管各个 HLA 抗原的氨基酸残基序列都已确定，但是绝大多数 HLA 抗原的私有表位并不清楚，仅有少数几个抗原具有明显的私有表位。供、受者 HLA 具有相同的公共表位，也就是具有相同的氨基酸残基，无论是从移植器官的长期或短期存活率，还是移植物失功后受体被致敏的程度来看，均有积极重要的意义。免疫原性表位比目前的常规抗原配型能提供更准确的供受者 HLA 配型。HLA 抗体的表位分析对于理解器官移植受者的致敏机制、改善致敏受者的 HLA 配型和移植物存活等方面都有重要的意义。目前国际上通用的最佳的 HLA 配型策略是六抗原无错配标准(0 Ag MM)，即受者的 HLA-A、B 和 DR 三个位点的六个抗原与供者完全匹配，其长期或短期存活率均明显高于一定程度的 HLA 错配；其次为 0 个 HLA-B，0 个 HLA-DR 和 1 个 HLA-A 错配。研究显示，HLA 抗原 0 错配或 1 错配的 5 年肾移植存活率达 75%，而多错配组只有 58%。由于 Luminex-HLA 抗体检测技术的应用，在部分移植后慢性排斥受者体内检测出 HLA-DQ-DSA，供、受者 HLA-DQ 位点匹配逐渐受到重视。HLA 抗原与抗体的交叉反应相当普遍，目前已归纳出 HLA 的交叉反应组(cross-reactive group，CREG)。随着 HLA 抗原氨基酸残基序列和三维结构的阐明，提示交叉反应组是由不同抗原的公共氨基酸残基所决定的。

5. HLA 与器官移植　对于 HLA 配型在器官移植中的价值与临床意义目前已获得统一认识：①HLA 的相容性程度仍然是影响移植物长期存活的重要因素之一，因此，器官移植前供受者间进行 HLA 配型是必需的。②肾移植 HLA-Ⅰ类抗原主要影响长期存活，尤以 HLA-B 抗原最重要。HLA-Ⅱ类抗原对长期存活和短期存活均有影响。如供者为尸肾来源，在移植前关注 HLA-DR 抗原最为重要。③骨髓移植时对 HLA 分型的精细程度要求更高。④心脏移植、肝脏移植、胰腺移植等实体器官移植，也应重视供受者 HLA 相配的临床意义。

(1)HLA 与肾脏移植：肾脏的所有组织细胞上均有 HLA-Ⅰ类抗原的表达，而 HLA-Ⅱ类抗原只在肾小球、肾小管、内皮等部分组织中表达。有关 HLA 对肾脏移植的影响是目前研究最深入、积累病例数最多的一组移植，也是研究实质性器官移植中 HLA 相容效应的代表。

(2)HLA 与肝脏移植：HLA-Ⅰ类抗原在肝脏胆管上皮细胞、静脉上皮细胞及间质上皮细胞的密度高，在肝细胞上的密度低。HLA-Ⅱ类抗原在正常肝细胞未见表达，但表达于肝门静脉上皮细胞、间质细胞和血窦细胞。在急性排斥期，肝细胞上 HLA-Ⅰ类抗原及胆管上皮细胞和肝门静脉上皮细胞的 HLA-Ⅱ类抗原表达均明显增加。肝移植多属于急诊手术，受者等待肝移植的时间很短、肝脏的保存时间有限、冷缺血时间的要求明显短于肾移植。肝脏的免疫学与肾移植也有明显的差异，如肝移植对超急性排斥不易感，一般认为不发生超急性排斥反应；肝移植对免疫性排斥不敏感，慢性排斥也大多随机出现。

(3)HLA 与心脏移植：心脏移植大多属紧急移植手术，受者的等待时间有限，非免疫性因素是早期死亡的主要危险因素。综合近年国外学者的临床研究结果，HLA 相容对心脏移植的影响主要包括以下两个方面。①HLA 相容可减少心移植排斥反应的发生，HLA 相容对心移植排斥反应的影响包括早期急性排斥反应减少和总体排斥反应发生率降低。②HLA 相容可提高心移植的存活率，大样本回顾性研究，多数学者认为 HLA 相容可改善短期存活，提高长期存活，也有的结果仅有改善的趋势而无统计学差异。总体分析 HLA 相容对移植心存活的影响,HLA-DR 抗原的作用最明显、HLA-B 抗原亦有一定的关系,而 HLA-A 抗原的作用似乎较小。

(4)HLA 与肺脏移植:HLA 相容程度对肺移植的影响基本同心脏移植。但肺脏移植数量较少,缺乏大样本临床回顾性研究。学者们认为 HLA-DR 相容可使肺移植急性排斥减少,抗排斥治疗减少,条件致病菌感染少,使住院时间缩短、费用下降。但实际上肺移植 HLA 相容是很难达到的。主要原因在于器官保存时间和受者样本池的限制,加上其他非免疫因素对术前选择的影响,达到 HLA-A、B、DR 相容的概率非常低。A、B、DR 位点单个或联合分析,错配越多,相对危险性越大,任何一种错配都是一种独立的阳性效应,明显影响肺移植的存活率。

(5)HLA 与骨髓移植:骨髓移植(bone marrow transplantation,BMT)现在已被接受作为治疗血液系统恶性疾患、骨髓衰竭、某些遗传病及免疫缺陷的手段。由于异体骨髓移植时,植入的骨髓中所含有的大量免疫细胞如“过路”淋巴细胞,可识别受者细胞上的组织抗原,并发动免疫攻击,BMT 患者不仅会产生对移植物的排斥反应,还会产生移植物抗宿主反应(graft versus host reaction,GVHR)。这两种移植排斥反应发生与否及其反应的强弱,关键取决于供、受者间 HLA 的匹配程度。研究表明 HLA-A 位点错配,其急性和慢性 GVHD 的发生率,以及死亡率都显著升高;HLA-B 和 C 位点错配,死亡率显著升高;HLA-DR 位点错配,虽然死亡率升高,但介于显著性边缘;HLA-DQ 和 DP 位点错配,对造血干细胞移植结果无显著性影响。HLA-A,B,C,DR 错配,与移植死亡率的升高显著关联。骨髓移植相较于其他器官移植,HLA 配型要求更加严格。美国 NMDP 以及世界骨髓供者协会早已对供、受者 HLA 的最低配合程度做出要求,在 HLA 血清学分型时代,HLA 配合的最低要求是 A,B,D 位点上抗原 5/6 配合。HLA 改为基因分型后,最佳配型标准要求是:HLA-A,B,C,DR 位点 7/8 相合。

第三节　人类白细胞抗原抗体及非人类白细胞抗原抗体

器官移植受者可能因移植失败、妊娠、输血等原因导致体内产生具有免疫源性的抗体,主要有:HLA 抗体和非 HLA 抗体。HLA 抗体是机体接触了异体 HLA 而产生的免疫源性抗体,成分是 IgG。移植受者体内存在循环抗 HLA 抗体的状态称为致敏,HLA 抗体是影响移植物存活的主要抗体。非 HLA 抗体是指经 HLA 以外的抗原刺激机体而产生的抗体,主要包括抗 MICA 抗体、抗内皮细胞抗原抗体、Lewis 血型抗体、血管紧张素 I 类受体抗体、基底膜聚糖抗体、自身抗体等。近年有研究显示,HLA 位点完全相同的同卵双胞胎间进行移植也会发生移植物失功;部分体内无抗供者 HLA 抗体的受者在交叉配型阴性的情况下仍然可以发生针对移植物的排斥反应;在肾移植术后发生排斥反应的部分受者体内,无法检测出抗 HLA 抗体。这些发现提示存在抗非 HLA 抗体参与了移植排斥反应,影响移植物存活。

一、实验室分析路径

HLA 抗体及非 HLA 抗体的实验室分析路径见图 30-4。

二、相关实验

(一) HLA 抗体检测

1. HLA 抗体检测流程:从 HLA 抗体筛查到特异性鉴定分为三个检测步骤。

(1)HLA 抗体筛查:定性筛查 HLA 抗体,采用多人的 HLA-I 类混合抗原和 HLA-II 类混合抗原试剂来检测受者血清中是否存在 HLA 抗体及 HLA 抗体的类别。

(2)PRA(panel reactive antiboy)的检测:PRA 是指 HLA 抗体针对人群淋巴细胞的阳性反应百分率。是采用多个人的 T 淋巴细胞(HLA-I 类抗原)分别与受者血清反应,阳性反应百分率即为 HLA-I 类 PRA;多个人的 B 淋巴细胞(HLA-II 类抗原)分别与受者血清反应,阳性反应百分率即为 HLA-II 类 PRA。移植受者体内存在循环抗 HLA 抗体的状态称为致敏,根据 PRA 的高低来判断致敏程度。未致敏(PRA<10%),PRA 在 10%~50% 为轻度致敏,50%~80% 为中度致敏,>80% 为高度致敏。

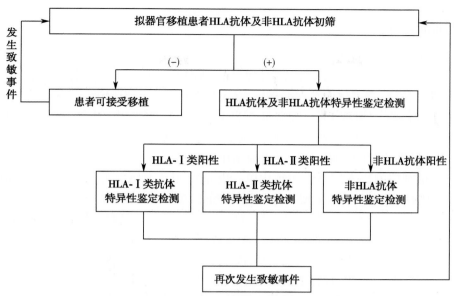

图 30-4　HLA 抗体及非 HLA 抗体检测的实验室分析路径图

（3）HLA 抗体特异性鉴定的检测：是采用纯化单一成分的 HLA 抗原试剂来检测受者血清中存在那些抗 HLA 单一点位的抗体。

2. HLA 抗体检测技术　HLA 抗体检测技术主要经历了补体依赖性细胞毒技术、ELISA 技术和流式荧光微球技术。

（1）补体依赖性细胞毒技术（complement dependent cytotoxicity，CDC）　CDC 法是将来源于 30~90 个不同个体的淋巴细胞冷冻保存在 Terasaki 板，采用标准的 CDC 法测定未知血清中的抗体特异性和反应程度。该法的主要缺点有：①可能检测到非 HLA 的自身抗体。改进措施包括在 37℃孵育以避免冷抗体反应和在血清中加入二硫苏糖醇（DTT）以灭活 IgM 型抗体。但是 SLE 患者的强自身抗体为 IgG 型抗体，DTT 不能解决问题。②CDC 法要求补体的结合和靶细胞的溶解来检测抗原 - 抗体反应。但是一些抗公共表位的抗体不能有效地激活补体，即所谓细胞毒试验阴性 - 吸收试验阳性现象，改进措施是加抗人球蛋白，通过增强补体 C1q 的结合效率，使试验的敏感性增加。

（2）ELISA 技术　纯化的 HLA 抗原包被在微量板上，采用夹心法测定血清中的 HLA 抗体。ELISA 法的主要优点是读板机易获得且价格相对便宜。许多反应可通过一个 96 孔（60 孔）检测并分辨出抗体的特异性，ELISA 法不需要补体的固定。ELISA 法的主要优点：比 CDC 法敏感，且特异性强；能同时检测 HLA- Ⅰ类和 HAL- Ⅱ类抗体；不受抗淋巴细胞治疗的影响；简便易行。但 ELISA 法检测抗体存在较严重的非特异性反应，在检测特异性方面不能较好地满足临床需求。

（3）流式荧光微球技术　该法将纯化的 HLA- Ⅰ、HLA- Ⅱ类抗原包被在荧光微球上，血清中的 HLA 抗体与微球上包被的相应抗原结合后，用荧光标记物标记的抗人球蛋白显示 HLA 抗体。使用激光束激发荧光标记物来检测反应强度。可使用包被有不同 HLA 抗原的微球试剂测定血清中是否存在 HLA 抗体、抗体的水平（PRA）以及抗体的特异性鉴定，同样能在一次试验中区分 HLA- Ⅰ类和 HLA- Ⅱ类抗体。该法采用最新免疫微珠技术，通过液态芯片技术读取结果。该方法的敏感性、特异度都较 ELISA 法高，能够检测到低滴度的 HLA 抗体，能够对 HLA 抗体特异性做准确的鉴定。目前常用的是基于 Luminex 平台的流式荧光微球技术。

（二）非 HLA 抗体检测

非 HLA 抗体的检测方法有 ELISA 法、流式细胞仪、液态芯片技术（Luminex）等。目前主要开展 MICA 抗体的检测。由于液态芯片技术（Luminex）在纯化以及重组同种异体抗原方面有着更好的敏感性和重复性，目前应用最为广泛。

三、结果判断与分析

（一）HLA 抗体检测

1. HLA 抗体筛查　定性筛查 HLA 抗体，如果 HLA-Ⅰ类 /HLA-Ⅱ类抗体阳性，说明受者体内存在 HLA-Ⅰ类 /HLA-Ⅱ类抗体，受者体内存在循环抗 HLA 抗体的状态称为致敏。

2. PRA 的检测　临床根据 PRA 的高低判断致敏程度，可分为：未致敏（PRA<10%），轻度致敏（10%<PRA<50%），中度致敏（50%<PRA<80%），高度致敏（PRA>80%）。

3. HLA 抗体特异性鉴定的检测；确定受者血清中存在抗那些 HLA 点位的抗体，例如：用纯化单一成分的 HLA-A2 抗原试剂检测抗 A2 抗体，用纯化单一成分的 HLA-B46 抗原试剂检测抗 B46 抗体。

HLA 抗体是影响移植物存活的主要抗体。根据 Pual I.Terasaki 教授提出的移植体液理论，HLA 抗体具有以下几方面的作用：①导致移植物的超急性排斥反应；②导致移植物 C4d 沉积合并早期移植肾衰竭；③是预测导致急性排斥的致敏状态的一个指标；④导致移植物的慢性排斥；⑤移植后新生的 HLA 抗体预示随后的移植物丧失功能。因此，移植前受者应定期检测其血清中是否存在 HLA 抗体、抗体的水平以及抗体的特异性鉴定，确定是否存在预存 HLA-DSA（与供者 HLA 抗原相对应的 HLA 抗体），可为移植配型选择适当的供体提供依据。移植后 HLA 抗体水平的监测，有助于判断机体的免疫状态，帮助调整免疫治疗方案指导免疫抑制剂的合理应用。

4. HLA 抗体表位分析　与 HLA 抗体互补决定区（complementary determining region，CDR）结合的抗原表位简称抗体的表位，即抗体的表位特异性（epitope specificity）。相对于 HLA 抗原表位，HLA 抗体也相应地分为公共表位抗体和私有表位抗体。抗体公共表位的分析，可用于确定高免疫原性残基、指导 HLA 配型和高敏受者的抗体分析。在高敏受者中，大约 90% 的患者具有抗公共表位的抗体，对高敏受者进行抗体公共表位分析能更准确地反映抗体谱。尽管随着时间的变化，高敏受者 PRA 水平会有波动，抗体特异性鉴定结果也可能有变化，但抗体公共表位是相当恒定的，一般不会出现新的抗体公共表位，除非患者再次受到新的抗原的致敏，原有的抗体公共表位也不会突然消失。致敏受者的 HLA 抗体公共表位分析对理解移植受者的致敏机制，了解受者的致敏程度和致敏范围有指导意义，对于指导致敏受者 HLA 抗体的特异性鉴定和供、受者的配型有实用价值，能够为致敏受者选择适当的供体提供依据。

（二）非 HLA 抗体检测

非 HLA 抗原在 T 和 B 淋巴细胞表面不表达，故非 HLA 抗体无法被以 T 和 B 淋巴细胞为基础的交叉配型试验检出。临床上 HLA 位点完全相同的同卵双胞胎间进行移植也会发生移植物失功；部分受者体内无 HLA-DSA，交叉配型反应阴性的器官移植出现不明原因的排斥反应，这些情况很可能与非 HLA 抗原抗体相关。目前研究较多的非 HLA 抗体主要包括抗 MICA 抗体、抗内皮细胞抗原抗体、Lewis 血型抗体、血管紧张素Ⅰ类受体抗体、基底膜聚糖抗体、自身抗体等。

1. 抗 MICA 抗体　MICA 抗体在器官移植中的重要作用引起越来越多的关注，已有的研究结果证实 MICA 抗体与肾移植的存活率下降有关。MICA 抗原是主要组织相容性复合物Ⅰ类链相关基因（majorhistocompatibility complex class I chainrelated gene，MIC 基因）表达的抗原，与 HLA-Ⅰ类抗原的分子重链有 30% 的同源性，表达在内皮细胞与成纤维细胞表面，在淋巴细胞上无表达。与 HLA 抗体一样，MICA 抗体也能在怀孕、输血、移植中被诱导产生。移植前受者需作 MICA 抗体的检测，而阳性结果则应检测相应供者的 MICA 抗原，确定是否为 MICA-DSA，为 MICA 抗体阳性受者选择适当的供体提供依据。移植术后 MICA 抗体检测可预测肾移植排斥反应，因为 MICA 抗体是移植肾排斥反应的较敏感的指标，通常先于任何临床症状的出现。

2. 血管内皮细胞抗体　抗内皮细胞抗体是器官移植中非常重要的一种非 HLA 抗体，指针对血管内皮细胞抗原的抗体，内皮细胞系的抗体不一定具有多态性，而是在内皮损伤后产生。移植物血管的内皮细胞是接触受者血液循环的前沿阵地，也是遭受宿主免疫攻击的首要部位，抗内皮细胞抗体在移植术后早期及晚期均发挥重要作用。由内皮细胞抗体导致的超急性排斥反应已有报道。隐蔽的超急性排斥反应（发生在切口关闭之后）很可能与该抗体有关，该种抗体的破坏力较 HLA 抗体小，发生微循环血栓形成的速度较慢。

3. Lewis 血型抗原的抗体　Lewis 血型抗原一种存在于唾液与血浆中的可溶性抗原,红细胞获得的 Lewis 表型是通过从血浆吸附 Lewis 物质于红细胞上。1946 年 Mourant 在一个名叫 Lewis 的患者血清中首先发现的一种抗 Lewis 抗原的天然抗体,被称为抗 -Le 抗体。有研究发现 Lewis 抗体可能参与移植排斥反应,Ozawa 等报道了 15 例 HLA 相同的双胞胎之间的肾移植,所有受者均已排斥了移植肾,受者抗体检测结果是:抗 Lewis 抗体阳性 2 例,抗 MICA 抗体阳性 8 例,抗内皮细胞抗体阳性 3 例,其余 6 例受者未发现非 HLA 抗体。

4. 血管紧张素 Ⅰ 类受体抗体　血管紧张素 Ⅰ 类受体(Angiotensin type 1 receptor,AT1R)是一类表达于内皮细胞表面的 G- 蛋白耦联受体,可与血管紧张素 Ⅱ 结合并调节水 - 盐平衡及血压。AT1R 抗体在肾移植领域的第一次报道是在严重的耐激素型血管性排斥及恶性高血压的肾移植患者中,HLA 供体特异性抗体(HLA donor specific antibody,HLA-DSA)检测为阴性,但 AT1R 抗体水平显著升高。且与单纯 HLA-DSA 阳性的患者相比,AT1R 抗体和 HLA-DSA 均阳性的患者移植物存活率更低。尽管器官移植中发现的 AT1R 抗体被鉴定为 IgG1 和 IgG3 亚型,但 C4d 沉积只在少部分器官移植患者中存在,说明此类抗体的致病作用包含非补体依赖途径。AT1R 抗体参与移植物排斥的机制被认为与表达于 AT1R 细胞外第二环路(the second extracellular loop,ECL2)中的 AFJYESQ 和 ENTNIT 抗原表位有关。抗体与 AT1R 结合后,会模仿血管紧张素 Ⅱ 的活性并促进细胞外信号调节激酶的磷酸化以及激活内皮细胞和平滑肌细胞中的转录因子 AP-1 和 NF-κβ,介导动脉内膜炎及血管内炎性细胞浸润,从而对排斥反应产生影响。

5. 基底膜聚糖抗体　基底膜聚糖是硫酸乙酰肝素蛋白多糖的一种,是血管壁的重要组分,其绝大部分抗血管生成活性区域位于层粘连蛋白样(laminin-like globular,LG)区域第 3 子域。基底膜聚糖诱导移植物损伤被认为是通过两个相互作用的机制实现的。其一是基底膜聚糖生物活性改变,促进供者血管平滑肌细胞或受者来源的间充质细胞迁移,从而直接导致血管损伤及新生内膜形成。其二为诱导体液性免疫应答从而加速免疫因素介导的血管损伤和血管重塑。肾移植受者血清 LG3 水平升高与免疫因素介导的血管损伤及移植肾功能不全显著相关,而 LG3 抗原诱导产生的 LG3 抗体可加速排斥反应的进程。研究还发现,与 AT1R 抗体类似,LG3 抗体和 HLA-DSA 在介导血管内皮细胞损伤及移植物损伤方面具有协同作用。

6. 自身抗体　自身抗体是指针对自身组织,器官、细胞及细胞成分的抗体,器官移植中自身抗体的产生依赖于多种因素。如:①移植物的缺血再灌注损伤(ischaemia-reperfusion injury,IRI):IRI 可通过活性氧的产生、补体活化、凝血、内皮细胞活化和白细胞招募等过程,引起移植物细胞的凋亡及坏死,进而导致损伤引起相关分子释放,这些分子包括自身核酸、组蛋白、高迁移率族蛋白 B1、波形蛋白、基底膜聚糖及胶原蛋白 V 等,而损伤相关分子可以与模式识别受体相互作用,被抗原提呈细胞加工并提呈给自身反应性 T 淋巴细胞。循环中的 B 淋巴细胞与这些自身抗原结合并被自身反应性 T 淋巴细胞激活进而分泌自身反应性抗体,而补体激活也可促进自身反应性抗体的产生。②同种异体免疫及慢性炎症:其可通过将初始靶抗原分子表位扩展到其他决定簇,或通过模拟自身抗原多肽及供者 MHC 多肽,或导致隐蔽自身抗原的释放,促进自身隐蔽抗原决定簇的抗原提呈,从而在移植物组织内诱发自身免疫反应。③细胞外囊泡:根据来源不同,胞外囊泡可分为三大类:外泌体、细胞膜微粒及凋亡小体,所有胞外囊泡均含有大量自身抗原,如 mRNA、miRNA、DNA、蛋白质、脂类、碳水化合物等。当细胞外囊泡与树突状细胞相互作用时,可高效地激活 T 淋巴细胞,引起移植物自身免疫反应的产生,介导移植物损伤。

第四节　供者与受者的交叉配型实验

移植前受者体内预存针对供者抗原的抗体而引起的超急性排斥反应和加速性排斥反应是器官移植失败的重要原因。移植前进行供、受者间的交叉配型对于保证移植的成功非常关键。美国国立器官分配中心(UNOS)和美国组织相容和免疫遗传学学会(ASHI)都规定器官移植术前必须行交叉配型实验。

一、实验室分析路径

交叉配型实验的实验室分析路径见图 30-5。

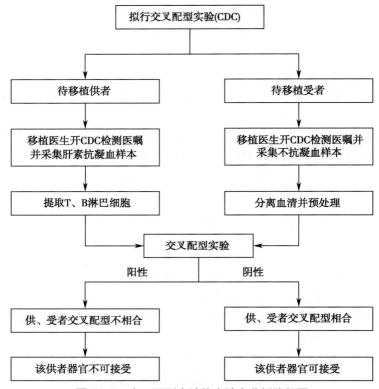

图 30-5　交叉配型实验的实验室分析路径图

二、相关实验

供、受者交叉配型实验：目前临床较常用的交叉配型方法是补体依赖微量淋巴细胞毒试验（NIH-CDC 法）和流式细胞术交叉配型（FCXM 法）。

1. NIH-CDC 法　NIH-CDC 的检测原理是基于补体依赖性细胞毒法。目前使用的 NIH-CDC 法为微量法，即将 1μL 通过免疫磁珠法或密度梯度离心法分离的供者淋巴细胞（浓度约为 $2×10^6$ 个 /mL）、受者 1μL 灭活补体的血清与 1μL 新鲜补体共同温育 60min。同时设置阳性对照、阴性对照、细胞对照（仅有供者淋巴细胞）和补体对照（仅有供者淋巴细胞和补体）。经吖啶橙和溴化乙锭染色后在荧光显微镜下观察，计数死亡细胞百分比，以死亡细胞 <10% 为阴性标准，如果 NIH-CDC 结果为阴性，则该对供、受者间交叉配型成功。

阳性对照血清制备：采集大于 20 人份经检测 HLA- Ⅰ类和Ⅱ类抗体均为强阳性且无溶血、黄疸、脂血、菌血的血清，混合后经 5~10 个不同供体的淋巴细胞进行 NIH-CDC 法和 FCXM 法验证均为强阳性，制成的阳性对照血清分装至小管，置于 -20℃ 以下保存备用，避免反复冻融。阴性对照血清制备：采集大于 20 人份 AB 型且无输血史、移植史的健康男性的血清并混合，标本要求无溶血、黄疸、脂血、菌血。同时，经检测 HLA- Ⅰ类和Ⅱ类抗体均为阴性，且经 5~10 个不同供体的淋巴细胞验证 NIH-CDC，FCXM 均为阴性。制成的阴性对照血清分装至小管，置于 -20℃ 以下保存备用，避免反复冻融。

2. FCXM 法　FCXM 法原理与使用 T、B 淋巴细胞进行 HLA 抗体检测基本相同。实验步骤为：①获取供体细胞：采集新鲜抗凝外周血约 5mL，或新鲜脾脏 / 淋巴结研磨液。使用淋巴细胞分离液分离出外周血单个核细胞（peripheral blood mononuclear cell，PBMC），调整细胞浓度为 $1×10^7$ 个 /mL，或使用免疫磁珠分选出 T 细胞和 B 细胞。②处理受体血清：采集受体新鲜无抗凝剂外周血 3mL，3 000r/min 离心 10min。取上层血清约 95μL 至 EP 管中，加入 5μL 浓度为 0.1mol/mL 的二硫苏糖醇（DL-dithiothreitol），震荡混匀后，37℃保温 60min 以去除 IgM 干扰。③孵育血清：标记阴性对照、阳性对照、样本管，各加入 100μL 的供体细胞，往不同标记管分别加入阴性对照血清、阳性对照血清和受体血清 25μL，37℃孵育 30min。④孵育荧光抗体：往各管中均加入 CD3-PE、CD19-PECy5 和抗人 IgG-FITC 后孵育 30min。⑤流式细胞仪上机检测，检测完成后在流式仪上画门，统计荧光染色阳性细胞的百分比。

三、结果判断与分析

1. NIH-CDC 法　在荧光显微镜下，首先观察所有细胞的分部情况，选取死亡细胞相对较多的区域，计数 500~1 000 个细胞，计算死亡细胞百分比。只有当实验所设阳性对照死亡细胞百分比大于 90% 时，阴性对照死亡细胞数小于或等于 2% 时，实验结果才可接受。一般以死亡细胞<10% 为阴性标准，严格判断以死亡细胞<5% 为阴性标准。

2. FCXM 法　将正常对照血清分别与 10 份淋巴细胞进行 FCXM 检测，以其荧光自然染色值（9%）为阴性阈值，待检血清阳性细胞百分比大于阴性阈值即为阳性结果。FCXM 法比 NIH-CDC 法的敏感性、重复性好。

CDC 结果为阳性，提示受者血清中预存针对供者 T、B 淋巴细胞的抗体，供、受者间交叉配型不相合，该供者器官不可接受；CDC 结果为阴性，提示受者血清中无供者 T、B 淋巴细胞的抗体，供、受者间交叉配型相合，该供者器官可接受。

研究证明受者血清中存在 HLA-DSA 是与临床阳性交叉配型结果相关的主要原因。尽管在移植前受者已检测 HLA 抗体，并避免选择含有相应抗原的供者。由于引起免疫排斥反应的原因较多，而 T、B 淋巴细胞表面除了 HLA 还存在其他抗原，故供、受者间的交叉配型实验能准确反映供、受者间可能产生排斥反应的大部分因素。

CDC 的局限性：临床上有少部分排斥反应是由非 HLA 抗体（MICA 抗体、血管内皮细胞抗体等）引起，由于非 HLA 抗原在 T、B 淋巴细胞表面不表达，故受者血清中的非 HLA 抗体无法被以 T、B 淋巴细胞为基础的交叉配型实验检出。

第五节　供者特异性抗体

供者特异性抗体（donor specific antibody，DSA）：是指受者移植前体内已存在或移植后产生的针对相应供者组织抗原的特异性抗体。移植前受者体内已存在的 DSA 称为预存 DSA，通常是由移植失败、妊娠、输血等原因导致移植前受者机体接触了异体组织抗原而产生的；移植后受者免疫系统针对供者组织抗原产生的 DSA 称为新生 DSA——新生供体特异性抗体（de novo donor-specific antibodies，de novo DSA 或 dnDSA）。按针对供者组织抗原的不同可分为 HLA-DSA 和非 HLA-DSA（MICA-DSA、MICB-DSA、内皮细胞抗原 -DSA 等），目前临床上主要检测和研究 HLA-DSA。DSA 是引起的排斥反应的主要原因之一，多项研究表明发生排斥反应的肾移植患者中，95% 以上的体内存在 DSA，DSA 显著降低了移植物的长期存活率。DSA 介导急性或超急性排斥反应病理机制主要涉及 DSA 与移植物血管内皮细胞表面的相应抗原特异性结合成免疫复合物，通过激活补体，引发抗体依赖的细胞毒作用、调理作用、中和游离抗原等途径发挥效应，而激活补体是其主要作用途径。

一、实验室分析路径

供者特异性抗体（DSA）实验室分析路径见图 30-6。

二、相关实验

DSA 主要包括抗 HLA 抗体和非 HLA 抗体（包括 ABO 血型抗体、抗内皮细胞抗原抗体、抗 MICA 和

MICB 抗体),目前临床上主要关注检测的 DSA 是供者特异性 HLA 抗体。HLA-DSA 的检测包括检测受者血清中 HLA 抗体和对相应供者 HLA 分型,通过对供者 HLA 分型和受者血清中的抗 HLA 抗体结果的比对,确定其是否存在 DSA,并明确该抗体的强度。DSA 检测方法涉及 HLA 抗原分型技术和 HLA 抗体的检测技术,相关内容见本章第二、三节,此处不再赘述。

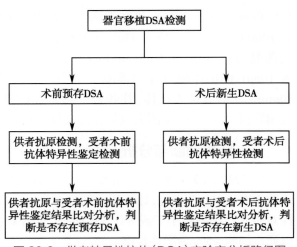

图 30-6　供者特异性抗体(DSA)实验室分析路径图

三、结果判断与分析

HLA-DSA 阳性和阴性的判断:通过对受者血清中 HLA 抗体的检测结果和相应供者 HLA 分型结果的比对分析,从而确定受者血清中是否存在 HLA-DSA。不存在为阴性,存在为阳性,同时可估计该 HLA-DSA 的强度。例如,某受者血清中 HLA 抗体的检测结果为抗 HLA-A2 抗体阳性,其相应供者 HLA-A 位点分型结果为 HLA-A2、24,比对两个结果,从而确定受者血清中的抗 HLA-A2 抗体为 HLA-DSA,判断为 HLA-DSA 阳性;如果其相应供者 HLA-A 位点分型结果为 HLA-A11、24,比对两个结果,从而确定受者血清中不存在 HLA-DSA,则判断为 HLA-DSA 阴性。HLA-DSA 比 NIH-CDC 更能准确反映受者的致敏状态。

HLA-DSA 检测的临床意义已经获得认可。移植前受者预存 HLA-DSA 的检测为选择相合的供者提供了依据,再加上敏感的交叉配型试验,从而减少了肾移植前致敏受者移植术后超急性排斥反应和加速性排斥反应的发生率,显著提高了移植前致敏受者的移植成功率;移植后受者新生 HLA-DSA 的检测是移植后排斥反应的预测、诊断和临床治疗的重要指标。

DSA 致病机制主要通过以下 4 条经典的途径:①通过经典途径激活补体系统:免疫复合物中的 DSA 的 Fc 段与两个以上的补体 C1q 亚基结合后,C1q 构型发生改变,导致 C1r 和 C1s 亚基的相继活化,从而启动补体经典激活途径,进而形成的攻膜复合体,对靶细胞发挥裂解作用;②补体系统被激活后形成的可溶性补体片段可募集和趋化炎性细胞;③吞噬细胞可通过表达补体片段受体与沉积于内皮细胞表面的补体片段结合;④补体非依赖性抗体介导细胞毒作用。而一些 DSA 介导急性排斥反应未检测到 C4d 的沉积,可能涉及的机制是:①F(ab')2 通过结合表达在供者器官内皮细胞表面的 HLA 分子,引发细胞激活和增殖;②Fc 可介导自然杀伤细胞、巨噬细胞等的激活,以及活化白细胞的趋化。总体来说,激活补体系统和 C4d 的沉积是 DSA 损伤机制的重要标志,故激活补体的能力可能是区别致病性 DSA 与非致病性 DSA 的重要因素。而 DSA 的浓度、亲和力、亚型、糖基化的差异可影响其激活补体能力。补体 C1q 是 DSA 攻击供体器官时免疫反应末端阶段的主要参与者和直接证明。有研究表明,DSA 和 C1q 双阳性的肾移植受者 5 年存活率为 54%,DSA 阴性受者为 93%,DSA 阳性 C1q 阴性受者则为 94%。因此,在检测 DSA 的同时,联合检测补体 C1q,可提高诊断排斥反应的阳性率和准确性。相较于 HLA-Ⅱ类 DSA,移植前预存 HLA-Ⅰ类 DSA 能较好地预测急性抗体介导性排斥反应(antibody-mediated rejection,AMR)和早期移植物功能丧失。

第六节　病　例　分　析

一、典型病例分析

病例 1

一般资料:

女性,患者,55 岁,肾衰竭尿毒症,血透 6 个月,无输血史,无移植史,二次妊娠史,生产一胎。院外行同种异体肾移植手术,术后 8d 发生急性排斥反应,术后 12d 摘除移植肾。

实验室检查：

1. 患者移植前 HLA 抗体检测结果：

HLA-Ab：Ⅰ类：可疑，Ⅱ类：阳性；

HLA-Ab 水平：Ⅰ类 -PRA：10.7%（弱反应），Ⅱ类 -PRA：66.7%；

HLA-Ab 特异性鉴定：B7、B13、B27、B47、B48、B60、B61；DR52，DQ4。

2. 供、受者 HLA 分型：

受者 HLA：A-0203、24，B-35、38，BW-04、06，DR-04、09，DQ-08、09；

供者 HLA：A-02、24，　B-35、60，BW-06、—，DR-01、09，DQ-05、09；

供、受 HLA 配合情况：

A、B、DR 三位点，六基因，总错配数为 2；A、B、DR、DQ 四位点，八基因，总错配数为 3。抗原表位总错配数为 2。

3. 供受者交叉配型实验——NIH-CDC：3.0%

分析：

受者体内预存 HLA-DSA（HLA-B60）是肾移植术后引起急性排斥反应的主要原因。该受者无输血、移植史，妊娠是使其致敏的因素，妊娠史二十多年后由于 HLA-Ab 水平低（Ⅰ类 -PRA 仅为 10.7%，而且是弱反应），导致 CDC＜5.0%，结果为阴性。术中和术后前几天均未引起排斥反应；而是在机体再次接触 HLA-B60 抗原，由于免疫细胞记忆作用，在术后第八天发生急性排斥反应。

诊断意见：

受者体内预存 HLA-DSA 引起肾移植术后急性排斥反应。

病例 2

一般资料：

女性，患者，32 岁，肾衰竭尿毒症，血透 5 个月，有输血史，无移植史，二次妊娠史，生产一胎。PRA 大于 80%，高度致敏，配型等待两年后，在我院行同种异体肾移植手术，术后未发生排斥反应，至今已术后八年，人 / 肾存活良好。

实验室检查：

1. 患者移植前 HLA 抗体检测结果：

HLA-Ab：Ⅰ类：阳性，Ⅱ类：阴性；

HLA-Ab 水平：Ⅰ类 -PRA：85.71%，Ⅱ类 -PRA：0.0%；

HLA-Ab 特异性鉴定：A36、B7、B18、B35、B42、B48、B55、B60、B61、B65、B67、B72、B78、B81、B13、B27、B51、B52。

2. 供受者 HLA 分型：

受者 HLA：A-02、31，B-46、—，BW-06、—，DR-09、14，DQ-05、09；

供者 HLA；A-02、33，B-46、58，BW-04、06，DR-09、13，DQ-06、09；

供、受者 HLA 配合情况：

A、B、DR 三位点，六基因，总错配数为 3；A、B、DR、DQ 四位点，八基因，总错配数为 4；抗原表位总错配数为 1。

3. 供受者交叉配型实验——NIH-CDC：2.5%

分析：

该受者有输血和妊娠两个致敏因素，Ⅰ类 -PRA：85.71%，为高度致敏受者，一般认为 PRA 大于 80% 是移植的禁忌，但也不是绝对不能做，当供、受者 HLA 配合较好，受者体内无预存 DSA 时，术后也不会发生排斥反应，至今已术后八年，人 / 肾存活良好。

诊断意见：

PRA 大于 80% 的高致敏受者，通过严格的 HLA 抗原、抗体配型，也能选择到适合的供者，获得很好的人／肾长期存活。

病例 3

一般资料：

男性，患者，43 岁，肾衰竭尿毒症，血透 1 年，有输血史，无移植史；PRA 为 50%，中度致敏，配型等待两年后，在我院行同种异体亲属肾移植手术，术后未发生排斥反应，至今已术后六年，人／肾存活良好。

实验室检查：

1. 患者移植前 HLA 抗体检测结果：

HLA-Ab：Ⅰ类：阳性，Ⅱ类：阳性；

HLA-Ab 水平：Ⅰ类 -PRA：50.0%，Ⅱ类 -PRA：25.0%；

HLA-Ab 特异性鉴定：A26、A31、A33、A36、A68、B7、B13、B27、B41、B44、B45、B47、B48、B49、B50、B53、B57、B59、B60、B61、B64、B65、B75、B81、DR4、DR10。

2. 供受者 HLA 分型：

受者 HLA：A-11、24，B-51、55，BW-04、06，DR-09、14，DQ-05、09；

亲属供者 HLA：A-11、24，B-51、55，BW-04、06，DR-09、14，DQ-05、09；

供受者 HLA 配合情况：

A、B、DR 三位点，六基因，总错配数为 0；A、B、DR、DQ 四位点，八基因，总错配数为 0；抗原表位总错配数为 0。

3. 供受者交叉配型实验—NIH-CDC：1.0%。

分析：

亲属供者要经过严格的体检和全面的评估合格后，才能作为器官提供者。输血史是该受者的致敏因素，Ⅰ类 -PRA 为 50.0%、Ⅱ类 -PRA 为 25.0%，中度致敏，在无关供者中选择适合的供者有一定难度，患者等待了两年，没有选择到适合的无关供者，而在亲属中选择到一个 HLA 完全相合而且身体评估合格的供者，术后供、者恢复很好，受者无排斥反应发生，六年后供者、受者均存活良好。

诊断意见：

在 HLA 完全相合的条件下，无论受者是否致敏，都能获得很好的移植效果；在亲属中选择适合的供者，是器官匮乏时期，缩短移植等待期最好的办法。

二、疑难病例分析

一般资料：

患者，女性，44 岁，因"发现肌酐升高并规律透析 2+ 年"入院。术前 2 年，患者检查发现肌酐 200μmol/L，行肾穿刺活检确诊 IgA 肾病。术前 1 年，患者肌酐进展到 800μmol/L，开始透析，并拟行亲属（母亲）捐献肾移植手术。供受者血型不符合输血原则（患者 A/+，供者 AB/+）。患者术前口服免疫抑制剂（MPA、FK）和 IVIG 处理，术前 3 日和 1 日，采用 AB 型血浆，共行 2 次双膜法血浆滤过后进行移植手术。术后采用合理的免疫抑制剂方案，患者未发生明显排斥，恢复良好。

实验室检查：

1. 患者移植前 HLA 抗体检测结果：

HLA-Ab：Ⅰ类：阳性，Ⅱ类：阴性；

HLA-Ab 水平：Ⅰ类 -PRA：95.0%，Ⅱ类 -PRA：0.0%；

HLA-Ab 特异性鉴定：A66；B7、B8、B13、B18、B27、B35、B37、B38、B39、B41、B42、B44、B45、B47、B48、B49、B50、B51、B52、B53、B54、B55、B56、B57、B59、B60、B61、B62、B64、B65、B67、B71、B72、B73、B75、B76、B77、B78、B81、B82。

2. 供受者 HLA 分型：

受者 HLA：A-11、24，B-46、46，BW-04、06，DR-04、09，DQ-08、09；

亲属供者 HLA：A-24、33，B-46、58，BW-04、06，DR-04、17，DQ-02、08；

供受者 HLA 配合情况：A、B、DR 三位点，六基因，总错配数为 3；A、B、DR、DQ 四位点，八基因，总错配数为 4；抗原表位总错配数为 3。

3. 供受者交叉配型实验——NIH-CDC：2.0%。

4. 术前半年和术前 6d，血型抗体效价（抗 B）均为：IgM：1/16 阳性，IgG：阴性。

血浆置换后，手术日血型抗体效价（抗 B）为：IgM：1/4 阳性，IgG：阴性。

分析：

供受者 ABO 血型不合，但血型抗体效价（抗 B）较低：IgM：1/16 阳性，IgG：阴性。且亲属供肾移植 HLA 配型半相合，无 HLA-DSA。经过充分的术前评估和准备后，可行移植手术。患者术前通过血浆置换，使血型抗体效价降低到手术可接受水平，并预防性口服免疫抑制剂。同时术后合理使用免疫抑制剂，使得 ABO 血型抗体和 HLA 抗体介导的排斥反应发生概率降到最低，从而获得满意的移植效果，使不符合输血原则的亲属肾供、受者间能进行肾移植手术。

诊断意见：

ABO 血型不符合输血原则的亲属供、受者，如患者血型抗体效价不高，可通过血浆置换等手段降低患者体内的血型抗体水平，达到可接受水平后再行肾移植手术。

（彭 武 周 易 巫丽娟 代 波）

参考文献

1. 王兰兰. 医学检验项目选择与临床应用. 2 版. 北京：人民卫生出版社，2013.
2. Seva Pessoa B, van der Lubbe N, Verdonk K, et al. Key developments in renin-angiotensin-aldosterone system inhibition. Nat Rev Nephrol, 2013, 9: 26-36.
3. Mack SJ, Cano P, Hollenbach JA, et al. Common and well-documented HLA alleles: 2012 update to the CWD catalogue. Tissue Antigens, 2013, 81: 194-203.
4. Morath C, Opelz G, Zeier M, et al. Clinical relevance of HLA antibody monitoring after kidney transplantation. J Immunol R es, 2014, 2014: 845040.
5. Vallin P, Désy O, Béland S, et al. Clinical relevance of circulating antibodies and B lymphocyte markers in allograft rejection. Clin Biochem, 2016, 49 (4/5): 385-393.
6. Stegall M D, Natalie M, Timucin T, et al. Down-regulating humoral immune responses: Implications for organ transplantation. Transplantation, 2014, 97 (3): 247-257.
7. Alanio A, Gits-muselli M, Guigue N, et al. Diversity of pneumocystis jirovecii across europe: a multicentre observational study. EBioMedicine, 2017, 22: 155-163.
8. Kocurek KI, Stones L, Bunch J, et al. Top-down lesa mass spectrometry protein analysis of gram-positive and gram-negative bacteria. J Am Soc Mass Spectrom, 2017, 28 (10): 2066-2077.
9. 袁小鹏. 肾移植理论与实践. 长沙：中南大学出版社，2006.

第三十一章

法医 DNA 鉴定

自 20 世纪 80 年代 DNA 分型技术面世以后,人类 DNA 遗传标记成为法医物证学应用研究的焦点。随着 DNA 遗传标记研究的日渐深入,法医物证鉴定从蛋白质水平进入到 DNA 分子水平,实现了从否定到认定的飞跃。目前,DNA 分型鉴定已成为当代法医学鉴定中最重要的手段。法医 DNA 鉴定是指运用遗传学、免疫学、生物学、生物化学、分子生物学等的理论和方法,利用遗传学标记系统的多态性对生物学检材的种类、种属及个体来源进行鉴定,可用于解决法医学鉴定中个人识别和亲子鉴定以及其他亲缘关系鉴定的问题,例如:抱错婴儿、财产继承、移民及强奸致孕案、遇难人员身份确认、失散亲属互认、亲体间器官移植等需进行亲子鉴定和亲缘关系鉴定;斗殴、伤害、谋杀、强奸等刑事案件中,需鉴定现场留下的检材和嫌疑人是否为同一来源需进行个体识别。

第一节　三联体亲子关系鉴定

亲子鉴定(paternity testing)特指应用医学、生物学和遗传学方法,对人类遗传标记进行检测分析,根据遗传规律来判断被检父母与子女之间是否存在亲生关系的鉴定。法医学专业上根据被鉴定人员的组成情况将亲子鉴定分为标准三联体和二联体亲子鉴定,也称为双亲鉴定和单亲鉴定。在亲子鉴定中,需要确定与小孩有无亲子关系的男子称有争议的父亲(alleged father,AF)。同理,需要确定与小孩有无亲子关系的女子称有争议的母亲(alleged mother,AM)。

三联体亲子鉴定(paternity testing of trios)又称双亲鉴定,是指被鉴定人由 AF、生母和孩子或 AM、生父和孩子三人组成,在母(父)子关系确定的前提下,要求鉴定 AF/AM 和孩子之间是否存在生物学父(母)子关系。除此之外,还有双亲皆疑三联体亲子鉴定,即孩子与被检父亲及被检母亲目前的生物学亲缘关系都不确定,鉴定对象由 AF、AM、孩子三人组成,此类三联体鉴定实为两个二联体亲子鉴定。本节讨论的为有生父或生母参加的标准三联体鉴定。

一、实验室分析路径

实验室分析路径见图 31-1。

二、相关实验

1. 采样与分析前处理　对于标准三联体亲子鉴定,采集被检 AF、孩子生母与孩子的样本或 AM、孩子生父与孩子的样本用于鉴定。检材采集、检材的预试验和确证试验、DNA 提取和纯化、DNA 质量分析详见本章第七节。

2. PCR 扩增与分型

(1)STR 基因座的选择:选用合适的 STR 基因座进行 PCR 扩增,其中,常染色体 STR 基因座应符合如下要求:①基因座定义和具有的特征已有文献报道;②种属特异性、灵敏性、稳定性研究已实施;③已有可供使用并公开发表的群体遗传数据,群体遗传数据包括从有关人群中获得的该基因座等位基因频率或单倍型频率及突变率;④遗传方式符合孟德尔定律;⑤串联重复单位为四或五核苷酸。

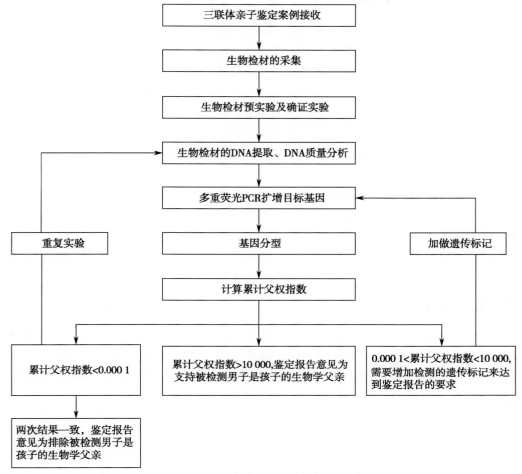

图 31-1　三联体亲子鉴定的实验室分析路径图

　　除常染色体基因座外,建议在需要时增加 Y-STR、X-STR 的检验。其中,Y-STR 系统可选择 DYS456、DYS389I、DYS390、DYS389II、DYS458、DYS19、DYS385a/b、DYS393、DYS391、DYS439、DYS635、DYS392、YGATAH4、DYS437、DYS438、DYS448 等基因座进行单倍型检验; X-STR 系统可选用 GATA172D05、HPRTB、DXS6789、DXS6795、DXS6803、DXS6809、DXS7132、DXS7133、DXS7423、DXS8377、DXS8378、DXS9895、DXS9898、DXS10101、DXS10134、DXS10135、DXS10074 等。

　　(2)系统检验效能评价

　　1)非父排除概率(excluding probability of paternity,EP)　一个遗传标记用于亲权鉴定的系统检验能力通常用非父排除概率(EP)来定量评估。EP 指不是小孩生父的 AF 能被遗传标记排除的概率。如果 AF 不是小孩生父时,理论上可以根据遗传标记的检验能力给予排除。但在遗传标记的检验能力较差时,没有亲缘关系的男子与小孩的遗传标记也会符合遗传规律,因而不能肯定他与孩子无亲子关系。不同遗传标记检验能力高低不同,无关男子因偶然机会不能被排除的机会有高有低,因此有必要知道不是小孩生父而被误控为生父的男子,应用某一种遗传标记检测有多大的可能性能被排除父权。如基因 FGA 的检验系统的非父排除概率为 0.817 1,则表示 100 名非父中,通过检测基因 FGA,理论上可以排除 81.71 名。这就是通常所说的非父排除概率,它是衡量某遗传标记系统在亲子鉴定中实用性的客观指标。非父排除概率的大小与遗传标记的遗传方式及多态性程度有关,主要取决于遗传标记的等位基因数目和基因频率分布。目前常用的 DNA 遗传标记系统均为共显性遗传,等位基因数较多。某一个遗传标记系统,设 pi 代表群体中第 i 个等位基因频率，pj 代表群体中第 j 个等位基因频率，并且等位基因 i 不等于等位基因 j，则该遗传标记的标准三联体亲子鉴定非父排除概率计算公式为：

$$EP = \sum_{i=1}^{n} p_i(1-p_i)^2 - \frac{1}{2}\left[\sum_{i}^{n-1}\sum_{j=i+1}^{n} p_i^2 p_j^2 (4-3p_i-3p_j)^4\right]$$

2）累计非父排除概率（cumulative probability of exclusion，CPE）：上述计算非父排除概率的公式是对于某一个基因座而言的。既然亲权鉴定不止使用一个基因座，有必要知道使用的全部遗传标记对于不是小孩生父的男人，否定父权有多大的可能性，即总的累计非父排除概率（CPE）。计算 CPE 的前提条件是一个遗传标记系统独立于另一个系统。CPE 计算公式为：

$$CPE = 1-(1-PE_1)\times(1-PE_2)\times(1-PE_3)\times...\times(1-PE_k)=1-\Pi(1-PE_k)$$

式中 PE_k 为第 k 个遗传标记的 PE 值。检查多种遗传标记时，按各种遗传标记的遗传方式求出 PE 值后，再按本公式求出 CPE 值。所用遗传标记数目越多，CPE 越高，鉴别能力越强。三联体亲子鉴定实验使用的遗传标记 CPE 均应不小于 0.999 9。

3. PCR 扩增 选用商品化的试剂盒进行 PCR 扩增，每批检验均应有阳性对照样本（已知浓度和基因型的对照品 DNA 和 / 或以前检验过的已知基因型的样本）以及不含人基因组 DNA 的阴性对照样本。PCR 扩增体系与温度循环参数均按试剂盒的操作说明书进行。

4. PCR 扩增产物分析 使用遗传分析仪，对 PCR 产物进行毛细管电泳分析，使用等位基因分型参照物（ladder）来对样本进行分型，步骤方法按照仪器操作手册进行。

三、结果判断与分析

1. 亲子鉴定的基本原理 亲子鉴定的基本原理有两点：①如果明确孩子的某些等位基因应来自生父，而 AF 并不带有这些等位基因，这就不符合亲子遗传规律。显然，检查的遗传标记越多，非生物学父亲被排除的概率越大。②如果明确孩子的某些等位基因应来自生父，而 AF 也带有这种基因的情况下，不能排除他是孩子的生父，这时可以判断他是孩子生父的理论把握度有多大。

2. 否定父权 在大多数三联体亲子鉴定中，一般母亲为生母，需要鉴定 AF 与孩子的父子关系。如果母亲不带有孩子的某些基因，那么若被控男子不能提供，证明他不是孩子的生父，排除亲子关系，也叫父权否定。若随机男子带有孩子生父应有的等位基因，也就不能够排除是孩子生父的可能性。

根据遗传规律：主要在两种情况下可以排除亲子关系：①孩子带有母亲和 AF 双方都没有的一个基因；比如某鉴定中母亲（母亲为孩子生母）基因 FAG 的基因型为 22,23 型，AF 为 22,25，孩子为 22,24，此鉴定结果中；AF 与母亲都不能够提供孩子所需的等位基因 24，故可排除他们之间的父权关系；②孩子没有 AF 必定要传给其后代的一个等位基因；比如某案例中母亲基因 FAG 的基因型为 22,23，AF 为 25,25 型，孩子为 22,24 型，此案中孩子没有 AF 必定要传给孩子的等位基因 25，故可排除他们之间的亲权关系；显而易见，从上面的案例中我们仅仅通过基因座 FGA 排除了 AF 与孩子之间的亲权关系，但是在实际鉴定过程中我们不能仅仅依靠一个基因座的否定而排除 AF 与孩子之间存在亲权关系。

3. 否定父权的风险 在亲子鉴定中，测试的遗传标记增多，遇到遗传变异的可能性越大。在我们实际的检案中，经常会碰到一些由于遗传变异等原因引起的错误的鉴定结果。突变是导致亲代与子代的遗传标记不符合遗传规律的原因之一。STR 基因座是目前最常用的亲子鉴定遗传标记，STR 突变使亲子鉴定面临错判风险。复制滑动是形成 STR 多态性的主要原因，其中只涉及等位基因增加一个或减少一个基序的一步突变占 STR 复制滑动突变的 90%。在这种情况下，为避免因遗传标记的突变而错误地排除亲子关系，当遇到不符合遗传规律的遗传标记时，应使用不符合常染色体遗传规律的三联体亲子鉴定父权指数公式进行计算。

4. 肯定亲子关系 遗传标记检测结果亲代和子代之间不违反遗传规律时，就可能存在亲生关系。此时可计算其亲子关系指数和亲子关系概率，以了解其间存在亲生关系的可能性的大小，确定是否存在亲生关系。

（1）父权指数（paternity index，PI）：判断亲子关系所需的两个概率的似然比，即具有假设父亲遗传表型的男子是孩子的生父的概率(X)与随机男子是孩子的生父的概率(Y)的比值。简言之,就是假设父亲具备生父基因成为孩子生父的概率比随机男子具备生父基因成为生父的概率大多少倍。三联体亲子鉴定符合遗传规律的 PI 具体计算公式为:

$$PI = \frac{X(检测到当事人的遗传 | 表型假设被检测个体是孩子的生物学父亲或母亲)}{Y(检测到当事人的遗传表型 | 假设一个随机个体是孩子的生物学父亲或母亲)}$$

举例如表 31-1:

表 31-1　三联体父权指数(符合遗传规律)的计算公式

生母 基因型	孩子 基因型	生父基因 推断	被检男子 基因型	PI 指数 计算公式
PP	PP	P	PP	$1/p$
PP	PQ	Q	QQ	$1/q$
PP	PP	P	PQ	$1/(2p)$
PP	PQ	Q	QR	$1/(2q)$
PP	PQ	Q	PQ	$1/(2q)$
PQ	QQ	Q	QQ	$1/q$
PQ	QR	R	RR	$1/r$
PQ	QR	R	RS	$1/(2r)$
PQ	PR	R	PR	$1/(2r)$
PQ	PQ	Q	QR	$1/(2q)$
PQ	PQ	P 或 Q	PP	$1/(p+q)$
PQ	PQ	P 或 Q	QQ	$1/(p+q)$
PQ	PQ	P 或 Q	PQ	$1/(p+q)$
PQ	PQ	P 或 Q	PR	$1/[2(p+q)]$

注:p、q、r 分别表示等位基因 P、Q、R 的分布频率

当遇到不符合遗传规律的遗传标记时,应使用不符合常染色体遗传规律的三联体亲子鉴定 PI 计算公式,举例见表 31-2。

表 31-2　具体计算实例(以 D13S317 为例,平均突变率 μ 为 0.002)

基因座名称	母亲基因型	孩子基因型	被检男子基因型	PI 指数计算公式
D13S317	7	7,8	9,11	$\mu/(4p_8)$
D13S317	7	7,8	10,11	$\mu/(40p_8)$
D13S317	7	7,8	11,12	$\mu/(400p_8)$
D13S317	7	7,8	9	$\mu/(2p_8)$
D13S317	7,8	8	9	$\mu/(2p_8)$
D13S317	7,8	8	7,9	$2\mu/(4p_8)$
D13S317	7,8	8	9,11	$\mu/(4p_8)$
D13S317	7,9	7,9	10,11	$\mu/[4(p_7+p_9)]$

续表

基因座名称	母亲基因型	孩子基因型	被检男子基因型	PI 指数计算公式
D13S317	7,9	7,9	10	$\mu/[2(p_7+p_9)]$
D13S317	7,9	7,9	8,10	$3\mu/[4(p_7+p_9)]$

注:①表 p_7、p_8、p_9 为相应等位基因 7、8、9 的频率。②偶尔会遇到不能区分 STR 不符合遗传规律的现象是源自母亲或是源自被检测男子。此时 PI 的计算应考虑男女突变率不相同。例如:D13S317 基因座,母亲为 7,8,孩子为 7,9,被检测男子为 7,8。父权指数计算方法为:PI = $\dfrac{(\text{mut}_{f8-9})+(\text{mut}_{m8-9})}{p_9}=\dfrac{\mu_f+\mu_m}{4p_9}$。式中,$\text{mut}_{f8-9}$ 为被检测男子的等位基因 8 突变为 9 的概率,取值 μ_f;mut_{m8-9} 为母亲的等位基因 8 突变为 9 的概率。μ_f 为该基因座男性平均突变率,取值 μ_m 为该基因座女性平均突变率。通常,男性突变率高于女性突变率。为了便于实验室间的数据比较,推荐男性突变率可取值 0.002;女性突变率可取值 0.000 5。当只考虑突变来自父母中一方时,无论来自父方还是母方,μ 均取值 0.002。

(2)累计父权指数(cumulative paternity index,CPI):PI 是对于某一个基因座而言的。既然亲子鉴定不止使用一个基因座,有必要知道使用的全部基因座在争议父(母)与孩子之间存在亲子关系时其遗传表型出现的概率与争议父(母)与孩子为无关个体时其遗传表型出现的概率之比值之积。累计父权指数即多个遗传标记的累计 PI 值,等于各个位点 PI 值的乘积,其计算公式如下。

$$CPI=PI_1\times PI_2\times PI_3\times\cdots PIn=\prod_{i=1}^{n}PIn$$

5. 法医亲子鉴定标准　满足以下条件后,可依据鉴定标准给出鉴定意见:①鉴定意见是依据 DNA 分型结果,对是否存在血缘关系作出判断。鉴定意见一般分"排除存在亲子关系"和"支持存在亲子关系"两种情形。②三联体亲子鉴定实验使用的遗传标记 CPE 均应不小于 0.999 9。③为了避免潜在突变影响,任何情况下都不能仅根据一个遗传标记不符合遗传规律就做出排除意见。④任何情况下都不能为了获得较高的CPI,将检测到的不符合遗传规律的遗传标记删除。所有不符合遗传规律的基因座均按突变计算其 PI 值。

(1)排除父权的标准:被检测男子的 CPI 小于 0.000 1 时,排除被检测男子是孩子的生物学父亲的假设。鉴定意见可表述为:依据现有资料和 DNA 分析结果,排除被检测男子是孩子的生物学父亲。

(2)认定父权的标准:被检测男子的 CPI 大于 10 000 时,支持被检测男子是孩子生物学父亲的假设。鉴定意见可表述为:依据现有资料和 DNA 分析结果,支持被检测男子是孩子的生物学父亲。

第二节　二联体亲子关系鉴定

二联体亲子鉴定(parentage testing of duos)又称单亲鉴定,是指被鉴定人为争议父(母)和子两人。

一、实验室分析路径

实验室分析路径见图 31-2。

二、相关实验

1. 采样与分析前处理　对于二联体亲子鉴定,采集被检 AF 或 AM 与孩子的样本用于鉴定。检材采集、检材的预试验和确证试验、DNA 提取和纯化、DNA 质量分析详见本章第七节。

2. PCR 扩增与分型　主要包括 STR 基因座的选择与系统检验效能评价两部分。

(1)STR 基因座的选择:选用合适的 STR 基因座进行 PCR 扩增,其中,常染色体 STR 基因座应符合如下要求:①基因座定义和具有的特征已有文献报道;②种属特异性、灵敏性、稳定性研究已实施;③已有可供使用并公开发表的群体遗传数据,群体遗传数据包括从有关人群中获得的该基因座等位基因频率或单倍型频率及突变率;④遗传方式符合孟德尔定律;⑤串联重复单位为四或五核苷酸。除常染色体基因座外,建议在需要时增加 Y-STR、X-STR 的检验。其中,Y-STR 系统可选择 DYS456、DYS389I、DYS390、DYS389II、DYS458、DYS19、DYS385a/b、DYS393、DYS391、DYS439、DYS635、DYS392、YGATAH4、DYS437、DYS438、DYS448 等基因座进行单倍型检验;X-STR 系统可选用 GATA172D05、HPRTB、

DXS6789、DXS6795、DXS6803、DXS6809、DXS7132、DXS7133、DXS7423、DXS8377、DXS8378、DXS9895、DXS9898、DXS10101、DXS10134、DXS10135、DXS10074 等。

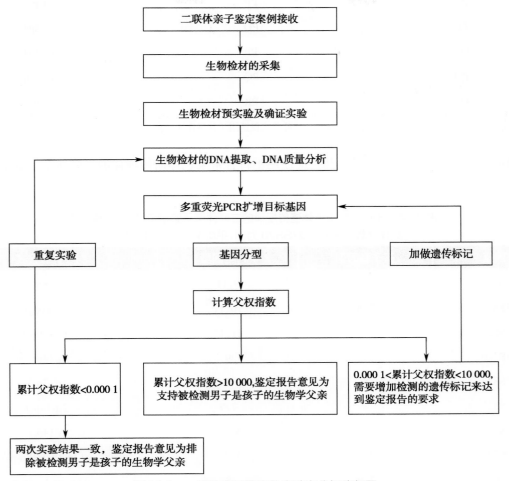

图 31-2　二联体亲子鉴定的实验室分析路径图

（2）系统检验效能评价：二联体亲子鉴定非父排除率（PE）计算公式：

某一个遗传标记系统，设 p_i 代表群体中第 i 个等位基因频率，p_j 代表群体中第 j 个等位基因频率，并且等位基因 i 不等于等位基因 j，则该遗传标记的二联体亲子鉴定 PE 计算公式为：

$$PE = \sum_{i=1}^{n} p_i(1-p_i)^2 + \sum_{j>i=1}^{n} p_ip_j(1-p_i-p_j)^2$$

计算累计排除概率的前提条件是一个遗传标记系统独立于另一个系统。二联体亲子鉴定累计非父排除概率 CPE 计算公式为：

$$CPE = 1-(1-EP_1)\times(1-EP_2)\times(1-EP_3)\times\cdots\times(1-EP_k) = 1-\Pi(1-PE_k)$$

式中 PE_k 为第 k 个遗传标记的 PE 值。检查多种遗传标记时，按各种遗传标记的遗传方式求出 PE 值后，再按本公式求出总的 CPE 值。所用遗传标记数目越多，CPE 越高，鉴别能力越强。二联体亲子鉴定实验使用的遗传标记 CPE 均应不小于 0.999 9。

三、结果判断与分析

二联体亲子鉴定的原理与相关概念与标准三联体亲子鉴定一致，但计算公式有所不同。

1. 二联体亲子鉴定符合遗传规律父权指数 PI 的计算

计算公式见表 31-3。

表 31-3　二联体常染色体 STR 基因座 PI 计算公式

孩子基因型	AF 基因型	PI 计算公式
PP	PP	1/p
PP	PQ	1/(2p)
PQ	PP	1/(2p)
PQ	PQ	(p+q)/(4pq)
PQ	PR	1/4p

注：①p、q、r 分别表示等位基因 P、Q、R 的分布频率。②此公式仅适用于共显性遗传模式

当遇到不符合遗传规律的遗传标记时，应使用不符合常染色体遗传规律的二联体亲子鉴定 PI 计算公式，举例详见表 31-4。

表 31-4　不符合常染色体遗传规律的二联体亲子鉴定 PI 指数计算公式
具体计算实例（以 D7S820 为例，平均突变率 μ 为 0.002）

基因座	孩子基因型	AF 基因型	PI 计算公式
D7S820	7,8	9,11	$\mu/(8p_8)$
D7S820	7,8	10,11	$\mu/(80p_8)$
D7S820	7,8	11,12	$\mu/(800p_8)$
D7S820	7,8	9	$\mu/(4p_8)$
D7S820	8	9	$\mu/(2p_8)$
D7S820	8	7,9	$2\mu/(4p_8)$
D7S820	8	9,11	$\mu/(4p_8)$
D7S820	7,9	8,10	$\mu(2p_7+p_9)/(8p_7p_9)$
D7S820	7,9	8	$\mu(p_7+p_9)/(4p_7p_9)$
D7S820	7,9	6,10	$\mu(p_7+p_9)/(8p_7p_9)$

注：①表中 p_7、p_8、p_9 为相应等位基因 7、8、9 的频率。② μ 为该基因座平均突变率（μ 取值 0.002），p 为等位基因 P 的频率，则 PI 计算方法为：突变为 1 步（s=1），则：PI=X/Y=μ/(8p) 突变为 2 步（s=2），则：PI=X/Y=μ/(80p) 突变为 3 步（s=3），则：PI=X/Y=μ/(800p) 余此类推

2. 法医亲子鉴定标准　满足以下条件后，可依据鉴定结果鉴定意见：①鉴定意见是依据 DNA 分型结果，对是否存在血缘关系做出判断。鉴定意见一般分"排除存在亲子关系"和"支持存在亲子关系"两种情形。②二联体亲子鉴定实验使用的遗传标记累计 CPE 均应不小于 0.999 9。③为了避免潜在突变影响，任何情况下都不能仅根据一个遗传标记不符合遗传规律就做出排除意见。④任何情况下都不能为了获得较高的 CPI，将检测到的不符合遗传规律的遗传标记删除。

（1）排除父权的标准：被检测男子的累计亲权指数小于 0.000 1 时，支持被检测男子不是孩子生物学父亲的假设。鉴定意见可表述为：依据现有资料和 DNA 分析结果，排除被检测男子是孩子的生物学父亲。

（2）认定父权的标准：被检测男子的累计父权指数大于 10 000 时，支持被检测男子是孩子生物学父亲的假设。鉴定意见可表述为：依据现有资料和 DNA 分析结果，支持被检测男子是孩子的生物学父亲。

第三节　生物学祖孙关系鉴定

祖孙关系鉴定（kinship analysis of grandparents and grand children）是通过对人类遗传标记的检测，根

据遗传规律分析,对有争议的祖父母与被检孩子之间是否存在生物学祖孙关系进行鉴定。本文中的祖孙关系鉴定特指生母、祖父、祖母同时参与鉴定下被检孩子与祖父、祖母间的祖孙关系鉴定,该对争议祖父母,要么双方都与孩子存在祖孙关系,要么都不是孩子的祖父或者祖母。

一、实验室分析路径

实验室分析路径见图 31-3。

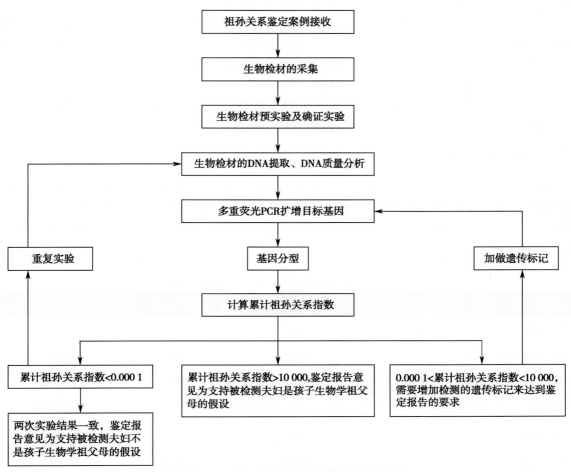

图 31-3　祖孙关系鉴定的实验室分析路径图

二、相关实验

1. 检材采集及分析前处理　对于祖孙亲缘关系鉴定,采集被检祖父,被检祖母,孩子生母与孩子的检材用于鉴定。检材采集、DNA 提取和纯化、DNA 质量分析详见本章第七节。

2. PCR 扩增与分型　主要包括 STR 基因座的选择与系统检验效能评价两部分。

(1) STR 基因座的选择:①在进行生物学祖孙关系鉴定时,目前亲缘关系鉴定常用的 19 个常染色体 STR 基 因 座(vWA、D21S11、D18S51、D5S818、D7S820、D13S317、D16S539、FGA、D8S1179、D3S1358、CSF1PO、TH01、TPOX、PentaE、PentaD、D2S1338、D19S433、D12S391、D6S1043)为《司法鉴定技术规范》推荐检测的基因座。②鼓励在上述 19 个 STR 基因座基础上增加更多的、经过验证的、与上述 19 个 STR 基因座不存在连锁和连锁不平衡的其他常染色体 STR 基因座,以提高检测系统效能。③当被检孩子为男性时,可考虑对争议祖父与孩子补充检验 Y-STR 基因座(如 DYS456、DYS389I、DYS390、DYS389II、DYS458、DYS19、DYS385a/b、DYS393、DYS391、DYS439、DYS635、DYS392、YGATAH4、

DYS437、DYS438、DYS448 等）；当被检孩子为女性时，可考虑对争议祖母与孩子补充 X-STR 基因座（如 GATA172D05、HPRTB、DXS6789、DXS6795、DXS6803、DXS6809、DXS7132、DXS7133、DXS7423、DXS8377、DXS8378、DXS9895、DXS 检验 9898、DXS10101、DXS10134、DXS10135、DXS10074 等）。

（2）系统效能评价：平均非祖父母排除率（mean power of random grandparents excluded，RGE）：指通过检测一个或多个遗传标记能将群体中随机一对夫妇排除为孩子祖父母的能力。共显性遗传标记平均非祖父母排除率（生母参与情形下）其计算公式为：$RGE = \sum_{i=1}^{n} p_i(1-p_i+p_i^2)(1-p_i)^4 + \sum_{i}^{n-1}\sum_{j=i+1}^{n} p_ip_j(p_i+p_j)(1-p_i-p_j)^4$。法医 DNA 鉴定使用的 STR 基因座 RGE 应不小于 0.999 9。

3. PCR 扩增与分型　建议选用商品化的试剂盒进行 PCR 扩增，在常染色体 STR 基因座分型中，至少应该包含 19 个常用 STR 基因座的分型结果。每批检验均应有阳性对照样本（已知浓度和基因型的对照品 DNA 和 / 或以前检验过的、已知基因型的样本）以及不含人基因组 DNA 的阴性对照样本。PCR 扩增体系与温度循环参数均按试剂盒的操作说明书进行。

4. PCR 扩增产物分析　使用遗传分析仪，对 PCR 产物进行毛细管电泳分析，使用等位基因分型参照物（ladder）来对样本分型，步骤方法按照仪器操作手册进行。

三、结果判断与分析

1. 祖孙关系指数（grandparent index，GI）　祖孙关系指数为亲权指数的一种，是生物学祖孙关系鉴定中判断遗传证据强度的指标。是指争议祖父母与孙子（女）之间存在祖孙关系时其遗传表型符合遗传规律的概率与争议祖父母与孙子（女）不是祖孙关系时其遗传表型符合遗传规律的概率之比值，详细计算公式见表 31-5。

表 31-5　无突变情形下 GI 具体计算公式举例

祖父 × 祖母	被检孩子	孩子生母	孩子生父	GI 计算公式
PP × PP	PP	PQ	P	1/p
PP × PR	PQ	QQ	P	0.75/p
PQ × PR	PQ	QQ	P	0.5/p
PP × RR	PQ	QQ	P	0.5/p
PR × QQ	PQ	QQ	P	0.25/p
PQ × PQ	PQ	PQ	P 或 Q	1/(p+q)
PP × PQ	PQ	PQ	P 或 Q	1/(p+q)
PP × RR	PQ	PQ	P 或 Q	0.75/(p+q)
PQ × RR	PQ	PQ	P 或 Q	0.75/(p+q)
PP × RS	PQ	PQ	P 或 Q	0.5/(p+q)
PR × QS	PQ	PQ	P 或 Q	0.5/(p+q)
PR × RS	PQ	PQ	P 或 Q	0.25/(p+q)

注：p，q，r 分别表示等位基因 P，Q，R 的分布频率

当被检孩子的生父基因与被检祖父、祖母间不符合遗传规律，考虑突变的可能，计算时应使用表 31-6 中的公式。

表 31-6 祖孙关系鉴定不符合遗传规律 GI 计算公式举例

祖父 × 祖母	被检孩子	孩子生母	孩子生父	GI 计算公式
12,12 × 12,12	13,13	13,14	13	$(0.5 \times 0.5\mu + 0.5 \times \mu/7)/p13$
12,12 × 12,15	13,14	14,16	13	$(0.5 \times 0.5\mu + 0.25 \times \mu/7)/p13$
10,12 × 12,15	13,14	14,18	13	$(0.25 \times 0.5\mu + 0.25 \times \mu/7)/p13$
10,12 × 15,15	13,14	14,14	13	$(0.25 \times 0.5\mu)/p13$
10,15 × 12,15	13,14	14,14	13	$(0.25 \times \mu/7)/p13$
12,12 × 14,14	13,14	13,14	13 或 14	$(0.5 + 0.5 \times 0.5\mu + 0.5 \times \mu/7)/(p13+p14)$
12,12 × 12,15	13,14	13,14	13 或 14	$(0.5 \times 0.5\mu + 0.5 \times \mu/7)/(p13+p14)$
12,18 × 15,16	13,14	13,14	13 或 14	$(0.25 \times 0.5\mu + 0.25 \times \mu/7)/(p13+p14)$
12,18 × 16,18	13,14	13,14	13 或 14	$(0.25 \times 0.5\mu)/(p13+p14)$
11,18 × 15,18	13,14	13,14	13 或 14	$(0.25 \times \mu/7)/(p13+p14)$

注:此处的突变情形是指被检孩子的生父基因与被检祖父、祖母间不符合遗传规律,考虑突变的可能。设男性 STR 基因座的平均一步突变率为 μ(取 $\mu=0.002$),则女性 STR 基因座的平均一步突变率为 $\mu/3.5$(取 $=0.002$),由于这一平均突变率既包含了步数增加的突变概率,又包含了步数减少的突变概率,而对于特定的基因型组合而言,其突变方向只能有一种,因此在进行突变情形下的祖孙关系指数计算时,男性和女性的突变率分别按 0.5μ 和 $\mu/7$ 计算。若考虑被检孩子可能的生父基因与被检祖父或祖母间存在一步突变的可能,则在本节表 2 中所给出的祖孙关系指数计算方法中,分母依然为所有生父基因的人群概率(或之和),分子为每一生父基因的突变来源概率与相应突变概率之积的总和,其中突变来源概率为相应的突变来源数占祖父母所能提供的等位基因个数之比。

举例说明如下:设生母基因型为 12,14,被检孩子为基因为 12,14,祖父基因型为 13,祖母基因型为 13,15。在计算这一特定的基因型组合情形下的祖孙关系指数时,由于生父基因不能确定,故分母为等位基因 12 和等位基因 14 的人群中概率之和。计算分子时应考虑:①当生父基因为 12 时,其来源于祖父的突变来源概率为 2/4=0.5,相应的突变概率为 0.5μ;其来源于祖母的突变来源概率为 1/4=0.25,相应的突变概率为 $\mu/7$;②当生父基因为 14 时,其来源于祖父的突变来源概率为 2/4=0.5,相应的突变概率为 0.5μ;其来源于祖母的突变来源概率为 2/4=0.5,相应的突变概率为 $\mu/7$;因此,在这一特定基因型组合情形下,分子为:$0.5 \times 0.5\mu + 0.25 \times \mu/7 + 0.5 \times 0.5\mu + 0.5 \times \mu/7 = 0.5\mu + 0.75 \times \mu/7$。当生父基因不能确定时,若一种生父基因存在突变可能,而另一种生父基因吻合遗传规律时,则在分子计算时两种可能性均应纳入计算。

2. 累计祖孙关系指数(cumulative grandparent index,CGI) 上述计算 GI 的公式是对于某一个基因座而言的。既然亲权鉴定不止使用一个基因座,有必要知道使用的全部遗传标记在争议祖父母与孙子(女)之间存在祖孙关系时其遗传表型出现的概率与争议祖父母与孙子(女)为无关个体时其遗传表型出现的概率之比值之积。即总的累计祖孙关系指数(CGI)。其计算公式为:

$$CGI = GI_1 \times GI_2 \times GI_3 \times \cdots GI_n = \Pi_{i=1}^{n} GI_n$$

3. 鉴定标准 鉴定意见是依据 DNA 分型结果,对被检孩子与祖父母间否存在生物学祖孙关系做出的判断。在满足以下条件后可得出鉴定结论。①实验使用的遗传标记平均非祖父母排除率应不小于 0.999 9。②为了避免潜在突变影响,任何情况下都不能仅根据一个遗传标记不符合遗传规律就做出排除意见。③任何情况下都不能为了获得较高的祖孙关系指数,将检测到的不符合遗传规律的遗传标记删除。

(1)不支持祖孙关系:在满足①~③的条件下累计祖孙关系指数小于 0.000 1,支持被检测夫妇不是孩子生物学祖父母的假设。

(2)支持祖孙关系:在满足①~③的条件下,累计祖孙关系指数大于 10 000 时,支持被检测夫妇是孩子生物学祖父母的假设。

在不能满足(1)或(2)的指标时,应通过增加检测的遗传标记来达到要求。否则,建议无法做出鉴定意见。

第四节　生物学全同胞关系鉴定

全同胞是指具有相同的生物学父亲和生物学母亲的多个子代个体。通过对人类遗传标记进行检测后,根据遗传规律分析,对有争议的两名个体间是否存在全同胞关系进行鉴定则称为全同胞关系鉴定(full sibling testing)。

一、实验室分析路径

实验室分析路径见图 31-4。

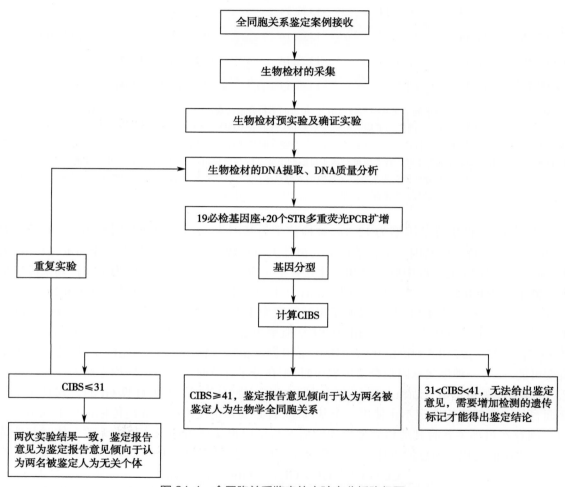

图 31-4　全同胞关系鉴定的实验室分析路径图

二、相关实验

1. 检材采集及分析前处理　对于全同胞关系鉴定,采集被检对象的检材用于鉴定。检材采集、DNA 提取和纯化、DNA 质量分析详见本章第七节。

2. PCR 扩增与分型　主要包括 STR 基因座的选择与系统检验效能评价两部分。

(1)STR 基因座的选择:在进行生物学全同胞关系鉴定时,STR 的选择有以下原则:①目前亲缘关系鉴定常用的 19 个常染色体 STR 基因座(vWA、D21S11、D18S51、D5S818、D7S820、D13S317、D16S539、FGA、D8S1179、D3S1358、CSF1PO、TH01、TPOX、PentaE、PentaD、D2S1338、D19S433、D12S391、D6S1043)为必检基因座。②鼓励在上述 19 个必检 STR 基因座基础上增加更多的、经过验证的、与上述 19 个 STR

基因座不存在连锁的其他常染色体 STR 基因座,以提高检测系统效能。建议在 19 个必检 STR 基因座基础上,每次增加 10 个常染色体 STR 基因座,如检测 29 个或 39 个,以下 22 个常染色体 STR 为部分可供选择的补充基因座(排序不分先后):D1S1656、D2S441、D3S1744、D3S3045、D4S2366、D5S2500、D6S477、D7S1517、D7S3048、D8S1132、D10S1248、D10S1435、D10S2325、D11S2368、D13S325、D14S608、D15S659、D17S1290、D18S535、D19S253、D21S2055、D22-GATA198B05。③当两名被鉴定人均为男性时,可以补充检验 Y-STR 基因座(如 DYS456、DYS389I、DYS390、DYS389II、DYS458、DYS19、DYS385a/b、DYS393、DYS391、DYS439、DYS635、DYS392、YGATAH4、DYS437、DYS438、DYS448 等);适用时也可以补充检验 X-STR 基因座(如 GATA172D05、HPRTB、DXS6789、DXS6795、DXS6803、DXS6809、DXS7132、DXS7133、DXS7423、DXS8377、DXS8378、DXS9895、DXS9898、DXS10101、DXS10134、DXS10135、DXS10074 等)。④可以通过线粒体 DNA 序列分析进行补充检验。补充检验不能单独使用。

(2)系统效能评价:依据 19 个常染色体 STR 基因座的分型结果进行全同胞关系鉴定时,该检测系统的效能约为 0.5655,即采用该系统同时依据相应的判定标准能够得出明确结论的可能性约为 56.55%(约 43.45% 的案例在不补充检验其他检测系统的情形下将无法得出明确结论),得出的倾向性鉴定意见的准确性不低于 99.99%;分别依据 29 个常染色体 STR 基因座和 39 个常染色体 STR 基因座的分型结果同时依据相应的判定标准进行全同胞关系鉴定时,检测系统的效能分别约为 0.905 8 和 0.978 2,得出的倾向性鉴定意见的准确性均不低于 99.99%。在 19 个必检 STR 基因座基础上,应根据需要增加与 19 个必检 STR 基因座不存在连锁不平衡的其他常染色体 STR 基因座,以便提高系统效能。

3. PCR 扩增　建议选用商品化的试剂盒进行 PCR 扩增,在常染色体 STR 基因座分型中,至少应该包含 4.1 中的 19 个常用 STR 基因座的分型结果。每批检验均应有阳性对照样本(已知浓度和基因型的对照品 DNA 和 / 或以前检验过的、已知基因型的样本)以及不含人基因组 DNA 的阴性对照样本。PCR 扩增体系与温度循环参数均按试剂盒的操作说明书进行。

4. PCR 扩增产物分析　使用遗传分析仪,对 PCR 产物进行毛细管电泳分析,使用等位基因分型参照物(Ladder)来对样本分型,步骤方法按照仪器操作手册进行。

三、结果判断与分析

全同胞关系鉴定主要依据常染色体 STR 基因座分型结果,通过计算两名被鉴定人间的累计状态一致性评分(IBS),结合 IBS 在无关个体对人群和全同胞对人群中的概率分布规律,对被鉴定人之间是否存在生物学全同胞关系做出判断。

1. 状态一致性评分(identity by state score,IBS)　两名个体在同一基因座上可出现相同的等位基因,这些等位基因的"一致性"即称为状态一致性。该等位基因也称为状态一致性等位基因。相应地,在 1 个 STR 基因座上,两名被鉴定人间的状态一致性等位基因个数称之为 IBS,若采用包含 n 个相互独立的常染色体遗传标记分型系统对两名被鉴定人进行检测,各个遗传标记上的 IBS 之和即为累计状态一致性评分,记作 CIBS。

(1)单个常染色体 STR 基因座的状态一致性评分(IBS)计算:依据状态一致性评分的定义,设有 A 和 B 两名被鉴定人,某一常染色体 STR 基因座有 P、Q、R 和 S 等多个等位基因,则 A 与 B 间在该遗传标记的状态一致性评分可依据表 31-7 计算。

表 31-7　单个常染色体 STR 基因座的 IBS 计算表

被鉴定人基因型		IBS
个体 A	个体 B	
PP	PP	2
PQ	PQ	2

续表

被鉴定人基因型		IBS
个体 A	个体 B	
PP	PQ	1
PQ	QR	1
PP	QQ	0
PP	QR	0
PQ	RS	0

(2)常染色体 STR 基因座分型系统累计状态一致性评分(CIBS)的计算：依据状态一致性评分的定义，采用包含 n 个相互独立的常染色体 STR 基因座分型系统对两名被鉴定人进行检测后，其累计状态一致性评分按以下公式进行计算。

$$CIBS=IBS_1+IBS_2+IBS_3+...IBS_n=\sum_{i=1}^{n}IBS_i(i=1,2,3,4...n)$$

2. 全同胞关系鉴定标准　依据常染色体 STR 基因座分型结果进行生物学全同胞关系鉴定时，依据上述公式得出鉴定结论应在满足以下条件的前提下：本节所指生物学全同胞关系特指在双亲皆无情形下甄别全同胞和无关个体两种检验假设。鉴定人应详细了解两名被鉴定人间是否存在其他可能的亲缘关系，若两名被鉴定人间存在其他亲缘关系(如半同胞、堂表亲等)，则本节内容不适用。

依据常染色体 STR 基因座分型结果进行生物学全同胞关系鉴定时，鉴定意见分为"倾向于认为两名被鉴定人为全同胞""倾向于认为两名被鉴定人为无关个体"和"在当前检测系统下，无法给出倾向性意见"3 种。鉴定意见的准确性受 CIBS 值和检测系统效能的影响，以 19 个必检基因座和 19 个必检基因座 + 20 个补充基因座为例(表 31-8)，若加做补充基因座对应 CIBS 阈值和效能详见《生物学全同胞关系鉴定技术规范 SF/T 0117-2021》。

表 31-8　STR 检测系统对应的生物学全同胞关系鉴定 CIBS 阈值和检测系统效能

STR 检测系统	鉴定意见	阈值	检测系统效能
19 个必检基因座	倾向于认为两名被鉴定人为全同胞	CIBS ≥ 22	0.565 5
	无法给出倾向性意见	12 < CIBS < 22	
	倾向于认为两名被鉴定人为无关个体	CIBS ≤ 12	
19 个必检基因座 +20 个补充基因座	倾向于认为两名被鉴定人为全同胞	CIBS ≥ 41	0.978 2
	无法给出倾向性意见	31 < CIBS < 41	
	倾向于认为两名被鉴定人为无关个体	CIBS ≤ 31	

第五节　其他亲缘关系鉴定

除亲子关系鉴定、祖孙关系鉴定和全同胞关系鉴定外，法医 DNA 鉴定也可应用于其他血缘关系鉴定，如同父异母或同母异父半同胞关系鉴定，第一代堂表兄弟，第二代堂表兄弟关系鉴定等。针对这些亲缘关系鉴定，目前尚无相应的国家行业规范。在实际鉴定工作中，ITO 法是一种适合于计算两个亲属间具有各种血缘关系机会的经典方法，本节对 ITO 法进行简单介绍。

在 ITO 法中，比较两个个体的基因型时，用 Φ 系数表示两个基因型同时出现同源基因的概率，Φ_1、Φ_2、Φ_3 分别表示"没有、有一个、有两个"同源基因的概率，根据家系中成员间的血缘关系，家系不同成员间的三个 Φ 值见表 31-9。

表 31-9　常见血缘关系具有同源基因的概率

亲缘关系	代号	Φ_1	Φ_2	Φ_3
同卵双生	MZ	0	0	1
父子	PO	0	1	0
同胞兄弟	FS	1/4	1/2	1/4
半同胞兄弟、叔侄、祖孙	HS	1/2	1/2	0
第一代堂表兄弟	1C	3/4	1/4	0
第二代堂表兄弟	2C	15/16	1/16	0
无关个体	UR	1	0	0

在给定甲乙两个个体的基因型时,I、T、O 分别表示乙与甲有 2 个、有 1 个、没有" 同源基因时,乙出现该基因型的概率,在甲乙具有各种基因型组成的情况下,I、T、O 值计算见表 31-10,在此表中 A_i 表示基因型,而 P_i 表示该基因型的频率,对于其他基因型也以此类推。对于常染色体基因座,按照孟德尔遗传定律,在给定甲乙两个个体的基因型时,他们是否存在某种亲缘关系的机会大小都可以用 $R=\Phi_1T+\Phi_2T+\Phi_3O$ 表示。

表 31-10　I、T、O 计算矩阵

甲		乙			
		A_iA_i	A_{ij}	A_jA_j	A_jA_k
A_iA_i	I	1	0	0	0
	T	P_i	P_j	0	0
	O	P_i^2	$2P_iP_j$	P_j^2	$2P_jP_k$

甲		乙						
		A_iA_i	A_jA_j	A_iA_j	A_iA_k	A_jA_k	A_kA_k	A_kA_r
A_iA_j	I	0	0	1	0	0	0	0
	T	$0.5P_i$	$0.5P_j$	$0.5(P_i+P_j)$	$0.5P_k$	$0.5P_k$	0	0
	O	P_i^2	P_j^2	$2P_iP_j$	$2P_iP_k$	$2P_jP_k$	P_k^2	$2P_kP_r$

ITO 的计算步骤为:①根据要求鉴定的亲缘关系由表 23-30 确定 Φ 系数。②按照鉴定对象的基因型由图表 23-31 确定 I、T、O 值。③根据所得到的 Φ 系数及 I、T、O 值按照 $R=\Phi_1T+\Phi_2T+\Phi_3O$ 计算 R 值,假设甲、乙两人有某种血缘关系(H0),或是无关个体(H1),两种假设的机会(R0 或 R1)的计算都可使用该公式。根据 R0 及 R1 的计算结果,可计算得亲权指数 PI=R0/R1,以及亲权关系相对机会。如测定多个 STR 基因座,则总 PI 值为每个基因座 PI 值的乘积。根据 ITO 法所得的 PI 值,计算相应的亲缘关系指数,最终实现对亲缘关系的判断。

第六节　个 体 识 别

个体识别(personal identification)是通过对生物学检材的遗传标记检验,对判断前后两次或多次出现的生物学检材的个体来源是否属于同一个体做出判断的过程。个体识别是生物检材的同一性认定,一般用于交通事故调查和刑事案件的侦破,以明确无名尸、碎尸和斑痕的身源。个体识别的对象也可能是活体,对活体的个体识别一般用于对冒名顶替者、男扮女装者、因年幼失散或精神异常者等的确认。

一、实验室分析路径

实验室分析路径见图 31-5。

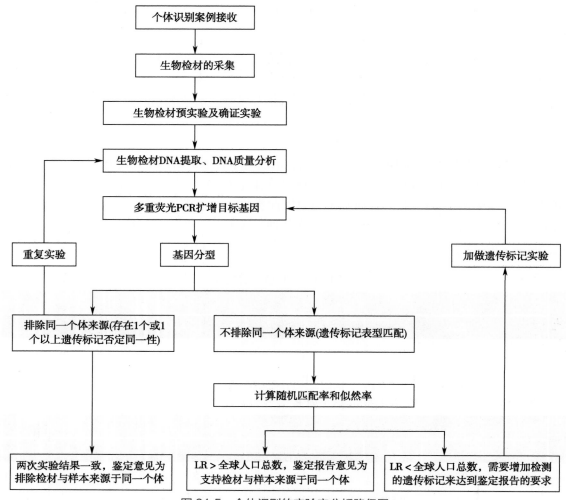

图 31-5　个体识别的实验室分析路径图

二、相关实验

1. 采样要求和分析前处理　对于个体识别,采集"可疑"检材和样本。生物性检材的预实验和确诊试验、DNA 提取和纯化、DNA 质量分析详见本章第七节。

2. PCR 扩增与分型　主要包括 STR 基因座的选择与系统检验效能评价两部分。

(1) 基因座的选择:根据鉴定的目的可选用合适的方法对常染色体 STR、Y 染色体 STR、X 染色体 STR、线粒体 D 环高变区、SNP 等遗传学标记进行分型从而用于个体识别。比如通过常染色体 STR 分型确认血痕和唾液斑的个体来源;通过 Y-STR 单倍型检测、Y-SNP 检测进行精斑和混合斑的个体识别;通过对毛发作性别、毛干 mtDNA 测序和毛根核 DNA 基因型分析,进行个体识别;对于腐败组织,常规 STR 检测可能不成功,此时可尝试 miniSTR 分型或 SNP 分型。

(2) 系统效能评价:个体识别能力(discrimination power,DP)采用遗传标记进行个体识别时,首先需要评估遗传标记鉴别无关个体的能力。对于单个遗传标记而言,多态性程度越高,其个体识别能力越高。得出 DP 之前,需对所选基因座的随机匹配概率进行计算。

常染色体遗传标记的 DP 计算公式为:

$$DP = 1-Pm = 1-\sum_{i=1}^{m} f_i^2$$

该公式中：m 为某一遗传标记的表型数目，fi 为第 i 个表型的频率，$\sum_{i=1}^{m} f_i^2$ 指调查群体中随机抽取两个无关个体在某一个基因座上二者表型纯粹由于机会而一致的概率。

累计个人识别能力（total discrimination power, TDP）：个体识别不止使用一个遗传标记，一组相互独立的遗传标记联合使用，识别群体中不同个体的能力即为累计个人识别能力。其计算公式为：

$$TDP = 1-(1-DP_1) \times (1-DP_2) \times (1-DP_3) \times ... \times (1-DP_k)$$
$$= 1-Pm_1 \times Pm_2 \times Pm_3 \times Pm_k = 1-\prod_{j=1}^{k} Pmj$$

该公式中：k 为遗传标记的数目，Pm_j 为检测系统中第 j 个遗传标记的 Pm 值，$\prod_{j=1}^{k} Pmj$ 为检测系统中 k 个遗传标记的总 Pm 值。

3. PCR 扩增　选用商品化的试剂盒进行 PCR 扩增，每批检验均应有阳性对照样本（已知浓度和基因型的对照品 DNA 和／或以前检验过的、已知基因型的样本）以及不含人基因组 DNA 的阴性对照样本。PCR 扩增体系与温度循环参数均按试剂盒的操作说明书进行。

4. PCR 扩增产物分析　使用遗传分析仪，对 PCR 产物进行毛细管电泳分析，使用等位基因分型参照物（Ladder）来对样本分型，步骤方法按照仪器操作手册进行。

三、结果判断与分析

1. 排除同一性的依据　个体识别是以同一认定理论为指导原则，通过对遗传学标记进行检验，判断被检材料与用于对比的样本是否同属一个个体。除了同卵双生子之外，每一个生物学个体具有独一无二的基因型，而同一个体的不同组织、器官、分泌物、排泄物的基因型一致，这是法医学进行个体识别的理论基础。经过 TDP 大于 0.999 5 的多个基因座的检测，发现被检查检材的遗传标记表型不匹配，则排除同一性。

2. 不排除同一性的依据　随机匹配概率（probability of ratio, PM）是指同一种基因型或单倍性在随机 2 个个体中同时出现的概率，是衡量某个基因座或某一套 DNA 分型技术区分随机两个个体能力的一种表示方法。随机匹配概率越小，说明假定这两份检材是来自同一个体，其结论可能是错误的机会就越小。

随机匹配概率（PM）的计算：纯合子$(PiPi)=Pi^2$；
$$杂合子(PiPj)=2PiPj$$
（Pi 代表群体中第 i 个等位基因频率，Pj 代表群体中第 j 个等位基因频率。）

随机匹配概率（PM）计算举例见表 31-11：在等位基因名称之前加字母"P"，表示其分布频率。

表 31-11　随机匹配概率计算举例

检材 1	检材 2	PM
16,18	16,18	$2 \times P_{16} \times P_{18}$
25	25	$P_{25} \times P_{25}$
13,14	13,14	$2 \times P_{13} \times P_{14}$
29,31	29,31	$2 \times P_{29} \times P_{31}$
14,17	14,17	$2 \times P_{14} \times P_{17}$
11,13	11,13	$2 \times P_{11} \times P_{13}$
10,11	10,11	$2 \times P_{10} \times P_{11}$
12	12	$P_{12} \times P_{12}$
9,10	9,10	$2 \times P_9 \times P_{10}$
8,9	8,9	$2 \times P_8 \times P_9$
11,12	11,12	$2 \times P_{11} \times P_{12}$
10,11	10,11	$2 \times P_{10} \times P_{11}$

累计随机匹配概率(cumulative match probability,CPM):当检测一组相互独立的遗传标记时,CPM 即各遗传标记位点 PM 值的乘积。其计算公式为:$CPM=PM_1 \times PM_2 \times PM_3 \times \cdots \times PM_n$(1、2、3、n 代表第 1、2、3、n 个位点的偶合率)。

经过累计个体识别能力大于 0.999 5 的多个基因座的检测,发现被检查检材的遗传标记表型匹配,不排除同一性,此时要计算似然率 LR,然后做出鉴定结论。

统计概率证据数量化的证明力在法医物证学领域被称为似然率(likelihood ratio,LR),在法医学个体识别案件中,倾向于用似然率来估计遗传分析提供的证据强度。其计算公式为:$LR = \dfrac{Pr(F|Hp)}{Pr(F|Hd)}$,式中竖线左边为事件,右边为条件。

例如:现场血痕 DNA 和一名嫌疑人血样 DNA 表型均为 F,则可考虑两种假设:①现场血痕是嫌疑人所留(原告假设 Hp);②现场血痕来自一个与案件无关的随机个体(被告假设 Hd)。分子为 Hp 条件下获得证据 DNA 图谱的概率,分母则为 Hd 条件下获得的证据 DNA 图谱的概率。其中 Hp 条件下在样本来源单一的条件下,DNA 分型应该是匹配的,即 Hp=1;而 Hd 条件下获得证据 DNA 图谱的概率为随机匹配概率(PM),则上述公式可简化为 $LR = \dfrac{1}{CPM}$。统计学上,LR>1,则支持 Hp,反之,如果 LR<1 则支持 Hd。在法医学个体识别鉴定中,当 LR 在数值上超过全球人口总数(截至 2021 年 12 月全球总人口数约为 7.58×10^9)时,意味着全球几乎找不到具有相同基因型的另外一个人(同卵双生子除外),则表明证据具有足够强度支持原告假设(Hp)。

值得注意的是,如果被检组织已发生癌变,出具体鉴定意见时必须格外谨慎,因为肿瘤组织的 DNA 可能发生变异,出现增加等位基因,基因型变更,完全杂合性丢失和部分杂合性丢失等情况。因此,若发现肿瘤组织的分型结果与正常组织不同,不能轻率地否定同一性。

3. 法医个体识别鉴定标准

(1)同一个体排除的判定标准:对案件中的"检材"与"样本"(用于比对的材料,如嫌疑人的血样)进行比较检验后,遗传标记分型结果显示,检材与样本 DNA 分型结果不一致,鉴定意见可表述为"排除两份样本来自同一个体"。

(2)不排除同一个体的判定标准:对案件中的"检材"(可疑斑迹)与"样本"(用于比对的材料,如嫌疑人的血样)进行比较检验后,DNA 分型结果显示,检材与样本基因型一致,则需计算 LR 值,若 LR 大于全球人数总数,在不存在同卵双生子的前提下,即可以断定两者来源于同一个体,鉴定意见可表述为"支持两者来源于同一个体,LR 值为 XXX"。

第七节　法医 DNA 鉴定相关实验

在法医鉴定中,确定鉴定检材的来源和质量显得尤为重要;而作为法医 DNA 鉴定实验的检测靶标,所提取的检材 DNA 的质量直接决定鉴定实验的成功与否。

一、检材的获取预实验及确证实验

1. 检材获取　定检材要求:①检材一般是血液(斑)或口腔拭子(唾液斑),也可以是其他人体生物学材料,如精液(斑)、带毛囊毛发、羊水、组织块等。②对于接受了外周血干细胞移植的被鉴定人,应避免采集其血样作为检验材料,宜取其口腔拭子(唾液斑)或毛发进行检验。③样本必须分别包装,并注明被鉴定人姓名、样本编号、采样人姓名、采样日期等,置于冰箱冷藏或冷冻保存。

2. 检材的预试验和确证试验　在检材类型或检验要求明确的情况下,可直接依据鉴定的目的和检材类型进行 DNA 抽提。如果检材类型可疑,在检材量足够用于分析的前提下,应先进行预试验和确证试验,确认检验检材是否含有人血、人精斑、人体分泌液、人体组织等人体生物检材。以下以血痕为例进行描述。

（1）血痕肉眼检查：血液干燥后形成血斑，呈暗红色、褐色、暗褐色。

（2）血痕预试验：目的：从大量的可疑血痕中筛除不是血痕的检材。最常用的为联苯胺试验，其原理为：血红蛋白或正铁血红素的过氧化物酶活性使过氧化氢释放新生态氧，将无色联苯胺氧化成蓝色的联苯胺蓝。方法：剪取或刮取微量检材置于白瓷板上，或用滤纸轻擦瘢痕。依次滴加冰醋酸，联苯胺无水乙醇饱和液和 3% 过氧化氢各 1 滴，立即出现翠蓝色则为阳性反应。若不出现蓝色，则为阴性。

（3）血痕确证试验和种属鉴定：目的：确证检材是否为人血。最常用的金标试纸检验法，其原理为：以人血红蛋白（Hb）为抗原，制备针对人 Hb 的两种不同表位的单克隆抗体，取其中一表位的单抗进行胶体金标记。若样本内含有人 Hb，则会因毛细管虹吸作用随样本上升至金标抗体区，与之结合形成复合物，然后上升至另一表位单抗区，形成"表位 1 单抗 / 抗原 / 表位 2 单抗"三元复合物，使该区带显红色。若标本中不含人 Hb，金标抗体区则不能显色。方法：取少量血痕标本用蒸馏水浸泡，使浸泡液微带黄色。取出试纸条，再加样区加上 3~5 滴浸出液或将试纸条的加样区浸于待检样本的浸泡液中 5~10s，静置 3~5min 观察结果：反应区中的检测线和质控线出现两条红色区带为阳性结果。只有质控线显现红色区带为阴性结果，五带出现表明可能操作失误或试纸条失效，应重复试验。

其他检材类型，如唾液斑、精斑、人体分泌物、人体组织等的预试验和确证试验详细步骤可参见《法庭科学 DNA 实验室检验规范 GA/T 383-2014》。

二、检测 DNA 的提取及质量控制

DNA 存在于细胞内，进行 DNA 鉴定之前需进行 DNA 提取，即将 DNA 从细胞中提取出来并与其他成分分开，DNA 样品的提取质量直接关系到实验的成败。DNA 提取过程一般包括三部分：①裂解细胞，释放 DNA 分子。利用低渗或高渗法裂解细胞，通过离心收集细胞核，核内 DNA 通过 SDS 或加热煮沸法将核膜溶解、破碎，细胞核内 DNA 释放。②将 DNA 分子与其他细胞物质进行分离。通过蛋白酶 K 酶解与 DNA 结合的蛋白质，使 DNA 游离在溶液中，随后通过不同方法进行抽提提纯，收集 DNA 样本。③将 DNA 制备成可以进行 PCR 扩增等应用的形式。无论采取哪种提取方法，所有样本都应严谨处理，以防止样本间或外源 DNA 污染。常用的方法有有机溶剂提取法、盐析法、Chelex-100 提取法、固相提取法等。其中 Chelex-100 法提取 DNA 在法医学中使用较多。

1. Chelex-100 法原理　当检材较少或基因分型只需要少量 DNA 时，可使用 Chelex-100 法提取 DNA。Chelex-100 是一种化学整合树脂，由苯乙烯、二乙烯苯共聚体组成。含有成对的亚氨基二乙酸盐离子，整合多价金属离子，尤其是选择性整合二价离子，比普通离子交换剂具有更高的金属离子选择性和较强的结合力，能结合许多可能影响下一步分析的其他外源物质。通过离心除去 Chelex-100 颗粒，使这些与 Chelex-100 结合的物质与 DNA 分离，防止结合到 Chelex 中的抑制剂或杂质带到 PCR 反应中，影响下一步的 DNA 分析，并通过结合金属离子，防止 DNA 降解。

2. Chelex-100 提取法提取血斑 DNA 详细步骤

（1）剪取约 $0.5cm^2$ 的血斑，加到 0.5mL 的离心管中，加入 500μL 纯水，剧烈振荡，室温放置 15min。13 000r/min 离心 3min，去上清。（可用纯水反复洗至无色，载体不需去除，始终留在离心管中。

（2）13 000r/min 离心 3min，去上清，收集沉淀（必要时可用蒸馏水反复洗沉淀物，直至无色或血色素很少）。

（3）沉淀中加入 200μL 5% Chelex-100 溶液（5% Chelex-100 为悬浊液，使用前要充分振摇，使 Chelex-100 颗粒悬浮），在振荡器上反复振荡，放入 56℃保温 30min 以上。

（4）取出后振荡，100℃保温 8min，振荡后，13 000r/min 离心 3min，上清用于 PCR 扩增，或放 4℃保存备用。

其他检材类型如唾液斑、精斑、人体分泌物、人体组织等的 DNA 提取详细步骤可参见《法庭科学 DNA 实验室检验规范 GA/T 383-2014》。

3. DNA 质量控制　法医检材提取的 DNA 量受组织种类、检材、和检材保存条件等因素影响，同时也与提取方法有关。适当的 DNA 模板量是保证法医学 DNA 分析质量的前提之一。若 DNA 模板量太高会

给后续的数据分析和解释带来影响,模板量太低又会造成部分等位基因带丢失或扩增失败。故应选取合适的方法对提取 DNA 的质量进行评估,常用的方法有:①紫外吸收法;②琼脂糖凝胶电泳结合溴乙锭荧光测定法;③实时荧光定量 PCR 法等。这几种方法各具优缺点,其中紫外分光光度计只能测定浓度大于 0.25μg/mL 的核酸溶液,不能对微量 DNA 精确定量且不具有人类特异性。琼脂糖凝胶电泳结合溴乙锭荧光测定法为主观性半定量检测,且 EB 为强毒性诱变剂。实时荧光定量 PCR 可准确评估 DNA 的质和量。在实际操作中可结合标本类型和实验室条件综合考虑,选择合适的方法对 DNA 的质量进行评估,使 DNA 模板满足鉴定实验要求。

三、DNA 遗传标记

个体的单位遗传形状作为标志用于法医物证分析时,这种遗传形状就称遗传标记(genetic maker, GM)。人类遗传标记的检测和分析是法医亲子鉴定和个体识别的理论基础。法医鉴定中使用的遗传标记多态性可分为表达水平遗传标记和 DNA 遗传标记,前者包括红细胞血型、白细胞抗原、血小板血型、血浆蛋白血型和多态性、同工酶多态性等;后者则包含 DNA 序列多态性和 DNA 长度多态性。目前,随着 DNA 遗传标记研究的逐渐深入,DNA 遗传标记分型已成为法医学鉴定的主要手段。

常用的 DNA 多态性遗传标记有限制性片段长度多态性(restriction fragment length polymorphism, RFLP);短串联重复(short tandem repeat,STR)和单核苷酸多态性(single nucleotide polymorphism,SNP)。其中 STR 作为第二代 DNA 遗传标记具有高度多态性,其种类繁多,分布广泛,含有丰富的遗传信息且检测方便,在法医物证中比 RFLP 和 SNP 更具优势,已得到广泛的应用。接下来我们将对 STR 遗传标记进行详细阐述。

1. 短串联重复序列(STR)遗传标记

(1)STR 的定义:STR 基因座为由 2~6bp 为单位组成的核心序列重复排列,按重复单位碱基数称为二核苷酸以及三、四、五和六核苷酸,重复单位碱基的组成称为基序(motif),法医物证鉴定大多数应用四核苷酸 STR 基因座,最常见的基序为(AGAT)或(GATA),因个体间存在该基序重复次数的差异而表现出长度多态性。

(2)筛选 STR 基因座的条件:从法医学个体识别和亲权鉴定的实用性考虑,理想的基因座应包括以下几个条件:①等位基因长度为 300bp 以下;②重复单位为四或五核苷酸,不含有插入的非重复单位碱基;③等位基因数 8~12 个;④基因杂合度 0.8 以上,个体识别能力大于 0.9,非父排除概率大于 0.5;⑤等位基因频率分布平均;⑥PCR 扩增稳定,抗抑制剂干扰能力强;⑦突变率低于 0.2%;⑧联合应用的基因座应尽量位于不同染色体上。四核苷酸重复的简单序列比较稳定,多作为首选。

(3)常染色体 STR 基因座:常用的常染色体 STR 基因座为美国联邦调查局建立的新联合 DNA 检索系统(combined DNA index system,CODIS 系统)所包含的 18 个常染色体基因座 vWA、D21S11、D18S51、D5S818、D7S820、D13S317、D16S539、FGA、D8S1179、D3S1358、CSF1PO、TH01、D2S1338、D19S433、D1S656、D12S391、D2S441、D10S1248 及 1 个 Y-STR 基因座 DY391,其他在中国人群中常用的常染色体基因座主要包括 Penta D、Penta E、D6S1043、D19S253 等。

我国司法鉴定机构推荐使用的亲缘关系鉴定 19 个 STR 基因座为 vWA、D21S11、D18S51、D5S818、D7S820、D13S317、D16S539、FGA、D8S1179、D3S1358、CSF1PO、TH01、TPOX、PentaE、PentaD、D2S1338、D19S433、D12S391、D6S1043。

(4)性染色体 STR 基因座:在一些特殊案件中,性染色体的遗传标记分析具有重要价值。依据孟德尔遗传规律,父亲只能将 X 染色体遗传给女儿,母亲的 X 染色体则可以遗传给儿子或女儿。因此,X 染色体上 STR 基因组(X-STR)在祖母 - 孙女关系、同父异母姐妹关系,以及母 - 子关系、父 - 女关系等鉴定中具有重要作用。常用的 X-STR 基因座有 GATA172D05、HPRTB、DXS6789、DXS6795、DXS6803、DXS6809、DXS7132、DXS7133、DXS7423、DXS8377、DXS8378、DXS9895、DXS9898、DXS10101、DXS10134、DXS10135、DXS10074 等。但是 X-STR 基因座在法医学鉴定中只能起到排除作用,要做出肯定的结论目前还须要与常染色体的多态性标记相结合。

在物证鉴定中,Y-STR 基因座的应用也是重要的补充。Y 染色体为男性所特有,在遗传过程中只能由父亲传递给儿子,同一父系的所有男性个体均具有相同的 Y-STR 单倍型,故在父系亲缘关系鉴定中有一定实用价值。但正因为如此,相同的单倍型可能导致错误的同一认定,在不能排除的案件中还要结合常染色 STR 做出综合判断。常用的 Y-STR 基因座有 DYS456、DYS389I、DYS390、DYS389II、DYS458、DYS19、DYS385a/b、DYS393、DYS391、DYS439、DYS635、DYS392、YGATAH4、DYS437、DYS438、DYS448 等)

(5)STR 分型的法医学特点:DNA 模板量为 1~10ng 就都可进行 STR 分型检测,灵敏度高;目前的复合扩增体系已可同时扩增 15~26 个 STR 基因座,单次检测的遗传信息量高,鉴别能力高;常用的商品试剂盒针对人类基因组 DNA,种属特异性高;STR 基因座的等位基因片段长度范围较窄,不易发生小片段的优势扩增导致大片段等位基因丢失,结果高度准确;复合扩增技术已经具备比较严格的自动化操作程序,具有完善的质量控制和质量保证措施。STR 分型与其他方法相比优势明显,目前已成为法医实验室亲子鉴定的主要技术手段。

(6)STR 基本分型技术:目前使用的 STR 分型方法主要为 STR 荧光标记复合扩增结合毛细管电泳(polymerase chain reaction-capillary electrophoresis,PCR-CE)自动分型技术。通过模板 DNA 提取与定量,PCR 扩增,毛细管凝胶电泳分离扩增产物,最终使用专用数据收集计算机和分析软件自动采集并分析数据,读出样本的等位基因片段长度和基因型。当生物检材极其微量或严重降解时,可使用"miniSTR"分型技术,通过重新设计引物,使引物的退火结合位置非常接近 STR 位点的重复单位,扩增产物长度大大缩短,有助于对分型有困难的法医学样品进行基因分型。

2. 新一代 DNA 遗传多态性标记及 DNA 分型技术 除 STR 基因座以外,近年来出现了一些新的 DNA 遗传标记,也开发了一些用于 DNA 分型的新技术。

(1)单核苷酸多态性(single nucleotide polymorphism,SNP):SNP 是人类基因组中最丰富的 DNA 序列多态性,被认为是继 STR 后的第三代遗传标记。与 STR 相比,SNP 片段更小可获得更多的遗传信息,同时其突变率较低,检测方法可做到较大通量,更重要的是 SNP 可预测种族来源或表型特征,这可能为法医 DNA 分析的实际应用带来巨大变化。但是,由于 SNP 的二等位基因性质比有多个等位基因 STR 的多态性程度大大降低,需要更多的 SNP 才能获取与多等位 STR 标记相当的识别率且目前于同一反应体系中同时扩增 50 个以上 SNP 的技术及扩增结果分析方法尚未成熟,未来很多年内 SNP 不太可能取代 STR 作为物证 DNA 鉴定主要手段。

(2)DNA 甲基化(DNA methylation):DNA 甲基化是指在 DNA 甲基化转移酶(DNA methyltransferases,DNMTs)的作用下,在基因组 CpG 二核苷酸的胞嘧啶 5' 碳位共价键结合一个甲基基团。DNA 甲基化是最常见的表观遗传修饰方式,它可在在转录水平上调控基因的表达。随着 DNA 甲基化检测技术的发展,DNA 甲基化标记被引入到法医学的研究中。DNA 甲基化在人类基因组中含量丰富、分布广泛;甲基化表达谱具有时空特异性、细胞特异性和亲源特异性。新近研究表明 DNA 甲基化在组织体液来源鉴定、同卵双生子鉴定、年龄推断、性别推断和亲子鉴定及亲缘鉴定等方面具有一定的应用价值,有望成为一种新的法医学遗传标记。但目前,DNA 甲基化的法医学应用研究尚处于探索阶段。

(3)遗传标记的二代测序(next generation sequencing,NGS)检测技术:二代测序技术又称为高通量测序(high-throughput sequencing,HTS)技术,可一次对几十万到几百万 DNA 分子进行序列测定,其核心思想为边合成边测序,即通过捕捉新合成的末端的标记来确定 DNA 序列。NGS 技术的应用使法医遗传学进入了一个新的发展阶段,与传统的 PCR-CE 技术相比,NGS 可以同时进行数百甚至数千个遗传标记的检测;与 Barcode 技术相结合,可以对多个样本并行检测;不借助荧光标记系统,可以将文库构建片段设计得极短,对降解检材的分析能力大大提高;序列等位基因的大量检出,使得系统效能大大增加;对序列内部碱基的深度读取,使得混合样本分析能力大幅提高。NGS 技术在法医遗传学领域的应用受到广泛关注,目前可依赖这些平台完成 DNA 水平遗传标记(SNP、STR)、RNA 水平遗传标记(mRNA、microRNA)及线粒体 DNA 全基因组的测序。以法医学最常用的遗传标记 STR 基因座为例,长期以来,STR 荧光标记复合扩增结合毛细管电泳自动检测是法医个体识别的"金标准",该技术只能分析 STR 遗传标记的长度多态性,检测不到基因内部的序列信息,导致基因座中所有序列长度相等的等位基因被命名为同一个等位基因。然而,由于核心重复结构存在差异等因素,长度相等的等位基因可能是具有遗传稳定性的完全不同的等位基因,此类 STR 序列多态性是个体识别或亲缘关系分析的宝贵资源。二代测序可实现 STR 的序列多态性的检测,对 STR 基因座进行精细化分型,显著提升 STR 基因座的个体识别能力。但目前相关技术产品的推出及验证、分析软件的成熟化、如何将 SGS-STR 基因座数据信息与 CE-STR 基因座信息相对接等都是决定该技术能否替代(或补充)成熟 PCR-CE 技术以及普遍应用于案件检测的关键。

现代技术的不断发展推动着法医物证检验朝着更为先进的方向发展。DNA STR 分型技术、minSTR 技术、SNP 分型技术、mtDNA 遗传标记及表观遗传学等,以上这些检测手段及遗传标记物在法医物证中的都有自己最为独特的用途。在实际的工作中,因为受到了仪器试剂等方面的限制,我国现阶段的法医物证学中 DNA 鉴定技术手段使用最多的仍然是 DNA STR 分型技术。未来,更具鉴定效能、更快捷、更标准的技术可为我国的法医物证学鉴定做出更大的贡献。

第八节　案　例　分　析

一、典型案例

案例 1: 三联体亲子鉴定典型案例

简要案情:

李先生(疑父)长期在国外工作,孩子出生后,李先生自觉孩子性格外貌和自己不像,对孩子是否为亲生有所怀疑,又无确切证据。其妻(孩子生母)提出做亲子鉴定消除疑虑,故委托鉴定机构进行李某与孩子的生物学亲子关系的鉴定。

实验室检查:

鉴定中心检验三人的 19 个常染色体 STR 基因座结果见表 31-12。

表 31-12　19 个常染色体 STR 基因座分型结果

基因座	生母	孩子	疑父
D19S433	14.2	14,14.2	13,14
D5S818	11	11,12	11,12
D21S11	30	30,33	30,33
D18S51	15,20	14,15	13,14
D6S1043	14,18	14	13,14
D3S1358	15,16	16	16
D13S317	8,9	9,10	8,10
D7S820	8,12	8	8
D16S539	12	9,12	9,13
CSF1PO	12,13	12	12
Penta D	9,11	9	9
vWA	14,20	14,18	17,18
D8S1179	10,13	10,15	12,15
TPOX	8,11	8,11	11

续表

基因座	生母	孩子	疑父
Penta E	12,20	12,15	15,17
TH01	7,9.3	9,9.3	7,9
D12S391	21,22	20,21	20
D2S1338	24	23,24	23
FGA	22,25	22,24	21,24

分析:

孩子的 19 个基因座的等位基因均能从生母和疑父中找到来源,计算其累计亲权指数(CPI)得:$1.322\ 2 \times 10^{10}$。

鉴定结论:

在排除同卵双生和近亲干扰的情况下,本次鉴定支持李先生是孩子的生物学父亲。

案例 2:二联体亲子鉴定典型案例

简要案情:

张先生的小孩在 5 年前走失,多年来他一直没有放弃寻找,四处奔波。近期公安部打拐行动解救了 1 个被拐卖的小孩,年龄与张先生(疑父)走失的孩子一样。张先生通过当地公安局做亲子鉴定求证其是否是孩子的生物学父亲。两人的 21 个常染色体 STR 基因座结果见表 31-13。

表 31-13　21 个常染色体 STR 基因座分型结果

STR 基因座	孩子	疑父
D4S2366	9,12	11,13
D6S477	13,16	14
GATA198B05	17,19	21,22
D15S659	11,16	11,16
D8S1132	19	17,22
D3S1358	15	15
D3S3045	11	9,11
D14S608	6,10	6,9
D17S1290	15,16	16,19
D3S1744	16,18	18
D2S441	10,11	11
D18S535	13,14	14
D13S325	19,23	22
D7S1517	22	24,25
D10S1435	13,14	11,12
D11S2368	20,22	18,20

续表

STR 基因座	孩子	疑父
D19S253	7	7,11
D1S1656	17	14,16.3
D7S3048	18,24	18,23
D10S1248	13	13,16
D5S2500	11,15	12,14

分析:

张先生与孩子检测的 21 个常染色体基因座中有 9 个基因座(表中带下划线的 STR 基因座)不符合孟德尔遗传规律,CPI=1.282 1 × 10^{-23}。

鉴定结论:

排除张先生是孩子的生物学父亲。

案例 3:二联体亲子鉴定典型案例

简要案情:

赵某因患肾衰竭需进行肾移植手术。声称为赵某(孩子)亲生母亲的林某(疑母)愿意无偿为赵某捐献肾源,根据《人体器官移植条例》第二章第十条的规定:活体器官接受人与捐献人之间须是配偶关系、直系血亲或者三代以内旁系血亲关系,或者有证据证明与活体器官捐献人存在因帮扶等形成的亲情关系。否则,属于违法行为。为避免器官买卖,故委托鉴定机构进行赵某和林某间的生物学亲子关系鉴定。

实验室检查:

两人的 19 个常染色体 STR 基因座结果见表 31-14。

表 31-14 19 个常染色体 STR 分型结果

STR 基因座	疑母	孩子
D19S433	14	13,14
D5S818	12,13	12
D21S11	29	29,32
D18S51	16	16
D6S1043	14,19	19
D3S1358	16	16,17
D13S317	10,12	12
D7S820	11	11
D16S539	9,12	9,12
CSF1PO	11,12	9,12
Penta D	9,10	10
vWA	17,19	16,17
D8S1179	12,13	13
TPOX	8,11	8,11

续表

STR 基因座	疑母	孩子
Penta E	13,15	13,15
TH01	7,9	6,7
D12S391	19,20	20
D2S1338	23,24	23,24
FGA	21,23	22,23

分析:

赵某的 19 个基因座的等位基因均能从林某中找到来源。计算 CPI=2.602 5 × 10^6。

鉴定结论:

在排除同卵双生和近亲烦扰的情况下,支持林某是赵某的生物学母亲。

案例 4　祖孙关系鉴定典型案例

简要案情:

张某与林某未婚生育一男孩,后林某意外身亡,林某的父母(疑祖父母)为给孩子上户口,委托对该男孩进行祖孙亲缘关系鉴定。

实验室检查:

鉴定中心对被鉴定人的 19 个常染色体基因座进行分型,分型结果见表 31-15。

表 31-15　19 个常染色体基因座分型

基因座	疑祖父	疑祖母	生母	孩子
D19S433	13	13,15	12,13	12,13
D5S818	10	10,11	13	10,13
D21S11	29	29,32.2	28,29	29
D18S51	13,17	15,16	17	17
D6S1043	19	12,13	11,13	11,13
D3S1358	16	15,17	15,18	17,18
D13S317	9,10	8	12,13	8,13
D7S820	10,12	11,12	8,10	8,10
D16S539	11	12	9,11	9,11
CSF1PO	11,12	12,13	10,12	12,13
Penta D	9,12	9	11,13	9,11
vWA	19	17,20	16,18	18,19
D8S1179	14,15	12,14	11,14	11,14
TPOX	11	9,11	8,11	8,11
Penta E	15,22	16,22	15,18	15,22
TH01	9	9	9	9
D12S391	20,24	18,21	19	19,24
D2S1338	23,25	24	23,25	25
FGA	23,24	22.2,23	23,25	22.2,25

分析：

累计祖孙指数 CGI=3.832 1 × 10^8。

鉴定结论：

在排除近亲干扰的情况下，支持林某的父母为孩子的生物学祖父祖母。

案例 5　祖孙关系鉴定典型案例

简要案情：

2018 年许先生夫妇（可疑祖父、可疑祖母）的儿子在藏区工作期间，遭遇泥石流不幸去世。2019 年春季，李某（生母）带着其孩子到成都寻亲，许某自述该孩子为其与许先生夫妇的儿子所生。现委托鉴定许先生夫妇与该孩子是否为祖孙关系。

实验室检查：

鉴定中心对被鉴定人的 19 个必检基因座 +20 个 STR 基因座进行分型，分型结果见表 31-16。

表 31-16　19 个必检基因座 +20 个 STR 基因座分型结果

STR 基因座	疑祖父	疑祖母	生母	孩子
D19S433	13	13	14	14, 14.2
D5S818	11, 12	10, 13	12, 13	11, 12
D21S11	29, 30.2	30, 32.2	30, 32.2	32.2, 33.2
D18S51	14, 22	15, 17	14, 16	14, 17
D6S1043	13, 18	11, 17	8, 21	18, 21
D3S1358	15	15, 16	15, 16	15, 16
D13S317	8	10	10, 13	11, 13
D7S820	8	8, 11	10, 11	10, 12
D16S539	11, 13	9, 12	8, 10	10, 12
CSF1PO	11	9, 12	12	12
Penta D	8, 13	8, 9	8, 12	8, 15
vWA	14, 17	14, 17	16, 18	16, 18
D8S1179	14, 15	14, 15	12, 14	12, 14
TPOX	8, 11	8, 11	8	8, 9
Penta E	14, 21	13, 20	12, 15	12, 23
TH01	6, 7	9	8, 9.3	8, 9
D12S391	18, 21	18, 19	17, 18	17, 22
D2S1338	16, 24	23	22, 24	19, 24
FGA	23, 24	23, 25	19, 22	19, 24
D4S2366	11, 13	9, 14	9, 11	11, 13
D6S477	14, 15	12, 16	11, 15	14, 15
GATA198B05	16, 22	17, 18	16, 21	18, 21

STR 基因座	疑祖父	疑祖母	生母	孩子
<u>D15S659</u>	12,14	12	12,17	11,12
D8S1132	19	17,18	18,20	19,20
D3S3045	13,14	9,11	12,13	13
D14S608	7,10	10	7,10	7,10
D17S1290	15,20	10	16,18	15,16
<u>D3S1744</u>	18,19	16,18	14,15	15,17
D2S441	12,14	11	11,14	14
<u>D18S535</u>	13,14	13	10,14	9,14
D13S325	20,22	21	19,23	19,21
<u>D7S1517</u>	18,22	21,25	25,26	20,25
D10S1435	11,12	12,14	11,13	12,13
<u>D11S2368</u>	16,17	20,21	19	19,23
D19S253	13,14	11	10,12	12,13
D1S1656	13,15	15	16,17	13,17
D7S3048	21	21,24	19	19,24
D10S1248	13,15	12,17	15	15
<u>D5S2500</u>	12,16	11,16	11,17	10,11

分析:

与孩子共有 16 个 STR 基因座(表中带下划线的 STR 基因座)不能从许先生夫妇找到来源。

鉴定结论:

在排除近亲干扰的情况下,不支持许先生夫妇与孩子为生物学祖孙关系。

案例 6 全同胞关系鉴定典型案例

简要案情:

朱某,女性,因家庭经济拮据,年幼时被父母送给他人抚养,多年后朱某找到疑似其亲姐姐的张某(其父母均已过世,亦无其他兄弟姐妹),为了能够相认,朱某与张某一起委托鉴定中心进行全同胞关系的检验。

实验室检查:

二人的 39 个常染色体 STR 基因座结果见表 31-17。

表 31-17 19 个常染色体 STR 基因座加 20 个 STR 分型结果

基因座	被检人 1	被检人 2
D4S2366	10,11	10
D6S477	13,14	13,15
GATA198B05	17,21	21
D15S659	11,18	11,18

续表

基因座	被检人 1	被检人 2
D8S1132	18,19	18,22
D3S1358	15,17	15,17
D3S3045	14,15	14,15
D14S608	7	7
D17S1290	16,17	16,17
D3S1744	17,19	17,19
D2S441	11,14	11,14
D18S535	12,14	12,14
D13S325	20,22	21,22
D7S1517	19,20	21,24
D10S1435	13	13
D11S2368	17,20	20,22
D19S253	7,13	7,12
D1S1656	11,15	15
D7S3048	24	22,24
D10S1248	12,13	12,13
D5S2500	11,15	11,15
D19S433	13,15.2	13.2,15.2
D5S818	10,11	10,12
D21S11	28,32	28,32.2
D18S51	13,20	20
D6S1043	10,19	10,21
D13S317	8	8,9
D7S820	11,12	11,12
D16S539	10,13	10,13
CSF1PO	12	12
Penta D	9,11	9
vWA	14,17	14,17
D8S1179	13	10,13
TPOX	9,11	8,9
Penta E	16,17	16,17
TH01	9	9
D12S391	19	1
D2S1338	17,18	17,18
FGA	21,24	21,24

分析：

本次鉴定采用 19 个常染色体基因座 +20 个 STR 作为检测系统检测标准见表 31-18，被鉴定人之间的 CIBS=58。

表 31-18　19 个常染色体基因座 +20 个补充 STR 全同胞关系鉴定标准

常染色体 STR 检测系统	鉴定意见	阈值	检测效能
19 个必检基因座基础上补充检验 20 个 STR 基因座	倾向于认为两名被鉴定人为全同胞	CIBS ≥ 41	约 0.978 2
	无法给出倾向性意见	41 > CIBS > 31	
	倾向于认为两名被鉴定人为无关个体	CIBS ≤ 31	

鉴定结论：

根据现有 DNA 分型结果，倾向于认为朱某与张某之间为生物学全同胞姐妹。

案例 7　全同胞关系鉴定典型案例

简要案情：

李某小时候有一弟弟在 1986 年走失，李某父母去世后，找到唯一的亲人成了李某的一块心病。经过多年的寻找，张贴寻人启事后，有一名男子孙某主动联系李某。李某和孙某见面后，自觉孙某各方面特征都很像自己失散多年的弟弟，故委托进行全同胞关系鉴定。

实验室检查：

二人的 19 个必检基因座加 20 个 STR 基因座进行分型，分型结果见表 31-19。

表 31-19　19 个必检基因座 +20 个 STR 基因座分型结果

STR 基因座	李某	孙某
D4S2366	9,11	8
D6S477	13,14	12,15
GATA198B05	17,21	21
D15S659	12,18	10
D8S1132	18,19	22
D3S1358	13,17	15
D3S3045	14,15	14,15
D14S608	7	7,9
D17S1290	14	16,17
D3S1744	17,19	16,19
D2S441	11,14	11,14
D18S535	12,14	12,14
D13S325	20,22	21,22
D7S1517	16	18,24
D10S1435	13	13
D11S2368	17,20	20,22

续表

STR 基因座	李某	孙某
D19S253	7,13	7,12
D1S1656	13	14,16
D7S3048	24	22,24
D10S1248	12	11,13
D5S2500	9,14	10,15
D19S433	13,15.2	14,15
D5S818	9	10,12
D21S11	26,32	28,32.2
D18S51	13	20
D6S1043	10,19	10,21
D13S317	8	8,9
D7S820	11,12	11,12
D16S539	10,13	11,13
CSF1PO	12,14	12,12
Penta D	9,11	9
vWA	14,17	14,17
D8S1179	13	10,13
TPOX	9,11	8,9
Penta E	15,17	16,17
TH01	7,8	9
D12S391	17,18	19
D2S1338	17,18	17,18
FGA	19,20	21,24

分析：

本次鉴定采用 19 个常染色体基因座 +20 个 STR 基因座作为检测系统检测标准见表 23-18,被鉴定人之间的 CIBS=29。

鉴定结论：

根据现有 DNA 分型结果,倾向于认为李某和孙某为无关个体。

案例 8 个体识别典型案例

简要案情：

在 2019 年某地山体滑坡中,法医发现一名无人认领死者,公安局发通知希望家人认领。陈某前来认领,怀疑是其子,但因死者面目全毁无法辨认,遂提供其子头发数根,希望进行个体识别。

实验室检查：

毛发与无名尸 19 个常染色体 STR 基因座分型结果见表 31-20。

表 31-20 19 个常染色体 STR 分型结果

基因座	毛发	无名尸
D19S433	14.2,15.2	14,15.2
D5S818	11,12	10,11
D21S11	30,31.2	28,29
D18S51	15,19	15,16
D6S1043	19	18,20
D3S1358	15,16	15,16
D13S317	10,11	10
D7S820	8,12	8
D16S539	9,13	9,12
CSF1PO	10,12	12
Penta D	9,13	8,13
vWA	18,19	14
D8S1179	11,12	12,15
TPOX	8,12	8,11
Penta E	5,12	11,14
TH01	6	7,9
D12S391	19,22	15,19
D2S1338	18,24	20,24
FGA	20,21	20,23

分析：

尸块组织的 19 个 STR 基因位点中有 18 个与陈某之子毛发的基因分型全部不一致。

鉴定意见：

根据现有 DNA 分型结果，不支持尸块检材和其子头发来源于同一个体。

案例 9 个体识别典型案例

简要案情：

小张在某医院进行体检后，医生怀疑小张可能是肾癌，随后行肾穿刺取少量肾组织进行病理切片检查。病理检查结果发现确有癌变，但小张怀疑医院弄错样本，携带自己的血样和病理切片要求进行个体识别。

实验室检查：

肾组织病理切片与血样 19 个常染色体 STR 分型结果见表 31-21。

表 31-21 19 个常染色体 STR 分型结果

基因座	肾组织	血样
D19S433	14,15.2	14,15.2
D5S818	10,11	10,11

续表

基因座	肾组织	血样
D21S11	28,29	28,29
D18S51	15,16	15,16
D6S1043	18,20	18,20
D3S1358	15,16	15,16
D13S317	10	10
D7S820	8	8
D16S539	9,12	9,12
CSF1PO	12	12
Penta D	8,13	8,13
vWA	14	14
D8S1179	12,15	12,15
TPOX	8,11	8,11
Penta E	11,14	11,14
TH01	7,9	7,9
D12S391	15,19	15,19
D2S1338	20,24	20,24
FGA	20,23	20,23

分析：

石蜡包埋组织的基因型与小张血样 STR 基因座分型结果相同，LR=1.229 5 × 10^{25}。

鉴定结论：

依据现有 DNA 分型结果，支持肾组织和血样来自同一个体。

备注：小张送检的为石蜡包埋的癌组织。研究表明，癌变组织有可能会产生部分基因突变，从而出现与正常组织不同的基因型，因此在对待癌变组织的个体识别时应予以考虑。

案例 10　个体识别典型案例

简要案情：

某地发生一起入室杀人抢劫案件，屋主被杀死，现场发现有搏斗痕迹，房间内遗留一把沾有血迹的水果刀。警方发现邻居李某与死者素有间隙，且手臂有刀伤，希望对水果刀上的血迹进行个体识别。

实验室检查：

水果刀上血痕与死者血痕及李某血痕 19 个常染色体 STR 分型结果见表 31-22。

表 31-22　19 个常染色体 STR 基因座分型结果

基因座	刀上血痕	死者血痕	李某血痕
D19S433	14,16	14,14.2	14,16
D5S818	12,13	12	12,13

基因座	刀上血痕	死者血痕	李某血痕
D21S11	30,31.2	30,31.2	30,31.2
D18S51	13,18	16,17	13,18
D6S1043	19	19	19
D3S1358	15,18	16	15,18
D13S317	9,12	8,11	9,12
D7S820	8,12	10,11	8,12
D16S539	10,12	10,11	10,12
CSF1PO	11,12	11,12	11,12
Penta D	8,10	9,13	8,10
vWA	16,17	17,18	16,17
D8S1179	12,15	15,16	12,15
TPOX	9,11	8,11	9,11
Penta E	11,14	11,14	11,14
TH01	9	6,7	9
D12S391	18,19	15,19	18,19
D2S1338	23,24	22,23	23,24
FGA	22,24	20,24	22,24

分析:

水果刀血痕的 D8S1179,D7S820,D3S1358,TH01,D13S317,D16S539,D2S1338,D19S433,vWA,TPOX,D18S51,D5S818 和 FGA 基因型与死者血痕不同,可排除水果刀上血痕来自死者。水果刀血样与嫌疑人李某 STR 基因型完全相同,且经过计算这两份检材系"来自同一个体的假设"的似然率 LR=7.089 8 × 10^36,大于全球人口总数,支持这两份检材系"来自同一个体的假设"。

鉴定结论: 根据现有 DNA 分型结果,支持李某是送检的刀上血痕的源者。

二、疑难案例

案例 1:三联体亲子鉴定疑难案例

简要案情:

因怀疑胎儿非亲生,林某(疑父)要求对其妻(生母)血液和死胎组织(男,5 月胎龄,孩子)进行亲子关系检验,鉴定林某与胎儿是否存在生物学亲子关系。

实验室检查:

鉴定中心检验三人的 19 个常染色体 STR 基因座结果见表 31-23。

表 31-23 19 个常染色体 STR 基因座分型结果

基因座	生母	孩子	疑父
D19S433	13,15.2	13	13,15
D5S818	12,13	11,13	13

续表

基因座	生母	孩子	疑父
D21S11	31,32.2	31.2,32.2	30,31.2
D18S51	14,15	14,15	14,15
D6S1043	11,12	12,13	12,18
D3S1358	15	15,16	16,17
D13S317	10,11	8,11	8,12
D7S820	11,12	11,12	8,11
D16S539	11,12	10,12	10,11
CSF1PO	11,12	10,12	10
Penta D	9	9,13	11,13
vWA	15,16	16,18	18,19
D8S1179	12,13	12,14	12,14
TPOX	10,11	8,11	8
Penta E	15,17	17,18	5,18
TH01	7	7	7
D12S391	19,20	19,20	18,19
D2S1338	18,24	24,27	20,27
FGA	24,24.2	21,24	21,22

分析：

本例 19 个常染色体 STR 基因座中,在 D5S818,孩子的基因型是 11,13,生母的基因型是 12,13,生母可以提供孩子必需的等位基因 13;而疑父的基因型是 13,不能提供孩子另一个必需的等位基因 11;在 D6S1043 孩子的基因型是 12,13,生母的基因型是 11,12,生母可以提供孩子必需的等位基因 12;而疑父的基因型是 12,18,不能提供孩子另一个必需的等位基因 18,CPI=2.086 7×10^3,补充检验 16 个 Y-STR 基因座(表 31-24),结果显示其中 14 个 STR 基因座(表 31-24 中带下划线的 STR 基因座)不符合父系遗传规律。

表 31-24　16 个 Y-STR 分型结果

基因座	疑父	孩子
DYS456	16	14
DYS389 Ⅰ	12	14
DYS390	24	26
DYS389 Ⅱ	28	29
DYS458	17	18
DYS19	15	17
DYS385	14/18	13/19
DYS393	12	12

续表

基因座	疑父	孩子
DYS391	10	10
DYS439	12	13
DYS635	20	23
DYS392	14	13
Y_GATA_H4	12	13
DYS437	15	14
DYS438	11	10
DYS448	20	19

鉴定结论：

排除李某与胎儿之间存在生物学亲子关系。

案例 2：二联体亲子鉴定疑难案例

简要案情：

赵女士于 2008 年在医院生下一女。现在女儿（孩子）上初中，赵女士觉得自己女儿学习成绩不好，相貌也不像自己。当年正巧同病房的产妇也是生了女儿，赵女士（疑母）疑心护士抱婴儿洗澡时报错了孩子。日复一日，这件事一直成为了赵女士的心病，遂要求鉴定其是否是孩子的生物学母亲。

实验室检查：

赵女士（疑母）与其女儿血痕 19 个常染色体 STR 基因座分型结果见表 31-25。

表 31-25　19 个常染色体 STR 基因座分型结果

基因座	疑母	女儿
D19S433	15,18	14,19
D5S818	12,13	12,13
D21S11	30	30
D18S51	13,18	13,18
D6S1043	19	19
D3S1358	16	15,16
D13S317	9,11	9,11
D7S820	8,12	8,11
D16S539	9,12	9,11
CSF1PO	11,12	11,12
Penta D	8,10	8,13
vWA	14,17	14,17
D8S1179	12,15	12,14
TPOX	9,11	8,9

续表

基因座	疑母	女儿
Penta E	11,14	11,14
TH01	9	7,9
D12S391	18,19	15,19
D2S1338	23,24	19,23
FGA	22,24	20,24

分析:

在 19 个 STR 基因座中,D19S433 基因座疑母的基因型是 15,18,孩子的基因型是 14,23,疑母不能提供孩子必需的等位基因 14 和 23,考虑到疑母的等位基因 15 有较大概率发生滑动突变而形成等位基因 14,根据鉴定原则,鉴定中心补充鉴定了 21 个常染色体 STR 基因座,结果如表 31-26 所示。

表 31-26　补充鉴定基因座分型结果

STR 基因座	疑母	女儿
D4S2366	9	9,13
D6S477	14,15	14
GATA198B05	18,19	16,19
D15S659	12,15	15,16
D8S1132	17,18	18
D3S1358	16	15,16
D3S3045	9,12	9
D14S608	10,11	7,11
D17S1290	16,18	16,18
D3S1744	17,18	16,18
D2S441	10,11.3	10
D18S535	9,13	13,14
D13S325	19,20	19,21
D7S1517	24,27	24,26
D10S1435	12	12
D11S2368	18,19	18,19
D19S253	7,13	13
D1S1656	13,17.3	12,17.3
D7S3048	20,22	22,25
D10S1248	14,15	15
D5S2500	11,13	13,15

结果显示疑母和孩子之间没有增加更多的排除基因座,在考虑 D19S433 发生滑动突变的情况下,联合计算全部 39 个 STR 基因座(D3S1358 为重复检测的基因座)的累计亲权指数(CPI)为 $1.357\,7 \times 10^{12}$。

鉴定意见：

在排除同卵双生和近亲干扰情况下，支持赵女士（疑母）是她女儿（孩子）的生物学母亲。

案例 3：个体识别疑难案例

DNA 个体识别技术在其他领域的应用：DNA 检验证实骨髓移植治疗疗效。

鉴定事由：对潘 A 和潘 B 进行 STR 位点 DNA 检验

简要案情 1：

潘 A 是白血病患者，接受了干细胞移植，供者为其姐姐潘 B。3 个月后，潘 A 携带自己骨髓移植前后的血样及姐姐潘 B 的血样要求进行 DNA 检测。

实验室检查：

潘 A 骨髓移植前血痕、潘 A 移植后血痕、潘 B 血痕 19 个常染色体 STR 分型结果见表 31-27。

表 31-27　19 个常染色体 STR 基因座分型结果

基因座	潘 A 移植前	潘 A 移植后	潘 B
D19S433	14,14.2	14,14.2	14,14.2
D5S818	12	11,12	11,12
D21S11	30,31.2	29,32.2	29,32.2
D18S51	18,19	13,18	13,18
D6S1043	19	19,20	19,20
D3S1358	16,16	16,17	16,17
D13S317	8,11	8,11	8,11
D7S820	11	11	11
D16S539	10,12	10,12	10,12
CSF1PO	11	10,11	10,11
Penta D	9,13	8,12	8,12
vWA	17,18	14,17	14,17
D8S1179	10,12	10,13	10,13
TPOX	8,9	9,12	9,12
Penta E	11,14	13,15	13,15
TH01	8,9	8,9	8,9
D12S391	15,19	15,19	15,19
D2S1338	17,19	19	19
FGA	22,24	22,24	22,24

鉴定结果：

潘 A 接受异体干细胞骨髓移植术后，潘 A 血痕的基因型与其移植前的基因型不同，而与其姐潘 B 的基因型完全相同，说明骨髓移植成功，潘 A 血样中现存的白细胞来源于潘 B 的干细胞。

简要案情 2：

潘 A 在接受其姐姐潘 B 捐献的骨髓进行干细胞移植一年后，携带自己骨髓移植前后的血样及姐姐潘 B 的血样要求进行 DNA 检测。

实验室检查：

潘 A 骨髓移植前血痕、潘 A 移植一年后血痕、潘 B 血痕 19 个常染色体 STR 分型结果见表 31-28。

表 31-28　19 个常染色体 STR 基因座分型结果

基因座	潘 A 移植前	潘 A 移植一年后	潘 B
D19S433	14,14.2	14,14.2	14,14.2
D5S818	12	11,12	11,12
D21S11	30,31.2	29,30,31.2,32.2	29,32.2
D18S51	18,19	18,19	13,18
D6S1043	19	18,20	19,20
D3S1358	16	16,17	16,17
D13S317	8,11	8,11	8,11
D7S820	11	11	11
D16S539	10,12	10,12	10,12
CSF1PO	11	11	10,11
Penta D	9,13	8,13	8,12
vWA	17,18	14,17,18	14,17
D8S1179	10,12	10,12,13	10,13
TPOX	8,9	8,9	9,12
Penta E	11,14	11,14	13,15
TH01	8,9	8,9	8,9
D12S391	15,19	15,19	15,19
D2S1338	17,19	17,19	19
FGA	22,24	22,24	22,24

分析：

潘 A 接受异体干细胞骨髓移植术后，其基因型发生了改变，部分位点与移植前自身位点相同，其余的位点与其姐潘 B 的相同，血样中存在两种基因型，形成嵌合型。

鉴定意见：

潘 A 血样中现存的白细胞来源于自身造血以及移植的干细胞造血，骨髓移植术后潘 A 白血病复发。

（周汶静　宋兴勃　王 军）

▶ 参考文献

1. 侯一平. 法医物证学. 4 版. 北京: 人民卫生出版社, 2016.
2. 中华人民共和国司法部公共法律服务管理局. 常染色体 STR 基因座的法医学参数计算规范: SF/Z JD0105010-2018, 2018.
3. 中华人民共和国司法部公共法律服务管理局. 个体识别技术规范: SF/Z JD0105012-2018, 2018.
4. 中华人民共和国司法部司法鉴定管理局. 亲权鉴定技术规范: SF/Z JD0105012-2018, 2018.
5. 中华人民共和国司法部司法鉴定管理局. 生物学祖孙关系鉴定规范: SF/Z JD0105005-2015, 2015.
6. 中华人民共和国司法部. 生物学全同胞关系鉴定技术规范: SF/T 0117-2021, 2021.
7. 陆惠玲, 杨庆恩. 用 ITO 法计算两个体间的血缘关系机会. 中国法医学杂志, 2002, 17 (3): 188-191.

第三十二章

人类遗传病与实验诊断

人类遗传病（human genetic disorders）是一类由于基因和／或染色体异常导致的人类疾病，这种基因和／或染色体的异常通常在患者出生前就已存在。绝大多数遗传病的发病率相当低，一般为千分之几至百万分之几。遗传病可以世代传递或非世代传递，部分遗传病是由父母传递而来，而另一些遗传病则是由新发生的 DNA 突变或染色体改变所致。

根据致病的基因或染色体改变存在的形式，一般把人类遗传病分为三种类型：单基因遗传病、多基因遗传病和染色体病。多基因遗传病又被称为多基因疾病，因其所涉及的基因众多，且目前不能明确主效基因，所以尚不能完全有效地通过分子生物学方法进行诊断。

单基因遗传病是由致病机制明确的某一个人类基因缺陷而出现临床症状和体征表现的遗传性疾病，可在世代中传递，并符合孟德尔遗传规律。一种单基因遗传病可有多个相关致病基因，但只要单个基因突变就足以发病；此外单基因遗传病往往存在临床异质性，而同一类单基因病也可能存在基因及基因突变谱的异质性。根据人类基因组计划网站公布的数据，每年新发现 10~50 种单基因遗传病，目前已发现 7 000多种，这些单基因疾病的发病率累加起来的整体发病率为 2%~3%。常见的单基因疾病主要有肌营养不良症（dystrophinopathy）、脊肌萎缩症（spinal muscular atrophy，SMA）、地中海贫血（Thalassemia）、共济失调（ataxia）等。单基因疾病的主要突变类型包括点突变、插入、缺失、倒位等，其实验室诊断技术的选择依赖特定疾病的特征性突变类型。

染色体病（chromosomal disease）是由于先天性的染色体数目、形态和结构异常等引起的具有一系列临床症状的综合征，即染色体综合征（chromosomal syndrome）。最常见的染色体病主要有 21- 三体综合征（Down syndrome）、克兰费尔特综合征（Klinefelter syndrome）、特纳综合征（Turner syndrome）等。染色体病常常症状严重，且难以治愈，给家庭和社会造成沉重负担，而疾病携带者，特别是平衡异位携带者，本人虽无临床表现，却可以遗传，且生育染色体异常患者的概率高达 50%~100%。染色体疾病的诊断可依赖细胞遗传学及分子遗传学方法，一般采用细胞遗传学方法，即染色体形态学检测。本章节主要介绍一些常见的单基因疾病和染色体病。

第一节　肌营养不良症

肌营养不良症是一系列 X 连锁的遗传性肌肉疾病，包括杜氏肌营养不良症（Duchenne muscular dystrophy，DMD；OMIM：310200）、贝氏肌营养不良症（Becker muscular dystrophy，BMD；OMIM：300376）和 DMD 相关的扩张型心肌病（DMD-associated dilated cardiomyopathy，DCM；OMIM：302045），症状从轻微到严重不等。肌营养不良症以进行性加重的、对称的肌肉无力和萎缩为主要临床表现，以近端症状明显。由于基因缺陷的不同，临床症状出现的时期也会有所差异，可以早至胎儿期，也可以在成年后。肌营养不良症的病程一般是进行性加重的，但疾病进展的速度快慢不一。临床上以 DMD 及 BMD 最常见，二者均由 *DMD* 基因（编码抗肌萎缩蛋白 dystrophin；OMIM：300377）发生突变引起，该基因位于 X 染色体短臂,约 2.3Mb 大小,含 79 个外显子,该基因是目前已知最长的单个基因,疾病的主要突变类型为该基因外显子连续缺失和 / 或重复,可见于 65%~80% 的先证者。相比较而言,DMD 症状常出现在 5 岁之前,且患者在 13 岁之前即需依赖轮椅;而 BMD 的症状较轻且出现较晚,患者可能会有较长的生命期。典型的临床症状是从平卧位站立时,患者需先翻身呈俯卧位,先抬头,再以双手支撑双足背、膝部等顺次攀附,方可直立,即 Gower 征阳性。目前肌营养不良症的全球患病率尚无流行病学数据,部分地区如加拿大、挪威等地报道的新生男婴中 DMD 患病率分别为 1/4 700 及 1/3 917。

一、实验室分析路径

实验室分析路径见图 32-1。

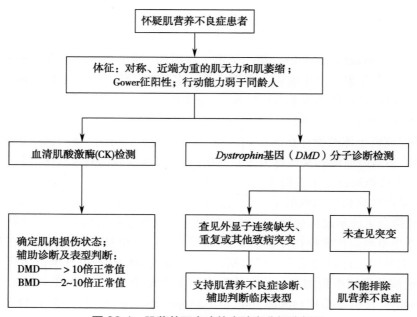

图 32-1　肌营养不良症的实验室分析路径图

二、相关实验

(一)分子遗传学检测

DMD 基因上致病突变的检出可确定肌营养不良症的诊断,且外显子缺失 / 重复的类型即可较准确地区分 DMD 和 BMD 表型,对肌营养不良症的诊断建立及表型判断有重要价值。

1. 单基因分析　怀疑 DMD 的患者应首先进行针对 *DMD* 基因的单基因分析,多重连接酶依赖的探针扩增技术(multiple ligase-depended probes amplification,MLPA)用于检出占致病突变绝大多数的外显子缺失和 / 或重复突变。MLPA 典型的实验过程包括:探针杂交、连接酶连接相邻探针、通用引物 PCR 扩增、毛细管电泳(片段分析)。一次 MLPA 反应中可检出约 40~50 个目标片段的剂量变化(重复或缺失等)。通过不同的探针设计,两次 MLPA 反应即可检出全部 79 个 *DMD* 基因外显子可能发生的缺失和 / 或重复;同时,MLPA 也可以检出部分位于探针结合区的点突变等(点突变的证实需辅以测序分析)。相对于传统基因检测技术,MLPA 最大的优势在于可以发现目标片段的缺失 / 重复。如 MLPA 未检出致病突变或结果显示为单个外显子的缺失,则需通过 *DMD* 单基因序列分析进行确认。

2. 多基因 panel 分析　更加适合临床表现较轻微如具有 BMD 表型的男性和大多数临床表现不足以支持将 *DMD* 单基因检测作为初始检测的女性。推荐的多基因 panel 应包含 *DMD* 基因及其他可能作为鉴别诊断疾病的相关致病基因,其检测方法可包含序列分析、缺失 / 重复分析和 / 或其他非序列分析的检测方法。应注意到,多基因 panel 中基因的选择及不同检测方法的敏感性因实验室而异,并可能随时间的推移而发生变化,医师应根据需要来确定可用最合理成本检出致病突变的多基因 panel。

3. 外显子组测序等更全面的基因组检测　如有条件,特别是在临床表现不典型的情况下,可以考虑进行更全面的基因组检测,包括外显子组测序和基因组测序。外显子组测序旨在识别和分析基因组中所有蛋白编码核基因的序列,大约 95% 的外显子可以用目前可用的技术进行测序;基因组测序可识别和分析人类基因组所有编码和非编码的细胞核和线粒体 DNA 序列,但线粒体测序通常作为单独的实验室检测。全面的基因组检测可能提供以前未考虑过的诊断(如存在于另一基因上的致病突变或能导致类似临床症状的其他基因突变)。

4. 多重 PCR 技术和琼脂糖电泳技术　在 MLPA 技术发明以前,DMD/BMD 的诊断依赖于多重 PCR 技术和琼脂糖电泳,经典的方法可检出常见的 18 个外显子的缺失,然而该方法只能发现目标片段的纯合缺失,而无法检测出外显子重复或杂合性缺失,目前该方法在临床上已基本被其他检测方法替代。

(二) 肌酸激酶(creatine kinase, CK)检测

CK 分子为二聚体,由 M 和 B 两个亚基构成,可组成 CK-MM,CK-MB,CK-BB 三种同工酶。骨骼肌中几乎都是 CK-MM;平滑肌中 CK-BB 含量相对较高,脑中 CK-BB 含量明显高于其他组织;心肌是唯一含 CK-MB 较多的器官。CK 的测定方法有比色法、紫外分光光度法和荧光法等。由于以磷酸肌酸为底物的逆向反应速度为正向反应速度的 6 倍,所以采用逆向反应进行测定较为普及。如肌酸显色法和酶耦联法,其中后者最常用,为国内外测定 CK 的参考方法。出现肌营养不良症表型的个体往往有较高的 CK 水平,也是肌营养不良症建立诊断的依据之一。

三、结果判断与分析

(一) 分子遗传学检测

通过 MLPA 方法检出 *DMD* 基因外显子的连续缺失和/或重复可确认为突变阳性结果,杂合性缺失和/或重复提示患者为 DMD/BMD 致病基因携带者;单个外显子的缺失和重复以及点突变(尤其是无义突变)需经其他方法判断及证实。多基因 panel 及外显子组测序等可进一步检出存在于 *DMD* 基因上的点突变及可能存在于其他基因上的致病突变,并能辅助鉴别临床表现不典型的患者。不同检测方法检出致病突变的情况如表 32-1 所示。

表 32-1　分子遗传学方法对先证者 *DMD* 基因致病突变的检出情况

检测基因	检测方法	在先证者中检出致病突变的比例
DMD	序列分析	20%~35%
	靶向基因的缺失/重复分析	65%~80%

(二) 肌酸激酶(creatine Kinase, CK)检测

CK 极度升高(>3 000U/L)主要见于全身疾病,特别是肌肉疾病,此时 CK 测定有助于肌萎缩病因的鉴别。肌营养不良症患者中,表型为 DMD/BMD 的男性患者血清 CK 水平均显著升高,在 DMD 中可高达正常水平的 10 倍以上,而在 BMD 中可达 5 倍以上;表型为 DMD/BMD 的女性致病基因携带者中血清 CK 水平升高者不足 50%,往往为正常水平的 2~10 倍。此外,病毒、细菌、寄生虫感染引起的肌肉感染性疾病(如心肌炎、皮肌炎等),都能引起 CK 升高,因此 CK 不能作为 DMD/BMD 诊断的特异性指标。

第二节　脊肌萎缩症

脊肌萎缩症(spinal muscular atrophy, SMA)是一组发病年龄可从出生前到青春期或成年早期的肌张力减弱的疾病,为常染色体隐性遗传病,其特征是由于脊髓前角细胞及脑干核团的逐渐变性、丢失而导致的肌肉无力和骨骼肌萎缩,这种肌肉无力呈对称性,进行性,且近端更加严重。SMA 根据发病的不同生命期和症状轻重可分为 5 种表型,其中 SMA 0 型(先天性 SMA)于分娩前发现严重的关节挛缩,双侧面瘫以

及呼吸衰竭,存活不超过半年;SMA Ⅰ型(严重 SMA,Werdnigi-Hoffmann 病,OMIM:253300)于出生后至 6 个月内发病,表现为轻微的关节挛缩,肌张力过低,运动能力发育延缓,寿命常小于 2 岁;SMA Ⅱ型(中度 SMA,Dubowitz 病,OMIM:253550)发病于出生后 6 个月至 18 个月间,同样表现为肌张力过低,运动能力发育延缓,但可独坐,多数能存活到 25 岁;SMA Ⅲ型(幼年 SMA,Kugelberg-Welander 病,OMIM:253400)发病于 18 个月后的童年期,较为轻微的肌无力与运动功能障碍,且进展缓慢,可独立行动,一般不影响生存期;SMA Ⅳ型(OMIM:271150)于成年后发病,症状极为轻微,不影响生存期。

综合目前的报道,SMA 总体的发病率约为 7.5/100 000(活产婴儿)。95% 以上的 SMA 是由于 5 号染色体上神经元生存基因 1(survival of motor neuron 1,*SMN1*;OMIM:600354)的 7 号外显子纯合缺失等引起,*SMN1* 包含 9 个外显子,编码产生全长的下运动神经元发挥功能所必需的存活运动神经元蛋白,几乎所有 SMA 患者中均可检出 *SMN1* 内的致病突变,但其突变类型与疾病严重程度之间不存在相关性;神经元生存基因 2(survival of motor neuron 2,*SMN2*;OMIM:601627)与 *SMN1* 具有 99% 以上的同源性,仅 8 个核苷酸不同,其编码产生的存活运动神经元蛋白不稳定,在 SMA 中不能完全补偿 *SMN1* 缺失所导致的蛋白减少,但 *SMN2* 存在 3 个及以上拷贝数时往往导致较轻微的临床表型(如 SMA Ⅱ型、SMA Ⅲ型)。

一、实验室分析路径

实验室分析路径见图 32-2。

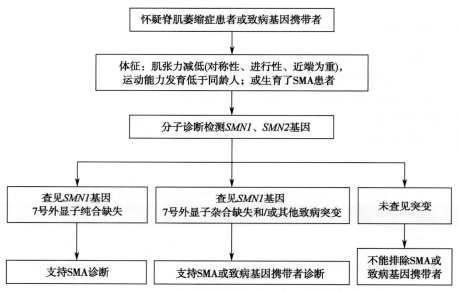

图 32-2 脊肌萎缩症(SMA)的实验室分析路径图

二、相关实验

(一)*SMN* 基因外显子缺失/重复检测

所有 *SMN1* 基因存在致病突变的 SMA 患者中,95%~98% 可通过针对 *SMN1* 基因的缺失/重复检测检出。

1. MLPA 检测技术 可同时检测 *SMN1* 和 *SMN2* 基因 7 号外显子及其他外显子的拷贝数变化。

2. 普通 PCR 技术 只能检出纯合缺失,由于存在同源度极高的非特异片段(*SMN2* 基因 7 号外显子与 *SMN1* 基因 7 号外显子仅有 1 个碱基的差别),有可能产生假阴性结果。

(二)序列分析

2%~5% 存在 *SMN1* 基因致病突变的 SMA 患者呈现出复合杂合状态,即 *SMN1* 基因剂量检测显示其 7 号外显子为杂合缺失,此时另一等位基因上的基因内致病突变需通过序列分析检出。

三、结果判断与分析

SMA 致病基因为位于 5 号染色体上的 *SMN1* 基因,通常被认为假基因的 *SMN2* 基因 7 外显子与 *SMN1* 基因 7 外显子只有 1 个碱基存在差异,因此该碱基的转换会表现出 *SMN1* 基因 7 号外显子缺失和 *SMN2* 基因 7 号外显子的拷贝数增加,在 SMA 患者中 *SMN2* 基因的拷贝数从 0~5 不等。由于这个原因,普通 PCR 检测方法在实际检验中极可能发生假阴性或假阳性。因此,目前均推荐使用 MLPA 方法检测该致病基因。检测结果为 *SMN1* 基因 7 号外显子纯合缺失或复合杂合缺失可支持 SMA 临床诊断。

SMN1 基因 7 号外显子的纯合缺失是导致疾病发生的主要原因,约占已知致病基因突变的 95% 以上,复合杂合的患病个体可通过序列分析进一步确认;此外,MLPA 方法可以同时检出 *SMN2* 基因 7 号外显子拷贝数变化,若该拷贝数增加,患者 SMA 症状可能相对较轻。通过 MLPA 方法可以发现患者双亲是否为 *SMN1* 致病基因携带者,但需注意采用 MLPA 对携带者进行 *SMN1* 基因剂量检测可能存在"假阴性",致病突变携带者中约 4% 在一条等位基因上存在 2 个 *SMN1* 拷贝,而另一条等位基因上为 0 个 *SMN1* 拷贝,即[2+0]基因型,这一类携带者无法以 MLPA 方法检出,需进行进一步的家系分析以确认携带者状态。

第三节　遗传性共济失调

遗传性共济失调(hereditary ataxia)是一组以步态缓慢进行性不协调为特征的遗传病,患者主要表现为姿势和步态改变;上肢和手共济失调最重,不能完成协调精细动作,表现协同不能,还可伴有肌张力减低、眼球运动障碍及言语障碍等。大多数为成年起病,病程进展的后期,影像学检查可见进行性小脑萎缩。

遗传性共济失调患者存在各种不同的亚型,遗传机制也千差万别。根据遗传方式和致病突变存在的基因(或染色体位点)不同,遗传性共济失调可大致分为如下类型:①常染色体显性小脑性共济失调(autosomal dominant cerebellar ataxias,ADCA);②情景性共济失调(episodic ataxias,EA);③常染色体隐性遗传性共济失调(autosomal recessive hereditary ataxias);④X 连锁遗传性共济失调(X-linked hereditary ataxias);⑤痉挛性共济失调(spastic ataxias,SPAX);⑥线粒体疾病所致共济失调(ataxias with mitochondrial disorders)。而一般称呼的"共济失调",多特指脊髓小脑性共济失调(spinocerebellar ataxia,SCA),本节主要阐述 SCA 的实验室分析。

SCA 是一个历史术语,现指常染色体显性遗传性共济失调,其最主要的致病基因突变类型是特定基因外显子中三核苷酸重复序列的异常扩展,这类突变引起的疾病常常表现出常染色体延迟显性遗传,其发病率估计为 1~5/100 000。在 SCA 中,以 SCA3(OMIM:109150)最为常见,其次为 SCA1、2、6、7(OMIM:164400、183090、183086、164500)。这一类患者往往在临床表现出典型的小脑性共济失调症状和神经退行性变化,同时存在较大的遗传异质性。因而针对这类疾病的分子诊断结果,更多的是进行支持性诊断和鉴别,但不能进行排除诊断。一些临床常见的 SCA 类型的致病基因及主要临床特征如表 32-2 所示。

表 32-2　常见 SCA 类型的分子遗传学及临床特征

SCA 类型	基因/位点	用于区分的临床特征	其他
SCA1	*ATXN1*	• 锥体束征 • 周围神经病变	偶尔出现认知能力下降
SCA2	*ATXN2*	• 眼球震颤及眼跳速度降低 • 减弱的肌肉伸展反射(DTRs) • 周围神经病变 • 智力障碍	在大量古巴人群中发现
SCA3	*ATXN3*	• 锥体束征及锥体外系征 • 眼睑收缩、眼球震颤、眼跳速度下降 • 肢体肌肉萎缩及感觉丧失	在大量葡萄牙人群中发现;又称 Machado-Joseph 病;寿命缩短

续表

SCA 类型	基因 / 位点	用于区分的临床特征	其他
SCA6	*CACNA1A*	• 有时表现为情境性共济失调 • 病程进展缓慢	通常成年后发病；不影响寿命
SCA7	*ATXN7*	• 视力下降伴视网膜病变	通常进展迅速；寿命缩短
SCA8	*ATXN8*	• 病程进展缓慢 • 有时肌肉伸展反射（DTRs）活跃，摆动感减少 • 极少数出现认知障碍	
SCA12	*PPP2R2B*	• 共济失调进展缓慢 • 30 岁后发生动作性震颤 • 反射亢进 • 认知 / 精神障碍（包括痴呆）	
SCA17	*TBP*	• 神经衰弱 • 舞蹈病偶发，肌张力障碍，肌阵挛，癫痫	
DRPLA	*ATN1*	• 舞蹈病 • 癫痫发作 • 痴呆 • 肌阵挛	极似亨廷顿舞蹈症；在日本更常见

一、实验室分析路径

实验室分析路径见图 32-3。

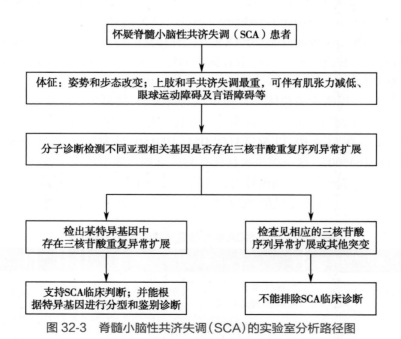

图 32-3　脊髓小脑性共济失调（SCA）的实验室分析路径图

二、相关实验

（一）致病基因的三核苷酸重复次数检测

1. 荧光标记引物的普通 PCR 辅以毛细管电泳　毛细管电泳技术可以精确到 1bp，因此可准确检测片段长度，以判断相应三核苷酸序列的重复次数。

2. 普通 PCR+ 长距离 PCR　该技术可以检测超过 100 次的异常扩展。目前的毛细管电泳设备尚不能进行大于 1 000bp 的电泳,因此长距离 PCR 的产物往往不能准确获得其长度,因而一般不做首选。

（二）序列分析

1. 多基因 panel 分析　更加适合有临床表现但相应基因三核苷酸重复次数在正常范围、可能存在新发现的其他致病突变的个体,以及辅助临床表现不典型的患者的鉴别诊断。推荐的多基因 panel 应包含临床常见的多种 SCA 致病基因及其他可能作为鉴别诊断疾病的相关致病基因,其检测方法可包含序列分析、缺失 / 重复分析和 / 或其他非序列分析的检测方法。应注意到,多基因 panel 中基因的选择及不同检测方法的敏感性因实验室而异,并可能随时间的推移而发生变化,医师应根据需要来确定可用最合理成本检出致病突变的多基因 panel。

2. 外显子组测序等更全面的基因组检测　如有条件,特别是在临床表现不典型、难以与其他疾病鉴别的情况下,可以考虑进行更全面的基因组检测,包括外显子组测序和基因组测序。外显子组测序旨在识别和分析基因组中所有蛋白编码该基因的序列,大约 95% 的外显子可以用目前可用的技术进行测序;基因组测序可识别和分析人类基因组所有编码和非编码的细胞核和线粒体 DNA 序列,但线粒体测序通常作为单独的实验室检测。全面的基因组检测可能提供以前未考虑过的诊断(如存在于另一基因上的致病突变或能导致类似临床症状的其他基因突变)。

三、结果判断与分析

接近 100% 的 SCA 患者可通过检测相关基因三核苷酸重复序列的重复次数检出致病突变,不同 SCA 类型相关基因的序列重复次数与疾病发生的关系如表 32-3 所示。

表 32-3　脊髓小脑性共济失调亚型基因三核苷酸序列重复次数与疾病发生的关系

疾病	重复次数		
	正常	临界	致病
SCA1	≤ 36	36~44	≥ 44
SCA2	≤ 31	32	≥ 33
SCA3	≤ 31	32~51	≥ 52
SCA6	≤ 18	19	≥ 20
SCA7	≤ 19	28-33	≥ 34
SCA8	≤ 50	-	-
SCA12	≤ 32		≥ 51
SCA17	≤ 40	41~48	≥ 49
DRPLA	≤ 35		≥ 48

注:①与 SCA8 表型相关的扩增涉及两个重叠的基因 ATXN8OS 和 ATXN8,故其重复次数指(CTA)n(CTG)n 复合重复次数,大于 50 次的复合重复次数是否致病尚不明确,多数患者中复合重复次数在 80~250 范围内;② SCA17 中唯一已知的致病突变为 TBP 中异常的 CAG/CAA 重复扩展,故其重复次数指 CAG/CAA 重复次数。

各 SCA 类型中所谓临界重复次数多指携带者本身不发病或症状很轻,由于三核苷酸重复序列存在较大的不稳定性,其后代有较大可能发生进一步的异常扩展,导致重复次数达到致病次数范围。具有 SCA 临床表现但单基因检测未发现致病基因的患者,可考虑进行多基因 panel 检测及更全面的基因组检测以辅助或鉴别诊断。

流行病学调查显示,多数 SCA 中序列重复次数越多,可导致疾病发生的年龄越小;随着疾病家系中的世代传递,其序列重复次数可发生变化,一般地,父亲患者向下传递时,拷贝数常见增加;而母亲患者向下传递时,拷贝数常见无变化或减少。

第四节　亨廷顿舞蹈症

亨廷顿舞蹈症(Huntington's disease,HD;OMIM:143100)是一类神经退行性疾病,是一种常染色体显性遗传疾病,致病突变为 *HTT* 基因(编码亨廷顿蛋白,OMIM:613004)外显子 1 中的 CAG 三核苷酸重复序列(或聚谷氨酰胺)的重复次数增多,导致亨廷顿蛋白结构及生化特性的改变,临床表现为进行性的运动障碍、认知障碍和精神障碍。其自然病程包括症状前期、前驱期及表观症状期,平均发病年龄约为 45岁;大约三分之二的患者首先出现神经症状,随病程的发展舞蹈症的症状逐渐明显,自主活动趋于困难甚至完全依赖他人帮助,并出现发声及吞咽困难加重、伴有间歇性攻击性行为等。发病后患者的中位生存时间为 15~18 年,平均死亡年龄为 54~55 岁。

HD 的发病率在不同国家和地区间存在巨大差异,亚洲地区发病率较低,为(0.1~2)/100 000。HD 的诊断依赖于阳性的家族史、特征性的临床表现以及在亨廷顿蛋白编码基因(*HTT* 基因)中检测到 36 个或更多的 CAG 三核苷酸重复序列的扩增,几乎 100% 的 HD 患者可检测到 *HTT* 内的致病突变。成年 HD患者的 CAG 重复次数通常为 40~55,而青少年 HD 患者的 CAG 重复次数则超过 60,通常是遗传自父亲。针对 *HTT* 基因的分子遗传学检测结果可向临床提供支持性诊断和鉴别依据。

一、实验室分析路径

实验室分析路径见图 32-4。

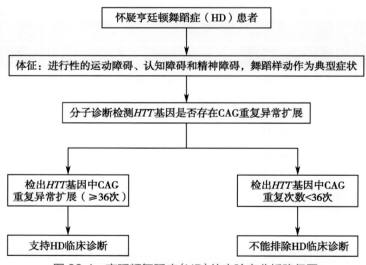

图 32-4　亨廷顿舞蹈症(HD)的实验室分析路径图

二、相关实验

致病基因(*HTT*)中 CAG 重复次数检测

1. 荧光标记引物的普通 PCR 辅以毛细管电泳　毛细管电泳技术可以精确到 1bp,因此可准确检测片段长度,以判断相应致病基因上 CAG 的重复次数。

2. 重复引物 PCR(triplet repeat-primed PCR)辅以毛细管电泳:原称三引物 PCR,适用于多种遗传性动态突变疾病中的超长重复序列的检测,可检测重复次数超过 100 次的异常扩增。扩增产物再以毛细管电泳进行片段分析,实际上检测了一组相差 1 个 CAG 重复的小片段,无法准确获得重复序列的长度,仅能知道是否超过致病的重复序列长度。

3. 普通 PCR+ 长距离 PCR　该技术可以检测重复次数超过 100 次的异常扩增。目前的毛细管电泳设备尚不能进行大于 1 000bp 的电泳,因此长距离 PCR 的产物仍然不能准确获得重复序列的长度,因而一般不做首选。

三、结果判断与分析

HTT 基因外显子 1 中 CAG 重复次数与 HD 疾病发生的关系如表 32-4 所示。

表 32-4　*HTT* 基因 CAG 重复次数与疾病发生的关系

疾病	CAG 重复次数		
	正常	临界	致病
HD	≤26	27~35	≥36

流行病学调查显示,CAG 重复次数与发病年龄呈明显的负相关,具有致病 CAG 重复次数的个体被认为将在其一生中有发展为 HD 的风险。但需注意 CAG 重复次数在 36~39 次的等位基因外显率降低,老年无症状者居多,重复次数在 40 次及以上的等位基因为完全外显的 HD 致病等位基因,与 HD 的发展有关,在假定寿命正常的情况下,发生 HD 的确定性增加;且临界范围内的等位基因(CAG 重复次数在 27~35 次)通常不表现为疾病表型,但因其 CAG 重复次数存在较大的不稳定性,其后代有较大可能发生进一步的异常扩展,导致重复次数达到致病的范围。一般地,患病的父亲向下传递时,拷贝数常见增加;而患病的母亲向下传递时,拷贝数常无变化或减少。除临床发病年龄外,CAG 重复次数也被证明可以预测死亡年龄,但不能预测疾病持续时间,随着 CAG 重复次数的增加,运动、认知和功能指标的恶化率也将增加。

第五节　地中海贫血

地中海贫血(thalassemia)为常染色体隐性遗传病,按照受累的氨基酸链分类,组成珠蛋白的肽链有 4 种,即 α、β、γ、δ 链,分别由其相应的基因编码,存在于这些基因的缺失或点突变等可造成相应肽链的合成障碍,致使血红蛋白的组分改变。通常将地中海贫血分为 α、β、δβ 和 δ 等 4 种类型,其中以 α 和 β 地中海贫血最为常见。

α 地中海贫血(简称 α 地贫;OMIM:604131)的临床表型根据症状轻重可分为:①静止型:患者无症状,血常规正常;②轻型:患者无或有轻度贫血症状,血常规显示小细胞低色素贫血改变;③中间型:又称血红蛋白 H(Hb H)病,出现不同程度的贫血症状,严重者需偶尔或定期输血;④重型:又称 Hb Bart's 胎儿水肿综合征,多数于宫内或出生不久后死亡,必须依赖输血。β 地中海贫血(简称 β 地贫;OMIM:613985)可分为:①轻型:患者无症状或轻度贫血,脾不大或轻度大;②中间型,多于幼童期出现症状,其临床表现介于轻型和重型之间,中度贫血,脾脏轻或中度大,黄疸可有可无,骨骼改变较轻;③重型,又称 Cooley 贫血,患儿出生时无症状,至 3~12 个月开始发病,呈慢性进行性贫血,面色苍白,肝脾大,发育不良,常有轻度黄疸,症状随年龄增长而日益明显,且须依赖输血,如不治疗,多于 5 岁前死亡。

地中海贫血的临床表型与其基因突变类型所造成的相应珠蛋白链缺乏的程度相关。人类 α- 珠蛋白基因(*HBA*)簇位于 16 号染色体,每条染色体各有 2 个 α- 珠蛋白基因(*HBA1*、*HBA2*;OMIM:141800、141850),一对染色体共有 4 个 α- 珠蛋白基因。大多数 α 地贫是由于 α- 珠蛋白基因的缺失所致,少数由基因点突变或其他突变造成。若一条染色体上的一个 α 基因缺失或缺陷,则 α 链的合成部分受抑制,称为 α+;若一条染色体上的 2 个 α 基因均缺失或缺陷,称为 α0。人类 β- 珠蛋白基因(*HBB*;OMIM:141900)位于 11 号染色体,每条染色体有 1 个 *HBB*,长度约 1.6 kb,包含三个外显子及 5′、3′ 非翻译区,*HBB* 由相邻的 5′ 启动子调控。β 地贫的致病突变主要为 *HBB* 基因内的点突变,迄今已发现的突变点近 300 种,国内已发现 34 种,其中最常见的突变有 6 种,约占中国人群 β 地中海贫血致病突变的 90%:①CD41/42(-TCTT);②IVS- II654(C → T);③CD17(A → T);④ -28(A → G);⑤CD71/72(+A);⑥ βE

（GAG → AAG），即 HbE26。不同的突变类型导致的 β 珠蛋白链缺陷程度不同，若突变导致该等位基因完全无法编码产生 β- 珠蛋白链，则称为 $β^0$；若突变仅导致该等位基因编码产生的 β- 珠蛋白链一定程度减少，则称为 $β^+$。

一、实验室分析路径

实验室分析路径见图 32-5。

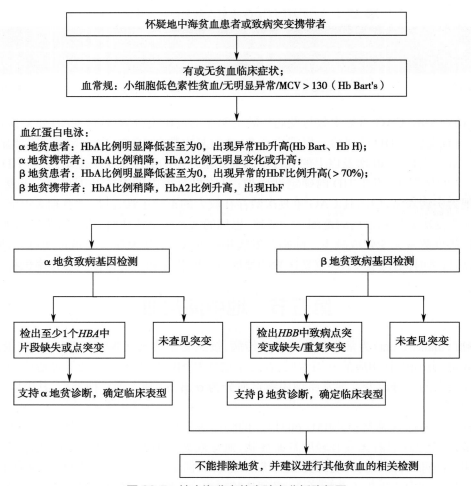

图 32-5 地中海贫血的实验室分析路径图

二、相关实验

（一）基因检测方案

1. 跨越断裂点 PCR（GAP-PCR） 为目前 α 地贫常见缺失突变的主要检测方法，临床常用的试剂盒可检出等位基因中 3.7kb 缺失（−α3.7）、4.2kb 缺失（−α4.2）及 α0 东南亚型（--^{SEA}），α 地贫患者中约 85% 的致病突变可通过此方法检出。

2. 反向斑点杂交方法 为 β 地贫的基因检测首选方法，通过设计针对已知突变位点的寡核苷酸探针，可检出 17 个国内常见的点突变位点。

3. 序列分析 对单个基因的序列分析常用于 β 地贫的致病突变检测，也可用于常规方法未检出致病突变的 α 地贫。须注意由序列分析检出的突变可能是意义不明确的良性突变，也可能是致病突变，后者常包括一些较短的基因内缺失 / 插入突变及一些错义、无义及剪接位点突变，但通常不能检出外显子或全基因的缺失 / 重复。

4. MLPA　目前的 MLPA 技术可同时检测 *HBA* 的缺失、重复和 constant spring（CS）等突变以及 *HBB* 可能存在的缺失，可用于检测罕见的地中海贫血致病突变。

（二）血常规检测

地中海贫血基本表现为小细胞低色素性贫血，血常规中 Hb 和 MCV/MCH/MCHC 是地中海贫血实验室常规检测，可反映患者是否存在贫血及贫血的类型。

（三）血红蛋白电泳

根据各种血红蛋白（Hb）的等电点不同的特点，经电泳后各 Hb 的位置不同，可检测出 Hb 的类型及相对含量（%），辅助地中海贫血的诊断及类型判断。

三、结果判断与分析

1. α 地贫基因检测结果判断　人类 α- 珠蛋白基因簇位于 16 号染色体，一对染色体共有 4 个 α- 珠蛋白基因。4 个 α 基因缺失或缺陷时，提示患者罹患 Hb Bart's 胎儿水肿综合征；3 个 α 基因缺失或缺陷时，提示患者罹患 Hb H 病；2 个 α 基因缺失或缺陷时，提示患者为轻型 α 地贫；1 个 α 基因缺失或缺陷时，提示患者为静止型 α 地贫。α 基因突变类型与临床表型的关系如表 32-5 所示。

表 32-5　α 地贫临床表型与基因型的对应关系

临床表型	基因型
静止型	$-\alpha/\alpha\alpha$
轻型	$-\alpha/-\alpha$ $--/\alpha\alpha$
缺失型 Hb H 病	$--/-\alpha$
非缺失型 Hb H 病	$--/\alpha^T\alpha$
重型（Hb Bart's）	$--/--$

注：α^T 为 α- 珠蛋白基因点突变，常见的突变类型为 Hb CS、Hb QS、Hb WS，东南亚的非缺失型 Hb H 病中以 Hb CS 为最常见

2. β 地贫基因检测结果判断　轻型地贫是 β^0 或 β^+ 地贫的杂合子状态，β 链的合成仅轻度减少，故其病理生理改变极轻微；中间型 β 地贫是 β 地贫突变的复合杂合或某些 β 地贫突变的纯合子，其病理生理改变介于重型和轻型之间；重型 β 地贫是 β^0 或 β^+ 地贫的纯合子或 β^0 与 β^+ 地贫双重杂合子。中国人群常见的 β 地贫点突变与 β 链形成的关系如表 32-6 所示。

表 32-6　中国人群常见 17 种 β 地贫点突变与 β 链形成关系

突变位点名称	检测突变类型	表型
CD41/42	–TTCT	β^0
IVS-Ⅱ-654	C→T	β^0
CD17	AAG→TAG	β^0
–28	A→G	β^+
–29	A→G	β^+
IVS-I-1	C→T	β^0
IVS-I-5	G→C	β^+
CD71/72	+A	β^0

续表

突变位点名称	检测突变类型	表型
CD14/15	+G	β^0
CD27/28	+C	β^0
CD43	GAG → TAG	β^0
CD31	-C	β^0
βE	GAG → AAG	β^+
Initiation codon	ATG → AGG	β^+
5'UTR；+40-43	-AAAC	β^+
-32	C → A	β^+
-30	T → C	β^+

注：β^0：血红蛋白 β 链完全缺失；β^+：可合成不完整的血红蛋白 β 链

3. 血常规结果中平均红细胞体积（MCV）和血红蛋白（Hb）与地中海贫血的关系如表 32-7。不同地区患者其血常规指标变化范围可能不同，需参考该地区相关文献报道。

表 32-7　平均红细胞体积（MCV）和血红蛋白（Hb）与地中海贫血的关系

血常规	正常		α 患者		α 携带者		β 患者	β 携带者
	男性	女性	--/--	--/-α	(--/αα 或 -α/-α)	-α/αα		
MCV (fl)	89.1 ± 5.01	87.6 ± 5.5	136 ± 5.1	儿童：56 ± 5 成人：61 ± 4	71.6 ± 4.1	81.2 ± 6.9	50-70	<79
Hb (g/dL)	15.9 ± 1.0	14.0 ± 0.9	3-8	男性：10.9 ± 1.0 女性：9.5 ± 0.8	男性：13.9 ± 1.7 女性：12.0 ± 1.0	男性：14.3 ± 1.4 女性：12.6 ± 1.2	<7	男性：11.5~15.3 女性：9.1~14

注：MCV 不仅在地贫患者中显著下降，并且在致病基因携带者中也存在明显的下降；而 Hb 在携带者中变化不甚明显

4. 血红蛋白电泳结果　正常人的 Hb 为从负极向正极泳速最快的 HbA（$\alpha_2\beta_2$）占大部分，约 95%；HbA 后有一较浅区带为 HbA2（$\alpha_2\delta_2$），正常人约 2%~3%，HbF（$\alpha_2\gamma_2$）与 HbA 等电点接近，通常与 HbA 分不开，正常人中应 <1%。但如果含量较大，与正常成人 Hb 比较亦能分辨。正常成人的 Hb 中不含 Hb Bart（γ_4）、Hb H（β_4）、Hb Poland（$\zeta_2\gamma_2$）等异常 Hb。主要与地中海贫血相关的几种血红蛋白电泳结果与不同亚型关系如表 32-8 所示。不同地区患者其各种血红蛋白比例变化范围可能不同，需参考该地区相关文献报道。

表 32-8　血红蛋白电泳结果与地中海贫血不同亚型关系

血红蛋白电泳	正常	α 患者		α 携带者		β 患者		β 携带者
		--/--	--/-α	(--/αα 或 -α/-α)	-α/αα	β° 纯合子	β+ 纯合子 或 β+/β° 复合杂合	
HbA	96%~98%	0	60%~90%	96%~98%	96%~98%	0	10%~30%	92%~95%
HbF	<1%	0	<1.0%	<1.0%	<1.0%	95%~98%	70%~90%	0.5%~4%

续表

血红蛋白电泳	正常	α 患者		α 携带者		β 患者		β 携带者
		--/--	--/-α	(--/αα 或 -α/-α)	-α/αα	β° 纯合子	β+ 纯合子 或 β+/β° 复合杂合	
HbA₂	2%~3%	0	<2.0%	1.5%~3.0%	2%~3%	2%~5%	2%~5%	>3.5%
Hb Bart	0%	85%~90%	2%~5%	–	–	–	–	–
Hb Poland	0%	10%~15%	0%	–	–	–	–	–
Hb H	0%	0%	0.8%~40%	–	–	–	–	–

第六节 血 友 病

血友病是一类由基因突变导致凝血因子活性缺乏的疾病,包括甲型血友病(血友病 A;OMIM:306700)和乙型血友病(血友病 B;OMIM:306900),为 X 连锁隐性遗传病。世界范围内,血友病的出生患病率估计为 1/10 000,但各国的报道差异很大,我国 24 个省市的流行病学调查结果显示血友病患病率为 2.73/100 000。临床特征表现为关节积血、新生儿头部血肿或颅内出血、手术或外伤后长时间或延迟出血或伤口愈合不良、不明原因的胃肠道出血或血尿以及月经过多(尤指初潮开始时)等,实验室检查显示血小板计数及凝血酶原时间(PT)正常、活化部分凝血活酶时间(APTT)延长。

甲型血友病也称经典血友病,其诊断需依据凝血因子检测,患者存在凝血因子Ⅷ(FVIII)活性低(<40%)和正常水平的 vWF 因子,根据 FⅧ凝血活性水平可分为重度、中度及轻度甲型血友病;严重的甲型血友病通常在新生儿期或出生后一年内即可诊断,未经治疗的幼儿轻微口腔损伤导致的出血及轻微头部肿块导致的大"鹅蛋"是其最常见症状。对甲型血友病而言,致病突变所在基因 F8(OMIM:300841)跨度 186kb,包含 26 个外显子,内含子 22 及内含子 1 的基因倒位常存在于严重的临床表型中,内含子 22 的倒位约占严重甲型血友病中 F8 致病突变的 45%,该致病突变可能导致 FⅧ的分泌受损或循环中 FⅧ不稳定导致其凝血活性及抗原水平降低。乙型血友病的诊断同样建立在凝血因子检测之上,凝血因子Ⅸ(FIX)凝血活性<40%,根据 FIX 凝血活性水平分为重度、中度、轻度;从临床症状上很难将乙型血友病与甲型血友病之间进行区分,在严重的乙型血友病中,自发性关节出血是最常见的症状。乙型血友病的致病突变存在于 F9(OMIM:300746)基因中,多数重型血友病是由于 F9 基因内大片段缺失、无义突变和移码变异引起。

一、实验室分析路径

实验室分析路径见图 32-6。

二、相关实验

(一)基因检测方案

1. 单基因检测 对甲型血友病,单基因分析首先考虑检测 F8 中内含子 22 及内含子 1 的倒位,如未检出则可对 F8 进行序列分析或基因靶向的缺失/重复分析以检出其他致病突变;对乙型血友病,单基因分析首先考虑针对 F9 的序列分析,若未发现致病突变,则可通过多重连接依赖性探针扩增技术(multiplex ligation-dependent probe amplification,MLPA)分析 F9 基因的缺失/重复变异。

2. 外显子组测序等更全面的基因组检测 如有条件,特别是在临床表现不典型、难以与其他疾病鉴别的情况下,可以考虑进行更全面的基因组检测,包括外显子组测序和基因组测序。外显子组测序旨在识别和分析基因组中所有蛋白编码核基因的序列,大约95%的外显子可以用目前可用的技术进行测序;基因组测序可识别和分析人类基因组所有编码和非编码的细胞核和线粒体 DNA 序列,但线粒体测序通常作为单独的实验室检测。全面的基因组检测可能提供以前未考虑过的诊断(如存在于另一基因上的致病突变或能导致类似临床症状的其他基因突变)。

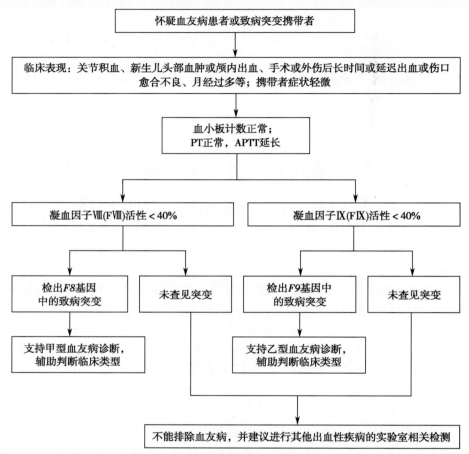

图 32-6　血友病的实验室分析路径图

(二)血常规及凝血常规检查

血友病临床诊断需至少检测血小板计数、凝血酶原时间(PT)及活化部分凝血酶原时间(APTT)。

(三)凝血因子活性测定

凝血因子 FⅧ、FⅨ 的凝血活性测定是血友病临床诊断及确定其严重程度所必需的。

三、结果判断与分析

1. 甲型血友病结果判断　甲型血友病血常规检查显示血小板计数正常,凝血常规显示凝血酶原时间(PT)正常,活化部分凝血酶原时间(APTT)延长。所有甲型血友病患者 FⅧ凝血活性均低于40%,根据具体的凝血活性水平可对严重程度进行分类,见表32-9。

F8 内含子22与内含子1倒位常常导致严重的甲型血友病患者,或见于有严重甲型血友病家族史的女性或家族特异性致病突变未知的具有血友病家族史的女性,此变异在重型甲型血友病致病突变中占比可达48%;其他可导致严重甲型血友病的基因突变还包括内含子1中一段 1kb 序列与 *F8* 基因 5' 端的一段反向重复序列之间的倒位、导致新的终止密码子的单核苷酸变异、剪接位点变异等;*F8* 单基因序列分析对中型及轻型甲型血友病较有意义,可检出其中 76%~99% 的致病突变;极少数致病突变可通过 *F8* 基因内缺失 / 重复分析检出。

表 32-9　血友病患者凝血因子活性水平与临床严重程度的关系

临床严重程度	凝血因子活性（%）
重型甲型 / 乙型血友病	FⅧ：C/FIX：C：<1%
中型甲型 / 乙型血友病	FⅧ：C/FIX：C：1%~5%
轻型甲型 / 乙型血友病	FⅧ：C/FIX：C：6%~40%

2. 乙型血友病结果判断　乙型血友病血常规检查显示血小板计数正常，凝血常规显示重型和中型乙型血友病中凝血酶原时间（PT）正常，活化部分凝血酶原时间（APTT）延长，轻型乙型血友病中活化部分凝血酶原时间正常或轻度延长。所有乙型血友病患者其 FIX 凝血活性均低于 40%，根据具体的凝血活性水平可对严重程度进行分类，见表 32-9。

针对 F9 的单基因序列分析可检出血友病患者 F9 中 97%~100% 的致病突变，其中大片段缺失、无义突变和多数移码突变都会导致重型乙型血友病。与甲型血友病不同，重型乙型血友病通常由 F9 致病突变中的某种错义突变引起，这些突变中的相当一部分其交叉反应物质（FIX 抗原）水平在正常范围。

第七节　遗传性耳聋

遗传性听力损失及耳聋（hereditary hearing loss and deafness）指一大类由于基因缺陷所导致的听力低于正常听力阈值及通过听力测定显示听力阈值在重度及极重度范围的疾病。所有的听力损失及耳聋依据生理测试及听力学测试等可对其进行临床分类，如根据损伤或病变结构可分为传导性听力损失、感音神经性听力损失、混合性听力损失、中枢听觉功能障碍等，根据听力损失时间分为语前听力损失、语后听力损失，根据听力损失程度（分贝）可分为轻度、中度、中重度、重度、极重度。在发病率较高的语前听力损失中，约 80% 是遗传性的（即遗传性听力损失及耳聋），可分为综合征性及非综合征性，其中非综合征性多见（80%）；综合征性听力损失与外耳或其他器官畸形等问题有关，非综合征性听力损失无相关的外耳可见异常或相关的其他问题，但可能与中耳和 / 或内耳的异常有关。

遗传性听力损失及耳聋当中，综合征性及非综合征性听力损失均可按遗传方式进行分类，由于最新的指南（2014 年美国医学遗传学和基因组学学会指南及 2016 年 IPOG 共识）强调了基因检测在评估听力损失患者中的重要性，本节实验室分析内容将重点阐述对相应致病基因的分子诊断。

一、实验室分析路径

实验室分析路径见图 32-7。

二、相关实验

（一）临床基本情况的初步评估

评估内容主要包括家族史调查、临床检查（主要评估与综合征性耳聋相关的临床特征）及听力测试，用于评估患者是否为遗传性听力损失及耳聋。基因检测及其他的后续评价都将以以上初步评估结果为基础，而对于明显的非综合征性感音神经性听力损失，应在进行其他（辅助）测试之前进行基因检测。

（二）基因检测策略

在遗传性听力损失及耳聋的诊断中，分子遗传学检测是诊断率最高的单一类型测试，除非既往病史、体格检查和 / 或听力测试结果表明听力损失是一种特定的综合征形式，否则都应首先在评估为患遗传性感音神经性听力损失及耳聋的个体中进行基因检测。

1. 单基因检测　在过去作为遗传性听力损失及耳聋的主要分子检测方法，但目前已很大程度上被多基因 panel 所取代，某些情况下仍可用于有明显综合征性听力损失的患者。

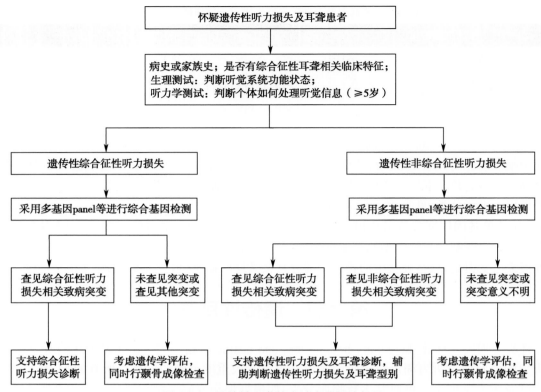

图 32-7 遗传性耳聋的实验室分析路径图

2. 多基因 panel 遗传性听力损失及耳聋因其病因多样、遗传异质性极大,采用多基因 panel 进行分子遗传学诊断应作为首选;推荐的多基因 panel 应包括所有类别(综合征性、非综合征性等)中常见的所有致病基因。应注意到,多基因 panel 中基因的选择及不同检测方法的敏感性因实验室而异,并可能随时间的推移而发生变化,医师应根据需要来确定可用最合理成本检出致病突变的多基因 panel。

3. 外显子组测序等更全面的基因检测 如有条件,特别是在临床表现不典型、难以与其他疾病鉴别的情况下,可以考虑进行更全面的基因组检测,包括外显子组测序和基因组测序。外显子组测序旨在识别和分析基因组中所有蛋白编码核基因的序列,大约 95% 的外显子可以用目前可用的技术进行测序;基因组测序可识别和分析人类基因组所有编码和非编码的细胞核和线粒体 DNA 序列,但线粒体测序通常作为单独的实验室检测。全面的基因组检测可能提供以前未考虑过的诊断(如存在于另一基因上的致病突变或能导致类似临床症状的其他基因突变)。

三、结果判断与分析

1. 综合征性听力损伤 目前有报道的临床症状包括听力损失在内的遗传综合征已有 400 多种,虽然综合征性听力损害占语前听力损失的 30% 以上,但其占所有听力损失及耳聋的相对比例要小得多。常见的综合征性听力损伤致病基因如表 32-10 所示。

表 32-10 综合征性听力损伤的致病基因

遗传模式	综合征	致病基因
常染色体显性	Waardenburg 综合征	PAX3 MITF EDNRB EDN3 SOX10

续表

遗传模式	综合征	致病基因
常染色体显性	Branchiootorenal 谱系障碍	EYA1
		SIX1
		SIX5
	神经纤维瘤病 2（NF2）	NF2
	Stickler 综合征	COL2A1
		COL11A1
		COL11A2
		COL9A1
		COL9A2
		COL9A3
常染色体隐性	Usher 综合征 Ⅰ 型	MYO7A
		USH1C
		CDH23
		PCDH15
		USH1G
		CIB2
	Usher 综合征 Ⅱ 型	ADGRV1
		WHRN
		USH2A
	Usher 综合征 Ⅲ 型	CLRN1
		HARS1
	Pendred 综合征	SLC26A4
	Jervell 和 Lange-Nielsen 综合征	KCNQ1
		KCNE1
	生物素酶缺乏症	BTD
	Refsum 病	PHYH
		PEX7
	Alport 综合征	COL4A5
		COL4A3 7
		COL4A4
X 连锁遗传	耳聋 - 肌张力障碍 - 视神经元病综合征（Mohr-Tranebjaerg 综合征）	TIMM8A

2. 非综合征性听力损伤　语前性非综合征性听力损失的遗传模式 80% 为常染色体隐性遗传,20% 为常染色体显性遗传,另有 1%~1.5% 为 X 连锁、线粒体或其他遗传方式;虽然对于语后性非综合征性听力损失患者没有相关数据,但多数人群中报道的家族表现为常染色体显性遗传。GJB2 突变是导致严重的常染色体隐性非综合征性听力损失最常见的原因,但极大的遗传异质性是非综合征性遗传性听力损失的特征,迄今为止,在已发现 6 000 多种致病突变,存在于 110 多个基因中,这种遗传异质性提示了使用多基因测序 panel 进行分子遗传诊断的重要性。

根据不同遗传方式进行分类,常见的非综合征性听力损失的致病基因如表 32-11 所示,受篇幅所限,本节仅列出部分常染色体隐性非综合征性听力损伤致病基因。

表 32-11 非综合征性听力损伤的致病基因（常染色体隐性）

基因	发病时间	临床类别
ADCY1	语前	轻度至中度
BDP1	语后	高频
BSND	语前	重度至极重度
CABP2	语前	中度至重度
CDC14A	语前	重度至极重度
CDH23	语前	重度至极重度
CIB2	语前	重度至极重度
CLDN14	语前	重度至极重度
CLIC5	语前	高频
COL11A2	语前	重度至极重度
DCDC2	语前	重度至极重度
PJVK	语前	重度至极重度
ELMOD3	语前	重度至极重度
EPS8	语前	重度至极重度
EPS8L2	语后	高频
ESPN	语前	–
ESRRB	未知	重度至极重度
GIPC3	语前	重度至极重度
GJB2	语前	–
GJB6	语前	–
GPSM2	语前	重度至极重度
GRXCR1	语前	中度至极重度
GRXCR2	语前	高频
HGF	语前	重度至极重度
ILDR1	语前	中度至重度
KARS1	语前	中度至重度
LHFPL5	语前	重度至极重度
LOXHD1	语后	中度至极重度
LRTOMT	语前	重度至极重度
MARVELD2	语前	中度至极重度
MET	语前	重度至极重度
MSRB3	语前	重度至极重度
MYO15A	语前	重度至极重度
MYO3A	语前	重度至极重度

续表

基因	发病时间	临床类别
MYO6	语前	–
MYO7A	语前、语后	–
NARS2	语前	重度至极重度
OTOG	语前	轻度至中度
OTOGL	语前	高频
OTOA	语前	重度至极重度
OTOF	语前	重度至极重度
PCDH15	语前	重度至极重度
PNPT1	语前	重度至极重度
PTPRQ	语前	中度至极重度
RDX	语前	重度至极重度
RIPOR2	语前	重度至极重度
ROR1	语前	重度至极重度
S1PR2	语前	重度至极重度
SERPINB6	语前	中度至重度
SLC22A4	语前	重度至极重度
SLC26A4	语前、语后	–
SLC26A5	语前	重度至极重度
STRC	语前	重度至极重度
SYNE4	语前	高频
TECTA	语前	重度至极重度
TBC1D24	语前	重度至极重度
TMC1	语前	重度至极重度
TMEM132E	语前	重度至极重度
TMIE	语前	重度至极重度
TMPRSS3	语后、语前	–
TPRN	语前	重度至极重度
TRIOBP	语前	重度至极重度
TSPEAR	语前	重度至极重度
USH1C	语前	重度至极重度
WBP2	语前	高频
WHRN	语前	–

注:"–"为不确定或不明

第八节　软骨发育不全

软骨发育不全（achondroplasia；OMIM：100800）是一种常染色体显性遗传病，是身材矮小最常见的原因，发病率估计为 1/28 000~1/26 000（活产婴儿）。受影响的患儿出生时即可见躯干与四肢不成比例，临床表现为头颅大、四肢短小，躯干长度正常，肢体近端受累甚于远端，面部特征为额部隆起和面部中部回缩。患儿婴儿期典型症状是肌张力减退，可导致阶段性的运动发育迟缓及运动模式异常；尽管颅颈交界受压会增加婴儿死亡的风险，但其智力及寿命通常不受影响。其他并发症包括阻塞性睡眠呼吸暂停、中耳功能障碍、脊柱后凸和椎管狭窄等。软骨发育不全的致病突变位于成纤维细胞生长因子受体 3 基因（FGFR3；OMIM：134934）中，两种常见的点突变存在于 99% 以上的患者中，可导致 FGFR-3 的本构激活，其发病机制为功能获得性机制；FGFR-3 是骨生长的负调控因子，可被多种成纤维细胞生长因子（FGF）激活，从而激活下游通路，延缓软骨细胞的增殖与分化。

大多数的软骨发育不全可通过临床和影像学特征诊断，在诊断不确定或临床表现不典型的个体中，检出 FGFR3 中的杂合致病突变可以确定诊断；在软骨发育不全患者中，80% 的患者父母身高正常，其软骨发育不全症是由于 FGFR3 的新发致病突变引起，其余 20% 的患者父母至少有一人患病。

一、实验室分析路径

实验室分析路径见图 32-8。

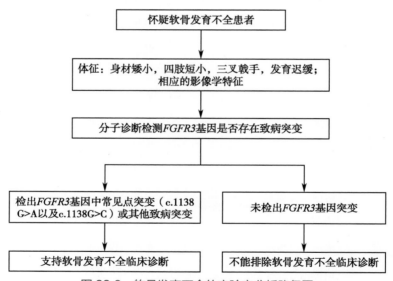

图 32-8　软骨发育不全的实验室分析路径图

二、相关实验

基因检测策略

1. 单基因检测　软骨发育不全患者的分子遗传学检测应首先考虑针对性检测 FGFR3 基因内的两个常见致病点突变：c.1138G>A 以及 c.1138G>C；对于这两种已知点突变，其分子诊断技术已发展得比较成熟，可采用的检测方法有实时荧光定量 PCR（RT-PCR）、熔解曲线分析（HRM）、序列特异性寡核苷酸 PCR（PCR-SSO）、序列特异性引物 PCR（PCR-SSP）等。如未检出以上突变，则可对 FGFR3 进行单基因序列分析以发现其他致病突变。单基因检测可用于高危妊娠孕妇的无创产前诊断及植入前诊断。

2. 多基因 panel　如有需要，可进一步进行多基因 panel 分析，推荐的多基因 panel 应包含 FGFR3 基因内及其他可能作为鉴别诊断疾病（如其他遗传性骨病）的相关致病基因，其检测方法可包含序列分析、及其他非序列分析的检测方法。应注意到,多基因 panel 中基因的选择及不同检测方法的敏感性因实验室而异,并可能随时间的推移而发生变化,医师应根据需要来确定可用最合理成本检出致病突变的多基因 panel。

三、结果判断与分析

对 *FGFR3* 基因的单基因检测可检出软骨发育不全患者中几乎 100% 的致病突变,其中约 99% 的患者存在两个常见点突变中的一个,而基因内的缺失 / 重复突变未见报道过;检出 *FGFR3* 内的致病突变可辅助诊断临床表现不典型的软骨发育不全患者。常见点突变 c.1138G>A 以及 c.1138G>C 均导致同样的氨基酸改变(p.Gly380Arg)。

目前已有超过 350 种导致身材矮小的骨骼发育不良被报道,但均极罕见,如有需要可通过包含 *FGFR3* 在内的多基因 panel 进行辅助及鉴别诊断。可能与软骨发育不全混淆并需要考虑加入多基因 panel 的疾病包括:软骨发育低下、致死性骨发育不全、SADDAN 综合征、软骨毛发发育不全、假性软骨发育不全等。

第九节　21- 三体综合征

21- 三体综合征即唐氏综合征(Down syndrome,DS),俗称 "先天愚型"。DS 是小儿最为常见的由常染色体畸变所导致的出生缺陷类疾病,在新生活产婴儿中约有 1/1 000~1/750 罹患该病。患者主要表现为智力低下,体格发育迟缓和特殊面容;另外由于 21 号染色体增加,使得该染色体上相关基因的表达量增加,从而导致患儿发生各种先天性疾病,如先天性心脏病、先天性胃肠缺陷及神经系统、血液系统疾病等。

一、实验室分析路径

实验室分析路径见图 32-9。

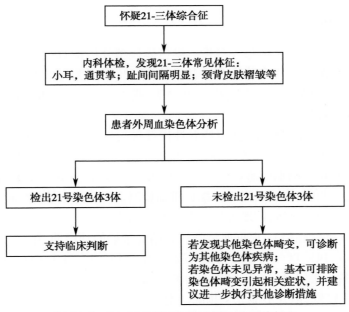

图 32-9　21- 三体综合征的实验室分析路径图

二、相关实验

1. 产前实验室检查

(1)血清学筛查:通过抽取孕妇外周血,检测母体血清中妊娠相关血浆蛋白 A(PAPP-A)、绒毛膜促性腺激素(β-hCG)、甲型胎儿蛋白(AFP)、游离雌三醇(uE3)、抑制素 A(Inhibin-A)并结合孕妇的预产期、年龄、体重和采血时的孕周等,计算生出胎儿为唐氏儿的危险系数。血清学筛查是目前常规的和应用最广泛的唐氏综合征产前筛查方法。

(2)羊水细胞染色体核型分析:血清学筛查提示高风险的孕妇需要在孕 18~20 周进一步行羊膜腔穿刺取羊水细胞进行染色体核型分析。羊水穿刺染色体核型分析被广泛用于产前诊断,该检测价格低,检测内容范围广,检测准确率几乎达到 100%,但羊水穿刺有一定的胎儿宫内感染风险和孕妇流产风险。

(3)无创产前筛查(non-invasive prenatal testing,NIPT):对于高危孕妇,可针对母体血液中含有的循环游离胎儿 DNA 进行第二代高通量测序,从而实现对 21- 三体综合征的检测。NIPT 筛查准确性较高,可进行筛查的孕周较长(15~22 周),检测标本为外周血,创伤低。但 NIPT 作为一种筛查手段,存在出现假阳性和假阴性的可能性,疑似阳性患者仍然需要通过羊膜腔穿刺术行羊水细胞染色体核型分析来进行临床诊断。

2. 出生后的实验室检查

(1)外周血染色体核型分析:外周血染色体核型分析是细胞遗传学诊断的经典方法。通过体外培养外周血淋巴细胞或羊水细胞、阻留中期分裂象、制备染色体,进行核型分析。一般使用 G 显带,必要时加用 C 显带、R 显带、N 显带或高分辨显带技术。其优点是能够对 46 条染色体进行较为全面的分析,是诊断染色体病数目异常和结构异常的"金标准"。

(2)荧光原位杂交(fluorescence in situ hybridization,FISH):FISH 是指利用荧光标记的特异性核酸探针与细胞内相应的靶 DNA 或 RNA 进行杂交,通过在荧光显微镜或共聚焦激光扫描仪下观察荧光信号,来确定与特异探针杂交后被染色的细胞或细胞器的形态和分布。在染色体内,由于 DNA 沿其纵轴呈线性排列,因而可用探针直接与染色体进行杂交,无需使细胞停止于某个时相,再通过荧光显微镜观察是否有染色体数量,定位变化等异常。与传统的染色体核型分析相比,FISH 作为分子细胞诊断技术的优点是既可以检测中期染色体,也可检测间期核染色体且无需细胞培养,同时 FISH 能快速直观地对常见的染色体非整倍体进行诊断。

三、结果判断与分析

1. 外周血细胞或羊水细胞染色体核型分析　染色体核型分析是 DS 诊断的"金标准"。根据染色体核型结果,DS 可分为标准型、异位型和嵌合型。其中约 92.5% 患者为标准型即 47XX(或 XY),+21;4.8% 患者为易位型即 46,XX(或 XY)-14,+t(Dq21q)、46,XX(或 XY)-14,+t(14qGq),另有 2.7%~4% 患者有 2 种或 2 种以上核型,即为嵌合型。

2. FISH　培养外周血或羊水细胞,选用特异性探针进行标记,以将 21q22(21 号染色体唐氏综合征核心区域)标记为红色,13q14 标记为绿色为例。结果观察与判断:正常细胞(单个间期细胞核中绿色、红色信号各 2 个);异常细胞(单个间期细胞核中绿色信号为 2 个、红色信号为 3 个,表示 21 号染色体三体);若红绿信号均小于 2 个,说明试验失败,需更换探针重新检测。随机计数 50 个细胞判断结果;如正常细胞和异常细胞同时出现,提示为嵌合体,需增加计数至 100 个细胞。

3. 孕期唐氏筛查(血清学筛查)　根据血清学检查结合孕妇的预产期、年龄、体重和采血时的孕周等,计算生出唐氏儿的风险度,风险度<1/1 000 为低风险,1/271<风险度<1/1 000 为临界风险,风险度>1/270 为高风险。高风险仅为提示胎儿为 21- 三体综合征的可能性较大,并不能直接确诊。低风险则表明胎儿为 21- 三体综合征的概率较低,但并不能完全排除。对于高风险孕妇,应进一步行羊水细胞、绒毛膜细胞、脐血细胞染色体核型分析或 NIPT。

4. NIPT 高通量测序　胎儿基因组符合正态分布规律,临床试验中采用大数据做成正态分布图,判断标准为 Z 值。利用染色体非整倍体检测数据分析系统进行数据分析,得到样本的 Z 值,来确定胎儿的 21 号染色体是否存在异常,Z 值参考范围为 –3~3。–3<Z<3,判别为低风险;Z≥4,判别为高风险。

第十节　特纳综合征

特纳综合征即 Turner 综合征(Turner syndrome,TS),又称先天性卵巢发育不全综合征,TS 为性染色体异常所致的疾病。TS 患者核型分析可见全部或部分体细胞中一条 X 染色体完全或部分缺失,或 X 染色体存在其他结构异常。该病发生率占活产女婴的 1/4 000~1/2 000,是常见的人类染色体异常疾病之一。TS 典型临床表现为第二性征发育不全、原发性闭经、身材矮小、躯体畸形、不能生育等,还可伴发一系列内分泌异常如糖代谢紊乱、甲状腺疾病等。TS 患者社会性别为女性,初生体重较轻,肘外翻,面部多痣;青春期后表现出原发性闭经(嵌合型中约 20% 有月经)、不孕、身材矮小,少数表现出智力障碍同时,患者血清促卵泡刺激素(FSH)、促黄体生成素(LH)增高,但雌二醇(E2)水平明显降低。

一、实验室分析路径

实验室分析路径见图 32-10。

二、相关实验

1. 产前实验室检查

(1) 母亲血清学筛查:可检测母亲血清甲胎蛋白(AFP)、绒毛膜促性腺激素(HCG)、抑制素 A(INH-A)、游离雌三醇(uE3),但血清检测缺乏特异性,如这些指标的改变也可见于其他常染色体三体综合征等。血清检测为 Turner 综合征的筛查手段,确诊仍需行对胎儿染色体核型分析。

(2) 羊膜腔穿刺细胞核型分析:血清学筛查或其他影像学筛查提示高风险的孕妇需要在孕 18~20 周进一步行羊膜腔穿刺取羊水细胞进行染色体核型分析。

(3) 无创产前筛查(non-invasive prenatal testing,NIPT):新近报道指出 NIPT 在诊断包括 TS 在内的所有常见非整倍性染色体异常疾病方面显示出更高的敏感性和特异性。但需要注意的是,NIPT 只能作为筛查手段,若 NIPT 提示胎儿 TS 的可能,则建议母亲行羊水穿刺术检查染色体核型以明确诊断。

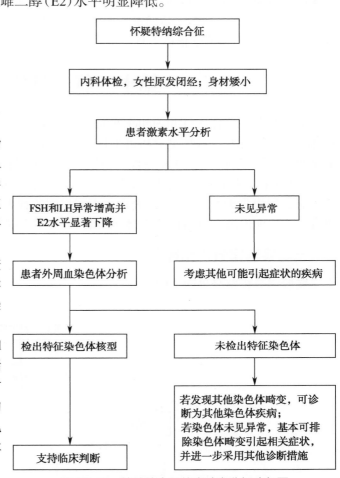

图 32-10　特纳综合征的实验室分析路径图

2. 出生后的实验室检查

(1) 染色体核型分析:染色体核型分析是 TS 确诊的"金标准"。染色体核型分析至少需分析 30 个分裂象,若高度怀疑存在嵌合体,则需计数至少 50 个间期和更多的分裂中期的细胞或行荧光原位杂交(FISH)分析以排除嵌合体。若临床高度怀疑 Turner 综合征,但而外周血染色体核型分析正常,则需对机体其他组织如皮肤成纤维细胞或颊黏膜细胞进行核型分析。有标记染色体和环状染色体的患者,必须明确标记染色体或环状染色体的来源。

(2) 性腺激素水平检测:Turner 综合征患者血清 LH、FSH 在婴儿期或儿童早期已经开始升高,青春期后 LH,FSH 水平一般明显升高,E2 水平则明显低于正常。

(3) 甲状腺功能及甲状腺自身抗体检测:Turner 综合征患者自身免疫性疾病的发生率高于一般人群,自身免疫性甲状腺炎在 Turner 综合征儿童期较为常见。TS 患者甲状腺自身抗体,如甲状腺过氧化物酶抗体(TPOAb)、甲状腺球蛋白抗体(TgAb)阳性率明显增高,且阳性率随年龄增长而增加。

三、结果判断与分析

1. 染色体核型分析　Turner 综合征的诊断主要依据外周血染色体核型分析结果,约半数 TS 患者为 X 单体型(45,XO),20%~30% 为嵌合型(45,XO/46,XX),其余多为 X 染色体结构异常。此外,5% 的患者存在 Y 染色体物质,3% 的患者存在染色体标志物(来源于 X 或 Y 染色体的片段)。当高度怀疑 TS 而外周血核型正常时,应该对患者其他组织进行染色体核型分析。

2. 性腺激素水平检测　女性的疑似患者经激素水平检测发现 FSH 和 LH 水平显著升高,同时 E2 明显下降,应高度怀疑特纳综合征。

3. 甲状腺功能及甲状腺自身抗体检测　TS 患者甲状腺自身抗体,如甲状腺过氧化物酶抗体(TPOAb)、甲状腺球蛋白抗体(TgAb)阳性率明显增高。

4. 母亲血清学筛查　孕期母亲血清 AFP、HCG、INH-A、uE3 结果明显升高时,需警惕胎儿 Turner 综合征的可能性,但血清学指标不具有特异性。

第十一节　克兰费尔特综合征

克兰费尔特综合征(Klinefelter syndrome,KS)又称原发性小睾丸症或生精小管发育不良,是一种性染色体异常疾病,KS 患者核型分析可见性染色体数目异常或性染色体嵌合,其在我国发病率约为 1/600,为最常见的性染色体疾病。KS 患者社会性别一般为男性,在青春期前患者常有正常的躯体比例和睾丸大小,亦可见睾丸未下降;青春期后,表现出睾丸发育小,精子缺乏,男性第二性征不明显,而乳房过度发育;部分患者罹患先天性心脏病,或表现出不同程度的智力障碍。同时,患者的激素水平亦有显著变化,常见患者血清促卵泡激素(FSH)、促黄体生成素(LH)于青春期时异常增高。

一、实验室分析路径

实验室分析路径见图 32-11。

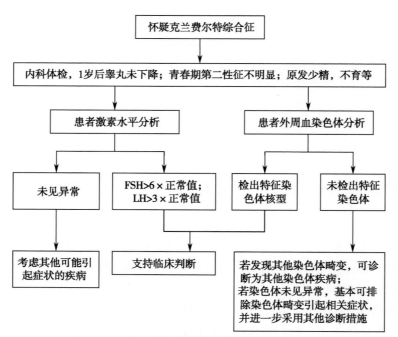

图 32-11　克兰费尔特综合征的实验室分析路径图

二、相关实验

1. 产前实验室检查

(1)母亲血清学筛查:孕期母亲血清甲胎蛋白(AFP)、绒毛膜促性腺激素(HCG)、游离雌三醇(uE3),但血清检测缺乏特异性,如这些指标的改变也可见于其他染色体异常疾病等。母亲血清学检测为KS综合征的筛查手段,确诊仍需对胎儿行染色体核型分析。

(2)羊膜腔穿刺细胞核型分析:胎儿影像学检查或孕妇血清学筛查提示高风险的孕妇需要在孕18~20周进一步行羊膜腔穿刺取羊水细胞进行染色体核型分析确诊。

(3)无创产前筛查(non-invasive prenatal testing,NIPT):新近报道指出NIPT在诊断常见非整倍性染色体异常疾病方面显示出更高的敏感性和特异性。但需要注意的是,NIPT只能作为筛查手段,若NIPT提示胎儿KS的可能,则建议母亲行羊水穿刺术检查染色体核型以明确诊断。

2. 出生后实验室检查

(1)染色体核型分析:外周血G显带技术是临床实验室常用检出染色体异常的方法,也是染色体病检测的首选方案。

(2)激素水平检测:由于人体性激素受下丘脑-垂体-性腺轴的调节,正常情况下精管上皮可分泌抑制垂体促FSH及LH的抑制素,但KS患者精管功能下降导致负反馈作用降低,因此血清FSH及LH水平较高。研究表明:FSH和LH同时显著升高,在克兰费尔特综合征的诊断中,敏感度接近100%;特异度达到97.5%。因此,在无法进行外周血染色体分析时,可以作为KS的临床诊断次选方案。

三、结果判断与分析

1. **染色体核型分析** 克兰费尔特综合征的诊断主要依据染色体核型分析结果:克兰费尔特综合征的典型染色体核型是47,XXY,占到目前已报道病例的90%;另外,镶嵌核型如46,XY/47,XXY和其他非整倍体如48,XXXY和49,XXXXY等较为少见。

2. **激素水平检测** FSH水平高于6倍正常值同时LH水平高于3倍正常值,也可作为确诊克兰费尔特综合征的辅助指标。

第十二节 病 例 分 析

一、典型病例

病例1

一般资料:

患者,男性,9岁。5岁起逐渐出现站立和行走困难;体检发现,患儿蹲下起立困难,呈Gower征阳性,右腓肠肌假性肥大。

实验室检查:

血清中肌酸激酶(CK)2 780U/L(19-226U/L);MLPA检测 *DMD* 基因发现患者该基因3→43外显子连续缺失。

分析:

根据体检和肌酸激酶的结果高度怀疑患儿存在进行性肌肉损伤;*DMD* 基因突变的检出支持肌营养不良症的诊断。结合患儿发病年龄等临床情况,考虑杜氏肌营养不良症(DMD)可能性大。

诊断意见:

提示患儿罹患肌营养不良症,DMD可能性大。

病例 2

一般资料：

患者，男性，5 个月。出生后，体检查见患儿肌张力减弱，腱反射消失，吞咽困难；抬头困难等；临床怀疑脑瘫或脊肌萎缩症（SMA）。

实验室检查：

MLPA 检测发现患儿 *SMN1* 基因 7 号外显子纯合缺失。

分析：

脑瘫和肌萎缩患儿临床上均可能表现出肌张力减低的症状，实验室检出 *SMN1* 基因 7 号外显子纯合缺失是 SMA 的主要致病原因。

诊断意见：

提示患儿罹患脊肌萎缩症（SMA）。

病例 3

一般资料：

患者，男性，35 岁。数年前发现行走不稳，步态蹒跚，动作不灵活，行走时两腿分得很宽；步行时不能直线。并且症状进行性加重。神经内科体检发现：指鼻试验不准、跟膝胫试验不准、辨距不良。

实验室检查：

检测 SCA1、2、3、6、7 和 HD 相关基因，提示患者 *ATXN3* 外显子中 CAG 重复片段存在异常扩展，且扩展次数为 73 次。

分析：

根据流行病学调查显示，正常人群中 *ATXN3*（SCA3）外显子的 CAG 重复片段扩展次数最高不大于 52 次，本次检测中患者 *ATXN3*（SCA3）相关重复次数为 73 次远高于正常高限，支持 SCA3 的临床诊断。

诊断意见：

提示患者罹患脊髓小脑性共济失调 3 型（SCA3）。

病例 4

一般资料：

患者，男性，38 岁。5 年前开始偶尔出现头部摇晃、口周及唇抽动，同时性格改变，易激怒，记忆力有下降。1 年前症状加重，出现四肢及躯干的不随意运动，精神行为异常加重。体格检查：面部间断抽动，四肢舞蹈样动作，自主活动较困难，有构音障碍，记忆力及计算力减退，理解力及判断力下降。

实验室检查：

检测 HD 相关基因，结果显示患者 *HTT* 基因中 CAG 重复片段存在异常扩展，扩展次数为 42 次。

分析：

患者临床症状典型（舞蹈样动作、认知及精神障碍），且正常人群中 *HTT* 基因中 CAG 重复片段扩展次数最高不大于 35 次，本次检测中患者 *HTT* 相关重复次数为 42 次，远高于正常高限。

诊断意见：

提示患者罹患亨廷顿舞蹈症。

病例 5

一般资料：

患者，男性，8 岁。身材瘦小，发育不良，唐氏面容，慢性进行性贫血，需依靠输血维持生命，临床怀疑地中海贫血。

实验室检查：

血红蛋白（Hb）55g/L（110~150g/L），平均红细胞体积（MCV）53fl（80~100）；血红蛋白电泳提示：HbF约95%，HbA$_2$约3%；GAP-PCR 检测 α 基因未见异常；MLPA 检测 β 基因提示患儿 β 基因杂合缺失；反向斑点杂交提示纯合性 CD41/42 突变（-TTCT）。

分析：

患者临床表现提示患儿可能为重症地贫患者；血常规和血红蛋白电泳提示患儿可能为重症 β 地贫；基因检测结果支持重症 β 地贫的诊断，同时 β 基因 MLPA 检测结果提示患儿缺失一条 β 基因，斑点杂交结果为 41/42M 纯合子，提示患儿仅存的 β 基因存在 β^0 突变，综合考虑患儿 β 基因存在缺失与点突变的复合杂合突变，其结果导致患儿发生 β^0/β^0 重症地贫。

诊断意见：

提示患儿罹患重症 β 地贫。

病例 6

一般资料：

患儿，男性，6 岁。主诉双侧踝关节肿痛，查体见双下肢屈曲状，伸展受限，右下肢为重；出生 6 个月后即出现活动后反复皮肤淤斑，膝、踝、肘关节肿胀伴疼痛。

实验室检查：

血小板计数及 PT 正常，APTT 120s（正常为 24.5~36s）；凝血因子活性检测显示 FⅧ凝血活性（FⅧ:C）<1%。分子遗传学检测显示 *F8* 内含子 22 倒位。

分析：

患儿临床表现提示可能为血友病患者，血小板计数、PT 及 APTT 检查结果提示患儿存在内源性凝血途径的凝血因子缺乏，FⅧ凝血活性提示患儿为甲型血友病，活性水平达到重型甲型血友病诊断标准。*F8* 内含子 22 倒位的检出支持甲型血友病的诊断。

诊断意见：

提示患儿罹患重型甲型血友病。

病例 7

一般资料：

患儿，男性，2 岁。查体无智力障碍、颅脑占位性病变及外耳与中耳畸形，无综合征性听力损失表现；听力检测结果为双侧感音神经性耳聋，听力损失程度为极重度。

实验室检查：

通过基因芯片捕获高通量测序技术检测多种常见遗传性耳聋的致病基因，检出纯合突变 *GJB2*：235del C。

分析：

患儿临床表现提示其为耳聋患儿，且表现为语前聋，无明显综合征性听力损失表现，初步判断为遗传性非综合征性听力损失。流行病学调查显示我国大多数重度以上非综合征型感音神经性耳聋（non-syndromic sensorineural hearing loss，NSHI）由为数不多的几个基因突变所致，其中 *GJB2* 最常见，检出的突变 *GJB2*：c.235del C 为亚洲人群 *GJB2* 基因最主要的致病突变，该突变使连接蛋白 Cx26 截断，影响缝隙连接，可导致感音神经性耳聋；该突变的检出支持遗传性非综合征性听力损失的诊断。

诊断意见：

提示患儿罹患遗传性非综合征性听力损失。

病例 8

一般资料：

患儿，男性，3 岁。身高 70cm，头大，前额突出，方颅，身材不成比例，四肢短粗，三叉戟手。X 线片显示患儿双手呈三叉状,指骨短宽,双腕骨龄小于实际年龄,双侧股骨远端干骺端膨大呈喇叭状,骨骺形状模糊。

实验室检查:

左旋多巴兴奋试验、精氨酸刺激试验和胰岛素低血糖兴奋试验提示患儿基础 GH 水平和 GH 储备功能正常;对 *FGFR3* 进行单基因序列分析检出突变 c.1138G>A。

分析:

患者临床表现及影像学表现典型,提示患儿可能为先天性软骨发育不全患者;实验室检查基本排除内分泌疾病;分子遗传学检出 *FGFR3* 内 c.1138G>A 突变为先天性软骨发育不全致病突变,支持先天性软骨发育不全诊断;*FGFR3* 内两种致病突变(c.1138G>A 以及 c.1138G>C)占所有患者中致病突变的 99% 左右,均导致同样的氨基酸改变(p.Gly380Arg)。

诊断意见:

提示患儿罹患先天性软骨发育不全。

病例 9

一般资料:

患者,女性,2 个月。患儿在出生时明显染色体面容:头颅小而圆,眼距宽,眼裂小,外眼角上斜。

实验室检查:

外周血染色体核型见图 32-12,患儿核型为:47,XX,+21。

分析:

体检为典型的唐氏综合征体征,染色体检测结果支持 21- 三体综合征诊断。

诊断意见:

提示患者罹患 21- 三体综合征。

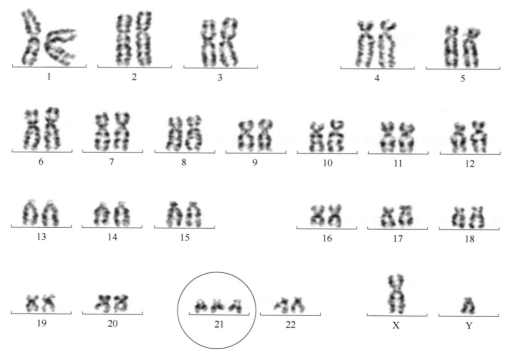

图 32-12 21- 三体综合征典型病例核型

病例 10

一般资料：

患者，女性，21 岁。身材矮小（约 135cm），颈短、肘外翻、通贯掌、相对身材而言手脚较大；未见女性第二性征发育。

实验室检查：

患者激素水平异常，其中卵泡刺激素（FSH）25.5IU/L（1.5~12.4IU/L），促黄体生成素（LH）18.2IU/L（1.7~8.6IU/L），并且雌二醇（E2）<5.00IU/L（7.63~42.59IU/L）；外周血染色体核型见图 32-13，其核型描述为 45,X0。

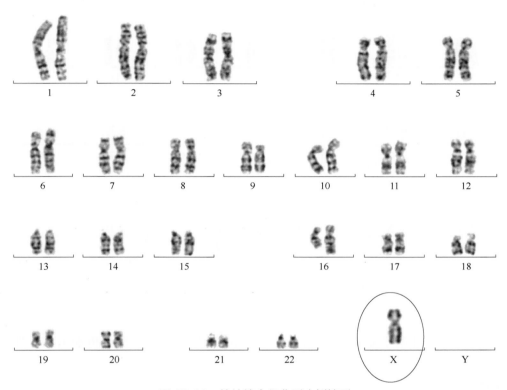

图 32-13　特纳综合征典型病例核型

分析：

患者体征和激素水平提示患者性腺发育存在障碍，染色体结果提示患者性染色体数量异常，且核型支持特纳综合征诊断。

诊断意见：

提示患者罹患特纳综合征。

病例 11

一般资料：

患者，男性，19 岁，主因阴茎短小 9 年，乳房增大 3 年余前来就诊。体检发现肌肉发育差，体毛少、胡须少，腋毛稀疏，喉结略小，双侧乳房发育，阴茎短小，睾丸质地较软，双睾丸容积约 2mL。

超声检查：

睾丸、精索、附睾超声提示双侧睾丸体积减小，右侧大小约 1.8cm×1.0cm，左侧大小约 2.0cm×0.8cm。

实验室检查：

甲状腺功能检测：未提示异常；性腺五项：血清睾酮 21nmol/L，血清雌二醇 160.96pmol/L，血清黄体生成激素 31.36mIU/mL，血清泌乳素 14.30μg/L，血清卵泡刺激素 25.57IU/L，血清孕酮 2.03nmol/L，提示睾酮含量正常，黄体生成素和卵泡刺激素含量增高。外周血染色体核型见图 32-14：外周血染色体核型分析显示患者性染色体为三条，较正常男性多一条 X 染色体，核型描述为 47,XXY。

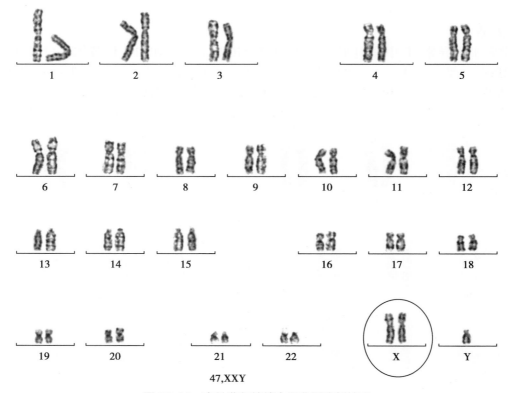

47,XXY

图 32-14　克兰费尔特综合征典型病例核型

分析：

患者体征提示患者性激素分泌异常，性腺发育存在障碍，染色体核型分析提示患者性染色体数量异常。

诊断意见：

提示该患者罹患克兰费尔特综合征。

二、疑难病例

病例1

一般资料：

患者，女性，16 岁。13 岁起自觉双下肢无力，逐渐出现上楼、蹲起困难，尚能行走、慢跑；体检发现，患者 Gower 征阳性，双侧上肢近端肌力 4+ 级、远端 5 级，双侧下肢肌力 4+ 级，四肢肌张力均降低；双侧腓肠肌轻度肥大，触之坚硬。心电图呈窦性心动过速，左心室高电压；超声心动图显示左心室扩张，收缩功能正常。

实验室检查：

血清中肌酸激酶（CK）1 325U/L（19-226U/L）。MLPA 检测 *DMD* 基因发现患者该基因 34 号外显子杂合缺失，进一步进行 *DMD* 单基因序列分析发现该患者 34 号外显子存在 c.4449T>G（p.Asn1483Lys）的错义突变。

分析：

因患者体征、心脏检查结果及血清 CK 水平高度提示为肌营养不良症，且其近端肌无力的表现与远端型遗传性运动神经病 5 型等容易混淆的疾病不同,*DMD* 基因突变的检出亦支持肌营养不良症的诊断;患者虽为女性,但由于不同的 X 染色体失活模式,携带 *DMD* 杂合致病突变的女性也可表现出肌营养不良症状,结合患者发病年龄等临床情况,考虑贝氏肌营养不良症(BMD)可能性大。

诊断意见:

提示患者罹患肌营养不良症,BMD 可能性大。

病例 2

一般资料:

患者,男性,35 岁,4 年前开始出现进行性双下肢乏力,1 年前出现双上肢乏力,逐渐出现站立和行走困难;体检发现舌肌萎缩纤颤,右下肢近端肌肉萎缩,四肢肌张力减低,肢体肌力 4 级,腱反射减低。一年前肌电图示左肱二头肌肌源性损伤,目前复查左肱二头肌、右腰椎旁肌、左股四头肌、右腓肠肌神经源性损害,周围神经感觉、运动传导正常。

实验室检查:

血清中肌酸激酶(CK)1 163U/L(19-226U/L),甲状腺功能、癌谱、性激素(包括血清睾酮、雌二醇及泌乳素)等未见异常;MLPA 检测 *DMD* 基因未发现致病突变,进一步考虑检测 *SMN1*,结果显示 *SMN1* 基因 7 号外显子纯合缺失。

分析:

根据体检和肌酸激酶的结果高度怀疑患者存在进行性肌肉损伤,临床症状缺乏典型性;而该患者肌电图曾经出现肌源性损伤,CK 达到中度以上升高,在 SMA 中并不常见,易被误诊为肌营养不良症;采用 MLPA 对 *DMD* 及 *SMN1* 基因突变的检测结果支持 SMA 的诊断。此外可进一步行肌肉活检,更加明确诊断。

诊断意见:

提示患者罹患脊肌萎缩症。

病例 3

一般资料:

患者,女性,42 岁。10 年前无明显诱因下出现行走不稳,似醉酒样,并伴有面部不自主抽动,不自主露齿,言语含糊,动作迟缓;家人述患者性格改变,易怒,计算能力下降,1 年前生活已不能自理。神经系统检查除双手指鼻试验、轮替动作、跟 - 膝 - 胫试验完成差,辨距不良征及闭目难立征阳性外,无其他明显异常。脑部 MRI 检查提示全脑萎缩,小脑及脑干尤为明显。

实验室检查:

生化常规及脑脊液生化检查等结果无异常。检测 SCA1、2、3、6、7 和 HD 相关基因中 CAG 序列重复次数无异常,进一步增加检测 SCA8、12、17 及 DRPLA 相关基因中的重复序列,结果显示 *TBP*(SCA17)的 CAG 重复数为 55 次。

分析:

患者体检结果缺乏典型性,可怀疑为共济失调或亨廷顿舞蹈症等疾病,脑部影像学提示小脑性共济失调可能性大,但结果不特异;常见的 SCA1、2、3、6、7 致病突变及 HD 致病突变检测均无异常,考虑患者临床表现仍高度提示共济失调,增加检测 SCA8、12、17 及 DRPLA 致病突变。SCA17 又称类亨廷顿病 4 型,极为罕见,易误诊,需分子遗传学结果辅助诊断,本例 *TBP* 中 CAG 重复次数 55 次,远高于正常高限,支持 SCA17 的临床诊断。

诊断意见:

提示患者罹患脊髓小脑性共济失调 17 型(SCA17)。

病例 4

一般资料：

患者，女性，49 岁。主诉多疑、吵闹伴失眠 1 个月。查体意识清，说话语速较快，注意力不集中，可引出被害妄想，神情紧张，记忆力及认知无明显异常。初诊精神障碍性疾病，予小剂量利培酮两周后复诊，出现眨眼、努嘴、吐唾沫症状，查体双上肢肌张力增高，头颅 CT 示脑萎缩。

实验室检查：

血、尿常规、肝肾功等无明显异常；检测 HD 相关基因，结果显示患者 *HTT* 基因中 CAG 重复片段存在异常扩展，扩展次数为 44 次。

分析：

根据临床症状及查体结果，患者虽以精神症状起病，但后又出现面部不自主运动及上肢肌张力增高，结合头颅 CT 怀疑为神经退行性疾病。患者临床症状不典型，但本次检测中患者 *HTT* 相关重复次数为 44 次，远高于正常高限，支持 HD 的诊断；HD 症状前期及前驱期可仅表现为精神和认知障碍、轻度的不自主运动，易误诊。

诊断意见：

提示患者罹患亨廷顿舞蹈症（HD）。

病例 5

一般资料：

患儿，男性，3 个月。体检时发现中度贫血，MCV、MCH 降低，临床怀疑地中海贫血。

实验室检查：

血红蛋白（Hb）74g/L，平均红细胞体积（MCV）53fl（80~100）；血红蛋白电泳提示：HbF 约 11.3%，HbH 约 18.3%；GAP-PCR 结合电泳提示患儿基因型为：$--^{SEA}/\alpha\alpha$，与患者血液学检查结果不符，增加反向斑点杂交对 α 地贫点突变检测（QS、CS、WS）结果显示 CS 突变阳性，为杂合突变。

分析：

患儿的血常规信息提示为中度贫血；血红蛋白电泳结果 HbH 比例明显增高，提示可能罹患 HbH 病；GAP-PCR 结果显示为轻型 α 地贫，与血红蛋白电泳结果不符，增加点突变检测后可明确为非缺失型 HbH 病，其基因型为：$--^{SEA}/\alpha^{CS}\alpha$。

诊断意见：

提示患儿罹患血红蛋白 H 病。

病例 6

一般资料：

患儿，男性，8 岁，反复踝关节肿痛 5 年。三年前因右踝关节、左膝关节肿胀、疼痛，右侧踝关节皮肤有淤斑就诊，实验室检查 aPTT 45.4s，类风湿因子（RF）20.1U/mL（正常 <20U/mL），诊断为幼年特发性关节炎；数天前患儿无明显诱因再次出现左踝关节肿胀、疼痛、活动受限，因而再次就诊。查体见左踝关节肿胀，皮肤无淤斑，皮温增高，活动明显受限，局部压痛明显。

实验室检查：

血小板计数及 PT 正常，APTT 98.4s，FⅧ凝血活性（FⅧ：C）1.2%，余无明显异常；*F8* 序列分析结果显示存在 c.4796 G>A 杂合无义突变。

分析：

患儿三年前检查 APTT 升高不明显，RF 临界升高，误诊为幼年特发性关节炎，目前血小板、凝血常规提示内源性凝血因子缺乏，FⅧ凝血活性提示患儿为甲型血友病，活性水平达到中型甲型血友病诊断标准；分子遗传学检测检出 *F8* 中的无义突变为致病突变，支持甲型血友病诊断。

诊断意见：

提示患儿罹患中型甲型血友病。

病例 7

一般资料：

患者，男性，12岁。2年前出现经常性耳鸣，后自觉听力下降，并逐渐加重无耳毒性药物接触史及噪声接触史，其父亲及父亲的2个兄弟亦有听力损失症状。查体无前庭功能障碍，无智力障碍，听力检测结果为双侧对称性重度感音神经性耳聋，听力曲线为平坦型。

实验室检查：

通过基因芯片捕获高通量测序技术检测多种常见遗传性耳聋的致病基因，在该患者及其父辈耳聋患者共4人中检出杂合突变 *GJB3*：c.400A>G。

分析：

患者临床表现提示其可能为耳聋患者，家族中患病情况提示其为遗传性听力损失及耳聋，无明显综合征性听力损失表现，且均表现为语后聋，初步判断为遗传性非综合征性听力损失。检出的突变基因 *GJB3* 与染色体显性或者隐性遗传性非综合征型耳聋有关，该基因突变主要与后天的高频性听力下降有关，有发生迟发性听力损失的可能，但突变 *GJB3*：c.400A>G 目前未有致病性报道，虽在该家系患者中均检出，但仍不能确定为致病突变，需要进一步的测序和功能研究。

诊断意见：

提示患者可能罹患遗传性听力损失及耳聋，致病突变不明确。

病例 8

一般资料：

患儿，女性，1.5岁。出生后无明显异常，2个月前因哭闹、夜惊、多汗、走路摇摆就诊。查体见生长发育落后，头围扩大、前额突出，鸡胸、肋缘外翻，四肢短小，X型腿；双下肢X线片示双胫骨短小、粗大，骨质无明显疏松，双胫骨远端部分骨化，骨骺扁平、毛刷样，脊柱X线片示脊柱轻度后突成角畸形。初诊为维生素D缺乏性佝偻病，用钙剂及维生素D治疗后哭闹、夜惊、多汗好转，余无改善，再次就诊。

实验室检查：

初诊血钙（Ca）2.0mmol/L（正常为2.1~2.7mmol/L），血磷（P）0.7mmol/L（正常为0.81~1.45mmol/L），碱性磷酸酶350U/L（正常为50~135U/L）。再次就诊血钙（Ca）2.5mmol/L，血磷（P）0.95mmol/L；分子遗传学检测检出 *FGFR3* 基因突变 c.1138G>C。

分析：

患儿初诊时有维生素D缺乏性佝偻病的症状体征，同时有一定的软骨发育不全的体征及影像学表现，总体临床特征缺乏典型性，易漏诊。再次就诊时体征无改变，血钙、血磷恢复正常，且分子遗传学检出 *FGFR3* 内 c.1138G>A 突变为先天性软骨发育不全致病突变，支持先天性软骨发育不全诊断。在临床表现不典型的患者中，*FGFR3* 内致病突变的检出可辅助诊断先天性软骨发育不全。

诊断意见：

提示患儿罹患先天性软骨发育不全。

病例 9

一般资料：

患儿，女性，5岁，因发育迟缓前来就诊，体征：智力差、特殊面容、眼裂小、眼距宽、外眦上斜、内眦赘皮、通贯掌、心肺听诊无异常。

实验室检查：

染色体G显带核型见图32-15，该患者核型为：46,XX,rob(21;21)。

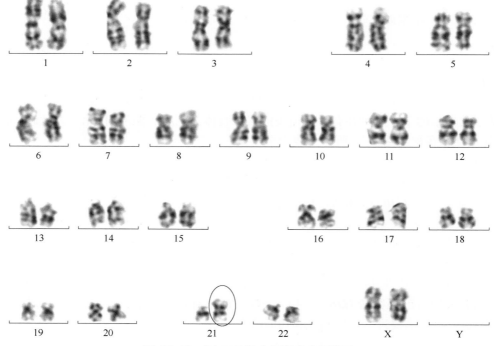

图 32-15　21 三体综合征疑难病例核型

分析：

患者有 21- 三体综合征较为明显的体征,染色体核型分析支持 21- 三体综合征诊断。

诊断意见：

支持患者为 21- 三体综合征的诊断。

病例 10

一般资料：

患者,女性,18 岁。因怕冷、消瘦、闭经。查体:身高 160cm,体重 45kg,智力发育正常,无蹼颈及肘外翻,肘间距正常,乳房发育 2 期,乳头发育尚可,外生殖器发育不良,心肺及腹部查体正常。

影像学检查：

腕关节 X 线显示:骨龄为 14 岁;盆腔 B 超显示:痕迹子宫,卵巢为条索状。

实验室检查：

垂体前叶激素、雌、孕激素显著降低,FSH 增高,其余各项指标均正常;染色体核型分析见图 32-16。

分析：

实验室检查显示患者性激素分泌异常,性腺发育不良,但身高体重尚可。染色体核型分析显示该患者核型为 46,i(Xq)。

诊断意见：

支持患者罹患特纳综合征。

病例 11

一般资料：

患者,男性,17 岁,学习能力差,智力低于正常同龄人。话语尖细,无胡须,喉结不明显,乳房增大,阴毛、腋毛稀少,身材高,四肢长,外生殖器较小。

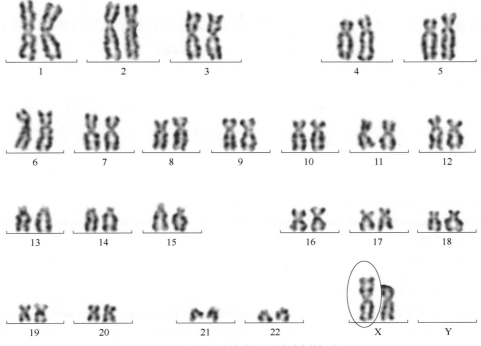

图 32-16　特纳综合征疑难病例核型

实验室检查：

性激素检查：孕酮 0.29ng/mL（0.2~1.4ng/mL），睾酮 0.05ng/mL（2.8~8ng/mL），促卵泡刺激素 17.43mIU/mL（1.5~12.4mIU/mL）催乳素 154.3μIU/mL（98~456μIU/mL），雌二醇＜5.00pg/mL（7.63~42.6pg/mL）。

外周血染色体核型见图 32-17。

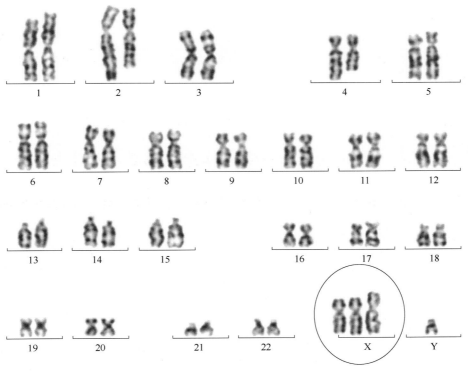

图 32-17　克兰费尔特综合征疑难病例核型

分析：

患者性激素分泌不足，性腺发育异常。外周血培养染色体 G 显带核型分析显示患者核型为 48，XXXY。

诊断意见：

支持患者罹患克兰费尔特综合征。

（钟慧钰　周汶静　王旻晋　王 军）

▶ **参考文献**

1. 王兰兰. 医学检验项目选择与临床应用. 2 版. 北京: 人民卫生出版社, 2013.

2. Battini R, Chieffo D, Bulgheroni S, et al. Cognitive profile in Duchenne muscular dystrophy boys without intellectual disability: the role of executive functions. Neuromuscul Disord, 2018, 28 (2): 122-128.

3. Brusco A, Gellera C, Cagnoli C, et al. Molecular genetics of hereditary spinocerebellar ataxia: mutation analysis of spinocerebellar ataxia genes and CAG/CTG repeat expansion detection in 225 Italian families. Arch Neurol, 2004, 61 (5): 727-733.

4. Bean L, Bayrak-Toydemir P. American College of Medical Genetics and Genomics Standards and Guidelines for Clinical Genetics Laboratories, 2014 edition: technical standards and guidelines for Huntington disease. Genet Med, 2014, 16 (12): e2.

5. Danjou F, Francavilla M, Anni F, et al. A genetic score for the prediction of beta-thalassemia severity. Haematologica, 2015, 100 (4): 452-457.

6. Goodeve AC. Hemophilia B. Molecular pathogenesis and mutation analysis. J Thromb Haemost, 2015, 13 (7): 1184-1195.

7. Abdurehim Y, Lehmann A, Zeitouni AG. Predictive value of GJB2 mutation status for hearing outcomes of pediatric cochlear implantation. Otolaryngol Head Neck Surg, 2017, 157 (1): 16-24.

8. Chitty LS, Mason S, Barrett AN, et al. Non-invasive prenatal diagnosis of achondroplasia and thanatophoric dysplasia: next-generation sequencing allows for a safer, more accurate, and comprehensive approach. Prenat Diagn, 2015, 35 (7): 656-662.

9. 中华医学会儿科内分泌遗传代谢学组, 中华儿科杂志编辑委员会. Turner 综合征儿科诊疗共识. 中华儿科杂志, 2018, 56 (6): 406-413.

中英文名词对照索引